DICCIONARIO TECNOLOGICO

Obras del mismo autor:

LOS POEMAS ESTUDIANTILES.—"Cultura." México, 1921. (Agotada)

MADRIGALES ESCRITOS CON SANGRE.—"El Nacional", Méx., 1922. (Agotada)

GEORGICAS.—"Porrúa Hnos." Méx., 1923. (Agotada)

ODA A LA REFORMA. (De "La Musa Moderna.") Edición íntima. Sobretiro de "Revista Obrera." Méx., 1924.

CUAUHTEMOC. (Tragedia.) Edición del autor. Méx., 1924.

LAS TRISTEZAS HUMILDES. Edición "Continental." Méx., 1928.

TECHNOLOGICAL DICTIONARY. (English-Spanish.) 1935. Excélsior, Méx.

En preparación:

LA MUSA MORENA.

JUAREZ. (Tragedia.)

BOLIVAR (Tragedia.)

MADRIGALES A LA AMIGA DE UNA NOVIA.

EN PROSA

HISTORIA DE LA BIBLIOTECA NACIONAL DE MEXICO. (Continuación de la de D. Luis González Obregón.)

Próxima a publicarse:

DOS PASIONES (Poesías.)

Joaquín MENDEZ RIVAS

The *Most* Complete

English - Spanish

TECHNOLOGICAL DICTIONARY

Industrial, Commercial and Scientific Words and Phrases

Talleres Linotipográficos de "EXCELSIOR"

Bucareli 17 - México, D. F.

1935

Joaquín MENDEZ RIVAS

The Most Complete

English-Spanish

TECHNOLOGICAL DICTIONARY

Industrial, Commercial and Scientific

Words and Phrases

Talleres Linotipográficos de "EXCELSIOR"
Bucareli 17 - México, D. F.
1935

DEDICATED

TO

THE MEMORY OF

JAMES LENOX,
JOHN JACOB ASTOR,
SAM TILDEN

(FOUNDERS OF THE PUBLIC LIBRARY OF N. Y.)

AND

ANDREW CARNEGIE

(ITS GENEROUS BENEFACTOR)

DEDICATED

TO

THE MEMORY OF

JAMES LENOX,
JOHN JACOB ASTOR,
SAM TILDEN

(FOUNDERS OF THE PUBLIC LIBRARY OF N. Y.)

AND

ANDREW CARNEGIE

(ITS GENEROUS BENEFACTOR)

Introducción

Fue en la Universidad del Maine donde inicié, para uso de mis discípulos, la recopilación de un vocabulario de palabras técnicas, alentado por el Jefe del Departamento de Lenguas Romances, quien me advertía su evidente necesidad, mi estimado amigo el Profesor Andrew P. Raggio, q. e. p. d.

Radicado posteriormente en Nueva York, otro, no menos apreciado, amigo, don Juan F. Cabrera, Jefe del Departamento Latino de la Casa Appleton, me sugirió la idea de profundizar mi estudio y transformarlo en un Diccionario Tecnológico, y al efecto solicité y obtuve de la "Public Library" de Nueva York, "Central Branch", la autorización de consultar su acervo y escribir en su edificio la obra, habiendo recibido de dicha Institución facilidades y atenciones, que motivan mi dedicatoria a sus fundadores.

Mucho añadió en mi ánimo para tal determinación el agradecimiento que conservo a su personal y muy principalmente al Jefe de su Departamento de Ciencia y Tecnología, el señor W. B. Gamble.

No pude aprovechar, por diversos azares, al regresar a mi país, las oportunidades que me ofrecieran el Lic. José Vasconcelos, el Ing. Alberto J. Pani y el Dr. Bernardo J. Gastélum; y hasta hube de suspender este trabajo cuando los señores Gral. Plutarco Elías Calles y Dr. J. M. Puig Casauranc me hicieran el honor de confiarme la Biblioteca Nacional de México, para reanudarlo nuevamente al ser cesado de esa Dirección.

Encontréme entonces, a pesar del corto tiempo transcurrido, con un caudal de palabras nuevas en varias materias de las comprendidas en mi estudio, que me obligó a emprender una segunda recopilación. Y al dar límite a ésta, por un feliz acaso que me condujo a la realización de mi propósito, supe por el distinguido Prof. Dr. Jorge Navarro, el Sr. Lic. Narciso Bassols, Srio. de Educación Pública, había iniciado un movimiento prohijando estudios de esta índole, por lo que le sometí el mío para su posible publicación.

Turnado a una comisión presidida por los señores Ingos. José Gómez Tagle, Francisco Gómez Pérez y José A. Cuevas, cuyo dictamen me fue benigno, fue este eminente matemático, que veía en mi trabajo una realización, en parte, del iniciado por él en la Escuela Superior de Construcción, quien más luchó por obtener un acuerdo favorable, siéndome su voto decisivo, por lo que considero esta edición como hija de su Escuela.

Por cuestiones presupuestales y de momento, el señor Licenciado Bassols me impartió una ayuda modesta, pero, por su oportunidad, definitiva, y gracias a la cual inicié esta publicación.

No pudiendo utilizar un generoso acuerdo del Sr. Francisco S. Elías, Secretario de Agricultura y Fomento, para los Talleres Gráficos del Departamento de Hidrología, tocóme en suerte, por último, conocer al Sr. Adolfo Bravo, por cuyo proyecto tipográfico y por consejo de mi viejo amigo don Gonzalo Herrerías, encomendé el trabajo a "Excélsior", donde recibí una cooperación que excedió los límites de la cortesía comercial, por parte de las personas enumeradas en el respectivo colofón.

Evoco los hechos anteriores, pues sería una ingratitud de mi parte no consagrar estas primeras páginas a los nombres de las personas e instituciones aludidas, quienes, directa o indirectamente, pero todas con indudable desinterés, han sido los factores esenciales para la realización de mi trabajo.

J. M. R.

LISTA de alguno de los libros y autores más frecuentemente consultados, así como de las personas a cuya sabiduría acudí en mis dudas, y por cuya cooperación hago público mi agradecimiento

Academia Española, Real. Diccionario de la Lengua Castellana. Madrid, 1914 y 1925.

Alemany, José. Diccionario de la Lengua Española. Barcelona. Ramón Sopena, Ed. Varias ediciones.

Appleton. Dict. of Machines, etc. 2 Vol. New York, 1855.

Aréchiga, Leopoldo E. Ing.

Aymat, José María. Navegación Aérea. Editorial Labor, S. A. Barcelona, Buenos Aires, 1928.

Azcárate, Gral. Juan F. ex jefe Dept. de Aviación Militar de la Rep. Mex.

Bassols, Narciso. Ag. E. Collante y J. Alfaro. Dicc. de Agric. y Econ. Rural. Puebla, 1870.

Bean. Dict. of Legal Words.

Blanchard, A. H., American Highway Engineer's Handbook. Ed. John Wiley and Son. 1919. New York.

Britton, J., A Dict. of the Architecture of the Middle Ages. London, 1838

Cabello, Félix.

Campuzano, Ramón. Novísimo Dicc. de la L. Castellana.

Carrillo, Julián. Publicista, ex director del Cons. Nac. de Mús. de México.

Castro Leal, Antonio, Lic. ex rector de la Universidad de México, jefe del Dep. de Bellas Artes de la Sría. de Educ. de México.

Commercial Nomenclature of the Bureau of Am. Republics.

Cornett, W. N. v. García, J. R. V. Supplement to Néstor Ponce de León' Technological Dictionary. London, 1910.

Chemical and Biological Laboratory Apparatus Central Scientific Co. Chicago.

Cuevas, José A. Ing. Diccionario Tecnológico Inglés-Español y Español-Inglés (Inédito.)

Cuyás, Arturo. Nuevo dicc. esp.-ingl. e ingl-esp. D. Appleton y Cía. Ed. N. Y. 1918.

Deinhardt, A., y Schlomann, A. Diccionario Técnico Ilustrado, en varios tomos. Bailly-Bailliere e hijos, Ed. Madrid.

Dabout, E. Dr. Dicc. de Medicina.

Dicc. Práctica de Electricidad, por T. O'Conor Sloane, Trad. de J. Plá. Bailly-Bailliere. Ed. Madrid, 1918.

Domínguez A., Mariano. Ing.

Diccionario Enciclopédico Hispanoamericano y suplementos. Montaner y Simón, Ed.

Enciclopedia Sopena, Barcelona, 1933.

Enciclopedia Universal Ilustrada Europeoamericana. 70 tomos y 10 de apéndice. Barcelona, España. Hijos de J. Espasa, Eds.

Encyc Americana. F. Beach. Ed. 1904.

Encyc. Britannica, 8ª y 9ª Ed.

Encyc. of Sports, 1898.

Espasa e hijos, Ed. Enciclopedia Universal Ilustrada. 70 vols. y 10 de suplemento.

Falconer, Sir Robert A., v. Nelson's.

Farmacopea Oficial Española. 1930.

Farmacopea Oficial Mexicana. Méx. 1933.

Finley, J. H. v. Nelson's.

Fowle, F. F. Standard handbook for Elect. Engineers. McGraw-Hill Book Co. Inc. New York. 1928.

Fuentes, José de las, Dr.

Funk and Wagnalls Company, Ed. N. Y. and London. A Standard Dict. of the English Language.

Gálvez, José. subgerente Cía. de Seguros "La Latino Americana".

García, Andrés, J. R. V. Supplement to Nestor Ponce de Leon's Technological Dictionary. Hirschfeld Brothers, Limited. London. 1910.

García Junco. Química (Compendio) Porrúa Hnos. Ed. Méx. 1933. Nociones fundamentales de Química. Univ. N. de Méx. 1932.

Garduño, Luis G. Ing.

Gómez Pérez, Francisco. Ing.

Gómez Tagle, José. Ing. Director de la E. Superior de Construcción de Méx.

Grove's Dict. of Music. J. A. Fuller Maitland. Ed. 1904.

Halse, Edward. Dict. of Sp., etc., mining, metallurgical and allied terms. Griffins Mining ser.) 1a., 2a. y 3a. Ed.

Haro y Cadena, Joaquín. De la Sría. de Hda.

Handbook Encyclopedia of Engineering. The Industrial Press. Ed. N. Y. 1928.

Harris, W. T., editor in chief of Webster's New Intern. Dict.

Hawkins, N. and associates. Hawkins' Electrical Dictionary. Theodore Undel and Co. N. Y. U. S. A. and London, England, Ed.

Hernández, Porfirio. (Fígaro.) Del periódico "El Universal".

Hewlett. Términos Marítimos. A. Stenhouse. Ed. Londres. 1908.

Hiles, J. Dict. of Musical Terms, etc. London, 1872.

Hopkins, E. J. y E. F. Rimbault. The Organ, its History and Construction. London. 1852.

Huelin, C. Diccionario Técnico. Madrid. A. Romo. Ed. 1903.

Hunt, R. A. Dict. of Terms Used in Architecture, etc. London, 1873.

Hunt, Robert. A supplement to Ure's Dictionary of Arts. Manufactures and Mines. N. Y. 1884. Appleton and Co.

Hüttle. Manual del Ingo. Gust. Gili, Ed. Barcelona.

Ibáñez, Manuel. Dicc. de Sinón. Químicos y Farmacéuticos. Puebla. 1931.

Jackson, William. Dictionary of English and Spanish Technical and Commercial Terms. Published by Spore, London. 1911.

Kidder's Nolan. Architects and Builder's Handbook. John Wiley and Son. N. Y.

A. Matons y M. Rossell y Vilá. Dicc. de Agric. Zootecnia y Veterinaria, 1928. Salvat Ed. S. A. Barc. Esp.

Medellín, Roberto. Ing. ex rector de la U. N. de Méx.

Molinari, Dr. Héctor. Quím. Gral. y aplicada a la Industria. Barcelona, G. Gili Ed. 1925.

Monroy, Salvador, Lic.

Monterde G. Icazbalceta, jefe del Dep. de Bibliotecas de la Sría. de Educ. de Méx.

Namias, R. Quím. Fotográfica. Bailly-Bailliere Ed. Madrid. 1927.

Nelson. Loose-Leaf Encyclopaedia. Thomas Nelson and Son, Ed. N. Y.

Newbolt, Sir Henry John, v. Nelson's.

Nichol, J. P. A Cyclopædia of the Physical Sciences, London and Glasgow. 1860.

Nomenclatura Comercial por la Oficina de las Repúblicas Americanas. Washington.

Ochoa, Carlos de. Novísimo Dicc. de la L. Castellana. Ch. Bouret Ed. París, México. 1893.

Ogilvie, J. The Imperial Dict. 3 Vol. Glasgow. 1854.

Oldenbourg, R. v. Deinhardt C., y Schlomann A.

Ortiz Monasterio. Fernando, Ing.

Palavicini, Manuel, Lic. Director del periódico "Todo".

Parrés, José, Dr. Subsecretario de Agricultura y Fomento.

Pomar, Dr. Manuel.

Ponce de León, Néstor. Technological Dictionary. English-Spanish and Spanish-English Hirschfeld Brothers, Lim. Ed. London, 1910. Varias ediciones.

Ponce de León, Néstor. Technological Dict. Inglés-español y español-inglés.

Prida, Pablo. Lic. Teatro y Cinematografía.

Prida, Ramón, Lic. ex presidente de la Orden de los Abogados de México.

Química ultraestructural. A. Stock. Espasa Calpe. Barcelona. 1922.

Ramos, César, Trad. del periódico "Excélsior". México.

Requena, José Luis, Lic. ex presidente de la Cámara Minera de Méx. Gerente de la Cía. de Seguros "La Latino Americana".

Riveroll, Guillermo. Jefe de la Sección de Bancos de la Sría. de Hda.

Rojas Avendaño, J. Dr.

Rumpf, C. y asociados. Dictionnaire Technologique en Trois Langues. 3 Vols. Wiesbaden, 1870.

Sabine, R. The Electric Telegraph. London. 1867.

Schlomann A. y Deinhardt A. Diccionario Técnológico en seis idiomas. R. Oldenbourg, Munich y Berlín Ed.

Seguí, Enciclopedia ilustrada, Seguí, M. Seguí, Ed. Barcelona, 1903.

Serrano, N. María. Dicc. Univ. de la L. Cast. Ciencias y Artes. Madrid. 1879.

Serrat y Bonastre, D. J. Tecnología Mecánica. Ed. Labor. Barcelona. 1928.

Slater, J. A. The World's Commercial Products. London, 1907. Pitman and Son Ed.

Sloane T. O'Conor. The Standard Dict. Munn & Co. Ed. N. Y. 1901. v. trad. en Diccionario.

Spon's Encyclopedia of the Arts, Manufactures, and Commercial Products. London. 1880.

Stock, A. Quím. ultraestructural, Espasa-Calpe, Ed. Barcelona, 1922.

Sturges Allen, F. General editor of the New Intern. Dict. v. Webster's.

Thorpe, Sir Edward. Enciclopedia de Química Industrial. Editorial Labor, Barc. 1a. y 2a. edición.

Tolhansen, Alexander. Technological Dict. English, German and French. Third Edition. Leipzig, 1885. B. Tauchnitz Ed.

Tolhansen Fréres et Gardissal. Dict. Technologique. 3. Vols. París. 1854.

Trautwine. Manual del Ingeniero. Trad. de A. Smith. Ed. Paul Dupont, París.

Ulmann. Columbia Dicc. Encicl.

Ure. Dict. of Arts, etc. London, 1867. R. Hunt, Editor.

Valenzuela Guillermo.

Vasconcelos, Samuel, Lic. De las Univ. de Méx. y del Maine, EE. UU.

Vocabulario Tecnol. del Petróleo. Sría. Ind. y Com. México.

Velázquez de la Cadena, Mariano. A pronouncing Dict. of the ep. and eng. languages. D. Appleton and Co. Ed. N. York, 1873.

Webster's New International Dictionary, G. C. Merriam Co., Sprinfield, Mass, U. S. A. 1928 y 1933. También se consultó el Dicc. de 1906.

Yeats, John. The Technological History of Commerce New York, Scribner, Welford and Armströng. 1878.

Zerolo, José. M. de Toro y Gómez, E. Iraza, etc. Dicc. Encic. de la Lengua Castellana. Garnier Hnos. Ed. París. 1895.

ABREVIATURAS

— A —

(A)—Americanismo.
Ab., Abrev.—Abreviatura.
Abb.—Abbreviation.
Ac., Acuñ.—Acuñación.
Acep.—Acepción.
Acúst.—Acústica.
Adj.—Adjetivo.
Adv.—Adverbio.
Aeron.—Aeronáutica.
Agric.—Agricultura.
Agrim.—Agrimensura.
Agron.—Agronomía.
Alb.—Albañilería.
Alf.—Alfarería.
Alg.—Algebra.
Anat.—Anatomía.
Antrop.—Antropología.
Antropom.—Antropometría.
Ap.—Aparato.
Ap.—Apicultura.
Apic.—Apicultura.
Arb.—Arboricultura.
Arit.—Aritmética.
Arm.—Armería.
Arq.—Aquitectura.
Arqueol.—Arqueología.
Art.—Artículo.
Art.—Artillería.
Art. Gráf.—Artes gráficas.
Ast., Astr. o Astron.—Astronomía.
Autom.—Automovilismo.
Av. o Aviac.—Aviación.
Avic.—Avicultura.

— B —

B. A.—Bellas Artes.
Bacter.—Bacteriología.
Balíst.—Balística.
Bic.—Bicicleta.
Bill.—Billares.
Biol.—Biología.
Bl.—Blasón.
Bord.—Bordados.
Bot.—Botánica.

— C —

C. A.—Centro-América.
Cald.—Calderería.
Calig.—Caligrafía.
Cam.—Caminos.
Cant.—Cantería.
Carn.—Carnicerías.
Carp.—Carpintería.
Carr.—Carrocería.
Carr.—Carruajes (en general)
Carr., Carret.—Carreteras.
Cartogr.—Cartografía.
Cer.—Cerámica.
Cerr.—Cerrajería.
Cerv.—Cervecería.
Cest.—Cestería.
Cía.—Compañía.
Cine, Cinema.—Cinematografía.
Cir.—Cirugía.
Coc.—Cocina.
Coloidoq., Coloideq.—Coloidoquímica.
Com.—Comercio.
Comp., Compar.—Compárese con
Conf.—Confitería.
Const.—Construcción.
Corr.—Correlativo de —.
Cosmog.—Cosmografía.
Cost.—Costura.
Crist.—Cristalografía.
Cron.—Cronología.
Culin.—Culinaria.
Cuch.—Cuchillería.

— D —

D.—Generalmente con otras abreviaturas. Diccionario.
Dactil.—Dactilografía.
Dep.—Deportes.
Dent.—Dentistas.
Der.—Derecho.
Dermat.—Dermatología.
Dest.—Destilería.
Dib.—Dibujo.
Dicc.—Diccionario.

Dict.—Dictionary.
Dinám.—Dinámica.
D. U. de la L. C.—Diccionario Universal de la Lengua Castellana.
Dulc.—Dulcería.

— E —

Eb., Eban.—Ebanistería.
Ec.—Eclesiástico.
Ed.—Editor.
Educ.—Educación.
Elect.—Electricidad.
Elect. Fís.—Electrofísica.
Elect. Meta.—Electrometalurgia.
Elect. Quím.—Electroquímica.
Elect. Ter. o Terap.—Electroterapia.
Enc.—Encuadernación.
Ent., Entom.—Entomología.
Eq., Equit.—Equitación.
Esc.—Escultura.
Esg.—Esgrima.
Esp.—Español.
Esp., Espec.—Especialmente.
Estadíst.—Estadística.
Etnogr.—Etnografía.

— F —

Fam.—Familiar, en lenguaje familiar.
Farm.—Farmacia.
Fc.—Ferrocarriles.
Fig.—Figurado, en sentido figurado.
Filat.—Filatelia.
Fís.—Física.
Fisiol.—Fisiología.
Fitogeo.—Fitogeografía.
Fort.—Fortificación.
Fot., Foto.—Fotografía.
Fotof.—Fotofonía.
Fr.—Francés, de origen francés.

Fr., fr.—Francés,-a.
Fund.—Fundición.

— G —

Galv.—Galvanoplastía.
Gan.—Ganadería.
Geo.—Geografía.
Geod.—Geodesia.
Geol.—Geología.
Geom.—Geometría.
Gimn.—Gimnasia.
Gob.—Gobierno.
Grab.—Grabado.
Grafol.—Grafología.

— H —

H. A.—Hispano-América.
Heráld.—Heráldica.
Herr.—Herrería.
Hid.—Hidráulica.
Hidrogr.—Hidrografía.
Hig.—Higiene.
Hort.—Horticultura.

— I —

Imp.—Imprenta. En comp. como "Imp. sobre telas," significa: impresión.
Ind.—Industria ‖ Industrial.
Indum.—Indumentaria.
Ing.—Ingeniería.

— J —

Jarc.—Jarciería.
Jard.—Jardines.
Joy.—Joyería.
Jueg.—Juegos.
Jur.—Jurisprudencia.

— L —

Lap.—Lapidaria, arte lapidario.
L. C.—Lengua Castellana.
Lic.—Licores, Licorería.
Lit.—Litografía.
Liter.—Literatura.
Loc.—Locomotoras.

— M —

m.—Masculino.
M. de (en comp.)—Máquina de
M. de C.—Máquina de coser.
M. C., M. de C.—Máquina de coser.
Mag., Magn.—Magnetismo.
Man., Manuf.—Manufacturas.
Máq.—Máquina.
Maquin., Maq.—Maquinaria.
Mar.—Marina.
Másc.—Máscara (antigás).
Mat., Mate.—Matemáticas.
Mec.—Mecánica.
Med.—Medicina.

Mecan., Mecanog. — Mecanografía.
Meteor.—Meteorología.
Métr.—Métrica.
Metrol.—Metrología.
Méx.—México.
Micr.—Microscopio.
Microb.—Microbiología.
Microm.—Micrometría.
Mil.—Milicia.
Min.—Minería.
Miner.—Mineralogía.
Mod.—Modas.
Mueb.—Mueblería.
Mús.—Música.
Mv.—Máquinas de vapor.

— N —

n.—Nombre.
Natac.—Natación.
Náut.—Náutica.
Numis.—Numismática.

— O —

Odont.—Odontología.
O. Ec.—Ornamentos eclesiásticos.
Oftal.—Oftalmología.
Op.—Opuesto.
Op.—Opposite.
Op. Cit.—Obra citada.
Opt.—Optica.
Orfeb.—Orfebrería.
Org.—Organo.
Organoter.—Organoterapia.
Ornam.—Onamentación.
P. y N.—Pesas y Medidas.

— P —

P. Prov.—Provincialismo.
Paleont.—Paleontología.
Pap.—Papelería.
Pavim.—Pavimentación.
Pedag.—Pedagogía.
Pein.—Peinados.
Períod.—Periódicos.
Pert.—Pertaining.
Petrog.—Petrografía.
Pint.—Pintura.
Pir.—Pirotecnia.
Pl.—Plural.
Plat.—Platería.
Pont.—Pontonería.
Prov.—Provincialismo.
Psicon. Psicoan. — Psicoanálisis.
Psicol.—Psicología.
Psicop.—Psicopedagogía.
Public.—Publicidad.

— Q —

Quím.—Química.
Quím. Ind.—Química industrial.

Quím. Ind. — Química industrial.
Quím. Inorg.—Química inorgánica.
Quím. Org. — Química orgánica.

— R —

Radiosc.—Radioscopia.
Rec.—Reciente, recientemente.
Rel.—Relojería.
Rel. con...—Relaciónese con, relativo de...
Repost.—Repostería.

— S —

S.—Sinonimia con...
S. A.—Sud-América, América del Sur.
Selv.—Selvicultura.
Ser., Seric.—Sericultura.
Sp.—Spanish.

— T —

Tal., Talab.—Talabartería.
Tec., Tecnol.—Tecnología.
Tej.—Tejería.
Tel.—Telegrafía.
Tel. In.—T. inalámbrica.
Telecom.—Telecomunicación.
Telef.—Telefonía.
Telefoto.—Telefotografía.
Ten.—Tenería.
Ter., Terap.—Terapia, terapéutica.
Tiflol.—Tiflología.
Tint.—Tintorería.
Tip.—Tipografía.
T. L.—Tejidos de lana.
T. M.—Trade Mark.
T. N.—Trade name.
Ton.—Tonelería.
Top.—Topografía.
Torn.—Tornería.
T. S., T. de S.—Tejidos de seda.

— V —

Av. o Aviac.—Aviación.
Avic.—Avicultura.
V.—Véase.
v.—Véase.
v. a.—Verbo activo.
Vet.—Veterinaria.
Vid.—Vidriería.
Vit.—Viticultura.
Vm.—Vehículos motores.
v. p., b. p.—Búsquese en la la. palabra. Ej.: Dealer;

— Z —

Zap.—Zapatería.
Zool.—Zoología.

A

A (Elect.) A, amperio; v. AMPERE (Mar.) buque de primera en la clasificación Lloyd. V. a 1 (Acuñ.) nombre del lugar de acuñación (Quím.) A, signo de total acidez (Med.) A, a veces An, anodo, polo positivo de una batería en los aparatos electromédicos (Fund.) pieza de molde para fundir grandes cantidades de un mismo tipo (Mús.) la (— "FLAT",) la bemol (— "SHARP",) la sostenido (Lóg.) A, proposición general, (Tecnol.) A, en forma de A. (— FRAME,) soporte en A, marco en A, etc. (Radio) A, abrev. de AUDIO.

AA or aa, Angström, UNIT OF WAVE LENGTH (0.000.000 1 mm.). v. Angström, Angstrom.

a 1 (Mar.) buque y aparejo de primera.

A B abrev. de ABLE BODIED SEAMAN búsq. en ABLE.

ab (SHORT FOR ABSOLUTE) (Fís.) prefijo usado para denotar una unidad electromagnética C. G. S.; también se usa ABSTAT. Así: ABAMPERE, ABCOULOMB; abamperio, abfaradio, etc.

ABA (TURKISH WOOLLEN STUFF.) (Ind.) aba.

ABACA, WEST INDIAN HEMP OR FLAX (Bot.) abacá, cáñamo de Manila o de China o de Amboino, etc.

ABACISCUS (Arq.) abacisco.

ABACIST, abacista.

ABACK, detrás, atrás. (Mar.) en facha.

ABACUS (Arq.) (COVERING MEMBER OF A CAPITAL) ábaco (Mat.) ábaco || ábaco contador o de numeración (Min.) ábaco, artesa (Mús.) (— HARMONICUS,) ábaco armónico.

— HARMONICUS, ábaco armónico.

— MAJOR (Min.) v. —.

— PYTHAGORICUS, ábaco pitagórico, tabla de multiplicar.

ABAFT (Mar.) a popa || por la cara de popa.

— THE BEAM (Mar.) entre la cuadra y la aleta || por la popa del través.

ABAFT THE MAIN MAST (Mar.) a popa del palo mayor.

— — MAST (Mar.) a popa de un palo.

— — MIDSHIP BEAM (Mar.) a popa del bao maestro.

FROM — (Mar.) por la popa (Av.) por detrás, por la popa.

ABAISER (Pint.) negro de marfil.

TO ABALIENATE (Jur.) enajenar || traspasar el título de dominio o el dominio de una cosa.

ABAMURUS, BUTTRESS (Arq.) contrafuerte, puntal.

TO ABANDON (Min.) (GIVE UP,) abandonar o dejar de explotar una mina (Com.) abandonar a los aseguradores los efectos asegurados.

— — AN ANCHOR (Mar.) abandonar un ancla.

ABANDONED BONDED GOODS (Com.: aduanas,) mercancías garantidas abandonadas.

— BY THE CREW (Mar.) abandonado por la tripulación.

ABANDONING (Com.) abandono.

ABANDONMENT (Der. y Com.) deserción, abandono.

ABANGA (Com.) abanga, aboga.

ABAPTISTON (Cir.) sierra de trepanar.

ABARNAHAS (Quím.) abarnahas, magnesia u óxido de magnesio.

ABAS, PERSIAN WEIGHT FOR PEARLS, abas, peso persa para perlas (0.13628 gr.) || (Med.) tiñoso.

TO ABASE (Mar.) arriar.

TO ABATARE (Fort.) abatear, batear.

TO ABATE (Com.) rebajar || substraer (Mar.) amainar.

ABATED (Com.) abatido (Esc.) (SUNK, LOWERED,) vaciado, grabado profundamente.

ABATEMENT, ABATING (Com.) rebaja (Carp.) merma.

NO — (Com.) precio fijo, precio sin rebaja.

ABATER (Min.) abajador, peón.

ABATIS (Fort.) abatida.

ABATISED (Fort.) provisto de abatidas.

ABAT-JOUR (Arq.) claraboya, tragaluz || pantalla.

— **VENT** (Arq.) tejadillo.

— **VOIX** (Teat.) tornavoz.

A BATTERY, FILAMENT BATTERY (Radio.) batería A.

ABATTOIR, SLAUGHTER HOUSE (Carn.) matadero.

ABB, vellón o lana de octava calidad (Tej.: paños,) (— **WOOL,**) urdimbre.

ABBER, ABER, caída de agua.

ABBREVIATURE, v. DASH (Tip.)

A. B. C. (Tip.) abc, alfabeto (Polít.) A. B. C. (Argentina, Brasil y Chile.)

— — — **CODE** (Tel.) código A. B. C.

— — — **INSTRUMENT** (Tel.) A. B. C., aparato electromagnético de Wheatstone

— — — **PROCESS, (FOR DEFECATING THE SEWAGE MATTER,) ALUM, BLOOD AND CLAY PROCESS,** procedimiento del a. b. c.

ABDOMINAL SUPPORTER (Cir.) faja abdominal.

ABEAM (Mar.) por el través || a lo ancho.

— **OF A SHIP** (Mar.) por el través del buque.

ABEARANCE (Com.) conducta, comportamiento, proceder.

ABEGG FRAME (Tej.) marco para hilar.

ABEL-MUSK (Bot.) abelmosco.

— — **GRAINS** (Bot.) semillas de abelmosco.

— **TREE, ABELE** (Bot.) abel, abela.

ABERRATION (Opt. Ast.) aberración (Tec.) aberración.

— **OF LIGHT** (Fís.) aberración de la luz.

CROWN OF —, círculo de aberración.

TO ABERRUNCATE (Agric.) desarraigar, desbrozar.

ABERRUNCATOR (Agric.) extirpador de raíces.

ABEZZO (Pint.) trementina de Estrasburgo.

ABEY (Bot.) abey, caoba bastarda de Santo Domingo.

TO ABGREGATE (Gan.) segregar, separar del rebaño.

ABGREGATION (Gan.) separación o segregación de las reses.

ABICHITE, v. APHANESE.

ABIETIC ACID (Quím.) ácido abiético.

ABIETINE, abietina.

ABILITY (Tec.) aptitud, posibilidad.

— **FOR DEPOLARIZING** (Elect.) aptitud de despolarización.

— **TO VIBRATE** (Teléf.) sensibilidad vibratoria.

ABIOGENESIS (Biol.) abiogenesia, (generación espontánea).

ABLACTATION (Hort.) (GRAFTING BY APPROACH) injerto por aproximación (Gan.) destete.

TO ABLACTATE (Hort.) injertar por aproximación.

ABLAQUEATION, BARING (Agric.) descalzamiento (poner al descubierto el pie y las raíces de una planta).

ABLATION (Quím.) ablación.

ABLE, hábil || útil || (ABEL-TREE) (Bot.) álamo blanco, abel, abela.

ABLE BODIED SEA MAN, A. B. (Mar.) (marino robusto o fornido), grumete apto para el ascenso.

— **SEAMAN** (Mar.) cabo de mar || marinero de preferencia.

ABLUTION (Quím.) loción, ablución.

ABNODATION (Hort.) denudación.

ABNORMAL (Com.) anormal (Tec.) anormal, irregular (Psicol.) anormal.

— **EARTH CURRENT** (Elect. y Fís.) corriente telúrica anormal.

ABNORMAL LAW (Der.) ley de los anormales.

— **MAGNET** (Fís.) imán anormal.

ABNORMAL PSYCHOLOGY, psicología de los anormales, psicología anormal. (Rec.)

ABOARD (Mar.) abordo.

— **FORE TACK!** (Mar.) ¡amura trinquete!

— **MAIN TACK** (Mar.) ¡amura mayor!

ABORTION (Agric.) aborto || aborto, acción de abortar.

ABOUT (Mar.) acabado de virar.

— **SHIP!, READY —!** (Mar.) ¡apareja a virar por avante! ¡cambia el medio!

— **SLEDGE** (Herr.) macho, macho de fragua.

TO GO — (Mar.) virar por avante.

ABOVE THE LEVEL SEA, sobre el nivel del mar.

— **SYNCHRONOUS, HYPERSYNCHRONOUS** (Elect.) hipersincrónico, sobreexcitado en avance.

— **ZERO** (Fís.) sobre cero.

TRACK — (Fc.) vía elevada.

ABRADANT, polvos de bruñir (como esmeril, arena, vidrio.)

TO ABRADE (Tec.) desprender por frotamiento, pulir, bruñir, s. TO GRIND OFF.

ABRASIF or CUTTING HARDNESS (Fund.) temple duro, temple de herramienta para cortar.

— **SUBSTANCE, GRINDING MATERIAL,** materiales de afilar.

ABRASIVES (Tec.) abrasivos, desgastantes y afiladores.

ABRASION (Tec.) desgaste, ludimiento, rozamiento, raspamiento || acción de quitar por frotamiento o roce.

— OF THE INSULATION (Elect.) desgaste de la cubierta aislante por frotamiento o roce.

ABRAUM, ABRAUN, tierra roja (de la isla de Wight) para hacer el color de la caoba más obscuro.

— SALT, sal de Stassfurt, sal de escombros.

ABRAZITE, GISMONDIN (Min.) abrazita.

ABRAZITIC (Min.) no efervescente en el estado de fusión.

TO ABREACT (Psicoan.) v. CATHARSIS, descargar (afectos).

ABREAST (Elect.) montado en derivación (Mil.) de frente, en fila, (Mar.) abarloado, por el través, tanto avante.

— THE BAY (Mar.) frente a la bahía.

— THE BEAM (Mar.) por el través.

— — MAIN HATCHWAY (Mar.) por el través de la escotilla mayor.

ABREUVOIR (Const.) degolladura, intersticio entre dos ladrillos (Gan.) (WATERING-PLACE,) abrevadero.

ABRI (Mil.) abrigo.

ABRID (Mec.) roldana, arandela (Carr.) (EAR-BED,) cabezal

ABRIN (Quím. y Farm.) abrina.

ABROAD (Mar.) por fuera, a lo largo (Com.) en el extranjero.

ABSENCE OF CURRENT (Elec.) ausencia de corriente.

ABSCISS, ABSCISSA (Geom.) abscisa.

ABSINTATE (Quím.) absintato.

ABSINTHE (Lic.) ajenjo.

ABSINTHIC ACID (Quím.) ácido absíntico.

ABSINTHINE, absintina.

ABSIS, APSIS (Arq.) techo en bóveda || ápside.

ABSOLUTE (Quím.) absoluto (Tec.) absoluto, V. ab.

— ATMOSPHERE (Fís.) atmósfera absoluta.

— ALCOHOL (Quím.) alcohol absoluto o puro.

— BLOCK (Fc.) enclavamiento absoluto.

— CALIBRATION (Tec.) contraste absoluto || calibración.

— CAPACITY (Tec., Elect., Mv.) capacidad absoluta.

— DILATATION (Fís.) dilatación absoluta.

— ELECTROMETER (Elect.) electrómetro absoluto.

— ERROR (Mat.) error absoluto.

— EXPANSION, expansión absoluta.

— FORCE (Mec.) fuerza absoluta.

— FREEZING POINT (Fís.) cero absoluto.

— GALVANOMETER (Fís.) galvanómetro absoluto.

— INSULATION (Elect.) aislamiento absoluto.

— MANUAL SYSTEM (Teléf.) sistema a mano.

ABSOLUTE MEASURE, medida absoluta.

— MEASUREMENT (Tec.) medida absoluta.

— — OF CURRENT (Elect.) medida absoluta de la corriente.

— POTENTIAL (Elect.) potencial absoluto.

— PRESSURE, presión absoluta.

— SCALE, Kelvin SCALE, escala de Kelvin, (273.1 C.)

— SENSIBILITY (Quím.) sensibilidad absoluta.

— SPACE (Fís.) espacio absoluto.

— STAFF (Fc.) bastón para enclavamiento absoluto, (Corr.: PERMISSIVE STAFF).

— STEAM PRESSURE (Mv.) tensión del vapor, presión absoluta del vapor.

— TANGENT GALVANOMETER (Elect.) brújula de tangentes absolutas.

— TEMPERATURE (Fís.) temperatura absoluta.

— UNIT (Tec.) unidad absoluta.

— OF CURRENT (Elect.) unidad absoluta de corriente.

— — ELECTROMOTIVE FORCE (Elect.) unidad absoluta de fuerza electromotriz.

— — RESISTANCE (Elect.) unidad absoluta de resistencia.

— — SELF-INDUCTION (Elect.) unidad de autoinducción absoluta.

— UNITS, unidades absolutas. v. Unit.

— VACUUM (Fís.) vacío absoluto.

— VELOCITY OF IONS (Elec. Quím.) velocidad absoluta de los iones.

— ZERO (Fís.) cero absoluto.

TO ABSORB (Tec.) absorber || impregnarse || apoderarse (Mec.) amortiguar (Quím.) absorber || (NEUTRALIZE AN ACID,) neutralizar un ácido, absorber un ácido. (Radio) absorber || amortiguar.

— — THE DYE (Tint.) tomar o coger la tintura, absorber la tintura.

— — LIGHT (Fot.) almacenar luz.

— — SHOCKS (Vm., Fc., Av.) amortiguar choques (guarneciendo de resortes, etc.)

ABSORBABILITY (Quím.) poder de absorción.

ABSORBABLE (Quím.) absorbible.

ABSORBED ENERGY, INPUT (Tec.) potencia absorbida.

ABSORBENT GROUNDS (Geol.) terrenos absorbentes.

ABSORBENTS (Quím.) absorbentes (Fot.) (PHOTOGRAPHIC —,) absorbentes fotográficos.

ABSORBER: (OSCILLATION —,) amortiguador de oscilaciones || (SHOCK —,) parachoques, amortiguador de choques.

ABSORBING (Const.) v. SINKING; apisonamiento, aplanamiento.

— COLUMN (Quím.) torre de Gay Lussac.

ABSORBING TANK, WELL, pozo absorbente.

ABSORPTION (Quím.) absorción (Perfum.) acción de saturar o perfumar un aceite. (Radio) absorción, amortiguación, disminución de poder.

— **APPARATUS** (Meta, gas) aparato de absorción.

— **BOTTLE** (Quím., meta) frasco de absorción.

— **CIRCUIT** (Radio) circuito de absorción.

— **COIL** (Meta. gas) serpentín para la absorción (o para secar).

— **OF GASES** (Quím., meta) absorción de los gases.

— — **HEAT** (Fís.) absorción de calor.

— — **LIGHT** (Fís.) absorción de la luz.

— **TUBE** (Quím.) tubo de absorción (Meta.) v.

— , (Quím.) tubo para secar.

— **OF WAVES** (Radio) absorción de las ondas.

ABSORPTIVE (Quím.) absorbente.

— **POWER** (Quím.) poder de absorción.

ABSTAT, v. ab.

TO ABSTRACT (Quím.) abstraer (Ing.) hacer un presupuesto de una obra || levantar un cuadro de los trabajos por especialidades y por columnas.

ABSTRACTION, s. DEPHLEGMATION (Quím.) desflemación.

ABSTRACTIVE, abstractivo || extractivo.

TO ABUT, TO FIT (Carp.) empalmar, aparejar.

ABUTA (Bot., Farm.) abuta.

ABUTMENT (Arq.) (COUNTER PILLAR,) botarel, estribo, contrafuerte, pie derecho. (Pont.) estribo de puente (Hid.) v. BUTTRESS (Carp.) empalme (Agric.) v. ABUTTALS.

— or **CLOSING LINE** (Mec.: polígono de las fuerzas,) línea de cierre.

— **SLEEVE** or **CRADDLE** (Fc.) manguito-tope o de fin de carrera.

ABUTTALS (Agrim., Agric.) términos, linderos.

ABUTTING JOINT (Carp.) junta montante o vertical (Mec.) junta a escuadra (Arq.) juntura plana.

ABYSS (Blasón) abismo, centro de escudo.

A. C. v. ALTERNATE or ALTERNATING CURRENT.

ACACIA (Bot.) acacia (GUM ARABIC,) goma arábiga, arabina.

— **FORMOSA,** sabicú.

— **GUM, ARABIC GUM, ACACIN, ARABIN** (Quím.) arabina, v. ARABIC GUM.

— **PROXIMA MORDI,** — **WOOD,** (Carp.) madera de acacia.

ACACIN, v. ACACIA-GUM.

ACADEMY (OF ARCHITECTURE, OF ART, etc.) Academia o Escuela (de Arquitectura, de Bellas Artes, etc.)

ACADIOLITE (Miner.) acadiolita, cubicita.

ACAJOU, v. MAHOGANY.

— **GUM,** goma de caoba.

— **RESIN,** resina de caoba.

— **MOTTLED** —, **MAHOGANY** (Carp.) caoba de caracolillo.

ACANOR, ATHANOR (Quím.) atanor, hornilla.

ACANTHALUS (Cir.) instrumento para extraer espinas y astillas.

ACANTHINE (Arq., Bord.) labrado en forma de acanto.

ACANTHUS (Bot.) acanto (Arq.) acanto || hoja para juntura de piedras.

ACANTICONE, EPIDOTE (Miner.) epidota.

ACAULOUS (Bot.) acaule; (adj.) .

ACCELERANT (Quím.) acelerante, catalizador (Tec.) acelerante.

TO ACCELERATE (Tec.) acelerar.

— — **THE RETURN STROKE** (Mec.) acelerar el retroceso.

ACCELERATING or **ACCELERATIVE FORCE** (Mec.) fuerza acelerante o aceleradora.

ACCELERATION (Fís., Mec.) aceleración; v. VELOCITY, VELOCITIES.

— **DIAGRAM** (Elect.) diagrama de aceleración.

— **DUE TO GRAVITY** (Mec., Fís.) aceleración de la gravedad o pesantez.

—**S, PARALELOGRAM OF VELOCITIES** —**S** (Mec.) aceleración del paralelogramo de velocidades.

— **WORK** (Elect.) trabajo de aceleración.

ANGULAR — (Mec.) aceleración angular.

GLIDING — (Av.) aceleración durante la bajada.

NORMAL — (Fís.) aceleración normal o centrípeta.

PISTON — (Mec.) aceleración del émbolo.

TANGENTIAL — (Mec.) aceleración tangencial.

TOTAL — (Mec.) aceleración total.

VALVE — (Mec.) aceleración de la válvula.

APPARATUS SERVING TO DEMONSTRATE THE — **OF FALLING BODIES** (Fís.) aparato para demostrar la velocidad de la caída de los cuerpos graves.

TO RESOLVE AN — **INTO ITS COMPONENTS** (Mec.) descomponer una velocidad o aceleración en sus componentes.

ACCELERATOR (Mec., Vm., Fc.) acelerador. || V.—S.

ACCELERATORS (Fot.) substancias acelerantes.

ACCELERATORY (Fís.) acelerante.

ACCELEROGRAPHE (Fís., Mil.) acelerógrafo.

ACCELEROMETER, acelerómetro.

ACCENDIBILITY, s. ADUSTION, INFLAMMA-

BILITY (Quím.) inflamabilidad, afinidad por el oxígeno.

ACCENSION (Fís.) inflamación.

ACCENT (Tip.) acento (Mate.) acento para distinguir magnitudes expresadas por la misma letra, X', X".

ACCENTRIC (Mec.) acéntrico.

TO ACCEPT (Com.) aceptar.

— — FOR HONOR OF THE DRAWER (Com.) aceptar por honrar la firma.

— — THE TRAIN (Fc.) permitir la entrada del tren.

ACCEPTANCE (Com.) aceptación || (letra de cambio) aceptación || aceptación, una letra de cambio aceptada.

— IN BLANK (Com.) aceptación en blanco o a descubierta.

— OF LUGGAGE (Fc.) recepción de equipajes.

— TEST (Elect.) prueba de recepción.

— UNDER PROTEST AND ACT OF HONOUR (Com.) aceptación por intervención.

ABSOLUTE — (Com.) aceptación pura y simple.

GENERAL — (Com.) aceptación total.

PARTIAL — (Com.) aceptación parcial.

QUALIFIED — (Com.) aceptación condicional.

RETURNED FOR NON — (Com.) devuelta por falta de aceptación.

ACCEPTED (Com.) aceptada.

ACCEPTOR (Com.) aceptador || aceptante. (Radio) aceptor.

ACCES (Arq.) corredor, pasillo, pasaje (Const.) v. ADIT.

— DUCT (Elect..: líneas subterráneas,) pozo de entrada.

ACCESSIBLE, APPROACHABLE, accesible.

ACCCESSORIES, accesorios (Pint.) accesorios (M. de C.) piezas accesorias (Mec.) accesorios (Tec.) v. SUPPLIES, accesorios, pertenencias, dependencias.

— FOR ACCUMULATORS (Eelect.) accesorios para acumuladores.

— — THE INSTALLATION, WIRING — (Elect.) accesorios de instalaciones.

ACCESORY, DETAIL, accesorios.

— CHROMOSOME, HETEROCHROMOSOME (Biol.) heterocromosoma.

— PIECE, aparejo || aparatos y accesorios industriales.

ACCIDENT (Com.) accidente (Fc.) accidente, siniestro, choque (Min.) falla, accidente (Com., Mar.) v. ACCIDENTS.

— INSURANCE (Com.) seguro contra accidentes.

ACCIDENTAL COLOURS, colores accidentales.

— POINT (perspectiva:) punto accidental.

ACCIDENTAL VARIATIONS (Fís.) variaciones accidentales (de la fuerza magnética).

ACCIDENTS AND DANGERS OF THE SEA (Com., Mar.) accidentes y riesgos del mar.

ACCIPIENT (Quím.) recipiente.

ACCLIMATIZATION, ACCLIMATION, ACCLIMATEMENT, aclimatación.

TO ACCLIMATIZE, TO ACCLIMATE, aclimatar.

ACCLIVIOUS, en pendiente, en rampa.

ACCLIVITY, rampa, pendiente.

TO ACCOMMODATE, ajustar || arreglar || acomodar || procurar (F. de paños:) aprestar.

ACCOMODATION (Com.) préstamo, inversión, colocación de un dinero o crédito.

ACCOMMODATION LADDER (Mar.) escala real.

— NOTE or BILL or DRAFT (Com.) pagaré (endosado, girado o aceptado) de una persona por otra.

— or EQUIPMENT PLAN (Mar., lanchas) plano de la disposición interior.

— TRAIN (Fc.) tren con parada en todas o casi todas las estaciones.

ACCOMMODATIONS (Com.) facilidades (Mar.) alojamientos.

— FOR PASSENGERS (Mar., Fc.) comodidades para los pasajeros.

TO ACCOMPANY (Mús.) acompañar, llevar el acompañamiento.

ACCORDION (Mús.) acordeón.

ACCOSTED (Bl.) acostado, lado a lado.

ACCOUNT (Com., cont.) cuenta (Mar.) estima (Ing.) presupuesto (Mar.) v. SHIP'S —.

— BOOK (Com.) libro de cuentas.

— OF BUILDING EXPENSES (Const.) presupuesto de un edificio.

— OF CHARGES (Com.) cuenta de gastos.

— — DUG SILVER (Min.) estado de la plata explotada.

—, SHIP'S — (Mar.) punto estimado, (llevado sobre la carta).

ACCOUNTABILITY, v. RESPONSIBLITY.

ACCOUNTANCY (Com.) contabilidad.

ACCOUNTANT (Com.) tenedor de libros || contador (Arit.) contador.

ACCOUNTED FOR (Com.) de que ya se ha dado cuenta.

ACCOUNTING DAY (Com.) día de ajuste o cierre de cuentas

BOOKKEEPING AND — (Com.) teneduría de libros y contabilidad.

TO ACCOUPLE (Tec., Carp., Mec., Elect.) acoplar.

ACCOUPLED, acoplados (Bot.) gemíneo (Arq.) gémino.

ACCOUPLEMENT (Carp.) tirante, ancla || acopladura.

ACCOUTREMENT (Mil.) equipo, correaje, armamento.

TO ACCREDIT, v. TO CREDIT.

ACCRETION (Fís.) acrecimiento por aposición (Meta., etc.) v. ACCRETIONS.

— OF CRYSTALS (Miner.) acrecimiento de los cristales (por adhesión de otros).

ACCRETIONS (FURNACE:) (meta) callos, marranos, cuescos || "BEARS"; lobos, zamarras

ACCRETIVE (Bot.) desarrollo.

TO ACCRUE, acumular, acrecentar (Bot.) desenvolver, desarrollar.

ACCRUED INTEREST (Com.) interés acumulado.

TO ACCUMULATE, TO STORE UP (Elect.) acumular.

ACCUMULATION (Fís.) acumulación de electricidad, v. STORAGE.

— OF ELECTRICITY (Elect.) acumulación de electricidad.

— — ENERGY (Elect., Mec., Fís.) acumulación de energía.

— OF SPONGY LEAD (Elect.: acumuladores,) acumulación de plomo esponjoso.

— TEST (Elect.) prueba de cables a plena carga.

ACCUMULATOR, v. ELECTRIC—, STORAGE BATTERY (A.), acumulador.

ACCURACY (Tec.) precisión, exactitud.

— OF X%, precisión de X%.

ACE (Aeron.) as, (BY EXTENSION, —SHIP, BASEBALL —.)

ACE OF ACES, as de ases.

ACEPHOSGENIC or ACEPHOSSIC A C I D (Quím.) ácido acefosgénico o acefósico.

ACER (Bot.) arce.

ACERATE (Quím.) acerato.

ACEROUS (Bot.) espinoso (Tec.) (ACUCIFORM,) acuciforme.

— PART OF THE SLITTING ROLLER, cuchilla de la máquina de cortar barras de hierro.

ACES (Mar.) garruchas de las cadenas.

ACESCENCY, acescencia.

ACESCENT, acescente, ligeramente ácido.

ACETAL, v. ACETIC.

ACETALDEHYDE (Quím.) acetaldehido.

ACETAMIDE (Quím.) acetamida.

ACETANILID (antifebrin,) (Farm.) acetanilida.

ACETATE (Quím.) acetato.

— OF AGUSTINE (Quím.) sulfo-acetato de cal.

— OF COPPER (Quím.) deutoacetato de cobre || (CRYSTALLIZED VERDIGRIS,) acetato de cobre, cardenillo, verdigris.

ACETATE OF LEAD, SUGAR OF LEAD, acetato de plomo, azúcar de Saturno.

— — MANGANESE (Quím.) acetato de manganeso.

— — POTASSIUM (Quím.) acetato potásico.

— — THALLIUM (Quím.) acetato de talio o thallium.

ACETIC (Quím.) acético.

— ACID, ACID OF VINEGAR (Quím.) ácido acético || AQUEOUS —, ácido acético acuoso.

ACETIC-ETHER (Quím.) acetal.

— FERMENTATION, fermentación acética.

ACETIC NITRILE (Quím.) acetonitrilo.

ACETIFICATION (Quím.) acetificación.

ACETIFIER, acetificador.

ACETIMETER (Quím.) acetímetro || acidímetro.

ACETIMETRY (Quím.) acetimetría.

ACETINE (Quím.) acetina.

ACETITE (Quím.) acetita.

— OF GOLD (Quím.) acetito de oro.

— — MERCURY (Quím.) acetito de mercurio.

ACETONE (Quím.) acetonas.

ACETONE, PYROACETIC SPIRIT (Quím.) acetona.

ACETOPHATY (Med.) acetopatía.

ACETOPHENONE (Quím.) acetofenona.

ACETOUS (Quím.) acetoso.

— ACID, ACETYLOUS or ETHERIC ACID (Quím.) ácido acetoso.

— — OF GAS (Quím.) gas ácido acetoso.

ACETPHENETIDIN (Farm.) fenacetina.

ACETYL, ACETOXYL, OTHYL (Quím.) acetilo.

ACETYL-CELLULOSE, CELLULOSE ACETATE (Quím.) acetilcelulosa, celulosa acetílica.

ACETYLENE (Quím.) acetileno.

— BUNSEN BURNER, mechero o quemado de Bunsen de acetileno.

— BURNER, boquilla o piquera o quemador de acetileno.

— GAS (Quím.) gas acetileno.

— — GENERATOR, (IMMERSION GENERATOR OF — —,) generador de acetileno (de sistema de inmersión).

— SEARCH-LIGHT, — HEAD LIGHT, faro o proyector de acetileno.

— TETRACHLORIDE, v. TETRACHLORETHANE.

ACHIOTE, ACHIOTI, v. ARNOTTO.

ACHIRITE, SUBSESQUISILICATE OF COPPER (Min.) aquirita, cristales de cobre parecidos a los de la esmeralda.

ACHROMATIC (Opt.) acromático.

— CONDENSER (Mic.) condensador acromático.

— LENS (Opt.) lente acromática.

TO ACHROMATISE, TO RENDER ACHRO-MATIC (Opt.) acromatizar.

ACHROMATISM, acromatismo: (LONGITUDI-NAL AND LATERAL —:) acromatismo lon-gitudinal y lateral.

SPHERICAL —, acromatismo de esfericidad.

ACHROMATOPSY (Opt.) daltonismo.

ACICULAR (Miner., Bot.) acicular.

— BISMUTH, ACICULITE (Min.) aciculita, bismuto sulfurado.

NEEDLE —, apiciforme.

ACID (Quím.) ácido (Líc.) (TART,) verde, áci-do, (hablándose del vino) v. — PROOFING

— or SILICA BRICK, ladrillo ácido (silicioso).

— OF CHALK (Quím.) ácido carbónico.

— — COAL TAR (Quím.) ácido crisólico.

— — CORN POPPY (Quím.) ácido reádico.

— DILUTION TABLE (Quím.) tabla de reduc-ción para ácido.

— FOR FILLING UP (Elect.) ácido para el relleno (de los acumuladores).

— FREE OIL (Mec., Vm.) aceite neutro para cilindros.

— OF FULMINATE OF MERCURY (Quím.) ácido hidrargirofulmínico, fulminato de mercurio.

— FUMES (Quím., Meta.) vapores ácidos.

— GAS, HYDROCHLORIC — —, ácido clor-hídrico.

— ION (Quím.) ión ácido.

— OF LEAD (Quím.) ácido plúmbico.

— MIXTURE (Quím., tec.) mixtura ácida.

— PROOF (Quím.) inatacable por los ácidos, invulnerable a la acción de los ácidos.

— — CLOTHING (Quím., Elect. laboratorios) traje inatacable por los ácidos.

— — COATING, pintura inatacable por los áci-dos.

— PROOFING, cura contra ácidos.

— PUMP (Elect.: placas,) bomba para ácidos.

— RESERVOIR TRUCK (Fc.) vagón de tan-ques.

— RESIDUE (Quím.) residuo de ácido.

— OF SPIRITS OF NITRE (Quím.) ácido ní-trico.

— — SPIRITS OF SALT (Quím.) ácido clor-hídrico.

— or Bessemer STEEL (Fund.) acero Besse-mer (ácido).

— SYPHON (Elect.: placas,) sifón para el ácido.

ACID TEST, prueba del ácido, prueba al ácido (a prueba de ácido). v. AQUA-FORTIS.

AQUA REGIAE. || prueba del ácido.

— OF VINEGAR (Quím.) v. ACETIC ACID.

ACIDIFEROUS (Quím.) acidífero.

ACIDIFIABLE (Quím.) acetificable.

ACIDIFIANT (Quím.) acidificante.

ACIDIFICATION (Quím.) acidificación || ace-tificación.

ACIDIFIER (Quím.) principio acidificante.

TO ACIDIFY (Quím.) acidificar.

ACIDIMETER (Quím.) pesaácidos.

ACIDITY, (SOURNESS, ACIDNESS,) agrura (Quím.) acidez.

ACIDOMETER (Quím.) acidímetro.

ACIDOSIS (Med.) acidosis.

ACIDULAE, AQUAE — (Quím.) aguas ácidu-ladas.

TO ACIDULATE (Quím.) acidular.

ACIDULATED (Quím.) acidulado.

— WATER (Quím.) agua acidulada.

ACIDULE, ACIDULUM (Quím.) acidulo.

ACIDULOUS (Quím.) acidulo, aciduloso.

ACIERAGE, STEELING (Meta.) aceración.

TO ACIERATE, TO STEEL (Meta.) acerar.

ACIERATING SUBSTANCES (Meta.) substan-cia acerante.

ACIERATION, aceración, (como resultado).

ACIES (Tec., Mec.) filo de una cuña.

ACIFORM, v. ACICULAR.

ACISCULIS (Alb.) piqueta.

ACKNOWLEDGE (Tel., Com.) recibo.

TO — (Com., Tel., correos) dar recibo, acusar recibo.

ACKNOWLEDGEMENT OF RECEIPT (Com., correos, tel.) certificado de recepción || acu-se de recibo.

ACLINIC (Fís.) aclínico.

— LINE (Fís.) línea aclínica.

ACM.; v. Ampere.

ACMITE (Miner.) acmita, (silicato de hierro y sodio).

A-COCK-BILL (Mar.) a la péndura.

ACONITATE (Quím.) aconitato.

ACONITE (Bot.) acónito.

ACONITIC ACID (Quím.) ácido aconítico.

ACONITINE (Quím.) aconitina.

ACORN (Bot.) bellota (Arq.) bellota (Mar.) (—S,) bola de tope y de asta de bande-ra, v. TRUCK (Elect.) (—S,) piezas para encender lámparas.

— CUP (Com., Tint.) avelaneda, cupula de una bellota para curtir y teñir.

— FOOD (Agric.) época de la montanera.

— PASTURE (Agric.) bellotera.

ACOTYLEDON (Bot.) acotiledóneo, acotiledó-nio,

ACOUMETER (Fís.) acúmetro.

ACOUSTIC, acústico.

— ENERGY, energía acústica.

— FORCE (Fís.) fuerza acústica.

— POWER (Elect, Fís.) potencia acústica.

ACOUSTIC READING, READING BY SOUND (Tel.) telégrafo acústico.

— SYNCHRONISER (Tel.) sincronizador acústico.

— TELEGRAPH (Tel.) telégrafo acústico.

— or SOUND TELEGRAPHY (Tel.) telegrafía acústica, (lectura de mensajes por el sonido).

— VAULT (Arq.) bóveda acústica.

ACOUSTICS (Fís.) acústica.

ACOUTEMETER (Fís.) acúmetro.

TO ACQUIRE FACE (F., Az.) granear, tomar grano el azúcar.

ACQUITANCE, ACQUITAL, ACQUITMENT (Com.) recibo. carta de pago,

— ROLL (Mil.) libreta de apuntes.

ACRAMAN'S CHAIN (Herr.) cadena afianzada.

ACRE (Agric.) acre.

ACREAGE (Agrim.) medida por acres.

ACREBIT, azufre.

ACRIBOMETER (Geom.) acribómetro.

ACRID, agrio.

ACRIDINE (Quím.) acridina.

ACRIFLAVINE (Farm.) acriflavina.

ACRIMONY, CAUSTICITY (Quím.) acritud, causticidad.

ACROBACY, acrobacia.

ACROGENOUS (Min.) acrógeno.

ACROLEINE, HYDROUS OXYDE OF ACRYLE (Quím.) acroleína, aldehido acrílico.

ACROLITHE (B. A.) acrólito.

ACROMEGALY (Med.) acromegalia.

ACRONYCAL (Ast., tec.) acrónico.

ACROSPIRE (Cerv.) germen en la malta (Bot.) gémula, plúmula.

ACROSS, oblicuo, a través, sesgado, transversal, v. s. OBLIQUELY, ATHWART, TRANSVERSELY.

ACROSTOLIUM (Arq.) acrostolio.

ACROTER, ACROTERION (Arq.) acrótera.

TO ACT ON (Tec., Mec., Elect.) obrar sobre, tener acción sobre...

ACTIMO (Metr.) áctimo.

ACTING, v. FUNCTIONING (Com.) activo, capital activo (Elect., Mec.) en acción, en movimiento || obrando (Mil.) activo, en ejercicio.

— OF COHERER (Tel.) reacción del cohesor.

— MANAGER (Com.) gerente, administrador.

— PARTNER (Com.) socio gerente.

DOUBLE — (Mec., Elect.) de doble efecto.

EQUALLY — (Mec.) de acción igual o uniforme.

SELF —, de acción automática.

SINGLE — (Mec.) de acción o efecto simple.

ACTINIC (Fís.) actínico.

— PHOTOMETER (Fís.) fotómetro actínico.

ACTINIC RAYS (Fís.) rayos actínicos.

ACME (Zool.) acme.

ACTINISM (Fís.) actinismo (Quím.) actinismo, (estudio de las propiedades químicas del espectro).

ACTINITE (Min.) actinita.

ACTINIUM, Ac. (Quím.) actinio.

ACTINODIELECTRIC (Fís.) actinodieléctrico.

ACTINO-ELECTRICITY, actino-electricidad.

ACTINOGRAPH, RAY WRITER (Fís.) actinógrafo, v. ACTINOMETER.

ACTINOID (Opt.) actinoide, radiado.

ACTINOLITE, ACTINOTE ACTINOLITE (Min.) actinolita, anfíbolo verde || CRYSTALLIZED —, actinolita cristalizada || GLASSY—, actinolita vítrea.

— SLATE (Min.) esquisto actinolítico.

ACTINOMETER, PYRHELIOMETER, actinómetro, pirheliómetro || ELECTRIC —, actinómetro eléctrico.

ACTINOMYCOSIS (Med.) actinomicosis.

ACTINOPHONE (Fís.) antinófono.

ACTINOSCOPY, (Med.) antinoscopia.

ACTINOTHERAPY, actinoterapia.

ACTION, acción fuerza, efecto (Mec.) (POWER) acción, fuerza; (piano:) movimiento, acción (Com.) acción, (parte del capital de una sociedad o empresa) (Mil.) acción, batalla, combate, encuentro || zafarrancho de combate (pint.) acción, posición (Quím.) acción (Jur.) acción || el pleito, el juicio (Tec.) acción || marcha, funcionamiento.

— OF THE BLAST (Fund.) marcha de la máquina soplante.

— — BLAST-PIPE (Fc.) acción de la tobera de escape.

— — COILS (Elect.: lámparas de arco,) acción de los solenoides.

— AT A DISTANCE, acción a distancia.

— OF THE HORNS (Elect.) acción de los cuernos.

— — A HORSE (Equit.) andadura del caballo.

— OF THE MAGNET, ATTRACTIVE — (Fís.) simpatía, acción atrayente del imán.

— — MASSES (Fc., Mec.) acción de las masas.

— OF PRESENCE, CATALYTIC FORCE (Quím.) catalisis, fuerza catalítica, acción catalítica o de presencia.

— AND REACTION (Quím.) acción y reacción (Mec., Tec.) acción y reacción.

— or IMPULSE TURBINE, turbina de acción, (Corr.: REACTION TURBINE).

TO BE IN —, (Mec., Tec.) funcionar, marchar.

TO PUT IN —, poner en acción, hacer funcionar o marchar.

ACTIONARY (Com.) accionista.

ACTIONING (Arm.) mecanismo.

ACTIPHONE (Fís.) actífono.

ACTIVATED SLUDGE (Agric.) barros o lodos activados. v. NITROGEN FIXATION.

ACTIVATION (Quím. y Agric.) activación.

ACTIVATOR (Quím. y Biol.) activador.

ACTIVE (Tec.) activo (Com.) activo, capital, capital activo (Elect.) activo (Quím.) activo.

ACTIVE COMPONENT (Elect.) componente activo.

— CROSS-SECTIONAL AREA OF A CABLE (Elect.) sección transversal activa de un cable.

— IRON CROSS SECTION (Elect.: inducidos,) sección transversal activa del núcleo.

— or INDUCED LENGTH (Elect.) longitud inducida.

— LENGTH OF SPARK (Elect., Tel. in) longitud activa de la chispa.

— MATERIAL or PASTE (Quím., Elect.: acumuladores,) materia o pasta activa.

— OXYGEN (Quím.) oxígeno activo.

— or EFFECTIVE PART OF BALANCE WEIGHT (Mec.) parte útil del contrapeso.

— PEROXIDE LAYER (Elect.: acumuladores,) capa activa de peróxido.

— POLAR SURFACE (Fís., Elect: campo magnético,) superficie polar activa.

— — — (OF A MAGNET) (Fís.) superficie polar activa de un imán.

— — — OF CARBON (Elect.) superficie activa del carbón (para pilas de carbón).

— ZONE OF ACTION, s. FIELD OF ACTION (Elect., Fís., Tec.) campo de acción.

ACTIVITY, actividad; (RATE OF DOING WORK,) intensidad del trabajo || efecto, potencia.

IN —, IN ACTIVE SERVICE (Tec., Mec., etc.) en actividad (Mil.) en servicio activo.

ACTUAL, actual, (Compár.: THEORETICAL)

— ACTIVE POWER (Mec.) fuerza efectiva.

— CUT-OFF (Fc.) admisión efectiva.

— OF EFFECTIVE OUTPUT or POWER, potencia efectiva.

— ENERGY (Mec.) fuerza viva.

— HORSE POWER, fuerza de caballos indicada. hacer funcionar un aparato.

— TOOTH-INDUCTION (Elect.: inducidos,)

TO ACTUATE (Elect., Mec.) activar, hacer funcionar. cionar.

ACTUARY (Com.) escribano, actuario, (de compañía de seguros).

— — AN APPARATUS ,manejar un aparato,

— SPEED (Av.) velocidad propia.

TO ACTUATE MACHINERY, poner en movimiento o hacer funcionar la maquinaria.

ACTUATING ARM (Mec., Fc.) brazo de impulsión o motor.

— FLAP-GEAR (Mec., Fc.) tirante de maniobra de la válvula.

ACTUATION (Mec.) fuerza viva.

— OF POINT LOCK BY RACK (Fc.) mando por medio de cremallera del cierre de punta.

— — POINT LOCK BY CRANK-WHEEL (Fc.) mando por medio de manivela del cierre de punta.

ACUITY (Tec.) agudeza, sutilidad.

ACULEOUS (Bot.) espinoso, erizado.

ACUMETER (Fís.) acúmetro.

ACUPUNCTUATOR (Cir.) aguja para la acupuntura.

ACUTA, REGISTER OF MIXTURE (Org.) acuta.

ACUTE ACCENT (Tip.) acento agudo.

— ANGLED (Geom.) acutángulo (Crist.) acutángulo.

— ANGULAR (Geom.) acutangular.

ACUTENACULUM (Cir.) porta-agujas.

A. C. W. (Abrev. de ALTERNATING CONTINUOUS WAVES). v. ALTERNATING.

ACYCLIC GENERATOR or **DINAMO** (Elect.) dinamo unipolar de corriente continua; (v. HOMOPOLAR y UNIPOLAR).

ACYLATE (Quím.) acidular.

A. D. "ANNO DOMINI", año del Señor o de Jesucristo.

ADAMANT, imán, piedra imán.

ADAMANTEAN, duro como el diamante.

ADAMANTINE, adamantino || boro cristalizado.

— SPAR, COMMON CORUNDUM (Miner.) corindón adamantino o armófano, espato adamantino.

ADAMANTOID (Miner.) cristal hexoctaedro,(de cuarenta y ocho facetas como el diamante).

Adam's EARTH (Miner.) tierra de Damasco.

—'S NEEDLE (Bot.) yuca.

ADAMIC (Mar.) adámico.

— EARTH (Miner.) rojo de Marte.

ADANSONIA (Bot.) baobab, (árbol del Senegal)

TO ADAPT or **ADJUST** (Carp.) adaptar, ajustar || empalmar (Eb.) v. — (Carp.); || perfilar (Arm.) adaptar.

ADAPTATION, ADAPTION, ajuste, adaptación. (Psicoan.) adaptación.

ADAPTER (Mec.) ajustador (Quím.) alargadera (Elect., Vm.) (FIXED PLUG —,) enchufe fijo de clavija.

ADARCA, ADARCE (Bot.) adarce, alhumea.

ADD (Deportes, Tennis,) arriba, ir un punto arriba.

TO ADD (Quím.) adicionar, agregar, añadir (Arit.) sumar, añadir (Tec.) empalmar

— — FERMENTING WORT (Cerv.) añadir mosto en fermentación.

— — A FLUX (Meta.) agregar el fundente.

— — MORE SAILS (Mar.) aumentar las velas.

ADDENDUM, ADDENDA, "addenda" (Mec.) (LENGTH OUTSIDE PITCH-LINE,) altura de la cabeza del diente.

— CIRCLE or LINE (Mec.) periferia, círculo de cabeza.

— or FACE OF A TOOTH (Mec.) cabeza del diente.

ADDICT, adicto (esp.) a las drogas.

ADDING-MACHINE (Arit.) aritmómetro, sumadora.

— OF ORES (Fund.) adición de minerales.

ADDITAMENT, ADDITION, FLUX (Quím. y Meta.) adición.

TO PREPARE THE — or FLUX (Meta.) agregar los fundentes.

ADDITION (Fund.) marco de fundición (Quím.) agregación, adición (Arit.) adición, suma (Elect.) integración.

— BY COLUMNS (Elect.) integración por columnas.

— DROP BY DROP (Quím.) adición gota a gota.

ADDITIONAL, adicional.

— BOARD (Telef.) armario adicional.

— CHARGE (Elect.) recarga, carga adicional.

— CURRENT (Elect.) corriente adicional.

— — DENSITY (Elect.) densidad adicional de la corriente.

— FIELD (Elect.) campo adicional.

— FIRING WITH OIL (Fc.) quemador adicional de combustible líquido.

— IRON LOSSES (Elect.) pérdidas adicionales en el hierro.

— LOSSES (Elect.) pérdidas adicionales.

— RESISTANCE (Elect.) resistencia adicional.

— TABLE or SECTION (Telef.) cuadro adicional.

— SWITCHBOARD (Telef.) cuadro conmutador adicional.

— or BOOSTING VOLTAGE (Elect.) tensión adicional.

— WIRE (Fc.) alambre adicional o suplementario.

ADDLE, tartrato (Lic.) (DRY LEES OF WINE) hez de vino desecada.

— POOL (Agric.) estercolero.

ADDLED, (GLASS:) turbio; (WINE:) turbio, mezclado, alterado; (EGGS:) huero.

— EGG, huevo huero.

ADDRESS (Com.) dirección ‖ consignación;

(TELEGRAPHIC —,) dirección telegráfica

TO —, dirigir ‖ consignar.

ADDRESSEE (Com.) consignatario ‖ destinatario, persona a la que va dirigida una carta o un telegrama.

ADDRESSER (Com.) consignador, expedidor.

ADDRESSING MACHINE (Com.) máquina de imprimir direcciones. V. ADDRESSOGRAPH

ADDRESSOGRAPH (Com.) adresógrafo.

ADELOGENEOUS (Geol.) adelógeno.

ADEPS, sebo, grasa animal.

ADEQUATE, v. PROPORTIONATE.

Ader RECEIVER (Telef.) teléfono Ader.

TO ADHERE, s. TO STICK ON, adherir, pegar ‖ adherirse.

— — TO THE CORES (Elect.) adherirse a los núcleos del imán.

ADHERENCE, ADHESION, adherencia, adhesión.

ADHESION, v. ADHERENCE (Fís.) adhesión.

— CAR (Fc.) coche de adhesión.

— ENGINE (Fc.) mecanismo motor de adherencia

— OF MINERALS TO THE TONGUE, adherencia, facultad que tienen ciertas substancias de adherirse a la lengua.

— AND RACK RAILWAY COMBINED (Fc.) vía mixta; vía de cremallera y adherencia combinadas; ferrocarril de sistema mixto de cremallera y adherencia.

— RAILWAY (Fc.) ferrocarril de adherencia.

— — WITH HORIZONTAL WHEELS (Fc.) ferrocarril de adherencia con ruedas de fricción horizontales.

— OF SLAG (Fund.) adhesión de la escoria.

— WEIGHT (Fc.) peso adherente.

— WHEEL (Fc.) rueda adherente o de adherencia.

GASVANOPLASTIC —, adhesión galvanoplástica.

ADHESIVE, adhesivo.

— LABEL, v. PASTED LABEL, GUM LABEL.

— PLASTER (Farm.) esparadrapo.

ADIABATIC, adiabático.

— LINES, líneas adiabáticas.

ADIABATICS (Mec.) adiabática.

ADIANTITES (Paleont.) adiantitas.

ADIANTUM, ADIANTE (Bot.) culantrillo.

ADIAPHOROUS SPIRIT (Quím.) adiáforo.

ADIAPHORY (Quím.) neutralidad, adiaforismo.

ADIATHERMIC (Fís.) atermano, adiatérmico.

ADICPIC (Quím.) adípico.

ADIPOCERE, ADIPOCIRE (Quím.) adipocira (HATCHETINE,) adipocira mineral.

ADIPOCERATION (Quím.) adipoceración.

ADIPOCIROUS (Quím.) adipocíreo.

ADIPOUS, ADIPOSE, adiposo, sebáceo.

ADIPOUS SUBSTANCES, adiposos, substancias adiposas.
— TISSUES, tejidos adiposos.
ADIT (Min.) v. — LEVEL, SOUGH || socavón, galería de desagüe (Arq.) entrada, acceso, s. ACCESS.
— or ADIT LEVEL, SOUGH, OFF-TAKE (Min.) galería de desagüe, desaguadero, cuneta.
— LEVEL (Min.) canal de admisión.
DEEP — (Min.) galería inferior de desagüe.
TO MAKE AN — (Min.) practicar una galería en una mina.
ADJACENT, adyacente, contiguo.
— COILS (Elect.) carretes adyacentes o contiguos.
— CURRENTS (Elect.) corrientes contiguas.
— or NEIGHBOURING FIELDS (Elect.) campos contiguos.
ADJECTIVE COLOUR (Tint.) color adjetivo o inerte.
ADJOINING (Arq.) adyacente.
— MULLION or PILLAR or POST (Arq., Carp.) poste o columna de refuerzo o apoyo.
— PARTS OF A PIECE OF LAND, lugares contiguos a una tierra, lindantes.
— POST OF A GOTHIC WINDOW (Arq.) intercolumnio que divide el bastidor de una ventana.
ADJOINT-PIECE, especie de martillo de herrero.
TO ADJOURN (Com.) diferir, prorrogar || suspender.
— — A MEETING (Com.) prorrogar una junta || suspender una junta.
ADJOURNMENT (Com.) prorrogación.
TO ADJUDGE (Jur.) adjudicar.
ADJUNCTS, accesorios.
TO ADJUST, v. TO ADAPT, TO ALIGN (Com.) computar, calcular (Tip.) imponer (Mec.) s. TO FIT; arreglar, poner en orden || montar, armar (Cant.) aplantillar (Ac.) ajustar (Fund.: laminación,) igualar (Tec.) medir, (según patrón o cartabón).
— — AN ARTICLE OF DRESS (Sast.) ajustar una prenda de vestir.
— — THE AUXILIARY FIELD (Elect.) regular el campo auxiliar.
— — THE BEARING (Mec.) ajustar el cojinete.
— — THE BRUSHES (Elect.) ajustar las escobillas.
— — FOR A CERTAIN CURRENT (Elect.) ajustar a un amperaje determinado.
— — THE DINTS (Cald.) rebajar las abolladuras.
— — BY THE LINE (Arq.) tirar o trazar a cordel.

TO ADJUST THE PIPE LINE or RODDING (Fc.) graduar o ajustar la transmisión.
— — THE POINT OF CUT-OFF (Fc.) regular la admisión.
— — THE PUNCH ON THE ANVIL (F. de alfileres:) ajustar el punzón sobre el yunque.
— — THE RESISTANCE (Elect.) ajustar el reostato.
— — THE SIZE (Acuñ.) ajustar la moneda.
— — THE TIMBER (Carp.) colocar cada madero en su puesto || TO ALIGN THE TIMBER,) poner derechas las maderas para cortarlas.
— — or ALIGN THE TRACK (Fc.) enderezar la vía.
— — THE WIRE, (STRETCHING IT:) (Elect., Fc.) hacer tenso el alambre.
— — WRONG TYPE (Tip.) enderezar, corregir, ajustar.
— — TO ZERO (Fís., Elect. aparatos graduados:) ajustar a cero.
ADJUSTABILITY OF THE AXLES (Fc.) regularidad de los ejes.
— GOVERNING POWER (Vm.) fuerza necesaria para el desplazamiento.
ADJUSTABLE (Mec.) ajustable.
— AIR DAMPING (Elect.) amortiguamiento por el aire regulable.
— BIPOLAR ANNULAR MAGNET (Telef.) imán anular bipolar ajustable (para receptor de precisión).
— BLAST or EXHAUST-PIPE (Mv. y Fc.) escape variable.
— BRASS or BUSH or PILLOW (Mec.) cojinete ajustable.
— BRASSES (Elect.) cojinete ajustable.
— CAM (Vm.) leva graduable o regulable.
— CENTRE PIN (Fc.) pivote graduable verticalmente.
— CLAMP or CRAMP (Mec.) brida de sujeción o prensa de tornillo.
— CONDENSER (Elect., Tel., In.) condensador regulable.
— CONDENSER WITH MOVABLE PLATES (Tel. In.) condensador regulable de placas giratorias.
— CONTACT (Elect.) contacto ajustable.
— COUPLED AXLE (Fc.) eje acoplado articulado.
— CRANK (Fc.) escuadra de regulación o de ajuste.
— CROSSING (Fc.) cruzamiento o cruce aéreo regulable.
— TO DIFFERENT WIDTHS, ajustable o cualquier anchura.

ADJUSTABLE DRAWING TABLE (Ing.) tablero de dibujo ajustable.

— DRIP NOZZLE, boquilla cuentagotas regulable.

— DRIVING AXLE-BOX (Fc.) caja regulable de eje motor.

— DRIVING AXLE-BOX HORNS (Fc.) guía de caja para eje articulado.

— INDEX (Fís., Elect.: aparatos graduados en general) índice o aguja (para marcar).

— MICROPHONE-ARM (Telef.) soporte de micrófono móvil.

— NOZZLE, inyector regulable.

— PLATINUM INTERRUPTER (Elect.) interruptor de precisión de platino.

— RAIL GAUGE (Fc.) patrón de ancho (de la vía).

— RAIL JOINT-CARRIER or SUPPORT (Fc.) porta-junta de carril graduable o regulable.

— RAIL-LIFTER (Fc.) levanta rieles o carriles móvil.

— READING LAMP (Fc.) lámpara de lectura de quita y pon.

— SCREW STEERING GEAR (Vm.) dirección por tornillo (y tuerca) graduable.

— SPARK-GAP (Elect.) distancia explosiva regulable.

— STOP (Elect.) contacto de reglaje.

— STOPSCREW (Vm.: dirección por tornillo,) tornillo de detención.

— SUPPORTING PLANE or SURFACE (Av.) plano sustentador móvil.

— TIE-PLATE (Fc.) placa de asiento graduable.

— TRACK (Fc.) vía regulable.

— VENTILATION (Fc.) ventilación regulable o graduable.

— WIRE INLET BRANCH (Fc., Elect.) pieza de entrada graduable para el alambre.

— WORM SEGMENT (Autom.) sector graduable para tornillo sin fin.

— WORM STEERING GEAR (Vm.) dirección por tornillo sin fin graduable.

ADJUSTED, FIT TO BE — (Tip.) recorrido, repasado, listo.

ADJUSTER (Tel., Elect., Mec.) ajustador (Fc.) (AUTOMATIC SLACK,) disposición de reglamento automático para varillas de freno (Ac.) s. FITTER; ajustador.

—FOR LAMP PENDENTS (Elect.) disposición de regulación para lámparas de suspensión.

CORD —S (Elect.) colgantes de contrapeso, para lámparas de suspensión.

ADJUSTING, ADJUSTMENT (Tec.) ajuste, arreglo, adaptación ‖ el centrar ‖ computación (Mec.) s. FITTING; ajuste ‖ arme (Vet.) ranura de la herradura.

— BALANCE or SCALE (Ac.) balanza de ajuste.

ADJUSTING OF BEAMS IN THEIR MATRICES, machihembrado de las vigas.

— COTTER or KEY (Mec.) chaveta de ajuste.

— DEVICE (Tec.) mecanismo de ajuste ‖ disposición de regulación.

— — FOR BRUSHES (Elect.) disposición de regulación de las escobillas.

— —, CENTRE PIN — — (Mec., Fc.) tornillo de graduación con abrazaderas.

— EAR (Fc.: alambres,) ojete tensor o para ajustar.

— or PLANCHED FILE (Ac.) raedor, (lima nueva en las fábricas de moneda).

— GEAR OF THE GOVERNOR (Mec.) aparato graduador del regulador.

— IRON (Ac.) herramienta para ajustar los tejuelos de las monedas.

— KEY (Mec.: soportes,) cuña de ajuste.

— NUT (Mec.) tuerca de presión.

— PINHOLE (Fc.) agujero de reglamento.

— PLATE, QUADRANT (Mec.) guitarra.

— POINT or LINE (Opt.) señal, hito (Agrim.) hito, punto de partida, señal.

— RESISTANCE (Elect.) resistencia normal.

— RING (Mec.) anillo de ajuste.

— —, SET or LOOSE COLLAR (Mec.) anillo móvil aprisionado.

— ROD (Fc.) varilla de reglamento.

— OF THE (CIRCULAR) SAW (Mader.) graduación de la sierra (circular).

— SCREW, tornillo de ajuste o cremallera (Fc.) (— SPINDLE, SET SCREW,) vástago roscado de reglamento o ajuste.

— SLIDER OF TUNING COIL (Tel., In.) corredera de contacto del carrete de sintonización.

— SPRING EXTREMITY SHOE or PIECE (Fc.) cantonera de sujeción de las hojas.

— — HANGER or CRADLE (Fc.) nervio sobre el cual oscila el tensor.

— — LINK or HANGER (Fc.) teja de suspensión del muelle o del resorte.

— TOOL (Rel.) escape.

— WEDGE (Mec., Carp.) cuña de ajuste o de reglaje.

— WINDLASS (Mar.) cabrestante de puente volante.

ZERO — LEVER, nivel de graduación a cero.

ADJUSTMENT, v. ADJUSTING (Vet.) ajustadura, ranura en la herradura (Mec., Tec.) ajustamiento, ajuste.

— OF AN APPARATUS or INSTRUMENT, regulador del aparato.

— OF THE BRAKE BLOCK (Fc.) reglamento o ajuste de la zapata de freno.

— BRIDGE-PLATE WITH WEDGE (Fc.) plancha de junta con cuña de regulación.

ADJUSTMENT NUT (Mec.) tuerca de gradua-
ción.
— OF SHIPS' COMPASSES, rectificación de
las brújulas.
— — SPRINGS (Fc.) regulación del muelle o
resorte.
— — THE TELEGRAM STATION (Tel.) regla-
je de la estación.
ADJUTAGE, AJUTAGE (Mec.) cebolla, llave.
ADMIRAL, almirante.
—'S FLAG, pabellón de almirante.
—'S SHIP, buque almirante o de bandera o de
insignia.
— STAFF, estado mayor del almirante.
REAL—, contraalmirante.
SUPERINTENDENT —, almirante superinten-
dente, jefe de arsenal.
VICE —, vicealmirante.
ADMIRALTY, almirantazgo.
HIGH COURT — (Mar.) consejo del Almi-
rantazgo.
ADMIRATIVE POINT (Tip.) admiración.
ADMISSIBILITY (OF A TELEGRAM, etc.)
(Tel., Com.) admisibilidad (de un telegrama,
etc.)
ADMISSIBLE (Tel.) admisible (Tec.) admisible.
— WEIGHT PER AXLE (Fc.) carga admisible
sobre los ejes.
— — PER TON, carga admisible por tonelada.
ADMISSION, admisión, entrada (Mv.) s. IN-
LET (Mec.) admisión, entrada.
— CAM (Vm.) leva de admisión.
— — SHAFT (Vm.) árbol de distribución de la
admisión.
— OPENING (Fc., Mv.) lumbrera de admisión.
— —, INTAKE OPENING (Mec.) orificio de
admisión o de entrada.
— or SUCTION STROKE (Mec.) carrera de as-
piración (de un émbolo).
— TICKET (Com.) billete de admisión o de
entrada.
— VALVE (Mec.) válvula de admisión.
TO ADMIT AIR (Mec.) introducir aire.
— — THE STEAM, introducir el vapor.
ADMITTANCE, v. IMPEDANCE (Elect.) admi-
tancia.
NO —, se prohíbe entrar.
ADMITTING PORT (Mv.) orificio de entrada
o de introducción.
TO ADMIX (Quím.) mezclar.
ADMIXTURE, ADDITION BY MIXING
(Quím.) mixtura, adición de una substan-
cia a otra.
ADOBE (Alb.) adobe.
ADOPTED CAPTAIN (Mil.) capitán interino.
ADOPTER, s. ADAPTER (Quím.) vasija de dos
embocaduras entre la retorta y el recipiente

|| botella de Wolf || (ADAPTER), alarga-
dera.
ADORAT (Quím.) peso de cuatro libras.
TO ADORN, adornar (Alf.) aplicar.
ADORNING, ornamentación (Alf.) (DECORAT-
ING,) aplicación.
ADOS (Fund.) agua de temple.
ADQUISITION (Jur.) adquisición (Fc.) (— OF
LAND,) adquisición (por compra) del te-
rreno.
ADRAGANT, GUM-TRAGACANTH, tragacan-
to, adraganto.
ADRAGANTHINE (Quím.) adragantina.
ADRENAL GLANDS, glándulas suprarrenales..
ADRENALINE (Quím.) adrenalina.
SUPER —, super-adrenalina.
Adrianople-RED, Turkey-RED (Pint.) rojo de
Turquía, rojo de Adrinópolis o de las Indias.
ADRIFT (Mar.) al garete, a la deriva, a la ron-
za, flotando.
— FROM MOORINGS (Mar.) suelto, desama-
rrado.
TO GO — (Mar.) arronzar, irse a la ronza.
**ADULARE, PEARL STONE, PEARL PITCH-
STONE** (Miner.) perlita, silicato natural
feldespático nacarado u opalino.
ADULARIA (Min.) adularia, (feldespato).
ADULTERANT, adulterante.
TO ADULTERATE (Quím.) denaturalizar, s.
TO SOPHISTICATE (Tec.) (TO FALSIFY,
TO SOPHISTICATE:) adulterar, falsificar,
sofisticar || (TO INJURE, TO SPOIL,) al-
terarse (Lic.) adulterar, sofisticar.
— — AGAIN (WINE:) mezclar o mejorar vi-
nos mezclándolos.
— — GRAIN, mezclar el trigo con otros cerea-
les o humedecerle para que pese más.
— — WINE (Lic.) mezclar vinos || (TO DOC-
TOR WINE:) adulterar el vino.
ADULTERATED, SOPHISTICATED, adultera-
do, sofisticado, falsificado.
ADULTERATING, (Enología:) mezcla de dos o
más vinos espirituosos de distinta gradua-
ción.
ADULTERATION, SOPHISTICATION, adulte-
ración, falsificación.
ADULTERINE, adulterado, falsificado.
ADUMBRANT (Dib.) bosquejado, delineado,
TO ADUMBRATE, bosquejar, delinear, trazar.
ADUNCITY (Tec.) encorvadura.
ADUNCOUS, encorvado como un garfio.
AD-UNGUEM (Esc.) último remate.
ADUSTION, s. INFLAMMABILITY (Quím.)
adustión, afinidad por el oxígeno, inflama-
bilidad.
ADV. Abrev. de **ADVERTISEMENT.**

AD-VALOREM DUTY (Com.) derecho ad valorem.

ADVANCE (Com.) anticipo, adelanto.

TO ADVANCE (Tec.) avanzar la pieza de trabajo (Mil.) avanzar (Min.) avanzar, adelantar (Com.) anticipar, hacer anticipos o adelantos.

— — TO THE DESIRED PLACE (Min.) llevar un trabajo subterráneo hasta el lugar deseado.

— BELL (Fc.) timbre de señal de avanzada.

— BLANK, UNCOVERED — (Com.) anticipo en descubierto.

— FRAME (Fc.) soporte de dos puntales oblicuos.

— HEADING, DRIFT WAY (Fc.) galería de dirección o de avance.

— — THROUGH CUTTING (Fc.) galería de acceso.

— MONEY (Com.) adelanto, anticipo (Mar.) avances.

— IN PRICES (Com.) subida de precios.

— SETTING (Fc.) marco opuesto al frente de avance (Corr.: AUXILIARY SETTING, v. GALLERY FRAME or TIMBERING).

— or DISTANCE SIGNAL (Fc.) señal avanzada o adelantada.

— STARTING SIGNAL (Fc.) señal de paso, señal avanzada de salida.

— — — COUPLED WITH HOME SIGNAL (Fc.) señal avanzada de salida acoplada con la de entrada.

— TIMBERING (Fc.) entibación que precede a la excavación.

— ON WARRANTS (Com.) anticipos sobre títulos.

ON — (Com.) en alza.

ADVANCED (Fort.) (COVER-WAY,) ante-camino cubierto.

— DITCH (Fort.) ante-foso.

— GLACIS (Fort.) ante-glacis.

— WORK (Fort.) obras de fortificación avanzadas.

ADVANCING CHAIN (Art.) cadena para avanzar o retirar una pieza.

ADVANTAGE (Com.) ventaja.

TO THE BEST — (Com.) del modo más ventajoso.

ADVECTION (Meteor.) advección.

ADVENTITIOUS (Fís.) accidental, adventicio (Bot.) adventicio, espontáneo.

ADVENTURE (Com.) pacotilla (Min.) explotación de una mina.

— IN A MINE (Min.) acción de una mina.

ADVENTURER (Min.) accionista de minas.

ADVENTURINE (Miner.) venturina.

ADVERSE WIND (Mar.) viento contrario.

ADVERTISEMENTS, anuncio, publicidad.

ADVERTISER (Tec.) avisador.

TELEGRAPHIC — (Fc.) avisador telegráfico de siniestro o accidente.

ADVERTISING (Com.) gastos de anuncio. (Tecnol.) publicidad.

— VEHICLE (Vm.) camión-reclamo.

ADVICE (Com.) aviso, informe.

— BOAT (Mar.) bote aviso.

— NOTE (Fc.) talón de expedición.

LETTER OF — (Com.) carta de aviso.

ADYNAMIC SYSTEM OF CURRENTS (Elect.) sistema de corrientes opuestas que se neutralizan recíprocamente.

ADZE (Carp.) (ADDICE,) hachuela, azuela ‖ (HOWEL, BROAD AXE,) azuela (Ton.) doladera, azuela de tonelero (Fc.) (RAILWAY—,) azuela de ferrocarril.

TO ADZE (Carp.) azolar, labrar con la hachuela (Fc.) (TO SHOE,) desbastar a la azuela, sabotear ‖ cajear.

— — or TO FORM RAIL SEATS (Fc.) entallado o cajeado de durmientes o traviesas.

— — THE SLEEPERS or TIES (Fc.) cajear las traviesas o los durmientes.

CROOKED —, azuela curva.

DUB —, azuela recta, plana.

HOLLOW —, (Carp.) azuela curva (Ton.) azuela rebesa (Mar.) azuela de ribera.

NOTCHING —, azuela con boca de martillo.

SPOUT —. v. HOLLOW —.

ADZING TO RECEIVE THE CHAIR (Fc.) retenciones, retenidas.

ADZING GAUGE (Fc.) patrón o calibre para la entalladura de los durmientes o traviesas.

ADZING MACHINE (Fc.) máquina para encastrar las traviesas.

AEGRICANES (Arq.) cabezas de carnero.

AELOTROPIC, v. ANISOTROPY (Fís.) anisótropo.

AEOLIAN HARP, AEOLIAN LYRE (Fís.) harpa eólica.

AEOLINA (Miner.) eolina.

AEOLIPILE (Fís.) eolípica, ventilador para chimeneas.

AEOULUS (Mec.) ventilador.

AEQUATORIAL, ecuatorial.

TO AERATE (Quím.) aerear, ventar, orear.

AERATED WATER (Com.) aguas gaseosas.

AERATOR (Mec.) aereador-fumigador ‖ gasógeno.

AEREOUS BODY (Fís.) cuerpo gaseoso.

AERIAL (Fís.) aéreo, etéreo (Arq.) aéreo. (Tel., in) v. ANTENNA y comp. antena, ‖ la parte superior de una antena de condensador ‖ antena (3a. acep.) (Aeron.) aéreo ‖ para o contra o perteneciente a una nave aérea.

— ACID GAS (Quím.) gas ácido carbónico.

— CABLE (Tel.) cable aéreo ‖ v. ANTENNA.

— CAPACITY (Tel.) capacidad de la antena.

— CAR (Aeron.) barquilla (Fc.) carro de un

ferrocarril aéreo || carro de un ferrocarril elevado.

— CIRCUIT, circuito de antena.

— CONDUCTOR, s. ANTENNA (Tel. in.) antena (Elect.) cable aéreo, "OVERHEAD CONDUCTOR".

— CRAFT (Av.) barco aéreo, buque aéreo, nave aérea.

— CROSSING (Fc.) cruzamiento o cruce aéreo.

— CURRENT SUPPLY (Fc., Elect.) conducción aérea de la corriente.

— CUT OUT (Elect.) cortacircuito o fusible aéreo; (es decir: para canalización aérea).

— FIGHT (Av.) combate aéreo.

— FROG (Fc.) aguja aérea.

— or OVERHEAD LINE (Elect.) línea aérea, canalización aérea.

— NETWORK (Tel. in.) red de las antenas.

— PERSPECTIVE (Dib.) perspectiva aérea.

— RAILWAY (Fc.) ferrocarril aéreo.

— — CHARGING (Min., Fund.|) carga por cable aéreo.

— SICKNESS, mareo, mareo aéreo.

— SWITCH, conmutador de antena || interruptor de (un circuito de) antena.

— TORPEDO (Mil.) torpedo aéreo.

— WIRE, alambre aéreo (Tel. in) v. ANTENNA.

— — CHANGE-OVER SWITCH (Tel. in) teleconmutador de antena.

RECEIVING — or ANTENNA (Tel. in) antena de recepción.

AERIFICATION, aerificación, acción y efecto de aerificar (Fís. y Quím.) aerificación, vaporización, gasificación.

AERIFORM, GASEOUS (Fis. y Quím.) aeriforme, gaseoso.

— BODY, GASEOUS BODY (Fís.) cuerpo gaseoso o aeriforme.

TO AERIFY, combinar con el aire ||llenar de aire, v. AERIFICATION.

AERO..., aero. V. AIR y comp.

TO —, enviar un aerograma o mensaje por aerógrafo.

AEROBIA (Biol.) aerobia.

AEROBIC (Biol.) aeróbico.

AEROBIOSIS (Biol.) aerobiosis.

AERO-BOAT, (A SEA-PLANE) aerobote, hidroavión, hidroplano.

AEROCLAVICORD (Mús.) aeroclavicordio.

AEROCLINOSCOPE (Fís.) aeroclinoscopio (de Buys Ballot.)

AEROCONDENSER (Mec.) aerocondensador.

AERO-CRAFT, v. AIR-CRAFT.

AEROCRETE (Const.) aerocreto.

AERO-CURVE (Aeron.) aerocurva.

AERODIAFANOMETER (Fís.) aerodiafanómetro.

AERO-DONETICS, ciencia del planeo, ciencia del vuelo a la vela.

AERODROME (Fís., Aeron.) aeródromo.

AERODYNAMIC aerodinámico.

— PITCH, paso aerodinámico.

— SCALES or BALANCE (Aeron.) balanza aerodinámica.

— VERTICAL or RAISING FORCE, fuerza o poder ascencional aerodinámico.

AERODYNAMICS (Fís.) aerodinámica.

AERO-FERRIC INDUCTANCE, autoinducción por hierro y aire.

AERO-FERRIC MAGNETIC CIRCUIT, circuito magnético de hierro y aire.

AERO-FOIL, v. AIR-FOIL.

AEROGNOSY (Fís.) aerognosia, aerología.

AERO-GRAPH (Raro.) (Tel.) aerograma.

AEROGRAPHY, aerografía.

AEROHYDRIC, HYDRO-ATMOSPHERIC (Fís.) aerhídrico.

AERO-HYDRO-DYNAMIC WHEEL (Mec.) rueda motriz hidro-aerodinámica.

AERO-HYDROTERAPY, aerohidroterapia.

AEROKLINOSCOPE (Fís.) aeroclinoscopio.

AEROLITE, METEOROLITE, aerolito, bólido.

AEROLITIC IRON, hierro meteórico.

AEROLOGIST, aerologista.

AEROLOGY, aerología, v. AREOGNOSY.

AERO-MARINE, aviación marítima.

AERO-MECHANICS, aeromecánica.

AEROMETER (Fís.) aerómetro.

AEROMETRY, aerometría.

AEROMOTOR (Fís.) aeromotor, máquina atmosférica. (Aviac.) motor para máquina voladora.

AERONAUT, aeronauta.

AERONAUTICS, aeronáutica, aviación, aerostación.

AEROPHANE, cresponcillo o espumilla, (tejido de gasa muy ligera) || aerófano.

AERO-PHANOUS (Fís.) aerófano.

AEROPHONE (Fís.) aerófono (de Edison) (Mús.) aeráfono (de Cristian Dietz.)

AEROPLANE (Av.) aeroplano.

— SHED, SHED (Av.) cobertizo para aeroplanos, "hangar"

AEROPLETISMOGRAPH (Fis.) aeropletismógrafo.

AEROSCAPHE (Mar.) aeróscafo.

AEROSCOPE, (Fís.) aeroscopio.

AEROSCOPE (Biol.) aeróscopo, aeroscopio

AEROSCOPY, (Meteor.) aeroscopia.

AEROSITE (Miner.) aerosita.

AEROSIDERITE, aerosiderita

AEROSTAT, aerostato.

AEROSTATIC, aerostático.

— VESSEL, bajel aerostático

AEROSTATICS, AEROSTATION, aerostática, aerostación.

AERO-STEAM MACHINE or **ENGINE** (Mv.) máquina de aire y vapor combinados.

AERO TECHNICAL aerotécnica.

AEROTHERMAL, aerotermo.

AERUGO (Quím.) óxido, moho, orín, herrumbre.

AESTUARY (Mar.) estuario, barra (Fís.) baño de vapor.

AETHIOPS MARTIALIS (Quím.) etíope marcial.

— MINERAL, MINERAL —, etíope mineral, protosulfuro de mercurio.

AETHRIOSCOPE (Opt.) aetrioscopio, etrioscopio.

AETITE, HYDROUS —, (Min.) enidro.

AETITES (Miner.) aetita || (EAGLE-STONE.) hierro geódico, piedra de águila.

CRETACEOUS — (Miner.) aetita cretácea o gredosa.

AETOMA, PEDIMENT (Arq.) frontón.

AETRIOSCOPE (Opt.) aetrioscopio, etrioscopio.

A.F. abrev. de AUDIO FREQUENCY (Radio) audiofrecuencia. A.F.

AFFAIR (Com.) negocio (Mil.) combate.

TO WIND UP AN — (Com.) liquidar un negocio.

TO AFFAIT (Caz.) adiestrar, avezar.

TO AFFECT (Quím., y Fís.) afectar.

AFFECTION (Química.) afección, afectación (Psicol.) afección.

AFFIDAVIT (Jur.) declaración jurada.

AFFINAGE, AFFINING (Meta.) purga de los metales || purificación || refinación || afinación.

ELECTRIC — (Elect., Meta.) afinación por la vía eléctrica (electrolítica).

AFFINITY (Quím., Fís.) afinidad, simpatía.

— OF or BY AGGREGATION (Quím.) afinidad por agregación.

— — COMPOSITION, afinidad de composición.

— BY DISPOSITION, afinidad de disposición.

CHEMICAL — (Quím.) afinidad química.

COMPLICATED — (Quím.) afinidad complicada.

COMPOUND —, afinidad compuesta.

DOUBLE —, afinidad doble.

DOUBLE ELECTIVE —, doble afinidad electiva.

ELECTIVE —, afinidad electiva, (indirecta).

FORCE OF —, fuerza de afinidad.

MOLECULAR —, afinidad molecular.

NATURAL —, afinidad natural. ducida.

SINGLE —, SIMPLE —, afinidad simple.

SINGLE ELECTIVE —, afinidad, afinidad simple electiva.

AFFIRMATIVE QUANTITIES (Mat.) cantidades positivas.

AFFIXTURE (Tec.) apéndice, anexo.

AFFLUX (Magn.) flujo, aflujo.

POINT OF —, punto de aflujo.

TO AFFORD (Com.) poder || abastecer, proveer.

TO AFFOREST (Arb.) plantar o repoblar bosques.

AFFORESTATION, repoblación de montes o bosques, plantío de bosques.

TO AFFREIGHT (Com.) fletar.

AFFREIGHTER (Com.) fletador.

AFFREIGHTMENT (Com.) flete.

AFFRICTION, fricción, roce.

AFFUSION (Quím.) afusión, infusión.

A "FLAT" (Mús.) la bemol.

AFLAT (Arq.) al ras con la tierra, al nivel del suelo.

AFLOAT (Mar.) a flote || a nado.

TO BE — (Mar.) estar embarcado.

TO GET A SHIP — (Mar.) poner a flote un buque varado.

TO SET — A SHIP (Mar.) desvarar.

AFORE (Mar.) a proa, hacia proa, delante, por delante.

A.—FRAME, soporte en A, marco en A.

AFT (Av.) atrás (Mar.) por, a, hacia || popel, popés (Hid.) (TAIL-BAY,) esclusa inferior

— ANGLE (Aeron.) eje posterior, eje trasero o de popa.

— GATE, TAIL-GATE (Hid.) compuerta inferior de una esclusa.

— WARD (Mar.) al extremo de la popa.

— WIND (Mar.) viento de popa.

TO HAUL CLOSE — (Mar.) arranchar.

TO RAKE — (Mar.) arbolar en cangreja.

AFTER (Mar.) v. AFT.

— ACCEPTATION (Com.) aceptación tardía.

— ADMISSION INTO THE HIGH-PRESSURE CYLINDER (Fc.) admisión consiguiente en el cilindro de alta presión.

— BALANCE FRAME (Mar.) cuaderna de popa de equilibrio.

— BLOW (BASIC PROCESS:) (Fund.) soplado posterior.

— BODY (Carr.) cuerpo trasero (Mar.) cuerpo de popa || cuadernas de popa.

— BURNING (combustibles:) combustión retardada.

— CABIN (Mar.) camarote de popa.

— CAPSTAN (Mar.) cabrestante de popa.

— COSTS (Com.) gastos extraordinarios.

— CROP (Agric.) segunda cosecha.

AFTER DECK (Mar.) cubierta de popa.
— DRAFT (Hil.) retiro.
— FERMENTATION (Vin.) fermentación insensible.
— FRAME (Mar.) cuaderna y costillas de popa
— GATHERING (Agric.) espigadura, rebusco.
— GLOW OF EXHAUSTED BULB (Elect., y Fís.) incandescencia del tubo en vacío, (Rel.: VACUUM TUBE).
— GRASS, ROWEN (Agric.) retoño, hierba que crece en un campo después de la siega.
— GROWTH, — MATH (Agric.) segunda cosecha, segunda siega.
— HAIR (Ten.) segundo pelaje.
— HATCHWAY (Mar.) escotilla de popa.
— HOURS (Com.) horas extraordinarias.
— LEECH OF A STAY-SAIL (Mar.) relinga de caída.
— MATH, v. — GROWTH.
— MOST (Mar.) junto a la popa.
— NOON'S WORK (Com.) trabajo de la tarde, (de mediodía a las seis de la tarde).
— PANNAGE, — FEEDING (Agric.) período de pasto del ganado después de la montanera.
— PEAK (Pont.) espolón de popa de un pontón.
— PIECE OF THE LOIN (Carn.) solomillo.
— — OF THE RUDDER (Mar.) azafrán del timón.
— RAKE (Mar.) lanzamiento del codaste.
— SAILS (Mar.) cangrejas || aparejo mayor.
— SEASON, DULL-SEASON, CUCUMBER-TIME (Com.) estación muerta, (época de calma en los trabajos y negocios).
— SHROUDS (Mar.) obenques.
— SPRIG (Arb.) rebrote, renuevo que se produce después del desmoche (Agric.) retoño sobreañadido al del año.
— THE STREAM, contra la corriente, río arriba.
— SWARM, (Ap.) segundo enjambre.
— TIMBER (Mar.) cuadernas y ligazones del cuerpo de popa.
— TIME (Com.) tiempo extraordinario.
— TWIST (Tej.) reteje, segunda torsión.
— WALE, BODY-SIDE, PAD (Tal.) cuerpo de la collera.
— WOOL, SECOND-WOOL, lana de segunda.
— YARDS (Mar.) vergas del palo de mesana.
AGAINST, contra.
— THE HAIR (Tej.) a contrapelo.
— THE STREAM, contra la corriente || río arriba, agua arriba.
AGALLOCUM, AHALOTH, AQUILARIA, CALAMBAC, EAGLE-WOOD (Bot.) aquilaria.
AGALMA (Esc.) ornamento de escultura.
AGALMATOLITE, STEATITE-PAGODITE

FIGURE-STONE (Miner.) lardita, esteatita, galaxia.
AGAPHITE (Miner.) agafito.
AGAR-AGAR, BENGAL ISIN-GLASS, agar-agar.
AGARIC (Bot.) hongo, agárico.
— OF AMADOU (Bot.) hongo yesquero.
— — THE OAK (Bot.) hongo yesquero.
COMESTIBLE FIELD —, MUSH-ROOM (Bot.) seta, hongo comestible.
DRESSED —, agárico preparado o mondado.
MINERAL —, s. ROCK-MILK (Miner.) agárico mineral, toba calcárea.
AGATE (Miner.) ágata (Tip.) ágata.
— BEADS (Com.) cuentas de ágata.
— BURNISHER (Joy.) bruñidor de ágata.
— RESSEMBLING ALABASTER, ágata alabastrina.
— EDGE, cuchillo (de balanza) de ágata.
— JASPE, jaspe agatado.
— JASPER, FOUR JASPERATED —, ágata jaspeada o manchada de cuatro colores.
— LINE (Tip. y anuncios) línea ágata.
— MORTAR (Quím.) mortero de ágata.
— QUARTZ (Miner.) ágata cuarzosa.
— WARE, porcelana de ágata.
— WORK (Tec.) ágata, trabajo en ágata.
ARBORESCENT — (Miner.) ágata arborescente.
ARGILLACEOUS VEINED — (Miner.) ágata jaspeada arcillosa.
BLOOD-COLOURED —, HAEMAGATES (Miner.) ágata sanguinosa.
CONTAINING —, agatífero.
EYE-SHAPED — (Miner.) ágata oculiforme.
FIGURATE — (Miner.) ágata figurada.
Iceland —, ágata termógena || (VITREOUS LAVA,) ágata negra de Islandia.
IRISATED — (Miner.) ágata irisada.
LENTICULAIRE — (Miner.) ágata lenticular.
MOSS — (Miner.) ágata arborizada.
RED-VEINED — (Miner.) hemacate.
RESSEMBLING — (Miner.) agatoideo.
RIBBAND — (Miner.) ónix, ágata manchada o de cinta.
VARIAGATED — (Miner.) ágata multicolor.
UNCOLOURED — (Miner.) ágata incolora.
ZOOMORPHYTE — (Miner.) ágata zoolítica.
AGATIFEROUS (Miner.) agatífero.
TO AGATIZE (Geol.) convertirse en ágata.
AGAVA, AGAVE, "ALOES HEMP" (Com.) pita, cáñamo de maguey.
AGE (Geol.) edad, época. (Psicol.) v. MENTAL —.
TO — (Tec.) envejecer.
— — (IRON SHEETS) (Elect.) envejecer (planchas de hierro).

AGEING (Tec.) envejecimiento (Alf.) maduración (Imp. sobre telas) fijar.
— OF MAGNET, envejecimiento del imán.
— ROOM (Imp. sobre telas:) secador.
AGENCY (Com.) agencia (Tec.) acción, medio.
EXPLODING —, efecto explosivo.
AGENDA (Com.) agenda de escritorio.
AGENT (Com.) agente (Quim.) agente (Fís.) agente, fuerza efectiva (Mec.) motivo o causa de fuerza.
— OF EXCHANGE (Com.) agente de cambio.
— FOR FUSION, FUSION — (Quim.) agente de fusión, fundente (Meta.) fundente.
— PRECIPITATING, PRECIPITATING — (Quim.) agente de precipitación.
CHEMICAL — (Tint.) agente químico.
COLOURING — (Tint.) agente de coloración, colorante.
DISCOLOURING —, decolorante.
PHYSICAL —, fuerzas naturales o de la Naturaleza.
REDUCING — (Quim.) reductor.
REFRIGERATING —, refrigerante.
AGENTSHIP (Com.) agencia.
AGGER (Fort.) foso || s. HEAP.
AGGLOMERATE CELL (Elect.) pila de peróxido de manganeso.
TO — (Geol.) aglomerar-se (Hort.) aglomerar, reunir.
AGGLOMERATED (Hort.) aglomerado, reunido.
AGGLOMERATION, aglomeración, yuxtaposición, agregación || aglomerado.
AGGLUTINANTS, aglutinantes.
TO AGGLUTINATE (Fís.) aglutinar.
AGGLUTINATION, aglutinación.
AGGREGATE (Geol.) agregado (Quim.) agregación, agregado (Const.) agregado.
— BODY (Quim.) cuerpo por agregación.
AGGREGATION (Fís.) agregación, masa || cohesión, coherencia.
AGIO (Com.) agio, agiotaje.
TO AGIST (Gan.) apacentar ganados por un precio convenido.
TO AGITATE, agitar, remover.
AGITATOR, s. STIRRER (Quim.) agitador (Fund.) hurgón.
AGLET, AIGLET (flores artificiales:) puntas de pétalos.
AGNESITE (Miner.) bismutina o bismutinita.
AGOING (Tec.) en marcha, en movimiento, funcionando.
AGOMETER (Elect.) agómetro.
AGONIC LINE (Magn.) línea o curva agónica.
AGRAFE, broche, corchete.
AGRARIAN (Agric.) agrario.
TO AGREE (Com.) contratar, convenir.

AGREEABLY TO YOUR WISHES (Com.) de conformidad con sus deseos.
AGREEMENT (Com.) convenio, contrato, estipulación.
— BY THE JOB, contrato a destajo o precio alzado.
— — METER, contrato por metro.
— — PIECE, contrato por pieza.
— FOR CONSTRUCTION (Fc., Const.) contrato sobre la construcción.
BY — (Com.) según convenio.
BY MUTUAL — (Com.) de común acuerdo.
TO COME TO AN — (Com.) llegar a un acuerdo || establecer un contrato.
AGRICULTOR, FARMER, agricultor.
AGRICULTURAL, agrícola || agrónomo.
— CHEMISTRY, química agrícola.
— COLONY, colonia agrícola.
— DRAIN or SURFACE-WATER DRAIN (Hid.) tubo de filtración.
— IMPLEMENTS (Agric.) instrumentos o máquinas de agricultura, aperos de labranza.
— MACHINERY (Agric.) maquinaria agrícola.
— PLANT (Agric., Elect.) instalación de agricultura, (Rel.: ELECTRO-CULTURE and ELECTRIC PLOUGHING).
— TRACTORS (Vm.) tractores usados en la agricultura.
AGRICULTURE, v. HUSBANDRY (Agric.) v. AGRONOMY, agricultura.
DESCRIPTION OF —, agrografía.
AGRICULTURISM, v. AGRONOMY.
AGRICULTURIST, v. AGRICULTOR.
AGRIMONY (Bot.) agrimonia.
AGRIMOTOR (Agric.) motor agrícola.
AGRIOTS STICKS (Carp.) bastones de cerezo.
AGRONOMY, AGRICULTURISM, agronomía.
AGROUND (Mar.) varado, encallado.
TO BE — (Mar.) estar embarrancado.
TO BE FAST — (Mar.) estar encallado por la quilla.
TO RUN — (Mar.) zabordar || encallar.
AGROUPMENT (B. A.) agrupación.
AGUE TREE (Bot.) sasafrás.
— POWDERS (Farm.) polvos febrífugos.
AGUSTITE (Miner.) variedad de la esmeralda.
Ah. v. Ampere.
AHEAD (Tec.) adelante || hacia adelante || marcha adelante (Mec., Vm., Fc.) marcha adelante (Mar.) por la proa, por delante.
AHOLD (Mar.) al viento.
AHULL (Mar.) a palo seco, a la bretona.
AICH'S METAL, metal de Aich, (hierro, cobre y zinc).
AID (Miner.) vena metálica (Com.) auxiliar || ayuda (Eq.) ayuda.
— DE CAMP (Mil.) edecán, ayudante de campo, ayudante de un oficial general.

AIGLETS v. AGLETS.

TO REMOVE THE —, desatacar, soltar los corchetes.

AIGRE (Mar.) marejada fuerte.

AIGREMORE (Pir.) polvo de carbón vegetal.

AIGRET, AIGRETTE, pluma, penacho, airón, cresta, garzota (Elect.) haz, hacecillo (Fís.) (BRUSH) haz.

LUMINOUS — (Fís.) haz luminoso.

ELECTRIC —, LUMINOUS — (Elect.) hacecillo eléctrico.

AIGUILLE (Arq.) flecha.

AIGUILLE (Herr.) herrete (Com.) corchete.

AIGULET, agujeta || cordón con herretes.

AIKENITE, v. BISMUTH (Miner.) aciculita, bismuto sulfurado plumbo-cuprífero.

AILANTHUS (Pint.) ailanto, barniz del Japón (Bot.) árbol de China, "Arbol del Cielo".

AILE, v. AISLE.

AILE-RON (Aeron.) alerón.

AIM (Arm.) mira (Mil.) puntería || blanco, hito, s. SIGHT, GUIDON.

TO —, apuntar.

— — A GUM (Mil.|) apuntar una pieza.

— FRONTLET (Mil.) blanco.

TO TAKE — (Mil.) apuntar, hacer o tomar puntería.

AIMER (Art.) puntero.

AIR, aire, atmósfera (Min.) aire explosivo (Mús.) tonada, tono, tocata, aria (Eq.) aire.

AIR (Radio) aire, el medio de transmitir las ondas; (ON THE AIR,) en el aire || trasmitiendo o difundiendo por radio. v. BROADCASTING (Aeron.) aire.

TO —, EXPOSE TO THE AIR || TO DRY, (Tec.) orear, secar al aire, aerear || soplar, aventar, echar viento.

— AMPERE-TURNS (Elect.) amperios-vueltas aéreos.

— BASE, base aérea.

— BATH (Quím., Fund., Alf., Med.) baño de aire.

— BED, colchón de viento o aire (Mec.) arandela o roldana (Carr.) cabezal.

— BLADDER, vejiga de aire.

— BLAST, JET, chorro de aire, tiro de aire (Min.) barreno con aire comprimido.

— — or — COOLED TRANSFORMER (Elect.) transformador refrigerado por aire o con núcleo de aire.

— BOARD (Aviac.) Ministerio del aire o de aviación (inglés).

— BOX, caja o receptáculo de aire (Min.) caja de aire (Perú) huaira.

— BRAKE (Fc.) freno neumático o de aire comprimido.

— BRAKES (Aeron.) (ON THE TRAILING EDGE OF THE WING,) freno, freno aéreo.

AIR BREAK SWITCH (Elect.) interruptor de aire.

— BRICK, v. ADOBE.

— BRUSH (Tec.) brocha de aire.

— BUBBLE, burbuja de aire (Cer.) viento o burbuja en la pasta cerámica.

— BUFFER or DASHPOT (Mec., Vm.) amortiguador neumático.

— CANE, escopeta de viento || cerbatana.

— CASE OF THE CHIMNEY, CASING OF THE CHIMNEY (Mv.) camisa o chaqueta o revestimiento de la chimenea.

— CASING (Mv.) empaquetadura.

— CASK (Min.) tonel de aire.

— CHAMBER (Mec.) cámara de aire || depósito de aire.

— CHANNEL or TUBE (Min.) tubo de ventilación.

— CHARACTERISTIC (Elect., Mag.) característica del aire.

— CHEST (Mec., Herr.) regulador de aire.

— COCK, VENT-COCK (Mec.) llave de escape de aire.

— COMPARTMENT (Meta.) caja neumática.

— COMPRESSING PLANT (Fc.) instalación para la compresión del aire.

— COMPRESSOR, compresor hidráulico || máquina compresora del aire.

— CONDENSER (Mec.) aerocondensador (Mv.) condensador de aire (Tel., in., Elect.) condensador de aire.

— CONDITIONING (Arq. y Mec.) acondicionamiento del aire.

— CONDUCT OF A TROMP (Mec.) conducto de tiro de una trompa.

— CONDUCTING, aerífero.

— COOLED, enfriado por aire.

— COOLED STARTER, STARTER WITH — COOLER (Fc.) aparato de arranque con inserción gradual.

— COOLING, enfriamiento por aire.

— COOLING APPARATUS (Arq.) aparato o instalación de refrigeración de casas.

— IN THE CORE (Fund.) aire del macho.

— CORE BARREL (Fund.) linterna, (linterna para machos).

— COUNTERPRESSURE BRAKE (Fc.) freno de contrapresión de aire.

— COURSE (Min.) galería de ventilación.

— CRAFT (Aeron.) avión, buque aéreo, nave aérea (aeroplano, globo, helicóptero, etc.)

— CRAFT CARRIER (Mar.) porta-aviones, buque porta-aviones.

— CRETE (Const.) aerocreto.

— CUSHION, s. —BED.

— or PNEUMATIC CUSHION, SHOCK ABSORBER (Vm.) amortiguador de aire comprimido.

AIR CUSHIONING (Mec.) rebote de aire.
— CYLINDER, cilindro de aire o compresor.
— DAMPING (Vm., Elect., Fís.) amortiguamiento neumático.
— DISC VALVE (Mec.) válvula corredera para cerrar el paso de aire.
— DOOR, TRAP DOOR, DOOR (Min.) compuerta de ventilación.
— DRAIN, AIRING-HOLE, — HOLE (Arq.) ventilador, respiradero ‖ tubo de tiro de aire ‖ alcantarilla de paso de aire.
— DRAUGHT, corriente de aire.
— DRIED, secado al aire (Cer.) secado al aire (Mader.) — — or — SEASONED WOOD.) madera secada al aire.
— DRILL (Mec.) taladro de aire comprimido.
— DRUM or TANK, MAIN RESERVOIR (Fc.) depósito principal de aire.
— — HANGER, — RESERVOIR CARRIER or STRAP (Fc.) soporte estribo de suspensión del cilindro de aire.
— — HEAD, COVER or — RESERVOIR (Fc.) cubierta del cilindro de aire.
— — SADDLE (Fc.) silla del cilindro de aire.
— DRY or DRIED, v. — DRIED (Fund., Alf., Quím.) secado al aire.
— ENGINE, máquina calórica.
— ESCAPE, escape de aire, purga de aire, aparato de escape de aire.
— EXHAUST (Mec.) salida del aire.
— EXHAUSTER, — TRAP (Fís.) bomba neumática.
— EXPRESS, express aéreo.
— FIGHT (Av.) combate aéreo.
— FILM OF LAMP CHAMBER (Elect.) capa de aire alrededor de la ampolla de la lámpara de incandescencia.
— FILTER, depurador o filtrador de aire.
— FLEET, flotilla o escuadrilla aérea ‖ flota aérea (de una nación).
— FLUE, tubo de aire caliente.
— FOIL (Aeron.) ala, (desde el punto de vista aerodinámico;) plano.
— — FOIL SECTION (Aeron.) sección del ala (paralela al plano de simetría.)
— FORCE, v. AIR-SERVICE, fuerza aérea.
— FOUNTAIN (Fís.) fuente de Herón.
— FUNNEL (Arq.) ventilador abocinado; (carboneo:) (VAPOUR-CHANNEL,) respiradero de horno de carbonar.
— FURNACE, WIND FURNACE, REVERBERATORY (Fund.) horno de reverbero, alto horno ‖ horno de tiro natural.
— GAGE, v. — GAUGE.
— GAP (Elect.) entrehierro.
— GATE, v. — DOOR.
— GAUGE or GAGE (Mec.) manómetro.
— — BRACKET, — GAGE STAND, porta-manómetro.

AIR GRATING (Arq.) registro de ventilación.
— GUN, WIND GUN, escopeta de viento.
— —, eorótono.
— HARDENING (Alf., Fund.: moldes,) solidificación al aire.
— HEAD (Min.) galería de ventilación ‖ tiro.
— HEATER (Arq.) calorífero de aire.
— HOLDER, GASOMETER (Quím.) depósito de aire.
— HOLE (Min.) respiradero, sopladero, lumbrera (Fund.) paja, viento (Quím.) registro de un hornillo (Arq.) (VENT-HOLE, STENCH-TRAP,) ventosa, respiradero (Aviac.) bolsa de aire.
— INLET (Mec.) orificio de entrada de aire (Aviac.) entrada del viento en el globo.
— — DISC VALVE (Mec.) distribuidor de entrada de aire.
— — IN THE FIREDOOR (Fc.) registro u orificio de entrada de aire en la puerta del hogar.
— — VALVE, SNIFTING VALVE (Mec.) válvula de entrada de aire.
— — — IN THE STEAM CHEST (Mec., Fc.) válvula de entrada de aire de la caja de vapor o del distribuidor.
— — —, SUCTION VALVE (Mec.) válvula de aspiración.
— INSULATION (Elect.) aislamiento de aire.
— INTAKE, v. — INLET y compuestos.
— JACKET, chaqueta de natación.
— LAMP, lámpara de corriente de aire.
— LEVEL, SPIRIT-LEVEL (Carp.) nivel de aire.
— LINE, línea o ruta aérea ‖ línea aérea (Cía. o casa comercial) ‖ línea o ruta o vía aérea.
— LOCK (Hid.) cámara de extracción ‖ compuerta o esclusa neumática de una canal.
— MACHINE, ventilador ‖ aventador.
— MAIL, correo aéreo, servicio postal aéreo.
— or BLAST MAIN (Fund.) tubería principal de viento.
— MAN, — — SHIP, piloto ‖ miembro de la tripulación de un buque aéreo. (Aeron. Mil.) aerostero.
— MATTRESS (Mec.) colchón de viento.
— MIXING CHAMBER (Elect., Vm.) depósito de aire.
— MOTIVE ENGINE, motor de aire.
— NOZZLE (Mec.) tobera o boquilla de aire.
— OUTLET TO RUDDER (Av.) salida del viento hacia el timón.
— PATH, MAGETIC PATH IN —, (Elect.) camino aéreo o trayecto en el entrehierro, v. — GAP.
— PHOTOGRAPHY (Fís.) aerofotografía.
— PHOTOMETRY, (Top.) aerofotometría.
— PIPE (Min.) tubo de ventilación ‖ conducto de ventilación (Org.) tubo de aire (Fund.)

(VENT-HOLE OF THE MOULD,) orificios de escape de los moldes ‖ tobera (Mec.)

(VENT-HOLE,) aspirador de la chimenea (Mar.) ventiladores para los buzos.

— — STRAINER, BRAKE-PIPE STRAINER, DUST CATCHER (Fc.) filtro para polvo.

— PISTON (Mec.) émbolo de aire.

— PLANE, AEROPLANE, aeroplano.

— —, TO — —, volar en aeroplano.

— POCKET (Aeron.) bolsa de aire.

— POISE (Fís.) aerímetro.

— PORT (Mar.) porta (Fund.) (— —S) entradas de aire (en el horno Martin-Siemens) (Aviac.) aeropuerto, puerto aéreo.

— PRESSURE ENGINE (Fís.) máquina de presión atmosférica, máquina atmosférica.

— — FILTER, filtro de presión atmosférica.

— PROPELLER (Aviac.) hélice, propulsor aéreo.

— PROOFING, hacer impermeable al aire.

— PUMP (Fís.) máquina neumática ‖ bomba neumática ‖ máquina neumática de émbolo (Min.) bomba de ventilación. v. —VESSEL.

— — BELL or RECEIVER, campana de la bomba neumática.

— — BRACKET (Mec.) soporte de la bomba de aire.

— — CYLINDER (Mec.) cilindro de la bomba de aire (en el martillo neumático) (Rel.: COMPRESSED-HAMMER).

— — DISC or PLATE (Fís.) platillo de la bomba neumática.

— — DRIVE BY MEANS OF AN ECCENTRIC (Fc.) gobierno de la bomba de aire por excéntrica.

— — DRIVEN OFF THE FLYWHEEL (Vm.) bomba de aire accionada por el volante.

— — GOVERNOR (Fc.) regulador de doble efecto o dúplex (para frenos de alta presión).

— — LOCK (Mec.) chapaleta de aire.

— — PISTON (Mec.) émbolo de la bomba de aire.

— — —, TYRE PUMP PISTON (Vm., Mec.) émbolo de bomba de aire.

— — STATION (Fc.) estación para compresión de aire.

— PYROMETER, pirómetro de aire.

— RAID (Aeron.) ataque aéreo, "raid", raid aéreo.

— REGULATOR, — VESSEL (Mv.) regulador de aire.

— RELEASE VALVE (Mec.) válvula de escape de aire.

— RESERVOIR, BRAKE-VALVE, EQUALIZING RESERVOIR (Fc.) pequeño depósito de la llave del maquinista.

AIR RESISTANCE OF DYNAMO (Elect.) resistencia del aire en una dínamo.

— SAND BLOWER, arenero neumático.

— SCAPE, panorama aéreo, perspectiva aérea.

— SCOOP (Aeron.) tolva, capucha, v. COWL.

— SCREW (TRACTOR) (Aviac.) hélice tractora.

— SCUTTLE (Mar.) escotillón.

— SERVICE (Mil.) (THIRD-SERVICE,) servicio aéreo; fuerza aérea (Com.) servicio aéreo.

— SHAFT (Mar.) manguera, manga, ventilador (Min.) (PIT, FOOT-WAY SHAFT.) pozo de ventilación (Arq.) ventilador.

— SHIP (Aviac.) buque aéreo.

— — LINE (Aviac., Mil.) línea aérea, v. — LINE.

— — NAVIGATION (Aviac.) navegación aérea.

— SICK, mareado.

— SICKNESS, mareo, mareo aéreo.

— SIGNAL (Fc., Mv., etc.) señal aérea.

— SLUICE (Min.) esclusa de aire; (método de Trigger).

— SPACE, espacio, intersticio, hueco.

— — BETWEEN FIREBARS (Fund., Mv.) intersticio o espacio entre las barras de la parrilla.

— — INSULATION (Elect.) aislamiento por (medio de) aire.

— SPEED, velocidad del aire.

— SPEED INDICATOR (Aviac.) indicador de velocidad del aire.

— SPEED METER (Aeron.) velocímetro, medidor de velocidad.

— SPRING (Torn.) resorte atmosférico.

— SQUADRON (Aviac.) escuadrilla aérea.

— STATION (Aviac.) centro de aviación ‖ puerto aéreo. v. —PORT.

— STOVE, calorífero.

— STRAINER (Fc.) colador o filtro de aire.

— STREAM (Aeron.) corriente aérea.

— SUCTION PIPE, válvula o tubo de aspiración.

— TANK or DRUM, v. — DRUM.

— THERMOMETER, ATMOSPHERICAL THERMOMETER (Fís.) termómetro de aire.

— — OF THE WAVEMETER (Tel., in.) termómetro calórico para ondímetro.

— THROTTLE, v. — DISC VALVE.

— TIGHT or PROOF, impereable al aire, hermético, cerrado herméticamente.

— — CLEANING (Mv.) camisa impermeable de aire.

— — HIGH-TENSION SWITCH (Elect.) interruptor hermético (o herméticamente cerrado) de alta tensión.

— TIGHTNESS, IMPERMEABILITY, impermeabilidad al aire.

AIR TRANSFORMER (Tel. in.) transformador de aire.
— TRAP, v. — EXHAUSTER; — —, FANNER, BLOWER, ventilador aspirante (M i n e r i a) (— —) ventilador, máquina de ventilar.
— TROUGH (Meta.) caja de aire.
— TRUNK, aparato para la ventilación de salones.
— TUBE, BLAST-PIPE, v. — PIPE.
— VACUUM (Fís.) vacío.
— VALVE (Fund.) tobera del horno (Fís.) (ATMOSPHERICAL VALVE) válvula atmosférica.
— VANE, aleta (Tel.) aleta || disco de la rueda de aletas (del telégrafo impresor) (Mec.) (— — or WING,) molinete regulador.
— VESSEL, v. — HEAD, cámara de aire (México) campana de aire.
— WASHING OF LAMP FILAMENTS (Elect.) descomposición del filamento de la lámpara (de incandescencia) por el aire rarificado.
— WAY (Fund.) canal de paso del aire (Min.) WIND-WAY,) conducto del aire (Arq.) paso del aire, conducto de ventilación (Aer.) ruta o camino aéreo, aerovia.
— WHISTLE (Fc., Mv.) silbato de aire.
— WOMAN, aviadora, aviatriz.
— WORTHY, útil o propio para volar; (con estabilidad y control o manejo).
ATMOSPHERICAL —, aire atmosférico.
BURNING —, aire comburente.
CARBONOUS —, aire carbonoso, aire mezclado con ácido carbónico.
CLOSE —, aire confinado.
DEPHLOGISTICATED — (Quím.) aire deflogisticado.
ELEVATED — PORT (Aeron.) aeropuerto elevado.
EXPLOSIVE — (Min.) aire inflamable.
FOUL —, CARBONIC ACID GAS, aire mefítico (Min.) v. CHOKE DAMP.
FULMINATING —, aire detonante.
HEAVIER THAN — (Aviac.) más pesado que el aire.
LIGHTER THAN — (Aeron.) más ligero que el aire.
MEPHITIC —, aire mefítico.
MID — (Fís.) región media de la atmósfera.
NITROUS —, aire nitroso.
NOXIOUS or INJURIOUS —, aire nocivo.
ON THE —, (Radio) en el aire, transmitiendo, difundiendo. v. BROADCASTING.
OPEN —, aire libre.
PRESSURE OF THE — (Fís.) presión del aire.
SPECIFIC GRAVITY OF — (Fís.) gravedad específica del aire.
VITAL —, OXYGEN, oxígeno, aire vital.

WEIGHT OF THE — (Fís.) peso del aire.
AIRER (Mec.) ventilador.
AIRING (Tec.) respiradero || ventilación, oreo (Min.) ventilación (Alf., Fund., etc.) exposición al aire (Min.) ventilación de las minas.
— HOLES (Meta.) orificios de ventilación.
— STAGE (Ten.) secadero.
— VENTILATOR (Min.) ventilador.
AISETTE (Carp.) azuela.
AISLE, AILE (Arq.) nave, ala de un edificio (Fc.) pasillo interior de un carro || (GALLERY,) galería sobre la nave.
— WALL, WING-WALL (Arq.) muro o pared lateral.
SIDE — (Arq.) nave colateral.
AITCH-PIECE (Min.) asiento de la chapaleta.
AITRE (Fund.) hogar.
AJAMBE (Arq.) ventana a la francesa.
AJAR, SPLIT, BURST, entreabierto, entornado.
AJOUR, AL GIORNO (Joy.) montado al aire.
AJUTAGE, tubo de embudo (Hid.) (PIPE FOR WATERWORKS,) pitón, cebolleta, regulador de salida de agua.
AKERSTAFF (Agric.) arejada, (para limpiar el arado).
ALABANDINE, SULPHIDE OF MANGANESE (Miner.) alabandina.
ALABASTER (Miner.) alabastro.
— GLASS, vidrio mate o de Berlín, vidrio. mezclado de huesos calcinados.
— WARE, loza de alabastro.
ANTIQUE — (Miner.) alabastro antiguo.
CALCAREOUS — (Miner.) alabastro calcáreo.
GREY —, alabastro gris.
GYPSEOUS —, ALABASTRITE, pseudo-alabastro.
NACREOUS —, alabastro nacarado.
ORIENTAL —, alabastro oriental.
SPOTTED —, alabastro moteado.
VEINY —, ONYX, alabastro veteado.
WHITE — (Miner.) emita.
ALABASTRITE, v. GYPSEOUS ALABASTER
ALACAMITE (Miner.) alacamita.
ALALITE (Miner.) alalita.
ALAMODE (T. S.) humillo.
A-LAND (Mar.) a o en tierra.
ALANTINE (Quím.) alantina.
ALARM, alarma (Tel.) alarma (Mil.) alarma, alerta, generala, rebato (Rel.) (— WATCH) despertador (Tecnol.) avisador, aparato de seguridad o de señal de alarma o peligro.
— BELL, campana de alarma (Fc.) timbre de señal de peligro (Mil.) v. —.
— CHECK VALVE (Mv.) válvula de alarma de inyector.

ALARM CLOCK or **WATCH**. v. —(Rel.)
— WITH DROP INDICATOR (Elect.) timbre con disco avisador.
— DRUM (Mil.) tambor de alarma.
— FLOAT (Mec.) flotador de alarma.
— FUNNEL (Lic.) embudo r e g i s t r a d o r de alarma.
— GAUGE (M v.) manómetro, v á l v u l a de alarma.
— GUN (Mil.) cañón de alarma.
— LOCK (Cerr.) cerradura de alarma.
— POST (Mil.) atalaya de aviso.
— RELAY, (CALL DEVICE FOR HUGHES TRANSLATING OFFICE) (Tel.) relevador de llamada.
— — WITH PLUNGER (Tel.) relevador de llamada con núcleo de inmersión.
— SIGNAL (Fc.) señal de alarma.
— — VALVE (Fc., Mv.) válvula de señal de alarma.
— TELEGRAPH, BELL TELEGRAPH (Tel.) telégrafo de timbre.
— WATCH, v. — (Rel.).
— WHISTLE (Mv.) silbato de alarma.
ALB (o. ec.) alba.
ALBA (Mar.) fanal, farola.
ALBARIUM (Alb.) lechada.
ALBATE (Com.) plata alemana.
ALBATROS (Aeron.) albatros.
Albert CHAIN (Joy.) leontina.
— GALVANO, galvano Albert.
— LAY ROPE, cable con trama Albert.
— TYPE, v. ALBERTYPE.
ALBERTITE, hulla bituminosa de New Brunswick.
ALBERTYPE (Fot.) albertotipo.
ALBIFICATION (Quim. y Meta.) albificación.
ALBINE, APOPHYLITE, FISH-EYE STONE (Miner.) apofilita, ojo de pescado.
ALBINISM (Med.) albinismo.
Albion METAL, TINNED LEAD, plomo estañado.
ALBITE, WHITE SHORL (Miner.) albita, chorlo blanco, feldespato sódico.
ALBO-CARBON, albocarbón.
ALBOLITE CEMENT, cemento de albolita.
ALBUM (Pap.) álbum.
— GRAECUM, tierra santa.
ALBUMEN (Quim.) albúmina.
— PAPER (Fot.) papel albuminado.
— PROCESS, ALBUMINIZING (Fot.) procedimiento a la albúmina.
CASEOUS —, albúmina caseosa.
VEGETABLE —, albúmina vegetal.
ALBUMINATE (Quim.) albuminato.
ALBUMININE (Quim.) albuminina.
TO ALBUMINIZE, albuminar.
ALBUMINOID, albuminoide.

ALBUMINOSE, ALBUMINOUS, albuminoso.
ALBURN, ALBURNUM, SAPWOOD (Bot.) alborno, alburno.
ALCALESCENCY (Quim.) alcalescencia.
ALCALESCENT (Quim.) alcalescente.
ALCALI (Quim.) álcali.
FIXED —, POTASH —, álcali fijo.
ALCALIFIABLE (Quim.) alcalificable.
TO ALCALIFY (Quim.) alcalificar.
ALCALIMETER (Fís.) alcalímetro.
ALCALIMETRY, alcalimetría.
ALCALINE (Quim.) alcalino.
— EARTH OXIDE, A. E. O. (Fotof.) tierra alcalina, (precipitado de).
— RESIDUUM (Quim.) residuo alcalino.
ALCALINITY, alcalinidad.
TO ALCALIZE (Quim.) alcalizar.
ALCALIZING (Quim.) alcalización.
ALCALOID (Quim.) alcaloide.
ALCANE, ALCANNET (Bot.) alheña, alcana.
ALCHYMIST, alquimista.
ALCHYMY, alquimia.
ALCOGEL (Quim.) alcohogel.
ALCOHOL, alcohol, espíritu de vino.
ALCOHOL (Quim.) (ETHYL —) alcohol, alcohol etílico.
— OF COMMERCE, alcohol del comercio o común.
— OF GRAIN, alcohol de granos.
— ENGINE (Mec.) máquina movida por alcohol.
— LEVEL (A) s. WATER or SPIRIT LEVEL, nivel de agua.
— MOTOR (Vm.) motor de alcohol.
— OF RICE, alcohol de arroz.
— — TURPENTINE, alcohol de trementina.
— — WOOD (Quim.) éter piroleñoso.
ABSOLUTE or PURE — (Quim.) alcohol puro o absoluto.
AMYLIC — (Quim.) alcohol amílico.
ANHYDROUS —, alcohol anhidro.
CARBURETTED —, CARBURINE (Quim.) alcohol carburado.
ELECTRIC PURIFICATION OF—, v. ELECTRIC.
MESITIC — (Quim.) alcohol mesítico.
METHYL — (Quim.) alcohol metílico.
RECTIFIED — (Quim.) alcohol rectificado.
ALCOHOLATE, COMPOUND OF SALT AND ALCOHOL (Quim.) alcoholato.
ALCOHOLIC, SPIRITUOUS, espirituoso, alcohólico.
— STRENGTH (Quim.) graduación del alcohol.
ALCOHOLIZATION, REDUCTION INTO ALCOHOL (Quim.) alcoholización.
TO ALCOHOLIZE, alcoholizar.
ALCOHOLOMETER, ALCOOMETER, ALCOHOMETER, alcohómetro, alcoholímetro.
CENTESIMAL —, alcohómetro centesimal.

ACOHOLOMETRY, alcoholometría.
ALCOHOLOSCOPIE, (Quím.) alcoholoscopia.
ALCOHOLS (Quím. Org.) alcoholes.
ALCOSOL (Quím.) alcohosol.
ALCOVE (Arq.) (PAVILLION,) glorieta || (RE-
CESS,) alcoba || gabinete de biblioteca ||
nicho de estatua.
ALDEBARAN (Ast.) Aldebarán, ojo del Toro.
ALDEBARIUM (Quím.) aldebaranio.
Aldehoff METHOD (Quím.) método colorimé-
trico de Aldehoff.
ALDEHYDE, ACETIC —, HYDRIDE OF ACE-
TYL, DISHYDROGENIZED ALCOHOL
(Quím.) aldehido, etilal, hidruro de acetilo,
ácido aldehídico.
— GREEN, ANILINE GREEN, EMERALDINE,
verde de anilina.
ALDEYDIC ACID, v. ALDEHYDE.
ALDER, ELLER ("Alnus glutinosa") (Bot.)
aliso.
— WOOD (Carp.) madera de aliso.
BLACK-BERRY BEARING — (Bot.) fúngula.
COMMON — (Bot.) aliso blanco.
NORTHERN or WHITE —, ("Alnus inca-
na") (Bot.) aliso de hojas agudas.
ALDERN, hecho de aliso.
ALDINE (Tip.) aldina, edición aldina, (de Aldo
Manucio) || carácter de letra como el usado
en las ediciones aldinas.
ALE, cerveza, v. BEER.
— BENCH, mostrador de cervecería.
— BREWER, cervecero, fabricante de cerveza.
— CONNER, inspector de cervecería.
— DRAPER, tabernero.
— GAR, — GER, VINEGAR, vinagre de cer-
veza.
— GLASS, vaso para cerveza.
— HOUSE, cervecería.
— POT, tarro de cerveza.
— VAT, cuba de fermentar la cerveza.
PALE —, BITTER BEER, cerveza clara o
pálida.
STRONG —, cerveza fuerte.
A-LEAK (Mar.) haciendo agua.
A-LEE (Mar.) a sotavento; ALEE!, la caña a
sotavento. (v. Comb. HELM).
ALEMBIC, STEEL RETORT (Quím.) alambi-
que (Dest.) alambique, alquitara.
— FOR CONTINUOUS DISTILLATION, alam-
bique de destilación constante.
BLIND —, HEAD WITHOUT ROSTRUM,
alambique de capitel ciego.
COPPER — OF THE CONTENTS OF 250
QUARTS, alambique de rectificar.
ALENCON LACE (Tej.) encajes de Alenzón.
ALEOIS (Fort.) aspillera.
ALEPPO CALICO (T. A.) alepín, tela de Alepo.
— GALLS, BLACK or BLUE GALLS (Bot.)
agalla negra o de Alepo.

ALETHOSCOPE (Fís.) aletoscopio.
ALETTA (Arq.) aleta.
ALEUROMETER (Pan.) aleurómetro.
ALFA, HALFA, ESPARTO (Bot.) (h) alfa, es-
parto.
ALGA (Bot.) alga.
— SALTS (Com.) sal de barrilla.
ALGAMATOLITE (Miner.) algamatolita.
ALGAROTTI'S POWDER (Quím.) polvos de
Algarotti, régulo de antimonio.
ALGEBRA (Mat.) álgebra.
ALGEBRAIC, ALGEBRAICAL, algebraico.
TO ALGEBRIZE, reducir a fórmulas alge-
braicas.
ALGOL (Ast.) Algol.
ALGOLAGNIA (Psicol.) algolagnia.
ALHAMBRESQUE (Arq.) alhambresco, estilo
de la Alhambra (de Granada).
ALHANNA (Miner.) alhana, tierra de Trípoli.
ALHIDATE, ALHIDADE, PINULE, TRANSOM,
CROSS STAFF LIMP (Agrim.) alidade.
TO ALIGN, alinear.
— — THE TRACK, v. TO ADJUST.
ALIGNMENT, alineación (Tec.) alineamiento.
TO ALIGHT, bajar de un carruaje, etc. (Equit.)
desmontar (Aviac.) aterrar o aterrizar,
amarar (Fc.) (TO GET OFF THE TRAIN,
TO LEAVE THE TRAIN,) bajar o salir
del coche.
ALIMENTARY, FEEDING, alimenticio.
— PIPE, FEED or FEEDING PIPE (Mv.) tubo
de alimentación.
— SUBSTANCES (Com.) alimento, comestible,
sustancias o materias alimenticias.
TO ALINE, v. TO ADJUST THE TIMBER
(Mader.)
ALINEATION (Ast.) alineación.
ALIQUANT (Mat.) alicuantas.
ALIQUOT (Arit.) alícuotas.
ALIST (Com.) acervezado.
ALIVE (Elect.) recorrido por la corriente, s.
CURRENT CARRYING, (opuesto: DEAD)
ALIZARI, LIZARI, MADDER OF SMYRNA
(Tint.) granza, rubia de Esmirna.
ALIZARIC ACID (Quím.) ácido alizárico, v.
ALIZARINE.
ALIZARINE, ERYTHRODANUM (Tint.) aliza-
rina, ácido alizárico.
— DYES, colores alizáricos.
ALKALI y compuestos, b. ALCALI.
ALKAMINES (Quím.) alcaminas.
ALKANER, colapiz.
ALKANET (Tint.) alcana, raíz de alcana.
FALSE —, DYERS' BUGLOSS (Tint.) orca-
neta, buglosa tintórea.
ALKAOL,, (ORIENT,) alkaol.
ALKARSINE (Quím.) alcarsina.
ALKENES (Quím.) olefinas, alquenos, alqui-
lenos.

ALKERMES (Tint.) quermes de Provenza.

ALKYL (Quím.) alquilos.

ALKYLENE (Quím.) alquilenos, olefinas, alquenos.

ALL, todo (Mar.) en facha.

— ALONG (Enc.) a lo largo del pliego.

— BLAZE, brasero, estufa.

— HANDS AHOY (Mar.) ¡todo el mundo arriba! || ¡babor y estribor de guardias!

— NIGHT LAMP (Com.) mariposa o veladora, lámpara que dura toda la noche (Elect.) (DOUBLE CARBON ARC-LAMP,) lámpara de arco de dos pares de carbones.

— OVER CARPET PATTERN (Tej.) alfombra de dibujo uniforme.

— RIGHT! (Mar.) ¡listo! (Fc.) la vía está libre.

— ROUND or UNIVERSAL TIPPING WAGON (Fc.) vagoneta articulada para bascular en cualquier dirección.

— SAILS OUT (Mar.) aparejo largo.

— SILK (T. S.) seda pura.

— STRAIGHT LINE LINK MOTION (Fc.) distribución Allan.

— IS WELL, no hay novedad; ¡listo!, ¡alerta!

— IN THE WIND (Mar.) relingar, flamear.

— WOOL (T. l.) lana pura.

ALLANITE (Quím.) alanita, cerina.

ALLANTOATE (Quím.) alantoato.

ALLANTOIC ACID (Quím.) ácido alantoico.

ALLAY, v. **ALLOY.**

TO — (Ac.) v. TO ALLOY.

ALLAYING, TEMPERING (Tint.) moderación, adulzamiento.

ALLERGY (Med.) alergia.

ALLETTE (Arq.) pequeña ala o nave.

ALLEY (Min.) callejón, galería estrecha (Alb.) pasadizo, pasillo || alameda, paseo (Quím.) v| ALLOY (Ac.) liga v. ALLOY.

— ARM (Elect.: postes,) soporte de ángulo.

BLIND —, NO THOROUGHFARE, callejón sin salida.

ALLICIENCY (Fís.) atracción.

ALLIGATION (Quím., Ac.) v. ALLOY (Alb.) unión, ligazón (Arit.) aligación.

RULE OF —, regla de aligación.

ALLIGATOR, (A), SQUEEZER, v. CROCODILE PRESS.

— PEAR (Bot.) aguacate.

— or PIPE WRENCH (Mec.) llave para tubos.

TO ALLOCATE, colocar, asignar o señalar lugares, distribuir.

ALLOCATION, asignación, distribución (Com.) aprobación de una partida de una cuenta.

ALLOCHROISM (Fís.) alocroísmo.

ALLOCHROITE (Min.) alocroíta.

ALLOEROTIC, aloerótico.

ALLOEROTISM, (Psicol.) aloerotismo.

ALLONGE (Quím.) alargadera (Esg.) botonazo o estocada (Equit.) cabestro largo.

ALLOPHANE, SILICIOUS ALUMINIUM (Min.) alófana.

ALLOPHANIC ACID (Quím.) ácido alofánico o úreo-carbónico.

TO ALLOT, sortear, distribuir, asignar partes o lotes.

ALLOTMENT lote, parte, porción (Mar., Mil., Com.) asignación, distribución, repartición (Agric., Hort.) división de un campo en lotes.

— LENGTH OF LINE UNDER CONSTRUCTION (Fc.) lote de construcción.

ALLOTROPIC, (CRYSTAL,) alotrópico, isomérico.

ALLOTROPY, ISOMERISM (Fís.) alotropía, isomerismo.

TO ALLOW (Com.) tolerar || conceder, consentir || descontar || abonar en cuenta || desfalcar

ALLOWABLE, permisible, tolerable.

— VOLTAGE (Elect.) tensión admisible.

ALLOWANCE (Tec.) tolerancia, liberalidad en la cantidad o el peso, margen (Com.) abono, tolerancia || descuento || concesión (Mil., Mar.) ración, porción, parte || retribución, gratificación, abono.

— IN ALLOY (Ac.) tolerancia en la liga.

— BOOT (Com.) sobrepeso || contra, ñapa.

— FOR BARRACK FURNITURE (Mil.) gratificación de menaje.

— — DAMAGES (Com.) indemnización por averías.

— IN WEIGHT (Ac.) tolerancia en el peso.

FIELD — (Mil.) suplemento de guerra.

GRINDING — (Torn.) espesor de más de la pieza para la rectificación, margen para la rectificación.

HALF — (Mil., Mar.) media ración.

MARCHING — (Mil.) indemnización de marcha.

SHORT — (Mil.) ración corta.

ALLOY, ALLAY, MIX ONE METAL WITH ANOTHER (Quím.) liga, aleación, liga de metales (Ac.) liga.

TO — or ALLAY (Quím.) ligar, alear, mezclar metales (Ac.) aquilatar.

— CAST IRON (Fund.) fundición especial.

— CONSTITUENT (Quím.) metal o componente de la aleación.

— FOR FUSES, FUSE — (Elect.) aleación o liga para alambres fusibles.

— AND STANDARD (OF MONEY) (Ac.) liga y título (de la moneda).

— or SPECIAL STEEL (Fund.) acero especial.

BINARY — (Quím.) aleación binaria.

FUSIBLE —, soldadura fusible o blanda (Elect.) v. — FOR FUSES.

ILLEGAL — (Ac.) liga y título ilegal.

ALLOYAGE (Quím.) aleación, liga, v. ALLOY.

ALLOYED (Com.) adulterado, falsificado, ligado con productos de inferior cualidad (Quím.) ligado, aleado.

ALLOYING MIXTURE (Ac.) aquilatación.

ALLOXAN, — HYDRIDE, ERYTHRIC ACID (Quím.) ácido erítrico, eritrina.

ALLSPICE, JAMAICA PEPPER (Com.) pimiento de Jamaica, pimiento inglés.

ALLUAUDITE (Min.) alluandita.

ALLUMETTE (Com.) fósforo de palito o de cerilla.

TO ALLUMINATE (Pint.) iluminar, dar color a dibujos o estampas.

ALLUMINOR, iluminador.

ALLUVIA, (Geol.) tierras de aluvión, hierro alluvial.

ALLUVIAL DETRITUS (Geol.) residuos aluviales.

ALLUVION, ALLUVIUM (Geol.) aluvión, aterramento, depósito de aluvión, terromontero, v. WASH, WASHING, DEPOSIT.

ALLUVIUM (Geol.) aluvión, terrenos de aluvión.

ALMACANTAR, ALMUCANTAR (Ast.) almucantáradas.

ALMADY (Mar.) almadía, piragua.

ALMAGRA (Pint.) almagre.

ALMAN, FINERY, CHAFERY (Meta.) taller de calibrar barras de hierro.

ALMANAC (K), almanaque, calendario.

ALMANDINE, ALAMANDINE, NOBLE or **ORIENTAL GRENAT** (Min.) alamandina.

ALMERY (Arq. de iglesia) armario.

ALMOND (Com.) almendra.

— FURNACE SWEEP (Meta.) hornaza, horno grande de fundición.

— MILK, almendrada, horchata, leche de almendras.

— OIL, aceite de almendras; (SWEET — —) aceite de almendras dulces.

— SHAPED DIAMOND (Joy.) almendra.

— — — EARRINGS (Joy.) almendrillas.

— — FILE (Herr.) almendrilla.

— SOAP or CREAM, jabón (o crema) de almendras.

— TREE ("Amygdalus comunis".) (Carp.) almendro, almendro común.

— WILLOW (Bot.) sauce blanco.

— WOOD, ("Amygdalus vulgaris") (Carp.) madera de almendro.

BITTER —, almendras amargas.

UNSHELLED — (Com.) almendras con cáscara.

ALMUG TREE (Bot.) acacia de Africa.

ALOES, — WOOD, AHALOTH, AGALLOCUM (Bot.) áloe, linaloe.

— HEMP or FIBRE, pita o cáñamo de áloe.

ALOETIC ACID (Quím.) ácido aloético o policromático.

ALOFT (Mar.: arboladura,) arriba || al largo, bordeando (Av.) (TO KEEP A MACHINE —,) mantener un aparato en vuelo.

ALONG-SHORE-OWNER (Mar.) armador de cabotaje.

— SHORE (Mar.) barajando la costa.

— SIDE (Mar.) al costado de un buque || atracado a un muelle.

ALOOF (Mar.) a distancia, a barvolento, al largo.

KEEP —! (Mar.) ¡pase por barlovento!

TO KEEP — FROM A ROCK (Mar.) mantenerse lejos de un escollo.

A-LOW (Mar.) cerca de tierra.

ALPACA (Tej.) alpaca (Com.) lana de alpaca.

— CLOTH, género de alpaca, alpaca.

— WOOL, lana de alpaca.

— YARN, lana hilada de alpaca.

ALPHA (Astron.) Alfa.

— PAPER (Foto.) papel alfa.

— PARTICLE (Fis.) partícula alfa.

— RAYS (Fís. y Quím.) rayos alfa,

— TEST (Psicol.) prueba alfa.

ALPHABET (Tip.) alfabeto (Tel.) alfabeto, v. SIGNALS.

TO — (Com.) poner en orden alfabético.

— BY DOTS AND LINES (Tel.) alfabeto de Steinheil.

Meyer — or SIGNALS (Tel.) alfabeto (de) Meyer.

Morse — (Tel.) alfabeto (de) Morse.

ALPHONSIN (Cir.) alfonsino, sacabalas.

— TASTER, catador de cerveza.

ALPHONSINE TABLES (Ast., Mar.) tablas alfonsinas.

ALPIST (Bot.) alpiste.

ALQUIFOU, GALENA, POTTER'S ORE PLUMBAGO (Miner.) alquifol, alcohol de alfareros, galena de sulfuro de plomo.

ALSEBON (Quím.) sal marina.

ALTA VIOLA (Mús.) violín de contralto.

ALTAITE (Min.) altaita, plomo telúrico.

ALTANA (Arq.) balconcillo.

ALTAR (Arq.) altar de iglesia || grada de poca elevación (Mar.) grada de astillero (Fund.) (FURNACE,) hogar.

— CANOPY or ROOF (Arq.) dosel de altar.

— CLOTH (O. Ec.) sabanilla, paño de altar.

— CROSS (o. Ec.) cruz de altar.

— LARDOS, REREDOS, (Arq.) reredós.

— PIECE or SCREEN, DOSSEL (Pint.) retablo, cuadro de retablo.

ALTAR SLAB, mesa de altar.
— TOMB, tumba de altar.
— WISE (Arq.) en forma de altar.
COMMUNION — (Arq.) comulgatorio.
GREAT or HIGH — (Arq.) altar mayor.
ISOLATED — (Arq.) altar a la romana.
SIDE — (Arq.) altar colateral.
ALT-AZIMUTH (Agrim.) teodolito doble.
TO ALTER THE SIZE OF PANES OF GLASS
BY CUTTING (Vid.) recortar.
— — STOWAGE (Mar.) desestivar.
— — TINTS (Tint.) cambiar los matices de
un color.
— — or CHANGE THE VALVE GEAR (Fc.,
Vm.) maniobrar el cambio de marcha.
ALTERANT (Tint.) alterativo.
ALTERATION (Quím.) alteración, descompo-
sición (Tint.) (DECOLOURING, FADING,)
alteración, decoloración (Mec.) variación, s.
VARIATION.
— OF CONCENTRATION OF THE ELECTRO-
LYTE (Elect., Meta.) cambio o variación
de concentración del electrolito.
— — THE COUPLING (Tel., in.) cambio del
acoplamiento.
— — or VARIATION OF CURRENT (Elect.) va-
riación de la corriente.
— — CUT OFF (Mec., Vm.) variación de la
admisión.
— — THE SHAPE OF THE MAGNETIC
FIELD (Elect.) variación de la forma del
campo (magnético).
— — TRIM (Mar.) cambio de estivación o de
equilibrio, desplazamiento de las cargas.
— — — OF THE AIRSHIP (Aviac.) cambio
de posición del buque aéreo.
ALTERN ANGLES (Geom.) ángulos alternos.
ALTERNATE, ALTERN (Geom.) alterno (Elect.)
alterno, alternativo (Arq.) alterno, alter-
nado. v. ALTERNATING.
TO —, alternar.
— — THE SPOKES, SET THE SPOKES OFF
AND ON, (Carr., Vm.) empatar alternati-
vamente los rayos (de las ruedas).
— CURRENT, v. ALTERNATING CURRENT.
— — GENERATOR, v. ALTERNATOR.
— MOTION (Mec.) movimiento alternativo.
ALTERNATELY BY THE LENGTH AND
WIDTH, (Alb.) en tizón y paramento.
ALTERNATENESS, ALTERNACY, alternación
ALTERNATING (Mec., Elect.) alterno, alter-
nativo (Min.) alternado.
— TO CONTINUOUS CURRENT CONVERT-
ER, a. c. to d. c. MOTOR GENERATOR
SET (Elect.) transformador de corriente al-
terna en continua.
— CONTINUOUS CURRENT CONVERTER

SYSTEM (Elect.) sistema de transformador
de corriente alterna en continua.
— CONTINUOUS WAVES, abrev. A. C. W.
(Elect.) ondas continuas alternas.
— (or ALTERNATE) CURRENT, ab. A. C. or
a. c. (Elect.) corriente alterna o alternativa.
— — ACCUMULATOR or STORAGE BAT-
TERY (A) (Elect.) acumulador de corriente alterna.
— — AMMETER (Elect.) amperómetro para
corriente alterna.
— — ARC LAMP (Elect.) arco (voltaico) de
corriente alterna.
— — — — WITH RESISTANCE (Elect.) arco
(voltaico) para corriente alterna con resistencia.
— — ARMATURE (Elect.) inducido de alternador.
— — BLOCKING SYSTEM (Fc.) block a corriente alterna.
— — BRIDGE (Elect.) puente de corriente alterna.
— — CABLE (Elect.) cable para corriente alterna.
— — CIRCUIT (Elect.) circuito de corriente
alterna.
— — COMMUTATOR CURRENT (Elect.) motor de corriente alterna con conmutador.
— — CONTROLLER (Fc.) regulador o combinador de corriente alterna.
— — DECOMPOSITION (Elect., Quím.) descomposición doble.
— — DIFFERENTIAL BAND LAMP (Elect.)
arco diferencial de cinta para corriente alterna.
— — EXCITATION (Elect.) excitación por corriente alterna; (Rel. FIELD EXCITA-
TION).
— — FURNACE (Meta.) horno de corriente trifásica.
— — HEATING UNIT (Elect.) radiador de co-
riente alterna.
— — HIGH TENSION PLANT (Elect.) instalación de corriente alterna de alta tensión.
— — INDUCTION AMMETER (Elect.) amperómetro de inducción para corriente alterna.
— — INSTRUMENT (Elect.) instrumento para
corriente alterna.
— — LIGHTNING ARRESTER, pararrayos de
corriente alterna.
— — LOCOMOTIVE (Fc.) locomotora de corriente alterna.
— — LONG DISTANCE LINE (Elect.) línea
de gran distancia y de corriente alterna.
— — MOTOR (Elect.) motor de corriente alterna.

ALTERNATING-CURRENT RAILWAY (Fc.) ferrocarril de corriente alterna.

— — REGULATOR (Elect.) regulador para corriente alterna.

— — STARTER (Elect.) aparato de arranque de corriente alterna.

— — SUPPLY METER (Elect.) contador para corriente alterna.

— — TRANSFORMER (Elect.) transformador de corriente alterna.

— — VOLTAGE, — VOLTAGE (Elect.) tensión de corriente alterna.

— — VOLTMETER (Elect.) voltímetro para corriente alterna.

— — WATT-HOUR METER (Elect.) contador de vatio-horas para corriente alterna.

— DISCHARGE (Elect.) descarga alternada.

— ELECTROSTATIC FIELD (Elect.) campo electro-estático alterno.

— FLUX (Elect.) flujo alternativo.

— MAGNETIC FIELD (Elect.) campo magnético alterno.

— MAGNETICAL POTENTIAL (Elect.) potencial magnético alterno.

— STRESS, (LOAD) (Mec.) carga alternativa o de acción alternativa.

ALTERNATION (Alg.) alternación, permutación (Elect.) alternación.

— OF POLARITY (Elect.) alternación de polaridad.

ALTERNATIVE, alternativo.

— SPARK GAP (Elect., Tel. in.) distancia explosiva de conmutación.

ALTERNATOR, ALTERNATE or ALTERNATING CURRENT GENERATOR (Elect.) alternador, dínamo de corriente alterna.

— CHARACTERISTIC (Elect.) característica de un alternador.

— CURRENT GENERATOR, v. —.

— FOR "X" PERIODS PER SECOND (Elect.) alternador con "X" períodos por segundo.

ALTHEA (Bot.) malvavisco, altea.

ALTHEINE (Quím.) alteína.

ALTHIONIC ACID (Quím.) ácido altiónico.

ALTIGRAPH (Fís.) altímetro, altígrafo.

ALTIMETER, ALTOMETER, Jacob's STAFF, ASTROLABE, altímetro (Agrim.) (A KIND OF THEODOLITE, ASTROLABE,) ballestilla, especie de astrolabio (Fís.) altímetro.

ALTIMETER (Fís.) altímetro. (Aeron.) altímetro, barómetro aneroide registrador.

ALTINCAR (Quím.) atíncar, bórax.

ALTISCOPE (Opt.) altiscopio.

ALTITUDE (Astr.) altitud || altura angular.

— OF THE EQUATOR, elevación del ecuador. APPARENT — (Ast.) altitud aparente.

MERIDIONAL — (Ast.) altitud meridiana.

TRUE — (Ast.) altitud verdadera.

ALTOGETHER or **THROUGH COAL** (Min.) todouno.

ALTO-RILIEVO, IN FULL RELIEF (Esc.) alto relieve.

ALUDEL, EARTHEN SUBLIMING POT (Meta.) (— FURNACE,) aludel (Quím.) aludel, sublimatorio

ALUM, ALUMEN (Min.) alumbre, sulfato alcalino de alúmina.

TO —, STEEP IN — (Tint.) aluminar.

— CURD, clara de huevo aluminada.

— FLOUR, REFINED — —, alumbre pulverizado.

— LEATHER (Ten.) cuero curtido con alumbre.

— OF COMMERCE, alumbre sin refinar.

— PLUMOSUM (Quím.) acef, alumbre de pluma, sulfato de hierro y alúmina, v. NORMAL —.

— or ALUMINOUS SLATE (Min.) esquisto aluminoso.

— WATER, agua de alumbre para lustrar el papel.

— WELL, fuente aluminosa.

— WORKS or HOUSE, fábrica de alumbre.

BURNT or CALCINED — (Quím.) alumbre calcinado.

CAPILLARY —, STONE —, alumbre capilar.

CHROMIC —, alumbre crómico.

FEATHER —, PLUME, PLUMOSE —, v. NORMAL —.

FLOWERS OF —, SLAM (Quím.) flores de alumbre.

NORMAL —, FEATHER or PLUME or PLUMOSE —, — PLUMOSUM, ALUNOGEN, HAIR-SALT, (Quím.) acef, alumbre de pluma, sulfato de hierro y alúmina.

ROCK or ROCHE — (Quím.) alumbre de roca.

UNCOLOURED ROCK —, ICE —, alumbre de roca incoloro.

STEEPING IN — (Tint.) aluminación, impregnación de alumbre.

SUGAR —, alumbre sacarino.

ALUMED (Tint.) aluminado, pasado por alumbre.

ALUMINA, ALUMINE, PURE CLAY, SESQUIOXIDE OF ALUMINIUM (Quím.) alúmina, óxido de aluminio.

ALUMINATE (Quím.) aluminato.

— OF COPPER (Quím.) aluminato de cobre.

— — GLUCINE (Min.) aluminato de glucina, crisolita oriental, crisoberilo.

— — LEAD, aluminato de plomo.

— — MAGNESIA (Min.) aluminato de magnesia, espinela.

— —ZINC (Min.) aluminato de cinc, automalita.

ALUMING, STEEPING IN ALUM (Tint.) aluminación, aluminaje.
ALUMINIFEROUS, aluminífero.
ALUMINIFORM, aluminiforme.
ALUMINITA, ALUNITE (Min.) aluminita.
ALUMINIUM (Quím.) aluminio.
— BOAT (Mar.) bote o barca de aluminio.
— BRONZE (Meta.) bronce de aluminio.
— CABLE (Elect.) cable de aluminio.
— or ELECTROLYTIC CELL RECTIFIER (Elect.) rectificador con pilas de aluminio; rectificador electrolítico con anodo de aluminio.
— FRAME (Av.) armazón de aluminio.
— HYDROXIDE (Quím.) hidrato de alúmina.
— OXIDE, ARTIFICIAL CORUNDUM (Quím.) óxido de aluminio, corundo artificial.
— SADDLE (Tel.) caballete de aluminio; (Rel.: SIPHON RECORDER y GLASS SIPHON)
— WEIGHING BOAT (Quím., Fund.) cápsula de aluminio en forma de navecilla para pesar.
— WIRE (Elect.) alambre de aluminio.
NICKEL — (Meta.) aluminio al níquel.
TO ALUMINIZE (Tint.) aluminar.
ALUMINO-SILICATE (Quím.) silicatos de aluminio.
ALUMINO-THERMIC METHOD, procedimiento alumino-térmico.
— — WELDING PROCESS, procedimiento alumino-térmico.
ALUMINOUS AMBER (Quím.) succinato de alúmina.
— LIE (Quím.) lejía aluminosa.
— PIT-COAL (Min.) hulla aluminosa.
— SOAP, SOAP-EARTH (Min.) tierra de jaboneros.
ALUMISH (Tint.) aluminoso.
ALUMO-CALCITE (Min.) alumo-calcita.
ALUNITE, v. ALUMINITA.
ALUNOGEN, HAIR-SALT (Quím.) v. NORMAL ALUM.
ALUR, ALURA (Arq.) galería cubierta.
ALUTACEOUS (Tint.) moreno pálido.
ALUTATION (Ten.) curtido de las pieles.
ALVEARY (Ap.) colmena.
ALVEOLAR (Arq.) alveolar.
— FORCEPS (Dent.) pinzas alveolares.
— ORE (Min.) mineral alveolar o celular.
ALVEOLATED, QUILLED, alveolado, en forma de panal.
ALVEOLUS (Ap.) alvéolo (Anat., Bot.) alvéolo.
ALVEUS (Geo.) álveo, cauce, madre o lecho de un río (Hid.) canal de un río.
Am. v. Ampere.
AMACRATIC LENS (Fot.) lente amacrática.
AMAIN (Mar.) de repente, de pronto.

AMALGAM, AMALGAMA (Quím.) amalgama.
— GILDING, dorado al fuego con mercurio.
— MANIPULATOR (Dent.) instrumento para preparar la amalgama de los dentistas.
— SILVERING, plateado al fuego.
— SOLUTION (Galv.) baño de amalgamado.
— VARNISH, barniz de amalgama.
TO AMALGAMATE (Quím.) amalgamar.
AMALGAMATED ZINC PLATE (Elect.) plancha de cinc amalgamada.
AMALGAMATING (Quím.) amalgamación.
— MILL (Meta.) molino para amalgamar.
— SKIN (Meta.) gamuza para amalgamar.
AMALGAMATION (Quím.) amalgamación.
— BARREL or TUB (Meta.) cuba de amalgamar.
— MILL (Meta.) molino de amalgamar.
— PROCESS (Meta.) azoguería, beneficio de amalgamación.
— SKIN, v. AMALGAMATING SKIN.
— OF TWO COMPANIES (Com.) fusión de dos compañías.
AMALGAMATOR (Meta.) máquina de amalgamar.
AMANDOLA (Min.) mármol verde alveolar.
AMANITINE, MUSH-ROOM POISON (Quím.) amanitina.
AMANSA, pedacitos de vidrio para esmaltar.
AMANTHITINE (Miner.) amantitine, variedad de la actinolita.
AMANUENSIS (Com.) amanuense, escribiente.
AMARANTH (Bot.) amaranto (Tint.) (—COLOURED) amaranto, de color de amaranto.
— or VIOLET WOOD (Carp.) amaranto, palisandro.
AMARINE, BENZOLINE (Quím.) amarina, hidruro de azobenzolina.
AMAUSITE, COMPACT FELSPAR (Miner.) amausita, variedad compacta de ortosa.
AMAZON (Tej.) amazona.
— STONE (Min.) feldespato verde claro.
AMBE, tribuna.
AMBER (Min.) ámbar, succino.
— BEADS (Com.) cuentas de ámbar.
— GRIS or GREASE or GREESE (Min.) ámbar gris.
— — SALT, sal de ámbar gris.
— OF THE FOURTH QUALITY (Com.) ámbar de la inferior calidad.
— OIL, aceite de ámbar amarillo, aceite de succino.
— POWER (Fís.) fuerza succínica.
— SEED (Bot.) ambarilla, semilla de abelmosco.
— VARNISH (Pint.) barniz al ámbar, barniz de succino.

AMBER WOOD (Carp.) ambarina, madera de ámbar.

BLACK —, ámbar negro.

GREY —, ámbar gris.

LIQUID —, —, LIQUID STORAX, liquidámbar, ámbar líquido, estoraque.

MILK WHITE —, ámbar de color de leche.

WHITE —, ámbar blanco.

YELLOW —, ámbar amarillo, succino.

AMBEROID, amberoide.

AMBIENT (Fís.) ambiente.

— **AIR** (Fís.) aire ambiente.

AMBITENDENCY (Psicol.) ambitendencia.

AMBIT, AMBITUS, ámbito (Arq.) (ENCLOSURE,) ámbito.

AMBITTY, (GLASS THAT HAS LOST ITS TRANPARENCY,) (Vid.) cristal escarchado.

AMBIVALENCY (Psicoan.) ambivalencia.

AMBIVALENT, ambivalente.

AMBLE (Eq.) portante, paso castellano o de andadura.

TO — (Eq.) amblar.

AMBLER (Eq.) caballo que anda portante.

AMBLYGON (Geom.) obtusángulo.

AMBLYGONAL (Vid.) obtusángulo.

AMBLYGONITE (Miner.) ambligonita, fluofosfato de alúmina, litina y sosa.

AMBO, QUIRE, CHOIR (Arq.) ambón, coro o tribuna de iglesia.

Amboyna WOOD (Carp.) palo de Amboina.

AMBREADA (Joy.) ámbar artificial.

AMBREATE (Quím.) succinato.

AMBREIC ACID (Quím.) ácido ambreico.

AMBREINE (Quím.) ambarina.

AMBRINE, ambrina.

AMBROIN, ambroína.

— **INSULATOR** (Elect.) aislador de ambroína.

AMBROTYPE (Fot.) ambrotipo.

AMBULANCE (Mil.) ambulancia, hospital de sangre o de campaña (Arq.) v. AMBULATORY (Fc.) v. —CAR.

TO —, conducir o transportar o llevar en una ambulancia.

— **BOX or CHEST** (Cir., Fc., Min.) caja de socorros, v. DRESSING or SURGICAL CASE.

— **CAR, SICK WAGON** (Fc.) coche para enfermos, coche de ambulancia.

— —, (Vm.) automóvil para enfermos, coche ambulancia.

AMBULATOR, odómetro.

AMBULATORY (Arq.) deambulatorio.

AMBUSH, AMBUSCADE (Mil.) emboscada, celada.

TO —, (Mil.) emboscar (se), tender una celada o emboscada.

AMEL, esmalte.

AMELIORATION (Quím.) refinación.

AMELLED, esmaltado.

AMEND (Com.) indemnización.

AMENDMENT (Agric.) abono de la tierra.

American BOGIE 4-COUPLED 8-WHEELED (Fc.) boga de dos ejes acoplados y truck delantero.

— **LEATHER** (Ten.) lienzo charolado, imitación del cuero.

— **METHOD OF TUNNEL DRIVING** (Fc.) sistema americano de construcción (de túnel).

— **SOUND SCREEN, A. S. S.** (Fot.) pantalla americana

— **THROAT STOPPER** (Fund.) sistema americano de cierre del tragante.

— **TWIST JOINT** (Elect.) empalme por torsión.

— **WIRE CUTTER PLIERS**, alicate universal, tenazas universales.

— — **GAUGE** (Elect.) calibrador americano de alambres.

AMEHTYST (Miner.) amatista, cuarzo hialino violeta.

ORIENTAL — (Miner.) amatista oriental, corindón hialino violeta.

AMETHYSTINE, de amatista.

AMIANTH, AMIANTHUS, ASBESTOS, EARTHFLAX (Miner.) amianto, asbesto.

AMIANTHINE WOOD, ASBEST, ASBESTOS, asbesto leñoso.

AMICE (O. Ec.) amito.

Amici's PRISM (Micr.) prisma de Amici.

AMID-SHIPS (Mar.) en el centro del barco, en sentido de la eslora, v. AMIDSHIP.

AMIDE (Bot.) amida (Quím.) amida || amido.

AMIDINE (Quím.) amidina.

AMIDINS (Quím.) amidinas.

AMIDOCHLORIDE or WHITE PRECIPITATE OF MERCURY (Quím.) cloro-amido de mercurio.

AMIDOGEN (Quím.) amidógeno.

AMIDSHIP, v. AMID, b. Comb. HELM.

— **FASTS** (Mar.) amarras de través.

AMINE (Quím.) aminas.

AMITOSIS (Biol.) amitosis.

AMMELINE (Quím.) ammelina.

AMMETER, AMPEROMETER (Elect.) amperómetro.

— **WITH ECCENTRIC IRON DISC** (Elect.) amperómetro de cuadrante de hierro excéntrico.

— — **FASTENING or FIXING LUGS** (Elect.) amperómetro con orejas de fijación.

— **SWITCH** (Elect.) conmutador de amperómetro.

AMMOLIC SALTS (Quím.) sales ammólicas.

AMMOLINE (Quím.) ammolina.

AMMOLITE (Min.) ammolita.

AMMONIA, VOLATILE ALCALI, ALCALINE AIR (Quím.) amoníaco, álcali volátil.
— ALUMN (Quím.) alumbre amoniacal, sulfato de aluminio y de amonio.
— AMALGAM (Quím., Meta.) amalgama de amonio.
AMMONIACAL (Quím.) amoniacal.
AMMONIC, AMMONIA-LIKE (Quím.) amónico.
AMMONIMETER (Quím.) amonímetro.
AMMONITE, AMMONIURET (Quím.) amoniuro.
AMMONIUM (Quím.) amonio.
— ACETATE (Quím.) acetato amónico.
— CHLORIDE, s. SAL AMMONIAC.
— FLOURIDE (Quím.) fluoruro amónico.
— MOLYBDATE (Quím.) molibdato amónico.
— SULPHATE (Quím.) sulfato de amoníaco.
— SULPHIDE (Qumí.) sulfuro amónico.
AMMUNITION (Mil.) munición (de guerra).
— BOOTS (Mil.) calzado de reglamento o munición.
— BOX (Art.) caja de municiones || armón, retrotrén.
— BREAD, pan de munición.
— CYLINDER (Mil.) guarda-fuegos.
— WAGON (Mil.) furgón o carro de munición.
AMMUZETTE (Arm.) amuseta.
AMOEBA (Zool.) amiba.
AMORPHISM (Vid.) amorfismo, vicio de cristalización.
AMORPHOUS (Tec.) amorfo.
— HYALINE QUARTZ (Miner.) cuarzo hialino amorfo.
— PHOSPHOROUS (Quím.) fósforo amorfo.
AMORTISER (Fís., Mar.) amortiguador, resorte amortiguador del barómetro.
AMORTIZATION (Com.) amortización.
— QUOTA, AMOUNT FOR —, (Com.) cuota de amortización, suma destinada a la amortización.
TO AMORTIZE (Com.) amortizar.
AMOUNT (Tec.) suma, cantidad, monto (Com.) importe, valor, suma, monto.
  TO — (Com.) ascender, montar, sumar, importar.
— OF THE SETTLING EXCESS OF THE HEIGHT (Ing.) asiento, excedente de altura.
— TRAFFIC (Fc.) importancia del tráfico.
— WATER REQUIRED (Fc., Mv.) cantidad necesaria de agua.
  FULL or WHOLE — (Com.) importe total.
  GROSS — (Com.) importe bruto.
  NET — (Com.) importe neto.
  TO THE — OF... (Com.) hasta la cantidad de...
AMOUSES (Joy.) piedras falsas.

AMPARO (Der.) amparo.
AMPELITE, CANNEL-COAL, PHARMACITIS (Miner.) ampelita, arcilla antracítica (Carp.) lápiz negro de carpinteros.
AMPERAGE (Elect.) amperaje, intensidad en amperios.
AMPERE, ab.: A (Elect.) A, amperio; (ampere, es el nombre del amperio en la nomenclatura internacional. R. A. E.) v. compuestos en ab en A., A—c, etc.
— ARC (Elect) amperio-arco
— CENTIMETRE, ab A-cm., amperio centímetro, Acm.
— CONDUCTORS (Elect.) amperios-conductores.
— FOOT (Elect.) amperio-pie.
— GAUGE (Elect.) amperio-manómetro.
— HOUR, A-h. (Elect.) Ah, amperio-hora.
— — EFFICIENCY (Elect.) rendimiento en amperios-horas.
— — METER (Elect.) contador de amperios-horas, v. s. COULOMB METER.
— METER (Elect.) amperómetro, v. AMMETER.
— MINUTE, A-m. (Elect.) Am., amperio-minuto.
—'S RULE (Elect., Fís.) regla de Ampére.
— SECOND, A-S, As, amperio-segundo.
—'S TABLE (Elect.) tabla de Ampére.
—'S THEORY (Elect.) teoría de Ampére.
— TURN COEFFICIENT (Elect.) coeficiente de los amperios-vueltas.
— TURNS (Elect.) amperios-vueltas.
— — PER POLE (Elect.) amperios-vueltas polares o de polo.
— WIRE (Elect.) amperio-conductor.
AMPEREA (Bot.) amperea.
AMPHIBIAN (Zool.) anfibios (Aeron.) anfibio.
AMPHIBOLE, HORNBLENDE, TREMOLITE (Miner.) anfíbol, (hay tres clases: tremolita, actinota y hornblenda).
— GNEISS, gneiss anfibólico.
  MICACEOUS —, anfíbol micáceo.
AMPHIDE BODIES or SUBSTANCES FORMING BOTH ACIDS AND BASES (Quím.) cuerpos anfígenos.
AMPHIEROTISM (Psicoan.) anfierotismo.
AMPHIHEXAEDRAL (Crist.) anfiexaedro.
AMPHIPROSTYLOS TEMPLE (Arq.) templo anfipróstilo.
AMPHITHEATRE, LECTURE ROOM (Arq.) anfiteatro.
AMPHITYPE (Fot.) anfitipo.
AMPHORA (Cer.) ánfora (Ast.) v. AQUARIUS.
AMPHOTERIC ELECTROLYTE (Quím. Elect.) electrolito anfoterio.

AMPLE (Com.) amplio, bastante, suficiente (Arq.) amplio.

— POWER (Com., Jur.) poder amplio y bastante.

AMPLIFICATION (Fot.) amplificación (Opt.) amplificación, v. MAGNIFYING (Elect., radio) amplificación.

— FACTOR (Elect., radio) factor o coeficiente de amplificación.

AMPLIFIER (Radio) amplificador.

TO AMPLIFY (Fot.) amplificar (Opt.) aumentar, amplificar (Elect., radio) amplificar.

AMPLITUDE, amplitud, extensión, extensión o longitud máxima (Fís.: ondas,) amplitud (radio, Tel., in.) v. — (Fís.); (Mil.) amplitud, (recta que va del punto de partida al de llegada de un proyectil).

— OF ABERRATION, amplitud de aberración.

— or MAXIMUM VALUE OF AN ALTERNATING CURRENT (Elect.) intensidad máxima de una corriente alterna.

— COMPASS, compás azimutal.

— OF THE ELECTROMOTIVE FORCE (Elect.) amplitud de la fuerza electromotriz.

— FACTOR (Fís., Elect.) factor de amplitud.

— OF A MINE (Min.) capacidad de una mina.

— — OSCILLATION (Elect., Tel. in., Fís.) amplitud de la oscilación.

— — RANGE (Art.) alcance de un proyectil.

— — THE STRENGTH OF CURRENT (Elect.) amplitud de la intensidad de corriente.

— — SWELL (Mar.) amplitud del oleaje.

— — WAVES (Fís., Elect., Tel. in.) amplitud de las ondas.

AMPOULE (SMALL GLASS CAPSULE) ampolleta, ampolla.

AMPULLA (Quím.) ampolla.

AMPUTATING KNIFE (Cir.) cuchilla de amputar.

— SAW (Cir.) sierra de amputar.

AMYDINE, AMYLOLINE, AMYLINE (Quím.) amidina.

AMYGDALATE (Farm.) almendrada.

AMYGDALIC ACID (Quím.) ácido amigdálico.

AMIGDALIN (Quím.) amigdalina (Farm.) amigdalino-a.

AMYGDALITE (Miner.) amigdalita.

AMYGDALOIDS, amigdaloide (Miner.) amigdaloides; (variedades principales: espilita y variolita).

AMYL (Quím.) amilo.

— ACETATE LAMP (Elect.) lámpara para acetato de amilo.

AMYLAMIN (Quím.) amilamina; (metil-etil).

AMYLACEOUS, RESSEMBLING or **APPERTAINING TO STARCH** (Quím.) amiláceo.

AMYLAMMONIUM (Quím.) amilamonio.

AMYLE, AMYLUM (Quím.) almidón, amilo.

AMYLOBACTER (Bacter.) amylobácter.

AMYLOID (Quím.) amiloide.

AMYLOPECTIN (Quím.) amilopectina.

AMYLO-SULPHO-CARBONIC ACID (Quím.) ácido antranílico.

AMYLOXYDE (Quím.) óxido de amilo.

AMYLPHOSPHOROUS ACID (Quím.) ácido amilofosforoso.

AMYLUM, STARCH, FECULA (Quím.) almidón, amilo.

ANABATIC (Meteor.) ascendente, anabático.

ANACAMPTICS (Fís.) teoría de la refracción de la luz, anacampsis.

ANACHRONISM, anacronismo.

ANACLASTIC, DIOPTRIC (Fís.) anaclástico, refractante.

ANACLASTICS, DIOPTRICS (Fís.) anaclástica, v. DIOPTRICS.

ANAEROBIE (Biol.) anaerobio.

ANAESTHESIMETER (Terap.) anestesímetro.

ANAGENITE, CHROME-OCHRE (Miner.) anagenita.

ANAGLYPH (Esc.) anaglifo, ornamento grabado o cincelado (Fot.) anaglifo.

ANAGLPTIC (b. a.) anaglíptico.

ANAGLYTOGRAPHY (b. a.) anagliptografía.

ANAGOGIC (Teol. y Psicoan.) anagógico.

ANAL SPECULUM (Cir.) espéculo para el ano, v. DILATOR.

ANALCIME, ANALKIMA (Miner.) analcima; (silicato hidratado de alúmina y sosa, conocido también por "cubicita").

ANALITICAL, v. ANALYTICAL.

ANALOGIUM (Arq.) tumba sobre el cuerpo de un santo.

ANALOGOUS (Quím.) análogo.

TO ANALYZE (Quím.) analizar.

— — BY CATALYSIS, catalizar.

ANALYZER (Quím.) analizador Opt.) analizador.

ANALYSIS (Quím., Mat.) análisis.

— BY DRY PROCESS or WAY (Quím.) análisis por la vía seca.

— — STEAM (Dest.) análisis al vapor.

— — WET PROCESS, WET — (Quím.) análisis por la vía húmeda.

CHEMICAL — (Quím.) análisis químico.

ELECTROLYTIC — (Elect., Quím.) análisis por la electricidad, electrólisis analítica.

ORGANIC — (Quím.) análisis orgánico.

PSYCO —, psicoanálisis.

QUALITATIVE — (Quím.) análisis cualitativo.

QUANTITATIVE — (Quím.) análisis cuantitativo.

SPECTRAL or SPECTROSCOPICAL — (Fís., Quím.) análisis espectral.

TELEPHONIC —, análisis telefónico.

VOLUMETRIC —, QUANTITATIVE — (Lic.) análisis volumétrico.

ANALYTIC GEOMETRY (Mat.) geometría analítica.

ANALYTICAL, analítico.

ANALYTICAL APPARATUS FOR GAS, GAS — —, aparato para el análisis del gas.

— BALANCE, balanza para laboratorio.

ANAMORPHOSIS (Fís.) anamorfosis.

ANANAS (Bot.) piña.

ANAPHYLAXIS (Med.) anafilaxia.

ANAPHYLATOXIN (Quím. y Fisiol.) anafilotoxina.

ANAPLASMOSIS, anaplasmosis.

ANAPLASTIC INSTRUMENT (Cir.) instrumento anaplástico.

ANASTATIC PRINTING or IMPRESSION (Tip.) impresión de relieve o anastática.

ANATASE, OISANITE, OCTAEDRITE (Miner.) anatasia, óxido de titanio.

ANATRON, SANDEVIR, GLASS-GALL (Vid.) espuma de la fusión del vidrio || anatrón.

ANCHOR (Arq.) ancla (TIE-IRON, TRUSS-ROD:) amarra, tirante, mufla (Alb.) (IRON-CLAMP,) chaveta, traviesa, v. (Elect.); (Rel.) ancla, áncora (Tel.) ancla, áncora (Aviac.) ancla (Mar.) ancla (Elect.) (EARTH-SCREW,) tornillo de tierra.

TO —, (Mar.) anclar, fondear (Arq., Alb., Elect.) amarrar, afirmar, asegurar.

— — IN THE ROCK (Fc.) empotrar el ancla en un suelo rocoso.

— BASKET (Pont.) cesto de anclaje para pontón.

— BEAM, serviola.

— BOLT (Carp.) perno remachado.

— BUOY (Mar.) boya de ancla.

— CHAIN (Mec.) cadena de aparejo o de áncora.

— CHOCKS (Mar.) calzos del ancla.

— AND COLLAR (Hid.) bisagra de ancla y collarín de compuerta de esclusa.

— or DEAD BEAT ESCAPEMENT (Rel.) escape de áncora.

— FORGE, ancorería, fábrica de anclas.

— GATE (Hid.) puerta encastrada.

— GROUND (Mar.) fondeadero.

— HOLD (Mar.) agarre del ancla.

— LIGHT (Mar.) farol o luz de fondeadero.

— LINING (Mar.) defensa || batidero de la caña del ancla.

— PALM (Mar.) orejas de la aleta.

— PLATE (Ing., Mec.) plato de sujeción.

— —, BACK STAY, FOUNDATION WASHER, plato de sujeción.

— ROD (Elect. y Fc.: postes,) ancla del viento, (Rel.: STAY-WIRE, STAY-ROD).

— ROPE (Mar.) cable del ancla.

— SCREW, v. Lewis BOLT.

— SMITH, fabricante de anclas, forjador de anclas.

— SPLICING EAR (Fc.) grapa de unión y de sujeción.

— STEEL (Fund.) acero para anclas.

— STOCK TACKLE (Mar.) aparejo para revirar el cepo del ancla.

— TRIPPER (Mar.) disparador, aparato para soltar el ancla.

— WINDLASS or CAPSTAN (Mar.) cabrestante.

— WIRE INSULATOR (Fc., Elect.) aislador para alambre de amarra.

ANCHORAGE, anclaje, v. ANCHORING (Mar.) anclaje, ancoraje o surgidero || anclaje, las áncoras de una embarcación || anclaje, (tributo o derecho).

ANCHORING (Mar.) anclaje (Aviac.) anclaje (Const., Elect., Mec., Fc.), atirantamiento anclaje (Carp.) amarraduras, amarras.

— BEAM, RAIL — (Fc.) vigueta de anclaje.

— BOAT (Mar.) bote de anclaje.

— FASCINE (Arq., Hid.) fagina de anclaje.

— GROUND (Mar.) fondeadero, anclaje.

— OF A SUSPENSION BRIDGE (Pont.) amarras de puente colgante.

— PICKET (Arq., Hid.) estaca de anclaje.

— PILE, poste de anclaje.

— PLACE (Mar.) fondeadero, anclaje.

ANCHOVY, anchoa.

ANCHUSA, ALKANET, ALKANA, DYER'S GROMWELL (Tint.) orcaneta, ancusa.

ANCHUSATE (Quím.) ancusato.

ANCHUSIC ACID (Quím.) ácido ancúsico.

ANCHUSINE, ancusina, orcanetina.

ANCHYLOSIS APPARATUS (Cir.) aparato para la anquilosis.

ANCIENT, antiguo, viejo (Mar.) pabellón de popa, insignia.

— BEARER (Mil.) abanderado.

ANCLYCOMELE (Cir.) tienta curva.

ANCON (Alb.) piedra angular (Carp.) esconce, recodo, ángulo de escuadra.

ANCONE, TRUSS, CONSOLE (Arq.) cartola, modillón de cornisa.

ANCONY (Fund.) hurgón de dos cabezas sin pulir.

ANCRAMITE (Miner.) ancramita.

ANDALUSITE, PRISMATIC —, STANZAITE (Miner.) andalusita, chorlo prismático cuadrangular, silicato de alúmina.

ANDAMAN-RED-WOOD (Bot.) madera de coral.

ANDESINE, ANDESITE (Miner.) andesita, silicato de alúmina y sosa.

ANDIRON, FIRE-DOG, COBIRON, DOG (Herr.) caballetes de hierro para sostener carbón o leña en las chimeneas.

ANDREOLITE (Miner.) andreolita.

ANDROSPHINX (Esc.) león alado con cabeza humana.

ANELECTRICS (Fís.) cuerpos no eléctricos.

ANEMIUS (Quím.) hornilla.

ANEMOBIAGRAPH (Meteor.) anemobiágrafo, anemógrafo de tubo de presión.

ANEMO-DINAMOMETER, WIND-GAUGE (Fís.) anemo-dinamómetro.

ANEMOGRAPHER (Fís.) anemógrafo.

ANEMOGRAPHY (Fís.) anemografía.

ANEMOLOGY (Fís.) anemología.

ANEMOMETER, WIND-GAUGE or GAGE (Fís.) anemómetro, aparato para medir la velocidad del viento.

ANEMOMETROGRAPH, anemometrógrafo.

ANEMOMETRY (Fís.) anemometría.

ANEMONE (Bot.) anémona.

ANEMONINE (Quím.) anemonina.

ANEMOSCOPE (Fís.) anemoscopio.

AN-END (Mar.) vertical, perpendicular, en candela.

ANEROID, aneroide.

— **BAROMETER** (Fís.) barómetro aneroide.

— **STATOSCOPE** (Fís.) estatóscopo aneroide.

SELF-RECORDING —, aneroide registrador.

ANEROIDOGRAPH (Met e o r.) aneroidógrafo, barómetro aneroide registrador.

ANEURISM NEEDLE (Cir.) aguja para ligar arterias dilatadas.

— **TORNIQUET** (Cir.) compresa para aneurismas.

ANFRACTUOSITY, ANFRACTURE (Geol.) anfractuosidad, sinuosidad, aspereza.

ANGEL SHOT (Art.) balas encadenadas o enramadas, palanquetas.

— **WATER** (Perf.) agua de Portugal.

ANGELICA (Org.) juego celeste, coro de ángeles.

ANGELICAL ROOT (Bot.) raíz de angélica.

ANGLE (Tec.) ángulo, rincón, esconce, esquina, codo (Geom.) ángulo (Herr.) codo, esquina, (Mader.) (FENCE,) escuadra de apoyo del carro para troncos (Pesc.) anzuelo || caña de pescar (Fc.) (GRADIENT,) ángulo de inclinación (Av.) ángulo.

— OF **ABERRATION** (Fís.) ángulo de aberración.

ANGLE OF ADVANCE (Mec.: rueda de ángulo,) salto (v. DOUBLE HELICAL TOOTH y DOUBLE HELICAL SPUR WHEEL).

— — **ACTION** (OF THE TOOL) (Torn.) ángulo de acción.

— — **ALTERATION OF COURSE** or **STEERING** (Av.) ángulo de desviación.

— — **ATTACK** (Aeron.) ángulo de ataque.

— — **BACK OF TOOTH,** ángulo de la espalda (del diente de la hoja de la sierra).

— — **BACKING OFF,** ángulo del canto (de la cuchilla o lámina cortante).

— — **BANK,** v. — — **ROLL** (Aeron.)

— — **BAR** (Herr.) codo, codillo, escuadra de hierro.

— OF THE **BASTION** (Fort.) ángulo saliente.

— — **BEAD** (Arq.) guarda vivos.

— OF **BENDING** (Máq. de curvar) ángulo de curvar o de doblez.

— — **BEVEL** (Carp.) saltarreglas, falsa escuadra.

— OF THE **BEVEL** or **CONE** (Vm.) ángulo o abertura del cono (de acoplamiento o embrague).

— — **BOB** (PUMP,) balancín angular.

— — **BOCK** (Arq.) filete del ángulo.

— OF **BOSHES** (Fund.) ángulo de los etalajes.

— — **BOX, CORNER BOX** (Elect.) caja de escuadra.

— — **BRACE** (Carp.) cuadral, berbiquí de manivela (Alb.) grapa angular de hierro (Herr.) taladro para las esquinas.

— — **BRACKETS** (Mec.) consola angular (Arq.) modillones angulares.

— OF **BRUSH DISPLACEMENT** (Elect., ángulo de desplazamiento o de calado de las escobillas.

— — **CABLE SOCKET** or **CONNECTOR** (Elect.) terminal angular.

— OF **CENTRE** (Torn.) ángulo de la punta.

— AT THE **CENTRE,** ángulo en el centro.

— OF **CIRCUMFERENCE,** ángulo de circunferencia.

— — **COCK** (Mec.) grifo de paso angular.

— OF **CONTACT,** ángulo de contacto.

— — —, **ARC OF CONTACT** (Mec.: transmisión por correas,) ángulo de contacto, arco abrasado.

— — **CONTINGENCY,** ángulo de contingencia.

— — **CORNER DRILL** (Carp.) taladro o tarraja para las esquinas.

— OF **COUPLING COCK** (Fc.) llave de acoplamiento.

— — **COUNTERSINKING** (Herr.) ángulo de rebajamiento, (en remaches).

— — **CROSSING ON SOLID BASE** (Fc.) pieza de cruzamiento ensamblada, cruce de carriles ensamblados.

ANGLE OF THE CROSSING (Fc.) ángulo del cambio, inclinación del corazón.

— — CRYSTALLS (Vid.) ángulo de cristalización.

— CUTTER (Torn.) fresa angular.

— OF CUTTING EDGE, ángulo del frente (del liente de la hoja de sierra).

— — DEFENSE (Fort.) ángulo de defensa.

— — DEFLECTION (Fís., Mag.) ángulo de desviación (de la aguja).

— — DEPRESSION, ángulo de depresión.

— — DISPART (Art.) ángulo de mira natural (en los cañones).

— — DIVERGENCE AT HEEL OF TONGUE or POINT (Fc.) ángulo en el talón de la aguja.

— DRIFT, v. ANGULAR REAMER.

— DRIVE (Mec.: impulsión por correas,) transmisión angular.

— EDGE, canto, vivo, arista.

— OF ELEVATION FOR GREATEST RANGE (Art.) ángulo de alcance máximo.

— —OF PLANES (Av.) ángulo de inclinación de los planos (para el ascenso).

— — ELONGATION (Mec.) ángulo de elongación.

— WITH EQUAL SIDES, EQUAL — (Fund.) escuadra o hierro angular de alas iguales.

— FISH-PLATE or SPLICE BAR (A) (Fc.) brida en ángulo o en escuadra.

— — AND SOLE-PLATE COMBINED (Fc.) brida angular con placa de apoyo.

— or COLLAR FLANGE (Mec.: tubos,) brida de ángulo.

— FLOAT (Alb.) palustrillo.

— OF FRICTION (Mec.) ángulo de fricción.

— GAUGER (Crist.) goniómetro.

— (GLIDING) (Av.) ángulo de planeo o planeamiento.

— OF THE GROOVE, (FRICTION GEARING,) (Mec.) ángulo de canal.

— HOOK (Pesc.) anzuelo (de pescar).

— OF INCIDENCE (Fís.) ángulo de incidencia (Art.) ángulo de caída (Av.) ángulo de incidencia. v. — — ATTACK.

— — — (CHANGEABLE) (Av.) ángulo de incidencia cambiable.

— — INCLINATION, ángulo de inclinación (Av.) ángulo de inclinación (de los planos durante la bajada o el descenso).

— — — or RAKE (Vm.) ángulo del árbol de dirección.

— — INFLECTION, ángulo de inflexión.

— INSULATOR (Elect.) aislador de esconce.

— OF INTERSECTION (Geom.) ángulo de intersección.

— — — OF TRACKS (Fc.) ángulo de convergencia.

ANGLE IRON (Fund.) hierro-ángulo, codillo, hierro angular (Cerr.) pestillo (Mar.) esquinal, contrete.

— — BENDING MACHINE, máquina de curvar cantoneras.

— — BOILER RING (Fc.) virola de cantonera.

— — BUMPER (Fc.) placa de tope de superficie convexa.

— — DIAPHRAGM (Fc.) escuadra de cierre.

— — HOOPS (Fc.) zunchos o abrazaderas de codos de hierro.

— — PEG or STAKE (Fc.) poste de hierro en ángulo.

— — SHEARING MACHINE, tijera para cortar hierro-ángulo.

— — STRAIGHTENING MACHINE, máquina de enderezar escuadras.

— JOINT (Font.) codo, conexión angular.

— OF LAG (Elect.: fase,) ángulo de retraso.

— — LEAD (Elect., Mec.) ángulo de avance.

— LEVER (Mec.) palanca acodada o de codo.

— — SHEARS (Mec.) cizalla de palanca de codo.

— LINE (Elect.) ángulo de la línea.

— LOCKING, v. MACHINE FOR — —.

— OF MAGNETIC DEVIATION (Fís.) ángulo de desviación.

— METER, v. — GAUGER.

— OF OBLIQUITY (Carr., Vm.: ruedas,) ángulo de oblicuidad.

— — OSCILLATION or DISPLACEMENT (Mec.: péndulo,) ángulo de desviación.

— PATCHING (Fc.) remendado de las chapas en los ángulos.

— PEDESTAL BEARING (Mec.) soporte oblicuo.

— OF PHASE DIFFERENCE ángulo de fases.

— — — DISPLACEMENT (Elect.) ángulo de discordancia o de desplazamiento de las fases.

— PIPE (Mec.) tubo acodado o arqueado o curvo (abierto).

— OF PITCH (Aeron.) ángulo de caída.

— PLANING (Carp., Torn.) acepilladura oblicua.

— PLATE (Torn.) pieza angular.

— OF POLARIZATION, ángulo de polarización.

— — POLYGON (Mec., Fc.) ángulo del polígono.

— — PULLEY or SHEAVE (Mec., Fc.) polea de desviación, polea-guía.

— RAFTER (Carp.) lima.

— OF REFRACTION, ángulo de refracción.

— — REFLECTION, ángulo de reflexión.

— REDUCER, REDUCING ELBOW (Mec.) codo de dos luces.

ANGLE OF REPOSE (Carr., Vm.) v. — OF
FRICTION (Mec.) inclinación extrema del
centro de gravedad (Fc., Ing.) inclinación
natural del talud.

— — REST OF VEHICLES (Fc., Vm.) ángulo
de reposo de los vehículos.

— RIDGE (Carp.) caballete.

— ROD (Pesc.) caña de pescar.

— OF ROLL (Aeron.) ángulo de inclinación o
escoramiento.

— ROTATION, s. ANGULAR MOTION.

— WITH ROUND CORNERS (Fund.) escuadra
o hierro angular con esquinas redondeadas,

— OF RUPTURE (Mec.) ángulo de ruptura.

— or FLANGED SEAM, remachado angular.

— WITH SHARP CORNERS (Fund.) escuadra
o hierro angular con aristas vivas.

— OF SHEAR BLADES (Mec., fresadoras) ángulo de cruzamiento o del corte de las láminas de tijera o cuchillas.

— OF SIGHT (Opt.) ángulo visual.

— SLEEKER (Fund.: moldes, Alb.) escuadra
para repasar.

— OF SLIDE BEVEL (Torn.) ángulo de inclinación del listón.

— or GRADIENT OF SLOPE (Fc.) (ángulo de)
inclinación del talud.

— STAFF (Arq.) guarda arista.

— STOP, — TO PREVENT THE CREEP OF
RAIL (Fc.) escuadra de parada o detención.

— SUBTENDED BY POLE SPAN (Elect.) ángulo polar o de la pieza polar.

— SWEATING THIMBLE (Elect.) zapata para cables en escuadra o en forma de escuadra.

— TABLE, KNEE (Máq., fresadoras) mesa de
consola móvil.

— OF THE TENAILLE (Fort.) ángulo de tenaza.

— — THROAT, FRONT RAKE, ángulo u oblicuidad del filo (del diente de una hoja de
sierra).

— THROUGH WHICH THE SWITCH MOVES
(Fc.) ángulo de abertura.

— TIE PIECE, HIP RAFTER (Carp.) llave, ligazón, trabazón de una esquina.

— OF TONGUE WITH STOCK-RAIL (Fc.)
ángulo de desviación.

— — TORSION (Mec.) ángulo de torsión.

— — TOOTH POINT, ángulo de la punta del
diente (de una hoja de sierra).

— — WEDGE, ángulo de la cuña o chaveta.

— OF YAW (Aeron.) ángulo de desviación o
de guiñada.

— OF ZERO LIFT, v. ZERO LIFT ANGLE.

ACUTE — (Geom.) ángulo agudo.

ADJACENT —S (Geom.) ángulos adyacentes.

ALTERNATE —S (Geom.) ángulos alternos.

CLEARANCE — (Mat., Mec.) ángulo de incidencia.

CONTIGUOUS — (Geom.) ángulo contiguo.

CUTTING —, ángulo de resistencia o de
frente (del acero de cepillar. v. PLANING
TOOL).

DEAD — (Arq.) ángulo muerto o perdido.

DIAGONAL — (Carp.) mocheta, rinconera.

EXTERNAL — (Geom.) ángulo exterior o externo.

FLANKED — (Fort.) ángulo flanqueado.

GROOVE FOR — WEB (máq. de curvar cantoneras) surco a ranura en el cilindro.

HORARY —, ángulo horario.

INTERIOR — (Fort.) axila.

INTERNAL — (Geom.) ángulo interno.

LOWER — BRACE (Min.) puntal de sostener
una pared.

MILLING — (Torn., Mec.) ángulo de fresar.

MIXED — (Geom.) ángulo mixto.

OBLIQUE — (Geom.) ángulo oblicuo.

OBTUSE — (Geom.) ángulo obtuso.

OPPOSITE —S (Geom.) ángulos opuestos.

OPTIC —, s. VISUAL —.

PARALLACTIC —, ángulo paraláctico.

PLANE — (Carp.) escuadradura.

RECTILINEAR — (Geom.) ángulo rectilíneo.

REENTERING —, ángulo reentrante.

RIGHT — (Geom.) ángulo recto.

SALIENT — ,Arq.) ángulo saliente.

SOLID —, POLYHEDROUS —, ángulo poliedro.

SPHERICAL — (Geom.) ángulo esférico.

UNEQUAL — (Fund.) escuadra de alas desiguales.

VERTICAL —, s. OPPOSITE —S.

VISUAL or OPTIC — (Opt.) ángulo de la
visual, ángulo óptico.

ANGLED, en ángulo, anguloso.

—. (OBLIQUE) TURNTABLE (Fc.) placa o
mesa giratoria para cruzamiento oblicuo.

ACUTED —, de ángulos agudos.

EIGHT —, octagonal.

ELEVEN —, endecagonal.

FIVE —, pentagonal.

FOUR —, cuadrangular.

NINE —, eneagonal.

OBTUSE —, obtusángulo, de ángulos obtusos.

POLY —, poligonal.

RIGHT —, de ángulos rectos.

SEVEN —, heptagonal.

SIX —, hexagonal.

TEN —, decagonal.

TWELFE —, dodecagonal.

ANGLESINE, ANGLESIT (E), SULPHATE OF
LEAD (Min.) anglesita, sulfato de plomo.

ANGLING LINE (Pesc.) sedal.

— ROD (Pesc.) caña de pescar.

ANGLING TACKLE (Pesc.) avíos de pescar.

HORSE HAIR — LINE (Pesc.) sedal de crin.

Angola WOOD (Carp.) madera de Angola.

Angora GOAT, (A HEEP), cabra de Angora.

— SKIN (Com.) pieles de cabra de Angora.

— WOOL (Tej.) lana de Angora.

Angostura BARK (Com.) corteza de Angostura.

Angstrom (Fís.) A. Angstrom ‖ (—, — UNIT, AA, o aa,) (Fís.) A, Angstrom o angstrom. U. A. (Unidad Angstrom, para las medidas antiguas;) I. A. (Anstrom internacional, para las medidas modernas).

ANGU (Bot.) cazabe.

ANGULAR, angular, anguloso.

— ACCELERATION b. ACCELERATION.

— COLUMN (Arq.) columna angular.

— FILE (Herr.) lima angular.

— GEARING (Mec.) engranaje de ruedas angulares.

— IRON BAND (Cerr.) herraje angular.

— MAGNET, imán en escuadra.

— MOTION (Mec.) movimiento angular.

— POINT (Geom.) vértice.

— REAMER, escariador de ángulo.

— THREAD, — SHARP THREAD, (Elect., máq.) filete (de tornillo) triangular .

— or TRIANGULAR THREAD (máq. fresadoras) filete triangular.

— VELOCITY (Fís.) velocidad angular.

TO MAKE — (Carp.) acantilar.

ANGULOUS, anguloso.

ANGULOMETER, v. ANGLE METER, goniómetro.

ANHYDRE, SECONDARY NEGATIVE OXIDE (Quim.) anhídrido.

ANHYDRITE, CUBE SPAR, ANHYDROUS SULPHATE OF LIME (Min.) anhidrita.

— OF BARIUM, ALLOMORPHITE (Min.) albomorfita.

ANHYDROUS (Quim.) anhidro.

ANIL (Bot.) índigo, añil.

ANILINE (Tint.) anilina, v. PHENYLAMINE, CRYSTALLINE, BENZIDAM PHENAMIDE, PHENAMINE, etc.

— BLUE (Tint.) azul de París o de León (Pint.) azul de anilina, s. AZULINE.

— COLORS, colores de anilina.

— DYE (Tint.) tintura de anilina.

— RED, ANILEINE, rojo de anilina.

— SUBSTANCE (EXTRACT FROM COALOIL) (Quim.) picolina.

ANIMAL, v. comb. ELECTRICITY y MAGNETISM.

— BLACK, negro animal.

— CHARCOAL, carbón animal.

— — MACHINE, máquina para purificar el carbón animal.

ANIMAL CHEMISTRY (Quim.) química animal.

— CLUTCH (Carn.) garrucha.

— FAT, aceite animal.

— HEAT, calor animal.

— PARCHMENT (Enc.) pergamino animal.

— POKE (Gan.) collarino.

— TRAP (Caz.) trampa.

ANIMALCULAE, animálculo.

ANIMATED CARTOONS (Cinema) dibujos animados.

ANIMATISM (Psicol.) animatismo.

ANIME RESIN, COURBARIL (Com.) ánime, resina semejante al copal.

ANIMISM (Psicol.) animismo.

ANION (Elect.) anión, v. CATION.

ANISE (Bot.) anís.

— OIL, esencia de anís.

ANISETTE (Lic.) anisete.

ANISOMETRIC (Fís.) anisométrico.

ANISOTIC (Fís.) anisótico.

ANISOTROPIC CONDUCTOR (Elect.) conductor anisotrópico (Rel.: ISOTROPIC CONDUCTOR).

ANISOTROPY (Fís.) anisotropía.

ANKERITE, CRYSTALLIZED DOLOMITE (Miner.) anquerita, carbonato de cal y hierro.

ANKLE (Tej.) cuadrado de la media ‖ ORNAMENTS, IMPOST, tobilleras, ajorcas, adornos del tobillo (Cir.) tobillera.

ANKYLOSIS, anquilosis.

ANNABERGITE, ARSENICAL NICKEL (Min.) anabergita.

ANNATO (Tint.) achiote.

TO ANNEAL (Meta.) recocer, destemplar (Pint.) atemperar, aceitar, untar en aceite (Vid.) recocer el vidrio.

— — BRICKS, cocer el ladrillo.

— — COLOURS, esmaltar vidrio.

— — THE TROLLEY WIRE (Fc., Elect.) recocer el alambre de trabajo.

ANNEALED CAST IRON, MALLEABLE CAST IRON (Fund.) fundición o hierro fundido maleable.

— (STERILIZED) NEEDLE (Cir.) aguja esterilizada.

— WIRE (Elect., Fund.) alambre recocido.

ANNEALER (Pint.) esmaltador, pintor sobre vidrio.

— OF STEEL (Meta.) templador de acero.

ANNEALING (Meta.) recocido, destemple (Vid.) esmalte, esmaltación ‖ recocción (Pint.) unción.

— ARCH (Vid.) carquesa, horno de recocido.

— COLOUR (Meta.) color del temple, color del acero recocido.

ANNEALING FURNACE (Fund.) horno de recocer (Vid.) (— OVEN, LIER, COOLING-
ARCH,) v. — ARCH.

— OF CAST IRON (Fund.) temple del hierro
fundido.

— LAMP (Dent.) lámpara de templar el oro.

— ORE (Fund.) mineral para fundición maleable.

— POT (Meta.) crisol de templar.

— OF STEEL (Meta.) destemple del acero

ANNEX (Arq.) anexo, edificio agregado (Carp.)
zanco.

— OF THE PULLEY BOX (Tej.) calzo de la
armadura del motón.

ANNEXED (Com.) adjunto.

ANNIHILATOR (Mec.) aniquilador, extinguidor.
FIRE —, apagador o extinguidor de incendios.

Anno Domini, v. A. D.

— Mundi, ab. A. M., año de la Creación.

ANNOTS, v. ANNATS.

ANNOTATION (Tip.) anotación, apostilla, glosa marginal.

**ANNOTO, ARNOTTO, ANATTO, ORLEAN,
ROUCO,** v. ANNATO.

ANNUAL, anual.

— MAGNETIC VARIATIONS (Fís.) variaciones magnéticas anuales.

— RINGS (Bot.) anillos anuales, (de los árboles.

ANNUITY (Com.) anualidad, renta anual.
CONSOLIDATED — (Com.) anualidad o ren-
ta consolidada.
DEFERRED — (Com.) renta diferida.
LIFE CONTINGENT — (Com., Jur.) renta vi-
talicia.
TO BUY AN — (Com.) amortizar una renta.

ANNULAR, RING-SHAPED, ANNULARY, anular, en forma de anillo.

— or RING-SHAPED BALANCE-WEIGHT (Fc.)
contrapeso en forma de sector anular.

— BARREL-VAULT (Arq.) bóveda anular.

— BIT (Carp.) mecha anular.

— BORER, taladro anular.

— ECLIPSE (Ast.) eclipse anular.

— ENGINE (Mv.) máquina anular.

— ELECTROMAGNET (Elect.) electroimán
anular.

— ENLARGED BOILER-SHELL (Fc.) cuerpo
cilíndrico de caldera alargado.

— EXHAUST (Fc.) chorro anular.

— EXTENSION OF TURNTABLE (Fc.) pieza
anular de acero de la placa o mesa giratoria.

— FLOAT (Mec., Vm.) flotador anular.

— GEAR AND PINION (A), INTERNAL GEAR
(Mec.) engranaje interior, engranaje endentado interiormente.

ANNULAR GEAR WHEEL (Mec.) rueda anular de engranaje.

— or RING GROOVE (Mec.) ranura anular,
garganta, canal.

— LAMP (Elect.) lámpara en forma de anillo.

— HOLDER (Elect.) protalámpara anular.

— LOCOMOTIVE SHELL (Fc.) cocherón semi-
anular para locomotoras, semi-rotonda.

— MAGNET (Fís., Elect.) imán anular.

— or BLAST-PIPE (Fc.) escape anular.

— PISTON (Mec.) émbolo anular.

— PLATE VALVE (Mec.) válvula anular.

— PORT (Mec.) canal de anillo o anular.

— SAW (Carp.) sierra anular, s. CROWN SAW.

— SPACE (Mec.) espacio anular (entre dos cilindros concéntricos)

— SUPPORTING GIRDER or RING (Fc.) apoyo anular.

— TUBE (Mec.) tubo anular.

— VALVE (Mec.) válvula anular.

— VAULT (Arq.) bóveda anular o cilíndrica.

ANNULATED COLUMNS (Arq.) columnas ani-
lladas.

ANNULET (Arq.) (FILLET) armilla o listel o
anillo, filete del capitel de la columna dórica (Herr.) botón.

ANNUNCIATOR, v. INDICATOR y v. INDI-
CATOR BOARD (Elect., Tel., Fc.) anunciador, alarma (Telef.) anunciador, (Cerr.)
anunciador (Tecnol.) avisador.

— or INDICATOR BOARD (Elect.) cuadro indicador (v. NEEDLE INDICATOR or —).

— JACK (Telef.) jacks anunciadores.

THE — DISC DROPS (Telef.) el anunciador
cae.

ANODAL LIGHT (Elect.) luz anódica.

**ANODE, POSITIVE POLE, POSITIVE ELEC-
TRODE** (Elect.) anodo, eléctrodo positivo,
polo positivo, (v. comp. en HAND —).

— HALF (Elect.) medio del anodo

— MUD or SLIME (Elect.) lodo del anodo.

— RAYS (Elect.) rayos anódicos, rayos del
anodo.

— ROD (Elect., Galv.) varilla de anodo.
PLANE MIRROR —, anodo de espejo plano.

ANODIA (Mar.) nortazo, viento fresco del norte.

ANODIC CONTRACTION (Elect., Quím.) contracción anódica.

— CURRENT DENSITY (Galv.) densidad anódica de la corriente.

— PRECIPITATION (Galv.) precipitación anódica.

ANODONTIA (Terap.) anodontia, anodoncia.

ANOINTING (Meta. del estaño) engrasado.

ANOMALISM (Tec.) anomalía.

ANOMALISTIC, anómalo.

— REVOLUTION (Ast.) revolución anomalís-
tica.

— YEAR (Ast.) año anomalístico.

ANOMALOUS (Tec.) anómalo, irregular.

ANORMAL (Tec.) anormal, irregular, v. AB-
NORMAL.

ANORTHITE, CHRISTIANITE (Miner.) anor-
tita, (piedra semejante al feldespato)

ANOSTHOSCOPE (Opt.) anortoscopio.

ANSATED (Cer.) con asas.

ANSWER, respuesta, réplica, contestación, v.
ANSWERING.

TO — (Telef., Tel.) contestar, responder (Jur.)
garantizar, responder por...

— BACK SIGNAL (Fc.) señal de réplica.

ANSWERING, contestación.

— KEY (Telef.) llave de respuesta.

ANTA (Arq.) (PILASTER,) anta, pilastra,
(Pint.) mango del pincel (Mec.) anta (del
aspa de un molino de viento).

ANTAGONISTIC (Tec.) antagonista, opuesto.

— FORCES (Mec.) fuerzas contrarias u opuestas o antagonistas.

— SPRINGS (Mec.) resortes antagonistas u
opuestos o contrarios.

ANTARCTIC (Geo.) antártico.

— CIRCLE, círculo antártico.

ANT-CUPS (Hort.) zuecos de hierro.

ANTECABINET (Arq.) vestíbulo de gabinete o
aposento.

ANTECEDENT (Alg.) antecedente.

**ANTECHAMBER, OUTWARD ROOM, ANTE-
ROOM** (Arq.) antecámara, vestíbulo.

ANTECHAPEL (Arq.) antecapilla.

TO ANTEDATE (Com.) antedatar.

ANTEDILUVIAN (Geol.) antidiluviano.

ANTEFIX, ANTEFIXA (Arq.) antefijo, ornamento de la cabeza de las tejas.

ANTE-FLOOR (Hid.) zampeado con un emparrillado.

ANTE MERIDIAN a. m., antemeridiano, a. m.

ANTEMURAL (Fort.) antemural.

**ANTENAVE, GALILEA, INTERNAL ANTE-
TEMPLE** (Arq.) antenave.

ANTENNA (Tel., in.) antena; v. s. y comb. con
AERIAL, AERIAL WIRE or CONDUCTOR,
b. también compuestos bajo: D O U B L E
CONE, EXTENDED, FAN-SHAPED, FUN-
NEL-SHAPED, RECEIVING, T-SHAPED,
UMBRELLA-SHAPED, WATER JET —),
etc.).

— CIRCUIT (Radio) circuito de antena.

— ELIMINATOR, eliminador de antena.

ANTENNA G R O U N D I N G SWITCH, v. —
LIGHTNING.

— OF HIGH SELF-INDUCTANCE (Tel., in.)
antena de fuerte autoinducción.

— INDUCTANCE, inductancia de una antena
|| inductor o bobina de carga en un circuito
de antena.

— LOSS DAMPING (Tel. in.) amortiguación de
las pérdidas de la antena.

— OSCILLATOR v. MARCONI OSCILLATOR,
oscilador.

— RESISTANCE, resistencia de antena.

— SUPPORT (Tel. in.) mástil o soporte de la
antena.

— SWITCH, interruptor de antena, || véase
— LIGHTNING SWITCH; || conmutador
de antena.

— SYSTEM (Tel. in.) sistema de antenas.

ANTEPORT, PORCH (Arq.) antepuerta (Mar.)
antepuerto, boca del puerto.

ANTE-PORTICO (Arq.) antepórtico.

ANTERIDE, SCARPED COUNTERFORT (Arq.)
contrafuerte en declive || (B U T T R E S S,
STAY), arbolante.

ANTEROOM, v. ANTECHAMBER.

ANTESALOON (Arq.) antesala.

ANTESOLARIUM (Arq.) balcón de frente al
sol.

ANTESTATURA (Fort.) antestatura.

ANTETEMPLE (Arq.) ante-templo, atrio.

ANTEVENNA (Arq.) cobertizo, toldo.

ANTHELION (Meteor.) anthelio.

ANTHOKYAN, CYANIN (Quim.) antociano.

ANTHOLITE (Geol.) antolita, planta fósil.

**ANTHOPHYLLITE, PRISMATIC SCHILLER-
SPAR** (Miner.) antofilita.

ANTHOTYPE (Fot.) antotipo.

ANTHRACENE (Quim.) antraceno.

ANTHRACENUSA (Quim.) antracenusa.

ANTHRACIFEROUS (Geol.) antracífero-a.

**ANTHRACITE, BLIND C O A L, S L A T Y
GLANCE-COAL** (Min.) antracita, hulla brillante, carbón no bituminoso.

— BLAST FURNACE (Fund.) alto horno de
antracita.

— PIG IRON (Fund.) fundición a la antracita.

COLUMNAR —, COAL, antracita bacilar.

FIBROUS —, STONE-COAL, antracita fibrosa SCHISTOUS —, antracita esquistosa.

ANTHRACOMETER (Quim.) antracómetro.

**ANTHRACONITE, ANTHRACOLITE, SWINE-
STONE** (Min.) antraconita.

ANTHRANILIC ACID (Quim.) ácido antranílico.

ANTHRAX, WOOL SORTERS' DISEASE (Tej.)
ántrax.

ANTHROPOLITE (Geol.) antropolito, resto fósil humano.

ANTI, en comp., anti.

ANTI-AIR CRAFT (Mil.) anti-aéreo.

ANTI-ATTRITION (Mec.) lubricante contra la fricción.

ANTI-BODY (Biol.) anticuerpo || amboceptor.

ANTIC (Arq.) antigualla, ornamento con motivos de la antigüedad.

ANTI-CAT(H)ODE (Elect.) anticatodo.

ANTICHLOR (Quím.) anticloro.

ANTICHRESIS (Der.) anticresis.

TO ANTICIPATE (Com.) anticipar, adelantar.

ANTICIPATIONS (Com.) anticipos, adelantos.

ANTICLINICAL (Geol.) anticlinical.

— AXIS or LINE (Geol.) línea anticlinical.

— FLEXURE (Geol.) pliegue anticlinical.

ANTICOHERER (Elect., Tel.) anticohesor.

ANTICORROSION PAINT, pintura anticorrosiva.

ANTIDOTE, COUNTER-POISON (Med) antídoto, contraveneno.

ANTI-DUMPING (Com.) contra el "dumping", contra la baja artificial. v. DUMPING.

ANTI-EBULLIENT (Quím.) que no hierve sino a temperaturas relativamente elevadas.

ANTIENNAHEDRAL, antienaedro.

ANTIFERMENT (Quím.) antizímico, que impide la fermentación || antifermento.

ANTIFOULING PAINT or COMPOSITION (Mar.) pintura antiséptica (para carena de barcos.)

ANTIFREEZING ALCOHOL, alcohol incongelable, (difícil de congelarse.)

— LUBRICATING OIL (Mec.) aceite de lubricación incongelable, (difícil de congelarse.)

ANTIFRICTION BEARING (Mec.) c o j i n e t e contra la fricción o rozamiento.

— BOX (Mec.) caja de rodillos.

— COMPOUND (Mec.) compuesto lubrificador.

— GREASE (Mec.) aceite lubrificador.

— METAL, s. Babbit or WHITE METAL, metal blanco, metal para disminuir la fricción.

— PIVOT (Mec.) pivote contra la fricción.

— PULLEYS (Mec.) motones contra la fricción.

— WHEEL (Mec.) rueda para evitar el rozamiento o fricción.

ANTIGEN (Quím.) antígeno.

ANTIGORITE, SERPENTINE (Miner.) broncita.

ANTI-HUM (Elect.) contra zumbido.

ANTI-INCRUSTATOR (Mec.) anti-incrustador.

ANTI-KNOCK, antidetonante.

ANTI-LIPOID (Med.) antilipoide, antilipóideo.

ANTI-LOGARITHM (Mat.) antilogaritmo.

ANTI-MAGNETIC ALLOY (Quím.) liga o aleación antimagnética.

ANTIMETER (Opt.) antímetro.

ANTIMONIAL (Quím.) antimonial.

— AETHIOPS (Quím.) sulfuro de antimonio.

— LEAD (Quím., Elect.: placas) plomo antimonioso.

ANTIMONIATE (Quím.) antimoniato, estibiato.

ANTIMONIC ACID (Quím.) ácido antimónico.

ANTIMONIOUS ACID (Quím.) ácido antimonioso.

ANTIMONITE (Quím.) antimonito.

ANTIMONOCHRE, ANTIMONOKER (Quím.) ocre, óxido térreo de antimonio.

ANTIMONY, STIBIUM, ANTIMONIUM (Quím.) antimonio.

— BATH (Galv.) baño de antimonio.

— BLOOM. v. WHITE BLOOM.

— PLATING (Galv.) antimoniado.

— POTASSIUM TARTRATE, TARTAR EMETIC (Quím.) tartrato de potasa y de antimonio.

— SULPHIDE (Quím.) sulfuro de antimonio.

— YELLOW (Pint.) amarillo de Nápoles.

AMORPHOUS TRISULPHIDE OF —, MINERAL KERMES (Quím.) quermes mineral.

REGULUS OF — (Quím.) régulo de antimonio, antimonio nativo.

WHITE BLOOM —, FLOWERS OF — (Quím.) flores de antimonio.

ANTI-NEURITIC (Med.) antineurítico.

ANTIPARALLEL (Geom.) antiparalela.

ANTIPENDIUM (o. Ec.) frontal de altar.

ANTIPHONEL (Org.) antifonal.

ANTIPULSATOR (Fís.) antipulsador.

ANTIPYRINE (Farm.) antipirina.

ANTIQUA, ROMAN TYPE (Tip.) tipo romano antiguo.

ANTIQUARIAN (52 x 31) (Pap.) papel inglés de dibujo.

ANTIQUE (b. a.) antiguo, || monumento u objeto de arte antiguo || (MARBLE FROM UNKNOWN QUARRIES,) mármol antiguo.

— BRONZE, bronce antiguo.

— or MEDIOEVAL ENAMEL, esmalte tallado de relieve.

ANTI-ROT SUBSTANCE (Quím., Pint.) sustancia antipútrida o incorruptible.

ANTIRRHIN, ANTHOKIRRIN (Tint.) antirrina.

ANTI-RUST, anticorrosivo, antioxidante.

ANTI-RUST COATING (Eban.) color antioxidante.

ANTI-RUSTING PAINT (Mar.) pintura antioxidante.

ANTISCIANS (Geo.) antiscios.

ANTISEPTIC (Quím.) antiséptico, agente antipútrido.

ANTISERUM, antisuero.

ANTI-SMOKE APPARATUS (Mec.) fumívoro.

ANTISOLUBLE, SCANTILY SOLUBLE (Quím.) antisoluble.

ANTISPODIUM (Quím.) antispodio.

ANTISTATIC (Crist.) antistático.

ANTI-SUN, v. ANTHELION.

ANTITHERMINE (Quím.) antitermina.

ANTITHESIS, antítesis.

ANTITHROMBIN (Fisiol., Quím.) antitrombina.

ANTITOXIN (Fisiol.) antitoxina.

ANTITYPE, prototipo, arquetipo.

ANTIZIMIAC, ANTIFERMENTING (Quím.) antizímico, que se opone a la fermentación.

ANTOECI (Geo.) antecos.

Antwerp BROWN (Pint.) verde de Ambéres.

ANVIL, yunque, bigornia, bigorneta (Tel.) clavija de contacto del manipulador.

Las partes del yunque son las siguientes: THE BED: la caja, el encaje; THE BEAK: el pico; THE FOOT: la base, el pie; THE PILLAR: el cuerpo; THE PLATE or SURFACE: la cara; THE STOCK or BLOCK; el cepo. B. en comb. siguientes.

— BLOCK or STOCK, cepo, cama o capa de madera.

— — IN SECTIONS, chaveta partida o yunque inferior partido, v. COMPRESSED AIR HAMMER.

— CHISEL, martillo-cincel, tajadera de astil.

— CINDER (Herr.) escoria de fragua.

— CUSHION, bloque de asiento de la chaveta.

— —, WOODEN— —, bloque de asiento (de la chaveta) de madera.

— CUTTER (Art.) tranchete (Herr.) cizallas de golpe.

— FOR CUTTING FILES (Herr.) tas, yunque para hacer las muescas a las limas.

— FACE (Herr.) estampa inferior, superficie de la estampa.

— FOUNDATION, ELASTIC — — ON WOOD BLOCKING, asiento elástico de la madera para la chaveta.

— AND HAMMER (Fund.) martinete.

— WITH INDEPENDENT FOUNDATION, yunque con fundamento propio.

— or SPARKING PIECE (Elect., Vm.) tapón de encendido.

— SMITH, herrero, forjador.

— STAKE, STOCK —, estampa plana, tas de espiga.

BLACK SMITH'S —, yunque de forja.

CHAMFERING —, yunque de caldereros.

GROOVED —, yunque de acanalar.

HAND or SMALL —, bigorneta.

HORN OF THE —, bigorneta.

RISING —, yunque de dos picos.

ROUND —, yunque de cabeza redonda.

THIN —, yunque de pico largo.

ANXIETY HISTERIA (Psicoan.) histeria angustiosa, histeria de angustia.

ANXIETY NEUROSIS (Psicoan.) neurosis de angustia.

AORTIC COMPRESSOR (Cir.) compresor de la aorta.

APART, IN THE CLEAR (Arq.) dentro del edificio, en la obra.

APARTMENT (Arq.) (ROOM) aposento, cuarto (SUIT OF —S, ROOMS) piso, serie de habitaciones o aposentos.

UNDERGROUND — (Arq.) sótano.

APATELITE (Miner.) apatelita, (sulfato de hierro hidratado).

APATITE PHOSPHATE OF CALCIUM (Min.) apatita, fluorfosfato de cal.

APEAK, APEEK (Mar.: hablando del ancla) a pique || vertical, a plomo.

APERIODIC, aperiódico (Elect. y Radio) aperiódico.

— CIRCUIT (Elect. y Radio) circuito aperiódico.

— GALVANOMETER (Fís.) galvanómetro aperiódico.

— VOLTMETER (Elect.) voltímetro aperiódico.

APERTA (Org.) juego de tubos abiertos, (Vox tibia).

APERTURE, apertura, orificio, boca, (Arq.) hueco de ventana o puerta (Opt.) apertura.

— OF AN ANGLE, apertura, espacio indefinido entre los lados de un ángulo.

— — A BOARD (Carp.) ranura.

— — — BRIDGE (Arq.) ojo de un puente.

— — — DOOR or WINDOW (Arq.) luz.

— — — FURNACE (Fund., Vid.) orificio de salida de un horno.

— FOR LETTERS, boca o abertura del buzón.

— OF A NET FUNNEL (Pesc.) orificio de salida de una nasa.

APEX (Arq.) cima, vértice || clave.

APFELREGAL, (Org.) regala de cascabel.

APHACIA, APHAKIA (Med.) afaquia.

APHANEIDOSCOPE (Fís.) afaneidoscopio.

APHANESE, ABICHITE, APHANESITE (Min.) afanesia, arseniato de cobre hidratado.

APHANITE, DIORITE (Miner.) afanita, diorita compacta.

APHASIA (Med.) afasia.

APHELIUM (Ast.) afelio.

APHERITE (Miner.) aferito, aferesis.

APHLOGISTIC LAMP (Quím.) lámpara aflogística o sin oxígeno.

APHRITE (Miner.) afritocarbonato de cal nacarado.

APHRIZITE, TOURMALINE, COMMON SCHORL (Min.) africita, turmalina terrosa.

APHRODINE (Quím.) afrodina.

APHRODISIAC (Farm.) afrodisíaco.

APHRODITE (Miner.) afrodita, silicato de magnesia.

APHROMETER (Fís.) afrómetro.

APHTALOSE, VESUVIAN SALT, SULPHATE OF POTASH, ARCANITE (Min.) aftalosa, sal del Vesubio, sulfato de potasa.

APIARIST (Ap.) apicultor.

APIARY, BEE-HOUSE, SHED FOR BEES (Ap.) colmenar, apiario.

APICAL, del ápice o de la cima o del vértice.

APIECE (Com.) por cada uno, por pieza.

APIOL (Farm.) apiol.

APLANATIC (Opt.) aplanático, exento de aberración de esfericidad.

APLUSTRE (Arq., Mar.) aplustre.

APOCHROMATIC (Fís., Mic.) apocromático.

APOCRENIC ACID (Quím.) ácido apocrénico o húmico.

APOGEE, APOGEON (Ast.) apogeo.

APOGLUCIC ACID (Quím.) ácido apoglúcico.

A POLE (Elect.) poste en A.

APOMECOMETER (Agrim.) apomecómetro.

APOMECOMETRY (Agrim.) apomecometría.

APOPHYGE, APOPHYSIS, APOTHESIS, LOWER ESCAPE (Arq.) apofijo, imoscapo.

APOPHYLLITE (Miner.) apofilita.

APOSEPIDINE, CASEIC ACID, OXYDE OF CASEINE (Quím.) aposepidina.

APOSTILLE (Tip.) v. ANNOTATION.

APOSTLES (Mar.) guias del bauprés para amarrar cables.

APOSTROPHE (Tip.) apóstrofe (Tel.) apóstrofe, (signo).

APOTHECARY, farmacéutico, boticario.

APOTHEOSIS (b. a) apoteosis.

APOTHESINE (Farm.) apotesina.

APOTHESIS, v. APOPHYGE.

APPARATUS (Tec.) aparato, aparejo, mecanismo coordinado, piezas solidarias de maquinaria (Fís., Quím., Elect.) aparato.

— FOR CALIBRATING METERS (Elect.) aparato para graduar contadores.

— — DETERMINING THE CONDUCTIVITY OF AN ELECTROLYTE (Elect., Quím.) aparato para determinar la conductancia del electrolito.

— — DISENGAGING (Mec.) grúa para sacar postes.

— — DROPPING (Ing.) martinete.

— — FLASHING THE FILAMENT (Elect.: lámparas de incandescencia.) aparato para la formación del depósito de carbón sobre el filamento.

— — HEATING, calefactor (Elect.) calefactor.

— — BUILDINGS BY HOT AIR, calorífero de aire.

— HOUSE (Tel.) edificio de los aparatos.

— FOR LIGHTING PURPOSES (Elect.) aparato de alumbrado.

— OF Marsh (Quím.) aparato de Marsh (para el arsénico).

APPARATUS FOR MEASURING THE FLOW OF WATER AT ANY DEPTH (Hid.) molinete de Woltman.

— (or DEVICE — — or TESTING TYRE THICKNESS (Fc.) calibre o espesor de los bandajes o aros.

— — PRODUCING GASEOUS BEVERAGES (Quím.) gasógeno.

— — THE REMOVAL OF SNOW (Fc.) aparato quita-nieve.

— — DEMONSTRATION OF THE ACCELERATION OF FALLING BODIES (Fís.) máquina de Atwood.

— — STAGE EFFECTS (Elect.) aparato para efectos escénicos.

— — TIGHTENING WIRES (Mec.) atesador.

— WAGON (Tel., in. militar) carro de aparatos.

FLYING — (Av.) aparato volador.

KITCHEN —, batería de cocina.

Newman's —, soplete de gas hidrógeno y oxígeno.

PNEUMATIC — (Fís.) aparato neumático.

PROPELLING — (Mec.) aparato propulsor o motor.

SATINING — (Pap.) satinador.

SHAKING — (Mol.) cítola, taravilla.

SPECTRAL — (Opt.) espectroscopio.

WARLIKE — (Mil.) pertrechos de guerra.

THE — DOES NOT START (Mec., Tel.) el aparato no se pone en marcha o movimiento.

APPAREL (Mar.) aparejo || equipo de un buque (Com.) equipo.

TO — (Mar.) equipar un buque.

CAST-OFF — (Com.) ropa de desecho.

WEARING — (Com.) efectos o prendas de uso personal.

APPARENT, aparente.

— EFFICIENCY (Mec., Vm., Elect.) rendimiento aparente.

— LEVEL (Agrim.) nivel aparente.

— LOAD (Elect.) carga aparente.

— MOVEMENT OF THE SUN (Ast.) movimiento aparente del sol.

— POWER or OUTPUT (Mec., Elect., Vm.) potencia aparente.

— RESISTANCE (Elect.) resistencia aparente, impedancia (v. IMPEDANCE).

— WATT (Elect.) vatio aparente.

APPARITION (Ast.) aparición (de un astro) || reaparición.

APPEAL (Jur.) apelación || recurso de apelación o de alzada || apelación a segunda instancia.

TO — (Jur.) apelar, recurrir en alzada, pedir apelación.

TO APPEAL TO THE HIGHEST AUTHORITY (Jur.) apelar o recurrir en alzada en la última instancia.

APPEARANCE (Jur.) comparescencia, presentación (Mar.) cariz (Tec.) aparición || apariencia.

TO APPEND (Mec.) agregar || depender.

APPENDAGES, APPENDANTS, accesorios, pertenencias.

APPENDIX (Tip.) apéndice (Aeron.) apéndice.

APPETENCE (Fís.) simpatía, tendencia, avidez.

APPETENCY TOWARDS THE CENTRE (Fís.) tendencia de los cuerpos a su centro.

APPLE (Bot.) manzana.
— BRANDY or MOSS (Lic.) aguardiente de manzanas.
— CORER, despepitador de manzanas.
— DROSS, casca, hollejo de manzana.
— KERNEL OIL, aceite de semillas de manzana.
— ORCHARD or YARD (Hort.) manzanal.
— PARER (Hort.) mondador de manzanas.
— PARING, mondadura de manzanas.
— TREE ("Pirus malus") (Bot.) manzano.
— WOOD (Carp.) madera de manzano.
BITTER —, coloquíntida.
CIDER —, manzanilla.
CRAB — (Bot.) manzana silvestre.
LOVE — (Bot.) tomate.
OAK — (Bot.) agalla de roble.

APPLIANCE, v. APPARATUS, (Mec.) instrumento, aparato, disposición, aplicación.
— FOR THE REMOVAL OF SNOW, v. APPARATUS.
— — TESTING FIRE-TUBES (Fc.) aparato para probar los tubos de humo.
— — TIPPING WAGONS (Fc.) basculador o volcador de vagones.

APPLICATION (Vid., Cer.) aplicación, encolado, pegado (Cost.) aplicación, embutido, taracea, sobrepuesto (Mín., Jur.) (— or PETITION (FOR A CLAIM),) pedimento (México) solicitud.
— POSITION, EMERGENCY — —, (Fc.) posición para apriete rápido.
— PRESSURE (Fc.) presión de aplicación o de contacto.
— OF THE TURNING TOOL (Torn.) aplicación de la herramienta de tornear.

APPLICATOR (Cir.) portacauterio || portamecha.

APPLIQUE (Cost., Bord.) aplicado, bordado, sobrepuesto, sobre cosido, v. APPLICATION.

TO APPLY (Tec.) aplicar, destinar a (algún fin) (Com.) dirigirse a, acudir a, recurrir a...
— — or PUT ON THE BOW (Fc.) aplicar el arco.

TO APPLY or **PUT THE BRAKE,** enfrenar, poner en acción el freno, apretar el freno, aplicar el freno.
— — THE BRAKE-BLOCKS (Fc.) apretar las zapatas contra.
— — — COLOURS (Tint., Pint.) dar los colores.
— — — GILDING SIZE (Dor.) embolar, dar la primera mano.
— — GOLD-LEAVES (Dor.) dorar al temple.
— — FOR A PATENT OF AN INVENTION (Com., Jur.) pedir o solicitar una patente de invención.
— — THE VERMEIL (Pint.) dar de vermellón.
— — WITH THE BRUSH (Tundiduría) pegar la lana con la escobilla.

APPOINT (Com.) pico, cantidad que falta para hacer una suma redonda.
TO — (Com., Mil.) nombrar (Mar.) nombrar || surtir, equipar.
PER — (Com.) para el completo de la suma.

APPOINTED (Com.) nombrado, destinado.

APPOINTMENT (Com.) nombramiento ||sueldos || salarios || honorarios (Mar., Mil.) nombramiento || equipo.
— OF A HORSE, equipo de un caballo.

TO APPORTION (Com., Jur.) prorratear, dividir a prorrata.

TO APPRAISE (Com., Jur.) tasar, avaluar, aforar (Ac.) apreciar, tasar.

APPRAISEMENT, avalúo, tasación, aforo.

APPRAISER, tasador, avaluador, aforador.

APPRECIATE (A) (Com.) subir en valor.

APPRENTICE (Com.) aprendiz (Mar.) grumete.

APPRENTICESHIP, aprendizaje.

TO APPRIZE (Com.) informar, dar noticia.

APPROACH (Arq.) Ing.) entrada, acceso.
TO —, s. TO ABLACTATE (Hort.) injertar por aproximación.
— or APPROACHER OF A BRIDGE, avenida de un puente.
— CUTTING (Fc.) trinchera de acceso.
— RAMP OF A ROAD IN CUTTING (Fc.) rampa de desmonte.
— ROAD (Fc., Fort.) camino de acceso.
— SIGNAL (Fc.) señal de aproximación de tren.

APPROACHABLE (Top.) accesible.

APPROACHES (Mil.) aproches, v. APPROACH.

APPROPRIATING BRUSH (Elec.) escobilla colectora.

APPROPRIATION (Quím.) apropiación (Jur.) apropiación.

APPROVAL (Com.) aprobación.
SALE ON — (Com.) venta a condición.

TO APPROVE (Com.) aprobar (Agríc.) trabajar o mejorar las tierras.

APPROXIMATION METHOD (Elect.: canalizaciones,) método por aproximación.

APPUI (Mec.) apoyo.

POINT OF — (Mec., Tec.) punto de apoyo.

APPULSE (Ast.) aproximación de dos astros sin llegar a tocarse.

APPURTENANCES (Tec.) los efectos necesarios para un oficio o trabajo (Pont.) aparejo, las piezas necesarias para la construcción de un puente.

APRICOT WOOD (Carp.) madera de albaricoque.

APRON, delantal. mandil (Torn.) placa-cubierta para el mecanismo del carro. (Zap.) plastrón (Hid.) contraroda, batiente de dique || piso de una dársena || plataforma de una esclusa (Esg.) plastrón (Tej.) v. — FEED (Art.) planchada o plomada de cañón (Mar.) contraroda. || pantalla || contrabranque.

— OF A DOCK (Mar.) batiente.

— (FEED) (Tej.) mesa de alimentación.

— FILE, papelera.

— LATHE (Torn.) torno con placa-cubierta.

— MAN (Com.) obrero.

— PIECES (Arq.) alma, (pared de apoyo de una escalera).

— OF A SCARF (Mar.) contrabranque.

— — THE STERN (Mar.) contraroda.

— CARRIAGE — (Torn.) placa-cubierta del mecanismo de alimentación del carro (Carr.) tapacete del pesebrón.

APS TREE, v. ABEL TREE.

APSE, v. APSIS (Arq.) ábside, (de una iglesia).

APSIDES (Ast.) ápsides,, ábsides.

APSIS, v. APSE (Arq.) ábside. nicho, bóveda.

— GRADATA (O. Ec.) trono episcopal.

APTERAL (Arq.) apteral.

APTEROID ASPECT (Av.) forma sin alas.

APYRITE, RED TOURMALINE (Miner.) apirita, turmalina roja.

APYROUS, REFRACTORY, FIREPROOF, apiro, incombustible, refractario al fuego.

— CLAY, arcilla refractaria.

AQUA (Quím.) agua.

— FORTIS, CAUSTIC WATER, NITRIC ACID (Quím., Grab.) agua fuerte, ácido nítrico (Meta.) agua de lavado de ácido nítrico.

— FORTIST (Grab.) acuafortista, grabador al agua fuerte.

— MARINA, —MARINE, BERYLLUS (Miner.) agua marina, berilo verdemar.

— REGIA or REGIS or REGAL (Quím.) agua regia, ácido nitro-muriático.

AQUAPLANE (Dep.) acuaplano.

AQUARRELL (Pint.) acuarela, s. PAINTING IN WATER COLOURS.

AQUARIUM, acuario.

Aquarius (Ast.) Acuario.

AQUATIC BOX (Mic.) porta-objetos acuático.

— GIRANDOLE (Pir.) girandola acuática.

— MICROSCOPE (Mic.) microscopio acuático.

AQUANTINTA (Grab.) acuatinta, dibujo al lavado o a la aguada.

AQUAVITAE, aguardiente de la primera destilación.

AQUEDUCT, AQUADUCT, COVERED DRAIN, CULVERT (Hid.) acueducto, cañería.

BUILT — (Arq.) acueducto aparente.

TRESTLE — FOR FLAMES (Colombia,) mampuesto.

UNDERGROUND — (Arq.) acueducto subterráneo.

AQUEMOLA, molino de agua.

AQUEOUS, acuoso.

— OPAL, HYDROPHANE (Miner.) hidrofana, ópalo acuoso.

— SOLUTION OF NIGROSIN (Quím., radio, Tel.) disolución acuosa de nigrosina.

AQUILON (Mar.) aquilón.

AQUO- (Quím.) (DENOTING THE PRESENCE or ACTION OF, or RESSEMBLING TO WATER). acuo.

AQUOSITY, acuosidad.

ARABESQUE, MORESQUE, ARABESC ORNAMENT (Arq.) ornamento arabesco o morisco.

ARABIC ACID (Quím.) ácido gúmico.

— GUM, v. ACACIA, goma arábiga.

— TROCHES (Farm.) pastillas de goma arábiga.

ARABLE, TILLABLE (Agric.) arable. laborable.

ARACHIN (Quím.) araquina.

ARAEOSTYL (Arq.) areostilo.

ARAGONITE, ARRAGON(E), ARAGONSPATH, ARRAGON SPAR (Miner.) aragonita.

ARAIGNEE (Fort.) mina en forma de patas de araña.

ARAKA, leche de yegua fermentada.

ARAKI (Lic.) savia de palma fermentada.

ARBALEST (Arm.) arbalete.

ARBITER (Com., Jur.) árbitro, compromisario (Dep.) árbitro.

COURT OF —S, ARBITRATION, (Com., Jur.) tribunal de árbitros.

ARBITRARY SIGNS (Tel.) signos convencionales.

ARBITRATION (Com., Jur.) arbitraje, v. COURT OF ARBITERS.

— ANALYSIS (Quím.) análisis de arbitraje.

— CHEMIST (Quím.) químico árbitro.

— COMMITTEE (Com.) consejo de arbitraje.

ARBITRATOR (Jur.) árbitro, (amigable componedor).

ARBOR (Mec.) árbol, eje, husillo || cilindro. tambor (Torn.) husillo, s. MANDREL || espiga o mandril de sujeción.

— OF A BELL (Carp.) cabeza de campana.

— — — HAMMERMILL (Mec.) eje de los martinetes.

ARBOR Martis (Quím.) árbol de Marte o de sales de hierro.
— **RING** (Mec.) anillo de un eje.
— **Saturni** (Quím.) árbol de Saturno, (de sales de plomo).
— **OF THE STAMP MILL** (Min.) eje del bocarte.
— **STAND or SHAFT** (Rel.) ejes del huso.
— **AND TUBES** (Rel.) cuadratura.
— **VITAE** (Bot.) tuya.
— **WHEEL, WHEEL AND AXLE** (Mec.) rueda del eje.
BALANCE —, BALANCE-BEAM (Rel.) árbol del volante.
BEARING FOR — SPINDLE (Torn.) soporte de apoyo del árbol porta-fresa.
CONICAL — (Torn.) mandril cónico o espiga cónica de sujeción
CUTTER — or SPINDLE (Torn.) husillo de fresar o porta-fresa o de trabajo.
Dianae or LUNAE —, PHILOSOPHICAL TREE (Quím.) árbol de Diana.
FUSEE — (Rel.) tambor.
MILLING — (Torn.) mango de la fresa, husillo porta-fresa.
SCREW NOSE — (Mec.) tenallas de tuerca.
TURNING — (Rel.) árbol de ballesta, ballestilla.
WATCH or CLOCK — (Rel.) eje del balancin.
WHEEL —, GRINDING — — or SPINDLE (Torn.) espiga o mandril porta-muela.
ARBORESCENT (Miner.) arborescente.
ARBORET (Bot.) arbusto.
ARBORETUM (Hort.) semillero, plantel de árboles.
ARBORICULTURE, TREE-CULTURE, arboricultura.
ARBORIZATION, arborización.
ARBORIZE (TO —) arborizar || arborizar, dar aspecto de árbol.
ARBORIZED, DENDROID, arborizado.
ARBOUR (Arq.) enramada, glorieta, boscaje.
— **WORK, POLE —, TRELLIS** (Carp.) celosía, enrejado.
VINE —, emparrado.
ARC, (—, DEGREE) arco graduado (Geom.) arco, (Fís.) arco, catarata (Elect.) (—, **ELECTRIC —, VOLTAIC —,**) arco voltaico, arco eléctrico (Mar.) arco, curvatura (Meteor.) arco-iris.
— **OF ACTION** (Mec.: engranaje,) arco de engrane.
— **BOUTANT** (Arq.) arbotante. contrafuerte, soporte.
— **AT BREAK or ON OPENING** (Elect.) arco de ruptura.
— **CARRIER or GUIDE** (Fc.) arco de deslizamiento del acoplamiento.

ARC AT MAKE or ON CLOSING (Elect.) arco de cierre de circuito.
— **OF CONTACT** b. ANGLE.
— **CRATER PHOTOMETRIC STANDARD** (Elect.) patrón fotométrico del cráter de arco.
— **DIVIDED INTO DEGREES, GRADUATED —** (Min.) semicirculo graduado.
— **EXTINGUISHING** (Elect.) extinción del arco eléctrico.
— **FURNACE,** v. ELECTRIC ARC FURNACE.
— **HEATING** (Fund.) calefacción o calentamiento por arco voltaico.
— **IGNITION** (Vm.) encendido por arco voltaico.
— **INTERRUPTION or BREAK** (Elect., Fc.) arco de ruptura.
— **LAMP** (Elect.) arco, lámpara de arco, arco voltaico.
— — **ACCESSORIES** (Elect.) accesorios para arcos.
— — **BRACKET** (Elect.) consola para arco.
— — **CARBON, CARBON** (Elect.) carbón, carbón para lámparas de arco.
— — **CHOCKING COIL** (Elect.) carrete de reacción de un arco, v. s. REACTANCE or IMPEDANCE COIL.
— — **COMPENSATOR** (Elect.) compensador de arco.
— — **CURRENT** (Elect.) corriente que alimenta a una lámpara de arco.
— — **FOR DAMP ROOMS** (Elect.) arco para locales húmedos.
— — **GLOBE** (Elect.) globo de arco o de lámpara de arco.
— — **WITH INCLINED CARBONS** (Elect.) arco con carbones inclinados.
— — **INSULATOR** (Elect.) aislador de campana para lámparas de arco.
— — **LANTERN** (Elect.) montaje de arcos.
— — **MAGNET CORE** (Elect.: lámparas de arco,) núcleo del electroimán.
— — **WITH METAL REFLECTOR** (Elect.) lámpara de arco con reflector metálico.
— — **WITH PARABOLIC MIRROR** (Elect.) lámpara de arco con espejo parabólico.
— — **FOR PHOTOGRAPHY** (Elect.) arco para fotografía.
— — **PULLEY** (Elect.) polea para arco.
— — **RESISTANCE** (Elect.) reóstato de arco || resistencia de lámparas de arco.
— — **ROPE PULLEY** (Elect.) polea de cuerda para arcos.
— — **SHORT-CIRCUITING DEVICE** (Elect.) aparato de puesta en circuito corto de un arco.
— — **SHUNT COIL** (Elect.) carrete de derivación para arcos.

ARC LAMP WITH SHUNTING DEVICE arco con derivador.

— — STARTER (Elect.: arcos,) reóstato de arranque.

— — WITH SUSPENSION HOOK AND HOOD (Elect.) arco con gancho de suspensión y envoltente.

— — SWITCHBOARD (Elect.) cuadro de distribución para lámparas de arco.

— — TERMINAL (Elect.) borna de arco.

— — TESTING APPARATUS (Elect.) aparato para probar arcos.

— — TRANSFORMER (Elect.) transformador para arcos.

— — VOLTAGE (Elect.) tensión de arco.

— LIGHT ANALYSIS (Elect.) análisis de la luz de arco.

— — REGULATOR (Elect.) regulador para luz de arco.

— — TOWER (Elect.) palo o torre para arcos.

— LIGHTING DYNAMO, — LIGHTER (A) (Elect.) dinamo para arcos.

— NOISE (Elect.) ruido del arco.

— OF OSCILLATION or VIBRATION, AMPLITUDE OF OSCILLATION (Mec.) arco, arco de oscilación (Elect.: magnetismo,) (— — or SWING.) arco de oscilación (de la aguja magnética).

— PROCESS, v. NITROGEN FIXATION, procedimiento del arco.

— RESISTANCE (Elec.t) resistencia del arco.

— SHAPED, arqueado, en forma de arco.

— SHEARS (Elect.) tijeras de arco.

— STANDARD OF LIGHT (Elect.) patrón de luz de arco.

— STRIKING MECHANISM (Elect.) mecanismo de encebado.

— SYSTEM (Elect.) sistema de arcos.

— OF TIME (Ast.) arco cronométrico.

— TIP (Elect.) punta del arco.

ARC TRANSMITTER (Radio) transmisor de arco.

— OF VIBRATION, or OSCILLATION, arco de vibración u oscilación.

— VOLTAGE (Elect.) tensión del arco.

— WELDING (Elect.) soldadura con arco eléctrico o voltaico.

— WINDING (Elect.) arrollamiento de arco.

ARCADE, PORTICO COLONNADE (Arq.) arcada || (TIERCE-POINT,) arcada triangular.

— INTERSECTING —S (Arq.) arcadas de encuentro.

— SHALLOW or SHAM or DEAD or BLANK — (Arq.) arcada falsa o simulada.

— TWIN —S (Arq.) arcadas ajimezadas.

ARCH (Arq.) arco, bóveda, v. comb. INFLECTED, INVERTED. BLIND, DROP, SAXON

RECESSED, TRANSVERSE, WALL, SEGMENT —, etc.) v. INTRADOS (Hid.) vertiente, desagüe (Vid.) carquesa (Min.) galería de través (Geom.) arco. Aeron.) arco.

— TO — (Arq.) arquear, abovedar, cimbrar.

— BEARER (Mar.) faro. torre marina.

— ES OF A BLAST FURNACE (Meta.) aberturas de trabajo.

— BLOCK (Carp.) cerchón.

— BOUTANT, v. ARCBOUTANT.

— BOW OF A WINDOW, capialzado.

— BRACE (Carp.) puntal arqueado.

— BRICK, dovela, ladrillo de bóveda cuneiforme (Fc.) (BAFFLE-PLATE,) bóveda del hogar.

— BRIDGE, puente abovedado.

— BUTTRESS, FLYING-BUTTRESS (Arq.) contrafuerte, arbotante.

— OF CIRCLE (Geom.) arco de círculo.

— COVERING (Alb.) capa impermeable.

— OF A CYLINDRICAL VAULT (Arq.) arcada cilíndrica.

— — THE COVE (Mar.) arco de vuelta de la bovedilla.

— — — FURNACE (Fund.) bóveda (del hogar).

— IN THE GROUND WORK (Arq.) arco centro, arco de cimiento.

— HEAD (Arq.) cabeza redondeada.

— LID (Fund.) tapadera de la bóveda (de horno para crisoles).

— MASONRY (Arq.) albañilería de bóvedas.

— PIECE (Rel.) arco del puente (Carp.) cerchón.

— PIER or POST or MULLION or PILLAR (Arq.) pilar, columna maestra.

— (Hid.) palizada.

— PILLAR or PIER (Arq.) pilastra maestra.

— or CROWN PLATE (Fund.) placa de la bóveda.

— STONE, KEY-STONE (Arq.) dovela.

— TYPE STEAM HAMMER, martillo pilón a vapor.

— WALL, — IN A WALL (Arq.) pie derecho, arco que forma parte del muro.

— WAY (Arq.) vestíbulo || puerta abovedada, arcada || bóveda.

— WISE. arqueado, en forma de arco.

— ABUTMENT — (Pont.) arco terminal.

— ARABIAN — (Arq.) arco morisco.

— BACK — (Arq.) capialzado.

— BINDING — (Arq.) arco apuntado.

— CAMBERED — (Arq.) arco combado.

— CENTRE — OF A BRIDGE (Arq.) arco maestro de un puente.

— CORNER — OF A BRIDGE (Arq.) botarel, estribo.

— DEPRESSED — (Arq.) arco escarzano o rebajado.

DESCENDING — (Arq.) arco por tranquil.
DIAGONAL — (Arq.) arco ojival.
DIMINISHED —, v. DEPRESSED —.
DIRECT — (Arq.) arco recto.
EXTRADOSED — (Arq.) arco extradosado.
FIVE-FOILED — (Arq.) arco pentalobulado.
FOILED — (Arq.) arco lobulado.
FOLIATED or FOLIAGE — (Arq.) arco contralobulado o con follaje.
FOUR CENTERED — (Arq.) arco de cuatro centros o Tudor, conopio.
HEIGHT or RAISE OF AN — (Arq.) flecha, altura de un arco o bóveda desde la clave.
KEEL —, v. LANCET —.
MULTIFOILED — (Arq.) arco polilobulado.
OVER — (Arq.) sobre-arco.
RELIEVING —, b. en DISCHARGING.
SPLAYED — (Arq.) arco abocinado.
SPRINGING OF AN —, SPRINGING STONE or COURSE OF AN — (Arq.) b. SPRINGING.
ARCHAIC (Psicoan.) arcaico || remanentes subconscientes.
ARCHED, ARHC-LIKE (Arq.) abovedado, arqueado, convexo.
— BEAM (Carp.) cerchón. viga cimbrada.
— BRIDGE, puente de vigas arqueadas y empalmadas.
— CAP-PIECE or HEAD (Arq.) capialzado, dintel en arco.
— CULVERT, alcantarilla abovedada.
— DOOR, puerta abovedada.
— ENDS OF THE DRIFTS (Mar.) remates arqueados de las molduras de las regalas.
— LEVEL, — WAY (Min.) galería de mampostería.
— POINTED (Arq.) ojiva.
— RAFTER (Carp.) camión.
— ROOF (Arq.) techo abovedado (Fc.) (— —, BARREL ROOF, marquesina en arco con voladizos laterales.
— SUBSTRUCTURE (Fc.) sub-estructura o infraestructura abovedada.
ARCHEOLOGIST, arqueólogo.
ARCHEOLOGY, arqueología.
ARCHER (Mil.) arquero, ballestero (Ast.) Sagitario.
ARCHERIA (Fort.) aspillera.
ARCHERY, arte de tirar el arco.
ARCHETYPE (b. a) arquetipo (Ac.) (STANDARD) modelo, tipo.
ARCHETUS (Cant.) serrote de cortar piedras.
ARCHIL, ROCKMOSS (Tint.) orchilla.
Archimedean or SPIRAL DRILL, SCREW DRILL (Mec.) taladro de tornillo de Arquimedes o de hélice, berbiquí helizoidal.
— SCREW, SCREW-PROPELLER (Mv.) hélice de propulsión o propulsora.

Archimedean WATER SCREW (Hid.) tornillo hidráulico de Arquimedes.
ARCHING, abovedamiento, arqueo (Carp.) alabeo, combadura de la madera.
ARCHITECT, arquitecto.
ARCHITECTURAL ORDERS (Arq.) órdenes de arquitectura.
ARCHITECTURE, arquitectura || estructura. estilo B. comb. NORMAN, HYDRAULIC NAVAL, etc.
CLASSICAL — (Arq.) arquitectura clásica.
CYCLOPEAN — (Arq.) arquitectura ciclópea.
Jacobean — (Arq.) arquitectura churrigueresca.
GRECIAN — (Arq.) arquitectura griega.
POINTED or GOTHIC — (Arq.) arquitectura gótica, estilo ojival.
ROMAN —, (Arq.) arquitectura romana.
ROUND GOTHIC — (Arq.) arquitectura románica.
ARCHITRAVE (Arq.) arquitrave.
ARCHITRAVED DRESSING (Arq.) jamba con arquitrave || revoque de bastidor.
ARCHIVAULT, ARCHIVOLT (Arq.) archivolta.
ARCHIVOLTUM (Arq.) cloaca, sumidero.
ARCING (Adj.) (Elect.) que produce un arco.
ARCO (Meta.) aleación de cobre y cinc.
ARCOGRAPH (Dib.) arcógrafo.
ARCTIC (Geo.) ártico.
— CIRCLE (Geo.) círculo ártico.
ARCTIZITE, WERNERITE (SCAPOLITE) (Miner.) wernerita.
TO ARCUATE (Hort.) acodar.
ARCUATION (Hort.) acodación.
ARDENT SPIRITS (Dest.) alcohol, espíritu de vino.
ARDESIA (Min.) pizarra.
AREA, SUPERFICIAL CONTENT, área, espacio, superficie (Arq.) patio, arena de anfiteatro (Metr.) área (Mec.) base, basamento (Av.) área del plano.
— OF BEARING SURFACE (Elect., Mec.) superficie de apoyo.
— — COUNTER PRESSURE, área de contrapresión.
— — GRATE (Fund., Fc., Vm.) superficie del emparrillado o de la parrilla.
— — PISTON (Mec.) superficie del émbolo.
— — PRESSURE (Mec.) superficie de presión.
— FOR ROASTING, ROASTING BED (Meta.) lecho de calefacción.
— STEPS, escalera de un subterráneo.
— OF SUPPLY (Elect.) área servida.
— — A WHIM, WHIM-FLOOR, (Min.) lugar que ocupa una cabria.
ARECINE (Quím.) arecina.
AREFY, TO —, orear, aventar, aerear.
ARENA, CLAY-SAND, arena.
ARENACEOUS, arenoso o arenisco.

AREOMETER, HYDROMETER (Fís.) areómetro.

PUMP — (Fís.) areómetro de bomba.

AREOMETRY, areometria.

AREOSTYLE (Arq.) areostilo.

ARGAL, CRUDE TARTAR (Quím.) tártaro en bruto (Lic.) (WINE-STONE,) sedimento en las cubas de vino.

Argand GAS BURNER, quemador Argand.

— LAMP, lámpara Argand.

ARGENT (Grab.) blanco, libre (Bl.) blanco (SILVER-COLOURED, SILVER WHITE,) argentado, argenturo.

ARGENTAL, argentino, argénteo.

— MERCURY, mercurio argental, amalgama de plata.

ARGENTAN (Meta.) argentana, (Cobre, níquel y plata) || plata alemana.

— SOLDER, soldadura de argentana.

— STRAP or STRIP, cinta de argentana.

ARGENTATES (Quím.) argentatos.

ARGENTATION, argentación, plateadura.

ARGENTIC ACID (Quím.) ácido argéntico.

— CHLORIDE, CHLORIDE OF SILVER (Ag. Cl.) (Quím.) cloruro de plata.

ARGENTIFEROUS (Meta.) argentífero.

— GOLD, AURIFEROUS NATIVE SILVER (Meta.) electro.

ARGENTIMETER, ARGENTOMETER (Quím.) argentímetro.

ARGENTINE, SLATE-SPAR (Miner.) argentina.

— (Quím.) metal blanco con baño de plata.

— FLOWERS OF ANTIMONY (Quím.) flores de antimonio

— GLASS (Vid.) cristal plateado.

ARGENTI-NITROS (Quím.) piedra infernal, nitrato de plata.

ARGENTOMETER, v. ARGENTIMETER.

ARGENTUM FULMINANS, FULMINATING SILVER (Quím.) plata fulminante.

— MUSIVUM (Quím.) amalgama de estaño, bismuto y mercurio.

ARGIL, POTTER'S EARTH, POTTER'S CLAY, ARGILLACEOUS EARTH (Miner.) arcilla, tierra arcillosa.

ARGILLACEOUS, ARGILLOUS, arcilloso.

— EARTH, tierra arcillosa, v. ARGILE.

— IRON STONE (Min.) mina de hierro arcilloso.

— PORPHYRY, pórfido arcilloso.

— SAND, arena arcillosa.

— — STONE (Geol.) piedra arenisca arcillosa.

— VEINED AGATE (Miner.) ágata jaspeada arcillosa.

ARGILLIFEROUS, argilífero, que contiene arcilla.

ARGILLITE, ARGILLACEOUS SCHIST or SLATE, CLAY-SLATE (Miner.) argilita, esquisto arcilloso.

ARGILLO-ARENACEOUS, arcillo-arenoso.

— CALCAREOUS, arcillo-calcáreo, argilo-calcáreo.

ARGON (Quím.) argón.

ARGOSY (Mar.) galeón, buque mercante.

ARGYLE (Com.) cafetera o tetera con calentador.

ARGYRITHROSE, SULPHIDE OF SILVER AND ANTIMONY (Miner.) argiritrosa, sulfuro de hierro y antimonio.

ARGYRODAMAS, MICA, CAT-SILVER (Miner). argirodamas, talco plateado refractario.

ARGYROL (Farm.) argirol.

ARICINA, CUSCO-CINCHONINE (Quím.) aricina.

Aries (Ast.) Aries.

ARIES (Mil.) v. RAM (Tec.) aries, ariete.

ARITMETHIC, aritmética.

ARITMOMETER, aritmómetro.

ARK (Carp.) arca, cofre grande.

Arkansas or Kansas STONE, piedra Arkansas.

ARKANSITE, (BROOKITE) (Miner.) arkansita, brookita.

Arld's WIRE JOINT WITH COPPER SLEEVE (Elect.) empalme Arld con casquillo de cobre.

ARM (Arm.) arma (Tec.) brazo (—, CRANK, CRANK WEB,) codo de manivela (Vm.) (SPOKE,) radio del volante (Rel.) brazo, palanca, rayo (Mec.) aspas de un molino (Mar.) mango del remo || barra del cabrestante || palanca (F. de guantes,) parte del guante que cubre el brazo.

—S (Agric.) esteva del arado (Mar.) (ANCHOR,) brazos del ancla ||extremos de las vergas (Arm.) armas (Carr.) pezones de los ejes (Herr.) brazos de un hierro angular (Tec.) piernas de cizallas o tenazas, etc.

TO —, armar, dar armas ||armar (un aparato, una máquina) (Tec.) montar, armar.

— — A BATTERY (Mil.) armar y equipar una batería.

— — FURNACE (Fund.) armar un horno.

— — LEAD (Mar.) poner sebo al escandallo.

— — —MAGNET, TO SET A LOADSTONE IN IRON, montar un imán.

— — PIECE OF TIMBER (Carp.) armar una pieza.

— OF ACCUMULATOR REGULATOR (Elect.) carro del reductor.

—S — THE BRIDGE, BRIDGE —S (Elect.) derivaciones del puente.

— CHAIR (Eb.) silla de brazo.

— CHEST, caja de armas.

— CLEAST (Mar.) tojinos de los penoles.

— OF A CRANE (Mec.) brazo o pico de grúa.

ARMS FOR CUT AND THRUST (Arm.) armas de punta y filo.

—S FOR CUTTING (Arm.) armas cortantes.

— OF DAMPING VANE (Elect.) brazo de la paleta del amortiguador.

— FILE (Cald.) lima cuadrada (para el cobre).

— OF THE FLYWHEEL (Mec.) brazo del volante.

— — A FORGE HAMMER (Herr.) brazo o espiga del martinete.

— FULL (Tec.) brazada.

— GASKETS (Mar.) tomadores de los penoles.

—S OF A GUN CARRIAGE (Art.) pezones de cureña.

— HOLE (Sast.) bocamanga.

— WITH HORIZONTAL AND V E R T I C A L ADJUSTMENT (Mec.) brazo de movimiento horizontal y vertical.

—S OF A KNEE (Carp.) ramas (Mil.) correas del mandil de los tambores.

— LEATHER, brazal || v. — (F. de guantes).

— LOOPS (Carr.) agujetas para los brazos.

—S OF OFFENCE (Arm.) armas ofensivas.

—S OF A PILE (Arq., Hid.) regatón de estaca.

—S — PRECISION, armas de precisión.

— PROTECTOR (Vid.) brazal.

— RACK (Mil.) armero, lugar para colocar armas.

— REST (Mueb.) brazo (de un asiento) (Fc.) brazo reclinatorio.

— — PILLOW (Fc.) rodillo de apoyo para el brazo.

— — , TELEPHONE — —, (Telef.) reclinatorio.

— SAW, HAND SAW, serrucho, sierra de mano.

— OF A SIEVE (Min.) arco de la criba.

— SIGNAL, semáforo, señal semafórica.

— OF SPIDER, SPOKE (Elect.) brazo, radio.

— STRAP (Vm., Carr.) cinta para apoyar el brazo.

— SUPPORT OF TEMPLATE or WEEP (Fund.) soporte de la terraja.

— OF A W H E E L (Mec.: Rel.: W A T C H - WHEEL:) rayos de una rueda.

— — THE WINDLASS (Mar., Mec.) brazos del molinete del cabrestante.

— — A YARD (Mar.) penoles.

— BATTING — (Tej.) batidera, batidor.

— COAT OF —S (Bl.) cota de armas.

— CROSS — (Elect.: postes,) traviesa.

— FIRE —S (Arm.) armas de fuego.

— GOVERNOR — or LEVER (Vm.) palanca del regulador.

— MALLET OF —S. (Mil.) martillo o maza de armas.

— RIFLED —S. (Mil.) armas rayadas.

— SET OF —S (Tec.) dotación de brazos.

— SMALL — (Arm.) armas blancas.

SUPPLEMENTARY — (Mec.) rayos suplementarios o de refuerzo.

ARMALAC (Elect.) laca para accesorios.

ARMATURE (Tec.) armadura, armazón (Carp.) armadura (Elect.) (ROTOR,) armadura, rotor, inducido (Mec.) herraje.

— AMPERE-TURNS (Elect.) amperios-vueltas del inducido.

— BINDING (Elect.) bandaje o zuncho del inducido.

— BODY or STRUCTURE (Elect.) cuerpo del inducido.

— BORE (Elect.) diámetro interior del inducido.

— CALCULATION (Elect.) cálculo del inducido.

— CARRYING CURRENT (Elect.) inducido atravesado por la corriente.

— CIRCUIT (Elect.) rama de arrollamiento del inducido.

— WITH CLOSED SLOTS v. HOLE —.

— or COATING OF A CONDENSER (Elect.) armadura del condensador.

— COIL (Elect.) carrete del inducido.

— CONDUCTOR or WIRE (Elect.) alambre o conductor del inducido.

— CONNECTION (Elect.) conexiones del inducido.

— or ROTOR CONSTANT (Elect.) constante del inducido.

— COOLING (Elect.) enfriamiento del inducido.

— or ROTOR COPPER (Elect.) cobre del inducido.

— — CORE (Elect.) núcleo del inducido.

— CORE DISC (Elect.) disco de chapa para inducido.

— CROSS (Elect.) travesaño.

— or ROTOR CURRENT (Elect.) corriente del inducido.

— OF THE ELECTRO-MAGNET (Elect.) armadura del electroimán.

— FIELD (Elect.) campo del inducido.

— or ROTOR FLANGE (Elect.) brida del inducido.

— — — FLUX (Elect.) flujo magnético del inducido.

— — — — DISTRIBUTION CURVE (Elect.) curva del campo del inducido.

— OF Holtz MACHINE (Elect.) armadura de la máquina de influencia de Holtz.

— HOOD (Elect.) caperuza para inducido.

— HUB (Elect.) cubo del inducido.

— INDUCTION (Elect.) inducción en el inducido.

— INSULATING PAPER (Elect.) papel aislante para cubrir inducidos.

— INSULATION (Elect.) aislamiento del inducido.

ARMATURE IRON (Elect.) hierro del inducido.

— — LOSS (Elect.) pérdidas en el hierro del inducido.

— LEAKAGE (Elect.) dispersión (de las líneas de fuerza) en el inducido.

— — or STRAY FLUX or FIELD, ROTOR STRAY FLUX (Elect.) flujo de dispersión en el inducido.

—LIFTING STAND (Elect., Fc.) gato para levantar el inducido.

—or ROTOR LINE (OF FORCE) (Elect.) línea de fuerza del inducido.

— LOAD (Elect.) carga del inducido.

— (KEEPER) OF A MAGNET (Elect.) armadura de un imán.

— or ROTOR MAGNETISATION CURVE OR CHARACTERISTIC (Elect.) curva de imanación, característica del inducido.

— OF MOTOR (Vm.) inducido de motor.

— WITH MOVABLE TEETH (Elect.) armadura del electroimán con fiador dentado.

— REACTANCE (Elect.) reactancia del inducido.

— REACTION (Elect.) reacción del inducido.

— RESISTANCE (Elect.) resistencia del inducido.

— SEATING (Elect.) asiento del inducido.

— or ROTOR SHORT-CIRCUIT (Elect.) circuito corto del inducido.

— — — CURRENT (Elect.) corriente de circuito corto del inducido.

— — — SLIP (Elect.) resbalamiento del inducido.

— — — SLOT (Elect.) ranura del inducido.

— — — SPEED or REVOLUTIONS (Elect.) número de revoluciones o vueltas del inducido.

— SPIDER (Elect.) estrella del inducido.

— SURFACE (Elect.) superficie del inducido.

— TEMPERATURE (Elect.) temperatura del inducido.

— TOOTH (Elect.) diente del inducido.

— TRANSPORT TRUCK (Fc.) carretilla para el transporte de los inducidos.

— VARNISH (Elect.) barniz para inducidos.

— WHEEL (Elect.) rueda del inducido.

— WINDING (Elect.) arrollamiento de inducido.

PLUNGING — (Tel.) armadura.

RELAY — (Telef.) armadura del relevador.

SHUTTLE or H —, inducido Siemens o en I.

VANE — (Tel.) armadura de aletas.

WEAKENING — (Tel.) armadura de debilitación.

THE — COIL IS BURNT OUT (Elect.) el carrete del inducido se ha quemado.

THE — HUMS (Elect.) el inducido zumba.

A R M C O INGOT IRON (Meta.) hierro A R M C O.

ARMED CAP A PIED, armado de pies a cabeza.

— MAGNET, imán armado.

— SHIP (Mar.) buque mercante armado en guerra.

Armenian BOLE (Miner.) bolo de Armenia.

— STONE (LAPIS LAZULI) (Miner.) piedra de Armenia, carbonato azul de cobre.

ARMILLA (Mec.) cojinete (Arq.: orden jónico,) cojinete.

ARMILLARY SPHERE (Art.) esfera armilar.

ARMING (Mec.) baño de sebo.

— PRESS (Enc.) prensa de estampar.

—S (Mar.) empavesada.

ARMISTICE (Mil.) armisticio.

ARMLET, ARM-PROTECTOR (Vid.) brazal.

ARMORED (A), v. ARMOURED.

ARMORIAL BEARINGS (Blas.) cota de armas.

ARMORING (A.) b. ARMOURING.

ARMORY, ARMOURY, ARMAMENTARY (Mil.) arsenal, armería, sala de armas.

ARMOUR (Elect.) IRON-PROTECTION,) armadura de hierro (Tec.) armadura, blindaje (Mar.) coraza, blindaje, armadura.

— CASED, — PLATE, — PLATING, IRON-CLAD, IRON-SHEATHED, blindado, acorazado (Fund.) plancha de blindaje, coraza.

— (A) OF THE FURNACE (Fund.) armazón.

— PLATE MILL (A), — — ROLLING MILL (Fund.) laminador de planchas para blindaje.

IRON — OF PIERS (Pont.) ante espolón.

TOP — (Mar.) empavesado de cofa.

ARMOURED (Mar.) acorazado (Tec.) acorazado, armado.

ARMOURED or ARMORED (A) CABLE (Elect.) cable armado.

— — — CORD (Elect.) cordón (conductor) armado.

— — — (A) WIRE (Elect.) alambre armado.

— CONDUIT (Elect.) tubo armado o protegido.

— LONGITUDINAL BEAM (Vm.) pértiga con guarnición de hierro (Rel.: LORRY, BREWER'S LORRY).

— MOTOR CAR (Vm.) automóvil acorazado

— SEAT (Av.) asiento blindado.

— TANK (Art.) tanque automóvil o tanque inglés blindado o acorazado, "tanque".

— WOOD FRAME (Vm.) bastidor o chassis de madera armada.

ARMOURER v. comb. DRILL (Tec.) armero, fabricante de armas, el que compone armas (s. SWORD CUTTER, BILBO-SMITH, ARMORER).

—'S DOUBLE EDGE TOOL (Arm.) lengua de vaca.

—'S TRADE, GUN WORKS, armería.

ARMOURING, ARMORING (A) (Elect.) revestimiento, armadura (Tec.) v. ARMOUR.

— REINFORCEMENT, esqueleto o armazón interior de hierro.

— or ARMOURING (A) or SHEATING WIRE (Elect.) alambre de la armadura.

ARMOZINE (Tej.) sarga de seda de poco cuerpo.

Armstrong GUN (Art.) cañón Armstrong.

ARMY (Mil.) ejército.

— or MILITARY CLOTH (Mil.) paño para uniformes o de munición.

— LIST (Mil.) anuario militar.

— ROAD, camino militar.

— SQUADRON MACHINE (Av.) avión del cuerpo de ejército.

ARNOTTO, ANNOTTO, (Tint.) achiote.

— SOAP-WATER (Tint.) blanco de China.

AROMA (Perf.) aroma.

AROMATIC SERIES (Quím.) series aromáticas.

AROMATICS (Perf.) aromáticos.

AROMATOUS SUBSTANCES, substancias aromáticas.

Aron METER (Elect.) contador Arón.

ARQUEBUSE (Arm.) arcabuz.

ARQUERITE (Miner.) arquerita.

ARRACK (Lic.) arrack.

ARRAGE (Min.) arista, esquina.

ARRAGONITE, v. ARAGONITE.

TO ARRANGE (Tec.) arreglar, poner en orden (Arq.) disponer (Alb.) (TO ENRANGE,) alinear, trazar a línea.

— — THE LINES ONE ABOVE THE OTHER (Fc.) disponer los conductores unos por encima de otros.

ARRANGEMENT (Tec.) arreglo, disposición, orden (Com.) convenio, arreglo, transacción.

— OF AERIAL (Tel. in.) disposición de la antena.

— — AXLES, disposición de los ejes.

— — BRUSHES (Elect.) disposición de las escobillas.

— — CARBURETTOR (Vm.) disposición del carburador.

— — CONNECTIONS FOR MEASUREMENT, esquema de conexiones para hacer una medida.

— — FOR CONTROL OF FUEL LEVEL, regulación del nivel.

— OF DRIVING-GEAR or MOTION or MOVEMENT (Fc., Vm., Mec.) mecanismo motor.

— — GANGWAY (Fc.) instalación de paso (entre vagones).

— — LINES (Fc.) disposición de la línea o de las vías.

ARRANGEMENT FOR MAKING POINTS TRAILABLE (Fc.) disposición que permite la apertura forzada de la aguja.

— OF THE NETWORK (Elect.) disposición de la red.

— — PLANES (Av.) disposición de los planos (sustentadores).

— — PROPELLERS or SCREWS (Av.) disposición de los propulsores o hélices.

— — PUBLIC ROOMS AND GOODS SHED OPPOSITE EACH OTHER (Fc.) disposición de las estaciones de viajeros y de mercancías una enfrente de la otra.

— — — — — — ON ONE SIDE (Fc.) disposición de las estaciones de viajeros y de mercancías del mismo lado de la vía.

— IN SHAPE OF GRIDIRON (Fc.) instalación de taller en forma de bastidor o de enrejado.

— OF THE SIGNALS IN STEPS (Fc.) disposición escalonada de las señales.

— — — — A STRAIGHT LINE (Fc.) disposición alineada de las señales; colocación de las señales en línea recta.

— — SLEEPERS or TIES AT RIGHT ANGLES TO THE STRAIGHT TRACK (Fc.) disposición perpendicular de las traviesas o durmientes por relación a la vía recta.

— — — — — — — — TO THE CENTRE LINE OF THE CROSSING (Fc.) disposición perpendicular de las traviesas o durmientes con relación a la línea media del corazón.

— IN STEPS, STEPPED (Tec.) escalonado.

— OF SWITCHBOARD (Elect.) disposición del cuadro de distribución.

— — TERMINALS (Elect.) disposición de las bornas.

— — TWO BATTERIES IN PARALLEL (Elect., Fc.) combinación de dos baterías acopladas en paralelo.

— — TYPE OF POINTS or SWITCH (Fc.) disposición del cambio de vía.

— — W. C. (WATER-CLOSET —,) (Fc.) instalación de retretes.

— — WELLS, pozo.

— — WINDING (Elect.) disposición del arrollamiento.

— — WINGS (Av.) v. FEATHERING.

ARRAS (Der.) (DONATIO PROPTER NUPTIAS,) arras (Com. y Der.) arras, depósito en prenda o garantía.

ARRASTRA (Meta.) arrastra, bocarte, máquina para triturar mineral (México) molino para triturar mineral.

ARRAY (Mil.) formación, orden.
— IN BATTLE, BATTLE — (Mil.) formación de batalla.
CLOSE — (Mil.) orden cerrado.
ARREARS (Com.) atrasos.
— OF CHARGES (Com., en general, tratándose de abonados o subscriptores: Telef. etc.) retrasado en el pago de tasas.
IN — (Com.) atrasado.
ARREST (Mec.) retén.
ARRESTER, v. LIGHTNING ARRESTER
ARRESTING or INTELOCKING DISC (Fc.) disco de tope.
— or STOPPING LEVER (Fc.) palanca de enclavamiento.
ARRIS, DRAUGHT, DROVED EDGE (Arq.) canto, filo, arista viva o de encuentro. v. CORNER RAFTER.
— BEAM or RAFTER (Carp.) viga maestra del caballete.
— FILLET (Alb.) filete de arista.
— GUTTER (Arq.) canelón o gotera en Λ.
— VAULT (Arq.) bóveda en Λ.
— WISE (Tec.) diagonalmente.
— — CUT (Carp.) corte a la berengena.
ARRIVAL (Fc.) llegada (Mil.) arribada (Mar.) arribada (Com.) arribo, llegada.
— LINE (Fc.) vía de entrada.
— — TO GRIDIRON (Fc.) vía transversal del emparrillado.
— PLATFORM (Fc.) desembarcadero, andén de llegada.
— OF TRAIN (Fc.) llegada del tren.
ARROW (Elect.) flecha (Tec.) flecha (para indicar la dirección en uno u otro sentido) (Agric.) piqueta (Mil.) flecha, virotón, saeta.
— HEAD (Ing.: dibujo.) flecha de la línea de cota.
— —, — STONE, HEAD-STONE, BELEM-NITE, FINGER-STONE, THUNDER-STONE, (Miner.) belemnita, piedra de lince.
— — WRITING. escritura cuneiforme.
— HEADED (Arq.) cuneiforme.
— ROOT (Bot.) sagú de Jamaica || yuquilla.
— TYPE (Tip.) flecha.
DANGER — (Elect.) flecha de aviso (colocada en el indicador).
ARRYTHMIA (Patol.) arritmia.
ARSENAL (Mil.) arsenal.
NAVAL — (Mar.) arsenal de marina.
ARSENIATE, ARSENATE (Quím.) arseniato.
— OF COBALT, RED COBALT ORE, PRISMATIC RED COBALT (Quím.) arseniato de cobalto.
— — COPPER (Quím.) afaneso, arseniato de cobre, verde de Scheele.
— — IRON (Quím.) arseniato de hierro (PHARMACOSIDERITE) arsenio-siderita.

ARSENIATE OF LIME, PHARMACOLITE, Haidingerite (Quím.) farmacolita, arseniato de cal.
ARSENIC, RATS BANE, NATIVE — (Quím.) arsénico.
— ANHYDRIDE (Quím.) anhidrido arsénico.
— BATH (Galv.) baño de arsénico.
— BLOOM or FLOWERS, ARSENOLITE (Quím.) flores de arsénico, óxido de arsénico.
— TRISULPHIDE, ARSENIOUS SULPHIDE (Quím.) oripimente, trisulfuro de arsénico.
CRYSTALLINE — (Quím.) óxido blanco de arsénico.
FLAKY — (Quím.) arsénico en copos.
LIVER or OIL OF — (Quím.) arsénico hepático.
RED — (Quím., Pint.) rejalgar, sulfuro rojo de arsénico.
WHITE OXID OF — (Quím.) arsénico blanco, ácido arsenioso.
YELLOW SULPHURET OF —, ORPIMENT (Quím.) oripimente, sulfuro amarillo de arsénico.
ARSENICAL, ARSENIAC (Quím.) arsenical, v. CADMIA.
— ACID (Quím.) ácido arsénico.
— PYRITES (Miner.) arsénico piritoso, hierro arsenical.
ARSENICITE, v. ARSENIATE OF LIME.
ARSENIDE (Quím.) arseniuro.
ARSENIO-SIDERITE (Miner.) arsenio-siderita.
— SULPHURET OF LEAD (Miner.) aufresnita, arsenio-sulfuro de plomo.
— SULPHURET OF SILVER (Miner.) prusita.
ARSENIOUS (Quím.) arsenioso.
— ACID (Quím.) ácido arsenioso. v. WHITE ARSENIC.
— SULPHIDE, v. ARSENIC TRISULPHIDE.
ARSENITE (Quím.) arsenito.
— OF COPPER (Pint.) arsenito de Viena, verde Viena.
BASIC — OF COPPER (Quím.) arsenito básico de cobre (Pint.) verde de Scheele.
SODIUM — (Quím.) arsenito sódico.
ARSENIURET (Quím.) arseniuro.
ARSENIURETTED HYDROGEN GAS (Quím.) arseniuro de hidrógeno gaseoso.
ARSENOLITE, v. ARSENIC BLOOM.
ARSPHENAMINE (Farm.) salvarsán.
ARSURE (Ac.) ensaye al fuego.
ART, arte.
— EXHIBITION, exposición de bellas artes.
—S AND MANUFACTURES, artes y manufacturas.
— OF SAIL MAKING, arte del velero,
FINE —S. (b. a.) bellas artes.

INDUSTRIAL or MANUFACTURING —S, artes industriales.

WANT OF —, atecnia, falta de arte.

"ART NOUVEAU" (Arq.) "Art nouveau".

ARTERIAL COMPRESSOR (Cir.) compresor arterial.

ARTERIO-SCLEROSIS, arterioesclerosis.

ARTERIOTOME (Cir.) arterotomo.

ARTERY CLAW (Cir.) serafina arterial.

— FORCEPS (Cir) pinza de torsión.

ARTESIAN WATER, agua artesiana.

— WELL, pozo artesiano.

ARTICHOKE (Bot.) alcachofa.

MILD —, alcausil.

ARTICLE (Com.) artículo, efecto, mercancía || artículo o cláusula de un contrato (Jur.) artículo || (—S,) artículos, código.

—S OF WAR (Mil., Jur.) código penal militar.

ARTICULATE TO —, etc., v. c. JOINT.

ARTICULATED COUPLING (Fc.) enganche de articulación o articulado.

— DRIVING MECHANISM, DIVIDED DRIVING-GEAR (Fc.) mecanismo motor dividido.

— KEEL (Aeron.) quilla articulada.

— LOCOMOTIVE (Fc.) locomotora con carro rotatorio o bogie motor.

— PARALELLOGRAM, PANTOGRAPH, (Fc.) paralelogramo articulado.

- SUSPENSION OF THE COMBINATION LEVER (Fc.) suspensión articulada de la palanca de avance.

—— 8— WHEEL (Fc.) de dos pares de ejes acoplados.

-- 12— WHEEL (Fc.) de dos mecanismos motores de tres ejes acoplados.

ARTICULATION, v. JOINT.

ARTICULATION or PIVOT OF ARM (Mec.) articulación de brazo.

— PIECE, ROD (Fc.) articulación de la pértiga.

ARTICULATOR (Dent.) articulador.

ARTIFICER, artesano, artista, fabricante, obrero (Pir.) polvorista.

ARTIFICIAL, MADE, artificial, ficticio.

— AIR-GAP (Elect.) entrehierro artificial.

— CABLE (Tel.) cable artificial (Rel.: Harwood DUPLEX CONNECTION).

— CEMENT (Alb.) cemento artificial.

— COOLING (Elect.: carretes,) enfriamiento artificial.

— DRAUGHT (Fund.) tiro artificial.

— FOUNDATIONS (Fc.) cimentación artificial.

— GRANITE, granito artificial.

— HORIZON (Art.) horizonte artificial.

— ICE, hielo artificial.

— ILLUMINATION, alumbrado artificial.

— LINES (Geom.) líneas artificiales.

ARTIFICIAL LOAD or LOADING (Elect., Fc.) carga artificial.

— MAGNET, imán artificial.

— NUMBERS (Mat.) logaritmos.

— PHASE, b. AUXILIARY.

— RESISTANCE (Elect.) resistencia artificial.

— — OF GRAPHITE (Tel.) resistencia artificial de grafito.

— — — MANGANIN WIRE (Tel.) resistencia artificial de alambre de manganina.

— RESPIRATION (Med.) respiración artificial.

— SILK (Tej.) seda artificial.

— SOFT PORCELAIN (Elect.) porcelana blanda artificial, (Sévres antiguo).

— or NEUTRAL START POINT (Elect.) punto neutro artificial.

— STONE, piedra artificial.

— VARIATION OF VESSEL'S DRAUGHT, variación del calado.

— VENTILATION (Arq., Fc.) ventilación artificial.

ARTILLERIST (Mil.) artillero.

ARTILLERY (Mil.) artillería.

— ATTACK (Mil.) sitio acelerado.

-- BUTT, terrero.

— CARRIAGE (Art.) cureña, carruaje de artillería.

— FIGHT (Mil.) combate o duelo de artillería.

— LEVEL (Art.) nivel para obtener el ángulo de elevación de una pieza.

— MAN (Mil.) artillero.

— WORKSHOP (Mil.) maestranza o parque de artillería.

FIELD — (Mil.) artillería de campaña o rodada.

FOOT — (Mil.) artillería de a pie.

HEAVY — (Mil.) artillería gruesa.

HORSE —, MOUNTED — (Mil.) artillería volante o montada.

LIGHT — (Mil.) artillería ligera.

MOUNTAIN — (Mil.) artillería de montaña.

SIEGE — (Mil.) artillería de sitio.

ARTIST (b. a.) artista (Tec.) artista.

ARTISTIC, artístico, de buen gusto.

ARVERYTHRIN (Bot.) acedera de las Antillas.

ARYL (Quím.) aril.

ARZEL (Equit.) caballo calzado de un remo solamente.

ARZICA (Pint.) ancora, encora.

A. S., v. AMPERE.

ASAFETIDA, DEVIL'S DUNG (Farm.) asafétida.

ASBEST PAPER (Min.) (FOSSIL PAPER) papel fósil (Pap.) papel o cartón de asbesto o amianto.

ASBESTO PAPER, v. ASBEST.

ASBESTONITE BUSH, envoltura de asbesto-tonita.

ASBESTOS, ASBESTUS (Miner.) asbesto, amianto.

— CARTRIDGE (Elect.) cartucho de amianto.

— CLOTH, tela de amianto.

— COMPOUND (Elect.) compuesto a base de amianto.

— CORD or ROPE (Elect.) trenza de amianto.

— FABRIC, tejido de amianto.

— FIBRE, fibra de amianto.

— GLOVE, guante de asbesto.

— LAYER (Elect.: cables,) capa de amianto.

— PAINT, pintura (incombustible) de amianto.

— PLUG (Vm.) tapón de amianto.

— PORCELAIN, porcelana de asbesto o de amianto.

— ROOFING, techo o techumbre de amianto.

— SHEET, plancha o placa de asbesto.

— STOVE, estufa de asbesto.

—WIRE NET, rejilla de tubos de asbesto.

— WOOL, lana de asbesto o amianto.

TO ASCEND, ascender (Min.) salir de la mina.

ASCENDING (Tec.) ascendente.

— or RISING BRANCH, (Elect., Mat.) rama ascendente.

— — UPWARD FLOWING CURRENT (Elect.) corriente ascendente.

— FLUE, UPTAKE (Fund.) conducto o canal de llamas ascendente.

— LETTERS (Tip.) letras ascendentes.

— PIPE (Mec.) tubo elevador.

— PROPELLER (Av.) hélice de levantamiento, hélice de eje vertical.

— SCREW, or PROPELLER, s. ELEVATING (Av.) hélice sustentadora.

— SLOPE (Cam.) contrapendient.e

ASCENSION (Ast.) ascensión (Fís.) ascensión, emersión.

ASCENSIONAL FORCE or BUOYANCY OF A BALLOON (Aeron.) fuerza ascensional del globo.

ASCENSOR (Mec.) ascensor, elevador, v. LIFT-ING.

ASCENT (Tec.) ascenso (Fc.) pendiente (Top.) (SLOPING-TERRACE, RISING-GROUND,) rampa, talud, declive, pendiente (Min.) subida, v. DESCENT AND —.

— FOR CATTLE (Fc.) rampa o andén para el ganado.

DESCENT AND — (OF MINERS) (Min.) bajada y subida.

STEEP — (Top.) escarpa, pendiente pronunciada.

TO ASCERTAIN (Tec.) averiguar, investigar.

— — THE NATURE OF THE GROUND (Min.) catar, dar calicatas, sondear el terreno.

ASCHAM, (ARCHERY,) (Arq.) guarda-flecha.

ASCIA (Cir.) vendaje en forma de hacha.

ASCOMYCETOUS (Bot.) ascomicetos.

ASEXUALIZATION, esterilización, asexualización.

ASH, ceniza (Tip., F. de caracteres,) escoria o espuma del metal (Bot.) v. — TREE.

TO — (Fund.) echar ceniza.

— — THE MOULDS (Fund.) encenizar los moldes.

— BALLS (Vid.) escoria del vidrio.

— BATH (Quím.) baño de cenizas.

— BLUE (Pint.) azul de cobalto.

— BOX, cenicero, v. — HOLE, — PIT, — PAN.

— BUCKET or PAIL, cubo de cenizas.

— CELLAR, (— PIT,) (Fund.) cueva para las cenizas.

— CONVEYING PLANT (Fc.) instalación para la extracción de cenizas.

— FIRE, fuego cubierto.

— FURNACE (Vid.) horno de fritada.

— GREY (Pint.) gris cenizo.

— HOLE or PIT or PAN, s. — BOX (Min.) (México) buitrón; (Linares, España,) zabaleta.

— LEACH, cuba de cenizas.

— PAN, v. — BOX, — HOLE, (Fund.) cenicero.

— — DAMPER, válvula de aire.

— — HOPPER (Fc.) cenicero en forma de embudo, colector para las cenizas.

— — RAKE or SCRAPER (Fc., Fund.) rascacenizas.

— — SLIDE (Fc., Fund.) puerta corrediza o trampilla del cenicero.

— PIT, v. — BOX (Fc.) boca de avivar el fuego.

— — DOOR, puerta del cenicero.

— PLATE, s. BACK-PLATE (Meta.) solera de un horno.

— POCKET (Fund.) hoyo o bolsa para las cenizas.

— or CLINKER SHOVEL (Fc.) pala para escorias.

— SIFTER, criba de ceniza.

— OF TARTAR (Quím.) ceniza gravelada.

— TRAY (Com.) cenicero; (para cenizas de tobaco).

— TREE (Bot.) fresno, v. COMMON, WILD —.

— TUB, barril de lejía.

COMMON or English — ("Fraximus excelsior") (Bot.) fresno común.

MOUNTAIN — ('Sorbus aucuparia') (Bot.) serbal silvestre o bravio o de los pájaros.

WILD — (Bot.) fresno salvaje, quejigo.

A "SHARP" (Mús.) la sostenido.

ASHERY, fábrica de potasa.

ASHES, b. comb. BONE, CUPEL, LEAD, etc. (Joy.) limaduras o cenizas de platero.

— OBTAINED FROM SALSOLAS AND VARECH IN Sicily, cenizas de Sicilia.

— OF TOUCH WOOD, SILESIAN POTASH, cenizas de madera podrida o de hongo.

CLAVELLATED —, CALCINED TARTAR, — OBTAINED FROM LEES OF WINE, v. ASH OF TARTAR.

FULL OF —, FLAWED, NOT SOUND (IRON) (Meta.) hierro con fallas o pajas, hierro cenizoso.

LIXIVIATED — (Quím.) cenizas lavadas.

SALINE —, cenizas salinas.

SELECT —, flores de cenizas, cenizas selectas.

SPANISH ALCALINE — (Quím.) barrilla.

VITRIFIED — OF COAL (Vid.) escoria de carquesa.

— TO REDUCE TO —, incinerar.

ASHLAR (Const.) sillar, sillarejo, canto, piedra de cuenta, morillo (Min.) v. DRESSED —.

(s. SHIVER, QUARRY-STONE, FREESTONE) (Arq.) (—, RUBBLE WORK,) sillería bruta, (de piedra sin labrar).

— JOIST (Carp.) solera de cielo raso.

— MASONRY, — STONE WORK (Alb.) sillería, cantería.

— PIECE, SLOPING POST IN A ROOF (Arq.) jamba de fuerza.

— — FOR THE GIRDERS (Carp.) carrera al aire.

— WORK, mampostería o sillería de piedra grande.

AXED or DRESSED or TOOLED — (Const.) sillar labrado o tallado.

DRESSED — (Min.) sillar.

RUGGED — (Cant.) carretal, mampuesto o canto sin labrar.

SMALL — (Alb.) cabezote, canto pequeño.

ASHLERING (Carp.) cielo raso || ligazón de madera de una bohardilla (Alb.) obra de sillería || artesonado de techo.

PLANE — (Alb.) cantería lisa.

ASHORE (Mar.) en tierra.

SHIP — (Mar.) buque varado.

ASIDE (Teat.) aparte.

ASK, TO — preguntar, pedir.

— — TO BE CONNECTED (Telef.) pedir la comunicación telefónica.

ASKAUNT, ASKANT, ASKANCE, oblicuamente, al sesgo.

ASKEW, sesgado, oblicuo, oblicuamente.

— BRIDGE, SKEW BRIDGE (Pont.) puente sesgado.

ASLANT, SLANTINGLY, oblicuamente, de lado, al sesgo.

ASLOPE, en talud.

ASP, ASPEN (Carp.) álamo temblón, álamo blanco.

ASPALATHUS, ASPALATH, GREEN EBONY (Bot.) aspalato, palo de águila, ébano verde.

ASPARAGOLITE, SPATHIC PHOSPHATE OF LIME (Miner.) asparagolita.

ASPARAGUS KNIFE (Cuch.) cuchillo para espárragos.

ASPECT (Mec.) aspecto, vista de un plano. (Tec). aspecto, forma, vista.

—RATIO (Aeron.) alargamiento.

TO ASPERSE, hisopar.

ASPERSION, rociada, aspersión.

ASPERGILL, hisopo.

ASPERITIES, ROUGH, desigualdades.

ASPHALT, ASPHALTUM, ASPHALTO, asfalto, alquitrán mineral, betún (Prov. de México) chapapote; (de Perú:) copé (s. MINERAL PITCH, COMPACT BITUMEN, JEW'S PITCH.)

TO — asfaltar.

— ICE FELT, TARRED FELT, cartón piedra.

— PAVEMENT, pavimento o camino asfaltado.

— VARNISH, laca asfaltada.

ASPHALTINE, asfaltina.

ASPHALTITE, asfaltita.

ASPHODEL (Bot.) asfodelo.

ASPHYXIATING (GAS) gases asfixiantes.

ASPIC (Bot.) espliego.

ASPIRATE (Tip.) (signo de) aspiración.

ASPIRATION OF THE BELLOWS (Herr.) tiro de los fuelles.

ASPIRATOR (Fís.) aspirador.

ASPIRIN, aspirina.

ASPIRING PUMP (Mec.) bomba aspirante.

ASPLE, WARPING MACHINE, WARPMILL (Tej.) urdidor, urdidera (T. S.) (REEL,) devanadera, argadillo.

A. S. S. (American Sound Screen) (Fotof.) pantalla americana.

ASS, b. comb. DRIVER; — or DROPPING BOARD (Pap.) secadero, tendedera, escurridera, (s. HORSE, STAND).

— SKIN, piel de asno.

ASSAULT (Mil.) asalto (Jur.) asalto, atentado.

— BRIDGE (Fort.) puerta de asalto, (de Congreve).

— ON A SUPERIOR (Mil., Jur.) insulto de hecho u obra a un superior.

ASSAY, ESSAY (Quím., Ac., Meta.) ensayo, ensaye, análisis, contraste, aquilatación.

TO — (Meta.) ensayar, copelar (Ac.) (TRY,) ensayar (Quím.) ensayar, analizar.

— — BY CUPELLING (Meta.) copelar.

ASSAY BALANCE or **SCALE**, balanza de ensayo o ensaye.
— **OF A COIN** (Ac.) aquilatación o prueba de una moneda.
— **CRUCIBLE** (Quím., Fund.) crisol de ensayo.
— — **IN THE SHAPE OF A PEAR**, matraz de ensayo.
— **DROP** (Vid.) lágrima.
— **BY THE DRY WAY**, ensaye por la vía seca.
— **FURNACE** (Fund.) horno de copelar.
— **GRAIN, REGULUS. METAL GRAIN, BUTTON** (Fund.) botón de copela.
— **LAMP**, lámpara docimástica de ensaye.
— **MASTER, CHIEF ASSAYER, CHIEF WARDEN**, (Ac.) ensayador mayor || contraste principal.
— **OFFICE** (Ac.) oficina de ensayador o de contraste.
— **PIECE** or **SLIP**, lengüeta de toque.
— **PLATE**, cápsula de ensaye.
— **SPOON, PROVER**, cuchara de ensaye.
— **TABLE**, mesa de ensaye.
— **TEST**. ensaye.
— **WEIGHT, REAL** — —, peso típico o modelo.
— **OF WEIGHT AND MEASURES** (Metr.) verificación de pesas y medidas.
— **BY THE WET WAY** or **BY THE MOIST**, ensaye por la vía húmeda.
　COLD —, ensaye en frío.
　DRY —, v. — **BY THE DRY WAY**.
　HUMID —, v. — **BY THE WET WAY**.
　MARK OF —, contraste.
　SPECTROMETRIC —, (Fís.) ensaye espectral.
ASSAYER (Tec.) ensayador, fiel, c o n t r a s t e (Ac.) (WARDER.) ensayador.
—'**S HAMMER**, martillo de ensayador.
ASSAYING, ART OF —, docimasia, arte de ensayar.
— **BEAM** (Meta.) marca para ensayar el acero.
— **DROP** (Vid.) lágrima de ensaye.
ASSEMBLAGE (Carp.) ensambladura, empalme, junta, empate.
— **WITH KEY PIECE** (Carp.) ensambladura de llave.
— **OF VEINS** (Min.) reunión de vetas.
TO ASSEMBLE (Carp.) e n s a m b l a r (Eb.) (SCARF, JOINT, FAYING,) unir, empatar (Min.) (MIX,) confundirse, reunirse (Elect., Mec.) (TO ERECT, TO INSTAL,) montar.
— — **AT THE BOTTOM** (Carp.) ensamblar a inglete.
— — **BY DOUBLE JOINT** (Carp.) hacer una ensambladura de cola de pato.
— — **EMBROIDERIES** (Cost.) empatar bordados.

TO ASSEMBLE or **ERECT THE LOCOMOTIVE** (Fc.) montar la locomotora.
— — **A MACHINE**, (**ASSEMBLING OF A MACHINE**,) (Mec.) montar una máquina; (montaje, v. ASSEMBLING).
— — **BY MORTISES** (Carp.) ensamblar a media madera.
— — **THE MOULDS** (Fund.) montar los moldes.
— — — **UNDERPINNING** (Const.) unir dos pisos por espigones.
ASSEMBLING (Carp.) (JOINING TOGETHER, SCARF JOINING, BUTT,) junta, unión, embutido, empalme (Mec.) empalme, junta, unión || montaje, s. INSTALLING (Elect.) montaje, s. INSTALLING.
— **OF THE ARMATURE** (Elect.) montaje del inducido.
— **BOLT** (Carp.) perno de empatar.
— (Carp.) llave.
— **WARP** (Tej.) atado de la urdimbre.
ASSEMBLY, asamblea, reunión (Mec.) conjunto || juego, juego completo de piezas.
TO ASSESS THE DAMAGE (Jur.) avaluar el daño, determinar el monto del daño.
ASSETS (Com.) activo.
— **AND DEBTS** (Cont.) activo y pasivo.
ASSIGNEE (Com., Jur.) cesionario || síndico (de una quiebra).
ASSIGNER (Com., Jur.) cedente.
ASSIGNMENT (Com., Jur.) cesión (de bienes) || entrega de los bienes a los síndicos.
ASSIMILABLE, asimilable.
TO ASSIMILATE (Quím.) asimilar.
ASSIMILATION (Quím. Fís. y Fisiol.) asimilación.
ASSISTANT CHEMIST, químico asistente.
— **ENGINE**, máquina auxiliar.
— **DRIVER** (Fc.) ayudante del maquinista.
— **ENGINEER** (Fc., Mv.) segundo maquinista || segundo ingeniero (Mar.) ayudante de máquina.
— **STATION-MASTER** (Fc.) subjefe de estación, jefe del movimiento.
ASSIZE (Const.) camada de piedras (Arq.) sillar cilíndrico de una columna.
　TO — (Com.) tasar (artículos.)
— — **THE DAMAGE** (Jur.) avaluar el daño.
ASSIZER (Com., Jur.) inspector de pesas y medidas, fiel.
ASSIZES (Jur.) jurados, tribunal de jurados.
Assmann's **ASPIRATION PSYCHROMETER**, psicrómetro aspirador de Assmann.
ASSOCIATE (Com.) socio.
ASSOCIATION (Com.) sociedad || asociación.
TO ASSORT (Com.) clasificar, ordenar || escoger.
ASSORTMENT (Com.) surtido.

ASSUMED DIRECTION OF FLOW OF CURRENT (Elect.) sentido hipotético de un flujo.

ASSUMPTION, HYPOTHESIS, SUPPOSITION (Tec.) suposición, hipótesis.

ASTARBOARD (Mar.) a estribor.

ASTATIC (Fís.) astático.

— **COUPLE** or **APIR** (Fís.) par de agujas astáticas.

— **ELECTRODYNAMOMETER** (Elect.) electrodinamómetro astático.

— **GALVANOMETER**, galvanómetro astático.

— **GOVERNOR** (Vm.) regulador astático.

— **MAGNETIC SYSTEM** (Fís.) sistema magnético astático.

— **NEEDLE** (Fís.) aguja (imanada) astática.

— **REGULATOR** (Elect.) regulador astático.

— **SUSPENSION**, suspensión astática.

— **SYSTEM** (Fís.) sistema astático.

TO MAKE or TO RENDER —, v. TO ASTATICISE.

TO ASTATICISE (Fís.) astatizar, hacer astático.

ASTATICISM (Fís.) estado astático.

ASTATICITY (Fís.) astaticidad.

ASTEL (Min.) planchas o tablones de sostenimiento del techo de una mina.

ASTERIA (Miner.) asteria, especie de zafiro.

ASTERISK, STAR (Tip.) asterisco, estrella.

ASTERISM (Ast.) constelación, asterismo.

ASTERN (Mar.) a popa, por la popa.

ASTEROID (Ast.) asteroide.

ASTIGMATISM (Opt.) astigmatismo.

ASTIGMOMETER, ASTIGMATISM APPARATUS (Opt.) astigmómetro.

ASTRACHAN, ASTRAK(H)AN (Tej.) astracán,

— **FUR** (Com.) piel de Astracán.

ASTRAGAL (Arq.) (BEAD, ROUNDEL, astrágalo || (QUARTER-ROUND, Tuscan CYMA) cimacio toscano (Carp.) (ROUND BEAD, COCKED BEAD,) bocel, baqueta, cordón o junquillo de perfil de semicírculo (Art.) collarino, moldura de cañón.

— **PLANE** (Carp.) cepillo de bocel para astrágalos.

— **TOOL** (Torn.) gubia para hacer astrágalos.

PLANE — (Carp.) cordoncillo, astrágalo liso.

SWORD — (Arm.) astrágalo de sable.

ASTRAKHAN, v. ASTRACHAN.

ASTRALINE, astralina.

ASTRALISH (Min.) virgen, primitivo.

ASTRAPHYALITE, FULGURITE, VITREOUS TUBE (Miner.) piedra fulminante, cuarzo hialino tubular.

ASTRIDE, ASTRADDLE, a horcajadas.

ASTRINGENCY (Quím.) astringencia.

ASTROITE, STAR STONE (Miner.) astroíta,

ASTROLABE (geodesia,) plancheta || (ALTIMETER, ALTOMETER,) altímetro, astrolabio.

ASTROMARA (Ast.) globo celeste cóncavo.

ASTROMETEOROLOGY, astrometeorología.

ASTROMETER (Ast.) astrómetro.

ASTROMETRY (Ast.) astrometría.

ASTRONOMER, astrónomo.

ASTRONOMICAL CLOCK (Ast.) reloj astronómico.

— **COLUMN**, columna astronómica.

— **LANTERN** (Ast.) linterna astronómica.

— **MERIDIAN**, meridiano astronómico.

— **QUADRANT**, cuadrante astronómico.

— **RING**, anillo astronómico.

— **TELESCOPE**, telescopio astronómico.

ASTRONOMY, astronomía.

ASTROPHOTOGRAPHY, astrofotografía.

ASTROPHOTOMETER, astrofotómetro.

ASTROPHOTOMETRY, astrofotometría.

ASTYLLAR (Arq.) sin columnas.

ASTYLLEN (Min.) dique.

ASUNDER (Mec.) en piezas, sin montar todavía.

ASYMETRIC or **ASYMETRICAL**, asimétrico.

— **ALTERNATING CURRENT** (Elect.) corriente alterna asimétrica.

— or **IRREGULAR CURVE** (Geom.) curva irregular.

— **INDUCTION** (Elect.) inducción asimétrica.

— **RESISTANCE** (Elect.) resistencia asimétrica.

ASYMETRY (Tec.) asimetría, desproporción, falta de simetría.

— **OF COMMUTATION** (Elect.) asimetría de la conmutación.

ASYMPTOTE (Geom.) asíntota.

ASYNCHRONOUS (Elect., Fís.) asincrónico.

— **MACHINE** (Elect.) máquina asincrónica.

— or **INDUCTION MOTOR** (Elect.) motor de inducción o asincrónico.

— — — — **GENERATOR** (Elect.) motor-generador asincrónico.

— **POLYPHASE MOTOR, POLYPHASE INDUCTION MOTOR** (Elect.) motor asincrónico polifásico, motor de inducción polifásica.

ATACAMITE (Miner.) atacamita, cloruro de cobre.

ATELIER (b. a.) taller o estudio (Tec.) taller.

ATHANOR, SLOW Harry, FURNACE OF ARCANA (Quím.) acanor, hornillo.

ATHERMANOUS (Fís.) atermal, atérmico.

ATHERMASY (Fís.) atermasia.

ATHWART (Av.) al través (Mar.) por el través, atravesado.

— **THE FORE FOOT** (Mar.) por el través o cruzando la proa.

ATHWART HAWSE (Mar.) atravesado por la proa.

— SHIP (Mar.) de babor a estribor, de banda a banda.

ATLANTE, ATLAS, TELAMONE (Arq.) atlante.

Atlantic, Chautauqua 4-4-2-LOCOMOTIVE (Fc.) locomotora de dos ejes acoplados con truck delantero y eje portador atrás.

ATLAS (Pap.) papel Atlas (Arq.) v. ATLANTE (Tej.) raso de la India (Tip.) atlas de geografía.

— METAL (Meta.) atlas, acero suave (Bessemer).

ATMOMETER (Fís.) atmómetro, atmidómetro.

ATMOPYRE (Fís.) quemador atmosférico.

ATMOSPHERE, atmósfera, v. comb. ELECTRICITY, v. SUN —. (Fís.) atmósfera, unidad de presión atmosférica. v. BAR.

RESIDUAL —, atmósfera remanente.

ATMOSPHERIC, b. comp. bajo: AIR v. —S.

— ABSORPTION (Radio) absorción atmosférica.

— DISTURBANCE (Meteor.) perturbación atmosférica.

— ELECTRICITY, electricidad atmosférica.

— ENGINE, máquina de presión atmosférica.

— GOVERNOR (Mec.) regulador atmosférico.

— HAMMER, martillo neumático o de aire comprimido.

— PRESSURE (Fís.) presión atmosférica.

— PUMP (Mec.) bomba atmosférica.

— RAILWAY (Fc.) ferrocarril neumático.

— REFRACTION (Fís.) refracción atmosférica.

— SPRING (Mec.) muelle o resorte neumático.

— STEAM ENGINE, v. — ENGINE.

— — PRESSURE ABOVE, presión efectiva del vapor.

— STONE, aerolito.

— THERMOMETER (Fís.) termómetro atmosférico.

— VALVE (Mec.) válvula atmosférica.

ATMOSPHERICS (Radio) atmosférica, estática. perturbación atmosférica, parásitos.

ATOLL (Geol.) atolón.

ATOM (Quím.) átomo.

ATOMIC CAPACITY (Quím.) capacidad atómica.

— ENERGY (Quím., Elect., Quím.) energía atómica.

— NUMBER (Fís., Quím.) número atómico.

— THEORY, ATOMISM (Quim.) atomismo, teoría atómica.

— VOLUME (Quím.) volumen atómico.

— WEIGHT (Quím.) peso atómico.

ATOMICITY (Quím.) atomicidad.

ATOMICS (Quím.) atómica, atomística.

ATOMISER (Fís.) atomizador, pulverizador de líquidos (Vm.) atomizador, v. STEAM JET SPRAYER, pulverizador.

— APERTURE (Vm.) abertura de pulverización.

— CONE (Vm.) cono del pulverizador.

— or SPRAY PIPE PASSAGE (Vm.) cámara de pulverización.

ATOMOLOGY (Quím.) atomología.

ATONALITY (Mús.) atonalidad.

ATONICITY (TONE or TENSION LACKING) (Med.) atonicidad.

ATONY (Med.) atonía.

ATOP (Mar.) encima, verticalmente.

ATRAMENTAL STONE, GREEN VITRIOL, ATRAMENTSTEIN, PYRITES, vitriolo verde, sulfato de hierro.

ATRIP (Mar.) a reclamar.

ATRIUM (Arq.) atrio.

TO ATTACH (Tec.) atar, unir, ligar, juntar, anexar, enganchar (Jur.) embargar, secuestrar.

— — THE LADDERS (Min.) empatar las escaleras (en los pozos de mina).

ATTACHED COLUMN (Arq.) columna insertada.

ATTACHING ADITIONAL WAGONS or CARS (Fc.) enganchar o añadir trenes.

— CHAIN, CHAIN SLING (Fc.) cadena de enganche.

— CLAMP or LUG (Fc.) estribo de fijación.

— OF THE HEEL BY MEANS OF FISH-PLATES (Fc.) fijación o sujeción del talón por medio de bridas.

— — — — — AND PIVOT (Fc.) articulación de pasador con brida.

ATTACHMENT (Tec.) unión, enganche, empate, juntura, ligazón || accesorio, anexo (Jur) secuestro o embargo.

— OF THE BARS or SEGMENTS (Elect.) fijación de las láminas.

— or CONNECTION OF BOLT (Fc.) tornillo de enlace.

— OF MAGNET COILS (Elect.) fijación de los carretes.

— — RISER TO SEGMENT (Elect.) fijación del alambre de conexión a la lámina.

— SCREW (Mec.) tornillo de unión.

TO ATTACK (Quím.) atacar (TO BITE, TO CORRODE,) atacar, corroer.

ATTACKED BY THE WEEVILS (Agric.) agorgojado.

— — — WORM (Agric.) agusanado.

ATTAL (Min.) v. ATTLE.

ATTAR OF ROSES (Perf.)) aceite de rosas de Oriente.

ATTEMPERATOR (FOR LIQUIDS) regulador de la temperatura.

TO ATTEND, atender, cuidar, tener bajo su cargo.

— — TO A BUSINESS (Com.) tener a su cargo un negocio.

ATTENDANCE (Tec.) cuidado, conservación, mantenimiento (Fund.) servicio del horno.

— TO BOILERS, cuidado de las calderas.

ATTENDANT, —S, (Elect.. Com., Tec.) personal de servicio.

— 'S GALLERY (Elect.) marcha del servicio.

— PATH (Fc.) camino de servicio.

—'S PLACE, sitio del servicio.

—'S PLATFORM, (Fund., Fc.) plataforma de servicio.

BATTERY — (Elect.) guardia para acumuladores.

SWITCHBOARD — (Elect.) electricista de servicio, (en el cuadro de distribución).

ATTENUATION (Elect., Radio, etc.) atenuación.

ATERRATION, terrero, terromontero.

TO ATTEST (Com., Jur.) certificar.

ATTESTATION (Com., Jur.) testimonio, certificado.

ATTIC, ATTIC STORY (Arq.) ático.

— BASE (Arq.) base ática.

— CAPITAL (Arq.) capitel ático.

— COLUMN (Arq.) columna ática.

— ORDER (Arq.) orden ático.

— PILLAR (Arq.) columna ática.

— RIDGE (Carp.) alma, llave de caballete de una bohardilla.

ATTITUDE (b. a.) actitud, posición.

ATTLE, ATTAL, ADDLE, GOAF, GOB, LEARIES, OLD MAN, DEADS (Min.) blancarte, desecho, materias estériles, tepetate (Prov. México) atierre; (de Perú) bazofia; (de Chile) broza; v. DEADS. WASTE ROCK.

— PACKING, (METAL MINING,) relleno; (Cartagena, España) atoro (México) trincha, v. GOAF.

ATTORNEY (Com., Jur.) procurador, apoderado, poderhabiente.

— — General (Jur.) Fiscal, (en los tribunales superiores) || procurador o síndico general, (en los ayuntamientos).

— LETTER OF — (Com., Jur.) poder, procuración.

— PATENT — or AGENT (Com.) agente de patentes.

ATTORNERSHIP (Jur.) procuraduría, agencia.

TO ATTRACT (Fís., Quím.) atraer.

ATTRACTED DISC ELECTROMETER (Elect.) electrómetro de disco.

ATTRACTION or **ATTRACTIVE CAPACITY** or **POWER, ATTRACTABILITY** (Fís.) poder de atracción, fuerza de atracción, atracción.

— OF AGGREGATION, atracción de agregación.

— — GRAVITATION (Fís.) gravitación, fuerza de gravedad.

— METER (Elect., Fís.) medidor de la atracción.

— OF MIXTURE, atracción de composición.

CAPILLAR —, b. CAPILLARY.

COUNTER —, atracción opuesta.

ELECTRICAL —, atracción eléctrica.

ELECTRODYNAMIC —, atracción electrodinámica.

ELECTROMAGNETIC — (Elect.) atracción electromagnética.

ELECTROSTATIC —, atracción electrostática.

LATERAL — (Elect., Quím.) atracción unilateral.

MAGNETIC —, atracción magnética.

MAGNETIC — AND REPULSION, atracción y repulsión magnéticas.

MOLECULAR AFFINITY, CONTIGUOUS — (Quím.) atracción, afinidad molecular.

ATRIBUTE (Arq., B. A.) atributo, emblema.

ATTRITE, WORN OUT (Tec.) raído, desgastado.

ATTRITION, raedura || desgaste por rozamiento, || rozamiento, frote.

Atwood's MACHINE (Fís.) máquina de Atwood.

AU, v. Angstrom, abrev. de Angstrom UNIT.

AUBURN (Pint.) castaño.

AUCTION (Jur.) almoneda, venta pública, subasta, pública subasta, remate. (Jueg.) v.— BRIDGE.

AUCTION-BRIDGE (Juego) bridge-auction, bridge contrato.

— TO PUT UP AT — (Com.) poner a pública subasta.

AUCTIONEER (Com.) subastador, vendutero || pregonero || (v. a.) vender a pública subasta.

—'S FEES (Com., Jur.) gastos o costas de remate.

AUDIBILITY (Radio) audibilidad.

— METER (Radio.) medidor de audibilidad.

AUDIENCE, auditorio (Com., Der.) audiencia || auditorio (Cinema.) audiencia, auditorio, grupo o conjunto de espectadores.

— CHAMBER (Jur.) audiencia.

— — ROOM (Arq.) sala de audiencia.

AUDIO, A (Radio) audio.

AUDIO-FREQUENCY (A.F.) (Radio) audiofrecuencia, A. F.

AUDIO-FREQUENCY AMPLIFICATION (Radio) amplificación de (corriente) de audiofrecuencia.

AUDIO FREQUENCY (LANDING STATION) RECEIVER (Aeron.) receptor de audiofrecuencia.

AUDIOMETER (Fís.) audiómetro, sonómetro.

AUDION (Radio) audión (A Trade mark.)

AUDIPHONE, audífono.

TO AUDIT (Com.) glosar, comprobar o examinar cuentas, revisar.

AUDITING OF ACCOUNTS (Com.) toma de cuentas.

AUDITOR (Com.) contador, revisor de cuentas, auditor.

AUGER (Carp.) barrena, taladro, b e r b i q u í (Poz.) sonda (Maq.) (TWIST DRILL,) mecha espiral americana.

— BIT, mecha, gusanillo de rosca.

— — WITH ADVANCE CUTTER, barrena o mecha espiral con labios cortantes.

— FAUCET, grifo o espita de barrena.

— HANDLE, mango de la barrena.

— HOLDER, cepo de la barrena.

— HOLE, barreno.

— FOR HOLLOW MORTISING CHISEL, mecha espiral especial para bedanos o escoplos huecos.

— MAKER, fabricante de barrenas.

— MAKING MACHINE, máquina de hacer barrenas.

— NOSE SHELL, WIMBLE, GOUGE BIT or OPEN SCOOP (Min.) cuchara, trépano de cuchara.

FELLOE — (Carr., Vm.) barrena de pinas.

JAUNT or FELLOE — (Carr.) barrena para llantas.

LARGE CONICAL —, taladra cónica.

POINT OF —, gusanillo.

PUMP — (Mar.) alegra.

RING — BIT, mecha anular de dos cortes.

SCREW or TWISTED —, barrena espiral o salomónica.

SHELL or NOSED —, barrena de cuchara o de media caña, v. — NOSE SHELL.

SINGLE LIP SCREW —, barrena salomónica de una boca; (DOUBLE:) barrena salomónica de dos bocas.

SMALL —, barrena pequeña.

SIX-FOOT —, taladra.

WELL BORING —, sonda, barrena de pocero.

AUGERS (Art.) instrumento para graduar espoletas.

AUGET (Art.) caja para la salchicha de minas

(Min.) (HOSE-TROUGH, CASING TUBE,) cubeta de la manguera.

AUGITE, BASALTIC —, COCCOLITE, VOLCANITE, PYROXENE (Miner.) augita.

— PORPHYRY (Miner.) pórfido piroxénico.

AUGUSTINE (Miner.) agustita, berilo de Sajonia.

AUNCEL WEIGHT (Metr.) romana.

AURA, CLOUT, (AXLE) (Mec.) cibicón de **un** eje.

AURANTINE (Miner.) aurantina, hesperidina.

AURATE (Quím.) aurato.

AUREOLA (Pint.) aureola v. AUREOLE.

— OF THE INDUCTION SPARK (Elect.) aureola de la chispa de inducción.

AUREOLE (Meteor.) aureola, corona, halo ‖ la parte interior de una corona, o ésta al iniciarse (B. A.) aureola (Fís.) aureola.

AUREOUS, áureo ‖ aurífero.

— SUBOXIDE (Quím.) subóxido de oro.

AURIC, áureo.

— ACID (Quím.) ácido áurico.

— CHLORIDE (Quím.) sesquicloruro de oro.

AURICHALCITE (Miner.) auricalcita.

AURICHALCUM (Com.) oricalco, latón.

AURICLE (Cir.) aurícula.

AURICULAR TUBES or TRUMPETS (Cir.) trompetilla acústica.

AURIDE (Quím.) aururo.

AURIDES (Miner.) auridos.

AURIFEROUS (Miner., Min.) aurífero.

AURILAVE (Cir.) limpia-oídos.

AURINE (Miner.) aurina.

AURISCALP (Cir.) auriscalpo.

AURISCOPE (Cir.) espéculo para los oídos.

AURORA AUSTRALIS (Meteor.) aurora austral.

— BOREALIS (Meteor.) aurora boreal.

— POLARIS (Meteor.) aurora polar.

AURORAL ARCH (Elect., Fís.) arco de la aurora.

— BAND (Meteor., Elect., Fís.) cinta de la aurora.

— CORONAE (Meteor., Elect., Fís.) anillo de la aurora.

— FLASH (Elect., Fís.) rayo de la aurora.

— LIGHT (Elect., Fís.) luz de la aurora.

— MAGNETISM, b. MAGNETISM.

— STREAM (Elect., Fís.) corriente de la aurora.

AURUM FULMINANS, FULMINATING GOLD, oro fulminante.

— MOSAICUM or MUSIVUM or MUSICUM (Quím.) oro musivo, sulfuro de estaño (Com.) polvos para dorar.

— PARADOXUM or PROBLEMATICUM, NATIVE TELLURIUM (Quím.) telurio nativo auro-ferrífero.

AURUM POTABILE, oro potable.

AUSTRAL (Geo.) austral.

Australian CRAWL (Natac.) crol australiano.

Austrian METHOD OF TUNNEL-DRIVING (Fc.) sistema austriaco de construcción (de túnel).

AUTISM (Psicol.) autismo.

AUTO, abrev. de AUTOMOBILE (Tec.) auto.

AUTOANALYSIS (Psicoan.) autoanálisis; auto-psicoanálisis.

AUTOBUS (Autom.) autobús, automóvil ómni-bus.

AUTOCHROME, autocromo.

AUTOCHROMOGRAPH (Fís.) autocromógrafo.

AUTOCHROMY, autocromía.

AUTOCLAVE (Fís.) marmita de Papín.

AUTOCONDUCTION (Elect.) autoconducción.

AUTO-CONVECTION (Meteor.) autoconvección, convección automática.

AUTODECOHERENCE (Elect., Tel.) autodescohesión.

AUTODYNAMIC (Fís.) autodinámico.

— **ELEVATOR** (Mec.) elevador autodinámico.

AUTO-DYNE (Quím.) autodina (Radio) (A HETERODYNE,) autodino.

AUTOEROTISM, autoerotismo; erotismo autó-geno (Havelock Ellis:) (Psicoan.) narci-sismo.

AUTOGENOUS, autógeno.

— **SOLDERING,** soldadura autógena.

— **VACCINE** (Med.) vacuna autógena.

— **WELDING,** v. — SOLDERING.

AUTOGIRO (Aeron.) autogiro.

AUTOGRAPH, autógrafo.

— **FAN** (Com.) abanico de autógrafos.

AUTOGRAPHIC INK (Lit.) tinta autográfica.

— **PAPER** (Lit.) papel autográfico.

— **PRESS** (Lit.) prensa autográfica.

— **TELEGRAPH** (Tel.) telégrafo de Caselli.

AUTOGRAPHY, autografía.

ELECTRICAL —, autografía eléctrica.

TELE—, teleautografía.

AUTOMALITE (Miner.) automalita.

AUTOMATIC, automático (Restaurant.) auto-mático (Psicol.) automático, subconsciente.

— **ACCUMULATOR REGULATOR** (Elect.) re-ductor automático.

— **AIR-BRAKE** (Fc.) freno automático de aire comprimido.

— — **CYLINDER LUBRICATION** or CUP (Fc.) engrasador automático del cilindro comprimido.

— **BABY** or **DOLL** (Com.) muñeco automático.

— **BALANCE** (Ac.) balanza automática.

— **BALL VALVE,** válvula o sopapo automático de bola.

AUTOMATIC or **SELF-ACTING BASCULE** or **BARRIER** (Fc.) barrera de cierre automá-tico.

— **BATTERY SWITCH** or **CELL-SWITCH** (Elect.) reductor automático.

— **BRAKE** (Fc.) freno automático.

— — **ROD** (Fc.) tornillo de freno de apriete automático.

— **BREAK** (Elect.) interrupción automática.

— **CALL** (Telef.) llamada automática.

— **CIRCUIT-BREAKER** (Elect.) interruptor automático.

— **CLIP** (Fc.) gancho de cierre automático.

— **CLUTCH** (Mec., Autom.) embrague auto-mático.

— **CONDUCTOR VALVE** (Fc.) válvula auto-mática del conductor del tren.

— **CONTROL APPARATUS** (Elect.) aparato automático registrador.

— **COUPLING** (Fc.) enganche automático.

— **CUT-OUT** (Elect.) interruptor automático.

— — **SYSTEM** (Telef.) servicio con inte-rrupción automática.

— **DEVICE** (Elect.) disposición automática.

— **DISCONNECTING (COUPLING)** (Mec.) des-embrague automático o interrupción auto-mática.

— **DOUBLE CLEARING SIGNAL** (Telef.) se-ñal de fin doble automática.

— **EXCHANGE** or **REPLACEMENT OF FUSE STRIPS** (Elect.) cambio automático de fu-sibles.

— **EXCITING REGULATOR** (Elect.) regulador automático de excitación.

— **FIELD-BREAK-SWITCH** (Elect.) interrup-tor automático de excitación.

— **GUARD FOR SERIES-CONNECTED IN-CANDESCENT LAMPS** (Elect.) mecanismo de protección automático para lámparas de incandescencia en serie.

— **HOOK SWITCH** (Telef.) conmutador auto-mático de gancho.

— **INTERCEPTING VALVE** (Fc.) válvula u obturador de arranque o intercepción auto-mática.

— **LAMP** (Dent.) lámpara de vulcanizar.

— **LIGHTING ARRANGEMENT IN CALL BOXES** (Telef.) circuito para el alumbra-do automático en los locutorios telefónicos.

— **LIGHTNING ARRESTER,** pararrayos auto-mático.

— **LOCKING** or **SELF CATCHING (SCREW)** (Mec.) cierre automático.

— **LOOM** (Tej.) telar automático.

— **LUBRICATOR** (Fc.) lubrificador automá-tico.

— **MALLET** (Dent.) martillo automático (de orificar.)

AUTOMATIC PARTY - LINE CONNECTION
(Telef.) unión automática de estaciones
agrupadas.

— — — SYSTEM (Telef.) sistema automático de estaciones agrupadas.

— PILOT (Aeron.) piloto automático. v. RO-
BOT.

— PREPAYMENT TELEPHONE STATION
(Telef.) estación telefónica con recaudación automática o previa.

— PRESSURE REDUCING VALVE (M e c.)
válvula de reducción automática.

— REGULATION (Elect.) regulación automática.

— REGULATOR or — REGULATING RESIST-
ANCE (Elect.) reoóstato automático.

— RELEASE (Tel., impresor) escape automático.

— — COUPLING (Fc.) acoplamiento de calefacción con desembrague automático.

— REVERSING STARTING RESISTANCE
WITH AUXILIARY MOTOR (Elect.) aparato de arranque inversor automático con
motor auxiliar.

— RING-OFF SIGNAL (Telef.) señal automática indicadora del fin de la conversación.

— ROAD-CROSSING BELL (Fc.) campana automática de cruce de caminos.

— SIGNAL (Fc.) señal automática.

— SLACK ADJUSTER (Fc.) disposición de reglamento automático para varillas de freno.

— — or SELF-STARTER (Elect.) aparato de
arranque automático.

— STARTER (Autom.) arranque automático,
marcha automática.

— STARTING DEVICE (Elect.) disposición de
puesta en marcha automática.

— STARTING-GEAR (Fc., Vm.) aparato de
arranque automático.

— STEAM PIPE ISOLATION VALVE (Elect.)
válvula de seguridad contra la rotura de
tubos.

— STOKER (Mv.) aparato automático para la
conducción del fuego.

— SUB-STATION SWITCHBOARD (Telef.)
conmutador automático de estación secundaria.

— SWITCH (Elect.) conmutador automático.

— — FOR REPLACING LAMPS (Elect.) conmutador automático para substitución de
lámparas o conmutador de substitución de
lámparas automática.

— SWITCHBOARD FOR SUB-STATIONS
(Telef.) conmutador interruptor automático.

— TELEPHONE or — — STATION (Telef.)
estación telefónica automática.

AUTOMATIC TELEPHONE OFFICE (Telef.)
oficina telefónica electromecánica.

— TRAIN SIGNALLING (Fc.) cubrimiento automático de los trenes.

— TRAMWAY BRAKE (Fc.) freno automático para tranvías.

— VACUUM BRAKE (Fc.) freno de vacío automático.

— VALVE (Mec.) válvula automática.

— VENTILATOR (Fc.) ventilador automático.

— VOLUME CONTROL (Radio) control automático de volumen.

— WARNING (BY BELL) (Fc.) aviso por timbre desmodrómico.

— WATER-TRAP (Fc.) sepcudor automático
de agua condensada.

AUTOMATON, SELF-ACTING, SELF-ACTOR,
autómata ‖ v. ROBOT.
MUSICAL — (Fís.) autómata musical.

AUTOMETER (Fís.) autómetro.

AUTOMOBILE, MOTOR CAR, AUTO, (Vm.)
automóvil, coche automóvil, auto.

— CLUB, automóvil club.

— WITH ELECTRIC TRANMISSION GEAR
(Vm.) automóvil con transmisión eléctrica.

— RED (Adj.) rojo cereza.

— TOWER-WAGON (Fc.) carro automotor para montaje y para reparaciones.

— WATCH, v. MOTOR CLOCK.

AUTOMOBILISM, automovilismo.

AUTOMOBILIST, automovilista.

AUTOMOTIVE, (SELF-PROPELLING) (Tec.)
automotor.

AUTONOMOUS (Psicol.) (ACTING WITHOUT
CONSCIOUS CONTROL,) autónomo, complejo autónomo.

AUTOPHONE (Fís.) autófono.

AUTOPLASTIC, autoplastia.

AUTOPLASTY (Cir.) autoplastia.

AUTOPSID (Min.) autópsido.

AUTOPSY, autopsia.

AUTOSCOPE, autoscopio.

AUTOSEROTHERAPY, autoseroterapia.

AUTOSTABILITY (Mec.) autoestabilidad; estabilidad automática ‖ estabilidad inherente (Aeron.) autoestabilidad, equilibrio giroscópico, estabilidad automática.

AUTOSUGGESTION (Psicol.) autosugestión.

AUTOTHERAPY (Med.) autoterapia.

AUTOTRANSFORMER (Elect.) autotransfor-
mador.

AUTOTRUCK, automóvil truck o camión.

AUTOTYPE (Tec.) autotipia, autotipo ‖ fac-
símil.

AUTOTYPOGRAPHY (Tip.) autotipografía.

AUXANOGRAPH (Fís.) auxanógrafo.

AUXANOMETER (Bot.) auxanómetro.

AUXILIARY (Tec.) auxiliar (Mec.) (TEMPO-RARY,) auxiliar.

— or BOOSTING BATTERY (Elect.) batería auxiliar.

— BELT or WAIST or GIRTH-RAIL (Fc.) riostra o barra de refuerzo.

— BLAST PIPE or BLOWER PIPE (Fc.) tubo soplador.

— BLOCK MECHANISM (Fc.: Tel.) bloqueo secundario.

— BOILER, caldera auxiliar.

— BRAKE (Fc.) freno auxiliar o adicional.

— BRUSH (DYNAMO) (Elect.) escobilla auxiliar (Corr. MAIN BRUSH) || (— — (CELL SWITCH) escobilla secundaria.

— CABLE (Elect.) cable auxiliar.

— CHAIN (Tec.) cadena de seguridad (Carp.) contra cadena.

— CHARGE (Elect.) carga auxiliar.

— CONTACT (Fc., Elect.) contacto auxiliar.

— — PIECE (Elect.) contacto secundario.

— CURRENT (Elect.) corriente auxiliar.

— DRIVING AXLE (Fc.) eje motor auxiliar

— DYNAMO or GENERATOR (A) (Elect.) dínamo auxiliar.

— ELECTRIC LIGHTING (Fc.) alumbrado auxiliar eléctrico.

— FEEDING ENGINE (Mv.) máquina auxiliar.

— or MIDDLE FRAME (Fc.) bastidor auxiliar.

— LIE or MAIN (Elect.) línea auxiliar (Corr. MAIN LINE, MAINS).

— LOCK (Fc.) trinquete auxiliar.

— MACHINE (Elect.) máquina auxiliar.

— MAGNET (Elect.) imán auxiliar.

— MEASUREMENT (Elect.) medida auxiliar.

— MOTOR (Elect.) motor auxiliar.

— or ARTIFICIAL PHASE (Elect.) fase auxiliar.

— PHASE WINDING (Elect.) arrollamiento de fase auxiliar (Corr.: MAIN PHASE WINDING).

— PLATE (Elect.) eléctrodo auxiliar.

— POLE (Elect.) polo auxiliar (polo del campo)

— PNEUMATIC GEAR (Fc.) cambio de marcha auxiliar por aire comprimido o por servo-motor.

— PROP or STAY (Fc.) marco accesorio o provisional.

— RAIL (Fc.) riel o carril provisional.

— or REGULATING DYNAMO (Fc.) dínamo auxiliar o reguladora.

— RESISTANCE (Elect.) resistencia auxiliar.

— REVERSING-GEAR (Fc.) cambio de marcha por servo-motor.

— ROOMS (Elect., instalaciones) locales secundarios.

AUXILIARY SCREW (Mar.) hélice auxiliar.

— or SECONDARY SWITCH (Fc.) interruptor secundario.

— SETTING (Fc.) marco intermedio.

— STATION (Fc.) estación auxiliar de maniobra y selección.

— STEP (Elect.) grado anterior (Corr.: RESISTANCE STEP y V. STEP).

— SURFACES (Aeron.) superficies auxiliares.

— SWITCH (Elect.) interruptor auxiliar.

— TANGENT (Fc., Ing.) tangente auxiliar.

— TELEPHONE EXCHANGE (Telef|) oficina telefónica de reserva.

— TRACK (Fc.) vía provisional.

— TRAIN (Fc.) tren facultativo.

— TRANSFORMER (Fc., Elect.) transformador auxiliar.

— TURNING MOMENT (Elect.: contadores) momento de rotación auxiliar.

— VALVE (Mec.) válvula auxiliar.

— VOLTAGE (Elect.) tensión auxiliar.

— WINDING (Elect.) arrollamiento auxiliar.

— WIRE CARRIER (Vm., Elect.) escuadra sencilla de alambre auxiliar.

AUXIMONE (Bot.) auximona.

AUXOMETER (Fís.) auxómetro.

AVAILABLE FUNDS (Com.) fondos disponibles.

— MAGNIFICATION (Mic.) aumento útil.

AVAILS (Com.) beneficio.

AVAL (Der. y Com. Letras de cambio,) aval.

AVALANCHE GALLERY (Fc.) galería o túnel de protección contra aludes o avalanchas. TO —, caer o desplomarse como avalancha.

— SCREEN (Ing., Fc.) guarda-alud, paralurte.

AVANT FOSSE (Fort.) contra foso.

AVE, abrev. de AVENUE || abrev. de AVERAGE

AVEL (Agric.) barba. arista.

AVELANEDES, ACORN OF THE AVELANI OAK (Com.) agallas de Levante.

AVELLER FOR BARLEY (Agric.) trillador de cebada.

AVENTURINE, AVANTURINE, AVANTURINO-QUARTZ (Miner.) venturina.

— GLASS (Vid.) imitación de venturina.

AVENUE, (WALK, VISTA,) abrev. Ave., avenida, Ave. (Arq.) acceso, entrada.

AVERAGE (Com.) término medio, promedio v. AVE. (Mar.) avería (Tec.) promedio, v. compuestos, bajo: MEAN.

— AMOUNT (Com.) valor medio.

— DUTIES (Mar.) derechos de avería.

— LOSS OF ENERGY (Elect.) pérdida media de energía.

— OUTPUT (Com.) producción media.

— (WINDING) PITCH (Elect.) paso medio del arrollamiento.

AVERAGE PRICE (Com.) precio medio.
— PRODUCE (Meta.) producto medio.
— PROPORTION, proporción media.
— SAMPLE (Com.) muestra media.
— STANDARD, promedio.
— OF TEST RESULTS (Quím., Fund.) valor medio de los resultados de ensayo.
— WEIGHT, peso medio.
  FRE FROM — (Mar.) libre de avería.
  USUAL — (Com.) promedio ordinario o común.

TO AVERRUNCATE (Agric.) desarraigar || podar, v. TO ABERRUNCATE.

AVERRUNCATION, v. ABERRUNCATION.

AVERRUNCATOR (Agric.) podadera, tijera de podar || extirpador de raíces.

AVIARY (Corr.) gallinero || palomar || pajarera.
— FOR BIRDS, alcahaz, (jaula grande).

AVIATION, aviación.

AVIATOR (Av.) aviador, piloto (a veces aplicado a ambos sexos.

AVIATRESS, AVIATRICE, AVIATRIX, aviadora, aviatriz.

AVIETTE (Aeron.) avieta, avioneta.

AVIGATION (Aeron.) aviación dirigida, "avigación".

AVION (Aeron.) avión || un aeroplano.
— DE CHASSE (Mil.) avión de caza.

Avogadro HYPOTHESIS, ley o hipótesis de Avogadro.
— NUMBER (Quím.) número de Avogadro.

AVOID-FLAKES (Tej.) quita-botón, (para evitar formación de botones al hilar el algodón (sistema Chambon).

AVOIRDUPOIS, libra inglesa de 16 onzas.

AVOLTA (Arq.) recinto abovedado.

AWARD (Com., jur.) adjudicación || laudo.
  TO — (Jur.) adjudicador (— — DAMAGES) adjudicar (una suma) por daños y perjuicios.
— OF THE ARBITRATORS (Jur.) laudo, sentencia de los árbitros.

AWASH (Mar.) a flor de agua.

AWEATHER (Mar.) a barlovento.

AWEIGH (Mar.) v. ATRIP.

AWHEEL (Mec.) sobrerrueda.

AWKWARD or UNWIELDY WORKING PIECE, pieza de labor difícil de colocar debido a sus dimensiones.

AWL (Zap.) lesna, punzón (Carp.) punzón (Pir.) taladro.
— SHAPED, alesnado.
  PEGGING — (Zap.) estaquillador.
  ROUND —, punzón.
  SAIL MAKER'S —, aguja de veleros.

SCRATCH or MARKING —, punzón de marcar.
SEWING —, lesna de coser.
STITCHING — (Tal.) lesna de coser.

AWN, BOON, BUTTEN, STALK OF PEELED HEMP, cañamiza, caña del cáñamo.
— (Agric.) barba de las espigas del trigo.

AWNER (Agric.) desbarbador.

AWNING (Mar.) tendal de popa (Carr.) toldo de carro (Hort.) abrigaña o estera.

AWNINGS (Mar.) toldo.
— STANCHIONS (Mar.) candeleros, puntales.

AWRY (Carp.) al sesgado, sesgado, oblicuo, al sesgo.

AX-PEDLAR (Com.) negociante de cenizas.
— STONE (Miner.) mipsita.

AXE, hacha, segur, destral (Alb.) zapapico.
— FOR BURSTING STONE (Min., Cant.) hacha o azada (de cantero o minero).
— HAMMER (Carp.) hachuela de un filo y martillo.
— HEAD, destral, (parte cortante del hacha).
— STONE, PRECIOUS SERPENTINE (Miner.) nefrita.
— STROKE, hachazo.
  BENCH — (Carp.) hacha de banco.
  BLOCKING — (Carp.) hachuela de desbastar.
  BOARDING or POLE —, hacha de combate.
  BRICK — (Alb.) aciche.
  BROAD — (Ton.) doladera.
  BUTCHER'S — (Carn.) hachuela (de carnicero).
  CLEAVER, FELLING —, merlín.
  COOPER'S —, hacha de tonelero.
  FELLING —, v. CLEAVER —.
  GRANITE —, hacha de tallar granito.
  GRUB or GRUBBING — (Agric.) almocrafe, escardillo.
  MORTISING —, hachuela de vaciar.
  PICK —, zapapico.
  SCOTCH —, hacha escocesa.
  SHIP —, hacha de marino.
  SIDE —, hacha de mango oblicuo.
  SLATE — (Min.) piquetilla de pizarrero.
  SMALL — (Carp.) destral.

AXIAL CURRENT (Elect., Fís.) corriente axial.
— FLOW TURBINE, turbina axial.
— POSITION (Elect., Fís.) posición axial, (Rel: EQUATORIAL POSITION).

AXIFUGAL (Fís.) centrifuga.

AXINITE, VITREOUS OBSIDIAN, THUMITE, THUMER-STONE (Miner.) axinita, obsidiana.

AXIOM, axioma.

AXIOMETER (Mar.) axiómetro.

AXIPETAL (Fís.) centripeta.

AXIS, PIVOT, CENTRE OF OSCILLATION
(Tec.) eje, pivote, centro de oscilación
(Geol.) — (OF A FOLD) eje, c r e s t a
(Aeron.) eje (longitudinal, normal o lateral)
— OF A BALANCE, fiel de una balanza.
— — BOILER (Fc.) eje de la caldera.
— — THE BORE OF A GUN (Art.) eje del
ánima de un cañón.
— — THE COLUMN (Arq.) eje de la columna.
— — — EARTH (Ast.) eje de la tierra.
— — ELASTICITY (Fís.) eje de elasticidad.
— — FLOATING (Hid.) eje de flotación.
— — A FURNACE (Meta.) eje de un horno.
— — GROOVES (Fund.: laminadoras,) l í n e a
media de las canales.
— — INCIDENCE (Fís.) eje de incidencia.
— AT THE MOVABLE PULLEY OF THE
WARP BEAM (Tej.) clavija de vidrio.
— OF OSCILLATION (Fís.) eje de oscilación,
(de la aguja imanada).
— IN PERITROCHIO, WINCH (Mec.) cabria,
trocha.
— OF REVOLUTION or OF MOTION, eje de
rotación o de revolución o movimiento, v.
— — ROTATION.
— — ROTATION (Mec.) gorrón, v. — — RE-
VOLUTION.
— — THE ROAD (Cam.) eje de la vía.
— — —SPINDLE (Mec.) eje del árbol.
— — STREAM (Hid.) hilo de la corriente.
— — SUSPENSION, eje de suspensión
— — SIMMETRY (Dib.) eje de simetría.
— — A VISION, OPTICAL —, (Opt.) eje ópti-
co o visual.
— — THE VOLUTE (Arq.) eje de la voluta.
FREE — OF REVOLUTION, PRINCIPAL
— — —, eje libre de rotación, eje princi-
pal de rotación.
MAGNETIC — (Fís.) eje magnético, línea
axial ‖ eje de un imán.
OPTICAL —, v. — OF A VISION.
AXLE, GUDGEON, PIN, CENTRE (Mec.) eje,
árbol, pivote, gorrón, husillo, muñón, v.
SHAFT, (Colombia) principal; v. AXIS.
— ADJUSTABLE TO CURVES, RADIAL or
FLEXIBLE — (Fc.) eje oriental o radial
— ADJUSTER (Mec.) enderezador de ejes.
— BEARING or BOX (Mec.) caja o apoyo del
eje.
— BOLT (Fc., Mec.) eje de rotación.
— BOX AIR-COMPRESSOR (Fc.) compresor
colocado en la caja de engrase.
— BOX-BODY (Fc.) parte superior de la ca-
ja de engrase.
— BOX CHUCK, LATHE, (Fc., Carr.) taladra-
dora para los cubos de ruedas.
— BOX COVER or LID (Fc.) tapa de caja de
engrase.

AXLE BOX YOKE, JOURNAL-BOX YOKE,
(Fc.) estribo oscilante de caja de engrase.
— BOX GUIDE, HORN-BLOCK (Fc.) placa
de guarda, guía resbaladera de caja.
— BOX GUIDE PEDESTAL (Fc.) guía resba-
ladera de caja.
— BOX LINER or GUIDE, GUIDE PACKING
(Fc.) guarnecido o forro de resbalamiento.
— BOX WEDGE (Fc.) cuña de apriete de las
cajas.
— or JOURNAL BRASS, cojinete.
— CENTRE, MIDDLE or BODY OF —, (Mec.)
cuerpo del eje.
— DRIVEN COMPRESSOR (Fc.) compresor
impulsado por el eje.
— DRIVEN DYPNAMO, DYNAMO COUPLED
TO THE CAR —, (Fc.) dínamo acoplada
con el eje del coche.
— DRIVEN BY MEANS OF CHAIN AND
SPROCKET WHEELS (Fc.) impulsión del
eje por piñones y cadenas articuladas.
— DRIVING MOTOR (Fc.) motor de impulsión
de los ejes.
— OF THE FLY (Tel.) eje de la rueda de ale-
tas.
— OF FRAME CROSS HEAD, árbol motor de
la sierra alternativa.
— GUARD (CARRIAGES) HORNPLATE or
HORN (LOCOMOTIVES) (Fc.) placa de
guarda.
— HEAD, WHEEL SEAT (Fc.) portada del eje.
— OF THE INKING WHEEL (Tel.) eje del ro-
dillo de escritura.
— JACK IN PIT (Fc.) monta-ejes fundido.
— JOURNAL TURNING-LATHE, torno para
los cuerpos de ejes.
— WITH INSIDE JOURNALS (Fc.) eje con
cuellos o gorrones interiores.
— KILOMETER or MILE, eje-kilómetro.
— WITH LATERAL PLAY (Fc.) eje portante
con desplazamiento lateral.
— OF LINK. eje de articulación.
— LOAD (Mec.) carga del eje.
— WITH OUTSIDE JOURNALS (Fc.) eje con
cuellos exteriores.
— PIT (Fc.) foso para montar los ejes.
— PRESSURE (Fc.) presión del eje.
— SPUR WHEEL (Fc.) rueda dentada monta-
da sobre el eje.
— TEST (Fc.) ensayo de los ejes.
— TRAVERSER or TRANSFER TABLE (Fc.)
carro para ejes.
— TURNING LATHE (Torn.) torno para tor-
near extremos de ejes.
Axminster, — CARPET, CHENILLE — (Tej.)
alfombra Axminster, tapete Axminster.

AXOLOTL (Zool.) ajolote, axolotl.

AXOMETER (Opt.) axómetro.

Ayr-STONE, SCOTCH STONE (Miner.) piedra de Ayr, (Escocia), para pulir.

AYRI (Bot.) airi, palma del Brasil.

AZALEA (Bot.) azálea.

AZALEINE (Tint.) azaleína.

AZEDERACH (Bot. y Farm.) acedera.

AZEROLE (Bot.) acerola.

AZIDE (Quím.) azida.

AZIMUTH (Fís.) azimut || cuadrante azimutal.
— CIRCLE, círculo azimutal, vertical.
— COMPASS, brújula azimutal.
— DIAL, cuadrante azimutal || gnomon || brújula de Ladois.
  MAGNETIC —, azimut magnético.

AZIMUTHS (Astron.) las verticales.

AZINE (Quím.) azinas.

AZO (En comp. química) azo.

AZOATE (Quím.) azoato, (Rec.) nitrato.

AZOATIC (Quím.) azoático.

AZOBENZENE (Quím.) azobenzol.

AZOGUE (Min.) azogue.

AZOLITMIN (Quím.) azolitmina.

AZOMARIC ACID (Quím.) ácido azomárico.

AZOPHENOLS, azofenoles.

AZOTE (Quím.) ázoe v. NITROGEN.

AZOTED, azoado, nitrogenado.

AZOTIC, v. NITRIC.

AZOTOBACTER (Bacter.) azotobácter.

AZOTOMETER, azotómetro.

AZTEC, azteca.

AZTECAN (Adj.) azteca.

AZULINE (Quím.) azulina.

AZULINE, AZURINE (Tint.) azul de anilina.

AZUNGE, PORK'S LARD, manteca de puerco.

AZURE (Blas.) azur.

AZURE (Pint.) (SKY BLUE,) azul celeste (ULTRAMARINE,) azul de ultramar.
  TO — (Pint., Tin.t) azular.
— STONE, LAPIS-LAZULI, v. LAZULITE y AZURITE (Miner.) lapislázuli.

AZURITE, AZURE STONE (Miner.) azurita (Tint.) azurita, azul de montaña || azurita, lazulita.

AZYGOSPOROUS (Bot.) azigospora.

AZYGOUS (Anat., Med.) ázigos.

AZYME, ázimo, sin levadura.

AZYMIC, AZYMOUS, azimico || ázimo, no fermentado, sin levadura.

B

B, abrev. de Beaumé (con referencia a la escala hidrométrica) (Elect.) signo que designa las líneas de fuerza inducidas o inducción magnética.

—. **A, v. A. B.** (Av.) (ab. de:) British Association Thread.

b (Telef.) abrev. de BELL. b.

Babbit's METAL, ANTI-FRICTION METAL, metal de Babbitt, metal blanco (composición de estaño) (50), cobre (1), y antimonio (5).

— **BEARING METAL** (Carr.) metal para cojinetes.

BABBITTED BEARING LINING, cojinete de metal blanco.

BABLAH-GALL (Bot.) agallas de la India.

BABOOSHES (Com.) babuchas.

BABY DOLL, v. AUTOMATON (Com.) niño llorón.

— **WALKER, GO-CART,** andadera, pollera.

BAC. andarivel, barca de cruzar ríos por la fuerza de la corriente.

Bacchus-HOLE (Quím.) mezcla o fusión de dos cuerpos.

BACILLAR, bacilar.

BACILLIFORM, baciliforme.

BACILLUS, bacilo.

BACK, dorso, lomo o canto de instrumento cortante (Mar.) galga de ancla || espalda de un bote (Carr.) trasera de un coche (Enc.) lomo (Lic.) tina, enfriadera (Arq.) extradós, trasdós de arco o bóveda (Rel.) fondo, tapa de atrás (Carp.) nabo (Ten.) revés || (—S.) pieles bien curtidas (Fund.) respaldo || rustina || solera de alto horno || guarda-fuego ||lado del fuelle o tobera (Cerv.) cuba de refrigeración || cuba de fermentar el mosto (Min.) techo de un testero || techumbre || ("—S",) abrigo (de una vena) (Meta.) trasera, rustina (Mil.) espalda, lomo, dorso (Mús.) fondo del violín (Mueb.) v., — OF SEATS, espaldar.

TO BACK (Enc.) enlomar (Mec.) respaldar, reforzar (Fc., Mar., Carr.) ciar, cejar, recular.

— — **UP** (Grab.) rechazar los defectos.

— **ACTION STEAM ENGINE** (Mv.) máquina de acción inversa.

— **AXLE, REAR AXLE,** puente trasero.

— — **SHAFT,** eje trasero.

— — **TUBE,** envoltura cónica del árbol diferencial.

— **BALANCE OF ECCENTRIC** (Mec.) contrapeso de la excéntrica.

— — —**THE SLIDE VALVE** (Mv.) contrapeso de la corredera.

— **BALANCIER, COUNTER BALANCE** (Mec.) contrapeso.

— **BAND** (Tal.) zofra || sobrecincha.

— **BAR** (Mec.) cremallera.

— **BOARD** (Pan.) tabla de amasar (Mar.) gálibo de superficie || escudo de bote (Fund.) campana de molde.

— **BOB-PLATE** (Fund.) placa de fuego de chimenea.

— **BONE** (Carn.) espina, espinazo.

— **CENTRE** (Torn.) contrapunta de la muñeca.

— — **SCREW** (Torn.) tornillo de contrapunta.

— **CHAMFER** (Arm.) bocel de filo de un sable.

— **CHOIR** (Arq. Ec.) antecoro.

— **CLOTH** (Eq.) sudadero (Imp. sobre telas.) lecho.

— **CONTACT** (Tel.) contacto de reposo.

— **CORDING** (Tej.) acordonado por el revés.

— **COURT-YARD** (Arq.) traspatio.

— **CURRENT or REVERSE CURRENT** (Elect.) contra-corriente.

— **DAY,** (entre trabajadores:) día atrasado o debido.

— **DOOR** (Arq.) puerta trasera o e x c u s a d a (Mil.) poterna.

— **EDGE** (Arm.) contrafilo.

— **ELECTROMOTIVE FORCE** (Elect.) fuerza contra-electromotriz.

— **ENAMEL** (Tec.) contraesmalte, esmalte aplicado sobre el lado cóncavo de un cuadrante.

BACK END, FALL, otoño.
— END (Arm.) plancha posterior de la culata.
— FILL or FILLING (Const.) relleno.
— FIRING (Mv.) retroceso de la llama de explosión.
— FLAP (Cost.) falda, faldeta (Eb.) hoja plegadiza de ventana o de puerta.
— FLOW, RETURN (Mv.) retorno, retroceso.
— FORK (bicicletas:) horquilla de la rueda trasera.
— FRAME (ROPE:) retorcedor, torno de ruedas.
— GAMMON (Com.) chaquete, juego de inteligencia y azar.
— GEAR (Torn.) engranaje de velocidad variable.
— GROUND (B. A.) fondo.
— — CURTAIN (Teat.) telón del fondo.
— — OF A STAGE (Teat.) foro, fondo.
— GUIDANCE (Mec., Pap.) guía posterior.
— GUIDE (Tip.) uña posterior de la prensa.
— HEAVER (Agric.) aventador de semillas de trigo.
— INDUCTION (Elect.) contra-inducción.
— IRON (Carp.) cuchillo doble de cepillo.
— JOINT (Alb.) aparejo interior.
— LASH (Mec.) efecto de reacción en las ruedas, (juego de los engranajes o pistones,) choque sobre el punto muerto de la excéntrica.
— LIGHT (Arq.) luz de fondo (Carr.) postigo trasero (Loc., Vm.) luz de atrás o posterior.
— LINING (Cost.) forro posterior.
— LINK, MOTION LINK (Mec.) guía del paralelogramo.
— MAGNETISATION (Elect.) contra-imanación.
— MAKER, tonelero.
— OF A MINE (Min.) espaldar de una mina.
— — — MIRROR (Vid.) hijuelas.
— MOTION (Mec.) retroceso.
— PAPER, COLOURED — — (Pap.) papel de fondo.
— PIECE (Carp.) cerchón || (TIERCERON, RIB,) curva de asiento de una cimbra (Arq.) retablo de altar.
— PIER (Arq.) falsa aleta.
— PLATE (Mec.) banda de frote (Fund.) (BOSS,) guarda-fuego de la tobera (Arm.) guardamonte del puño de la espada.
— POST TRUSS (Carp.) paral.
— PRESSURE (Fís., Mec.) contrapresión.
— — DIAGRAM (Mec.) diagrama de contrapresión.
— — VALVE (Mec.) válvula de contrapresión.
— PROFILE (Dib.) perfil perdido.
— PUPPET (Torn.) muñeca posterior.
— QUADRANT (Mar.) cuadrante doble.

BACK ROLLER (Tej.) portahilo.
— OF THE RUDDER (Mar.) azafrán del timón.
— ROOM (Arq.) pieza de atrás de un edificio.
— OF A HAND SAW, sobrelomo.
— — SEATS, espaldar.
— SAW, BACKED-SAW, sierra con sobrelomo.
— SET (Jur.) subarriendo, subarrendamiento.
— SHAFT (Min.) pozos de atrás (Hil.) árbol motor.
— SHEARING (OF CLOTH) (paños:) tundir una tela de lana por el envés.
— SHOP, trastienda.
— SIDE, lado de atrás || pie de rustina (Herr.) mango de martinete.
— — PROSPECT (Arq.) elevación de la parte posterior.
— SIDED TIMBER (Carp.) falla, madera con falla.
— SIGHT (Alb.) vista posterior (Arm.) alza fija.
— SLITTING OF THE FELLIES (Carr.) abertura de la llanta.
— — — WHEEL (Carr.) espacio entre las piñas de ruedas sin llanta.
— SPRING (Mec.) resorte de rechazo.
— SQUARE (Carp.) escuadra respaldada.
— STAFF, Davis QUADRANT, cuadrante inglés.
— STAIRS (Arq.) escalera excusada o de servicio.
— STAYS (Mar.) brandales, burdas (Torn.) soportes de la contrapunta.
— STITCH (Cost.) pespunte || punto atrás.
— STONE (Fund.) solera de piedra.
— STOP (Tel.) yunque de reposo.
— STOVE (Ten.) estufa para secar la casca.
— STRAP (Tal.) zafra || grupera, ataharra.
— STRIKING (Agric.) segunda labor.
— STROKE (Mar.) cía de los remos (Mv.) (— SHOCK,) golpe de retroceso del émbolo. (Elect.) choque de retorno.
— TOOL (Enc.) hierros de filetear.
— TRAIN, UP-TRAIN (Fc.) tren de retorno.
— TRITRATION, RESTANDARDIZE (Meta.) rehacer la dosificación.
— OF A VAULT (Arq.) trasdós de bóveda.
— VELVET (Tej.) terciopelo de unión.
— WALL (Arq.) pared del fondo.
— OF A WALL (Arq.) fondo de un muro, paramento interior o posterior.
— WARD, — —S MOVEMENT, reculando, hacia atrás, movimiento de retroceso o cejamiento.
— WATER, agua estancada || agua repelida por una rueda hidráulica.
— OF A WEDGE (Mec.) cabeza de una cuña.

BACK WHEEL, rueda trasera.

— — BAND BRAKE, freno de cinta sobre la rueda trasera (de bicicletas).

— OF A WINDOW (Carp.) antepecho, artesonado de apoyo de una ventana.

— WOOL (Tej.) lana del lomo.

— YARD or COURT, traspatio, patio interior.

BACKER, SLATE (Lit.) pizarra respaldada.

BACKING (Enc.) enlomado (Tip.) imprimir el verso (Alb.) relleno de ripio (Elect.) guarnecer los electrotipos de metal (Eq.) montar a caballo (Fc., Mec.) retroceso.

— HAMMER (Enc.) martillo para enlomar.

— MACHINE (Enc.) máquina de enlomar.

— MOTION, movimiento hacia atrás.

— OFF (Tej.) separación (Mar.) ciar.

— — or RELIEVING DEVICE (Torn.) disposición de retornear.

— — or RELIEVING LATHE (Torn.) torno para tornear las fresas de perfil constante.

— REGLECT (Enc.) regla para igualar el lomo.

— SLATE (Lit.) pizarra respaldada.

— UP FLANGE, brida.

— WITH SMALL STONES (Arq.) relleno con piedra menuda o suelta.

BACKS (Ten.) pieles bien curtidas || cuero grueso para suelas (Min.) v. BACK, "—S".

BACON, tocino.

BACTERIA, bacteria.

BACTERIACEAE, bacteriáceas.

BACTERICIDE, bactericida.

BACTERIN, BACTERINE (Med.) bacterina.

BACTERIO (En comp.) bacterio—.

BACTERIOLOGICAL, bacteriológico.

BACTERIOLOGIST, bacteriólogo.

BACTERIOLOGY, bacteriología.

BACTERIOLYSIN (Fisiol.) bacteriolisinas.

BACTERIOLYSIS, bacteriólisis.

BACTERIOPHAGE (Bacter.) bacteriófago.

BACTERIOSCOPY, bacterioscopia.

BACTERIOSIS, bacteriosis.

BACTEROID, bacteroide.

BACTERIOTROPIN (Bacter.) bacteriotropina.

TO BACTERIZE, BACTERIZATION, bacterizar.

BAD, BASE (Acuñ.) falso, de mala ley.

BADEN RUBBERS (Tej.) tohallas gruesas y rasposas.

BADGER-PLANE, guillame inclinado.

BADGERS (Dor., Pint.) pinceles finos de dorador o pintor, (brocha de pelo de tejón).

BADIGEON, LITHOCOLLA, litocola.

B. A. F. abrev. de British Air Force.

BAFF (Min.) semana a prueba, primera semana sin sueldo.

BAFFETAS, BAFTAS, bafetas calicó.

TO BAFFLE (Agric.) cubrir de arena o nieve.

BAG (Com.) fardo, saco, talega (Pan.) horno (Mec.) casquete (Aeron.) bolsa del gas.

TO — (Com.) entalegar, llenar, poner en sacos.

— AND SPOON (Hid.) draga de mano.

— CONVEYOR, transportador de sacos.

— FOR FACING (Fund.: moldeo,) bolsa de gasa de tela.

— FILTER (Com.) filtro de Taylor.

— HOLDER (Com.) ensacador, sostenedor de los sacos.

— LOCK (Cerr.) cadenillas de una maleta || cerradura secreta de saco de noche.

— MACHINE (Pap.) máquina de hacer sacos de papel.

— NET (Pesc.) chinchorro.

— OF THE SOUND BOARD CHEST (Org.) bolsa del secreto de un órgano.

— PIPE, CORNEMUSE (Mús.) gaita, cornamusa.

— WEIGHER (Com.) pesa-sacos, balanza para sacos.

BAGAUZE, BAGASSE (Antillas y México:) (Agric.) bagazo.

BAGGAGE, equipaje, bagaje, v. LUGGAGE.

— TRAIN (Fc.) tren de equipajes.

BAGGING (Com.) arpillera, género para hacer sacos || v. TO BAG.

BAGUET, v. ASTRAGAL.

BAGUETTE-CABLING (Arq.) moldura de junquillos.

BAIKALITE, PYROXENE, baikerita.

BAIL (Tec.) asa (Com.) fiador || fianza (Agric.) mojonera.

TO — (Jur.) otorgar fianza (Mar.) achicar (Tec.) desaguar.

— SCOOP (Mec.) achicador mecánico.

BAIT, añagaza, señuelo (Pesc.) cebo, carnada.

— STABLE, pensión para caballos.

BAIZE (Com.) bayeta.

TO BAKE, cocer (Pan.) hornear, cocer al horno (Alf.) cocer (Fund.) recocer un molde (Tip.) pegar.

— HOUSE, panadería, horno.

BAKELITE (After L H. Baekeland) bakelita.

BAKER (Pan.) panadero, hornero.

— 'S DOZEN (Com.) docena del fraile, (trece en vez de doce).

— SHOVEL (Pan.) paleta de panadero.

BAKERY, panadería, tahona.

BAKING (Pan.) hornada, cochura, (Alf., Cer.) cocción.

— COAL (Fund.) carbón aglutinante, hulla blanda.

— OF THE COKE, CAKING OF THE COAL (Meta.) aglutinación del coque o cok.

— MACHINE, máquina de hacer pan.

— OVEN (Pan.) horno de cocer el pan.

BAKING PLATE (Pan.) paleta.
— POT (Vid.) crisol.
— POWDERS (Coc.) levadura en polvo.
— ROOM or HOUSE, panadería.
— WALL (Vid.) muro de recocido.

BALALAIKA (Mús.) balalaica.

BALANCE, balanza || romana || balancín (Rel.)
  volante, péndulo (Tec.) equilibrio, balanza
  (Com.) saldo, balance.
  TO —, abalanzar || pesar || equilibrar (Com.)
  hacer balance.
— ARBOR (Rel.) árbol del volante.
— BEAM, cruz, ástil.
— — METER, contador de balanza.
— BOB, PUMP-BOB, balancín de contrapeso,
  (México:) contrabalanzón.
— BLADE, KNIFE EDGE, brazo de balanza.
— CASE, caja de la balanza (de ensayo).
— CRANE (Mec.) grúa de contrapeso.
— DESSICATOR (Meta.) copa para cloruro de
  calcio.
— ENGINE (Min.) balanza hisdrostática.
— GATE (Hid.) puerta de esclusa de compen-
  sación.
— HOOK, gancho de balanza.
— INDICATOR (Elect.) indicador de compen-
  sación.
— — OF THREE-WIRE SYSTEM (Elect.) in-
  dicador de compensación para sistema de
  tres conductores.
— KNIFE, cuchillo de balanza o báscula equi-
  librada.
— LEVER (Mec.) palanca de balanza.
— LID (Rel.) casquete.
— PAN, platillo de balanza.
— PHOTOMETER (Elect.) fotómetro químico
  de compensación.
— PLATE (Rel.) platina del volante.
— RYND (Mol.) labija de la volandera.
— STAY, pie o soporte de la balanza.
— TOOL (Torn.) torno de muñecas.
— VERGE (Rel.) árbol del volante (Mec.) con-
  trapeso o brazo de balanza.
— WEB (Rel.) lima de volante.
— WEIGHT, COUNTER-WEIGHT, contrapeso.
— WHEEL (Rel.) rueda catalina || volante.
— — ENGINE (Rel.) máquina para hacer rue-
  das catalinas.
— — FILE (Rel.) lima para ruedas catalinas.
— WEIGHT LEVER, palanca de contrapeso.
— WIRE (IN THREE WIRE SYSTEM,) alam-
  bre o cable neutro.

BALANCED ARMATURE (Elect.) inducido
  centrado.
— MAIN VALVE (Mec.) válvula principal de
  compensación.

BALANCED POLYPHASE SYSTEM (Elect.)
  sistema polifásico compensado.
— PHASES (Elect.) fases igualmente cargadas.
— SURFACE (Aeron.) superficie balanceada o
  compensada.

BALANCER, v. BALANCING-DYNAMO

BALANCIER, balancín, volante.

BALANCING, balance || equilibrio || acción de
  centrar.
— or BUFFER BATTERY (Elect.) batería tapón o de compensación.
— COIL (Elect.) v. AUTOTRANSFORMER.
— CONDENSER (Radio) condensador de compensación.
— DYNAMO, BALANCER (Elect.) dínamo compensador.
— FLAP (Aeron.) un alerón.
— METHOD (Elect.) método de acoplamiento
  en oposición.
— THERMO-PILE (Elect.) pila termo-eléctri-
  ca diferencial.
— TRANSFORMER (Elect.) transformador de
  compensación.
— BY WEIGHTS (Mec.) equilibrio por pesos.

BALAS (Com.) escoba.

BALASS or BALAIS RUBY (Miner.) balax, espinela, rubí balaja.

BALATA, CHICKLE (Com.) goma sapotilla,
  chicle.

BALCONET (Arq.) pequeña barandilla de hierro.

BALCONY (Arq.) balcón, antepecho (Teat.)
  palcos segundos (Mar.) galería de popa.
— WINDOW (Arq.) puerta-ventana.

BALDACHIN, BALDAQUIN (Arq.) baldoquí,
  baldoquino.

BALE (Com.) bala, fardo, bulto, saco, paca
  (Mar.) balde, vertedera, achicador (Mec.)
  asa de cubo (Pap.) balón, balote de papel
  (de 24 resmas).
  TO — (Com.) embalar, empacar (Mar.) achicar.
— OF PAPER (Pap.) diez resmas, bala ordinaria de diez resmas.
— — WOOL, WOOL-PACK, paca de lana.

BALING (Com.) embalaje (Mar.) achicadura
— BUCKET (Mar.) vertedera.
— MACHINE (Hid.) achicador mecánico.
— PRESS, prensa de hacer pacas.

BALK (Agric.) camellón (Min.) estrechamiento
  de una vena || (BUNTON,) (Colombia:)
  cuadro (Carp.) viga (Pont.) pilote de puente.

BALL, bola, pera, globo (Com.) ovillo de hilo o
  cordel, (Meta.) lupia (Billar.) bola de
  billar (Jueg.) pelota (Mec.) válvula esféri-

ca (Min.) mina de estaño (Arq.) bola (Tip.) almohadilla para dar tinta (Grab.) muñeca de grabador (Mil.) bala.

TO BALL, hacer ovillos.

— BEARING (Tip.) soporte de bolos, cojinete de bolos.

— BOARD (Tip.) desarmador.

— CALIBER (Arm.) vitola, pasabalas, calibre.

— CASTER (Mueb.) rodaja esférica.

— COCK or LEVER (Mec.) flotador, válvula de flotador.

— COLLAR THRUST BEARING (Mec.) cojinete de esferas.

— COUNTER, contador de bolas.

— FORMING REST (Torn.) carro-soporte para tornear esferas.

— GATE (Fund.) agujero de cola redondo, bebedero redondo.

— HAMMER (Herr.) martillo de bola de dos bocas.

— HANDLE (Mec.) manivela equilibrada.

— HARDNESS TESTING MACHINE (Meta.) esclerómetro de bolas.

— JOINT (Mec.) articulación esférica.

— KNIFE (Tip.) cuchillo de hoja redonda.

— FOR LUSTRING THE STITCHES (Zap.) betún de bola.

— MILL (Meta., Min.) molino de bolas.

— PANE HAMMER (Herr.) martillo de bola.

— OF PEBBLES, PUDDING STONE (Geol.) almendrilla.

— PROOF (Art.) a prueba de balas.

— RACE (Mec.) anillo de bolas.

— SHAPE (Tec.) forma esférica.

— SHAPED EXCITER (Tel., in.) excitador de esfera.

— SOCKET (Mec.) cojinete esférico.

— AND SOCKET JOINT (Mec.) articulación de nuez (o bola y encastre).

— — PIPE (Mec.) tubo con articulación esférica.

— OF THREAD, ovillo.

— THRUST-BEARING (Mec.) cojinete de bolas.

— TOOL (Tip.) pie.

— TRAIN (Meta.) laminador o tren laminador de lupias.

— TURNING CHUCK (Torn.) mandril para sujetar bolas.

— VALVE (Mec.) válvula esférica.

— — SLUDGER (Min.) campana de válvula.

— FOR VANISHING THE COPPERPLATE (Grab.) muñeca de grabador.

— VEIN (Min.) mineral de hierro globular.

— WINDING MACHINE, máquina de ovillar.

— OF WOAD (Tint.) bola o pan de pastel de tintorero.

BALLAST (Mar.) lastre (Fc.) balasto, balastre.

TO — (Mar.) lastrar (Fc.) balastar, balastrar.

BALLASTING (Fc.) balastaje (Ing.) (**METALLING**,) empedramiento || enarenamiento.

BALLAND (Min.) polvo de mineral de estaño.

BALLING, GOFFERING (Fund.) fundición de bolas, formación de bolas.

— TOOL, RAKE (Fund.) hurgón, atizador.

BALLISTIC GALVANOMETER (Elect.) galvanómetro balístico.

— MEASUREMENT (Tec.) medida balística.

— PENDULUM (Art.) péndulo balístico.

BALLISTICS (Art.) balística.

BALLONET (Aeron.) ballonet.

BALLOON (Aviac.) globo aerostático (Quím.) balón, recipiente esférico, matraz (Autom.. Aeron.) v. — TIRE (Sastr.) balón, balloon.

— BED, lecho del globo.

— CLOTH, tela para globos.

— FABRIC, material para globos.

— TIRE, —, balón, llanta balón.

NURSE — (Aeron.) avión nodriza.

PILOT — (Aeron.) globo piloto.

SOUNDING —, globo sonda.

BALLOONING, aerostación, navegación aérea.

BALM (Bot.) bálsamo.

— FIR (Crap.) madero de bálsamo.

— GENTLE, melisa.

— OF Gilead, bálsamo de Canarias.

— WOOD, madera de bálsamo.

BALMORALS (Zap.) botines balmoral (Mod.) saya de paño para señoras.

BALNEARY (Arq.) cuarto de baño.

BALNEUM (Quím.) baño, fuego de cenizas, baño de arena || baño de María.

— OF ALUM (Tint.) baño de alumbre.

— VENTRIS EQUINI, baño de estiércol de caballo.

BALSAM, bálsamo.

— APPLE (Bot.) balsamina.

— COPAIBA, bálsamo de copaiba.

BALOPTICON (A TRADE MARK NAME) proyector.

BALSA (Aeron.) balsa, madera "balsa".

— WOOD, CORK-WOOD, madera de alcornoque || balsa. v. RAFT.

BALUSTER, balaústre (Cerr.) chapa para tapar la boca-llave (Lamp.) cañón de candelero.

— OF A CHAIR (Mueb.) barrotes del espaldar de una silla.

BALUSTRADE, WINDOW-SILL (Arq.) balaustrada, barandilla.

BAMBOO (Bot.) bambú, caña de la India.

BAMLITA (Miner.) bamlita, silicato de alúmina.

BANANA (Bot.) banano, banana, plátano || platanero.

Bancroft (Tint.) mordiente de Bancroft.

BAND (Arq.) banda, filete, platabanda, faja, listón (Carp.) cabestrillo de azuela (Equit.) brida (Enc.) filete, nervio (Mec.) correa de transmisión, v. BELT (Mús.) banda (Tal.) concha (Carr.) suncho (Min.) lecho, capa, veta || lecho de esquisto (Vid.) unión (Herr.) banda, faja || trozo de hierro que se suelda a otro (Mar.) fajas de refuerzo de las velas || (—S,) diagonales (Tej.) collares de carda continua (Rad., Fís., Meta.) banda.

— BOX (Com.) caja de cartón.

— or PITCH CHAIN, cadena de Vaucanson.

— DRIVER (Mec.) útil para componer las correas.

— or BAND-PASS, FILTER (Radio) filtro de banda.

— PLANE, cepillo de ranura.

— PULLEY (Mec.) polea motriz.

— RING (Somb.) anillo de hacer los bordes (Tej.) anillo de las bandas.

— SAW, sierra continua.

— SPECTRUM (Fís.) espectros de banda.

— SPRING (Com.) torzal, cordoncillo.

— THROAG, LASH (Tal.) ahogadero de la brida.

— VICE (Mec.) tornillo que sujeta una faja de hierro.

BANDELETTE (Arq.) tenia || listel || filete.

BANDOLINE (Mús.) bandolina.

BANISTER (Arq.) columna abalaustrada.

— PEDESTAL (Arq.) pedestal en forma de balaustrada.

BANJO (Mús.) banjo.

BANK (OF A RIVER,) orilla, ribera, playa, s. SHORE || vega (Min.) boca de pozo (Carp.) toza de pino sin labrar (Fc.) escarpa, malecón (Hid.) muro de represa, dique, malecón (Pavim.) parte de calzada sobre el nivel del terreno (Com.) banco, (institución de crédito), casa bancaria (Mar.) banco, bajo, escollo || banco de remeros (Tej.) estizola (Tip.) bancaza de la prensa || tabla de alimentar (Org.) teclado (Hort.) bancal, tablar (Aeron.) escoramiento, inclinación lateral.

TO — (Com.) hacer negocios de banco (Hid.) represar, poner diques (Aeron.) escorar, inclinarse lateralmente, "banquear".

— OF A DRAWING SHAFT (Min.) mardella.

— OF ISSUE (Com.) banco de emisión.

— — LAMPS, LAMP PANEL (Telef.) tablero de las lámparas.

— NOTE or BILL (Com.) billete de banco.

LABOR. — (Com.) banco de trabajo.

BANKER (Alb.) banco de cortar el ladrillo || regla de asentador de ladrillos (Hid.) obrero que construye diques (Esc.) banco de modelar (Mar.) buque pescador de bacalao

(Com.) banquero (Min.) (LANDER, BANKSMAN,) amainador (México:) cajonero exterior.

BANKER'S ACCEPTANCE (Com.) aceptación bancaria.

BANKING (Rel.) disminuir la oscilación del volante (Hid.) agua estancada (Grab.) guarnecer de cera los bordes de una lámina de cobre para que no se escape el agua fuerte (Hid.) (DAMMED WATER,) masa de agua que contiene una esclusa (Aeron.) escora, inclinación lateral, escoramiento.

—INDICATOR. v. INCLINOMETER.

BANKRUPTCY (Com.) quiebra, bancarrota.

BANKSMAN (Min.) v. BANKER.

BANQUET (Fc.) terraplén, rehincho (Pavim.) acera, banqueta.

BANQUETTE (Tal.) remache.

BANTAM-WORK, imitación de trabajo chinesco.

Banti's DISEASE (Med.) enfermedad de Banti.

BAÑO LIQUID (Quím.) baño líquido; baño de impregnación o inyección.

BAR (ATRIVER MOUTH,) barra, banco de río (Meta.) (— OF GOLD, SILVER, ETC.,) barra de oro o de plata, etc. (Carr.) barra, vara || telera, balancín (Ac.) barra del ba-Zap.) barreta, pedazo de cuero de refuerzo lancín (Tej.) tringla del telar (Tip.) barra a los lados de la pala del calzado (paños) barra (Com.) raya, tachadura || mostrador de tienda de licores (gimnasia:) barra de suspensión (Tec.) barra || barra de parrilla || barrote || barra o lingote de hierro, etc. || varilla (Min.) vena transversal (Fís.) atmósfera C. G. S.

TO — (Carp.) barrear || enrejar.

— BENDING MACHINE (Mec.) máquina de curvar varillas.

— BIT (Tal.) barras del bocado.

— CUTTER (Meta.) cortadora de barras.

— OF FLAT IRON (Meta.) platabanda.

— FRAME, FIRE — BEARER, marco de parrilla.

— HOLE (Mar.) boca barra.

— IRON, hierro en barras.

— KEEPER (Com.) cantinero.

— or GANTRY LATHE (Torn.) torno con bancada prismática.

— LEVER (Tej.) rastrillo de movimiento.

— LOOM (Tej.) telar de barras.

— MAGNET (Fís.) barra imantada o imanada, imán.

— MASTER, MINING-ENGINEER, inspector de minas.

— NET, (Pesc.) red de baja marea.

BAR ROOM (Com.) cantina, licorería, tienda de bebidas.
— SEAM (Zap.) barreta ‖ v. —.
— SHEAR, cizalla.
— SHOE (Vet.) herradura de plancha.
— STEEL (Meta.) acero en barras.
— TIN (Com.) estaño en barras.
— TOOL HOLDER (Mec.) barra de la herramienta, port-útil en forma de barra.
— TRACERY (Bord.) randa de enrejado.
— WAYS (Tec.) en forma de celosía.
— WHIMBLE, BUNG-BORER, taladro para bondones.
— WOOD, tozas redondas de madera.
BARATHROMETER, baratriómetro.
BARB, barba, lengüeta, púa.
TO — (Pesc.) arpar.
— BOLT, BAY-BOLT, perno arponado.
BARBACAN (Arq.) garita.
Barbadoes CHERRY WOOD (Com.) madera de capitán.
— TAR, MINERAL PITCH, betún de Judea, alquitrán mineral.
BARBARRY-WOOD (Carp.) berberis, agracejo.
BARBED WIRE (Const., Mil.) alambre de púas.
BARBER, barbero, oficial barbero.
BARBITAL (Farm.) v. Veronal.
— WOOL (Com.) lana escogida.
BARDELLE (Tal.) albarda.
BARDS (Coc.) albardillas de tocino.
BARE, v. FALLOW (Agric.) en barbecho ‖ descalzado.
TO — (Alb.) descalzar (los cimientos).
— PUMP (Lic.) bomba de trasegar.
BARED (Agric.) descalzado (Const.) descalzado, ruinoso.
BAREGE (Com.) barés.
BARER (Hojal.) desbarbador, cuchilla de desbarbar.
BARGAIN (Com.) ganga, buena compra, compra de ocasión ‖ pacto, contrato (especialmente de minas).
BARGE, balsa, pontón.
BARGE-BOARD (Const.) guarda-cabrío.
— COUPLE (Carp.) viga travesera ‖ cabrío.
— MAN or MASTER, patrón de falúa.
BARIA (Metrol. y Meteor.) baria.
BARILLA. v. BARRILLA.
BARITONE (Mús.) baritono.
BARIUM (Quím.) bario.
BARK, corteza (Hort.) (GRAFT, SCION,) empeltre, injerto por debajo de la corteza (Tec.) (—, WOOD) corteza dejada en el tronco cortado.
TO — (Hort.) pelar, mondar (Ten.) colorear al tanino ‖ descortezar (Tec.) descortezar la granza ‖ descortezar.

BARK OF THE COCO NUT, pericarpio, drupa del coco.
— CUTTER, cortador de cortezas.
— GRAFTING (Hort.) injerto empeltre.
— MILL (Ten.) molino de triturar la casca.
— PIT, foso de tanino.
— ROSSING MACHINE, máquina de descortezar, descortezadora.
— STOVE, DRYING KILN (Ten.) estufa de secar las cortezas.
— STOVE (Hort.) capa de tanino caliente.
— STRIPPING MACHINE, DISBARKING MACHINE, descortezadora, máquina de descortezar.
— WARE, mercancías o productos de corteza.
BARKER, descortezador ‖ rueda de reacción.
BARKERY, BARK-HOUSE, tenería.
BARKING-AXE or IRON, instrumento para descortezar ‖ instrumento para desmenuzar la corteza de encina.
— OFF, descorticación.
BARKOMETER (Ten.) taninómetro.
BARLEY, cebada.
— BEARDER (Agric.) desbarbadora para cebada.
— CORN, grano de cebada (Metr.) tercera parte de la pulgada inglesa.
— CRUSHER (Agric.) máquina de triturar cebada.
— GRADER (Agric.) separadora para cebada.
— MEAL, harina de cebada.
— MILL, molino de cebada.
— MOW (Agric.) hórreo de cebada.
— SCREEN (Cerv.) criba para cebada.
Barlow's DISEASE, v. INFANTILE SCURBY.
BARM, levadura.
BARN (Agric.) granero ‖ henil ‖ pajar.
— FLOOR (Agric.) era.
BARNACE (Mar.) barnacle, escaramujo (Vet.) acial.
BAROCYCLONOMETER (Meteor.) barociclonómetro (de Algué.)
BAROGRAM, barograma.
BAROGRAPH (Fís.) barógrafo (Aeron.) barógrafo.
BAROGYROSCOPE (Mec.) barogiroscopio.
BAROLITE (Miner.) barolita.
BAROLOGY (Fís.) barología.
BAROMACROMETER, baromacrómetro.
BAROMETER (Fís.) barómetro.
— WITH FIXED CISTERN or WITH PEDIMENT, barómetro de cubeta fija.
— GAUGE (Fís.) manómetro de vacío.
— GLASS (Fís.) ampolleta del barómetro.
— WITH MOVABLE CISTERN, barómetro de cubeta móvil.

OPEN CISTERN —, barómetro de sifón abierto.

BAROMETROGRAPH, barometrógrafo.

BARON OF BEEF (Carn.) solomo, filete.

BAROQUE, BAROCCO (Arq.) barroco.

BAROQUE (PEARLS) perlas berruecas.

BAROSCOPE (Fís.) baroscopio.

BAROSELENITE (Miner.) baroselenita (FOLIATED —,) barita.

BAROTAXIS (Fisiol.) barotaxis.

BAROTHERMOMETER (Fís.) barotermómetro.

BARQUE (T. S.) cubeta de colores.

BARRACAN, BERRACAN (Com.) barragán, camelote.

BARRAGE, DAM (Hid.) presa, represa.

BARRAGE (Mil.) barrera, valla, presa.
AERIAL — (Mil.) barrera o valla aérea.

BARRAS (Com.) galipodio.

BARRED SPAR (Miner.) sulfato de barita bacilar.

BARREL, v. CASK, barrica, tonel, pipa (Cerv.) barril de cerveza (Mec.) cañón de bomba (Coc.) asador (Rel.) tambor (F. Az.) caja (grúa:) tambor de grúa (Const.) rodillo (— OF A WINDLASS,) árbol, cilindro (PLUNGER CASE OF A PUMP,) cuerpo de bomba, cañón de corrida (Aeron.) tonel, barril.
TO —, embarrilar, poner en toneles o pipas, envasar (Const.) bombear, dar forma comba o bombeada al piso de una calle o de un camino.
— CROZING MACHINE (Ton.) máquina de sacar las muescas en los barriles.
— DRAIN, tubo de drenaje || alcantarilla cilíndrica.
— FORGER or WELDER (Arm.) forjador de cañones.
— GRINDER (Arm.) amolador de cañones.
— HOWEL (Ton.) azuela.
— or CYLINDER LOOM (Tej.) telar de tambor.
— ORGAN (Mús.) organillo de calle.
— PLANE or GOUGE (Arm.) gubia, aguja de media caña.
— or SLEEVE OF PUPPET HEAD (Torn.) casquillo de la contrapunta.
— or STANDARD PLUG (Arm.) calibre, cilindro verificador.
— ROLL (Aeron.) rizo-tonel.
— VAULT, WAGON-VAULT, bóveda cilíndrica o de cañón.
— WASHING MACHINE, máquina giratoria para lavar.
— OF A WATCH (Rel.) tambor, barrilete.
— WHEEL (Rel.) rueda de tambor.

BARRELLED (Com.) embarrilado (Arm.) encañonado (Pavim.) bombeado.

BARRELLING (CASKING GUN POWDER, etc.) embanastar, poner la pólvora en barriletes (Pesc.) (— SALT FISH.) empaque, embarrilado del pescado salado || (— HERRINS) embanastar el arenque (Pavim., Const.) albardillamiento, arqueadura (Hort.) acanteramiento, albardillamiento.

BARREN (Min.) estéril, infecundo (ROCKS:) estéril || (México:) borra, borrasca (Agric. y Gan.) estéril.

BARRIER, barrera, puerta, valla.

BARRILLA, BARILLA, varechs, barrilla.

BARROW, angarillas (WHEEL —,) (Min.) carretilla de mano (H. A.) carreta (Salinas:) escurridor (Alb.) cabria (HAND —,) parihuela.
— LOAD, carretonada, carretada.
— PUMP, bomba de carretilla.
— FOR UNCOILING WIRES (Tel.) carrete para desenrollar el hilo.
— WAY (Min.) camino de hierro para caballos.

BARSOWITE, (Min.) barsovita, silicato de alúmina y cal.

BARTER (Com.) trueque, cambio.

BARTIZAN (Arq.) galería saliente.

BARWOOD, SANDAL WOOD, RED SANDERS (Bot.) sándalo, madera de sándalo.

BARY-STRONTIANITE, baristroncianita.

BARYTE, barita.
— HARMOTOME (Miner.) estilbito de barita.
— SALT (Quím.) sal de barita.
— WATER (Quím.) agua de barita.

BARYTIFEROUS, baritífero.

BARYTO-CALCITE (Miner.) barito-calcita.

BARYUM, BARIUM (Quím.) bario.

BASALT (Geol.) basalto.
— IRON, tungstato de hierro, hierro basáltico.

BASALTIC (Geol.) basáltico.
— TUFF (Min.) toba basáltica.

BASALTIFORM (Geol.) basaltiforme.

BASAN, SHEEP-SKIN (Ten.) badana.

BASANITE, Lydian STONE (Miner.) basanita, roca a base de piróxeno y feldespato.

BESANO-MELANITE (Miner.) basanomelana.

BASCULE-BRIDGE, puente de báscula.

BASE, v. BAD (Quím.) base (Ac.) bajo, de mala ley (Arq.) zócalo || basamento || pedestal || cimiento, base || pie de pedestal (Mec.) fondo || cama, base.
— or HEARTH BLOCK (Meta.) fondo del crisol.
— BOX (Meta.) caja de fondo.
— COIN (Ac.) moneda falsa.
— LINE, v. DRAWING-BACK || cota || línea de base.
— PLATE, placa de fundación o de cimiento.

BASE or **BOTTOM PLATE** (Fund.) placa de la solera.

— TABLE (Arq.) losa de zócalo.

BASEMENT, sótano || basamento.

BASIC (Quím.) básico.

— ION (Quím.) ión básico.

— NITRATE OF MERCURY (Meta., Quím.) nitrato mercúrico básico.

— PIG (Fund.) fundición básica, (al procedimiento Thomas).

— PROCESS, Thomas-Gilchrist P R O C E S S (Meta.) procedimiento básico o Thomas-Gilchrist.

BASICIRINE (Quím.) basicerina.

BASICITY (Quím.) bacicidad.

BASIFICATION (Quím.) basificación.

BASIFIER (Quím.) basificador, agente basificante.

TO BASIFY (Quím.) basificar.

BASIGENOUS (Quím.) basígeno.

BASIL (Ten.) badana (Tec.) bisel (Joy.) corte || corte por el cual se afirma en el engarce. TO —, abocelar.

BASIN (Geol.) cuenca, hondonada (Min.) tanque de depósito (Tip.) platillo de la prensa (Com.) jofaina, lebrillo, palangana (Hid.) alberca, a r c a, depósito, v. RESERVOIR (Arq.) tazón de fuente o de surtidor (Mec.) platillo de balanza (Tint.) cuba (Cerv.) cuba (Vid.) casquete, bola, esfera (Mar.) dársena (Cer.) artesa de amasar la porcelana (F. az.) resfriadera || paila (Tec.) batea || paila || cuba || arca || piscina || bañadera.

BASIS, v. BASE (Min.) cimientos de un pozo de mina.

BASKET, canasta, cesto, cuévano, c a p a c h o (Min.) canasta, cesto || barcal || coloño, cesto para el carbón de piedra (contiene 36 libras) (Arq.) campana de capitel (Aeron.) barquilla, canastilla, cesto.

TO —, encanastar, encestar (Hort.) trasplantar las plantas de la tierra a los macetones o canastas.

— CARRIER, acarreador con cuévano o banasta.

— GRATE (cestería:) canastillo.

— FULL, canastada.

— HANDLE, asa de cesta.

— IRON, maza.

— MAKER, cestero.

— — LOOSE WORK, cestería a tejido abierto.

— MAN, ganapán, mozo de cordel (H. A.) cargador.

— SALT (Tec.) sal gema filtrada en cesta.

— WOMAN (Com.) regatona || cestera.

BASKET WORK, tejido de mimbre ordinario (FINE:) tejido de cestería fina.

— FOR VEGETABLES, banasta, capacho pequeño.

Basle PAPER (Pap.) papel de Basle.

BAS-RELIEF or **RELIEVO**, medio relieve.

BASS (Mús.) bordón de órgano.

— STRING (Mús.) bajo, cuerda gruesa.

— TROMBONE (Mús.) sacabuche, trombón.

— VIOL (Mús.) violoncelo.

BASSET, BASSIT (Min.) cabeza de filón. TO — (Min.) apoyarse una vena en otra.

BASSOON (Mús.) fagot, bajón.

BASSO RELIEVO, LOW-RELIEF, bajo relieve, medio relieve.

BASSORINE (Quím.) basorina, adragantina.

BAST, LIBER, corteza interior del tilo || líber (LIME —,) tamo, tasco, corteza que suelta el cáñamo al agramarlo.

— MAT, estera de líber.

— WOOD, madera de tilo americano.

BASTARD, bastardo (Com.) bastardo, cruzado (F. az.) azúcar fabricada con los residuos de la refinería.

— CUT (Herr.) picadura, talla bastarda de lima.

— FALLOW (Agric.) barbecho incompleto.

— FILE (Rel.) lima fina para relojería.

— HEMP (Agric.) cáñamo silvestre.

— INDIGO (Tint.) casia colorante o de occidente.

— MOULDS (F. az.) hormas.

— SCARLET (Tint.) escarlata o grana bajo, medio escarlata.

— SLUICE (Hid.) esclusa bastarda, falsa esclusa.

— SUGAR TWICE BOILED (F. az.) pan de azúcar defectuoso.

— TITLE, OUTER TITLE-PAGE (Tip.) anteportada.

— TYPE (Tip.) tipo montado en un cuerpo mayor o menor que el correspondiente.

— WHEEL (Mec.) rueda cónica plana.

TO BASTE (Coc.) rociar (Sast.) embastar.

BASTER (Vid.) cucharón || vasija para sacar líquidos (Coc.) rociador.

BASTING (Coc.) riego, rociado (Sast., Cost.) hilván.

— THREAD, hilo de hilvanar.

BAT, mitad de un ladrillo cortado de través (Fund.) pala de amasar la arena de moldear (Alf.) v. MALLET, mazo (Somb.) madera que mueve la cuerda del arzón (Ten.) palo con que el curtidor hunde las pieles en el noque (F. az.) paleta usada en las refinerías de azúcar || madera para sondear los moldes (Dep.) bat, bate.

BAT PRINTING (Cer.) impresión sobre barniz.

Batavia (Tej.) Batavia.

BATCH (Pan.) hornada (Vid.) composición, mezcla (CRUSHED:) capa de vidrio blanco molido (Pap., Enc.) batición || posteta, fajo de los pliegos batidos para la encuadernación (Meta.) temple || brasca del horno. (Const.) tanto, carga.

— TO —, aceitar, untar de aceite.

— WORKING (Tel.) telegrafía dúplex.

BATE (Carp.) tejido de la madera (Ten.) (DOG'S DUNG,) excremento de perro.

BATEMENT, v. WASTE.

BATH (Quím.) b. BALNEUM, baño de María (Tint.) baño.

— METAL, metal de Bath.

— PAPER (Pap.) papel de Bath.

— ROOM (Arq.) cuarto de baño.

— STONE, OOLITE, piedra de Bath, oolita.

— STOVE, estufa descubierta, estufa al aire libre.

BATHING (Min.) postura en el baño.

— TUB, bañadera.

BATHOMETER (Fís.) batómetro.

BATHYMETRY (Fís.) batometría.

BATIK (Pint.) batic.

BATING (Ten.) baño de estiércol.

BATLER, BATLET, batidera, tabla de las lavanderas.

BATON, remache.

BATT (Somb.) pieza (Min.) esquisto bituminoso.

BATTE, BEATER, raqueta para el volante.

BATTEN, tela de algodón (Carp.) tabla de chilla, lata.

— TO — IRON (Fund.) rebatir el hierro.

— NAIL, clavo para lata o tabla de chilla.

BATTER (Alf.) mezcla de arcilla (Coc.) pasta de harinas, huevos y grasas (Top.) talud (Tip.) defecto (Tec.) parche del tambor.

— TO —, combar (Herr.) batir el metal extendiéndolo.

— LEVEL, CLINOMETER, clinómetro.

— POST (Const.) tornapunta.

BATTERDEAU, DAM, DIKE (Hid.) dique de apoyo, ataguía.

BATTERED (Tip.) magulladura del tipo en la forma.

BATTERY (Min.) batería || bocarte (Fís., Elect.) batería, pila (Hojal.) batería de cocina (Somb.) batería de abatanar (Elect.) v. CELL.

— BOX (Elect.) caja de batería.

— CHARGER, v. CHARGER.

— OF COKE OVENS (Meta.) batería de hornos de coque o cok.

— ELIMINATOR (Radio) eliminador de batería.

BATTERY GAUGE, CELL TESTER, verificador de batería.

— JAR (Elect.) recipiente de batería.

— PLATE (Elect.) placa de pila.

— POLE (Elect.) polo de la pila.

— ROOM (Somb.) cuarto de batanar.

— SWITCH (Elect.) conmutador de pila.

BATTING (Agric.) agramaje, espadillaje (Cer.) moldeaje.

— MACHINE (Agric.) máquina de espadillar o batir el algodón, la lana, etc.

BATTLE CRUISER (Mar.) crucero de combate || crucero ligero.

— PLANE (Mil.) aeroplano de combate, avión de caza.

BATTLEDOOR (Vid.) aplanador || paleta de vidriero (Const.) lata.

BAUDISSERITE, baudiserita, carbonato de magnesia.

BAUGE (Tej.) droguete.

BAULITE (Miner.) baulita.

BAUXITE, WHITE BAUXITE (Miner.) bauxita blanca.

BAVALITE, CHAMOISITE (Miner.) bavalita.

BAVIN (Fort.) fagina (Mader.) broza, zupia madera de desecho.

BAWDKIN (Tej.) brocado de oro y plata.

BAWK (Carp.) lima.

BAWSIN (Ten.) badana.

BAY (Geo.) bahía, puerto, abra, rada || brazo de mar (Arq.) (JUT-WINDOW,) ventana saledíza || luz, vano, escotadura de ventana || brecha de un muro en construcción || tramo (Pont.) tramo de puente (Carp.) travesaño (F. de teja:) chimenea en el interior de un horno de ladrillo (Hid.) compuerta de dique (Mol.) estanque elevado (Cald.) druina (Agric.) almear, henil (Aeron.) sección, compartimiento || tramo.

— BERRY (Bot.) baya de laurel.

— OF A HADING SHAFT (Min.) tramo entre las traviesas de un pozo oblicuo.

— — JOIST, CASE-BAY (Min.) vano.

— LOCK, PIN-LOCK (Cerr.) cerradura de espiga.

— RAIL (Carp.) cruceta de tabique.

— RUM (Lic.) ron con aceite de laurel, bayrum.

— SALT, sal marina en bruto.

— WINDOW (Arq.) v. — || ventana saliente en forma de arco, cimbrada.

— WOOD (Com.) caoba de Honduras.

BAYED (Arq.) abierto || con intervalos o tramos.

BAYONET (Arm.) bayoneta.

— LAMPHOLDER (Elect.) soporte en forma de bayoneta.

BAYONET LOCK (Arm.) cierre de bayoneta (Mec.) cierre de bayoneta.
— STUD (Arm.) espiga para detener la bayoneta.
BAYOU (Agric., Hid.) canalizo.
BAZAAR (Com.) bazar.
B. BATTERY, PLATE BATTERY (Radio) batería B.
B. C., BEFORE Christ, antes de Cristo.
BEACH-MAST (Agric.) bellota.
BEACON, s. LIGHTHOUSE, faro ‖ farol, linterna grande.
BEAD (Carp.) filete, nervio, astrágalo, v. RIB (Quím.:) botón de copela, v. BLISTER (Arq.) perla ‖ collar (Grab.) núcleo (Joy.) grano, cuenta (Dest.) espuma del aguardiente (Com.) (—S,) cuentas, a b a l o r i o s (Art.) residuos de pólvora incendiada.
TO —, guarnecer una vigueta (Eb., Torn.) fresar ‖ rizar la madera.
— LAM (Tej.) cantonera.
— OF THE — LAM FOR GAUZE WEAVING, cuentas para bordar o para hacer tejidos o arabescos.
—S OF MOTHER OF PEARL (lapidaria:) excrecencias del nácar para imitar las perlas.
— PLANE (Carp.) cepillo de astrágalo.
— PROOF (Quím.) probado, cupelado (Dest.) prueba del círculo de espuma.
— ROLL or CUT (Arq.) contero ‖ collarín de perla.
— TOOL (Torn.) útil para molduras convexas.
BEAK (Herr.) gancho, garfio ‖ b i g o r n e t a (BIRDS:) trompetilla, chupador de los insectos (Tec.) pico, boca ‖ adaptador de un alambique (Vet.) gancho (Gas.) quemador liso.
— IRON (Herr.) bigorneta.
— PLOUGH (Agric.) arado de pico.
BEAKER (Vid.) taza o probeta con pico.
Beale LIGHT (Gas.) quemador Beale.
BEAM, v. GIRDER, TRANSOM, SUMMER, viga, vigueta (Fund.) vigueta (Carp.) viga maestra, tirante (Tej.) enjullo, plegador de la tela (Mec.) árbol, viga (Torn.) árbol (Mar.) baos ‖ manga de buque.
TO — (Ten.) adobar (Tej.) montar la cadena.
— TREE, WHITE — (Hort.) aliso, amelanquier, madera de aliso.
— — BERRY (Bot.) alisa, fruto del aliso.
BEAMING (Carp.) maderamen (Tej.) enrollado ‖ plegar, enrollar.
— MACHINE, SELF-STOPPING — — (Tej.) urdidora que para automáticamente los telares de bordar cuando se rompe un hilo.

BEAN, judía, haba, habichuela, frijol.
— MEAL or FLOUR (Com.) harina de habas.
— ORE, PISOLITIC IRON (Min.) hierro pisolítico o fusiforme.
— SHOT (Com.) cobre en granalla.
— TREE (Bot.) gleditza, citiso, codeso ‖ FOIL TREE, EBONY OF THE Alps, falso ébano, ébano de los Alpes.
— TREFOIL, BIRD-CHERRY (Bot.) especie de haba fétida, trifolia y venenosa.
TONKA — (Bot.) haba tonca, semilla de la sarapia.
BEAR (Com.) bajista, el que juega a la baja en la bolsa (Fund.) lobo, agarrado, goa (Tej.) parte del peine que contiene 20 dientes (Herr.) saca-bocados (Agric.) v‖ BARLEY, WINTER-BARLEY.
— BIND, CONVOLVULUS SEPIUM (Bot.) correhuela o corregüela, mata de la familia de las convolvuláceas.
BEARANCE (Mec.) punto de apoyo de una palanca.
BEARD (Agric.) (AWN,) barba (Cerr.) barba (pesc.) barba, garfio del anzuelo (Tec.) garfio, barba ‖ rebaba de metal fundido.
TO —, recortar, desbarbar (paños:) tundir.
— OFF (Meta.) desbarbar.
— WOOL, separar el vellón de la lana inferior.
BEARER (Com.) portador (Const.) (PILLAR,) soporte (Mec.) cojinete, chumacera (Agric.) fructífero (Min.) v. BED, traviesa, madre de tirantes ‖ cojinete ‖ soportes (Tip.) guarnición ‖ soporte ‖ soporte de la rama (Herr.) larguero de parrilla (Tej.) urdidera.
BEARING, visual, punto de vista (Tec.) punto de apoyo ‖ cojinete ‖ línea de dirección (Fc.) parte del eje que descansa en el cojinete ‖ soporte (Carp.) l a r g u e r o (Min.) (— STEMPLE,) traviesa (México:) madre de tirante (Colombia:) transverso ‖ (— BEAM) puntal (Mec.) chumacera, pedestal, cojinete, soporte de árbol o eje (Arq.) puntal, sostén (Tal.) banda del arzón.
— BUSH (Mec.) casquillo de cojinete.
— BEAM (Min.) puntal.
— OUT (Arq.) saledizo.
— PLATE (Aeron.) círculo calculador de derivas.
— OF SPINDLE (Torn.) soporte del husillo.
— SPRING (Mec.) resorte de suspensión.
— SURFACE, FULCRUM (Mec.) p u n t o de apoyo.
— OF A VEIN (Min.) dirección de un filón.
— WALL (Alb.) muro de contención ‖ muro medianero de contención.
BEARS (Min.) (— OF A BLAST FURNACE,) lobos, zamarras.

BEAST OF BURDEN (Agric.) acémila, animal de carga.

BEAT (Rel.) oscilación (Mil., policía:) ronda (Tec.) pulsación || golpe, estremecimiento (Arq.) baqueta.

TO — batir, golpear || cascar || machacar || aplanar el suelo || espadillar el cáñamo || aplanar barras de hierro (Coc.) batir (huevos, etc.,) (Meta.) (— — THE LEAD,) forjar el plomo (Ten.) batir las pieles para limpiarlas (Pan.) sobar la pasta del pan después de heñida (Alf.) (— — IN THE VAT,) batir el barro en la cuba (Joy.) batir el oro o la plata (Cost.) rebajar (Agric.) agramar || espadillar || trillar || batir || pisar (Fund.) bracear (Com.) rebajar el precio (Hort.) (TO KNOCK DOWN FRUIT,) varear, sacudir, echar al suelo la fruta de los árboles con varas o varales (Mús.) (— — TIME,) marcar el compás (Vit.) (— — IN VINE-PROPS,) fijar las marcas en los rodrigones.

— **RECEPTION** (Radio) v. HETERODYNE.

— **UP** (Tej.) golpe del varal.

DEAD — **GALVANOMETER** (Elect.) galvanómetro periódico.

BEATER (Tip.) v. BALL (Tec.) martillo, maceta, maza || pilón (Tint.) batería (Hojal.) batidor del estaño en hojas (Alf.) pisa (Herr., Fund.) hurgón (Somb.) mazo (Tal.) rellenador de los collares (Joy.) batihoja, batidor.

— **OF THE FULLING MILL,** mazo de batán.

— **OF THE MASS (BY HAND),** amasador de la pasta.

— **OF PIZZLES INTO HARL,** vergajo de buey.

BEATIFICATION (Fís.) aureola eléctrica.

BEATING, batidura || batición (Mar.) bordeando (Agric.) agramaje, espadaje (Fund.) braceaje (Tec.) v. TO BEAT.

— **ENGINE** (Pap.) máquina de moler los trapos.

— **MILL** (Tej.) batán.

— **ROLLER** (Pap.) cilindro de satinar.

— **STONE** (blanquición:) pieza dura sobre que se golpean las telas y batistas.

— **TROUGHTS** (Pap.) artesas de batir.

BEAUFET (Eb.) aparador.

BEAUTY SHOP, salón de belleza.

BEAVER, castor (Somb.) sombrero o capa de castor.

BECHE (Min.) arranca-sondas.

BECK (Tint.) cubeta.

TO BECOME or **FALL DUE** (Com.) cumplirse o vencerse un plazo.

BED (Mueb.) cama, lecho (Min.) (SEAM,) manto, capa || lecho (Geo.) álveo de río (Geol.) v. LAYER, STRATUM (Hort.) cuadrilátero de tierra donde se siembran flores. legumbres, etc. (Min.) (COAL —,) yacimiento de hulla, capa de hulla (Fc.) cama de riel, asiento, lecho (Torn.) banco del torno (Joy.) engaste (Tip.) cama o plato de la prensa (Alb.) capa, camada, lecho || hilada (Cant.) banco de cantero (Aeron.) lecho.

TO BED (Agric.) ajarse, (hablando de la alfalfa).

— **BOTTOM** (Herr.) matriz para forjar a estampa.

— **CHAIR** (Mueb.) silla-cama.

— **DIE** (Grab.) matriz, dado inferior (Herr.) matriz de agujero.

— **OF FLOWERS** (Hort.) bancal || camellón.

— **HANGINGS** (Eb.) colgaduras de cama.

— **WITH GAP** (Torn.) bancada con escote.

— **JOINTS** (Arq.) ligazón, trabazón de las hiladas (Min.) unión de dos filones o capas.

— **LINEN,** ropa de cama.

— **OF LIVE EMBERS** (Coc.) lecho de brasas.

— **PAN,** calentador || orinal de cama.

— **OF THE PAVEMENT** (Pavim.) encajonamiento.

— **PLATE** (Fund.) solera, placa (Mec.) carrera, plancha de cimiento || cama.

— **POST** (Eb.) columna de una cama.

— **FOR THE ROCK-SALT,** yacimiento de sal gema.

— **OF THE SLEAK COAT** (Ten.) plantío de la cabruda.

— **OF SAND,** lecho de arena (Alb., Pont.) granizo, pedrusco.

— **SLIDE, CROSS-SLIDE** (Torn.) carro de bancada, carro transversal del soporte.

— **OF A SLUICE** (Hid.) zampeado de esclusa.

— **OVER A HORIZONTAL STRATUM** (Min.) juntura de estratificación.

— **STONE** (Mol.) muela solera.

— **OF STONES** (Alb.) hilada de piedra || cimientos de piedra.

— **STRAW,** jergón de paja || pajaza, cama para que se echen las caballerías.

— **TABLE** (Mueb.) mesa de noche.

— **TICK** (Com.) terlí.

— **OF TURF NEAR THE SURFACE** (Min.) derri, capa turbosa.

— **OF A VOUSSOIR** (Arq.) asiento de la clave.

— **WALLING, CLAY-LINING** (Hid.) revestimiento de argamasa o greda y piedras.

— **OF YOUNG OYSTERS** (Pesc.) criadero de ostiones.

BEDDER, v. BED-STONE.

BEDDING (Agric.) cantero (Mec.) asiento de caldera.

— **OF TIMBER,** empotrar, fijar una pieza de madera en un muro.

BEDE (Min.) piqueta.

TO BEDEW, rociar, regar ligeramente.

BEE (Ap.) abeja (Mar.) cachola.
— BOARD (Ap.) tablero de colmena.
— FEEDER (Ap.) alimentador de abejas.
— HIVE (Ap.) colmenar.
— HOUSE (Ap.) colmenar.
— MASTER (Ap.) colmenero.
— SWARM (Ap.) enjambre.
— WAX, cera.

BEECH (Bot.) haya.
— FOREST (Agric.) hayal.
— GROVE (Hort.) alameda o arboleda de hayas.
— NUT (Bot.) fabuco.
— OIL, aceite de fabuco.
— WOOD, madera de haya.

BEECHEN (Carp.) en madera de haya.

BEEF-FORK (Coc.) tenedor del trinchante.
— KNIFE (Cuch.) trinchante.
— STEAK (Carn.) biftec.
— SUET (Coc.) cebo de riñonada.
— TALLOW, sebo de buey.
— TEA, BROTH (Coc.) caldo de puchero.
— WOOD (Bot.) itaiba, (árbol de goma ánime).

BEER, cerveza.
— WITH SEDIMENTARY FERMENTATION (Cerv.) cerveza de fermentación baja.
— BACK or BECK, cubeta.
— BARREL, barril de cerveza.
— COCK (Cerv.) espita o llave.
— COOLER (Cerv.) aparato refrigerador o enfriador.
— ENGINE, bomba de cerveza.
— FINING (Cerv.) substancias para clarificar la cerveza.
— GAUGE, areómetro para cerveza.
— GOAD (Cerv.) levadura para cerveza.
— HOPPER (Cerv.) cubeta del lúpulo.
— PULL, medida de una bombeada de cerveza.
— SOUP (Coc.) sopa dulce y aromatizada con cerveza.
— TEST, catar o probar la cerveza.
— VAT (Cerv.) cuba.
— VINEGAR, vinagre de cerveza.
— WORT (Cerv.) mosto.

BEET EXTRACTOR, arrancador de remolacha.
— MOLASSES, melaza de remolacha.
— PULP, pulpa de remolacha.
— ROOT (Bot.) remolacha (México:) betabel.
— — SUGAR, azúcar de remolacha.
— — SYRUP, jarabe de remolacha.
— — VINEGAR, vinagre de remolacha.

BEETTING, v. CORDING (Tej.) acordonado.

BEETLE, aplanador || mazo || pilón || pisón || v. MALLET, BEATER, BAT.
— STOCK, mango de pisón.

BEETLING ENGINE, molino de pilones.
— MILL, calandria de prensar.

BEFORE CHRIST, antes de Cristo.

TO BEGIN, comenzar || poner en obra || iniciar un trabajo cualquiera.
— — A GALLERY AT BOTH ENDS (Min.) comenzar a dos cabos, abrir dos galerías la una hacia la otra en sentido contrario sobre una misma línea.

BEHAVIORISM (Psicol.) conductivismo, behaviorismo.

BEIGE-SERGE, lana cruda.

BELEMNITE, v. ARROW-HEAD STONE.

BELFREY, BELFRY, campanario, torre para las campanas.

Bell's LAW (Zool.) ley de Bell.

BELL, campana (Elect.) campana, timbre eléctrico (Fís.) campana (Vid.) campana (Hort.) campana (Tel.) alarma, advertidor (Fund.) (LOOP OF ORE IN THE FURNACE,) masa pastosa que queda en el fondo del crisol (Agric.) cencerro (Cerr.) armadura (Arq.) tambor de capitel, vaso, campana || campana de chimenea (Metr.) bel, b.
— BOX (Fc.) garita de timbre.
— CAGE, campanario.
— CALL (Tel.) señal de alarma.
— CHUCK (Torn.) mandril de tornillos.
— CRANK, palanca de campana.
— — LEVER (Mec.) palanca en escuadra.
— DIAPASON (Mús.) campanímetro.
— FOUNDER, fundidor de campanas.
— 'S GAUGE, compás de campanero.
— GABLE or TURRET (Arq.) campanilla.
— GLASS (Fís.) campana.
— HANGER (Elect.) instalador de timbres o campanillas.
— AND HOPPER (Agric.) tolva con alarma.
— INSULATOR (Tel.) aislador de campana.
— KEY or PUSH, botón de llamar.
— MAKER, campanero.
— METAL, bronce de campanas.
— MOUTH, embocadura, boquilla de instrumento musical.
— PULL, botón.
— PULL or WIRE, alambre de campanilla || tirador de campanilla.
— PUSH, llamador, botón, tirador.
— RINGING ENGINE, aparato para tocar las campanas.
— ROD, verjilla donde está fijado el timbre.
— ROOF (Arq.) techo en forma de campana.
— SHADE (Fís.) campana de cristal (Hort.) campana de cristal para resguardar flores o plantas.
— SHAPED CAPITAL (Arq.) capitel acampanado.

BELL SHAPED MAGNET, imán en forma de campana o dedal largo.

— — SPROCKET WHEEL (Vm.) piñón de cadena en forma de campana.

— WITH SHUNTED COILS (Elect.) campana en derivación.

— STOP (Org.) juego de campanas.

— TELEGRAPH (Tel.) telégrafo de campanilla.

— WETHER (Agric.) manso, (animal que lleva el cencerro).

— OF A WIND INSTRUMENT (Mús.) pabellón.

BELLOWS, fuelle (Org.) fuelle.

— AIR VESSEL, regulador de fuelle.

— ARM, brazo o palanca del fuelle.

— BLOWER (Herr.) operario que mueve el fuelle || aparato para mover los fuelles (Org.) soplador del órgano.

— BOARDS, planchas del fuelle.

— CAMERA (Fot.) cámara oscura plegadiza o en forma de fuelle.

— CHAMBER (Org.) cámara del fuelle.

— HEAD, busa.

— MAKER, fabricante de fuelles.

— OF MINERS. FANNER, PNEUMATIC MACHINE (Min.) ventilador para aerear las minas.

— PIPE, cañón del fuelle.

— TAIL, mástil del fuelle.

— TREADER (Org.) soplador.

— WHEEL, rueda movida por agua para hacer operar los fuelles.

BELLY, panza || vientre || vientre de una pieza de madera curva || (— OF A BLAST FURNACE,) vientre (Min.) (— OF ORE,) bolsa, bolsada, ensanchamiento, (Venezuela:) bomba. (Perú:) bollo (Colombia:) buche (Mús.) superficie interior de un arco || mesa de instrumento (Quím.) cuerpo de matraz o retorta (Grab.) borde inferior de un buril (Alb., Arq.) vuelo, saledizo, proyección (Cerr.) borde inferior del seguro.

TO —, v. TO BATTER.

— BAND (Tal.) cincha.

— BOARDS, planchas de Suiza para mesas de harmonía.

— RAIL (Fc.) riel ondulado, carril arqueado.

— ROLL (Agric.) cilindro || rodillo de aplanar.

— OF A SAIL (Mar.) peje, seno.

— VENGEANCE, (SLANG:) aguardiente de la peor calidad.

BELOW PAR (Com.) abajo de la par, a descuento.

— ZERO (Fís.) bajo cero.

BELT, cinta || faja || correa (Com.) cinturón (Geol.) banda, faja, zona (OF ROCKS.) (Mec.) correa de transmisión (Geo.) estrecho (Mar.) cinturón (Arq.) cordón || cinta.

BELT CHANGE SPEED GEAR (Vm.) cambio de velocidad por correa.

— OF CONE PULLEYS (Mec.) correa para poleas escalonadas.

— or BAND COUPLING (Mec.) unión de correas.

— DRIVE (Mec.) movimiento a correa.

— DRIVEN HAMMER (Mec.) martinete movido por correa de transmisión.

— — RIVETTING MACHINE (Herr.) máquina de remachar movida por transmisión.

— DRIVING (Mec.) explotación por correas (Tec.) elaboración de rodillos para extender las telas.

— GEARING (Mec.) transmisión por correa.

— LACING (Mec.) cuerda de cuero para coser correas.

— LIFTING ARRANGEMENT, disposición de separación de la correa.

— MAKER, talabartero.

— PIPE (Mv.) tubo de vapor alrededor del cilindro.

— PULLEY (Mec.) polea para correa.

— REVERSE (Mec.) cambio de marcha por correa.

— REVERSING GEAR (Mec.) mecanismo de inversión de movimiento por correa.

— SAW, STRAP-SAW, sierra de cinta.

— SHIFTER (Mec.) cambia-correa, desviador.

— SPEEDER (Mec.) poleas cónicas.

— STRETCHER (Mec.) atesador de correas.

— TRANSMISSION (Mec.) transmisión por correa.

BELVEDERE (Arq.) belveder, mirador, terrado.

BENCH (Com.) banco, asiento (Carp.) banco || banco de carpintero (Mar.) asiento de popa de los botes (Mec.) banco, bancaza (Tec.) caballete || banco || (HOLLOW —,) utensilio semejante al formón que sirve para trabajar la madera de los instrumentos de música || banco de tundidor (Fund.) estirador, banco de estirar (Tip.) (— FOR WASHING FELT,) banco sobre el cual se lavan los paños o tañametes en los que se coloca la hoja de papel al salir de la forma (Ton.) caballete (Meta.) banco de agavillador (Tec.) taller (Min.) (— DEPOSITS,) (Colombia:) sabanas || aventaderos.

TO — OUT (Min.) excavar en escalones.

— AXE, hachuela.

— CLAMP (Carp.) cuña de banco.

— COAL (Min.) primera capa de las hulleras.

— DRILL, berbiquí de banco.

— FLOOR (Min.) sexta capa de las hulleras.

— HAMMER, mazo, martillo de banco || LITTLE — —, martillo pequeño de taller

BENCH HOOK (Carp., Eb.) corchete.
— KNIFE-BOX, caja de utensilios de taller.
— MARK (Fc|) poste o señal de aviso (Carp.) señal, marca en las piezas que hay que ensamblar (Agrim.) cata de referencia || cota fija o referencia de nivel.
— PLANE (Carp.) garlopa || mesa de acepillar.
— FACE PLATE, DRESSING-PLATE (Tip.) mármol, mesa donde se colocan las formas || platina de la prensa.
— REEL (Mar.) devanadera de veleros.
— SAW (Torn.) sierra circular de torno.
— SCREW (Carp.) tornillo de banco.
— SHEARS, cizallas de taller.
— VICE, prensa de cabeza de banco.

BEND (Zap.) (—S.) cueros para suelas || (— HIDES,) pieles para suelas (caminos:) recodo, vuelta (Min.) arcilla endurecida.
TO — (Fund., Herr.) curvar, doblar, encorvar (Vet.) abovedar o curvar una herradura (Pap.) plegar (Fc.) curvar los rieles o carriles (Cerr.) (— — AT RIGHT ANGLES), acodar, plegar en forma de codo (Vit.)
(— — AND TIE,) podar una cepa en alto para concentrar la savia abajo (F. de naipes:) cortar (doblando) las tiras de cartón que tienen la anchura de cinco tarjetas o naipes de manera que la parte cóncava sea del lado de las figuras de los naipes || doblar los cartones de naipes para cortarlos (Tej.) torcer, retorcer || (EQUALLY THE TEETH OF A CARD,) espaciar igualmente con la recura las púas de las cardas (Mar.) entalingar (Tec.) v. TO ARCH (Meta.) curvar el acero (en frío) (Carp.) torcer || tornear.
— — A HORSE-SHOE UPWARDS (Vet.) encorvar hacia arriba los extremos de una herradura.
— — SAILS (Mar.) envergar.
— PIPE, tubo encorvado.
— WARE, efectos de ferretería.
Ben Day's MACHINE (Tip.) máquina Ben Day.
— — PROCESS, procedimiento Ben Day.
BENDER, gancho de doblar.
BENDING (Tec.) pliegue || curvatura, encorvadura (Carp.) combadura (Mar.) ayuste (Tec.) v. FLEXION (Plat.) cincel de fijar.
— ARM (Mec.) viga o brazo de curvar.
— BLOCK (Mec.) espiga de curvar.
— —S (Mec.) mordazas del cabezal de curvar.
— COEFFICIENT, coeficiente de flexión.
— DRUM, tambor de curvar (los aros).
— FORM, molde de curvar.
— HEAD, cabezal de curvar o de sujeción.
— — SLIDE (Mec.) conducción del cabezal de curvar.
— HOOK (Ton.) arqueador.

BENDING HORSE, caballete de curvar.
— IRON (Mec.) tenazas de curvar (Tej.) plancha para doblar las puntas de las cardas.
— JAWS (Fund.) mordazas para doblar.
— MACHINE, máquina de cimbrar || curvadora.
— — FOR TABLE LEGS (Eb.) curvadora de pies de mesa.
— — WITH FIXED BLOCKS, curvadora con mordazas fijas.
— MOMENT (Tec.) momento de flexión.
— PLATE, plegador || chapa de curvar.
— POINT (Tec.) punto de flexión.
— PRESS, prensa de curvar.
— RADIUS (Tec.) radio de flexión.
— RAM (Fund.) macho de curvar.
— ROLL, cilindro de curvar.
— — S, máquina de curvar de cilindros.
— STICK, garrote.
— STRENGTH, resistencia de la flexión.
— STRESS, tensión de flexión, esfuerzo de flexión.
— TEST, ensayo de flexión o curvatura.
— — IN A COLD STATE (Fund.) ensayo de flexión en frío.
— — — TEMPERED STATE, ensayo de flexión en un cuerpo templado.
— TOOL (Tej.) plancha (Plat.) cincel de fijar (Zap.) utensilio con que el zapatero amolda el cuero.
— WRENCH (Mec.) tenazas de curvar.
BENJOIN, BENZOIN, benjuí.
Benoist SCALE, escala de Benoist.
BENT, corvado, encorvado || plegado || torcido (Cerr.) varilla encorvada (Mec.) s. KNOT (Mar.) gorupo. (Tec.) acodillado.
— ARCHLIKE, CONVEX, arqueado, bombeado.
— AXLE (Mec.) eje acodado.
— BOLT (Cerr.) cerrojo acodillado.
— CRAMP, grapón con codo.
— FRAME, bastidor curvado.
— GAUGE (Carp.) maujo, descalcador.
— GRAVER (Grab.) buril acodillado o acodado.
— KNEE (Mar.) genol encorvado.
— or BELL LEVER (Mec.) palanca curva de campana.
— AT RIGHT ANGLES, acodado en ángulo recto.
— SCREW DRIVER, destornillador acodado.
— STAY-TUBE (bicicletas:) tubo-riostra acodado.
BENZAMIDE (Quím.) benzamida.
BENZENE, BENZOLE (Quím.) benzol.
— NUCLEOUS (Quím.) núcleos bencénicos.
BENZENOID (Quím.) bencenoide.
BENZILIC ACID (Quím.) ácido bencílico.
BENZIMIDE (Quím.) bencilimido.
BENZINE (Quím.) bencina.

BENZOATE (Quím.) benzoato.
— OF NATRON (Quím.) benzoato de sosa.
— — SULPHUR (Quím.) benzoato de azufre.
BENZOCRETIC ACID (Quím.) ácido benzo-
crético.
BENZOHYDROL, BENZHYDROL (Quím.) benz-
hidrol.
BENZOIC ACID (Quím.) ácido benzoico.
BENZOLACTIC ACID (Quím.) ácido benzo-
láctico.
BENZOSALYSILIC ACID (Quím.) ácido ben-
zosalicílico.
BENZOIN (Quím.) benjuí.
— GUM, goma o resina del benjuí.
— ETHER (Quím.) éter benzoico.
— WOOD, STYRAX — (Carp.) madera de ben-
juí o badamiero..
CRYSTALLIZED FLOWERS OF —, flores,
flores blancas de benjuí.
**BENZOLE, PHENE, BICARBURET OF HY-
DROGEN** (Quím.) benzol, hidruro de fenilo.
BENZOLINE, v. AMARINE.
BENZONE (Quím.) benzona.
BENZONITRO-BENZOIC ANHYDRIDE
(Quím.) ácido benzonítrico.
BENZOYL (Quím.) benzolia.
BERAUNITE (Miner.) beraunita.
BERBERRY, BARBERRY WOOD (Carp.) ber-
beris, agracejo.
BERET (Com.) boina ‖ gorra chata semejante
a la boina.
BERGAMOT (Bot.) bergamota.
BERGHMEL (Min.) harina fósil.
BERGMASTER (Min.) inspector de minas.
BERGSONISM, bergsonismo.
BERLIN BLUE (Pint.) azul de Prusia.
BERLINE (Autom.) berlina.
BERM, berma.
BERRACAN (Tej.) barragán.
BERRY (Bot.) baya.
BERTH (Mar.) litera de camarote ‖ camarote
de marinero.
Bertha (Art.) Berta.
BERTHIERITE (Miner.) bertierita.
Berthollet's FULMINATING SILVER (Quím.)
plata fulminante de Berthollet.
BERTHOLLIMITER, CHLOROMETER (Quím.)
clorómetro, bertolímetro.
BERYLLED (Fís.) berilado.
BERYLLIUM (Quím.) berilio.
BERYLLUS, BERYL (Miner.) berilo, v. AQUA-
MARINA.
BERZELINE, SELENIDE OF COPPER (Min.)
berzelina, seleniuro de cobre.
TO BESMEAR, embadurnar ‖ untar.
BESOM (Com.) escoba.
Bessemer CONVERTER (Meta.) aparato Bes-
semer, convertidor Bessemer.

Bessemer AND OPEN HEARTH PROCESS
(Meta.) procedimiento de Bessemer y Mar-
tín combinados.
— or HEMATITE PIG IRON (Meta.) fundición
destinada al procedimiento Bessemer.
— SLAG (Meta.) escoria Bessemer.
— STEEL (Meta.) acero Bessemer.
— — AND Thomas WORKS (Meta.) fábrica
de acero sistema Bessemer y Thomas.
— — WORKS (Meta.) fábrica de acero siste-
ma Bessemer.
BEST, s. EXTRA-PRIME, SUPERIOR.
TO — CUT A STONE (Cant.) labrar una
piedra con perfección.
— BIDDER (Com., Jur.) mejor postor.
— PRIME (Com.) superior, excelente.
— SELECTED or PRIME (FRUITS:) primera
elección.
— SUPER (Com.) lana cardada superfina.
— WORK (Min.) mineral de primera cualidad,
(México:) pepena.
BESTNESS, v. EXTRA-PRIME. SUPREME-
NESS (Com.) superioridad, cualidad supre-
ma de un artículo.
BETA PARTICLE (Fís., y Quím.) partícula be-
ta, partícula B.
— RAYS (Radio) rayos beta, rayos B.
— TEST (Psicol.) prueba beta.
BETHABARA, v. NOIB-WOOD.
BETON, mortero hidráulico ‖ hormigón ‖ con-
creto.
BETTER SUPER (Com.) lana de vellón.
BETTY (Mec.) palanca, pie de cabra.
BETWEENS (F. de agujas) agujas de punta
entrefina.
BEUDANTITE (Miner.) beudantita.
BEVEL, en bisel, al sesgo ‖ sesgo, bisel ‖ carta-
bón ‖ en chanfle (Arq.) doveladura (Tip.)
lingote de estereotipar (Tec.) v. ASKEW,
SLOPE. WEDGE.
TO —, cortar al sesgo o en bisel (Carp.) en-
samblar en chanfle ‖ juntar a falsa escua-
dra ‖ matar los vivos.
— CUT, corte en bisel o chaflán.
— COUPLING (Mec.) acoplamiento o embra-
gue por conos de fricción.
— EDGE, bisel, chaflán.
— FACE, frente oblicua.
— GEAR (Mec.) piñones en ángulo, engranaje
cónico.
— JOINT, ensambladura en bisel.
— LEAF, SCARF (Carp.) rayo de Júpiter.
— PIECE (Carp|) llave.
— PINION (Mec.) piñón cónico.
— — DIFFERENTIAL (Vm.) diferencial con
engranajes cónicos.
— PLANE (Carp.) guillame de achaflanar.
— SHOULDER (Carp., Eb.) escopleadura ‖
muesca.

BEVEL WAY (Mec.) ángulo oblicuo.

— WHEEL (Mec.) rueda en ángulo.

— — CHANGE GEAR (Mec.) mecanismo de movimiento de inversión por engranajes cónicos.

— — DRILL (Mec,.) taladro de engrane cónico.

— — SHAPING DEVICE (Mec.) disposición para cepillar engranajes cónicos.

BEVELLED, biselado || en bisel.

— BOARD (Carp.) tabla o plancha empalmada en bisel.

— CIRCULAR SAW, sierra circular en bisel.

— DOG (Mec.) garra biselada.

— PIECE (Tip.) relieve en bisel de los caracteres.

— — OF TIMBER (Carp.) empalme.

BEVELLING, sesgadura || chanfle || bisel (Mar.) cintraje || chanflán.

BEVELMENT (Vid.) cortar al sesgo los bordes de un cristal || bisel o faceta de un espejo.

BEVIL (Carp.) saltarregla, falsa-escuadra.

TO — (Carp.) ensamblar en chanfle.

BEZEL (Joy.) chatón || bisel, faceta.

BIAMBONEES (Telas de seda) biambonas.

BIANGULAR, biangular, con dos ángulos.

BIARSENITE (Quím.) biarsenito.

BIAS, al sesgo (Radio) bias, (batería al sesgo).

BIATOMIC (Quím.) biatómico.

BIAXIAL, de doble eje.

BIB (Com.) babero de niño.

— COCK, espita, llave.

BIBASIC (Quím.) bibásico.

BIBLE PAPER, papel para Biblias || papel Biblia.

— TEXT (Tip.) carácter de cuerpo 40.

BIBLIORAPT (Enc.) encuadernador || pasta volante.

BICARBONATE (Quím.) bicarbonato.

— OF AMMONIA (Quím.) bicarbonato de amoniaco.

— — LIME (Quím.) bicarbonato de cal.

— — MAGNESIA (Quím.) bicarbonato de magnesia.

— — POTASH (Quím.) bicarbonato de potasio.

— — SODA, MONOSODIC — (Quím.) bicarbonato de sosa.

BICARBONATED (Quím.) bicarbonado.

BICARBURET, BICARBIDE (Quím.) bicarburo.

— OF HYDROGEN (Quím.) hidrógeno bicarbonado, gas olefiante.

BICE, BISE, azul de Armenia, ultramar.

BICHROMATE (Quím.) bicromato, s. DICHROMATE.

— OF POTASH (Tint.) cromo.

BICHLORIDE (Quím.) bicloruro.

BICKERN, RISING-ANVIL, bigornia, bigorneta.

BICYCLE, bicicleta.

TO BID (Com., Der.) hacer postura || pujar (Jueg.) apostar.

BIDDER, postor.

BIDDING, subasta.

BIDDERY WARE OF INDIA, porcelana de la India.

BIDET (Carp.) bidel (Agric.) jaca.

BIELECTROLYSYS (Elect., Quím.) bielectrolisis.

BIER (Tej.) cuarenta hilos.

BIFILAR (Elect.) bifilar.

— COIL (Elect.) carrete bifilar.

— SUSPENSION, suspensión bifilar.

— WINDING (Elect.) arrollamiento bifilar.

— SYSTEM (Elect.) sistema bifilar.

TO BIFURCATE, bifurcar.

BIFURCATED, bifurcado || en forma de horquilla.

BIFURCATION, bifurcación (Hort.) horcón, horqueta.

BIG CLOSE-UP (Cinema) acercamiento máximo.

BIGG, WINTER-BARLEY (Agric.) cebada de invierno.

BIGHT (Tej.) bucle || curva de un hilo || hilo flojo.

BILBERRY (Bot.) mirtilo.

BILBO or BILBAO BLADE, estoque de España.

BILGE (Mar.) pantoque.

— CHEST (Mar.) caja de válvulas de la bomba de cala.

— PUMP (Mar.) bomba de achique de bodega o sentina.

— STRINGER (Mar.) vagra de pantoque.

BILL (Agric.) honcejo (Com.) cuenta || recibo || pagaré || letra || documento (Tip., Teat) cartel.

— BOARD (Com.) cuadro de anuncios.

— OF EXCHANGE (Com.) letra de cambio.

— FOLD (Com.) billetera || cartera para documentos.

— OF LADING (Com.) conocimiento de carga o embarque.

BILLET TROLLEY (Meta.) vagoneta para lingotes.

— WOOD (Carp.) madera de raja.

BILLEY (Tej.) batán extensor.

BILLIARD-BALL, bola de billar.

— CLOTH, paño de billar.

— HOLES or POCKETS or HAZARDS, troneras de billar.

— STICK or CUE, taco de billar.

— TABLE, mesa de billar.

BIMARGARATE (Quím.) bimargarato.

— OF POTASH (Quím.) bimargarato de potasio.

BIMETALLISM (Econ., Polít.) bimetalismo.

BIMOTOR (Mec., Aeron.) bimotor.

BIMOTORED (Mec., Aeron.) bimotor.

BIN (Meta.) recipiente de tolva (Tec.) arcón || hucha.

— FOR WINES, porta-botellas.

BINACLE COMPASS (Mar.) aguja de marear o de ruta.

BINARY (Quím.) binario.

BIND (Min.) tierra dura (Bot.) varilla de lúpulo (Pesc.) 250 anguilas.

   TO — (Enc.) empastar (IN CALF:) en becerrillo || (IN CLOTH:) en percalina inglesa (Cost.) ribetear (Agric.) agavillar, hacer haces (Carr.) calzar (Hid.) ensunchar.

— — THE CORE SPINDLE (Fund.) cubrir la armadura del macho.

— BEAM (Carp.) viga maestra || crucero de unión.

BINDER (Agric.) agavillador (Enc.) encuadernador (Alb.) perpiaño, tizón. (Alb.) aglomerante.

BINDER', v. BINDING RECEIPT.

BINDING (Enc.) encuadernación (Elect.) bandaje (Cost.) ribete (Tec.) s. WINDING, arrollamiento, e n v o l t u r a || faja, cinta (Carp.) carrera (Cerr.) herraje.

— ARMATURE (Elect.) bandaje o zuncho del inducido.

— BEAM (Carp.) crucero de unión.

— CLOTH (Enc.) percalina.

— CORE (Meta.) portada.

— GOLD (Dor.) panes de oro.

— GUIDE (Cost.) guía del ribeteador.

— HOOP (Ton.) aro.

— JOIST (Carp.) tirantes, ligazón.

— MATERIAL (Meta.) liga, aglutinamiento (Elect.) material de fijación.

— PIECE (Carp.) crucero || (— —S,) tirantes, cepo.

— POST or SCREW (Elect.) tornillo de presión.

— RECEIPT, BINDER', CONDITIONAL RECEIPT, (Seguros de vida,) póliza provisional; recibo condicional.

— SCREW (Elect.) tornillo de sujeción o de aprieto || borna (s. CONNECTOR) || (— — FOR FOUR WIRES:) borna cruciforme de unión.

— TERMINAL (Elect.) borna de unión.

— THREADS (Tej.) hilos de ligar.

— UP (Agric.) agavillado (Tec.) enderezamiento y ligado de vástagos de hierro en haces.

— WIRE (Meta.) alambre para atar o para enrollar.

Binet, AGE, v. MENTAL AGE.

— or Binet Simon TEST (Psicol.) prueba de Binet o de Binet-Simón.

BING-ORE (Min.) mineral de plomo extra fino.

BINITROSULPHURET OF IRON (Quím.) binitrosulfuro de hierro.

BINOCLE (Opt.) binóculo.

BINOXALATE (Quím.) binoxalato.

BINOXIDE, PEROXIDE (Quím.) bióxido, peróxido || agua oxigenada, peróxido de hidrógeno (— OF HYDROGEN.)

BIOCHEMISTRY, bioquímica, química fisiológica.

BIOGENESIS (Biol.) biogénesis.

BIOGENETIC, biogenética.

— LAW, ley biogenética.

BIOGENY, biogenia.

BIOGEOGRAPHY, biogeografía.

BIOGRAPHEE, biografiado.

BIOLOGY, biología || (**ELECTRO** —,) electrobiología.

BIOMETRIKA (Hist. Nat.) biométrica.

BIOMETRY, biometría.

BIOPSYCHIC, biopsíquico.

BIOSCOPY, ELECTRO —, electrobioscopía.

BIOTINE (Miner.) biotina.

BIOTYPE, v. GENOTYPE, (Biol.) genotipo.

BIPARENTAL, biparental.

BIPHOSPHATE (Quím.) bifosfato.

BIPLANE (Aeron.) biplano.

BIPOLAR, TWO-POLAR (Elect.) bipolar.

— ARMATURE (Elect.) inducido bipolar.

— BATH (Elect.) baño bipolar.

— DYNAMO (Elect.) dínamo bipolar.

— FIELD SYSTEM, sistema de campo bipolar.

— FUSE, cortacircuito bipolar.

— HORSE-SHOE MAGNET, imán bipolar en forma de herradura.

— RECEIVER (Telef.) receptor telefónico bipolar.

— WINDING (Elect.) arrollamiento bipolar.

BIRCH (Bot.) abedul || mimbre.

— OIL, aceite de abedul.

— TAR, alquitrán de abedul.

BIRD-CAGE (Com.) jaula de pájaros (Tec.) barrera, valla, puerta.

— CALL, reclamo.

—'S DUNG (Agric.) trilladura.

—'S EYE DIAPER (Tej.) género moteado.

—'S EYE VIEW or PERSPECTIVE, vista a ojo de pájaro.

— FLUTE (Mús.) flageolet.

— LIME (Caz.) liga.

— MAN (Aeron.) aviador, aeronauta, hombrepájaro.

—'S MOUTH, — — JOINT (Eb.) ensambladura a pico de pájaro.

— REGISTER or STOP (Org.) avicinium, canto de pájaros.

— WOMAN (Aeron.) aviadora.

BIRTH CONTROL, control de la natalidad.

BIREFRACTIVE (Fís.) birrefractante.

Birmer **ARC LAMP** (Elect.) arco de Birmer.
BISCUIT, galleta (Cer.) biscuit.
BI-SEXUAL, bisexual || hermafrodita.
BISILICATE (Quím.) bisilicato.
BISMUTH (Quím.) bismuto.
BISMUTHINE (Miner.) sulfuro de bismuto.
BISMUTITE (Miner.) bismutito.
BISMUTOPLAGIONITE (Miner.) plagionita de bismuto.
BISONNE (Tej.) tela de forros de color pardo.
BISTEARATE (Quím.) biestearato.
BISTRE, bistre o bistro.
BISULPHATE (Quím.) bisulfato.
BISULPHIDE (Quím.) bisulfito.
BISULPHURET OF IRON, bisulfuro de hierro.
BIT, mecha de berbiquí, barrena || gusanillo de barrena (Cerr.) paletón de llave (Tal.) bocado || freno (Min., Meta.) bisel, boca (VICE:) mordaza del tornillo.
BITARTRATE (Quím.) bitartrato.
— OF POTASSA, CREAM OF TARTAR (Quím.) crémor tártaro, bitartrato de potasa.
BITTS (Min.) herramientas de minas, utensilios de minas (Mar.) barraganetes.
BITTER, amargo (Mar.) vuelta de la bitadura.
— ALMONDS almendras amargas.
— PRINCIPLE (Quím.) principio amargo.
— SPAR, BROWN-SPAR, muicalcita, dolimita.
BITTERING (salinas:) depósito salino.
BITTERN (salinas:) aguas madres.
BITUMEN, betún.
TO BITUMINATE, asfaltar, embetunar.
TO BITUMINISE, bituminizar.
BITUMINOUS, bituminoso.
BIVAULTED (Arq.) de doble bóveda.
BIXINE, ORELLINE (Tint.) bixina.
BIZET (Joy.) faceta.
BLACK, negro.
— AMBER, azabache.
— ASH, carbonato crudo de soda.
— BERRY (Bot.) mora, zarzamora.
— CATTLE (Agric.) ganado vacuno.
— EARTH (Agric.) humus, mantillo.
— ENAMEL, esmalte negro.
— FLUX, castina negra || mezcla de carbonato de potasio y carbón de madera.
— IRON (Fund.) palastro.
— JACK, BLENDE (Miner.) blenda, sulfuro de cinc.
— LEAD, grafito, plumbago, plombagina.
— or GOTHIC LETTER (Tip.) carácter gótico.
— OAKUM, estopas alquitranadas.
— OXIDE OF IRON, protóxido de hierro.
— PINS ganchos para el pelo.

BLACK PLATE (Fund.) palastro.
— POINT (Com.) abalorio negro.
— POLES (Arb.) resalvos.
— or MELTING POT (Meta.) caldera de refinación (del azufre).
— ROT (Hort.) podredura negra, BLACK-ROT.
— RUST, BLIGHT (Agric.) añublo, tizón.
— SALT (Com.) soda del Canadá en bruto.
— SAND (Min.) (Colombia:) jagua.
— SCAB, BLACK WART (Agric.) v. WART DISEASE.
— SEED COTTON, LONG STAPLE (Com.) algodón de hebra larga.
— SHIRT (Polit.) camisa negra, fascista.
— SMITH, herrero.
— —'S WORK-SHOP, herrería.
— STEM RUST. v. WHEAT RUST.
— STRAP, v. MOLASSES.
— TIN, mineral de estaño bocarteado.
— VARNISH (Mar.) alquitrán mineral.
— WAD (Min.) mineral de manganeso oxidado.
— WASH, BLACKENING (Fund.) untar los moldes de negro.
— Wattle (lana de los boers o boeros,) corteza de mimosa, corteza Wattle.
— WOOD, sabino pequeño de Virginia || ébano.
TO BLACKEN, (Fund.) untar de negro los moldes.
BLACKENING, (Fund.) punto negro, v. BLACK-WASH.
BLADE (Bot.) hoja de gramínea, brizna de hierba (Arm.) espada || hoja de instrumento cortante (Carp.) lima || v. CHEEKS (Agric.) cuchilla del arado || hoja de herramienta.
TO — (Arm.) poner la hoja a un arma blanca.
— SMITH, FURBISHER, espadero, fabricante de espadas.
BLADED, v. FOLIATED, foliado, lamelar || con hojas.
BLANCH (Min.) mineral en roca.
TO —, mondar, pelar || pelar almendras || blanquear o limpiar la plata (Hort.) blanquear las plantas quitándolas de la luz (Ac.) limpiar al fuego los tejuelos.
BLANCHER (Ac.) caldera de blanquear (Ten.) teñidor de cuero blando.
BLANCHIMETER (Fís.) blanquímetro.
BLANCHING, blanqueo, blanquición || blanquición de la plata || blanquición de la cera.
BLANK (Arq.) fingida, simulada, ciega || puerta fingida, ventana fingida (Ac.) cospel, tejuelo (Tip.) blanco, en blanco || (—S,) calles, frailes (Com.) blanco, en blanco || plantilla, forma en blanco.

BLANK BOOKS (Pap.) cuadernos de escritura.
— IN CROSSING (Tej.) falla, claro.
— CUTTING MACHINE (Ac.) recortadora de tejuelos, (máquina).
— FIGURE or KEY (Tel.) blanco de cifras.
— INDORSEMENT (Com.) endoso en blanco.
— KEY (Tel.) blanco ‖ — — or LETTER, blanco de letras.
— LEAF (Tip.) hoja en blanco, guarda.
— POINTS (Tej.) falla, salto.
— (OF SCREW,) espiga del tornillo.
— TIRE (Carr.) llanta sin reborde o brida.
BLANKET (Com.) frazada, manta (México:) zarape, (Tip.) mantilla, tela para graduar la presión sobre la letra (Mar.) (—S,) misto para los brulotes (Meta.) (BAIZE,) bayeta, (Colombia:) paño (Min.) (— VEIN or DEPOSIT,) manto.
BLANQUETTE (Com.) sosa obtenida de algas calcinadas (Vin.) vinillo blanco espumoso del Languedoc.
BLAST (Fund.) trompa, máquina de viento ‖ viento de máquina soplante (Agric.) tizón ‖ agotamiento, acción de secarse una planta (Min.) (SHOT,) tiro (Tec.) sonido de instrumento de viento ‖ v. — (Fund.) (Biol.) blasto.

TO —, s. TO SHOOT, tirar, dar taco.
— BORING FRAME (Min.) broca, barreno.
— BOX (Fund.) caja de viento.
— CONNECTION (Fund.) porta-viento.
— CYLINDER (Fund.) trompa cilíndrica.
— DISTRIBUTION (Fund.) distribución del viento.
— ENGINE, ventilador, máquina soplante.
— or HIGH FURNACE (Fund.) alto horno, horno con máquina soplante.
— FURNACE WITH CLOSED HEARTH (Fund.) alto horno de frente cerrado.
— — — OPEN HEARTH (Fund.) alto horno de pecho abierto.
— — CYNDER (Fund.) escoria de alto horno.
— GOVERNOR, RECEIVER (Fund.) regulador de la trompa.
— HEARTH (Fund.) horno escocés.
— HOLE, DRILL-HOLE (Min.) barreno, (México:) cohete (Chile:) tiro.
— INLET (Fund.) admisión del viento.
— MAIN (Fund.) cañería maestra de tiro.
— METER (Fund.) anemómetro (aplicado a los fuelles).
— NOZZLE (Fund.) tobera de una trompa.
— PIECE (Fund., Herr.) busa de fuelle.
— PIPE (Meta.) portaviento (Mv.) tubo de descarga ‖ conducto del viento.
— PLATE (Fund.) plancha de contraviento.

BLAST PRESSURE (Fund.) presión del viento.
— REGULATOR (Fund.) regulador del tiro.
— ROASTING (Meta.) v. LIME-ROASTING.
— SIDE (Fund.) cara del contraviento.
— TANK, v. — BOX.
— TUBE (Fund.) tubo del portaviento.
IN —, horno en actividad.
OUT OF —, horno parado.
BLASTEME (Biol.) blastema.
BLASTING, s. SHOOTING.
— CAP, DETONATOR (Min.) cápsula, cebo.
BLASTOMERE, blastómero.
Blau GAS (Quím. y Aeron.) gas Blau.
BLAZE, v. FLAME (Arb.) marca o señal en los árboles que deben ser cortados.
TO — (Arb.) marcar los agentes forestales los árboles que deben ser cortados.
— — OFF (Fund.) templar de grasa, recocer el acero por combustión de grasa sobre la pieza.
TO BLEACH, blanquear ‖ descolorar ‖ hacer blanquear.
BLEACHER, blanqueador ‖ colador, el que da el primer blanqueo a las telas nuevas.
BLEACHING, blanquición ‖ blanqueadura, blanqueamiento.
— CLAY, CHINA-CLAY, caolín.
— FRAME (F. de cera:) bastidor para blanquear.
— LIQUID, agua de blanquear, agua clorurada.
— LIQUOR OF Labarraque,, licor de Labarraque.
— POWDER, CHLORIDE OF LIME, cloruro de cal, muriato de cal, polvos de blanquear.
— TABLE (Cera:) mesa de blanquear.
BLEAK-ESSENCE OF PEARLS (Perf.) esencia oriental nacarada.
BLEB (Vid.) burbuja, ampolla, s. BUBBLE.
TO BLEED (Tint.) extraer la tintura de las drogas (Hort.) desaguar por medio de zanjas (Enc.) cortar con exceso.
TO BLEND, mezclar, amalgamar (Vit.) adulterar el vino.
BLENDE, BLACK-JACK (Miner.) blenda, sulfuro de cinc.
BLENDER, bomba para extraer de varios barriles una proporción dada del contenido que se quiere mezclar.
BLEOSTANING, pavimento de mosaico.
BLIGHT (Agric.) (BLAST,) tizón, añublo (Hort.) quema de las plantas por el sol.
BLIND, ciego (Arq.) sin salida ‖ simulado (Aeron.) ciego.
— ALLEY, callejón sin salida.
— BAG (Pesc.) garlito.
— COAL (Min.) carbón que arde sin llama.
— FLYING (Aeron.) vuelo ciego.
— LEVEL (Min.) galería de sifón.

BLIND SHAFT, WINZE (Min.) clavada, (México:) pozo, (Colombia:) apique.
— **SPRING,** visillo de arrollamiento automático.
— **STORY** (Arq.) falsa arcada.
— **TURNS** (Carp.) torniquete.
— **TYRE** (Fc.) aro sin pestaña o bordón.
— **VESSELS** (Quím.) vasos con un solo orificio
— **WALL** (Arq.) fachada fingida ‖ pared sin vanos.
BLINKERS, viseras del caballo.
BLISTER, vejigatorio ‖ vesículo ‖ burbuja ‖ costura de las pipas (Fund., Herr., Alf.) poro, escarabajo, verruga ‖ ampolla ‖ burbuja ‖ porosidades (Pap.) claro, falla.
— **CANKER** (Hort.) cáncer producido por la "Numalaria discreta".
— **RUST** v. WHITE-PINE BLISTER RUST.
— **STEEL** (Meta.) acero con burbujas (CEMENTED STEEL,) acero cementado.
BLISTERED, lleno de burbujas.
BLOATERS (Com.) arenques ahumados.
BLOC (Polit.) bloc.
BLOCK (OF GROUND:) macizo (Cant.) bloque, piedra, canto (Carp.) leño (Fc.) cuña, calzo ‖ "block", bloqueo, bloque (Tal.) conformador, molde (Arq.) manzana de casas (Tint.) plancha matriz (Tip.) montaje de una plancha electrotípica (Somb.) forma (Pap.) platina (Org.) pie del tubo (Zap.) taco sobre el que el zapatero bate la suela (Mar.) motón, cuadernal (Tec.) cepo ‖ dado ‖ matriz ‖ cuña, calzo ‖ tajo para descansar un instrumento pesado ‖ bigote (Torn.) prensa de tornero (Mec.) armadura de polea ‖ motón de cabria.
TO — (Alb.) tapiar, condenar (Fc.) enclavar (Tip.) montar una plancha (Enc.) realzar los dibujos (Somb.) conformar un sombrero, poner un sombrero en la forma.
— **BEATING STONE** (Enc.) piedra de batir.
— **BEETLE** (Alf.) mazorra.
— **BOOK** (Tip.) libro impreso con planchas de madera.
— **BRASS** (Com.) latón en galápagos.
— **BRUSH** (Elect.) escobilla de bloque de carbón.
— **FOR CUTTING SLATES,** tajo, banco de madera para labrar a escuadra las pizarras.
— **FLUTE** (Org.) tibia vulgaris.
— **FURNACE** (Fund.) horno de lupias.
— **HEWER** (Cant.) aparejador.
— **HOUSE,** casa o reducto de madera blindada.
— **INDICATOR** (Elect., Fc.) tabla de bloque.
— **INSTRUMENT AT CROSSING** (Fc.) aparato de bloque de alcance.
— **LETTER** (Tip.) tipo de madera.
— **MACHINE,** fábrica de poleas.

BLOCK MAKER, fabricante de poleas.
— **ORDER-PLACE** (Fc.) estación de mando del bloqueo.
— **PRINTING** (Tip.) impresión de plancha de madera.
— **PULLEY,** polea, motón.
— **RELAY** (Fc.) relevador de enclavamiento.
— **SHEARS,** tijeras de banco.
— **SIGNAL** (Fc.) señal de bloqueo.
— — **BOX** (Fc.) garita de enclavamiento.
— — **MAN** (Fc.) guarda-bloque.
— **STRAP,** gaza de mota.
— **SYSTEM** (Fc.) sistema de bloqueo.
— **TIN, COMMON TIN,** estaño en ladrillos, estaño común.
— **WOOD PAVEMENT,** pavimento de madera.
BLOCKER (Carp.) azuela (Mec.) espalda del motón.
BLOCKING (Tip.) cerrar las formas ‖ montar las planchas electrotipadas (Carp.) cuña (Fc.) enclavamiento (Enc.) estampadura (Tec.) bloqueo, enclavamiento (Psicoan.) inhibición.
— **BY ALTERNATING CURRENT** (Fc.) enclavamiento por corriente alterna.
— **CONDENSER,** v. STOPPING CONDENSER.
— **COURSE** (Alb.) hilera del coronamiento.
— **CURRENT** (Fc.) corriente de enclavamiento.
— **BY DIRECT CURRENT** (Fc.) enclavamiento por corriente continua.
— **OF THE EARTH** (Meta.) obstrucción del crisol.
— **ROLLER** (Fc.) polea o roldana de bloque.
— **or LOCKING LEVER** (Fc.) palanca de bloqueo.
— **UP,** tierra de bataneros.
BLOMARY (Fund.) primer forjado del hierro ‖ horno de lupias.
BLOND, — LACE (T. S.) blonda.
— **SILK** (T. S.) encaje de seda cruda.
BLOOD-LYE, ferrocianuro de potasio, lejía de sangre.
— **PRESSURE,** presión arterial.
— **RED HEAT** (Meta.) calda al rojo oscuro.
— **STONE, RED CHALK** (Miner.) hematita roja ‖ alaqueque, alaqueca.
BLOOM (Bot.) capullo de flor (Meta.) v. LUMP, PUDDLED BALL (—S, LARGE IRON BARS:) hierro gordo ‖ barra de cinco pulgadas cuadradas poco más o menos ‖ (— OF A Catalán FORCE, LUMP:) zamarra, esponja de hierro ‖ lupia, hierro pudelado (Ten.) adobe ‖ flor.
— **BALL** (Meta.) masa de hierro.
— **HOOK** (Meta.) gancho para changotes.
— **or COGGING PASS** (Meta.) canales de cilindro blooming.
— **PLATE,** palastro grueso.

BLOOM REHEATING FURNACE (Fund.) horno de recocido.

— **ROLL** (Meta.) cilindro preparador.

— **STEEL** (Meta.) acero de lupia.

— **TONGS** (Fund.) tenallas de lupias.

— **TROLLEY** (Fund.) vagoneta para lingotes.

BLOOMER-PIT, fosa de tanino.

BLOOMERY FIRE, Catalan HEARTH (Meta.) forja catalana ‖ (MODERN — —, Lancashire HEARTH,) bajo horno, forja o fuego de afino sueco.

— **FURNACE** (Meta.) horno de zamarras.

— or **KNOBBLED IRON** (Meta.) hierro refinado a fragua baja.

— **HIGH FURNACE** (Meta.) horno de lupias.

BLOOMING MACHINE (Meta.) máquina de forjar lupias, forja giratoria.

— **MILL, COGGING MILL** (Meta.) tren blooming ‖ tren desbastador.

BLOSSOM PAPER, papel secante rojo.

BLOT, mancha (paños:) mascadura.

— **TO —** (Com.) (— — OUT,) tachar, testar (Pap.) calarse, embeber la tinta el papel que no tiene cola ‖ beber, embeber.

TO BLOTE (Pesc.) ahumar, secar al humo, curar al humo.

BLOTTING BOOK (Com.) borrador.

— **PAPER** (Pap.) papel secante.

BLOUSE (Com.) blusa.

BLOW, golpe (DEAD —,) golpe seco (Elect.) (CHOCKS,) choques, golpes (Fund.) soplo.

— **TO —,** soplar, echar viento (Vid.) soplar, dar forma al vidrio (Herr.) soplar (Mús.) tocar un instrumento de viento. (Elect.) (A FUSE,) fundirse ‖ extinguirse.

— — **DOWN or OUT** (Meta.) parar el fuego.

— — **THE GLASS** (Vid.) soplar el vidrio.

— — **HARD** (Herr.) activar los fuelles.

— — **IN** (Meta.) calentar un horno, poner en marcha.

— — **OFF** (Mv.) purgar, expulsar el vapor.

— — **OUT,** (THE BURSTING OF A PNEUMATIC TIRE,) reventarse, estallar, tronar.

— — **OUT** (Meta.) descargar un alto horno ‖ v. — — DOWN

— — **UP, TO BLAST,** hacer volar por una explosión o barreno.

— **BENDING TEST** (Meta.) ensayo de flexión por choque.

— **OF HAMMER,** golpe de martillo.

— **LAMP,** lámpara para soldar.

— **MILK,** leche descremada.

— **OFF COCK, PURGING COCK** (Mv.) llave de purga o escape.

— — **PIPE,** tubo de purga de aire.

— — **TANK** (Mv.) cámara de escape.

— **OUT** (Autom.) agujero de una llanta o cámara.

BLOW OUT ACTION, acción soplante.

— — **COIL** (Elect.) carrete de extinción de chispas.

— — **MAGNET** (Elect.) (electro)-imán soplador.

— — **PIPE,** tubo de extracción.

— **PIPE,** soplete (Vid.) tubo de vidriero (ENAMELLER'S — —,) soplete de la lámpara de esmaltar.

— — **BURNER,** mechero con soplete.

— — **FLAME,** llama de soldadura.

— — **LAMP,** mechero-soplete.

— — **PROOF,** ensayo al soplete, prueba de soldadura, soldadura de ensayo.

— — **TABLE** (Fund.) mesa de soplado.

— — **TESTING OUTFIT** (Fund.) aparato para el ensayo al soplete.

— **STRESS** (Meta.) prueba al choque.

— **THROUGH VALVE** (Mv.) válvula de purga o descarga.

BLOWER, v. AIR TRAP, bufador, soplador (Meta.) aparato o máquina soplante (Herr.) (FORGE BELLOWS, SMITH'S BLOWING MACHINE:) fuelle mecánico (Tec.) máquina soplante ‖ ventilador ‖ soplete (Min.) ventilador de Hartz.

— **AND SPREADER** (Hiland.) batán desmotador y extensor.

— **WITH ELECTRIC DRIVE** (Meta.) máquina soplante eléctrica.

BLOWING IN, STARTING (Meta.) manera de encender el alto horno.

— **APPARATUS,** ventilador ‖ máquina soplante.

— **FAN** (Agric.) aventador.

— **FURNACE** (Fund.) alto horno.

— **IRON, GLASS BLOWER'S PIPE** (Vid.) tubo de vidriero para soplar.

— **OFF OF THE SAFETY VALVE,** purga del sopapo de seguridad.

— **OUT** (Meta.) apagar el alto horno.

— **UNDER FULL PRESSURE** (Meta.) soplo a plena presión.

— **WEDGE,** cuña para hacer morrillos.

BLOWN, BLISTERED (Fund., Vid., Tec.) con burbujas o escarabajos, poroso.

— **HOLLOW, HONEYCOMBED** (Meta.) poroso.

BLUBBER, esperma de ballena.

— **BOILER,** fundente de esperma de ballena.

BLUCHER BOOTS (Zap.) medias botas.

BLUDGEON (Carn.) maza, cachiporra.

BLUE, azul.

— **TO —,** azular, teñir de azul (Meta.) pavonar.

— **ASHES,** cenizas azules, azul de montaña.

— **BILLY** (Gas.) desperdicios de cal amoníaco.

— **BLACK,** negro azuloso.

— **CROSS** (A GAS-SHELL,) (Mil.) cruz azul.

— **GLASS,** azul de esmalte.

— **LIAS,** lías azul.

— **LIGHTS,** fuegos de Bengala, luz de Bengala.

BLUE PRINTING LAMP, COPYING LAMP, lámpara para copiar.

— **PRINT,** foto-calco azul, Marión azul.

— **PRINTING ROOM,** taller heliográfico o de calcado.

— **SKY LAW,** ley de depuración.

— **SKY SECURITIES** (Com.) valores depurados.

— **SPOTTED** (Grab.) picado.

— **STONE,** sulfato de cobre, v. — VITRIOL.

— **VAT** (Tint.) cuba de caparrosa || cuba para teñir de azul.

— **VERDITER** (Pint.) nitrato de cobre.

— **VITRIOL or STONE, — COPPERAS, SULPHATE OF COPPER,** vitriolo azul, sulfato de cobre.

BLUED, OXIDIZED (Meta.) azulado, oxidado.

BLUEING, azulado del cobre || pavonado (Tint.) paso por el azul, azulado (Pap.) azulado de la pasta afinada.

— **TOOL** (Rel.) pavonador.

BLUISH, azulado, cerúleo (Tint.) garzo, entre verde y azul || paño azul oscuro.

— **GREEN, SEA-GREEN,** celadón, verdemar.

— **GREY,** gris azulado.

BLUFF BOAT (Mar.) barco de forma hinchada.

BLUNGER (Alf.) paleta para mezclar la pasta.

BLUNGING MILL (Alf.) máquina de mezclar la pasta.

BLUNT, despuntado || romo || sin punta || sin filo.

TO —, hacer romo || embotar filo o punta (Carp.) s. TO DULL, embotar, hacer romo.

— **S,** agujas cortas y gruesas.

— **CONE,** cono truncado.

— **EDGED,** obtusángulo.

BLUR (Tej.) mascadura.

BLURB (En libros:) opinión (generalmente) laudatoria || sumario || juicio crítico.

BLURRED (Fot.) aborronado.

BOARD, tabla || mesa || tablero || tablilla || cuadro || pizarrón o tabla de anuncios (Enc.) cartón || cartón de satinar || reglas de enlomar la tablillas con que se enloman los libros || tablilla de enlomar libros (Casas de huéspedes,) pupilaje, alimentación (Min.) tajo de explotación || vía, galería, tajo || espaldón, nombre de las tablas que se utilizan para hacer las paredes de tapia (Const.) viga, madero de aguante (Carp.) lata, chilla || tabla (Teat.) (—S,) escena || las tablas (Mús.) tabla de armonía (Mar.) bordo || buque || borda || bordada (Agrim.) plancheta (cerería:) paleta de cerero.

TO — (Mar.) abordar || acometer a un buque otro buque (Carp.) entablar || revestir de tablas (Enc.) encartonar (Ten.) le-vantar a contrapelo || grabelar (Min.) entubar un pozo de mina (Com.) dar pupilaje.

— **OF ADMIRALTY,** consejo del almirantazgo.

— **OF TRADE** (Com.) junta de comercio.

— — **UNIT, KILOWATT-HOUR** (Tec.) kilovatio-hora.

— — **TRUSTEES** (Com.) junta directiva.

BOARDING, v. FLOORING || entablado, entarimado (Ten.) graneado.

— **HOUSE,** casa de huéspedes.

— **or BINDING JOIST,** alfarda para clavar tabloncillo.

— **MACHINE** (Ten.) máquina de granelar.

— **PLANKS** (Min.) tablones que entran en las ranuras de los montantes.

TO BOAST, esbozar, trazar || desbastar (Alb.) desbastar la piedra.

BOASTER (Cant.) cincel de desbastar, desbastador.

BOASTING (Grab., Eb.) trazar, bosquejar.

BOAT (Mar.) bote, barca (Min.) gamella.

TO —, transportar por lanchas o botes.

— **BRIDGE** (Pont.) puente de lanchas o botes.

— **BUILDING,** construcción de botes.

— **SHED,** cobertizo para botes.

— **SEAPLANE,** hidroavión, hidroplano.

— **TRAIN** (Fc.) tren que enlaza con un vapor.

BOATABLE, navegable para botes.

BOB, lenteja, disco (Joy.) pendientes, zarcillos (F. de agujas:) bobina para aguzar las agujas (Mec.) volante, balancín (Com.) disco para limpiar cucharas (Alb.) plomada.

BOBBIN, s. SPOOL, carrete || bobina || carretel || bolillo para hacer encajes || broca de bordador (Tej.) huso, devanadera || carrete (Elect.) carrete.

— **CHEST** (Tej.) caja de los carretes.

— **CYLINDER** (Tej.) devanador cilíndrico.

— **OF THE ELECTRO MAGNET** (Elect.) carrete del electroimán.

— — **FIELD COIL** (Elect.) cuerpo de un carrete de inductor.

— **FRAME** (Tej.) banco de brocas.

— **FLANGE** (Elect.) brida de carrete.

— **GROOVE** (Tej.) canal de la lanzadera.

— **OF THE LIGHTNING PROTECTOR** (Fís.) vástago del pararrayos.

— **NET FRAME** (Tej.) telar mecánico.

— **REEL** (Tej.) cañuelas.

— **TOOLS** (Tej.) canillas, husillos.

— **WORK** (Tej.) obra hecha con canillas.

BOCAL (Vid.) bocal, vidrio marcado con escala graduada.

BOCCA (Fund.) ventilador (Vid.) cámara del horno (por donde se toma el vidrio con la caña).

— **STOPPER** (Vid.) tapadera.

BOCARELLA, NOSE-HOLE (Vid.) bocas del horno || boca de extraer el vidrio con la caña.

BODICE (Cost.) corpiño.

BODIES OF Langerhans, v. ISLANDS OF Langerhans; v. INSULIN

BODKIN (Sast.) punzón (Mod.) horquilla para el pelo (Tip.) punzón, punta (Tal.) agujeta.

BODY (Fís., Quím.) cuerpo (Tec.) cuerpo, parte principal (Carr.) caja (Mec.) cuerpo (Fund.) cuerpo del molde || cuerpo de una campana (Cer.) pasta (Tip.) cuerpo de la letra (Tint.) cuerpo, color, tono (Min.) comunidad o corporación de mineros (Vm.) cuerpo, caja || cuerpo de un rayo de rueda (Vm.) (FRAME,) armadura (Lic.) cuerpo (Aeron.) cuerpo || armadura || bastidor.

— OF BALLAST, ROAD-BED (Fc.) capa de balasto.

— — BEARING (Mec., Elect.) zócalo del soporte.

— BOX (Carr.) buje.

— CLOTH (Tal.) manta de caballos.

— OF CARBURETTOR (Vm.) envuelta del carburador.

— OF CONNECTING ROD, cuerpo de la biela.

— or SOLID CONTACT (Elect.) contacto con la masa.

— COLOUR, color opaco.

— OF FROG (Fc.) cuerpo del cambio de vía.

— — THE HUB (Carr., Vm.) cuerpo del cubo.

— OF LATHE BED (Torn.) bastidor o pie de torno.

— OF LEAST RESISTANCE (Mec.) cuerpo de menor resistencia.

— LINEN (Com.) lencería para ropa interior.

— LOOP (Carr.) sopanda.

— PANEL (Carr., Vm.) tabla o plancha para la caja.

— PLAN (Mar.) plano vertical, trazado de cuadernas o armaduras.

— RANGE (Const.) galería principal.

— ROLL (Meta.) tabla del cilindro.

— OF SAW, bastidor de sierra.

— OF A SCREW (Herr.) núcleo.

— OF SHANK, BOLT, perno.

— SIDE (Tal.) cuerpo de la collera.

— WASHER (Carr.) volandera.

— OF WATER, volumen de agua.

Boecker's VALVE (soplete:) grifo esférico de Boecker.

BOG, pantano (Min.) turba.

— ORE or IRON-ORE, SWAMP-ORE, limonita, hierro fangoso o pantanoso.

— WOOD (Carp.) lignito.

BOGUS, s. ARTIFICIAL.

Bohr THEORY (Fís.) teoría de Bohr.

TO BOIL, hervir || cocer (F. az.) evaporar el jugo del azúcar (Coc.) hervir || cocer (EGGS:) cocer huevos, hacerlos duros (Mar.) bullir el agua.

BOILER, caldera || marmita, caldero (F. az.) tacho, paila.

— CAP, cúpula o sombrerete de la caldera.

— COVERING or LAGGING, revestimiento de la caldera.

— DRILLING MACHINE, taladradora para calderería.

— FEED PUMP, bomba de alimentación de la caldera.

— — WATER, agua de alimentación de la caldera.

— FIRED WITH PETROLEUM PARAFFIN, caldera calentada con petróleo.

— FLOAT, flotador de alimentador de caldera.

— FURNACE, fornalla.

— HAMMER, instrumento para desprender las incrustaciones.

— WITH HORIZONTAL TUBES, caldera con tubos horizontales.

— IRON, hierro para calderas.

— LAGGING MATERIAL, aislamiento calorífugo de la caldera.

— MAKER, fabricante de calderas.

— PLATES, planchas de caldera.

— PROTECTOR, v. — LAGGING MATERIAL.

— RIVETING MACHINE, CYLINDER RIVETING MACHINE, máquina de remachar para piezas cilíndricas, (de remachado doble).

— WITH SEPARATE STEAM DRUM, caldera con cámara de vapor y agua separadas.

— SHELL, cubierta de caldera.

— — DRILLING MACHINE, máquina para taladrar cubiertas de calderas.

— TUBE, tubo de caldera, hervidor.

— — FLANGES, bridas de tubos de calderas.

— WATER SPACE, cámara de agua de la caldera.

— WITH WATER AND STEAM IN ONE CHAMBER, caldera con cámara única para agua y vapor.

BOILERY (salinas:) casa de calderas.

BOILING (Quím.) ebullición (F. Az.) (—S,) cachaza (Meta.) v. — PROCESS, ("—", POLING,) berlingado, afino, (Rio Tinto, España:) subida; (salina:) evaporación (F. Az.) última evaporación (F. de jabón:) tarea, cochura, cantidad de jabón que se hace de una vez || (T. S.) cocción de la seda.

— FLASK (Quím.) frasco de cocer.

— HEAT, calor de ebullición.

— PERIOD (Fund.) periodo de ebullición.

— POINT (Fís.) punto de ebullición.

BOILING POINT or **PITCH** (F. Az.) punto de meladura.
— **POT** (Tip.) cazo.
— **PROCESS**, —, (Meta.) pudelaje por ebullición.
BOLARY or **SEALED EARTH** (Miner.) bolo.
BOLD, acantilado.
— **FACE** (Tip.) negrita, letra negra.
BOLE (**TREE**:) tronco de árbol (Min.) v. BOLARY EARTH (Tej.) 20 mazos de a diez madejas.
BOLERO (Mús. y baile) bolero.
BOLETIC ACID (Quím.) ácido bolético.
BOLIVIA, A WOOLLEN FABRIC, bolivia.
Bologna PHIAL (Fís.) frasco de Bolonia, ampolleta o frasco filosófico.
— **STONE** (Fís.) sulfato de barita.
— **WIRE** (Joy.) alambre de plata de Bolonia para rosarios.
BOLSHEVISM, BOLCHEVISMO, bolcheviquismo, bolchevismo.
BOLSTER, cojín, almohadón (Cuch.) espalda de un cuchillo (Cerr.) matriz de punzón (Carp.) (BRIDGINGS,) costillas de la cimbra (Tal.) borren trasero.
BOLT, perno (Cerr.) cerrojo, pestillo, pasador (Carp.) clavija (Mol.) tamiz fino.
TO — (Cerr.) echar un cerrojo (Tec.) empernar (Mol.) cernir (Mec., Elect.) coser con bullones.
— **AUGER**, barrena de pernos.
— **CHISEL**, lengua de carpa, cortafrío.
— **CLASP** (Cerr.) hembra de cerrojo.
— **CUTTER**, máquina de hacer pernos (Herr.) terraja para roscas de pernos.
— **DRAWER**, extractor de pernos.
— **DRIVER**, botador.
— **GUIDE** (Cerr.) cañón de pestillo.
— **HEAD, ALEMBIC** (Quím.) alambique, recipiente.
— **HOLE** (Min.) (CUT-THROUGH, THURLING,) pasillo (Arm.) clavera (Elect., Carp.) agujero para tornillo.
— **IRON**, hierro para pernos.
— **LOCK**, (Cerr.) armella || cerradura con picaporte.
— **NAB, CATCH** (Cerr.) cerradero.
— **AND NUT**, perno y tuerca.
— **PLATE** (Cerr.) platina o cola del pestillo || colanilla.
— **SCREWING MACHINE**, terraja mecánica para pernos o husillos || máquina de filetear.
— **SHAFT**, cuerpo del cerrojo o falleba.
— **SMITH**, fabricante de pernos.
— **SPRING** (Cerr.) picolete, grapa de las cerraduras para que pase el pestillo.
— **STAY**, seguro del pestillo.

BOLT THREADER (Herr.) terraja empleada para enroscar pernos.
— **TOE** (Cerr.) barba del pestillo o picaporte.
BOLTED JOIN (Elect.) ensamblaje de bulón.
BOLTER, cedazo, tamiz grande (Mol.) criba para separar la harina del salvado.
— **BOX HOLE**, cañaheja.
— **EARS** (Mol.) piezas de cuero colocadas a los lados del cernedor.
— **TAMMY** (Mol.) estameña para cedazos.
BOLTING, acto de cerrar (Mol.) cernido (Carp.) s. SPIKING, sujeción con pernos o clavijas || estaquillado || encabillamiento.
BOMB, bomba || metralla, bomba.
TO — (Mil., Aeron.) bombardear || arrojar bombas.
— **PLANE** (Mil.) avión o aeroplano de bombardeo.
— **THROWER** (Mil.) lanza-bombas || catapulta || v. HOWITZER.
BOMBARD (Fís.) bombardeo.
TO BOMBARD (Fís.) bombardear.
BOMBARDMENT (Mil.) bombardeo.
BOMBAZINE (Tej.) bombasí.
BOMBER, lanzabombas || torpedero || avión de bombardeo.
BOMBIATE (Quím.) bombiato.
BOMBIC ACID (Quím.) ácido bómbico.
BOMBING MACHINE OR PLANE, aeroplano de bombardeo.
BOMBOLO (Vid.) retorta esférica de cristal.
BOMBYX, bómbice, gusano de seda.
BONCHRETIAN (Hort.) buencristiano, variedad de pera.
BOND (Com.) vale, pagaré || bono (Carp.) ligazón || empalme, ensambladura, v. SCARF (Alb.) trabazón, amarre || combinación de ladrillos para unir o ligar (Cant.) despezo.
TO —, amarrar, ligar || adherir.
— **COURSE** (Cant.) cadena.
BONDER (Com.) depositario (Alb.) perpiaño, tizón.
BONDING WAREHOUSE (Com.) depósito de la aduana.
BONE, hueso || de hueso || barba de ballena || espina de pez || huso.
TO —, emballenar.
— **ASHES** or **EARTH**, cenizas de huesos calcinados (Quím.) ceniza de copela.
— **BLACK** or **CHARCOAL**, negro animal, carbón animal.
— **CHOPPER** (Carn.) hacheta.
— **GLASS**, vidrio opalino.
— **GLUE**, osteocola.
— or **PILLOW LACE** (Com.) encaje de hilo.
— **MANURE** or **DUST** (Agric.) abono de huesos pulverizados.
— **MILL**, molino de pulverizar huesos.
— **SCUM** (F. Az.) cachaza seca.

BONE TURNER (Torn). torneador de huesos
— **TURNERY** (Torn.) obra de hueso hecha al torno.
BONING (Carp., Alb.) alineación.
BONNET (Com.) gorra, sombrero de mujer (Mec., Tec.) sombrerete, gorra de metal, cubierta || chapaleta de bomba (Aeron.) gorra, sombrerete de un globo esférico.
— **BOARDS** (Somb.) cartón para sombreros.
— **CANE**, paja para sombreros.
— **SHAPE** (Somb.) forma.
BONNAZ (embroidery,) bonaz.
BONNEY (Min.) restos del mineral.
BOOK, libro (SILK:) paquete de seda hilada sin teñir.
TO —, — — **DOWN**, inscribir, registrar, asentar.
— **BACK** (Enc.) lomo.
— **BINDER, BINDER** (Enc.) encuadernador.
— **CASE** or **SHELVES** (Mueb.) armario, estante para libros.
— **CLAMP** (Enc.) presilla de libro || tornillo de banco.
— **CLOTH** (Enc.) percalina.
— **COVER** (Enc.) pasta de libro.
— **EDGE** (Enc.) canto de libro.
— **FOLDER** (Enc.) plegador.
— **FOLDING MACHINE** (Enc.) plegadora, máquina de plegar.
— **HOLDER** (Mueb.) atril.
— **KEEPER** (Com.) tenedor de libros.
— **KEEPING** (Com.) teneduría de libros (BY DOUBLE ENTRY:) por partida doble (BY SINGLE ENTRY:) por partida simple.
— **MUSLIN**, percalina.
— **SELLER**, librero.
— **'S TRADE SHOP**, librería.
— **IN SHEETS** (Enc.) libro en rama.
— **SHELF** or **STAND**, anaquel para libros.
— **STALL** (Com.) puesto de libros viejos o de segunda mano.
— **WORK** (Tip.) trabajo de obra.
BOOKING (Com.) registro, inscripción, asiento (Fc.) registro de los equipajes
BOLOMETER (Fís.) bolómetro.
BOOM, botalón, estacada flotante.
BOON (Agric.) cañamiza, agramiza (Tej.) tallos leñosos (Tec.) v. AWN.
BOOSTER (Elect.) elevador de tensión.
— **BATTERY** (Radio) batería auxiliar,, batería elevadora.
— **PUMP**, bomba auxiliar.
— **TRANSFORMER** (Elect.) transformador elevador de tensión.
BOOSTING BATTERY (Elect.) batería auxiliar.
— **MAIN** (Elect.) línea de refuerzo.
— **VOLTAGE** (Elect.) tensión adicional.

BOOT, v. ALLOWANCE (Carr.) caja (Zap.) bota, borceguí.
BOOTH (Com.) barraca, puesto (Arq.) barraca, cabaña (Telef.) locutorio telefónico.
BORACIC, bórico (**BORIC ACID**,) ácido bórico.
BORATE (Com.) borato.
BORAX, bórax, atincar.
— **DEPOSIT** (Chile:) boratera.
BORDER, linde, frontera || borde u orilla de una calzada (Enc.) filete (Hort.) cuadro, cantero (Arq.) costanera || cenefa (Tip.) viñeta || orla (Tej. telas) orillo || banda (Vid.) orla (Ac.) cordoncillo (Cerr.) borde, canto.
TO — **WITH PURL** (Cost.) adornar con canutillo.
— **BELTS** (Tal.) cuero para correas.
— **OF A DOOR PANEL** (Carp.) moldura, tablero de una puerta.
— **OF THE MOULD FRAME** (Fund.) marco del molde.
— **PILE** (Hid.) pilote exterior.
— **STONE** (Cam.) piedra angular de la acera (Hid.) losa, adoquín, piedra de sillería que forma el borde de una calzada, brocal de pozo.
BORDERING (Cost.) guarnición, ribete (Pint.) marco (Tip.) orla || cerco de la composición (Hort.) cordón o faja de césped.
BORE, diámetro, calibre || taladro, barreno, perforación (Mec.) núcleo, alma.
TO —, taladrar, barrenar, perforar || fresar || vaciar || sondar || calibrar || hacer cala y cata.
— **BIT**, mecha.
— **CATCH** (Min.) arranca-sondas.
— **CHIPS** (Carp.) virutas.
— **CYLINDER**, diámetro del cilindro.
— **FRAME**, marco de berbiquí.
— **EXTRACTOR** (Min.) aparato para arrancar de la roca los pedazos del barreno.
— **HOLE**, taladro || ánima (Min.) barreno de sonda, sondeo.
— or **BORING ROD** (Min.) espiga de la sonda.
— **SMITH, GIMLET-MAKER**, obrero que hace barrenas.
— **SPINDLE WITH MULTIPLE THREAD SCREW**, árbol con tornillo de varios filetes.
BOREAL, boreal.
BORER, s, DRILL || barrena || berbiquí || broca.
BORIC ACID (Quim.) ácido bórico.
BORIDE (Quim.) boruro.
BORING, s. DRILLING, || (—S,) limaduras (Min.) sondeo.
— **APPARATUS, UNIVERSAL** — —, aparato de taladrar en todos sentidos.
— **BAR**, árbol de barrenar || espiga del taladro (Alf.) husillo.

BORING BAR FOR ADJUSTABLE CUTTER, árbol de barrenar para herramientas graduables.

— — — CONICAL HOLES, árbol de taladrar para agujeros cónicos.

— — — TWO CUTTERS, árbol de barrenar para dos cuchillas.

— — WITH ECCENTRIC FEED SCREW, árbol de alisar y barrenar con tornillo de avance excéntrico.

— — — INTERNAL CONCENTRIC FEED SCREW, árbol de barrenar con tornillo de avance interior.

— — WITH ROTARY AND SLIDING MOTION, árbol de taladrar corredizo.

— BIT, DRILLING-BIT, sonda de cuchara.

— CLAMP (Tec.) tornillo en C.

— COLLAR (Torn.) porta-fresa.

— CUTTER, acero o cuchilla de barrenar.

— — BLOCK, cabezal de cuchilla en forma de mecha o broca.

— FRAME (Cerr.) máquina de taladrar.

— MACHINE, máquina de taladrar.

— — WITH FLYING CUTTER, máquina de alisar con porta-útil basculante.

— — FOR STEEL AND IRON, máquina de taladrar para hierro y acero.

— AND MILLING MACHINE, máquina de perforar y fresar.

— — MORTISING MACHINE, máquina de barrenar y hacer mortajas.

— TOOL (Cerr.) punzón (Min.) (CUTTING TOOL or CHISEL,) barrena, taladro, trépano.

BORNITE (Miner.) bornina, v. BISMUTH.

BORON (Quím.) boro.

— STEEL (Meta.) acero al boro.

BORROW-PIT, zanja de préstamo

BORSELLA (Vid.) tijeras de cortar el vidrio.

BORT, diamante negro.

BOSEL (Arq.) variante del toro o bocel.

BOSH-STONES (Meta.) ladrillos de los etalajes.

BOSOM-FOLDER (Cost.) plegador de pecheras.

BOSS, v. BORE (Min.) v. HEAD, FOREMAN (Arq.) clave (Alb.) cuezo (Fund.) protuberancia saliente del modelo (Herr.) martillo de embutir (Herr.) abollonador || estampas, matrices.

TO —, abollonar (Cer.) preparar.

BOSSAGE (Arq.) almohadillado rústico..

BOSSY (Herr.) abollonado.

BOSTON (Baile.) boston.

— BEANS (Cocina.) frijoles a la Boston.

B. O. T. UNIT, B. T. U. v. BOARD OF TRADE

BOTANY, botánica.

BOTCH, remiendo.

BOTRYOGENE, RED VITRIOL, botriógeno, sulfato de hierro rojo.

BOTRYOID (MINERALS:) botripide, en racimo.

BOTRYOLITE, BOTRYTES (Miner.) botriolita.

BOTT (Bord.) almohadilla con encajes.

— CHISEL, CARP'S TONGUE (Cerr.) lengua de carpa.

— HAMMER, espadilla.

BOTTLE (Vid.) botella (Lic.) botella, 75 centilitros.

TO —, embotellar (Agric.) agavillar (Vin.) remover el vino || embotellar el vino.

— CASE, licorera, forro de paja de una botella.

— COOLER, sitio destinado para enfriar las botellas.

— HAMPER (Lic.) canasta para botellas.

— JACK (Coc.) asador mecánico (Mec.) cric pequeño en forma de una botella, gato de husillo roscado.

— SCREW (Lic.) tirabuzón, sacacorchos.

— STOPPER, corcho, tapa, tapón.

BOTTOM, fondo, parte inferior (Cerv.) heces (Quím.) sedimento || crisol, parte inferior del crisol (Somb.) fondo (Min.) asientos, fondos, en las minas de cobre || (— OF A SHAFT or MINE,) fondo (Dor.) campo, fondo (Cer.) asiento, base (Tej.) ovillo.

TO —, pelotonar, formar en pelota (Ton.) poner fondo a un tonel (Tal.) forrar (Mueb.) poner fondo a una silla (F. Az.) (TO CLAY THE LOAF,) cubrir de barro los panes.

— BOARD, tabla de fondo (Ton.) cabeza de barril o tonel.

— BOX (Fund.) caja inferior, medio molde inferior.

— OF THE CABLE TANK (Elect.) fondo del tanque para cables.

— CAPTAIN (Min.) capataz del fondo de la mina.

— CASTING (Fund.) colada por el fondo.

— CRUCIBLE (Fund.) crisol, parte inferior de la obra del crisol.

— DIE (Herr.) matriz, dado inferior.

— ELECTRODE (Fund.) eléctrodo de la solera.

— FLANGE, reborde inferior.

— FLASK, DRAG (Fund.) marco inferior.

— FLUE (Fund.) conducto de la solera.

— FULLER (Herr.) copador.

— HEAT (Hort.) calor de invernadero.

— HOLE (Ton.) agujero del fondo.

— LIFT (Min.) bomba aspirante de fondo de mina.

— LINE (Tip.) línea inferior (del pie de una letra).

— LOOP TIP (Elect.) casquillo con orejas para lámparas.

BOTTOM MEASUREMENT (Ing.) medida en emplazamiento.

— PIECE, pieza de carpintería que sostiene una bóveda (Ton.) fondo de barril ‖ duelas de fondo.

— PILE (Hid.) pilotes de fundación.

— PLATE, FIDDLE-BACK (Mús.) fondo de la caja de un violín.

— PLATE (Meta.) plancha de cimiento ‖ placa del fondo (Cerr.) fondo.

— RAIL (Eb.) batiente ‖ traviesa inferior.

— RING BENDING MACHINE, curvadora de aros de pies para sillas.

— ROLL (Fund.) cilindro inferior.

— STAMP, pistón inferior (de bomba compresora).

— SWAGE, DIE (Herr.) matriz de estampa.

— TIE (Tej.) larguero de telar.

— OF TOOTH (Mec.) pie del diente de rueda de engranaje.

— TUMBLER (Hid.) tambor o cilindro del fondo.

— VALVE (Mec.) válvula inferior.

BOTTOMER (Min.) (ONSETTER, BRIDGER,) pocero, enganchador (México:) cajonero interior.

BOTTOMING (Ton.) colocar fondos de barriles (Fc., Min.) balastaje.

BOTULISM (Med.) botulismo.

BOUCHARD (Esc.) cincel de punta ‖ desbastador.

BOUDOIR (Arq.) retrete, gabinete, "boudoir".

BOUGE (Ton.) vientre, comba.

Bouguer's HALO (Meteor.) halo de Bouguer.

BOUILLON (Coc.) caldo.

BOULDER, chinarro, guijarro grande, canto rodado ‖ sílice para pulir.

BOULEVAR, (D), bulevar, boulevard ‖ bulevar, avenida para vehículos de placer. (Rec.)

BOULTINE, BOLTEL (Arq.) óvolo, moldura convexa.

BOUNCING, BURSTING (Min.) caja de petardos.

BOUND (Enc.) encuadernado (Mar.) destinado a... cargado para... (Agric.) límite, lindero (Fís., Elect.) latente, no manifiesto.

— CHARGE (Elect.) carga latente.

— ELECTRICITY (Fís.) electricidad latente.

— MAGNETISM (Fís.) magnetismo latente.

BOUNDARY, límite, frontera (Agrim.) mojón, hito (Min.) linderos.

BOUNDER (Min.) agrimensor de minas.

BOUQUET, "bouquet", ramo de flores (Vin.) perfume del vino, aroma del vino.

— HOLDER, porta-bouquet.

Bourdon TUBE, tubo de Bourdon.

BOURDON (Mús.) bordón.

BOURGEOIS (Tip.) gallarda. (Sociol.) burgués.

BOURGEOISE, burguesa.

BOURGEOISIE, burguesía.

BOURNONITE (Miner.) plomo sulfurado antimonífero.

BOUSE, mineral de plomo refinado.

BOUT (Tej.) madeja de 80 hilos (Hilados) paso, hilo, vuelta.

BOVEY-COAL, carbón Bovey, lignito terroso obscuro.

BOVINE-RACE, COW-FAMILY (Gan.) raza bovina.

BOW, v. ARCH, arco (Mar.) proa (Meteor.) arco-iris (Somb. paños:) arco (Talab.) fuste de la silla (Tej.) lizo superior (Agric.) horcate, collera (Cerr.) argolla (Mv.) v. LINK, brida (Tip.) alambre del molde de fundición de letras de imprenta (Dib.) regla curva o de constructor (Alf.) pedazo de madera empleado en la fabricación de ladrillos para sujetar el alambre que corta la tierra sobrante (Arm.: espaderos,) rama principal (Carp.) ballesta (Mús.) arco del violín.

TO —, arquear, enarcar (Somb.) arcar, mullir.

— BAT (Somb.) batán, abatanador.

— BENT, arqueado.

— CLIP (Pap.) sujeta-papeles en forma de arco.

— or WING-COMPASSES, compás de cuarto de círculo.

— DRILL, taladro de ballesta.

— DYE (Tint.) escarlata.

— FILE, escofina o lima curva.

— FITTER (Cerr.) instrumento para hacer oval el ojo de la llave.

— or INSTALLATION FUSE (Elect.) corta-circuito de interior.

— INSTRUMENT (Mús.) instrumentos de arco.

— OF A KEY (Cerr.) anillo de una llave.

— KNOT, lazo corredizo, nudo corredizo.

— LEATHER (Somb.) badana, pedazo de cuero usado por los sombrereros.

— NET (Pesc.) nasa, SUNK — —, nasa de fondo.

— PENCIL AND PEN, compases pequeños con tiralíneas.

— PIECE FOR BENDING MACHINE, arco para aparato de curvar tubos.

— SAW, TURNING-SAW, sierra de contornear, sierra de bastidor de arco.

— — FRAME, sierra alternativa de bastidor de arco.

— SHIEVE (Tel.: cables submarinos,) polea de proa.

— — BRACKET (Tel.) soporte de la polea de proa.

— SPRING, resorte o muelle en arco.

BOW STIFFENER, NOSE STIFFENER (Av.) tensor de proa.

— **STRING** (Mús.) cuerda del arco.

—**TETE**, Norman **EDGER** (Arq.) tondino.

—- **WHEEL** (Pesc.) nasa.

—**or JUT WINDOW** (Arq.) ventana salediza o voleada en forma de arco o tribuna.

BOWED OUT, BELLIED (Arq.) combado, con barriga.

Bower-Barff PROCESS (Meta.) procedimiento Bower-Barff.

BOWER (Hort.) bóveda de ramaje || glorieta (Tej.: paños,) arquetero.

BOWING (Tej.) mullidura, tundidura.

BOWKING KIER (Tint.) cuba de blanquear.

BOWL (Font.) taza, cuenco, tazón de fuente (Vid.) cío || copa, receptáculo (Com.) bola para jugar a los bolos (Cer.) hornillo de la pipa de fumar (SPOON:) paleta de la cuchara.

BOWLS (Com.) juego de bolos.

BOWLINE (Mar.) bolina.

BOWLING ALLEY, juego de bolos.

— **GREEN**, cuadro de césped con arbustos.

BOWSE (Min.) estaño en bruto.

BOWTELL, BOLTELL (Arq.) columna delgada.

BOWYER, ballestera.

BOX (Bot.) boj (Tec.) caja || cajón || cofre || cajita (Teat.) palco (Carr.) asiento del cochero, pescante (TUBE-WHEEL:) directriz de una turbina (Torn.) caja (Carp.) cajera de motón || cajera de tornillo de banco (Cerr.) v. RIM, caja de la cerradura || quicio (Fund.) bastidor || molde (Meta.) caja, cajón (Min.) caja, cajón (Tip.) cajetín (Tej.) caja de poleas del urdidor mecánico || cubierta de la lanzadera (Telef.) caja (Mar.) bitácora (Mec.) buje || manguito, caja (Com.) apartado de correos || caja || caja de seguridad (Dep.) box, pugilato.

TO —, encajonar || hacer una caja.

— — **THE COMPASSES** (Mar.) cuartear.

— — **MAPLES** (F. Az.) sangrar el arce o meple.

— — **UP**, cerrar o meter en una caja.

— **AND TOP** (Carp.) aparato para cortar tornillos de madera.

— **BASE** (Telef.) cuerpo o soporte de teléfono de mesa.

— **BALL** (T. N.) **A BOWLING GAME,**) box ball.

— **COAT** (Sast.) sobretodo de cochero.

— **DRAIN** (Agric.) rigola cubierta.

— **DUST**, polvos de boj.

— **FOOT PIPE OVEN** (Meta.) horno tubular.

— **FRAME**, compartimientos de contrapeso para ventana.

BOX FRAME ASSEMBLING MACHINE, máquina de ensamblar o empalmar marcos.

— **GIRDER**, viga de plancha de hierro rectangular.

— **IRON**, hierro ordinario de repasar.

— **KEEPER** (Teat.) acomodador.

— **KEY, SOCKET-SPANNER**, llave para tubos.

— **LOCK** (Cerr.) cerradura con c h a p a de charnela.

— **MAKER** (Carp.) cajonero (Com.) (TRUNK-MAKER,) cofrero.

— **MANDRIL** (Herr.) mandril de cilindro.

— **OF A PUMP** (Mec.) caja de bomba.

— **RELAY** (Telef.) relevador en caja.

— **SANDING MACHINE**, máquina de dar la materia de fricción a los costados de las cajas.

— **SCREW**, matriz de terraja cilíndrica.

— **SETTLER** (Min.) (México:) lavadero de caja o de pileta.

— **SLIPPED** (Eb.) boj incrustado.

— **STABLE** (Cerr.) armella.

— **SWITCH** (Elect.) interruptor de caja.

— **TAIL** (Aeron.) cola o timón fijo.

— **TREE** (Bot.) boj.

— **VENEER** (Carp.) hoja de madera para cajas.

— **WOOD**, madera de boj.

— — **ROLLER** (Mec.) rodillo para transportar fardos pesados con poco esfuerzo.

— — **TOOL** (Bord.) vástago para separar el oro, broca.

BOXEN, hecho en madera de boj.

BOXING (Hort.) encajonado (Mar.) resalto de los escobenes || poner por delante el aparejo (Carp.) marco de puerta || cajillo de ventana (Fc.) enarenamiento de las traviesas (F. Az.) sangradura de los pinos.

BOY SCOUTS, exploradores, "boy-scouts".

Boyle's FUMING LIQUOR, HYDROSULPHURET OF AMMONIA, licor humeante de Boyle, hidrosulfuro de amoníaco.

BRACE, v. ARC-BOUTANT || v. **MOUTH** (Carp.) v. **BRACKET, STRUT**, tirante || tornapunta, pie de amigo || palomilla (Cerr.) s. **ARMATURE (SUSPENDERS:)** tirantes (Tip.) corchete (Tec.) berbiquí || chicharra, carraca (Mús.) (—S,) cuerdas de un tambor (Tal.) correa, tirante (Min.) boca de pozo de mina || v. **PROP.** (Fund.) biela (Min., Mec.) cabeza de sonda (Carr.) ligazón de la viga maestra (Const.) riostra, tornapunta.

TO — (Carp.) ensamblar || asegurar con puntales || contraventear, || asegurar con contravientos (Mar.) bracear (Ing.) arriostrar || entibar || contraventear.

— **BUTTONS** (Com.) botones de tirantes.

BRACE OF A DOSSER or DORSEL, asas de cesta o espuerta o tina.
— **HEAD** (Min.) cabeza de sonda, s. TILLER, cabeza de maniobra.
— **ORNAMENT** (Arq.) clave de arco con repisa.
— **PIN** (Eb.) atesador.
— **SPRINGS** (Carr.) resortes de sopanda.
BRACELET (Joy.) brazalete, pulsera.
BRACHIA, ARMS (Mec.) brazos de una balanza.
BRACHISTOCHRONE (Mec.) braquistocrona.
BRACING (Mar.) braceo (Const.) arriostrado, entibado, contraventeo.
BRACHYGRAPHY (Com.) estenografía.
BRACK, rotura de pieza de metal || desecho.
BRACKET, consola || repisa, rinconera (Fc.) consola, brazo, traviesa, soporte (Mar.) peana, pedestal || corbatín (Arq.) ménsula, modillón, repisa (Alb.) puente de andamio (Tip.) corchete, paréntesis angulares (Tel.) (—S,) paréntesis, (signo) (Elect.) consola || soporte, brazo (Pont.) flecha de puente de báscula (Mec.) abrazadera, garfio || brazo, soporte (Loc.) barrotes (Carp.) (LUMP OF WOOD,) repisa, pie de amigo || listón, listoncillo (Art.) gualdera.
— **FOR BEARING BUSH, JOURNAL** (Mec.) columna o bastidor porta-cojinete.
— **CARRYING FRONT PLATE** (Fund.) soporte de la placa anterior.
— **CRANE** (Mec.) grúa de consola.
— **FOR DRILL SPINDLE (WITH SLIT FOR CLAMPING)** (Torn.) cojinete partido del árbol porta-brocas.
— **LAMP**, lámpara de brazo.
— **POST** (Elect.) columna de ménsula o consola.
— **RIM**, corona de soporte.
— **SUPPORT** (Elect., Fc.) puntal o tornapunta de consola.
— **THREAD**, consola.
BRACKISH (WATER), salobre.
BRAD, clavo de ala de mosca o cabeza perdida, s. SLATER'S NAIL || (—S,) clavos de 50 en la libra || puntilla.
— **AWL** (Carp.) lezna || punzón.
— **BOLT**, tachuela.
Bradley HAMMER, martillo de forjar de Bradley.
BRAGUE (Carp.) encastre.
BRAID, trenza (Cost.) (PLAID STITCH,) trenza, fleco || alamar || lazo cordoncillo || (máq. de coser,) trencilla.
— TO — (Cost.) trenzar || bordar de realce (M. C.) trencillar (Elect.) trenzar el alambre.
BRAIDED CABLE, (arq.) cable trenzado.
BRAIDED WIRE, alambre trenzado.

BRAIDER (M. C.) trencillador.
BRAIDING GUIDE (M. C.) guía del trencillador.
— **IMPREGNATED** (Elect.) envoltura impregnada.
— **MACHINE** (Elect.) máquina para trenzar (M. C.) máquina de trencillar.
BRAIT (Joy.) diamante en bruto tallado solamente por arriba.
BRAIZE (Min.) v. BASKET.
BRAKE, freno; (México:) "garrote". (H. A.) retranca (Bot.) helecho (Elect.) freno (Agric.) desterronador (Pan.) amasadera (Carr.) freno, retranca (Fc.) calzo, cuña || v. —. (Ten.) varilla de hierro para tundir las pieles (Herr.) cuña (FLAX:) agramadera (Aeron.) freno.
TO — FLAX, agramar.
— **BAND** (Fc.) cinta de freno.
— **BLOCK** (Fc.) zapata del freno.
— **CONTACT** (Elect.) contacto de freno.
— **COUPLING** (Elect.) acoplamiento de freno.
— **DYNAMOMETER** (Mec.) freno dinamométrico (de Prony).
— **HORSE POWER, B. H. P.**, caballo al freno.
— **LEVER** (Elect.) palanca de freno.
— **MAGNET FOR CRANES**, electroimán de freno para puentes corredizos.
— **MAN** (Fc.) frenero, guarda-freno (México:) garrotero (H. A.) retranquero.
— **PULLEY**, polea de freno.
— **REGULATION**, regulación por freno.
— **REGULATOR**, regulador de freno.
— **RING**, anillo de freno.
— **ROD GUIDE**, argollas de guía de las varillas del freno.
— **SCREW** (Fc.) tornillo del freno.
— **SHOE** (Fc.) zapata del freno.
— **SIGNAL** (Fc.) señal de freno.
— **SPRING**, resorte de freno.
— **TEST** (Fc., Elect.) prueba al freno o de freno.
— **VAN** (Fc.) vagón-freno.
— **WEIGHT** (Elect.) contrapeso de freno.
— **WHEEL** (Fc.) rueda del freno (Mec.) rueda con levas.
BRAKER (Alb.) batidera (Fc.) v. BRAKE-MAN
BRAKESMAN (Fc.) v. BRAKE-MAN.
BRAKING (Agric.) agramaje, espadillaje (Fc.) frenado, acción de frenar (Vm., Av.) frenado.
— **CLUB** (Fc.) barra de freno.
— **MACHINE**, máquina de espadillar o agramar.
— **POSITION** (Fc.) posición de freno.
— **RESISTANCE** (Elect.) resistencia de freno.
— **STRESS** (Meta.) esfuerzo de ruptura por flexión.
— **SURFACE** (Elect., Fc.) superficie de fricción para frenar.

BRAKING UP OF TRAIN (Fc.) s. BREAK-AWAY, división o ruptura del tren.

Bramah PUMP, bomba de Brama.

BRAMBLE (Hort.) agavanzo ‖ zarza.

BRAN (Agric.) afrecho, salvado.

BRANCH, rama, ramal, división, bifurcación (Elect.) derivación, bifurcación (Fc.) ramal, bifurcación (Min.) ramal de una veta (SPLIT UP OF A VEIN,) ramalearse, ramificarse (Arq.) formero (Bot.) rama (Mec.) brazo de palanca ‖ manivela (Com.) sucursal (Tec.) pierna de compás (Bord.) ramazones.

TO — ramificar ‖ bifurcar (Elect.) bifurcar ‖ derivar.

— BOX (Elect.) reóstato de derivación.

— OF INSULATING MATERIAL (Elect.) caja de derivación de material aislante.

— CIRCUIT (Elect.) circuito derivado.

— CONDUCTOR (Elect.) conductor de bifurcación.

— CONNECTING STRIP (Elect.) varilla de derivación.

— CURRENT (Elect.) corriente de derivación.

— EXCHANGE SYSTEM (Telef.) sistema telefónico de oficinas secundarias.

— KNOT, nudo de las ramas.

— LINE (Fc.) ramal (Elect.) línea de derivación.

— OF THE MITRE SILL (Hid.) asiento de compuerta.

— OFF STATION (Fc.) estación de bifurcación o derivación.

— PIPE, tubo bifurcado ‖ tubo de ramificación, ramal de tubería.

— PLATFORM (Fc.) andén secundario.

— ROD (Elect.) poste de bifurcación.

— ROT (Agric.) carcoma de las ramas.

— SLEEVE (Elect.) enchufe de bifurcación.

— SPOUT (Font.) grifo o espita de bifurcación.

— SWITCH (Elect.) interruptor de derivación.

— TERMINAL (Elect.) borna de derivación.

— — LINE (Fc.) apartadero, vía muerta ‖ v. — TRACK.

— TRACK or LINE (Fc.) ramal, vía de enlace

— TUBE, tubo bifurcado (Elect.) tubo de derivación.

— VEIN JOINING THE MASTER LODE (Min.) ramal estrecho que se une al filón principal.

— WIRE (Elect.) hilo en derivación.

— WOOD (Agric.) ramazón.

BRANCHED CURRENT (Elect.) corriente derivada.

— HOOK (Font.) araña.

— SPARK (Elect.) chispa ramificada.

BRANCHETTES, corales ordinarios.

BRANCHING, empalme ‖ bifurcación ‖ derivación.

— OFF (Cam.) encrucijada, bifurcación (Fc.) ramal (Elect.) derivación, bifurcación.

— OF A CONDUCTOR (Elect.) acometida, ramificación de un conductor.

— POINT (Fc.) punto de bifurcación (Elect.) punto de derivación o bifurcación.

BRAND (Com.) sello, marca de fábrica (Gan.) hierro de marcar (Arm.) espada.

TO —, marcar con un hierro candente (Carp.) escoplear.

BRANDING MACHINE, máquina para marcar con hierro candente.

BRANDRITH (Agric.) brocal de pozo.

BRANDY (Lic.) coñac, "brandy".

Branly COHERER (Tel. in.) cohesor de Branly.

— TUBE (Tel. in.) tubo Branly.

BRANNING (Tint.) baño de afrecho ‖ fijación del mordente en un baño de afrecho.

BRASQUE (Fund.) brasca.

— MIXTURE (Const.) mortero con brasca.

BRASS, latón, bronce, azófar.

TO —, broncear, cubrir de latón.

— BAND (Mil.) murga.

— COLUMN, columna de latón para balanzas, etc.

— MOULD (Fund.) molde de latón.

— MOUNTING (Arm.) guarniciones.

— ORE, calamina.

— PLATES or LEAVES, hojas de latón.

— PLATING, latonado, bronceado.

— RULE (Tip.) rayas de cobre.

— SOLDER, soldadura de latón.

— TRADE, latonería.

— WIRE, alambre de latón.

— — DRAWING MILL, hilera para alambre de latón.

BRASSIER, latonero ‖ brasero, estufilla.

—'S RODS, varillas de latón para guarniciones y ornamentos.

BRASSIERE, brassiere, sujetador, porta busto.

BRATTICE (Min.) (ventilador:) tabique, (Perú:) huaira.

Braun SYSTEM (Tel. in.) sistema Braun.

— TRANSFORMATOR (Tel. in.) transformador de Braun.

BRAUNITE (Miner.) braunita.

BRAWN (Coc.) la parte baja (Carn.) carne de jabalí.

BRAYER (Tip.) moleta, mármol.

BRAYING-HAMMER, majador (Cant.) martillo de picar la piedra.

TO BRAZE, soldar con latón ‖ trabajar con latón (F. agujas:) broncear los ojos de las agujas.

Brazil-NUT (Com.) nuez del Brasil.

— WOOD (Tint.) palo de Campeche ‖ palo de Pernambuco ‖ leño Brasil.

BRAZILEINE (Quím.) brasileína.

BRAZILETTE (Bot.) brasilete.

BRAZILETTO (Tint.) brasilete.

BRAZILINE, (Tint.) brasilina.

BRAZING, HARD-SOLDERING, soldadura.

— **APPARATUS FOR BAND SAW BLADES,** aparato para soldar sierras de cinta.

— **PINCERS or TONGS,** tenazas para soldar.

BREACH, rotura, abertura, brecha.

BREAD (Pan.) pan.

BREATH, ancho, anchura.

BREAK, abertura || brecha || raja || interrupción de un línea recta (Agric.) mielga, grada (Elect.) interrupción o ruptura del circuito || solución de continuidad (Tel.) conmutador (Arq.) nicho ||vano, hueco (Mec.) freno de fricción (Carr.) carruaje para enseñar a los caballos (Min.) (BREAKING GROUND,) arranque, (México:) tumbe || falla (Fc.) freno, (México:) garrote (H. A.) retranca (Tip.) puntos suspensivos || v. PARAGRAPH; aparte || pasaje citado (Pan.) artesa de palanca.

TO —, abrir, romper (Tel., Elect.) interrumpir (Com.) violar, quebrantar || quebrar (Min.) triturar el mineral || (A DRIFT,) arrancar los ademes de una galería (Cam.) descalzar el piso (Ton.) (THE BOTTOM:) desfondar.

— — **UP THE CORE** (Fc.) descalzamiento del núcleo del balasto.

— **IN** (Radio.) interruptor.

— **IRON,** madrina (Herr.) tajo || yunque.

— **JOINT** (Eban.) junta alternada.

— **LEVER,** palanca de freno.

— **SHOCK** (Elect., Tel.) golpe de ruptura.

— **SPARK** (Elect., Tel.) chispa de ruptura.

— **STONE,** piedra picada.

— **WATER,** tajamar || revestimiento de protección || rompeolas.

BREAKAGE, fractura, ruptura.

BREAKAWAY (Fc.) división o ruptura del tren.

BREAKER, (Mec.) rompedor, martillo de romper (Fund.: laminadores,) caja de seguridad (Ton.) barril pequeño (Tej.) carda gruesa de romper (Meta.) quebrantador (T. S.) instrumento para impedir que se junten dos hebras al devanar la seda || devanadera para limpiar la seda.

— **MOUTH,** boca del quebrantador.

BREAKING, rotura, fractura (Agric.) primera labor (Elect.) rotura, interrupción (Tej.) batición de la lana || espadillaje, agramaje.

— **OF THE ARC** (Elect.) rotura del arco.

— **DISTANCE** (Elect.) distancia de interrupción.

— **DEVICE** (Elect., Tel.) disposición de ruptura.

BREAKING DOWN LIMIT (Tec.) límite crítico o extremo

— — **MILL** (Fund.) tren mediano.

— **FRAME** (Tej.) bastidor de batir y empapar el estambre.

— **GRAIN** (Cant.) contralecho de una piedra.

— **HAMMER,** martillo de romper piedras.

— **IRON** (Alb.) piqueta (Tec.) descentrador.

— **MACHINE** (Agric.) máquina de agramar.

— **OUT** (Tec.) ruptura, rotura.

— **STRENGTH** (Fund.) resistencia a la ruptura.

— **TEST** (Tec.) ensayo de rotura.

— **TOOL** (Alf.) paleta de acero.

— **OF WINE,** prueba del vino.

BREAM (Mar.) brusca.

TO — (Mar., Carp.) dar fuego.

BREAST, pecho || frente (Mar.) costado (Carn.) pecho (Herr., Fund.) parte de la chimenea del hogar al tubo (Arq.) toro (Meta.) vientre de convertidor (Cald.) barriga (Alb.) poyo de ventana (Min.) tableros || frente de veta.

— **BEAM** (Tej.) enjullo || antepecho de telar.

— **BOARD** (Fc.) tabla de sostén (Mús.) tabla de armonía del violón (Mec.) puntal.

— **BORER,** berbiquí, taladro de mano.

— **COLLAR** (Tal.) pretal.

— **HARNESS** (Tal.) atalaje.

— **HEIGHT,** altura de apoyo.

— **LINE** (Pont.) amarra.

— **MICROPHONE** (Telef.) micrófono de escudo o de pecho || microplastrón.

— **MOULDING,** moldura de pie de ventana.

— **PAN** (Meta.) ante-crisol.

— **PIECE** (Fc.: mesa giratoria,) cabezal de la viga (Sast.) parte de frente del chaleco.

— **PIN** broche, alfiler de pecho.

— **PLATE** (Cerr.) palastro (Tal.) pretal (Carp.) almohadilla para apoyar un taladro (O. Ec.) pectoral.

— — **BODY** (Tal.) falsa martingala.

— or **PARING PLOUGH** (Agric.) arado de quitar el césped.

— **POCKET** (Sast.) bolsillo de pecho.

— **RAIL** (Carp.) antepecho, barandilla.

— **STRAP** (Tal.) correa de cejadero || cejadero || pretal.

— **SUMMER** (Arq.) virotillo que sujeta dos maderos.

— **WALL,** alas de un puente || muro de sostenimiento del alféizar de una ventana || antepecho || muro de revestimiento.

— **WHEEL,** —**WATER WHEEL,** rueda hidráulica de costado.

BRECCIA (Geol.) brecha, breccia.

BREECH (Arm.) recámara || culata || lámpara de cañón.

TO BREED (Gan.) criar.

BREEDER OF CATTLE (Gan.) criador de ganado.

BREEDING-CAGE, criadera, jaula de criar.
— MARE, yegua de cría.
— POND (Pesc.) tanque de alevinamiento.

BREEZE, carbón menudo, cisco ǁ mezcla de hulla y cenizas después de una combustion completa.

Brescian STEEL (Meta.) acero de Brescia o Bresciano.

BRESILLET (Bot.) brasilete.

BRETTICE (Min.) tabique, (Perú:) huaira ǁ tablón de entibación.

BREVIER (Tip.) breviario.

BREW, BREWAGE (Cerv.) braceaje.
TO — (Cerv.) bracear.

BREWER, cervecero.

BREWERY, cervecería.

BRIAR (Bot.) escaramujo, agavanzo.

BRICK, ladrillo ǁ pan moreno ǁ pan de jabón, s. CAKE.
TO —, hacer ladrillos ǁ tapar con ladrillos ǁ hacer pisos de ladrillos.
— UP, cerrar o tapiar con ladrillos.
— AXE (Alb.) piquetilla.
— BURNER, cocedor de ladrillos.
— CASING (Font.) atarjea.
— CLAY or EARTH, barro para hacer ladrillos
— FACING (Alb.) paramento de ladrillo.
— FOUNDATION (Alb.) fundaciones de ladrillos.
— KILN, TILE-KILN, horno de ladrillos.
— LAYER, albañil.
— MACHINE, máquina de hacer ladrillos.
— MAKER, ladrillero.
— MAKING, fabricación de ladrillos.
— MOULD, molde de hacer ladrillos.
— ORE (Min.) mineral de cobre de color de ladrillo.
— PIT (Const.) pozo de ladrillo.
— PRESS, HYDRAULIC — —, máquina (hidráulica) de prensar el ladrillo.
— WORK, enladrillado.
— WORKS, ladrillal, ladrillar, fábrica de ladrillos.

BRICKING, construcción con ladrillos o hecha con ladrillos.

BRIDGE, puente (Arq.) puente (Mús.) puente de instrumento de cuerda (Fund.) cúpula de horno (Elect.) puente ǁ montaje en derivación (Odont.) puente (Jueg.) v. AUCTION —, bridge.
TO —, construir un puente.
— ARMS (Elect.) derivaciones del puente.
— BEAM (Fc., Ing.) viga de puente.
— BRACKET (Elect.) consola de pared.
— BUILDING, construcción de puentes.
— CONNECTION (Elect.) conexiones de un puente.

BRIDGE CONNECTOR (Elect.) puente de conexión.
— CLAMP (Elect.) puente de presión.
— CONTACT-PIECE (Elect.) estribo de contacto.
— CRANE, puente-grúa corredera.
— DIAGRAM (Elect.) esquema de puente.
— DUPLEX CONNECTION (Elect.) acoplamiento dúplex de puente (de Wheatstone).
— EYE, ojo de un puente.
— FUSE (Elect.: cortacircuitos,) puente, fusible de puente.
— GIRDER (Fc.) viga de puente.
— HURTER, defensa de puente.
— JOINT (Fc.: carriles,) junta o unión de puente.
— KEY (Elect.) llave de puente.
— METHOD (Elect.) método de puente (de Wheatstone).
— PIECE (Mec.) puente o soporte transversal (Elect.) codo de cruce para conducciones de tubos aisladores.
— PIER (Pont.) pilar de puente.
— PILE (Pont.) pilote de puente.
— PLATE, puente de tensión (Fc.) plancha de junta.
— WITH PLUG RESISTANCE (Elect.) puente de medidas con conexiones de clavijas.
— RAILS, balaustrada de puente.
— SPAUNING (Fc.) montaje de puente.
— STONE, piedra rigola.
— TEST (Fc.) ensayo de un puente.
— TREE (Mol.) quicio del husillo.
— TRUSS, armadura de riostras y pendolones de un puente.
— WARD (Cerr.) guarda principal de una cerradura.
— WAY, arcado o paraje.

BRIDGER, s. ONSETTER (Min.) pocero, enganchador (México:) cajonero interior.

BRIDGING, construcción de puentes.

BRIDLE (Tal.) brida, freno (Cerr.) (CLAMP,) picolete ǁ hembra de cerrojo (Mec.) brida, retén (Aeron.) (A SLING OF CORDAGE,) brida, cuerda, cuerda de retención.
— MONEY (Com.) gratificación, propina.

BRIDOON, LIGHT SNAFFLE (Tal.) bridón, filete.

BRIER (Bot.) zarza (EGLANTINE.) agavanzo, escaramujo.

BRIG, BRIGANTINE (Mar.) bergantin.

Bright's DISEASE, v. NEPHRITIS (Pat.) nefritis, mal de Bright.

BRIGHTENING (Meta.) (SILVER:) fulguración (México:) relámpago.

BRIGHTNESS (Joy.) aguas, brillo de un diamante.

BRILLANTINE (Perf.) brillantina.

BRILLIANT (Tip.) brillante (Joy.) (— DIA-MOND,) brillante.

BRILLS (Opt.) anteojos.

BRIM (Cestería:) arco de cesto (Somb.) ala (Cald.) reborde (Vid.) labio.

BRIMSTONE, azufre || (— CANE, STONE-BRIMSTONE), azufre en canelones.

BRIN, (FAN.:) varilla de abanico.

BRINE, (SALT-WATER,) agua salada (sali-nas:) aguas madres || (PICKLES,) sal-muera, adobo || agua saturada.

— BASIN, salador.

— COCK, llave de extracción.

— COPPER, caldero de evaporar.

— GOUGE, salinómetro.

— PIT, pozo de agua salada.

Brinell (Meta.) Brinell. (método —. dureza —, etc.)

TO BRING OUT THE CENTRE (Torn.) des-centrar.

— — UP (Quím.) calentar al rojo (Ac.) calen-tar los crisoles al rojo cereza (Mar.) anclar.

BRINGING THE COPPER TOGETHER (F. de jabón:) preparar la pasta de jabón.

BRIQUETTE, COAL-CAKE, aglomerado.

BRIQUETTING (Meta.) fabricación de aglome-rados.

— METHOD (Meta.) proceso de la fabricación de aglomerados.

BRISKET-PLATE (Tal.) frontalera.

BRISTLE (Com.) cerda (de puerco).

BRISTLING POINT (Meta.) espinas de cobre.

Bristol (Pap.) cartulina.

— PAPER (Pap.) papel Bristol, papel marquilla.

— STONE (Joy.) diamante de Bristol.

Britannia JOINT, junta a la inglesa.

— METAL, metal inglés.

British GUM (Com.) dextrina.

BRITTLE, quebradizo, frágil, que debe mane-jarse con cuidado (Vid.) frágil (Meta.) agrio, quebradizo || no dúctil || s. STUBBORN.

BRITTLENESS (Meta., Vid.) fragilidad || vien-to, defecto del hierro o acero calentado ex-xesivamente, escama.

Brix SCALE, (AN ARBITRARY HYDRO-METER SCALE.) escala Brix.

BROACH (Coc.) asador (Mús.) gaita (Torn.) punta || taladro (Carp.) broca (Orfeb.) pun-zón || s. PIN (Rel.) terraja (Cald.) esca-riador.

TO —, barrenar.

— CHISEL (Esc.) cincel de uña.

BROAD-AXE (Carp.) hacha (Ton.) doladera.

— BAND (Agric.) gabillas para orearse.

— BRIMMED (Somb.) de ala ancha.

— CAST, CASTSOWING (Agric.) siembra al vuelo (Radio) v. BROADCAST.

— GLASS, vidrio para vitrinas.

— SIDE (Tip.) hoja impresa de un solo lado.

BROAD SIDE or SHEET (Tip.) formato oblon-go || pliego impreso sin doblar || libro con esta forma.

— STONE (Alb.) sillar, canto de cuenta.

— WAVES, ondas planas, ondas anchas.

— WAY SHEET OF TWELVES (Tip.) en doza-vo oblongo o sin doblar.

— WEAVER (Tej.) tejedor en seda.

— WINDOW-GLASS, SHEET-GLASS, vidrio en hojas para ventanas.

BROADCAST (Radio) transmisión, difusión.

TO BROADCAST (Radio) transmitir, difundir, (informaciones, lectura, música, etc.)

BROADCASTING (Radio) difusión, transmisión || en el aire. v. ON THE AIR.

BROCADE, brocado.

BROCOLI (Bot.) bróculi.

BROCHE GOODS (Com.) géneros recamados o bordados.

BROCHETTE (Coc.) aguja de mechar || bro-queta.

BROILER (Coc.) parrilla.

BROILING or ROASTING OF PIG IRON (Fund.) torrefacción o tostado de la fun-dición.

BROKEN-COLOURS, colores secundarios.

— LETTER or MATTER (Tip.) materia em-pastelada.

— RAY (Fis.) rayo refractado.

— SPACE SAW, sierra inglesa de dientes finos.

— STONE, grava || piedra menuda || s. CRUSH-ED STONE || piedra picada o machacada o triturada.

— — FOUNDATION (Const.) cimiento de pie-dra menuda o de grava.

— or SATIN TWEEL (Tej.) raso.

BROKER (Com.) corredor || ropavejero.

BROKES, lana corta.

BROM (Tal.) bocado.

BROMAL (Quím.) bromal.

BROMATE (Quím.) bromato.

BROMIC ACID (Quím.) ácido brómico.

BROMIDE (Quím.) bromuro.

BROMINE (Quím.) bromo.

— WASH BOTTLE (Quím.) botella para lavar el bromo.

BROMIFICATION APPARATUS (Meta.) apa-rato de bromización.

BROMHYDRIC ACID, HYDROBROMIC ACID (Quím.) ácido bromídrico.

BRONTOMETER (Fis.) brontómetro.

BRONZE, HARD-BRASS, bronce || bronceado, color de bronce.

BRONZING, bronceado, pavonado || bronceaje, pavonaje (Galv.) dorado galvánico.

BRONZITE, HEMIPRISMATIC SCHILLER-SPAR, broncita.

BRONZY, bronceado.

BROOCH (Joy.) joya en forma de asador pequeño.

BROOD (Corr.) nidada, cría, pollada (Min.) yacimiento, ganga, matriz de una mina.

— **CAGE** (Corr.) jaula, pajarera, pollera donde incuban las aves.

— **MARE** (Gan.) yegua destinada a la reproducción o cría.

BROOKITE (Min.) brooquita.

BROOM (Bot.) hiniesta (Com.) escoba de retama.

— **LAND** (Agric.) retamal (Tint.) retama.

— **STICK** — **STAFF,** palo de escoba.

BROTH (Coc.) caldo, consomé.

BROUGHAM (Carr. y Autom.) carruaje para dos personas, Brougham.

BROUSE (Meta.) mezcla de plomo reducido y escorias.

BROW (Top.) cima, cresta de un monte, etc. (Arq.) ceja de un muro.

— **BAND** (Tal.) frontalera.

— **POST** (Carp.) viga travesera.

BROWN, moreno || gris, oscuro || castaño || carmelita.

TO —, pavonar (IRON:) broncear el hierro.

— **BREAD** (Pan.) pan moreno.

— **COAL,** s. LIGNITE.

— Hollands, Holanda cruda.

— **IRON,** — — **FROTH,** sesquióxido de manganeso hidratado.

— **PAPER** (Pap.) papel de estraza.

— **WITH PURPLE SPOTS** (Fund.: recocido,) moreno con manchas de púrpura.

— **RED** (Pint.) almagre.

— **AND Sharp GAUGE,** (B. & S. G.) tabla Brown and Sharp de los alambres.

— **STONE,** manganeso.

— **STOUT** (Cerv.) pórter superior.

— **SUGAR** (Com.) azúcar terciada (Tint.) acetato de plomo.

— **WARE** (Alf.) greda || alfarería de barro carmelita || alfarería común.

Browning (Short from — PISTOL; — AUTOMATIC RIFLE; — (AUTOMATIC) (MACHINE GUN, (Arm.) Browning.

— **AUTOMATIC RIFLE,** v. —, rifle automático Browning.

— **MACHINE GUN,** ametralladora Browning.

BROWNING, pavonaje, bronceaje (Tint.) tinte oscuro y variable.

BROWSE (Hort.) pimpollo.

BROWSED (Arb.) ramoneado, mondado.

BRUCITE (Miner.) brucita.

BRUISE (Cald.) abolladura.

TO — (Joy.) abollar (Cald.) desabollar (Mol.) moler el grano.

BRUISER (Vid.) bruñidor de lentes (cóncavos) (T. S.) obrero inexperto.

BRUISING (Ten.) majado del cuero.

— **MILL** ,máquina de majar granos || trituradora.

BRUMMAGEN (Com.) camelote.

Brunswick-CLOCKS, relojes de cámara.

— **GREEN,** verde de Brunswick.

BRUNTON'S FRAME, mesa de lienzo continua.

BRUSH (Com.) cepillo, escobilla || b r o c h a (Elect.) escobilla (Pint.) pincel (Alb.) brocha (Dor.) esfumador (BLEACHING:) brocha muy áspera para blanquear (Alf.) pincel para extender los colores en el vidriado (Pap.) escobillón (Dor., Pint.) brocha fina (FOR PIPES:) brocha o escobilla para limpiar pipas o boquillas (T. 1) (—S,) bruzas.

TO —, cepillar, escobillar (Tej.) alisar (Equit.) almohazar, restregar.

— **CLAMP** (Elect.) zapata de escobilla.

— **COLECTOR** (Tel.) resorte de contacto.

— **COPPERING** (Galv.) cobreado con pincel.

— **COUPLING** (Elect.) acoplamiento de escobilla.

— **CURRENT** (Elect.) corriente de escobillas.

— **DISCHARGE** (Elect.) descarga de escobillas.

— **DISPLACEMENT** (Elect.) calado de las escobillas.

— **ELECTRODE** (Elect.) eléctrodo de cepillo.

— **HOLDER** (Elect.) porta-escobillas.

— — **BODY** (Elect.) cuerpo del porta-escobillas.

— **KEY** (Elect.) llave para escobillas.

— **LIFTING DEVICE** (Elect.) disposición para alzar las escobillas.

— **MAKER** (Com.) cepillero.

— **ORE** (Min.)plata virgen capilar.

— **POTENTIAL** (Elect.) potencial de las escobillas.

— **PROOF** (Tip.) prueba sacada con la escobilla.

— **VOLTAGE** (Elect.) voltaje de las escobillas.

— **WHEEL** (Mec.) ruedas de contacto (en las cuales una de ellas sigue el movimiento impreso por la otra) (Joy.) rueda de escobillas.

— **WOOD,** madera de zarzales || matorrales, maleza.

BRUSHER (Min.) aplanador.

Brussels CAMBLETS (Com.) c a m e l o t e (—, — CARPET,) alfombra de Bruselas.

— **LACE or POINT** (Tej.) encaje o punta de Bruselas.

BRUZZ (Carr., Carp.) vaciador, ahuecador.

BUBLE (Vid.) burbuja, ampolla || ampolla (Tec.) burbuja || borbollón || venteadura, defecto en el vidrio o el metal.

BUBBLING (Meta.) formación de burbujas o venteaduras.

BUCCELLATION (Quím.) división en pedazos grandes.

BUCHOLZITE (Miner.) bucolcita.

BUCK, lejía, agua con ceniza (Carr.) caja (BLEACHING:) colada, ropa puesta en la lejía.

— TO —, romper el mineral con el martillo BLEACHING:) lejivar, colar.

— or LEXIVIATED ASHES, cenizas lavadas.

— BASKET, canasta de colada o de lavandera.

— SKIN, gamuza.

— THORN, PURGING — —, (Bot.) cambrón.

— WHEAT (Agric.) trigo sarraceno.

— YELLOW (Tint.) amarillo de cambronera.

BUCKER (Meta.) pisón de hierro.

BUCKET, cubo, balde (Min.) (— OF ROPE-WAYS:) (Bilbao, España:) balde (Cartagena, España:) vagoneta (México:) canastilla (Chile:) capacho (Mar.) balde, achicador (Mec., Mar., Min.) válvula de bomba (Hid.) arcaduz, cangilón || cangilón, arcaduz de noria (Mol.) cubeta || arcaduz || tolva.

— DOOR-PIECE, cámara, capilla, caja de válvula.

— LADDER, plano inclinado de una draga.

— or BOTTOM LIFT, D R A W I N G - L I F T (PUMP,) (Min.) bomba aspirante y elevadora, bomba agotadora.

— or PUMP ROD (Min.) vástago de la bomba elevadora.

— VALVE (Mec.) válvula de eyección.

— WHEEL, rueda de cangilones.

BUCKING (BLEACHING:) colada, lejía (Quím.) lejivación, lexiviación (Min.) triturar el mineral de cobre (Tej.) lejía dada al hilo crudo

— BOARD or PLATE (Meta., Min.) plancha, chapa.

BUCKLE (Com.) hebilla || argolla, anilla || bucles, rizos de cabello.

TO —, hacer bucles || sujetar con hebillas.

— WITH LEVER TENSION, porta-sierra de tensión a palanca.

— FOR HORIZONTAL FRAME SA *N*, porta-sierra para sierra alternativa horizontal.

— WITHOUT A TONGUE (Tal.) pasador.

BUCKLING (Tec.) (— STRESS,) tensión de flexión axial por compresión (Elect.) encorvadura.

BUD (Hort.) s. IMP, EYE, botón, yema || injerto.

BUDDING (Hort.) injerto, púa tierna para injertar.

TO — (Hort.) injertar || echar yemas o botones.

— KNIFE, injertador, cuchillo para injertar.

BUDDLE (Meta.) gamella, artesa || lavadero || caja para lavar || cuba de lavado (Colom-

bia:) cernidor (Min.) v. — (Meta.); || cofre para lavar los minerales de plomo.

TO —, lavar el mineral || lavar, (Colombia:) cernir.

BUDDLER (Meta.) lavador de minerales (Colombia:) cernedor.

BUDDLING (Meta.) lavado del mineral.

BUDGET (Mil.) mochila (Com.) presupuesto.

BUFF (Ten.) ante (Pint.) color de ante (Tec.) pedazo de cuero para dar lustre.

— LEATHER, cuero para pulir.

BUFFER (Fc.) tope (Mec.) resorte o muelle en espiral.

— BATTERY (Elect.) batería tapón.

— DYNAMO (Elect.) dínamo de compensación.

BUFFET (Mueb.) alacena, aparador (Org.) caja de órgano.

BUFFING APPARATUS (Fc.) aparato de tope o de choque y tracción.

— or POLISHING CONE, espiga cónica de pulir.

— OCHRE, pasta de pulir.

BUG (Elect.) desconexión, falta de conexión || interrupción.

BUGGY (Carr.) calesín de dos ruedas, "buggy".

BUILD (Const.) estructura (Sast.) corte.

TO —, construir, fabricar, edificar.

BUILDER'S JOINERY, carpintería de obra o de construcción.

BUILDING, construcción.

BUILT BEAM, viga armada.

— IN RESISTANCE (Elect.) resistencia embutida.

BULB (Bot.) bulbo (Fís.) cubeta del barómetro (Elect.) ampolla de vidrio de lámpara incandescente (Radio) v. ELECTRON TUBE, bulbo.

— TUBE (Mec.) tubo de bolas.

BULGE (Ton.) vientre, comba (Vid.) comba, vientre, barriga (Mar.) comba, vientre.

TO — (Alb.) salir de plomo, desplomar (Tec.) bombear, combar (Arq.) hacer comba una pared || combarse || hincharse.

BULK, parte saliente de un edificio (IN —,) volumen, a granel.

— HEAD, s. DAM.

— TARIFF (Com.) tarifa a tanto alzado.

BULL, toro (Mar.) barrililllo de media arroba (Fund.) lecho de cenizas (Ten.) cuero de toro (Com.) alcista, el que juega a la alza en la bolsa.

— CALVES (Gan.) ternero.

— DOG (Meta.) escorias calcinadas de horno de recalentar.

— 'S EYE (Arq.) claraboya || tragaluz, ojo de patio || ojo de buey (Miner.) vidrio lenticular (Vid.) núcleo central || v. BUNT.

— NOSE (Carp.) junta en ángulo.

BULL NOSE RING (Gan.) narigón.

BULLACE TREE-WOOD, GERMAN ACACIA, ciruelo silvestre, acacia negra.

BULLEN (Agric.) cañamiza, agramiza || s. AWN — NAIL, tachuela de tapicero.

BULLET (Arm.) bala.

— COMPASSES, compás de bola.

— MOULD, (Arm.) balero.

BULLING-BAR, CLAYING-BAR (Min.) atacadero de lodar.

BULLETIN (Com.) boletín.

BULLION, oro o plata sin acuñar, en barras o en tejos (Vid.) núcleo central.

BULLOCK (Gan.) buey.

BULTEL (Mol.) salvado || cernedero para salvado.

BUMBLES (Tal.) viseras.

BUMP (Cald.) abolladura.

BUN (Bot.) cañamiza (Coc.) (PLUM-CAKE,) babá, especie de bizcocho borracho.

BUNCH (Min.) (POCKET,) bolsa, ensanchamiento, (Perú:) bollo (Venezuela:) bomba (Colombia:) buche (Vid.) barriga, bollo.

BUNDLE (Tip.) paquete de dos resmas (Arq.) s. CLUSTER.

TO —, empaquetar || agavillar.

— — FIRE-WOOD (Agric.) hacer hacecillos de leña.

BUNDING, SOLLAR (Min.) plataforma, camada.

BUNDLING (Agric.) (TOOL FOR —,) instrumento para formar haces o manojos.

— MACHINE, máquina de hacer paquetes.

BUNG (Ton.) tarugo, tapón, bondón.

TO —, tapar con bondones.

— BORER (Ton.) taladro para bondones.

— DRAWER or PICK (Ton.) saca-tapones.

— HOLE (Ton.) boca de tonel.

— — BORING MACHINE (Ton.) máquina de taladrar agujeros.

— SAW (Ton.) sierra para hacer agujeros.

— or CHIVE TURNING MACHINE (Ton.) torno para tapones.

BUNGALOW (Arq.) búngalo, bungalow.

BUNGLER (Tip.) prensista chapucero, que no sabe tirar limpio.

BUNK, tarima, litera.

BUNKER (Mar.) carbonera, pañol de carbón.

BUNNY (Min.) yacimiento rico o bueno || mina de estaño o de cobre.

Bunsen's CONSTANT BATTERY (Fís.) batería de Bunsen.

BUNT (Vid.) nudo || pezón o disco en medio de un vidrio plano hecho por el procedimiento de la corona (Mar.) seno de una vela.

BUNTING-IRON (Vid.) caña o tubo de hierro para soplar el vidrio.

BUNTON, BALK (Min.: entibación,) (Colombia:) cuadro.

BUNTLINES (Mar.) brioles de velas redondas.

BUOY (Mar.) boya.

BUOYANCY, poder flotante, facultad de sobrenadar (Aeron.) fuerza ascensional, poder flotante.

BUR, mango con que el tundidor de paños hace mover las tijeras (Bot.) bardana, s. BURDOCK || cáscara de castaña, etc.

— CRISEL, escoplo de limpiar mortajas.

BURBLE POINT (Aeron.) punto crítico, punto de turbulencia.

BURDEN, carga, peso || tonelaje (Min.) cielo (Mv.) parte superior del hogar (Fund.) carga.

BURDOCK (Bot.) bardana, v. BUR.

BUREAU (Mueb.) buró || tocador || papelera (Com.) oficina, despacho || agencia || departamento.

BURGLAR ALARM (Elect.) campana de alarma contra ladrones.

Burgundy-PITCH, alerce, pez de Borgoña.

— MIXTURE (Hort.) (COPPER SULPHATE, SAL SODA, AND WATTER,) mezcla fungicida de Burgundy.

— WINE, (Com.) vino de Borgoña.

BURIN, buril.

BURL (Tej.) borra, mota (Tint.) lana rebelde a la tintura.

TO — (Tej.) desmotar.

BURLAP (Tej.) lona.

BURLER (Tej.) desmotador || v. TWEEZERS.

Burley or BURLEY, tabaco burley.

BURLING (Tej.) desmotar, despinzar el paño || desbroche.

— FRAME (T. I.) bastidor de despinzar.

— IRON, RAISER (Tej. T. s.) arañador.

— MACHINE, despinzadora mecánica || máquina de desmotar.

TO BURN, quemar || cocer ladrillos (Carb.) convertir la leña en carbón (Herr.) caldear.

BURNACLE, BARNACLE (Vet.) tenazas para sujetar las caballerías difíciles de herrar.

BURNER, mechero || v. SOCKET (Fund.) hornillo (Alf.) maestro de la cocción || calero.

BURNING, v. BAKING || cocción de ladrillos o piezas de alfarería || hornada.

— OVEN, KILN, horno, horno de cocción.

— WOOD, leña.

TO BURNISH, pulir || bruñir || lustrar.

BURNISHED GILDING (Dor.) dorado con oro en hojas.

BURNISHER, POLISHER, bruñidor, pulidor || diente de lobo.

BURNISHING, bruñido || pulimentado || alisadura.

— STICK (Zap.) andilú (Tec.) pulidor.

— STONE, piedra de bruñir.

BURNT, quemado.

— LIME (Quím.) cal viva o cáustica.

— PAPER, negro de papel quemado.

— Sienna EARTH, tierra de Siena quemada.

— VERDIGRIS, vitriolo quemado.

BURNWIN, herrero.

BURR (Grab.) barba, aspereza, desigualdad (Eban.) cincel triangular (Mar.) vilorta (Tec.) v. BUR.

TO — UP, v. TO BORDER.

BURRAS-PIPE, tubo para los corrosivos.

BURROCK (Pesc.) pesquera.

BURROW (Min.) cata.

— TO —, (Min.) hacer calas y catas.

BURRS (Arb.) excrecencias.

BURST (Min.) falla || recodo.

— TO —, estallar, reventar, hacer explosión.

— BOSS (Elect.: motores,) cubo dividido.

BURSTING, v. EXPLOSION.

BURT, CASK, pipa, tonel.

BUS, v. OMNIBUS (Antom.) bus, autobús (Aeron.) (SLANG,) aeroplano (Cafés, etc.) sirviente.

— BAR (Elect.) barra colectora u ómnibus.

— — BENDING DEVICE (Elect.) dispositivo o mecanismo para las barras colectoras.

— — CLAMP (Elect.) grapa de barra colectora.

— — CONNECTION (Elect.) unión de barras colectoras.

— — FASTENING (Elect.) fijación de las barras colectoras.

— — INSULATOR (Elect.) aislador para barra colectora.

BUSCONES (Min.) buscones.

BUSH (Mec.) cojinete (Carr.) buje (Tec.) rangua.|| quicio, tejuelo || collar (Elect.) manguito.

BUSHING (Mar.) vertello de canal (Mec.) encastre, encaje || buje, cojinete, guarnición o forro de metal.

— FOR SLIDING DRILL (Torn.) guía del husillo porta-broca móvil.

BUSINESS (Com.) negocio || ocupación.

BUSK (Com.) ballena de corsé o cotilla || tira de acero para varillas de corsé.

BUSKIN (Zap.) borceguí.

BUSS (Carr.) ómnibus (Pesc.) bucha pescadora.

BUST (Pint., Esc.) busto (Cinema) cerca, acercamiento. (Se diferencia de CLOSE-UP en que no pretende mostrar expresión facial).

BUSTLE (Cost.) cuerpo de vestido.

BUSY (Tel., Telef.) ocupado, ocupada.

BUTCHER, carnicero.

BUTCHERY, carnicería || v. ABATTOIR.

BUTLER (Mar.) despensero.

BUTMENT (Arq.) botarel, pie derecho || v. BUTTRESS, COUNTERFORT (Carp.) juntura de dos piezas de carpintería por sus extremos.

BUTT (Arm.) culata de pistola (Eban.) v. ASSEMBLING (Mec.) cabeza, abocamiento (Mader.) extremo de un palo || cabo (México) tope.

— AND —, junta plana.

— END (Carp.) unión de los extremos de los tablones, junta.

— HOWEL (Ton.) azuela.

— JOINT (Eban.) junta plana (Const.) junta o tope (México).

— PLATE (Herr.) mordaza o plancha de unión.

— RIVETED JOINT, remachado a eclipse o de cubrejunta.

— SCARF, empalme plano.

— WELDING, soldadura por sección derecha.

BUTTEN, v. AWN, agramiza.

BUTTER, mantequilla (Quím.) manteca.

BUTTERMILK, leche descremada.

BUTTERFLY (Gas.) quemador de abanico o mariposa.

— NUT, tuerca de orejas o de mariposa.

— VALVE (Mec.) válvula de mariposa.

BUTTING (Vin.) trasiego a la pipa.

BUTTON (Com.) botón (Quím.) (ASSAY:) botón (Mar.) zapatilla de cuero puesta a los clavos (Cerr.) botón, tirador (Mús., violín,) clavija.

— HOLE (Cost.) ojal.

— — SCISSORS, tijeras para hacer ojales.

— HOOK, abotonador.

— MAKER, botonero.

— —'S SPINDLE, huso de cordonero.

— PUNCH, sacabocados.

— ROD (Tel.) varilla de presión.

— SHANK, espiga de botón.

— SOLDER, soldadura amarilla.

— STICK (A STRIP OF BRASS,) pasador para (limpiar a la vez varios) botones.

— TOOL, instrumento para tallar moldes de botones.

BUTTONER, abotonador.

BUTTRESS, v. COUNTERFORT, estribo, contrafuerte || v. ABAMURUS, ABUTMENT.

BUTTRICE, PARING KNIFE (Vet.) pujavante.

BUTTY, — COLLIER (Min.) obrero a destajo || vigilante.

BUTYRATE (Quím.) butirato.

BUTYRIC ACID (Quím.) ácido butírico.

BUTYRINE (Quím.) butirina.

BUTYROACETIC or **PSEUDOACETIC ACID** (Quím.) ácido butiroacético.

BUTYROMETER (Quím.) butirómetro.

BUTYRONITRIC ACID (Quím.) ácido butironítrico.

TO BUY (Com.) comprar.

BUZE (Min.) ventilador.

BUZZ SAW, sierra circular.

BUZZER (Elect.) zingala eléctrica.

BUZZING (Meta.) tratamiento del hierro por el carbón de leña.

B. W. G., (Birmingham WIRE GAUGE) calibre de los alambres de Birmingham.

BYARD, BIAT (Min.) rastro de los minerales || pretal de minero.

BY, v. AUXILIARY.

— **BIDDER** (Com.) pala, palero.

— **BOILER,** caldera auxiliar.

— **CAULF** (Pesc.) cabaña de cañas para recoger la pesca que se refugia en ella huyendo de las otras.

— **COURT** (Arq.) patio o corral pequeño interior.

— **DOOR** (Arq.) puerta excusada.

— **HEARTH** (Fund.) hogar accesorio.

— **HORSE,** caballo de tronco o que lleva petral de tiro en vez de collera.

— **JOB** (Com.) trabajo hecho a horas perdidas.

— or **PICK KEY** (Cerr.) ganzúa.

— **LAWS** (Com.) reglamento.

BY MORDANT, mordente auxiliar.

— **PASS CONDENSER** (Elect.) condensador de derivación.

— **PASS VALVE,** válvula de derivación.

— **PATH** or **DISCHARGE** (Elect.) circuito secundario (Cam.) v. — ROAD.

— **PIT** (Min.) pozo secundario.

— **PRODUCT,** producto secundario || sub-producto.

— **RAIL** (Com.) por ferrocarril.

— **ROAD** or **PATH,** camino no frecuentado o excusado.

— **STREET,** callejuela.

— **VEIN** (Min.) ramal de filón, filón accesorio.

— or **SIDE WALK** (Hort.) alameda o calle de árboles paralela a otra principal.

BYE-WASH (Hid.) foso de derivación.

BYLANDER (Mar.) balandro.

BYKE, colmenar, s. BEE-HIVE.

BYRE (Agric.) espacio de establo reservado para un caballo.

BYSSUS (Bot.) biso.

Byzantine ARCHITECTURE (Arq.) arquitectura bizantina.

C

C (Mús.) do.
— E. ab. de: CIVIL ENGINEER (Ing.) ingeniero civil.
— FORM STANDARD (Máq. fresadoras) bastidor en C.
— G. S. UNITS, (centimeter - gram - second) (Tec.) unidades C. G. S. o centimetrogramo-segundo.
— I. F. ab. COST, INSURANCE & FREIGHT (Com.) costo seguro y flete.
— IRON (Fund.) hierro en (forma de) C.
— O. D. ab. de: COLLECT ON DELIVERY (Com.) cóbrese al entregar, C. o D.
— SPRING, ELLIPTICAL — —, (Vm.) ballesta o góndola en C.

CAAM (Tej.) caña de telar.

CAAMING, SETTING, SLAYING (Tej.) elección del peine según la finura y extensión de los hilos para el tejido.

CAB (Carr.) cabriolé, birlocho (Fc.) garita o casilla del maquinista ‖ garita del conductor en los transbordadores.
TO —, ir en cabriolé.
— STAND, estación de carruajes, punto.
DRIVER'S — (Fc.) garita del conductor (en los transbordadores).
FOLDING — (Carr.) cabriolé con fuelle de abanico.
MOTOR or TAXE —, "TAXI" (Vm.) automóvil de plaza o de punto o de parada o de alquiler.

CABALLINE OIL, grasa de crin de caballo.

CABBAGE (Bot.) col (Sast.) retazo, recortes, sisa.
FIELD — (Bot.) colza.

CABARET, cabaré, cabaret.

CABECA (T. S.) seda de la India de superior calidad.

CABIN, cabaña, choza (Min.) cuarto de examinar las lámparas (Mar.) camarote o cámara. (Aeron.) cabina.
— BELL (Mar.) campanilla.

CABIN BOAT or **LAUNCH** (Mar.) bote con camarote.
— BOY (Mar.) muchacho de cámara.
— CAR (Fc.) carro del conductor.
— COMPASS (Mar.) brújula de cámara.
AFTER — (Mar.) camarote de popa.
DECK — (Mar.) camarote sobre cubierta.
FORE — (Mar.) camarote de proa.
GREAT — (Mar.) cámara baja.
LITTLE — (Mar.) camareta.
SECOND — (Mar.) segunda cámara.
SIGNAL — ZONE, v. SIGNAL.
SMALL — (Mar.) camareta. v. LITTLE —.
WEIGHING MACHINE — (Fc.) garita de báscula.

CABINET (Arq.) gabinete, estudio (Eb.) escaparate, cómoda, armario ‖ estuche, neceser, caja (Tip.) estante (de cajas de tipos), chivalete (Fc.) gabinete.
— FILE (Carp.) escofina.
— FURNITURE (Mueb.) mueblaje de sala.
— MAKER (Eb.) ebanista.
— —'S SHOP (Eb.) taller de ebanista.
— MAKING (Eb.) ebanistería.
— ORGAN (Mús.) órgano de salón.
— PIANO (Mús.) piano de cámara o de salón.
— VARNISH (Eb.) barniz de muñeca.
— WARES (Eb.) efectos de ebanistería.
— WORK, v. — MAKING.
TOOL —, caja de herramientas.

CABLE (Elect.) cable (eléctrico) (Mar.) cable, amarra, maroma (Arq.) estría (Fund.) cable (Tel.) cable telegráfico ‖ cablegrama, "cable", mensaje cablegráfico.
TO — (Tel.) cablegrafiar, enviar un mensaje por cable.
— — THE FLUTES (Arq.) ajunquillar las estrías o acanaladuras.
— — — FLUTING (Arq.) llenar las acanaladuras de ornamentos más pequeños.
— BIT, bitadura o media bitadura.
— BOX, SPLICE BOX (Elect.) caja de conexión o empalme para cables.

CABLE BUOY (Mar.) boya (de aboyar cables (Tel.) bola o baliza del cable submarino.
— CASK (Mar.) boyas de cable.
— CELL (Elect.) pila de cable.
— CHAIN (Mar.) cadena de cable.
— CHANNEL or THROUGH (Elect.) alcantarilla para cable (subterráneo).
— CLAMP (Elect.) collar de suspensión.
— CLINCH (Ing.) malla o nudo de ancla.
— CLIP (Elect.) collar para cables.
— COMMUTATOR (Tel.) conmutador para cables.
— COMPANY (Tel.) sociedad o compañía para el servicio telegráfico por cables.
— COMPOUND, asfalto para cables.
— CONNECTOR CLIP (Elect.) grapa fijadora de los conductores derivados del cable principal.
— COUPLING (Elect.) acoplamiento de cables.
— COVERING (Elect.) revestimiento del cable.
— CROSS (Bl.) cruz formada por cables.
— CURRENTS (Elect.) corrientes de cable. rel. — CELL.
— DRUM (Elect.) tambor para cable || torno para cable.
— DUCT (Elect., Tel.) tubo de cable.
— END CONNECTOR (Elect.) zapata de extremidad de cable.
— EYE (Elect.) final de cable.
— FAULT INDICATOR (Tel.) indicador (sistema indicador) de las averías o defectos del cable.
— FITTINGS (Elect.) guarnición del cable.
— FLEET (Tel.) flotilla de los buques telegráficos.
— FOREMAN (Tel.) contramaestre de cable.
— GRAM (Tel.) cablegrama, cable.
— GRIPPER (Mar.) fiador del cable.
— HANGER (Tel.) porta-cable.
— HEAD (Elect.) cabeza de cable.
— HOOK, gancho o grapón o garfio de cable.
— HOUSE or HUT (Elect.) garita para cables.
— INLET (Elect.) tubo de entrada de un cable.
— LAID ROPE or CORDAGE (Mar.) guindaleza acalabrotada.
— LAYING (Elect.) colocación de un cable (Tel.) colocación de un cable submarino.
— 'S LENGTH (Mar.; metr.) cable, (120 brazas).
— LINE (Elect.) línea de cables.
— MAN or HAND (Tel.) obrero para el servicio del cable.
— MOULDING (Arq.) canelón || moldura en forma de cable, cable.
— NIPPER (Mar.) mojel.
— PILLAR, FEEDER PILLAR (Elect.) columna de cable.
— PIT (Elect.) pozo para cables.

CABLE RACK (Elect.) soporte de los cables, Rel. — CELL.
— SHACKLE (Mar.) argolla de cable.
— SHOE, boquilla o terminal de cable.
— SLEEVE (Elect., Fc.) caja de empalme o de unión o de enchufe para cables.
— SPLICE, ayuste o empate o empalme de un cable.
— STOPPER (Tel.) lazo del cable (submarino) (Mar.) bozas del cable.
— STRANDING MACHINE. v. STRANDING.
— TEST (Fund., Elect.) medida de cables.
— TESTING CAR (Elect.) carruaje o laboratorio móvil registrador y medidor de la resistencia de los cables.
— — SET (Elect.) aparato para ensayar cables.
— TRAMWAY (Fc.) vía o ferrocarril de cable (colocado en una canal).
— TRENCH (Elect.) zanja para cables (subterráneos).
— WINCH (Elect.) torno para cables.
— WINDING MACHINE (Elect.) máquina de arrollar cables.
— WORK (Elect.) servicio de los cables.
— WORKS, fábrica de cables (para electricidad).
— YARN (Mar.) filástica.
AERIAL — (Elect.) cable aéreo.
ANCHOR — (Mar.) amarra de ancla.
BEST BOWER — (Mar.) cable del ayuste.
BILLETED — (Arq.) cordón, cable con divisiones en diamante.
Bowden — (Motoc.) transmisión flexible de Bowden.
BRACE — (Pont.) cable de pontón, sirga, prolonga.
CONNECTING — (Tel.) cable o línea de amarre (submarinos).
DOUBLE — CLINCH (Mar.) nudo de cola de pato.
END OF A — (Mar.) chicote.
FEEDER — (Elect.) alimentador, "feeder".
IRON —, cable de cadena.
IRON WIRE —, cable de alambre.
LINK OF A — (Mar.) eslabón, anillo de un cable.
MAIN — (Elect.) cable principal.
MINING — (Min.) cable para minas.
MULTIPLE TELEPHONE — (Telef.) cable telefónico múltiple.
NON-INDUCTIVE — (Elect.) cable no inductivo.
OKONITE — (Elect.) cable de oconita.
PAPER — (Elect.) cable con envoltura de papel.
PARCELLED — (Mar.) cable forrado con lona embreada.
RANGE OF — (Mar.) bitadura.

RAIL FEEDER —, RETURN FEEDER — (Fc.) cable alimentador de retorno.

SERVED —, cable forrado.

SPLICED —, cable empatado.

SPRING ON A — (Mar.) codera en un cable.

SUBMARINE — (Tel.) cable submarino.

TELEGRAPHIC — (Tel.) cable telegráfico submarino.

TURN or TWIST OF A — (Mar.) coca.

TWISTED — (Elect.) cable de conductores cableados.

WORMED —, cable relleno.

AT A —'S LENGTH (Mar.) a un cable (120 brazas) de distancia || cumplido de cable.

THE — CHAFES (Elect.) el cable se roza.

THE — HAS A CROSS, el cable tiene una cruz.

THE — IS CHAFED IN THE HAWSE (Mar.) el cable se ha rozado en los escobenes.

TO BIT THE — (Mar.) abitar un cable.

TO BRANCH THE — (Elect.) bifurcar o derivar el cable.

TO CLAP A MESSENGER ON THE — (Mar.) tomar margarita sobre el cable.

TO COIL A — (Mar.) adujar el cable.

TO CUT THE — (Mar.) picar el cable.

TO DOUBLE A — (Mar.) amadrinar un cable.

TO HAUL A — (Mar.) aballestar un cable.

TO PAY AWAY THE — (Mar.) arriar el cable para afuera.

TO PAY OUT THE — (Mar.) alargar el cabo.

TO SERVE THE — (Mar.) aforrar el cable.

TO SLIP THE — (Mar.) largar el cable por el chicote.

TO UNBEND THE — (Mar.) desentalingar.

CABLED (Tel.) telegrafiado, transmitido por el cable (Elect., Mar.) atado por cables (Arq.) ajunquillado, en forma de cordón.

CABLEGRAM (Tel.) cablegrama, cable.

CABLET (Mar.) cable pequeño || guindaleza acalabrotada de menos de diez pulgadas.

CABLING OF THE FLUTES (Arq.) contracanal (Comp. TO CABLE FLUTES).

BAGUETTE — (Arq.) moldura de junquillos.

FLAT — (Arq.) cordón de poco relieve.

TWISTED — (Arq.) cordón retorcido.

CABLISH, árboles derribados por el viento.

CABMAN, cochero de cabriolé, (v. comp. CAB DRIVER).

CABOCHE (Bl.) cabeza sin busto.

CABOCHON CUT (Joy.) talla en cabujón.

CABOOSE (Mar.) fogón, cocina || despensa (de buque mercante) (Fc.) (—, — CAR,) carro del conductor en un tren de carga, "cabús".

CABOTAGE (Mar.) cabotaje, tráfico costero || habilidad para distinguir los lugares propicios para anclar.

CABRESITE (Miner.) cabresita, óxido hidratado de niquel y magnesia.

CABRIOL, martillo de tapicero.

CABRIOLET, v. CAB, (Carr. y Autom.) cabriolé.

CABSTAN, v. CAPSTAN.

CABURNS (Mar.) cajetas o trenzas de filástica o meollar. v. CABLE YARN.

CACAO, COCOA, b. comb. BUTTER, (Bot.) cacao.

— BEANS, almendras de cacao.

— MILL, molino de cacao.

— OIL or BUTTER (Quim.) manteca de cacao.

— PASTE, pasta de cacao.

— PLANTATION, cacaotal, finca de cacao.

— SHELLS, cáscaras de cacao.

— TREE, cacaotero, árbol de cacao.

CACHALOT (Zool.) cachalote.

CACHE (Agric.) silo.

CACHEMERE, v. CASHMERE.

CACHI (Min.) cachi, especie de alabastro.

CACHELONG (Miner.) calcedonia veteada, ágata terrosa.

CACHOUTANNIC ACID (Quím.) ácido cachutánico o mimotánico.

CACHOUTIC ACID (Quím.) ácido cachútico.

CACKEREL NET (Pesc.) boquera.

CACTUS (Bot.) cactus, tuna, nopal. v. comb. FIG.

CAD (Com.) mandadero || conductor de ómnibus.

CADDIS, CADDICE (Tej.) jerguilla de lana.

CADDY, cajita para te.

CADE, barril || banasta.

— OIL (Quím.) aceite de enebro.

CADENCE (Mús.) cadencia.

CADENT (Arq.) cayente, simulando caer.

CADET (Mil.) cadete.

CADMIA (Meta.) cadmia, tutía.

ARSENICAL —, cadmia arsenical.

GREENISH —, cadmia verdosa.

CADMIC, cádmico.

CADMIFEROUS BLEND (Min.) blenda cadmífera.

CADMIUM (Meta.) cadmio.

CADRANS, s. ANGULOMETER.

CADUCAEUM (B. A.) caduceo.

CADUCITY (Com.) caducidad, prescripción.

CAEN STONE (Miner.) piedra de Caén.

CAESIUM (Quím.) cesio.

CAFETERIA, café.

CAFFEATE (Quím.) cafeato.

CAFFEIC ACID (Quím.) ácido cafeico.

CAFFEIN (Quím.) cafeina.

CAFFEONE, aroma del café.

TANNIC — ACID (Quím.) ácido cafeotánico.

CAFOPICRITE (Min., Quím.) cafopicrira.

CAFTAN, (Mod.) caftán.

CAG (Ton.) barril pequeño, tabal.

CAGE, jaula (Carp.) caja de escalera (Min.) jaula, (cuba de extracción) (Mec.) cajera de polea || cubierta.

— ANTENNA (Radio.) antena de jaula.

— OF CLACK VALVES (Mec.) caja de las válvulas de chapaleta.

— LIGHTNING ARRESTER, pararrayos de jaula.

— OF A WHIM (Min.) tambor, linterna.

— WORK (Tej.) randeado (Carp.) celosía.

BROOD or BREEDING — (Ap.) caja de criar pájaros.

DRAWING — (Min.) caja de extracción.

Faraday's — (Elect.) jaula de Faraday.

LARGE — FOR BIRDS (Ap.) alcahaz.

MAGNETIC — (Elect.) jaula magnética.

MINER'S — v. —.

SAFETY — (Min.) cuba de seguridad.

CAIC, CAIQUE (Mar.) esquife, chalupa, cayuco.

CAINOGENESIS (Biol.) cenogenesis, kainonegesis.

CAIRN, montón de piedras para señalar un punto dado.

CAIRNGORN (Min.) topacio falso.

CAISSON, CAISSOON (Hid.) cajón de dique (Mil.) furgón, carro de municiones || hornillo, mina portátil (Arq.) casetón, artesonado, artesón (Mar.) camello || dique flotante.

CAJEPUT OIL (Com.) aceite de cayeput.

CAKE (Pan) bollo, torta, pastel, pieza de pan (Meta.) pan, roseta, roldana, rueda de metal o escorias (Mol.) torta de orujo (jabonería) pan; (v. comb. TAN).

TO —, cocer, endurecer || coagular, cuajar.

— OF ACTIVE MATERIAL (Elect.) torta de pasta.

— COALS (Min.) hulla concreta.

— OF COLOURS (Pint.) pastilla o barra de pinturas.

— CRUSHER (Mol.) trituradora de orujo.

— OF THE ELECTROPHOROUS (Elect.) torta del electróforo.

— — GLUE (Carp.) hoja de cola.

— — GREASE (Com.) pan de sebo.

— — ROSE COPPER (Meta.) roseta de cobre.

— — SOAP, pan de jabón.

— — WAX, pan de cera.

— — UNBLEACHED WAX, marqueta.

MILL or PRESS — (Art.) galleta de pólvora de pilones o prensa.

RESINOUS — (Elect.) torta de resina (para electróforos).

CAKED, apelotonado, empegostado.

— GUNPOWDER, pólvora agrumada o apelotonada.

CAKING COAL (Min.) hulla grasa.

CALABA TREE (Bot.) calambuco.

CALABAR WOOD (Carp.) calambuco.

CALABASH, calabaza, güiro.

CALADARIS (Tej.) caladario.

CALADE (Eq.: picadero,) declive.

CALAGUALA (Bot.) calaguala.

CALAITE (Min.) calaita o calaisa, especie de turquesa.

CALAMANCO (T. l.) calamaco.

CALAMBA, CALAMBAC, CALAMBEG WOOD (Carp.) calambuco, calambar, madera de áloe.

CALARABOUR (Carp.) áloe verdoso.

CALAMBUC (Bot.) calambuco, ocuje, palo de María.

— GUM, goma de calambuco, bálsamo de María.

CALAMINE (Meta.) calamina, cadmia, mineral de cinc.

— BRASS, latón de calamina.

SILICEOUS — or ZINC ORE (Quim.) hidrosilicato de cinc.

CALAMINT (Com.) calaminta.

CALAMITE-A. (Min.) calamita.

LAMELLAR or SPARRY — (Min.) calamita lamelar, carbonato de cinc.

SILICEOUS — (Min.) cinc vítreo.

CALAMUS (Bot.) cálamo aromático.

CALASH (Carr.) calesa.

CALC, CALCAREOUS SPAR, LIME SPAR (Min.) espato calcáreo.

— SINTER (Min.) espato calcáreo estalactiforme.

— SPAR, v. —.

— TUF (Geol.) toba calcárea.

CRYSTALLIZED — (Min.) espato calcáreo estalactiforme.

CALCADIS (Quim.) vitriolo blanco.

CALCANTHUM (Quim.) calcanto, vitriolo azul, sulfato de cobre.

CALCAR (Vid.) carquesa, horno de templar, horno de cocer la loza antes de vidriarla (Meta.) horno de calcinación, reverbero, marmita.

CALCAREOUS (Min.) calcáreo.

— CEMENT, cemento calcáreo.

— SPAR, v. CALC.

— STONE (Miner.) piedra calcárea.

— TUF (Geol.) toba calcárea.

CALCEATED (B. A.) calzado (con zapatos.)

CALCEDONY (Min.) calcedonia.

CALCEDONYX (Min.) calcedonia veteada o impregnada de ónix.

CALCIC (Quim.) cálcico.

TO CALCIFY v. TO CALCINE.

CALCIMETER (Meta.) calcímetro (Quim. y Agric.) calcímetro.

CALCIMIURATE (Quim.) clorato de cal.

CALCINABLE, calcinable, incinerable.

TO CALCINATE, v. TO CALCINE.

CALCINATION, CALCINING (Quím. y Meta.) calcinación.

— ASSAY (Quím.) análisis por calcinación.

— OF IRON ORES (Fund.) calcinación de los minerales de hierro.

— — LIME STONE, cocción de la cal.

— POT, CALCINATORY (Quím.) marmita para calcinar, hornillo.

— OF WOOD, carbonización de la madera.

CALCINATED or **CALCINED IRON** (Meta.) hierro calcinado, cal de hierro.

TO CALCINE, calcinar.

— — THE FRIT (Vid.) preparar la frita.

CALCINED BONES, huesos calcinados.

— HARTSHORN, cuerno de ciervo calcinado.

CALCINER (Quím., Meta.) horno de calcinación.

CALCINING, calcinación, torrefacción.

— FURNACE, hornillo de calcinación.

— — FOR CONVERTER BOTTOMS (Fund.) estufa para los fondos de convertidores.

— ROD (Quím.) varilla de calcinación.

— TEST, cápsula o probeta de calcinar.

    DOLOMITE — KILN (Fund.) cubilote para dolomita.

CALCITE (Miner.) espato calcáreo, carbonato de cal, calcita.

CALCIUM (Quím.) calcio.

— CARBIDE (Quím.) carburo de calcio.

— CHLORIDE (Quím.) cloruro de calcio.

— CYANIDE, cianuro cálcico.

— CYANAMIDE (Quím.) cianamida cálcica; calciocianamida; nitrógeno calcáreo.

— LIGHT, luz de (carburo de) calcio.

— SOAP, jabón de cal.

— SULPHATE (Quím.) sulfato de c a l c i o; (gypsum,) yeso.

— CARBONATE OF —, CHALK, LIME-STONE (Quím.) carbonato de calcio.

TO CALCULATE, calcular.

CALCULATING MACHINE, máquina de calcular.

CALCULATION, ESTIMATION, cálculo, cómputo.

    ERRORS OF — EXCEPTED, v. P.

    ROUGH — or ESTIMATION (Com.) cálculo aproximado.

    SWITCH —S (Fc.) cálculo de los cambios de vía.

CALCULATOR, calculador, (libro o persona).

    MECHANIC — (Com.) máquina de calcular.

CALCULI INSTRUMENTS (Cir.) instrumentos para la litotricia.

CALCULUS (Mat.) cálculo.

— OF PROBABILITIES, cálculo de probabilidades.

DIFFERENTIAL — (Mat.) cálculo diferencial.

INTEGRAL — (Mat.) cálculo integral.

CALDARIUM (Arq.) baño caliente, "caldarium".

CALDRON, caldero, paila.

PERFORATED — (Tint.) caldera de cuele.

CALEBASSERIE (Meta.) método belga de refinar el hierro.

CALECHE (Carr.) carretela.

CALEFACIO GLOVES (Med.) guantes para dar fricciones.

CALEFACTION, calefacción (Vid.) calentamiento (del horno).

CALEFACTIVE, CALEFACTORY, calentador, calefactor.

CALEFACTOR, calefactor, v. CALEFACTIVE.

CALEFACTORY (Arq.) calefactorio.

TO CALEFY, calentar.

CALENDAR, calendario, almanaque.

— CLOCK, reloj calendario.

   GREGORIAN —, calendario gregoriano.

   JULIAN —, calendario juliano.

CALENDER (Pap., Tej.) calandria, satinador, prensa de satinar, v. GLAZING.

   TO —, satinar.

— BOWL, cilindro de la calandria.

— ROLLERS, laminadores.

CALENDERED PAPER (Pap.) papel satinado.

CALENDERER (T. l.) satinador de paños.

CALENDERING, satinado o satinación.

CALENDULINE (Quím.) calendulina.

CALF (Gan.) ternero.

— BINDING (Enc.) pasta de becerrillo.

— SKIN (Ten.) becerro, becerrillo.

   BULL — (Gan.) ternero.

   MARBLED — BINDING (Enc.) pasta de becerrillo jaspeado.

   PATENT LEATHER — SKIN (Ten.) becerro charolado.

   THIN — SKIN (Enc.) pergamino.

   UNDYED — SKIN, becerrillo leonado.

   YEARLING —, añojo.

TO CALIBER, v. TO CALIBRATE.

CALIBER (Tec.) calibre (Art.) calibre (Tip.) tipómetro (Ten.) tenazas de estirar las pieles.

— COMPASSES, v. CALLIPER.

— OF A NAVE (Carr., V. m.) ánima del cubo de una rueda.

— — ORDENANCE (Art.) calibre de las piezas de artillería.

— ROD, regla de calibres.

— OF RODS (Mec.) acanalador.

— RULE (Tec.) medida de calbires.

   BALL — (Arm.) pasabalas, vitola.

   FLAT or ROUND —S, pinzas de compás.

   ROLL — or CALIBRE (Elect.) calibre de alambre.

TO CALIBRATE, TO CALIBER (Elect) calibrar; v. TO STADARIZE y TO GAUGE, calibrar, graduar, contrastar || calibrar, regular, reducir a un tipo a patrón.

— — BY COMPARISON, contrastar o graduar por comparación.

— — AN ODOMETER or RECORDER (Vm.) graduar un contador kilométrico.

CALIBRATED, calibrado, contrastado.

— MACHINE, máquina calibrada.

CALIBRATING DEVICE (Elect.) aparato de contraste o graduación.

— ELECTROMETER (Elect.) electrómetro patrón o tipo.

— INSTRUMENT (Tec., Elect.) instrumento patrón o tipo.

— MACHINE (Tec., Elect.) máquina para graduar o contrastar.

CALIBRATION (Tec.) contraste, graduación, calibración.

— BOARD (Elect.) cuadro de distribución de comprobación.

— CURVE (Elect.) curva para graduar.

— or STANDARD INSTRUMENT (Elect.) instrumento de calibración o contraste.

— PRESSURE (Elect.) tensión de tipo.

— RESISTANCE (Elect.) resistencia patrón o tipo.

— TABLE, tabla o mesa de graduación.

ABSOLUTE — (Elect.) contraste absoluto.

HAND — (Tec.) contraste a mano.

INVARIABLE — OF A GALVANOMETER (Elect.) contraste invariable de un galvanómetro.

RELATIVE — (Elect., Tec.) contraste relativo.

CALICE, v. CHALICE.

CALICO, CALICOT (Tej.) calicó, percal.

— PRINTING, estampado de telas de algodón.

BENGAL — (T. A.) cambayas.

CRIMEAN — (T. A.) bocasí, catún.

EMBOSSED — (Tej.) tela estampada en seco.

FINE SYRIAN — (T. a) bazac.

INDIAN — (T. a) alibania, hamán.

INDIAN CHECKED — (T. a) chacar.

PRINTED —, indiana, tela de algodón estampada.

SURATA —, (T. a) calás.

WHITE —, indiana blanca.

WHITE INDIAN —, caniquí.

California WOOD (Carp.) madera de California.

CALIDUCT, caliductos, conductos de calor.

CALIGRAPHY, caligrafía.

CALIN (Quím.) aleación de plomo y estaño.

CALIPER, v. CALLIPERS.

CALISTHENICS, calistenia (Deriv.) calisténico.

CALK, CAULK (Herr.) ramplón.

TO CALK or **CAULK** (Mar.) calafatear (Herr.) herrar a ramplón (Dib.) calcar.

— — SLIGHTLY (Mar.) recorrer las costuras.

— — FURNACE, horno de lejías de soda.

CALKER, CAULKER (Mar.) calafate (Dib.) calcador.

—' BOY, calafatín.

—'S DOUBLE LIP BIT (Mar.) cangrejo.

—'S MAKING IRON (Mar.) hierro de meter y sentar estopas en las costuras.

—'S RAVE IRON, escoplo de calafates.

—'S TUB or BOX, caja de herramientas de calafatear.

PNEUMATIC — or CAULKING TOOL, martillo neumático de retacar o remachar.

CALKING, CAULKING (Mar.) calafateo (Dib.) (COUNTER-DRAWING,) c a l c o, calcado (Herr.) ramplón.

— CHISEL or IRON, cincel de calafatear.

— EDGE, borde de calafateo.

— HAMMER, martillo de calafatear y retacar.

— MALLET, mallo o maceta de calafate.

— SEAM, línea de calafateo.

— STAPLE or TAG (Carr.) orejas de buje de una rueda.

— STOOL, banqueta de calafate.

— TONGS (Herr.) tenazas de afilar ramplones.

— TOOL FOR CEMENT, cincel para calafatear con cemento.

HAND —, calafateo a mano.

MOVABLE —, ramplón de tornillo.

PNEUMATIC —, calafateo neumático. v. PNEUMATIC CALKER.

POINTED — (Herr.) ramplón puntiagudo o de púas.

TO PUT —S TO A HORSE (Herr.) herrar con ramplones.

CALL (Com.) llamada, convocatoria, citación || petición, demanda (Mil.) llamada (Tel.) llamada || invitación para transmitir (Telef.) llamada (Mar.) llamada, pito de contramaestre (Caz.) reclamo.

TO — (Com.) convocar, citar, llamar || demandar, pedir.

— — AT (A PLACE) (Mar.) hacer escala.

— — IN (Com.) recoger, retirar.

— — —, WITHROW FROM CIRCULATION (Ac.) desmonetizar.

— — TO GUARD, TO RELIEF (Mar.) relevar la guardia.

— — THE SOUNDINGS (Mar.) cantar el braceaje.

— — UP, s. TO RING UP (Telef.) llamar.

— BANKS AND INLETS (Hid.) diques y esclusas de regulación.

— BELL, campanilla.

— — BUTTON, BELL KEY (Fc.: blocks) botón de llamada.

CALL FOR BIRDS (Caz.) reclamo, señuelo, añagaza.

— FOR CALLING THE FLOCK (Gan.) bramadera.

— CONTROL LAMP (Telef.) lámpara de comprobación de llamadas.

— INDICATOR DISC (Telef.) indicador de llamadas de disco.

— — OF A SUB-STATION (Telef.) disco de llamada de la estación secundaria.

— or INDICATOR LAMP (Telef.) lámpara de llamada.

— MONEY, DAY-TO-DAY MONEY (Com.) dinero a corto (plazo).

— FOR MONEY (Com.) demanda de fondos.

— RELAY (Telef.) relevador de llamada.

— SIGNAL (Telef|) señal de llamada (Tel.) indicación para llamar.

— SWITCH (Telef.) conmutador de llamada.

AUTOMATIC — (Telef.) llamada automática.

HAMMER — (Telef.) martillo de cataletar y tica.

LAMP — (Telef.) llamada por medio de lámparas incandescentes.

LOCAL —S (Telef.) servicio local.

MAGNETO — (Telef.) llamada magnética.

TELEPHONE — BOX (Telef.) locutorio telefónico.

— THERMO-ELECTRIC — (Elect.) (aparato de) alarma termoeléctrica.

TO WIND A — (Mar.) tocar el pito.

Calland CELL (Elect.) pila de Calland.

CALLING APPARATUS, CALL SIGNAL DEVICE (Telef.) mecanismo de llamada.

— BATTERY (Telef.) batería de llamada.

— DYNAMO (Telef.) dínamo de llamada.

— JACK (Telef.) jack de señal de llamada.

— KEY, v. KEY.

— MACHINE, RINGER (Telef.) máquina de llamada.

— MAGNETO (Telef.) máquina generatriz de llamada.

— or CONNECTING PLUG (Telef.) clavija de conexión (para llamar).

— FOR TENDERS (Com.) sacar a subasta una construcción.

CALLIOPE (Mús.) calíope.

CALLIPER—S COMPASSES, compás de calibrar.

— SQUARE, pies de Rey, calibre para medir gruesos.

COLUMBIA —, v. SLIDING

DOUBLE BOWED —S, compás de número 8 o de doble curva.

EXTERNAL AND INTERNAL —S, compás curvo repetidor.

INSIDE —S, compás de capacidad.

INSIDE AND OUTSIDE —S, (Carp.) maestro de baile.

SCREW — or GAUGE, calibre de tornillo Palmer

SLIDING or VERNIER or COLUMBIA (A) —S, compás graduado con nonius o vernier.

VERNIER —S compás graduado vernier.

WING —S, compás de segmento, pantógrafo.

CALLOOEE HEMP, KANKHURA, RHEA (Bot.) cáñamo de rea.

CALM, calma ‖ v. DEAD OR FLAT —.

TO — (Mar.) calmar (el viento).

CALMANK (T. l) calamaco.

CALOMEL (Quím.) calomel, protocloruro de mercurio.

NATIVE — (Quím.) mercurio córneo.

CALORESCENCE (Fís., Elect.) calorescencia.

CALORIC (Fís.) calórico.

— ENERGY, energía calórica.

— or HOT AIR ENGINE, máquina calórica (de Ericsson).

— FORCE (Fís., Elect.) fuerza calórica.

— POWER (Fís., Elect.) potencia térmica o calórica.

— RECEPTIVITY (Elect., Fís.) receptibilidad térmica o calórica.

— or THERMAL UNIT (Fís.) unidad de calor, caloría.

CALORICAL EQUIVALENT (Elect., Fís.) equivalente térmico.

CALORIE (Dietética) caloría.

CALORIFER (Mec.) calorífero, calentador.

CALORIFIC (Fís.) calorífico.

CALORIMETER (Fís.) calorímetro.

ELECTRIC RESISTANCE — (Elect.) calorímetro eléctrico.

ICE — (Fís.) calorímetro de hielo.

CALORIMETRIC CONDUCTIVITY (Elect. y Fís.) conductibilidad calorimétrica.

— MEASUREMENT (Fís.) medida calorimétrica.

— PHOTOMETER, fotómetro calorímetro.

CALORIMOTOR (Fís.) calorimotor.

CALORY,, UNIT OF HEAT (Fís.) caloría.

GREAT — (Kg., cal.) (Fís.) gran caloría.

SMALL — (G. Cal.) (Fís.) caloría pequeña.

CALOTE, CALOTTE, bonete, birrete (Arq.) sombrerete, casco, casquete.

SPHERICAL — (Arq.) sombrerete o casquete esférico.

CALOTYPE (Fot.) calotipo, fotografía al papel.

— PAPER (Fot.) papel calotípico (de Talbot).

— PROCESS (Fot.) calotipia, procedimiento al papel.

CALP (Min.) cal mezclada con marna.

CALQUE (Dib.) calca.

CALTRAP, CALTROP (Fort.) abrojo de hierro para defensas (Bot.) abrojo.

CALUMBINE (Quím.) columbina.

TO CALVE (Gan.) parir la vaca.

CALX (Quím.) cal, cenizas, residuo de calcinación.

— VIVA, cal viva.

— NATIVA, cal nativa.

CALYON, pedernal || guijarro.

CAM (Mec.) leva, tope, cama, espiga de árbol, turrión, árbol con levas o camas (Tej.) corazón de un telar.

— (OF THE ECCENTRIC) (Mec.) parte saliente de una rueda excéntrica.

— BALL VALVE (Font.) válvula con flotador de leva.

— CIRCLE (Vm.) círculo primitivo de la leva.

— DISC (Mec.) disco de curvas.

— DRIVE (Vm., Mec.) impulsión por levas.

— or TAPPET GEAR (Mec., Vm.) mando de leva.

— HAMMER, martillo movido por levas.

— HOOK (Carp.) gancho, gafa.

— MILLED OUT OF THE SOLID (Vm.) árbol y leva fresados en una pieza.

— PATH (Mec.) curva motriz (del movimiento motor).

— PLATE (Mec.) disco de leva.

— RELIEVING GEAR (Mec., Fc.) sujeción por excéntrica.

— RING (Mec.) anillo con levas.

— SHAFT (Mec., Vm.) árbol con levas || eje o árbol de distribución (Tej.) corazón de telar.

— — BEARING (Mec., Vm.) soporte o cojinete o chumacera del árbol de distribución.

— SHOE (Mec.) tope de la leva.

— SPINDLE (Máq. de forjar) eje del martillo.

— WITH VARIABLE LIFT (Mc., Vm.) leva para levantamiento variable.

— WHEEL (Mec.) rueda de levas o camas.

— WOOD (Carp.) madera roja de Angola.

CORRECTING — leva de corrección (para aparatos telegráficos, etc.).

HEART SHAPED — (Mec.) leva en corazón.

INVOLUTE — (Mec.) leva de caracol o hélice.

LIFT OF — (Vm.) levantamiento de la leva.

MAKE AND BRAKE — (Vm.) leva de distribución del encendido.

PRINTING — (Tip., Elect.) leva de impresión.

TAPPED or — DRUM, (Fund.) disco de levas.

TRIANGULAR — (Mec.) leva triangular.

CAMAIEU, camafeo (Pint.) camafeo, esquicio, grisalla.

CAMAIL (Bl.) lambrequín.

CAMBER, comba (Carp.) viga arqueada o combada (Aeron.) comba || convexidad o elevación de una curva, etc. || flecha.

CAMBER OF CURVATURE OF THE SPRING, flecha del resorte.

HEIGHT or PITCH OF —, altura de flecha.

CAMBERED BEAM (Arq.) viga cimbrada o combada.

— DECK (Mar.) cubierta quebrantada.

— PLANES (Av.) planos combados.

— SLIP (Alb.) tablilla arqueada.

— TREAD (Vm.) superficie de rodamiento bombeada.

CAMBERING, corvadura, alabeo, comba.

— OF THE KEEL (or OF THE DECK) (Mar.) quebrantadura o comba o alabeo de la quilla (o de la cubierta).

CAMBIST (Com.) cambista (de moneda).

CAMBLET v. CAMELOT.

GAMBOGE (Farm.) gutigamba, goma guta.

CAMBRIC, LINEN —, (Tej.) batista, cambray.

— MUSLIN (Tej.) percal.

— PAPER (Pap.) papel de seda.

— YARN (Tej.) hilo finísimo.

COARSE — (Tej.) cambrayón.

FINE — (Tej.) batista, olán clarín.

UNBLEACHED — (Tej.) cambray crudo.

IMITATION — (T. a.) batista u olán de algodón.

CAME (Vid.) torno de vidriero || media caña para asentar vidrios.

CAMEL (Zool.) camello (Mar., Mec.) camello.

—'S HAIR (Com.) pelo o lana de camello.

— — SOCKS, calcetines de pelo de camello.

CAMELEON, MINERAL — (Miner.) camaleón mineral, oximanganato de potasa.

CAMELOT, CAMLOT, CAMLET (Tej.) camelote.

BRUSSELS — (Tej.) carro de oro.

HAIR (Tej.) camelote de pelo.

WATERED — (Tej.) camelote de aguas.

CAMEO, CAMAIEU (Joy.) camafeo.

— CUTTING or ENGRAVING, litoglifia.

CAMERA LUCIDA (Fis.) cámara lúcida.

— MAN (Cinema) camarista, fotógrafo de cine.

— OBSCURA (Opt.) cámara obscura.

— STAND (Fot.) pie de la cámara.

BELLOWS — (Fot.) cámara de extensión en forma de fuelle.

EXPANDING — (Fot.) cámara extensible.

FOLDING — (Fot.) cámara plegadiza.

SOLAR —, cámara solar.

STEREOSCOPIC —, cámara estereoscópica.

CAMERATED (Arq.) arqueado.

CAMERATION (Arq.) arqueadura, aboveda-miento.

CAMIAS Bot.) camias, bilimbín, "Averrhoas bilimbi".

CAMION (Fc., Vm.) camión.

CAMISOLE (Mod.) camisola.

CAMLETED (Tint.) jaspeado.

CAMLETINE (Tej.) camelotillo.

CAMLOT, v. CAMELOT.

CAMOMILE (Bot.) camomila, manzanilla.

CAMOUFLAGE (Mil.) camuflage.

TO —, despistar o disfrazar con camuflage.

CAMOUFLET (Mil.) petardo u hornillo (Min.) petardo, humazo.

CAMP (Mil.) campo, campamento.

TO — (Mil.) acampar.

— BED (Mil.) lecho o catre de campaña.

— CEILING (Arq.) techo abohardillado.

— CHAIR (Eban.) silla de tijera.

— COLOURS (Mil.) banderetas, banderines.

— FORGE, FIELD FORGE, TRAVELLING FORGE (Mil.) fragua de campaña.

— KETTLE (Mil.) olla de rancho.

— KIT (Mil.) cofre de campaña.

— KITCHEN (Mil.) fogón, cocina de campaña.

— SHEETING (Hid.) cajón de pilotes.

— TABLE (Eban.) mesa plegadiza.

FLYING — (Mil.) campo volante.

TO BREAK UP THE — (Mil.) levantar el campo, plegar tiendas.

CAMPAIGN (Mil.) campaña.

CAMPANA (Arq.) campana, vaso del capitel.

CAMPANILE (Arq.) campanil, campanario de iglesia || linterna, parte superior de una cúpula.

CAMPEACHY WOOD, LOG WOOD (Tint.) palo de Campeche (por extensión: de Jamaica o Nicaragua).

CAMPESTRAL, campestre, rústico.

CAMPHANIC or CAMPHORANIC ACID, ácido canforánico.

CAMPHENE, CAMPHINE (Quím.) canfina, alcanfeno.

CAMPHER SCENT (Quím.) canforina.

CAMPHIRE TREE (Bot.) laurel alcanfor.

CAMPHOGEN (Quím.) alcanfógeno, carburo de hidrógeno.

CAMPHOMETYLIC (Quím.) ácido metílico canforoso.

CAMPHOR (Quím.) alcanfor.

TO —, alcanforar.

— OIL (Quím.) aceite alcanforado.

— TREE (Bot.) alcanforero, árbol de alcanfor.

— WOOD, madera de alcanfor.

CAMPHORATE, alcanforado (Quím.) canforato.

CAMPHORIC ACID (Quím.) ácido alcanfórico o canfórico.

CAMPHORIDE (Quím.) canforuro.

CAMPHORINIC ACID (Quím.) ácido canforínico.

CAN, vasija de metal, cazo o bote de metal (Com.) lata (Mar.) gabeta (Tej.) canilla (Elect., Quím.) recipiente.

— BUOY (Mec.) boya cónica o de baliza.

— OF A FINISHING CARD (Tej.) caja.

CAN FASHION PIECE (Mar.) aleta revirada.

— FRAME (Tej.) linterna giratoria.

— HOOK (Com.) gafas (Fund.) tenazas para lupias (Mar.) mordazas para transportar bombas.

— KNIFE or OPENER (Com.) abrelatas.

— ROVING FRAME (Tej.) máquina giratoria de torcer el hilo.

— — MACHINE (Tej.) máquina de torcer el hilo (antes de encanillarlo).

— SOLDERING MACHINE, máquina de soldar latas.

ACCUMULATOR — (Elect.) recipiente o vaso de acumulador.

OIL —, aceitera, alcuza.

OIL — WITH REMOVABLE NOZZLE, aceitera o alcuza de pico móvil.

PETROL —, bidón de gasolina.

SAFETY —, lata o bidón inexplosible.

TIN — (Com.) lata, bote de hoja de lata.

Canada BALSAM, bálsamo de Canadá, (Abies balsamea).

— SUGAR, azúcar de arce.

CANADIUM (Quím.) canadio.

CANAL (Agric.) canal, acequia, zanja (Hid.) canal, canal de irrigación (Arq.) estría, media caña (Téc.) canal, conducto.

— BETWEEN TWO FLOODGATES (Hid.) cuerpo de esclusa.

— OF THE LARMIER (Arq.) canal de alero de tejado.

— LOCK (Hid.) esclusa de canal.

— FOR NAVIGATION, canal de navegación.

— NAVIGATION, canalización.

— RAYS (Fís.) rayos canales.

— UNDER THE WATER WHEEL (Mol.) caz.

DEAD —, canal a nivel.

SQUARE — (Min.) reguera, atarjea.

TO DIG —S, canalizar.

CANALISATION, canalización.

CANARD (Aeron.) canard.

CANARY GRASS (Bot.) trigo de Canarias.

— SEED (Bot.) alpiste.

— WINE (Lic.) vino de Canarias.

CANASTER (Com.) cesto de tabaco.

CANCEL (Tip.) uña, escartibana.

TO — (Com.) cancelar, anular, nulificar (Tip.) poner escartibanas.

CANCELLATION (Com.) cancelación.

CANCELLI (Arq.) ventana con celosías.

CANCELLING STAMP, OBLITERATOR (Com.) timbre o sello de cancelar.

— KEY, v. KEY.

CANCER (Ast.) Cáncer, el Cangrejo (Agric.) cáncer.

CANCRINITE (Min.) cancrinita, silicato de alúmina, sosa y cal.

CANDELABRE, candelabro.

CANDELABRUM (Arq.) candelabro, blandón.

— TORCH, LARGE — — tedera.

CANDELILLA (Bot.) candelilla, "Pedilanthus pavonis".

— WAX, cera de candelilla.

CANDENT, candente (Pir.) al blanco.

CANDID, cándido, blanco.

CANDIED, ICED (Dulc.) confitado, garapiñado, almibarado.

— ALMONDS (Dulc.) almendras garapiñadas.

— FRUITS (Dulc.) frutas almibaradas.

— LEMON PEELS (Dulc.) cáscaras de limón almibaradas o confitadas.

TO CANDIFY (Dulc.) garapiñar en azúcar.

CANDITE (Min.) candita.

CANDLE, v. comb. STANDARD, Jamin, etc. (Com.) vela (Min.) lámpara de mina (Tec.) bujía.

— BALANCE (Elect.) balanza de bujía.

— BRANCH, brazo de candelabro.

— BROACH, espita de hacer velas.

— BURNER, mechero de bujía.

— END, cabo de vela.

— HOLDER, portavela.

— HOUR (Elect.) bujía hora.

— LAMP, farol de vela.

— LIGHTER, encendedor de velas.

— MAKER, velero.

— MOULD, molde de vela.

— — FRAME, armadura de los moldes de vela.

— ORNAMENT, arandela.

— PLANE (velería) escariador.

— POWER (Fís.) intensidad de una bujía.

— ROD, vara del portavelas.

— SAFE, apura cabos.

— SHADE, pantalla.

— SPRING, espiral del portavelas.

— PER SQUARE METER (Fís.) bujía por metro cuadrado.

— STUFF, sebo para velas.

— WICH, pabilo.

DECIMAL — (Elect.) bujía decimal.

FUMIGATING —, velas para fumigar o desinfectar.

GERMAN UNIT —, (Elect.) bujía normal alemana.

GERMAN WAX —, vela de estearina.

Hefner — (Elect.) bujía Hefner.

Jablochko.. — (Elect.) bujía Jablochkoff.

METER — (Elect.) bujía métrica.

NOMINAL — (Elect.) bujía nominal.

PARAFFINE — (Com.) vela de parafina.

ROMAN — (Pir.) vela romana.

STANDARD — (Elect.) bujía normal.

STEARIC — vela esteárica o de estearina.

WAX —, vela de cera.

CANDLESTICK, candelero.

BED —, palmatoria.

BRANCHED —, candelabro, araña.

CHURCH — (O. ec) blandón.

CANDY (Az.) azúcar cande o candi (Dulc.) dulce, confitura.

TO —, garapiñar o almibarar en azúcar, confitar.

— SUGAR, azúcar candi o cande.

CANE (Mueb.) rejilla (Com.) bastón, caña (Bot.) junco, caña.

— OF AN ARBOR (Mec.) cama o leva de un árbol.

— BRAKE (Bot.) juncal.

— CHAIR (Mueb.) silla de mimbres || silla de rejilla.

— FIELD (Agric.) cañaveral.

— HARVESTER (Agric.) segadora de caña.

— JUICE, (F. az.) jugo o zumo de caña, guarapo.

— SYRUP (F. az.) miel o melado de caña.

— KNIFE (Agric.) machete.

— OF LEAD (Font.) barra de plomo para soldar.

— MILL or PRESS (F. az.) trapiche, molino de caña.

— SPIRIT, aguardiente de caña.

— SPLITTER, abridor de cañas o juncos.

— STRIPPER, desbarbador.

— TOPS (Agric.) cogollo de caña.

— CUTTER, cortador de cogollos de caña.

— TRASH (F. az.) bagazo, paja.

— WORKER, cestero || enrejillador || banastero.

SUGAR —, caña de azúcar.

CANEPHORA (Arq.) canéfora.

CANER (Mueb.) enrejillador.

CANICULAR, canicular.

CANIS MAJOR (Ast.) el Can mayor.

— MINOR (Ast.) el Can menor.

CANKER (Agric.) cáncer, moho.

TO CANKER, enmohecerse, tomarse de orin (Quím.) oxidarse.

CANKEROUS GROWTH (Bot.) cáncer de la madera.

CANNABIS (Bot.) cáñamo.

CANNEL (Grab.) cara del buril.

— or CANDLE COAL (Min.) carbón de ampelita, de hulla grasa de llama larga.

CANNEL (Tint.) tintura oscura de anilina.

CANNEQUIN (T. a.) canequín.

CANNON (Art.) cañón (Mec.) cilindro hueco, virola.

— HANDLE, EAR, asa, oreja, orejilla.

— BALL (Art.) bala de cañón.

— FOUNDRY (Art.) fundición de cañones.

CANNON HOLE (Mar.) tronera, cañonera.
— METAL, metal de cañón, (bronce).
— POWDER, pólvora de cañón, pólvora gruesa.
— PROOF, a prueba de cañón || prueba de un cañón.
— SHOT (Art.) cañonazo.
CANNONADE, cañoneo.
CANNONEER, cañonero, artillero.
CANOE, canoa, bote, cayuco, piragua, esquife.
BARK — (Com.) canoa hecha en una corteza de árbol.
CANON (Tip.) canon, tipo canon (Cir.) aguja, fíbula (Equit.) parte del bocado que queda dentro de la boca del caballo.
— BIT (Equit.) bocado del freno || curva de la embocadura del bocado.
— PINION (Rel.) piñón del caracol.
DOUBLE or GREAT — (Tip.) canon doble.
FRENCH — (Tip.) letra de misal.
CANOPIED, adoselado.
CANOPIES (Arq.) resaltos o saledizos de un arco gótico.
CANOPUS (Ast.) Canopo (de la Constelación de Argos) (Cer.) jarra egipcia.
CANOPY (Arq.) rosel || baldaquino ciborium (Mueb.) dosel, pabellón.
— BED (Mueb.) cama de dosel.
— OF A BED, dosel de cama, baldaquino.
CANROYING (T. l.) tundir el paño en caliente.
CANT (Tec.) canto, esquina, ángulo, filo de inclinación (Arq.) escuadra, ángulo (Com., Jur.) almoneda pública (Ton.) duela de cabeza.
TO — inclinar, oblicuar, poner de canto (Arq.) escuadrar (Carp.) chaflanar (Mar.) revirar.
— OVER (Aviac.) volcarse.
— BOARD (Carp.) tabla en bisel.
— CHISEL (Herr.) buril triangular, escoplo en bisel.
— DOG (Agric., Mader.) palanca de gancho para dar vuelta a los troncos.
— FILE, lima triangular o de picadura triangular.
— FRAMES (Mar.) cuadernas reviradas o escantilladas.
— HOOK (Carp.) gafa, gancho (Mar.) gafa para revirar.
— HOOP (Carp.) gafa circular.
— MOULDING (Carp.) moldura descantillada.
— OF THE RAIL (Fc.) inclinación del carril hacia adentro de la vía.
— RIBBANDS (Mar.) vágaras.
— TIMBERS (Mar.) cuadernas o astas reviradas.
— OF THE TRACK (Fc.) peralte de los carriles.

CANTALIVERS, CANTILEVERS, MUTULES (Arq.) canecillo, modillón.
— BRACKET POST (Fc.) poste semafórico de consola.
— ROOF, v. ROOF.
CANTALOUPE (Bot.) melón.
CANTEEN, CANTINE (Arq.) cantina (Mil.) cantina.
CANTER (Equit.) medio galope, galope corto.
TO —, galopar.
TO BREAK INTO A — (Equit.) pasar del trote al galope.
CANTERBURY (Mueb.) estante para música.
CANTERING (Equit.) galope corto, medio galope.
CANTHARIDES (Zool.) cantáridas.
CANTHARIDINE (Quím.) cantaridina.
CANTILEVER, v. CANTALIVER.
— BRIDGE, puente de voladizo o "cantilever".
CANTING (Carp.) chanfle.
— or TILTING OVER OF THE RAILS (Fc.) derribación de los rieles (acción de derribarlos).
— WHEEL (Mec.) rueda de corona, erizo.
CANTLE, borde, orilla || fragmento.
— PLATE (Talab.) plancha de refuerzo del borren trasero de una silla de montar.
— STRAINER, atesador de la cincha.
CANTON (Geo.) cantón, distrito (Arq.) ángulo saliente de pilar o de cornisa.
— CRAPE (T. l.) burato.
— FLANNEL (Tej.) flanela de algodón.
CANULA, cánula, tubo pequeño.
CANVAS, CANVASS (Tej.) canevás, cañamazo, (Mar.) velamen, aparejo || lona, tela de cáñamo (Mil.) tienda de campaña (Pint.) lienzo.
— BUCKET WITH OUTLET VALVE IN BOTTOM, cubo de lona con válvula en el fondo.
— CUTTER, cuchilla para lona.
— FOR EMBROIDERING, canevas, angeo.
— HOOD (Vm.) capota de tela o americana.
— HOSE, manguera de lona.
— MUD GUARD (Vm.) aleta de lona (del coche).
— PAPER (Pap.) papel de canevas.
— PONTOON, pontón de lona embreada.
— RUDDER (Aviac.) timón de vela o lona.
— SCREEN, SCREEN, (Hort.) abrigaña.
— SLEEVES (Mil.) manguitos de lona usados por los artilleros.
— STRETCHER (Pint.) atesador.
— FOR TAPESTRY, canevas || cañamazo.
— YARN (Tej.) hilo de velero.
BLIND —, marquesa, marquesina, toldo de ventana.
PANELLING or DOUBLING —, tela de forrar.

PRIMED —, tela de lino estampada.

UPHOLSTERERS — (Tej.) angeo.

CAOUCHOUC, INDIA RUBBER, GUM ELAST-IC (Bot.) caucho, goma elástica (H. A.) hule.

— BLACKING, betún de caucho.

— TISSUE, tejido de caucho.

— TREE (Bot.) árbol de caucho.

BLACK DYED —, ebonita.

FOSSIL or MINERAL —, elaterita, caucho fósil.

VULCANIZED —, caucho vulcanizado.

CAP, gorro, gorra (Arq.) chapitel (Top.) cima, cúspide, cumbre (Arm.) cápsula, casquillo, fulminante (Alb.) coronamiento (Min.) capa (Rel.) guardapolvo (Fc.) virola (Carr.) cebolla (Quím.) cúpula de retorta (Font.) Cebolla (Hid.) albardilla (Art.) sombrerete del mortero (Mec.) chapaleta || casquete, sombrero, cúpula || cubeta (Carp.) dintel, pasamanos (Enc.) encapilladura, capillo (Elect.) casquillo.

TO — (Art.) cebar un arma (Arq.) coronar.

— — A BOTTLE (Lic.) encapillar una botella.

— — — FUSE (Art.) poner el pergamino a la espoleta.

— — — MAGNET, armar un imán.

— — THE PILES (Hid.) encapillar los pilotes.

— — A ROPE (Mar.) forrar de lona el chicote de un cabo.

— OF AN AIR CONDUIT (Min.) capillo de un ventilador.

— BAR (Tej.) barra de corona.

— OF A BELL, cabeza de campana.

— — — BLOCK (Mar.) caja de motón.

— — —BOBBIN (Tej.) coronilla de carretel.

— BOLT, perno capuchino.

— BOX (Art.) caja de empaque de fulminantes.

— CASE (Com.) saco, alforja.

— WITH EAR FLAPS, gorra con orejeras.

— OF A GUN (Art.) planchada de cañón.

— HOLE (Min.) primera perforación.

— KEY, BOX WRENCH (A) llave cerrada o de grifos.

— MAKER (Com.) gorrero, bonetero.

— WITH NIPPLE (Fc.) sombrerete con tubuladura roscada.

— NUT, SCREW —, tuerca tapón con rosca.

— PAPER (Pap.) papel de estraza.

— PEAK (Somb.) visera de cachucha.

— PIECE (Arq.) dintel (Mec.) cojinete superior.

— POCKET (Mil.) pistolera.

— POT (Vid.) crisol cubierto.

— OF THE POLE RINGS (Carr.) casquillos.

— — — PRESS (Tip.) capillo de la prensa.

— — — REVERBERATORY FURNACE, cúpula.

CAP RIM (Mec.) reborde o ala del pistón de sombrerete.

— ROCK (Ing.) terreno muerto.

— SCREW (A), TAP BOLT, tornillo central.

— — (BEARING), — BOLT, BINDER BOLT (Mec., Fc.) tornillo de la tapa (de cojinete o chumacera).

— SHELL (Art.) cápsula sin cargar.

— SHORE (Mar.) puntal del tamborete.

— SILL (Min.) cumbrera, cabezal del bastidor de una mina.

— SQUARE BOLT (Carp.) perno capuchino.

— — — JOINT, b. — — KEY.

— STONE (Geol.) oolito fósil.

— OF A SUCTION VALVE (Mec.) casquete de la chapaleta.

AXLE —, sombrerete de eje.

BAYONET — (Elect.) casquillo de bayoneta.

CENTRAL CONTACT — (Elect.) casquillo de contacto central.

CHEEK —, (Máq. de aserrar) mordaza del porta sierra.

CONCENTRIC — (Elect.) casquillo concéntrico.

DOUBLE — (Pap.) papel de 17 x 28 pgs.

Edison SCREW — (Elect.) casquillo Edison.

FLAT — (Pap.) papel de 14 x 17 pulgadas.

FOOLS — (Pap.) papel de siete y media por doce a ocho un tercio por catorce pulgadas inglesas.

GLOW-LAMP — (Elect.) casquillo de lámpara.

LEGAL — (Pap.) papel de siete y media por veinticuatro a ocho y media por veintiocho pulgadas inglesas; papel de actuaciones, papel para documentos (judiciales).

LOCKING — (Fc.: carriles,) sombrerete de detención.

MAIN — (Mar.) tamborete mayor.

MAIN TOP MAST — (Mar.) tamborete de gavia.

MIZZEN — (Mar.) tamborete de mesana.

MIZZEN TOP MAST — (Mar.) tamborete de sobremesana.

NIGHT — (Indum.) gorro de dormir.

PISTOL — (Arm.) casquete de la coz.

POLE — (Elect., Fc.) cubierta de poste.

PROTECTING — (IN SWITCHS) (Elect.) capa; (IN CABLES,) cubierta protectora (laboratorios,) gorra de protección.

RADIATOR — (Vm.) tapa del radiador.

SCREWED —, obturador o casquete roscado.

Siemens — (Elect.) casquillo Siemens.

SQUARE — (Indum.) bonete.

Thomson-Houston — (Elect.) casquillo Thomson-Houston.

UMPRIMED — (Arm.) pistón sin cebar.

WOODEN — (Tej.) corona de huso.

CAPACIOUS, capaz, espacioso.

CAPACITANCE, capacitancia. Op. v. INDUCT-ANCE.

CAPACITIVE (Elect.) capacitivo.

— COUPLING (Elect.) acoplamiento capacitivo (por condensadores).

— REACTANCE (Elect.) reactancia capacitiva.

CAPACITY, capacidad (Aeron.) capacidad, contenido, volumen (Elect.) capacidad, poder (ABILITY OF AN ELECTRIC CIRCUIT), capacidad (A SOURCE OF CAPACITY,) capacidad.

— COUPLING, v. CAPACITIVE COUPLING.

— REACTANCE, v. CAPACITIVE REACT-ANCE.

CAPADE (Somb.) pieza.

CAPARISON (Arm.) barda, armadura del caballo. (Tal.) caparazón.

TO — (Equit.) engualdrapar.

CAPE (Mar.) cabo, promontorio (Mil.) capucha, capote con capucha.

— CHISEL, lengua de carpa.

— FEMALE (Com.) pluma de avestruz hembra.

CAPPED LUBRICATOR NIPPLE, s. CAP OIL LUBRICATOR.

CAPELINE (Arm.) capellina, casquete de hierro.

Capella (Ast.) Capela (de la constelación Auriga).

CAPELLET (Vet.) esparaván.

CAPELLING FURNACE, horno de secar.

CAPER (Bot.) alcaparra.

— BUSH or TREE (Bot.) alcaparrero.

LARGE — (Bot.) alcaparrón.

PICKLED —S (Com.) alcaparras en vinagre.

CAPILLARITY, CAPILLARINESS (Fís.) capilaridad.

CAPILLARY (Fís.) capilar.

— ACTION or ATTRACTION (Fís.) atracción capilar.

— BAROMETER (Fís.) barómetro capilar.

— BOTTLE, frasco capilar.

— CURRENT (Elect.) corriente capilar.

— ELECTRIC MOVEMENT (Elect.) movimiento electrocapilar.

— ELECTROMETER (Elect.) electrómetro capilar.

— FILTER (Fís.) filtro capilar.

— NATIVE COPPER (Min.) cobre nativo filamentoso.

CAPILLARY PYRITES (Miner.) níquel sulfurado capilar.

— TUBE (Fís.) tubo capilar.

CAPING (Hid.) albardilla (Rel.) guardapolvo.

CAPISTRUM (Cir.) cabestro.

CAPITAL (Com.) capital (Cont.) capital (Arq.) capitel (Tip.) mayúscula (Geo.) capital (de Estado o provincia).

CAPITAL OF A BASTION (Fort.) capitel de un baluarte.

— LEES (Quím.) lejía fuerte de potasa.

— LETTERS, INITIALS, —S (Tip.) letra mayúscula, inicial.

— LEVY (Ec., Polit.) impuesto sobre el capital.

— SHIP (Mar., Mil.) buque de guerra de más de 10,000 toneladas.

— STOCK (Com.) capital.

CAPITALIST (Com.) capitalista.

TO CAPITALIZE (Com.) capitalizar, acumular || reducir la renta a capital.

CAPITOL (Arq.) capitolio.

CAPNODIUM (Bot.) capnodio.

CAPON (Corr.) capón.

CAPONNIERE (Fort.) caponera, especie de camino cubierto.

CAPPADINE, cadarzo, seda basta de capullo (Com.) tela de cadarzo.

CAPPARIS (Bot.) alcaparrero.

CAPPARRUS (Mar.) broma.

CAPPED (Rel.) con guardapolvo.

— RAIL (Fc.) riel o carril con cara de acero.

CAPPER (Com.) gorrero, fabricante o vendedor de gorras.

CAPPING (Alb.) coronamiento o albardilla (Carp.) solera || pieza superior de un marco.

— BRICK (Alb.) ladrillo para coronamiento rebajado en bisel.

— OFF (Vid.) estallido.

— PIECE (Carp.) solera.

— PLANE (Carp.) cepillo para hacer pasamanos.

— PLATE (Carp.) dintel.

CAPPOT (Vid.) crisol cubierto.

CAPRIC ACID (Quím.) ácido cáprico.

CAPRICORN (Ast.) Capricornio (B. A.) capricornio.

TROPIC OF — (Geo.) trópico de Capricornio.

CAPRIFICATION (Hort.) caprificación.

CAPRIFOLE, CAPRIFOLIUM (Bot.) madreselva silvestre.

CAPRIOLES (Equit.) cabriola.

CAPROIC ACID (Quím.) ácido caproico.

CAPRYLIC ACID (Quím.) ácido caprílico.

CAPSHEART (Mar.) vigota.

CAPSICUM (Bot.) pimiento.

TO CAUSIZE (Mar.) trabucar || volcar o zozobrar.

CAPSQUARE (Art.) sobremuñonera, filete, moldura.

— BOLT, s. CAP.

— KEY AND CHAIN (Art.) chaveta y cadenilla de sobremuñonera.

CAPSTAN, CAPSTERN (Mar.) cabrestante (Mec.) cabrestante, cabria, grúa || cigüeña || malacate.

CAPSTAN BARS (Mar.) barras de cabrestante.
— **BARREL**, cuerpo o eje de cabrestante.
— **CHOCKS**, cuñas de cabrestante, entremiches y tacos.
— **DRUMHEAD** (Mar.) cabeza o sombrero de cabrestante.
— **HAND WHEEL** (Mec., Mar.) rueda de timón (volante de rueda de timón).
— **HEAD SLIDE. b. SLIDE.**
— **HOLE**, bocabarra de cabrestante.
— **PINS**, pernillos del cabrestante.
— **SPINDLE**, binola o mecha del cabrestante.
— **STEP** (Mar.) carlinga del cabrestante.
— **WHELPS** (Mar.) guardainfantes del cabrestante.
CHINESE or DIFFERENTIAL — (Mec.) cabria chinesca, diferencial.
CRAB — (Mar.) cabrestante pequeño.
HORSE — (Min.) baritel.
HYDRAULIC —, cabrestante o torno hidráulico.
MAIN — (Mar.) cabrestante mayor.
CAPSULAR, capsular, en forma de cápsula.
CAPSULE (Quím.) (EVAPORATOR,) cápsula (Mil.) cápsula || cartucho metálico.
CAPTAIN (Mil.) capitán || jefe, comandante (Mar.) capitán (Min.) capataz de mina.
— **DRESSER** (Min.) jefe de explotación de una mina.
— **OF A GUN** (Mar.) cabo de cañón (Art.) jefe de pieza.
— — **THE FORE TOP** (Mar.) gaviero de proa.
— — — **HOLD** (Mar.) bodeguero.
— — — **MAIN TOP** (Mar.) gaviero mayor.
— — — **MAST** (Mar.) gaviera de mesana.
BOTTOM — (Min.) capataz del fondo de las minas.
CAPTIVE BALLOON (Aviac.) globo cautivo.
CAPTOR (Mar.) apresador.
CAPTUR (Mar.: Jur.) captura, presa o apresamiento.
TO — (Mar.) capturar (Mec.) detener, fijar, sujetar.
CAPUCHIN (Cost.) capucha, capotillo.
CAPUCHINE (Arm.) abrazadera.
CAR (Ast.) Carro, Osa Mayor (Fc.) carro, vagón coche (Vm.) carro, coche, automóvil, "auto" (Carr.) carro, carreta (Aviac.) barquilla.
— **AXE**, eje de carro.
— **BASKET**, alambrera.
— **BODY, BODY** (Carr., Vm.) caja del coche.
— **BOX** (Fc.) caja de sebo.
— **BRAKE**, freno.
— **BUFFER**, aparato de seguridad para coches.
— **BUMPER** (Fc.) tope de choque o de seguridad.

CAR COVER or TARPOULIN (Vm.) cubierta o funda del coche.
— **COUPLING** (Fc.) enganche o conexión de carros.
— **ELEVATOR** (Fc.) ascensor para vagones.
— **FITTINGS** (Fc.) accesorios para carros.
— **AND FURNITURE PLUSHES**, felpa para carros y muebles.
— **FORGINGS**, piezas forjadas para carros.
— **FRAME** (Vm.) bastidor, "chassis" (pronúnciase: chasis).
— **HEATER**, estufa para carros.
— **HUNG ON ROLLERS** (Vm.) barquilla suspendida sobre rodillos.
— **INSULATION** (Fc.) material aislador para vagones.
— **JACK**, gato, crick para vagones.
— **KILOMETER or MILE** (Fc.) vagón kilómetro.
— **LOADING MACHINERY** (Fc.) maquinaria para cargar vagones.
— **LOUNGE** (Fc.) sillón de carro.
— **PLATFORM** (Fc.) plataforma de carro o vagón.
— **PLUSH**, felpa para vagones.
— **PUSHER**, empujador de vagones.
— **REPLACER** (Fc.) encarrilador de vagón || calzo-plancha.
— **FOR ROPEAWAYS**, carro de suspensión.
— **SCALES** (Fc.) básculas para vagones.
— **SEAT** (Fc.) asiento de vagón (Vm.) asiento de automóvil.
— — **ARM LOCK** (Fc.) cerradura de asiento de vagón.
— — **SPRINGS**, resortes para asientos de vagones.
— **SHED FROG** (Fc.) aguja para el depósito.
— **SPRING** (Fc.) resorte o muelle de vagón (Vm., carr.) muelle de coche.
— **STEPS AND TREADS** (Fc.) escalerillas y estribos para vagones.
— **TRUSS**, armazón de vagón.
— **VENTILATOR** (Fc.) ventilador de vagón.
— **UNDERFRAME** (Fc.) bastidor inferior de carro.
— **WHEEL** (Fc., Carr.) rueda de carro.
— — **PRESS, HYDRAULIC** — — (Fc.) prensa hidráulica para montar ruedas de vagón.
— — **TYRES**, llantas para ruedas de vagón.
— **WINDOW BALANCE** (Fc.) contrapeso para ventanas de vagones.
— — **CASING, METALLIC**, (Fc.) marcos (metálicos) para ventanas de vagón.
AERIAL — (Aviac.) barquilla (Fc.) carro de ferrocarril aéreo o elevado.
BUFFER — (Fc.) vagón de seguridad.
BOX — (Fc.) carro de cajón.

BOX CATTLE — (Fc.) carro de cajón para ganado.

BURDEN — (Fc.) carro de carga.

CABIN or CABOOSE or CONDUCTOR'S — (Fc.) carro del conductor, "cabús".

CATTLE — (Fc.) carro de ganado.

CHAIN DRIVEN — (Vm.) coche con transmisión por cadenas.

COAL — (Fc.) carro de carbón.

COAL DUMP — (Fc.) carro de carbón de volteo.

CRANK HAND — (Fc.) carrito de cigüeña.

DERRICK — (Fc.) carro de grúa o de aparejo (para reparaciones).

DOUBLE DECK — (Fc.) carro de dos pisos (Vm.) ómnibus de dos pisos.

DUMP — (Fc.) carro de volteo.

DYNAMO or LIGHTING — (Fc.) coche de alumbrado.

EXPRESS — (Fc.) carro de expreso.

FLAT — (Fc.) carro de plataforma, plataforma.

FREIGHT — (Fc.) carro de carga o de mercancías.

GONDOLA — (Fc.) carro góndola.

GRAVEL — (Fc.) carro para arena o balasto.

HAND — (Fc.) carrito de mano.

HOPPER BOTTOM — (Fc.) carro de tolva.

HORSE — (Fc.) carro de tracción animal.

HORSE — LINE (A), HORSE TRAMWAY (Fc.) línea de tracción animal.

ICE — (Fc.) carro de hielo.

LIGHTING — (Fc.) coche con instalación de alumbrado.

MAIL — (Fc.) coche correo.

MOTOR —, AUTOMOBILE (Vm.) coche automóvil, automóvil, "auto".

OIL — (Fc.) carro o carro tanque de aceite.

ORE — (Fc.) carro cajón para minerales.

PASSENGER — (Fc.) vagón de pasajeros.

PUSH — (Fc.) carro de conexión.

RAIL-LAYING — (Fc.) vagón para asentar la vía.

RESTAURANT — (Fc.) coche restaurante.

REVERSIBLE — (Fc., tranvías) carro de dos cabezas.

REVOLVING — (Fc.) carro giratorio.

SLEEPING — (Fc.) carro o coche dormitorio, "pullman".

SHUNTING OF —S (Fc.) formación de los vagones.

STOCK — (Fc.) carro de ganado.

STREET —, tranvía.

SUMMER STREET —, tranvía de verano.

TANK — (Fc.) carro tanque.

TRANSFER TABLE FOR —S (Fc.) transbordador para vagones.

TOOL — (Fc.) carro de herramientas.

TO PULL A — PAST THE POINTS (Fc.) hacer pasar las agujas a los vagones.

TO PUSH THE —S BACK (Fc.) cejar, recular o empujar hacia atrás los vagones.

TO PUSH THE —S OFF (Fc.) empujar los carros hacia la albardilla.

TO WARM or HEAT THE — (Fc., Vm.) calentar el coche.

CARABINE (Arm.) carabina.

— BELT (Arm.) porta mosquetón, banderola.

— BUCKET (Arm.) caja de la carabina.

— RIB NAIL (Arm.) tornillo de gancho de la carabina.

CARAC, CARACK (Mar.) carraca.

TO CARACOL (Equit.) caracolear, hacer caracolear al caballo.

CARACOLE (Equit.) caracoleo (Arq.) escalera de caracol.

CARACUL (Rec.) var. de Karakul.

CARAFINE (Vid.) garrafa.

CARAMEL (Dulc.) caramelo, dulce.

CARANA RESIN (Bot.) goma de carana.

CARAPA OIL (F. del jabón) aceite de capirato.

CARAPACE (Com.) carapacho, (de tortuga u otros galápagos).

CARAT (Meta., Com.) quilate (del oro) (Joy.) quilate (205 mgs.)

CARAVAN, caravana.

CARAVEL, CARVEL (Mar.) carabela.

CARAWAY (Bot.) alcaravea.

CARBANIC ACID (Quím.) ácido carbánico.

CARBAZINE, CARBAZIDE (Quím.) carbazido, carbacido.

CARBAZOL-E, carbazol, dibenzopirrol.

CARBAZOTIC ACID (Quím.) ácido nitrocarbónico.

CARBIDE (Quím.) carburo.

— CARBON, carbono de cementación.

— FURNACE (Elect., Meta.) horno para carburo.

— OF IRON, CEMENTITE (Miner.) cementita.

CARBINE, v. CARABINE.

CARBO, A RESIDUE, carbón.

CARBOAZOTATE (Quím.) carbonitrato.

CARBOAZOTIC or PICRIC ACID (Quím.) ácido pícrico.

CARBOBENZOIC ACID (Quím.) ácido carbobenzoico.

CARBOCERINE (Quím.) carbocerina.

CARBOLEINE (Quím.) carboleina.

CARBOLIC or PHENIC ACID (Quím.) ácido fénico o carbólico.

CARBOLINEUM (Quím.) carbolinéum.

CARBON (Quím.) carbón, carbono.

TO — A LAMP (Elect.) colocar los carbones.

— BATTERY (Elect.) batería de pilas de carbón.

CARBON FILAMENT LAMP (Elect.) lámpara con filamento de carbón.

— HOLDER (Elect.) portacarbón.

— LIGHT (Elect.) luz eléctrica de carbones.

— POINTS (Elect.) carbones.

— PRINTING (Fot.) impresión al carbón.

— FOR SPECTRUM ANALYSIS, carbón para análisis espectrales.

MINERAL —, carbón mineral.

NEGATIVE — (Elect.) carbón negativo.

POSITIVE — (Elect.) carbón positivo.

TO CONVERT INTO — (Quím.) carburar.

TO FREE FROM — (Quím.) descarburar.

CARBONACEOUS (Quím.) carbonoso.

CARBONATE (Quím.) carbonato, sal formada por el ácido carbónico y una sal.

TO — (Quím.) carbonatar.

— OF COBALT (Quím.) carbonato de cobalto.

— — NICKEL (Quím.) carbonato de níquel.

— — STRONTIUM (Quím.) carbonato de estroncio.

— — URANIUM (Quím.) bicarbonato de uranio.

— — ZINC, CALAMINE (Quím.) carbonato de cinc, cinc neutro, calamina.

FERROUS — (Quím.) carbonato de hierro.

FIBROUS — OF LIME (Quím., Min.) gramatita.

NACREOUS or PEARLED — OF LIME (Quím.) cal carbonatada nacarada.

CARBONATED (Quím.) carbonatado.

— SAND STONE (Geol.) greda carbonada.

CARBONATIC FURNACE (F. de la sal) horno de hacer sal.

CARBONIC (Quím.) carbónico.

— ACID (Quím.) ácido carbónico.

— — ENGINE, máquina de ácido carbónico || aparato para hacer aguas carbonatadas o vinos gaseosos.

— OXYDE CELL (Elect.) pila de óxido de carbono.

LIQUID — ACID (Quím.) ácido carbónico liquido.

CARBONIDES (Quím.) carburos.

CARBONIFEROUS (Min., Quím.) carbonífero.

CARBONIZATION (Quím.) carbonización (F. del carbón) carboneo.

TO CARBONIZE (Quím.) carbonizar (carbón,) carbonear.

CARBONIZER, carburador, carbonizador.

CARBONIZING FURNACE, horno de carbonizar maderas, huesos, etc.

CARBONOMETER, carbonómetro, (Ap. para medir la cantidad del ácido carbónico).

CARBONOUS (Quím.) carbonoso.

CARBONYL CHLORIDE (Quím.) cloruro de carbonilo.

CARBORUNDUM (Quím.) carborundo, siliciuro de carbono.

— GRINDING WHEEL, — WHEEL, muela de afilar de carborundo.

— PAPER, papel carborundo.

CARBOSULPHIDE (Quím.) carbosulfuro.

CARBOXYL (Quím.) carboxilo.

CARBOY (Com.) garrafón, damajuana o castaña.

— FILLING APPARATUS, aparato para el relleno de garrafones o castañas.

— FILTER, filtro para castaña o damajuana.

CARBUNCLE (Joy.) carbunclo. (Med.) carbunclo (Herr.) v. ESCARBUNCLE.

CARBURATED, CARBURETTED (Quím.) carburado.

CARBURATION, carburación.

CARBURET (Quím.) carburo.

— OF HYDROGEN (Quím.) hidruro de carbono.

CARBURETOR (Gas, Vm., Av.) carburador.

— WITH SUCTION VALVE (Vm.) carburador de válvula de admisión.

AUTOMATIC — (Vm.) carburador automático.

AUXILIARY JET — (Vm.) carburador de dos inyectores.

JET or SPRAY — (Vm.) carburador de inyector.

WICK — (Vm.) carburador de mecha.

CARCANET (Joy.) argolla || collar o gargantilla de piedras preciosas.

CARCASS (Arq.) esqueleto o armazón de casa (Mar.) casco o armazón de embarcación (Carn.) res muerta y limpia (Art.) carcasa.

— BUTCHER (Com.) carnicero por mayor.

— OF O FOWL, caparazón de un ave de corral.

— — — HOUSE (Arq.) casco o esqueleto de una casa.

— ROCKET (Art.) cohete incendiario.

— COMPOSITION (Art.) piedra de fuego.

— OF A ROOF (Carp.) armadura de techo.

— SAW (Carp.) sierra de esqueleto.

CARCEL LAMP (Elect.) lámpara Carcel.

— STANDARD, v. STANDARD.

CARD (Tej.) patrón, cartón, cartabón (Mec.) carda (Pap.) carta, tarjeta (Com.) muestra, cartón (Jueg.) naipe, baraja, carta.

TO — (Tej.) cardar o peinar la lana.

— — AGAIN (Tej.) repasar, cardar por segunda vez.

— — FINE (Tej.) repasar de nuevo, cardar una vez más.

— BOARD (Pap.) cartón.

— — CUTTING MACHINE (Pap.) guillotina, cortadora de cartón.

CARD CASE (Com.) tarjetero.
— CLOTHING (Tej.) guarnición de las cardas.
— OF A COMPASS (Mar.) rosa de los vientos.
— CUTTER, cortador (de tarjetas, o de naipes).
— ENGINE (Mec.) máquina de cardar.
— FILLER (Tej.) alimentadora de las cardas.
— FRAME (Tej.) bastidor de carda.
— GRINDING MACHINE (Mec.) máquina de afilar cardas.
— LEATHER (Tej.) fieltro para cardas.
— PAPER (Pap.) papel marquilla.
— RACK, portatarjetas.
— REGULATOR (Tej.) linterna.
— ROOM (Tej.) salón de cardar.
— SETTING MACHINE, máquina de hacer cardas.
— SHEET (Pap.) hoja de cartón·
— WIDE (Mec.) cardencha, peine de cardas || alambre de gratar.
   COMPASS or MARINER'S — (Mar.) rosa náutica, rosa de los vientos.
   CYLINDER — (Tej.) cartón matriz.
   DOUBLE —S (Mec.) curvas superpuestas o sobrepuestas.
   ENAMELLED — (Pap.) cartulina de porcelana.
   FILLET — (Tej.) carda en forma de listón (Pap.) cartulina en tiras.
   INDICATOR — (Ing.) papel para diagramas.
   KNEE — (T. l.) carda.
   LARGE — (T. l.) carda gruesa.
   PATENT — CLOTH (T. l.) fieltro.
   POST or POSTAL — (Com.) tarjeta postal.
   PRESSED, COMPRESSED or GLAZED — BOARD (Pap.) cartón comprimido.
   WORKMAN'S — (Fc·) volante de obrero.
   TO CUT THE —S (Jueg.) alzar o cortar las cartas.
   TO DEAL THE —S (Jueg.) dar cartas.
   THE SHUFFLE THE —S (Jueg.) barajar.
CARDAN, (Vm.) v. SUSPENSION, Cardan, cardano.
— GEAR, engranaje a la Cardan.
CARDASS (Tej.) alanquia, carda para peinar seda.
CARDER, cardencha || cardador.
— OF SILK WASTE (Tej·) cardencha para el cadarzo.
CARDERY, cardería, fábrica de cardas.
Cardew's VOLTMETER (Elect.) voltímetro Cardew.
CARDINAL, cardinal, fundamental.
— NUMBERS (Arit.) números cardinales.
— POINTS (Aast.) puntos cardinales.

CARDING, cardadura.
— BENCH, banco de cardadura.
— COMB (Tej.) cardencha, peine de cardar.
— ENGINE, máquina de cardar mecánica.
— FRAME (Tej.) bastidor de cardas.
— KNIFE (F. de cestas) mondador.
— ROLLER (Tej.) erizo.
— TOOL (Tej.) peine de cardar.
— WOOL (Tej.) tundizna, lana corta o de cardeo.
   DOUBLE — (Tej.) segunda cardadura.
   FIRST — (Tej.) emborrado.
CARDIOGRAM, cardiograma; v. ELECTRO —.
CARDIOGRAPH, cardiógrafo; v. ELECTRO —.
CARDIOGRAPHY, cardiografía, v. ELECTRO —.
CARDIOID (Mate.) cardioide.
CARDOON (Bot.) cardo silvestre.
CAREEN (Mar.) carena.
   TO — (Mar.) carenar un buque || dar a la banda || dar de quilla, tumbar.
CAREENAGE, carenaje, carenero || carenaje, costo de la carena.
CAREENING (Mar.) carenamiento, carena.
— BRUSH (Mar.) escopero.
— GEAR (Mec.) aparejo de carenar.
— WHARF (Mar.) carenero, muelle de carenar.
CAREER, carrera, profesión (Equit.) carrera abierta.
   TO — (Equit.) correr a todo galope o a carrera tendida.
CARET (Tip.) omisión.
CARF, SAW —, aserradura.
Cargile TREATMENT (Cir.) tratamiento Cargile.
CARGO, cargamento, carga (Fc·, Mar.) carga, cargamento, cargo.
— PORT (Mar.) porta de recibir la carga.
   FULL —, carga completa.
   HOMEWARD —, cargamento de retorno.
   LOOSE — (Com.) carga a granel.
   OUTWARD —, cargamento de ida.
   PARTIAL —, carga parcial.
   RETURN —, v. HOMEWARD.
   SUPPLEMENTARY —, carga suplementaria.
   TO TAKE IN — (Mar.) embarcar, tomar la carga.
CARIATIDE (Arq.) cariátide.
CARICATURE (B. A.) caricatura.
   TO — (B. A.) caricaturizar, caricaturar.
CARICATURIST (Dib.) caricaturista.
CARILLON (Rel.) reloj de campanas armónicas || juego de campanas.
CARINTHIAN STEEL (Fund·) acero de Carintia.
CARLE (Bot.) especie de cáñamo.
CARLET, lima de peineteros.

CARLINE (Fc.) barrotín de carro.

— OIL (Fc.) aceite de angélica.

— POCKETS (Fc.) encastres para barrotines de carros.

CARLINGS (Mar.) carlingas ‖ atravesaños de las latas ‖ barrotines de las esloras.

— KNEE (Mar.) codo de carlinga.

— OF THE HATCHWAYS (Mar.) galeotas de las escotillas.

CARLOCK, colapiz.

CARMELINE WOOD (Carp.) carmelina.

CARMIN (Pint.) carmín.

— PAPER, papel rojo de girasol.

BLUE — (Quím.) índigo precipitado.

CARMINIC ACID (Quím.) ácido carmínico.

CARMONIC ACID (Quím.) ácido carmónico.

CARNATION (Bot.) clavel (Pint.) encarnado, color de carne.

CARNELIAN (Miner.) ágata cornalina.

CARNEOL (Miner.) cornalina.

CARNIVAL, carnaval, carnestolendas.

CAROB or — **BEAN** (Bot.) algorrobo.

— TREE (Bot.) algarrobo, algarrobero.

CAROL, CAROLL (Arq.) poyo de ventana.

CAROM (Juego del billar) carambola.

TO CAROT (Somb.) fieltrar.

CAROTIN (Quím.) carotina.

CAROTINOID (Quím.) carotinoide.

CAROTTING (Somb.) fieltraje.

CARP TRUNK (Pesc.) herrada.

CARPENTER, carpintero.

— AND JOINER, carpintero y ebanista.

—'S AXE (Carp.) azuela de desbastar.

—'S BRACE (Carp.) berbiquí.

—'S BREAST BIT, berbiquí de carpintero, berbiquí de pecho.

—'S CHISEL, formón, escoplo.

—'S CLAMP, cepo, cárcel.

—S GAGE, gramil graduado.

—'S HORSE (Carp.) camellón, caballete.

—'S JOINT RULE (Carp.) codo para medir.

—'S LEVEL (Carp.) nivel de carpintero.

—'S MARKING LINE, carretel de carpintero.

—'S PLANE (Carp.) cepillo de carpintero.

—S' PLOW, cepillo de ranurar.

—'S (Carp.) escuadra.

—'S SHOP, carpintería.

—'S SQUARE (Carp.) escuadra o codal.

— VISE, tornillo de carpintero.

—'S WORK, maderamen o maderaje.

CARPENTRY, carpintería ‖ maderaje, maderamen.

CARPET (Tej.) tapiz, alfombra, tapete.

TO —, alfombrar ‖ entapizar.

— BAG, saco de noche.

— BEATER (Com.) sacudidor de alfombras.

— BINDING, orla de alfombra.

CARPET CABLE (Elect.) cable múltiple plano.

— CLEANING MACHINE, máquina de limpiar alfombras.

— LINING, papel de alfombrar.

— LOOM (Tej.) telar para alfombras.

— MAKER, fabricante de alfombras.

— SLEEPERS (Zap.) pantuflas de alfombra.

— STRAINER, atesador de alfombras.

— STUFF, género para alfombras.

— SWEEPER, escoba mecánica para barrer alfombras.

CARPOBALSAMUM (Perf.) carpobálsamo.

CARPOLITH (Geol.) carpolito, fruta fósil.

CARPOLOGY, s. POMOLOGY.

Carrara, especie de porcelana que imita el mármol de Carrara.

Carrell TREATMENT (Cir.) tratamiento Carrell.

CARRIAGE, vehículo; carro, carruaje, carretón, carretela, carreta, vagón, etc. (Mil.) toma de una fortaleza (Mec.) cojinete ‖ soporte de cojinete ‖ carretilla ‖ carro ‖ carrete (Carr.) tren o juego de carruaje (Com.) acarreo, conducción (Tip.) v. —OF THE PRESS (Fc.) v. s. en CAR. (Av.) bastidor de ruedas ‖ tren de aterrizaje.

— AXLE (Fc.) eje de tren de pasajeros.

— BATTERY (Fc.) batería (eléctrica) para coches de lujo.

— BEAM (Carp.) solera.

— BLIND, persiana (de coche).

— BODY (Carr., Vm.) carrocería, caja del coche.

— BOLT (Fc.) perno de molinete.

— BOOT, bolsa de abrigo para los pies, folgo.

— OF A BORING MACHINE (Mec.) carretilla de barrenar.

— BRIDGE (Art.) puente de ruedas.

— BRUSH, cepillo para carruajes.

— DITCH (Fort.) foso principal.

— DOOR (Carr.) portezuela.

— FREE (Com.) libre de porte.

— HORSE, caballo de tiro.

— FUSE (Elect.) cortacircuito móvil.

— FOR LIFTING LOGS, carro praa transportar troncos de árboles.

— LIGHTING (Fc., Vm., Elect.) alumbrado de coches.

— LOAD (Carr.) carga de un carro.

— LOCK, freno o retranca del carro.

— MAKER, fabricante de carruajes.

— PAID (Com.) porte pagado.

— POLE (Carr.) lanza.

— OF A PRESS (Tip.) carretilla de la prensa.

— ROADWAY, camino carretero, carretera.

— OF THE ROLLER (Tip.) montura del rodillo.

CARRIAGE ROLLING STOCK (Fc.) parque para vagones.
— STAND v. CAB STAND.
— OF A STAIR (Carp.) alma de escalera.
— STEP (Carr.) estribo de carruaje.
— STOPPER (Carr.) v. — LOCK.
— TOP (Carr.) fuelle de carruaje.
— — BRACE, muelle del fuelle de un carruaje.
— WAY, camino para carruajes.
— WITH A GUARD BOX (Mil.) coche-garita.
BLOCK TRAIL — (Art.) cureña de mástil.
CHANCE OF A — (Fc.) cambio de un vagón o carro.
FELLOE BORING —, soporte de máquina de barrenar llantas.
FIELD — (Art.) cureña de campaña.
FORE — (Art.) avantrén.
FORE — OF A GUN (Art.) armón.
GUN — (Art.) afuste o cureña de cañón.
LAND — (Com.) acarreo por tierra.
LATHE — (Torn.) carro soporte de torno.
MOUNTAIN — (Art.) cureña de montaña.
OPEN — (Carr.) coche o carruaje descubierto.
PLANING TOOL —, carro de acepilladora.
POLE — (Carr.) coche de lanza.
REEL — (Elect.) carro para bobinas.
SIEGE — (Art.) cureña de sitio.
SLEDGE —, rastra.
THROUGH — (Fc.) vagón directo.
TRUCK —, camino.
WATER —, aljibe portátil.
TO SLIP A — (Fc.) desenganchar un vagón en el trayecto.
CARRIER (Vm.) leva; v. SPRING, CATCH (Av.) vagoneta de regulación (Tej.) distribuidor (Com.) portador, mensajero || conductor de mercancias, mandadero, acarreador || cargador (Fc.) apoyo o soporte (Elect). conductor, portador, abastecedor (Med.) conductor, portador, diseminador de microbios.
— CURRENT (Elect.) corriente portadora o conductora.
— FILLET (Fc.) brida de arrastre (en los aparatos de maniobra de block).
— PIGEON, paloma correo.
— PIN or STUD (Vm.) varilla de soporte roscada.
— ROPES (Av.) ceñidor de suspensión (de la red del globo).
— WAVE (Radio) onda conductora.
ADJUSTABLE RAIL-JOINT — or SUPPORT (Fc.) portajunta de riel graduable.
BIT — (Tal.) porta riendas.
BRAKE — (Vm.) caballete de ensayo.
CARBON — ROD (Elect.) bastidor (de lámparas de arco).

CONTACT — (Elect.) porta contacto.
LUGGAGE — (Motoc.) porta equipajes.
LETTER — (Com.) cartero.
MAGNET — (Elect.) porta imán.
MAIN or— PLATE (Vm.) hoja maestra.
NOZZLE — (Vm.) porta tobera.
SHADE — or HOLDER (Elect.) soporte de pantalla.
SIMPLE AUXILIARY WIRE — (Fc.) escuadra sencilla de alambre auxiliar.
SPRING — ARM (Vm.) mano de ballesta.
STONE — (Alb.) carrero.
TRANSVERSE — (Fc.) sombrerete transversal.
WATER —, aguador, acarreador de agua.
WIRE — (Elect., Fc.) estribo de la polea (que sirve para guiar el alambre).
CARRION (Carn.) carroña.
— PIT (Carn.) desolladero.
CARROT (Bot.) zanahoria.
TO CARRY, llevar, conducir, transportar (Arq.) sostener, cargar (Mil.: armas de fuego,) alcanzar.
— — A STIFF SAIL (Mar.) aguantar.
— — BY ASSAULT (Mil.) tomar por asalto.
— — ON APPROACHES (Mil.) adelantar los trabajos de ataque.
— — — BUSINESS (Com.) comerciar, negociar, traficar.
— — OVER or FORWARD, pasar al frente.
CARRYING, transporte, acarreo.
— BOLT (Fc., Mec.) perno roscado o pasador de apoyo.
— CABLE (Fc. aéreos de cable) cable de suspensión.
— CAPACITY (Elect.) corriente normal (de un fusible) (Fc.) carga útil (Vm., Carr.) capacidad de transporte.
— — OF THE TRACK (Fc.) capacidad fuerza portante o elástica de la vía.
— CASE (Com., Elect.) caja de transporte.
— OFF OF HEAT (Fís., Elect.) derivación, o substracción, o transporte de calor.
— HANDLE or RING (OF A LAMP or LANTERNE) aro o anillo o cuello de suspensión (de una linterna).
— RAIL, TRANSITION — —, (Fc.) carril o riel de paso || (RUNNING-RAIL, TRACK RAIL,) riel o carril de apoyo.
— ROD, s. SUSPENSION ROD.
— or RUNNING WHEEL (Fc., Vm.) rueda de apoyo.
— WIRE (Elect.) alambre de soporte.
CART, carro, carreta, carretón (Art.) furgón.
TO —, acarrear o transportar en carros o carretas o carretones.

CART-FUL, carretada llena.
— HURDLE (Carr.) adral.
— JADE (Carr.) caballo de barras.
— LOAD, carretada.
— ROAD, camino carretero (Fc.) acera de carga.
— RACK (Carr.) estacas o adrales.
— ROPE, cuerdas para atar la carga.
— TAIL (Carr.) trasera del carro.
— TILT (Carr.) toldo del carro.
— TIRE (Carr.) llanta de rueda de carro.
— VAN, DUST — (Vm.) volquete para basuras.
— WHEEL (Carr.) rueda de carro.
— WHIP, látigo (de carretero).
— WRIGHT, carpintero de carretas, maestro carpintero.
AMMUNITION — (Art.) furgón.
DUNG —, carro de volteo.
DUNG — DRIVER (Agric.) chirriador.
GARBAGE or OFFAL —, carretón de la basura.
GO —, pollera, andadores para niños.
MOTOR WATER — (Vm.) regadera automóvil.
RADIO-TELEGRAPH —, carro radio telegráfico.
SHAFT OF A — (Carr.) vara o lanza o barra de carro.
STAVES OF A — (Carr.) estacas de carro.
TIPPING —, TIP-BARROW (Fc.) volquete.
TRUCKLE — (Carr.) cangrejo.
CARTAGE, carretaje, acarreo, transporte || porte pagado por el acarreo.
CARTE BLANCHE (Com., Jur.) poder ilimitado, poder con "carta blanca" o con facultades amplísimas.
— SHIP (Mar.) cartel.
CARTEL (Econ., Polit.) cartel.
TO CARTELIZE (Com.) formar un cartel || introducir o poner bajo el control de un cartel.
CARTER, CARMAN, WAGGONER, carretero, carrero.
CARTESIAN COORDINATES (Mat.) coordenadas rectilíneas.
— FIGURES (Fís.) diablo de Descartes.
CARTHAMINE (Quím.) cartamina.
CARTHAMINIC ACID (Quím.) ácido cartamínico.
CARTHAMUS, SAFFLOWER (Bot.) azafrán, alazor, cárcamo.
— PAINT, laca de cárcamo.
CARTHUSIAN POWDERS (Quím.) quermes mineral.
CARTING, WHEELING, CARTAGE, acarreo, conducción.
CARTISANE (PARCHMENT FOR LACES, etc.) (Bord.) tira de pergamino.

CARTOGRAPHER, cartógrafo, trazador de cartas geográficas.
CARTOGRAPHY, cartografía.
CARTON PIERRE, cartón piedra.
— FOR ROOFING, cartón embetunado.
CARTOON (Pap.) cartón (Pint.) boceto (Dib.) cartón, boceto (Cine) v. ANIMATED —S.
CARTOUCH (Mil.) cartucho (Arq.) cardón, cartucho (Grab.) adorno con una inscripción.
CARTRIDGE (Mil.) cartucho.
— BOTTOM (Arm.) culote de cartucho.
— BOX (Mil.) canana, cartuchera || caja de cartuchos.
— — BELT (Mil.) cinturón de la cartuchera || portacanana.
— CASE or CYLINDER (Art.) guarda fuegos de cañón.
— CHAMBER (Arm.) cámara o depósito de cartuchos.
— FOR CUT-OUTS (Elect.) cartucho para fusible.
— FORMER (Arm.) molde para cartuchos.
— FUSE (Elect.) cortacircuito de cartucho.
— — FOR FEEBLE CURRENT (Elect.) cartucho de cortacircuito para intensidad débil o pequeña.
— — POWER CURRENT (Elect.) cartucho del cortacircuito para corriente de gran intensidad.
— GAUGE (Arm.) escantillón o patrón para cartuchos.
— LIGHTNING ARRESTER, pararrayos de cartucho.
— NEEDLE (Arm.) punzón de cartuchos.
— POUCH (Mil.) cacerina.
— REPLACING APPARATUS (Elect.) disposición para la introducción de fusibles.
— RETRACTOR (Arm.) botador de cartuchos.
— SHELL, cápsula (del cartucho).
— TWINE, hilo para cartuchos.
ASBESTOS — (Elect.) cartucho fusible de amianto.
BALL —, cartucho con bala.
DETONATING — (Min., etc.) petardo.
, METALLIC — (Mil.) cápsula metálica.
SAND —, hacha de arena.
SILVER-FUSE — (Elect.) cartucho fusible de plata.
CARTULARY (Eban.) papelera.
TO CARVE, esculpir, cincelar, grabar, tallar (Coc.) trinchar.
— — THROUGH, tallar a calado.
— CREST (Arq.) tejado calado.
CARVED, esculpido, tallado, grabado, cincelado.
— TRUSS (Arq.) canecillo calado.
— IN WOOD, tallado en madera.
— WORK, entallado.

CARVEL, CARAVEL (Mar.) carabela o caravela.

— **JOINT** (Carp.) junta de tope (cabeza con cabeza.

— **SYSTEM** (Mar.) construcción de junta de tope.

CARVER (Coc.) trinchante, trinchador (Tec.) (CUTTER, ENGRAVER IN WOOD, XYLOGRAPHER,) escultor, o grabador en madera, xilógrafo.

— **IN CORK** (B. A.) escultor en corcho.

CARVING, escultura, vaciadura, calado, entallado (Coc.) arte de trinchar (Torn., Arm.) vaciadura.

— **IN A DOOR** or **WINDOW** (Arq.) chambrana.

— **ON THE EDGE** (Vid.) filete.

— **GOUGE** (Torn.) gubia.

— **KNIFE** (Coc.) trinchante.

CARYA (Bot.) v. HICKORY y WHITE HICKORY.

CARYATES (plural:) **CARYATIDES** (Arq.) cariátide.

CARYATIC (Arq.) cariático.

CARYO HILLINCE (Quim.) cariofilina.

CASABA or **CASSABA MELON**, casaba, melón Casaba o de Cassaba.

Casale PROCESS (Agric.) procedimiento Casale.

CASCABLE (Art.) casabel de cañón.

— **BUTTON** (Art.) cascabel de culata (de cañón).

— **BOARD** or **MOULDING BOARD** (Art.) terraja de molde de la culata.

— **FILLET** (Art.) listel, filete de culata.

— **PLUM**, ciruela de dama.

CASCADE (Geo.) cascada (Elect., Fis.) cascada, en cascada.

— **AMPLIFICATION** (Elect. radio) amplificación en cascada.

— **ARRANGEMENT OF CONDENSERS** (Elect.) acoplamiento en cascada de condensadores.

— **BATTERY** (Elect.) batería en cascada.

— **CHARGING OF CONDENSERS** (Elect.) carga en cascada de condensadores o botellas de Leyden.

— **CONVERTER** (Elect.) transformador en cascada.

— **STARTING** (Elect.) arranque en cascada.

— **SYNCHRONISM** (Elect.) sincronismo en cascada.

CASCANOCHI (Tint.) cascanoqui.

CASCARILLE BARK (Farm.) cascarilla quina o de Loja.

CASCARON (EGG-SHELL FILLED WITH CONFETTI,) cascarón.

CASE, caja, estuche, funda, vaina, cubierta (Mec.) chaqueta, camisa, forro, cubierta (Arq.) marco bastidor (Caz.) piel de una presa (mil.) vaina || vaina de lanza de fuego (Tip.) caja (Enc.) cubierta.

TO —, (SHEATHE:) meter en un estuche, encajonar; (JOIN:) revestir || envolver, poner en forro o cubierta (Art.) ensalerar.

— — **HARDEN** (Fund.) templar en paquete o molde.

— — **IN** (Cerr.) encastrar.

— — **OFF** or **AWAY** (Mar.) lascar.

— — **A WHEEL** (Carr., Vm.) enllantar una rueda.

— **OF A BATTERY** (Elect.) carcasa o caja de pilas.

— **BAY** (Min.) vano (Arq.) bovedilla.

— **CASTING** (Fund.) fundición dura.

— **HARDENED CASTING** (Fund.) fundición en moldes.

— **HARDENING** (Fund.) fundición en paquetes.

— **OF A HOUSE** (Arq.) cuerpo de una casa.

— **KNIFE** (Cuch.) cuchillo con vaina.

— **LOCK** (Cerr.) cerradura recercada.

— — **WITH SLOPING RIM** (Cerr.) cerradura guarnecida al revés.

— **OF THE LOOM** (Tej.) banco del telar.

— **MAN** (Tip.) cajista.

— **PAPER** (Pap.) manos quebradas.

— **OF PIGEON HOLES**, (Mueb.) casillero taquillera.

— — **A SAW BLADE**, cubre dientes para sierra.

— **SHOT** (Art.) caja o bote de metralla.

— — **BOTTOM** (Art.) salero de metralla.

— **STAKE** (Rel.) bigorneta.

— **TERMINAL** (Elect.) borna de caja.

— **OF TOOLS**, caja de herramientas.

— **FOR THE WARP BEAM** (Tej.) linterna.

— **OF A WATCH** (Rel.) caja de reloj.

— — — **WELL** (Poz.) armadura de pozo.

— **WIRING** (Elect.) colocación de conductores en cajitas de madera.

AIR — (Mv.) camisa o chaqueta de la chimenea.

BILL —, cartera, cartera de valores.

BOILER — (Vm.) camisa de caldera.

BOOK — (Mueb.) estante para libros, armario para libros.

BOTTLE — LOOM (Lic.) máquina de forrar botellas con mimbre o paja.

COUPLING — (Mec.) manguito de empate.

CRANK — or **CHAMBER** (Vm.) cárter o caja del motor.

DISTRIBUTOR — (Vm., Mv.) caja del distribuidor.

ELECTRIC — HARDENING (Elect., Meta.) temple superficial por la via eléctrica, cementación eléctrica.

FALSE — OF A WATCH (Rel.) guardapolvo.

FOUNT — (Tip.) cajetin.

GEAR — (Vm.) cárter para cadena.

INSULATING — (Elect.) caja aislante.

LOWER — (Tip.) caja baja.

LUGGAGE LABEL — (Fc.) estante para etiquetas.

MINING — (Min.) marco.

PILLOW —, funda de almohada.

POLE — (Carr.) tijeras.

RADIATOR — (Vm.) cuerpo del radiador.

REVOLVING BOOK — (Mueb.) estante giratorio para libros.

STAIR — (Carp.) caja de escalera.

SURGICAL — (Cir.) estuche de cirugía.

TICKET — (Fc.) estante para billetes.

UPPER — (Tip.) caja alta (Rel. LOWER —).

WINDING STAIR — (Carp.) escalera de caracol.

WINDOW — (Arq.) bastidor de ventana.

CASED-IN BLOWER, Lehmann's BLOWER, (Fund.) soplador Lehmann.

— BOLT (Cerr.) cerradero.

— — LOCK (Cerr.) cerradura con armella.

— — STAPLE (Cerr.) armella, cerradero cubierto.

— MATS (Mar.) palletes afelpados.

— NAB (Cerr.) cerradero.

CASEIC ACID (Quím.) ácido caséico, v. APOSEPIDINE.

CASEIN (Quím.) caseina.

CASEINATE (Quím.) caseinato.

CASEMATE (Fort.) casamata.

TO — (Fort.) acasamatar.

— IN TIERS (Fort.) casamata en pisos.

CASEMATED BATTERY (Fort.) bateria acasamatada.

— CAPONIER (Fort.) caponera acasamatada.

CASEMENT (Arq.) puerta ventana (Fort.) barbacana (Carp.) batiente de ventana.

— HINGE (Cerr.) gozne; (también, pero menos usado:) gonce.

— STAPLE (Cerr.) aldaba de ventana.

— WINDOW, postigo.

— OF A WINDOW (Carp.) marco de ventana.

CASEOUS, CHEESY, LIKE CHEESE (Quím.) caseoso.

CASERN (Mil.) caserna.

CASEUM, CASEIN, (Quím.) caseina.

— GLUE, cola de caseina.

— LIME (Quím.) cáseogoma.

CASH (Cont.) caja (Com.) dinero efectivo, dinero contante y sonante (Mueb.) caja para guardar dinero || aparato marcador de las ventas en casas de comercio, caja.

TO CASH (Com.) convertir en dinero contante un documento o valor comercial, "cajear".

— — AN ACCOUNT (Com.) ajustar una cuenta.

— — A CHECK (Com.) cobrar o "cajear" un cheque, hacer efectivo un cheque.

— ACCOUNT (Cont.) cuenta de Caja.

— AGAINST DOCUMENTS (Com.) pago o "caja" contra documentos (de embarque).

— BOOK (Cont.) libro de Caja.

— BOX, v. — (Mueb.).

— DISCOUNT (Com.) rebaja, descuento.

— DOWN (Com.) al contado violento, pago inmediato.

— ON HAND (Com., Cont.) efectivo en caja.

— PAYMENT (Com.) pago al contado.

FOR — (Com.) al contado.

IN — (Com.) en dinero efectivo.

PETTY —, gastos menores de caja.

SHORT OF — (Com.) escaso de fondos.

TO BALANCE THE — (Cont.) saldar la cuenta de caja.

TO CONVERT or TO TURN INTO —, v. TO —.

TO KEEP THE — (Cont.) llevar la caja.

TO MAKE UP THE — (Cont.) hacer el balance de caja.

TO PAY — (Com.) pagar al contado.

CASHER BOX (Vid.) mesa cubierta de cenizas.

CASHEW, — NUT (Bot.) anacardo.

— OIL, aceite de anacardo.

CASHIER, CASHKEEPER (Com.) cajero.

CASHMERE, CACHEMERE (Tej.) cachemira, mantón de cachemira.

CASHOO, TERRA JAPONICA (Tint.) v. CATECHU.

CASING (Elect.) coraza || cajetin para alambres conductores (Fund.) caja de molde (Arq.) guarnición (Meta.) calzadura (Vm.) chaqueta, camisa, forro || calzo (Mueb.) estuche (Tec.) envoltura, cubierta.

— OF BEARING (Mec., Elect.) cuerpo del soporte.

— IN WHICH CATCH IS FIXED (Fc.) cojinete para el fiador.

— FOR SPARK ADJUSTMENT (Vm.) cuadro de regulación del encendido.

— PAPER (Pap.) papel de empacar.

— OF THE SAFETY VALVE (Mec.) paredes de la válvula de seguridad.

— TUBE (Min.) tubo de ventilación.

AIR — (Alb.) cubierta de la chimenea (de una casa).

BRICK — (Alb.) atarjea.

CYLINDER — or JACKET (Mec., chaqueta o camisa o paredes del cilindro.

DOUBLE-GROOVE — (Elect.) cajetin (para alambres) con dos ranuras.

INNER — (Fund.) brasca, cubierta interior del cubilote.

OUTER — (Fund.) cubierta exterior del cubilote.

SECOND — (Fund.) brasca.

SINGLE -GROOVE — (Elect.) cajetín (para alambres) con una ranura.

CASK, barril, tonel, barrica, pipa, casco, cuba.

TO — embarrilar, entonelar.

— BRIDGE (Mil.) puente de barricas.

— BUOY (Mar.) boya cilíndrica o de barril.

— BODY (Ton.) cuerpo del barril.

—S IN FRAMES (Mar.) vasijería abatida.

— GAUGE, pitómetro.

— HEAD ROUNDING MACHINE, sierra de cortar fondos de barriles circularmente.

— or BARREL LAMP (Elect.) lámpara para barriles.

— MAKER, tonelero.

— PLANING or CLEANING-OFF MACHINE, máquina de cepillar barriles.

— PLUG, tarugo, tapón, bondón para barriles.

— STAVE (Ton.) duela.

— IN STAVES (Ton.) bocoyes, pipas abatidas.

— TRUSSING MACHINE (Ton.) prensa de juntar las duelas por presión.

— — AND HOOP DRIVING MACHINE (Ton.) máquina de juntar las duelas y colocar los aros o bandajes.

— TURNING MACHINE (Ton.) máquina de tornear barriles.

— WOOD, madera para duelas y fondos (de barriles).

BULGED —, barril con barriga.

BUNG HOLE OF A — (Ton.) boca de pipa.

HALF —, media pipa.

QUARTER — (Ton.) cuarterola.

SPLAYED — (Ton.) barril cónico.

STAND FOR —S (Vin.) combo.

CASKET, cajita para joyas || ataúd.

CASKING, embarrilado, embarrilamiento.

CASQUE (Mil.) caso de caballería.

CASSABA, v. CASABA.

CASSADA, CASSADO (Bot.) yuca, casabe.

CASSAVE (Bot.) casabe.

— ROOT (Bot.) raíz de yuca.

CASSEROLE, caserola.

CASSIA (Bot.) casia.

— FISTULA, cañafístula.

CASSIMERE, KERSEYMERE, THIN TWILLED WOOLLEN CLOTH (Tej.) casimir.

— NANKIN, casimir de algodón.

EMBOSSED —, casimir estampado en relieve o realce.

TWILLED —, casimir cruzado.

CASSINE (Bot.) espino cerval.

CASSIOPEIA (Ast.) Casiopea.

CASSIOPEUM (Lutecium,) (Quim.) casiopeio.

CASSITERIDE (Miner.) casiterita, óxido de estaño.

CASSIUS (Pint.) púrpura de casio.

CASSOCK, sotana || sobretodo || (CLOAK:) casacón.

CASSONADE (F. az.) casonada, azúcar verde.

CASSOON (Arq.) artesón.

CAST, tiro, golpe (Teat.) distribución de los papeles entre los actores (Agric.) siembra al vuelo (Pint.) tono, matiz, tinte (Fund.) colada || molde, fundición, forma.

TO —, tirar, arrojar || desechar || derramar o verter (Aritm.) calcular, sumar, contar (Gan.) abortar (Fund.) colar, vaciar, modelar || fundir (Mar.) echar el ancla || ligar || arriar y repasar un cabo (Min.) variar de dirección un filón.

— ANCHOR (Mar.) fondear, echar ancla.

— AWAY (Mar.) naufragar.

— IN BARS (Fund.) fundir en barras.

— THE COAT (Equit.) soltar el pelo.

— FORTH, centellear, emitir rayos de luz.

— FROM THE BOTTOM OF THE MOULD (Fund.) colar a sifón.

— — TWO SIDES (Fund.) colar de los dos lados.

— HOLLOW (Fund.) fundir en hueco.

— THE IRON (Fund.) colar en moldes.

— IN A MOULD (Fund.) amoldar (B. A., Cer.) amoldar, modelar, moldear.

— OFF (Mar.) arriar un cabo picando la ligadura.

— ON, rociar.

— IN OPEN SAND, fundir a descubierto.

— — OVER THE LIP BY TIPPING (Fund.) derramar basculando por el pico.

— PLATES (Elect.) fundir las placas.

— THE RIGHT WAY (Mar.) caer de la buena vuelta (al dar la vela).

— SOLID, fundir sólido.

— THROUGH THE PLUG HOLE (Fund.) colar por el agujero de colada.

— A TRENCH (Agric.) abrir una zanja.

— UP A BANK (Arq.) construir un dique.

— WITHOUT A CORE (Fund.) fundir en molde sin alma o ánima.

— THE WRONG WAY (Mar.) caer de la mala vuelta (al dar la vela).

— AWAY SLAG (Vid.) escoria de carquesa.

— BRASS, latón o bronce de fundición.

— OF CHARACTERS (Teat.) papeles.

— CROSSING (Fc.) corazón de hierro fundido.

— IRON (Fund.) fundición de hierro, hierro de fundición o colado.

CAST-IRON BELT PULLEY (Mec.) polea de fundición.

— — CROWN (Fund.) corona de fundición.

— — MUFFLE (Fund.) mufla de hierro o de fundición.

— — PIPE, tubo de hierro fundido.

— — RING (Fund.) cello de fundición.

— — SHOE (Fc.) patín de fundición.

— — THROUGH (Fc.) canal de fundición.

— — WARE (Com.) efectos de hierro colado.

— KNEES (Mar.) curvas de alto a bajo con vueltas.

— NET (Pesc.) tarraya, esparavel.

— ON DAY, colada el aire libre.

— PIN, espiga fundida en una pieza.

— PLATE (Fund.) escoria vitrificada del pudelado || chapa fundida.

— SHACKLE (Vm.) placas gemelas fundidas.

— STEEL (Fund.) acero fundido o colado.

— — CEMENT, cemento de acero fundido.

— — CROSSINGS (Fc.) cruces de vía de acero fundido, corazón de acero fundido.

— — PLATE (Fund.) chapa de acero fundido.

— WEL or WELDED JOINT (Fc.) relleno de fundición rodeando las juntas (de los carriles).

ALLOY — IRON, v. SPECIAL — —.

CHARCOAL HEARTH — IRON (Fund.) fundición de primer afino.

CRUCIBLE — STEEL, v. STEEL.

GREENISH — (Pint.) tinte verdoso.

HEATED — STEEL (Fund.) acero fundido y fojado.

HOLLOW — FRAME (Fund.) marco colado hueco.

MALLEABLE — IRON (Fund.) fundición o hierro maleable.

REFINED — IRON (Fund.) fundición colada encima de la escoria.

SPECIAL — IRON (Fund.) fundición especial.

CASTANETS (Mús.) castañuelas.

CASTANESE (Bot.) castaño de Indias.

CASTELLATED (Arq.) almenado, en forma de castillo.

— NUT (Mec.) tuerca hexagonal con entallas.

CASTER (Fund.) fundidor (Mec.) polea muerta, motón ciego || roldana de un mueble || vinagreras, convoy (Arit.) calculador.

— BOWL (Mueb.) encastre de rodaja.

— WHEEL (Mueb.) rodaja (Agríc.) rueda de timón (Mec.) rueda de guía.

CASTILE SOAP (Com.) jabón de Castilla.

CASTING (Fund.) fundición, tiro, colada, moldeaje (Carp.) alabeo, combadura o encorvadura de una pieza de madera (Equit.) muda de pelo (Mar.) abatimiento. v. —S.

—S (Fund.) obras de fundición.

CASTING BED (Fund.) mesa de fundir planchas de plomo.

— BLOCK or MOULD (Fc.) bloque colado, envuelta colada o de fundición.

— BOX (Fund.) caja de moldear (en arena).

— CARRIAGE (Fund.) vagoneta de colada.

— IN CHILLS (Fund.) molde para fundición dura.

— CLEANING MACHINE (Fund.) máquina de limpiar las piezas de fundición.

— CRANE (Fund.) grúa de colada.

— OF DRAPERIES (Pint.) disposición de los pliegues del vestido.

— GUTTER (Fund.) canal de colada.

— HOLES (Fund.) copladuras.

— ON HOLLOW (Fund.) fundición en hueco.

— OF THE IRON (Fund.) colada de la fundición.

— LADLE (Fund.) cazo o cuchara de fundidor.

— MACHINE (Fud.) máquina de fundir o de moldeo.

— NET (Pesc.) esparavel, red redonda.

— — FOR THE TUNNY FISHERY (Pesc.) almadraba de tiro.

— PAN, cazo de fundir.

— PATTERN (Fund.) plantilla de fundición.

— PIT (Fund.) foso de colada.

— SCRAP (Fund.) granalla de fundición.

— SHOWEL (Agric.) pala para aechar.

— SKIN, (s. SKIN OF OXYDE) (Quím.) orín, costra de óxido.

— SLAB (Vid.) mesa para moldear espejos.

— STRESS, tensión de colada.

— WHEEL (Fund.) rueda de fundir o de moldeo.

ACID PROOF —S (Fund.) fundición invulnerable a los ácidos.

CASE —, (Fund.) fundición en molde.

CAST IRON —S (Fund.) fundición de moldeo, fundición gris para moldeo.

CENTRIFUGAL — (Fund.) colada centrifuga.

CHILL — (Fund.) fundición de moldes metálicos.

DRY SAND — (Fund.) fudición o colada en tierra.

FLAW IN — (Fund.) paja, defecto en la fundición.

MALLEABLE — (Fund.) fundición maleable.

PIVOT — (Fc.) marmita (en las agujas).

PLUNGER — (Fc.: enclavamiento,) manguito de guía (del perno del cerrojo).

SAND — (Fund.) colada en moldes de arena.

SOLID — (Fund.) pieza de fundición maciza.

TANGENTIAL — (Fund.) colada tangencial.

THIN WALL — (Fund.) fundición de poco espesor.

THE — FAILS (Fund.) la colada sale mal.

TO CHIP or TO DRESS or TO TRIM — (Fund.) rebarbar, quitar las rebabas.

TO FILL UP THE — HOLES (Fund.) tapar las sopladuras.

CASTLE (Fort.) castillo, fortaleza (Arq.) palacio (Jueg. ajedrez) torre.

— NUT, v. CASTELLATED.

CASTLED (Fort.) defendido por un castillo o fortaleza.

CASTLING (Gan.) aborto.

— SKINS (Ten.) pieles de corderos malparidos.

CASTOR (Ast.) Castor, (de la Constelación Géminis) (Zool.) castor (Com.) pelo de castor || paño de castor (Somb.) sombrero de castor.

— AND POLLUX (Mar.) fuego de San Telmo.

— BEANS or NUTS (Bot.) bayas o semillas del ricino o palmacristi.

— OIL (Farm.) aceite de ricino.

— SKINS (Ten.) pieles de castor.

CASTOREUM (Farm.) castoreo.

CASTORINE (Quím.) castorina.

TO CASTRATE (Gan.) castrar o capar.

CASTRATION (Gan.) castración o capadura.

CASUALTY, accidente, acaso, desgracia, caso fortuito.

CASULE (O. Ec.) casulla (de sacerdote).

CAT (Mec.) gato (Art.) gato (Mar.) gata || v. — BOAT.

TO — THE ANCHOR (Mar.) enganchar la gata.

—'S BACK, HUMP (A), DOUBLE INCLINE (Fc.) albardilla.

— BOAT, —, (Mar.) catboat, especie de yate

— AND RACK BRACE (Mec.) trinquete con fiador.

— BLOCK (Mar.) cuadernal de la gata.

—'S EYE or STONE (Min.) ojo de gato.

— OF A FLYING BRIDGE (Pont.) caja de la polea de un puente levadizo.

— GOLD, oro falso.

— GUT (Mús.) cuerda de violín o de guitarra (Tej.) merlí (Mec.) cuerda de boya (Mar.) pínolas de la aguja.

— — THREAD (Mar.) línea de las pínolas de la aguja.

— HEAD (Min.) cabrestante pequeño (Mar.) serviola.

— — BRACKETS (Mar.) aletas de las serviolas.

— OF NINE TAILS (Mar.) disciplinas de nueve ramales.

—'S PAW (Mar.) boca de lobo, ahorcaperro doble || ventolina.

— PIPE, silbato, pito.

— ROPE (Mar.) beta de gata.

— SILVER (Min.) mica argentífera.

CAT SOAP, sal de aguas madres.

— STONE, v. —'S EYE.

— TACKLE (Mar.) aparejo de gata.

— — FALL (Mar.) tira del aparejo de gata.

—'S TAIL (Mar.) interior de las serviolas (que endentan bajo el frontón).

— WALK, NARROW FOOT WAY (Aeron.) pasadizo, pasarela.

— WHISKER (Radio) parásitos, estática, ruidos.

CATACLYSM, cataclismo.

CATACOMBS (Arq.) catacumbas.

CATACOUSTICS (Fís.) catacústica.

CATADIOPTRICS (Fís.) catadióptrica.

CATAFALC (Arq.) catafalco.

CATAGE (Agric.) segunda cosecha.

Catalan FORGE (Fund.) fragua catalana.

— HEARTH, BLOOMERY FIRE (Fund.) forja catalana.

— METHOD (Fund.) método catalán.

CATALEX (Autom.) catálex.

CATALOGUE, catálogo.

TO —, catalogar.

CATALYSIS (Quím.) catálisis.

CATALYST (Quím.) catalizador.

CATALYTIC (Quím.) catalítico.

— FORCE or POWER (Quím.) fuerza catalítica.

CATAMARAN (Mar.) catamarán, almadía de las Indias Orientales.

CATAPHONICS (Fís.) ciencia de los sonidos reflejos.

CATAPLASM (Farm.) cataplasma.

CATAPULT (Mil.) catapulta (Aeron.) (A DEVICE FOR LAUNCHING AN AIRPLANE FROM THE DOCK OF A SHIP,) catapulta.

CATARACT, catarata (Mv.) catarata (Oftal.) catarata.

— DAMPING or DASHPOT ACTION (Vm., (Mv.) amortiguamiento fraccionado.

— KNIFE (Cir.) keratótomo.

— SUPRA-NUCLEAR —, catarata supranuclear.

CATARRHAL SYRINGE (Cir.) irrigador nasal.

CATCH, fiador, retén, garfio, corchete, gancho, presa, botón (Mar.) guaiche (Pesc.) redada, pesca (Rel.) fiador (Tip.) divisorio (Cerr.) pestillo, cerradero (Carp.) calzo, clavija, talón (Mec.) leva, cama, tope alzaprima || fiador, garra, botón (Av.) entrada del viento (Fc.) fiador.

TO —, detener, retener, parar, sujetar || morder, agarrar || engranar, engarzar, endentar.

— — IN (Mec.) engranar.

— — UP (deportes: carreras) adelantar a...

— BASIN (Font.) depósito de cieno.

— BOLT (Cerr.) pestillo, picaporte (Arm.) fiador (Fc.) fiador.

— or DRIVING BOLT (Fc.) tornillo del tope de conducción.

CATCH BUTTON, or **KNOB** (Mec.) botón del desembrague.

— OF A DOOR (Cerr.) picaporte.

— DRAIN (Hid.) canal de derivación.

— FAKES OF A CABLE (Mar.) repliegues del cable.

— FEEDER (Hid.) zanja de irrigación.

— HAMMER (Herr.) martillo de extender.

— HANDLE (Fc.) manecilla del fiador, s. CLASP HANDLE.

— HOOK (Mec., Fc., Elect.) gancho de detención.

— OF A LOCK (Cerr.) cerradero.

— MOTION (Torn.) movimiento de cambio de celeridad.

— PEG or TAPPET (Mec.) gorrón de excéntrica.

— PIN, tope.

— POINT (Fc.) punto de detención o de parada.

— REVERSING, v. REVERSING.

— ROD, LATCH ROD (A), varilla del fiador.

— SPRING (Cerr.) muelle del picaporte.

— WATER, badén.

— — DRAIN (Fc.) cuneta de coronación.

— WORK (Tip.) reclamo.

AUTOMATIC — (Mec.) espiga automática de arrastre.

AUTOMATICALLY ENGAGING — or DRIVE (Mec.) tope de conducción de disparo automático.

BORE — (Min.) arrancasondas.

BONNET — (Vm.) cierre de la cubierta o del capó.

BOXED — (Cerr.) armella, abrazadera.

RATCHET WITH — (Rel.) trinquete con fiador.

SPRING — (Fc.) fiador de resorte || resorte del fiador.

THROW OVER — (STOP WITH — — —) (Mec.) tope con trinquetes giratorios.

WIND — or SAIL (Av.) entrada del viento.

THE — ENGAGES (Fc.) el fiador se enclava.

CATCHER, garra, retén.

—'S SIDE (Meta.) lado de salida (de la barra laminadora).

OIL — or SCOOP; cuchara de aceite.

SPARK — (Fc.) chispero.

CATCHING (Mec.) engranaje, dentado de una rueda de engrane.

CATCHUP (Coc.) salsa de setas.

CATECHU, CASHOO, TERRA JAPONICA, v. CASHOO (Bot.) catechú.

CATENARIAN (Mec.) eslabonado, en forma de cadena.

— ARCH (Arq.) arco catenario.

— CURVE (Geom., Mec.) curva catenaria.

CATENARY, catenaria || alambre o hilo catenario.

— SUSPENSION (Elect.) suspensión catenaria o múltiple.

— WIRE (Fc., Elect.) hilo catenario.

DOUBLE — SUSPENSION (Fc., Elect.) suspensión catenaria con tensor doble.

SINGLE — SUSPENSION (Fc., Elect.) suspensión catenaria con tensor sencillo.

CATENATION (Mec.) concatenación, encadenamiento.

CATERER, abastecedor o proveedor || fondista.

CATERPILLAR (Agric.) oruga (Autom.) v. — TRACTOR.

— TRACTOR, —, (Autom.) tractor oruga o caterpillar.

CATHARINE WHEEL (Arq.) rosa, (ventana circular cerrada con vidrios de colores).

CATHARSIS, purga (Psicoan.) catarsis.

CATHARTIC, purgante (Psiconal.) catártico.

CATHEDRAL (Arq.) catedral.

— CHIMES (Mús.) campanas de catedral, juego de campanas.

CATHETOMETER (Fis.) catetómetro.

CATHETUS (Geom.) cateto (Mec.) cateto (Arq.) cateto.

CATHION, KATHION (Elect., Quim.) catión.

CATHODE (Fis.) catodo, electrodo electronegativo.

— RAYS, rayos catódicos.

CATHODOPHONE, catodófono.

CATHODOGRAPH, radiografía.

CATHOLYTHE (Fis. y Quim.) porción (del electrolito) adyacente al catodo.

CATLING (Mús.) cuerda de violín (Cir.) especie de escalpelo.

CATOPTRICS (Fis.) catóptrica.

CATTLE (Gan.) ganado.

— CAR or BOX or WAGON (Fc.) carro para ganado.

— DROPPINGS (Agric.) estiércol de ganado.

— FATTENER (Gan.) cebador de ganados.

— GUARD (Fc.) barrera para el ganado.

— HOUSE or SHED (Gan.) establo.

— RAMP or WHARF (Fc.) rampa para el ganado.

— SHED, v. — HOUSE.

— SHOW (Com.) exposición de ganados.

— TRADE (Com.) comercio de ganados.

— TRAIN (Fc.) tren para ganados.

— YARD (Fc.) patio para el ganado.

BLACK, HORNED — (Gan.) ganado vacuno.

SMALL — (Gan.) ganado lanar y cabrio.

SUMPTER — (Gan.) caballería de carga.

TO DRIVE — (Gan.) aballar.

TO GRAZE or FEED — (Gan., Agric.) apacentar ganados.

CAUDLE (Lic.) pisto || cordial.

CAUF (Pesc.) vivero.

CAUKING (Carp.) ensambladura de doble almohadón.

CAUL (Carp.) tablilla para empatar chapas.

CAULIFLOWER (Bo.t) coliflor.

CAULK, CAULKING, v. KALK y KALKING

CAUNTER (Min.) contravena.

CAUSEY (Caminos,) camino empedrado.

CAUSEWAY, camino empedrado, arrecife (Hid.) dique.

CAUSTIC (Quím.) cáustico.

— LIME (Quím.) cal viva.

— POTASH (Quím.) potasa cáustica.

— QUILL (Cir.) porta cauterio.

— SODA (Quím.) sosa cáustica.

— STONE, piedra infernal.

CAUSTICITY (Quím.) causticidad.

CAUTER (Cir.) cauterio.

— IRON (Vet.) hierro para dar fuego a los caballos.

CAUTION, precaución (Jur.) fianza.

TO —, prevenir, advertir || precaver || fiar.

— BOARD (Fc., Elect.) placa de aviso (de peligro).

"—" POSITION (Fc.) posición (de la señal) de disminución de la marcha o avance con precaución.

CAVALCATE, cabalgata.

CAVALET (Vid.) capa o cubierta de la lúnula.

CAVALIER (Equit.) caballero, jinete (Fort.) caballero.

— BATTERY (Mil.) batería elevada de sitio.

— OF TRENCH (Fort.) caballero de trinchera.

CAVALRY (Mil.) caballería.

HEAVY — (Mil.) caballería pesada.

LIGHT — (Mil.) caballería ligera.

TO CAVATE, s. TO EXCAVATE.

CAVE, cueva, caverna (Arq.) bodega (Vid.) cenicero || gruta.

CAVEAT (Com., Jur.) registro de la petición de una patente.

CAVEL HEAD BLOCK (Mar.) galápago de retorno.

CAVERN, caverna. v. CAVE.

CAVESSON (Equit.) cabezón.

— IRON (Equit.) serreta.

— LONGING REIN (Equit.) anilla de cabezón para el ronzal.

— REIN (Equit.) ronzal.

— STRAP, muserola del cabezón.

CAVETTO (Arq.) caveto, copada.

CAVIN (Mil.) camino cubierto.

CAVING (Min.) derrumbe.

CAVITIES, HOLLOWING (Min.) oquedades.

CAVITY, cavidad, hueco, vacío (Min.) oquedad.

CAY (Mar.) cayo.

Cayenne **PEPPER** (Bot.) pimienta de Cayena.

— TIMBER (Mader.) madera de Cayena.

CAXON (Meta.) caja de mineral para el afinado.

C or GRID BATTERY (Radio) batería C.

TO CEASE HEATING (Fund.) parar el fuego, dejar morir el fuego en una fragua.

CEBADIC ACID (Quím.) ácido cebádico.

CECOGRAPH, cecógrafo, (Ap. para ciegos).

CEDAR (Bot.) cedro.

— GUM or RESIN, resina del cedro, cedria (Pint.) cedria.

— RUST, carcoma del cedro.

PENCIL —, RED —, Virginia JUNIPER (Juniperus Virginiana) (Bot.) enebro de Virginia.

ROCK —, SHRUBY RED —, (Juniperus sabina) (Bot.) enebro sabina.

CEDARN, CEDRINE, de cedro.

CEDRIA (Pint.) v. CEDAR GUM.

CEDRONELLA (Bot.) cedronela, melisa, toronjil.

CEDUOUS (Arb.) en sazón para ser cortado.

TO CEIL, techar || artesonar un techo.

— — A HOUSE (Carp.) aforrar una casa.

CEILING, techo o cielo raso (Mar.) vágara, forro interior de la bodega (Aeron.) altura máxima.

— ATTACHMENT WITH BALL JOINT (Elect). rótula o articulación esférica de techo.

— WITH BAYS (Arq.) techo artesonado con casetones o tableros.

— DUCT (Elect.) atravesamiento de techo. cho.

— HANGER (Elect.) aislador de techo.

— ILLUMINATION (Elect.) alumbrado de techo.

— INSULATOR (Elect.) aislador de techo.

— JOIST (Carp.) carrera.

— LAMP (Elect.) lámpara de techo.

— — FITTING (Elect.) lámpara para techo.

— — HOLDER (Elect.) portalámpara de techo.

— LATH (Carp.) lata, tablilla de chilla.

— PENDANT (Elect.) tubo de suspensión o péndulo para techo.

— PLANK (Mar.) v. —, (Carp.) tablones para techar.

— PLATE (Alb.) rosetón de cielo raso.

— REFLECTOR (Elect.) reflector de techo.

— ROSE or BLOCK FOR PENDANTS (Elect.) rosetón de techo para suspensión.

— ROSETTE (Elect.) florón para suspensiones.

— SPIRAL FOR FIXING LAMP-HOLDERS (Elect.) espiral de techo para el montaje de portalámparas.

— SWITCH (Elect.) interruptor de techo.

— OF TIMBER (Carp.) techo de vigas descubiertas.

CELADON (Cer.) color verdemar claro.

CELANDINE (Bot.) celidonia.

CELATURE (Grab.) arte de grabar sobre los metales.

CELERITY, celeridad, rapidez, velocidad.

CELERY (Bot.) apio (Arq.) apio.

CELESTA (Mús.) celesta.

CELESTIAL, celeste.

— **CHART** (Ast.) carta celeste.

— **GLOBE** (Ast.) globo o esfera celeste.

— **TELESCOPE,** telescopio astronómico.

CELESTINE, SULPHATE OF STRONTIAN (Quím.) celestina, sulfato de estronciana.

CELIDOGRAPHY (Ast.) celidografía.

CELL (Mil.) celda, calabozo (Arq.) celda, espacio de un abovedado (Opt.) montura de una lente (Ap.) celdilla, celda, cabaña o choza (Tip.) cajetín (Elect.) pila, s. PRIMARY —, PRIMARY BATTERY, celda (Biol.) célula (Aeron.) celda || sección, compartimiento || bolsa del gas.

— **OF THE QUEEN BEE** (Ap.) castillo.

— **WITH CONSTANT** e. m. f. (Elect.) pila de corriente constante.

— — **GASEOUS DEPOLARIZER** (Eelct.) pila con despolarizador gaseoso.

— **INSPECTION LAMP** (Elect.) lámpara para inspeccionar las pilas.

— **INSULATOR** (Elect.) pie del elemento.

— **WITH LIQUID DEPOLARIZER** (Elect.) pila con despolarizador líquido.

— **SENSITIVE TO LIGHT** (Elect.) pila sensible.

— **WITH SOLID DEPOLARIZER** (Elect.) pila con despolarizador sólido.

— **SUPPORT** (Elect.) soporte para las pilas.

— or **BATTERY-SWITCH** (Elect.) reductor.

— — **TRAVERSING CONTACT** (Elect.) carro del reductor.

— **TERMINAL** (Elect.) borna de la pila.

— **VOLTAGE** (Elect.) tensión del elemento.

— **WALL** (Elect.) pared del elemento.

— **OF WOOD** (Bot.) célula de madera.

COMPRESSED AIR — (Elect.) pila de aire comprimido.

CONSTANCY OF A — (Elect.) constancia de la pila.

DESIGN OF THE — (Elect.) disposición del elemento.

E M F OF — (Elect.) tensión de la pila.

END or **MILKING** — (Elect.) elemento adicional.

EXHAUSTION OF THE — (Elect.) agotamiento de la pila.

GAS — or **CHAMBER** (Av.) cámara del gas.

INCONSTANCY OF THE — (Elect.) inconstancia de la pila.

INITIAL VOLTAGE OF THE — (Elect.) tensión inicial de la pila.

MICROPHONE — (Elect.) pila de micrófono.

PHOTO-ELECTRIC — (Elect.) pila foto-eléctrica.

STUMPY CARBON —, Fleischer — (Elect.) pila de Fleischer.

TO COMPENSATE A — (Elect.) compensar una pila.

CELLAR, sótano, cueva, bodega.

— **LOCK** (Cerr.) cerradura embutida.

— **VAULT** (Arq.) bóveda de sótano.

— **WINDOW,** claraboya de sótano.

BATTERY — (Elect.) cueva de los acumuladores.

CABLE — (Elect.) sótano para cables.

WINE —, bodega, bodega para vinos.

CELLARAGE (Arq.) sótano o cueva (Lic.) renta por depósito de vinos embodegados.

CELLITE, CELLIT (T. N.) v. CELLULOSE ACETATE (Quím.) celita.

CELLOBIOSE (Quím.) celobiosa. v. CELULOSA.

CELLON, v. CELLULOSE ACETATE.

CELLOPHANE (T. M.) celofán.

CELLOSE, v. CELLOBIOSE.

CELLULAR, celular.

— **VAULT** (Arq.) bóveda de compartimentos.

— **WHEEL** (Hid.) rueda de cajones.

CELLULE, celdila, célula.

CELLULOID, celuloide.

— **ACCUMULATOR BOX** or **JAR** (Elect.) recipiente de celuloide para acumuladores.

— **PAPER,** papel de celuloide.

— **PLATE,** placa de celuloide.

CELLULOSE, celulosa.

— **ACETATE** (Quím.) acetilcelulosa.

CELTIUM, Ct (Quím.) celtio.

CEMENT, cemento, argamasa, mezcla para pegar || cal arcillosa || almácigo || cola o pegamento (Fund.) brasca (Const.) cemento.

TO — (Meta.) cimentar (Alb.) argamasar Tec.) pegar (Const.) cementar.

— — **IRON** (Fund.) cementar el hierro.

— — **IN JOINTS** (Carp.) coger las juntas.

— — **WELL** (Alb.) fraguar bien.

— — **AND ASBESTOS FELTING,** forro de asbesto y cemento.

— **CLAY,** arcilla para morteros.

— **OF CLAY AND COAL DUST** (Fund.) brasca.

— — **COPPER,** cobre precipitado de su disolución.

— **MORTAR,** argamasa hidráulica.

— **OF SMALL STONES** (Alb.) argamasa de casquijo.

— **STEEL,** acero cementado.

— **STONE,** cal arcillosa (Min.) marna esferoidal.

CEMENT TESTING MACHINE, máquina para probar cemento.

— WATER (Fund.) agua de cementación.

FUSIBLE — (Elect.) cemento fusible.

CEMENTATION, unión, pegadura (Meta.) cementación.

CEMENTED, cementado || pegado, unido (Meta.) cementado.

CEMENTING BOX, caja de cimentación.

— CARBON, v. CARBIDE CARBON.

— CHEST or TROUGH (Meta.) caja de cementación.

— FURNACE (Fund.) horno de cementación.

— OF THE INSULATOR (Elect.) fijación con yeso de los aisladores (al soporte).

— MATERIAL (Fund.) agentes de la cementación.

— OF THE MORTAR (Alb.) fraguado.

— or CEMENTATION POWDER (Fund.) polvo para cimentar.

— or BINDING POWER (Fund.) fuerza o poder aglutinante.

— STAFF (Joy.) cincel de cimentar.

CEMENTITE, v. CARBIDE OF IRON.

CEMETERY, cementerio.

CENOLOGY, cenología.

CENOTAPH, CENOTAPHY, cenotafio.

CENSER (O. ec.) incensario.

CENSOR, censor (Psicoan.) (AGENT EFFECTING CENSORSHIP,) censor.

CENSORSHIP (Com., Der., Cine) censura (Psicoan.) censura.

CENSUS (Com., Estad.) censo.

CENT (Acuñ.) centavo.

PER —, PER CENTAGE (Com.) por ciento, tanto por ciento.

Centaur (Ast.) Centauro (B. A.) centauro.

CENTAVO, centavo.

CENTENNIAL, centenario, secular.

CENTER, CENTRE, centro (Arq.) cimbra para construir arcos o bóvedas (Torn.) punta (Biol.) centro.

TO —, concentrar || colocar en el centro (Arq.) cimbrar (Opt.) poner en foco, concentrar.

— ARCH OF A BRIDGE, arco maestro.

— OF ATTRACTION, centro de atracción.

— BIT, barrena de punto || barrena de una boca || guía.

— OF BUOYANCY (Mar.) centro del casco.

— OF CONVERSION, eje, centro de conversión.

— — CURVE (Fc.) punto medio de un arco de curva.

— DIVISION OF A FLEET (Mar.) columna o división central.

— DRIFT (Min.) galería central.

CENTER OF EFFORT OF THE SAILS (Mar.) centro vélico.

— FINDER (Mec.) centrador.

— FIRE CARTRIDGE (Arm.) cartucho de fuego central.

— OF GRAVITATION, centro de gravitación.

— — GRAVITY, centro de gravedad.

— — GYRATION, centro de rotación o de revolución o de giro.

— LATH, torno de puntas (Rel.) máquina de centrar.

— LEADER (Art.) caballo de en medio.

— LINE (Dib.) eje de perspectiva.

— — or TRACK (Fc.) eje de la vía.

— — OF THE CROSSING (Fc.) eje del cruzamiento de una vía.

— — OF CYLINDER, eje del cilindro.

— OF MOTION, centro de movimiento

— — — OF A GUN (Art.) eje de muñones de una pieza.

— — OSCILLATION, centro de oscilación.

— — PERCUSSION, centro de percusión.

— PIECE (Mueb.) centro de mesa.

— PIN, pivote.

— OF PRESSURE, centro de presión.

— PUNCH (Herr.) centrador, punzón.

— — (A), CENTRE POINT (Fc.) granete.

— RAIL (Fc.) riel o carril central.

— OF ROTATION, centro de rotación o de giro.

— SCAFFOLDING (Arq.) cimbra.

— SECONDS (Rel.) segundos muertos.

— STAMPER (Meta.) pilón del centro.

— SUPPORT (Fc.) soporte de la rangua.

— WHEEL (Rel.) rueda media, tercera rueda.

— OF A WHEEL, centro de una rueda.

DEAD —, punto muerto.

LOWER DEAD —, punto muerto inferior.

UPPER DEAD —, punto muerto superior.

CENTERED, CENTRED (Arq.) concentrado (Tec.) centrado.

CENTERING, CENTRING (Tec.) centrado, concentración (Arq.) cimbra de arco, abovedado.

— APPARATUS (Mec.) disposición de centrar.

— BOARD (Radioscopia,) tabla de centraje.

— FRAME (Fund.) marco de prensa de precisión.

— — or RING (Fund.) corona de moldear o pasar el modelo (v. STRIPPING PLATE MOULDING MACHINE).

— MACHINE (Art.) máquina de centrar cañones (Torn.) máquina de centrar.

— MOULDING MACHINE (Meta.) prensa de precisión.

— RIB (Arq.) cimbra.

SELF — APPARATUS (Mec.) posición de centrar automática.

CENTESIMAL (Arit.) centesimal.
— **WEIGHING MACHINE,** báscula centesimal.
CENTGENER (Agric.) aparato sembrador de cien simientes.
CENTIARE (Metr.) centiárea, 1.19603 yardas cuadradas).
CENTIBAR, v. BAR, centiatmósfera C. G. S.
CENTIGRADE (Fís.) centígrado.
— **SCALE,** escala centesimal o de cien grados.
— **THERMOMETER** (Fís.) termómetro centígrado.
CENTIGRAMME (P. y M.) centigramo.
CENTILITER (P. y M.) centilitro.
CENTIMETER, CENTIMETRE (P. y M.) centímetro.
— **GRAM-SECOND,** v. C. G. S. UNITS.
CENTISTERE, centímetro cúbico.
CENTNER, peso de 100 libras.
CENTRAL, central (Tel., Teléf., Fc.) central.
— **BATTERY MICROPHONE SYSTEM** (Telef.) sistema de micrófono con batería central.
— **BEARING** (Vm.) soporte intermedio.
— **CONTACT CAP,** v. CAP.
— **CHAIN** (Vm.) cadena central.
— **DEPOT,** v. STATION.
— **ELECTRIC STATION** (Elect.) central de electricidad.
— **ENERGY TELEPHONE SYSTEM** (Telef.) sistema telefónico de abastecimiento de energía central.
— **EXCHANGE WITH MAIN AND SUB-STATIONS** (Telef.) (sistema de) oficina central con estaciones principales y secundarias.
— — **WITHOUT SUB-EXCHANGE** (Telef.) sistema telefónico de estación principal sin estaciones secundarias.
— **FIRE CARTRIDGE** (Mil.) cartucho de fuego central.
— **FORCE** (Mec.) fuerza central.
— **LINE,** directriz, línea directriz (Fort.) directriz.
— **PASSAGE** (Vm.) pasillo central (de un carro).
— **PIVOT OF TURNTABLE,** (KING BOLT) (Fc.) pivote central de la mesa o placa giratoria.
— **POINT,** punto central.
— **PROJECTION** (Geom.) proyección central.
— **RACK RAILWAY** (Fc.) ferrocarril de cremallera.
— **SMOKE UPTAKE** (Mv.) expulsión central del humo.
— **SWITCH BOARD** (Telef.) conmutador central.
— **TELEPHONE EXCHANGE** (Telef.) oficina

de teléfonos central, oficina central telefónica.
CENTRALITY, centralidad.
CENTRE, v. CENTER.
CENTRIFUGAL, centrífuga.
— **ALARM** (Elect.) alarma centrífuga, (timbre centrífugo).
— **APPARATUS** (Meta.) separador centrífugo.
— **DRAINING ENGINE,** máquina centrífuga para drenar.
— **DRILL,** sonda centrífuga.
— **DRYING MACHINE** (Mec.) secador centrífugo.
— **FAN** (Mec.) aspirador centrífugo.
— **FILTER** (F. Az.) centrífuga.
— **FORCE** (Fís.) fuerza centrífuga.
— — **OF ARMATURE** (Elect.) fuerza centrífuga del inducido.
— **GOVERNOR** (Vm.) regulador centrífugo.
— **MACHINE,** máquina centrífuga.
— **MILL** (Meta.) molino centrifugal.
— **PUMP,** bomba centrífuga.
— **REGULATOR** (Elect.) regulador centrífugo.
— **SWITCH** (Elect.) interruptor centrífugo.
CENTRING, v. **CENTERING** (Carp.) almohadillado.
— **RING** (Vm.) anillo de central.
— **OF A SHOT** (Art.) ajuste exacto del proyectil al ánima de la pieza.
CENTRIPETAL, centripeat.
— **FORCE** (Fís.) fuerza centripeta.
— **PRESS** (Mec.) prensa centripeta.
— **PUMP** (Mec.) bomba centripeta.
CENTROBARIC METHOD, método centrobárico (de Guldino).
CENTROIDAL (Mec.) centroidal.
CENTUPLE (Arit.) céntuplo.
TO CENTUPLICATE, centuplicar.
CENTURY, siglo, centuria.
CEPHALIC SNUFF (Farm.) polvos cefálicos.
CEPHALO EXTRACTOR (Cir.) cefalótomo.
CEPHALOMETER (Cir.) cefalómetro.
CEPHALOTOME (Cir.) cefalótomo.
CEPHALOTRIBE (Cir.) cefalotribo.
Cepheus (Ast.) Cefeo.
CERACEOUS, ceráceo, parecido a la cera.
CERACHATES (Miner.) ceracates o ceragates.
CERAMIC, cerámica.
CERAMITE (Miner.) ceramita.
CERASIN (Quím.) cerasina.
CERASITE (Min.) cerasita, clorato de plomo.
CERATE (Farm.) cerato.
CERATED, encerado.
CERATION (Quím.) ceración.
CERATOTOME (Cir.) queratótomo.
CERAUNOSCOPE (Fís.) ceraunoscopio.
TO CERE, encerar.

CEREAL, cereal.

CEREBRIN (Quím.) cerebrina, frenosina.

CEREBRON (Quím.) cerebrón.

CEREBRONIC (Quím.) cerebrónico.

CERECLOTH (Com.) encerado, género preparado con cualquiera materia glutinosa.

CEREOUS (Min.) ceroide || ceroso, de cera.

CERESIN (Quím.) ceresina.

CERINE (Quím.) cerina.

CERITE, CERIUM-ORE (Min.) cerita.

CERIUM (Quím.) cerio.

CEROLEINE (Quím.) ceroleina.

CEROLITE (Min.) cerolita.

CEROPLASTICS, ceroplástica.

CEROXYLINE (Quím.) ceroxilina.

CERRIS (Ten.) corteza de Borgoña.

CERTIFICATE (Com., Jur.) certificado, testimonio, v. TO CERTIFY.

— OF BAPTISM, fe de bautismo.

— — DRAW BACK (Com.) tornaguia.

— — ORIGIN (Com., aduanas) certificado de origen.

BANKRUPT'S —, concordato, arreglo.

BRAKE TEST —, (Vm.) certificado sobre la prueba a un freno.

MASTER'S or CONDUCTOR'S — (Aviac.) certificado del piloto (sobre un ensayo del globo o aeroplano).

CERTIFIED CHECK (Com.) cheque certificado.

TO CERTIFY, TO CERTIFICATE, certificar.

— — AN ACCOUNT (Com.) comprobar una cuenta.

CERULE, SKYBLUE (Pint.) azul, cerúleo.

CERULEAN, cerúleo.

CERULIN (Tint.) cerulina, azul de índigo.

CERUSE (Quím.) albayalde, carbonato de plomo.

CERUSED, untado de albayalde.

CERVIX DILATOR (Cir.) dilatador del cuello del útero.

CESIUM, Cs. (Quím.) cesio.

CESS, letrina, lugar excusado.

— PIPE, cañón de letrina.

— POOL, sumidero.

CESSION (Com., Jur.) cesión.

CESSIONARY (Com., Jur.) cesionario.

CEST, cinturón de mujer.

CETACEOUS (Zool.) cetáceo.

CETATE (Quím.) cetato.

CETIC ACID (Quím.) ácido cético.

CETIN, CETINE (Quím.) cetina, esperma de ballena.

CETRARIN (Quím.) cetrarina.

Cetus (Ast.) Cetus, la Ballena.

CETYLIC (Quím.) cetílico.

— ACID (Quím.) ácido cetílico.

CEYLANITE, PLEONASTE (Min.) ceilanita.

C. G. S. UNITS (SYSTEM) sistema cegesimal; sistema centímetro-gramo-segundo; sistema C. G. S.

CHABLIS (Lic.) Chablis; (vino blanco de Borgoña; pronúnciase Chablis).

CHABRAC (Mil.) chabrás.

TO CHAFE, frotar, ludir (Tej.) escarrilarse (Elect.) rozarse los alambres.

CHAFED ROPE (Mar.) cabo mascado o ludido o rozado.

CHAFERY (Herr.) fragua, forja de herrero.

CHAFF, granzas, bodoque (Agric.) zurrón, cáscara de grano, hollejo || paja menuda || aechaduras || agramiza, cañamiza.

— CUTTER (Agric.) picadora de paja.

— OF GRAINS (Agric.) cascabillo.

CHAFFER, mercadería, tráfico.

TO — (Com.) comprar || traficar || regatear.

CHAFFERN, marmita de vapor.

CHAFFING BAR (Hoj.) barra de enrojecer las planchas de latón.

— OF THE COVER (Vm.) rozamiento de la cubierta (del neumático).

— GEAR (Mar.) avíos para forrar los cables.

— PAN, escalfador.

CHAGREEN PAPER, papel afiligranado.

CHAGRIN (Ten.) piel de zapa.

CHAIN, cadena (Agric.) cadena de agrimensor (Rel.) cadena (Tej.) cadena; (hilos por donde pasa la trama) (Jur.) grillete (Vm.) v. DIVING CHAIN.

TO —, encadenar, unir (Agrim.) medir con cadena (Mar.) cerrar un puerto con cadenas.

— ARMOR (Arm.) cota de malla.

— WITH BALANCE WEIGHT (Mec.) cadena con contrapeso.

— BARRIER (Fc.) cadena de cierre (para barreras).

— BELT (Mec.) cadena de transmisión.

— BOLT (Mar.) perno que sujeta el eslabón final de una cadena.

— BOND (Alb.) cadena de hierro (Carp.) trabazón de las vigas.

— BRAKE (Fc.) cadena de freno.

— BRIDGE, puente de cadenas.

— BRUSH (Vm.) cepillo para las cadenas.

— AND BUCKETS (Fc., Min.) cadena de canjilones.

— — CONVEYOR, elevador o noria de canjilones.

— BULLET (Mil.) balas enramadas.

— CABLE, cable de cadena.

— COURSE (Alb.) cadena.

— COVER ARRANGED AS A STEP (Vm.) cárter o cubierta de la cadena formando estribo.

CHAIN CUTTER, cadena cortante o de fresar.
— — MOULDING MACHINE, fresadora o escopladora de cadena cortante o de fresar.
— DRIVE (Mec., Vm.) mando por cadenas.
— DRIVEN CAR, v. CAR.
— EYE BOLT, perno de la cadena de enrayar.
— FASTENING, nudo de cadena.
— GEAR (Mec.) engranaje de cadena.
— GRATE STOKER (Fund.) hogar con emparrillado de cadena.
— GUARD (Rel.) guardacadena.
— GRAPPLER (Mar.) cadena de garfios.
— HOIST, SELF LUBRICATING — —, malacates de cadena de lubrificación automática.
— HOOK (Mar.) gancho de cadenas.
— JACK (Mec.) gato de nuez.
— LACE (Tej.) galón.
— LIGHTNING, rayo en ronsano.
— OF THE LIMBER (Art.) cadena de perno pinzote.
— LINE (Arq.) bóveda de cadeneta.
— LINK, LINK OF A —, eslabón, baca.
— LOCKER PIPE (Mar.) escobén.
— LOOP, v. — LINK.
— OF MOUNTAINS, cordillera, cadena de montañas.
— NECKLACE (Mar.) zuncho de las arraigadas.
— NEEDLE WORK (Cost.) punto de cadeneta.
— OF PASTE BOARD (Tej.) cadena sin fin de patrones.
— PIN (Agrim.) jalón de cadena.
— PULLEY (Mec.) polea de engranaje de cadenas.
— PUMP, bomba de cadena o de rosario.
— RAILWAY (Fc., funiculares) ferrocarril de cadena.
— OF ROCKS (Mar.) arrecife de peñas.
— RULE, regla de cadena.
— SAW (Cir.) sierra de cadenas.
— — CARRIER (Cir.) mango de sierra de cadena.
— SHOT (Art.) balas enramadas.
— SILENCER (Elect.) sordina de cadena.
— STITCH (Cost.) punto de cadeneta.
— — SEAM (Cost.) costura de cadeneta.
— STITCHING (Cost.) bordado al "crochet".
— STOPPER (Mec.) retén de cadena.
— STORE (Com.) almacenes en cadena o serie.
— SURVEYING (Agrim.) cadeneo.
— OF A SUSPENSION BRIDGE (Ing.) cadena de retenida de puente colgante.
— SYSTEM (Ing.) sistema de triangulización.
— TIMBER (Carp.) maderamen de trabazón.
— TRACE TILL (Carr.) guarnición de caballo de varas.
— TRANSMISION (Aviac.) transmisión por cadena.

CHAIN TYPE TABLE PLANING MACHINE, acepilladora de mesa articulada sin fin.
— WALL (Min.) muro de seguridad.
— OF A WATCH (Rel.) cuerda (Joy.) leontina, cadena de reloj.
— WHEEL (Rel.) tambor de cadenas (Mec.) rueda de engrane de cadenas.
— or BASKET WINDING (Elect.) arrollamiento de cadena.
— WITH FLAT LINKS (Herr.) cadena de gallo o articulada.
— WITH HAND IN HAND RINGS (Herr.) cadena a la catalana.
ANCHOR — (Mar.) boza o cadena de ancla.
BLOCK —, (Vm.) cadena de eslabones planos.
BREAST — (Art.) cadena de atalaje o de cureña.
CARBON-HOLDER — (Elect.) cadena portacarbón.
CHATTERING OF THE — (Vm.) v. RATTLE.
CONDUCTOR — (Fís.) cadena del pararrayos. v. LIGHTNING CONDUCTORS.
CONVEYOR — (Min., Fc.) serie de tolvas para llenar los canjilones.
DRAG — (Art.) cadena para enrayar.
DRIVING —, —, (Vm.) cadena de mando.
ENDLESS — (Mec.) cadena sin fin de transmisión, v. BELT. s. LOOSE —.
FRINGED — (Cost., Bord.) cadeneta.
LAND — (Agrim.) cadena de agrimensor.
LINK OF A —, v. — LINK.
LOOSE —, v. s. ENDLESS —.
MEASURING —, v. LAND —.
MOLECULAR — (Elect.) cadena molecular.
NON-SKID — (PARSON'S) (Vm.) cadena antideslizante.
SKID — (Carr., Vm.) cadena de retenida.
SURVEYOR'S — (Agric.) cadena de medir o de agrimensor.
TUG — (Tal.) cejador.
CHAINLESS BICYCLE (Motoc.) motocicleta sin cadena.
CHAINING (Agrim.) cadeneo (Tec.) encadenamiento, trabazón, unión.
CHAIR (Mueb.) silla, asiento (Carr.) volante, calesín (Alb.) asiento, descanso (Carp. —S, pares (Fc.) cojinete, sillar.
— BACK BENDING MACHINE, máquina de curvar respaldos de sillas.
— BLOCK, cojinete, dado de soporte.
— BOLT (Fc.) perno de cojinete.
— BRUSH (Com.) cepillo para cojines.
— CASTORS, roldanas para sillas.
— COVERS, fundas para sillas.
— OF DELIVERY (Cir.) sillón para partos.
— WITH ONE JAW, HALF — (Fc.) cojinete unilateral.
— — KEY (Fc.) cojinete de cuña asegurado.

CHAIR-MAN, presidente, v. CHAIRMAN.
— PAN (Com.) servicio, bacin.
— PASS (Fund.) canales para placas de asiento.
— PLATE, v. SADDLE (Fc.) placa-cojinete.
— RAIL, b. RAIL.
— RATTANS, mimbres para sillas.
— SEAT, asiento de silla.
— — FRAME BENDING FORM, moldes para curvar los bordes de asientos de sillas.
— WITH SERRATED BASE (Fc.) cojinete con base dentada.
— SPRING (Fc., Vm.) resorte para asientos (Mueb.) resorte para sillas.
— WEB, sierra de contornear.
— WEDGE, s. KEY (Fc.) calza o cuña para cojinetes.
— OF A WHEEL (Carr.) buje, caja de rueda.
—WOMAN (Com.) presidenta, dama que preside una asamblea, etc.
    BOTTOM OF A —, asiento de una silla.
    CAMP —, silla de tijera.
    CANE BOTTOM —, silla de rejilla.
    DOUBLE — (Fc.) cojinete de crucero.
    FOLDING — (Mueb.) silla plegadiza.
    FRONT — (Motoc.) cochecillo delantero.
    HAIR BOTTOMED — (Mueb.) silla con asiento de crin.
    HEEL — or PIVOT (Fc.) cojinete para el talón.
    IRON — PIN (Fc.) cabilla.
    JAW — (Fc.) cojinete de talón.
    JAW OF THE — (Fc.) montante o cara de cojinete.
    JOINT — (Fc.) cojinete de unión.
    LOUNGING — (Mueb.) butaca.
    PIVOT — (Mueb.) silla giratoria.
    RACK -– (Fc.) silla de apoyo de la placa o lámina.
    RAIL — (Fc.) cojinete.
    REVOLVING — (Mueb.) silla giratoria.
    ROCKING — (Mueb.) mecedora.
    SEDAN — (Mueb.) otomana.
    SIDE — (Vm.) asiento lateral.
    SINGLE — (Fc.) cojinete intermedio.
    SLEEPER — (Fc.) cojinete de traviesa o durmiente (H. A.)
    SLEEPING — (Mueb.) sillón de dormir.
    TWO-PART — (Fc.) cojinete de dos piezas.
    TRAVELLING — (Mueb.) silla de viajes.
    WROUGHT IRON — (Fc.) cojinete de hierro forjado.
CHAIRMAR (Mueb.) sillero, fabricante de sillas || vendedor de sillas (Com.) presidente.
CHALCEDONY (Joy.) calcedonia.
    BLUE — (Min.) calcedonia azul, zafirita.
CHALCITE (Min.) calcita, sulfato rojo de hierro.
CHALCOGRAPH (Grab.) calcógrafo.

CHALCOGRAPHER (Grab.) grabador en cobre.
CHALCOGRAPHY (Grab.) calcografía, grabado en cobre.
CHALCOLITE, COPPER URANITE (Min.) chalcolita.
CHALCOPYRITE (Quím.) calcopirita, pirita de cobre, bronce candelero.
CHALCOTRICHITE (Min.) calcotriquito.
CHALDRON (Com.) carro de carbón de 36 fanegas.
CHALICE (O. Ec.) cáliz.
CHALK (Min.) greda, yeso, marga, tiza.
    TO — (Agric.) abonar con greda (Dib.) calcar o dibujar con yeso (Alb.) engredar, enyesar.
— CUTTER, cavador de yeso.
— FOR DRAWING (Dib.) clarión.
— GROUND (Dor.) fondo para dorar.
— PIT (Cant.) cantera de yeso.
— SLATE (Min.) pizarra gredosa.
— STONE (Miner.) calcinita, piedra de greda o yeso.
    FRENCH —, talco || blanco de Meudón || espuma de mar.
CHALKANTHITE (Min.) sulfato de cobre.
CHALKED LINE (Carp.) bramil, cuerda de marcar.
CHALKY, gredoso, yesoso.
CHALYBEAN (Meta.) calibeado.
CHALYBEATE, calibeado || agua ferruginosa.
CHALLENGE, TROPHY (Arq., deportes) trofeo.
CHAMBER (Arq.) cámara, aposento (Meta.) cámara (Mec.) cámara (Art.) cámara || cámara de mina (Arm.) recámara.
— OF COMMERCE (Com.) cámara de comercio.
— FOR COOLING FLOUR (Mol.) refrescadora.
— OF EXCAVATION (Min.) cantera de explotación.
— GAUGE (Art.) escantillón de la recámara.
— HANGINGS, tapicería, cortinajes.
— LYE, orines.
— MAID, camarera.
— MUSIC, música de cámara.
— OIL, aceite de ballena.
— IN THE SHUTTLE (Tej.) ranura de la lanzadera.
    AIR — (Mv., Vm.) cámara de ventilación.
    COMBUSTION — (Mv. Vm.) cámara de explosión o combustión.
    CONDENSING — (Meta.) condensador.
    DAMPING — (Mec., Elect.) cámara de amortiguamiento.
    EFFLUX — (Hid.) cámara de salida.
    INFLUX — (Hid.) cámara de entrada.
    MUD — or SETTLING PIT (Fc.) colector de fango.
    OIL — (Vm.) cámara de lubrificación.

PUMP — (Mec.) cuerpo de bomba.

SMOKE — (Mec.) caja de humo.

WELL — (Poz.) cámara de pozo.

WORKING — (Hid.) cámara de trabajo.

CHAMBRANLE (Arq.) chambrana.

CHAMBREL (Equit.) jarrete o corvejón de un caballo.

CHAMALEON MINERAL (Min.) oximanganato de potasa.

CHAMFER, CHAMFRET (Arq.) estría || boquilla (Carp.) chaflán, bisel, chanfle.

TO — (Arq.), (CHANNEL, FLUTE, GROOVE,) estriar, acanalar, hacer molduras de media caña (Carp.) (CUT THE SHARP EDGES) descantar, achaflanar, cortar en bisel.

— CLAMP (Herr.) tenalla para chanflanes.

HOLLOW —, estria de media caña.

CHAMFERED EDGE, canto biselado.

CHAMFERING, CHAMFRETTING, descanteamiento, chanfán de los cantos.

— ANVIL, yunque de caldereros.

— BIT or DRILL or TOOL (Carp.) taladro de bisel.

— DOWN OF THE NOSE OF THE CROSSING (Fc.) inclinación o depresión de la punta del corazón.

— IRON, cuchilla abiselada.

— OFF, biselado.

CHAMFRAIN, CHANFRON (Arm.) testera.

CHAMFRET, v. CHAMFER.

CHAMOIS, SHAMOY-LEATHER, ante, piel de gamuza.

— COLOURED (Pint.) color de gamuza o de ante, agamuzado.

CHAMOMILLE (Bot.) camomila.

OX EYE — (Bot.) bonina.

CHAMOT, CHAMOTTE, BURNED FIRE CLAY, FIRE BRICK, chamote, tierra refractaria, arcilla refractaria.

CHAMP (Arq., Bl.) campo (Mil.) terreno plano y unido.

· TO — THE BIT (Equit.) tascar el freno.

CHAMPAGNE (Lic.) Champaña, champán.

— NIPPERS, corta alambres (para botellas de Champaña).

SPARKLING — (Lic.) Champaña espumoso o espumante.

CHAMPAIGN, campiña.

CHAMPIGNON (Bot.) hongo, seta.

— LODE (Min.) filón principal.

— RAIL (Fc.) riel o carril de superficie convexa.

CHANCE, acaso, casualidad || probabilidad || oportunidad.

CHANCEL (Arq.) cancel || santuario || presbiterio || coro || capilla mayor.

CHANDELIER, candelabro, araña, candelero

CHANDLER (Com.) traficante || vendedor de velas, velero.

CORN — (Com.) traficante en granos.

WAX — (Com.) cerero.

WAX — SHOP, cerería.

CHANDLERY, mercería, especería.

CHANGE (Mec.) cambio, mutación, conversión, inversión de sentido (Com.) cambio o trueque || cambio de moneda || moneda suelta, cambio || bolsa mercantil.

TO —, cambiar, convertir variar, mudar (Com.) cambiar o trocar || cambiar monedas (Tint.) variar de color.

— — HAND (Equit.) cambiar de mano.

— — THE MIZZEN (Mar.) cambiar la mesana.

— — OVER (Elect.) conmutar.

— — — FROM SECOND TO THIRD SPEED (Vm.) pasar de la segunda a la tercera velocidad.

— — PACE or STEP (Equit.) cambiar de paso (el caballo).

— IN COLOURS or IN DISCS (Fc.) cambio de colores o discos.

— OF CONNECTION FOR RECEIVING (Tel.) conmutación para la recepción.

— — — — TRANSMITTING (Tel.) conmutación para la emisión.

— — DEFLECTION (Elect.) cambio en la desviación.

— — DIRECTION (Top.) cambio de dirección (de un camino).

— — — , REVERSAL (Elect.) cambio de sentido.

— — — OF THE CURRENT (Elect.) cambio de dirección de la corriente.

— IN DIRECTION OF A SINGLE ROD LINE (Fc.) desviación única.

— OF LEVEL, cambio de nivel.

— IN LOCKING (Fc.) cambio del enclavamiento (de mecánico en eléctrico).

— OVER KEY, s. REVERSING KEY.

— — FROM LETTERS TO FIGURES (Tel.) cambio de caracteres.

— — LEVER (Elect.) palanca de conmutador.

— — PLUG (Elect.) clavija de conmutación.

— — SWITCH (Elect.) conmutador. B. s. THROW-OVER SWITCH, CHANGING SWITCH.

— — VALVE (Aviac.) válvula de cambio de dirección (del gas) (Vm.) válvula o llave de varias vías.

— OF ROD LINE or PIPE RUN (A) FROM VERTICAL TO HORIZONTAL DIRECTION (Fc.) cambio de dirección vertical de la transmisión rígida.

— IN THE SPACE OF RODS (Fc.) cambio de la distancia entre las varillas.

CHANGE SPEED GEAR (Mec., Vm.) cambio de velocidad.
— — — **BOX** (Vm.) caja de velocidades.
— — — **WITH DIRECT DRIVE ON THE THIRD SPEED** (Vm.) cambio de velocidad con la tercera directa.
— — **LEVER** (Vm.) palanca de mando.
— — **PINION** or **WHEEL** (Vm.) engranaje del cambio de velocidades.
— **OF TRAIN** (Fc.) cambio de tren.
— **WHEEL** (Mec., Cerr., Vm.) rueda de repuesto o de cambio (México) rueda de refacción.
CYCLIC — (Elect.) permutación cíclica.
THE — **OF FIGURES** (or **TYPES**) **FAILS** (Tel.) el cambio de tipos no funciona.
CHANGEABLE (Fís., Meteor.) variable (Tint.) color que cambia o sin firmeza || cambiante, tornasolado.
— **GAUGE TRUCK** (Fc.) carretilla de entrevía variable.
CHANGED OVER (Elect.) conmutado.
CHANGER (Com.) cambista.
CHANGING COLOUR, v. Tint., CHANGEABLE
— **OVER** (Elect.) conmutación.
— **PLACE** (Fc.) cambio de vía.
— **SWITCH** (Elect.), v. C H A N G E-O V E R SWITCH.
CHANNEL, canal || acequia, canal || álveo, madre de un río (Arq.) caña, media caña, acanaladura (Geo.) canal, estrecho, brazo de mar (Mol.) caz (Min.) filón estéril (Com.) intermediarios, medios (Carp.) cajera, corredizo, ranura (Agric.) canal de irrigación. (Radio) canal, banda de frecuencia.
TO —, acanalar, estriar (Agric.) canalizar, abrir canales.
— — **THE NEEDLES** (F. agujas) acanalar las agujas.
— **BAR CHEEK WITH EQUAL FLANGES** (Fc.) larguero de alas iguales.
—S **FOR BEARING**, s. SUNK GROOVES.
— **OF A BLOCK**, garganta de polea, cajera.
— **FISH-PLATE**, v. SPLICE BAR (A) (Fc.) brida o escuadra doble con rama horizontal, brida en U.
— **FURROW** (Arq.) acanaladura, estría.
— **GATE OF A MOULD** (Fund.) bebedero de un molde.
— **IRON** (Fund.) hierro en U.
— **OF THE LARMIER** (Arq.) canal del alero.
— **FOR RUNNING LEAD** (Meta.) canales para recoger el plomo.
— — **MELTED METAL** (Fund.) canales de colada.
— **PIN** (Fc.) clavija de conexión de los carriles.
— **PLATE OF A FURNACE** (Fund.) compuer-

ta de horno || tapón del orificio de colada de un horno.
— **OUT OF SOUNDING** (Mar.) foso.
— **RAIL** (Fc.) riel o carril en H.
— **OF A RIVER**, lecho de un río.
— **RODDING**, varillas en U.
— **OF A ROOF** (Alb.) canal del ángulo.
— **STONE** (Alb.) calderilla.
— **FOR THE TRIGLYPH** (Arq.) canal de triglifo.
— — **WATER**, acequia, atarjea, zanja, canal.
COUNTER —, contracanal.
NARROW —, canalizo.
CHANNELED, GROOVED, acanalado.
— **PLATE** (Fund.) chapa estriada.
CHANNELING (Zap.) ranura o acanaladura.
— **MACHINE** (Zap.) ranurador (Cant.) máquina de abrir canales en la piedra.
— **TOOL** (Zap.) ranurador.
CHANTICLEER (Com.) reloj despertador.
CHANTLATE (Alb.) ristrel.
CHAP, grieta, hendedura, rendija.
TO —, hender, rajar, agrietar, desquebrajar, || rajarse, agrietarse.
—S (Mec.) muescas.
— **OF A VICE**, quijadas de un tornillo.
CHAPE, chapa de cinturón || charnela de hebilla || regatón o cantonera.
— **SPRING** (Arm.) plega resorte.
CHAPEL (Arq.) capilla, iglesia || capilla, parte de una iglesia || templo.
CHAPELESS, sin chapa o charnela.
CHAPELET (Equit.) doble estribo (Hid.) v CHAIN PUMP || draga de cubos.
CHAPERON, caperuza o capirote.
CHAPITEL (Arq.) capitel.
CHAPLET, corona de flores || rosario || (Fund.) soporte de macho (Arq.) moldura de cuentas || contera (Equit.) v. CHAPELET.
— **HEAD** (Tal.) portaestribos.
DOUBLE-HEADED — (Fund.) soporte de macho (con dos láminas).
CHAPPED (Vid.) rajado.
CHAPMAN (Com.) parroquiano || traficante.
TO CHAPTALIZE RED WINE (Lic.) tratar el vino con el procedimiento de Chaptal.
CHAPTREL (Arq.) imposta, cornisa del pie derecho de arco o bóveda.
TO CHAR, carbonizar, hacer carbón de leña || carbonear (Com.) acarrear piedras || trabajar a jornal.
— **MAN**, jornalero, peón, bracero.
— **OVEN**, horno de turba.
— **WORK**, trabajo a jornal.
CHARACTER, carácter (Tip.) carácter (Tec.) carácter, sello, marca especial (Teat.) papel
— **OF OSCILLATION** (Tel. in.) carácter de la vibración u oscilación.

CHARACTERISTIC, característico (Mat.) característica.

—, — CURVE (Mat.) característica (Tec., radio) (A CURV or GRAPH,) característica.

— DATA OF MACHINES (Elect.) característica de máquinas.

—S OF THE ORE (Min.) característica del mineral.

— — A SERIES WOUND DYNAMO (Elect.) característica de una dinamo en serie.

— — — SHUNT WOUND DYNAMO (Elect.) característica de una dinamo en derivación.

— RAYS (Fís.) rayas características.

AIR —, MAGNETISATION CURVE OF THE AIR, característica del aire.

ALTERNATOR — (Elect.) característica de un alternador.

ARMATURE (ROTOR) — or MAGNETISATION CURVE (Elect.) curva de imanación del inducido, característica del inducido.

EXTERNAL —, característica externa o dinámica.

INTERNAL or NO-LOAD — (Elect.) característica interna o en vacío v. SATURATION CURVE.

MACHINE — (Elect.) característica de la máquina.

MECHANICAL —, característica mecánica.

MOTOR —, MOTOR DIAGRAM (Elect.) característica de un motor.

NO-LOAD —, v. INTERNAL —.

TOTAL — (Elect.) característica total.

TO CHARACTERIZE, TO CHARACTER, grabar, sellar, imprimir.

CHARBON (Equit.) mancha negra en los dientes del caballo cerrado.

CHARCANES (Tej.) carcanes, seda de unión de la India.

CHARCOAL, carbón vegetal.

— ASHES, PEARLASH, ceniza de carbón vegetal.

— BASKET, espuerta de carbón.

— BED (Fund.) fondo brascado.

— BLAST FURNACE (Fund.) alto horno de carbón vegetal. v. — FURNACE, segunda acepción.

— OF A BULLEN, carbón de gramiza.

— BURNER, carbonero.

— CASTING (Fund.) fundición al carbón vegetal.

— COOLER, refrigerador de carbón.

— DUST or DROSS, brasca, cok menudo, cisco de carbón, polvo de carbón vegetal.

— FILTER, filtro de carbón.

— FURNACE, v. — BLAST FURNACE || horno de carbonear.

CHARCOAL HEAP, carbonera u horno para hacer carbón vegetal.

— HEARTH, fuego brascado.

— — CAST IRON, b. CAST y PIG IRON FOR REFINING.

— — FINING PROCESS (Fund.) afinación al fuego brascado.

— — STEEL (Fund.) acero refinado a fragua baja.

— IRON, FINED IRON (Fund.) hierro afinado por el carbón de madera.

— KILN, horno de carbonera.

— PIG IRON (Fund.) fundición al carbón vegetal.

— PIT, foso de carbón, carbonera.

— POWDER, v. — DUST, carboncillo || brasca.

— OF ROOTS, carbón de arranque.

— STEEL, v. — HEARTH STEEL.

— WORKS, carbonera.

ANIMAL —, carbón animal, negro de marfil.

WOOD —, carbón de leña.

CHARGE, carga, fardo || cargo, posición u obligación || cuidado (Mar.) cargamento, carga (Com.) cargo, costo (Mil.) carga (Mil.) carga (Min.) carga de un barreno (Fund.) carga de un horno (Art.) carga de un arma o mina (Elect.) carga. v. comb. ADDITIONAL, LOSS, NEGATIVE, POSITIVE, RESIDUAL, AUXILIARY, etc. (Jur.) cargo, acusación.

TO —, cargar (Art.) cargar un arma (Mil.) cargar, atacar (Mar.) cargar un buque (Com.) cargar contra (Cont.) cargar a una cuenta (Elect.) cargar.

— — IN ACCOUNT (Cont.) cargar en cuenta.

— — AN ACCUMULATOR (Elect.) cargar un acumulador.

— — THE BATTERY (Elect.) cargar la batería.

— — — BOXES (Fund.) cargar las cajas.

— — — MINE (Min.) cargar la mina.

— BOOK (Fund.) diario o libros de cargas.

— BRIDGE (Fund.) puente de carga.

— CAPACITY (Elect., Fc.) capacidad de carga.

— COKE (Fund.) cok para carga.

—S TO BE DEDUCTED (Com.) deduciendo los gastos.

— OF ELECTRICITY (Elect.) carga eléctrica.

—S INCLUDED (Com.) con inclusión de los gastos.

— INDICATOR (Elect.) indicador de carga.

— LABOURER (Fund.) cargador de minerales.

— OF LEAD (Com.) carga de tres mil libras de plomo.

— or CHARGING LEVEL or PLATFORM nivel de carga.

—S PAYABLE IN ADVANCE (Com.) tasa o gastos pagaderos o pagaderos por adelantado.

CHARGE SHOVEL (Fund.) pala para cargar.
— WAGON or BOGIE (Fund.) vagón de carga.
CHARGEABLE, sujeto, obligado.
CHARGED BODY (Elect., Fís.) cuerpo cargado.
FEEBLY — (Elect., Fís.) débilmente cargado.
HIGHLY — (Elect., Fís.) fuerte o altamente cargado.
CHARGEFUL, caro, costoso.
CHARGER (Vid.) fuente, azafate (Mil.) caballo de batalla (Fund.) cargador (Bl.) cargadura (Elct.) (BATTERY —,) cargador || alimentador.
CHARGING (Joy.) metal aplicado o incrustado. V. CHARGE.
— OF ACCUMULATORS (Elect.) carga de los acumuladores.
— — — WITH CONSTANT CURRENT (Elect.) carga de los acumuladores con una intensidad constante.
— APPARATUS (Fund.) aparato de cargar.
— BAR (Fund.) barra móvil (de la grúa de cargar).
— BIN or HOPPER (Fund.) cilindro de rellano.
— BOARD (Elect.) cuadro de carga.
— WITH A BOOSTER (Elect.) carga por dinamo suplementaria.
— BRIDGE (Fc.) puente para carga o transbordo.
— CONE (Fund.: horno de Cleveland,) cono central de resbalamiento o desviación.
— CONNECTIONS (Elect.) conexiones para la carga.
— AT CONSTANT VOLTAGE (Elect.) carga con una tensión constante.
— THE CONVERTER (Fund.) carga del convertidor.
— CRANE (Fund.) grúa para cargar.
— CURRENT (Elect.) corriente primaria o de carga.
— CURVE (Elect.) curva de carga.
— DENSITY (Elect.) densidad de carga.
— DEVICE or MACHINE (Fund.) máquina para cargar hornos.
— DOOR (Fund.) boca, puerta de carga.
— DYNAMO or MACHINE (Elect.) máquina de carga.
— END (Fund.) cinta colectora.
— GALLERY FOOT PLATES (Fund.) pavimento de la plataforma de la boca o tragante.
— OF JAR (Elect.), s. JAR EXCITATION.
— LOAD (Elect.) trabajo de carga.
— PEEL, b. SPOON.
— PERIOD (Elect.) periodo de carga.
— PLATFORM (Fund.) plataforma de carga.
— PLUG, tapón de carga.
— POSITION (Elect,.) posición de carga.

CHARGING POTENTIAL, potencial de carga.
— RESISTANCE (Elect.) resistencia o reóstato de carga.
— OF STORAGE BATTERIES AT A DISTANCE (Elect.) carga de acumuladores a distancia.
— SWITCH (Elect.) conmutador de carga.
— SYSTEM FOR STORAGE BATTERIES AT A DISTANCE (Elect.) sistema de carga de acumuladores a distancia.
— VOLTAGE (Elect.) tensión de carga, voltaje de carga.
AUTODMATIC — DEVICE (Fund.) disposición de carga automática.
SCAVENGING AND — PERIOD, período de expulsión y de carga.
STRENGTH OF — CURRENT (Elect.) intensidad de la corrienet de carga.
TROUGH — CRANE (Fund.) grúa para enhornar los moldes.
CHARIOT (Carr.) carruaje ligero (Mec.) carro, carretilla, v. CAR.
— CHAIN (Mec.) cadena del carro o carretilla.
CARIOTEER, carretero.
CHARITY BOX (O. Ec.) cepillo.
CHARLESTON (Mús.) chárleston.
CHARM (Joy.) dije.
CHARMEUSE (Mod.) charmeuse.
CHARNEL HOUSE (Arq.) osario, carnero.
CHARRED, carbonizado.
— BARLEY, cerveza tostada.
CHARRING, carboneo.
— OF THE BUTT ENDS OF THE POLES (Elect.) carbonización de los extremos inferiores de los postes.
— IN PITS, carboneo en hoyos.
— PLACE, carbonera.
— OF WOOD IN HEAPS, carboneo en pilas.
SUPERFICIAL —, carbonización superficial.
CHARRINGTON ROLLERS, ANTIFRICTION PIPE CARRIER (Fc.) soporte de roldana con pivotes oscilantes.
CHARRY, carbonoso.
CHART, carta hidrográfica || carta de navegar.
— OF THE MOON, mapa selenográfico.
ASTRONOMICAL — (Ast.) carta astronómica o celeste.
DOG — (A) (Fc.) esquema de los enclavamientos.
MAGNETIC — or MAP, mapa-mundi magnético.
SEA — (Mar.) carta marina o de navegar.
CHARTER (Mar.) fletamento (Min.) cabrial.
TO — (Mar.) fletar un barco.
— PARTY (Mar.) contrata de fletamento.
CHARTERER (Com., Mar.) fletador.
CHARTOGRAPHIC (Mar.) cartográfico.

CHARTOGRAPHY, cartografía.

CHARTOMETER, cartómetro.

CHARTREUSE (Lic.) "chartreuse".

CHASE, caza (Art.) caña (Mar.) caza (Tip.) rama (Alb.) ranura (Fort.) rama.

TO CHASE, cazar ‖ cincelar oro o plata ‖ encastrar, abrir las muescas de un tornillo (Joy.) engastar (Mar.) dar caza (Carp.) endentar.

— — IN THE LATHE (Torn.) embutir a torno.

— — A SCREW, v. SCREW.

— BAR (Tip.) travesaño de la rama.

— FOR BOARD SIDES (Tip.) rama en cuña.

— OF A GUN (Art.) caña (tercer cuerpo de cañón).

CHASED WORK, embutido, engastado, encastrado.

CHASER, cazador (Tec.) cincelador ‖ engastador (Torn.) escoplo de dientes (Aeron.) avión de caza (Mar.) caza-submarinos.

— OUTSIDE — (Elect.) peine para machos o plantilla exterior para roscar. v. CHASING TOOL.

CHASING, cinceladura ‖ engaste (Calderería:) abollonadura o abollón.

— ANVIL (Herr.) bigornia de media caña o de redondear.

— CEMENT, cemento de engastar.

— CHISEL or GRAVER, buril o cincel de engastar.

— OF THE EDGE (Plat.) filete.

— HAMMER, martillo de acanalar o de embutir.

— LATHE (Torn.) torno de roscar tornillos.

— MALLET, mazo de engastar.

— PUNCH (Calder.) punzón de abollonar.

— TOOL (Plat.) cincel para relieves (Elect.) peine o plantilla para roscar.

— INSIDE — TOOL or CHASER (Elect.) peine para hembras o plantilla inferior para roscar.

CHASM (Top.) hendidura, rajadura, agrietadura ‖ abismo, barranco, precipicio (Tec.) hueco ‖ falla.

CHASSIS (Art.) marco de cureña (Fot.) portaplancha (Vm.) bastidor (de coche,) chasis.

— COMPLETE — (Vm.) chasis completo o bastidor.

CHASUBLE (O. Ec.) casulla.

CHAT (Min.) guija.

— ROLLER (Min.) bocarte, triturador de mineral.

CHATEAU (Arq.) quinta de recreo.

CHATELET (Arq.) castillejo.

CHATHAM LIGHT, luz de Chatham.

CHATOYMENT, IRIDESCENCE (Joy.) iridiscencia.

CHATTELS, bienes muebles, enseres.

TO CHATTER, temblar o vibrar (la pieza o la herramienta).

CHATTERING OF THE TOOL, vibración de la herramienta.

Chatterton COMPOUND (Elect.) composición Chatterton.

CHATWOOD, CHAT-WOOD, haz de astillas o leña menuda.

CHAUFFE HOLE (Meta.) boca de fornalla.

CHAUFFEUR, hornillo de mesa (Vm.) (DRIVER,) chofer, conductor de automóvil.

Chautauqua (Fc.) v. Atlantic (Educ.) Chautauqua.

CHAY-ROOT (Tint.) raíz de chaya.

CHAYOTE (Bot.) chayote.

CHEAP (Com.) barato.

TO CHEAPEN (Com.) abaratar.

CHEAT, fraude, trampa, fulería o chasco.

— TO —, defraudar ‖ chasquear.

CHECK, obstáculo, impedimento (Com.) cheque, orden de pago contra un banco (Mec.) freno, retén (Tej.) tela escocesa de cuadros (Aviac.) (FLAP VALVE,) válvula de retención o de reacción (Ac.) tejuelo (Com., Teat., Fc., etc.) billete, contraseña (Fc.) (GUARD LIP,) contra-cabeza o cabeza de guía (Mueb.) cortina veneciana.

— TO —, refrenar, contener, impedir, detener (Com.) confrontar, hacer confrontar ‖ cancelar (Com., Fc., Teat., Etc.) examinar los billetes (Tec.) (TO RE-CALIBRATE,) verificar la graduación.

— — WITH THE CALIPERS, verificar con el compás.

— ACTION (Mec.) represión del movimiento ‖ detención del movimiento.

— ALARUM, fiador con alarma.

— BOOK (Com.) libro de cheques.

— BRIDGE (Mv.) puente de hogar.

— CHAIN, cadena de retención.

— HOOK, retén, fiador.

— LOCK (Cerr.) cerradura de seguridad.

— NON RETURN VALVE (Aviac.) válvula de detención.

— NUT, contratuerca.

— RAIL (Fc.) aguja ‖ contra-carril.

— RINGS (Carr.) virola.

— STONE, guardacantón ‖ adoquín de retenida.

— STRAP (Tal.) gamarra, falsa rienda.

— STRIP (Fc.: carriles) reborde protector o de guía.

— VALVE (Mec.) válvula de retención.

— WRITTER (Com.) protector de cheques. v PROTECTOGRAPH.

CHECKER (Jueg.) tablero de ajedrez ‖ (—S) juego de damas, damas.

— TO —, taracear o ataracear.

CHECKER WORK, taracea o ataracea (Bl.) escaque.

— — OF A REGENERATOR (Fund.) conductores (sinuosos) de los ladrillos del regenerador o recuperador de calor.

CHECKERED, ataraceado, variado (Arq.) ajedrezado (Bl.) ajedrezado, jaquelado escacado (Mar.) enjaretado.

— PLATE (Fund.) chapa estriada.

CHECKERING FILE, lima doble.

CHECKING or RE-CALIBRATION, graduación de nuevo.

— CALCULATIONS, cálculo de verificación.

CHECKY (Bl.) jaquelado, escacado.

CHEDDITE, chedita, (explosivo).

CHEEK (Carp.) banzo, listón lateral de bastidor de bordar (Fund.) pared de horno de fundir (Mec.) montantes (Arm.) rebajo en la culata (Fc.) (— OF RACK,) ala del larguero.

— OF A BALANCE, caja de balanza.

— BEAMS (Mol.) vigas pares.

— WITH BEVELLED TOP (Fc.) larguero biselado en su parte superior.

— BILLET (Tal.) portarriendas.

—S OF A BLOCK, quijadas de motón.

— BRAKE (Vm.) freno de collares o mordazas.

— OF THE BRIDLE HEAD-STALL (Tal.) cama del bocado.

— — — CHAIR (Fc.) reborde de cojinete.

— CLUTCH (Vm.) embrague de mordazas.

— OF A DORMER-WINDOW (Arq.) cuchillo de buhardilla.

— — AN EMBRASSURE (Fort.) cara de una cañonera.

— WITH FILLET, v. RIB, SHOULDER.

— FORMED OF CHANNEL BAR (Fc.) larguero en U.

— OF A GAFF (Mar.) boca de cangrejo.

—S — — GIN (Mec.) piernas de la cabria.

— GATE, MITRED LOCK-GATE (Hid.) puerta de esclusa con espolón.

— GRAFTING (Hort.) injerto en corte.

—S OF THE HEAD (Mar.) curvas bandas ‖ tajamar ‖ batideros de proa.

—S — — (MINING) LADDER (Carp.) largueros, montantes de una escalera.

— — — LOCK GATE (Hid.) asiento de compuerta.

— PIECE (Carp.) can.

— PIN, chaveta, clavija, pasador.

— PLATE (Tej.) guarda platina.

—S (OF PRINTING PRESS) (Tip.) montantes, cárcel de la prensa.

— — A QUILTING FRAME (Bord.) banzo.

— — RACK, —, (Fc.) v. —.

CHEEK WITH RAIL-HEAD (Fc.) larguero en forma de carril.

— OF A RIB SAW (Carp.) cabezal de sierra.

— — — SHEAVE, gualdera de polea.

—S-SLUICE (Hid.) esclusa de espolón.

— STRAP (Tal.) montantes de la brida del caballo.

— WITH UNEQUAL FLANGES (Fc.) larguero de alas desiguales.

—S OF A VICE, JAWS, quijadas de tornillo de banco.

—S — — WINDOW (or DOOR) jambas de ventana (o de puerta).

—S — — WINDLASS (Mar.) conchas del molinete.

BRAKE — or BOLT (Vm.) mordaza o collar de freno.

SECOND — STONE (pavimentos) contrafuerte de la acera.

CHEESE, queso (Cerv.) manzanas prensadas (Fund.) v. STAND y CRUCIBLE STAND: torta (en los hornos para crisoles).

— BASKET, encella (Cerv.) mesa de prensar las manzanas.

— COLOURING, achiote.

— COUPLING (Mec.) engrane en T.

— FRAME, encella.

— HEAD, ROUND HEAD, cabeza (de tornillo) redonda.

— HOOP, cilindro de prensar queso.

— HOUSE, SWEATING-ROOM, quesería.

— HURDLE or GRATE or SIEVE, quesera.

— KNIFE, cuchillo para queso.

— LEP, saco de cuajo.

— MOULD, PUNCHED — —, molde de quesos.

— PARING, raeduras de queso.

— PRESS, prensa de queso.

— RENNET, cuajo, cuajaleche.

— TRAY, DRAINING BASKET, — BASKET, encella.

— TURNER, anaquel giratorio para queso.

— VAT, quesera, artesa para hacer queso.

CHEF D'OEUVRE (B. A.) obra maestra, — —.

CHEMIC BLUE, sulfato de índigo.

CHEMICAL, químico (Quím.) (—S) productos químicos. v. ACTION AND REACTION.

— APPARATUS, aparatos químicos.

— BALANCE, balanza de precisión.

— CHANGE (Quím.) modificación química.

— CONSTITUTION (Quím.) constitución química.

— DECOMPOSITION (Quím.) descomposición química.

— ENERGY (Quím.) energía química.

— EQUIVALENT (Quím.) equivalente químico.

— FORMULAE (Quím.) fórmulas químicas.

— FURNACE (Quím.) hornillo químico.

— IMPURITY (Quím.) impurezas químicas.

CHEMICAL PAPER, papel preparado ‖ papel de tornasol ‖ papel de ensayo.
— PHOSPHORENCE, fosforescencia química.
— PHOTOMETER, fotómetro químico.
— PROCESS or REACTION (Quím.) procedimiento químico, reacciones químicas.
— PRODUCTS, v. —S.
— WARFARE (Mil.) guerra química, (también guerra de gases).
— WEIGHT, peso químico.
— — EQUIVALENT (Quim.) peso equivalente químico.
— EQUIVALENT QUANTITES (Quím.) cantidades químicamente equivalentes.
CHEMICALLY, químicamente.
— PURE (Quím.) químicamente puro.
CHEMICKING (Tint.) cloruración de géneros.
CHEMIGRAPHY, quimigrafía.
CHEMISE, camisa de mujer, camisón (Fort.) camisa exterior de muralla.
CHEMISETTE, camiseta.
CHEMISM, quimismo, química animal.
CHEMIST, (PERSON VERSED IN CHEMISTRY) químico.
CHEMISTRY, química. v. ELECTRO, INORGANIC, etc.
CHEMITYPE (Grab.) grabado químico.
CHEMOLYSIS, quimiólisis.
CHEMORECEPTOR, quimiorreceptor, quimioceptor.
CHEMOREFLEX, quimiorreflejo.
CHEMIOSYTHESIS, quimiosíntesis.
CHEMOTAXIS (Biol.) quimiotaxis.
CHEMOTHERAPEUTIC, quimioterápico.
CHEMOTHERAPY (Med.) quimioterapia.
CHEMOTROPISM (Bot.) quimiotropismo.
CHENE (F. S.) adamascado, chiné.
CHENILLE, CHENEILLE (Tej.) felpilla.
— NEEDLE, aguja de tejer felpilla.
CHEQUER, s. CHECKER.
— BRICK HEATER or STOVE (Fund.) calentador de aire de ladrillos refractarios.
CHEROOT, tabaco fliipino.
CHERRY (Bot.) cereza (Herr.) fresa, v. — DRILL (Carp.) avellanador esférico (Tint.) color de cereza.
— BRANDY or BOUNCE (Lic.) aguardiente de cerezas.
— COAL, s. SINTERING COAL.
— COFFEE (Bot.) café en bayas.
— RED, TO GIVE A — — HEAT (Fund.) calda al rojo cereza.
— STONER, despepitador de cerezas.
— STICK, caña o bastón de cerezo.
— TREE, — — WOOD (Carp.) cerezo, madera de cerezo.
— — GUM, goma de cerezo.
— WINE (Lic.) vino de cerezas.

CHERRY WOOD (Carp.) cerezo.
  MAHALEB — ("prunus mahaleb") ciruelo oloroso.
  WILD — ("prunus avium") (Bot.) cerezo silvestre.
CHERT (Min.) horsteno.
CHERVIL (Bot.) perifolio.
CHESS (Jueg.) ajedrez.
— BOARD (Jueg.) tablero de ajedrez.
— MAN (ajedrez) peón.
— TABLE, mesa de ajedrez.
— TREES (Mar.) castañuelas, posteleros de las muras.
CHESSEL, v. CHEESE BASKET, primera, acep.
CHESSY COPPER, BLUE MALACHITE, CHESSYLITHE (Miner.) lazulita.
CHEST, BOX, TRUNK, arca, caja, cofre (B. A.) torso ‖ busto (Hid.) cajón.
— BELOW THE GRINDSTONE, mollejón o artesón de muelas (de amolar).
— BELLOWS, fuelle de caja.
— BLOWING MACHINE, aparato de fuelles de caja.
— BRIDGE, puente de cajones.
— OF A CART (Carr.) cama de un carro.
— — DRAWERS (Mueb.) buró.
— LOCK (Cerr.) cerradura de chapa.
— SAW, sierra de mango.
— STRAP (Tal.) pretal.
— OF A VIOLIN (Mús.) caja de violín.
— — WAGON, caja de un carro.
  BOBBIN — (Tej.) caja de los carretes.
  BOLTING — (Mol.) tambor de cribas.
  CEMENTING — (Fund.) caja de cementación.
  COAL —, caja de carbón.
  FLOUR — (Mol.) harinera.
  GERMAN — (Min.) caja alemana.
  SEA — (Mar.) caja de mar.
  SLIDE VALVE —, STEAM — (Vm.) caja del distribuidor.
  STEAM — (Mv.) caja o cámara de vapor.
  TOOL —, caja de herramientas.
CHESTNUT (Bot.) castaña (Equit.) caballo alazán (Tint.) color castaño, v. — TREE.
— BAY (Equit.) alazán claro.
— BLIGHT, añublo del castaño por el hongo ("Eudothia parasitica").
— BROWN, castaño oscuro.
— TREE, —, (Bot.) castaño.
— WOOD (Carp.) madera de castaño.
  DARK — COLOUR (Equit.) albazano, alazán tostado.
  HORSE — (Bot.) castaña regoldona o de las Indias.
  HORSE — TREE (Bot.) castaño de Indias.
CHEVAL, caballete, sostén.
— GLASS, espejo giratorio.

CHEVALET (Mús.) puente de instrumento de cuerda.

CHEVELURE, BEARD OF A ROOT (Bot.) cabellera (de una raíz).

CHEVERIL (Ten.) cabritilla, piel de cabritilla.

CHEVET (Arq.) ábside.

CHEVILLE, clavija.

CHEVIOT (T. l.) cheviot.

CHEVON (Rec.) barbacoa.

CHEYRETTE (Art.) cabria de montar.

CHEVRON (Arq.) v. ZIG-ZAG.

CHEWING TOBACCO, breva, tabaco de mascar.

CHICCORY (Bot.) achicoria.

CHICHES (Bot.) chícharos, v. CHICK PEA.

CHICK (Min.) sílice córneo (Cerr.) pollo o polluelo.

— PEA Bot.) guisantes, chicharos.

CHICKEN (Zool.) pollo, polluelo.

—- CUP, pollera.

— RAISING APPARATUS, incubador.

— SKIN GLOVES (Com.) guantes de Limerick.

CHIEF, jefe, empleado principal, principal, superior.

—- ARCH (Arq.) arco maestro.

— BEAM or SILL (Carp.) viga maestra.

— CLERK (Com.) gerente (encargado de distribuir los trabajos) comp. con MANAGER.

— CONDUCTOR (A) (Fc.) jefe de tren.

— DISTILLER, quemador.

— OF DRAWING OFFICE (Ing.) jefe de la oficina de proyectos o construcción (de ferrocarriles, etc.).

— ENGINEER, ingeniero en jefe || primer maquinista.

— FRAMES (Mar.) cuadernas de armar.

— RAFTER (Carp.) cabrial de armaduras.

— RESIDENT ENGINEER (Fc.) jefe o director de las obras.

— SILL, v. — BEAM || nabo.

— STATION (Fc.) estación principal.

— TELEGRAPH OFFICE (Tel.) oficina central de telégrafos.

— WALL (Alb.) pared maestra.

— WORKMAN (Com.) capataz.

CHIFFONIER (Mueb.) chiffonier.

CHIGNON (Pel.) moño, castaña.

CHILDREN LIBRARY, biblioteca infantil.

CHILDRENITE (Min.) childrenita.

CHILE (Bot.) chile.

CHILI SALPETER, v. SODIUM NITRATE (Quím.) nitrato de sosa.

CHILL (Fund.) concha.

TO — THE CAST IRON (Fund.) templar la fundición.

— BOX (Rel.) garrucha de tornillo.

— CASTING (Fund.) fundición de concha o resfriada.

CHILL CLAMP (Fund.) virola de concha.

CHILLED IRON (Fund.) fundición maleable.

— WORK (Fund.) fundición resfriada o templada exteriormente.

— —, MOULDING IN METAL MOULDS (Fund.) moldeo en fundición de concha.

CHILLIAN MILL (Mol.) molino vertical, molino chileno.

CHIMAPHILA (Bot.) quimafila.

CHIMB, CHIME, CHINE (Ton.) ranura de la duela (Carp.) jable.

—, CHIME, OUTERMOST HOOP (Ton.) último arco de barril.

— NOTCH, CROZE (Ton.) jabla del fondo, ranura, muesca.

— PLANE (Ton.) ranurador.

CHIME (Ton.) v. CHIMB; (Mús.) juego de campanas, carillón.

— BARREL (Rel.) tambor de la repetición.

— BRACKET (Alb.) puente de andamio.

— WHISTLE, HARMONY WHISTLE WITH DOUBLE TONE (Mar.) silbato (para señales) de dos tonos.

ELECTRIC — (Elect.) campanario eléctrico.

CHIMMER (Min.) lavador de mineral.

CHIMNEY, FLUE, FUNNEL, SMOKE PIPE, chimenea (Arq.) hogar, chimenea (Vid.) tubos de lámparas, bombillas.

— BACK, BACK OF A —, guardafuego de chimenea.

— BAND or BRACE, cerco de hierro (de chimenea).

— BOARD, marco de chimenea.

— CAP or COVER or HEAD (Arq.) caperuza.

— COOLER, enfriadero de chimenea.

— DRAUGHT, tiro de la chimenea.

— FENDER, guardafuego.

— FLUE (Arq.) cañón de chimenea, humero.

— FRIZE, garganta o gola de chimenea.

— HEARTH or SLAB (Fund.) solera de chimenea.

— HOLE (Fund.) abertura del conducto de humo.

— HOOD, v. — FLUE.

— HOOK, RACK, llares.

— JACK (Arq.) caperuza.

— JAMBS, jambas de chimenea.

— MANTLE, campana de chimenea.

— NECK, — SHAFT, garganta de chimenea.

— PIECE, MANTLE PIECE, jambas y dintel de chimenea.

— PIPE, v. — FLUE.

— PLATFORM (Fund.) plataforma de las chimeneas.

— SCREEN, mampara de chimenea.

— SHAFT, — STALK (Mv.) tubo de chimenea, tronco.

— SOOT, hollín.

CHIMNEY STALK, cuerpo o tronco de chimenea.
— SWEEPER, — SWEEP, deshollinador.
— TIE (Cerr.) cuadradillo.
— TONGUE, PARTITION OF A — (Alb.) lengüeta de chimenea.
— TOP or POT, — HEAD or — COWL (Arq.) caperuza, coronamiento, caballete de chimenea.
— TRAP or VALVE, báscula de chimenea.
— TRIMMER (Carp.) brochal (Alb.) caja de chimenea.
— VALVE, v. — TRAP.
— VENTILATOR, WIND-VALVE, ventilador de chimenea.
BARS OF A — (Fund.) barras de lengüeta.
REGULATOR OF A —, regularor de tiro de una chimenea.
REVOLVING KNEED TOP —, — TOP, chimenea de boca de lobo.
THROAT OF A — (Alb.) cintura de chimenea.
CHIN OF A LARMIER (Arq.) canal de alero.
China, PORCELAINE, — WARE (Cer.) china, porcelana o loza de China.
— or PORCELAIN BLUE (Cer.) azul de cobalto para porcelana.
— CLAY, KAOLIN, PORCELAIN-EARTH, caolín.
— CRAPE (FOR SUMMER SHAWLS) crespón de China.
— GRASS CLOTH (Tep.) nipispiña.
— INK, tinta China o de China.
— DRAWIN (Dib.) dibujo al lavado.
— ORANGE, naranja de China, mandarina.
— SILK (Tej.) seda de China.
— WARE, v. —.
— WATER (Pint.) barniz fino para cuadros.
— WOOL, cosmético de lana.
ENGLISH — WARE, porcelana inglesa.
HALF — WARE, loza fina.
IRON STONE — (Alf.) pedernal.
JASPERATED —, porcelana jaspeada.
CHINCHILLA (T. l.) chinchilla.
CHINE (Ton.) v. CLIMB (Carn.) lomo || solomo || espinazo.
CHINEING MACHINE (Ton.) máquina para achaflanar extremidades de duelas.
CHINESE CAPSTAN (Mec) cabria chinesca, diferencial.
— FIRE (Pir.) fuego chinesco.
— REED, cáñamo de yute.
— SOAPSTONE (Miner.) agalmatolita, v. SOAPSTONE.
— VERMILLION, cinabrio de China.
— WHITE (Pint.) blanco de China, óxido de cinc.
— YELLOW (Pint.) amarillo de China, sulfuro de arsénico.

CHININ, v. COYO.
CHINK, EXCAVATION IN MARBLE, etc., calarluda, hendidura || rajadura || grieta || abertura (Hort.) injerto en púa.
TO —, hender, calar, rajar(se), agrietar(se), abrirse(se) (Ac.) probar el sonido (Min.) calar.
— GRAFTING, SHOULDER GRAFTING, injerto en púa.
TO STOP — (Alb.) tapar rendijas, calafatear.
CHINKING (Meta.) hendidura, agrietadura.
CHINKY (Lapidaria,) grietecilla.
— WOOD (Carp.) madera agrietada o rajada.
CHINOCOPROLITE, GOOSE-DUNG ORE (Miner.) arseniato de cobalto argentífero.
CHINOIDINE (Quím.) quinodina.
TO CHINSE (Mar.) calafatear.
CHINSING IRON (Mar.) pico de cuervo
CHINT, CHINTZ (Com.) zaraza || casimir pintado.
— PAPER, papel de tela de algodón, papel de tapicería pintado.
CHIP, brizna, viruta, astilla, raspadura || recortes (Carp.) astillas (Alb.) ripio (Cant.) cascajo.
TO —, desmenuzar, hacer astillas, cortar en pedacitos, picar (Carp.) cepillar, sacar virutas (B. A.) burilar (Vid.) estallar.
— — CASTINGS (Fund.) desbarbar, quitar las rebabas.
— — OFF (Carp.) desbastar (Fund., Tec.) desconcharse, escamarse, esfoliarse || (TO CHISEL OFF,) escoplear, quitar con cortafrío.
— — OUT, TO CUT (Fund.) recortar con el cincel.
— AXE (Ton.) azuela, doladera.
— BREAKER or — BREAKING LIP, quiebravirutas o rompevirutas.
— DEFLECTOR (Carp.) guía virutas.
— GUARD (Carp.) guardavirutas.
— HAT, sombrero de virutas.
— PIECE (Carp.) tira para juntas.
—S AND RUBBISH (Carp.) escombros.
— OF STUFF (Com.) retazo o recorte.
CHIPPED, v. comb. EDGE; roto, desmenuzado || picado || rayado || recortado o igualado || cepillado o desbastado.
CHIPPER, BREAD — (Pan.) mozo de tahona.
CHIPPING, retazo, fragmento, recorte, brizna, picadura || (—, SMALL STONE,) grava menuda.
— OF BREAD (Pan.) rayaduras del pan.
— CHISEL (Herr.) desbarbador.
— HAMMER (Cant.) martillo de picapedrero.
— MILL (Tint.) máquina astilladora.
— PIECE (Fund.) rebaba || encaje.
CHIRAGON, máquina de escribir para ciegos.

CHIROGRAPH, quirógrafo.

CHIROGRAPHY, quirografía.

CHIROPODIST, quiropodista, pedicuro.

CHIROPRACTIC, quiropráctico.

CHIROPRACTOR, quiropráctico.

CHIROSCOPE, quiroscopio.

CHISEL, escoplo, cincel, formón, cortafrío, gubia, bedano (Grab.) buril, grata (Cant.) gradino, acodadera.

TO —, cincelar, burilar, escoplear, grabar al buril.

— —, TO CHARRE AN ASHLAR (Cant.) labrar un sillar, labrar la piedra al cincel.

— — OFF (Fund., Cant., Carp.) quitar con el cincel.

— — THROUGH, perforar con el cincel.

— FASTENED ON A BLOCK, tranchete.

— — FOR COLD METAL, COLD —, escoplo.

— — CUTTING IRON BARS (Fund.) tajaderas.

— — HOT IRON (Herr.) cortadera.

— — MAKING HOLES WITH, sacabocados.

— — ORNAMENTING GUITARS, frontal, puntero.

— TEMPER or STEEL (Fund.) acero para cinceles.

— FOR WARM METAL (Herr.) cincel o tajadera en caliente.

— WORK, cincelado.

ANVIL — (Herr.) martillo cincel, tajadera de astil.

BENT —, formón oblicuo.

BENT HOLLOW —, formón de nariz.

BEVELLED —, escoplo en bisel.

BEVELLING — (Carp.) formón de chaflanar.

BLUNT — (Plat.) bruñidor.

BLUNT — FOR STOPPING (Ton.) punjante.

BROACH —, cincel de uña.

BROAD NOGGING — (Cant.) desbastador.

CALKING — IRON, cincel de calafatear.

CARPENTER'S —, formón, gubia.

CENTER — (Torn.) centrador.

CHASING — (Plat.) cincel de engastar.

COLD —, cortafrío.

COLD —, GROOVE-CUTTING —, PLOUGH-BIT, buril, (para madera sólo).

CORNER —, escoplo triangular.

CROCKED —, escoplo de nariz.

CROSS CUTING —, cincel de doble bisel.

CUTTING —, lengua de carpa.

DENTED or TOOTHED —, cincel de dientes (Carp.) escoplo de dientes.

DIAMOND POINT —, cincel de punta de diamante.

DOG LEG —, pujavante.

DOUBLE —, escoplo doble.

DOUBLE BEVELLED —, cincel de dos biseles.

DRESSING — (Carp.) desbastador.

DRIVING —, bedano.

DROVE — (Cant.) cincel ancho.

ENTERING — (Carp.) formón de cuchara.

FILE —, cincel de tallar limas.

FLAT —, cincel de pizarreros (Grab.) punta chata (Esc.) gradino (Torn.) gubia plana.

FLAT-ENDED — or DRILL (Min.) barrena de minero (con un solo corte).

FORKED —, escoplo bifurcado.

FOUR BASILED — (Cald.) escariador (Carp.) escoplo de cuatro biseles.

GRAFTING — (Agric.) injertador.

GRANULATED CHASING — (Grab.) buril de grano de cebada.

GREAT — (Esc.) desbastador.

HAMMER — (Plat.) copador.

HAND COLD —, cortafrío o escoplo de mano.

HEADING —, formón de empalmar.

HOLLOW MORTISING —, bedano o escoplo hueco.

HOT — (Herr.) tajadera.

ICE —, barreta (para hielo).

JOINER'S —, pico de pato.

LAYINK — (Grab.) punzón para planos.

LITLE — (Carp.) pico de pato (Fund.) cincel para pulir.

MILLING — (Grab.) abridor.

MORTISE —, escoplo. v. HOLLOW MORTISING —.

MORTISE LOCK, —, rebajador.

MORTISING —, escoplo, bedano, formón. v. HOLLOW MORTISING —.

OVAL — (Plat.) abollonador ovalado.

PARING — (Carp.) formón.

PLAIN —. v. FLAT-ENDED —

PLANE —, garlopa.

PLAT — (Alf.) alaria.

PNEUMATIC —, cincel de aire comprimido.

POINTED —, cincel de grano de cebada (Grab.) punta.

PRUNING — (Hort.) podadera.

PUNCHING —, escariador (Carp.) bedano.

RIPPING — (Alb.) alzaprima || formón de nariz (Esc.) cincel dentado.

ROUND NOSE —, cincel de tallar.

SKEW —, bedano.

SKEW CARVING — (Esc.) cincel de nariz redonda.

SMOOTHING —, grata.

SPLITTING — (Herr.) cortafrío ancho.

SQUARE —, cincel cuadrado, (puntiagudo).

STOPPING — (Min.) estopero.

TURNER'S POINTED —, buril de tornero.

TURNING —, asentador.

TWO BEVELLED —, escoplo de doble bisel.

TRACK —, cortafrío.

WALL —, MILL STONE PIERCER, barrena o punteo para piedra.

WOOD —, escoplo, cincel, formón.

Z MOUTHED — or DRILL (Min.) barrena con corte en Z.

CHISELED WORK, cinceladura.

CHISELER, cincelador, grabador.

CHITTERLINGS (Carn.) asaduras, menudo (Cost.) chorrera, pechera de camisola.

CHITTY (Hort.) con muchos retoños.

CHIVE, CHIVERGALIC (Bot.) cebollino.

—, COOMS, COOMES (Cerv.) polvo de malta.

— BUNG, tapón.

— TURNING MACHINE, torno para tapones.

AUTOMATIC — PRESSING MACHINE, máquina automática para hacer tapones, prensador automático de tapones.

CHLORACETIC ACID (Quím.) ácido cloro-acético.

CHLORAL (Quím.) cloral.

CHLORAMINE (Quím.) cloraminas.

— E (Quím.) cloramina E.

— T (Quím.) clorazeno.

CHLORANILE (Quím.) cloroanilo.

CHLORANILIC ACID (Quím.) ácido cloroanílico.

CHLORATE (Quím.) clorato.

CHLORAZENE (Quím.) clorazeno.

CHLORETHANE (Quím.) cloroetano.

CHLORHYDRIC ACID (Quím.) ácido clorhídrico.

CHLORIC (Quím.) clórico.

— ACID (Quím.) ácido clórico.

CHLORIDE (Quím.) cloruro.

— ACCUMULATOR (Elect.) acumulador de cloruro.

— OF CALCIUM (Quím.) cloruro de calcio.

— OF COBALT (Quím.) cloruro de cobalto.

— — GOLD, v. AURIC —.

— — IRON (Quím.) cloruro de hierro.

— — LIME, BLEACHING POWDER (Quím., Tint.) cloruro de cal.

— — MAGNESIUM (Quím.) cloruro de magnesio.

— — MANGANESE (Quím.) cloruro de manganeso.

— — NICKEL (Quím.) cloruro de níquel.

— — PLATINUM (Quím.) cloruro de platino.

— — POTASSIUM, SALT OF SYLVIUS (Química, Farm.) cloruro de potasio.

— — SILVER, ARGENTIC — (Quím.) cloruro de plata.

— — SODA, licor de Labarrache.

— — SODIUM, KITCHEN SALT (Quím.) cloruro de sodio, sal común.

— — SULPHUR (Quím.) cloruro de azufre.

— — — AND AMMONIA (Quím.) cloruro doble de cinc y de amonio.

CHLORIDE OF ZINC, cloruro de cinc.

ALKALINE —S (Quím) cloruros alcalinos.

AMMONIUM —, v. SAL-AMMONIAC.

ANHYDROUS — OF IRON (Quím.) protocloruro de hierro anhidro.

AURIC —, — OF GOLD (Quím.) sesquicloruro de oro.

CUPRIC — (Quím.) cloruro cúprico.

CUPROUS — (Quím.) cloruro cuproso.

MERCURIC — (Quím.) disolución de sublimado.

PLATINIC — (Quím.) cloruro platínico.

CHLORINATING or **CHLORINATION** (Tint.) tratamiento al cloro.

CHLORINE (Quím.) cloro.

— DEVELOPING APPARATUS (Quím.) aparato generador de cloro.

— DEVELOPING APPARATUS, aparato generador de cloro.

— — FLASK (Quím.) matraz para la fabricación del cloro.

— GAS (Quím.) cloro gaseoso.

— — CELL, Upward CELL (Elect.) pila de cloro o de Upward.

— SOAP, jabón clorurado.

CHLORIODINE (Quím.) cloroioduro.

CHLORITE (Quím.) clorito (Min.) clorita, silicato de alúmina.

CHLORO CARBONIC (Quím.) cloro carbónico, cloro carbonoso.

— — ACID (Quím.) ácido clorocarbónico.

CHLOROCYANATE (Quím.) clorocianato.

CHLOROCYANIC (Quím.) clorociánico.

CHLOROFORM (Quím.) cloroformo.

CHLOROGENIC ACID (Quím.) ácido clorogénico.

CHLOROMETER, TEST TUBE (Tint.) clorómetro, Bertolímetro.

CHLOROMETRY, clorometría.

CHLOROPAL (Min.) clorópalo.

CHLOROPHANE (Quím.) clorofana.

CHLOROPHYL, CHLOROPHYLLUS (Bot.) clorofila.

CHLOROPICRIN (Quím.) cloropicrina. klop, aquinita.

CHLOROSULPHONIC (ACID) (Quím.) (ácico) clorosulfónico.

CHLOROSULPHURET (Quím.) clorosulfato.

CHLOROUS, CHLORIC, cloroso.

— ACID (Quím.) ácido cloroso.

— OXYD (Quím.) ácido hipocloroso.

CHLOROXALATE (Quím.) clorooxalato.

CHOLURET (Quím.) cloruro.

TO CHOAK THE LUFF (Mar.) cerrar el aparejo a besar.

— — DAMP (Min.) mofeta.

CHOCK, calzo, cuña ‖ choque (v. SHOCK) ‖

(Mar.) choque, chapuz de palo, burel o cuña de engazar, calzo, taco de madera.

TO —, obstruir, cerrar, tapar un hueco o abertura || chocar, tropezar || calzar, (de poner calzos) (Art.) clavar (Min.) interrumpir.

— A BLOCK (Mar.) a rechina montón.

—S OF BOATS (Mar.) clavijas de las chumaceras.

— OF THE BOWSPRIT (Mar.) almohada o mallette del bauprés.

CHOCOLATE, chocolate || la bebida preparada con el chocolate.

— MILL or STICK (Coc.) molinillo, instrumento para batir el chocolate.

— NUT, almendra de cacao.

— TREE, ábol del cacao.

CHOICE, elección, selección || escogido, excelente.

— COMMODITIES (Com.) efectos escogidos.

CHOIR (Arq.) coro; v. DESK.

— WALL (Arq.) cerramento del coro.

CHOKE, — COIL (Radio) carrete de reacción, inductor, reductor.

TO CHOKE, cerrar, obstruir, tapar || ahogar el fuego (Mec.) atrancar, atorar, estrangular (Carp.) embotar (Pir.) agarrotar.

— — WITH SAND (Ing.) enarenar.

— — UP, atascar, atragantar, estrangular, obstruir

— DAMP (Min.) mofeta.

— PEAR, mordaza.

CHOKED, atragantado, obstruído, atorado, ahogado.

— SILENCER (Vm.) silencioso o silenciador obstruído.

CHOKER (Mar.) cabrestante (Mil.) bramante.

— LEVER (Mar.) palanca de cabrestante.

CHOKING, estranguladura.

— OF THE CARBURETOR (Vm.) atragantamiento u obturación del carburador; ahogo.

— COIL (Elect.) carrete de reacción.

— FIELD (Elect.) campo de reactancia.

— AMPERE-TURNS (Elect.) amperio-vueltas del campo de reactancia.

— FRAME (Pir.) banco de estrangular.

— LINE (Art.) bramante.

— RESISTANCE (Elect.) resistencia de reacción.

— TUBE (Elect.) tubo de estrangulación.

— TURNS (Elect.) espigas de reactancia.

— or REACTANCE VOLTAGE (Elect.) tensión de reactancia.

— WINDING (Elect.) arrollamiento de reactancia.

GENERATOR — COIL (Elect.) carrete de inducción escalonado.

OVER —, ahogarse, obstruírse.

CHOLEIC ACID (Quím.) ácido coléico.

CHOLESTERIN,-E (Quím.) colesterina.

CHOLESTEROL (Quím.) colesterol.

CHOLO (Etnogr.) cholo || (México) mestizo.

CHONDRINE (Quím.) condrina.

CHONDRIOBLAST (Anat.) condrioblasto.

CHONDRIOSOME (Biol.) condriosoma. v. MITOCHONDRIA.

CHONDROMETER, pesagranos, condrín.

CHONDROSIN (Quím.) condrosina.

CONDROTOME (Cir.) condrótomo.

CHOP, pedazo, trozo (Tec.) tenazas, tornillos, pinzas, etc. || boca de horno, boca de cañón, etc. (Carn.) costilla, chuleta (Tal.) bocado (del freno) (Carr.) tijera.

TO —, tajar, picar, rajar || triturar, || desbastar (Alb.) cuartearse.

— — ABOUT (Mar.) saltar el viento.

— — OFF, cortar, tronchar (Ton.) recortar (Cant.) desbarbar (Arb.) cortar los gajos.

— — — A RIVET HEAD (Herr.) descabezar el remache.

—S OF THE CHANNEL (Mar.) boca del canal.

— HAMMER, martillo para tajar o tronchar.

— HOOK (Carp.) barrilete de báscula.

—S OF A VICE (Herr.) quijadas de tornillo.

CHOPPED, rajado, hendido, cortado, triturado, picado (Carp.) desbastado.

CHOPPER (Carn.) cuchilla || picador (Elect., radio) interruptor (generalmente) rotatorio.

— WITH VERTICAL RECIPROCATING MOTION, hacha de subir y bajar (para partir madera o leña).

BONE — (Carn.) hacheta (de carnicero).

DOUBLE —, hacha doble (para partir madera o leña).

DOUBLE OSCILLATING —, hacha doble oscilante (para partir madera o leña).

CHOPPING, compras, regateo || cambio o trueque || tajada, trozo (Carn.) carne picada.

— BENCH (Ton.) banco de tonelero.

— BLADE (Carn.) cuchillo de picar (Agric.) cortador de paja.

— KNIFE (Carn.) jifero.

— MACHINE, v. SPLINT — —.

CHORD (Mús.) cuerda || acorde (Geom.) cuerda (Aeron.) cuerda.

TO — (Mús.) encordar || acordar o templar.

— LENGTH (Geom., Aeron.) longitud de la cuerda.

— or SHORT PITCH WINDING (Elect.) arrollamiento de cuerdas.

CHOROGRAPHY, corografía.

CHORUS, coro.

— GIRL (Teat.) corista || señorita del conjunto, vicetiple; (México) segunda tiple.

CHRISMATORY (O. Ec.) crismera, (ampolla para guardar la crisma).

CHRISOM (O. ec.) capillo de bautizar.

Christian Science (Psicol.) Christian Science.

CHRISTIANITE (Miner.) cristianita.

CHRISTMAS PRESENTS (Com.) regalos de Navidad.

CHROMAMETER, diapasón.

CHROMASCOPE (Opt.) cromatiscopio.

CHROMATE (Quím.) cromato.
— OF BARYTES or BARYTA (Quím.) cromato de barita, amarillo de Sintebuhl, amarillo de barita.
— — IRON (Quím.) cromita, hierro cromado.
— — LEAD (Quím.) cromato de plomo.
— NEUTRAL or METACHROMATE OF LEAD (Quím.) plomo cromatado rojo, cromato de plomo.
— OF POTASH (Quím.) cromato de potasa.
— — THE PROTOXYDE OF MERCURY (Quím.) cromato de protóxido de mercurio.
— — ZINC (Quím.) cromato de cinc.

CHROMATIC (Opt.) cromático (Mús) cromático.
— PRINTING (Tip.) tipografía en colores.
— THERMOMETER (Fís.) termómetro de colores.

CHROMATICISM (Mús.) cromaticismo.

CHROMATICS, cromática.

CHROMATOGENE (Quím.) cromatógeno.

CHROMATOGRAPHY, cromatografía.

CHROMATOLOGY, cromatología, arte del colorido.

CHROMATROPE (Fís.) cromatropo.

CHROMATURGY (Quím.) cromaturgia.

CHROMATYPE (Fot.) cromatipia, (procedimiento al cromo).
— ALUM (Quím.) alumbre de cromo.
— ALUMN (Quím.) alumbre de cromo.
— BLUE (Quím.) azul de cromo.
— GREEN, verde de cromo.
— NICKEL-STEEL, b. en CHROMIUM.
— OCHRE (Pint.) ocre de cromo.
— ORANGE (Pint.) anaranjado de cromo.
— STEEL (Meta.) acero crómico.
— YELLOW (Pint.) amarillo de cromo, cromato de plomo
PHOTOSULPHATE OF — (Quím.) protosulfato de cromo.
PROTOXYDE OF — (Quím.) protóxido de cromo.
SESQUIOXYDE OF — (Quím.) óxido de cromo.

CHROMEODISCOPE (Opt.) kaleidoscopio de de Debus.

CHROMIC (Quím.) crómico.
— ACID (Quím.) ácido crómico.

CHROMIC ACID CELL (Elect.) v. BICHROMATE CELL.
— IRON, CHROMITE (Min) cromita, cromato natural de hierro.

CHROMIUM, v. CHROME (Quím.) cromo.
— NICKEL-STEEL (Meta.) acero al cromoníquel.

CHROMO, CHROMO-LITOGRAPHY, cromo, cromolitografía.
— LIPOID (Biol.) cromolipoide.
— PHOTOGRAPHY, cromofotografía.
— PYROMETER (Fís.) cromopirómetro.
— RADIOMETER (Fís.) cromorradiómetro.
— SPHERE (Ast.) cromoesfera.
— TIPOGRAPHY (Tip.) cromotipografía.

CHROMOLIPOID (Biol.) cromolipoide.

CHROMOMETER, cromómetro.

CHROMOSOME (Biol.) cromosoma.

CHROMOSPHERE (Ast.) cromoesfera.

CHRONOFER (Elect.) cronófero, (transmisor de la hora astronómica).

CHRONOGRAPH, CHRONOGRAM (Elect.) cronógrafo.

CHRONOMETER, TIME KEEPER (Rel.) cronómetro.
— ESCAPEMENT (Rel.) escape libre.

CHRONOMETRIC (Fís.) cronométrico.
— GOVERNOR (Mec.) regulador cronométrico.

CHRONOMOTROGRAPH, v. MOTOGRAPH.

CHRONOPHOTOGRAPHY, cronofotografía.

CHRONOSCOPE (Elect.) cronoscopio, s. CHRONOGRAPH.

CHRYSAMIC ACID (Quím.) ácido crisámico.

CHRYSANILIC ACID (Quím.) ácido crisanílico.

CHRYSANILINE (Tint.) amarillo de anilina.

CHRYSANISIC ACID (Quím.) ácido crisanísico.

CHRYSITIS (Miner.) marcasita.

CHRYSOBATE (Joy.) crisobata, vegetación de oro entre dos cristales pegados.

CHRYSOBERYL (Min.) crisoberilo.

CHRYSOCOLL (Dor.) crisocola, soldadura de oro.

CHRYSOLITE (Min.) crisolita.
BROWN —, FERRUGINOUS —, — IRON (Miner.) hialosiderita, crisolita de fierro.

CHRYSOPRASE (Min.) crisoprasa.

CHRYSOTYPE PAPER, papel crisotípico (de Herschell).

CHUCK (Torn.) mandril, plato de torno, molinete, mangote (Alf.) mangote cuadrado.
TO —, trabajar en el mandril.
— OF A BORING MACHINE, mangote de máquina de barrenar.
— HEAD (Torn.) porta mandril.
— WITH HOLDFAST (Torn.) plato de puntas.
— WITH FOUR JAWS (Torn.) plato de centrar de cuatro mordazas.

CHUCK WITH THREE JAWS (Torn.) plato de centrar de tres mordazas.
— — POINTS (Torn.) mandril de puntas.
— — SCREW (Torn.) mandril de rosca.
Beach's —, mandril de Beach.
Boss —, mandril de Boss.
DIE — (Herr.) mandril de rosca o dado.
DRILL —, mandril de barreno.
ECCENTRIC —, mandril excéntrico.
ELASTIC —, mandril de extensión.
FLANGED —, mandril de reborde.
LATHE —, mandril o nuez de torno.
OVAL —, mandril para óvalos.
SCREW — v. DIE —.
UNIVERSAL — (Torn.) mandril o plato universal.
CHUCKER (Fund.) cazo con goznes.
CHUCKING (Mar.) cáñamo de segunda.
— THE WORK v. SETTING UP THE WORK.
CHUMP (Agric.) tronco o leño de madera (Carp.) zoquete.
CHUMPER, BARLEY — (Agric.) mondadera de cebada.
CHURCH (Arq.) iglesia, templo.
— YARD (Arq.) camposanto o cementerio.
CHURN, mantequera o mantequillera (para hacer mantequilla).
TO —, batidura de la leche para hacer mantequilla.
— BARREL, mantequera o mantequillera.
— DASHER, batidor de mantequillera.
— DRILL (Min.) taladro giratorio para rocas.
BUTTER —, mantequillera.
CHURNING. v. TO CHURN.
CHUSITE (Miner.) crisolita.
CHUTE, SHOOT (Fc.) vertedor inclinado.
— LAUNDER, WOOD THROUGH (Meta.) rigola, laberinto de madera.
— TIPPING DEVICE, basculador de curva.
— TRAP, puerta de descarga.
FEED — (Meta.) vertedero.
Chypre (Perf.) Chipre.
CIBARY, CIBARIUM (O. Ec.) copón.
CIBOL (Bot.) cebolleta.
CIBORIUM v. CIBARY (Arq.) dosel de altar.
CICERIC ACID (Quím.) ácido cicérico.
CICERO (Tip.) cicero, (letra de doce puntos).
CICHORIUM, CICHORY (Bot.) achicoria.
CIDER (Lic.) sidra.
— KIN (Lic.) vino de prensa.
— MILL, prensa de hacer sidra.
— ROYAL, aguardiente de sidra.
— VINEGAR, vinagre de sidra.
APPLE — (Lic.) sidra de manzana.
CIENFUEGOS WHEAT (Bot.) escandia.
CIERGE, cirio.
C. I. F., COST, INSURANCE AND FREIGHT, costo, seguro y flete.

CIGAR, cigarro, tabaco, puro.
(meta) descarburación o descarbonización.
— BOX, caja de cigarros o de tabacos.
— — FACTORY, fábrica de cajas de puros.
— — WOOD, HAVANA WOOD, CEDAR ("Cedrela guianensis, Cedrela odorata") (Bot.) madera para cajas de puros.
— CASE, tabaquera.
— HOLDER, boquilla.
— LIGHTER, encendedor de cigarros. v. ELECTRIC — —.
— PRESS, prensa de tabacos.
— SHAPED POINT (Aviac.) extremidad (del globo) ojival o en forma de cigarro.
ELECTRIC — LIGHTER, encendedor eléctrico de cigarros.
CIGARETTE, cigarrillo.
— CASE, cigarrera.
— FILLER, máquina para poner el tabaco en el cigarrillo.
— MACHINE, máquina de hacer cigarrillos.
— PAPER, papel para cigarrillos.
CILERY (Arq.) follaje, adorno del capitel.
CILICIUM (O. Ec.) cilicio.
CILL (Carp.) carrera, viga de carrera (Fc., Ing.) (— or SILL of WHARF WALL,) borde de la rampa.
CIMETER (Arm.) cimitarra.
CIMOLITE, CIMOLIAN EARTH (Miner.) cimolita, tierra de bataneros, hidrosilicato de alúmina.
CINCHONA (Bot.) quina, chinchona.
CINDER, carbón || ceniza gruesa, cernada (Fund.) escoria.
— OF THE BLAST FURNACE (Fund.) escoria de fundición.
— FALL, cenicero.
— GABLER, tamizador de carbon.
— HOLE, depósito de escorias.
— NOTCH (Meta.) conducto de escorias.
— PASTE (Hoj.) pasta de cenizas.
— PIG IRON (Fund.) fundición escoriosa.
— SIFTER, cernedero de cenizas.
— TRAY (Elect.) cenicero de arco.
MOISTENED —S, cenizas húmedas.
SLAG or RICH FINERY — (Fund.) escoria.
CINEMA (SHORT FROM CINEMATOGRAPH,) cinema, cine.
— MELODRAM, cinemelodrama.
CINEMATICS (Fís.) cinemática.
CINEMATOGRAPH, cinematógrafo.
CINEMATOGRAPHY, cinematografía.
CINEMOGRAPH (Fís.) cinemógrafo.
ELECTRO — (Fís.) electro-cinemógrafo.
CINEMOMETER (Fís.) cinemómetro.
CINERARY URN (B. A.) urna cineraria.
CINERATION, INCINERATION (Quím.) incineración.

CINNABAR, VERMILLION (Miner.) cinabrio, sulfuro de mercurio natural; vermellón.

ARTIFICIAL —, cinabrio artificial o ficticio.

CINNAMON, canela (Tint.) acanelado.

— BAG (Com.) churla de canela.

— LAUREL (Bot.) canela de Ceilán.

— TREE (Bot.) canelo.

CINNAMOMUM (Bot.) cinamono.

CINQUE CUPS (Arq.) florón pentalobulado.

CINQUEFOIL (Arq.) pentalóbulo.

CINTER (Arq.) cimbra.

CION (Bot., Hort.) pimpollo.

— GRAFTING (Hort.) injerto en espolón.

CIPHER (Arit.) cifra, número || cero (Esc.) cifra (Tec.) cifra, carácter de un alfabeto secreto (Tel.) — or FIGURE: cifra.

TO — (Arit.) numerar, contar (B. A.) grabar letras enlazadas || escribir en cifras.

— BOOK, cuaderno de aritmética.

— TELEGRAM (Tel.) telegrama en cifras o en cifra.

CIPHERING (Arit.) cálculo o cuenta (Tec.) cifra, carácter de alfabeto secreto.

— KEY, clave de una cifra.

CIPOLINO MARBLE, mármol cipolino.

CIPPUS, HALF COLUMN (Arq.) cipo, pilar || fuste de columna (Agric.) término, mojonera.

CIRATED, encerado.

CIRCASSIAN WALNUT, nuez circasiana.

CIRCLE, círculo || circunferencia || contorno, periferia || circuito || circulación.

TO —, circular, ceñir, rodear (Com.) circular.

— OL ALTITUDE (Art.) círculo de altitud.

— — DECLINATION (Art.) círculo de declinación.

— DIAGRAM (Elect.) diagrama circular.

— OF DIVERGENCE (Fís.) círculo de divergencia.

— IRON, sacabocados.

— OF PROTECTION (Elect.) círculo de protección o de indicación de zona peligrosa.

ANTARCTIC —, círculo antártico.

ARCTIC —, círculo ártico.

DIURNAL — (Ast.) círculo diurno.

DIVIDED or GRADUATED — (Ing.) círculo graduado.

FAMILY — (Teat.) galería.

GREAT — (Geom.) círculo máximo.

HORARY —, círculo horario.

OSSANA'S —, círculo de Ossana.

POLAR — (Ast.) círculo polar.

REFLECTING —, círculo de reflexión.

SMALL or LESSER — (Geom.) círculo menor.

TREAD — (Fc.) círculo de contacto o de rodamiento (de las ruedas).

VERTICAL —, azimut, círculo vertical.

CIRCUIT, circuito || rotación, revolución alrededor de || ámbito, recinto (Mec.) aro o anillo (Fort.) recinto (Elect.) circuito (Radio) (HOOK-UP,) circuito.

— BREAKER (Elect.) v. SWITCH.

— BREAKING DEVICE (Elect.) disposición de interrupción.

IN — (Elect.) puesto en circuito.

LOCAL — (Elect.) circuito local.

MAGNETO-ELECTRIC — (Elect.) circuito magneto eléctrico.

OPEN — (Tel.) circuito de corriente intermitente (Elect.) circuito abierto.

PRIMARY — (Elect.) circuito inductor o primario.

SECONDARY — (Elect.) circuito inducido o secundario.

TRACK — (Fc., Elect.) circuito de la vía.

TO BREAK or OPEN THE — (Elect.) abrir el circuito.

TO CLOSE THE — (Elect.) cerrar el circuito.

TO SHORT — A BATTERY (Elect.) unir los polos de una batería por medio de un alambre.

CIRCULAR, circular, de forma circular.

— BALANCE (Rel.) balanza de reloj.

— BATTERY SWITCH or CELL SWITCH (Elect.) reductor circular.

— BRUSH (Elect.) escobilla circular.

— CRANE, grúa vertical.

— CURRENT (Elect.) corriente circular.

— FILE, lima circular.

— GALVANOMETER (Elect.) galvanómetro con caja cilíndrica.

— GIRDER (Fc.) viga circular.

— HEAD (Carp.) cabeza de gota de sebo.

— KNIFE, cuchilla circular.

— LETTER, —, (Com.) circular.

— LEVEL, v. SPIRIT LEVEL.

— LOOM (Tej.) telar circular.

— MAGNETISM (Fís.) magnetismo circular.

— MICROMETER (Fís.) micrómetro anular.

— MOTION (Mec.) movimiento circular.

— NUT, ADJUSTING NUT, tuerca de sujeción.

— PATH OF THE CENTRE OF GRAVITY (Mec.) círculo del centro de gravedad, v RADIUS OF GYRATION.

— or ROUND PIN (Aviac.) estabilizador curvo.

— RAILWAY, v. RAILWAY.

— SAW, sierra circular.

— — FILE, lima de aserrar.

— SHEARS (Herr.) cizallas circulares.

— SHED (Fc.) rotunda para locomotoras.

— SOLE OF THE REFINING FURNACE (Fund.) copela de beneficio.

CIRCULAR STAIR CASE (Arq.) escalera de caracol.
— TOUCH (Elect., Quím.) contacto circular.
— TURNTABLE (Fc.) placa o mesa giratoria circular o completa.
— WALL (Fc.: placa giratoria,) muro anular.
— WICK LAMP (Elect.) lámpara de mecha redonda.
ADVERTISING — (Com.) circular de publicidad o de anuncio, v. — LETTER.
CIRCULARITY, circularidad.
CIRCULARY, circular.
CIRCULATE (Mat.) fracción continua o periódica.
TO —, circular (Com.) poner en circulación || circular o propagar o esparcir una cosa o noticia (Mar., Vm.) circular.
CIRCULATING DECIMAL (Arit.) v. CIRCULATE.
— LIBRARY, biblioteca circulante.
— MEDIUM (Com.) moneda corriente.
— or COOLING WATER OUTLET (Vm., Mv.) salida del agua de enfriamiento.
— PUMP (Mv.) bomba de circulación.
— WATER INLET (COOLING) (Vm., Mv.) entrada del agua de enfriamiento.
CIRCULATION, circulación.
— BOILER (Mv.) caldera de circulación.
CIRCULATORIOUS, circulatorio.
CIRCULATORY, PELICAN (Dest.) alambique de circulación o circulatorio.
CIRCULUS (Vid.) degollador.
TO CIRCUMNAVIGATE (Aeron.) circunnavegar por el aire.
CIRCUMFERENCE, circunferencia || periferia, perímetro, contorno de círculo.
TO —, circunvalar, cercar.
CIRCUMFERENCIAL, anular || relativo a la circunferencia || de forma circular.
— BUTT JOINT RING (Fc.) cubrejunta anular.
— CRACK or FISSURE, grieta o raja longitudinal.
— FORCE (Mec.) fuerza circunferencial.
— FRICTION WHEEL (Mec.) rueda de fricción cilíndrica.
— POWER (Mec.) fuerza cuyo punto de aplicación reside en la periferia.
— SEAM (Herr.) roblonado circular.
— — OF BOILER LAGGING (Fc.) roblonado transversal de la envoltura (de la caldera).
— VELOCITY (Mec.) velocidad periférica.
CIRCUMFLUENCE, derrame o rebasamiento circular (Hid.) caja o cercado de aguas.
CIRCUMFLUENT, circunfluente.
TO CIRCUMFUSE, verter en derredor.
CIRCUMJACENT, circunvecino.
CIRCUMNAVIGABLE (Mar.) circunnavegable.
CIRCUMNAVIGATE, circunnavegar.

CIRCUMNAVIGATION, circunnavegación.
CIRCUMNAVIGATION OF AN ISLAND (Mar.) bojeo de una isla.
CIRCUMPOLAR (Geom.) circumpolar.
CIRCUMROTATION, circunvalación.
TO CIRCUMSCRIBE (Geom.) circunscribir.
TO CIRCUMVALLATE circunvalar.
CIRCUMVALLATION, circunvalación.
TO CIRCUMVOLVE, enrollar alrededor.
CIRCUMVOLUTION, circunvalación.
CIRCUS (Arq.) circo.
CIRRO CUMULUS (Meteor.) cirro cúmulus.
— STRATUS, cierroestratus.
CIRRHOSIS (Med.) cirrosis.
CIRRUS (Meta.) cirrus.
CISSOID (Geom.) cisoide.
CISTERN, aljibe, cisterna (Fís.) cubeta de barómetro (Mv.) pozo.
— PUMP, bomba de aljibe.
— WAGON (Fc.) carro cisterna, vagón cuba.
COVER OF A —, buza.
EARTHEN WARE — (Cer.) tinaja, tinajón.
FEEDING —, pozo de alimentación.
CITADEL (Fort.) ciudadela.
CITHARA, CITHER (Mús.) cítara.
CITHIC PAINT (Alb.) cemento de Hamelin.
CITIZEN, ciudadano.
CITRATONIC ACID (Quím.) ácido citratónico.
CITRATE (Quím.) citrato.
— OF SODIUM (Quím.) citrato de sosa.
CITRIC (Quím.) cítrico.
— ACID (Quím.) ácido cítrico.
CITRICOLA-SCALE, escala de insectos "Coccus citricola".
CITRINE (Tint.) citrina.
CITRON (Bot.) toronja.
— TREE (Bot.) toronja, cidra.
CITY, ciudad.
— HALL (Arq., Jur.) Ayuntamiento, casa del Ayuntamiento, casa consistorial.
— RAIL, — — SYSTEM, v. RAILWAY, URBAN RAILWAY.
CIVARY, CELL, ESCUTCHEON OF VAULTING (Arq.) tramo de techo abovedado.
CIVET (Perf.) algalia.
CIVIL LAW (Jur.) derecho civil.
— WAR, guerra civil.
CIVILIST (Der.) civilista
CIVVY (Slang,) civil || (Op. a militar,) civil, vestido de civil.
CLABBER, BONNY — (Gan.) leche cuajada, cuajo.
CLACK, taravilla, cítola || matraca (Mec.) chapaleta de bomba || chapa de cuero. v. FLAP y VALVE.
TO —, repiquetear, crepitar.
— BOX (Mec.) caja de válvulas.
— DOOR (Mec.) boca de entrada a la caja de válvulas.

CLACK OF A MILL, cencerro, taravilla de molino.
— SEAT (Mec.) asiento de la chapaleta.
— VALVE (Mec.) chapaleta (Fc.) válvulas de la bomba de alimentación.
AIR INLET — or VALVE (Mec.) válvula de charnela para admisión de aire.
BELLOWS — VALVE, válvula de aspiración del fuelle.
PUPPET — (Mv.) válvula de huso.
SHUTTING — or FLAP (Mec.) válvula de visagra o de paro.
CLACKER, cítola o taravilla de molino.
CLAD, cubierto, vestido.
IRON —, blindado de hierro.
CLAIM (Jur.) aspiración, solicitud, pretensión; (tratándose de patentes:) reivindicación; (MINING,) pertenencia.
CLAIMANT (Jur.) reclamante || actor.
CLAM (Carp.) v. CLAMP (Zool.) almeja.
TO —, encolar, pegar con cola o cemento || apretar, asegurar piezas de trabajo.
CLAMMING MACHINE (Tej.) máquina de hacer matrices en cobre.
Clamond's THERMO PILE (Elect.) pila de Clamond o Clamond.
CLAMMY, pegajoso, glutinoso.
CLAMP, tenazas, ganchos, pinzas, tornillo, viento, grapa, cruceta, etc. (Carp.) empalmadura (Alb.) encastre, rimero (Cerr.) picolete, hembra de cerrojo (Art.) v. s. CAP-SQUARE (Mar.) durmiente, sobremuñoneras (Elect.) v. primer art. (Min.) mineral para calcinar.
TO —, sujetar || encastrar, juntar, unir, pegar || atizonar || montar.
— — THE TROLLEY WIRE (Elect., Fc.) montar el alambre de trabajo.
— BOLT, v. SADDLE PILLAR.
— OF BRICKS, pila de ladrillos por cocer.
— — A GUN CARRIAGE (Art.) sobremuñoneras de cureñas.
— HOOK, gancho de sujeción.
— NAIL (Carp.) estaca, clavija de banco.
— SCREW, cepo de tuerca.
— FOR STAND (Quím.) pinzas para soporte.
— TERMINAL (Elect.) borna de sujeción.
—S OF A VICE (Torn.) talón de tornillo (de banco).
— WITH WINGED NUT (Elect.) borna de aletas.
AXLE — (Mec.) abrazadera de eje.
BENCH — (Carp.) cuña de banco.
DOG — (Vm.) estribo de presión.
DOUBLE HOOKED — (T. L.) gancho de tundidor.
FROG — (Fc.) pinza del cambio de vía.
HANGING — (Mec.) castañuelas.

HARNESS — (Tal.) aparador.
HOLDFAST —, abrazadera de barrilete.
INSULATOR — (Elect.) borna de barra colectora.
JOINER'S — (Eban.) prensa de cremallera.
LATHING — (Torn.) barrilete de torno.
LOWER — (Mar.) contradurmiente.
PLANKING — (Carp.) cárcel para tablones.
SAW —, cepo de sierra.
SCREW —, prensa de tornillo.
STRAP — (Equit.) retén de correa.
TABLE — (Carp.) cepo.
VICE — (Herr.) quijadas movibles (de una prensa).
WIRE — (Elect.) borna.
WOODEN — (Carp.) cárcel, prensa de madera. v —, primer art.
CLAMPED, unido, pegado, sujetado, empalmado.
— AXLE BOX (Fc.) soporte de brida.
CLAMPING, empalme, unión.
— RING (Elect.) collar de hierro (para conmutadores) (LOCKING RING,) anillo para calar.
— SCREW, s. SET SCREW.
— SEGMENT (Elect.) segmento del zuncho de anillo (para calar).
— STIRRUP (Elect.) estribo de presión para cables.
— WEDGE, llave, cuña de empalmar.
CLANG, chirrido, rechinamiento.
TO —, chirriar, rechinar.
CLANK, ruido estridente.
CLAP, estrépito, ruido estrepitoso (Meteor.) trueno.
TO —, batir o golpear una cosa contra otra || embutir o encajar una cosa en otra.
— — BOARD (Carp.) techar con tejamanil.
— — A MESSENGER ON THE CABLE (Mar.) tomar margarita sobre el cable.
— — PIECE TO (Zap.) echar un remiendo.
— — ON ALL SAILS (Mar.) cargar todas las velas.
— — SPURS (TO A HORSE) (Equit.) picar espuelas.
— BOARD (Carp.) tejamanil || chilla || tabla solapada (Ton.) duela.
— NET (Caz.) trasmallo, red para alondras.
— SILL (Hid.) asiento o quicio de compuerta de esclusa.
— OF THUNDER (Meteor.) rayo. v. —,
CLAPPER, badajo de campana (Cerr.) aldaba (Agric.) madriguera de conejos (Mol.) taravilla (Mec.) chapaleta de bomba.
— OF A FLAIL Agric.) batidor de un mayal.
— VALVE (Mec.) válvula de chapaleta, v. CLACK-VALVE.
MILL — (Mol.) taravilla, cencerro, cítola. v. CLACK OF A MILL.

CLARE OBSCURE (Pint.) claroscuro.
CLARET (Com., Lic.) vino tinto de Burdeos.
CLARICHORD (Mús.) clavicordio.
CLARIFICATION, clarificación, decantación.
— PAN (F. Az.) clarificadora.
CLARIFIED, clarificado, depurado.
CLARIFIER (F. Az.) clarificadora (Poz.) depurador.
TO CLARIFY, clarificar(se), depurar(se), defecar(se).
— — PENS, desengrasar plumas.
CLARIFYING, clarificación, decantación.
— HOUSE (F. Az.) casa de purga.
— PAN (F. Az.) clarificadora.
— SURFACE (Poz.) superficie de decantación (de los depuradores).
SPIRAL — SURFACE, superficie de decantación en espiral.
CLARINET (Mús.) clarinete.
CLARION (Mús.) clarín.
CLARITE (Miner.) clarita.
Clark CELL (Elect.) pila de Clark.
CLAROLINE, clarolina.
CLARY (Bot.) salvia silvestre.
—WATER (Lic.) agua de salvia.
CLASH, CLASHING, choque, golpe, colisión.
CLASMATOCYTE (Biol.) clasmatocito.
CLASP (Cerr.) armella, pestillo, chapa, cerradero, pasador (Tej.) abrazadera (Carp.) cepo, cárcel (Or. Ec.) artículos de religión (Min.) grapón, garfio, grapa (Com., Tec.) broche, corchete || pinza, presilla || aldabilla || gancho || hebilla, etc.
TO —, abrochar || cerrar con corchetes (Joy.) eslabonar.
— AND BROOCHES (Com.) broches.
— HEADED NAIL (Carp.) clavo de cabeza de diamante.
— HOOK, tenaza con solapa.
— KNIFE (Arm.) navaja sevillana.
— LOCK (Enc.) cerradura de presilla.
— NAIL (Carp.) abismal || tachuela de ala de mosca.
— NUT (Cerr.) tuerca de bocas.
CLASS (Com.) clase, calidad, cualidad.
— BOOKS, libros de escuela o de enseñanza.
CLASSIC, CLASSICAL (B. A.) clásico, de estilo clásico.
CLASSIFICATION, clasificación.
CLASSIFIER, calificador.
TO CLASSIFY, clasificar.
Claude PROCESS (Agric.) procedimiento de Claude.
CLAUSE (Jur.) cláusula (Com.) cláusula.
CLAUSTHALITE (Min.) seleniuro de plomo.
CLASSIFIER, clasificador (persona, mueble o máquina).
CLAUSTRAL (Arq.) claustral.
CLAVELLED ASHES, v. ASHES.

CLAVIARY (Mús.) teclado.
ALPHABETICAL —, teclado alfabético.
CLAVICHORD, HARPSICHORD (Mús.) clavicordio.
CLAVY, clavel (Arq.) campana de chimenea.
CLAW (Arm.) s. BILL-HEAD; garfio, garra, uña || descalcador, maujo (Carp.) desclavador (Min.) arrancasondas.
TO — OFF (Mar.) desempeñarse de la tierra
— BAR (Mar.) espeque con uñas.
— BELT FASTENER, corchete para correa.
— CENTRE BIT, broca de uña.
— COUPLING, DRIVING — (Vm.) garra de mando, v. CLUTCH.
— or DOG OF THE COUPLING (Vm.) garra del embrague.
— FIELD (Elect.) campo de garras.
— — GENERATOR (Elect.) dínamo con polos dentados.
— FOOT (Fc.) llave de horquilla.
— HAMMER, martillo con orejas || llave inglesa dentada.
— OF A HAMMER (Carp.) orejas de un martillo.
— HANDSPIKE, sacaclavos, alzaprima.
— LEVER, pie de cabra, alzaprima.
— MAGNETS (Fís.) imán de garras.
— SHAPED or PUNCHED UP CLIP ON TOP OF SLEEPER (Fc.) brida de garra de tabla de traviesa o (H. A.) durmiente.
— TRUSSING MACHINE (F. de barriles) máquina de colocar bandajes por atracción.
— WRENCH, —, NAIL — (Carp.) desclavador, sacaclavos, arrancaclavos.
DRIVING — v. —COUPLING.
NAIL —, v. — WRENCH.
TACK —, arrancador de puntillas.
CLAWED CROW BAR (Carp.) pata de cabra, arrancaclavos.
CLAWKER (Tej.) alimentador con fiador.
CLAY (Min.) greda, arcilla, barro, tierra arcillosa.
TO — (Alb.) engredar || revestir con arcilla (Agric.) abonar con arcilla (F. Az.) echar barra.
— — THE LODES (Min.) endurecer los filones de arcilla para marcarlos.
— A BORE HOLE, enlodar un barreno.
— — LOAF (F. Az.) cubrir de barro un pan.
— — ROCKET (Pir.) arcillar los cohetes.
— — THE SUGAR (F. Az.) echar barro a la azúcar.
— BAND, — IRONSTONE (Min.) mineral de hierro arcilloso.
— BASKET (F. Az.) artesa de arcilla.
— FOR BOTTOMING SUGAR (F. Az.) barro de purgar.
— BRICK, ladrillo secado al aire.

CLAY CAKE (Cer.) pan de arcilla.
— CRUCIBLE (Meta.) crisol de arcilla refractaria.
— CUTTER or MIXER, amasador de arcilla.
— CUTTING MACHINE, cortadora del barro.
— DITCH (Alf.) depósito de barro preparado.
— FURNACE, hornillo de arcilla.
— GRIT, SOFT-STONE (Min.) marga arcillosa.
— GROUND (Mar.) fondo de fango.
— IRON ORE (Miner.) litoideo, hierro carbonado.
— LAND or GROUND or SOIL (Agric.) terreno arcilloso.
— LINING OF A DIKE (Hid.) revestimiento de arcilla de un dique.
— MARL, v. — GRIT.
— MASS (Cer.) pasta arcillosa.
— MILL, LOAM MILL (Alf.) pisa || molino de pastas.
— MORTAR (Alb.) mortero de arcilla o barro.
— PIPE, pipa de barro.
— PIT, lugar de donde se obtiene el barro.
— PORPHYRY (Min.) pórfido arcilloso.
— PRESS, prensa para barro o arcilla.
— SAND, arena gredosa o arcillosa.
— SLATE (Min.) pizarra gredosa.
— — FOR PENCILS, lápiz de pizarra gredosa.
— SODS (Hid.) musgo de tierra gredosa (para revestir diques).
— STICK, ROD FOR STIRRING (Meta., Ac.) revolvedor.
— STONE (Min.) piedra arcillosa, arcilla endurecida || tiza de carpintero.
— STOVE, estufa de barro.
— SUGAR (F. Az.) azúcar purgada con barro.
— TEMPERING MACHINE (Alf.) máquina de amasar las pastas, pisa mecánica.
— THROUGH, SWIMMING-TUB, MOULD VAT (F. Az.) cuba de desleir las capas.
— VESSEL FOR CRYSTALLIZING (F. Az.) horma.
— WORK, construcción de masa refractaria.
APYROUS —, arcilla refractaria.
BAKED —, tierra cocida.
BLEACHING — (Cer.) caolín, v. CHINA.
BURNED —, arcilla cocida.
CALCAREOUS — (Miner.) marga calcárea, leche de luna. v. — MARL y — GRIT.
CHINA —. v. CHINA.
COAT OF — (F. Az.) capa de arcilla.
CLINKER —, arcilla dura.
FINE — (Cer.) derla.
FIRST — (F. Az.) primer barro.
FOLIATED —, greda esquistosa.
FULLING —, tierra de batán.
FUSIBLE — Cer.) tierra fusible.
GOLD — (Min.) arcilla aurífera.
CRAPHIC —, v. — STONE (Carp.).
GRAY — (Cer.) greda gris.

GREEN —, arcilla magra.
HALLE — (Alf.) aluminita.
HARD — (Min.) pizarra.
LAYER OF — (Min.) capa de arcilla.
LEAN —, materia para desengrasar la arcilla.
LUMP OF — (Cer.) pan de arcilla. v. — CAKE.
MOISTENED — (F. Az.) barro.
OCHREROUS —, amarillo de montaña.
PARIS — (Geol.) arcilla de París.
PLASTIC — (Cer.) arcilla plástica.
POOR — (Alf.) arcilla de calidad baja.
POTTER'S —, v. PLASTIC —.
REDDISH —, arcilla rósea.
REFRACTORY —, arcilla refractaria.
SECOND — (F. Az.) segundo barro.
SEDIMENTARY — (Min.) arcilla sedimentaria.
SLATY —, arcilla plástica, v. PLASTIC —.
STIFF — (Mar.) lama dura.
STARCHING — (Pap.) caolín.
TENACIOUS — (Cer.) arcilla compacta.
UNBURNED —, arcilla cruda.
VENETIAN —, talco de Venecia.
WATERED —, arcila remojada, comp. MOISTENED.
YOUNG — or LOAM, arcilla reciente.
TO PREPARE THE — (Alf.) amasar el barro.
Clayden EFFECT (Foto.) fenómeno o efecto Clayden o de los relámpagos negros.
CLAYED SUGAR, azúcar purgada.
CLAYEY, arcilloso, barroso.
CLAYING (Alf.) arcilla batida (F. Az.) barrado.
— OF A BORE HOLE, v. TO CLAY A BORE HOLE.
— HOUSE (F. Az.) casa de purga.
Clayton or UNIVERSAL PIPE COUPLING (Fc.) acoplamiento Clayton.
CLEACHING NET (Pesc.) red circular.
CLEADING, CASING, JACKET, CLOTHING, DUMB PLATE (Fc.: locomotoras,) camisa o funda o envoltura de la caldera y el fogón (Min.) entubado de tablas (Hid.) pared de madera.
AIR TIGHT — (Mc.) camisa impermeable.
CLEAN, limpio, || claro || descubierto, despejado || hábil o diestramente (Min.) lavado.
TO —, limpiar, esclarecer (Min.) depurar || lavar (Quím.) desoxidar un metal (Tej.) desmotar, desbrozar, despinzar (Agric.) desbriznar || mondar, limpiar.
— THE BOTTOM OF A SHIP (Mar.) afretar, limpiar los fondos de un buque.
— — THE CASTING (Fund.) limpiar la pieza de fundición.
— — CLOTH OF GREASE (Tej.) desbruar.
— A CONTACT (Elect.) limpiar un punto de contacto.
— THE EDGES (Carp.) desbarbar.

TO CLEAN THE GREASE, desengrasar.

— — — HIDES (Ten.) quitarle la cal a los cueros.

— — — INK OFF THE FORMS (Tip.) bruzar la forma.

— — OFF, TO HEW OFF THE WEATHER-BEATEN PARTS OF QUARRY-STONES (Cant.) quitar las costras.

— — or WASH or SEPARATE THE ORE (Min.) lavar el mineral.

— — OUT THE MUD, desenfangar o desenlodar (Cant.) desbrozar.

— — SILVER (or GOLD) (Min.) lavar el oro (o la plata).

— — STUFF (F. de calcetines) remondar.

— — THE STONES FROM MORTAR (Alb.) descafilar.

— — THRASED CORN (Agric.) aventar el trigo trillado.

— — WOOL OF GREASE (Tej.) desmugrar.

— BILL (Com.) patente limpia.

— PROOF (Tip.) segunda prueba, segunda.

— UP, concluído, terminado (Elect., radio) sin gas, desaparición del gas.

— WOOD (Carp.) madera limpia o sin nudos.

CLEANER, cribador o cernedor (Fund.) rascador, s. SLEEKER (Ten.) cuchillo de zurrador.

— FOR ACETYLENE BURNER, limpia mechero.

BUTTON — (Mil.) tablilla para limpiar botones de uniforme.

MOULDER — (Art.) alisador.

RAIL — (Fc.) limpiavías.

CLEANING, espacio abierto || limpia (Agric.) monda. v. TO CLEAN.

— DOOR (Mec.) boca de limpieza.

— FROM MORTAR (Alb.) descafiladura.

— PIT (Fc.) pozo de limpieza (de los vagones).

— SCOVEL (Pan.) escobón de horno.

— SHOP (Fund.) taller de rebarbado.

— SIDING (Fc.) vía de limpieza.

TO CLEANSE, limpiar. v. TO CLEAN || desengrasar || desenlodar || desmotar || purificar.

— — FISHES (Pesc.) vaciar el pescado.

— — OIL, clarificar el aceite.

— — BY WELDING (Fund.) limpiar al batido.

CLEANSER, limpiador (Fund.) rebarb a d o r (Pap.) sacaborras.

WELL — (Poz.) pocero.

CLEANSING, limpieza || detersorio || (—S) cieno, tarquín.

— DRUM (Fund.) tambor para la limpieza.

— IRON (T. l.) desmugrador.

— LIQUOR (Tint.) baño de desengrasar.

— MACHINE (Fund.) máquina para limpiar.

— TOOL (Fund.) herramienta de rebarbado.

FURTHER — (Fund.) limpieza suplementaria.

PORTABLE — MILL, molino de limpieza transportable.

CLEAR, claro || limpio, (espacio) || desembarazado (Fc.) desenclavado, v. SIGNAL || libre (Elect.) libre (Com.) líquido, neto || sin deudas (Meteor.) claro, sereno (Arq.) claro, vano, luz, tramo (Dib.) claro, limpio, franco (F. Az.) meladura (Ac.) sonoro (Acús.) claro, sonoro (Vid.) diáfano, transparente (Tej.) claro, diáfano.

TO —, aclarar || clarificar || purificar (Fc.) (TO UNBLOCK,) desenclavar (Com.) liquidar || ganar || despachar un buque en la Aduana || despachar efectos en la Aduana (Meteor.) aclarar (Lic.) clarificar (Min.) limpiar, lavar (Mar.) franquearse, zafar v. — en (Com.) (F. Az.) clarificar (Alb.) quitar escombros.

— — ACCOUNTS (Com.) liquidar cuentas.

— — THE ANCHOR (Mar.) desencepar el ancla.

— — AWAY, limpiar los escombros.

— — — A TACKLE (Mar.) aclarar el aparejo.

— — — A CAPE (Mar.) escapular.

— — FIELD OF STONES (Agric.) despedregar un campo.

— — GOODS (Com.) despachar efectos (en la Aduana).

— — THE HAWSE (Mar.) quitar las vueltas a los cables.

— — THE LINE (Fc.) desobstruir la vía, v. TO PUT IN A "—" POSITION.

— — OF MUD (Min.) deslamar.

— — OUT THE MUD (Cam., Vm.) desenlodar.

— — A ROCK (Mar.) franquear un bajo.

— — — SHIP FOR ACTION (Mar.) hacer zafarrancho de combate.

— — — TRENCH (Fort.) despejar una trinchera.

— — UP (Meteor.) aclarar, despejar.

— — THE ORE (Min.) apurar el mineral.

— — A VESSEL AT THE CUSTOM HOUSE, despachar un buque en la Aduana.

— THE WAY, abrir campo.

— A WOOD (A. forestal) desmontar un bosque.

— BORE, caladura, perforación en clavo.

— COAST (Geo.) costa abierta.

— COLE (Pint.) capa de cola.

— GLASS (Vid., Elect.) vidrio claro.

— HAWSE (Mar.) cable duro.

— IMPRESSION (Tip.) impresión clara.

— or OPEN LINE (Fc.) vía entre las estaciones.

— POSITION (Fc.) v. IN — POSITION.

— ROPE (Mar.) cordaje || maniobra clara.

— SHIP (Mar.) buque de muchos delgados.

— SPAN, b. SPAN.

CLEAR STORY (Fc.) sobre techo de carro con claraboyas a los lados, v. CLERE.

— — LAMP (Fc.) linterna de alumbrado (puesta arriba).

— STUFF (Carp.) s. CLEAN WOOD, madera limpia o sin nudos.

— VARNISH, barniz de alcohol.

— WEATHER (Meteor.) tiempo claro (Mar.) tiempo asentado.

IN "—" POSITION or PROCEED POSITION (Fc.) en posición de vía libre.

CLEARAGE, limpieza, limpia || desmonte || desatascamiento.

CLEARANCE despacho de Aduana (Mec.) juego limpio (de una pieza) (Art.) viento.

CLEARANCE ANGLE (Mec.) ángulo de incidencia.

— or PLAY BETWEEN FLANGE AND RAIL (Fc.) juego o huelgo de los bordones o de las pestañas.

— GAUGE, STANDARD — —, (Fc.) gálibo de perfil normal.

— OF PLATFORM (Fc.) espacio entre el estribo y el andén.

CLEARING, limpio, claro || campo raso (Agric.) desmonte (Fund.) vaciado (Quím.) dilución (Min.) despejo de los escombros (Tint.) avivación de los colores (Font.) (—S) sedimentos de los tubos.

— FOR ACTION (Mar.) zafarrancho de combate. v. TO CLEAR A SHIP FOR ACTION

— APPARATUS (Tej.) denudador.

— BLOCK MECHANISM (Tel., Fc.) block o bloqueo de libramiento.

— COPPER (Tint.) caldera de avivar.

— HOUSE (Com.) banco de liquidación. zón de lapidario.

— IRON (Fund.) atizador, hurgón (Grab.) punzón de lapidario.

— LAMP (Telef.) lámpara de fin de conversación.

— PAN (F. Az.) clarificadora.

— RELAY (Telef.) relevador de fin de conversación.

— A SECTION (Fc.) desenclavamiento.

— STICK (Vid.) varilla de limpiar.

— STONE, piedra de aceite (para amolar).

— OF WHEEL WORK (Mec.) entre los dientes de dos ruedas de engranajes.

THE — SIGNAL APPEARS (Telef.) la señal de fin de conversación aparece (se enciende).

CLEARNESS, claridad || pureza || nitidez || serenidad, diafanidad.

CLEAT, —S, tachuelas || abrazaderas (Carp.) listón de refuerzo (Mar.) galápagos de las palomas || cornamusas, tojinos.

— INSULATOR (Elect.) mordaza aisladora.

BELAYING — (Mar.) cornamusa escotera.

COMB —, castañuelas.

NOTCHED — (Mar.) cepos, castañuelas de muescas.

SLING — (Mar.) tojinos de los cruces de las vergas.

SNATCH — (Mar.) cornamusa escotera || cornamusa de amarra.

STOP — (Mar.) castañuelas de las trincas del bauprés.

TAPERED — (Mar.) tojinos.

CLEAVABLE (Min.) hendible, horadable.

CLEAVAGE, CLEAVING (lapidaria) clivaje, sólido de crucero (Vid.) hendidura o esfoliadura, crucero.

TO CLEAVE, henderse, rajarse, partirse, agrietarse (Min.) hender (Vid.) esfoliarse (Cant.) desdoblar (Carp.) rajar v. SPLIT.

— — THE WILLOWS (cestería) hender el mimbre.

— WOOD (Mader.) rajar madera. v. SPLIT.

— SAW, sierra de hilar.

CLEAVELANDITE (Min.) albina, feldespato silíceo.

CLEAVER, leñador, cortador de leña || hacha para rajar leña (Carn.) cuchilla de carnicero (Ton.) cuchilla de tonelero (Ing.) (PIKEMAN, HOLER), minero (Carp.) hendidor, cuña para abrir.

— GRAIN (Cant.) contralecho.

— HAMMER (Cant.) martillo de picapedrero.

— TOOL or IRON (Ton.) cuña de rajar al hilo.

— SAW, v. CLEAVE SAW.

CLEDGE (Min.) capa superior de la tierra de

— KNIFE (Ton.) cuchilla de hender. bataneros.

CLEF (Mús.) llave, clave.

CLEFT, rotura, rajadura, hendidura || falla.

TO — GRAFT (Hort.) injertar en púa.

— GRAFTING (Hort.) injerto en púa.

NOBLE — (Min.) agrietadura rica en mineral.

CLEMATIS (Bot.) clemátide.

"CLEMENTS" DRIVER (Mec.) tope conductor de compensación automática.

TO CLENCH (Mar.) remachar.

— BOLT, perno remachado.

— NAIL, clavo de remache.

CLENCHING A RIVET (Herr.) recalcamiento de un remache.

CLEPSYDRA, clepsidra, reloj de agua.

CLERE STORY (Arq.) serie de claraboyas en la parte superior de una nave.

ECCENTRIC — STORY (Fc.) tragaluz unilateral.

CLERICAL ERROR (Com.) error de pluma.

CLERK (Com.) empleado, dependiente (Mar.) contador.

BILL — (Com.) dependiente encargado de pagarés y demás letras de crédito.

COLLECTING — (Com.) cobrador.

CORRESPONDING — (Com.) corresponsal.

CLERKSHIP (Com.) plaza de dependiente.

Cleveland BLOWER, máquina soplante sistema Cleveland.

— ROASTING FURNACE (Fund.) horno de calcinación sistema de Cleveland.

CLEVER, diestro, hábil (Mec.) ingenioso.

CLEVIS (Agric.) abrazadera del arado (Mec.) correón || banda de metal.

CLEW, CLUE, ovillo (de seda o lana o hilo) (Mar.) bolina, cargadera.

TO — DOWN (Mar.) arriar las gavias.

CLEWED SAIL (Mar.) vela cargada.

CLICHE (Tip.) cliché.

CLICK (Arm.) gatillo, seguro, fiador || sonido un arma cuando juega (Rel.) gatillo, seguro, fiador, trinquete (Mec.) grapa, grapón || pie de cabra, alzaprima || trinquete.

TO —, sonar a compás.

— LOCK (Arm.) llave con fiador.

— PULLEY (Mec.) polea de trinquete.

— SPRING (Fc.) muelle o resorte de enclavamiento.

— AND SPRING WORK (Rel.) juego de fiador y resorte.

— OF THE STAR (Rel.) fiador de la repetición.

— WHEEL (Mec.) rueda de trinquete.

— WIRE (Rel.) pelo.

CLICKER (Cerr|) pestillo de puerta (Tip.) compaginador (Sast.) cortador (Herr.) alzaprima.

CLICKET (Cerr.) aldaba o llamador de puerta, pestillo (Mol.) cencerro, cítola o taravilla (Jueg.) tejuelo, barreña.

CLIFF, peñasco, acantilado, costa o roca acantilada o escarpada.

CLIFFY, acantilado, escarpado, áspero.

CLIFT, grieta, v. CLEFT.

CLIMATE, clima.

CLIMATAL, CLIMATIC, relativo al clima.

CLIMATION, aclimatación.

TO CLIMATIZE, aclimatar.

CLIMB (Aeron.) ascenso || indicador de velocidad de ascenso.

CLIMBER (Tel.) trepadores, garfios (Mec.) rueda de tracción para ascensiones.

SPANISH — (Bot.) clematita.

CLIMBING IRON (Mar.) arpeo (Tel.) v. CLIMBER.

— SPUR (Hort.) garfio para escamondar (Min.) escarpia, garfio.

— TURNABLE (Fc.) placa o mesa giratoria en saliente o con planos de acceso inclinados.

TO CLINCH, empuñar, sujetar (Carp.) remachar un clavo || afianzar, sujetar, asegurar (Mar.) entalingar, mallar, agarrar.

— JOINT, junta solapada.

CLINCH HAMMER (Cant.) martillo de dientes.

— RING (Cerr.) anillo de llaves.

CLINCHER (Carp.) barrilete (Herr.) remachador.

— BUILT BOAT, v. — SYSTEM.

— NAIL (Mar.) clavo de tinglar (Carp.) clavo de madera de rosca.

— or CLINKER SYSTEM (Mar.) sistema de tingladillos.

— WORK (Mar.) tingladillo (Carp.) solapadura.

TO CLING, adherirse, pegarse.

CLINICAL THERMOMETER, termómetro clínico.

CLINK, tañido (Mol.) rueda dentada (Mec.) diente encorvado de rueda dentada.

TO —, resonar || tocar, tañer.

CLINKER (Alf.) baldosa de Holanda (Fund.) ladrillo refractario || escoria de fundición, v. CLINCHER.

— BAR (Fc.) barra de la parrilla.

— BRICK, ladrillo de campana.

— or DUMPING GRATE (Fund.) emparrillado para escorias.

— PIT, caja de escorias.

— WORK (Carp.) solapadura.

CLINKERING IRON or **DART** (Fc.) rascador para las parrillas.

CLINKSTONE, fonolito, variedad de feldespato.

CLINKING (Fund.) agrietadura.

CLINOMETER, clinómetro, eclímetro || v. INCLINOMETER || v. BATTER LEVEL.

CLINOMETRY, clinometría.

CLINOPODIUM (Bot.) clinopodio.

CLINQUANT, oro falso o francés, tumbaga || oropel.

CLIP, recorte, tijeretada (Gan.) esquilación, trasquilación (Agric.) monda o escamonda (Herr.) reborde de herradura || abrazadera, faja, tira (Quím.) v. MOHR'S —. (Art.) grúa para elevar proyectiles.

TO —, trasquilar, esquilar || cercenar, cortar a raíz (Fund.) cortar las rebabas (Arb.) cimar o afeitar los árboles (Enc.) recortar o cortar.

— — A COIN (Ac.) tallar una moneda.

— — THE PLANCHETS (Ac) tallar los flancos.

— — THE TAPS, cimar o afeitar los árboles.

— — TREES (Hort.) afeitar o recortar.

— DRUM (Mec.) tambor de tijeras.

— PLATES or BANDS, tira de refuerzo (de un eje).

BOW — (Pap.) sujetapapeles en forma de arco.

ECCENTRIC —, s. en STRAP (Mec.) collar de la excéntrica.

MOHR'S —, —, (Quím.) pinza.

TIRE — (Carr.) grapa de llanta.

CLIPPER OF COIN (Ac.) tallador de monedas.
— — IRON PLATES (Herr.) cizallador.
— — SHEEP (Gan.) trasquilador.
CLIPPINGS, recortes, cercenaduras, aisladuras
— KNIFE, cercenadera.
— SCISSORS, tijeras de trasquilar.
— TABLE (Ac.) mesa de estirado.
CLISEOMETER (Cir.) cliseómetro.
CLIVES, broche o gancho de resorte.
CLOACA, CLOAKE (Ing.) cloaca.
CLOAK, capa, manto.
— BAG, VALISE, saco de noche.
— PIN, clavo romano.
— ROOM (Teat., Fc.) cuarto para señoras ||
cuarto para guardar abrigos.
CLOCHE (Mod.) campana (Mús.) campana
(Aeron.) (A SYSTEM OF CONTROL,) cam-
pana.
CLOCK (Rel.) reloj (Tej.) cuadrado de la me-
dia.
— ALARM (Rel.) despertador, reloj desperta-
dor.
— BELL (Rel.) campana de reloj || timbre.
— CASE (Rel.) caja de reloj.
— — ON DASHBOARD (Vm.) caja de reloj so-
bre el tablero.
— CASTING (Rel.) movimiento de reloj.
— DIAL or FACE (Rel.) cuadrante.
— FRAME-GAGE (Rel.) maestro de baile.
— HAMMER (Rel.) martillo de la campana.
— HAND (Rel.) aguja, manecilla.
— HEAD PIECE (Rel.) frontis de reloj.
— MAKER (Rel.) relojero.
— —'S FILE (Rel.) lima de relojero.
— OIL, aceite para reloj.
— PULLY (Rel.) potanza.
— PUZZLE, reloj de sorpresas.
— SETTER, regulador de relojes.
— SPRING (Rel.) cuerda.
— WATCH (Rel.) reloj de repetición indepen-
diente.
— AND WATCH MAKER, relojero.
— — —MAKING, relojería.
— — WEIGHT (Rel.) contrapeso (de reloj).
— WISE y comp. v. CLOCKWISE.
— WORK, mecanismo de relojería, v. compues-
tos en CLOCKWORK.
CHIMNEY —, reloj de sobremesa.
CHURCH —, reloj de torre (de iglesia), v.
TOWER —.
MOTOR — (Vm.) reloj de coche.
ONE (or TWO, or X) DAYS —, reloj de un
día (o dos, o X días) de cuerda.
OPEN — (Tej.) cuadro calado de media.
RECEIVING or SECONDARY — Tel.) re-
loj secundario, (reloj receptor).
REGULATING —, ELECTRIC MASTER reloj
director o distribuidor de péndola eléctrico,
reloj maestro.

STATION or PLATFORM — (Fc.) reloj de
andén.
TOWER —, reloj de torre.
WATER —, v. CLEPSYDRA.
TO WIND UP A —, dar cuerda al reloj.
CLOCKWISE (Elect.) en el mismo sentido que
las agujas del reloj, de izquierda a dere-
cha o destrórsum.
— ROTATION (Elect.) rotación a derechas,
movimiento destrógiro.
— WOUND (Elect.) arrollado a derechas o des-
trórsum.
CLOCKWORK (Elect.) mecanismo de relojería
(de una lámpara de arco).
— FEED FOR ARC LAMP (Elect.) avance de
relojería para arcos.
— LAMP, lámpara con movimiento de reloj.
— MECHANISM, v. —.
DIFFERENTIAL — (Elect.) mecanismo de re-
loj diferencial.
OSCILLATING — (Elect.) mecanismo de re-
lojería suspendido.
CLOD (Agric.) terrón || suelo, terreno (Cer.)
masa (Min.) masa (de metal).
— TO — (Agric.) uitar los terrones de un te-
rreno || rastrillar (Quím.) coagular.
— BREAKER or CRUSHER (Agric.) rastrillo.
— COAL, LUMP-COAL, carbón en terrones.
CLODDY (Agric.) lleno de terrones.
CLOG (Gan.) manea, maniota, apea, traba
(Carr.) almohadilla de retranca (Zap.) zue-
co, chanclo.
— TO —, amontonar || estorbar (el movimiento)
(Herr.) engrasar la lima (Equit.) trabar (un
caballo) (México, Cuba:) manear.
CLOGGING, v. CHOKING.
CLOISTER, (CHURCH) (Arq.) monasterio, con-
vento || claustro.
— TO — (Arq.) encerrar con muros.
CLOISTERED (Arq.) cercado de tránsitos o
galerías como un claustro.
CLONE (Biol.) clon.
**CLOOMER, PIT FOR THE STRONGEST SOL-
UTION** (Ten.) último noque.
CLOSE, cercado, lugar cercado o cerrado por
tapias o muros (Carp.) cierre, empate, ajus-
te, pegado, unido, estacado, apretado, etc.
(Arq.) atrio de iglesia (Ton.) cerrado, unido,
apretado (Tej.) apretado, unido (Com.) fin,
término || cercano a un fin (Cinema) cer-
ca, acercamiento.
TO —, cerrar, ajustar, apretar, unir, pegar,
encajar (Arq.) murar, cercar (Com.) cerrar,
concluir, llegar a un fin (Elect.) poner en
circuito.
— — AN ACCOUNT (Com.) cerrar una cuenta.
— — THE CIRCUIT (Elect.) cerrar el circuito.
— — GRAIN (Herr.) batir en frío.
— — HERMETICALLY, cerrar herméticamente.

Dicc. Tecnol.—11.

TO CLOSE IN (Mar.) atracar.

— — THE OPENINGS (Fund.) tapar (con arcilla) las aberturas.

— — QUARTERS OF A SHOE (Zap.) aparar.

— — RIVETS (Herr.) remachar.

— — A VAULT (Arq.) cerrar una bóveda.

— BARGAIN (Com.) venta difícil.

— BARREL, pipa, barril que no se sale.

— BUTT (Mar.) empalme a prueba de agua.

— COUPLING (Tel., in.) acoplamiento cerrado || v. TIGH COUPLING.

— GRAINED (Mader.) de grano fino.

— HAULED (Mar.) de bolina.

— MATTER (Tip|) composición sólida.

— MESHED GRID (Elect.) rejilla (para acumuladores) con mallas apretadas.

— PIECE OF CLOTH, paño tupido.

— PLANKED (Mar) relleno.

— QUARTERS (Mar.) parapetos.

— or SHARP RETURN BEND (Vm.) codo de retorno cerrado.

— TOP (Mar.) cofa entablada.

— UP (Cinema) cerca, acercamiento (BIG —) acercamiento máximo (SEMI —,) acercamiento medio.

CLOSED, cerrado (Elect.) (STATE,) puesto en circuito; comp. IN CIRCUIT.

— ARMOURING (Elect.) armadura cerrada.

— BUFFER SHELL or CASE (Vm.) caja-guía de tope cerrada.

— CELL, s. SEALED CELL.

— CHARGING-CURRENT, corriente permanente de carga.

— CIRCUIT (Elect.) circuito de corriente continua || circuito cerrado.

— — CALLING SYSTEM (Telef.) servicio de llamada con corriente permanente.

— — CELL, pila en circuito cerrado.

— — CONNECTIONS, acoplamiento de corriente continua.

— — CONTROL SYSTEM (Telef.) sistema de comprobación de tensión cerrada.

— — CURRENT, corriente continua.

— — WORKING, funcionamiento por corriente continua.

— COIL ARMATURE WINDING, arrollamiento de inducido cerrado.

— DELIVERY VAN BODY, caja cerrada de camión.

— FRAME or CASING, coraza o caja cerrada.

— LINK (Fc.) sector cerrado.

— MAGNETIC CIRCUIT OF AN ATOM, circuito magnético cerrado de un átomo.

— — — — MOLECULE, circuito magnético cerrado de una molécula.

— OSCILLATORY CIRCUIT, circuito vibratorio cerrado.

— SHACKLE, v. SHACKLE, v. SPRING.

CLOSED TONGUE or **POINT** (Fc.) aguja cerrada.

— TYPE (Elect.) tipo cerrado (de construcción).

CLOSELY, estrechamente, fuertemente, exactamente, cuidadosamente, secretamente.

— PRINTED (Tip.) de impresión compacta.

CLOSENESS, conexión, unión, dependencia || exactitud || intensidad || estrechez, apretamiento, espesura.

— OF CONTACT (Elect.) intensidad del contacto.

CLOSER (Alb.) medio tizón || ladrillo de cierre de una hilera.

KING — (Alb.) cierre de tres cuartos de ladrillo.

QUEEN — (Alb.) cierre de medio ladrillo.

CLOSET (Mueb.) armario, alacena (Arq.) retrete, gabinete || lugar excusado, "excusado".

— HOPPER, taza de retrete o excusado.

— STOOL, PEDESTAL —, retrete.

— SYSTEM OF PARALLEL DISTRIBUTION (Elect.) sistema de distribución (de corriente) anular.

WATER — (Arq.) letrina, lugar excusado, ab. en inglés: W. C.

CLOSING, fin, conclusión, cierre, etc. v. CLOSE.

— AWL (Cost.) lesna de zurcir.

— BARRIER (Fc.) cierre de barrera.

— CLAMP, pinza de cierre.

— OF THE CIRCUIT (Elect.) cierre de circuito.

— EDGE (Plat.) cerco de reborde (Joy.) solapadura.

— HAMMER (Herr.) martillo de unir planchas.

— MECHANISM (Fc.) aparato de detención o de enclavamiento.

— NEEDLE (Zap.) aguja de ensalmar.

— or "MAKE" POSITION (Elect.) posición de cierre de corriente.

— RAIL s. MAKE-UP RAIL.

— SEAM (Cost.) remate.

— UP, s. APPROACH (Tip.) aproximación.

FRAME WORKED — (Carp.) tabique de madera.

HINGED — TRAP (Fund.) trapa de charnela o visagras.

CLOSURE, cerramiento.

CLOT, grumo, coágulo.

TO —, or CLOTTER, agrumarse, coagularse.

CLOTBUR (Bot.) lampazo.

CLOTH, paño || ropa, vestido || mantel || tela, género, lienzo (Pint.) lienzo (Mar.) empavesada (Enc.) percalina.

— BANDS (Bord.) banzos.

— BEAM, WEAVERS'S BEAM (Tej.) enjullo.

— BRUSH, escobilla para paño.

— DRESSER, CROPPER, (T. l.) perchador.

— DRYER, secadero de paño.

— DYER, tintorero.

— OF THE FIRST SHEARING, paño de la primera esquiladura.

CLOTH FOLDING MACHINE, máquina de doblar el paño.

— HAT, SLOUCHED HAT, sombrero chambergo.

—S HOOK, gancho para colgar vestidos.

— MOP, SCOVEL (Elect., Quím.) escobillón de paño para pulir.

— NEEDLE, aguja de coser paño.

— NIPPERS (T. l.) desmotador o desmotadera.

— PAPER (Tip.) hoja de cartón.

— PLATE (M. de coser) plancha.

— PRESS (T. l.) prensa de tundir.

— PRINTER, STUFF-PRINTER, estampador de tejidos.

— PROVER (Tej.) cuentahilos.

— SHEARER, tundidor de paño.

— —'S BRUSH (T. l.) cepillo de aderezar.

— SHEARS, tijeras de tundir.

— SHRINKER (T. l.) deslustrador.

— SPONGER, rociador.

— STRETCHER (Tej.) atesador.

— TRADE, comercio de paños.

— WEAVER, tejedor de paños.

— WHEEL (M. de coser) alimentador circular.

— WORKER (T. l.) afinador.

BARS OF — (Tej.) rayas del paño.

BASKET — (Tej.) paño diagonal, cuyo tejido imita al cesto.

BODY — (Equit.) manta de caballos.

BOOK — (Enc.) percalina.

BROAD —, paño ancho de muy buena calidad.

BROCATED —, brocado.

COARSE —, paño burdo o basto.

COARSE SHAGGED — (T. l.) cachera.

DOUBLE MILLED —, crucero de lana.

EMBOSSED —, género estampado.

EMPIRE —, tela imperio.

FANCY —, tela elaborada o de fantasía.

FULLED —, paño abatanado.

GORING — (Mar.) cuchilla.

HAIR —, cilicio.

METALLIC WIRE —, tela de alambre.

OIL —, encerado, hule || tela embebida en aceite.

PACK or PACKING — (Com.) arpillera.

RAW —, paño asargado.

STOUT —, paño de mucho cuerpo.

TWILLED —, paño diagonal.

UNFULLED —, paño sin abatanar.

UNMILLED —, paño sin tundir.

WAX —, tela encerada.

WIRE —, v. METALLIC WIRE —.

WOOLLEN —, paño de lana.

TO BEAT —, abatanar.

TO FULL — (T. l.) enfurtir.

TO SCOUR THE —, escurar el paño.

TO SCRATCH THE —, carmenar.

TO CLOTHE, vestir || revestir, adornar, cubrir (Tej.) poner cardas a los cilindros (Com.)

—S, CLOTHING, vestuario, vestidos.

—S BASKET, cesto para ropa.

—S DRYER or HORSE, caballete para tender la ropa.

—S HOOK, gancho para colgar la ropa.

—S LINE, tendedera-o.

—S MAN, ropavejero || ropero.

—S PRESS, armario.

— SPRINKLER, rociador.

—S WRINGER, exprimidor.

CLOTHIER, pañero, vendedor de paños, fabricante de paños || vendedor de ropa.

CLOTHING (Com., Mil.) vestuario, ropa (Tej.) género de lana (Mv.) cubierta de la caldera.

— WOOL (T. l.) tundizno, borra de lana.

ACID-PROOF — (Elect., laboratorios) traje invulnerable a los ácidos; (para el montaje eléctrico, etc.).

CLOTTY, coagulado, grumoso.

CLOUD (Meteor.) nube (Joy.) nube, mancha.

TO —, anublarse(se).

— COVERED (Mar., Meteor.) cubierto de nubes.

— IN STUFFS, muaré.

CLOUDED, CLOUDY (Meteor.) anublado, nublado, anubarrado.

CLOUDINESS, nubosidad, nebulosidad, anublamiento (Joy.) opacidad.

CLOUDING, VARIEGATED COLOURING, TINT (Tint.) muaré, adamascado.

— MACHINE (Tej.) prensa de adamascar.

— BY PRINTING (Tint.) adamascado por estampación.

CLOUDLESS (Meteor.) sin nubes.

CLOUDY (Tint.) tinte desigual || v. CLOUDED.

CLOUGH, valle, cañada, desfiladero, garganta de montaña (Hid.) represa o presa (Com.) tara de dos libras por quintal.

CLOUT, (AXLE, s. AURA) (Zap., Sast.) remiendo (Carr.) cíbica o cibicón de eje || castañuela || buje.

TO — (Sast., Zap.) remendar (Mec.) guarnecer con bandas de hierro o hileras de clavos.

— NAIL, FLAT-HEADED PLANK NAIL, clavo de cabeza plana o de tinglar o (Zap.) de zapatos.

CLOUTING (Joy.) mandil.

CLOVE, clavo de especia (Tec.) hendidura, rajadura (Carp.) clavo largo.

— HITCH (Mar.) nudo de barquero.

CLOVEN, hendido, rajado.

CLOVER (Bot.) trébol (Arq.) v. TREFOIL.

— GRASS (Bot.) trébol común o del campo.

— SEED, semilla de trébol.

CLOW SLUICE, s. LOCKGATE (Hid.) esclusa de compuerta.

TO CLOY (Equit.) picar espuelas (Art.) clavar un cañón.

CLUB, clava, barrote, tranca || club (Jueg.) bastos.

   TO —, pagar a prorrata || contribuir varias personas a una cosa || ruenirse varias personas con el mismo fin.

— , BRAKING — (Fc.) barra de freno.

— CAR, SALOON CARRIAGE (Fc.) carro o coche de sociedad || carro-club.

— COMPASSES, s. BULLET C O M P A S S E S, compás de bala.

— FOOT ELECTROMAGNET (Elect.) electroimán con arrollamiento unilateral.

— OF HAIR (Peluq.) pestaña.

— MAN, clubista.

— HOUSE (Com.) club.

— MOSS (Bot.) licopodio.

— TOOTH (Rel.) diente cónico.

TO CLUCK (Com.) cloquear.

CLUE, v. CLEW.

   TO — UP A SAIL (Mar.) cargar arriba una vela.

CLUMP, trozo, pedazo informe de madera o de piedra (Agric.) grupo de arbustos.

CLUMPED (Arb.) atropado.

CLUMSINESS, rudeza, tosquedad.

CLUSTER, racimo, manojo, ramo, piña (Apic.) enjambre (Joy.) espiga (Mar.) grupo de islas.

   TO —, apiñarse, amontonarse.

— OF CRYSTALS (Miner.) grupo de cristales.

— GRAPE (Com.) pasa de Corinto.

— PINE, PINASTER ("pinus strobus") (Bot.) pino marítimo.

— SWITCH (Elect.) interruptor de corona.

CLUSTERED, CLUSTERY, apiñado, agrupado, en racimos, en montones (Arq.) fascicular.

— COLUMN (Arq.) columna fascicular.

CLUTCH (Mec.) uña, garra (Mec., Vm., Fc.) embrague, conexión dentada, "clutch", manguito, debrayador.

— BOX (Mec.) manguito de dientes.

— or PRONG BRAKE (Fc.) freno de grapa.

—ES OF A COUPLING BOX (Mec.) dientes del manguito.

— SHAFT or SPINDLE (Vm., Mec.) árbol de acoplamiento.

— SPINDLE OF STARTING HANDLE (Vm.) tornillo de arranque.

— FOR STARTING HANDLE (Vm.) garra de embrague del aparato de arranque.

— TOOTH, COUPLING BOX (Mec.) manguito de engrane y desengrane.

— OF A WINDMILL SPINDLE (Mec.) quicio de eje de molino.

   AUTOMATIC — (Mec.) embrague automático.

   BAYONET — (Elect.) mango de bayoneta.

CONE — (Mec.) manguito cónico.

DISK — (Mec.) manguito de disco.

FRICTION — (Mec.) manguito de fricción.

TO THROW IN —, embragar.

TO THROW OUT THE —, desembragar.

CLUTCHING OF THE ARMS OF AN ANCHOR (Mar.) cruz del ancla.

CLYSSUS (Quím.) cliso.

CLYSTER, jeringa.

— PIPE, TUBE, HOSE (Cir.) cánula, pitón.

— PUMP, ENEMA (Cir.) clisobomba.

COACH (Carr.) coche (Autom.) coche, "coach", (Fc.) vagón, coche (Mar.) chupeta de toldilla, (v. s. y comp. en CAR, WAGON, CARRIAGE, etc.).

— BOOT, cofre o cajón de coche.

— BOX (Carr.) pescante.

— BRACES, sopandas.

— GATE, puerta cochera.

— HORSE, caballo de coche.

— HOUSE or SHED, cochera.

— SPRING, resorte plano.

— STAND, estación o punto de carruajes de alquiler.

— STANDARD (Carr.) cabezal de coche.

— STEP (Carr) estribo de coche.

— TOP (Carr.) imperial.

— WRENCH, llave inglesa.

   BASKET —, coche de mimbre.

   HACKEY —, coche de alquiler.

   MOURNING —, coche de luto.

   STAGE —, ómnibus, diligencia.

   STATE —, carroza.

CO-ACTING, v. ACTING.

— or CO-OPERATING LOCK (Fc.) block de consentimiento o concordancia.

— — — FIELD (Fc.) juego de consentimiento o concordancia.

COAGENT, co-agente, cooperador.

COAGULABILITY (Quím.) capacidad de coagulación.

COAGULABLE, coagulable.

TO COAGULATE, CONGEAL (Quím.) coagular(se), cuajarse, fijarse, cristalizarse.

COAGULATION, coagulación.

COAGULATOR, PRODUCING COAGULATION (Quím.) coagulante.

COAGULUM (Quím.) coágulo.

COAK (Fund.) dados de fundición de una polea.

— AND PLAIN (Carp.) ensambladura de espiga y cola de milano.

COAL, carbón de piedra.

   TO — (Dib.) dibujar al carbón (Mar., Fc.) aprovisionarse de carbón (carbonería:) hacer carbón de leña.

— BALL, ladrillo de carbón (artificial).

— BASIN or SERIES (Geol.) cuenca hullera.

COAL BASQUET (Com.) cesto de carbón de 36 libras.
— BEARING SHALE (Min.) pizarra carbonífera.
— BED or SEAM or STRATUM (Geol.) capa o yacimiento de carbón.
— BIN, carbonera.
— BORING, cata del carbón.
— — PIT (Min.) sonda de carbón.
— BOX IN STOKE-HOLES, caja de carbón, alimentadora.
— BRAND (Agric.) tizón.
— BREAKER, rompedor de carbón.
— BREAKING JACK, gato rompedor de carbón.
— CAKE, BRICK MADE WITH — DUST, carbón de París.
— CELLAR (Arq.) carbonera.
— CINDERS, v. CLINKER, v. — DUST.
— CRUCIBLE (Fund.) crisol de carbón.
— CUTTING MACHINE, máquina de cortar carbón.
— DEPOSIT or SERIES (Min.) yacimiento de carbón, v. — BED.
— DISH, braserillo.
— DROSS, v. — DUST.
— DUMPING APPARATUS (Mar.) elevador o ascensor de carbón.
— DUST or DROSS or CULM or CINDERS, cisco, polvo de carbón, carboncillo.
— — BAG (Dib.) cisquero.
— — FURNACE, hogar para carbonilla o cisco.
— FIELD (Min.) capa o mina de carbón (Geol.) terreno carbonífero.
— FIRE, fuego de carbón.
— FIRING, hogar para carbón.
— FORMATION, v. — FIELD.
— GAS, gas del alumbrado.
— GRAB, BUCKET GRAB, GRAB, cesta de dos partes o pala automática (para cargar carbón).
— GRIT, arcilla o greda carbonífera.
— OF HARTSHORN, cuerno de ciervo calcinado.
— HATCH (Mar.) boca de la carbonera.
— HEAVER, cargador de carbón.
— HOLE (Mar.) pañol del carbón (Arq.) v. — SHED.
— HOPPER, tolva de carga de carbón.
— HOUSE, carbonería.
— HULK (Mar.) pontón carbonero.
— LIGHTER, alijo de carbón.
— MAN, vendedor de carbón, carbonero.
— MEASURE (Min.) filón de carbón.
— MINE (Min.) mina carbonífera.
— MINER (Min.) trabajador de las minas de carbón.
— MINING (Min.) explotación de minas de carbón.

COAL OIL, SPIRIT OF TAR, aceite de carbón.
— — BURNER, quemador de aceite de carbón.
— PAN (Tej.) satinador.
— — FOR VENTILATING PURPOSES (Min.) campana de fuego para la ventilación.
— PASSER (Min.) fogonero.
— PICK, martillo para carbón.
— PIT, COALERY, COLLIERY (Min.) carbonera, hoyo de donde se extrae el carbón de piedra.
— — (Fc.) carbonera.
— POKER or RAKE, atizador, hurgón.
— RIDDLE v. — SCREEN.
— SACK (Fund.) cubilote.
— SCOOP, pala para carbón.
— SCREEN, criba para el carbón.
— SCUTTLE, SHOOT, cubo de carbón.
— SEAM, v. — BED.
— SERIES, v. — MEASURE.
— SHIP (Mar.) barco carbonero.
— SHOOT, v. — SCUTTLE.
— or FIRE SHOVEL, pala para el carbón.
— SKIP (Fc.) espuerta para el carbón.
— SLATE, BITUMINOUS SHALE (Min.) pizarra carbonífera.
— OF STALKS OF HEMP, gramiza.
— SLIMES or WAHSINGS, fango de carbón.
— STAMPING MACHINE (Min.) máquina de apisonar carbón.
— SONE, antracita.
— TAR, GAS-TAR, alquitrán de hulla.
— — OIL, aceite de alquitrán.
— TIP, carbonera.
— — WAGON, vagoneta giratoria o vagón volquete para carbón.
— TONGS, tenazas.
— TRIMMER, palero o paleador.
— TRUCK or WAGON or CAR (A) (Fc.) vagón carbonero.
— VESSEL, v. — SHIP.
— WASHING PLANT (Min.) lavadero de carbón.
— WHARF (Fc., Min.) muelle de cargar carbón.
— WHEELER (Gas.) carretillero.
— WHIPPING, carga y descarga de carbón.
— WORK, mina de carbón.
  ACID OF — TAR (Quím.) ácido rosólico.
  AUTOMATIC — TIP (Min.) báscula automática para carbón.
  BAKING —, hulla grasa.
  BAKING CHERRY — (Fund.) hulla seca aglutinante.
  BASTARD —, carbón arcilloso.
  BENCH — (Min.) primera capa de carbón.
  BEST or LARGE —, c a r b ó n machacado grueso.
  BITUMINOUS —, hulla, carbón bituminoso.
  BLEND —, carbón brillante.
  BLIND —, carbón de combustión sin llama.

BRASSEY —, carbón con piritas de hierro.

BROWN—, lignito.

CANNEL or CANDLE —, ampelito, hulla grasa de llamas largas, carbón de bujía.

CLOSE BURNING or UNINFLAMMABLE —, carbón sin llama.

COLUMNAR —, hulla bacilar.

COMMON —, carbón vegetal.

DAY —, primera capa de carbón en una mina.

EDGE — (Min.) buzamiento.

FAT —, hulla grasa.

FOLIATED —, carbón esquistoso.

FORGE or SMITH —, carbón de fragua.

FOSSIL or BROWN or PIT —, LIGNITE, carbón mineral o de piedra o fósil.

FREE BURNING — carbón de llama larga.

FURNACE —, carbón de horno, v. STEAM —.

GAS —, carbón para gas.

GLANCE —, carbón brillante.

LAMELLAR or SLATE-FOLIATED —, carbón esquistoso.

LIVE —, brasa.

LONG FLAMED —, v. CANNEL —.

NON-BITUMINOUS —, hulla seca.

OPEN BURNING or ROUGH —, carbón de gran llama.

PAPER —, carbón en hojas.

PIT —, carbón de piedra.

PRESSED —, carbón comprimido.

RANGE —, carbón de cocina.

RED ASH —, carbón de cenizas rojas.

REFUSE —, carbón de desecho.

SEMI-BITUMINOUS —, hulla scmigrasa.

SINTERING —, hulla seca de llama larga.

SLACK —, v. — DUST.

SOFT — carbón blando.

STEAM or SHORT FLAMING or FURNACE — (Fund.) carbón de llama corta.

UNGOT — (Min.) vena virgen.

WASHED or DRESSED —, carbón lavado.

COALING, provisión de carbón.

— DOOR (Fund.) puerta del hogar.

COAMING (Mar.) brazola.

— OF THE HATCHWAYS (Mar.) brazolas de escotilla.

COAPTATION, adaptación o ajuste de varias piezas solidarias entre sí.

COARSE, tosco, burdo, rudo, grueso, ordinario (Tej.) basto a burdo.

— AGGREGATE (Const.) agregado grueso.

— CLOTH (Tej.) paño burdo.

— GRAINED (Alf., Meta.) de grano grueso.

— FILE, lima gruesa o tabla.

— LOAM (Fund.) barro ordinario.

— METAL (Meta.) metal en bruto o sin refinar || masa bruta de cobre.

— POTTERY, cacharrería.

— ROUND LIME, limatón.

COARSE ROVING, SLAB (Tej.) mechón.

— SILK (T. S.) cadarzo.

— SUGAR, MUSCOVY SUGAR (F. Az.) mascabado.

— THREADED (Tej.) de hilo grueso.

— or THICK WIRE, alambre grueso.

COARSELY, tosca o rudamente.

COARSENESS, rudeza, tosquedad.

COAST, costa || litoral.

— TO — (Mar.) costear.

— BATTERY (Art.) batería de costa.

— DEFENCES (Fort.) fortificaciones marítimas.

— LINE (Mar.) orilla o ribera.

— OPPOSITE TO ANOTHER (Mar.) contracosta.

— STATION, v. STATION, (MARITIME —).

BEARING OF A —, situación de una costa.

LAY OF A — (Mar.) arrumbamiento de una costa.

STEEP —, costa acantilada.

WILD —, costa brava.

COASTER (Mar.) piloto, práctico || barco de cabotaje.

COASTING (Mar.) cabotaje.

— NAVIGATION (Mar.) cabotaje.

— PILOT, v. COASTER.

— TRADE (Com.) comercio de cabotaje.

— VESSEL, v. COASTER, segundo art.

COAT (Tec., Eban.) capa o mano de pintura o barniz (Jueg. de barajas) figura (Mil.) levita o casaca de uniforme (Sast.) casaca, frac || chaqueta (Gan.) pelo o lana (de un animal) (Tej.) lizo.

TO —, dar una mano de pintura o de barniz || vestir o revestir, cubrir (Carp.) enchapar (Mar.) encapillar.

— — WITH BROKEN STONES (Ing.) afirmar.

— — — STRAW (Hort.) empajar.

— — — SUGAR (Dulc.) azucarar.

— OF ARMS (Bl.) escudo de armas || armadura || cota de armas.

— AND HAT HOOK (Mueb.) perchero (Fc.) gancho para colgar sombreros y prendas de vestir.

— OF LACQUER (Pint.) capa de barniz.

— LINK (Sast.) yugo.

— OF LINSEED-OIL (Pint.) pintura al óleo.

— — MAIL (Arm.) cota de malla.

— — PAINT (Pint.) capa o mano de pintura.

— — — PUT OVER ANOTHER (Pint.) baño.

— STAVES (Tej.) varillas de cruzado.

DRESS — (Sast.) casaca.

FAT — (Pint.) pastel.

FINISHING — (Pint.) última capa.

FIRST —, KNOTTING (Pint.) primera mano.

FLOAT — (Alb.) enlucido.

OUTER — (Fund.) costra.

OVER —, TOP — (Sast.) sobretodo.

RUDDER'S — (Mar.) capa del timón.

SCRATCH — (Alb.) primera torta.

SECOND — OF VARNISH (Pint.) segunda mano de barniz.

WAIST — (Sast.) chaleco.

COATED, SUGAR — (dulcería) garapiñado, cubierto de azúcar.

COATEE (Sast.) casaquilla o casaquín.

COATING, armadura, revestimiento, capa o mano (de barniz o de cal, etc.) (Alb.) lechada o blanqueo (Tej.) bayetón (Ing.) capa.

— OF CLAY, LIME AND FLOCK, repello de tundizna.

— or ARMATURE OF A CONDENSER (Elect.) armadura del condensador.

— DUFFET (T. l.) bayetón de pelo.

— OF A FURNACE (Fund.) revestimiento de un horno.

— — GRAVEL (Ing.) capa de firme.

— — GUTTA-PERCHA (Tel.) revestimiento de gutapercha.

— — MIRRORS (Vid.) azogado de los espejos.

COARSE — (Tej.) bayetón común.

OUTER —, OUTSIDE CRUST (Dul.) cubierta (Fund.) costra.

RED LEAD — (Pint.) capa de minio.

SPOTTED — (Tej.) bayetón moteado.

STRIPPED — (Tej.) bayetón rayado.

COAXIAL (Mec.) con el mismo eje, con eje común, coaxial.

COB, cima o cumbre (Agric.) tusa de maíz || cebo para engordar aves de corral (Min.) pedrusco o guijarro (Com.) cesto de mimbres (Equit.) jaca (Tej.) carreta.

TO — (Mar.) azotar con una paleta.

— IRONS (Herr.) morillos.

— LOAF (Pan.) pan casero.

— MORTAR, s; CLAY MORTAR.

— WALL (Alb.) muro de mortero y paja.

— WEB MICROMETER (Tej.) micrómetro de tela de araña.

COBALT (Quím.) cobalto.

— AMMONIUM SULPHATE (Quím.) sulfato de cobalto y de amonio.

— BLACK ORE (Quím.) peróxido de cobalto.

— BLOOM, RADIATED RED — ORE (Quím.) flores de cobalto, arseniato de cobalto acicular.

— BLUE, THENARD BLUE (Pint.) azul de cobalto o de Thenard.

— CRUST (Fund.) arseniato terroso de cobalto.

— GREEN (Pint.) verde de cobalto.

— PLATING, cobaltaje.

— REGULUS (Quím.) arseniuro de cobalto.

— SULPHATE (Quím.) sulfato de cobalto.

— ULTRAMARINE (Pint.) cobalto de ultramar.

— VITRIOL (Quím.) sulfato de cobalto.

COBALTIC (Quím.) cobáltico.

COBALTINE (Min.) cobaltina.

COBBED, abollado.

COBBING STUFF (Alb.) barro amasado con paja.

COBBLE, COBLE, guija, guijarro, china, piedrezuela.

TO — (Zap.) remendar zapatos.

COBBLER (Zap.) remendón, zapatero de viejo o remendón (Mar.) lima musa.

—'S BLACK, betún de zapateros.

COBBLING, COBCOAL hulla media o de espesor medio (Zap.) remiendo de zapatos.

COCA (Bot.) coca.

COLACON, WEAK COCOON (T. S.) capullo grande de textura abierta.

COCCINIC ACID (Quím.) ácido coccínico.

COCCOLITE, GRANULAR AUGITE (Miner.) cocolita, augita granular.

COCCUS POLONICUS (Tint.) cochinilla de Polonia, quermes del Norte.

COCCULUS INDICUS (Pesc.) cónculo, baya narcótica.

COCHINEAL (Tint.) grana, cochinilla.

— DUST (Tint.) cochinilla en polvo.

— FIG (Bot.) nopal.

— INSECT (Tint.) cochinilla.

— POWDER (Tint.) carmesí.

AMMONIACAL — (Tint.) cochinilla amoniacal.

BROWN — (Tint.) cochinilla renegrida.

MASTIQUE — (Tint.) mastico, mestico.

MOTTLED — (Tint.) cochinilla jaspeada.

SILVERY, SILVER — (Tint.) cochinilla argentina.

COCHINILLINE (Quím.) cochinilina.

COCHLEA, tornillo de Arquímides.

COCK (Mec.) grifo, llave, espita, canilla (Agric.) montoncito de heno (aves de corral:) gallo || macho de diversas aves, (por extensión al gallo, macho de la gallina) (Arm.) gatillo, pie de gato (Somb.) armadura de sombrero (Rel.) gallo, potanza (Tec.) aguja de romana || estilo (de reloj de sol) (Arq.) equino.

TO — (Tec.) enderezar (Somb.) encandilar o armar un sombrero (Agric.) hacinar (Carpint.) empalmar a espiga y mortaja.

— — A GUN (Arm.) amartillar (un fusil).

— BILL (Mar.) péndora.

— BOAT (Mar.) barquilla.

— OF A HAT (Somb.) candil.

— HEAD (Arm.) cabeza del pie de gato.

— LOFT (Arq.) zaquizamí (Carp.) tirante.

— METAL, GREY PEWTER, peltre gris.

— NAIL or SCREW (Arm.) tornillo pedrero.

— NECK (Arm.) cuello del pie de gato.

— PIT (Mar.) entarimado del sollado || enfermería de combate (del sollado) || (WELL,) asientos en la popa de una lancha (Aeron.) lugar o asientos del piloto y pasajeros || cabina.

COCK Robin SHOP (Tip.) imprenta clandestina.
— SAW, PIERCING SAW, sierra de taladrar.
— WITH SCREW SHANK, grifo de tornillo.
— SPANNER or WRENCH, llave para espita o espitera (Vm.) llave para la válvula de gas.
— OF A SHEAVE, dado de polea.
— UP LETTER (Tip.) letra grande.
— TAIL (Lic.) cocktel.
— WATER (Min.) agua de arcaduz.
   BIB —, grifo, llave, espitera, espita.
   BLOW OFF or BLOWING OFF — (Mv.) llave de purga o de escape.
   BOOT — (Min.) espita de arcaduz.
   BOTTLING —, llave de pico largo.
   BOX FOR THE — (Min.) caja de la llave (de agua).
   COMBINATION — (Mv.) grifo de varios pasos.
   COMPRESSION — (Mv.) grifo de compresión.
   CYLINDER — (Mec.) llave de comprobación o de ensayo.
   DELIVERY —, llave de descarga.
   DISTRIBUTING —, llave de distribución.
   DRAIN —, llave de desagüe.
   DRAW OFF — (calorífero de v.) grifo para desaguar.
   FEED —, llave de alimentación.
   FOUR WAY —, llave de cuatro pasos.
   GAUGE —, llave de nivel de agua.
   HALF — (Arm.) seguro, fiador.
   INJECTION — (Mv.) llave dei nyección.
   LAZY —, (Mv.) llave de alimentación, v. FEED —.
   PET or PRIMING — (Mv.) llave de comprobación o de ensayo.
   PURGING — (Mec.) grifo purgador.
   SCUM — (Mv.) llave de extracción continua.
   SEA —, grifo de mar.
   SELF CLOSING —, llave de cierre automático.
   STEAM —, grifo o llave de vapor.
   STOP —, espita, canilla.
   TEST or TRIAL — (Mv.) llave de prueba.
   THREE WAY —, llave de tres pasos.
   WATER —, llave de agua.
   WEATHER — (Arq.) cataviento, veleta.
COCKADE (Mil.) escarapela.
COCKED, arremangado o vuelto hacia arriba (Arm.) amartillado (Agric.) apilado, hacinado.
— HAT, sombrero de tres picos.
COCKERS, rodilleras.
COCKET (Com.) sello de la aduana || certificación de pago verificado en la Aduana, guía.
— BREAD, pan de flor.
— CENTERING (Carp.) cimbra recogida.

COCKING (Arm.) montadura (Carp.) empalme de espiga y mortaja.
— LEVER (Arm) muelle real.
COCKLE, calorífero pequeño.
   TO —, arrugar || arrollar || dar vueltas a un tornillo || doblar en espiral.
— STAIRS, HELICAL STAIRS (Arq.) escalera de caracol.
COCK'S-COMB (Bot.) amaranto.
COCO (Bot.) granadillo.
— STEARIC ACID (Quím.) ácido coccino esteárico.
— S WOOD, v. COCOANUT PALM.
COCOA (Bot.) cacao || palma de coco.
— NUT (Bot.) nuez del coco.
— — HUSK (Mar.) bonote.
— — PALM, COCOS WOOD ("Cocus nucifera") (Bot.) madera de cocotero.
— — OIL, manteca o aceite de coco.
— PLUM (Bot.) icaco.
— SHELLS, cáscaras de cacao.
— SOAP, jabón de coco o de manteca de coco.
— TREE (Bot.) cocotero.
COCONSCIOUS (Psicol.) coconsciente.
COCONSCIOUSNESS (Psicol.) coconsciencia.
COCOON, capullo de gusano de seda.
— BED, criadero de gusanos de seda.
COCOONERY, (sericultura) mañanería.
COCOONING FRAME, zarzo de mañanería.
COCOSE, manteca a mantequilla artificial (de aceite de coco).
COCTION, cocción; (FERMENTATION OF METAL) (Meta.) cocción, fusión
C. O. D., v. C.
COD, almohada (Ser.) capullo (Bot.) capullo, envoltura || v. — FISH.
— FISH, bacalao, abadejo.
— GLOVES, mitones.
— LIVER OIL (Farm.) aceite de hígado de bacalao.
— ROES (Com.) hueva de bacalao.
— SMACK (Pesc.) barca de pesca de bacalao.
— WOOL, lana muerta.
Coddington LENS, microscopio (de) Coddington.
TO CODDLE, dar un hervor, medio cocer.
CODE (Com., Jur.) código, cuerpo de leyes (Tec., Com., radio) código || clave.
— OF LAWS, v. — (Jur.)
— OF COMMERCE, código de comercio
   A. B. C. —, b. A.
   MORSE — (Tel.) signos del alfabeto Morse, código Morse.
   TELEGRAPH — (Tel.) código telegráfico.
CODEINE (Quím.) codeína.
CODILLA (Mar.) estopa de cáñamo.
CODLING (Pesc.) pequeño abadejo (Ton.) alfarda para duelas.
COE (Min.) techo de pozo de mina || choza de minero.

CO-EDUCATION (Pedag.) coeducación.
COEFFICIENT (Alg.) coeficiente.
— OF SELF-INDUCTION (Elect.) coeficiente. de autoinducción.
COENZYME, COFERMENT, (Quím.) cofermento, coenzima.
COEMPTION, monopolio.
COERCIBILITY, coercibilidad.
COERCIBLE, coercible.
COERCITIVE, coercitivo (Jur.) coercitivo.
— FORCE, fuerza coercitiva.
COFERMENT, COENZYME (Quím.) cofermento, coenzima.
COFFEE (Bot.) café (bebida, árbol o grano).
— BERRY or BEAN, grano de café.
— BIGGING, cafetera.
— CUP, taza para café.
— DEALER (Com.) negociante en café.
— DRUM, tambor de tostar el café.
— FILTER, colador de café.
— HULLING MACHINE, máquina de descascarar el café.
— MILL, molinillo de café.
— POT, cafetera.
— PLANTATION (Agric.) cafetal; finca de café.
— PULPER, descascaradora de café.
— ROASTER, tostador de café.
— TREE (Bot.) árbol del café.
PEELED —, café mondado.
RAW —, café verde.
ROASTED —, café tostado.
COFFER, cofre, arca, caja (Tip.) cofre (de la prensa) (Meta., del estaño) artesa para triturar el mineral (Joy.) joyel (Can.) esclusa pequeña (Fort.) cofre (Art.) cajón de batería.
— DAM (Hid.) ataguía o represa encofrada.
— WORK (Hid.) encajonado (Ing.) obra de tierra apisonada.
COFFERED CEILING (Arq.) techo artesonado o de casetones o tableros.
COFFIN, ataúd, féretro, sarcófago (Fund.) crisol grande (Tip.) bastidor del cofre de la prensa (Min.) pozo antiguo a cielo abierto (Pan.) capa de masa de pastel (Cer.) horno alemán.
TO —, cercar, cubrir, llenar.
— OF A PRINTING PRESS, v. — (Tip.)
— SLAB, losa funeraria.
— STOPPING (Min.) obra de gradería de mina.
COG, diente de rueda, punto de rueda || leva o cama (Mec.) manguito de engrane y desengrane (Min.) pilar.
TO — (WHEEL), puntear una rueda || poner dientes a una rueda.
— — A DIE (Jueg.) cargar un dado.
— RAIL, v. COGGED RAIL.

COG REEDS OF A LOOM (Tej.) cárceles de un telar.
— WHEEL, TOOTHED WHEEL, v. COGGED WHEEL.
HUNTING — (Mec.) diente suplementario.
— SHAFT (Mec.) árbol de levas o camas.
— TOOTH, CATCH OF A WHEEL (Mec.) diente de rueda.
COGGED (Mec.) dentado, engranado.
— RAIL (Fc.) carril de cremallera (de Strub).
— WHEEL, PINION, v. COG WHEEL (Mec.) rueda dentada.
COGGER (Mec.) terraplenador.
COGGING (Mec.) engrane o endentación.
— JOINT, TOOTH-JOINT (Carp.) ensambladura de doble almohadón.
— MILLS, BLOOMING MILL (Meta.) tren desbastador.
— ROLL (Meta.) cilindro "blooming".
COGGLE (Mar.) bote pequeño, barca de pescador.
COGNAC BRANDY, FRENCH BRANDY (Lic.) coñac.
COHERENCE (Fís.) cohesión.
COHERER (Elect.) receptor de cohesor || cohesor o radioconductor.
— WITH ADJUSTABLE SENSITIVENESS (Tel., in) cohesor de sensibilidad graduable.
— AFFECTED BY ATMOSPHERIC DISCHARGES (Tel. in.) afecciones del cohesor debidas a la electricidad atmosférica.
— CURRENT (Tel. in.) corriente del cohesor.
— TERMINAL (Elect.) borna del cohesor.
— TESTER (Elect.) comprobador del cohesor.
— TUBE, tubo del cohesor.
VACUUM —, cohesor en vacío.
COHESIBILITY, cohesibilidad.
COHESIBLE, COHESIVE (Fís.) cohesivo.
TO COHOBATE, TO RECTIFY (Quím.) cohobar, destilar por segunda vez.
COHOBATION (Quím.) cohobación.
COIF, cofia, gorra, papalina.
— STOCK, MILLINER'S STOCK, armadura de gasa.
COIFFURE, tocado, adorno de la cabeza.
COIGNE (Arq.) ángulo saliente.
COIL, rollo (Mar.) cable o cabo adujado (Elect.) carrete, carrete boblar, bobina (radio) bobina.
TO —, enrollar, recoger en carretes o rollos (Mar.) adujar.
— — AGAINST THE SUN (Mar.) adujar al revés.
— — THE CABLE (Elect.) coger el cable.
— — GEAR (Mar.) zafar cabos.
— — WITH THE SUN (Mar.) adujar al derecho || adujar cabos, etc.
— ANTENNA (radio) antena de carrete.

COIL OF CABLE, COILED CABLE (Mar.) adujada o aduja.
— HEAD or END (Elect.) cabeza del carrete.
— INSULATION (Elect.) aislamiento del carrete.
— OF TAPE (Elect.) rollo de cinta.
— WINDING (Elect.) arrollamiento de carretes.
— OF WIRE (Elect.) rollo de alambre.
DOUBLE or TWIN —, bobina doble.
INDUCTION — (Tel.) graduador, carrete de inductancia (Tel. in.) carrete de inducción.
LENGTHENING — (Tel. in.) carrete de prolongación.
COILED, enrollado (Mar.) adujado.
— DISC WHEEL (Fc.) rueda con plato bobinado o arrollado.
COILER (Tej.) linterna.
— HOOK (Tal.) ganchos de retenida.
COILING, arrollamiento (Mar.) adujamiento.
— IN OF THE CABLE (Elect.) (acción de) coger el cable.
— or WIRE DRUM (Elect.) bobina de hilera.
COILLON (Arq.) ángulo.
COIN (Com.) moneda acuñada (Acuñ.) cuño, dado, matriz, troquel (Art.) cuña de cañón (Arq.) ángulo (Mar.) cuña de puntería.
TO — (Acuñ.) acuñar, acuñar moneda.
— — BASE MONEY, acuñar moneda falsa.
— ASSORTER (Com.) máquina de separar las monedas.
— COLLECTING DEVICE (Telef.) caja recaudadora de monedas, (en teléfonos automáticos).
— OF THE CONDUCT PIPE (Fund.) dado de la busa.
— PLATE (Arm.) cospel.
— — or PLANK or BLANKS or PLANCHET (Acuñ.) tejuelo.
— SLOT (Telef.), v. SLOT.
BASE or FALSE or COUNTERFEIT —, moneda falsa.
CURRENT — (Com.) moneda corriente (Jur.) moneda corriente con poder liberatorio.
INCUSE —, — WITH ONE or BOTH SIDES SUNK (Acuñ.) moneda bracteada.
LIPPED — (Acuñ.) moneda alabiada.
LOWER — (Acuñ.) dado inferior.
PLATED — (numismática) moneda forrada.
RAGGED, v. LIPPED —.
RUSTIC —S (Arq.) adaraja.
SERRATED — (Acuñ.) moneda dentelada.
STANDING — (Mar.) leña de estiva.
UPPER — (Acuñ., Arm.) dado superior, (Rel. LOWER —).
TO MILL A — (Acuñ.) cerrillar.
TO MILL THE EDGE OF A — (Acuñ.) acordonar.

COINAGE (Acuñ.) acuñación || gastos de acuñación, braceaje || moneda (Tec.) acuñación.
RIGHT OF —, derecho de acuñar moneda.
COINER, v. comb. DIE (Acuñ.) acuñador de moneda.
— OF BASE MONEY, monedero falso.
—'S STAMP MILL, MINTING MILL (Acuñ.) volante.
COINING (Acuñ.) acuñación de la moneda.
— BOX (Acuñ.) caja de tejuelos.
— PRESS, FLY-PRESS, — MILL (Acuñ.) balancín o volante para acuñar.
COIR-FIBRE ('Cocos nucifera') estopa o cuerda hecha con estopa o fibra de cocos.
COIRE (Mar.) bonote.
COISTS (Mol.) lata.
COIT (Jueg.) tejo.
COKE, cok, hula destilada o carbonizada, (más propiamente dicho:) coque.
— BLAST FURNACE (Fund.) alto horno de cok o coque.
— CASTING (Fund.) fundición al cok o coque.
— DRUSS, coque menudo.
— FURNACE or OVEN, horno de carbonizar la hulla para producir el coque.
— PIG IRON (Fund|) fundición al coque o cok.
— PLATE, palastro al coque.
— PUSHING MACHINE or PUSHER, máquina para descargar el coque.
— OF SLAG (Fund.) nariz de tobera de alto horno.
KILN FOR —, v. — FURNACE.
LEAN —, coque seco o magro.
COKER NUT (Com.) nuez de coco.
COKES (Meta.) lingote de estaño fundido con coque.
COKING, CARBONISATION OF COAL, carbonización de la hulla.
— COAL, carbón para coque (85-95 % C).
— IN CLOSE OVENS, carboneo en hornos.
— — OPEN KILN, carboneo al aire libre.
— OVEN, v. VOKE FURNACE.
— IN PITS, carboneo en hoyos.
COLANDER, cedazo, colador o coladera.
COLARIN, COLLARIN, NECK OF A CAPITAL (Arq.) collarino.
COLATION, COLATURE (Quím.) coladura, cuele o colada.
COLATURE (Quím.) líquido colado, v. COLATION.
Colby FURNACE (Fund.) horno de Colby.
COLCHICINE (Quím.) colchicina.
COLCHICUM (Bot.) cólchico.
COLCOTHAR, — OF VITRIOL, English RED (Quím.) colcótar, peróxido rojo de hierro, rojo inglés.
COLD, v. ASSAY, etc.: frío.
TO — HAMMER (Herr.) forjar en frío.

COLD BEATEN (Herr.) batido en seco.
— BLAST (Fund.) tiro de aire frío.
— — FURNACE (Fund.) horno de tiro frío.
— — IRON (Fund.) fundición al aire frío.
— — SLIDE (Mec.) válvula de aire frío.
— CASTING (Fund.) colada en frío.
— CHISEL (Herr.) escoplo, cortafrío.
— CREAM (Perf.) "coldcream", colcré.
— DRESSED (Tej.) satinado en frío.
— GILDING, dorado al frío.
— HAMMERING (Herr.) batido en frío.
— JUNCTION TEMPERATURE (Elect.) temperatura inicial de un conductor.
— MEATS (Coc.) fiambres, carnes frías.
— PACK METHOD (CANNING,) método de empaque o envase en frío.
— PLATING (Herr.) enchapado en frío.
— PRESSING (Tej.) prensado en frío.
— SHORT (Min.) agrio (Fund.) fractura en frío.
— — BRITTLE, (hablándose de un material:) quebradizo.
— — IRON (Fund.) hierro quebradizo en frío.
— SHUT, soldado en frío.
— STOKING (Vid.) templado de 700-800 grados centígrados.
— VAT (Tint.) cuba fría.
— VULCANIZATION, vulcanización en frío.
— WATER CISTERN, WELL or RESERVOIR (Mv.) tanque de agua fría.
— — PUMP (Mv.) bomba de agua fría, bomba alimentadora.
— WET SPINNING, hilado al agua fría.
— WORKING, v. TO — HAMMER.
TO SAW —, serrar en frío.

COLESSED, COLEWORT SEED (Bot.) colza.

Cole-SUPERHEATER (Fc.) recalentador Cole, (de tubos montados por pares y el uno dentro del otro).

COLIC (Med.) cólico.
LEAD — (Med.) cólico saturnino.

COLISSEUM (Arq.) coliseo.

COLLABORATOR, colaborador.

COLLANDER, v. COLANDER.

COLLAPSE, derrumbe, caída, desplome || hundimiento.
TO —, hundirse, desplomarse o derrumbarse.
— OF BOILERS (Mv.) hundimiento de las calderas.

COLLAPSIBLE or FOLDING BUCKET, cubo plegable o con secciones encajables.
— CANVAS BUCKET, cubo de lona plegable.
— or HINGED MIXING TUBE (Fc.) tubo de mezcla de charnela.

COLLAR (Tec.) argolla, anillo, collar || aro || arandela, reborde, virola (Mec.) cuello, garganta (Carp.) traviesa || prensa, cárcel (Tal.)

collera (Joy.) collar (Sast.) cuello (Arq.) anillo, collarín (Mar.) collar, encapilladura.
TO —, colocar un collar.
— AWL (Tal.) lesna para colleras.
— BAND OF A SHIRT (Cost.) firma.
— BEAMS (Carp.) jabalcón (Mar.) baos del saltillo de popa.
— CHAIN (Tal.) cadena del ronzal.
— AND CLAMP, visagra de compuerta || visagra de estribo.
— IN THE CORE FRAME (Fund.) encastre.
— FOR THE GUN (Fund.) soporte del cañón.
— FORGED FROM THE SOLID (Fc.) anillo o collar forjado en la masa.
— OF A HAMMER HELVE (Herr.) virola del mango del macho.
— HAMMER BEAM (Carp.) cuartón pequeño levantado.
— HARNESS (Tal.) arnés con collera.
— LAUNDER (Min.) tubo de alimentación de la cisterna.
— MAKER (Tal.) guarnicionero.
— NEEDLE (Tal.) lezna de guarnicioneros.
— NUT, tuerca con basa.
— PIECE (Carp.) tirante.
— PIN' (Mec.) pasador con clavija.
— PLATE (Mec.) randela, roblón.
— OF A RAFT (Mar.) viga maestra (de una balsa).
— REIN (Tal.) ronzal de cabezón.
— RING (Tal.) anillo de cabezón.
— OF A SHAFT (Mec.) buje o quicio de eje vertical (Min.) brocal de pozo.
— SHOE NAILS (Zap.) clavijas de collar para zapatos.
— OF A STAY (Mar.) collar de un estay.
— STEP (Mec.) anillo de apoyo o corona de asiento.
— — BEARING (Mec.) rangua anular o cojinete de anillo.
— THRUST BEARING (Mec.) cojinete de anillos o de presión longitudinal (Vm.) soporte de collares múltiples.
— TOOL (Herr.) canaleja.
AXLE — (Mec.) anillo del eje.
BORING — (Ton.) collarín portabarrena.
BREAST — (Tal.) pretal o collera.
FALSE — BEAM (Carp.) jabalcón o tirante falso.
HEAD — (Tal.) cabestro o cabezada.
HORSE — (Tal.) collera.
IRON —, cojinete.
ROD — (Mec.) cuello de la barra (del émbolo).
SHRUNK ON — (Fc.) abrazadera, anillo o collar añadido.
SPIKED — FOR DOGS (Gan.) carlanca.
SPIKES OF A — (Gan.) carranzas.

STABLE — (Tal.) cabezón de cuadra.
TO COLLATE, comparar.
COLLATERAL, colateral v. —S SECURITIES.
— FRONT (Fort.) frente colateral.
— SECURITIES, —S (Com.) garantías cola-
terales.
COLLATION, confrontación, cotejo.
COLLATIONNEMENT (Tel.) repetición por te-
légrafo Baudot.
COLLATOR (Tip.) cotejador, confrontador.
TO COLLECT (Com.) cobrar, recaudar || cap-
tar (Equit.) preparar o recoger el caballo.
(Tec.) captar, recoger.
— — CURRENT (Elect.) captar corriente.
— — THE SHEEP IN THE FOLD (Gan.)
apriscar las ovejas.
— ON DELIVERY, v. C. O. D.
COLLECTING BAR (Elect.) barra colectora.
— FLUE (Meta.) canal colectora.
— HEAD, UPPER CHAMBER (Fc.: locomo-
toras,) cámara de unión (del depósito a
la cañería).
— LENS, lente biconvexa, (de faro).
— PIPE (Fund.) canal principal de desagüe
(Hoj.) canal maestra.
COLLECTION (Com., Tec.) cobro, recaudación,
captación || colección.
COLLECTIVE UNCONSCIOUS (Psicol.) in-
consciente colectivo.
COLLECTOR (Com.) cobrador, recaudador ||
o colector de contribuciones || adminis-
trador de aduanas (B. A.) colector (Mec.)
colector, captador, recogedor (Elect.) co-
lector.
— OF GUTTERS (Hoj.) conducto maestro de
las canales.
— RING (Elect.) anillo colector.
DROP — (Elect.) colector de gotas.
SPARK — (Mv.) fumívoro.
TICKET — (Com,, Teat., Fc., etc.) inspec-
tor de billetes.
COLLEGE (Arq.) colegio.
COLLEGIATE CHURCH (Arq.) colegiata.
COLLET (Vid.) gollete o cuello de botella
(Arm.) colla (Joy.) engaste.
COLLETTING (Joy.) montaje al aire.
TO COLLIDE, chocar (Mar.) aboncharse.
COLLIER, (COAL MINER:) obrero de mina
de carbón || carbonero || mercader de car-
bón.
—, (COAL-SHIP) buque carbonero.
COLLIERY, hullera, mina de carbón.
COLLIMATION (Opt.) colimación.
COLLIMATOR (Opt.) colimador.
TO COLLIQUATE, liquidar, derretir, desleir, li-
cuar || liquidarse, derretirse.
COLLIQUATION, fusión, liquidación.
COLLISH (Zap.) bruñidor de suelas.

COLLISION, choque, colisión (Fc.) choque, co-
lisión.
— BULKHEAD (Mar.) mamparo de abordaje.
COLLODIUM, colodión.
COLLODION GLASS (Fot.) colodión, capa de
colodión.
COLLOIDAL coloidal.
— CHEMISTRY (Fís., Quím. Ind.) coloidequí-
mica, coloidoquímica, química coloidal.
— FUEL, combustible coloidal.
COLLOP (Coc.) lonja (de carne).
COLLOPHON (Tip.) colofón.
COLLUSION (Com.) colusión.
COLLY, tizne, hollín de carbón.
COLLYRYTE, KIND OF KAOLIN (Miner.) co-
lirita, silicato de alúmina hidratado.
COLLYRIUM (Farm.) colirio.
COLOCYNTH (Farm|) coloquíntida, alhandal.
Cologne EARTH (Pint.) tierra de Colonia.
— GLUE, cola fuerte.
— UMBER (Pint.) tierra de Colonia, tierra de
sombra vegetal.
— WATER (Perf.) agua de Colonia.
COLOMBIC, COLUMBIC ACID (Quím.) ácido
colúmbico.
COLOMBIN, colombín v. Jablochkoff CANDLE.
COLON (Tip.) dos puntos (Tel.) dos puntos
(signo).
SEMI — (Tip.) punto y coma (;).
COLONIAL, colonial.
COLONIZATION (Ap.) colonización.
TO COLONIZE, colonizar.
COLONNADE (Arq.) columnata.
TO — (Arq.) rodear de columnas.
COLONY, colonia.
— HIVES (Ap.) colmena de gabetas.
COLOPHANY, COLOPHONY (Quím.) colofonia.
— OIL (Quím.) aceite de colofonia.
COLOPHONIC ACID (Quím.) ácido colofónico.
COLOPHONITE (Miner.) colofonita.
COLQUINTIDE, v. COLOCYNTH.
COLOR, COLOUR (Fís.) color (Pint.) color, co-
lorido || color, materia colorante (Mar. y
Mil.) bandera nacional, pabellón nacional
(Tint.) color, teñido (Herr.) color.
TO —, colorear (Pint., Tint.) colorear, dar co-
lor, teñir (Dib.) iluminar un grabado o di-
bujo.
— — WOOD, teñir la madera.
— BELT (Mil.) bandolera portaestandarte.
— BOX (Pint.) caja de pinturas.
— BRUSH (Pint.) brocha o pincel.
— BUCKET (Mil.) funda de cuero para ban-
dera.
— CASE (Mil.) funda de bandera.
— MILL (Pint.) máquina para moler colores.
— PRINTING (Tip.) cromotipia.
— SAUCER, platillo para colores.

COLOR SHELL (Pint.) concha para colores.
— STONE, piedra de apomazar.
— SWITCH (Elect.) conmutador de colores.
— TEMPERED IN WATER, pintura al destemple.
— TUB (Tint.) baque.
ANNEALING — (Herr.) color de acero recocido.
BODY — (Cer.) color para aguada (Pint.) color opaco.
BROKEN — (Pint.) color secundario.
COMPLEMENTARY — (Pint.) color complementario.
CONTINUOUS — (Tej.) color igual o parejo.
DEAD — (Pint.) fondo || pintura al destemple, (Tec.) color apagado.
DEEP — (Pint.) color cargado.
DIM — (Pint.) color tierno o blando.
DRAWING WATER — (Pint.) pintura a la aguada.
DULL — (Pint.) opaco, apagado.
FADED — (Pint.) color muerto o quebrado.
FADING —, tinte falso.
FAINT —, color bajo.
FAST —, color fijo.
FIRE PROOF — (Cer.) color refractario.
FLAME —, color de fuego.
FLESH —, color de carne.
FUGITIVE — (Tint.) color desvanescente.
GAUDY —, color vivo.
GLARING —, color chillón.
GLOWING RED — (Herr.) rojo o cerezo.
GROUND — (Tint.) fondo o base.
HARSH — (Pint.) color agrio.
HEAT — (Herr.) color de calda.
LASTING or PERMANENT —, color fijo o duradero o permanente.
LIGHT —, color claro.
MARBLED — (Enc.) jaspeado.
MINERAL —, color mineral.
MUFFLE — (Cer.) color tierno.
OIL —, color al óleo.
PIKE OF A — (Mil.) moharra de una bandera.
PRIMING —, color de aparejo.
PRIMARY or PRIMITIVE —, color primario.
PRISMATIC —S (Fís.) colores prismáticos.
REFRACTION OF —S (Fís.) refracción de los colores.
SCALE OF —S, escala de colores o escala cromática.
SCIENCE OF —S, cromática.
SECONDARY —, color secundario.
SHELL GOLD —, color de oro molido.
SHOWY —, color vistoso.
SICCATIVE —, color secante.
SICKLY —, color flojo.

SIMPLE —, color simple.
STRIKING —, color vigoroso o llamativo.
SUBSTANTIVE —, color sustantivo.
TEMPERING — (Herr.) color de recocido (Elect.) patina.
TOPICAL — (Tint.) color de aplicación.
TRANSPARENT PAINT or —, pintura laca transparente.
VEGETABLE —, color vegetal.
WATER —, acuarela o aguada.
WITHERED —, color marchito.
TO HARMONIZE — (Pint.) entonar.
TO HEIGHTEN —S (Pint.) avivar los colores.
TO HOIST THE — (Mar.) enarbolar la bandera.
TO LOOSE THE —, desteñirse.
TO SALUTE WITH THE — (Mil.) batir banderas.
TO STRIKE THE — (Mar.) arriar la bandera.
TO DONE DOWN — (Pint.) amortiguar.
TO SOFTEN — (Pint.) amortiguar o aflojar o suavizar los colores.
COLORATE or **COLORATED** (Tint.) colorado o teñido.
COLORATION, coloración.
— TEST, ensayo al colorímetro.
ELECTRO-CHEMICAL —, (Elect., Quím., Dor.) coloración electroquímica.
COLORED, COLOURED, colorado, pintado, teñido.
— ARC LAMP (Elect.) arco coloreado.
— FIRES (Pir.) fuegos de colores.
— LIGHT (Elect.) luz coloreada.
— PENCIL, lápiz de color.
COLORIFIC, ABLE TO GIVE COLOR or TINT, colorante.
COLORIMETER (Fís.) colorímetro.
COLORINE (Tint.) amarillo de alizarina.
COLORING, COLOURING, coloración, teñido (Ten.) coloreo (Pint.) colorido.
— BODY or SUBSTANCE (Tint.) materia colorante.
— or TINTING BRUSH (Pint.) pincel o brocha.
— EXTRACT, extracto colorante.
— OF FLAMES (Fund.) coloración de la llama.
— MATTER OF PLANTS (Bot.) clorofila.
GALVANIC — (Elect., Quím.) coloración electroquímica o al galvanismo.
METAL — (Elect., Quím.) metalocromía, coloración galvánica de los metales.
COLORLESS, sin color || descolorido.
COLOSSAL, COLOSSEAN (Arq.) colosal.
COLOSSE, COLOSSUS, coloso.
COLOSSEUM. v. COLISSEUM.
COLRAKE (Fund.) hurgón.
COLT (Gan.) potro.
— FOOT (Bot.) uña de caballo.

COLT LOCKS (Equit.) trabas, maneas.
—'S REVOLVER (Arm.) pistola Colt.
COLTER or **COULTER** (Agric.) cuchilla del arado.
— BEAM (Agric.) esteva del arado.
— AND GIB (Mec.) clavija y contraclavija.
— RING (Agric.) anillo de la esteva.
COLUMBARY, palomar.
Columbia CALIPERS, calibre.
COLUMBIATE (Quím.) tantalato.
COLUMBIC (Quím.) colúmbico o tantálico.
— ACID (Quím.) ácido colúmbico o tantálico.
COLUMBINE (Tint.) color violado || tornasol, color cambiante (Corr.) relativo a las palomas.
COLUMBITE (Min.) columbita, tatanlato de hierro y manganeso.
COLUMBIUM (Quím.) colombio, columbium.
Columbus or **Discovery Day,** Día de Colón, Día de la Raza; Aniversario del Descubrimiento.
COLUMELLA (Arq.) columela.
COLUMN (Arq.) columna (Fís.) columna, cantidad de flúido en forma cilíndrica (Mec.) cilindro (Tip.) columna (periódicos) columna || columna, sección, departamento.
— BALANCE, balanza de columna.
— BUILT FROM LOW TRUMS (Arq.) columna almohadillada.
— CAPITAL (Arq.) capitel de columna.
— LATHE (Dent.) torno de columna.
— OF LOG FRAME (Maq.) columna de sierra alternativa.
— RULE (Tip.) corondel, raya de columna.
— TRANSFORMER (Elect.) transformador de columna.
— WITH A BUST, columna hermética.
— — CROSS, columna crucífera.
BODY OF A —(Arq.) fuste.
BRAIDED —, columna trenzada.
CABLED —, columna funicular.
CLUSTER —, columna fasciculada o fascicular.
COLOSSAL —, columna colosal.
COMPOSITE — (Arq.) columna compuesta.
CONTRACTION OF THE — (Arq.) dominación de las columnas.
CORINTHIAN — (Arq.) columna corintia.
COUPLED —, columna enjaretada o gemela.
CYLINDRICAL —, columna cilíndrica.
DETACHED —, columna aislada.
DISPOSITION OF —S (Arq.) columnación.
DORIC —, columna dórica.
ENGAGED or IMBEDDED — (Arq.) columna embebida o empotrada.
FLUTED — (Arq.) columna estriada.
GNOBIC —, columna solar.
GOTHIC — (Arq.) columna gótica.
HOLLOW —, columna hueca.

IONIC — (Arq.) columna jónica.
MILE — (Cam.) columna miliar.
MONUMENTAL —, columna monumental.
MOULDING —, columna moldeada.
OSCILLATING — (Mec.) cilindro oscilante.
OVAL —, columna oval.
PASSING —, columna pasante.
PHOENIX —, columna fénix.
PLAIN —, columna lisa.
REBATED — (Arq.) columna infrapuesta.
ROSTRAL — (Arq.) columna rostral.
RULED —S (Tip.) casillas.
RUSTICATED —, columna de piedra rústica.
SALOMONIC or TWISTED —, columna salomónica.
SHAFT OF A —, fuste o caña o escapo o cuerpo de la columna. v. BODY OF A —.
SLOPING —, columna sesgada.
SWITCH — (Elect.) columna de distribución.
TRIUMPHAL — (Arq.) columna triunfal.
TRUNCATED —, columna truncada.
TUSCAN — (Arq.) columna toscana.
TWISTED TENDRIL —, columna carolítica.
URINARY — (Arq.) columna mingitoria.
COLUMNAR, columnar o en forma de columna.
COLUMNIATION (Arq.) columnación.
COLUMNULA (Arq.) columnita.
COLURE (Ast.) coluro.
EQUINOCTIAL — (Ast.) coluro de los equinoccios.
SOLSTICIAL — (Ast.) coluro de los solsticios.
COLZA, colza.
— OIL, aceite de colza.
COMA (Ast.) cabellera o cola.
COMATE (Ast.) con cabellera.
COMB, peine, peinete (Tej.) carda, cardencha, rastrillo (Ap.) panal (Enc.) lomo, enlomado (Equit.) almohaza (Mar.) cresta de ola || gimelgas con ojos (Tal.) peine para el caballo.
TO —, peinar (Tej.) cardar (Equit.) almohazar un caballo.
— — WOOL, etc.; escarmenar (lana o seda).
— BROACH, diente de peine de madera (Tej.) diente de carda.
— BRUSH, escobilla limpiapeines.
— CASE (Com.) estuche de peines.
— CLEAT (Mar.) castañuela.
— FOR DANDRUFF, peine contra la caspa.
— OF A HELMET (Mil.) penacho de casco.
— LIKE-MILLED (Mec.; Elect.: pararrayos,) fresado en forma de peine.
— OF THE LOOM (Tej.) canal, astilla, peine.
— MAKER peinetero.
— POLISHER, escarlador.
— POT (Tej.) estufa de calentar las cardas.
— SAW, sierra de hacer dientes de cardas.
— SCREW (Tej.) espiral de carda.

COMB SHAPED LIGHTNING-ARRESTER, pararrayos de peines.
— SLAB, mesa de peinetero.
— STOCK (Tej.) portacardas.
— WOOL (T. I.) entrepeines.
BRAID —, peineta.
BRAID SHELL —, peineta de carey para los rizos.
BUCKLING —, peineta para rizos.
CARDING — (Tej.) carda.
CURRY — (Equit.) almohaza.
CUT SHELL or CARVED —, peineta calada de carey.
DRESSING, peine de tocador.
HAIR —, peine de alisar el cabello.
HEMP or FLAX — (Hort.) rastrillo.
HORSE —, almohaza.
LARGE TOOTHED —, peine de dientes largos, escarpidor.
RULE — OF THE WASP (Tej.) abridor.
SMALL TOOTHED —, peine fino de limpiar || lendrera.
TURTLE SHELL —, peine de carey.
COMBAT, TO —, combatir.
COMBATANT, combatiente.
COMBE (Top.) hondonada.
COMBER (Tej.) cardador, peinador o escarmenador de lana, etc.
COMBINABLE (Quím., Arit.) combinable.
COMBINATION (Com.) combinación (Arit.) combinación (Quím.) combinación, composición (Modas) combinación.
— BOILER, caldera combinada.
"—" BREAK SHOE (Fc.) zapata de freno renovable o cambiable.
— COPPER-CARBON BRUSH (Elect.) escobilla de carbón y cobre.
— COUNTERWEIGHT AND SPINDLE BRAKE (Fc.) freno de contrapeso y de tornillo combinados.
— or DOUBLE NOZZLE EJECTOR (Fc.) eyector doble con toberas concéntricas.
— HANGING or STANDING LAMP (Fc.) lámpara combinada de mesa con suspensión.
— or LAP AND LEAD LEVER (Fc.) palanca de avance.
— LIGHT (Mar.) farol de tres colores.
— LOCK (Cerr.) cerradura de combinación.
— OF METALLOID WITH IRON (Fund.) combinación de los metaloides y el hierro.
— RESISTANCE (Elect.) resistencia combinada.
— RULES (Tip.) rayas de combinación.
— SLEEVE (Elect.) enchufe combinado (para tubos aisladores).
— WHEEL (Fc.) rueda de combinación.
CHEMICAL — (Quím.) combinación química, compuesto químico.
SEEKER — (Telef.) combinación de buscadores.

TO COMBINE (Quím.) combinar (Mat.) combinar (Mec.) combinar, ajustar.
COMBINED, combinado.
— ALTERNATING AND CONTINUOUS CURRENT PLANT (Elect.) planta combinada para corriente alterna y continua.
— ARC LIGHT AND GLOW-LAMP BATH (Elect., T.) baño fototerápico combinado de lámparas de arco y de incandescencia.
— DRAW AND BUFFER GEAR (Fc.) aparato combinado de tracción y de choque.
— FUSE AND SWITCH (Elect.) cortacircuito e interruptor combinados.
— or DOUBLE INSTRUMENT (Elect.) instrumento doble.
— ODOMETER AND SPEED INDICATOR (Vm.) taquímetro con contador kilométrico.
— PHASE AND SHORT-CIRCUIT ROTOR (Elect.) inducido mixto de fases y de jaula.
— POCKET VOLT-AND AMMETER (Elect.) voltímetro y amperómetro combinados de bolsillo.
— RINGING KEY, b. KEY y RINGING.
— SILICIC ACID (Quím.) sílice combinada.
— TANGENT AND SINE GALVANOMETER (Fís.) brújula combinada de tangentes y de senos.
— TELEPHONE SYSTEM (Telef.) sistema telefónico combinado (con estaciones individuales o intermedias y terminales).
— TIMBERING (Fc.) entibación compuesta.
— VOLT-AND AMMETER (Elect.) voltímetro y amperómetro combinados.
CHEMICALLY — WATER (Quím.) agua de hidratación o químicamente combinada.
COMBINER (Tel.) combinador.
COMBING, cabello postizo o sobrepuesto (Carp.) empalme de espiga derecha (Tej.) cardadura.
— CLOTH, peinador.
—S OF THE HATCHWAYS (Mar.) barzos.
— MACHINE (Tej.) carda mecánica.
— WOOL (Tej.) lana larga.
FIRST — OF WOOL (Tej.) emborrizado.
LAST — OF WOOL (Tej.) emprimado.
MECHANICAL — (Tej.) cardadura mecánica.
TO GIVE THE FIRST — TO THE WOOL (Tej.) emborrizar.
COMBINING or MIXING CONE or NOZZLE (Vm.) chimenea o cámara de mezcla.
— or MIXING NOZZLE WITH REVOLVING FLAP (Vm.) tobera de mezcla con válvula rotativa.
— VOLUME (Quím.) volumen relativo de un gas en su combinación más simple.
— WEIGHT (Quím.) v. — VOLUME.
COMBURATION, combustión completa.
COMBUSTIBILITY, combustibilidad.

COMBUSTIBLE, combustible.
— CONSTITUENT (Quím., Meta.) elemento combustible.
  ARTIFICIAL —, combustible artificial.
COMBUSTION, combustión.
— BOAT (Quím., Meta.) cápsula de combustión || navecilla de fusión.
— CELL (Elect.) pila de combustión.
— CHAMBER (Elect., Vm.) cámara de combustión.
— FURNACE (Fund.) horno de combustión.
— SHAFT (Fund.) chimenea de combustión.
— WITHOUT THE FORMATION OF SOOT, combustión sin hollín o sin formación de hollín.
  AUTOGENOUS or SPONTANEOUS —, combinación espontánea.
  INTERNAL — ENGINE, — MOTOR, motor de combustión.
  PERFECT or COMPLET —, combustión completa.
  PHOTO —, fotocombustión.
  SMOKE —, fumivoridad, combustión del humo.
  SMOKELESS —, combustión sin (formación de) humo.
  SPOTANEOUS —, v. AUTOGENOUS —.
COMBUSTIVE, inflamable.
TO COME DOWN (Arq.) desplomarse (Mar.) caerse.
— — HOME (Mar.) venirse el ancla.
— — OFF, caerse, despegarse || borrarse.
— — OUT OF JOINT, desconectarse, deconexionarse.
— — UP (Agric.) brotar, nacer (refiriéndose a las plantas) (Mar.) enmendar la gafa.
COMENIC ACID (Quím.) ácido coménico.
COMESTIBLE (Com.) comestible.
COMET (Ast.) cometa (Pir.) cometa.
— SEEKER or FINDER (Ast.) telescopio para buscar cometas.
  TAIL OF A — (Ast.) cola o cabellera de un cometa.
COMETARIUM, cometario.
COMETARY (Ast.) cometario.
COMETOGRAPHL, cometografía.
COMFIT, confite.
  TO —, confitar, hacer confites.
— MAKER, confitero.
COMFITURE, dulces, confitura.
COMFORT, bienestar, "confort", (con acento en la última sílaba).
COMFORTABLE, confortable || bufanda || colchoneta.
COMFREY, COMFRY (Bot.) consuelda.
COMIC, cómico (Cinema) cómica, vista cómica || cine que presenta vistas cómicas.
— STRIP (Periódicos) tira cómica.

COMING OFF OF THE BELT, caída de la correa.
— TO (Mar.) hacer por el cable || bracear en facha.
COMMA (Tip.) coma (Tel.) coma, (signo)
— SHAPED CUTTING, viruta en forma de coma (,).
  INVERTED —, QUOTATION MARKS (A) (Tip., Tel.) comillas.
COMMAND (Mil.) mando || voz de mando (Fort.) dominación.
  TO — (Mil.) mandar (Fort.) dominar.
  POINTS OF — (Fort.) puntos dominantes.
COMMANDER, pisón o mazo para empedrar (Mil.) comandante, jefe.
COMMANDING (Arq.) dominante.
— GROUND (Fort.) terreno dominante.
TO COMMEND (Com.) recomendar (una persona) || encomendar (alguna cosa).
COMMENDATION (Com.) recomendación || encomienda.
COMMENSURATE, comensurado.
COMMERCE, comercio.
  TO —, comerciar, traficar.
  TO CARRY A — OF... (Com.) comerciar en..., traficar en...
COMMERCIAL, comercial, mercantil.
— CONNECTIONS (Com.) relaciones mercantiles.
— EFFICIENCY (Com.) rendimiento comercial (de una compañía, instalación, etc.).
— LAW (Jur.) derecho mercantil.
— MACHINES, máquinas comerciales.
— TIMBER, madera del comercio.
— TRAVELLER (Com.) agente viajero.
COMMERCIALLY (Com.) comercialm e n t t e, mercantilmente.
TO COMMINGLE, mezclar, revolver.
COMMINGLER, MIXER (Vm.) mezcl a d o r, aparato mezclador.
— STORAGE SYSTEM, MIXED S Y S T E M (Mv.) sistema de mezcla.
TO COMMINUATE, TO COMMINUTE, pulverizar, triturar, moler.
COMMINUIBLE, pulverizable, reducible a polvo, triturable.
COMMINUTED, pulverizado, reducido a polvo, triturado.
COMMINUTION, PULVERIZATION, pulverización, reducción a polvo, desmenuzamiento o trituración.
COMMISSARIATE (Mil.) administración militar.
COMMISSARY (Mil.) comisario de guerra.
COMMISSION (Com., Jur.) comisión (venta por cuenta ajena || honorarios del comisionista || mandato (Mar.) despacho, nombramiento || armamento.

TO —, encargar, comisionar || autorizar.
— AGENT (Com.) (agente) comisionista.
— BUSINESS (Com.) negocios de comisión.
— MERCHANT (Com.) comisionista.
COMMISSIONED OFFICERS (Mil.) oficiales.
NON — OFFICERS (Mil.) clases.
COMMISSIONER (Com.) comisionado, empleado de comercio, factor || apoderado.
COMMISSURE, JOINT (Alb.) junta || degolladura.
— OF A VAULT (Arq.) arista de bóveda.
TO REFILL OLD — (Alb.) coger las juntas.
COMMITTEE (Com.) comité.
TO COMMIX, mezclar.
COMMIXTION, COMMIXTURE, mezcla, mixtura.
COMMODE (Mueb.) cómoda, armario || mesa de noche.
— HANDLE, pasamano.
COMMODITIES, MANUFACTURED — (Com.) productos, producciones, géneros, mercancías o mercaderías, frutos.
FREE — (Com.) efectos libres o exentos de derechos.
MARKETABLE — (Com.) efectos vendibles.
STAPLE — (Com.) artículos principales de comercio || productos de consumo corriente.
COMMODORE (Mar.) comodoro.
COMMODULATION (Arq.) comformidad, proporción.
COMMON, v. comb. DIAL, DISTEMPER, etc.; común, de uso común, de uso general (Com.) bajo o de poco valor || ordinario (Alb.) medianero (Top., Jur.) ejido.
— BALANCE, DRUGGIST'S SCALES, balanza Roberval.
— BATTERY FOR CALL-SIGNAL (Telef.) batería de llamada central.
— BIT, mecha o barreno de punta aguda.
— CARRIER (Com.) porteador || carretero || trajinero.
— CASE (Art.) bote de metralla.
— CHAIN (Art.) cadena común.
— CRIER (Com.) pregonero, voceador.
— DIVISOR (Mat.) común divisor.
— DOVETAILS (Fc.) colas de milano abiertas.
— ENDS (Min.) serie de galerías.
— FIELDS (Gan.) pastos comunes.
— FRAME (Min.) marco unido.
— GALLERY (Min.) galería común o de tercera clase, semigalería.
— LAW (Jur.) (literalmente:) ley común. (Institución excluída de los países de derecho escrito)
— LOGARITHM, b. LOGARITHM.
— MASON'S LEVEL (Alb.) nivel de albañil.
— MINE (Art.) mina ordinaria.
— MULTIPLE (Mat.) común múltiplo.

COMMON SALT, b. en SALT.
— SEWER (Arq.) albañal.
— SLIDE VALVE (Mec.) válvula corredera plana.
— SOLDIER (Mil.) soldado raso.
— SPIKE (Art.) clavo.
— STAIRCASE (Arq.) escalera común o de servicio.
— STALE (Com.) harina común sin salvado.
— TUBE (Art.) estopín ordinario.
— WALL (Alb., Jur.) pared medianera.
AT THE — RATE (Com.) al tipo común y corriente.
COMMOTION, conmoción (Elect. —, (ELECTRIC SHOCK,) conmoción eléctrica.
TO COMMUNICATE, comunicar || transmitir || participar.
COMMUNICATION, comunicación || transmisión || participación.
— APPARATUS, PASSENGER — —, (Fc.) aparatos de señales para trenes.
— CORD (Fc.: señales,) cuerda de la señal.
— — COUPLING (Fc.: señales,) acoplamiento de la cuerda (de la señal).
— — EYE (Fc.: señales,) ojo para la cuerda de la señal.
— GALLERY (Min.) galería transversal de comunicación.
— VALVE (Mec.) válvula de unión.
LINE OF — (Com.) línea de comunicación (Fort.) zig-zag.
MEANS OF — (Com.) medios de comunicación.
COMMUNICATOR (Mec.) comunicador (Tel.) manipulador comunicador.
COMMUNIQUE, comunicado, (orden oficial,).
COMMUNION CLOTH (O. Ec.) atavío de comunión.
— TABLE (O. Ec.) mesa de comunión.
COMMUTABILITY, conmutabilidad.
COMMUTABLE, conmutable.
COMMUTATED CURRENT (Elect.) corriente conmutada.
COMMUTATING BAR (Elect.) barra de conmutación.
— COIL (Elect.) corriente de conmutación.
— FIELD (Elect.) campo de conmutación.
— POLE (Elect.) polo de conmutación.
COMMUTATION, conmutación, permutación, cambio (Com.) cambio, trueque (Jur.) conmutación (de deudas, etc.) (Elect.) conmutación (Fc.) v. — TICKET.
— CURRENT (Elect.) corriente de conmutación.
— TICKET (Fc.) billetes de iguala o por abono de conmutación.
— ZONE (Elect.) zona de conmutación.
SPARKLESS — (Elect.) conmutación sin chispas.
COMMUTATIVE, conmutativo, permutativo.

COMMUTATOR (Tel.) conmutador (Elect.) colector (Telef.) conmutador.
— BUILDING RING, v. CLAMPING RING.
— COLLAR or NUT (Elect.) tuerca del colector.
— GRINDER (Elect.) aparejo de esmerilar.
— GRINDING BLOCK (Elect.) pulidor para colectar.
— — DEVICE (Elect.) disposición para esmerilar (el colector).
— INSULATION (Elect.) aislamiento del colector.
— PITCH, paso del colector.
— SWITCH (Fc.) conmutador de dirección.
— VOLTAGE (Elect.) tensión del colector.
BATTERY — (Tel.) v. —.
PLUG — (Telef.) conmutador de clavijas.
WITHOUT — (Elect.) sin colector.
TO COMMUTE, conmutar, permutar, cambiar, trocar (Elect., Tel.) conmutar (Com.) hacer ajuste o iguala || conmutar una deuda.
COMMUTUAL, mutuo, recíproco.
COMPACT, compacto, sólido, macizo, denso (FACE POWDER AND ROUGE,) compacto.
TO —, consolidar.
COMPACTNESS, COMPACTNESS, de cualidad compacta, solidez, macicez, densidad.
COMPACTION, cohesión, condensación.
COMPACTLY, compactante, sólidamente, densamente.
COMPACTURE, ligazón íntima de las partes de un cuerpo.
TO COMPAGINATE (Tip.) compaginar.
COMPAGINATION (Tip.) compaginación.
COMPANION (Mar.) carroza || lumbrera.
— LADDER (Mar.) escalera de la toldilla.
— LID (Mar.) tapacete.
— WAY (Mar.) escalera de la cámara.
COMPANY (Com.) compañía, sociedad (Jur.) compañía, sociedad (Mar.) tripulación || compañía || conserva (Mil.) compañía.
BANKING — (Com.) casa bancaria.
CHARTERED — (Com.) compañía incorporada.
COMMERCIAL or MERCANTILE — (Com.) sociedad mercantil.
FIRE INSURANCE — (Com.) compañía de seguros contra incendio.
INSURANCE — (Com.) compañía de seguros.
JOINT STOCK — (Com., Jur.) sociedad por acciones.
CONDENSIBILITY, condensibilidad.
TO COND (Mar.) gobernador un bajel.
— WATER DRAW1OFF COCK (Mec.) grifo de
LIFE INSURANCE — (Com.) compañía de seguros sobre la vida.

LIMITED — (Com., Jur.) sociedad anónima.
MARINE INSURANCE — (Com.) compañía de seguros marítimos.
TRADING —, v. COMMERCIAL —.
COMPARISON, comparación.
— RHEOSTAT (Elect.) reóstato de comparación.
COMPARTITION, repartición o división (Arq.) distribución.
COMPARTMENT, compartimiento (B. A.) distribución de las partes (en cuadros o dibujos) (Mueb.) gabetas o cajones de un mueble (Mar.) compartimiento (Hort.) cuadro, cantero (Fc.) tramo (Arq.) s. BAY; crujía || (—S) dependencias.
— OF A BRIDGE, tramo de un puente.
— FOR LADIES, "FOR LADIES ONLY", compartimiento reservado a las señoras.
COMPASS (Tec.) círculo, extensión || alcance, poder || curvatura (Mar.) brújula, aguja de marcar (Geom.) compás.
TO —, rodear o circuir || medir a compás, compasar.
— BOARD (Tej.) plancha de patrones.
— BOX, caja de brújula.
— BRICK, ladrillo de dovela.
— CARD (Mar.) rosa de los vientos.
—'S CORRECTION (Mar.) corrección de la aguja.
— WITH DETACHABLE LEGS, compás de puntas móviles.
— JOINT, charnela de compás.
— KEY or WRENCH, llave del compás.
— FOR LEVELLING, brújula de niveles.
— NEEDLE, aguja de la brújula.
— PLANE (Carp.) cepillo redondo.
— ROOF (Arq.) techo de cimbra, bohardilla.
— SAW, sierra bracera o de rodear.
— SPINDLE (Mar.) estilo.
— TILE, teja semicircular.
— TIMBER, madera de bragada o de vuelta.
AMPLITUDE —, compás de amplitudes.
AZIMUTH —, brújula azimutal.
BINNACLE — (Mar.) aguja de marear o de ruta.
BRANCH OF A —, pierna de compás.
CABIN — (Mar.) brújula de cámara.
DEVIATION —, aguja de desviación.
DUMB —, brújula ciega.
ELLIPTIC or OVAL —, compás elíptico.
EQUINOCTIAL —, brújula equinoccial.
FACE or CARD or DIAL OF A —, rosa de los vientos.
HANGING — (Mar.) aguja de cámara.
INCLINATION —, DIPPING CIRCLE, brújula de inclinación.
LAND —, aguja terrestre.

LEAD —, compás de lápiz.

MARINER'S —, SEA —, aguja náutica, brújula de marear.

MINER'S — (Min.) brújula de minero.

MINER'S — FRAME (Min.) armas de la brújula.

POCKET or TRAVELLING —, brújula de bolsillo.

POINT OF THE —, rumbo, cuarto.

PRISMATIC or PRISMATIC SURVEYING — (Agrim.) brújula de reflexión.

PROPORTIONAL or SECTOR —, brújula de reducción.

REDUCING —, v. PROPORTIONAL.

SETTING — (Mar.) aguja de marear.

Sch MALCADER'S —, v. s. PRISMATIC —.

VARIATION OF THE — (Fís.) variación de la aguja.

COMPASSED, circuído, rodeado.

COMPASSES, v. COMPASS, compás.

— WITH FIXED POINTS, compás de puntas.

— — DETACHABLE LEGS, compás de puntas móviles.

— — SHIFTING POINTS, compás de piernas.

— — THREE LEGS, compás de tres piernas.

BOW —, arcógrafo, compás de círculos (Mar.) bigotera.

BULLET — (Dib.) compás de bola.

CALIBER —, compás de espesores.

CLUB —, v. BULLET —.

CONE —, v. BULLET —.

CROOKED —, compás de espesores.

CUTTING —, compás de filo.

DOUBLE —, compás doble.

DRAUGHT —, — WITH SHIFTING POINTS (Dib.) compás de dibujo, compás de piernas, compás de composición.

HINGE OF —, charnela de compás.

IRON —, compás de carpintero.

Napier's or PILLAR —, compás de puntas giratorias.

OPTICAL —, (FOR TAKING PERSPECTIVE POINTS,) compás de perspectiva.

OVAL —, v. ELLIPTICAL COMPASS.

PILLAR —, compás de balustre, comp. Napier's —.

PINION — (Rel.) compás de investigación, calibrador de piñones.

PROPORTIONAL —, v. REDUCING COMPASS.

RACK — (Dib.) compás de cremallera o de cuadrante.

REGISTERING —, compás graduado con indicador.

SET OF —, estuche de compases.

SPHERICAL —, compás de brazos cóncavos.

SPRING —, compás de muelles.

SPRING BOW —, v. BOW —.

SQUARE —, compás de cuatro brazos.

STRAIGHT —, compás de pínolas.

TRACING —, compás con tiralíneas.

TRAMMEL —, compás elíptico.

TRIANGULAR —, — WITH THREE LEGS (Dib.) compás de tres piernas.

UNIVERSAL —, compás universal.

VOLUTE —, compás de espirales.

WATCHMAKER'S — (Rel.) compás de relojero.

WING —, BOW —, compás de cuadrante.

COMPEND, COMPENDIUM (Tip.) compendio, epítome.

TO COMPENSATE (Com.) compensar, indemnizar, resarcir (Elect.) compensar (Quím.) compensar (Mec.) compensar.

— — A CELL (Elect.) compensar una pila.

COMPENSATING COIL (Elect.) carrete de compensación.

— CONDENSER, v. BALANCING CONDENSER, condensador de compensación.

— or EQUALIZING CURRENT (Elect.) corriente de compensación.

— FIELD (Elect.) campo de compensación.

— HANGING, suspensión compensada, (hablándose de balanzas).

— MAGNET (Elect.) imán compensador o de corrección.

— POLE (Elect.) polo de compensación.

— VOLTAGE (Elect.) tensión de compensación.

— WINDING (Elect.) arrollamiento de compensación.

COMPENSATION (Com.) compensación (Mec.) compensación (Elect.) compensación (Psicología) compensación, transferencia de afectos || esfuerzo o alcance de corrección de una inferioridad.

— BALANCE (Rel.) balanza de compensación.

— — WHEEL (Rel.) volante de compensación.

— BAR (Rel.) barra de compensación.

— BY COG-WHEEL COUPLING (Fc.) compensación térmica por acoplamiento de engranaje cilíndrico.

— CHAMBER (Com.) cámara de compensación.

— FOR CURVATURE (Fc.: rieles,) reducción de la pendiente (de las curvas) s. REDUCTION.

— — THE ERROR, compensación de los errores.

— BY LIFTING BUCKLE (Fc.) compensación térmica por estribo de elevación.

— MAGNETOMETER (Elect.) magnetómetro de compensación.

— PENDULUM (Rel.) péndulo compensador.

METHOD OF — (Rel.) método de compensación.

RANGE OF — (Fc.) acción o poder compensador del aparato tensor.

VOLTAGE — (Elect.) compensación de la tensión.

COMPENSATOR, compensador (Mar.) compensador (Elect.) compensador (Fc.) palanca compensadora de dilatación.

— MAGNET (Elect.) imán compensador.

— STAND (Fc.) armazón del aparato tensor.

— IN WIRE LINE (Fc.) tensor intercalado en la transmisión.

ARC LAMP — (Elect.) compensador de arco.

BELL-CRANK — (Fc.) escuadra compensadora.

INTERMEDIATE — (Fc.) compensación intermedia.

MAGNETIC — (Elect., Fís.) compensador magnético.

TO COMPETE (Com.) competir.

COMPETITION, CONCURRENCE (Com.) competencia.

OUT OF —, NOT COMPETING (Com.) fuera de competencia.

COMPETITOR, RIVAL (Com.) competidor.

COMPLAINT BOOK (Fc.) libro de quejas.

COMPLEMENT, complemento (Mat.) complemento (Mar.) dotación de un buque (Med.) complemento.

— OF AN ANGLE (Geom.) complemento de un ángulo.

— — THE COURSE (Mar.) complemento de la derrota.

— — — CURTAIN (Fort.) complemento de la cortina.

— FIXATION (Med.) fijación del complemento.

COMPLEMENTARY, complementario.

COMPLETE, completo, consumado || rematado, acabado.

TO —, acabar, rematar || completar || concluir o consumar.

— — A PIECE OF WORK, acabar o consumar una pieza u obra.

COMPLETENESS, integridad, perfección.

COMPLETION, conclusión, acabamiento, realización.

COMPLEX, complejo, complicado (Psicoan.) complejo, v. Oedipus, etc.

— IONS (Quím.) iones complejos.

— QUANTITY (Mat.) número complejo.

COMPLIABLE, flexible.

COMPLIANCE (Com.) cumplimiento || condescendencia.

TO COMPLICATE, complicar.

COMPLICATION, complicación.

— OF FIGURES (Pint.) arte de agrupar, agrupación.

TO COMPLY (Com.) cumplir || acceder o condenscender.

COMPO (Alb.) lechada, blanqueo || torta || imitación de piedra sobre ladrillo o madera.

TO — (Alb.) dar lechada, blanquear || dar torta.

COMPONE, COMPONED (Herr.) escaqueado.

COMPONENT, componente, accesorio, parte integrante (Quím.) componente, ingrediente (Mat.) componente.

— RESISTANCE (Elect.) resistencia de componente.

VERTICAL — (Mat.) componente vertical.

VERTICAL — OF THE EARTH'S MAGNETISM, componente vertical del magnetismo terrestre.

WATT — OF A CURRENT (Elect.) corriente energética o vatada.

WATTLESS — OF THE CURRENT (Elect.) corriente energética o desvatioada o desvatiada

TO COMPOSE, componer, arreglar, poner en orden (Com.) ajustar || transar (Tip.) componer.

COMPOSER (Mús.) compositor (Com.) árbitro, mediador || amigable componedor (Tip.) cajista.

COMPOSING FORCES (Mec.) fuerzas componentes.

— FRAME (Tip.) chivalete.

— GALLEY (Tip.) galera.

— MACHINE (Tip.) máquina de componer.

— ROOM (Tip.) sala de cajas.

— RULE (Tip.) regleta.

— STICK, JUSTIFIER (Tip.) componedor.

COMPOSITE, compuesto (Arq.) (orden) compuesto (Arit.) compuesto o múltiple.

— BASE (Arq.) basa compuesta.

— BLOCKS (Cant.) bloque artificial.

— CANDLES, bujías esteáricas.

— COLUMN (Const.) columna mixta.

— ORDER, v — (Arq.).

— TRACK (Fc.) vía de varias partes.

COMPOSITION (Com.) arreglo, ajuste, avenencia (B. A.) composición (Arq.) simetría, v. (B. A.) (Tip.) composición (Quím.) composición, mixtura.

— OF FORCES or OF MOTION (Mec.) composición de las fuerzas o de los movimientos.

— GRINDING AND MIXING MILL (F. del fósforo) molino para la masa.

— PEDAL, pedal de registro.

— ROLLER (Tip.) ruló de composición.

— SIEVE, MIXING SIEVE, LABORATORY HAIR-SIEVE, criba de tambor.

MOLECULARY — (Quím.) estructura o composición molecular.

PRIMING —, DETONATING —, PRIMING (Pir.) composición de materia fulminante.

ROCKET — (Art.) carga de cohete.

SLOW or SLOW BURNING — (Pir.) composición (fulminante) que arde lentamente.

COMPOSITOR (Tip.) cajista.

— ON THE ESTABLISHMENT, STAB, (Slang) (Tip.) cajista de pie.

— ON THE JOB (Tip.) cajista por piezas.

— OF TABLES (Tip.) cajista de estados.

COMPOST, COMPOSTURE (Agric.) abono compuesto.

TO — (Agric.) abonar la tierra.

COMPOUND, compuesto || pasta compuesta || pasta "compound" (Elect.) compound.

TO — (Com.) avenirse (Quím.) mezclar o componer.

— — FIRE WORKS (Pir.) hacer composiciones pirotécnicas.

— ARC (Elect.) arco múltiple.

— ARCH (Arq.) archivolta doble.

— AXLE (Mec.) eje de piezas.

— BATTERY (Elect.) batería de varios pares.

— BODY (Quím.) cuerpo compuesto.

— BOLSTER (Fc.) cabezal armado.

— BOX CONSTRUCTION (Aviac.) grupo de celdas.

— CAPSTAN (Mar.) cabrestante compuesto.

— COIL (Elect.) carrete compound.

— CURVE (Fc.) curva apainelada (Mat.) curva compuesta.

— DYNAMO, — WOUND GENERATOR (A) (Elect.) dínamo compound.

— — WITH LONG SHUNT (Elect.) dínamo compound con larga derivación.

— — — SHORT SHUNT (Elect.) dínamo compound con corta derivación.

— ENGINE, máquina de dos cilindros || máquina compound.

— ETHER AND STEAM ENGINE, máquina eterohídrica.

— EXCITATION (Elect.) excitación compound.

— GIRDER, BUILT-UP GIRDER (Fc.) viga compuesta.

— IMPREGNATED PAPER, papel compound.

— INTEREST (Com.) interés compuesto.

— JUTE SERVING (Elect.: cables,) revestimiento de yute compound.

— MAGNET, imán hojeado || juego de imanes.

— MAST (Tel.) palo desmontable.

— METAL (Quím.) aleación.

— MICROSCOPE, microscopio compuesto.

— MOTION (Mec.) movimiento compuesto.

— PIER (Arq.) pilastra fasciculada.

— PLATE PRINTING, impresión Congréve.

— QUANTITY (Arit.) cantidad compuesta.

— RAIL (Fc.) carril larguero en dos piezas (de Haarmann).

— RATIO (Alg.) razón compuesta.

— REST (Torn.) carretilla de torno.

COMPOUND ROD (Mec.) biela excéntrica con cola de milano.

— SCREW, tornillo doble.

— SPECTACLES, v. PANTOSCOPIC SPECTACLES.

— STEAM PUMP (Fund.) bomba de vapor compound.

— TRANSFORMER (Elect.) transformador compound.

— TWISTING (Elect.) cableado (de alambres) combinado.

— WINDING (Elect.) arrollamiento doble o compound.

— WOUND MOTOR, motor compound.

Chatterton's — (Elect.) compuesto aislador de Chatterton.

CHEMICAL — (Quím.) compuesto químico.

OXYGEN — (Quím.) compuesto oxigenado.

COMPOUNDER (Com.) mediador, arbitrador || amigable componedor (Gas.) combinador.

COMPOUNDING MACHINE (Elect.) máquina para cubrir el alma con Chatterton (Rel., Chatterton COMPOUND).

COMPRESS (Cir.) compresa.

TO —, comprimir, prensar, oprimir.

— — GUNPOWDER, comprimir la pólvora.

— — WOOL (Gan.) estibar la lana.

COMPRESSED AIR CELL (Elect.) pila de aire comprimido.

— — DISTRIBUTION COCK (Vm.) grifo de distribución del aire.

— — ENGINE, máquina de aire comprimido.

— — HAMMER, martillo (de forjar) de aire comprimido.

— — MOTOR CAR (Vm.) coche (automóvil) de aire comprimido.

— — RECEIVER or ACCUMULATOR (Hid.) acumulador neumático o de aire comprimido.

— BULLET (Art.) bala prensada.

— HYDROGEN (Quím.) hidrógeno comprimido.

— PITCH, asfalto comprimido.

COMPRESSIBLE (Fís.) compresible.

COMPRESSIBILITY (Fís.) compresibilidad.

COMPRESSING APPARATUS (Quím.) aparato de compresión.

— ENGINE or MACHINE, compresor, máquina de compresión.

— SHELL APPARATUS (Mec.) máquina de compresión.

— WEDGE (Mec.) cuña de compresión.

COMPRESSION, compresión.

— OF THE AIR, compresión del aire.

— BAR (Fc.) barra de compresión.

— BEAM, viga de compresión.

— CASTING (Fund.) fundición prensada.

COMPRESSION COCK (Vm.) grifo de la cámara de compresión.

— CURVE, curva de compresión.

— DIAPHRAGM, diafragma de compresión (para tubos Roëntgen).

— OF THE FORMATION (Fc.) compresión de la plataforma de tierra, (debajo de las traviesas o durmientes).

— MACHINE, v. en COMPRESSING.

— NUT, tuerca.

— ROD (Mec.) barra de compresión.

— TUBE, tubo prensado.

ADIABATIC —, compresión adiabática.

GLOBE OF — (Art.) globo de compresión.

COMPRESSIVE, compresor, comprimente.

— FORCE, fuerza de compresión.

— STRAIN (Mec.) tensión de la presión.

— STRENGTH, ELASTICITY OF COMPRESSION (Mec.) resistencia a la presión.

— STRESS, esfuerzo de compresión.

COMPRESSOR (Cir.) compresor (Mec.) freno con tornillo de presión.

AIR — (Mec.) compresor o condensador de aire (Hid.) compresor hidráulico.

COMPROMISE (Jur.) compromiso, convenio entre litigantes por el cual comprometen sus litigios en terceros haciéndolos árbitros.

TO — (Jur.) comprometer en árbitros.

— WHEEL (Mec.) rueda de borde ancho.

COMPROMISER (Jur.) compromisario.

COMPUTABLE, computable.

COMPUTATION, cómputo, cálculo.

TO COMPUTE, computar.

COMRADE BATTERIES (Art., Elect.) baterías gemelas.

COMS, COOMES, COOMS (Cerv.) polvo de malta.

CONATUS (Fís.) tendencia de un cuerpo hacia un punto.

TO CONCAMERATE (Arq.) abovedar.

CONCAMERATION, ARCHING, VAULT (Arq.) arco, bóveda, abovedamiento.

CONCAVATION, acción de hacer cóncavo (Carpint.) ahuecamiento (Ing.) excavación.

CONCAVE, concavidad, oquedad || bóveda || hueco, vacío, cóncavo.

— BRICK, ladrillo cóncavo.

— LENS (Opt.) lente cóncava.

— MIRROR (Vid.) espejo cóncavo.

— — KATHODE (Elect.) catodo de espejo cóncavo.

— QUARTER ROUND (Arq.) caveto.

— SURFACE OF A VOUSSOIR (Arq.) boquilla.

CONCAVITY, — OF A VAULT (Arq.) concavidad.

CONCAVO-CONCAVE (Opt.) bicóncavo.

— CONVEX (Opt.) cóncavo-convexo.

CONCEILED GUN (Art.) cañón oculto.

TO CONCEIVE (Gan.) concebir.

TO CONCENTRATE, concentrar, centralizar, hacer converger hacia un centro común || reconcentrar.

CONCENTRATED ACID (Quím.) ácido concentrado.

— BAR WINDING (Elect.) arrollamiento con carretes de barras, (Rel. COIL WINDING).

— METAL (Meta.) metal en bruto concentrado.

— MILK, leche concentrada.

CONCENTRATING AND SEPARATING MACHINE (Meta.) máquina de separar el mineral (según su peso).

CONCENTRATION, v. TO CONCENTRATE; (Mec.) concentración de las fuerzas (Quím.) (—, RECTIFICATION,) concentración, rectificación.

— CELL (Elect.) pila de concentración.

— OF IONS (Quím.) concentración de los iones.

— — THE ORES (Meta.) enriquecimiento de los minerales.

— POLARIZATION (Quím.) polarización de concentración.

— POTENTIAL (Elect.) tensión de concentración.

— RING (Aeron.) anillo o aro de concentración (de las cuerdas).

— WORK (Meta.) procedimiento o proceso de concentración.

CONCENTRATIVE, concentrador.

CONCENTRATOR (Meta.) concentrador (Electricidad) conmutador de resorte.

— PANEL (Tel.) cuadro de clavijas.

TO CONCENTRE, v. TO CONCENTRATE, v. DRESSED ORE.

CONCENTRIC, CONCENTRICAL, concéntrico.

— ARCHES (Arq., Geom.) arcos concéntricos.

— CABLE, cable concéntrico.

— FLOAT, flotador concéntrico.

— MINING CABLE (Min.) cable concéntrico para minas.

— WALL PLUG (Elect.) contacto mural concéntrico.

CONCENTRICALLY BUILT CARBURETTOR (Vm.) carburador de un solo inyector.

— PLACED VALVE (Vm.) aguja de válvula central.

CONCENTRICITY, concentricidad.

CONCEPTABLE, recipiente con un contenido.

CONCEPTION (Gan.) concepción (B. A.) concepción.

CONCERN (Com.) negocio || empresa || casa de comercio.

TO WHOM IT MAY — (Com.) a quien corresponda; a quien interese.

CONCERT, (Com.) concierto, acuerdo. (Música) concierto.

TO — (Com.) concertar, convenir, ponerse de acuerdo.

CONCERTIN (Mús.) concertina.

CONCESSIONE (Com., Jur.) concesión || patente, privilegio.

— OF A MINE (Min.) concesión.

CONCESSIONARY (Com.) concesionario.

CONCH, CONCHA (Arq.) concha (Arq.) fotuto.

— VAULT (Arq.) bóveda de concha.

CONCHOID, CONCHOIDE (Geom., Arq.) conchoide.

TO CONCLUDE, concluir.

CONCLUSION, conclusión, término, fin.

CONCOAGULATION (Quím.) coagulación común de varias materias.

CONCREMENT (Geol.) concreción.

CONCRETE, concreción (Alb.) hormigón, concreto (Arit.) concreto.

TO — (Fís.) (FIX, COAGULATED:) condensarse, coagularse, cuajarse (Meta.) concretarse (Tec.) unirse formando masa.

— BASE (Arq.) base de hormigón.

— BED or BEDDING (Fc.) balasto de hormigón o concreto.

— CULVERT (Ing.) alcantarilla de hormigón o concreto.

— FLOOR, piso de cemento o concreto.

— FOUNDATION (Ing.) cimiento de hormigón o cemento.

— — SLAB (Fc.) placa de asiento de hormigón o cemento.

— NUMBER (Arit.) número concreto.

— POLE (Fc., Elect.) poste de cemento armado.

— SLAB, placa de hormigón o cemento.

— STEEL (A), FERRO —, REINFORCED —, hormigón armado, concreto armado.

BITUMINOUS —, concreto bituminoso.

CYCLOPEAN —, concreto ciclópeo.

HEAPED —, hormigón colado.

REINFORCED or FERRO —, v. — STEEL.

STAMPED —, hormigón apisonado.

CONCRETER, condensador de jarabes.

CONCRETION, concreción.

SPHEROIDAL —S (Geol.) concreciones esferoidales.

CONCRETIONARY DEPOSITS (Geol.) depósitos concrecionarios.

CONCRETIONATE (Geol.) concrecionado.

TO CONCUR, competir.

CONCURRENCE (Com.) competencia.

CONCURRENT (Tec.) concurrente, convergente, coincidente (Com.) competidor.

— SOUNDS (Acús.) sonidos concomitantes.

CONCURRING (Geom.) correspondiente.

CONCUSSION, CONCUSSATION, concusión.

— OF THE AIR (Art.) rebufo.

— FUSE (Art.) espoleta de concusión.

— SHELL (Art.) granada con espoleta de concusión.

TO COND (Mar.) gobernar un bajel.

TO CONDEMN (Der.) condenar (Mil., Mar.) condenar (declarando inútil) (Alb.) condenar, cerrar.

CONDENSABILITY, condensibilidad.

CONDENSABLE, condensable.

TO CONDENSATE or TO CONDENSE (Fís.) condensar.

CONDENSATING, condensante.

CONDENSATION, condensación.

— WATER DRAW-OFF COCK (Mec.) grifo de purga de agua condensada.

CONDENSATOR y. compuestos, v. CONDENSER.

CONDENSED LETTER (Tip.) letra condensada.

— MILK, leche condensada.

CONDENSER, CONDENSATOR (Mv., Vm., Elect.) condensador (Mec.) recipiente de aire de una bomba (F. de azúcar) recipiente de condensación.

— ANTENNA (Radio) antena de condensador.

— ARMATURE (Elect.) armadura del condensador.

— BOX (Mec.) caja de condensador.

— OF CALORIC (Fís.) condensador de calórico.

— COCK, llave o grifo del condensador.

— BY CONTACT (Mv.) condensador tubular.

— ELECTROMETER (Elect.) electrómetro condensador.

— ELECTROSCOPE (Elect.) electroscopio condensador.

— GAUGE (Mec.) manómetro del condensador.

— LIGHTNING ARRESTER (Fís.) pararrayos de condensador.

— PUMP (Mv.) bomba del condensador.

— SYSTEM (Elect.) sistema de condensador.

— TELEPHONE (Telef.) teléfono de condensador.

— TRASMITTER (Telef.) transmisor de condensador.

ELECTRIC — (Elect.) condensador eléctrico.

ELECTROCHEMICAL — (Elect., Quím.) condensador electroquímico.

EXTERNAL —, condensador tubular o por contacto.

HIGH-TENSION —, condensador de alta tensión.

HYDRAULIC —, condensador hidráulico.

JET —, condensador de mezcla.

ROLLER —, condensador de cilindros.

SURFACE —, condensador de superficie.

Tissot —, condensador Tissot.

WIRE —, condensador de alambre.

CONDENSING CHAMBER, cámara de condensación.

— CISTERN, tanque de condensación.

— COIL, s. COOLING COIL.

— ENGINE (Mv.) máquina de vapor con condensación.

— FUNNEL (Fund.) embudo de desagüe.

— JET, chorro de condensación.

— LENS (Opt.) lente condensante.

— VESSEL, v. CONDENSATOR.

CONDENSITE (Elect.) (T. N.) condensita.

CONDENSITY, condensidad.

CONDENSOR (Tej.) frotador.

CONDER (Pesc.) pescador vigía.

CONDIMENT (Coc.) condimento.

TO CONDITE (Coc.) escabechar.

CONDITION (Tec.) condición, cualidad, estado (Com., Jur.) condición (de un contrato) ‖ condición, (cláusula de un contrato).

TO —, pactar, estipular.

— OF EQUILIBRIUM (Mec.) posición de equilibrio (de un cuerpo).

— OF PAYMENT (Com.) condiciones de pago.

— — SUPPLY or DELIVERY (Com.) condiciones de entrega o suministro.

ATMOSPHERIC — (Meteor.) estado atmosférico.

HYGROMETRIC — (Meteor.) humedad del aire, condición hidrométrica del aire.

IN GOOD — (Com.) en buena condición.

WORKING —, IN WORKING —, (Mec.) lista para operar, en estado de trabajar inmediatamente.

CONDITIONAL ACCEPTANCE (Com., Jur.) aceptación condicional.

— RECEIPT, recibo condicional ‖ v. BINDER' BINDING RECEIPT.

CONDITIONED (Com.) acondicionado.

CONDUCT, conducta, manejo (Mil.) conducta, convoy.

TO —, conducir ‖ guiar, manejar.

— — THE CURRENT (Elect.) conducir la corriente.

— FOR WATER, encañado.

SAFE — (Mil.) salvoconducto.

CONDUCTIBILITY, CONDUCTING-POWER (Fís.) conductibilidad, poder conductor; (calórica y eléctrica).

CONDUCTANCE (Elect., Fís.) conductancia. (Voz usada en electricidad por acuerdo del Congreso de Electricidad de Chicago de 1893, para diferenciarla de "conductibilidad").

ELECTRIC —, conductancia eléctrica.

ELECTRICAL —, s. CONDUCTING-POWER (Fís.) conductibilidad eléctrica.

EQUIVALENT —, conductibilidad equivalente.

MAGNETIC —, conductancia magnética.

MOLECULAR —, conductibilidad molecular.

SPECIFIC —, CONDUCTIVITY, conductividad específica.

SURFACE — OF A WIRE (Elect., Fís.) conductibilidad exterior de un alambre.

CONDUCTIBLE, conductible.

CONDUCTING ARC (Elect.) arco conductor.

— BAR or ROD (Elect.) varilla conductora.

— BRIDGE (Vm.) pieza de conexión.

— POWER, v. s. CONDUCTIBILITY.

— RAY (Opt.) rayo conductor.

— RING (Elect.) anillo conductor (de corriente).

— ROD (Fís.) varilla conductora (del pararrayos).

— SALT (Elect., Quím.) sal conductora.

— WIRE (Elect.) alambre conductor.

BAD —, OF LOW CONDUCTIVITY (Fís.) mal conductor (del calor o de la electricidad).

GOOD — (Fís.) buen conductor (del calor o de la electricidad).

NON — (Elect., Fís.) dieléctrico, no conductor.

CONDUCTION, CONVEYANCE, TRANSMISSION (Fís.) conducción, transmisión ‖ (TRANSMISSION-POWER FOR HEAT:) conductibilidad del calor.

— OF THE ELECTRIC CURRENT (Elect.) transmisión o conducción de corriente eléctrica.

— or CONDUCTIVE MOTOR (Elect.) motor de conducción.

— THERMOMETER (Fís.) actinómetro, termómetro para medir radiaciones.

CONDUCTIVE DISCHARGE (Elect.) descarga conductiva.

GOOD or HIGHLY — (Fís.) buen conductor.

CONDUCTIVITY (Elect., Fís.) conductividad.

— OF THE ELECTROLYTES (Elect., Quím.) conductividad de los electrólitos.

MAGNETIC — (Elect., Fís.) conductibilidad magnética específica.

MOLECULAR — or EQUIVALENT — OF THE ELECTROLYTES (Elect., Quím.) conductividad equivalente de los electrólitos.

UNIPOLAR — (Elect., Quím.) conductividad unipolar.

CONDUCTOR, guía ‖ conductor ‖ director (Fís.) conductor (Fc.) conductor (Mec.) maquinista (Elect.) conductor.

— WITH BRANCHES or TAPPING POINTS (Elect.) conductor con acometidas.

— OF CALORIC (Fís.) conductor de calórico.

— CHAIN, b. CHAIN.

— OF ELECTRICITY (Fís.) conductor de electricidad.

CONDUCTOR'S LANTERN (Fc.) linterna del conductor.
— SPLICE (Elect.) soldadura del alma (de un conductor).
— WITH STRAW ROPES (Fís.) pararrayos vegetal.
— VALVE (Fc.) válvula del freno (al alcance del conductor).
AERIAL — or WIRE, s. ANTENNA (Tel. in.) antena.
AMPERE —S (Elect.) amperios conductores.
ANISOTROPIC — (Fís.) conductor anisotrópico.
CANE — (F. Az.) conductor de caña.
CHIEF — (A), HEAD GUARD (Fc.) jefe de tren.
CURRENT CARRYING — (Elect.) conductor atravesado por una corriente.
CURRENTLESS — (Elect.) conductor sin corriente.
ELECTRIC — (Elect.) conductor eléctrico.
GOOD (or BAD) —, (Fís.) buen (o mal) conductor.
LIGHTNING —S (Fís.) conductor del pararrayos.
NON —, v. NON-CONDUCTING.
OUTER MAIN or — (Elect., Fc.) conductor exterior.
SECOND GLASS — (Fís.) conductor de segunda clase.
SEMI — (Fís.) (cuerpo) medianamente conductor.
THE — IS ALIVE (Elect.) el conductor está atravesado por una corriente.
CONDUIT, conducto, cañería, tubería, encañado (Min.) acueducto (Elect.) tubo aislador, s. TUBING (Arq.) pasadizo secreto.
— WITH CLOSED SEAM (Elect.) tubo aislador con costura cerrada.
— CONNECTION BOX (Elect.) caja de entrada de túnel.
— DITCH, zanja.
— ELBOW (Elect.) tubo acodado (de material) aislante.
— HANGING or FIXING (Elect.) suspensión de tubos aislantes.
— or TUBE-JOINT, junta de tubos aislantes.
— WITH LONGITUDINAL SLOT (Elect.) tubo aislador con hendidura longitudinal.
— NETWORK (Elect.) red de tubos aisladores.
— WITH OPEN SEAM (Elect.) tubo aislador con costura abierta.
— OF PIPES (Font.) cañería.
— PIPE, caño, tubo.
— —, CANAL, WATER PIPE (Min.) canal.
— — OF A MOULD, bebedero de un molde.
— OF A POND, buzón.

CONDUIT SYSTEM, TYPE OF — (Elect.) sistema de tubos aisladores.
— WALL SWITCH (Elect.) interruptor con tubuladuras de acometida.
— OF WATER (Hid.) canal, cañería.
— FOR WATER WHEELS (Hid.) caz.
— WIRING (Elect.) colocación de tubos aislantes (abiertos).
— YOKE or FRAME, marco de canal.
AIR — (Min.) tubo de ventilación.
Bergman — or TUBING (Elect.|) tubo aislante Bergmann.
CROSS-SECTION OF A —, perfil de la canal.
WATER —, atarjea, canal.
CONE (Geom.) cono (Mec.) cono (Fund.) cono de la trompa.
— BRAKE (Mec.) freno por cono de fricción.
— CLAMP, cono de presión o de amarra (para alambres).
— COMPASSES, compás de bala.
— COUNTERSUNK, avellanador cónico.
— COUPLING (Vm.) embrague por conos de fricción || acoplamiento cónico.
— OF FIRE, — — DISPERSION (Balíst.) haz o cono de dispersión.
— GEAR (Mec.) engranaje cónico.
— — WITH FRICTION STRAP (Mec.) contramarcha de fricción cónica.
— GOVERNOR (Mec.) regulador cónico.
— GRINDING, GRINDING CONICALLY, aplanación o rectificación de una superficie cónica con una muela.
— — MILL (Mol.) molino cónico.
— INSULATOR (Elect.) aislador cónico.
— OF LIGHT, cono de luz.
— MANDRIL (Torn.) mandril cónico.
— PULLEY (Mec.) polea cónica o escalonada.
— — DRIVE, CONTINUOUS SPEED CONE (A), transmisión por poleas cónicas.
— OF A ROCKET (Art.) cabeza cónica de cohete.
— SHAPED, en forma de cono, cónico.
— OF SLAB (Fund.) nariz de la tobera del horno.
— or TAIL OF SLOPE (Top.) escarpa cónica.
— OF SUGAR (F. Az.) pan de azúcar.
— VALVE (Mec.) válvula cónica.
— VICE COUPLING, empate cónico de tornillo.
— WHEEL (Mec.) rueda cónica.
FRICTION — (Mec.) cono de fricción.
GENERATING — (BEVIL GEAR WHEEL) (Mec.) cono complementario.
PITCH — (BEVIL GEAR WHEEL) (Mec.) cono primitivo.
STANDARD or Morse'S — (Mec.) cono normal (del árbol).

STEPPED —S WITH COUNTER-SHAFT GEAR (Mec.) cono escalonado con contra-marcha de engranajes.

TRUNCATED — (Geom.) cono truncado.

UPRIGHT —, cono vertical.

CONED PULLEY (Mec.) engranaje escalonado.

— SCREWED PLUG, tapón cónico de tornillo.

CONEY WOOL, lana de conejo.

CONFET y **TO —**, v. COMFIT.

CONFECTION, confección, preparación (Conf.) confitura.

— PAN (Dulc.) paila de dulcero.

CONFECTIONER'S SHOP (Com.) confitería.

CONFESSIONAL (O. Ec.) confesionario.

CONFIDENTIAL, confidencial.

— CLERK (Com.) empleado de confianza, se-cretario particular o privado.

TO CONFIGURATE, configurar ‖ mostrar cier-to aspecto.

CONFIGURATION, configuración, aspecto (Psicol.) v. GESTALT, estructura, configu-ración.

CONFINE (Top.) confín, límite, frontera, linde o lindero.

TO — (Top.) confinar, lindar (Jur.) confi-nar (Tec.) restringir, confinar, reducir.

CONFINER, limítrofe, colindante, vecino, fron-terizo.

TO CONFIRM (Com.) confirmar, ratificar.

CONFIRMATION (Com.) confirmación, ratifi-cación.

TO CONFISCATE (Com., Jur.) confiscar.

CONFIT, CONFITURE, confitura.

TO CONFIT, confitar.

CONFLAGRATION, conflagración.

CONFLATION (Meta.) fusión de metales.

CONFLEXURE, combadura.

CONFLICTING, antagonista, contradictorio, contrario, opuesto.

— SIGNALS (Fc.) señales opuestas o antago-nistas.

CONFLUENCE, confluencia.

CONFLUENT, confluente (Min.) confluente.

CONFORMABLY WITH... (Com.) de confor-midad con... de acuerdo con... con arre-glo a ...

CONFORMATION, conformación, configura-ción.

CONFORMATOR (Somb.) conformador.

CONFORMITY (Com.) conformidad.

TO CONFOUND, mezclar.

CONFRICATION, estregamiento.

TO CONFRONT, cotejar, confrontar, comparar.

CONFRONTATION, confrontación, cotejo.

CONFUSION, confusión.

CONGE (Arq.) limoscapo, apofijo.

TO CONGEAL, helar, congelar.

CONGEALED or **SOLIDIFIED SOLUTION** (Fund.) solución sólida.

CONGELATION, congelación.

CONGEMINATION (Fís.) congeminación.

CONGER (Pesc.) congrio.

TO CONGLACIATE, congelar.

COGLATIATION, congelación.

CONGLOBATION, conglobación.

TO CONGLOMERATE, conglomerar.

—, conglomerado.

— OF MINERALS, BRECCIA, conglomerado de minerales.

CONGLOMERATION, conglomeración.

CONGLUTINATE, conglutinado.

TO —, conglutinar, aglutinar.

CONGLUTINATION, aglutinación.

Congo PAPER, papel Congo.

— RUBBER, caucho del Congo.

CONGREGATION, masa, agregado, congrega-ción.

Congress OHM (Elect.) ohmio legal.

— VOLT (Elect.) voltio legal.

— WATER (Com.) agua Congress, (de Sarato-ga, EE. UU.).

Congreve GRANULATING MACHINE, máquina de granear Congreve.

— IMPRESSION, v. COMPOUND PLATE PRINTING.

— ROCKET (Art.) cohete a la Congreve.

CONGRUENCY (gramática, lógica) congruen-cia (Arq.) congruencia, correspondencia, proporcionalidad.

CONGRUITY (Geom.) consideración.

CONICAL, CONIC, s. CONE SHAPED, cónico, en forma de cono.

— BEARING (Mec.) soporte cónico.

— GEARING (Mec.) engranaje cónico.

— HELICAL SPIRAL SPRING, muelle heli-coidal cónico.

— JOURNAL (Mec.) vástago o perno cónico.

— LAMP (Elect.) lámpara piramidal.

— PINION DIFFERENTIAL GEAR (Vm.) dife-rencial con engranajes cónicos.

— PIVOT (A), s. POINTED JOURNAL (Mec.) perno apuntado.

— PLUG (Mec.) grifo cónico ‖ tapón cónico.

— PROJECTION (Geom.) proyección cónica.

— RAIL-BOND PIN (Fc.) perno cónico de conexión.

— REAMER (M. fresadoras) escariador cónico.

— ROLL (Mec.) cono de fricción.

— SECTIONS (Mat.) secciones cónicas.

— SHELL ELECTRODE (Elect.) electrodo de envuelta cónica.

— SPRAY NOZZLE (Vm.) inyector cónico de hendiduras.

— VALVE (Mec.) válvula cónica.

— VAULT (Arq.) bóveda abocinada o cónica.

CONICAL WHEEL (Mar.) rueda cónica.

CONICALLY DRILLED AXLE (Mec.) eje con agujeros cónicos.

CONIFORM, coniforme.

CONIIN (Quím.) coniina.

CONITE (Min.) conito.

CONIUM (Bot.) cicuta.

CONJECTURE, conjetura.

CONJUGATED, conjugado.

— AXIS or DIAMETER (Geom.) eje o diámetro conjugado.

— CONDUCTORS (Fís.) conductores conjugados.

— FOCE (Opt.) focos unidos.

CONJUGATION, CONJUNCTION, conjugación, || conjunción (Art.) conjunción (Biol.) conjugación.

CONJUNCT MINES (Fort.) minas gemelas.

TO CONN (Mar.) gobernar el timón.

TO CONNECT, juntar, conectar, unir, ensamblar (Mec.) conexionar, engranar, ligar (Elect.) conectar (Telef.) comunicar, conectar (Tel.) poner en comunicación, conectar.

— — THE BATTERY TO THE KEY (Elect.) conectar la batería con el manipulador.

— — — CELLS IN PARALLEL (Elect.) acoplar una batería en cantidad.

— — — — SERIES (Elect.) acoplar una batería en tensión.

— — TO THE CENTRAL-STATION (Elect.) enlazar con la central (Telef.) conectar o comunicar con la central.

— — or TO COUPLE MACHINES IN PARALLEL (Elect.) acoplar máquinas en paralelo.

— — AN OPERATOR WITH X LINES (Telef.) encargar a un operador de un cuadro con X líneas.

— — IN PARALLEL (MULTIPLE) (Elect.) montar en cantidad o acoplar en derivación.

— — — SERIES (Elect.) acoplar o montar en tensión.

— — — PARALLEL (Elect.) montar en series múltiples.

— — TWO SUBSCRIBERS (Telef.) comunicar a dos abonados.

— — UP, conectar || empalmar.

CONNECTED, conectado, conexionado, ligado, unido, etc. (Tel., Telef.) comunicado, en comunicación, conectado (Elect., Mec.) empalmado o conectado con...

CONNECTING, empalme, conexión, trabazón, ligazón, etc.

— BOARD (Telef.) cuadro conmutador (para comunicación local).

— BOLT (Elect.) tornillo de pasaje.

— BUS-BAR (Elect.) barra de unión.

CONNECTING CHANNEL (Elect.) canal de unión.

— COCK (Mec.) grifo de unión.

— CONTACT (Elect.) contacto de conexión.

— CURVE (Fc.) curva de conexión.

— ENGINES, máquinas conjugadas.

— LINK (Mv.) corredera (Mec.) eslabón || enganche.

— MAIN (Elect.) línea de conexión.

— PASSAGE, pasadizo, pasaje (Arq.) corredor.

— PIECE (Fund.) bebedero de molde.

— PIPE, tubo de conexión.

— PLUG (Telef.) s. CALLING PLUG.

— ROD (Mec.) biela, biela motriz, barra de conexión || vástago de émbolo.

— — BEARING (Mec.) cojinete de la biela.

— — FORK, STUB-END (A) (Mec.) cabeza de brida.

— — HEAD (Mec.) cabeza de la biela.

— — STRAP (Mec.) chapaleta de la barra de conexión.

— SLEEVE FOR CONDUITS (Elect.) enchufe de unión para tubos aisladores.

— STRIP (Elect.) arco de conexión.

— TERMINAL (Elect.) borna de unión.

— TIE, TIE BAR (Mec.) pieza o puente de unión.

— TRACK, vía de unión. Comp. SUNK — —.

— WIRE (Elect.) alambre de conexión.

FORKED — ROD (Mec.) biela bifurcada.

CONNECTION, conexión, empalme, ligazón, unión, etc. || enlazamiento o enlace || comunicación.

— WITH ADVANCE DISC SIGNAL (Fc.) unión de la señal avanzada o adelantada.

— OF ARMATURE COIL (Elect.) montaje de los carretes del inducido.

— — — CONDUCTORS (Elect.) conexión de los conductores del inducido.

— A BATTERY (Elect.) acoplamiento de una batería.

— BETWEEN GIRDERS (Fc.) unión o ensambladura de las vigas.

— BLOCK (Elect.) bloque de conexión.

— OF CONDUITS (Elect.) unión de tubos aisladores.

— CONTACT (Elect.) contacto de unión.

— AT JOINT (Fc.) ensambladura de la junta o de los rieles.

— FOR LIGHTING AND MOTOR SERVICE (Elect.) acometida mixta.

— OF MAGNET COILS (Elect.) conexión de los carretes.

— PLUG (Telef.) clavija de unión.

— OF TELEPHONE STATIONS (Telef.) acoplamiento de la estación telefónica.

— TERMINAL BOARD (Elect.) tabla para borna de unión.

CONNECTION OF WATTMETER (Elect.) acoplamiento de vatímetro.

BACK — (Elect.) conexiones posteriores.

BLAST — (Fund.) portaviento.

DIFFERENTIAL — (Elect., Tel.) acoplamiento diferencial.

DIFFERENTIAL DUPLEX — (Tel.) acoplamiento dúplex o dúplice diferencial.

DUPLEX, —, v. P.

FRONT —S (Elect.) conexiones anteriores, (Rel. BACK —).

MAIN or PRINCIPAL — (Telef.) unión principal.

WRONG — (Elect.) falsa conexión.

CONNECTOR (Elect.) conector.

— BETWEEN ARMATURE AND COMMUTATOR, COMMUTATOR RISER (Elect.) alambre de conexión entre inducido y colector.

— FOR LIGHTNING-CONDUCTORS, enchufe de unión para los conductores de pararrayos.

CONNOISSEUR (B. A.) conocedor, perito, —.

CONOID (Geom.) conoide.

ELLIPTIC — (Geom.) elipsoide de rotación.

PARABOLIC — (Geom.) paraboloide de rotación.

CONQUIAN (J. de barajas,) conquián.

CONSCIENCE (Carp.) plancheta de apoyo de berbiquí (Psicol.) conciencia.

CONSENT (Com., Jur.) consentimiento, acuerdo.

BY MUTUAL —, de común acuerdo.

CONSEQUENT, consecuente (M a t.) consecuente.

— POLE (Elect.) polo consecuente.

— — FRAME (Elect.) armazón de polos consecutivos.

— OF A RATIO (Arit.) denominador de una razón.

CONSERVATORY, conservatorio de artes (Horticult.) invernadero.

CONSERVE (Com.) conserva.

CONSERVER, depósito de agua ‖ confitero.

CONSIDERATION, GRATUITY, B R I D L E-MONEY, REMEMBRANCE (Com.) remuneración, propina, recuerdo.

TO CONSIGN (Com., Jur.) consignar.

CONSIGNATARY, CONSIGNEE (Com.) consignatario.

CONSIGATION (Com., Jur.) consignación.

CONSIGNER, CONSIGNOR (Com.) consignador.

CONSIGNEMENT (Com.) consignación.

ON — (Com.) en consignación.

TO THE — OF... (Com.) a la consignación de...

CONSISTENCE, CONSISTENCY, (SPISSITUDE, LIQUIDS:) consistencia, densidad.

CONSISTENT FAT, grasa consistente.

— LUBRICANT, grasa consistente.

CONSOLE (Arq.) consola, canecillo.

TO CONSOLIDATE, consolidar, consolidarse (Com.) consolidar (una deuda) (Mil.) (— — A POSITION,) consolidar una posición.

CONSOLIDATED ANNUITIES (Com.) rentas consolidadas.

— DEBT (Com.) deuda consolidada.

CONSOLIDATION, consolidación (Fc.) (NEW BALLAST,) consolidación, balasto nuevo

CONSOLS (Com.) consolidados.

CONSONANT (Acús.) consonante, acorde.

CONSORSHIP (Der.) consorcio.

CONSORT (Der.) consorte.

CONSORTIUM (Com.) consorcio.

—, (AGREEMENT FOR UNITED ACTION MADE BY THE BANKING INTEREST OF TWO NATIONS,) consorcio, consorcio de banqueros.

CONSPIRING or CO-OPERATING FORCES (Mec.) fuerzas cooperantes.

CONSTANCY (Mec.) constancia.

— OF A CELL (Elect.) constancia de la pila.

CONSTANT, constante, permanente (M a t.) cantidad constante.

— ARMATURE-REACTION (Elect.) reacción constante del inducido.

— CURRENT DENSITY (El e c t.) densidad constante de la corriente.

— — DYNAMO or GENERATOR (Elect.) dínamo para intensidad constante.

— EXCITATION (Elect.) excitación constante.

— FIELD (Elect.) campo magnético constante.

— LOAD (Elect.) carga permanente.

— LOSSES (Elect.) pérdidas constantes.

— MAGNETIC FIELD (Elec.t) campo magnético continuo.

— VOLTAGE DYNAMO or GENERATOR, dínamo para tensión constante.

CONSTANTAN RESISTANCE (Elect.) resistencia de constantana.

CONSTELLATION (Ast.) constelación (Psicoanálisis) constelación, asociación de complejos.

CONSTITUENT, comitente (Quím.) componente.

— OF A (CHEMICAL) COMBINATION, componente de una combinación.

ALLOY — (Quím.) metal de la aleación.

INCIDENTAL — (Fund.) parte accesoria de la estructura.

SECONDARY — (Meta.) elemento secundario.

WEATHERED — (Fund.) elemento descompuesto al aire.

CONSTITUTION (Jur.) constitución (Quím.) (CHEMICAL —,) constitución química.

CONSTITUTIVE (Quím.) elemento constitutivo.

CONSTRAINED or **FORCED OSCILLATION** or **VIBRATION** (Tel. in.) vibración u oscilación impresa.

CONSTRAINT (Com.) fuerza mayor || fuerza.
DELAY BY — (Jur.: derecho internacional,) angaria, (embargo hecho sobre buques extranjeros por un Estado para servirse de ellos mediante indemnización).

CONSTRICTOR, ARTERY — (Cir.) compresa arterial.

TO CONSTRUCT, construir, fabricar.

CONSTRUCTION, construcción.
— ABOVE GROUND (Fc., Ing.) construcción a cielo abierto.
— OF THE TRACK (Fc.) construcción de la vía.
— ON SLOPING GROUND, S I D E-H I L L WORK (Fc.) construcción apoyada sobre muro de contención.
TRELLISWORK — (Aviac.) armazón de celosía.

CONSTRUCTURE, construcción, fábrica, edificio || estructura.

CONSUL. cónsul.
GENERAL (or VICE) —, cónsul general (o vicecónsul).

CONSULAR DUES or **FEES** (Com.) derechos consulares.

CONSULATE, consulado.

CONSUMABLE, consumible.
— GOODS (Com.) efectos de consumo.

CONSUMER, consumidor (Com.) consumidor, comprador.
— or SERVICE MAIN (Elect.) línea de consumo.

CONSUMPTION (Com.) consumo (Mec., Elect.) consumo.
— OF CURRENT (Elect.) consumo de corriente.
— — ELECTRODES (Elect.) consumo de los electrodos.
— — ENERGY, consumo de energía.
— — FUEL, consumo de combustible.
— PER TON OF STEEL IN KILOWAT HOURS (Meta.) consumo por tonelada de acero en kilovatios-horas.
CURRENT — consumo de corriente.
WATT — (Elect.) consumo de vatios o en vatios.
WATT-HOUR — (Elect.) consumo en vatios-horas.

CONT LINE (Mar.) vano de los cordones en los cabos.
— SPLICE, gaza de encapilladura.

TO CONTABULATE (Carp.) entarimar.

CONTABULATION (Carp.) entarimado, suelo de madera.

CONTACT, contacto.
— ACTION (Tec., Elect.) acción de contacto.
— OF ACCUMULATOR REGULATOR (Elect.) contacto del reductor.
— APPARATUS (Elect.) aparato de contacto (Fc.) aparato de contacto.
— BRUSH (Elect.) manguito o casquillo de contacto.
— BUSH collar de contacto.
— BUTTON or STUD (Elect.) botón de contacto.
— HEAD (Elect.) corona de contacto.
— HOLE (Fc.: carriles,) agujero de contacto.
— LEVEL, nivel de contacto.
— LEVER, palanca conectadora.
— LINE, TROLLEY LINE (Fc.) alambre de trabajo.
— — VOLTAGE (Elect., Fc.) tensión de alambre de línea o de trabajo.
— MAKER (Elect.) conectador.
— MAKING DEVICE ACTUATED BY DEFLECTION OF RAIL (Fc.) contacto por flexión.
— — — — WHEEL FLANGE (Fc.) contacto de carril.
— LEVER (Elect., Fc.) contacto de palanca.
— RAMP (Fc.) contacto de cocodrilo.
— OF TWO METALS (Elect.) contacto de dos metales.
— MICROPHONE (Telef.) micrófono de contactos.
— PIECE, pieza de contacto (Elect.) pieza de contacto.
— PLATE (Elect.) placa de contacto.
— PLOUGH (Fc., Elect.) carrillo de contacto.
— POTENTIAL (Elect.) tensión de contacto.
— or THIRD RAIL (Fc.) riel o carril conductor.
— RECEPTOR (Fisiol.) receptor de contacto.
— ROD (Elect., Fc.: señales,) varilla de tope.
— SCREW FOR Edison FUSE PLUG (Elect.) (Elect.) tornillo de contacto para tapón fusible Edison.
— SERIES (Elect.) serie de tensión eléctrica.
— SHOE (Fc., Elect.) portacontacto.
— SPRING BOX (Elect.) caja para muelles de contacto.
— STUD (Fc.) botón de contacto (del conductor dividido) (Elect.) v. — BUTTON.
— TERMINAL (Elect.) casquillo de contacto.
— THEORY (Elect.) teoría de contacto.
— TONGUE (Fc., Elect.) lengüeta de contacto.
— VOLTMETER (Elect.) voltímetro con contactos.
— WASHER (Elect.) arandela de contacto.
— WITH THE WIRE (Elect.) contacto del alambre (con...).

CONTACT WIRE CHORD (Fc.) cuerda del alambre de línea o de trabajo.

— — CURVE (Elect., Fc.) curva del alambre de trabajo.

— — POLYGON (Fc.) polígono del conductor de trabajo.

AUXILIARY — (Elect.) contacto auxiliar.

MERCURY — (Elect.) contacto de mercurio.

SHORT-CIRCUIT — (Elect.) contacto de circuito corto.

SURFACE — SYSTEM (Fc.) sistema de contactos superficiales o conductores divididos.

TO CONTAIN, contener, incluir.

CONTAINER, recipiente.

CONTENTS, contenido (Com.) contenido, incluído (Geom.) capacidad.

— OF FINE ORES (Meta.) tanto por ciento de minerales finos.

CUBIC —, capacidad cúbica.

GUARANTEED — (Com.) tanto por ciento garantizado.

PLANE —, superficie.

TABLE OF — (Tip.) índice.

CONTENTION (Jur.) contención.

CONTEST (B. A.) concurso, certamen (Jur.) controversia.

CONTEXT, contexto, contextura || tejido.

CONTIGNATION (Arq.) contignación.

LINKED BY — (Carp.) ensamblados a mortaja.

CONTIGUITY, contigüidad.

CONTIGUOUS, contiguo.

— ANGLES (Geom.) ángulos contiguos.

CONTINENTAL or — Morse CODE (Radio) clave o Código internacional.

CONTINGENCY (Com.) contingencia, caso fortuito.

CONTINGENCIES (Com.) gastos imprevistos.

CONTINGENT, contingente, cuota.

— EXPENSES (Com.) gastos extraordinarios.

CONTINUAL, continuo.

CONTINUANCE, CONTINUATION, continuación, prolongación.

— DAY (Bolsa:) día de liquidación.

TO CONTINUE, continuar.

CONTINUED BODY (Fís.) cuerpo constante.

— PROPORTION (Arit.) proporción continua.

CONTINUITY, continuidad, continuación || unión, enlace (Cinema) escenario.

— WRITTER (Cinema) adaptador de escena, rios || libretista de escenarios.

LAW OF — (Fís.) ley de continuidad.

SOLUTION OF —, solución de continuidad, división.

CONTINUOUS, continuo.

— ACTION BELL (Elect.) timbre de golpes repetidos.

— TO ALTERNATING CURRENT MOTOR-

GENERATOR (Elect.) transformador de corriente continua en alterna.

— BRAKE (Fc.) freno continuo.

— TO — CURRENT MOTOR-GENERATOR (Elect.) transformador de corriente continua en continua.

— CURRENT (Elect.) corriente continua.

— CURRENT RAILWAY (Fc.) ferrocarril de corriente continua.

— DISCHARGE (Elect.) descarga continua.

— DRAW BAR (Fc.) barra continua de tracción.

— FISH-PLATE OR SPLICE BAR (A) brida de zapata o patín.

— FRAME TRUCK (Fc.) carretilla de una sola pieza.

— or PERMANENT OUTPUT (Elect.) potencia constante.

— POWER or OUTPUT (Elect.) potencia constante.

— RACK (Mec.) cremallera continua.

CONTINUOUS RAIL (Fc.) carril continuo.

— TO THREE-PHASE CONVERTER, d. c. MOTOR-PHASE GENERATOR SET (Electricidad) transformador de corriente continua en trifásica.

— WAVES (Radio) ondas continuas.

— WINDING (Elect.) arrollamiento continuo.

— WIRE ARRANGEMENT (Elect.) disposición de transmisión de alambre continua.

CONTINUOUSLY RINGING BELL (Tel.) timbre de llamada continua.

CONTORSION, CONTORTION, torsión, contorsión.

TO CONTORT, torcer, retorcer.

CONTOUR, contorno, perfil.

CONTOURING (Agric.) trazado de un plano.

CONTRA ACCOUNT (Com.) contracuenta.

— WHEEL (Mec.) rueda de encuentro.

CONTRABANDO (com.) contrabando.

CONTRABASSO, contrabajo.

CONTRACEPTIVE, antifecundante || esterilizador || preventivo (contra la concepción).

CONTRACT (Com., Jur.) contrato, pacto, convención (Jueg.) v. — BRIDGE.

TO — (Com., Jur.) contratar, pactar || contraer, oprimir, apretar, reducir.

— — DEBTS, contraer deudas.

— BRIDGE, —, (Jueg.) bridge contrato.

— BY THE LUMP (Com.) contrato por el todo.

— BY THE JOB (Com.) contrato a destajo o a precio alzado.

LUMP SUM — (Com.) a destajo o a precio alzado.

WORK BY — (Com.) obra por contrato.

CONTRACTIBILITY, contractibilidad.

CONTRACTILE, contráctil.

— FORCE, fuerza de contracción.

CONTRACTING, contrayente (Com.) contratante o contrayente.

— FIRM (Com.) empresa general ‖ firma contratante.

— PARTIES (Com., Jur.) partes contrayentes o contratantes.

CONTRACTION, v. SHRINKAGE; (Fís., Mec.) contracción (Arq.) disminución.

— OF A FIGURE (Pint.) escorzo.

— RULE (Fund.) regla para medir la contracción.

— OF A SEAM (Min.) contracción de un filón.

CONTRACTOR (Mil.) asentista (Com.) empresario ‖ contratista.

—S CROSSING (Fc.) cruzamiento con carriles móviles.

—S' POINTS (Fc.) cambio de vía con carriles o rieles móviles.

— FOR SHIP BUILDING (Mar.) asentista de construcción.

CONTRAMURE (Fort.) contramuro, falsabraga.

CONTRAPOSITION, contraposición.

CONTRARY, contrario, opuesto, encontrado.

— ORDEN (Com., Mil.) contraorden.

— WINDS (Mar.) vientos contrarios.

ADVICE TO THE — (Com.) contraorden.

CONTRAST, contraste.

TO —, contrastar.

CONTRASTY (Fot.) contrastante, con mucho contraste.

CONTRATE WHEEL, CROWN WHEEL (Rel.) rueda catalina..

CONTRAVALLATION (Fort.) contravalación.

CONTRAVENTION (Jur.) contravención.

CONTRAVERSION (Mec.) contraversión.

TO CONTRIBUTE, contribuir ‖ ayudar o cooperar.

CONTRIBUTION, (SUPPLY,) contribución ‖ cooperación.

CONTRIBUTOR, contribuyente ‖ cooperador.

CONTRICTION, trituración.

CONTRITURATE, pulverizar, triturar.

CONTRIVANCE, s. APPARATUS; invención, plan, idea, combinación, mecanismo.

TO CONTRIVE, inventar, concertar, idear, imaginar.

— — A PLAN (B. A.) idear un plan.

CONTRIVER, invnetor, combinador.

CONTROL, sujeción, freno, restricción, control (Tec.) autoridad, dominio, mando (Com., Adm. y Contab.) control (Mec.) control, gobierno, mando ‖ control, sistema o aparato de control o mando (Aeron., Vm., Mar.) control ‖ v. —en (Mec.) ‖ estación para detenerse en carreras de aviones (Climatología,) factor determinante de un clima, altura, latitud, etc. (Radio y Tel.) control.

TO —, gobernar, manejar, administrar ‖ refrenar, reprimir ‖ controlar.

— APPARATUS FOR TELEPHONE ZONES WITH AUTOMATIC TELEPHONE INTERRUPTION (Telef.) aparato de conversación de las zonas de conversación con interrupción automática de la comunicación telefónica.

— COCK, MASTER COCK (A) (Vm.) grifo de comprobación.

— COLUMN (Aeron.) v. YOKE.

— CURRENT (Fc., Elect.) corriente de registro.

— GEAR (Fc., Mec.) aparato de registro o comprobación.

— LOCK (Fc.) cerrojo de enclavamiento o detención.

— SPRING (Fc.) muelle de comprobación.

— STICK (Aeron.) palanca (vertical) de control o mando o gobierno.

— SURFACE (Aeron.) superficie de control, (movible).

— SWITCH (Fc.) interruptor de inversión o de maniobra.

— SYSTEM (Telef.) sistema de comprobación.

— TOOTH (Tel. in.) diente de registro.

— WHEEL (Tel. in.) rueda de registro.

WINDING-UP — (Tel. in.) registro de la cuerda.

CONTROLLABLE PITCH PROPELLER (Aer.) hélice de paso controlable.

CONTROLLED MANUAL BLOCK MECHANISM (Fc.) enclavamiento hecho por guardas.

CONTROLLER, director, registrador, inspector, interventor (H. A.) controlador (Elect.) combinador (Mar.) retén de cadena.

CONTROLLING INTERESTS (Com.) mayoría, interés superior.

CONTUSE, contuso.

CONVECTION (Fís.) convección (Meteor.) convección.

— CURRENT (Fís.) corriente de convección.

ELECTROLYTIC — (Fís.) convección electrolítica.

CONVENTION (Com., Jur.) convención, contrato, convenio.

CONVENTIONAL (B. A.) convencional.

— MONEY (Com., Jur.) moneda convencional.

TO CONVERGE, converger.

CONVERGENCE, convergencia.

— OF THE LINES OF FORCES (Mec.) convergencia de las líneas de fuerza.

CONVERGENCY, v. CONVERGENCE.

CONVERGENT or **CONVERGING**, convergente.

— LINES, líneas convergentes.

— RAYS (Fís.) rayos convergentes.

CONVERGENT SERIES (Mat.) series convergentes.

— **SWITCH** (Fc.) aguja de unión o de enlace.

CONVERSE (Geom.) inversa, (opuesta a la directa).

CONVERSELY, mutuamente, recíprocamente.

CONVERSION (Com., Tec.) conversión, permutación (Mil.) conversión, cambio de frente (Mar.) labrado de las maderas (Psicoan.) conversión, transferencia de afectos reprimidos.

— **OF COINS** (Ac.) reacuñación de la moneda.

— **or TRANSFORMATION OF ENERGY,** conversión o transformación de la energía.

— **OF STEEL** (Fund.) cementación del acero.

TO CONVERT, convertir, permutar, transformar (Mar.) labrar las maderas.

— — **INTO CASH** (Com.) realizar, convertir la mercancía en dinero efectivo.

— — — , **REDUCE** (Com.) convertir, realizar.

— — — **STARCH,** almidonar.

CONVERTED India RUBBER, caucho vulcanizado.

— **STEEL, CEMENTED STEEL** (Fund.) acero de cementación.

CONVERTER (Elect.) v. comb. TRANSFORMER, etc. (Meta.) convertidor, aparato de Bessemer (Radio) convertidor, v. — en (Elect.)

— **BOARD** (Elect.) cuadro de los transformadores.

— **BOTTOM MOULD** (Fund.) molde para fondo de convertidor.

— **PROCESS** (Meta.) procedimiento de conversión.

— **SHOP or SHED** (Fund.) sala de los convertidores.

— **STAND** (Fund.) soporte de los cojinetes del convertidor.

— **SWITCH** (Elect.) interruptor de transformador.

ROTARY — (Elect.) transformador o convertidor rotatorio o giratorio.

STARTING — (Elect.) transformador de arranque.

CONVERTIBLE (Autom.) convertible.

CONVERTIBLE TELEPHONE SYSTEM (Telef.) sistema telefónico convertible.

CONVERTIBLY, recíprocamente.

CONVERTING (Fund.) afino neumático.

— **CHEST** (Fund.) crisol de cementación.

— **FURNACE** (Fund.) horno de cementación.

— **or CEMENTATION PROCESS** (Fund.) cementación, fabricación de acero cementado.

English — **FURNACE** (Fund.) horno inglés de cementación.

CONVEX, convexo.

— **BED** (Hort.) cantero convexo.

CONVEX CIRCULAR SAW, SWAYED SAW, sierra circular triangular.

— **GLASS,** vidrio convexo ‖ v. — LENS.

— **LENS** (Opt.) lente convexa.

— **MIRROR,** espejo convexo.

— **TILE,** teja de canal.

CONVEXITY, SELLING OUT, convexidad, combadura.

CONVEXO-CONCAVE (Opt.) convexo-cóncavo.

— **CONVEX** (Opt.) biconvexo.

TO CONVEY, CART, TRANSPORT, transportar ‖ conducir, transmitir (Fc.) entregar a domicilio (Elect.) conducir o llevar (electricidad) (Com.) transferir, traspasar, ceder.

CONVEYANCE, transporte, acarreo (Com.) cesión, transferencia, traspaso (Elect.) transmisión, conducción.

— **OF DISPATCH** (Fc.) por gran velocidad.

— **BY RAILWAY** (Com.) transporte por ferrocarril.

SUBMARINE — (Tel.) conducción o transmisión submarina.

UNDERGROUND —, **UNDERGROUND HAULING** (Min.) transporte subterráneo.

CONVEYER, conductor ‖ portador‖ mensajero (Com.) cedente.

CONVEYING OF SHAVINGS, transporte de las virutas.

— **TROUGH** (Fund.) canal transportadora.

CONVEYOR, conductor.

— **AT THE CRUSHING MACHINE** (Min.) carretero de bocarte.

TO CONVOCATE (Com.) convocar.

CONVOCATION, citación, convocatoria.

TO CONVOKE, s. TO CONVOCATE.

CONVOLUTION, convolución (Mar.) paso de la hélice.

— **PIPE** (Dest.) serpentín.

— **OF THE WINDING** (Elect.) circunvalación del arrollamiento.

TO CONVOLVE, arrollar.

CONVOY, convoy, escolta.

TO —, escoltar.

— **OF ARTILLERY,** tren de transportes de artillería.

— **CAR** (Fc.) alijo, ténder.

CONVULSION (Geol.) convulsión.

CONY (Zool.) conejo.

— **BURROW,** conejera, madriguera de conejos.

— **SKIN,** piel de conejo.

COOK, cocinero.

TO —, cocer (Coc.) guisar o cocinar.

— **HOUSE or ROOM,** cocina (Mar.) fogón de buque.

COOKING APPARATUS FOR PHOSPHOROUS (F. de fósforos) aparato de cocer el fósforo.

COOKING KETTLE (Mil.) olla de rancho.
— **RANGE**, cocina.
— **STOVE**, estufa-cocina.
  ELECTRIC — APPARATUS, aparato eléctrico de cocina.
COOL, frío, fresco.
  TO —, enfriar, refrigerar, refrescar.
— — **HAMMER** (Herr.) batir en frío.
COOLER, refrigerador, enfriadora || refrigerante, refrescante (Dest.) curbato o corbato.
  JAR — (Coc.) corchera.
Coolidge TUBE (Fís.) tubo de Coolidge.
COOLING, refrigerante, refrescante.
— **ARCH or FURNACE** (Vid.) carquesa, horno de recocido.
— **CHANNEL** (Fund.) conducto refrescante o refrigerante.
— **COIL** (Mec.) serpentín refrigerante.
— **OF METAL** (Meta.) solidificación de un metal fundido.
— **RAKE** (Cerv.) batidera.
— **SWAB** (Art.) refrescador de cañón.
— **TROUGH** (Vid.) cubeta de enfriar.
— **TUB** (F. Az.) resfriadera.
— **VAT**, refrigerador.
  RAPID — (Fund.) enfriamiento rápido.
  SLOW — (Fund.) enfriamiento lento.
  SUDDEN —, **RAPID CONGELATION** (Fund.) enfriamiento repentino.
  WATER — (Fund.) enfriamiento por agua.
COOLNESS, frialdad, frescura.
COOM (Fund.|) hollín de horno.
COOMB, COMB, v. COMB.
COON CAN, v. CONQUIAN.
COOP, gallinero || jaula || barril grande (Carr.) carro de la basura (Ton.) cuba, cubeta.
  TO —, encerrar || enjaular.
  HEN —, gallinero.
COOPER, tonelero, carralero.
  TO —, fabricar toneles o cubas.
—'S **ADZE**, azuela de tonelero.
—'S **AUGER**, barrena de tonelero.
—'S **AXE**, pujavante.
—'S **BENCH, CHOPPING BENCH**, banco de tonelero.
—'S **BLOCK, BLOCK**, tajo de tonelero.
—'S **CHINSING IRON**, escoplo de encastrar.
—'S **DOG** (Ton.) cárcel.
—'S **DRAWING KNIFE**, cuchilla de tonelero.
—'S **DRIVER**, apretador.
—'S **JOINTER**, garlopa de toneleros.
—'S **MALLET**, mallete de tonelero.
—'S **PLANE**, cepillo de tonelero.
—'S **ROSE or NOTCHING TOOL**, doladera.
—'S **SAW**, sierra de tonelero.
—'S **TURREL**, sacahondón.

COOPERAGE, COOPERING, tonelería.
COOPERANT, cooperante, coadyuvante.
TO COOPERATE, cooperar.
CO-OPERATING y compuestos, v. CO-ACTING.
COOPERATION, cooperación.
COOPERATIVE, cooperativo, coadyuvante (Com.) (ENTERPRISE, ESTABLISHMENT) cooperativa.
COOPERATIVE ASSOCIATION (Com.) sociedad cooperativa.
COOPERATOR, cooperador.
TO COORDINATE, coordinar.
— **PILLARS** (Arq.) pilastras coordinadas.
— **SYSTEM** (Mat.) sistema de coordenadas.
  CARTESIAN — (Geom.) coordenada cartesiana.
  POLAR — (Geom.) coordenada polar.
COORDINATION, coordinación.
COP, cumbre, cima || copete (Art.) aspillera (Alb.) cumbrera (Tej.) canilla.
— **SKEWER** (Tej.) broza de canillas.
— **SPINNER** (Tej.) hilandera.
— **TUBE** (Tej.) tubo de devanar.
COPAINE, copaina.
COPAIBA (Farm.) copaiba.
COPAL (Farm.) copal, ánime.
— **VARNISH**, barniz de copal.
  FOSSIL —, **Highgate RESIN, COPALINE**, copalina, copal fósil.
  Madagascar —, copal duro.
COPARTNER (Com.) socio, asociado, v. PARTNER.
COPARTNERSHIP, asociación, compañía.
COPE, gorro, caperuza, cachucha (Arq.) cima de bóveda, etc. (Alb.) albardilla (O. Ec.) capa pluvial.
— **CHISEL** (Cant) ranurador.
— **MAN** (Com.) parroquiano, comprador.
— **STONE** (Arq.) piedra angular.
  CHOIR — (O. Ec.) capa pluvial.
  PONTIFICAL or PLUVIAL — (O. Ec.) capa pontifical.
Copenhagen (CERTAIN LIGHT SHADE OF BLUE) Copenhague.
Copernical SYSTEM (Ast.) sistema de Copérnico.
COPIAPITE (Min.) copiapita.
COPING (Alb.) v. COPE (Arq.) cumbre de edificio; v. ARCH.
— **BRICK, CAPING BRICK**, teja de caballete.
— **STONE, CORDON**, (Arq.) cordón (Fort.) cordón de parapeto.
— **OF A WALL** (Alb.) albardilla (de una pared).
COPPEL (Fund.) copela.

Dicc, Tecnol.—13.

COPPER (Quím.) cobre (Ac.) vellón, calderilla (Tec.) cobrizo || paila, tacho, caldera.

— TO —, enchapar o forrar en cobre, bañar de cobre.

— ALLOY (Quím.) aleación o liga de cobre.

— ASHES, cobre en pajuelas, cenizas de cobre, s. — SCALES.

— BARS (Fund.) cobre en lingotes.

— BATH (Meta.) baño de cobrear.

— BIT (Hoj.) soldador.

— — WITH AN EDGE (Hoj.) soldador de corte.

— — — A POINT (Hoj.) soldador puntiagudo.

— BOILER, caldera de cobre (F. Az.) paila.

— BOLT, v. — BIT.

— BOTTOMED, forrado de cobre || con fondo de cobre.

— BRICK, cobre roseta o en lingotes.

— BUSH (Art.) grano de cobre.

— CAKE, — TILE (Fund.) torta de cobre.

— CAP, PERCUSSION-CAP (Arm.) cápsula de cobre.

— CASTING (Fund.) fundición de cobre.

— CAULDRON, perol.

— COIN, — MONEY, BILLON (Ac.) moneda de cobre.

— COLOUR, color de cobre || rojo cobrizo || cobrizo, imitando el color del cobre.

— COVERING, cubierta de cobre.

— DISK, CAKE or ROSE —, cobre roseta.

— DRIVER (Ton.) cuña o apretador de aros.

— DRAIN, canalón de cobre.

— ENGRAVING, (Grab.) grabado en cobre.

— FACED (Tip.) con ojo de cobre.

— FASTENED, v. — BOTTOMED.

— FILLINGS, limaduras de cobre.

— FOAM, SLAG FROM LIQUATING —, (Fundición) espuma de cobre.

— FOIL, hoja de cobre.

— —, SILVER PLATED — —, hoja de cobre argentado o chapeado.

— FOUNDRY, fundición de cobre.

— GLANCE, SULPHIDE OF — (Min.) cobre sulfurado vidrioso.

— HAMMER, martillo de platinar el cobre || martillo de cobre.

— LADLE, cazo de cobre.

— AND LEAD METAL, liga de plomo y cobre.

— LODE (Min.) filón de cobre.

— MILL, calderería (Fund.) fundición de cobre.

— MONEY, v. — COIN.

— NAIL, clavo de cobre.

— NICKEL (Min.) niquelina roja.

— ORE (Meta.) mineral de cobre.

— OXIDE CELL, CUPRON CELL (Elect.) pila cuprón.

— PAN (Plat.) balanzón.

— PIN (Arm.) alfilerillo.

— PLATE, cobre || plancha o placa de cobre (Grab.) lámina o plancha de cobre.

— — ENGRAVING (Grab.) grabado en cobre.

— — PAPER, papel para grabados.

— — PRINT, grabado o lámina o estampa (en cobre).

— — PRINTING, grabado en cobre.

— — — PRESS, prensa para grabados en cobre.

— — FOR ROOFS, plancha de cobre para techos.

— — WAX (Grab.) cera para rellenos.

— POLISH, lustre para el cobre.

— POWDER MEASURE, juego de medidas de cobre para la pólvora.

— PYRITE, pirita cobriza.

— FOR REFINING (F. Az.) clarificadora.

— REFINING SLAG (Fund.) escoria de cobre afinado.

— ROD (Fís.) varillas de cobre (para pararrayos).

— SALT (Quím.) sal de bióxido de cobre.

— SCHIST, esquisto cuproso.

— SCISSELS, recortes de cobre.

— SHEATHING, — BOTTOM, forrado en cobre.

— SHEET, plancha de cobre.

— SMELTING, fundición de cobre.

— SMITH, calderero.

— —'S BUSINESS, calderería.

— —'S CEMENT, cemento de cobre.

— SOLDER, soldadura de cobre.

— SOLUTION (Quím.) solución de cobre.

— SOOT, hollín de cobre.

— SPONGE, esponja de cobre.

— STANDARDS (Elect.) constantes normales para el cobre.

— TEST, ASSAY OF —, ensaye del cobre.

— TILE ORE, (Min.) óxido de cobre y hierro.

— TONGUE (Mús.) tudel.

— TUBE or PIPE, tubo de cobre.

— UTENSILS, utensilios de cobre.

— VESSELS, —S, KITCHEN UTENSILS (Coc.) cacerolas.

— VOLTAMETER (Elect.) voltámetro de cobre.

— WARE, calderería.

— WIRE, alambre de cobre || alambre conejero.

— WORK, forja de cobre.

— —S, fábrica de objetos de cobre.

— ZINC ACCUMULATOR (Elect.) acumulador de cobre y cinc.

— — CELL (Elect.) pila de cobre y cinc.

ARSENIATE OF — (Quím.) afaneso, arseniato de cobre.

AZURE — ORE (Miner.) cobre carbonatado azul.

BLANCHED —, tumbaga.

BLISTERED or BLACK — (Meta.) cobre negro.

BRAZING —, soldadura de latón.

CHESSY — (Miner.) lazulita.
CLEARING — (Tej.) caldera de avivar.
COARSE —, cobre sin refinar.
DRY —, cobre quebradizo o friable.
DYEING — (Tint.) cuba de tintorero.
EMERAL —, DIOPTASE — (Miner.) dioptasa, aquirita, silicato de cobre.
FEATHERED SHOT —, cobre en granallas.
FLUX OF —, fundente de cobre.
GREY —, cobre gris.
NATIVE or VIRGIN —, cobre natural.
PURE —, cobre roseta o puro.
PURPLE —, cobre hepático.
RED —, cobre rojo.
ROASTED ROUGH —, cobre a medio tostar.
SECOND — (F. Az.) segunda paila.
SOFT —, cobre dulce o recocido.
STEEPING — (Tint.) cuba de remojar.
YELLOW —, cobre amarillo, azófar, latón.
COPPERAS, caparrosa, sulfato de hierro, vitriolo verde, acef, acija.
BLUE —, caparrosa azul.
GREEN — or VITRIOL (Quím.) vitriolo verde, sulfato ferroso.
WHITE —, caparrosa blanca.
COPPERED, forrado de cobre, enchapado de cobre, v. COPPER BOTTOMED.
— STAPLE, horquilla cobreada.
COPPERING, forro de cobre || dorado falso.
COPPERISH, COPPERY, cobrizo.
COPPERS, v. COPPER VESSELS.
COPPICE, matorral, maleza, soto.
COPPING (Tej.) devanado.
— MOTION, TRAVERSE (Tej.) distribución del hilo en una continua.
— PLATE (Carp.) dintel (Tej.) (— RAIL,) carretilla de continua.
— WIRE, GUIDE WIRE, UPPER WIRE (Tej.) alambre de guía.
COPPLE STONES, guijas, guijarros.
COPY, copia (Tip.) original || ejemplar de un libro (B. A.) copia (Torn.) copia.
TO —, copiar || imitar.
— — FROM LIFE, copiar del natural.
— BOOK, cuaderno de escribir (Cont.) copiador de cartas, libro copiador de cartas.
— MILLING MACHINE (Máq. fresadoras) fresadora copiadora.
— RIGHT (Jur.) derecho de autor, derecho de propiedad literaria || derecho de impresión.
— ROLLER, FORMER ROLLER (Mec.) rodaja de guía.
— SLIP, WRITTING EXERCISE, ejercicio de escritura.
— SPINDLE (fresadoras,) varilla de copiar.
— WHEEL (T. A.) rueda de la carretilla.
FAIR — (Com.) copia en limpio.
ROUGH — (Com.) borrador.

TRUE — (Com.) copia fiel.
COPYING, copiador, copiante || máquina fresadora de copiar.
— APPARATUS (Fot.) aparato para copiar.
— or BLUE PRINTING LAMP, lámpara para copiar.
— or REPETITION LATHE, torno de copiar o de tornear (según plantillas).
— PRESS or MACHINE, prensa de copiar, copiador.
DOUBLE — MACHINE (Máq. fresadoras,) copiadora doble.
COPYIST, copista.
COQUELICOT (Tint.) color de amapola (Bot.) amapola.
COQUILLA NUT, coquitos del Brasil.
COQUIMBITE (Min.) coquimbita.
CORACITE (Min.) coracita.
CORAL, coral.
— AGATE, AGATE WITH RED — LIKE STREAKS, ágata coralina.
— BEADS (Com.) cuentas de coral.
— BRANCH, ramo de coral.
— DIVER or FISHER, pescador de coral.
— RAG, mármol coralino.
— REEF, banco de coral.
— TREE, eritrina, árbol del coral.
— WOOD, madera de coral ("Erythrina corallodendron").
BRAIN —, madrépora.
WHITE —, madrépora pálida o blanca.
CORALIFORM, CORALOID (Min.) coraliforme, acoralado.
CORALLINE (Min.) coralino, calcedonia encarnada.
CORB (Min.) barril de extracción (Arq.) canastillo.
CORBAN (O. Ec.) cepillo de recoger limosnas.
CORBEL, s. CONSOLE, CANTILEVER, SCROLL, (Arq.) cesta sobre el cesto de la cariátide || saledizo fuera de las paredes || nicho (para estatuas) || repisa || campana de capitel.
— OF A CARYATIDE (Arq.) canecillo.
— PIECE, WOODEN PIECE, WOODEN —, (Carp.) egión, canecillo, caballete, nabo.
— TABLE, ARCHED MOULDING (Arq.) franja festonada, cornisa sostenida por canecillas.
— TREE (Carp.) pie de amigo.
CORBELLED, TO BE — OUT (Alb.) asentar en falso.
CORBELLING, GATHERING-OVER (Arq.) proyección, vuelo.
CORBET (Arq.) cabeza saliente de viga.
CORBIE STEP (Arq.) redán.
CORBOND (Min.) masa irregular.

CORD, cuerda, cordel, cabo, soga || cordón || lazo (Alb.) BELT: (Telef.) cordón conductor flexible (Elect.) cordón (Com.) cuerda, montón de leña de cuatro pies de ancho y cuatro de alto por ocho de largo (Tec.) lienza, medida (Vid.) filete, barba.

TO —, s. TO BIND, atar con cuerdas || acordonar (Com. maderas,) medir por cuerdas.

— — A BED, encordelar una cama.

— — WOOD, cortar madera por cuerdas.

— ADJUSTER (Elect.) mecanismo de ajuste de cordón.

—S FOR BACK (Enc.) nervios.

— OF BAR LOOMS (Tej.) cuerdas de guía.

— BINDING (Elect.) ligadura con bramante.

— OF THE CARRIAGE (Tip.) vaca.

—S COVERED WITH SILVER WIRE (Mús.) entorchados.

— COVERING MACHINE, máquina de forrar con cordón.

— GRIP (Elect.) borna para cordones flexibles.

— FOR HAND-LAMPS WITH ASBESTOS BRAIDING (Elect.) cordón flexible para lámparas portátiles con capa de amianto.

— LAMP (Elect.) arco de cuerda.

— LATTICE (Tej.) enrejado.

— LESS SWITCHBOARD (Telef.) cuadro conmutador sin cordones.

— LINE CONNECTION (Telef.) comunicación o conmutación de cordón.

— MAKER, soguero, cordelero.

— MEASURE, euerda, v. —.

— SEWER, acordonador (de máquinas de coser).

— STRETCHER (Elect.) tensor de cordones.

— TWINE, bramante (Mar.) hilo de vela.

— WHEEL (Tej.) retorcedor.

LOOP OF SILKEN — (Mod.) alamar.

ROUND — (Tej.) cordón.

TAIL — (Tej.) cuerda de guía.

TRACING — (Alb.) cuerda de alinear.

CORDAGE (Com., Mar.) jarcia, cordelería, cordaje.

— IN COILS (Mar.) cordelería en rollos.

CORDED, atado con cuerdas || acordonado, || hecho de cuerdas (Vid.) acordonado (Arq.) acordonado (Bl.) cordado.

— FABRIC (Tej.) tejido acordonado.

— LADDER, escala de cuerda.

— QUIRES (Pap.) manos quebradas.

— THREAD, ELEPHANT THREAD (Tej.) hilo acordonado.

CORDER (M. de coser) acordonador.

CORDIAL (Lic.) cordial.

CORDIERITE (Min.) cordierita.

CORDIFORM, cordiforme.

CORDING (Bord.) recamado galoneado (Cost.) acordonado, cordoncillo.

— OF A LOOM (Tej.) arreglo de los lizos.

— MACHINE (Ac.) aparato para labrar el cordoncillo.

— QUIRES, v. CORDED-QUIRES.

— RAG (Ten.) estropajo.

— TOOLS (Ac.) instrumentos para labrar el cordoncillo.

CORDNER, zapatero.

CORDON (Tej.) cíngulo, cordón (Fort.) cordón, fila de piedras (O. Ec.) cordón.

CORDOVAN, CORDEVAIN, — or MOROCCO-LEATHER (Ten.) cordobán.

CORE (Bot.) corazón || hueso, pepita (cordelería:) mecha (Ing.) cascote (de una construcción) (Fund.) alma, macho, ánima (Elect.) núcleo v. (Fund.) (Agric.) borujo.

TO — OUT, acanalar.

— AMPERE-TURNS (Elect.) amperios-vueltas del núcleo.

— OF BALLAST, núcleo de balasto.

— BAR or SPINDLE (Fund.) eje del ánima de un molde (Art.) alma del ochete.

— BARREL (Fund.) linterna para machos.

— BOARD (Fund.) escantillón de los machos de fundición en hueco (Art.) machos de proyectiles huecos (Carp.) tabla de corazón.

— BOX (Fund.) caja de moldear las ánimas.

— — PLANE (Fund.) cepillo de ranurar las cajas de moldear ánimas.

— DRYING STOVE (Fund.) estufa de secar machos.

— FRAME (Fund.) torno de moldear machos.

— INDUCTION (Elect.) inducción en el núcleo.

— IRON (Fund.) armadura del macho, varilla de hierro del alma.

— LATHE (Fund.) torno para machos.

— LOSSES (Elect.) pérdidas en el núcleo.

— MAKING MACHINE, máquina de moldear machos de fundición.

— MATERIAL (Elect., Min.) material de la mecha.

— MOULDING (Fund.) taller de machos.

— — MACHINE (Fund.) máquina de hacer machos de fundición.

— NAIL, PATENT — — (Fund.) clavo de macho con patente.

— OF OLIVES (Agric.) borujo.

— PLATE, SUPPORTING — (Elect.) (en pilas:) placa del núcleo || (—, — PLATE, en máquinas:) paquete de láminas del núcleo.

— PRINT (Fund.) impresión del macho.

— RECESS or GROOVE (Fund.) ranura de macho.

— SAND (Fund.) arena para ánimas.

— OF (WIRE) STRAND (Elect.) alma del alambre.

CORE STRICKLE (Fund.) terraja de macho.
— TRANSFORMER (Elect.) transformador de núcleo.
— TURNING LATHE, torno para hacer machos.
— TYPE TRANSFORMER (Elect.) transformador de núcleo.
— VALVE, válvula de tarugo.
  BRITTLE — (Fund.) macho frágil.
  CASTING WITHOUT — (Fund.) fundición maciza, v. CASTING.
  FALSE — (Fund.) macho de movimiento.
  STEEL —, núcleo de acero.
  WOOD —, armazón de madera.
  TO CAST UPON A — (Fund.) fundir en hueco.
  TO CAST WITHOUT A — (Fund.) fundir en molde sin alma.
CORELESS ARMATURE (Elect.) inducido de contador sin hierro.
COREOTOME (Cir.) coretomo, iridectomo.
CORER (Coc.) mondador de frutas (Fund.) aparato de sacar los machos.
CORER WORK (Fund.) fundición hueca.
CORF (Min.) v. CORB (Art.) gabión.
CORIACEOUS, coriáceo.
CORINTHIAN (Arq.) corintio.
— BASE (Arq.) basa corintia.
— BRASS, Aes Corinthiacum (B. A.) metal de Corinto.
— CAPITAL (Arq.) capitel corintio.
— COLUMN (Arq.) columna corintia.
— ORDER (Arq.) orden corintio.
— STYLE (Arq.) arquitectura corintia.
CORK (Bot.) alcornoque (Com.) corcho || tapón de corcho.
— BALL ELECTROSCOPE (Fis.) electroscopio de bola de corcho.
— BLACK (Pint.) negro de corcho.
— BORER, barrena para corchos.
— BUNG, tapón de corcho.
— BUOY (Mar.) boya de corcho.
— CARPET, tapiz de corcho.
— CLOGS (Zap.) alcorques, chanclos con suela de corcho.
— CORSET (Mar.) escafandro. Comp. SCAPHANDER.
— CUTTER, taponero.
— 'S KNIFE, cuchilla de taponero.
— CUTTING MACHINE, máquina de corchar corchos.
— FAWCET, espita de corcho.
— FLOATS (Pesc.) corchos de redes.
— INSULATION (Elect.) aislamiento de corcho.
— JACKET (Mar) salvavidas de corcho.
— LINES (Pesc.) relingas de los corchos de redes.
— OAK (Bot.) alcornoque, encina de corcho.

CORK POLISHING WHEEL, rueda de corcho para desoxidar.
— PRESS, prensa para corchos.
— PULL, sacacorchos.
— SCREW, tirabuzón.
— — STAIRS, escalera de caracol.
— SOLES (Zap.) suelas de corchos.
— SQUEEZER, prensacorchos.
— TREE (Bot.) alcornoque.
— — WOOD, madera de alcornoque.
  PLANTATION OF — TREES, alcornocal.
  SHEET —, corcho en planchas.
CORKAGE (Com.) derecho de descorcho, derecho que cobran en los hoteles y vapores para permitir que se destapen botellas no compradas en ellos.
CORKED (Lic.) vino con sabor de corcho.
CORKING MACHINE, máquina de tapar botellas.
CORKY, OF CORK, de corcho.
Corliss ENGINE (Mv.) máquina de Corliss.
— VALVE GEAR, distribución Corliss o de Corliss.
CORN, GRAIN (Agric.) cereales; fruto o grano de cebada, trigo, avena, maíz, centeno (Tec.) partícula de un cuerpo.
  TO — or GRAIN, granear la pólvora (Tec.) granear, triturar (Quím.) granular (Coc.) salar la carne.
— BAG (Com.) saco para cereales.
— BRANDY (Lic.) aguardiente de granos.
— BREAD (Pan.) pan de maíz.
— CHANDLER, SEEDSMAN (Com.) traficante en semillas y granos.
— COVERER (Agric.) arado de cubrir.
— CRIB, granero de rejilla.
— CROP (Agric.) cosecha de cereales.
— CUTTER, quiropedista || cuchilla de cortar callos.
— DEALER, vendedor de granos.
— DRESSING MACHINE, máquina de limpiar el grano.
— DRILL (Agric.) sembradora.
— ELEVATOR or LIFT, ascensor de granos.
— FAN (Agric.) aventadora.
— FIELD (Agric.) terreno de granos.
— FLOOR (Agric.) era.
— FLOUR, fécula de maíz; || (Indian — —:) harina de maíz.
— FLOWER (Bot.) azulejo, aciano.
— GRATER, rallador de maíz.
— HARVESTER (Agric.) segadora.
— HEAP or PILE (Agric.) hacina de trigo.
— HULLER (Agric.) descascaradora.
— HUSKER (Agric.) desgranadora.
— KILN, horno para secar granos.
— KNIFE (Agric.) hoz de mano.
— LAND, WHEAT-LAND (Agric.) tierra de pan llevar.

CORN LOFT (Agric.) granero.
— MARKET (Com.) mercado de cereales || alhóndiga, precios de los cereales.
— MEASURE, modio o moyo.
— MILL, molino de granos o harinero.
— PLANTER (Agric.) máquina de sembrar y tapar granos.
— PLOW (Agric.) cultivadora.
— POPPY, v. COQUELICOT.
— POWDER, pólvora en grano.
— ROT (Agric.) carie.
— SCREEN (Agric.) criba de trigo.
— SHELLER (Agric.) descascaradora.
— SHOCKING MACHINE (Agric.) máquina de agavillar.
— SIEVE (Agric.) cernedera, criba para granos.
— SIFTING MACHINE (Agric.) trilladora.
— STALK (Agric.) cogollo, espiga de trigo || tallo de gramínea.
— STARCH, maizena, harina de maíz.
— STRIPPING KNIFE (Agric.) despajadora de mazorcas.
— SYRUP, jarabe de maíz.
— TONGS, PINCERS (orfebrería) pinzas.
— VAN, FANNER (Agric.) abaleador, harinero mecánico.
— WEEVIL, CALANDER, satinadora de granos.
GREEN —, mazorca de maíz tierno; elote.
INDIAN —, maíz.
POUND —, grano majado.
STACK OF —, (Agric.) fagina, fascal.
St. Peter — (Bot.) escaña.
SMUTTED —, trigo atizonado.
TRUSS OF —, gavilla.
CORNED (Ten.) granelado.
— BEEF (Coc.) carne de vaca en salmuera.
CORNEL WOOD (Carp.) madera de cornejo macho.
CORNELIAN-STONE, CARNELIAN (Joy.) cornerina.
— TUB, estufa seca.
CORNEMUSE (Mús.) cornamusa.
CORNER, rincón, esquina, ángulo, esconce || extremidad codillo, esquinazo (Com.) monopolio, acaparamiento (Mar.) capuchino.
TO — (Mil., Mar.) acorralar (Com.) acaparar.
— ARCH OF A BRIDGE (Arq.) botarel, estribo.
— BAND or BRACKET, esquinal, cuadral.
—'S BLOCK or DIE (Ac.) cuño.
—S OF A BOOK (Enc.) cantoneras.
— BOX (Arq.) palco de proscenio (en un teatro).
— CAPITAL (Arq.) capitel angular.
— CHANNEL (Arq.) canalón.
— CHISEL, escoplo triangular, gubia triangular.
— CLIP (Enc.) cantonera.

CORNER CRAMP, esquinal, grapa angular.
— CUPBOARD (Mueb.) rinconera.
— DRILL, taladro angular, v. ANGLE-DRILL, ANGLE-BRACE.
— FEET (Mueb.) patas traseras.
— FOOT, — POST (Carp.) puntal de esquina.
— IRON, esquinal, cuadral, cantonera, grapa angular.
— NOCK (Arq.) encuentro.
— ORNAMENT, CROSETTE (Arq.) orejeta.
— PIECE (Mueb.) rinconera || v. ELBOW PIECE.
— PILLAR, jamba esquinal || pilar de esquina.
— PLATE (Tip.) cantoneras (Herr.) esquinal o cantonera (Enc.) cantonera.
— PULLEY, s. SIDE or CHAIN WHEEL (Fc.) polea de cambio de dirección.
— RAFTER (Carp.) lima.
—S OF A RIVER, sinuosidades de un río.
— SAW, sierra de motoneros.
— STAKE (Min.) jalón de esquina.
— STEP (Min.) escalón de abanico.
— STONE, HEAD STONE (Arq.) mocheta, piedra angular.
— STUD (Carp.) cornijal.
— TILE (Cer.) teja cornijal.
— WISE, diagonalmente.
BLIND —, rincón cubierto.
INNER — (Arq.) rincón.
INSIDE — TOOL, hierro para fondear.
IRON — CRAMP (Arq.) doble escuadra.
OUTER — (Arq.) esquina.
TO BREAK THE —S (Tec.) matar los cantos.
CORNERED, esquinado, angulado.
CORNET (Mús.) corneta (Com.) cartucho de papel (Acús.) trompetilla (Mar.) bandera de corneta.
CORNFLOWER, v. CORN.
— BLUE (Fund.) azul violáceo.
CORNICE (Arq.) cornisa.
— OF A DOOR, sobrepuerta.
— — — PEDESTAL (Arq.) cimacio de pedestal.
— — — (Arq.) cornisa rampante.
— PLANE, MOULDING PLANE, cepillo de molduras.
TO RUN —S (Arq.) correr cornisas.
CORNING (Art.) graneado o granulación de la pólvora.
— HOUSE or SHED (Art.) taller de granear pólvora.
— SIEVE (Art.) criba de granear pólvora.
CORNISH BOILER, caldera de hogar interior o Cornwall.
— PLANE (Carp.) cepillo de descantillar.
— VALVE, válvula de doble golpe.
CORNOPEAN (Mús.) cornetín de pistón.
CORNUCOPIA (B. A.) cornucopia.

CORONA (Alb.) alero (Ast.) corona (Arq.) corona (de entablamento) (Meteor.) halo, corona (Elect.) halo, corona (A VISIBLE GLOW) corona.

CORONIUM (Meteor.) coronio.

CORPORAL (O. Ec.) corporal.

CORPORATION, corporación, sociedad, gremio.

CORPOSANT (Mar.) fuego de San Telmo.

CORP (Mil.) cuerpo de ejército.

CORPUSCLE, corpúsculo.

CORPUSCULAR, CORPUSCULARIAN, corpuscular.

TO CORRADE, raer, ludir, desgastar.

CORRECT, correcto, exacto.

TO —, enmendar, rectificar, corregir (Tip.) corregir (Quím.) neutralizar.

— — THE DEAD RECKONING (Mar.) corregir la estima.

CORRECTED, corregido.

CORRECTING CAM (Tel.) leva de corrección.

— STONE (Tip.) piedra de corregir.

— WHEEL (Tel.) rueda de corrección (del impresor).

CORRECTION, corrección (Rel.) registro.

— FACTOR, factor de corrección.

— WHEEL (Elect.) rueda de corrección.

GREGORIAN —, corrección gregoriana.

MARKS OF — (Tip.) signos de corrección.

CORRECTOR, corrector (Tip.) corrector de pruebas.

Correns ACCUMULATOR (Elect.) acumulador Correns.

— GRID (Elect.) rejilla Correns.

TO CORRESPOND (Com.) tener correspondencia, guardar correspondencia.

CORRESPONDENCE (Com.) correspondencia

CORRESPONDENT (Com.) corresponsal.

CORRESPONDING ANGLES (Geom.) ángulos correspondientes.

CORRIDOR (Arq.) corredor (Fort.) corredor (Geo. Polít.) corredor.

TO CORROBORATE (Com.) corroborar.

TO CORRODE, corroer.

CORRODENT, corrosivo.

CORRODING PROOF (Meta.) prueba obtenida por ataque químico.

CORROSION, corrosión.

CORROSIVE, corrosivo.

— SUBLIMATE (Quím.) sublimado corrosivo, solimán.

TO CORRUGATE, corrugar, encarrujar.

CORRUGATED, corrugado, encarrujado, carrujado.

— FLUE BOILER, caldera de tubos ondulados.

— IRON, hierro corrugado o carrujado.

CORRUGATING MACHINE, máquina de encarrujar.

CORRUGATION, corrugación.

CORRUPT, corrompido, corrupto.

TO —, corromperse || adulterar.

CORRUPTION, corrupción, descomposición || adulteración.

CORSELET (Arm.) peto, corselete.

CORSET, STAYS (Mod.) corsé.

— MAKER, corsetero.

— SELLER, STAYS-SELLER, corsetera, la que vende corsés.

CORTICAL (Bot.) cortical.

CORTICINE (Bot.) corticina.

CORTILE (Arq.) patio interior de una casa.

CORUNDUM (Min.) corindón.

CORUSCATION (Meta.) coruscación, fulguración.

CORVE (Min.) carretón para hulla.

CORVETTE (Equit.) corveta (Mar.) corbeta.

CO-SECANT (Geom.) co-secante.

COSEY (Arq.) cómodo.

COSINE (Geom.) coseno.

— CURVE, curva cosenoidal.

COSMETIC (Perf.) cosmético.

COSMIC, COSMICAL, cósmico.

— RAYS (Astron.) rayos cósmicos, rayos Millikan.

COSMOCRACY, cosmocracia.

COSMOGONY, cosmogonía.

COSMOGRAPHER, cosmógrafo.

COSMOGRAPHIC, cosmográfico.

COSMOGRAPHY, cosmografía.

COSMOLOGY, cosmología.

COSMOMETRY, cosmometría.

COSMORAMA (Fís.) cosmorama.

COSMOS, cosmos, universo.

COSMOSPHERE (Ast.) cosmoesfera.

COST (Com.) gasto, costo.

TO —, costar.

— FREE (Com.) libre de gastos.

— OF LIVING, C. of L., coste o costo de la vida.

— PLUS (Const.) costo alzado, (incluyendo ganancia).

— PRICE (Com.) al costo || precio de costo.

—S OF PROCEDURE (Jur.) costas judiciales.

— — UP-KEEP or MAINTENANCE (Com) gastos de sostenimiento o mantenimiento.

AT — (Com.) al costo.

NET — (Com.) precio neto.

PRIME — (Com.) precio de fábrica.

COSTEANING (Min.) cala.

COSTER (Com.) frutero, negociante en frutas.

COSTING (Com.) costo, presupuesto.

COSTLY, costoso.

COSTREL, frasco o botella.

COSTUME, vestido, traje, indumentaria.

COSTUMER (Sast.) sastre de teatro.

COT, cabaña, choza (Gan.) cordero manso (Tej.) lana de borra (Mar.) hamaca || cuna || catre, camilla.

DOVE —, palomar.

SHEEP'S — (Gan.) redil, aprisco.

COTANGENT (Geom.) cotangente.

COTGARE, COTWOOL, v. COT (Tej.)

COTE (Gan.) aprisco.

— PAILS (T. L. y A.) piel de cabra.

COTHON, malecón, desembarcadero.

COTHURNUS (B. A.) coturno.

COTT, v. COT (Mar.)

COTTAGE, choza, cabaña || casa de campo.

— OVEN, cocina portátil.

— VILLA, quinta.

COTTER, costilla, cuña de empalme || chaveta.

— BOLT v. JOINT BOLT.

— DRILL, taladro para chavetas.

— PIN, perno de chaveta de pasador.

— PLATE OF A MOULDING FRAME (Fund.) orejeta de una caja de moldear.

— FOR SIDE RODS (Mec.) pasador de biela.

GIB AND —, contrachaveta.

GIB AND — RAIL FASTENING (Fc.) sujeción de los rieles con grapones y cuñas.

TO TIGHTEN UP A —, calar.

COTTLES, parte exterior de la fundición de peltre.

COTTON (Bot.) algodón (Com.) cotonía || tejido de algodón.

TO —, cubrirse de borra || acolitar algodón.

— BAGGING, género de empacar.

— BALL, ovillo de algodón.

— BINDING, cinta de algodón.

— BROKER (Com.) corredor de algodones.

— CAMBRIC, olán de algodón.

— CANVAS, cotonía.

— CARD (Tej.) carda, cardencha.

— CLEANER (T. A.) limpiadora de algodón.

— CLOTH, género de algodón.

— CORD, cordoncillo de algodón.

— COVERED WIRE (Elect.) alambre con envuelta o revestimiento de algodón.

— DRILL, madeja de algodón.

— FABRIC, tejido de algodón.

— FACTORY (Com.) fábrica de tejidos de algodón.

— FRAME or LOOM (Tej.) hilandera de algodón.

— GIN, máquina de desmotar algodón, almarráez.

— GOODS (Com.) géneros de algodón.

— HOOK, garfio de mano para pacas de algodón.

— LACE, encaje inglés.

— LOOM, v. — FRAME.

— MILL (T. A.) máquina de hilar (Com.) fábrica de tejidos de algodón.

— OF THE OUNCE, hilo finísimo de algodón.

— PAPER, papel de algodón.

COTTON PLANT or **TREE** or **SHRUB** (Bot.) algodonero.

— PLANTATION or FIELD (Agric.) algodonal.

— PRESS, prensa para algodón.

— PRINT (Tej.) tela de algodón estampada.

— PRINTER, estampador de algodones.

— REEL, devanadera de algodón.

— SEED, semillas o pepitas de algodón.

— — CLEANER, mondadora de semillas de algodón.

— — HULLER, descascaradora de semillas de algodón.

— — MILL, molino de semillas de algodón.

— — OIL, aceite de semillas de algodón.

— — PLANTER (Agric.) sembradora de algodón.

— IN THE SEED, algodón en bruto.

— SHEETING (Com.) géneros finos de algodón.

— SPINNER, hilandera.

— SPINNING or MILL or WORKS, v. — FACTORY.

— — MACHINERY, maquinaria de hilar algodón.

— IN SPOOLS, hilo de algodón en carretes.

— STAPLE, pelo de algodón.

— STUFF, —S, CLOTH, CHECK, CALICO (IN England) cotonada.

— TAPE, cinta de algodón.

— THREAD, hilo de algodón.

— TOOTH, sacabocados.

— TREE, v. — PLANT.

— TWIST, hilo de algodón.

— WARP CLOTH, paño con urdimbre de algodón.

— — LINEN, tela de hilo de unión.

— WASTE, desperdicios de algodón.

— WOOL, hilo de Escocia, lana de algodón.

— YARN, SPUN — (Tej.) hilaza de algodón (Cost.) hilo torzal de algodón.

BLACK SEED —, algodón de hebra larga.

CHINESE —, organdí.

DARNING — (Cost.) hilo de zurcir.

DEAD — (Tint.) algodón muerto.

Egyptian —, algodón egipcio.

FURNITURE —, zaraza para muebles.

GREEN or SEED or MEXICAN or UPLAND —, algodón de hebra corta.

GUN —, algodón pólvora.

IMPREGNATED —, algodón impregnado.

KNITTING —, algodón de tejer.

Louisiana —, algodón de Louisiana.

LONG STAPLE —, algodón de pelo largo.

LONG STAPLE Georgia —, algodón de Georgia de pelo largo.

MEDICATED — WOOL, algodón hidrofilo o huata de algodón.

Mexican —, v. GREEN —.

NANKEEN —, algodón de Nankín.

PICKED —, algodón desmotado.

PHILOSOPHIC — (Quím.) lana filosófica, flores de cinc.

PLAIN — (Tej.) algodón liso.

PRINTED —, indiana.

RAW —, algodón en rama.

Salonica or SEA —, algodón de Salónica.

SELECT —, algodón flor.

SHORT —, algodón de pelo corto.

SHORT STAPLE —, v. GREEN SEED —.

SILK — TREE (Bot.) ceiba.

SKEIN —, algodón en madeja.

SKEIN OF —, madeja de algodón.

SPUN —, algodón hilado.

TREBLE-MILLED —, SWANSKIN (T. A.) moletón.

TO GIN — (T. A.) alijar, separar el vellón de la semilla.

COTTONY, algodonoso (Tej.) cotonía.

Cottrell PROCESS, procedimiento Cottrell.

COTTREL (Mec.) cremallera (Carp.) cuña, rayo (Arm.) llares || chaveta.

COUCH, cama, lecho || canapé || silla poltrona (Pint.) mano de aparejo (Ten.) pelaje (Mar.) chupeta de toldilla (Com.) tonga o tongada.

TO —, encastrar, encajar (Com.) poner en tongadas (Gan.) echarse, recostarse.

— GRASS, WEED-GRASS (Bot.) grama.

— ROLLS (Pap.) cilindros de majar.

COUCHING (Tint.) remojo en glasto (Pap.) majamiento.

— LENS (Cir.) depresor de la catarata.

— NEEDLE (Cir.) batidor, aguja de catarata.

COULISSE (Mec.) corredera (Teat.) bastidores.

COULOMB (Fís.) culombio, unidad de cantidad. (En la nomenclatura internacional; COULOMB, R. A. E.).

—'S BALANCE (Elect.) balanza de Coulomb.

— METER, s. AMPERE-HOUR METER.

MICRO —, microculombio; (microcoulomb, en la nomenclatura internacional).

COULOMMIERS or —S' **CHEESE**, queso Coulommiers.

COULTER (Agric.) cuchilla del arado.

COUNSEL (Der.) abogado consultor.

COUNT, cuenta (Rel.) muestra.

TO —, contar, calcular.

— WHEEL (Rel.) rueda de las agujas.

COUNTER, contador || mostrador, tablero || mesa (Ac.) contramatriz, punzón de estampar (Mec.) contador (Jueg.) tanto, ficha (Mar.) bovedilla.

TO — ACT, contrarrestar.

— — BALANCE, contrabalancear, equilibrar.

— — BRACE (Mar.) contrabracear.

TO COUNTER CUT (Grab.) contrarrayar.

— — DRAW, TAKE A — PROOF OF A — DRAWING (Dib.) calcar.

— — WITH THE POINT, calcar al buril.

— — FEIT (Com., Jur.) falsificar (Ac.) falsificar.

— — GAUGE (Mec.) calibrar las espigas y muescas.

— — HATCH (Grab., en madera) sombrear.

— — LATH (Carp.) poner latas por ambos lados.

— — MANDAR (Com., Mil.) contramandar.

— — MARCH (Tej.) contraparar.

— — MARK, contramarcar (Arm.) contrasellar (Joy.) poner el sello del contraste.

— — MINE (Fort.) contraminar.

— — MOULD (Mar.) contragruar.

— — PIERCE, contrabarrenar.

— — POISE, contrapesar.

— — PUNCH (Herr.) contrapunzar.

— — SEAL, contrasellar.

— — SIGN (Com.) refrendar.

— — SINK (Tec.) fresar, avellanar.

— — — A NAIL HEAD (Cerr.) remachar la cabeza de un clavo en avellanadura.

— — — RIVET (Herr.) pasar el roblón o remache.

— — VENEER, VENEER ON BOTH SIDES (Carp.) contrachapear.

— — WEIGHT or BALANCE, contrapesar.

— ACTION, acción contraria.

— APPROACHES (Fort.) contra aproches.

— APSIS (Arq.) contra ápside.

— ARCH (Arq.) arco invertido o inverso.

— ATTACKS (Fort.) contraataques.

— ATTRACTION (Fís.) atracción opuesta o contraria.

— BALANCE, contrapeso, equilibrio (Mv.) contrapeso del balancín (Mec.) balanza de contrapeso.

— — FOR THE CARBONS (Elect.) compensación del peso de los carbones.

— BARRAGE (Mil.) contrabarrera, contravalla.

— BARRED (Bl.) contrabarreado.

— BASS (Mús.) bajoncillo.

— BATTERY (Art.) contrabatería.

— BEATER (Rel.) contravolante.

— BILL (Com.) contragiro.

— BIT (Cerr.) contrafalleba, contrapalletón.

— BOND (Com.) contrafianza.

— BRACE (Fc., Mar.) contrabraza.

— — ROD (Fc.) barra de contratensión.

— BRACKET (Arq.) contracán.

— BREASTWORK (Fort.) contrabraga.

— BUFF (Mec.) rechazo.

— BUSH (Mec.) zapatilla.

COUNTER BUTTRES (Fort.) contrafuerte.
— CHANNEL, contracanal.
— CHECK (Carp.) cepillo de ranurar marcos de ventana (Mec.) (ANTAGONISTIC POWER,) fuerza opuesta o antagonista.
— CLOUT, clavo romo, clavo de punta roma.
— CURRENT (Mec., Vm., Mv.) contracorriente (Elect.) contracorriente.
— — TYPE OF BOILER (Mv.) caldera de contracorriente.
— CURVED (Arq.) en contracurva.
— CUT or — HATCHING (Grab.) contratalla.
— DEED (Com., Jur.) contradocumento, contraescritura.
— DIE, UPPER DIE (Ac.) contramatriz, punzón.
— DIKE or DOCK (Hid.) contradique.
— DRAIN (Hid.) contrafoso.
— DRAWING (Grab.) contraprueba (Dib.) calcado.
— or BACK ELECTROMOTIVE FORCE (Electricidad) fuerza contraelectromotriz.
— EXCAVATION (Min.) contramina.
— FALLER (Tej.) contrabaqueta.
— FEIT (Com., Jur.) falsificado, contrahecho || billete de banco falsificado.
— FEITER (Com., Jur.) falsificador.
— FERMENT, contrafermento.
— FILAR ELECTROMETER (Fís.) electrómetro contrafilar.
— OF FIRE DAMP (Min.) grisúmetro.
— FOIL, CONTRA-FOLIO (Pap.) matriz, contrahoja.
— FORCE, fuerza contraria.
— FORT (Arq.) contrafuerte, machón (Fort.) contrafuerte.
— FORTED RETAINING WALL, muro de retención.
— FRAME (Carp.) contramarco.
— GUARD (Fort.) contraguardia.
— HATCHING (Grab.) v. — CUT. sombreado.
— INSURANCE (Com.) contraseguro.
— WITH JUMPING FIGURES (Elect.) contador con cifras saltantes.
— KNOCKER (Ferr.) plancha del llamador de puertas.
— LATH (Carp.) contralata, listón.
— LIGHT, FALSE-LIGHT (Arq.) contraluz.
— LODE (Min.) contrafilón o contravena.
— MARCH (Mec.) contramarcha.
— MARK (Com.) contramarca (Arm.) contrasello (Joy.) sello del contraste.
— MESH, DOUBLE MESH (Pesc.) contramalla.
— MINE (Fort.) contramina.
— — SYSYTEM (Fort.) araña.
— MOTION or MOVEMENT (Mec.) movimiento contrario u opuesto o antagonista.

— MOULD (Fund.) contramolde (Dor.) contramolde (Mar.) plantilla para trazar el canto interior de las cuadernas.
— MURE, LINING-WALL, contramuro (Meta.) contramuro, camisa del horno.
— NUT, contratuerca, tornillo de pasos.
— ORDER (Com.) contraorden.
— PADDLE (Hid.) contra alabe.
— PANE, v. — POINT en (Com.); sobrecama.
— PART, traslado, copia, duplicado (de un documento) (Com., Jur.) parte contraria.
— — SAWING (Eban.) trabajar en embutido.
— PAVEMENT, contraadoquín.
— PIECE (Cerr.) cierre.
— PILASTER (Arq.) contrapilastra.
— PILLAR (Arq.) v. ABUTMENT.
— PLATE or BLOCK (Tej.) contraplancha.
— POINT (Mús.) contrapunto (Com.) cobertor.
— POISE (Radio) contrapeso (Mec.) v. línea siguiente.
— POISE or WEIGHT, BACK BALANCE (Mec.) contrapeso, equilibrio || pilón de romana.
— — OF A DRAW BRIDGE, BALANCE FRAME (Pont.) viga de la báscula de un puente levadizo.
— POSED, contrapuesto.
— POTANCE (Rel.) contrapotanza.
— PRESSURE, contrapresión.
— PROFILE (Arq.) contraperfil.
— PROOF (Grab., Tip.) contraprueba || segunda prueba.
— —, — ESSAY (Min.) ensayo de una tercera para compararla con otras dos.
— PUNCH (Cerr., Fund. de caracteres) contrapunzón.
— RAFTERS (Carp.) contrapares.
— RAILS (Arq.) contrabalaustrada (Mar.) friso.
— RECKONING (Com.) contracuenta.
— OF A REEL (Tej.) contador de la devanadora.
— REMITTANCES (Com.) giros de retorno.
— SALIANT (Bl.) contraemergente.
— SCARF or SCARP (Fort.) contraescarpa.
— — GALLERY (Fort.) empalizadas de la contraescarpa.
— — REVETMENT (Fort.) revestimiento de la contraescarpa.
— SCRAPER, contra raspa.
— SEAL, contrasello.
— SHAFT (Mec.) contramarcha.
— SIGNAL (Mar.) contraseñal (Tel.) señal que responde a otra de llamada.
— SINK (Carp.) fresa, avellanador.
— AUGER, avellanador, barrena de avellanar.
— — or SINKING BIT (Cerr.) broca de marcar.

SOUNTER SINK HEAD (Carp.) cabeza embutida o perdida.

— SLOPE, — BATTER (Arq.) contrarrelex.

— STAY (Tej.) contracarda.

— STOP (Mec.) contratope.

— STROKE (Mec.) contragolpe, golpe de retorno o de rechazo.

— SUMMER (Ten.) contrabanco.

— SUN, v. ANTHELION.

— SUNK, clavo con cabeza embutida o perdida || clavera de las piezas de hierro.

— — BIT, avellanador (Cerr.) broca de marcar.

— — HEAD, (tornillo:) cabeza embutida, v. — SING HEAD.

— — HEADED BOLT, perno de cabeza embutida.

— TALLY (Com.) contratarja.

— TALLYING (Grab.) sombreado.

— TIDE (Mar.) resaca ||| contramarca.

— TRENCH (Mil.) contratrinchera.

— VALLATION (Fort.) contravalación.

— VALUE (Com.) equivalencia.

— VAULT, INVERTED VAULT (Arq.) bóveda invertida.

— VIEW (Opt.) vista al revés.

— WALL (Arq.) contramuro.

— WEIGHT, contrapeso (Elect.) contrapeso de arco.

— — FITTING (Elect.) suspensión de contrapeso.

— — WIDE (Tel.) alambre de contrapeso.

— WHEEL (Mar.) rueda de corona.

— WIND (Mar.) viento contrario.

CONE — SINK (Cerr.) avellanador cónico.

DECIMAL — (Mec.) contador decimal.

REVOLUTION — (Elect.) contador de vueltas.

SECOND — (Mar.) contrabovedilla.

SHOOT — (Tej.) cuentahilos.

UPPER — (Mar.) contrabovedilla || bovedilla superior.

COUNTERFEIT, y compuesto, v. COUNTER.

COUNTING, cálculo, cómputo, cuenta.

— HOUSE (Com.) despacho, oficina de negocios.

COUNTRY, campo, campiña || patria || país, región.

— HOUSE, RURAL MANSION, quinta, casa de campo.

— MADE WINE (Lic.) vino doméstico, vino del país.

— ROAD, HARD ROAD, camino rural.

FLAT or PLAIN —, campo raso.

INTERSECTED —, país accidentado.

LEVEL — campaña.

LOW —, terreno bajo.

UPPER or HIGH —, terreno alto.

WOODY —, terreno arbolado.

COUP D'OEIL, ojeada, golpe de vista.

— DE MAIN (Mil.) sorpresa, golpe de mano.

COUPE (Carr.) cupé (Autom.) cupé.

COUPELET, v. CABRIOLET.

COUPER (Tej.) antepecho.

COUPIS (Fort.) albardilla.

COUPLE (Carp.) par (Gan.) pareja || macho y hembra (Mar.) cuaderna.

TO —, unir, juntar, enganchar (Carp.) empalmar, esamblar (Gan.) aparear (Mec.) conectar, engranar, conexionar (Mar.) amadrinar (Elect.) acoplar || unir para formar un circuito.

— — COLUMNS, parear o geminar columnas.

— — HOUNDS (Caz.) acollarar.

— — MACHINES, v. TO CONNECT.

— — IN PAIRS (Corr.) aparear.

— — THE RELIEVING GEAR WITH THE LOCKING GEAR (Fc.) acoplar el mecanismo de sujeción con el enclavamiento.

— AND UNCOUPLE (Mec.) engranar y desengranar.

PRINCIPAL — (Carp.) cuchillo, par principal.

THERMO-ELECTRIC — (Elect.) pila termoeléctrica.

COUPLED, acoplado, unido.

— COLUMNS, columnas acopladas o geminadas.

— CRANK (Fc.) manivela de acoplamiento.

— ENGINES, máquinas conjugadas.

— POINTS (Fc.) agujas acopladas.

— POLES (Elect.) postes acoplados.

— RECEIVER (Tel. In.) receptor acoplado.

— SEMAPHORE SIGNALS (Fc.) señales semafóricas acopladas.

COUPLER (Elect. y Radio) acoplador.

COUPLING, unión, enganche, enlace, junta (Carp.) ensambladura, empalme, acopladura (Elect.) acoplamiento, conexión || unión embrague (Fc.) enganche || acoplamiento (Pesc.) malla de red.

— OF X (Tel. In.) acoplamiento de X.

— BAR (Mec.) barra de conexión.

— BOLT (Fc.) perno de enganche.

— BOX, ENGAGING AND DESENGAGING —, CLUTCH (Mec.) manguito de engrane y desengrane.

— CAP (Mec.) virola, manguito de empate.

— CHAIN, —, (Fc.) cadena de enganche.

— COEFFICIENT (Elect.) coeficiente de acoplamiento.

— COIL (Tel. In.) carrete de acoplamiento.

— ELECTROMAGNET (Fc.) electroimán de acoplamiento.

— HOOK (Fc.) enganche || anillo hendido de acoplamiento.

COUPLING OF KEYS (Fc.) acoplamiento de los manipuladores.
— LINK (Fc.) enganche (de vagones).
— PIN (Fc.) pasador de enganche.
— — CHAIN (Fc.) cadena del perno de enganche.
— PLATE (Equit.) brida de estribo.
— OF POINTS (Fc.) acoplamiento de las agujas.
— REINS (Tal.) riendas cruzadas.
— RING, virola (Fc.) anillo aéreo.
— ROD (Mec.) biela de acoplamiento.
— SCREW (Elect.) aislador de tensor (Fc.) tornillo de unión.
— OF THE SHAFTS (Mec.) embrague.
— SLEEVE (Elect.) enchufe de unión (con tornillo) (Fc.: señales,) manguito de unión para varillas huecas.
— SPRING, grapa de resorte.
— STRAP (Tal.) correas del capote.
— OF THE TONGUES or SWITCH BLADES (Fc.) acoplamiento de la aguja.
— VALVE (Mec.) válvula de empate.
  BELT or BAND — (Mec.) unión por correas.
  CHAIN — (Mec.) empate de cadenas.
  CHEESE —, engrane en T.
  CONE VISE —, empate cónico de tornillo.
  ELECTRIC — OF SIGNAL ARMS (Fc.) acoplamiento eléctrico de los brazos de semáforos o señales.
  ENGAGING AND DISENGAGING — (Mec.) manguito de engrane y desengrane.
  FRICTION — BOX (Mec.) manguito de fricción.
  PIPE — (Fort.) enchapado.
  RAIL — (Fc.) mordaza, brida.
  SCREWED CONDUIT — (Elect.) roscado de tubos aisladores.
COUPOIR (Arm.) cortatejuelos.
COUPON (Com.) cupón.
COURBARIL, s. ANIMA RESIN, goma ánime.
COURIER, correo || expreso || estafeta.
COURSE, curso de un río || extensión recorrida por un río (Mec.) curso, carrera (Equit.) carrera || hipódromo (Mar.) rumbo, derrota || vela mayor (Carp.) carrera, cadena || hipódromo (Mar.) rumbo, derrota || vela mayor (Carp.) carrera, cadena (Alb.) capa, camada, hilada de piedra o ladrillo (Min.) buzamiento de una vena (Ast.) curso de un astro (Ing.) capa de firme (Geo.) capa horizontal (Herr.) picaduras paralelas de una lima (Coc.) servicio.
— OF EXCHANGE (Com.) curso del cambio (en la bolsa de valores).
— — FASCINES (Fort.) fila de faginas de un revestimiento.
— — PERPENDERS (Alb.) hilera de perpiaños.

COURSE OF STONES (Alb.) hilera de cantos, paramento de muro.
COURSED WORK (Alb.) albañilería en hileras.
COURSER (Equit.) caballo de carrera.
COURSES (Mar.) velas mayores.
COURSING THE AIR (Min.) hacer circular el aire.
— JOINT (Alb.) junta de argamasa entre dos hileras.
COURT, palacio, corte (Arq.) patio (Jur.) tribunal || corte.
— CARD, figura de la baraja.
— CUP BOARD (Mueb.) aparador.
— FEES (Jur.) costas judiciales, gastos judiciales.
— MARSHAL (Mil., Jur.) consejo de guerra.
— PLASTER, tafetán inglés.
  BACK —, corral, traspatio de una casa.
  DRUM — MARTIAL (Mil., Jur.) consejo de guerra verbal.
  FRONT — YARD (Arq.) antepatio.
  INNER —, patio interior.
  PRINCIPAL —, patio principal.
COUSINET (Arq.) cojinete, salmer || (BALLUSTER,) cojinete de capitel (del orden jónico).
COVE (Arq.) bóveda || caveto (Mar.) abra, cala, ensenada.
  TO — (Arq.) abovedar.
COVED VAULT (Arq.) bóveda en rincón de claustro.
COVELLITE (Min.) covalita.
COVENANT (Com.) contrato, convenio, pacto.
  TO —, contratar, pactar, estipular.
COVENTRY THREAD, hilo de marcar.
COVER (Tec.) cubierta, tapa, tapadera || forro || techado, cobertizo (Mueb.) forro (Elect.) caja de protección (Coc.) cubierto; cuchillo, tenedor y cuchara (Enc.) cubierta (Font.) tapa de registro, buzón.
  TO —, forrar, cubrir, tapar || esconder (Com.) cubrir (gastos o deudas), enviar fondos para subsanar gastos necesarios (Enc.) forrar (Art.) cubrir (Corr.) empollar (Periódicos) cubrir, reportar noticias.
— — WITH BITUMEN (Alb.) embetunar.
— — BOARDS (Carp.) entablar.
— — THE EXPENSES (Com.) cubrir los gastos.
— — FIRE (Fund.) cubrir el fuego.
— — WITH LEATHER, encorar.
— — LIME, poner una capa de cal.
— — A MARE (Gan.) cubrir una yegua, acaballar.
— — WITH PITCHING, embrear.
— — WITH SAND, enarenar.
— — THE SEED PLOUGH (Agric.) alomar.
— — A SHAFT (Min.) cegar un pozo.

TO COVER WITH TILES, tejar.
— — THE TYMPAN (Tip.) cubrir el timpano.
— — WITH ZINC, LAY WITH ZINC, GAL-
VANIZE, galvanizar.
— OF AN ALEMBIC, capitel de alambique.
— A COACH, funda de coche.
— FACE (Fort.) contraguardia.
— OF INSULATING MATERIAL (Elect.) ca-
ja de protección de material aislador.
— — A LETTER, sobre, cubierta.
—FOR THE PAN (Arm.) tapa del rastrillo.
— PLATE (Cerr.) cubierta de cerradura (Herr.)
(RIVET,) brida o eclisa o cubrejunta.
— — OF A WINE PRESS, cabezal de prensa
de uvas.
— SLUT, guardamangas.
— OF VARNISHED LEATHER, revestimiento
de cuero barnizado.
— — UNBREAKABLE MATERIAL (Elect.) ca-
ja de protección de material irrompible.
BED —, cobertor, colchoneta.
CANVASS —, encerado.
UNDER — (Com.) cerrado, bajo cubierta
(Mil.) a cubierto.
WIRE — FOR THE FACE (Ap.) careta de
protección de alambre.
COVERAGE (Com.) cubrimiento, cubertura,
agregado por riesgos.
COVERED BATTERY (Art.) batería oculta o
cubierta.
— BUTTONS (Sast.) botones recubiertos.
— MARE (Gan.) yegua cubierta o acaballada.
— RAIL BOND (Fc.) conexión cubierta o jun-
ta tapada de rieles o carriles.
— WAY (Fort.) camino cubierto.
COVERING (Gan.) acaballadura, montaje (Al-
bañilería) (ROOFING, BOARDING,) cu-
brimiento, techadura.
— WITH DUNG (Hort.) estercolado.
— WITH INSULATING MATERIAL (Elect.)
aplicación de o revestimiento con material
aislante.
— JOINT (Alb.) junta cubierta con ripios.
— SEASON (Gan.) época de la monta.
— OF THE STAND OF A MISSAL (O. Ec.)
atrilera.
— STRAP (Herr.) cubrejunta.
TO LAY THE — (Arq.) techar, cubrir.
COVERLET, cobertor de cama, colcha || cu-
brepiés.
COVERSED-SINE (Geom.) coseno-verso.
COVERT, espesura (Coc.) v. COVER.
— WAY (Fort.) estrada encubierta.
COVERTURE (Arq.) cobertizo, cubierta (Fort.)
defensa.
COVEY, pollada, nidada.
COVING (Arq.) cuvatura de bóveda (Alb.) sa-
liente.

COVINGS, jambas de chimenea.
COW (Gan.) vaca (Com.) balsa (Min.) cuña.
— BELL (Gan.) cencerro.
— CATCHER (Fc.) bota-ganado.
— DUNG (Agric.) boñiga.
— HAIR, pelo de vaca.
— HERD (Agric.) boyero, vaquero.
— HOUSE (Gan.) establo de vacas || vaquería.
— KEEPER, vaquero.
— LEATHER, FAWN-COLOURED — —, cuero
de Angulema.
— MILKER (Gan.) ordeñadora.
— SHED, vaqueriza.
— TAIL, rabo de vaca.
— WHEAT (Gan.) trigo vacuno negro.
SEA — (Pesc.) vaca marina.
COWED (Bl.) colero.
COWL, capuz, capilla, capucha de fraile (Alb.)
(CHIMNEY-TOP,) caperuza, tejadillo de
chimenea (Fc.) (SPARK-ARRESTER,)
sombrerete o sombrero (Carp.) tina, cube-
ta, cuba (Aeron., Autom.) v. — || caperuza
|| tolva.
— OF A CHIMNEY, v. — (Alb.)
— — — MONK, v. —
— STAFF, pértiga de cubo para extraer agua.
COWLING, v. COWL.
Cowper's STOVE, calentador del aire sistema
Cowper.
COXWAIN (Mar.) patrón de bote.
COYO, CHININ (Bot.) chinene, ("Persea Schie-
deana").
C. P. CANDLE POWER, bujía normal.
C. Q. (Radio) C. Q.
C. Q. D., (former S. O. S.).
CRAB, cabrestante, grúa, torno, volante, moli-
nete, husillo, pescante (Ast.) Cáncer, el
Cangrejo (Min.) noria, trucha de caballos.
— APPLE (Bot.) manzana silvestre.
— BAR, barra de cabrestante.
— CAPSTAN, FIELD-CAPSTAN, cabrestante
volante.
— NET (Pesc.) balanza, red para cangrejos.
— TREE WOOD (Carp.) madera de manzano
silvestre.
CRABBER, SMOOTHENER (Tint.) alisador.
CRACK, crujido, estallido, chasquido, trepida-
ción || rotura, falla, hendidura, rajadura,
grieta.
TO —, crujir, estallar, chasquear, reventar ||
rajar, hender, agrietar || abrirse en peda-
zos, cascarse, dar chasquidos (Elect.) cre-
pitar, trepidar.
CRACKED, cuarteado, agrietado (Vid.) estrellado (Carp.) rajado, hendido (Fund.)
agrietado.

CRACKER (Pir.) petardo, cohete (Com.) galletas || cascanueces (Equit.) punta de látigo (Mod.) papel en que se envuelve el pelo para ser rizado.

CRACKING (Fnd.) agrietadura, hendedura.

TO CRACK, chillar, chirriar, v. TO CRACK.

CRACKLED (Cer.) escarchado.

CRACKLING, crepitante, crepitación (Coc.) chicharrón (Pan.) hojaldres.

— OF THE MICROPHONE (Telef.) trepidación en el micrófono.

— — TIN, crujido del estaño.

CRADLE, cuna (Mueb.) cuna (Tip.) marco de la prensa (Agric.) agavillador (en la guadaña) (Fund.) marco (Min.) andamio colgante (Grab.) raspador (Meta. del oro) artesa de movimiento.

TO — (Agric.) cortar el trigo en gavillas || cortar yerba.

— ROOF, techo cilíndrico.

— OF A SCYTHE (Agric.) hoz de rastra.

— WAY (Mar.) imada.

LAMP — (Fc.: señales,) caja de la linterna.

CRADLING, TOP-HEAD (Mueb.) cielo de cama (Arq.) (CENTRY, SCAFFOLDING OF A VAULT,) cimbra.

CRAFT, arte, oficio (Mar.) aperos de pescar (Aeron.) v. AIR —.

—S-MAN, artesano.

— PAPER, v. KRAFT PAPER.

AERIAL — (Aviac.) barco o buque aéreo, V. AIR —.

SMALL — (Mar.) barcos menores.

TO CRAM, embutir, rellenar, atestar, atragantar (Mec.) atarugar (Corr.) cebar las aves (Mar.) empastar.

— — A SHEET (Tip.) recargar una página.

CRAMMING, atestadura.

CRAMP, grapa (Fund.) cárcel (Ton.) apretador (Carp.) (COLLAR, HOLD-FAST, VICE-PIN, etc.) cárcel, prensa de mano, barrilete, corchete (Cerr.) grapa (Rel.) (BRIDLE,) brida (Tip.) montante.

TO —, FASTEN WITH — IRONS, grapar, lañar, asegurar con grapas || apretar, enganchar.

— — IN, asegurar una pieza de hierro con plomo.

— — OUT, desenganchar, arrancar.

— DRILL, taladro de prensa.

— FOR DRILLING, báscula para perforar.

— FOLDING MACHINE, máquina de volver.

— GAUGE, STANDARD GAUGE, gabarito.

— or PRESS FOR GLUED BOARDS (Eban.) prensa, cárcel.

— IRON, cantonera || gatillo de hierro (Alb.) amarra, ancla.

CRAMP IRON SUPPORTING THE RUNNER (Mol.) cresta.

— JOINT (Carp.) empalme engatillado.

— OF THE NUT, BRIDLE (Arm.) brida de la nuez.

BENT —, grapón con codo.

CORNER —, esquinal, grapa angular.

FLOORING — (Carp.) cárcel.

FORKED —, grapa bifurcada o en horquilla.

HOOP — (Ton.) apretador.

IRON — (Carp.) braguero.

LOCK — (Cerr.) montarresortes.

LOCK — BOLT (Cerr.) tornillo de presión del montarresortes.

OPERATOR'S —, espasmo telegráfico.

SLITTED — IRON, — IRON, (Alb.) costilla de vaca.

STAY — (Eban.) corchete.

VENEERING — (Carp.) prensa de chapear o enchapar.

WALL — (Elect.) grapa para tubos.

CRAMPED, apretado, prensado, sujetado con grapas.

CRAMPING (Ing.) encadenado.

— FRAME (Carp.) prensa de bastidor.

— TABLE, placa de sujeción.

ROTATABLE — APPARATUS (Torn.) portamaderas giratorio.

CRAMPIT (Arm.) contera de espada.

CRAMPOON, grapón, garfio de grúa (Arq.) amarra, ancla.

Crampton's ENGINE (Fc.) locomotora Crampton.

CRANAGE (Com.) uso || derechos pagados por el uso de una grúa.

CRANE (Mec.) grúa, cabrestante, pescante, argue (Lic.) cantimplora (Arq.) cigüeña de chimenea (Mar.) abanico.

TO — (Tip.) recargar.

— — UP, subir con grúa.

— BILL, v. GERANIUM.

—'S BILL (Arm.) picolete (Cir.) pico de cigüeña.

— CHAIN, cadena de grúa o cabrestante.

— FRAME, armadura de grúa.

— WITH GRAB GEAR, grúa-draga, grúa excavadora.

— LADLE (Fund.) cazo movido por molinete.

— LIFT (Mec.) arboladura de cabria.

— MOTOR (Elect.) motor para grúas.

— NECK, SWEEP-PERCH (Carr.) cuello de cigüeña.

— PNEUMATIC RAMMER (Fund.) atacador de aire comprimido accionado por grúa.

— POST, JIB (Mec.) árbol de cabria.

— TURNTABLE (Fc.) placa o mesa giratoria con pivote de grúa.

BALANCE — (Mec.) grúa de contrapeso.

CHECK OF A — (Mec.) montante de la grúa.

CHINESE — (Mec.) cabria chinesca, diferencial.

ELECTRIC —, grúa eléctrica.

FEEDING or WATER — (Mec.) pescante hidráulico.

JIB OF A — (Mec.) aguilón, brazo saliente de la grúa.

PIVOT OF A — (Mec.) pivote de giro de la grúa.

POST — (Mec.) grúa de pivote fijo.

SMALL — (Mec.,) abanico.

TURNING — (Mec.) grúa giratoria.

WEIGHING —, grúa de balanza.

WHEEL — (Mec.) grúa con ruedas.

CRANIOGRAPHY (Antropología) craneografía o craniografía.

CRANIOLOGY (antropología) craneología.

CRANIOMANCY, craneomancia.

CRANIOMETRER (antropología) craneómetro.

CRANIOSTAT (antropología) craneostato.

CRANK, cigüeña de campana || hierro de farol (Mec.) cigüeña, cigüeñal, barras del cabrestante || báscula || manubrio, brazo de palanca, biela, codo (Fc.) palanca acodada o escuadra de cambio de dirección (Dor.) pinzas de dorador (Cerr.) grapa (Min.) tirador de auxilio (Autom.) cranc, —, || v. —en (Mec.).

TO — (Mec.) formar el cigüeñal.

— ARM, brazo de palanca, manivela.

— or CRANKED AXLE (Fc.) eje acodillado.

— BEARING (A), MAIN BEARING (Mec.) soporte principal.

— OF THE BELLOWS, husillo de los fuelles.

— BOAT (Mar.) bote celoso.

— BRACE, berbiquí de manigueta.

— or —' CASE (Autom. y lanchas) b. en CASE.

— DISC (Mec.) manivela de disco.

— DRILLING MACHINE, perforadora de manivela.

— DRIVEN RIVETING MACHINE (Mec.) máquina de remachar de manivela.

— EFFORT DIAPHRAGM (Elec.t) diafragma de presiones tangenciales.

— FLY WHEEL (Mec.) volante de la manivela.

— GEAR (Mec.) transmisión de o impulsión a manivela.

— HAMMER WITH FIXED CYLINDER, martillo de disco de manivela con cilindro fijo.

— HAND CAR, canuto de cigüeña.

— HANDLE, manivela de cigüeña.

— HOOK (Torn.) barra de conexión de la cárcola.

— LEVER (Fc.) aparato de maniobra por manivela.

— WITH OFFSET (Fc.) escuadra con brazos acodados.

CRANK PIN (Mec.) espiga o clavija o turrión de manivela.

— — LATHE (Torn.) torno para tornear la espiga de las manivelas.

— POINT (Fc.) cambio de dirección.

— PULLER (Mec.) desconectador del manubrio.

— ROPE (Mar.) guindaleta.

— SHAFT (Mec.) eje o árbol de cigüeña.

— SHIP (Mar.) buque celoso.

— SIDED (Mar.) celoso.

— WEB (Mec.) brazo de cigüeñal.

— OF A WHEEL, manivela de rueda.

— FOR WORKING A SIGNAL (Fc.) manivela para maniobras de señales.

BELL — (Mec.) cigüeñal, palanca de campana (Cerr.) cambiatiros.

DOUBLE — (Mec.) manivela compuesta.

EYE OF A — (Mec.) ojo de cigüeña.

LEAD OF THE —, avance de la cigüeña.

OPPOSITE — (Mec.) manivelas equilibradas.

RETURN — (Mec.) contramanivela.

SINGLE — (Mec.) manivela simple o sencilla.

SLOT AND — (Mec.) manivela de doble codo, guía bastidor.

SYNCHRONISM OF —S (Elect.) sincronismo de manivelas.

THREE-THROW — (Mec.) manivela de tres articulaciones.

CRANKED FISH-PLATE or SPLICE BAR (A) (Fc.) brida de paso.

— STOCK RAIL (Fc.) riel de apoyo acodado.

— TOOL, cuchilla acodada.

TWICE — AXLE (Fc.) eje doble acodillado.

CRANKLE (Top.) recodo, repliegue || sinuosidad de un río || zig-zag.

CRANNIED, agrietado, lleno de grietas.

CRANNY, hendedura, grieta, rajadura (Vid.) molde de gollete.

CRAP LEATHER (Ten.) cuero delgado de vaca.

CRAPE (Tej.) crespón || cendal || espumilla.

BURIAL — (Tej.) crespón de luto.

Canton — (Tej.) burato.

DOUBLE —, crespón doble.

PLAIN — or GAUZE, crespón liso o unido.

SILK — (T. S.) espumillón.

THIN — (Tej.) cresponcillo.

CRAPING IRON, CRAPER (Mod.) rizador,

— MACHINE, máquina de rizar.

CRAPNEL, gancho, garfio.

CRARE (Mar.) barco pesado.

CRASH, estampido, rotura con estruendo || choque (Tej.) cutí burdo (Fc., Aeron., Mil, etc.) choque, desastre, accidente, siniestro || inutilización de un aparato de guerra

TO —, romperse con estrépito, estallar || chocar || machacar (Aeron.) caerse, estrellarse || inutilizar un aeroplano enemigo.

CRATE, HURDLE (Com.) cuévano, canasto, cesto grande.

CRATER, cráter (de un volcán).

— OF A MINE (Art.) boca de una mina volada.

CRAVAT, corbata.

CRAWL, vivero de pescado || corral de tortugas (Nat.) crol, "crawl".

CRAY FISH (Pesc.) langostín.

CRAYON (Dib.) lápiz para dibujar || lápiz para pintar al pastel.

TO — (Dib.) bosquejar al lápiz || pintar o dibujar al pastel.

— PAINTING (Pint.) pintura al pastel.

— PENCIL (Dib.) clarioncillo.

BLACK — (Dib.) carboncillo.

CRAZE-MILL (Min.) máquina para triturar el estaño.

CRAZY SHIP (Mar.) buque inservible.

CREA (Tej.) crea.

TO CREAK, crujir || chirriar (Mec.) rechinar.

CREAKING OF TIN, CRACKLING SOUND OF TIN, crujido del estaño.

CREAM (Gan.) crema (Perf.) crema.

TO — (Gan.) desnatar || dejar formarse nata.

— or SOAP OF BITTER ALMONDS, leche de almendras amargas.

— CAKE (Conf.) pastelillo de crema.

— COLOUR, color crema.

— COLOURED WHITE, amarillento tirando a blanco.

— LAID PAPER (Pap.) papel color crema.

— OF LIME, LIME-WATER (Pint.) agua de cal.

— METER, cremómetro.

— OF MILK (Gan.) crema, crema de leche.

— — TARTAR, TARTAR (Quím.) crémor tártaro, bitartrato de potasa.

BEAT — (Coc.) crema batida.

COLD — (Perf|) cold-cream ("crema fría")

FIRST — (Coc.) natilla.

ICE —, helado, sorbete.

WHIPPED — (Com.) crema batida.

CREASE, pliegue, dobladura, arruga (Cost.) dobladillo, repliegue, repulgo (Meta.) costura, pliegue (Herr.) estría (Enc., Zap.) filete.

TO —, plegar, doblar, arrugar (Cost.) dobladillar, repulgar (Enc., Zap.) filetear (Meta.) encarrujar.

CREASED WIRE, alambre acanalado.

CREASER (Enc.) fileteador (Zap.) fileteador (Herr.) acanalador (M. de coser) marcador.

CREASING HAMMER (Herr.) martillo de estriar o acanalar.

— OF THE SEAM, doblez.

— TOOLS, martillo y bigorneta de acanalar.

TO CREATE (Tec.) crear, producir.

— — A MAGNETIC FIELD (Fís.) producir o crear un campo magnético.

CREDENCE (Arq.) protesis.

CREDIT (Com.) crédito, haber || crédito, reputación || confianza || autoridad (Cont.) crédito, haber.

TO — (Com.) vender a crédito (Com., Cont.) acreditar o abonar (una partida) (Jur.) acreditar.

— UNION (Com.) unión de crédito.

BLANK — (Com.) crédito en blanco.

INSTITUTION OF — (Com.) institución de crédito.

LETTER OF — (Com.) carta de crédito.

ON — (Com.) a crédito.

ON LONG — (Com.) (crédito) a plazo largo.

ON SHORT — (Com.) (crédito) a corto plazo.

OPEN — (Com.) letra abierta.

PUBLIC — (Com.) crédito público.

TO BUY or (TO SELL) ON — (Com.) comprar (o vender) al crédito.

TO PLACE OF THE — OF... (Com.) abonar o acreditar a...

TO GIVE — (Com.) abrir crédito.

TO OPEN A — (Com., Cont.) abrir un crédito.

TO PASS TO THE — OF... (Com.) pasar al crédito de...

CREDITED (Com., Cont.) abonado en cuenta, acreditado o pasado al haber.

CREDITOR (Com.) haber (Cont.) haber (Jur.) acreedor.

TO CALL TOGETHER ONE'S —S (Com. y Jur.) convocar a los acreedores de uno.

TO COMPOUND WITH ONE'S —S (Com.) arreglarse con los acreedores.

CREEK (Mar.) ensenada, cala, ria, estero (Geografía) riachuelo.

CREEKLY, tortuoso o sinuoso.

CREEL (Tej.) estizola.

— FRAME (Tej.) registro de la estizola (Tip.) registro.

CREEP-HOLE (Min.) pequeña galería de mina.

—S (Min.) hinchazón o levantamiento del muro de las galerías.

CREEPER, garfio para extraer objetos de pozos o estanques (Mol.) (CONVEYOR,) tornillo sin fin de eje de turbina (Zap.) ramplón de zapato (Mar.) rezón de rastrear.

CREEPING (Arq.) rampante.

— CYNODON, WHEAT GRASS — (Botánica) grama.

— SHEET (Tej.) tela de alimentación.

— WALL, SLOPING WALL (Arq.) rampa.

— WINDING (Elect.) arrollamiento rastrero.

CREMAILLERE (Mec.) cremallera (Fort.) cremallera, dientes de sierra.

TO CREMATE, incinerar cadáveres (Com.) incinerar billetes de banco.

CREMATION (Higiene) cremación o combustión o incineración de cadáveres (Com.) incineración de billetes de banco.

— FURNACE (Higiene) horno de cremación, horno crematorio.

CREMATORY (Arq.) crematorio.

Cremona (Mús.) violín de Crémona.

CREMOR, CREAM OF TARTRATE (Quím.) crémor.

CRENATED, dentado (Arq.) festonado (Fort.) aspillerado.

TO CRENELLATE (Arq.) almenar, festonear, recortar en festones.

CRENELLATED MOULDING, molduras almenadas.

CRENELLE, almena (Fort.) aspillera, cañonera.

CRENIC ACID (Quím.) ácido crénico.

CREOSOTE (Farm.) creosota.

TO —, — WOOD (Mader.) creosotar, inyectar creosota en la madera, verificar el creosotaje.

CREPE (Tej.) crepé.

— METEOR, crepé meteoro.

TO CREPITATE, crepitar.

CREPITATION, crepitación.

CRESCENT (Ast.) creciente, menisco (Joy.) menisco (Mús.) chinesco (Tec.) cuarto de luna, media luna.

— TO —, formar en creciente.

— SHAPED, MOON-SHAPED, en forma de creciente.

— — ARTICLES (Joy.) v. — (Joy.).

CRESCIBILITY, POWER OF GROWING (Tec.) susceptible de crecer o desarrollarse.

CRESS PUNCH (Herr.) abollonador.

WATER — (Bot.) berro.

CRESSET (Fc.) fanal, farol de paso.

CRESSING HAMMER (Herr.) martillo de extender.

CREST, cresta, copete || crestón (Fort.) cimera de morrión (Arq.) crestería, cimera.

TO —, adornar con cimeras || rayar, señalar con rayas.

— OF A COAT OF ARMS (Bl.) cimera de escudo de armas.

— — HELMET, cimera de casco.

— SLOPE (Ing.) arista de un talud.

— TILES, RIDGE-TILES, PANTIL (Arq.) crestería, cimera || cimera de techo.

— or PEAK OF A WAVE (Fís.) cresta de una onda.

— WHEAT (Bot.) grama.

— CARVED — (Arq.) tejado calado.

INTERIOR — (Fort.) cresta del parapeto.

CRETACEOUS, v. CHALKY (Geol.) gredoso.

— ACID (Quím.) ácido carbónico.

CRETONNE, cretona.

CREVASSE STOPPER (Ing.) dique temporal,

CREVASSED (Bl.) agrietado.

CREVET (Joy.) crisol pequeño.

CREVICE, CRACK (Alb.) cuarteadura, abertura (Min.) grieta, rajadura (Meta.) rotura, hendedura (Mader.) rajadura, raja.

CREW (Mar.) tripulación, dotación de buque (Agric., Ing., etc.) cuadrilla, cuadrilla de trabajadores.

—'S KETTLE (Mar.) caldero de equipaje, olla de rancho.

CREWEL (Tej.) ovillo de estambre para bordar.

CREWET (Quím.) vaso de embocadura estrecha.

CRIB (Carr.) cajón del pescante (Min.) brocal de entibación (Mueb.) cuna (Hid.) cajón, cofre.

CRIBBING (Min.) entibación.

CRIBBLE (Mol.) salvado, afrecho || aventador (Min.) SIEVE, RIDAR, SCREEN, SEARGE,) criba, tamiz, harnero.

TO —, cerner, tamizar, colar por tamiz o criba.

CRICK OF A MILL (Mol.) crucero.

CRICKET, taburete, banquillo, escabel.

CRIER, pregonero.

CRIMP, frágil, desmenuzable.

TO —, asir || rizar (Enc.) estampar en relieve || imprimir con hierros ardientes.

CRIMPAGE, estampación en relieve || rizado.

CRIMPED, estampado en relieve || rizado.

CRIMPER, estampador || rizador.

BOOT — (Zap.) conformador de la bota.

HAIR —, hierro de rizar el pelo.

CRIMPING MACHINE (Enc.) máquina de estampar en relieve.

TO CRIMPLE, ondular (Ten.) granelar el cuero.

CRIMPLING BOARD (Ten.) tabla de granelar.

— IRON, hierro para ondular el pelo.

CRIMSON (Tint.) carmesí.

TO — (Tint.) teñir de carmesí.

— EXTRACTED FROM DYE-WOOD (Tint.) carmesí extraído de palo de tinte.

CRINATED, en forma de cabellera.

CRINOLINE, crinolina, tela de crin || (HAIR-CLOTH) crinolina || crinolina, ahuecador de vestidos de señoras.

CRIPPLE (Arq.) curvatura irregular (Mar.) v. CRIPPLED.

TO — (Mar.) desarbolar.

CRIPPLED SHIP (Mar.) buque desarbolado.

— SOLDIER (Mil.) inválido, soldado inválido o inutilizado.

CRISES (Com.) crisis || ECONOMIC —, crisis económica (Med.) crisis.

CRISP, rizado, crespo || rizo || frágil || tostado || trenzado.

TO —, CURL, rizar, crespar el cabello (Joy.) trenzar una cadena.

— ALMONDS, almendras tostadas.

CRISPING, en estado crispado.

CRISPNESS, encrespadura || fragilidad.

CRISPY, crespo || rizado || frágil.

CRITICAL ANGLE (Aeron.) ángulo critico.

— LIMIT (Tec.) límite critico o extremo.

— POINT (Tec.) punto crítico.

— RESISTANCE OF SERIES MACHINE (Electricidad) resistencia critica de la máquina excitada en serie.

— SPEED (Mec.) velocidad critica.

CRIZZELING (Vid.) aspereza.

CROAKY (Carp.) tabla alabeada.

CROCK, olla de barro || hollín || vendedor de loza ambulante.

CROCKERY, loza.

— FACTORY, fábrica de loza.

— WARE, GLAZED EARTHENWARE, —, vidriado, loza común.

CROCKET, gancho (Arq.) follaje saliente.

— CAPITAL (Arq.) capitel con follaje.

CROCODILE, cinglador grande.

— HAND LEVER SHEARING MACHINE, tijera o palanca de mano.

— PRESS, SQUEEZER (Fund.) cinglador de palanca.

— SHEARING MACHINE (Mec.) cinglador de palanca.

CROCONIC ACID (Quím.) ácido crocónico.

CROCUS, azafrán (Joy.) (JEWELLER'S RED, BROWN RED,) rojo de Inglaterra o de pulir.

MARTIAL — (Quím.) azafrán de Marte.

CROE (Ton.) muesca de las duelas || ranurador.

CROFTING (Hort.) encespedaje (Agric.) asoleo del lino.

CROMORNA, TRUMPET STOP (Org.) trompeta.

CRONARTIUM (Bot.) cronártium.

CRONET, CRONEL (Equit.) pelo de los caballos sobre la coronilla del caso.

CROOK, curva, curvatura || objeto encorvado || gancho, garfio (Fund.) atizador (Arm.) puente de la caja de arma de fuego (Agric.) cayado del pastor.

TO —, encorvar, torcer (Carp.) alabearse, combarse.

— FILE (Herr.) lima curva.

— SHOVEL (Min.) pala de minador (Mil.) azada de zapador.

— TIMBER, KNEE or COMPASS TIMBER, ARCHED TIMBER, maderos curvos.

CROOKED (Com.) chueco, torcido, ilegal, fraudulento.

Crooke's TUBE (Fís.) tubo de Crookes.

Crookes DARK SPACE (Fís.) espacio oscuro de Crookes.

CROOM (Agric.) horquilla de dientes largos.

TO CROON (Gan.) berrear.

CROOP (Com.) testaferro.

CROP (Agric.) cosecha (Min.) cresta, cabeza del filón || mineral de primera clase (Gan., Equit.) animal desorejado o muengo (Bot.) rubia (Tal.) empuñadura de látigo.

TO — (Agric.) cosechar, segar las cosechas || esquilar (animales) || tajar o destrozar árboles || recoger las frutas || roer la yerba || sembrar para preparar unan ueva cosecha (Tej.) tundir.

— — OUT (Min.) venir una veta a la superficie.

— BONES, ballenas de dimensiones medianas.

— EARED, v. — (Gan., Equit.)

— MADDER (Bot.) rubia.

— WHIP, látigo pequeño de carretero.

STANDING — (Agric.) cosechas aun no segadas.

CROPPED (Enc.) mal cortado.

CROPPIE (Vid.) tenalla.

CROPPING (Agric.) explotación de un campo || siega || tala de árboles || desbroce o esquilmo (Min.) cresta, crestón de vena || explotación de un crestón (Gan.) esquileo.

— AND LAYING (Agric.) cultivo alternado.

— OF ORES, OUTCROP (Min.) cresta, crestón.

CROQUETTE (Coc.) croqueta.

CROSIER (O. Ec.) báculo pastoral, croza.

— SHAPED SUPPORT (Fc.) báculo pastoral.

BISHOP'S — (O. Ec.) báculo pastoral.

CROSSLET, cruz pequeña (Plat.) crisol.

CROSS, cruz, aspa (Ast.) la Cruz, el Crucero (Min.) crucero (Arq.) cruz de iglesia (Tip.) testero (Arm.) guardamonte (Agrim.) escuadra de agrimensor (Tec.) transversal, atravesado.

TO —, cruzar, intersectar, atravesar, cortar transversalmente (Gan.) cruzar castas (Ton.) engargolar, jablar (Min.) cruzar un filón (Com.) tachar o borrar.

— — CUT, cortar de través.

— — WOOD, TO SAW WOOD ACROSS THE GRAIN (Carp.) aserrar contra el hilo.

— — EXAMEN (Jur.) interrogar el juez a las partes.

— — HATCH (Grab.) sombrear.

— A LODE (Min.) atravesar un filón.

— — MAGNETISE (Fís.) imanar transversalmente.

— — OUT (Com.) tachar, borrar.

— — THE STROKES (Dib.) cruzar las líneas.

TO CROSS WIRES (Tel.) cruzarse los alambres telegráficos.

— AISLE (Arq.) nave transversal de iglesia.

— ANCHORING (Fc.) ancla o barra de detención transversal.

— ARCHED VAULTING (Arq.) bóveda de cruz.

— ARM (Elect.: postes,) traviesa.

— ARROW (Arm.) flecha de ballesta.

— AXLE (Mec.) eje en T.

— BAND (Com.) banda.

— BAR (Carp.) telera o telerón || bolea de carruaje (Carp.) travesaño, traviesa, jabalcón || crucero de ventana || cruceta (Eban.) barrote (Mec.) telera, brazo de cabria (Tej.) vara de lizos (Mar.) cruz de ancla (Cerr.) aldabón (Arm.) gavilán (Elect.) barra transversal, v. ARM y LEVER (Pont., Mil.) travesaño de pie de caballete de puente militar (Tec.) v. BAR, CROSS-HEAD.

— — OF A CHASE (Tip.) crucero.

— — — THE CONNECTING ROD (Fc.) cruceta de la biela.

— — — SHOT (Art.) palanqueta.

— —S OF A TABLE FRAME (Carp.) borriquillos.

— BARRED, atravesado.

— BATTERY (Mil.) baterías de fuegos atravesados.

— BEAM, TRANSVERSAL BEAM, travesaño.

— — (Carp.) solera (Carr.) telera de marco (Art.) telerón (Pont.) travesaños de puente volante (Min.) travesaño.

— BEARER (Mv.) soporte transversal de la parrilla.

— BEARERS UNDER TRACK (Fc.) paso de las varillas debajo de la vía.

— BELT (Mil.) bandolera || correa de cartuchera.

— BOLT (Fc., cremallera) cerrojo transversal.

— BOND (Alb.) aparejo cruzado.

— BOW (Arm.) ballesta || gavilán.

— BRANCH (Min.) ramal transversal.

— BREEDING (Gan.) cruzamiento de castas.

— CHAP, BROAD CHAP, HANDVISE (Carp.) tornillo de quijadas grandes.

— or — MOUTHED CHISEL, punzón cilíndrico de corte en cruz.

— OF A COIN (Acuñ.) reverso, cruz.

— CONNECTION (Elect.) conexión transversal.

— — OF RAILS (Fc.) enlace transversal de dos filas de rieles.

— COURSE (Min.) filón transversal.

— — SPAR (Miner.) cuarzo radiado.

— CUT (Min.) s. ARCH, sangría, crucero (Carp.) asserío al través || corte de través.

— — END OF TIMBER, madera tronzada a través de las fibras.

— FILE, UP-CUT FILE, lima de doble talla.

— — FRAME SAW, sierra alternativa para tronzar.

— — SAW, sierra de trozar.

— CUTTING CHISEL, bedano.

— EDGE (Mader.) corte transversal.

— — TEETH, dientes para trozar.

— DIKE (Hid.) malecón.

— DRAIN (Ing.) cantimplora o barbacana.

— or TRANSVERSE FIELD (Elect.) campo transversal.

— FILE, OVAL FILE; lima oval o almendrada.

— FIRE (Art.) fuego cruzado.

— FOOT BEAM (Mec.) cárcola.

— FOX, zorro cruz.

— FRAME (Carp.) armazón de sierra (Fc.)

— — or HEAD FRAME, (diaphragm,) cabeza de unión.

— — SAW, sierra de hender.

— FROG (Fc.) crucero a escuadra.

— GAP (Fc.) junta normal o transversal.

— GARNET (Carp.) bisagra en T.

— GIRTH (Tal.) cincha cruzada.

— GORE (Mar.) aspas.

— GRAFTING (Hort.) injerto en cruz.

— GRAIN, PIN WAY OF GRAIN, contrahilo, transversalmente.

— GRAINED (Carp.) madero de fibras atravesadas.

— GROOVE (Ton.) jable.

— HALF LATTICE IRON, hierro en doble T.

— HALTER (Tal.) cabestro a la francesa.

— HANDLE, manivela de trépano || mango en cruz.

— HATCHING (Grab.) sombreado.

— HEAD, cabeza en T, cruceta de cabeza, cabeza de biela en cruz.

— — AND SLIPPER (Mec.) guía por capacete.

— — BLOCK (Mv.) corredera del vástago.

— — CENTER or PIN (Mec.) tornillo del capacete.

— — COTTER or KEY (A) (Mec.) chaveta del capacete.

— — END OF THE CONNECTING ROD (Mec.) cabeza de la biela.

— — OF THE PISTON ROD (Mec.) cabeza del vástago del émbolo.

— — RAIL (Fc.) riel de cabeza en T.

— IN THE HAWSE (Mar.) cruz en el cable.

— INDUCTION (Elect.) inducción transversal.

— JACK (Mar.) vela seca.

— — BRACES (Mar.) brazas de la seca.

— — SAIL (Mar.) mesana redonda.

— — YARD (Mec.) verga de redonda || verga seca.

— JOINT, FLUSH-JOINING (Carp.) ensambladura de horquilla.

— AND KILL (Biol.) cría paralela, "cross and kill".

— LATH (Arq.) contralata.

— LEVER, TRIANGLE (Hid.) triángulo, palanca en cruz.

— LINE (Tip.) línea transversal.

— LODE (Min.) filón transversal.

— OPENING (Min.) corte transversal.

— or FEED MOTION CRANK, contra-manivela.

— OVER (Biol.) "crossover", v. CROSSING-OVER.

— OVER BEND (Elect.) codo de cruce para conducciones (con tubos aisladores).

— — BOX (Elect.) caja de cruzamiento.

— — POLE (Elect.) poste de cruce.

— — STANDARD WITH CABLE HUT (Elect.) poste de amarre para cables con garita.

— — TOWER (Elect.) torre de amarre.

— PANE HAMMER, RIVETING HAMMER (Herr.) martillo cruzado.

— PAWL (Mar.) vágara.

— PIECE (Carp.) (TRAVERSE, GIRDER,) travesaño, cruceta ‖ agión (Carr.) telera (Hid.) entretoesa, solera de palizada.

— — FOR CONDUITS (Elect.) cruz para tubos aislantes.

— — FOR BELAYING ROPES (Mar.) atravesaño firme de colchar.

— — OF THE FORECASTLE (Mar.) atravesaño del propao del castillo.

— — — — HEAD (Mar.) cruceta de los brazales.

— — — A WINDOW (Carp.) peinazo.

— POINT (Bord.) punto cruzado.

— POLE, TOP-POLE (Tej.) larguero.

— PROP (Min.) codal (Carp.) tornapunta, puntal oblicuo.

— QUARTER (Carp.) entramado de cruces de San Andrés (Arq.) cuadrifolio.

— RAFTER (Carp.) lima.

— REFERENCE, referencia cruzada.

— ROAD, CROSSING, encrucijada ‖ apartadero ‖ trocha.

— ROD, barrote transversal.

— RULE PAPER (Pap.) papel cuadriculado.

— SEA (Mar.) mar de través.

— SECTION, sección o corte transversal.

— — OF ARM (Elect.) sección transversal de los radios o brazos.

— SHAFT (Mec.) árbol transversal.

— SHEARING MACHINE (Tej.) máquina de tundir transversalmente.

— SILL (Fc.) traviesa.

— SLEEPER or TIE (Fc.) durmiente o traviesa transversal.

— — — TRACK (Fc.) super-estructura con traviesas.

— SLIDE (Torn.) carretilla transversal.

— SCREW (Torn.) husillo o tornillo del carro transversal.

— SPALES (Mar.) tablones de manga.

— SPRINGER (Arq.) (TRANSVERSAL RIB,) arista de encuentro transversal ‖ arco diagonal (Carp.) cabrio oblicuo.

— STAFF, s. ALHIDATE.

— STAY, DIAGONAL — — (Carp.) cruz de San Andrés.

— STITCH (Tej.) punto cruzado (Bord.) punta de marca (Mar.) llave de relingas.

— SEAM (Cost.) costura con punto cruzado.

— STONE (Min.) quiastolita, piedra de Santiago.

— STREET, calle transversal o traviesa.

— STRETCHER or STUD (Carp.) cruz de San Andrés.

— STRING, malla.

— TABLE (Eban.) mesa en T.

— TAIL (Mv.) biela lateral.

— GUDGEON (Mv.) muñón en aspa.

— TALK (Telef.) conversaciones cruzadas.

— TIE (Fc.) v. — SLEEPER.

— — GAUGE BAR (Fc.) tirante o riostra transversal o de separación.

— TIES (Min.) ademes.

— TIMBER (Carp.) travesaño (Carr.) telera de asiento.

— TREADLE (Tej.) cárcola transversal.

— TREE (Carr.) telera.

— or THREE WAY-VALVE (Mec.) válvula de triple paso de efecto alternativo.

— VAULT (Arq.) bóveda de arista en cruz.

— VENT (Arq.) claraboyas en cruz.

— WAY (Min.) galería transversal.

— —, — ROAD, — COUNTRY ROAD, encrucijada, camino que se bifurca.

— WEAVING, CROSSING (Tej.) tejido diagonal.

— WIND (Mar.) viento atravesado o contrario.

— — FORCE, fuerza del viento atravesado o contrario.

— WISE, IN THE FORM OF A CROSS, en cruz, atravesado formando cruz.

— WIRE, SPIDER LINES, retículo.

— WOODEN CLAMP (Carp.) peinazo.

— WORD PUZZLE, crucigrama.

— WORK, — BARS OF A WINDOW, crucero de ventana.

— WORKING (Min.) labor transversal.

GREEK — (Arq.) cruz griega.

LATIN — (Arq.) cruz latina.

LONG — (Tip.) barra de la rama.

OBLIQUE — (Carp.) jabalcón.

SIZE — (Enc., Tip.) colgador.

TREFOILED — (Arq.) cruz en trébol.

CROSSED BELT (Mec.) correa en aspa.

— CHECKS (Com.) cheques cruzados.

— COILS (Elect.) carretes cruzados.

— CURRENTS (Elect.) corrientes cruzadas.

— OUT WHEEL, rueda de cuatro rayos.

— WARP (Tej.) telas de tejido diagonal.

CROSETTE (Arq.) adaraja de dovela.

— KEY (Cerr.) llave con guardas en cruz.

CROSSING (Fc.) crucero, cruce de vía || vía diagonal, paso a nivel (Min.) cruce, crucero (Elect., Tel.) cruce (Tej.) cruzado de la tela (caminos) encrucijada, cruce de caminos, crucero.

— OF AN AERIAL LINE BY CABLE (Elect.) cruce de una línea aérea por cable.

— APPROACH (Fc.) rampa de acceso.

— BARRIER (Fc.) barrera.

— BELL (Fc.) timbre de aviso (de crucero de vía).

— BLOCK (Fc.) bloque de cruzamiento.

— BOX (Elect.) enchufe de cruce.

— CLAMP (Elect.) pinza de cruce o cruzamiento.

— or FROG (A) WITHOUT GAP IN THE MAIN LINE (Fc.) corazón sin interrupción de la vía principal.

— OF LINES (Fc.) cruce o cruzamiento de vías, crucero.

— LOOP (Fc.) vía de cruzamiento.

— or FROG (A) WITH MOVABLE POINT (Fc.) corazón con punta móvil.

— NET (Pesc.) guido, red de barrear un río.

— OVER (Biol.) crossing over, intercambio de factores entre cromosomas.

— POINT (Tec.) punto de intersección o de cruce (Tel.) punto de cruce en el conmutador (Fc., caminos, etc.) crucero, cruzamiento.

— WITH RAMP FOR WHEEL FLANGE (Fc.) corazón con plata banda.

— SADDLE (Fc.) silla de cruzamiento.

— SIGN (Fc.) disco o tabla de aviso (de cruce).

— STATION (Fc.) estación de cruce.

— THE TRACK IN GROUPS (Fc.) cruzamiento en grupos independientes.

LEVEL — (Fc.) paso a nivel.

RAILWAY — (Fc.) v. —.

RIGHT ANGLE — (Fc., Tec.) cruzamiento rectangular.

SWITCH WITHOUT —, FROGLESS SWITCH (Fc.) aguja sin corazón, cambio sin corazón.

CROTCH, horquilla || corchete o gancho (Mar.) varengues, piques || cabria.

CROTCHED, ahorquillado (Mús.) corchea (Tip.) corchete, paréntesis cuadrado (Carp.) pun-

tal, refuerzo (Mar.) defensa de hierro de la roda de botes.

CROTCHET (Cerr.) ganzúa (Fund.) gancho.

— PASSAGE (Fort.) corchete de trinchera.

— TONGS BORE (Herr.) apresadora, tenazas de gancho.

FASTENING OFF —, ganchito de rematar costuras

CROTIN (Quím.) crotina, (crotonglobulina y crotonalbúmina).

CROTON (Bot.) crotón.

— OIL (Farm.) aceite de crotón, aceite de crotontiglio, aceite de granos tiglios.

CROTONIC ACID (Quím.) ácido crotónico.

CROTONYLENE (Quím.) crotonileno.

CROUD (Arq.) cripta.

CROUP (Carn.) rabadilla de ave, obispillo (Equit.) grupa.

CROUPADE (Eq.) grupada.

CROUPIERE (Eq.) grupera, baticola.

CROW, palanca, barra de mina, uña de espeque (Fc.) v. JIM —. (Mar.) araña.

— BAR (Min.) barreta (Alb.) palanca de hierro || pie de cabra, v. CROOKED —.

—'S BILL, BULLET-DRAWER, WORM (Arm.) sacabalas.

—'S — (Herr.) pico de cuervo (Dent.) botador.

— FLOWER (Bot.) anémona.

— FOOT, (Bot.) Comb. DEAD EYE (Mil.) estrella, abrojo de hierro (Mar.) bolina (Poz.) gancho de sonda (Min.) ramales de galería de mina.

— KEEPER, v. SCARE —.

— KNOT (Mar.) culo de puerco.

— QUILLS (Com.) plumas de cuervo.

CROOKED — BAR, alzaprima, barreta curva.

IRON — (Art.) pie de cabra de mortero.

JIM —, RAIL BENDER (Fc.) plegador de vía.

SCARE —, — KEEPER (Agric.) espantajo, espantapájaros.

TO CROWD (Pint.) amontonar, apiñar.

— — SAIL (Mar.) hacer fuerza de vela.

— — ALL SAIL (Mar.) echar todo el trapo.

CROWDY, harina gruesa.

CROWN, corona || guirnalda (Ac.) moneda de cinco chelines inglesa (Somb.) copa (Carp.) pendolón (Tej.) rueda de brocas (Mar.) cruz (Arq.) corona de arco o de bóveda || coronamiento, cúspide, (Eq.) corona (Fund.) coronilla de campana || cúpula de horno (Odont.) corona.

TO —, coronar || completar (Tec.) dar la última mano a una obra || colocar en lo más alto.

— OF AN ANCHOR (Mar.) cruz del ancla.

— — — ARCH (Arq.) clave.

— BAR TIMBERING (Ing.) entibación entre montantes.

CROWN OF THE CABLE (Mar.) pozo.

— OF CUPS (Elect.) batería de copas.

— DRILL, broca de corona.

— OF THE FIRE PLACE, cielo del hogar.

— GATE, HEAD GATE, WATER GATE (Hid.) compuerta superior o de entrada (de esclusa).

— GLASS, FLASHED GLASS (Vid.) "crown glass".

— GRAFTING (Hort.) injerto en corona o de corona.

— OF A HAT (Somb.) casco de sombrero.

— KNOT (Mar.) remate de piña.

— MOULDING OF A CORNISE (Arq.) sobremoldura.

— POST (Carp.) paral, pie derecho, árbol ‖ pendolón.

— — TRUSS (Carp.) armadura de pendolón.

— RASH (T. S.) raso.

— SAW, s. ANNULAR SAW, sierra cilíndrica.

— SOLLICITOR, fiscal.

— TILE, teja plana.

— VALVE (Mec.) válvula de cúpula.

— VAULT (Arq.) bóveda de copete.

— WHEEL, WATER-MILL WHEEL (Mol.) rueda de molino.

— , FACE — or CONTRATE WHEEL (Rel.) coronaria, rueda de contrete o de escape.

— WOOD (Mader.) madera de excelente cualidad.

— WORK (Mueb.) copete (Fort.) coronamiento, obra coronada.

CROWNED PULLEY (Mec.) polea de llanta curvada.

CROWNING (Arq.) coronamiento de un edificio (Mec.) barriga de cuadernal ‖ (SWELL,) curvatura de la llanta de la polea (Mar.) coronamiento de piña.

— PYRAMID (Arq.) fastial.

CROY (Hid.) dique.

CROZE (Ton.) muesca, ranura.

— IRON, CROZER (Ton.) jabladera.

CROZZING MACHINE, BARREL — — (Ton.) máquina de sacar las muescas en los barriles.

STAVE — MACHINE (Ton.) máquina de sacar las muescas en las duelas.

CROZER, NOTCHER, v. CROZE IRON.

CRUCIBLE (Quím.) crisol (Fund.) crisol, cubilote.

— BELLY, vientre del crisol.

— OF DESTILLATION, crisol de reducción.

— DRYING APPARATUS, secadero de crisoles.

— FURNACE (Fund.) horno de crisol.

— MELTING FURNACE (Fund.) horno para crisoles.

— OVEN, horno para hacer crisoles.

— PRESS, prensa de crisoles.

CRUCIBLE SHANK, tenedor de crisol.

— STAND (Quím.) asiento o soporte para crisol.

— STEEL or CAST STEEL, acero al crisol.

— — PROCESS (Fund.) fabricación de acero al crisol.

— TONGS, tenazas para crisoles.

— TRIANGLE, soporte o triángulo para crisoles.

ELECTRIC — FURNACE, horno eléctrico de crisol.

Gooch's —, crisol de Gooch.

FIRE CLAY —, crisol de arcilla refractaria.

FIRE CLAY — LINED WITH CHARCOAL (Fund.) crisol embrascado.

HESSIAN —, BLUE POT (Fund.) crisol Hesse, hecho con arcilla refractaria.

SMELTING IN —S (Fund.) fundición en crisoles.

TO LUTE or TO LINE — (Fund.) brascar crisoles.

CRUCIFEROUS (B. A.) crucífero.

CRUCIFIX (O. Ec.) crucifijo.

CRUCITE, s. CROSS STONE.

CRUDE, UNDRESSED, ROUGH (Tec.) crudo, informe.

— GYPSUM (Miner.) alfor, yeso en bruto.

— MATERIALS (Com.) materias primas.

— METAL (Meta.) metal crudo.

— POTASH (Quím.) potasa del comercio, almajo.

CRUET, — STAND, vinagrera, convoy.

—, (Grab.) pocillo.

—, (F. de velas) estearina, sebacina.

— STAND, v. —.

CRUISE, jícara ‖ taza pequeña (Mar.) corso, caza.

TO — (Jur., Mar.) navegar en corso ‖ cruzar.

CRUISER (Mar.) crucero, guardacosta (Mar., Jur.) corsario, buque corsario.

CRUISING STATION or GROUND (Mar.) crucero.

CRUIVE (Pesc.) trampa para pescar salmones.

TO CRUM,-B, desmenuzar, hacer migas, desmigajar.

— BRUSH, escobilla de limpiar la mesa.

TO CRUMBLE, v. TO CRUM; desmoronar, reducir a polvo.

CRUMBLING, desmoronamiento.

CRUP (Tint.) rubia molida; v. CROUP.

CRUPPER (Eq.) grupa, grupera.

CRUSE (Quím.) frasco, botella pequeña.

CRUSET (Joy.) crisol de platero.

CRUSH (Min.) desplome de techo de mina.

TO — (Min.) triturar, machacar (Mec.) aplastar, triturar, prensar, moler.

— — AGAIN (Meta.) triturar por segunda vez, acabar de triturar.

TO CRUSH CLODS, TO BREAK THE CLODS
(Agric.) desterronar.
— — THE ORE FOR THE SECOND ROAST-
ING (Meta.) bocartear.
— — OUT, exprimir.
CRUSHER (Fund.) molino triturador (Min.)
triturador, bocarte (F. Az.) (CANE,) des-
menuzadora (Const.) trituradora.
— GAUGE (Art.) aparato de medir la presión
de la pólvora en el ánima de un arma.
CAKE — (Mol.) trituradora de orujo.
CLOD — (Agric.) desterronadora.
CRUSHING, trituración, bocarteo.
— MACHINE, — MILL (Min.) bocarte, tritura-
dor.
— MILL, CHAT ROLLER, GRINDER, molino
de pilones (Meta.) molino de cilindros pa-
ra minerales.
— — LEAF, caz del bocarte.
CRUST (Pan.) costra o corteza del pan (Com.)
concha de tortuga (Fund.) torta, costra
(Vet.) parte del casco en la que se afirma
la herradura (Vm.) incrustaciones de las
calderas.
TO —, cubrir con una costra (Alb.) enlucir,
dar torta.
— — WITH LEAD (Hoj.) chapear con plomo.
— OF CASTING (Fund.) costra de fundición.
SLAG — (Fund.) costra de escorias.
TO TAKE OFF THE —, descostrar.
CRUSTY, cortezudo || cubierto de costra, cos-
troso || incrustado.
CRUTCH, muleta (Min.) pies derechos con tor-
napuntas para sostener los cabezales de
una galería (Mec.) (DOUBLE-CLAW) horquilla
(Rel.) brazos del áncora.
— HANDLE SHOVEL, pala de cruceta.
— OF THE RACK AND PINION-JACK,
HORN, (Mec.) horquilla de la cremallera.
CRY, TO CRY DOWN, desmonetizar.
CRYOGENY (Fís.) criógeno || criógeno, dispo-
sición o método para producir frío.
CRYOHYDRATE (Quím.) criohidrato.
CRYOLITE (Miner.) criolita.
CRYOMETER (Cir.) eteróscopo, criómetro.
CRYOPHORUS (Fís.) crióforo.
CRYPT (Arq.) cripta.
CRYPTAMNESIA (Psicol.) criptamnesia.
CRYPTOGRAPH CODE, código criptográfico.
— KEY, clave o llave criptográfica.
CRYPTOGRAPHY, criptografía.
CRYPTOSCIASCOPE, criptosciascopio.
CRYSTAL (Vid.) cristal (Min.) cristal (Radio.)
v. — DETECTOR.
— OF COPPER SULPHATE (Quím.) sulfato
de cobre cristalizado.
— DETECTOR, — RECTIFIER, —. (Radio.)
detector de cristal.

CRYSTAL DROP (Vid.) almendras de cristal.
— GLASS (Vid.) cristal.
— OF MARS (Quím.) cristal de hierro.
— POTASSIUM SULPHATE (Quím.) cristal de
sulfato potásico.
— SYSTEM (Quím.) sistema de cristalizacion.
— OF TIN (Min.) cloruro de estaño.
— WORKS, GLASS WORKS, fábrica de cris-
tal.
ARBORESCENT —S (Quím.) cristal en for-
ma de abeto.
CLUSTER — (Geol.) geoda cristalina.
CUT — (Vid.) cristal cortado.
MOUNTAIN or ROCK (Miner.) cristal de
roca.
TO SHOOT INTO —S, cristalizarse.
CRYSTALLINE, cristalino.
— DEPOSIT (Quím.) precipitado o depósito
cristalino.
— SELENIUM (Quím.) selenio cristalizado.
CRYSTALLIZATION, CRISTALLYZING, cris-
talización.
— BY ELECTROLYTICAL DESCOMPOSI-
TION (Elect., Quím.) cristalización por des-
composición electrolítica.
— VESSEL, vaso de cristalización.
PRISMATIC — (Quím.) cristalización pris-
mática o en prismas.
WATER OF — (Quím.) agua de cristaliza-
ción.
TO CRISTALLIZE, cristalizar || cristalizarse.
— — SUGAR (F. Az.) candificar el azúcar.
CRYSTALLIZED, cristalizado.
TO BECOME —, v. TO SHOOT INTO
CRYSTALS.
CRYSTALLIZING, v. CRYSTALLIZATION.
— BASIN or PAN, CRYSTALLIZER (Quím.)
vasija para la cristalización.
CRYSTALLOGRAPHY, cristalografía.
CRYSTALLOID, cristaloide.
CRYSTALLOTYPE (Fot.) fotografía sobre cris-
tal.
CRYSTALLOMETRY, cristalometría.
C-SPRING, resorte en C, v. C.
Ct (No period,) (Quím.) Abrev. de CELTIUM.
CTETOSOME (Biol.) ctetosoma.
C-TUBE (Mil.) un hidrófono.
CUB, piel de osesno (Pesc.) ballenato (Caz.)
madriguera de conejos.
CUBA CEDAR WOOD, v. CIGAR WOOD.
CUBAN HEEL (Zap.) tacón cubano.
CUBATURE (Geom.) cubicación.
CUBE (Geom.) (HEXAHEDRON,) cubo, hexae-
dro (Arit., Alg.) cubo, tercera potencia.
TO — (Arit., Alg.) cubicar, elevar a la ter-
cera potencia.
— ROOT, v. CUBIC ROOT.

CUBE SUGAR MACHINE (F. Az.) máquina de hacer cúbicos los terrones de azúcar.

CUBIC, CUBICAL, cúbico.

— CENTIMETRE, centímetro cúbico.

— FOOT, pie cúbico.

— MILIMETER, milímetro cúbico.

— or CUBE ROOT (Arit., Alg.) raíz cúbica.

CUBICA (Tej.) cúbica, tela de lana.

— COAL, carbón para fabricar coque.

CUBIFORM, cubiforme.

CUBILOT (Fund.) cubilote.

CUBING, cubicación.

CUBISM (Pint.) cubismo.

CUBIST (Pint.) cubista.

CUCKOO CLOCK (Rel.) reloj de cucú.

CUCURBIT, alambique, cucúrbita.

— STAND, soporte de la cucúrbita.

CUCURBITULA (Cir.) ventosa.

CUD, QUID, tabaco de mascar.

CUDBEAR, CUDBEARD (Tint.) orchilla, orchilla violeta.

CUDDY (Mar.) camarote de proa || fogón || cámara alta (Fc.) cabria.

CUDGEL (Min.) estaca.

— OF THE PLOUGH-RAKER (Agric.) esteva del arado.

CUE (Tec.) cola (Jueg. del billar) (BILLIARD-STOCK,) taco, taco de billar.

CUFF (Cost.) puño, vuelta de vestido o de manga.

TO — (Cost.) rizar.

HAND — (Herr.) esposas.

TO HAND — (Herr.) esposar.

CUINAGE (Fund.) moldeado del estaño en salmones (Tej.) devanado.

CUIRASS (Arm.) coraza (Mar.) blindaje.

BACK — (Arm.) espaldar.

FRONT — (Arm.) peto.

LIGHT — (Arm.) coracina.

CUL DE SAC, callejón sin salida o ciego.

CULINARY, culinaria.

— BOILER, marmita.

CULL, OLD EWE (Agric.) oveja vieja.

TO —, elegir, escoger, seleccionar.

— — THE ORE (Min.) seleccionar o escoger el mineral.

— — WOOL (Tej.) desmotar la lana.

CULLED ORE (Min.) mineral escogido.

CULLENDER, colador, tamiz, coladera.

CULLET, BROKEN GLASS FOR MELTING, (Vid.) vidrio en fragmentos para fundir.

CULLING, s. BURLING, escogimiento, selección (Tej.) desmote o desborre.

CULLIS (Coc.) colador.

CULM, SLACK COAL, SMALL COAL (Min.) cisco de carbón, carbón menudo, carbón de piedra en polvo.

CULMINANT, culminante.

TO CULMINATE (Ast.) culminar.

CULMINATION (Ast.) apogeo || culminación.

POINT OF — (Top.) punto culminante.

CULOT (Art.) culote de granada.

CULTER (Agric.) reja del arado.

CULTIVABLE, ARABLE (Agric.) cultivable.

TO CULTIVATE (Agric.) cultivar, mejorar la tierra || cultivar las plantas.

CULTIVATION, CULTURE, BREEDING, (Agric.) cultivo.

— OF SILK, sericultura.

— OF THE VINE, industria vinícola.

CULTIVATOR (Agric.) cultivador, agricultor.

—S (Agric.) cultivadora, arado de cultivo.

—S (Agric.) instrumentos para arar.

CULTURE, v. CULTIVATION, cultura || cultivo.

— OF BEES, REARING, apicultura.

— — KITCHEN GARDENS, horticultura.

— — MEADOWS, praticultura.

— — TREES, arboricultura.

— OF VINES or OF THE VINE, vinicultura.

ELECTRO— (Agric.) v. p.

TO CHANGE THE — (Agric.) cambiar el cultivo.

CULVER-HOUSE, palomar.

CULVERIN (Art.) culebrina.

CULVERT, s. AQUEDUCT, alcantarilla (Fc.) alcantarilla (Fort.) conducto subterráneo.

CULVERTAIL (Carp.) cola de milano.

CUMBER BOARD (Tej.) plancha de patrones.

CUMBERSOME, pesado, incómodo.

CUMFREY (Bot.) consuelda.

CUMIN (Bot.) comino.

— OIL, aceite de cominos.

— SEED, semilla o grano de comino.

BLACK — (Bot.) comino bastardo, pamplina.

CUMINIC ACID (Quím.) ácido comínico.

CUMMING, tina para el mosto.

CUMULO-STRATUS (Meteor.) cúmulo-estrato.

CUMULUS (Meteor.) cúmulo, cúmulus.

CUNEIFORM, WEDGE SHAPED, cuneiforme, en forma de cuña.

— WRITING, escritura cuneiforme.

CUNETTE, cuneta de desagüe.

CUNT SPLICE (Mar.) gaza de encapilladura || costura doble.

CUP, vaso, copa || taza, jícara (Cir.) ventosa (Pint.) pocillo (Mar.) dado de hierro de la concha del cabrestante || tejuelo, tejo. (v. BLANK).

— BOARD (Mueb.) armario, aparador, copera. v. STINK — —.

— — IN A WELL (Arq.) alacena embutida.

— FORM or WISE, acopado, en forma de copa.

— OF A FUSE (Art.) cáliz de una espoleta.

— GALL (Bot.) agalla de roble.

CUP HOOKS AND EYES, aldabas de alacena.
— AND SAUCERS, tazas y platos.
— VALVE (Mec.) válvula de chapaleta.
— WEIGHTS, BRASS WEIGHTS IN NEST, SET OF WEIGHTS, juego de pesas en nidos.
— OF A WHEEL, arcaduz de noria.
  CORNER — BOARD (Carp.) rinconera, esquinero.
CUPEL, CUPPEL, COPPEL, TEST, copela.
  TO —, CAPEL, (Quím.) copelar.
— ASHES (Meta.) cendrada, cenizas de copela.
— ASSAY, ensayo por copelación.
— DUST, polvo de copela.
— FURNACE, ASSAY FURNACE, MUFFLE FURNACE (Quím., Meta.) horno de copelar.
— PAN, recipiente de la copela.
— PASTE, ASH BONE (Min.) cendra.
— PYROMETER, pirómetro de Pry.
— TEST OF SILVER (Min.) ensayo de la plata por copelación.
— TONGS, tenazas de copelar.
  TO ANNEAL THE — (Meta.) recocer la copela.
CUPELA (Meta.) hornillo pequeño.
CUPELLATION (Quím.) copelación (Meta.) (REFINING, PURIFICATION,) refinación, copelación, acendración.
— TEST, CUPEL, COPPEL (Quím., Meta.) ensayo por copelación.
  TO SUBMIT TO —, copelar.
CUPOLA, CUPPOLA (Arq.) cúpula, domo, media naranja, cimbrio ((Alb.) ladrillo en forma de sector angular (Fund.) cubilote, cúpula (Mar.) cúpula, torre blindada.
— FURNACE or SMELTING FURNACE, CUPELA, Wilkinson's FURNACE (Fund.) cubilote, horno de manga o de Wilkinson.
  CYLINDER OF A — FURNACE (Fund.) cilindro de cubilote.
CUPPED (Mec.) aplastado por el centro.
CUPPING-GLASSES (Cir.) s. CUP, ventosas.
CUPREOUS, COPPERY, cobrizo.
CUPRIC, v. CHLORIDE.
CUPRIFEROUS, — IRON ORES (Meta.) mineral de hierro cobrizo.
CUPROFULMINIC ACID (Quím.) ácido cuprofulmínico.
CUPRO-NICKEL (Meta.) cuproníquel.
CUPRON CELL (Elect.) v. COPPER OXIDE CELL.
CUPRORE (Bot.) adormidera.
CUPROSILICON, SILICON COPPER (Quím.) cobre silicioso.
CUPROUS, v. CHLORIDE.
  GRANULATED — OXIDE (Quím.) óxido de cobre en granos.
CURACAO, CURACOA (Lic.) curazao.

CURARE (Quím.) curare.
CURARINE (Quím.) curarina.
CURB (Eq.) v. — CHAIN (Alb.) brocal de un pozo ‖ orilla o bordillo de acera ‖ revestimiento de un pozo (Min., Hid.) v. CRIB (Fc.) (PLATFORM COPING,) adoquín o bordillo encintado del andén (Ing.) muro de contención (Mol.) caz.
  TO — (Eq.) enfrenar ‖ poner la barbada al caballo.
— BEAM (Pont.) solera de un puente de madera.
— BIT (Tal.) bocado del freno.
— CHAIN (Eq.) s. —, barbada.
— CROTCHET (Tal.) alecrín.
— PLATE (Carp.) solera curva de techo circular.
— RAFTER (Carp.) cerchón.
— ROOF (Carp.) armadura falsa ‖ armadura quebrantada ‖ techo a la mansarda.
— STONE, BRIM OF A WELL, brocal de pozo.
— — (Cam.) guardacantón ‖ (Fc.) paramento, salvarruedas, contrafuerte de la acera.
— — BROKER (Com.) corredor intruso.
— WHEEL, rueda de trinquete.
CURBING (Arq.) cimbra (Mec.) brida, freno (Eq.) freno.
CURCUMA (Tint.) cúrcuma, azafrán de las Indias.
— PAPER (Pap.) papel de cúrcuma.
CURCUMINE, COLOURING MATTER OF THE CURCUMA (Quím.) curcumina.
CURD (Gan.) cuajada ‖ requesón.
  TO — or CURDLE, cuajar, coagular ‖ coagularse, cuajarse.
CURDLED, agrumado.
CURE, salazón de carnes y pescados.
  TO —, curar, salar pescados o carnes.
— — IN SMOKE (Carn.) curar al humo, ahumar.
— OF SMOKE, PERDEFUME, SMOKE-CONSUMER, fumívoro.
CURFEW, cubrefuego, tapador de chimenea.
Curie's LAW, ley de Curie.
CURIE, (After Mme. M. Curie) (Fís.) curie.
CURING HOUSE (F. Az.) casa de purga.
CURL, bucle, rizo de pelo (Carp.) alabeo, comba, curvatura ‖ jaspeadura (Tec.) ondulación, sinuosidad.
  TO —, rizar el pelo, ondear el pelo, hacer bucles o crespos (Pint.) vetear o jaspear (Mar.) ondear (Carp.) v. TO BEAD.
CURLED HORSE HAIR (Com.) crin de caballo.
CURLING IRONS or TONGS, media caña, hierro para rizar u ondear el pelo.
— UP THE SLEEPER or TIE (Fc.) (acción de) rebordear la traviesa o durmiente.

CURLY, ondeado, encrespado, rizado, crespo, (hablándose del cabello).

CURRANT (Bot.) grosella || (Com.) —S, pasas de Corinto.

  BLACK — (Bot.) grosella negra (Lic.) casís, licor de grosella.

  DRY —S, v. — (Com.)

  WHITE — (Bot.) grosella blanca.

CURRENCY, STANDARD — (Ac.) patrón || moneda en circulación || curso legal de la moneda.

  LEGAL — (Com., Jur.) moneda corriente, moneda con poder liberatorio ilimitado.

  PAPER — (Com.) papel moneda.

CURRENT, corriente de un río || corriente de las aguas del mar (Elect.) corriente (Com.) corriente, aceptado.

  TO — (Ing.) inclinar o hacer pendiente para dar circulación o corriente.

— PER ARMATURE PATH (Elect.) corriente derivada del arrollamiento del inducido.

— IN AMPERES (Elect.) amperaje, fuerza en amperios.

— BALANCE (Elect.) balanza electrodinámica.

— CARRYING (Elect.) recorrido o atravesado por la corriente.

— OF CHLORINE (Elect.) corriente de cloro.

— COIL (Elect.) corriente en serie.

— DAMPER (Elect.) amortiguador de la corriente.

— DENSITY (Elect.) densidad de corriente, corriente específica.

— DIAGRAM (Elect.) diagrama de corriente.

— DIRECTION INDICATOR (Elect.) indicador del sentido de la corriente.

— DISTRIBUTION (Elect.) distribución de corriente.

— DIVIDER (Fís.) divisor de corriente.

— FENDER (Hid.) rompeaguas, guardacorriente.

— GENERATING PLANT (Elect.) instalation o planta generatriz o generadora de corriente.

— HAND or HANDWRITING, escritura cursiva.

— INTERRUPTER (Tel. In.) interruptor de corriente.

— LOOP (Tel., In.) comba de intensidad (de la vibración).

— METER (Fís.) fluviómetro (Elect.) contador de corriente.

— MILL (Mol.) molino impulsado por corriente.

— MONEY or COIN (Com.) moneda corriente.

— NETWORK (Elect.) red eléctrica.

— NODE (Tel. In.) nudo de intensidad.

— PATH (Elect.) camino de la corriente.

— PHASE (Elect.) fase de la corriente.

— REGULATOR (Tel.) regulador de la corriente.

CURRENT REVERSER (Radio.) inversor de corriente.

— OF A ROOF, inclinación de un techo.

— RUSH (Elect., Fc.) golpe de corriente.

— STREAMLET (Elect.) filamento de corriente.

— WAY (Geo.) curso o corriente de las aguas.

— WHEEL, rueda movida o impulsada por corriente.

  ABSORPTION — (Elect.) corriente de absorción.

  ACTION —S (Electroter.) corrientes fisiológicas.

  AMPERIAN ELEMENTARY —S, corrientes elementales de Ampére.

  ATOMIC —(Elect., Quím.) corrientes atómicas.

  AXIAL — (Elect.) corriente axial.

  BACK — (Elect.) corriente de retorno.

  BONY — (Electroter.) corriente de huesos.

  CAPILLARY — (Elect., Fís.) corriente capilar.

  CLOSE —, corriente cerrada.

  CONNECTING — (Mar.) corriente intermedia.

  COUNTER — (Mar., Mec.) contracorriente.

  DIACRITICAL — (Elect., Fís.) corriente diacrítica.

  DIRECT — (Elect.) corriente directa.

  DIRECTION OF THE — (Elect.) dirección de la corriente.

  DOUBLE — (Elect.) corriente doble.

  ELECTRIC — y compuestos, b. ELECTRIC.

  EQUATORIAL — (Mar., Elect., Fís.) corriente ecuatorial.

  EQUINOCTIAL —, corriente equinoxial.

  Franklin — (Elect.) corriente franclínica.

  GALVANIC —, corriente galvánica.

  GALVANO-FARADIC —, corriente galvano-farádica.

  INDUCED —, corriente inducida.

  INDUCING —, v. PRIMARY —.

  MAGNETIC —, y compuestos b. MAGNETIC.

  OPEN (Elect.) corriente abierta.

  PERIODICAL — (Mar.) aguaje, corriente periódica.

  POLAR — (Mar., Elect., Fís.) corriente polar.

  PRICE — (Com.) precio corriente, precio del mercado.

  PRIMARY or INDUCING — (Elect.) corriente primaria o inductora.

  RETURN — (Elect., Tel.) corriente de retorno.

  RECEIVING ALARM — (Telef.) corriente de llamada recibida.

  THREE-PHASE ALTERNATING — (Elect.) corriente trifásica.

  TRANSMITTING ALARM — (Telef.) corriente de llamada emitida.

UNDERSET — (Mar.) corriente submarina.

VOLTAIC —, y compuestos, v. p., corriente voltaica.

CURRENTLESS, DEAD (Elect.) sin corriente.

CURRICLE (Carr.) carriola.

CURRICULAR (Universidades,) curricular.

CURRICULUM, hipódromo; (Universidades:) plan de estudios, currículum.

CURRIED (Ten.) curtido, zurrado (Eq.) almohazado.

CURRIER (Ten.) curtidor o zurrador de pieles, noquero.

—'S KNIFE (Ten.) cuchilla de zurrador o de pelambre, descarnador.

TO CURRY (Ten.) curtir, zurrar (Eq.) almohazar.

— CARD, peine de almohazar.

— COMB, almohaza.

CURRYING, LEATHER-DRESSING (Ten.) curtido, zurra.

— POWDERS (Ten.) polvos de curtir.

CURSOR (Mec.) corredera (Tec.) pieza corrediza de un instrumento cualquiera.

CURTAIL (Eb.) perfil, contorno (Gan.) rabón, mocho.

TO —, escatimar.

— STEP (Arq.) escalón de arranque.

CURTAIN, cortina ‖ telón de teatro (Fort.) cortina (Tal.) solapa de la tapa de un baúl (Cerr.) chapa de cubrir la bocallave.

— CLASP or ARM or BAND, abrazadera, embrace, alzapaño.

— FIRE, — OF FIRE (Mil.) cortina de fuego. V. BARRAGE.

— PINS, clavos romanos.

— ROD or POLE, varillas del cortinaje.

GUN — (Art.) blanco para tiro de cañón.

SET OF —S, cortinaje.

THE — RISES, (Teat.) el telón se levanta.

TO DROP (or TO RAISE) THE — (Teat.) bajar (o levantar) el telón.

CURTATION (Ast.) curtación.

CURVATED, curvo, encorvado.

CURVATION, CURVATURE, curvatura, encombadura, encorvadura.

CURVE, curva, comba, combadura, encorvadura (Fc.) curva (Tec.) curva, gráfica, gráfico.

TO —, curvar, encorvar, cimbrar (Arq.) cimbrar, v. TO ARCH.

— BOARD (Fc.) indicador de curva, (cuadro o tabla).

— CRANK, RADIAL ARM (A) (Fc.) palanca en ángulo para cambio de dirección.

— OF DECOMPOSITION (Elect., Quím.) curva de descomposición.

— DESCRIBED BY A SHELL (Art.) trayectoria de un proyectil.

CURVE OF DISPLACEMENT (Mar.) línea estereográfica.

— DISTORTION or DEFORMATION, (Elect.) deformación de la curva.

— OF DOUBLE CURVATURE (Mec.) curva de doble curvatura.

— EAR (Fc.) ojo para curva.

— MILLING MACHINE, máquina de fresar curvas.

— PLANING MACHINE, aparato de cepillar curvas.

— OF POLARIZATION (Elect.) curva de polarización.

— PULL-OFF (Fc.) montaje en curva.

— — — POINT (Fc.) punto de retención de una curva.

— OF SIDING (Fc.) curva de apartadero.

— OF SOLUBILITY (Quím.) curva de solubilidad o de concentración.

— OF THE SWITCH (Fc.) curvatura del cambio.

— TRANSFORMER (Radioscopía,) modificador de curvas.

BRACHYSTOCHRONOUS — (Mec.) curva braquistocrona.

CATENARIAN — (Mec.) curva catenaria.

FLAT — (Fund.) curva rebajada.

ISOCHRONOUS — (Mec.) curva isócrona.

JUNCTION — (Cam.) acordamiento.

LOXODROMIC — (Mec.) curva loxodrómica.

METACENTRIC — (Mec.) curva metacéntrica.

PARABOLIC — (Geom.) parábola.

PARACENTRIC — (Mec.) curva paracéntrica.

PLANE — (Mar.) curva plana.

STEEP — (Fund.) curva peraltada.

TAUTO-CHRONOUS — (Mec.) curva tautócrona.

TRANSCENDENTAL — (Mec.) curva trascendente.

WINDING —, SPIRAL LINE (Arq.) espiral.

CURVED, curvo, encorvado, combado (Arq.) (CROOKED,) v. ARCHED.

— BIRD WING SHAPED (Av.) v. SHAPED.

— COIL (Elect.) carrete gancho.

— FIRE (Art.) fuegos curvos.

— PUMP, bomba de émbolo curvo.

— RIB (Arq.) curva de asiento.

CURVEDNESS, curvatura.

CURVET (Eq.) corcovo, corveta.

TO — (Eq.) corcovear.

CURVILINEAR, curvilíneo.

— SAW, sierra cilíndrica.

CURVING SAW, sierra de contornear.

CURVOGRAPH (Dib.) curvígrafo.

Cusco BARK, — CINCHONINE, v. ARICINE, (Bot.) quina del Cuzco.

CUSCUTA (Bot.) cúscuta.

CUSHION, cojín || almohadilla (Mec.) cojinete, chumacera, soporte (Arq.) salmer (Mv.) vapor comprimido (Vm.) cojín || v. — TYRE (Elect.) cojinete, almohadilla, (Dor.) cojinete de dorador (Esg.) plastrón.

— CAPITAL (Arq.) capitel aplastado.

— LIKE (Ar.) almohadillado.

— FOR LACEMAKING, mundillo.

— RAFTER (Carp.) solera.

— TYRE (Vm.) bandaje macizo con canal de aire.

CUSHIONET, cojincillo, almohadilla.

CUSHIONING (Mv.) compresión del vapor.

CUSP, punta (Geom.) punto de vuelta.

CUSPADORE, escupidera.

CUSPIDAL, CUSPATED, puntiagudo.

CUSPIS, cúspide.

CUSTARD (Conf.) leche crema || flan (Coc.) crema.

CUSTOM (Com.) (ROUTINE, WONT) uso, costumbre || parroquiano, cliente, comprador habitual || (— DUTY,) derechos de aduana; (v. SEAL).

— DECLARATION, declaración de aduanas.

— DUTY, v. —.

— FREE (Com.) libre de derechos.

—S INWARDS (Com.) derechos de entrada o importación.

— HOUSE, aduana.

— — BOND (Com.) fianza de aduana.

— — CHARGES (Com.) gastos de aduana.

— — DUTIES (Com.) v. —.

— — ENTRY (Com.) entrada de aduana.

— — INSPECTION (Mar.) visita de la aduana.

— — LINES, línea aduanera.

— — REGULATIONS (Com.) reglamento de aduanas.

— — OFFICER, empleado de la aduana.

— — TARIFF (Com.) arancel de aduanas.

— LAUNCH (Mar.) lancha o bote de la aduana.

—'S NOTE, boleta de aduana.

—S OUTWARDS (Com.) derechos de salida o exportación.

— PASS, pase o visto bueno (Ab.: V. B.) de la aduana.

— WARE HOUSE, almacenes de depósito de la aduana.

— YARD, aduana.

CUSTOMED, acreditado || frecuentado por muchos parroquianos.

CUSTOMER (Com.) parroquiano, marchante.

—'S BREAD HOUSEHOLD BREAD, pan casero.

CUT, b. combin. DIAMOND, corte, cortadura || lonja (Elect., Telef., Tel.) cortado, interrumpido de comunicación (Arb.) tala o corte de árboles (T. A.) madeja (Herr.)

corte, talla, picadura de lima (Mod., Sast.) corte, hechura, forma (B. A.) grabado, estampa, tallado (Ing.) sección, corte, tajo (Esg.) corte, tajo (Bl.) cortado, dividido, horizontalmente (Pont.) tramo (Jueg. de naipes) alza (Cinema.) corte.

TO —, cortar, partir, tajar, etc. (Gan.) castrar (Elect.) cortar (Telef., Tel.) cortar (B. A.) esculpir, grabar, tallar (Tip.) dividir, partir (Mec.) morder (Sast.) cortar (Jueg. de naipes) cortar, alzar.

— — ACROSS (Min.) reunir o alcanzar una capa por una perforación transversal.

— — —, CROSSWAYS (Mader.) trozar.

— — AGAIN (A FILE) (Herr.) retallar una lima.

— — ASUNDER, dividir en partes, separar.

— — AWAY (Mar.) derribar.

— — BACK (Cine.) cortar o retornar a una escena previa.

— — AND BEAT THE RAGS INTO PULP (Pap.) batir los trapos.

— — BOLT HOLES (Min.) descalzar un filón.

— — THE BOARD LENGTHWAYS or BROADWAYS, cortar a lo ancho.

— — CHIPS (Ten.) cortar muestras.

— — THE CLAY (Cer.) cortar la arcilla.

— — CORN (Agric.) segar trigo o el trigo.

— — THE DEAD TWIGS (Hort.) despuntar.

— — BY DEGREES (Min.) explotar o hacer las labores por escalones.

— — IN A DIAGONAL LINE (Carp.) cortar diagonalmente.

— — DIAMONDS (Joy.) cortar diamantes.

— — WITH THE DIE, aterrajar.

— — A DITCH (Ing.) abrir una zanja o foso.

— — DOWN, FELL, derribar, echar abajo.

— — —, FELL ROUND TIMBER, aserrar, abatir (Com.) bajar los precios.

— — — THE MAST (Mar.) desarbolar un buque.

— — — A VESSEL (Mar.) arrasar un buque.

— — EACH OTHER (Geom.) cortarse, interceptarse.

— — THE EDGES OFF, ROUND OFF (Carp.) cantear.

— — EVEN TO PLANE EVEN (Carp.) enrasar.

— — INTO FACES or WITH FACETS (Joy.) tallar en facetas.

— — FILES, picar o tallar limas.

— — GLASS (Vid.) tallar el vidrio.

— — THE GROUND (Agric.) roturar o abrir la tierra para labrarla por primera vez.

— — HOLLOW (Carp.) ahuecar.

— — THE HOOF (Vet.) despalmar.

— — LENGTHWISE (STONE,) desdoblar (Tec.) cortar a lo largo.

— — A LINE, cortar una línea.

TO CUT A LOAF (Pan.) rebanar un pan.

— — INTO LOGS (Mader.) cortar en troncos.

— — OFF, interceptar ǁ cortar (desprendiendo) (— — —, STOP,) cortar interceptando (Enc.) cortar las hojas de papel.

— — — THE CONDUITS (Elect.) cortar los tubos aisladores.

— — — — CURRENT (Elect.) interrumpir la corriente.

— — — — FAG ENDS (Tej.) descadillar.

— — — — HEADS (F. de clavos y agujas) descabezar.

— — — MASTS (Mar.) desmochar los palos.

— — — STEAM, SHUT OFF THE STEAM, (Mv.) cortar o suprimir el vapor.

— — — SUPPLIES (Mil.) cortar los víveres.

— — — THE WATER, cortar el agua.

— — OPEN A BOOK (Enc.) abrir las hojas de un libro.

— — OUT, TO SWITCH OFF (Elect.) desconectar, interrumpir.

— — — THE FRISKET (Tip.) recortar la frasqueta.

— — THE PLANCHETS, CLIP THE PLANCHETS (Ac.) recortar los tejuelos.

— — A PROFILE (B. A.) recortar un perfil (Carp.) (— — — — WITH A SWEEP, SAW ROUND,) contornear.

— — THE RAGS (Pap.) esguinzar o desguinzar.

— — RIBBONS (Ac.) recortar los flancos.

— — BY THE ROOT (Hort.) cortar de raíz.

— — SCREWS, aterrajar.

— — TO STANDARD-WEIGHT (Ac.) tallar los tejuelos.

— — (A STONE), HEW, SQUARE THE STONE (Cant.) labrar un canto (Joy.) tallar una piedra.

— — SHIBBLE (Agric.) rastrojar.

— — THE TEETH (Mec.) dentar, endentar, hacer dientes.

— — THE THREAD OF A SCREW, v. — SCREWS.

— — THROUGH (Carp.) cortar en claro.

— — UP, cortar (separando) ǁ cortar en pedazos.

— — VENEERS (Eb.) cortar chapas para enchapar.

— — WITH SHEARS (Herr.) cizallar.

— — IN WOOD, entallar en madera.

— — WRONG, TO MAKE A FALSE CUT, cortar en falso, cortar mal.

— BACK (Cinema.) retorno o vuelta a una escena previa.

— OF A FILE (Herr.) picadura o talla de lima.

— GLASS (Vid.) cristal tallado o cortado.

— OF HAY, haz de heno.

CUT IN (Elect.) s. IN CIRCUIT (Cinema.) (— — LEADER,) subtítulo.

— OF A LETTER, grabado de una letra.

— LOOKER (Tej.) inspector de tejidos.

— NAILS, clavos cortados.

— — MACHINERY, máquina de hacer clavos cortados.

— IN NOTES (Tip.) glosas en el texto.

— OFF (Mv.) cortavapor (Elect.) cortacircuito.

— — SLIDE or VALVE (Mv.) corredera del cortavapor.

— — RELAY (Telef.) relevador cortacircuito.

— OUT (Elect.) desconectado ǁ cortacircuito, interruptor (Tel.) conmutador.

— — SPRING (Telef.) resorte de interrupción.

— SLOPING (Arq.) enviajado.

— SPLAY, corte lateral en bisel.

— STONE (Cant.) sillar labrado (Joy.) piedra tallada.

— VELVET, v. YUZEN BIRODO, terciopelo cortado.

— WATER (Mar.) roda, tajamar, v. STERN.

— — CHEEK (Mar.) azafrán de la roda.

— WORK (Bord.) calado.

BASTARD — (Herr.) picadura o talla bastarda de lima.

COTAWAY or CUT-AWAY, — COAT (Sast.) chaqué.

FALSE — (Arq.) corte falso.

FLOAT — (Herr.) talla simple de lima.

OPEN — (Min.) tajo abierto.

OVER — (Herr.) primeras picaduras de una lima.

PREPARATORY — (FILE) (Herr.) talla preparatoria.

RUSTIC — (Cant.) talla rústica.

STANDARD OF THE — WATER, v. p.

TO BEST— A STONE (Cant.) labrar con perfección una piedra.

CUTCH, catecú.

CUTICLE, epidermis.

CUTLASS, CUTLAS (Arm.) alfanje, machete.

CUTLER, cuchillero.

—'S DUST or EARTH, GRINDINGS, cimolia.

—'S SET HAMMER, martillo de amolador.

—'S TRADE, cuchillería.

CUTLERY, cuchillería.

POCKET —, cuhillería pequeña.

TABLE —, cubiertos, cuchillería de mesa.

CUTLET (Carn.) costilla, chuleta.

— BREADED (Coc.) costilla empanizada.

CUTTEE (Tej.) caja de husillos.

CUTTER (Tec.) cortafrío, mocho ǁ cizallas, tranchete, cortador, herramienta de cortar (Gan.) castrador (Sast.) cortador (Pap.) hojas (del cortador de trapos) (Agric.) cuchilla del arado (Herr.) sacabocado, tajadera mecánica (Grab.) buril (Mar.) balandro || lancha (Const.) (v. —S).

— ARBOR or SPINDLE (fresadoras,) husillo de fresar o de trabajo o portafresa.

— BALANCING MACHINE (Torn.) aparato de balancear las cuchillas.

— BAR, espiga de sonda (Agric.) cuchilla de segadora mecánica.

— BLOCK WITH CURVED KNIVES or —S, cabezal de cuchillas curvas.

— — FOR ROUNDING OR DOWEL MACHINE, cabezal de cepillar redondo.

— FOR FLUTING TWIST DRILLS (M. fresadoras) fresa para vaciar las ranuras helicoidales de las brocas espirales.

— — GEAR WHEELS, fresa de módulo para tallar engranajes.

— — GUMS (Dent.) descarnador.

— HEAD (Herr.) rueda dentada del taladro.

— HOLE, mortaja.

— PIN (Mec.) pasador de clavija.

— OF A PLANING MACHINE, PLANING-TOOL, hoja del cepillo mecánico.

—S, ladrillos de primera.

—'S SAW, STONE SAW (Cant.) sierra de canteras.

— FOR SPINDLE MOULDING, fresa para madera.

BRIDLE — (Tal.) cortador de cueros para bridas.

CANVASS — (Mar.) cuchilla para lonas.

CIRCULAR — SHEARS (Herr.) cizallas circulares.

CORK —, taponero.

DRUNKEN —, portabarrena elíptica.

FEED — (Agric.) cortadora de forraje.

HAIR —, peluquero.

REVENUE — (Mar.) guardacostas.

SLIDE REST — (Art., Torn.) cuchilla de torno.

STONE —, cantero || lapidario.

CUTTING, cortadura, recorte, incisión, tala (Arb.) desmonte, tala de árboles (Cant.) labrado de sillares (Joy.) talla de piedras (Herr.) talladuras de lima || recortes (Min.) tajo, galería abierta, socavón (Cam.) tajo.

— ACROSS, INTERSECTION OF THE GROUND (Min.) intersección.

— BAR, v. CUTTER BAR.

— BLOCK (Torn.) portaherramientas (Herr.) tranchete.

— BOARDS (T. S.) cortadoras (Zap.) tablilla de cortar (Enc.) tabla de recortar.

— BOX (Agric.) cortador de paja.

— CHISEL, lengua de carpa.

— COMPASSES (Enc.) compás de filo.

— CYLINDER (Herr.) tajadera cilíndrica.

— DIE, cuchilla o acero de roscar.

CUTTING DOWN TO THE GROUND (Agric.) destronchamiento.

— EDGE, filo.

— GAUGE (Eb.) gramil de cuchilla.

— GRAPNEL (Elect.: cables,) ancla de tijeras.

— HARDNESS, ABRASIVE HARDNESS (Fund.) temple duro, temple de herramienta para cortar.

— IRON (Min.) aguja (Herr.) cortafrío.

— KNIFE, PARING-KNIFE (Enc.) cuchillo, cuchilla.

— LINE, raya o línea de cortar (Carp.) marca, línea de corte.

— MACHINE, SHEARING MACHINE (Tej.) tundidor mecánico (Agric.) picador mecánico (Tec.) cortador mecánico.

— NIPPERS, tenacillas o pinzas de filo, cortaalambre.

— OFF (Mv.) corte de vapor (Elect., Tel., Telef.) cortar la comunicación.

— — THE SUBSCRIBER'S LINE (Telef.) interrupción de la línea de unión con la oficina.

— PLATE, tajadera mecánica.

— PLIERS or NIPPERS, tenazas de cortar.

— PRESS (Enc.) cuchilla de encuadernador (Herr.) (PUNCHING-PRESS,) sacabocados.

— ROLLERS (Meta.) tajadera cilíndrica.

— SAW (Enc.) sierra de lomo.

— SHEARS, tijeras (de plancha).

— SHOE (Vet.) herradura en bisel.

— TABLE, RAG — — (Pap.) picador.

— TABLE, picador.

— TOOL, v. —.

— OF VINE, sarmiento.

— OF WARPED or CROOKED SURFACES (Carp.) aserrado de superficies torcidas.

— UP KNIFE (Carn.) cuchillo de descarnar.

— WHEEL (Mec.) máquina de cortar ruedas.

GLASS — (Vid.) corte del vidrio.

OPEN — (Min.) galería abierta.

RAG — MACHINE (Pap.) esguinzador.

SECOND — (Cant.) talla de ajuste.

STONE —, arte lapidario, (Cant.) cantería.

CUTTLE-BONE (Tint.) jibión.

— FISH, —, (Tint.) jibia, sepia.

CUTTOO-PLATE, DIRT-PLATE (Carr.) guardafangos del eje.

CW or C. W. CONTINUOUS WAVES, ondas continuas.

CYANAMIDE, short for CALCIUM —, (Quím.) cianamida cálcica; (nitrógeno calcáreo;) calciocianamida.

— PROCESS, v. NITROGEN FIXATION (Agric.) fijación del nitrógeno atmosférico por (vía química de) la cianamida cálcica.

CYANATE (Quím.) cianato.

FERRO — (Quím.) ferrocianato.

CYANEAN (Tint.) celeste, de color azul claro.

CYANHYDRIC (Quím.) cianídrico, hidrociánico.

— ACID (Quím.) ácido prúsico o cianídrico o hidrociánico.

CYANIC ACID (Quím.) ácido ciánico.

CYANIDE, CYANURET (Quím.) cianuro.

— OF IRON (Quím.) ferrocianuro.

— OF POTASSIUM, PRUSSIATE OF POTASSA (KNC) (Quím.) cianuro potásico.

— PROCESS, v. NITROGEN FIXATION (Agric.) procedimiento o método de cianuración.

CYANIN, s. ANTHOKYAN.

CYANISM (Fís.) cianismo.

CYANITE, KYANITE (Miner.) cianita.

CYANOCHRYSITE (Miner.) cianocrisita.

CYANOFERRIC (Quím.) cianoférrico.

CYANOGEN, CARBURET OF NITROGEN (Quím.) cianógeno.

CYANOMETER (Fís.) cianómetro.

CYANOSE (Quím.) cianosa, sulfuro de cobre.

CYANOTYPE PAPER (Fot.) papel cianotípico (de Hunt).

CYANOUS (Quím.) cianoso.

CYANURATE, CYANURET, v. CYANIDE.

CYANURIC ACID (Quím.) ácido cianúrico.

CYCLE, ciclo (Ast.) ciclo (Elect. Radio.) ciclo (Com. y Adms.) ciclo.

— OF ALTERATIONS (Elect.) período de las corrientes alternas.

— — MAGNETISATION (Elect.) ciclo magnético.

— — THE MOON, LUNAR — (Ast.) ciclo lunar, áureo número, ciclo metónico.

— — — SUN, SOLAR — (Ast.) ciclo solar.

METONIC —, v. — OF THE MOON.

CYCLIC, CYCLICAL, cíclico.

— MAGNETISATION (Elect.) imanación cíclica.

— VARIATIONS OF THE MAGNETIC FORCE (Fís.) variaciones cíclicas de la fuerza magnética.

CYCLOGRAPH, ARCOGRAPH, ciclógrafo, arcógrafo.

CYCLOHEXANOL (Quím.) ciclohexanol. v. HEXALIN.

CYCLOID (Geom.) cicloide.

CYCLOIDAL ENGINE (Grab.) máquina cicloidal.

— PADDLE (Mar.) paleta cicloidal.

CYCLOMETER (Metr.) ciclómetro (Antrop.) ciclómetro.

CYCLOMETRY, medición de círculos o ciclos.

CYCLONE (Meteor.) ciclón (ANTI —,) anticiclón.

CYCLOPAEDIA, CICLOPEDIA, enciclopedia.

CYCLOPIAN (Arq.) ciclópeo.

— CONCRETE (Const.) concreto ciclópeo.

CYCLOPS (B. A.) cíclope.

CYCLOSCOPE (Mec.) cicloscopio.

CYCLOTOME (Cir.) ciclótomo.

CYNEGETICS (Caz.) cinegética.

Cygnus (Ast.) el Cisne.

CYLINDER (Geom.) cilindro (Tec.) cilindro, rodillo, tambor (Mec.) tambor, cuerpo de bomba || cilindro (Tej.) rodillo, tambor, cilindro (Tip.) rodillo, cilindro (Rel.) cilindro, tambor (F. Az.) maza de trapiche (Pint.) muela vertical de molino de pintura.

— BEAM (Tej.) árbol cilíndrico.

— BEARER (Mec.) montantes de los muñones del eje de un cilindro.

— BED (Mv.) asiento del cilindro.

— BLOWING ENGINE, PISTON MACHINE (Mec.) trompa cilíndrica.

— BORING MACHINE, máquina de barrenar cilindros.

— BURNING or CHARRING or COKING, carboneo en cilindros, carboneo por destilación.

— CHAMBER (Arm.) recámara cilíndrica.

— CHARCOAL, carbón obtenido en cilindros.

— COCK, PRIMING COCK, llave de comprobación o de ensayo.

— COLUMN, TRUNCATED COLUMN, columna truncada.

— COVER or LID or TOP (Mv.) tapa de cilindro.

— OF A CUPOLA FURNACE (Fund.) cilindro de cubilote.

— DRIVER (T. A.) linterna.

— ELECTRIC MACHINE (Elect.) máquina electroestática de cilindro.

— ENGINE (Pap.) pila de cilindro para deshilachar (Mv.) máquina de cilindros.

— ESCAPEMENT, HORIZONTAL ESCAPEMENT (Rel.) escape de cilindro.

— FACE (Mec.) banda del cilindro.

— FURNACE (Fund.) horno cilíndrico.

— GAUGE (Arm.) cilindro calibrador.

— GRINDING MACHINE, máquina de rectificar cilindros.

— JAW, cuello del cilindro.

— JOINT (Mec.) articulación de cilindros o Cugnot.

— LEVER (Fc.) palanca del cilindro.

— LIGHTNING ARRESTER (Fís.) pararrayos de cilindros.

— LOOM (Tej.) telar de tambor.

— MEASURE or RULE (Hort.) cilindrímetro.

— MILL, — INCORPORATING MILL (Pir.) molino de cilindros.

— PONTOON, pontón cilíndrico.

CYLINDER POWDER (Pir.) pólvora cilíndrica || pólvora de carbón de cilindro.

— PRESS (Tip.) prensa de cilindro (F. Az.) (SUGAR MILL,) molino de azúcar.

— PRINTING (Tip.) impresión al rodillo.

— — MACHINE (Tip.) prensa de cilindro.

— QUADRANT ELECTROMETER (Elect.) electómetro cilíndrico de cuadrantes.

— OF THE RAG ENGINE (Pap.) deshilachador.

— RHEOSTAT (Elect.) reóstato cilíndrico.

— RIVETING MACHINE, máquina de remachar piezas cilíndricas o para remachado doble.

— ROLLER (Cam.) aplanador (Agric.) rodillo.

— WITH SCALE, cilindro graduado.

— SHEARING MACHINE, esquilador helicoidal.

— or PISTON SIDE RODS, bielas laterales.

— SOCKET (Mec.) portacilindro.

— STAND (Tej.) soporte de los cilindros.

— TAR, alquitrán de carbón vegetal.

— TAPE (Tip.) sacapliegos de la prensa de cilindro.

— or CYLINDRICAL VAULT (Arq.) bóveda en cañón o cilíndrica.

— WATCH (Rel.) rueda de escape cilíndrica.

— or CYLINDRICAL WINDING (Elect.) arrollamiento cilíndrico.

— WRENCH, llave inglesa para cilindros.
BLAST — (Fund.) trompa cilíndrica.
BOBBIN — (Tej.) devanador cilíndrico.
CRUSHING — (Min.) cilindro triturador.
DOFFING — (Tej.) descargador de la carda.
DRIVING — (Fund.) macho de fundición.
DRYING — (Tec.) secador, tambor de secar.
FLATTENING — (F. espejos) laminador.
HOLLOW — ON AXLES, aplanador.
JACKET or CASING FOR — (Mec.) camisa o cubierta de cilindro.
PORT OF A — (Mec.) orificio del cilindro.
ROUGHING — (Herr.) cilindro desbastador.
SPIKED or FLUTED —, cilindro estriado o acanalado.
VIBRATING or OSCILLATING — cilindro oscilatorio u oscilante.
WORKING or PRINCIPAL — (Mec.) cilindro principal.

CYLINDRIC, CYLINDRICAL, cilíndrico.

— BOILER (Mv.) caldera cilíndrica.

— COLUMN, columna cilíndrica.

— FLUE BOILER, caldera de hogar interior.

— FRICTION WHEEL (Mec.) rueda cilíndrica de fricción.

CYLINDER GLOW-LAMP (Elect.) lámpara de incandescencia cilíndrica.

— JOURNAL (Mec.) perno o vástago cilíndrico.

— LENS (Opt.) lente cilíndrica.

— MAGNET (Fís.) imán cilíndrico.

— SAW, sierra cilíndrica.

— SELENIUM CELL (Elect.) resistencia cilíndrica de selenio.

— SHELL ELECTRODE (Elect.) eléctrodo de envuelta cilíndrica.

— VAULT (Arq.) esquife.
MONO —, a o de un cilindro.
POLY —, a o de varios cilindros.

CYLINDRIMETER (Rel.) cilindrímetro.

CYLINDROID (Geom.) cilindro elíptico o de base elíptica.

CYMA, CYMATION, KYMATION, OGEE (Arq.) cimacio, moldura en S.

— RECTA (Arq.) cimacio.

— REVERSE, REVERSED —, SCOTIA, CAVETTO (Arq.) cimacio lesbiano o invertido.
DORIC — (Arq.) cimacio dórico.

CYMATIOM, v. CYMA.

CYMBAL, DULCIMER (Mús.) címbalo, platillo.

CYMOGENE, cimógeno.

CYMOPHANE, CHRYSOBERYL (Miner.) cimofano, crisoberilo.

Cynosura, Cinosura (Ast.) la Osa Menor.

CYPERUS (Bot.) juncia.

CIPHER (Arit.) cifra || cero (Tel.) cifra, (caligrafía) cifra.

— OF COMPARISON (Dib.) acotación.
TO WRITE IN —S, cifrar.

CYPRESS (Bot.) ciprés.
GROOVE OF — (Agric.) cipresal.

CYPRIAN CALICO (T. A.) botana.

CYPRINE, BLUE IDOCRASE (Min.) idocrasa azul celeste, (cuprífera).

CYPRUS (Tej.) burato.

— WINE, — (Líc.) vino de Chipre.

CYSTIC WORM, (PIG) cisticerco.

CYSTOTOME (Cir.) cistótomo.

CYTASE, (AN ENZYME,) (Quím.) citasa.

CYTOLISIS (Biol.) citólisis.

CYTOMETER, citómetro, globulímetro, hematómetro.

CYSTOPLASM (Biol.) citoplasma.

CYTOTOXIN (Quím.) citotoxina.

Czechoslovakia (Geo.) Checoeslovaquia o Checoslovaquia.

D

D (Ab. de Doctor.) Doctor (Mús.) re (Arit.) 500, en la numeración romana. V. **d**, adelante.
— BLOCK (Mar.) galápago semicircular.
—. C. (Elec.) v. CONTINUOUS OR DIRECT CURRENT.
LONG — VALVE (Mv.) válvula de corredera larga.
SHORT — VALVE (Mv.) válvula de corredera corta.
dc., ab. de: decimeter (Metr.) dc., decímetro.
D. C., abrev. de **DIRECT CURRENT.**
D. C. MOTOR etc., v. CONTINUOUS TO ALTERNATING CURRENT CONVERTER, ALTERNATING TO CONTINUOUS, etc....
D. C. MOTOR THREE PHASE GENERATOR SET (Elec.) transformador de corriente continua en trifásica.
DM, v. decimeter.
DAB (Mar.) chapitel de la brújula.
TO — (Grab.) clisar (Tec.) repeler delicada o suavemente.
DABBER (Grab.) clisador (Tip.) bala.
DABBING (Dib.) clisado.
— BRUSH (Tej.) pincel de rociar.
— MACHINE (Tip.) máquina de clisar.
DACTYLOGRAM, dactilograma.
DACTYLOGRAPHY, dactilografía.
DACTYLONOMY (Arit.) dactilonomía.
DADA (Art. y Liter.) dadá.
DADAISM (Art. y Liter.) dadaísmo.
DADO, DIE, (Arq.) dado.
DAFFODIL (Bot.) asfodelo, narciso.
DAG (Arm.) daga ‖ cordón de cuero.
TO—, cortar en tiras.
— — A SHEEP (Gan.) entresacar la lana a un cordero.
DAGGER (Arm.) daga (Tip.) (CROSS), cruz.
— KNEE (Mar.) curva valona.
— KNIFE, cuchillodaga.
DAGUERREOTYPE, — PICTURE (Fot.) daguerreotipo, daguerrotipo.
TO —, daguerrotipar.
— PLATE (Fot.) placa de daguerrotipo.

DAGUERROTYPING, DAGUERREAN PROCESS (Fot.) daguerreotipia.
DAHLIA (Bot.) dalia.
DAILY (Tec.) diario, cotidiano.
— MAGNETIC VARIATIONS (Fís.) variaciones magnéticas cotidianas.
— WAGES (Com.) jornal.
DAINTIES, golosinas.
DAIRY, lechería, vaquería.
— COW (Gan.) vaca de leche.
— FARM, vaquería.
— MAID, lechera.
— MAN, lechero.
DAISY RAKE (Hort.) rastrillo para el césped.
Dakin METHOD (Terap.) método Dakin.
— SOLUTION (Farm.) líquido de Dakin; solución neutra de hipoclorito sódico.
DALE (Top.) cañada, valle (Mar.) dala, adala.
DALMATICA (O. Ec.) dalmática.
DALTONISM (Opt.) daltonismo.
DAM (Hid.) **DYKE,** s. BARRAGE, dique, presa, represa, ataguía, v. COFFER DAM ‖ (BREAK--WATER,) tajamar, rompeolas, malecón, s. MOLE (Fund.) dama (de un alto horno) (Min.) dama, encuñado (Gan.) madre (Top.) linde, límite.
TO — (Hid.) represar, estancar el agua.
— — THE LIGHTS OF A HOUSE (Alb.) quitar la luz a una casa.
— — UP, IN, DIKE, hacer diques, cerrar con esclusas.
— — —, (Mol.) detener o contener las aguas.
— — — A WEIR (Hid.) estancar una ataguía.
— — or PEN UP THE COURSE OF A STREAM, cerrar o contener el agua por un dique.
— BOARD (Jueg.) tablero de damas.
— HEAD (Hid.) cabeza de dique.
— PLATE (Fund.) plancha de dama, (placa delantera de la dama de un alto horno).
— SLOPE (Hid.) talud inferior de represa.
— STONE (Fund.) dama.
— UNDER WATER (Hid.) escollera.
FALSE — STONE (Fund.) falsa dama.

FRAME — (Min.) encuñado (Hid.) zampeado.
HORIZONTAL — (Min.) encuñado horizontal.
MILL — (Mol.) esclusa.
SPHERICAL — (Min.) encuñado esférico o en bóveda.
DAMAGE, daño, perjuicio, avería (Mar.) avería (Fc.) avería.
TO —, dañar, perjudicar || averiarse || averiar (Const.) degollar.
— BY MINING (Min.) desmoronos.
TO PAY —S, pagar daños y perjuicios.
DAMAGED, dañado, (Com. Mar.) averiado (Mec.) averiado, deteriorado.
DAMAR or **DAMMAR GUM** (Pint.) goma dámara.
TO DAMASCEEN or **DAMASKEEN** (B. A.) damasquinar, ataujiar.
DAMASSENING, DAMASKEENING, damasquinado, ataujiado.
ELECTRIC —, ataujiado o damasquinado eléctrico.
DAMASCENE (Bot.) damasco.
Damascus BLADE, espada damasquinada, sable damasquinado.
— STEEL (Meta.) acero damasquino.
DAMASK (Tej.) damasco, (tela de seda o de hilo) (Meta.) (DAMASKIN, Damascus STEEL,) v. DAMASCUS STEEL.
TO — (Tej.) adamascar (B. A.) ataujiar, damasquinar.
— — STEEL, damasquinar o ataujiar el acero.
— BLADE (Arm.) hoja damasquina.
— CARPET, alfombra veneciana.
— LIKE (Tej.) adamascado.
— LINEN (Tej.) alemanisco.
— PLUM (Bot.) damasco.
— STEEL (Arm.) acero damasquinado.
— TABLE CLOTH (Tej.) mantel adamascado, mantel veneciano.
TO DAMASKEENE, DAMASK, INLAY STEEL WITH GOLD or **SILVER,** damasquinar, ataujiar.
— — WITH GOLD, damasquinar con oro.
DAMASKING, DAMASK WORKING (Arm.) damasquinado.
DAMASSIN (Tej.) damasina, (tela de seda).
DAMAST (Tej.) damasco de lana.
DAMMAR, DAMMARIN, (GUM CAT'S EYE,) v. DAMAR.
DAMMED (Hid.) represado.
DAMMING UP (Min.) encuñado (Hid.) EMBANKING,) represamiento por diques.
DAMNATORY (Jur.) condenatorio.
DAMP, húmedo, mojado (Min.) (—S,) humos; (CHOKE—, FOUL,) gases mefíticos.
TO — or DAMPEN, mojar, humedecer (Elect. Tec.) amortiguar.
— — THE FIRE, s. TO BANK THE FIRE.

— — — OSCILLATIONS OF THE NEEDLE (Fís. Tec.) amortiguar las oscilaciones de la aguja (de un aparato de precisión).
— SPOT (Ten.) picadura.
AFTER —, b. AFTER.
DAMPED WAVES (radio) ondas amortiguadas.
DAMPER (Tel.) sordina (Rel.) apagador (Fc.: locomotora,) compuerta, regulador de tiro || puerta del cenicero (Mv.) (VANE-DOOR,) registro de chimenea (Arq.) llave del humero de una chimenea.
— FOR ASH PIT (Fc.: locomotora,) compuerta del cenicero.
— REGULATOR, regulador de compuerta de tiro.
SOUND —, sordina.
DAMPING (Elect. radio, etc.) amortiguación, amortiguamiento.
— OF ANTENNA (radio) amortiguación de la antena.
— — THE ANTENNA RADIATION (radio) amortiguación de la radiación de la antena.
— APPARATUS or MACHINE (Pap.) máquina de humedecer.
— CIRCUIT (Fís.) circuito amortiguador.
— COEFFICIENT, constante de amortiguación.
— FACTOR (Elec.) factor de amortiguación.
— MAGNET (Fís.) imán amortiguador.
— OF OSCILLATIONS (Tel. In.) amortiguación de las vibraciones u oscilaciones.
— BY STEAM, STEAMING (T. L.) deslustraje al vapor.
— WINDING (Elec.) arrollamiento del amortiguador.
DAMPNESS, humedad.
DAMPY (Min.) mefítico, miasmático.
DAMSEL (Mol.) reborde de la muela.
DAMSON-TREE WOOD (Carp.) madera de árbol de ciruela damascena.
BLACK — (Com.) ciruela de Génova.
DANAIDE, TURBINE OF Burdin (Hid.) danaide (de Burdin).
DANCER, ROPE DANCER (Teat.) bailarín de cuerda.
DANDER COAL (Min.) carbón terroso.
DANDRUFF, caspa.
DANDELION (Bot.) diente de león.
DANDY BRUSH, escobilla de ballenas.
— ROLLER (Pap.) escurridor || cilindro de afiligranar.
— ROVING (Tej.) torcedor de mechas.
DANES (T. A.) pieza para diez pañuelos, (27 pulgadas de ancho).
Danforth FRAME, TUBE SPEEDER, TUBE ROVING FRAME, banco de mechas || banco de estirar y doblar.
DANGER, peligro, riesgo.
— ARROW, flecha de aviso.
— BOARD, s. CAUTION BOARD.

DANGER TO LIFE, peligro de muerte.
— LIGHT (Fc.) farol o luz de señal de peligro.
—S OF THE SEAS (Com.) peligros del mar.
— SIGNAL (Fc.) señal de peligro o de alarma.
— WHISTLE (Fc.) pitazo o silbato de peligro o de alarma.
— ZONE (Elect., leyes sanitarias) zona peligrosa.
DANGEROUS, peligroso.
DANGLING KNOT (Mar.) borla.
Daniell CELL (Elec.) pila (de) Daniell.
— COCK, grifo de Daniell.
— STANDARD CELL (Elec.) pila normal de Daniell.
DANISH BALANCE (Mec.) balanza de contrapeso fijo.
— POT, caldero sin pie.
DANK, DAWK (Min.) lecho o yacimiento de arcilla dura y arenosa.
DANSANT, v. THE—.
DANSEUR, bailarín, v. **DANCER.**
DANTER, doblador de seda.
Dantzick BRANDY aguardiente de Dantzic.
— LOCK (Mec.) cerradura de resorte, (marina).
— SPRUCE, cerveza de sabino.
DAPPLE (Eq.) (color) tordo.
— TO —, pintar con varios colores.
— BAY (Eq.) bayo acervunado.
— BLACK (Eq.) tordo muy oscuro.
— GREY (Eq.) tordo rodado.
DARBY, (PLASTERING) llana de dos manos.
Darby's GAS PIPE EXIT or GAS CATCHER (A), toma de gas Darby.
Darcet's ALLOY (Quím.) metal de DARCET. (liga de bismuto, cinc y plomo).
DARK, oscuro, opaco.
— BLUE, MAZARINE, azul oscuro.
— BROWN (Eq.) retinto, atezado.
— COLOUR, color oscuro.
— DISCHARGE (Fís.) descarga oscura.
— LANTERN, linterna sorda.
— LIGHTNING (Meteor.) v. **Clayden EFFECT.**
— ROOM LANTERN (Fís.) lámpara para la cámara oscura.
— SLIDE (Fot.) bastidor de la cámara oscura.
— SPACE (Fís.) espacio oscuro.
— WEATHER (Meteor.) tiempo encapotado.
TO DARKEN (Meteor.) anublarse || oscurecer.
DARKNESS, oscuridad.
DARN (Cost. Tej.) zurcido, remiendo.
— TO — (Tej.) componer, remendar (Cost.) (MEND BY NEEDLE,) zurcir, remendar.
DARNER, v. **DARNING NEEDLE** || remendón, zurcidor.
DARNING COTTON or YARN, hilo de zurcir.
— LAST, bola para zurcir.
— NEEDLE, DARNER, aguja de zurcir.
— STITCH (Cost.) punto de zurcido.

D'Arsonval RECEIVER (Telef.) teléfono de d'Arsonval.
— TYPE AMMETER (Fís.) amperómetro d'Arsonval.
DART, dardo, saeta, javalina (Arq.) dardo.
— STICK, bastón de estoque.
DASH, v. **ABBREVIATURE** (Tip.) raya, línea (Tec.) rasgo de pluma, || rúbrica || colisión, encuentro, choque (Coc.) sabor.
— TO — (Com.) testar, borrar (Mar.) batir, combatir || reventar, estrellar(se).
— BOARD (Carr.) guardafango.
— POT (Mec.) compensador de caídas (Fc.) amortiguador de choques.
— RULE (Tip.) bigote.
— WHEEL, WASH-WHEEL, máquina de lavar.
DASHING-LEATHER, delantal, mandil.
— OF THE WAVES, rompiente de las olas.
DASYMETER (Fís.) dasímetro.
DATA, v. DATUM.
DATE (Tec.) fecha, data || cómputo || duración Bot.) dátil. (Com.) fecha.
— TO —, computar (Com.) fechar.
— — AND NUMBER STAMP TICKETS (Fc.) fechar y numerar los billetes.
— OF A COIN (Ac.) milésimo.
— LESS (Com.) sin fecha.
— NAIL, clavo indicador de la fecha.
— TREE or PALM (Bot.) palma dátil.
AT A LONG — (Com.) a plazo largo.
AT a SHORT — (Com.) a plazo corto.
AT THE USUAL — (Com.) al plazo usual.
UNDER — OF.. (Com.) con fecha de...
DATUM, plural: **DATA** (Tec.) dato, punto de referencia.
— LINE (Const.) plano de niveles.
HIGH ABOVE —, COUNTER LINE (Ing.) cota.
DATURA (Bot.) estramonio, (planta afín de la belladona).
TO DAUB, cubrir con yeso || dar lechada (Pint.) embarrar.
— — WITH ASHES AND LIME, CLEANSE AND WORK WITH LIME-WATER (Ten.) pelambrar, apelambrar.
DAUBE, STEW (Coc.) adobo.
DAUBER Pint. embadurnador, mamarrachista.
— OF PAPER (Tip.), s. BUNGLER.
DAUBY, glutinoso.
DAVENPORT (Eban.) davenport, (sofá convertible en cama).
DAVITT (Mar.) pescante de ancla || pescante de bote.
— GUYS (Mar.) patarraeces del pescador.
— ROPE (Mar.) cabo de trincar el pescador.
Davy BOY (Min.) muchacho que distribuye las lámparas de Davy.

Davy' LAMP, WIRE-GAUZE LANTERN, SAFETY-LAMPS (Min.) davina, lámpara de seguridad de Davy.

—**'S LOCKER** (Mar.) el fondo del mar.

—**'S MAN, DEPUTY OVERMAN** (Min.) lamparero, farolero.

DAWK (Min.) v. **DANK.**

DAWN, amanecer, madrugada, alba, aurora.

DAY, día (Arq.) (CLEAR,) claro, hueco, vano, luz || (—s,—v. DAYS.

— **BED** (Mueb.) canapé, diván.

— **BOOK** (Com.) libro diario.

— **BREAK WATCH** (Mar.) guardia de alba, (de 4 a 8 a. m.)

— **CLOCK** (Rel.) reloj de 24 horas de cuerda.

— **COAL** (Min.) primera capa de carbón de una mina.

— **TO DAY MONEY, v. CALL MONEY.**

— **'S HEIGHT** (Alb.) altura de la ventana.

— **LABOUR** (Com. Agríc.) jornal, trabajo del día.

— **LABOURER, DAILY LABOURER,** jornalero, bracero (Min. Prov. Méx.) rayado.

— **LETTER, — LETTERGRAM** v. **LETTERGRAM.**

— **LEVEL** (Min.) galería a cielo abierto || labor somera.

— **LIGHT,** luz del día.

— — **SAVING,** ahorro de luz del día.

— — — **TIME,** hora oficial.

— **'S RATE** (Com.) curso del día.

— **OF REST** (Com.) día de descanso.

— **'S RUN** (Mar.) cingladura o singladura.

— **SHAFT** (Min.) pozo de luz.

— **SHIFT** (Com.) jornada, tanda de un día.

— **SIGNAL** (Fc.) señal de día o diurna.

— **STAR** (Ast.) lucero matutino.

— **TARIFF** (Com. Tel.) tarifa de día.

— **TICKET** (Fc. com.) billete para el día de la fecha indicada en él.

— **WORK, —'S TASK,** jornada, trabajo del día.

— —, **JOURNEY-WORK,** trabajo de una jornada.

— —, **TASK** (Min.) tarea (Mar.) singladura.

— **WORKER,** jornalero, v. — LABOURER.

AT X —S SIGHT (Com.) a X días vista.

BIRTH —, cumpleaños, día de cumpleaños.

CONTINUATION — (Com.) día de liquidación.

DOG —S, canícula.

HEARING — (Jur.) día de comparecencia.

SIDERAL — (Ast.) día sideral.

WORKING — (Com.) día de trabajo.

DAYRY y compuestos, B. **DAIRY.**

DAYS (Arq.) dosel.

DAZE (Min.) piedra brillante.

TO — or DAZZLE, deslumbrar.

DAZED, STUNNED, atolondrado.

D. C. or d. c. Abrev. de **DIRECT CURRENT.**

d, y compuestos, B. D, al principio de la letra.

DEAD, muerto || sordo || apagado || B. Comb. **DOOR** (Fund.) (—S,) merma de fuego (Elec.) sin tensión || que no está atravesado por la corriente || muerto v. ALIVE (Arq.) falso, simulado (Mec.) (FAST,) fijo (SOIL, WEIGHT,) inerte, muerto (Carp.) (ROTTEN,) podrida, (la madera) (Joy.) (DULL, ORMULU,) mate (Min.) (STENT, ATTLE,) terreno estéril, ganga estéril || blancarte v. WASTE ROCKS, ATTLE, RUBBISH || greda de antigua formación (Tip.) material muerto o sin distribuir.

TO — or DEADEN, apagar || amortiguar || disminuir.

—**S,** v. — (Fund. y Min.)

— **ANGLE** (Mec.) ángulo muerto.

— **BEAT** (Tec.) aperiódico.

— — **ESCAPEMENT** (Rel.) escape de áncora.

— — or **APERIODIC VOLTMETER** (Elec.) voltímetro aperiódico.

— — **DISCHARGE** (Elec.) descarga aperiódica.

— — **GALVANOMETER** (Elec.) galvanómetro aperiódico.

— **BLOCK** (Mar.) motón ciego (Fc.) topes.

— **BLOW** (Mec.) golpe seco.

— or **FLAT** or **STARK CALM** (Mar.) calma chicha.

— **CENTER POSITION (OF A CRANK)** (Mec.) posición muerta, posición en punto muerto.

— — **HAND TOOL LATHE** or **TURN BENCH,** torno de puntas para relojero o mecánica fina.

— **CENTERS** (Torn.) puntas muertas, puntas fijas.

— **COAL,** carbón apagado.

— **COLOR** (Pint.) color al destemple || fondo (Tec.) color apagado.

— **COLOURING** (Pint.) mano de aparejo.

— **DIPPING** (Dor.) limpiar al mate.

— **DOOR** (Arq.) puerta simulada (Mar.) portas de correr de los jardines (Art.) puerta falsa de galería de mina.

— **EARTH** (Elec. Tel.) contacto de tierra perfecto.

— **END** (Elect., Radio.) perdido, no conectado.

— **END SIDING** (Fc.) vía muerta o perdida.

— **ENDED WIRE** (Tel.) hilo telegráfico perdido.

— **EYE HOLE** (Mar.) ojo de la vigota.

— **EYES** (Mar.) vigotas o bigotas.

— — **CROW FOOT** (Mar.) telera de araña.

— **FACE** (Arq.) pared sin vanos || (BLIND FRONT-WALL,) fachada fingida.

— **FALL** (Mec.) plataforma de volteo.

— **FILE,** lima sorda.

— **FIRE** (Fund. Mv.) fuego apagado o lento.

— **FLAT** (Mar.) punto de mayor manga.

— **FLUE,** humero condenado, (con muros).

DEAD FREIGHT (Mar.) falso flete (Fc.) carga muerta.
— GILDING, dorado mate.
— GROUND (Min.) roca estéril, terreno estéril (Agric.) tierra estéril (Mil.) parte indefendible.
— HEAD (Teat.) persona que tiene "pase" o entrada gratis (Fc.) persona que tiene pasaje g r a t i s (Fund.) (FEEDING-HEAD, SULLAGE-PIECE, RUNNER,) mazarota.
— — BOARD (Fund.) escantillón recto, terraja para el moldeo de la mazarota.
— — MOULD (Fund.) molde para la mazarota.
— HEAPS (Min.) ganga estéril, v. — (Min.)
— LATCH (Cerr.) cerradura dormida.
— LETTERS (Tip.) v. — (Com. correos,) cartas no reclamadas ‖ cartas rezagadas que no se han podido distribuir.
— — OFFICE (Com., correos,) departamento de cartas no reclamadas o rezagadas.
— LEVEL, llanura.
— LIGHT (Carp.) contrahoja (Mar.) postigos o portas de correr para las ventanas de popa.
— LOAD (Fc.) carga por peso propio, peso muerto (Elec. Mec.) carga permanente o constante (Const.) peso muerto (Aeron.) peso muerto.
— LOCK, MORTISE-LOCK, B O L T - L O C K (Cerr.) cerradura oculta o encajada (Mec.) parada, detención completa.
— MAIN (Elec.) canalización sin corriente.
— MAN'S EYE (Arq.) lucerna redonda.
— MATTER (Tip.) v. —
— NEAP (Mar.) marea muerta.
— NEEDLE (Fís.) aguja (imantada) muerta.
— OILS, aceites muertos.
— PLATE (Meta.) solera de cubilote (Mar.) plancha muerta.
— POINT (Mec.) punto muerto.
— POLE or CENTRE LATHE (Torn.) torno primitivo de pedal.
— PULLEY (Mec.) polea ciega o muerta.
— RECKONING (Mar.) estima.
— RIPE, GOOSE-NECKED (Agric.) maduro, enteramente maduro.
— RISING (Mar.) línea de raseles.
— ROASTING (Fund.) calcinación o cocción completa.
— ROCK (Min.) roca estéril, v. —
— ROOM (Const.) espacio muerto.
— ROPE (Mar.) jarcia muerta.
— SALESMAN (Com.) traficante en carne al por mayor.
— SASH (Carp.) bastidor fijo.
— SEASON, PLAY (Com.) estación muerta (Agric.) tiempo muerto.
— SMOOTH (Herr.) superfino ‖ perfectamente liso.

DEAD SMOOTH FILE, SUPERFINE FILE, lima finísima o superfine.
— SHEAVE (Mar.) motón ciego.
— SHORE (Carp.) puntal provisional.
— SPACE, espacio muerto.
— SPINDLE (Torn.) muñeca fija.
— SPOT (Radio) área o región muerta, **zona** muerta o pobre.
— or DULL SPOT (Fund.) zona mate (de la estructura del mineral).
— STEAM (Mv.) vapor perdido.
— STOCK (Com.) efectos invendibles.
— STOP RAIL (Fc.) riel o carril de intercepción.
— — TRACK LOCK (Fc.) interceptación de la vía.
— STROKE HAMMER (Mec.) martinete de presión.
— WALL (Arq.) muro sin claros, (sin puertas ni ventanas).
— WATER (Mar.) agua muerta, aguaje, estela.
— WEIGHT (Mec.) peso muerto ‖ peso inerte|
— — VALVE (Mec.) válvula de contrapeso.
— WELL, sumidero.
— WIND (Mar.) viento por el pico.
— WOOD (Arb.) (DRY-STICKS,) a s t i l l a s muertas ‖ árboles secos (Carp.) macizo.
— WORKS (Min.) obra muerta, mina agotada (Méx.) faena muerta (Mar.) obra muerta, (en la construcción de buques).
TO DEADEN (Carp.) amortiguar (Dor.) dar de mate (Lic.) (TO LET GET FLAT, DEAD,) desvirtuar (Ac.) s. TO BOIL.
— — A SHIP'S WAY (Mar.) detener la marcha.
DEADENING (Dor.) mate (Const.) amortiguadores del sonido, (materiales;) (Arb.) sangría, (incisión hecha a los árboles).
DEADING (Mv.) cubierta de la caldera.
— FRAME (Carp.) sierra para tablas.
DEADS (Min.) v. DEAD, ATTLE.
DEAL (Min.) estaca para encuñar (Jueg.) mano (Carp.) tabla de chilla ‖ madera de pino.
TO — (Com.) comerciar, negociar ‖ vender (Jueg.) dar.
— BOX, caja de pino.
— END, tabla corta.
— FRAME FOR DEEP CUTTING, sierra vertical alternativa con bastidor alto.
— — WITH TENSION APPARATUS (Carp.) sierra vertical alternativa con amortiguador.
RED — OF Riga, PINE, tabla de pino de Riga.
ROUGH —, tabla sin acepillar.
WHITE —, tablazón de pino blanco.
DEALBATION, BLEACHING, blanqueamiento, blanquición.
DEALER, v. Comb. MONEY, WHOLESALE y RETAIL (Com.) negociante, mercader, traficante.

DEALER IN IRON, IN HARDWARE, IRON-MERCHANT (Com.) ferretero.
— — LEATHER, peletero.
— — LUMBER, comerciante en maderas.
— — PROVISIONS, PROVISION-MERCHANT (Com.) negociante en comestibles.

DEALING (Com.) tráfico, comercio.

DEAMINATION, DEAMINIZATION, (Quím.) desaminación, remoción de aminas.

DEAN (Min.) extremidad de galería.

DEAR (Com.) caro, (de alto precio) costoso.

DEARNESS (Com.) carestía.

DEARTH (Agric.) esterilidad || sequía (Com.) carestía.

TO DEAURATE, dorar.

DEBACLE (Top.) irrupción de aguas.

TO DEBARK (Mar.) desembarcar.

TO DEBASE, s. TO ADULTERATE (Ac.) adulterar.

DEBASEMENT, v. DETERIORATION, adulteración, falsificación (Quím.) (SOPHISTICATION,) desnaturalización.

DEBENTURE (Jur.) obligación (Com.: aduanas,) certificado de draubac (drawback) || (SHARE,) obligación, acción || vale || acción || tornaguía || devolución de derechos por reexportación.

DEBENTURES (Com.) obligaciones y certificados de crédito, v. DEBENTURE.

DEBIT (Cont.) débito, balance en contra.

TO — (Com.) adeudar (Cont.) cargar en cuenta.

DEBITOR, v. DEBTOR.

DEBLAY (Arb.) desmonte, limpia.

DEBRIS, escombros, ruinas.

DEBT (Com. Jur.) deuda, obligación, débito.

DEBTOR (Com. Jur.) deudor (Cont.) cargo.
— SIDE (TO) (Cont.) el debe (a)...

DEBUTANT (Soc. y Teat.) debutante.

DECA (Tec. Metr.) deca, (diez).

DECADA (Cron.) década.

DECAGON (Geom.) decágono.

DECAGRAM (P. y M.) decagramo.

DECAHEDRAL (Geom.) decaedro.

DECAHYDRONAPHTALENE, v. DECALIN.

DECALIN (Quím.) decahidronaftalina.

DECALAGE (Aeron.) decalaje.

DECALITRE (Metrol.) decalitro.

DECAMETRE (Metrol.) decámetro.

TO DECAMP (Mil.) levantar el campo.

TO DECANT, decantar, trasegar (Quím.) (TO ELUTRIATE, — —SLIGHTLY THE SURFACE OF A LIQUOR,) decantar, clarificar un líquido.

DECANTATION, v. DECANTING.

DECANTER (Vid.) garrafa.
REFRIGERATING —, garrafa refrigeradora.

DECANTING, DECANTATION, POURING OFF, decantación (Quím.) decantación, clarificación.
— BOTTLE (Quím.) frasco de clarificación.
— VESSEL (Quím.) recipiente de decantación.
APPARATUS FOR — EMERIL (fundición) aparato para lavar el esmeril.

TO DECARBONATE (Quím.) decarbonatar.

DECARBONIZATION, SOFTENING (STEEL) (Meta.) descarburación o descarbonización.

TO DESCARBONIZE (Meta.) descarburar.
— — IRON, descarburar el hierro.

TO DECARBURATE, v. TO DECARBONIZE (Meta.) (PREPARE,) blanquear la fundición gris.

DECARBURATION, DECARBURIZATION (Meta.) de carburación.

DECARBURATOR (Quím.) decarburador.

DECARE, DECAREA (Metr.) decárea, (10 áreas).

DECASTERE (Metr.) descasterio.

DECASTYLE (Arq.) decástilo.

DECATHLON (Olimpíadas) decatlón.

TO DECATYSE (Tej.) deslustrar.

DECAY, podredumbre (Mar.) abromarse.
TO —, corromperse, podrirse.

DECAYED or PERISHED WOOD (Mader.) madera pasada o quebradiza o frágil.
— STONES (Com.) efectos en mal estado (Mar.) pertrechos exluídos.

DECEIV (Com.) engaño, fraude.

TO DECEIVE, engañar.

TO DECELERATE (Mec.) desacelerar, retardar || aplicar aceleración negativa.

DECELERATION, desaceleración.

DECI, deci.
— AMPERE BALANCE (Fís.) balanca deciamperio.
— STANDARD ELECTRODE, electrodo decinormal.

DECIARE (Metr.) deciárea.

DECIBELL, db. (Metrl.) decibel, db.

DECIGRAM (P. y M.) decigramo.

DECILITER (P. y M.) decilitro.

DECIMAL, decimal.
— BALANCE, balanza decimal.
— CANDLE (Elec.) bujía decimal.
— FRACTIONS (Arit.) fracciones decimales.
— RHEOSTAT (Elec.) reóstato en décadas.
— SCALE (Tec.) escala decimal.
— SYSTEM, sistema decimal.
— WEIGHING MACHINE, báscula decimal.

DECIMETER (P. y M.) decímetro.

DECIMO-OCTAVO, 18o., IN EIGHTEENS (Tip.) en décimooctavo, (formato Charpentier).
— SEXTO (Tip.) en 16o.

TO DECIPHER (Com.) descifrar (Tel.) descifrar, (un criptograma o telegrama en cifras).

DECISION (Jur.) sentencia ‖ decisión.
— AS REGARDS EXPROPIATION, (or...)
(Jur.) sentencia de expropiación; (o...)
FINAL — (Jur.) sentencia definitiva.

DECK (Mar.) cubierta (Min.) (HOISTING, —
OF A CAGE,) piso.
— OF BRIDGE, PLATFORM OF BRIDGE
(Fc) plano de la vía (aérea o elevada).
— FEED PUMP (Mec.) bomba de mano.
— LIGHT (Mar.) lumbrera de cubierta.
— NAILS (Carp.) clavos de entarimar.
— PLATE FOR CHIMNEY (Mv.) placa de
puente para chimenea.
— STOPPER (Mar.) boza de piña y argolla.
LOWER — (Mar.) cubierta principal.
LOWER GUN — (Mar.) entrepuente.
MAIN —, (Mar.) cubierta del combés.
MIDDLE — (Mar.) segunda cubierta.
ON — (Com.) v. ON BOARD (Mar.) sobre
cubierta.
OPEN — (Mar.) cubierta cortada.
PREVENTER — (Mar.) cubierta levadiza.
UNDER — (Mar.) bajo cubierta.
UPPER — (Mar.) tercera cubierta ‖ combés.

DECKED, cubierto o revestido (Mar.) buque
con cubierta.

DECKER, tapadera (Mar.) (TWO or THREE,
etc., —,) de (dos o tres, etc.) puentes.

DECKLE (Pap.) cubierta.
— STRAP (Pap.) banda de caucho continua.

TO DECLARE (Com.: aduanas, consulados,)
declarar.

TO DECLARE A BANKRUPT (Jur.) declarar
en estado de quiebra.

DECLARATION (Com.: aduanas,) declaración.
— OF INSOLVENCY (Jur.) declaración de insolvencia.

DECLINATING or **DECLINING NEEDLE** (Fís.)
aguja de declinación.

DECLINATION, DEFLECTION, VARIATION
(Magn.) declinación de la aguja (Ast.) de-
clinación (Top.) declive, declinación.
— CHART (Geo.) carta de declinción.
— CIRCLE (Fís.) círculo de declinación.
— OF THE COMPASS NEEDLE (Mar.) decli-
nación de la aguja.
— NEEDLE (Fís.) aguja de declinación.
— TABLE, tabla de declinación.
ELECTRIC —, declinación eléctrica.
MAGNETIC —, declinación magnética.

DECLINATOR (Fís.) declinador ‖ instrumento
para hacer relojes de sol.

TO DECLINE (Magn.) declinar (Com.) bajar,
declinar (Fís.) declinar.
— — TO NORTH EAST (Mar.) nordestear.
— — NORTH WEST (Mar.) noroestear.
IN — (Com.) en baja.

DECLINING-NEEDLE, v. DECLINATING.

DECLINOMETER (Fís.) declinómetro (Aeron.)
declinómetro.

DECLIVITY, ESCARPMENT (Top.) declive, inclinación, talud, pendiente (SLOPE,) pendiente del agua.
GENTLE — (Top.) costanilla.
STEEPEST PART OF — (Top.) barga.

TO DECLUTCH, TO UNCOUPLE (Mec. Mv.,
Vm.) desembragar; (H. A. Algunas naciones usan frecuentemente, al tratarse de automóviles, la palabra "debrayar", del francés "debrayer").

TO DECOCT, TO BOIL OUT (Quím.) hervir,
cocer.

DECOCTION (Quím.) decocción.

TO DECODE, traducir o descifrar (un mensaje) del código o clave.

TO DECOHER (Elec.) perder la tensión.

DECOHERENCE (Elec.) descohesión.
AUTOMATIC or AUTO— (Elec.) autodescohesión.
MAGNETIC (Elec. Tel.) descohesión magnética.

DECOHERER (Elec. Tel.) descohesor.

DECOHERING TAP, golpe de descohesión.

DECOLORANT, decolorante.

TO DECOLORATE, decolorar, blanquear (Fáb.
Az.) clarificar ‖ refinar.

DECOLORATION, decoloración.

DECOLORIMETER, (Fáb. Az.) decolorímetro.

TO DECOLOUR, v. TO DECOLORATE.

DECOLOURING (Tint.) s. ALTERATION (Fáb.
Az.) (CLARIFICATION,) clarificación.

DECOMBINATION (Quím.) resolución de una
combinación.

DECOMPOSABLE, DECOMPOUNDABLE
(Quím.) descomponible (Mec.) desarmable,
armable a voluntad.

TO DECOMPOSE (Quím.) descomponer (Mec.)
deshacerse o descomponerse (Tec.) (TO
GET SPOILED,) corromperse, descomponerse.

DESCOMPOSITION, descomposición, corrup-
ción (Quím.) descomposición.
— CELL (Elec.) vaso de descomposición.
— PRODUCT (Quím.) producto de descompo-
sición.
— VOLTAGE or PRESSURE (Elec. Quím.) ten-
sión de descomposición.
UNDER —, en estado de descomposición.

TO DECOMPOUND (Quím.) descomponer.

DECOPPERED LYE, lejía decuprada o desco-
brada.

DECONTROL, descontrol.

TO DECORATE, decorar.

DECORATING PAINTER, adornista, decorador.

DECORATION, ornamento, decoración (Teat.)
decoración.

DECORATOR, v. DECORATING PAINTER (Teatr.) escenógrafo, pintor de decoraciones.

TO DECORTICATE (Arb.) descortezar.

— — A CORK TREE, descorchar.

DECORTICATION, BARKING, descortezamiento, decorticación.

DECORTICATOR, descortezador.

DECOY (Caz.) señuelo || cazador con señuelo.

— FOR BIRDS (Caz.) reclamo, añagaza, señuelo; v. LURE FOR BIRDS.

— DUCK (Caz.) ánade de reclamo.

— PIGEON (Caz.) cimbel, cimillo.

DECREASE (Tec.) disminución, merma, mengua (Ast.) menguante.

TO —, menguar || decrecer, disminuir.

DECREMENT (Elect. Radio.) decremento.

DECREMETER (Elect.) decrémetro.

DECREPITANT, decrepitante.

TO DECREPITATE, CREPITATE, CRACKLE (Quím.) decrepitar, crepitar.

DECREPITATION, CREPITATION (Quím.) decrepitación.

DECRESCENT (Bl.) creciente (de luna) con los cuernos a la izquierda.

DECRETION, v. DECREASE.

TO DECUPERATE (Quím. Meta.) quitar o extraer el cobre de un mineral.

DECUPLE (Arit.) décuplo.

TO — (Arit.) decuplar.

TO DECUSSATE (Geom.) cortarse dos líneas en ángulos agudos.

DECUSSATION (Geom.) decusación (Opt.) decusación.

DEDENDUM (A), LENGTH INSIDE PITCH-LINE (Mec.) altura del pie (del diente de engranajes).

— LINE, ROOT-CIRCLE, ROOT-LINE (Mec.) círculo interno o de pie o de raíz (de una rueda dentada).

DEDICATION (Tip.) dedicatoria.

DEDIFFERENTATION (Biol.) dediferenciación || desintegración.

TO DEDUCT (Com.) deducir, descontar (Ac.) substraer, tolerar (Arit.) restar, substraer.

DEDUCTION (Ac.) s. ALLOWANCE, tolerancia (Com.) descuento, deducción, rebaja (Arit.) resta, substracción (Lóg.) deducción.

DEED (Com. Jur.) documento, escritura, instrumento.

COUNTER — (Com. Jur.) contra escritura o contra documento.

TO DE-ENERGISE, amortiguar.

DEEP, hondo, profundo || penetrante (Pint.) oscuro (Tint.) (DARK,) oscuro (Mar.) el mar.

— BLUE, azul oscuro.

— COLOUR (Pint.) color cargado o lleno.

— DRAWING (Mar.) de mucho calado.

DEEP LEVEL (Min.) galería de prolongación o de fondo.

— LOAD LINE (Mar) línea de agua de carga.

— SEA, mar profunda || alta mar.

— — CABLE (Tel.: cables submarinos) cable de alta mar.

— — LEAD or LINE (Mar.) sonda para aguas profundas.

— WAISTED SHIP (Mar.) buque de pozo.

— WATER, agua profunda (Mar.) braceaje profundo.

— WEBBED RAIL (Fc.) riel o carril de alma alta.

— WELL ELEVATOR (Poz.) elevador de pozo.

— — PUMPING ENGINE, máquina para bombear pozos profundos.

TO DEEPEN, profundizar, ahondar (Tint.) hacer más oscuro, subir el tinte (Mar.) acantilar (Cald.) (HOLLOW, BEAT OUT,) ahondar, ahuecar (DIG,) profundizar, ahondar (Pint.) dar un tinte más oscure.

— — A HARBOUR, dragar un puerto.

DEEPEST PIT IN A MINE (Min.) el pozo más profundo de una mina.

DEEPLY, profundamente.

DEEPNESS, profundidad || penetración (Fís.) gravedad de un sonido.

DEER, ciervo, venado.

— COLOUR, cervuno.

— HOUND (Caz.) galgo.

— HUNTING (Caz.) caza de ciervo.

— SHOT, BUCK-SHOT (Caz.) pistas.

— SKIN, gamuza.

— STALKER (Caz.) cazador al acecho.

— STALKING (Caz.) caza al acecho.

MOUSE —, alce, danta.

REIN —, reno, regífero.

TO DEFACE, desfigurar.

DEFACED, WORN (Ac.) frusta.

DEFACEMENT, mutilación, desfiguración.

DEFALCATE (Com. Jur.) desfalcar.

DEFALTATION (Com.) desfalco || déficit.

DEFAULT (Com.) omisión, descuido, falta || negativa (Jur.) culpa, delito || rebeldía, (acción de no comparecer en juicio dentro del plazo de la citación).

TO —(Jur.) faltar, (no cumplir un contrato) || caer en rebeldía.

DEFAULTER (Jur.) rebelde, (el que no comparece en juicio) || malversador.

—'S SHEET (Mar.) hoja de castigos o historial.

TO DEFECATE (Quím.) decantar, clarificar (Fáb. Az.) defecar, purificar.

DEFECATING PAN (Fáb. Az.) defecadora.

DEFECATION, DECANTATION, CLARIFICATION (Quím.) clarificación, defecación (Fáb. Az.) defecación.

DEFECT, FLAW, defecto, falta.

DEFECTIVE, defectuoso.

DEFECTUOSITY, defecto, defectuosidad.

DEFENCE (Mil.) defensa, parapeto (Fort.) fortificación || arte de fortificar.

— OF A PIER (Hid.) zampeado de defensa.

DIRECT — (Mil., Fort.) defensa de frente.

FLANK —, defensa de flanco.

TO DEFEND (Mil.) defender (Mar.) resguardar, dar resguardo (Tec.) abrigar, cubrir, guarecer, proteger, (Der.) defender.

DEFENDANT (Jur.) demandado, (el demandado), reo.

DEFENSIVE MINE (Fort.) obra defensiva.

DEFENSOR (Der.) defensor.

TO DEFER (Com.) prorrogar, deferir.

DEFICIENCY (Tec.) deficiencia, falta, defecto (Com.) insolvencia || déficit.

— DISEASE (Med.) deficiencia, avitaminosis.

— OF WORK (Tec.) trabajo deficiente; pérdida de trabajo.

DEFICIENT, deficiente.

— IN WEIGHT, SHORT (Ac.) corto de peso (Joy.) feble, débil.

DEFICIT (Com.) déficit.

TO DEFILATE A WORK (Fort.) desenfilar.

DEFILADING (Fort.) desenfilada.

DEFILE (Top.) desfiladero.

— BETWEEN MOUNTAINS, garganta de montañas.

— OF THE TRAVERSE (Fort.) corchete de trinchera.

— — — — OF THE COVERED WAY (Fort.) desfiladero de través.

DEFILEMENT (Fort.) desenfilada.

DEFLAGRABILITY (Quím.) combustibilidad deflagrante.

DEFLAGRABLE, deflagrable.

TO DEFLAGRATE (Quím.) deflagrar.

DEFLAGRATION (Quím.) deflagración (Fís.) (BURNING,) combustión, incendio.

DEFLAGRATOR (Galv.) deflagrador.

TO DEFLATE, desinflar; s. TO EMPTY.

DEFLATION (Com.) deflación. V. INFLATION.

TO DEFLECT, v. TO ARCH (Arq.) arquear, cimbrar, combar (Fís. Tec.) desviar.

— — THE MAGNETIC NEEDLE (Fís.) desviar la aguja imantada o imanada.

DEFLECTING ACTION OF THE CURRENT (Elec.) acción desviadora de la corriente (sobre la aguja).

— BAR (Fc.) barra curva de cambio de dirección.

— CURRENT (Fís.) corriente de desviación.

— DEVICE (Fc.) desviador, (aparato de desviación o cambio de vía).

— FIELD (Fís.) campo magnético de desviación.

DEFLECTING FORCE (Fís.) fuerza de desviación.

— MAGNET (Fís.) imán de desviación.

— MAGNETIC FIELD (Fís.) campo magnético de desviación.

DEFLECTION (Tec.) desvío, desviación (Fís.) desviación de la aguja imantada || deflección (Mec.) (FLEXURE,) flexión, combadura (Const.) (SLEEPER,) asiento, aplanamiento.

— INDICATOR (Fc.) indicador de flexión.

— OF LINES OF FORCE (Elec. Mec.) desviación de las líneas de fuerza.

— METHOD, método de desviación.

— OF THE NEEDLE (Tel. Fís.) desviación de la aguja (Mar.) declinación de la aguja.

— — POINTER (Tec.) desviación de la aguja (de un aparato indicador).

— — A SHIP (Mar.) deriva.

— — —SHOT (Mil.) desviación (de un proyectil).

— ON BOTH SIDES or IN BOTH DIRECTIONS (Fís.) desviación bilateral.

— TO ONE SIDE, desviación unilateral.

— VARIOMETER (Fís.) variómetro de desviación.

ANGLE OF — (Fís.) ángulo o amplitud de desviación.

CHANGE OF —, variación o cambio de la desviación.

DEFLECTOMETER (Mec. Opt.) declinómetro, deflectómetro.

DEFLECTOR (Mec.) válvula de desviación (Fís.) deflector.

Thompson's —, deflector de Thompson.

TO DEFLOW, fluir.

DEFLUX, DEFLUXION, desbordamiento, rebosamiento.

De Forest SYSTEM (Tel. In.) sistema de De Forest.

TO DEFORM (Tec.) deformar || desfigurar.

DEFORMATION, deformación.

— OF THE ELECTRODES OF ACCUMULATORS (Elec.) deformación de los electrodos de los acumuladores.

— — WEBB OF THE RAIL (Fc.) deformación del alma del riel o carril.

DEFORMEDNESS (Tec.) deformidad.

TO DEFRAUD (Jur.) defraudar, usurpar (Com.) frustrar.

DEFRAUDATION (Jur.) fraude, robo.

DEFRAUDER (Jur.) defraudador.

TO DEFRAY (Com.) (TO PAY,) pagar, sufragar o satisfacer gastos, pagar los gastos.

— — THE EXPENSES (Com.) pagar o sufragar los gastos.

DEFRAYMENT (Com.) pago de gastos.

DEFUSELING, REMOVING THE FUSEL OILS (Quím.) deflegmación.

TO DEGARNISH, desamueblar una casa (Mil.) desmantelar una fortaleza || retirar una guarnición de una plaza.

DEGENERACY (Agric.) degeneración, abastardamiento.

TO DEGENERATE (Agric.) abastardar.

DEGENERATE VARIETY (Gan.) variedad o especie bastarda o degenerada.

DEGENERATION, degeneración (Pat.) degeneración.

DEGGING MACHINE, máquina de rociar o mojar.

DEGRADATION (Pint.) atenuación de tintas y colores (Quím.) degradación.

— OF COLOURS (Tint.) s. FADING.

TO DEGRADE (Pint.) degradar, atenuar.

DEGREE (Tec.) grado (Arq.) grado, grada.

—S Baume (Elec.) grados Baumé.

— OF DISSOCIATION (Quím.) grado de disociación.

— — ECCENTRICITY (Mec.) excentricidad, grado de excentricidad.

— — HARNESS, TEMPER (Fund.) grado de dureza, temple; grado de temple.

— — HEAT (Fís.) grado de calor, s. TEMPERATURE (Quím.) grado de calor.

— — HUMIDITY (Fís. Quím. Meteor.) grado de humedad.

— — LATITUDE (Ast.) grado de latitud.

— — LONGITUDE (Ast. Mar.) grado de longitud.

— — SENSIBILITY (Tec.) grado de sensibilidad.

— — SILICATION (Meta.) grado de incorporación de sílice; contenido en sílice.

— — SLOPENESS (Fc.) inclinación del talud.

— — UNIFORMITY (Tec.) grado de uniformidad.

— — — or OF ANGULAR IRREGULARITY (Tec. Elec.) grado de irregularidad.

BY —S, GRADUALLY (Tec.) gradualmente.

TO DEGUST (Lic.) catar o probar.

DEGUSTATION (Lic.) cata, prueba.

DE-ICER (Aeron.) quitanieves.

DE-ION (Elect.) de-ión.

DE-IONISATION (Quím.) desionización.

DEIRONING (Meta.) separación del hierro.

DEKA (Tec. Metr.) deca, (diez).

— AMPERE-BALANCE (Elec.) balanza decaamperio.

DEKAMETER, decámetro.

DELAY (Tec.) retardo, retraso (Com.) atraso, morosidad, retardo.

TO —, retardar, demorar, atrasarse.

— BY CONSTRAINT (Jur.) angaria.

— OF TRAIN (Fc.) retraso de un tren.

DELAYED TRAIN (Fc.) tren atrasado o retrasado.

DELE, DELEATUR (Tip.) suprímase.

DELETERIOUS, deletéreo.

DELETION (Tip.) supresión, canceladura.

DELFT, mina, cantera (Com.) imitación de loza china.

— BLUE, CROCKERY-WARE BLUE, ENGLISH BLUE (Cer.) azul de cobalto, azul inglés.

— WARE (Cer.) loza de Delft.

DELICACY, delicadeza || tenuidad.

DELICACIES (Com.) golosinas || víveres exquisitos.

DELIMING, eliminación de la cal.

TO DELINEATE, delinear || diseñar, bosquejar.

DELINEATION (B. A.) boceto, bosquejo, esquicio.

DELINEATIVE, delineativo.

DELINEATOR, delineador, dibujante.

TO DELIQUATE, liquidarse.

DELIQUATION, DELIQUESCENCE (Quím.) licuación, delicuescencia.

TO DELICUESCE (Quím.) llegar al estado de delicuescencia.

DELIQUESCENCE, v. DELIQUATION.

DELIQUIUM (Quím.) licuación || cuerpo liquidado.

TO DELIVER (Com.) entregar, dar (Mec.) dar salida.

DELIVERANCE, v. DELIVERY.

DELIVERER, STAFT DELIVERER (Fc.) aparato transmisor del bastón (en el sistema del bastón).

DELIVERING-BALL, BOWL (Tej.) cilindro retirador.

— ROLLERS (Tej.) cilindros estiradores.

DELIVERY (Com.: correos,) distribución || entrega, remesa (Tec.) salida, conducto (Fund.) garganta de plantilla.

— AIR CHAMBER (Mec.) depósito de aire de impulsión.

— CANAL (Hid.) canal de desagüe, conducto de descarga.

— CLACK or FLAP (Mec.) válvula de visagra impelente.

— COCK (Mec.) llave de descarga.

— LINE (Fc.) vía de transbordo.

— OF LUGGAGE (Com. Fc.) entrega de equipajes.

— NOTE, WAY or FREIGHT BILL (Com.) conocimiento, guía.

— PIPE (Fc.: correos,) tubo de salida variable (Mec.: bombas,) canal deferente (Mv.) tubo de descarga.

— TRAP (Mv.) tubo de emisión.

— VALVE or DISCHARGE-VALVE, UPPER VALVE (Mv.) válvula de descarga.

SPECIAL — (LETTERS) (Com.: correos,) cartas de servicio de distribución especial rápido (Méx.) entrega inmediata.

DELL (Top.) barranco, foso, hondonada.
TO DELOGARIZE (Mate.) deslogarizar.
DELPH (Hid.) zanja de un dique.
DELPHINITE, THALLITE, PISTACITE (Min.) pistachita, thalita.
DELTA (Top.) delta (de un río) (Tec.: alfabeto griego,) delta.
— CONNECTION (Elec.) conexión delta o en triángulo.
— METAL (Meta.) aleación o metal delta.
— PETTICOAT or CUP INSULATOR (Elec.) aislador de campana delta.
DELUGE, diluvio, avenida.
DELVAURITE (Min.) desvauxina.
DELVE, foso, mina.
TO —, cavar (con pala o azadón).
DELVER, cavador.
TO DEMAGNETISE (Fís.) desimanar.
DEMAGNETISING EFFECT (Fís.) acción desimanante.
DEMAND (Com. Tec.) demanda (Com.) orden, pedido || la oferta, (el comprador).
— FOR ENERGY (Elec.) consumo de energía.
IN — (Com.) solicitudes.
IN FULL OF ALL —S (Com.) por saldo de todas las cuentas.
IN LIVELY — (Com.) muy solicitado.
ON —, (AT PRESENTATION) PAYABLE ON — (Com.) a presentación.
WITHOUT — (Com.) sin demanda.
TO PAY ON — (Com.) pagar a presentación.
Demara RESIN, RESINA Dammaea, CAT'S EYE GUM, v. DAMAR, DAMMAR GUM.
DEMARCATION, demarcación, deslinde.
DEMENTIA PRAECOX, demencia precoz.
DEMEPHITIZATION, desinfección.
DEMEPHITIZING, desinfectante.
DEMERSION, inmersión, sumersión.
DEMI (Tec.) semi || medio.
— BASTION (Fort.) semibaluarte.
— CIRCLE, semicírculo.
— FOLIO (Enc.) folio menor.
— GALLERY (Art.) galería pequeña de mina.
— GORGE (Fort.) semigola.
— JOHN, DEMIJAN, CARBOY, damajuana, garrafón.
— — FOR SULPHURIC ACID (Quím.) damajuana para ácido sulfúrico.
— LUNE (Fort.) rebellín, media luna.
— LUSTRE WOOL (Tej.) lana semilustrosa.
— OCTAVO (Tip.) octavo menor.
— PARALLEL (Fort.) cuarta paralela.
— RELIEF (Esc.) medio relieve.
— TINT (Dib.) media tinta.
TO DEMOLISH (Alb.) derribar, demoler.
DEMOLISHER, demoledor.
DEMOLITION, PULLING DOWN (Alb.) demolición.
MINE OF — (Art.) mina demoledora.

DEMODULATION (Radio.) demodulación. v. DETECTION.
DEMONSTRATION (Arit. Alg.) demostración (Mil.) demostración.
DEMOUNTABLE (Mec. Tec.) desmontable (Autom.) (A FORM OF RIM WHICH CAN BE REMOVED WITH ITS TIRE,) desmontable.
DEMPLE, s. POTATO-PLANTER.
DEMULCENT, emoliente.
DEMURRAGE (Com.) demora || sobreestadía.
DEMY (Pap.) (POST DEMY, MEDIUM,) marquilla, (567 m. m. x 438 m. m.) || papel de imprenta (o papel de envolver) de 22 y media por 18 pulgadas.
— FOLIO, v. DEMI-FOLIO.
DEN, madriguera.
DENARY, v. DECIMAL.
TO DENATURE (Quím.) desnaturalizar.
DENATURATED (Quím.) desnaturalizado.
— ALCOHOL, METHYLATED SPIRIT (Quím.) alcohol desnaturalizado.
DENDRACHATE, ARBORESCENT AGATE (Min.) ágata arborizada o arborescente.
DENDRITE (Miner.) dendrita (Biol.) dendritas.
DENDRITIC FORMATION, árbol metálico.
DENDROMETER (Arb.) dendrómetro.
DENOMINATOR (Arit.) denominador.
TO DENOUNCE (Com. Jur.) denunciar.
— — A MINE (Jur.) denunciar una mina.
DENOUNCEMENT OF A MINE (Jur.) denuncia de una mina.
DENSE (Fís.) denso.
DENSHIRING (Agric.) quema de la hierba.
TO DENSIFY (Fís.) hacer denso.
DENSIMETER (Fís.) densímetro (Pir.) densímetro.
DENSITY (Fís.) densidad.
— OF CHARGE, ELECTRIC SUPERFICIAL — (Elec.) densidad eléctrica.
— OF CONSUMPTION (Elec. Mec.) densidad de consumo.
— — A GAS (Fís.) densidad de un gas.
— — LINES OF FORCE, FLUX —, (Elec.) densidad de las líneas de fuerza.
— — MATTER (Mec.) densidad de masa.
— POPULATION, densidad de población.
CURRENT — (Elec.) densidad de una corriente.
FIELD — (Fís.) densidad de un campo magnético.
MAGNETIC — (Fís.) densidad magnética.
RELATIVE —, densidad relativa.
SPECIFIC — or GRAVITY (Fís.) peso específico.
UNIFORM — (Fís.) densidad uniforme.
VARIABLE — (Fís.) densidad variable.

DENT, rajadura, indentación (Tej.) (—S, SPLITS, REEDS,) dientes (de carda).

TO —, endentar || rajar.

— OF BATTLEMENT (Fort.) almena.

DENTAL (Arq.) dentelete.

— APPARATUS (Dent.) aparatos de dentista.

— UNIT HAMMER (Dent.) martillo mecánico.

DENTATED IRON PYRITES, piritas de hierro sulfurado dentelado.

DENTED, DENTATED, dentado || en forma de diente (Bl.) dentelado.

— WHEEL (Mec. Rel.) rueda dentada.

DENTEL, DENTELLI, DENTIL (Arq.) dentelo.

DENTELLED MOULDING (Arq.) dentellón.

DENTELLI (Arq.) v. DENTEL; modillones.

DENTICULATED (Tec.) dentellado.

DENTICULATION (Arq.) dentellado (Mec.) endentadura.

DENTIFACTOR (Cir.) dentifactor.

DENTIFORM, dentiforme.

DENTRIFICE, dentífrico.

DENTIL (Arq.) v. DENTEL.

DENTING (Arq.) dentículo.

DENTIST, dentista.

— CHAIR, sillón de dentista.

DENTURE (Dent.) dentadura.

TO DENUDATE (Geol.) denudar.

DENUDATION (Geol.) denudación.

DENUNCIATION OF A MINE, v. DENOUNCE-MENT.

DEODORIZER, deodorizador, desinfectante.

DEODORIZING APPARATUS, desinfectador, aparato desinfectador.

TO DEOXYDATE, DEOXYGENATE, DISOXY-DATE (Quím.) desoxigenar || desoxidar.

DEOXYDIZING AGENTS (Tint.) desoxidantes.

TO DEOBSTRUCT, desobstruir.

DEPART, refinación.

DEPARTER, refinación de metales.

DEPARTMENT (Com.) departamento || atribución, especialidad.

DEPARTURE (Fc.) partida, salida (Mar.) salida || punto de partida || apartamento de meridiano.

— LINE (Fc.) vía de partida o salida.

— PLATFORM (Fc.) andén de salida, embarcadero.

— POINT (Tec. Eq., deportes, etc.) punto de partida.

TIME OF — (Fc. Mar.) hora de salida, hora de partida.

TO DEPEND, depender.

DEPENDENT, dependiente (Com.) dependiente, subalterno.

DEPENDENCES, APPURTENANCES (Arq.) dependencias, partes accesorias.

DEPERDITION, desperdicio || merma, pérdida.

TO DEPHLEGMATE orDEPHLEGM (Quím.) desflemar.

DEPHLEGMATION, s. ABSTRACTION (Quím.) separación, desflemación.

DEPHOSPHORATION (Meta.) desfosforación.

DEPHOSPHORIZED PIG IRON (Fund.) metal Bell-Krupp, fundición depurada.

DEPILATION OF SKINS (Ten.) depilación.

DEPILATORY, depilatorio.

TO DEPILATE, depilar.

TO DEPLANE, dejar un aeroplano; bajar de un aeroplano.

TO DEPLOY (Mil.) desplegar.

DEPLOYMENT, despliegue.

— OF FORCES (Mec.) desarrollo de las fuerzas.

DEPOLARIZATION (Magn.) despolarización.

TO DEPOLARIZE (Magn.) despolarizar.

DESPOLARIZER (Fís.) despolarizador.

CELL WITH GASEOUS — (Elec.) pila con despolarizador gaseoso.

DESPOLARIZING, ABILITY FOR DESPOL-ARIZING (Fís.) aptitud de despolarización.

DEPOSIT (Geol.) s. ALLUVION; depósito, sedimento (Min.) (BED, LOCALITY,) criadero, yacimiento (Quím.) depósito, precipitado, heces, sedimento (Com.) depósito, lugar para depositar bienes o mercancías (Jur.) depósito.

TO — (Com.) depositar.

— ACCOUNT (Com., Cont.) cuenta de depósitos.

— BANK (Com.) banco de depósitos y consignaciones.

— BETWEEN TWO DIFFERENT REPOSIT-ORIES (Min.) criadero entre dos terrenos diferentes.

— RECEIPT (Com.) recibo de depósito.

— OF SILVER (Quím.) precipitado de plata.

— — SOOT, depósito de hollín.

ELECTRO-GALVANIC — (Galv.) precipitado electrogalvánico.

FIXED — (Com.) depósito fijo.

SALINE — (Mv.) sedimentos salinos.

DEPOSITARY (Com., Jur.) depositario.

DEPOSITING, depósito || depositante.

DEPOSITION (Tec.) deposición, heces.

DEPOT (Com.) depósito (Fc.) (A) s. v. STA-TION y compuestos.

— SCALES (Fc.) básculas para estaciones.

DEPRECIABLE (Contab.) depreciable, que puede depreciarse.

TO DEPRECIATE, depreciar, abaratar, bajar el precio.

DEPRECIATION (Com.) baja, abaratamiento || baja, depreciación.

TO DEPRESS (Com.) hacer bajar el precio.

— — A GUN (Art.) bajar la boca de un cañón.

DEPRESSED (Com.) abatido.

DEPRESSIOMETER (Mar.) depresiómetro.

DEPRESSION (Fís.) depresión (Art.) inclinación o baja de la puntería de una pieza (Psicol.) depresión (Comercio) depresión (Meteor.) depresión.

— OF THE GROUND (Top.) depresión o hundimiento del suelo.

— — KEY (Tel.) empujar hacia abajo o bajar el manipulador.

DEPRETER (Alb.) cantería rústica.

DEPTH, profundidad, hondura (Min.) profundidad (Tec.) espesor, altura, fondo (Tip.) cuerpo (Mar.) puntal || fondo, braceaje (Aeron.) altura, profundidad.

— BOMB or CHARGE (Mil.) granada de profundidad o submarina.

— OF CASTING (Fund.) altura de la pieza colada.

— — A COG (Mec.) vuelo de un diente.

— — HARDENING (Fund.) espesor del temple.

— — THE HOLD (Mar.) puntal de la bodega.

— — IMMERSION (Hid.) inmersión.

— — LACE, OF RIBBON, etc., ancho de encajes, cintas, etc.

— — THE LUFF (Mar.) martillo.

— WHERE THE ORE IS RICHEST (Min.) punto de profundidad donde el mineral es ordinariamente más rico.

— OF THE PORT (Mv.) altura del orificio.

— — RABBET (Mar.) calado de alefriz.

— — THE RAIL (Fc.) altura del riel o carril.

— — A SAIL (Mar.) caída de una vela.

— — THE TIDE, altura de la marea.

— — TOOTH (Mec., Fc.) altura del diente; (de una rueda dentada o de un carril dentado, respectivamente).

— — A VESSEL (Mar.) puntal de un buque.

— — THE WATER, braceaje, profundidad del mar.

DEPTHENING TOOL (Rel.) herramienta o compás de engranajes.

TO DEPURATE (Quím., Meta.) depurar.

DEPURATION (Quím., Meta.) depuración.

DEPURITION, clarificación de un líquido.

DEPUTY OVERMAN (Min.) lamparero, farolero.

TO DERACINATE (Agric.) desarraigar.

DERAILER (Fc.) escuadra de descarrilamiento.

DERAILING BLOCK (Fc.) taco de descarrilamiento.

— OF THE PLANING TABLE (Torn.) salida de la vía de la mesa de cepillar.

— POINTS (Fc.) aguja de descarrilamiento.

— SWITCH (Fc.) cambiavía para descarrilar.

DERAILMENT (Fc.) descarrilamiento.

POINT OF — (Fc.) lugar del descarrilamiento.

TO DERANGE (Tec.) desarreglar, descomponer, desordenar.

DERANGEMENT, desarreglo, desorden, descomposición.

DERBY (Alb.) aplanadora de dos manos.

DERIVATION (Hid.) derivación (de aguas) (Elect.) derivación || derivación, bifurcación || montaje en derivación.

TO DERIVE (Hid.) derivar (Elect.) derivar.

DERIVED CIRCUIT (Elect.) derivación.

— CURRENT (Elect.) corriente en derivación.

— UNIT (P. y M.) unidad derivada.

DERIVOMETER (Mar. y Aeron.) derivómetro.

DERMAL INSTRUMENT (Cir.) instrumento para el dermis.

DERMATITIS (Med.) radiodermatitis, (inflamación de la piel ocasionada por los rayos X).

DERNIER CRI (Mod.) dernier cri.

DERRICK (Mec.) grúa || pescante || caballete (Mar.) grúa flotante, cabria de arbolar || pengallo de mesana || mastelero de carga y descarga.

— BLOCK (Mar.) motón de driza.

— OUTFITS, equipos para grúas.

FIELD — (Agric.) pescante para el heno.

TO DESCEND (Tec.) descender || bajar || caer (Min.) (GO DOWN,) descender, hacer un descenso.

DESCENDING (Tec.) descendente (Jur.) descendiente.

— BRANCH (Mate.) rama descendente (Art.) ramal de descenso de una mina.

— or DOWNWARD FLOWING CURRENT (Elect.) corriente descendente.

— GALLERY (Min.) galería de descenso.

— LETTERS (Tip.) letras descendentes.

DESCENSION (Tec.) descenso || bajada || caída (Quím.) v. PRECIPITATION (Av.) descenso.

DESCENT (Tec.) bajada || descenso || caída (Hid.) (DECLIVITY, SLOPE,) pendiente (Geom.) (INCLINATION, SLOPE,) inclinación, pendiente (Av.) descenso (Min.) (GOING DOWN,) bajada, entrada (Mar.) desembarque, descenso.

— OF THE CHARGE (Meta.) descenso de la carga.

— — A GUTTER (Arq.) declive de alero.

— BY THE LADDER (Min.) bajada por las escalas.

— INTO A MINE, PIT-ENTRANCE (Min.) bajada a la mina.

— OF THE TRAJECTORY (Art.) línea descendente de la trayectoria.

ANGLE OF — (Art.) ángulo de caída (de un proyectil).

DESCOHERENCE BY SHAKING (Tel.) descohesión mecánica.

TO DESCRIBE (Tec.) describir.

— — A CURVE, etc. (Tec.) describr una curva, etc.

DESCRIBENT (Geom.) generadora, (línea o superficie generadora).

DESCRIPTION, descripción.

TO DESCRY (Mar.) descubrir, avistar.

DESERT (Top.) desierto.

DESERTION (Der. y Com.) deserción, abandono.

TO DESEXUALIZE (Psicoan.) desexualizar (por sublimación, etc.) || desexualizar, (pasar la libido sexual de la erógena a otras regiones del cuerpo, como en las perversiones).

TO DESICCATE, desecar, secar.

DESICCANTS (Pint.) desecantes.

DESICCATING OF WOOD (Mader.) resecado o desecación de la madera.

— AIR, REGULATOR FOR — —, higrómetro, (instrumento para medir y reconocer la humedad del aire).

DESICCATION, desecación.

DESICCATIVE, desecante, con poder desecante s. DRYING.

DESICCATOR (Meta., Quím.) desecador o secadero.

— DISC (Quím., Meta.) soporte de porcelana (del desecador).

DESIGN (Arq.) trazado (Dib.) dibujo, diseño (Tej.) (PATTERN,) patrón, modelo (Com.) mira, intento || empresa, plan, proyecto.

TO — (B. A.) dibujar, diseñar, hacer trazados, bosquejar (Mec.) imaginar, calcular, proporcionar (Com.) idear, proyectar (Tej.) poner los modelos.

— PAPER, RULE-PAPER, P O I N T-P A P E R (Pap.) papel cuadriculado.

— PRICKER (Tej.) fabricante de patrones.

DESIGNER, dibujante (Tec.) inventor, proyectista.

DESIGNING (Tej.) colocación de los patrones.

— MACHINE, máquina de calar patrones.

DESIGNMENT, diseño || idea, proyecto, plan.

DESILVERING (Meta.) desargentación, desargentización, desplatación (Halse, Op. Cit. en Bibliog.).

TO DESILVERIZE (LEAD,) desargentar.

TO DESINFECT, s. TO DEODORIZE, desinfectar.

DESINTEGRATION (Quím.) desintegración.

DESIONIZATION (Quím.) desionización.

DESK (Mueb.) pupitre, escritorio (Telef.) pupitre, mesa.

— KNIFE, plegador || cortaplumas.

— PATTERN WALL INSTRUMENT (Telef.) caja mural en forma de mesa o de pupitre.

— PUSH (Elec.) contacto de mesa.

— SHAPED CASE (Telef.) caja en forma de pupitre.

DESK TELEPHONE, Swedish — — (Telef.) aparato de mesa.

— CHORISTER'S — (O. Ec.) facistol, atril de coro.

— PRAYER'S — (O. Ec.) reclinatorio.

— READING — (Mueb.) atril.

— SWITCH — (Telef.) mesa o pupitre de distribución.

DESPATCH (Com.) despacho, oficina || despacho, envío de mercancías (Tel.) despacho, mensaje telegráfico (Telef.) v. TELEPHONE —.

TO —, despachar, remitir || abreviar.

— — THE TRAIN (Fc.) dar u ordenar la salida del tren.

— VESSEL (Mar.) aviso.

— TELEPHONE — (Telef.) telefonema, mensaje telefónico.

DESPATCHER, remitente, expedidor.

TO DESPUMATE (Quím.) despumar.

DESPUMATION (Quím.) despumación.

Desrozier's ZIG-ZAG WINDING (Elec.) arrollamiento en zig-zag.

DESSERT (Coc.) postres.

— KNIFE (Cuch.) cuchillo para postres.

— PLATE, plato para postres.

— WINES (Lic.) vinos para postres.

DESTILLATION, destilación.

— ELECTRIC — (Elec.) destilación eléctrica.

DESTILLED WATER (Quím.) agua destilada.

TO DESTINATE (Com.) destinar.

DESTINATION (Com., Fc.) destino (Mar.) destino.

DESTRORSUM s. CLOCKWISE, a la derecha, en el sentido de las manecillas de un reloj.

DESTROYER (Mar.) destroyer, controtorpedero, destructor; (Ant.) cazatorpedero.

DESTRUCTIBILITY, destructibilidad.

TO DESULPHURATE (Quím.) desulfurar.

DESULPHURATION, UNSULPHURATION (Quím.) desulfuración.

DESYLVATION, desmonte.

TO DETACH (Tec.) desprender, separar (Min.) destacar.

— — A WAGON or COACH (Fc.) desprender o dejar un vagón o coche.

DETACHED (Tec.) separado, independiente (B. A.) destacado.

— BASTION (Fort.) baluarte destacado.

— FORT (Fort.) fuerte avanzado.

— SWITCHBOARD (Elec.) cuadro de distribución independiente.

— WORK (Fort.) obra avanzada.

DETACHMENT (Mil.) destacamento.

DETAIL (Com.) por menor (Mar.) detall (Tec.) v. ACCESORY.

— TO — (Mar.) destacar.

TO DETECT, detectar.

DETECTAGRAPH. V. DETECTAPHONE.

DETECTAPHONE (Elec.) detectáfono, dictáfono.

DETECTION, detección.

DETECTION AND ESTIMATION OF IRON (Meta.) busca y determinación del hierro.

DETECTOR, indicador (Elect., Radio.) detector.

— BAR (Fc.) barra o pedal de enclavamiento.

— — STOP (Fc.) tope de detención del pedal de enclavamiento.

— LOCK (Cerr.) cerradura de Chubb.

DETENT (Tec.) fiador, retén, seguro (Rel.) (STOP, WARNING,) escape.

— LEVER (Rel.) palanca del escape.

— LOOSENER (Rel.) corazón.

— PIN (Cerr.) clavija de muelle (Rel.) pivote del escape.

DETENTION (Mar.) embargo.

TO DETERGE, limpiar, deterger.

DETERGENT SALT, polvo que sirve para blanquear.

DETERIORATION, deterioro.

DETERMINATION, determinación.

— OF THE CONDUCTIVITY (Fís.) determinación de la conductividad.

— — SOLUBILITY (Quím.) determinación de la solubilidad.

TO DETONATE (Quím.) detonar. v. TO EXPLODE, FULMINATE.

DETONATING COMPOSITION (Quím., Art.) composición fulminante.

— POWDER, pólvora fulminante.

— PRINCIPLE (Art.) cebo fulminante.

— FOR SIGNAL (Fc., Min.) petardo de señales.

DETONATION, detonación.

EXHAUST — (Vm.) ruido de explosión del escape.

DETONATOR (Fc.) detonador, (pieza de artificio empleada en casos de alarma).

TO DETONIZE. v. TO DETONATE.

DETRIMENT, detrimento.

DETRITAL (Geol.) detrítico.

DETRITION, WEARING OFF, desgaste o deterioro (por frotamiento).

TO DETRUNCATE (Agric.) podar (Carp.) destroncar.

DETRUNCATION (Agric.) poda.

TO DETUNE (Mús.) v. TO DISTUNE (Radio.) asintonizar, asincronizar.

DEUTO, deuto; (más comúnmente:) bi...

— ARSENIATE (Quím.) deuto arseniato.

— CHLORIDE (Quím.) bicloruro.

— SULPHATE (Quím.) bisulfato.

DEUTOXIDE (Quím.) bióxido.

DEVALLERATION (Com.) desvalorización, depreciación.

DEVALLUATION (Com.) desvalorización, depreciación.

DEVAPORATION, condensación del vapor.

DEVASTATION, devastación.

TO DEVELOP (Tec.) desenvolver, desarrollar (Fot.) desarrollar.

— — A PLAN (Arq.) desarrollar un plan.

DEVELOPED DIAGRAM (Elec.: arrollamiento,) esquema desarrollado.

DEVELOPER (Fís., Quím., Elec.) generador (Geom.) generador (Tel., Fot.) baño de revelar.

STEAM —, generador de vapor.

DEVELOPING, FLASK FOR — GAS (Quím.) frasco para la generación o producción de gas.

DEVELOPMENT (Tec.) desarrollo, desenvolvimiento (Com.) desarrollo.

— OF THE TEXTURE (Fund.) desarrollo de la estructura del mineral.

— CURVE OF — (Fc., Ing.) curva de desarrollo.

TO DEVIATE, desviar.

DEVIATION (Tec.) desviación (Fís.) desviación (Mar.) deriva, desviación (Art.) desviación (Aeron.) v. en (Mar.)

— COMPASS (Fís.) aguja de desviación.

— OF THE NEEDLE (Tel.) desviación de la aguja.

MAGNETIC — (Fís.) desviación.

ANGLE OF —, ángulo de desviación.

DEVICE (Com.) prospecto, plan (Mec.) invención, disposición (Tec.) mecanismo, disposición, posición (Bl.) divisa, mote.

— FOR PROTECTING AGAINST ATMOSPHERIC DISCHARGES (Fís.) aparato contra descargas atmosféricas.

DEVIL (Elec., Const.) grapón, gafa (Tej.) (WOOL-MILL, PLUCKER) diablo (DEVILING MACHINE, OPENING-MACHINE,) diablo, (máquina para abrir el algodón) (Pap.) máquina de desgarrar el trapo (Tip.) aprendiz de imprenta.

— 'S DUNG (Farm.) asafétida.

— 'S DUST, s. SHODDY.

DEVILING MACHINE, v. DEVIL (Tej.)

DEVILLED HAM (Coc.) jamón endiablado.

— MEATS (Coc.) carnes con salsas picantes.

DEVISE (Bl.) divisa, mote.

DEVISER, proyectista, inventor.

DEVITRIFICATION (Vid.) desvitrificación.

TO DEVITRIFY (Vid.) desvitrificar.

TO DEVOLVE (Mar.) rodar, hacer girar.

DEVONIAN EPOCH (Geol.) época devoniana.

DEVONSHIRE COLIC (Min.) cólico saturnino.

— PLAINS, paño burdo para marineros.

DEW (Meteor.) rocío.

TO —, rociar.

— LAP (Carn.) papada.

— RETTING (Tej.) enfriamiento al rocío.

Dewar **VESSEL** (Fís.) frasco o vaso de Dewar.

DEXTER (Bl.) a la derecha.

DEXTERED (Bl.) adestrado.

DEXTRAL, derecho, diestro.

DEXTRINE, STACH-GUM, BRITISH GUM (Quím.) destrina.

DEXTROSE (Quím.) destrosa, dextrosa.

DEYS (Arq.) dosel || doselete.

DI (en Comp. Quím.) di, bi.

DIABASE, DIORITE, GREENSTONE (Miner.) diorita.

DIACAUSTICS (Opt.) diacáustica, curva diacáustica.

DIACETATE (Quím.) biacetato.

DIACRITICAL, diacrítico, b. CURRENT.

DIACUSTICS (Fís.) diacústica.

DIADEM, diadema.

DIADROM (Fís.) vibración de las cuerdas, de un péndulo, etc.

DIAGNOSTIC (Med.) diagnóstico.

Rontgen-RAY —S, RADIO — (Elect. T.) diagnóstico por los rayos X o Roentgen.

DIAGOMETER (Fís.) diagómetro.

DIAGONAL (Geom.) diagonal, línea diagonal (Mar.) tornapunta || inglete (T. l.) (—S.) diagonales.

— BANDS (Mar.) diagonales.

— BAROMETER (Fís.) barómetro de tubo inclinado.

— EYE PIECE (Ast.) ocular diagonal.

— FROG (Fc.) cambio diagonal.

— LINE v. — (Geom.); (Mar.) vágara del plano.

— PITCHING or PAVING (Ing.) solado reticular.

— RIB, crucería, arco crucero.

— SCALE (Dib.) escala diagonal.

— STAYS (Tec.) arpa, cruz de San Andrés (Mv.) tirantes en cruz.

— STRUT (Carp.) tirante (de refuerzo) diagonal.

— TIE (Herr.) cuadral (Carp.) ligazón diagonal || (— — or BRACE,) tornapunta, puntal oblicuo.

— WRENCH, llave inglesa para ángulos.

DIAGONALLY, diagonalmente.

DIAGRAM, (FIGURE,) diagrama || esquema.

— OF CONNECTIONS (Elec.) esquema de acoplamiento o de las conexiones.

— — CURVES (Fc.) indicación de las curvas (sobre el perfil longitudinal).

— — THE INDICATOR (Mec.) curva del indicador.

— — LEAD, LEAD — (Elec.) diagrama de avances.

— — STRAINS (Loc.) plano de los esfuerzos. ACCELERATION — (Elec.) diagrama de aceleraciones.

DIAGRAPH (Opt.) diágrafo.

DIAGRAPHICAL (B. A.) descriptivo.

DIAGRAPHICS, diagráfica.

DIAL, cuadrante solar, cuadrante (Tel.) cuadrante (Rel.) muestra de reloj (Radio.) cuadrante.

TO —, SURVEY UNDERGROUND (Min.) levantar o trazar el plano de una mina.

— BALANCE, báscula de aguja o de índice.

— CARD or FACE, — OF A COMPASS (Mar.) rosa de los vientos.

— CLEVIS (Agric.) abrazadera giratoria del arado.

— FACE, PLATE — (Rel.) cuadrante de reloj.

— or POINTER INSTRUMENT, aparato de aguja.

— LOCK, PERMUTATION LOCK (Cerr.) cerradura de secreto.

— PLATE, cuadrante o limbo; v. — FACE.

— or NEEDLE or POINTER or INDICATOR TELEGRAPH (Tel.) telégrafo de aguja o de cuadrante.

— TRAIN (Rel.) cuadratura.

— WHEEL (Rel.) rueda de cuadrante.

COMBINED MOVABLE WEIGHT AND — BALANCE, báscula de peso móvil y cuadrante.

COMMON —, cuadrante solar horizontal.

EQUINOCTIAL —, cuadrante solar equinoccial.

HORIZONTAL —, cuadrante solar horizontal.

POLAR —, cuadrante solar polar.

REFLECTING —, cuadrante catadióptrico.

SHUNTING — (Fc.) indicador de maniobra.

STELLAR —, reloj astral.

VERTICAL DECLINED —, cuadrante solar declinante.

DIALING, LINING, SURVEYING UNDERGROUND (Min.) levantamiento o trazado del plano de una mina.

DIALITE, dialita.

DIALLAGE (Miner.) diálage, (prisma de esmeralda).

DIALLING, gnomónica.

DIALLIST, constructor de relojes de sol.

DIALLOGITE, CARBONATE OF MANGANESE (Min.) dialogita, carbonato de manganeso.

TO DIALYSE (Quím.) dialisar.

DIALYSIS (Quím.) diálisis.

DIALYTIC (Quím.) dialítico.

DIAMAGNETIC (Fís.) diamagnético.

— MEDIUM (Fís.) medio diamagnético.

— NEEDLE, aguja diamagnética.

— POLARITY (Fís.) polaridad diamagnética.

DIAMAGNETISM (Fís.) diamagnetismo.

DIAMAGNETOMETER (Fís.) diamagnetómetro.

DIAMANTINE, diamantino, adamantino.

DIAMETER (Geom.) diámetro.

— OF TIE BORE (Fund., Art.) calibre del ánima.

— — PROPELLER (Mar.) diámetro de la hélice.

INSIDE —, diámetro interior.

OUTSIDE —, diámetro exterior.

DIAMETRAL, diametral.

DIAMETRICALLY, diametralmente.

— OPPOSITE or AGAINST (Geom.) diametralmente opuesto.

DIAMOND, b. comb. GLAZIER'S; (Vid.) cortavidrio, punta de diamante (Tip.) diamante, letra (Min.) diamante (Jueg.) oros (Geom.) rombo.

— BED (Min.) lecho de diamantes.

— BORER, taladro de punta de diamante.

— BORON, ADAMANTINE (Miner.) boro cristalizado o adamantino.

— BORT (Joy.) fragmentos de diamantes.

— CEMENT, cemento diamante.

— CROSSING (Fc.) cruce o cruzamiento oblicuo o en ángulo agudo || (DOUBLE FROG (A),) corazón doble, pieza de cruzamiento.

— CUTTER or SELLER, diamantista || abrillantador.

— CUTTING, talla del diamante.

— DRAUGHT (Tej.) tejido diagonal.

— DRILL (Min.) barrena con diamante, taladro con punta de diamante.

— DUST or POWDER (Vid.) brujido.

— EAR-RINGS (Joy.) arracadas de diamante, solitarios.

— EARTH, tierra de diamante, tierra doble.

— EDITION (Tip.) edición diamante.

— FRET (Arq.) banda romboidal.

— HEADED BOLT, perno cabeza de diamante.

— JOINT (Eb.) ensambladura de punta de diamante.

— MINE (Min.) mina de diamantes.

— MORTAR (Joy.) mortero para triturar diamantes.

— MOULDING (Arq.) moldura ajedrezada.

— NAIL (Carp.) clavo cabeza de diamante.

— NEEDLE (Tel.) aguja de diamante.

— PANE (Geom.) rombo.

— PASS (Fund.) canal cuadrangular.

— PAVEMENT, pavimento romboidal.

— PENCIL (Lapid.) punta de diamante (Vid.) (GLAZIER'S —,) cortavidrio.

— PIN (Joy.) fistol de diamante.

— PLOW (Agric.) arado de reja romboidal.

— POINTED PUNCH (Min.) punzón de grano de cebada.

— POINTS (Joy.) piedras talladas en facetas.

— — CHISEL, cincel de punta de diamante.

— POWDER, v. — DUST.

— SPARKS, SMALL ORNAMELTAL —S (Joy.) chispas.

— TOOLHOLDER, útil portadiamante.

— WORK, NET-MASONRY, RETICULARY WORK (Arq.) cantería reticulada.

DIAMOND OF THE (FIRST, SECOND, etc.) WATER, diamante de (primeras, segundas, etc.) aguas.

— BRILLIANT — (Joy.) brillante.

— CUT — (Joy.) diamante tallado.

— UNCUT —, naife, diamante en bruto.

— WROUGHT — (Joy.) diamante trabajado.

DIAPASON (Mús., Acús.) diapasón (Fís.) campanímetro.

DIAPER, lienzo adamascado (FINGER-NAPKINS, LINEN FOR TABLE CLOTH,) damasco, alemanisco, servilleta.

— TO — (Tej.) adamascar (Tint.) matizar una tela.

— LINEN, FIGURED LINEN (Tej.) lienzo adamascado.

DIAPERED, SPRINKLED (STUFF) moteado (Tej.) adamascado.

DIAPHANITY, diafanidad.

DIAPHANOMETER (Fís.) diafanómetro.

DIAPHANOSCOPE, diafanoscopio.

DIAPHANOSCOPY (Fís., Med.) diafanoscopia.

DIAPHANOTYPE (Fís.) diafanotipo.

DIAPHANOUS, diáfano.

DIAPHONICS, v. DIACOUSTICS.

DIAPHRAGM (Tec.) diafragma (Telef.) membrana o placa vibrante, diafragma (Fís.) diafragma (del espectroscopio) (Fonog.) diafragma.

— CASE (Telef.) cápsula del micrófono.

— FAUCET, espita del diafragma.

— PLATE (Mic.) diafragma regulador.

— PUMP, bomba de diafragma.

— SHELL (Art.) granada de diafragma o Boxer.

— STAND, soporte del diafragma.

— WITH UNIVERSAL STAND, diafragma con soporte universal.

— IRIS — (Fís.) diafragma iris.

— SLIDING — FOR RADIOSCOPY, diafragma de corredera para exámenes radioscópicos.

DIARSENIATE (Quím.) biarseniato (—OF POTASH,) b. de potasio; (— OF SODA,) b. de sosa.

DIARY, jornal || diario (Min.) libro de las prórrogas.

DIASTASE (Quím.) diastasa.

DIASTASIMETER, DISTANCE METER (Fís.) diastímetro.

DIASTYLE (Arq.) diástilo.

DIATHERMAL (Fís.) diatermo.

DIATHERMY (Med.) diatermia.

DIATOM PRISM (Opt.) prisma de iluminación.

DIATOMIC (MOLECULE) (Quím.) (molécula) biatómica.

DIATONI (Arq.) piedras de esquina.

DIATONISM (Mús.) diatonismo.

DIAZO (En Comp. Quím.) diazo.

TO DIB, cavar.

DIBBEN (Carn.) solomo de tercera.

DIBBLE, PLANTING or **SETTING-STICK** (Agric., Hort.) plantador, almocrafe.

TO — (Agric., Hort.) plantar con plantador.

DIBBLING (Agric., Hort.) plantador mecánico.

DICE (Jueg.) dados.

DICE (Jueg.) dados.

— **BOX** (Jueg.) cubilete de dados.

— **SCARF, REBATED JOINT** (Carp.) ensambladura de llave.

DICHLORAMINE (Quím.) dicloraminas.

— **T,** dicloramina T.

DICHLORIDE (Quím.) bicloruro.

— **OF PLATINUM** (Quím.) bicloruro de platino.

DICHLOROETHYLSULPHIDE, v. MUSTARD GAS.

DICHOTOMY (As.t) dicotomia.

DICHROISM (Opt.) dicroísmo.

DICHROITE (Miner.) dicroita, zafiro de agua.

DICHROMATE (Quím.) bicromato.

— or **ACID CHROMATE OF POTASSIUM** (Quím.) bicromato de potasa.

DICHROMATIC (Opt.) de dos colores.

DICHROMY, bicromía.

DICHROSCOPE (Fís.) dicroscopio.

DICKER (Com.) decena.

— **OF GLOVES** (Com.) diez docenas de guantes.

DICKEY, v. CAB.

DICTAGRAPH, v. DICTOGRAPH.

DICTAPHONE, dictáfono.

DICTIONARY, diccionario.

— **CATALOG,** catálogo diccionario.

DICTOGRAPH (T. N.) dictógrafo.

DICYANAMIDE, dicianamida.

DIDECAHEDRAL (Crist.) didecaedro.

DIDYMIUM (Quím.) didimio, dídimo, Di.

DIE (Jueg.) dado (Ac.) dado, matriz, cuño; (prensa Hid.) punzón de la prensa (Arq.) dado de pedestal, cubo (Dor.) pequeños útiles (Herr.) matriz, cuño, dado, cojinete de terraja.

— or **SLIDE BLOCK** (Torn.) pivote o taco de la corredera.

— **CHUCK** (Herr.) mandril de rosca.

— **HOLDER,** tase.

— **S FOR MILLING** (Ac.) cenilla, cenille.

— **PLATE, FEMALE** —, matriz, placa de molde.

— **SINKER, MEDALIST,** grabador en hueco.

— **SLOTTING MACHINE,** máquina de ensanchar o de horadar.

— **STAMP** (Ac.) cuño (Min.) dado (Col.) plan.

— **STOCK** (Herr.) terraja ‖ SCREW-STOCK, cojinete de la terraja.

COINERS — (Ac.) cuño.

ORNAMENTAL — (Enc.) florón.

ROCKER — (Fc.) taco del sector oscilante (en el aparato de maniobras).

SCREW CUTTING —, terraja y machos.

SCREW STOCK AND —, terraja y dados.

STOCK AND —S, terraja de cojinete.

UPPER — (Ac.) contramatriz.

DIELECTRIC (Elec.) dieléctrico.

— **CONSTANT** (Elec.) constante dieléctrica.

— **FATIGUE,** fatiga dieléctrica, efecto dieléctrico secundario.

— **POLARISATION** (Fís.) polarización dieléctrica.

DIELECTRINE (Quím., Elec.) dielectrina.

Diesel-ENGINE, motor de Diesel, Diesel.

DIETETICS, dietética.

DIETHYL— (Quím.) dietil (AMINE, ANILITINE:) dietilamina, dietilanilina, etc.

DIFFERENCE, diferencia.

— **OF ELECTRO-STATIC POTENTIAL** (Elec.) diferencia de potencial electro-estática.

— — **LATITUDE** (Mar.) diferencia de latitud.

— — **MAGNETIC POTENTIAL** (Fís.) diferencia de potencial magnética.

— — **POTENTIAL** (Mat.) diferencia de potencial.

— — **TRANSMISSION WAVES** (Tel. In.) diferencia de las ondas transmitidas.

TO **SPLICE THE** — (Com.) partir la diferencia.

DIFFERENTIAL (Mat.) diferencial (Vm.) diferencial, transmisión por diferencial; disposición de compensación de las velocidades. v. REVERSING GEAR.

— **ACTION** (Elec.) acción diferencial.

— **ARC LAMP** (Elec.) arco diferencial.

— — **FOR a. c.** (Elec.) arco diferencial para corriente alterna.

— — **STRIKING MECHANISM** (Elec.) mecanismo de encebado diferencial.

— **BAND-BRAKE,** freno diferencial de cinta.

— **BAROMETER** (Fís.) barómetro diferencial.

— **BLOCK** or **PULLEY** (Mec.) polea diferencial, v. — CHAIN PULLEY BLOCK.

— **BRAKE** (Mec.) freno diferencial.

— **CALCULUS** (Mat.) cálculo diferencial.

— **CHAIN PULLEY-BLOCK** (Mec., Elect.) aparejo diferencial.

— **CIRCUIT-BREAKER** (Elect.) interruptor diferencial.

— **COIL** (Elect.) carrete diferencial.

— **CONNECTION** (Tel.) acoplamiento diferencial.

— **CURRENT** (Elect.) corriente diferencial.

— **DYNAMOMETER** (Elect.) dinamómetro diferencial.

— **DUTIES** (Com.) derechos diferenciales.

— **EQUATION** (Mat.) ecuación diferencial.

— **GALVANOMETER,** galvanómetro diferencial.

DIFFERENTIAL GEARING (Mec.) engranaje diferencial.
— INDUCTOR (Elect.) inductor diferencial.
— METHOD, Kapp-Hopkinson TEST (Fís.) método diferencial de Hopkinson.
— MOTION (Mec.) movimiento diferencial.
— PINION (Vm.) eje de los satélites del diferencial.
— PULLEY or SHEAVE (Mec.) polea diferencial.
— REGULATOR (Elect.) regulador (para luz de arco) diferencial.
— RELAY (Tel.) relevador diferencial.
— REVERSING GEAR (Vm.) cambio de marcha por engranajes.
— SCREW (Mec.) tornillo diferencial, (de Hunter).
— SHAFT (Vm.) árbol del diferencial.
— SWITCH (Elect.) interruptor diferencial.
— THERMO-ELECTRIC-PILE (Elect.) pila termoeléctrica diferencial.
— THERMOMETER (Fís.) termómetro diferencial.
— THREAD (Mec.) rosca diferencial.
— TRANSFORMER (Elect.) transformador diferencial.
— TRANSLATOR (Telef.) translador diferencial.
— VOLTMETER (Elect.) voltímetro diferencial.
— WATTMETER (Elect.) vatímetro diferencial.
— WINDING (Elect.) arrollamiento diferencial.
— WINDLASS (Mec.) cabria chinesca.
DIFERRENTIALLY COMPOUND DYNAMO (Elect.) dinamo compound diferencial.
TO DIFFERENTIATE (Mat.) diferenciar.
DIFFERENTIATION (Filos., Biol.) diferenciación.
DIFFICULT, difícil.
DIFFLUENCE (Fís.) fluidez.
DIFFLUENT (Fís.) fluyente.
DIFFUSE (Fís.) difuso || difundido.
TO — (Fís.) difundir.
DIFFUSED LIGHT, luz difusa.
DIFFUSIBILITY (Fís.) difusibilidad.
DIFFUSIBLE (Fís.) difusible.
DIFFUSION (Fís.) difusión (Com.) difusión, propagación.
— OF THE CURRENT (Elect.) difusión de la corriente.
— RESISTANCE (Elect.) resistencia de difusión.
— TUBE (Fís.) tubo para medir la difusión de los gases.
TO DIFRACT, difractar.
DIFRACTION, difracción.
— OF WAVES (Fís., Radio.) difracción de las ondas.

TO DIG, cavar, excavar (Agric.) socavar la tierra (Mil.) (— — IN,) excavar una trinchera.
— — AGAIN (Agric.) binar.
— — CANALS (Hid., Agric.) canalizar.
— — DEEPER, profundizar, ahondar.
— — DOWN, zapar | (A WALL,) zapar una pared, derribar una pared.
— — or WORK BY GRADATION, CUT BY DEGREES (Min.) explotación por gradas o escalonada.
— — HOLES (Agric.) ahoyar.
— — IN. v. — — (Mil.)
— — ORE (Min.) extraer el mineral.
— — OUT or UP, desenterrar.
— — IN A PERPENDICULAR LINE (Min.) excavar perpendicularmente.
— — A SHAFT (Min.) abrir un pozo.
— — SIDEWAYS (Min.) excavar de lado atravesando el filón oblicuamente.
— — UP (Hort.) desarraigar.
— — — A TREE (Agric.) desarraigar un árbol.
— — — ROUND A TREE (Agric.) cavar ?¹ pie de un árbol.
— — UPWARDS (Min.) cavar de abajo a arriba, desprender el mineral de la bóveda.
DIGAMETIC (Biol.) digamético.
TO DIGEST, digerir (Quím.) digerir, hacer digerir.
DIGESTER, ATHANOR, DIGESTING-FURNACE (Quím.) digestor, digestivo, (olla o marmita de Papin) (Coc.) marmita de hacer gelatina de huesos.
DIGESTION (Quím.) digestión.
DIGESTIVE, digestivo.
— SALT (Farm.) cloruro de potasio.
DIGGER (Const.) cavador (Hort.) almocrafe.
HOLE —, barrena, barrena grande.
WELL — (Poz.) pocero.
DIGGING (Min.) s. ADIT; cava, excavación.
— HOE (Agric.) azadón de descepar.
— MACHINE (Agric.) azadón mecánico.
— PLOUGH (Agric.) arado de descuajar.
FIRST —, LOW SLOVAN, DAY-LEVEL (Min.) labor somera, primera labor.
DIGIT (Ast.) dígito (del sol o de la luna) (Arit.) dígito.
DIGITAL (Tec., Arit.) digital.
DIGITALINE (Quím.) digitalina.
DIGLYPH (Arq.) diglifo.
DIGUE, v. DIKE.
DIHEDRAL (Aeron.) dihedral (alas y cabina).
— ANGLE (Aeron.) ángulo diedro.
DIHEDRON (Geom.) diedro.
Dihl CEMENT (Cer.) cemento de Dihl.
DIHYDRATE OF METHYLENE, v. METHYLIC ALCOHOL.
DIHYDROL, dihidrol.

DIKE (Hid.) (DAM,) dique, (BATARDEAU, DAM, BAR,) dique, dique de apoyo || madre o lecho de río o de acequia || ataguía (Min.) (STERILE LODE,) filón estéril || filón de roca, macho || mina agotada.

— TO — (Hid.) represar || abrir una canal de desagüe.

— BEAM (Hid.) puntal de refuerzo de esclusa.

BEATEN — (Hid.) malecón de tierra apisonada.

COFFER — (Hid.) ataguía.

STRENTHENING — (Hid.) contradique.

DILAPIDATION (Agric.) destrucción, ruina.

DILATABILITY (Fís.) expansibilidad, facultad de dilatación.

DIALATABLE (Fís.) dilatable.

DILATATION (Fís.) dilatación (Meta.) (— OF STEEL,) dilatación del acero.

TO DILATE, LENTHEN OUT (Fís.) dilatar, estirar, extender.

DILATION, dilación, v. DILATATION.

DILATOR (Cir.) dilatador.

ANAL — (Cir.) dilatador anal.

EYELID — (Cir.) dilatador parpebral.

SPHINTER — (Cir.) dilatador del esfínter.

URETHRA — (Cir.) dilatador uretral.

UTERINE — (Cir.) dilatador del útero.

DILIGENCE (Carr.) diligencia.

DILL (Bot.) eneldo.

DILUENT, disolvente, diluyente.

TO DILUTE (Quím.) diluir, extender (Meta.) lavar el mineral en la criba.

— — AN ACID (Quím.) extender un ácido.

DILUTED ACID (Quím.) ácido extendido.

DILUTING (Quím.) desleimiento || dilución o extensión en agua.

— AGENT (Química) agente de solubilidad (Fund.) material para retardar la cementación oxidante.

— ROLLER (Pap.) cilindro alimentdor de agua.

DILUTION (Quím.) d i l u c i ó n, desaturación (Com.) reducción || sustitución de obreros || reajuste.

DILUVIAL (Geol.) diluviano.

DILVING (Meta.) tamizadura del estaño.

DIM, turbio, opaco (Pint.) mate (Joy.) (WEAK, PALE-COLOURED,) turbio, deslavado

TO —, DEADEN (Dor.) poner al mate

— COLOUR, DEADENING-M A T T E R (Dor.) mate.

DIMARGARATE (Quím.) bimargarato (OF SODA,) de sosa.

DIMENSION (Geom.) dimensión, medida (Mat.) dimensión, grado de una ecuación.

— BOOK (Const.) libro de medidas.

— LUMBER (Mader.) madera de cuenta.

TO VERIFY THE —S, verificar las dimensiones.

DIMETHYL (Quím.) dimetilo, etano.

DIMETHYL - (En Comp. Quím.) dimetil.

— AMINE, dimetilamina.

— ANILINE, dimetilanilina.

TO DIMINISH, disminuir || rebajar (Arq.) angostar (Font.) depezar (Min.) (DISAPPEAR,) adelgazarse, perderse.

— — A PIPE (Font.) despezar un tubo.

— — THE TARE (Com.) rebajar la tara.

DIMINISHING SCALE (Dib.) escala de disminución.

DIMINUTE, diminuto.

DIMINUTION (Arq.) disminución, reducción, angostamiento (Meta.) merma.

— OF VALUE (Ac.) rebajamiento.

DIMINUTIVE, diminutivo.

DIMITY (T. A.) cotonía.

DIMMER, v. STAGE LIGHTING.

— or DIMMING SWITCH (Elect.) interruptor con resistencia graduable.

DIMORFISM, dimorfismo.

DINAMODE (Mec.) unidad práctica de trabajo.

Dinas BRICK, ladrillo de Dinas.

DINGA (Mar.) dinga, (barco usado en Malabar).

DINGED WORK (Tec.) engastado || embutido.

DINGLE (Top.) cañada entre dos alturas.

DINING-HALL (Arq.) refertorio, comedor.

— PLATE, plato de mesa.

— ROOM (Arq.) comedor.

— TABLE (Mueb.) mesa de comer.

DINITROCELLULOSE (Quím.) dinitrocelulosa.

DINITROPHENOL, dinitrofenol.

DINNER-SALES (A) (Com.) bolsa de los libreros.

— SERVICE, servicio de mesa.

DINT, golpe || marca de un golpe, abolladura.

TO —, chocar || abollar.

DINUMERATION (Arit.) enumeración.

DIODE (Elect., Radio.) diodo.

DIOLEATE or **ACID OLEATE OF POTASSIUM** (Quím.) bioleato de potasio.

DIOPSIDE, WHITE AUGITE (Miner.) diopsita,

DIOPTASE, EMERALD MALACHITE, EMERALD COPPER (Min.) dioptasis, aquirita.

DIOPTRICAL, dióptrico.

— GLASSES, cristales dióptricos.

— LIGHT or LAMP (Mar.) fanal dióptrico (de Fresnel).

— MICROMETER (Opt.) micrómetro dióptrico.

DIOPTRICS, s. ANACLASTICS (Opt.) dióptrica.

DIORAMA, diorama.

DIORITE, GREENSTONE (Miner.) diorita.

DIOSTYLE (Arq.) dióstilo.

DIOXIDE OF TIN, STANNIC OXIDE (Quím.) bióxido de estaño.

DIP (Tinto.) baño, inmersión (Magn.) inclinación (Min.) HADING OF A METALLIC VEIN, CROP,) buzamiento, inclinación de un filón (Mar.) depresión; || v. — (Magn.) (Tec.) inmersión || inclinación, pendiente (Geol.) inclinación (Aeron.) inmersión, sumersión, desplome.

TO — (Tec.) mojar, bañar || sumergir (Magn.) inclinarse (Tint.) bañar (Min.) (UNDER-LAY, UNDERLIE,) sumergirse, ahondarse (Meta.) meter en un baño metálico.

— — BRASS (Quím.) desoxidar.

— — BY THE STERN (Mar.) amorrar.

— — WATER, extraer agua.

— CIRCLE (Fís.) círculo de inclinación.

— OF THE HORIZON, depresión del horizonte.

— OF THE NEEDLE, v. MAGNETIC —. (Fís.) inclinación de la aguja.

— PIPE (Gas.) barrilete.

— ROLLER (Tip.) cilindro tomador de tinta.

— SECTOR, sector de inclinación.

— OF A VEIN (Min.) buzamiento, v. —.

— VIEW, proyección horizontal.

MAGNETIC — (Fís.) inclinación magnética.

DIPHOSGENE (Quím.) difosgeno.

DIPHTERIA ANTITOXIN (Med.) suero antidiftérico.

DIPLEIDOSCOPE (Ast.) dipleidoscopio.

DIPLEX RECEPTION (Radio.) recepción díplex, recepción simultánea de dos estaciones independientes (por una misma estación).

DIPLEX TELEGRAPHY (Tel.) telegrafía díplex.

DIPLOID (Crist.) diploide (Biol.) diploide.

DIPLOMA, diploma.

DIPLOPY, diplopia (Med.) diplopia.

DIPOLAR, bipolar.

DIPPED, sumergido || mojado, bañado, empapado.

— EARTHENWARE (Cer.) loza melada.

Dippel's OIL (Farm.) aceite de Dippel.

DIPPER (Meta.) cucharón || removedor (Tec.) remojador, rociador (Mar.) buzo (Ast.) la Osa Mayor (Pap.) (VAT-MAN,) obrero encargado de la cuba.

DIPPING (Tec.) inmersión || baño, remojamiento (Magn.) inclinación (Pap.) sumersión en la cuba (Meta.) blanquición (Alf.) meladura (por inmersión).

— CYLINDER, rodillo de untar.

— FRAME (Fab. de fósforos) cuadro de impregnar (Pint.) bastidor de la cuba.

— THE IRON ROD INTO THE MELTING-COPPER TO SEE WHETHER IT IS PUR-

IFIED ENOUGH (Meta.) sumersión hecha con la probeta en el cobre que entra en fusión.

— LIQUID (Dor.) ácido nítrico.

— OF THE MOULD (F. Az.) templado.

— NEEDLE (Fís.) aguja de inclinación.

— PAN (Tip.) cubeta de respaldar los estereotipos.

— PLATE (F. de fósforos) placa de untar.

— BESSEL (F. de fósforos) cubeta de untar.

HAND — MACHINE (F. de fósforos) aparato de untar a mano.

DI PRISMATIC, de doble prisma.

DIPTERE, díptero, templo díptero.

DIPYRE, SCHMELTZSTEIN (Miner.) dipiro.

DIRECT, directo.

TO —, dirigir, apuntar || dirigir, ordenar, gobernar.

— — THE LINES (Grab.) blasonar.

— ACTING (Mec.) de efecto directo, de acción directa.

— ENGINE (Mec.) máquina de acción directa.

— ACTION (Polít.) acción directa (Mec., Tec.) acción directa.

— ACTION CONSTRUCTION, tipo de acción directa.

— BATTERY (Art.) batería directa.

— BRAKING METHOD (Mec.) método de frenado directo.

— CONTROL (Mec., Aeron.) mando o control directo.

— COUPLING (Elect.) acoplamiento directo.

— CURRENT, D. C. (Elect.) corriente continua.

— — LOCKING FIELD (Fc.) juego de block de corriente continua.

— — RAILWAY (Fc.) ferrocarril de corriente continua.

— DEFLECTION METHOD (Fís.) método de desviación directa (de la aguja).

— DISTRIBUTION (Elect., Mec.) distribución directa.

— DRIVE (Mec., Vm.) toma o velocidad directa.

— DRIVE (Mec., Vm.) toma o velocidad directa.

— DRIVING (Elect.) acoplamiento directo por la dínamo.

— FIRE (Art.) fuego directo.

— LINE (Geom.) línea recta.

— METHOD (Educ., enseñanza de idiomas,) método directo.

— NOMINATION, nominación directa, voto directo.

— READING AMPERE-BALANCE, amperómetro de balanza.

— GALVANOMETER, galvanómetro de lectura directa.

— WRITER (Tel.) receptor normal de tinta.

DIRECTING LINE (Fort.) directriz (Art.) línea directriz.
— **POINT** (Art.) punto de alineación o de dirección.
— **STAFF** (Agric.) jalón.
DIRECTION (Com.) dirección, instrucción, mandato (Cam.) trazado de un camino (Tec.) sentido de un movimiento || dirección, sentido || posición.
— **AXIS** (Elect.) dirección del eje (de rotación).
— **OF CUT** (Tec.) dirección del corte.
— **FINDER** (Radio.) buscador de dirección.
— **FORCE** (Mec., Fís.) fuerza directriz.
— **OF A LETTER** (Com.) sobreescrito de una carta; (si está en la cubierta o sobre: dirección).
— **LINE** (Tip.) línea de reclamo.
— **OF LINES OF FORCE** (Elect., Mec.) dirección de las líneas de fuerza.
— **OF THE MAGNETIC NEEDLE** (Fís.) dirección de la aguja (imantada o imanada).
— **WORD, CATCH-WORD** (Tip.) reclamo.
CONTRARY — (Mec.) sentido inverso.
SAILING —, (Mar.) derrotero.
DIRECTIBLE ANTENNA (Radio.) antena directiva u orientable.
DIRECTIONAL ANTENNA (Radio.) antena direccional.
DIRECTOR, DIRECTER (Cir.) cánula.
DOUBLE — (Cir.) cánula doble.
DIRECTORY (Com.) directorio (BUSINESS—,) directorio comercial o mercantil.
DIRECTRIX (Mec.) directriz.
DIRIGIBILITY (Av.) dirigibilidad.
DIRIGIBLE (Aeron.) dirigible.
DIRK (Arm.) puñal, daga escocesa.
DIRT, cieno, barro, lodo || basura, desperdicio.
— **CLOUT** or **BOARD** (Carr.) guardafangos.
DIRTY (Mec.) sucio, engrasado.
TO DISABLE (Tec.) incapacitar, invalidar (Mar.) desmantelar (Carp.) descalabrar (Mec.) descomponer (Mil.) invalidar || inutilizar.
— — **THE GUNS** (Art.) desmontar los cañones.
— — **A SHIP** (Mar.) desmantelar un buque, desaparejar un buque.
DISABLED (Tec.) inutilizado, descompuesto (Mar.) fuera de combate.
— **SHIP**, buque desmantelado.
— **SOLDIER** (Mil.) inválido.
TO DISACIDIFY (Quím.) neutralizar, absorber un ácido.
DISADVENTAGE (Com.) desventaja, inconveniencia.
TO DISAGGREGATE (Tec.) desgregar.
DISAGGREGATION, disgregación.
TO DISAGREE (Com.) discordar, desavenir.

DISAGREEMENT (Com.) discordancia, desaveniencia.
TO DISANCHOR (Mar.) levar anclas.
TO DISAPPAREL (Mar.) desguarnecer.
TO DISARM (Mil.) desarmar (Mec.) desarmar, desmontar.
DISARMEMENT, DISARMING, desarme.
DISASTER (Com., Fc.) desastre, siniestro.
TO DISBARK (Mar.) desembarcar (Arb.) descortezar.
DISBARKING MACHINE (Mader.) descortezadora, máquina de descortezar.
TO DISBRANCH (Arb.) desgajar, tronchar ramas.
TO DISBUD (Agric.) desyemar.
DISBUDDIN TOOL (Agric.) desyemador.
TO DISBURSE (Com.) desembolsar, erogar.
DISBURSEMENT (Com.) desembolso, erogación, egreso.
— **ON SHIPS** (Com.) suplementos a buques.
DISC (Tec.) disco (Ast.) disco (Fc.) disco (Opt.) cristal de instrumento (Fís.) disco (Arq.) plantilla de columna.
— **BEAD** (Arq.) rosario.
— **COMPENSATOR** (Vm.) disco compensador de dilatación.
— **CONDUCTOR** (Elect.) conductor de disco.
— **DYNAMO** or **GENERATOR** (Elect.) dínamo con inducido de disco.
— **FILE** (Torn.) lima de torno.
— **FLYWHEEL** (Mec., Vm.) volante-disco, volante macizo.
— **FRICTION GEAR** (Vm.) transmisión por disco de presión.
— **LIGHTNING ARRESTER** (Fís.) pararrayos de disco.
— **MILL** (Fund.) laminador para ruedas.
— **SANDER**, disco lijador.
— **SAW**, sierra circular.
— **SIGNAL** (Fc.) señal de disco.
— **VALVE** (Mec.) válvula de disco.
— **WHEEL** (Vm.) rueda llena o de disco.
— **WINDING** (Elect.) arrollamiento en (forma de) disco.
ANNUNCIATOR —, DROP (Telef.) indicador de disco.
Arago's or ELECTRIC — (Elect.) disco eléctrico de Arago.
HAND —, — IN ROD (Fc.) disco de señales de mano.
LOOKING — (Rel.) platina.
SELF ACTING — (Fc.) disco automático.
SIGNAL — (Fc.) disco de señales.
DISCARDING (Jueg.) descarte.
DISCHARGE, descarga (Mil.) descarga, disparo || licencia (Font.) descarga, desagüe (Com.) descargo || separación de un empleado (Elect., Mv.) descarga (Fís.) descarga.

TO — (Mil.) descargar, disparar || (FIRE-ARMS,) descargar (Com.) (MEN,) despedir, separar un empleado (Mar.) descargar (Elect.) descargar.

— — A BROADSIDE, descargar una andanada.

— — — VESSEL (Com.) descargar un buque.

— CURVE (Elect.) curva de descarga.

— DEVICE (Elect.) aparato de descarga.

— LEVER (Elect.) palanca de descarga.

— PIPE, tubo de descarga.

— POTENTIAL (Elect.) potencial de descarga.

— STROKE (Elect.) golpe de descarga.

— SWITCH (Elect.) conmutador de descarga.

— TEST (Elect.) prueba de descarga.

— VALVE (Mec.) válvula de descarga (Font.) válvula de descarga o desagüe.

— VOLTAGE (Elect.) tensión de descarga.

— OF WATER (Hid.) buey de agua.

ATMOSPHERIC — (Fís.) descarga atmosférica.

GENERAL — (Mil.) descarga cerrada.

SECONDARY — (Elect.) descarga secundaria.

DISCHARGEABLE, descargable.

DISCHARGEABLE WEIGHT (Aeron.) peso descargable.

DISCHARGER (Arm.) disparador, descargador (Elect.) descargador, excitador, (Arq.) salmer (Mec.) s. DISCHARGE-PIPE, WASTE-STEAM PIPE, tubo de llave, tubo de salida o emisión.

— WITH GLASS HANDLES (Elect.) descargador con puños de vidrio.

HANDLE — (Elect.) descargador a mano.

UNIVERSAL — (Elect.) excitador universal.

DISCHARGING (Elect.) descarga.

— APPARATUS (Elect.: pilas,) aparatos de descarga || (STATICS,) peine colector.

— ARCH (Arq.) sobrearco, arco de descarga.

— BATTERY (Elect.) batería de descarga.

— CRANE (Fund., Min.) grúa caballete de transbordo.

— END (Meta., Min.) cinta o correa distribuidora.

— PIPE, v. DISCHARGER.

— POINTS (Fís.) receptor del pararrayos.

— POSITION (Elect.) posición de descarga.

— PROCESS (Elect.) proceso o procedimiento de descarga.

— ROD, DISCHARGER (Elect.) excitador.

— SLUICE (Hid.) esclusa de descarga.

— TROUGH or BASIN, fondo del pozo de una bomba.

— TUBE (Elect., Fís.) tubo de descarga.

DISCOIDAL, discoidal.

— ARMATURE (Elect.) armadura Gramme, inducido de anillo aplanado.

TO DISCOLOUR, EXTRACT THE COLOUR (Tint.) desteñir.

DISCOLORATION, descoloración.

TO DISCONNECT, desconectar, desunir, desembragar.

— — THE CLUTCH, TO DECLUTCH (Mec., Vm.) desembragar.

— — LINES or THE TELEPHONE (Telef.) interrumpir o desconectar la comunicación.

DISCONNECTING WITH A CLAW COUPLING (Mec.) desacoplamiento de los platos dentados.

— MECHANISM (Elect.) mecanismo de interrupción.

— THE SELF-ACTING GEAR (Mec.) desembrague del avance automático.

— SPRING (Tel.) muelle de desviación.

DISCONNECTION (Tec.) desconexión, desunión (Elect.) interrupción, desconexión (Tel.) desconexión, interrupción (Mec.) v. —(Tec.), desenganche.

— OF A FEEDER (Elect.) desconexión de un alimentador.

DISCONTINUANCE, interrupción, cesación || separación.

TO DISCONTINUE, descontinuar, interrumpir, cesar (Tec.) tener solución de continuidad.

— — THE BUSINESS (Com.) cesar o descontinuar un negocio o una empresa.

DISCORDANT (B. A.) discordante.

DISCOUNT (Com.) descuento.

TO — (Com.) descontar || dar rebaja o descuento.

— — (NEGOTIATE) A BILL (Com.) negociar (descontar) una letra.

— BANK (Com.) banco de descuento.

CASH — (Com.) descuento o rebaja RATE OF — (Com.) tipo de descuento.

TO GIVE or TO ALLOW — (Com.) (conceder) o hacer un descuento.

DISCOUNTER (Com.) prestamista, negociante en descuento de valores comerciales.

TO DISCOVER, descubrir || destapar, descubrir (Teat.) aparecer (Rec.)

— — AHEAD (Mar.) descubrir por la proa.

— — A LEAK (Mar.) descubrir una vía de agua.

— — — MINE (Min.) descubrir una mina.

DISCOVERY, descubrimiento, invento.

— Day, v. COLUMBUS DAY.

DISCREDIT (Com.) descrédito || desconfianza.

TO — (Com.) desacreditar.

DISCREPANCY (Tec.) discrepancia, divergencia, discordancia.

DISCRETE PROPORTION (Mat.) proporción discreta.

— QUANTITY (Mat.) cantidad discreta.

DISCRETION (Com.) discreción || prudencia || arbitrio.

DISCRETIONAL (Com.) discrecional || dejado al arbitrio de una persona.

TO DISCRIMINATE, escoger, entresacar.

DISCRIMINATING DUTIES (Com.) derechos diferenciales.

DISCUS, v. DISC.

DISEASE (Med.) enfermedad (Agric.) enfermedad.

—S OF MACHINES, desarreglos constantes de las máquinas.

— — TREES or WOODS (Arb.) enfermedad de la madera.

TO DISEMBARK (Com., Mar.) desembarcar.

DISEMBARKATION, desembarco, desembarque.

TO DISEMBOGUE (Mar.) desembocar (Hid.) desembocar.

DISEMBOGUEMENT (Hid., Mar.) desembocadura.

TO DISENCLOSE, descercar, quitar una cerca.

TO DISENCUMBER (Arq.) exonerar, quitar carga.

TO DISENGAGE (Tec., Mec.) desconectar, desconexionar, desembragar.

DISENGAGEABLE BACK GEAR (Mec.) contramarcha de desembrague.

DISENGAGING, THROWING OUT OF GEAR (Mec.) desembrague.

— CLUTCH (Mec.) manguito de interrupción o desembrague (y embrague).

— GEAR (Mec.) manguito de engrane y desengrane o de embrague y desembrague.

— LEVER (Mec.) palanca de desengrane o desembrague.

— SHAFT (Mec.) árbol de desembrague.

TO DISENTANGLE (Cost.) desenmarañar, desenredar, desembrollar.

DISENTANGLEMENT, desenredo.

TO DESFIGURE, desfigurar.

TO DISFURNISH, desamueblar ‖ desguarnecer.

DISGENIC, disgénico, disgenésico.

TO DISGREGATE (Fís.) digregar.

DISGREGATION (Fís.) disgregación.

DISH, plato (Coc.) s. COURSE (Carr.) reborde de llanta, copera (Min.) caja para medir el mineral.

TO — A WHEEL (Carr.) poner copero a una rueda.

— BUTTER, mantequilla fresca.

— COVERS, cubreplatos, tapa de platos.

— RACK, escurridero de platos.

— WASHER, (MECHANIC,) fregador mecánico de platos.

— FOR WASHING ORES (Min.) gamella, artesa.

DISHABILLE (Sast.) desabillé, (del francés).

DISHED ELECTRODE (Elect.) electrodo de cápsula.

DISHING, cóncavo como plato o fuente.

TO DISHONOUR (A BILL, A DRAFT, etc.) (Com.) rechazar o no aceptar un giro o una letra, etc.

DISHONOURED BILL (Com., Jur.) letra o pagaré no aceptado o no pagado a su vencimiento.

TO DISHORN (Gan.) descornar.

TO DISINCRUSTATE (Mv.) desincrustar.

DISINCRUSTATION, (BOILER), desincrustación.

TO DISINFECT, desinfectar, v. TO DEODORIZE.

DISINFECTING, desinfectante.

DISINFECTION, desinfección.

DISINFECTOR, aparato desinfectante.

TO DISINTEGRATE (Quím.) desintegrar (Meta.) machacar o triturar.

DISINTEGRATION, desintegración.

DISINTEGRATOR (Agric.) máquina para pulverizar abonos (Meta.) v. CENTRIFUGAL MILL.

TO DISJOIN, desunir, separar.

DISJOINT, desunido, separado.

TO —, desunir, separar, desencajar (Com.) dividir en lotes o parcelas un bien inmueble (Const.) demoler un edificio.

DISJOINTEDNESS (Carp.) desencajamiento.

DISJUNCTION, desligadura, desunión.

DISJUNTOR (Art.) disyuntor.

DISK, y compuestos, v. DISC.

TO DISLIMN (Pint.) borrar una pintura.

DISLOCATION (Min.) botamiento.

TO DISLODGE, desalojar.

TO DISMANTLE (Alb.) descepar (Tec.) desmantelar (Elect.) desmontar.

— — A BATTERY (Elect.) desmontar una batería.

DISMANTLEMENT, desmantelamiento.

DISMANTLING (Elect.) desmontaje, v. TO DISMANTLE.

TO DISMAST (Mar.) desarbolar.

TO DISMANT (Mar.) DESARBOLAR.

DISMANTING (Mar.) desarboladura.

TO DISMEMBER, desmembrar.

TO DISMISS (Com.) despedir.

— — A CASE (Jur.) denegar una demanda.

— — A TENANT (Jur.) desahuciar (a un inquilino).

TO DISMOUNT (Eq.) desmontar, descabalgar ‖ desmontar, derribar al jinete (Arm., Mec.) (TAKE TO PIECES,) desmontar, desarmar.

— — AN ENGINE (Mec.) desarmar o desmontar una máquina.

DISMOUNTING (Tec.) desmontaje, desarme.

TO DISOXYDATE (Quím.) desoxidar.

DISOXYDATION, DEOXYDATION, DISOXIGENATION (Quím.) desoxigenación.

DISPANSION, expansión, dilatación.

TO DISPARK, descercar, quitar una cerca.

DISPARITY (Tec.) disparidad.

DISPART (Art.) mira || vivo de un cañón.
TO — A GUN (Art.) señalar el punto de mira.
— SIGHT (Art.) punto de mira.
DISPASTON (Mec.) cilindro doble.
DISPATCH (Tel.) telegrama, despacho telegráfico (Telef.) telefonema, mensaje telefónico (Com.) despacho || rapidez.
TO —, (Com.) despachar.
— TUBE (Fís.) tubo neumático.
TELEGRAPHIC —, v. — (Tel.).
TO DISPEND, gastar.
DISPENSARY, dispensario,
DISPENSATORY (Farm.) farmacopea.
TO DISPERGE, rociar, humedecer.
TO DISPERSE, dispersar || esparcirse.
DISPERSED PHASE (Fís. y Quím.) fase dispersa.
DISPERSER (Fís.) dispersador.
DISPERSION (Fís.) dispersión, disipación (Fís. y Quím.) dispersión (Balíst.) dispersión.
DISPERSIVE (Opt.) dispersante.
DISPERSOID (Fís. y Quím.) dispersoides.
TO DISPLACE, colocar mal, desordenar (Mar.) desplazar.
DISPLACEMENT, mala colocación, desorden (Mar.) desalojo, desplazamiento (Fís., Elect.) desplazamiento (Ast.) desplazamiento, cambio de posición (Psicoan.) transferencia.
— CURRENT (Elect.) corriente de desplazamiento || desplazamiento de corriente.
— OF LINES OF FORCE (Mec., Elect.) desplazamiento de las líneas de fuerza.
— — THE NEUTRAL ZONE (Fís.) desplazamiento de la zona neutra, (en un campo magnético).
— — A VESSEL (Mar.) desplazamiento de un buque.
ANGULAR — (Fís.) desviación angular.
TO DISPLANT (Arb.) desplantar || trasplantar.
DISPLANTATION (Arb.) trasplantación.
TO DISPLAT, destorcer.
DISPLAY, despliegue.
TO —, desplegar (Mar.) largar.
— — THE COLOURS (Mil.) desplegar banderas.
— — — SIGNALS (A) s. TO PULL DOWN THE SIGNALS.
TO DISPLODE, estallar.
DISPLOSION, explosión.
DISPLOSIVE, explosivo.
DISPOSAL (Com.) disposición.
TO DISPOSE (Com.) disponer, colocar || disponer, vender.
DISPOSITION (Tec.) disposición, colocación (Arq.) s. ARRANGEMENT, distribución,

arreglo (Mar.) repartimiento de las cuadernas.
— OF COLUMNS (Arq.) columnación.
DISPROPORTION, s. ASYMMETRY, desproporción, asimetría.
TO —, desproporcionar.
TO DISREGARD, desatender.
DISREPAIR (Arq.) ruina.
TO DISROOT (Agric.) arrancar de raíz.
TO DISRUPT, romper, hacer pedazos.
DISRUPTIVE DISCHARGE (Elect.) descarga disruptiva.
— SPARK, SPARK DISCHARGE (Elect.) chispa de descarga.
— STRENGTH (Elect.) resistencia a la perforación o a la ruptura (por una descarga eléctrica).
DISSECTED MAP (Geo.) mapa en varias piezas.
DISSECTING FORCEPS (Cir.) pinzas de disección.
— KNIFE (Cir.) escalpelo.
— MICROSCOPE (Med.) microscopio de disección.
DISSEMBLED, fingido, simulado.
TO DISSEMINATE, diseminar.
DISSEMINATION, diseminación.
DISSIMILAR (Tec.) heterogéneo, disímil, disimilar.
— SUBSTANCES, substancias heterogéneas o disímiles.
DISSIMILITUDE, disparidad, disimilitud.
TO DISSIPATE, disipar || dispersar.
DISSIPATION, disipación || dispersión.
— OF ENERGY, disipación de energía.
ELECTRIC — (Elect.) dispersión eléctrica.
HEAT — (Fís.) disipación de calor.
DISSOCIATION (Quím.) disociación.
— FORMULA (Quím.) fórmula de disociación.
— THEORY (Quím.) teoría de la disociación.
ELECTROLYTIC — (Elect., Quím.) disociación electrolítica.
DISSOLUTION (Quím.) (SOLUTION,) solución, disolución (Com.) disolución.
— OF PARTNERSHIP (Com.) disolución de sociedad.
DISSOLVABLE (Quím.) soluble.
DISSOLVANTS (Quím.) disolventes.
DISSOLVE (Cinema.) "dissolve", desvanecimiento, "disolvencia".
TO DISSOLVE (Quím.) disolver s. TO ANALYSE || hacer fundir (Com.) disolver.
— — PARTNERSHIP (Com.) disolver la sociedad.
DISSOLVED BONE (Agric.) polvo de huesos.
DISSOLVENT, DISSOLVER, SOLVENT (Quím.) disolventes.

DISSOLVING OUT (Meta.) lixiviación o lejivación.
— BY CATALYSIS (Quím.) catalizar.
— VIEWS, fantasmagoría.
DISSONANCE (Acús., Mús.) disonancia.
DISSONANT, disonante.
DISSYMETRY, s. ASYMMETRY.
TO DISRATE (Mar.) degradar.
DISTAFF, ROCK (Tej.) rueca.
TO PREPARE THE — (Tej.) cargar la rueca.
TO DISTAIN, manchar.
DISTANCE, distancia (Arq.) (CLEARENCE,) espacio, vano, hueco, claro (Tej.) (GAUCE,) espacio entre las bobinas (B. A.) lontananza (Pont.) tramo.
TO —, adelantarse (Arq.) espaciar.
— BETWEEN CENTRES OF LINES (Fc.) distancia de eje a eje de las vías.
— — CHEEKS (Fc.) distancia entre los largueros.
— (—) or SPACING (OF) SLEEPERS or TIES (Fc.) distancia entre las traviesas o durmientes.
— — SUPPORTS (Fc.) luz, distancia entre los apoyos.
— TWO BLOCK STATIONS (Fc.) distancia entre los puestos (de enclavamiento).
— BOLT (Elect.) tirante de distancia.
— GAUCE FOR SLEEPERS or TIES (Fc.) regla o patrón de separación de las traviesas o durmientes.
— RECEPTOR (Fisiol.) receptor de distancia, receptor sin contacto directo.
— LINE (Fc.) entre-eje.
— TERMINAL (Elect.) borna terminal.
FOCAL — (Opt.) distancia focal.
MERIDIAN — (Mar.) apartamiento meridiano.
POLAR — (Ast.) distancia polar.
SPARKING — (Elect.) distancia explosiva de las chispas.
ZENITH — (Ast.) distancia zenital.
DISTANT, distante.
DISTEMPER (Pint.) destemple.
— PAINTING (Pint.) aguazo.
COMMON — (Pint.) blanco mate.
VARNISHED — (Pint.) cipolino.
DISTEMPERATURE (Meteor.) destemplanza.
TO DISTEND, extender.
DISTENTION, expansión, dilatación.
DISTENT, extendido, dilatado.
DISTHENE (Miner.) cianita.
TO DISTIL, CONCENTRATE, RECTIFY (Quím.) destilar, alambicar.
DISTILLABLE, destilable.
DISTILLATE OF MINERAL OIL (Quím.) productos de la destilación del petróleo.

DISTILLATION, destilación.
— PER ASCENSUM (Quím.) destilación recta.
— PER DESCENSUM (Quím.) destilación hacia abajo.
— PLANT, instalación para la destilación (del alquitrán, etc.).
— RECEIVER (Quím.) condensador de aparato de destilación.
— VESSEL or POT (Quím.) retorta de destilación.
CONTINUOUS — (Quím.) destilación continua.
DRY — (Quím.) destilación por la vía seca.
OBLIQUE —, destilación lateral.
WET — (Quím.) destilación por la vía húmeda.
DISTILLATORY UTENSILS (Quím.) aparato destilatorio, utensilios para la destilación.
DISTILLER, destilador.
— CHIEF-MAN, alambiquero.
DISTILLERY, destilería, refinería.
DISTILLING APPARATUS, STILL, aparato de destilación.
— VESSEL (Quím.) destilador.
DISTINCT QUANTITY (Arit.) cantidad discreta.
DISTINCTIVE POST, DUMMY (A) (Fc.: señales,) poste indicador.
DISTORSION, contorsión, distorsión, torcedura.
— OF THE FIELD (Fís.) distorsión del campo.
TO DISTORT (Tec.) torcer (Carp.) alabearse.
DISTORTION (Radio.) distorsión (Psicoan.) distorsión, alteración de impulsos reprimidos antes de aparecer en la conciencia.
DISTRAIN (Jur.) embargo de muebles.
TO — (Jur.) embargar.
DISTRESS, avería, peligro.
TO PUT IN — (Mar.) entrar de arribada.
TO DISTRIBUTE, distribuir (Tip.) distribuir.
— THE COLOUR (Pint.) extender el color.
— — INK, INK or ROLL THE FORM (Tip.) entintar la forma.
— — — LIGHT (Fot.) arreglar las luces.
— — — STEAM (Mv.) distribuir el vapor.
— — WRONG (Tip.) empastelar.
DISTRIBUTED CAPACITY, capacidad distribuída.
DISTRIBUTED WINDING (Elect.) arrollamiento distribuído.
DISTRIBUTING BOARD (Elect.) cuadro de derivación.
— BOX (Elect.) caja de derivación (Mv.) caja de distribución.
— CYLINDER (Tip.) cilindro distribuidor.
— LEVER (Mec.) palanca de distribución.
— PIPE (Mv.) tubo de distribución del vapor.
— REGULATOR (Mv.) distribuidor.

DISTRIBUTING RESERVOIR (Hid.) arca de distribución.
— ROLLER (Tip.) ruló de distribución.
— RULE (Tip.) regleta.
— or DISTRIBUTION SHAFT (Loc.) árbol de distribución.
— SWITCH (Elect.) interruptor de distribución.
— TABLE (Tip.) mesa de distribuir (tinta.)
— TUBE (Elect.) tubo de distribución.
— TROUGH (Pap.) cuba de romper y majar.
DISTRIBUTION (Tec.) distribución (Elect. y Radio.) distribución.
— BOARD (Elect.) cuadro de distribución de corriente. (Compárese; DISTRIBUTING BOARD).
— BOX (Elect.) caja de distribución.
— OF CROPS (Agric.) amelga.
— — ELECTRICITY (Elect.) distribución de electricidad.
— FRAME (Telef.) cuadro del repartidor.
— MAINS (Elect.) distribuidores.
— NETWORK (Elect.) red de distribución.
— OF ORIGINALS or VOLUMES (Tip.) toma.
— PARTS (Teat.) distribución de papeles.
— — POWER or ENERGY (Elect., Mec.) distribución de fuerza o de energía o de potencia.
— VALVE (Mec.) válvula de distribución.
— OF WATER (Hid.) distribución de aguas.
DISTRIBUTOR (Mec.) distribuidor (Elect.) (MAINS,) distribuidor (Tel.) distribuidor.
— CASE (Vm.) caja del distribuidor.
— PLATE (Tel.) disco de distribución.
DISTRICT (Fc.) distrito (Min.) (MINING —,) comarca minera (Méx.) real de minas (Geo.) distrito.
— LINE (Fc.) línea telegráfica de sección.
— RAILWAY (Fc.) ferrocarril regional (o del Distrito).
TO DISTUNE (Acús,, Mús.) desafinar, desentonar (Radio.) asintonizar, asincronizar.
TO DISTURB, perturbar.
DISTURBANCE, perturbación (Meteor.) perturbación.
— OF THE NEEDLE (Fís.) perturbación de la aguja imantada.
— — RODDING (Fc.: maniobra de agujas,) desarreglo de la transmisión.
DISTURBING (Mec.) perturbador.
DISTYLE (Arq.) dístilo.
DISULPHIDE, bisulfuro.
DISULPHIDE OF COBALT, bisulfuro de cobalto.
DISUNIFORM, sin uniformidad, heterogéneo.

DITCH, foso, v. DRAIN, TRENCH, OPEN DRAIN (Fort.) foso (Hid.) baden (Ing.) cuneta de desagüe.
TO —, TO DIG A —, zanjear, hacer fosos.
— OF A DIKE (Ing.) foso de un dique.
— WITH A DRAIN (Hid.) dique de esclusa.
— FOR THE FOUNDATIONS (Const.) excavación para los cimientos.
— FOR IRRIGATION, FEEDER (Agric.) reguera.
— OF OUTWORKS (Fort.) foso de las obras avanzadas.
ENCLOSURE — (Fort.) cuneta de cerramiento.
MAIN — (Fort.) foso principal.
OUTER — (Fort.) contrafoso.
SMALL — (Ing.) cuneta.
UNDERGROUND —, (FOR THE MOTHER-LYE,) cuneta de saladar.
DITCHER, cavador de zanjas o fosos.
DITCHING, zanjeo.
— MACHINE, máquina de zanjear.
— PLOUGH (Agric.) arado para zanjas.
DITHIONIC (Quím.) ditiónico.
DITRYGLYPH (Arq.) ditriglifo, metopa.
DITTANY (Bot.) marrubio || díctamo.
DITTO (Com.) ídem.
DITTY BAG, (SAILORS,) saco de costura.
DIURNAL (Ast.) diurno.
— CIRCLE (Ast.) círculo diurno.
DIVAN, SOFA, COUCH (Mueb.) diván.
DIVE, || clavado (Aeron.) clavado, de nariz.
TO —, bucear (Aeron.) clavarse, clavarse de nariz o de proa.
DIVELLENT, SEPARATING (Quím.) separante.
DIVER, buzo.
—'S BELL, campana de bucear.
TO DIVERGE (Fís.) divergir.
DIVERGENCE, divergencia.
— OF LINES OF FORCE (Mec., Elect.) divergencia de las líneas de fuerza.
DIVERGENT, divergente.
DIVERGING SWITCH (Fc.) aguja de bifurcación.
DIVERSION (Hid.) derivación.
— CUT (Hid.) canal de derivación.
— OF ROAD (Fc.) bifurcación.
TO DIVERT, desviar.
TO DIVIDE, dividir || dividir en grados, graduar.
DIVIDED (Tec.) dividido, graduado.
— or SPLIT FRAME (Elect.) armazón partido.
DIVIDEND (Arit.) dividendo (Com.) dividendo.
DIVIDER, compás de dividir (Arit.) divisor (Agric.) separador (Min.) (— OF A SHAFT FRAME,) atravesado (Méx.) pasamano.

DIVIDING ENGINE, máquina de dividir **(Mec.)** Decoster's — —) máquina de dividir universal.

— LINE, línea de demarcación.

— RIDGE, LEVEL OF A CANAL (Hid.) punto culminante.

— WALL (Alb., Jur.) pared medianera.

DIVIDINGLY, separadamente.

DIVI-DIVI, Caesalpinia CORIRIA (Ten.) divdivi.

DIVING, buceo.

— AIR PUMP, bomba de aire para bucear.

— BELL, campana de bucear.

— BLADDER, vejiga de bucear.

— CASE, caja de bucear.

— DRESS, escafandra.

— SHIP, buque submarino.

DIVING RUDDER (Aeron.) v. ELEVATOR.

DIVINING ROD (Min.) varita mágica.

DIVISER or **DIVISOR** (Arit.) divisor.

DIVISIBILITY, divisibilidad.

— OF THE LIGHT (Fís.) divisibilidad de la luz.

DIVISIBLE, divisible.

DIVISION (Arit.) división (Mil.) división, cuerpo de ejército (Jur.) división (Tip.) guión (Mar.) división (Tec.) división || separación.

— PLANE (Meta.) superficie de separación (del modelo de dos mitades).

— OF YOKE (Elect.) división de la culata.

RACK — (Fc.) sección de cremallera.

DIVISORIUM (Tip.) divisorio.

DIVULSION, extirpación.

DIXIE, v. POT.

DO (Mús.) do.

TO —, hacer, ejecutar (Coc.) cocer, cocer bien, hacer.

— — BUSINESS (Com.) hacer negocios.

— — OVER, cubrir con una capa (OF CLAY,) de barro, etc.

— — TASK WORK (Com.) trabajar a destajo.

— — UP, liar, empaquetar.

DOBB (Mar.) chapitel de la brújula.

DOCIMASY, DOCIMASTIC ART, QUANTITATIVE CHEMISTRY (Meta.) docimasia, s. ASSAYING.

DOCK (Mar.) dique, dársena v. STORE-HOUSE (Bot.) lampazo, bardana (Eq.) colón, bolsa para que el caballo no colee || trozo de cola que resta al caballo después de haberlo dejado rabón || baticola (Com.) doque.

TO — (Eq.) descolar (Mar.) poner en dique.

— CHARGES (Com.) gastos de dique.

— CHEST (Mar.) cajón de dique.

— CRUPPER, CRUPPER — (Tal.) baticola.

— SPADE (Ing.) pico.

— YARD (Mar.) astillero.

GRAVING — (Mar.) astillero || (or REPAIRING —,) dique para limpiar fondos de buques.

DOCKED HORSE (Eq.) caballo rabón.

DOCKER (Pan.) molde para bizcochos y galletas.

DOCKET (Jur.) denuncia de bancarrota (Com.) rótulo, marmete.

TO STRIKE A — (Jur.) declarar en estado de quiebra.

DOCKING KNIFE, cuchillo de descolar caballos.

DOCTOR (Pap.) desfibrador (Med., universidades) Doctor (en...) (T. A.) limpiador.

TO —, DRUG, adulterar.

DOCUMENT (Jur.) documento, escritura, papel auténtico, testimonio.

DODECAGON (Geog.) dodecágano.

DODECAHEDRON (Geom.) dodecaedro.

DODECASTYLE (Arq.) dodecástilo.

DODECATEMORY (Ast.) dodecatemoria.

DOE (Caz.) gama.

DOESKIN (Ten.) piel de gamo.

DOFFER or **DOFFING COMB** (Tej.) peine.

—, DOFFING-CYLINDER, FILLET (Tej.) descargador de la carda.

— KNIFE (Tej.) cuchilla del descargador.

DOG (Zool.) perro (Tec.) morillo (Meta.) gancho (Const.) grapón, gafa (Ton.) apretador, v. CRAMP, HOOP-CRAMP (Herr.) grapa || pinzas (Fc.) trinquete, fiador de rueda (Ast.) el Can (Cant.) castañuela (Carp.) cárcel, barrilete (Mar.) perno de arrastre || pontón, chata.

—'S BANE (Bot.) apócimo, matacán.

— BEE (Ap.) zángano.

— BOLT (Herr.) perno de uña.

— CART (Carr.) dog-cart.

— CHAIN, cadena para perros.

— CLUTCH (Vm.) s. DRIVING CLAW y CLAW COUPLING.

— COLLAR, collar para perros.

— DAYS, v. DAYS.

— DOCTOR, veterinario.

—'S DUNG, s. BATE.

—'S EAR (Enc.) orejón, (hoja doblada de un libro).

— FISH (Zool.) tiburón.

— GRASS (Bot.) grama.

— HAIR (T. L.) cabruda.

— HEAD (Arm.) pie de gato.

— HOOK (Mar.) gancho con perno de arrastre.

— KENNEL, perrera.

— LEG CHISEL (Grab.) pujavante.

— LEGGED STAIRS (Carp.) escalera de caracol sin ojo.

— LOUSE (Gan.) garrapata.

—'S MEAT, galleta para perros, perruna.

DOG MUZZLE, bozal.
— NAIL, LOCKSMITH'S NAIL, clavo de cerradura.
— NOSE HAND-VICE, PIG-NOSE HAND-VICE, tenalla de tornillo de embocadura estrecha.
— ROSE (Bot.) escaramujo, agavanzo.
— SKIN (Ten.) piel de perro.
— SPIKE (Fc.) escarpia, v. SPIKE.
— STAR (Ast.) Sirio.
— STOPPER (Mar.) boza de pronto de los cables.
— TEETH (Gan.) dientes caninos.
— TONGUE (Bot.) cinoglosa.
—'S TOOTH (Bot.) diente de perro (Cant.) cincel de punta.
— VANE (Mar.) cataviento de pluma.
— WATCH (Mar.) guardias de cuartillo.
— WOOD (Bot.) cornejo, serval bravío.
DOGGER (Mar.) dogre.
— KNEE (Mar.) curva valona.
DOILY, servilleta de postres (Tej.) tela de lana.
DOLDRUMS (Mar.) zona de calmas ecuatoriales.
DOLERITE (Miner.) dolerita.
DOLICHOCEPHALOUS, dolicocéfalo.
DOLL, muñeca (Fc.) (A), poste corto de señales (Arq.) columna abalaustrada.
ELECTRIC —'S DANCE (Teat.) danza eléctrica (de títeres).
DOLLAR (Com.) dólar.
— DIPLOMACY, diplomacia del dólar.
SPANISH — (Com.) peso o duro español.
DOLLARD (Arb.) árbol desmochado.
DOLLMAN (Mil.) pelliza de húsar (Mod.) dolman, abrigo para damas.
DOLLY (Herr.) remachador (Min.) criba de madera (Ing.) cabeza movible de un pilote (Fc.) plataforma de tracción (Cinema.) cámara sobre ruedas.
TO —, SHINGLE THE BLOOM (Fund.) estirar la lupia al martillo.
— TUB (Min.) gamella, cuba o cubeta de lavar el mineral, v. KIEVE (Méx.) tina (Perú) boliche.
DOLMEN (B. A., Arqueol.) dolmen.
DOLOMITE, s. PIERITE; MAGNESIAN LIME-STONE, BITTER SPAR (Miner.) dolomita, muricalcita.
CRYSTALLISED — v. ANKERITE.
RAW —, dolomita bruta.
Dolphin (Ast.) el Delfín.
DOLPHIN (Arq.) delfín (Font.) tubo de entrada de agua (Mar.) guirnaldas.
— BEFORE THE PIER OF A BRIDGE (Hid.) pata de ganso.
— STRIKER (Mar.) moco de bauprés.

DOME (Arq.) (CATHEDRAL,) catedral, domo || dombo, media naranja (Mv.) v. STEAM —, (Fund.) cúpula de horno.
— OF A BLAST FURNACE (Fund.) barandilla, parapeto, cúpula de horno.
— COVER (Fc.: Loc.) sombrero de la cúpula.
— EYE (Arq.) tragaluz de la cúpula.
SQUARE — OF A BOILER (Mv.) mitra.
SURBASED or DIMINISHED — (Arq.) cúpula rebajada.
STEAM —, STEAM-RESERVOIR, STEAM-VESSEL (Mv.) caja o cámara de vapor.
TRUNCATED — (Arq.) bóveda truncada.
DOMESTIC (Tej.) tela de algodón común (Com.) (A), producto del país, producto indígena.
— ANIMALS, animales domésticos.
— TRADE (Com.) comercio interior.
TO DOMESTICATE, domesticar.
DOMESTICATION, domesticación.
DOMICAL VAULT (Arq.) cúpula, domo, media naranja.
DOMICILE (Com., Jur.) domicilio || residencia.
TO — or DOMICILIATE (Com., Jur.) domiciliarse.
DOMINANCE (Biol.) dominancia.
DOMINANT, dominante.
DOMINO (Sast.) dominó, traje de dominó para bailes de fantasía o de máscaras (Jueg.) dominó.
DONE (Coc.) bien hecho o cocido.
— SUBSTANCIALLY (Const.) hecho con cimiento y cal.
DONKEY (Gan.) burro, asno (Mv.) "donkey", máquina auxiliar de alimentación, s. FEED-ENGINE.
— PUMP, bomba de alimentación.
DOOB, DOUB GRASS (Bot.) grama común.
DOOK (Carp.) tarugo de madera.
DOOR (Arq.) puerta || entrada, zaguán || pasillo (Mec.) caja de válvula, cámara.
— APRON, cubierta de escalera de ómnibus.
— BAR, CROSS-BEAM, barrote de puerta.
— BELL, campanilla de puerta.
— BOLT (Cerr.) pasador, cerrojo.
— BUTTON, botón o tirador de puerta.
— CASE (Carp.) chambrana || jambe (STONE — —).
— CONTACT SWITCH (Elect.) interruptor de puerta.
— — WORKING ON ONE SIDE (Elect.) contacto de puerta de acción unilateral
— COUNTERWEIGHT (Fund.) contrapeso de la puerta (del horno).
— FRAME (Carp.) marco de puerta.
— FURNITURE, guarnición de puerta.
— HANDLE (Cerr.) aldaba, aldabón.
— HASP, HINGE (Cerr.) visagra de puerta.

DOOR-HEAD, dintel.
— HOOK HOLDER (Cerr.) retén de puerta.
— JAMB (Carp.) jamba, quicial.
— KNOB, KNOCKER, botón o tirador de puerta.
— LEAP or DRESSING (Carp.) molduras de puerta.
— LATCH (Cerr.) picaporte.
— LIGHT (Cerr.) panel de mosaico de una puerta.
— LOCK (Cerr.) cerradura de puerta.
— MAT, felpudo para limpiarse los pies.
— NAIL, clavo de martillo de dos puntas || clavo del llamador de puerta.
— PLATE HASP (Cerr.) aldaba con chapa para puerta.
— OF A PORT HOLE (Art.) mandilete.
— POST (Carp.) jamba de puerta.
— ROLLER, suspensión de puerta de corredera.
— SCREW, mampara.
— SPRING, LOCKING-SPRING, resorte o muelle de puerta.
— STEAD, entrada de puerta || marco de entibación.
-- STOP, tope de puerta.
— STRIP, bota-aguas.
-- TRACK, carril o riel de puerta corrediza.
— SLIDE, filo inferior de puerta corrediza
— WAY, entrada de puerta || portada || vano de una puerta.
BATTLE — (Jueg.) raqueta, pala (Vid.) aplanador.
BLANK — (Arq.) puerta simulada o fingida
BY — (Arq.) puerta excusada.
CLAMPED — (Carp.) puerta machihembrada
DEAD —S (Art.) puerta falsa (de galería de mina) (Arq.) v. FALSE — (Mar.) portas de correr de los jardines.
DOUBLE or BEIZE, —, contrapuerta.
FALSE or DEAD —, puerta falsa o simulada.
FOLDING —, puerta plegable o plegadiza.
FRAMED —, puerta con marco.
FRONT —, puerta de entrada.
GLASS —, puerta vidriera.
GRATED —, puerta-reja.
HALF —, media puerta.
LATTICE — (Agric.) cancilla.
LOWER — OF A FLOODGATE (Hid.) arbollón, (compuerta inferior de esclusa).
MAIN —, puerta principal.
OUTER — (Arq.) contrapuerta.
PRIVATE —, puerta privada o de uso privado.
UPPER — OF A FLOODGATE (Hid.) paradera, (compuerta superior de esclusa).
VAULTED —, puerta abovedada.
WICKET — (Arq.) cancilla.

DOP (Joy.) bola de engarzar.
DOPE (Mec.) lubricador espeso (Aeron., Autom.) barniz || aplicación (Fotogr.) preparación para retocar || líquido.
Doppler EFFECT (Fís.) efecto Doppler.
—'S PRINCIPLE, principio de Doppler.
DORIC (Arq.) dórico.
— CAPITAL (Arq.) capitel dórico.
— COLUMN (Arq.) columna dórica.
DORMANT, (Eb.) FIXED, IMMOVABLE, durmiente, fijo (Arq.) inclinado, en bisel (Carp.) durmiente || viga maestra (Fort.) esplanada de obra o sillería (Tec.) latente, oculto.
— BOLT (Cerr.) cerrojo a la francesa.
— EYE (Hort.) yema latente.
— LOCK (Cerr.) cerradura muerta.
— PARTNER (Com.) socio comanditario.
— TREE (Arq.) viga maestra.
DORMER (Carp.) durmiente || viga maestra (Arq.) buharda.
— WINDOW, GARRET-WINDOW (Arq.) claraboya o luceta o lucerna de bohardilla.
DORMEUSE (Mueb.) sillón de dormir.
DORMITORY (Arq.) dormitorio.
DORNOCK, DORNICK (Com.) tela de Escocia.
DORSEL, DOSSER (Agric.) espuerta, cesto, cuba, tina (Mueb.) cubierta de espaldar de silla.
DOSAGE (Med., Radio.) dosificación, dosado.
DOSE (Tec., Quím., Med.) dosis.
DOSSEL (Arq., Ec.) retablo, reredós.
DOSSIL (Cir.) tienta.
DOT (Tip.) punto || tilde.
TO — (Tip.) tildar || puntuar, poner puntos (Tint.) puntear, motear (Dib.) puntear.
DOTTED (Tip.) puntuado (Tint.) moteado.
— LINE (Dib.) línea de puntos.
DOTTING (Grab.) grabado de puntos || v. DOTTED-LINE, ETCHING.
— WHEEL (Grab.) rueda de puntear.
DOUBLE, doble || duplicado || duplo (Cerr.) llave falsa (Cerv.) cerveza doble (Tip.) repinte (Bolsa de valores,) doble.
TO —, doblar || duplicar || forrar (Tip.) (SLUR,) doblar (MACKLE,) repintar (Mar.) embonar (Tej.) doblar.
— — BOLT, — — LOCK (Cerr.) cerrar con dos vueltas.
— — A CABLE (Mar.) amadrinar un cable.
— — A CAPE (Mar.) escapular, montar un cabo.
— — DYE (Tint.) reteñir, teñir dos veces.
— — MESH (Tej.) contramallar.
— — A SHIP'S BOTTOM (Mar.) embonar.
— — AND TWIST (Tej.) retorcer, (formar un cordón de dos hilos).
— ACCUMULATOR REGULATOR (Elect.) reductor doble.

DOUBLE-ACTING, — ACTION (Mec.) de acción doble, de doble efecto.

— — **ENGINE,** máquina de doble efecto.

— **ANGLE FISH-PLATE or SPLICE BAR** (Fc.) brida de doble escuadra o en escuadra doble.

— **ARC LAMP** (Elect.) arco doble.

— **BARRELLED** (Arm.) de dos cañones.

— **BASS** (Mús.) contrabajo.

— **BATTERY SWITCH,** v. — **ACCUMULATOR REGULATOR.**

— **BED, — SIZED BED,** lecho doble o de matrimonio.

— **BELL** (Elect.) campanilla doble.

— **BITING,** de dos filos.

— **BLAST BELLOWS** (Herr.) fuelles dobles.

— **BLOCK-FIELD INSTRUMENT** (Fc.) aparato de block de dos juegos de block.

— **BREASTED or BUTTONED** (Sast.) cruzado-a, de dos hileras de botones.

— **CALLIPERS,** compás de espesor doble.

— **CASING** (Mec.) doble forro.

— **CELL-SWITCH or BATTERY-S W I T C H** (Elect.) reductor doble.

— **CHAMFERED,** de dos biseles.

— — **DRILL, — CUTTING DRILL,** fresa de dos biseles o cortes.

— **CHISEL** (Carp.) diente de perro.

— **CLOTH** (Tej.) paño doble.

— **COIL** (Elect.) carrete doble.

— **CONCAVE,** doble cóncavo.

— **CONE ANTENNA** (Tel. In.) antena bicónica.

— — **UMBRELLA ANTENNA** (Tel. In.) antena bicónica en forma de paraguas.

— **CONNECTOR or CLAMP** (Elect.) borna doble.

— **CONTACT PLUG** (Elect.) clavija de contacto doble.

— **CONVEX,** doble convexo.

— **CORD SYSTEM** (Telef.) sistema de dos cordones o bicorde.

— **CRANK LOCK** (Fc.) aparato de maniobra de dos manivelas.

— **CROSS** (Dep.) venta, traición, tongo.

— **CURVE POINTS or SWITCH** (Fc.) cambio curvo o de dos curvas, aguja curva.

— **DECIMETER,** doble decímetro.

— **DECK AEROPLANE** (Av.) biplano.

— **DETECTION,** v. **SUPERHETERODYNE.**

— **DOOR, BEIZE-DOOR,** contrapuerta.

— **EDGED,** de dos filos o cortes.

— **ENTRY** (Cont.) partida doble.

— **EXPOSURE** (Cine., Fot.) doble exposición.

— **FACED or SIDED** (Tej.) de dos caras.

— **FLUE BOILER,** Lancashire **BOILER,** caldera doble tubular de llama.

— **FORMED** (Tec.) biforme.

— **GAUGE LINE** (Fc.) línea de doble ancho o de dos vías de anchura diferente.

— **HALF-ROUND (FILE),** lima de media caña doble.

— **HANDED** (Rel.) de dos agujas.

— **HEAD TELEPHONE or RECEIVER** (Telef.) teléfono de cabeza con dos receptores.

— **HEADED HAMMERED SHOT** (Art.) palanqueta inglesa.

— **HELICAL SPUR WHEEL, HERRINGBONE GEAR** (A) (Mec.) rueda de ángulo.

— — **TOOTH, HERRINGBONE TOOTH** (Mec.) diente angular; (Rel.: — **HELICAL SPUR WHEEL**).

— **IMPERIAL** (Pap.) imperial doble (32 x 48 pulgadas).

— **KEY** (Tel.) manipulador de doble acción.

— **LETTERS** (Tip.) ligaduras.

— **LEVER** (Elect., Fc.) palanca doble o para transmisión de alambre doble.

— — **SWITCH** (Tel.) conmutador doble de manivela.

— **LINE** (Elect., Fc.) línea doble o de dos conductores (Fc.) (— — or **TRACK,**) vía doble, doble vía.

— **LONG** (F. de agujas) aguja larga de zurcir.

— **MASSAGE ELECTRODE** (Elect.) electrodo doble de masaje.

— **MEDIUM** (Pap.) papel de 28 x 38 pulgadas.

— **ORE SEPARATOR** (Elect., Meta.) separador de minerales doble.

— **OVER-ARM** (Natación), doble (modo de nadar; ambos brazos fuera o por encima del agua).

— **PICA** (Tip.) lectura doble, parangonada.

— **PAGE SPREAD** (Anuncios) plana doble (generalmente) central.

— **PLANES** (Av.) planos dobles.

— **POLE SWITCH** (Elect.) interruptor bipolar.

— **RAILED,** de doble vía.

— **REDAN** (Fort.) bonete.

— **RIFLE, — BARRELLED RIFLE** (Arm.) carabina de dos cañones.

— **ROLLER TRACK** (Fc.) vía doble.

— **ROYAL** (Pap.) papel de 26 x 40 pulgadas.

— **SCALE AMMETER,** amperómetro de dos escalas.

— **SEAMING MACHINE** (Hoj.) torno de engatillar.

— **SHEET OF PAPER,** duerno.

— **SHOTTING** (Arm.) carga doble.

— **SIDED,** v. — **FACED.**

— **SLIPPED SCREW AUGER,** tarraja para abrir roscas dobles.

— **SLOOP** (Mar.) barcolongo.

— **SPOKE ARMATURE** (Elect.) inducido de dobles radios.

— **SUPER ROYAL** (Pap.) papel de 27 x 42 pulgadas.

— **SURFACED** (Aeron.) de dos superficies trabajadas o acabadas.

DOUBLE T-IRON (Herr.) doble T.
— TELEPHONE (Telef.) teléfono doble.
— THROW SWITCH or THROW OVER (Elect.) conmutador.
— TRANSMISSION (Tel.) transmisión doble.
— USANCE (Com.) a dos usos.
— WRITER, b. en Estienne.
— X (Cerv.) cerveza XX, cerveza muy fuerte.
DOUBLER (Com.) doblador, plegador, instrumento para doblar o plegar (Elect.) duplicador eléctrico (Tej.) máquina de colchar.
REVOLVING — (Elect.) duplicador rotativo.
WATER-DROP — (Elect.) duplicador de gota de agua.
DOUBLET (Sast.) (JACKET, JERKIN,) justillo, jubón || chaqueta (Joy.) piedra falsa || oro falso (Radio.) doblete.
DOUBLING (Tec.) dobladura || bifurcación || pliegue, repliegue (Tip.) repinte (Mar.) embono (Tej.) (TWINING, TWISTING,) doblado || retorcido (Carp.) ristrel.
— OF THE BITS (Mar.) almohadas de las bitas.
— CENTRE RAIL (Fc.) bifurcación del riel de en medio o central.
— THE CUT WATER (Mar.) batideros de proa.
— FRAME (Seric.) máquina de doblar la seda.
— MACHINE, v. DOUBLER (Tej.).
—, TWISTING FRAME, — AND TWISTING MACHINE, TWINER (Tej.) máquina de doblar y torcer el hilo.
— OF THE RUDDER (Mar.) forro del timón.
— A SAIL (Mar.) refuerzo de vela.
— SHIP'S BOTTOM (Mar.) embono del fondo de un buque.
DOUBLOON (Com.) onza de oro, doblón.
DOUBLY RE-ENTRANT WINDING (Elect.) arrollamiento entrante de nuevo doblemente.
DOUCHE, ducha.
DOUCINE (Arq.) cimacio.
DOUELLS (Mar.) cabillas.
DOUGH (Pan.) amasijo, masa.
— BAKED (Pan) medio cocido.
— KNEADER (Pan.) heñidor.
— TOOL (Pan.) bregón.
DOUGHEY (Nickname) amasador.
DOUGHY (Pan.) pastoso, blando.
DOULS (Mar.) machos de madera.
DOULING (Mar.) unión por machos de madera.
DOUP, s. BEAD-LAM (Tej.) cantonera, lizo superior.
TO DOUSE or **DOWSE** (Mar.) arriar en banda.
TO DOUT, apagar.
DOUTER, apagador.

DOVE, palomo, paloma.
TO — TAIL (Carp.) ensamblar a cola de pato o de milano.
— COLOUR, tornasolado.
— COT, PIGEON-HOUSE, COLUMBARIUM, palomar.
— LET, palomino.
— TAIL (Carp.) cola de pato o de milano.
— HINGE, SWALLOW-TAILED HINGE (Cerr.) bisagra de cola.
— HOLE, mortaja de cola de milano.
— JOINT (Carp.) ensambladura de cola de milano.
— MARKER (Carp.) punzón.
— PIN (Carp.) clavija de ensambladura.
— PLANE, RABBET-PLANE (Carp.) guillame de ensamblar.
— PLATE (Mar.) planchuelas del pie del codaste.
— SAW (Carp.) sierra de hacer espigas.
— TENANT (Carp.) cola de milano.
— WIRE, alambre en forma de cola.
— TAILED (Carp.) ensamblado, empalmado.
— TAILING (Carp.) empalme en forma de cola de milano || corte en cola de milano.
— MACHINE (Carp.) máquina de ensamblar a cola de milano.
CONCEILED — TAIL (Carp.) ensambladura de lazo perdido.
EXPOSED — TAIL, COMMON — TAIL, ensambladura de lazo.
LAP or LAPPED or COVERED — TAIL, ensambladura solapada.
MITRED —, v. CONCEILED — TAIL.
REVERSED — TAIL (Eb.) contracola de milano.
RING — (Corr.) paloma torcaz o zorita.
STOCK — (Corr.) pichón.
TURTLE — (Corr.) tórtola.
DOVETAIL, TO DOVETAIL y comp. v. DOVE.
DOWEL, DOWAL (Elect.) tarugo, taco para fijar conductores (Carp.) TRENAIL, TREENAIL, clavija, macho de madera, espiga de un pie derecho, (Carr.) espiga de ensamblar las pinas de las ruedas (Mar.) dado.
— TOGETHER (Carp.) ensamblar por clavijas.
— BIT (Carp.) media caña.
— PIN (Carp.) pasador.
DOWELLING, DOWELING (Carp.) ensambladura con espigas.
Dowlais MILL (Meta.) tren de doble dúo.
DOWLAS, DOWLE, DOWLE LAS (Com.) lienzo de Doulens || paño acolchado.
DOWN, plumón, flogel || (SOFT HAIR) vello, pelo fino (Com.) bajo, abatido (Top.).
— S, duna, médano, mogote, algaida.
TO — (Com.) abatir.

DOWN BELL, cama de plumón.
— CAST, — — DYKE (Min.) pozo descendente.
— FALL, THRUST (Min.) hundimiento, desprendimiento de las capas rocosas.
— HAUL TACKLE (Mar.) aparejo de las estrelleras de gavia.
— HILL, pendiente, declive.
— MAIN, SERVICE PIPE, tubo descendente (de un tanque de agua, etc.).
— PRESSURE (Mec.) presión hacia abajo.
— RIGHT, perpendicularmente.
— STREAM, — THE STREAM, — THE RIVER, río abajo, agua abajo.
— STROKE (Mv.) movimiento de descenso, golpe descendente.
— TRAIN (Fc.) tren de bajada.
— AND UP-MOTION, LIFT AND DESCENT (Mec.) sube y baja.
— WARD PULL (Mec.) tracción por debajo.
— — REGULATION (Elect.) regulación por disminución (de la corriente).
— WOOL (Tej.) lana fina.
EIDER — (Com.) edredón (plumón de eider, pato, etc.).
UP AND —, de arriba a abajo.
TO PAY CASH — (Com.) pagar al contado.
DOWNY, felpudo, velloso ‖ afelpado, suave.
DOWNWARD y comp. b. DOWN.
DOZEL (Cir.) lechino, clavo de hilos.
DOZEN, docena.
— OF THREADS; 12 RAUDS: 72 LEAS: 21600 YARDS: 19749 METERS (Tej.) docena.
BAKER'S —, docena del fraile, 13 en la docena.
BY THE — (Com.) por docena.
DRAB (Tec., saladares.) pipa de saladar (Tej.) tela de lana de color pardo (Tint.) pardo.
DRACHM, DRAM, dracma.
Draco (Ast.) el Dragón (Meteor.) fuego fatuo.
DRACUNCULUS (Bot.) dragontea.
DRAFF, s. DREGGS, hez.
DRAFT (Tec.) tiro, succión, aspiración, tracción (Com.) letra de cambio ‖ giro, libramiento ‖ libranza; (Jur.) (v. — en Com.) documentos mercantiles (Arq.) albañal, sentina (Tal.) tirantes, sopandas (Pesc.) redada (Pint.) diseño, dibujo, plan (Mar.) cala de un buque ‖ plano de un buque (Carr.) tirante, atalaje, correón (Farm.) poción (Mec.) corriente de aire, tiro (Fund.) tiro (de chimenea) ‖ garganta de plantilla.
TO —, diseñar, dibujar (Mil.) llamar al servicio, alistar, enrolar.
— OF AIR (Fund.) tiro ‖ corriente de aire.
— BAR (Agric.) timón del arado.
— CATTLE (Agric.) animales de tiro (Gan.) animales de tiro.

DRAFT CHAIN, cadena de tiro.
— OF THE CHIMNEY (Mv.) tiro de la chimenea.
— EDGE, arista viva.
— EYE or HOLE (Font.) atabe, respiradero.
— FURNACE, horno de reverbero.
— HOLE, AIR-HOLE (Min.) respiradero (Font.) v. — EYE.
— HOOK OF A WASHER, gancho de volandera.
— HOOKS (Art.) argolla de contera de cureña ‖ ganchos de telera ‖ ganchos de la vara de guardia.
— HORSE, caballo de tiro.
— HOUSE, basurero, estercolero.
— (OUTLINE) OF A LETTER (Com.) borrador de una carta.
— OF PASSES (Fund.) presión de las canales, reducción de la sección de las canales.
— REGULATOR (Fund.) regulador del tiro.
— ROD (Agric.) vara de tiro del arado.
— OF A SAIL (Mar.) derrame.
— S MAN, dibujante.
— TREE (Carr.) lanza.
— OF WATER, calado.
ARTIFICIAL —, tiro artificial.
COEFFICIENT OF — or REDUCTION (Fund.) coeficiente de reducción (de la sección de las canales).
DISHONOURED — (Com., Jur.) letra no aceptada, letra no pagada.
FORCE OF — (Fund.) fuerza del tiro (Mec.) fuerza de tracción.
DRAFTEE (Mil.) llamado, sorteado, enlistado, enrolado, conscripto.
DRAG, carretilla ‖ arpón, garfio (Fund.) (BOTTOM FLASK,) marco inferior de fundición (Pesc.) DRAW-NET,) red barredera, trasmallo (Can.) draga de mano (M. de C.) resistencia del hilo (Mar.) draga de limpia ‖ rezón de rastrear (Tej.) retardo de la bobina (Agric.) rastrillo (Mader.) carretilla de aserradero (Aeron.) resistencia al avance.
TO —, remolcar, arrastrar, tirar (Mar.) rastrear (Agric.) rastrillar.
— — FOR AN ANCHOR (Mar.) rastrear un ancla.
— — THE ANCHOR (Mar.) garrear.
— — WITH HOOKS, garfear.
— — ON HER SIDE (Mar.) irse a la banda.
— BAR (Fc.) barra de tracción.
— BEAM (Agric.) timón del arado.
— BOAT, DREDGING-BOAT, draga marina.
— BOLT, COUPLING-BOLT (Fc.) clavija de atalaje o de enganche.
— BOX FOR CASTING (Fund.) media caja inferior del molde.
— CARRIAGE (Mec.) carretilla de sierra.

DRAG CHAIN (Agric.) cadena de tiro (Art.) (BRAKE-CHAIN, TRIGGER-CHAIN,) cadena para enrayar.
— HOOK, garfio.
— AND CHAIN (Fc.) manija y cadena de atalaje.
— LINK (Mv.) varilla de guía (Mec.) varilla conductora || conexión de dos ejes.
— MAN (Pesc.) pescador con red barredera.
— —'S BEAMS (Carr.) polines.
— NET (Pesc.) red barredera || trasmallo || brancada, artete.
— ROPE (Mar.) cuerda de remolcar (Ing.) tirante con gancho y anilla.
— SAIL (Mar.) ancla flotante.
— SAW, sierra mecánica de tiro.
— SCRAPER, grada de arrastre.
— SPRING (Fc.) resorte o muelle de la barra de atalaje.
— TURF, turba pescada con la draga.
— WASHER (Art.) volandera de gancho.
— WHEEL (Mec.) freno de fricción.

DRAGANTH (Farm.) adraganto, tragacanto.

Dragon (Ast.) v. Draco.
— BEAM (Carp.) lima || arbotante.
— 'S BLOOD, GUM — (Tint.) sangre de dragón, goma de India.
— PIECE (Carp.) aguilón.
— TREE (Bot.) drago.

DRAGOON'S SABRE (Mil.) sable de caballería.

DRAIN, desagüe, atarjea (OUTFALL, DITCH,) canal de derivación (SIDE-CANAL,) canal de desagüe, cuneta de desagüe, alcantarilla, rigola || cloaca, albañal (Fort.) trinchera, sangría, esclusa (Agric.) dren, drenaje || avenamiento, acequia, zanja (Min.) canal de desagüe || caño de avenamiento (Mar.) colador.
— TO —, desaguar || filtrar || secar (Agric.) drenar, avenar, desecar (Min.) desecar (Hid.) (TO SLUICE OUT, TO DRAW OFF,) desecar, vaciar (Can.) desangrar.
— — A CANAL (Can.) desecar una canal.
— — CUTTING (Fc.) desecar las paredes de una trinchera.
— — A MINE (Min.) achicar, desembarazar de agua una mina.
— — — POND, vaciar un estanque.
— — — SEAM (Min.) sangrar una vena.
— — SKINS (Ten.) chorrear los cueros.
— — THE WATER (Min.) desaguazar.
— — OFF WATERS (Min.) agotar el agua.
— BORE (Min.) pozo de desagüe.
— BOX (Min.) arca para el agua extraída.
— COCK (Mv.) llave de desagüe.
— FOR CASTING or FOR MELTED METAL (Fund.) canal de colada.
— GALLERY (Min.) galería de desagüe.

DRAIN HOLE (Fund.) orificio de colada.
— LEVEL (Hid.) nivel de desagüe.
— METAL (Fund.) residuos de metal.
— PIPE (Min.) escurridero (Agric.) caño de avenamiento.
— SLUICE or TRUNK (Mol.) vertiente de fondo de esclusa.
— TILE (Min.) tubo de drenaje o de salida del agua.
— TRAP (Const.) registro de inodoro.
— WELL, sumidero.
— CATCH — (Hid.) canal de derivación.
— CATCH WATER — (Fc.) cuneta de coronación.
— HOUSE — (Const.) atarjea.
— METAL — (Fund.) canal de colada.
— PERPENDICULAR —, esclusa de tubo perpendicular.
— SLOPING —, desagüe en plano inclinado.
— UNDER —, CULVERT, TRENCH, KENNEL (Agric.) desaguadero, drenaje (Hid.) rigola.

DRAINABLE, desecable, drenable.

DRAINAGE, escurrimiento de aguas estancadas (Agric.) (DRAINING,) drenaje, avenamiento, zanjeo (Min.) (DRAINING,) escurrimiento de las aguas.
— GALLERY, DRAIN-GALLERY, DAY-LEVEL, OFF-TAKE (Min.) galería de desagüe.
— LEVEL, nivel de escurrimiento de las aguas.
— AND STENCH TRAPS (Arq.) aparatos inodoros.

DRAINER, filtro, colador (Pap.) escurridero (F. Az.) secadero.

DRAINING, desagüe, drenaje, desecación (Agric.) s. DRAINAGE (Hid.) (DISCHARGE,) descarga, extracción de agua (Min.) agotar las aguas de una mina, vaciar.
— AUGER, sonda horizontal de desagüe.
— BAC (F. Az.) gabeta de secadero.
— CHANNEL (Fund.) zarcera.
— DITCH (Can.) azarbe.
— HOUSE (F. Az.) casa de purga.
— MILL or MACHINE, ENGINE FOR — (Min.) máquina de desecar (F. Az.) centrífuga.
— OF MINES, DISCHARGE OF WATER (Min.) agotamiento, desagüe.
— PLOUGH, arado para zanjeos o para hacer rigolas.
— POT (F. Az.) horma de purgar.
— PUMP, bomba de drenaje.
— TROUGH (Mar.) coladera.
— WELL, ABSORBING WELL, CESSPOOL, WASTE-WELL, pozo absorbente.

DRAKE (Corr.) pato.

DRAM, DRACHM, dracma.
— TIMBER, madera de construcción.

DRANK (Bot.) ballueca.

TO DRAPE, hacer paño.

DRAPER, pañero.

—'S TEASEL, Dipsacus FULLONUM (T. L.) cardo de bataneros.

LINEN — (Com.) lencero, comerciante en lencería.

WOOLLEN — (Com.) pañero, comerciante en paños.

DRAPERY, (CLOTH-MANUFACTORY,) fábrica de paños (B. A.) ropaje (Mueb.) colgadura (Com.) tienda de paños ‖ paños de lana.

DRAUGHT, v. DRAFT, TRACTION, DRAWING, HEDDLING.

DRAW, tiro, tirada ‖ tensión (Tej.) (STRETCH) carrera, pasada ‖ GAINING OF THE CARRIAGE,) tiro o tracción del carro (Mec.) retardo de los cilindros alimentadores (Fund.) garganta de plantilla.

TO — (DELINEATE, TRACE, SKETCH,) delinear, dibujar (Tec.) tirar ‖ arrancar ‖ extraer, chupar, aspirar ‖ desecar ‖ alzar ‖ descorrer ‖ sacar por sorteo (Mar.) calar ‖ portar, (tratándose de las velas) ‖ saltar, rondar al viento (Mec.) tirar, extender, estirar (Fund.) estirar, laminar, alargar (Com.) librar, girar ‖ redactar (Jueg.) sortear.

— — AFT (Mar.) alargarse.

— — A BALANCE (Com., Cont.) hacer balance.

— — (A BILL) (Com.) girar o librar.

— — — BIT (Eq.) desembridar.

— — IN BLANK (Com.) girar en descubierto.

— — BLUE PRINTS (Tip.) tirar ferroprusiatos.

— — BONE (Arm.) pulimentar con esmeril.

— — A BRIDGE (Ing.) levantar un puente.

— — THE CHARGE (Tec.) descargar un barreno.

— — (or ISSUE) A CHECK (Com.) girar (o emitir) un cheque.

— — IN COLD STATE (Fund.) estirar en frío.

— — THE CRUCIBLES (Fund.) sacar o levantar los crisoles.

— — — CURTAIN (Teat.) correr el telón.

— — DOWN (Tec.) descender.

— — — THE IRON (Meta.) estirar el hierro.

— — THE FIRES, apagar los fuegos.

— — A FURNACE (Fund.) apagar un horno.

— — FROM THE FURNACE (Fund.) aspirar (fuera) del alto horno.

— — THE JIB (Mar.) cambiar la escota del foque a sotavento.

— — LINES BY CORD (Const.) tirar a cordel.

— — — IN INK (Dib.) dar de tinta.

— — LOTS (Com.) echar suertes.

TO DRAW FROM MEMORY (Dib.) dibujar de memoria.

— — MONEY (Com.) cobrar dinero.

— — A NAIL, sacar un clavo.

— — AFTER NATURE (Dib., Pint.) dibujar al natural.

— — OFF, (GET AWAY, PUT-OFF,) arrancar o extraer tirando, trasegar (CHIMNEY,) tirar (la chimenea) (Hid.) (TO DRAIN OFF,) desecar o extraer el agua de un foso.

— — ON (Com.) girar contra.

— — OUT (Herr.) cinglar (Tec.) extraer, sacar (Fund.) (ROLL IRON,) estirar el hierro en los cilindros ‖ (WORK OUT, STRETCH UNDER THE HAMMER,) estirar el hierro al martillo sobre el yunque.

— — — THE IRON, estirar el hierro forjado.

— — — NAILS, desclavar.

— — A PERPENDICULAR, tirar o trazar una perpendicular.

— — or RAISE THE PILES (Pont.) arrancar o remover los pilotes.

— — A PLAN (Tec., Arq.) levantar un plano.

— — POND, v. TO DRAIN A POND.

— — THE PROFILE OF A BUILDING (Arq.) montear.

— — A SHEET (Tip.) tirar una hoja.

— — THE SLIVERS (Tej.) laminar, estirar.

— — BY SQUARES, dibujar por medio de cuadros.

— — THE THIRD GAUGE (Plat.) estirar el alambre más fino de oro.

— — TUBES (Fund.) estirar tubos.

— — —TUBULAR IRON (Fund.) estirar el hierro en tubos.

— — (VALUE) UPON (Com.) librar librar o girar a cargo de,...

— — UP, izar, levantar (Carr. Vm.) detenerse.

— — WATER, DIP WATER, sacar el agua.

— — THE WIRE THROUGH THE DRAW-PLATE (Plat.) pasar el hilo por la hilera.

— BACK (Com.: aduanas,) "drawback", devolución de derechos por reexportación (Art.) coz (Fund.) (CORE, FALSE CORE,) falsa ánima.

— BAR (Fc.) barra de tracción.

— BEAM (Poz.) báscula (Mec.) (ROLLER OF A CAPSTAN or WINDLASS,) cabrestante de molinete.

— BENCH (Herr.) hilera, banco de tirar ‖ v. WIRE-DRAWING MACHINE.

— BORING FOR BARRELS (Art.) pulimentación interior de los cañones con esmeril.

— BRIDGE, puente levadizo.

— HOOK, gancho de tiro.

— FILING, pulimento a la lima.

— GEAR (Tal.) atalaje de tiro (Fc.) aparato de tracción.

DRAW-HEAD, — BAR-HEAD (Fc.) cabeza de la barra de tracción.
— IN SYSTEM (Elect.) sistema de tendido (de los cables).
— LATCH (Cerr.) picaporte.
— LINE (Mec.) alambre de tiro de campanilla.
— LINK (Fc.) enganche de barras de tracción.
— LOOM (Tej.) banco de estirar.
— OFF COCK (caloríferos de vapor:) grifo para desaguar.
— PLATE, DRAWING-FRAME (F. de agujas) hilera (Herr.) hilera.
— POINT, SCRIBER (Dib.) punzón de trazar.
— ROD (M. de C.) varilla de tracción (Mec.) s. CONNECTING ROD.
— SHAFT (Min.) pozo ordinario de extracción.
— SPRING (Fc.) muelle o resorte de tracción.
— STOP, registro de órgano.
— TIMBERS (Fc.) maderos.
— TONGS, WIRE STRETCHER (Elect.) parrillo tensor de alambres.
— VICE, TOGGLE, tenacillas holandesas.
— WELL (Poz.) noria.
— WIRE, BARRIER (Fc.) barrera de báscula maniobrada a distancia.
SECOND —, FINISHING STRETCH (Tej.) estirado suplementario.
TO COUNTER — (Dib.) calcar.

DRAWEE (Com.) girado.

DRAWER (Tec.) extractor (Com.) girador, librador (Carp., Eb.) gaveta, cajón de un mueble (Min.) extractores del mineral (Com.) —S, calzoncillos (UNDER —S).
BOLT — (Mec.) sacapernos.
BORER — (Min.) arrancasondas.
SECRET — (Mueb.) secreto.
TAPE — (Tel.) caja para papel.
WIRE — (Herr.) hilera.

DRAWING (Tec.) tiro, tirante (Dib.) arte de dibujar || dibujo, diseño (Com.) sorteo || sorteo de lotería (Tej.) estirado (Fund.) laminado, estirado (Min.) extracción.
— AWL (Tal.) lesna de silleros.
— BACK, BASE-LINE, HORIZONTAL MEASURE OF THE SLOPE (Ing.) reculamiento de un muro en talud.
— BENCH, DRAW-BENCH, hilera, banco de estirado (Ac.) (— DIES,) dragón.
— — FOR MEDIUM FINE WIRE, banco de estirado para alambre medio grueso.
— — — THICK WIRES, banco de estirado para alambre grueso.
— — — THIN WIRES, banco de estirado para alambre fino.
— BOARD (Dib.) tabla de dibujar.
— BOX, (FRENCH) (Tej.) devanador de preparación.
— CASE (Min.) caja de extracción.

DRAWING CHALK (Dib.) clarión.
— DRUM (Fund.) tambor de estirado.
— ENGINE (Min.) máquina de extracción.
— FRAME (Tej.) estirador, banco de estirar el algodón || v. — MACHINE.
— HEAD (Tej.) máquina de estirar la lana larga.
— HOLE, agujero de la hilera o del banco de estirar.
— HOOK, bedana.
— KNIFE (Ton.) (DRAW-KNIFE,) raspa (Herr.) cincel de mano (Ten.) descarnador (Vet.) legra (Carp., Eb.) (SPOKE-SHAVE, SHAVE,) cuchilla para desbastar.
— MACHINE or FRAME (Herr.) hilera, máquina de estirar alambre (Tej.) máquina de estirar (Fund.: laminado,) (TUBE — —,) dragón, banco de estirar.
— — WITH PLIERS (Fund.) banco de estirado con tenazas.
— — — SPOOL (Fund.) banco de estirado con hilera.
— MASTER (Dib.) maestro de dibujo.
— FROM NATURE (Dib.) dibujo del natural.
— OFF, extracción, || estirado.
— — THE ORE (Min., Fund.) sacar o descargar el mineral.
— PAPER (Pap.) papel para dibujar.
— PEN, tiralíneas.
— PIN (Dib.) chinche.
— PLATE, hilera.
— PLIERS, v. — MACHINE WITH PLIERS.
— POINT (Grab.) punta, buril.
— ROLLER (Fund.) laminador (Tej.) (FLUTED ROLLER, BOWL ROLLER,) cilindro acanalado estirador.
— —S AND PORCUPINES (Tej.) desfieltrador.
— ROOM (Fund.) salón de estirado.
— SAIL (Mar.) vela llena.
— SHAFT (Min.) pozo de tiro.
— TABLE (Dib.) panel, mesa de dibujo.
— THROUGH OF A CABLE (Elect.) tendido de cables.
— UP, HAULING (Min.) transporte, acarreo.
— — ENGINE (Min.) máquina de extracción.
— IN WATER COLOURS (Pint.) pintura a la aguada.
— WHEELS (Mec.) ruedas adherentes de tracción.

DRAWN BUTTER, mantequilla derretida.
— GAME (Jueg.) tablas, iguales.
— IRON (Fund.) hierro tiradillo.
— STEEL, acero estirado.
— TUBES, tubos estirados.
— WIRE, s. ARCHAL-WIRE.

DRAY, TRUCK, OPEN CART, carro, carretón || camión.
— HORSE, caballo de carro o carretón.

DRAY-MAN, carretero, carretonero.

DRAYAGE (Com.) acarreo, arrastre.

DREADNOUGHT (Mar.) dreadnought.

DREADNOUGHT COAT, capote con caperuza.

DREDGE (Tec.) sonda, draga (Min.) (WORTH-LESS STUFF OF COPPER ORES,) mineral de cobre sin valor (Mar.) draga (Agric.) mezcla de cebada y avena sembradas juntas (Pesc.) red barredera || pala de pescar ostras.

TO — (Mar.) (CLEARING,) dragar || rastrear con la red barredera (Tec.) excavar profundamente (Coc.) enharinar (Pesc.) pescar con red barredera (Can.) dragar, desbrozar.

— WORKING (Min.) explotación con dragas.

DREDGER (Coc.) caja para polvorear harina (Pesc.) pescador de ostras (Mar.) rastreador || draga.

SUCTION —, draga de succión.

DREDGING, CLEANING, dragado.

— BOAT, bote de draga, pontón de limpia, (Cachaux).

— ENGINE or MACHINE, DREDGER, draga.

— MACHINE, STEAM —, draga de vapor.

— SPOON, cuchara o cuba de draga.

— TUMBLER, tambor del pontón de limpia.

DOUBLE — MACHINE, draga doble.

SIMPLE — MACHINE, draga simple.

DREGS, SEDIMENT, BOTTOM, heces, escorías, sedimento, zupia, zurrapa (Cerv.) (MALT-DUST, SPENT BARLEY, GRAINS, RE-TURNS,) heces de la malta (Vin.) orujo (Lic.) escurriduras.

— OF OIL, morga.

— — PRESSED OLIVES (F. de aceite) orujo, burujo.

WAX —, coladuras.

TO DRENCH, remojar.

DRENCHED, empapado, remojado.

Dresden China, China WARE (Cer.) porcelana dura de Sajonia.

DRESS, vestido, traje (Mol.) sistema de ranuras de una muela.

TO —, vestir, adornar (Tec.) ajustar, componer, poner en orden (Fund.) cortar a medida (Agric.) (TILL,) labrar, cultivar || podar (Coc.) (COOK,) cocinar, guisar || adobar || adornar una mesa || preparar los platos (T. L.) lustrar (Mil.) alinear (Eq.) almohazar || adiestrar un caballo (Alb.) (PARE,) aplanar, allanar (Cant.) labrar a escuadra (Mader.) (TRIM, ROUGH DOWN,) emparejar la madera (Ten.) adobar, preparar los cueros, curtir pieles (Tej.) preparar el lino o el cáñamo || (— — A WARP,) urdir (Mar.) empavesar, engalanar.

— — THE BOILER (Tint.) cargar la caldera.

TO DRESS CASTINGS (Fund.) rebarbar, quitar las rebabas.

— A CASTING (Fund.) quitar del molde la pieza fundida.

— — THE CHASE (Tip.) guarnecer la forma.

— — CLOTH IN A PRESS, aprensar.

— — FLOUR (Agric.) limpiar la sémola.

— — A GARDEN (Hort.) cultivar un jardín.

— — THE HAIR, peinar.

— — HEMP WITH A BRAKE, agramar.

— — IRON (Fund.) enderezar el hierro.

— — LEATHER (Ten.) apellar.

— — WITH LIME (Ten.) encalar, meter las pieles en cal.

— — A NAIL, enderezar un clavo.

— — ORES (Meta.) tratar un mineral.

— — AND CUT PARCHMENT, escuadrar el pergamino.

— — OR BEAT OUT THE ROD-IRON (Fund.) enderezar las barras de hierro al martillo.

— — A SECOND TIME (Agric.) binar.

— — SHIP (Mar.) engalanar un buque.

— — SHEEP SKINS (Ten.) zurrar badanas.

— — (A STONE) (Cant.) labrar un canto.

— — UP GOODS (Com.) embalar mercancías.

— — A VINE, podar una parra.

— FOR BATHING, BATHING —, traje de baño.

— CIRCLE or TIER (Teat.) balcón || anfiteatro, anfiteatro de primeros. Comp. FAMILY CIRCLE.

— COAT (Sast.) casaca.

— DEER SKIN, correal.

— GOODS (Tej.) tejidos para trajes.

— MAKER, MANTUA-MAKER, costurera, modista.

ARTICLES OF — (Com.) prendas de vestir.

FULL — (Sast.) vestido de etiqueta (Mil.) uniforme completo.

MILITARY — (Mil.) uniforme.

DRESSED SHEEP SKIN (Ten.) badana.

— ORE (Min.) eslique, gandinga.

DRESSER (Mueb.) aparador (Coc.) repostero || cocinero (Tec.) enderezador (Alb.) batidera.

DRESSING, traje, vestido, atavío, tocado (Coc.) aderezo de los manjares || mesa de cocina (Arq.) (—S,) adornos || revestimientos || aliño o adorno con molduras (Ten.) aderezo o curtido de las pieles (T. L.) cardadura del paño (Tej.) aderezo de las telas (Cant.) talla o labrado de los cantos (Meta., Min.) preparación mecánica de los minerales (Agric.) (DUNGING,) estercoladura || (TILLING,) poda o corte de los árboles || bina, segunda labor de las viñas.

—S (Arq.) molduras (Coc.) salsa, adornos.

DRESSING BENCH (Alb.) banco de igualar el ladrillo.

— CASE, "neceser" (Cir.) bolsa de cirugía (Mueb.) tocador.

— OF A DOOR (Carp.) jambaje.

— FLOOR, WASHING-ROOM (Min.) lavadero.

— FORCEPS (Cir.) pinzas de curación.

— FRAME (T. L.) tarima, encoladora.

— GLASS, CHEVAL GLASS, tocador.

— GLUE, engrudo.

— GOWN, bata, peinador, "robe de chambre".

— KNIFE, almoflate.

— MACHINE (Tej.) encoladora, máquina de encolar (Mol.) cedazo de escobillas.

— OF IRON ORES (Meta.) preparación mecánica de los minerales de hierro.

— — ORES FOR SMELTING (Meta.) preparación de los minerales para fundirlos.

— PLANT (Meta.) instalación o planta de preparación del mineral.

— PLATE (Tec.) mesa de igualar.

— PROCESS (Meta.) operaciones preparatorias.

— OFF THE ROAD BED (Fc.) preparación de la vía permanente.

— ROOM (Tej.) sala de encolar o aderezar (Arq.) gabinete, cuarto de vestirse.

— SCISSORS (Cir.) tijeras de curación.

— SHEETING or IRON, ROLLING, FLATTING, LAMINATION (Fund.) laminación.

— STAKE (Hoj.) conformador.

— STICK (Tip.: Fund. de tipos,) justificador.

— TOOL FOR SEAMS (Sast.) asentador.

— TUB or VAT (Ten.) cuba de emparejar.

MAGNETIC — (Fund.) preparación magnética.

WET — (Meta.) preparación húmeda o por la vía húmeda.

TO GIVE A SECOND — TO THE PLANTS (Agric.) aparar las plantas.

TO DRIBBLE, gotear.

DRIBBLING, goteo.

DRIED, seco, desecado.

DRIFT (Min.) v. ADIT; socavón, galería || (HEADING-WAY, OPENING, GATE,) paso, camino, galería || (—S, PITS,) conjunto de las galerías (Pir.) baqueta (Mar.) objetos arrebatados por agua o viento || deriva || objetos flotantes a la ventura || chubasco || abatimiento a sotavento || red flotante (Meteor.) tempestad, chaparrón, chubasco (Arq.) empuje de un arco (Mec.) impulso, empuje, fuerza de impulsión (Cald.) broca o punzón (Herr.) s. CALKING CHISEL; punzón, botador, estampador, acotillo, v. RIVETING-FRAME, CUTTING-CHISEL (Ton.) mandil (Ing.) galería, camino, paso (Geol.) terrenos de transporte (Art.) desvío de los proyectiles || limpia-

oídos de cañón, baqueta (Aeron.) deriva || abatimiento del rumbo, desviación, velocidad lateral || resistencia al vuelo o al avance de un plano. v. DRAG (Ant.)

TO —, empujar, dar impulso || arrastrar, amontonar (Mar.) derivar (Min.) perforar la montaña haciendo galerías.

— TO LEEWARD (Mar.) ronzar, irse a la ronza.

— ANGLE (Aeron.) ángulo de desviación, desviación angular.

— OF AN ARCH, v. — (Arq.)

— BOARD (Pir.) mesa de cargar.

— OF THE CURRENT, velocidad horaria de la corriente.

— ICE, DRIFTING-ICE, DRIVING-ICE, LOOSE ICE, hielos flotantes.

— INDICATOR, indicador de deriva.

— MAKER (Min.) minador (Art.) minador.

— METER (Aeron.) derivómetro (Ing.) desviómetro.

— NET (Pesc.) red flotante para atunes.

— PIN (Herr.) conformador.

— PUNCH (Herr.) punzón de matriz.

— RAILS (Mar.) galones de las reglas.

— SAND (Geol.) arenas movedizas.

— TEST (Meta.) ensayo de perforación a punzón.

— OF A VAULT (Arq.) empuje de una bóveda.

— WAY, FOOT-PAVEMENT, BERM (Cam.) borde de una calzada || derrame de un camino (Mar.) deriva (Min.) (RANDOM, LEVEL, PROLONGER —,) galería de cuele || pasillo entre dos galerías.

— WIND (Meteor.) torbellino.

— WOOD, madera de flotación o de deriva.

CENTER — (Min.) galería central.

DUMB — (Min.) galería de ventilación encima del hornillo.

HORIZONTAL —, (Arq.) LATERAL PRESSURE, PUSH, empuje (Min.) galería horizontal.

INCLINED or HEADING —, BOARDING GATE (Min.) galería oblicua.

LOWER — (Min.) galería inferior.

PROLONGER — (Min.) v. — WAY.

ROCKET — (Mil.) baqueta para cargar cohetes de señales.

SOLID — (Art.) baqueta maciza.

SQUARE — (Herr.) asentador.

DRIFTER, bote pescador.

DRIFTING (Mar.) dejarse ir con la corriente (Herr.) (TO DRIFT THE HOLE,) estampar el agujero.

DRIFTS (Mar.) hileras de corrientes, saltillos.

DRIGGER, bomba aspirante.

DRILL (Tec.) taladro, barrena, terraja, parahuso, broca, (H. A.) barreta (Mil.) ejercicio, instrucción de reclutas (Herr.) mecha, broca, taladro (Ing.) trépano, sonda (Agric.) rigola, atarjea (Ton.) aviadora, barrena de cuberos (Torn.) s. RIMER, WIMBLE (Cardiología) dril; (onomatopéyico).

TO —, taladrar, barrenar, perforar (Agric.) sembrar en surcos || desaguar (Mil.) instruir reclutas.

— A MORTISE (Carp.) taladrar muescas.

— BARREL (Torn.) cilindro portabarrena.

— BARROW (Agric.) sembradora de mano.

— BORER (Min.) sonda.

— BOW, arco de taladro de ballesta (Rel.) taladro.

— BOX, mango de barreno (Agric.) caja del sembrador.

— BRACE, BEVIL-WHEEL —, taladro de engranaje cónico.

— CHUCK (Torn.) mandril o portaherramientas.

— EXTRACTOR, arrancasondas.

— HARROW (Agric.) grada sembradora.

— HOLDER, mango del taladro.

— JAR (Poz.) sonda de percusión.

— AND JIG SAW COMBINED, taladro y sierra de vaivén en combinación.

— PIN (Cerr.) bitoque.

— PLATE (Arm.) peto de la coraza (Herr.) peto para berbiquí (Cerr.) (— — OF THE UPRIGHT —,) plomo del trépano o taladro.

— PLOUGH, — MACHINE, SOWING-MACHINE (Agric.) sembrador, arado sembrador, sementero.

— PRESS, regulador de taladro.

— ROD, varilla seccional de sonda.

— SHIP (Mar.) buque escuela.

— SOCKET, cubo, mango de taladro.

— STOCK (Torn.) carrillo portaherramientas (Carp.) mango de taladro.

— STRING, cuerda del arco del taladro.

— TEMPLET, TEMPLATE FOR BORING SLEEPERS, gabari para la perforación de las traviesas.

— TEST (Meta.) ensayo de horadamiento.

— TOOL, taladro, barrena, trépano.

ARMOURERS — (Arm.) macho de guía.

BORING — (Poz.) sonda.

BIT-BRACE — (Mec.) taladro de berbiquí.

BUSHING — (Art.) taladro para abrir el oído de un arma.

CHAIN —, taladro de cadena.

CHERRY — (Herr.) fresa.

COMPRESSED AIR —, taladro de aire comprimido.

DENTAL — (Dent.) excavador.

DIAMOND —, taladro de punta de diamante.

DOUBLE —, broca de dos bocas.

DOUBLE CUTTING — (Herr.) fresa de dos biseles o cortes.

EXPANDING —, taladro de expansión.

FIDDLE or FLY or FERRULE — (Rel.) taladro giratorio de relojero.

FLUTED-CLUB —, barrena acanalada.

FORCED-FEED GRAIN — (Agric.) sembradora de granos de alimentación forzada.

FRICTION-CLUTCH — taladro de manguito de fricción.

FRICTION-TRACK — (Fc.) taladro de fricción para rieles o carriles.

GOOSENECK —, taladro encorvado (de cuello de cisne).

HOLLOW — (Torn.) caña.

INCREASE TWIST —, taladro de rosca progresiva.

INSTANTANEOUS CLUTCH —, taladro de manguito instantáneo.

MACHINE BIT —, taladro para barreno mecánico.

PNEUMATIC —, taladro neumático.

PORTABLE —, taladro portátil.

PROSPECTING — (Min.) taladro para reconocimiento.

RADIAL —, taladro radial.

ROTARY —, taladro rotatorio.

SINGLE CUTTING —, taladro de una boca.

STAR —, taladro con corte en (forma de) estrella.

SPIRAL —, taladro salomónico.

STEAM —, taladro a vapor.

STRIPPED — (Tej.) cotín para camas.

TAPPING —, taladro de fontaneros.

TWIST —, broca salomónica.

VERTICAL —, taladro vertical (mecánico).

VIBRATING —, taladro vibrante.

WELL — (Poz.) sonda.

WIMBLE —, berbiquí de marmolistas.

DRILLING, taladro, barreno, perforación (Min.) (SINGLE HANDED,) trabajo a martillo (DOUBLE HANDED,) trabajo a marro (Tej.) dril (Mil.) ejercicio (Agric.) siembra en semillero (Torn.) (—S,) virutas de taladro.

— BIT (Cald.) escariador.

— LATHE, DRILL-TOOL (Torn.) torno de barrenar.

— MACHINE, BORING-MACHINE, BORING-MILL, máquina de barrenar o taladrar.

— or PRESS, perforadora, máquina de perforar o taladrar o barrenar.

— or BORING MACHINE FOR STEEL AND IRON, máquina de taladrar para hierro y acero.

— — CHUCK, nuez, portabrocas.

— MACHINE FOR OPENING THE TAP HOLE (Fund.) máquina de barrenar la piquera.

AUTOMATIC — MACHINE, perforadora automática.

HORIZONTAL — MACHINE, perforadora horizontal.

MARBLE — MACHINE, perforadora para mármol.

RADIAL — MACHINE, perforadora radial.

VERTICAL — MACHINE, perforadora vertical.

DRINK, bebida.

DRINKABLES, bebidas, bebestibles.

DRINKING CUP or **GLASS,** copa, vaso.

— HORN, colodra, cuerno.

— TROUGH (Gan.) bebedero, canal, canoa.

DRIP, gota ‖ chorro (Arq.) s. GULLET, CHIN OF A LARMIER, gotera ‖ alero de tejado, tejaroz, socarrén, v. EAVES (Herr.) punzón (F. Az.) (—S), miel de descarga.

TO — (Tint.) hacer escurrir.

— — OFF, escurrir.

— BAND or FLAP, alero, ceja.

— JOINT (Hoj.) junta en canal.

— NOSE (Arq.) borde del alero.

— PAN (Mv.) pringuera o grasera.

— PIPE, tubo destilador.

— STONE, piedra de filtrar (Arq.) (—,) s. CORONA, corona, alero cornisa.

— VALVE (Mec.) válvula de cuentagotas.

DRIPPING, chorreo, pringue.

— COOLING PLANT, enfriadero por riego.

— ELECTRODE (Fís.) electrodo de gotas.

— VAT, cubeta.

DRIVE, camino para vehículos ‖ paseo en coche (Mil.) ofensiva, ataque, avance (enérgico y con violencia) (Com.) esfuerzo para colectar dinero en poco tiempo (Autom.) manejo, mando (conjunto de aparatos.) ‖ mando o lugar donde se sienta el operador para manejar (LEFT HAND DRIVE, etc.) (Herr.) matriz.

TO —, conducir, guiar (caballo, coche o rebaño) (Min.) abrir, colgar el mineral (Méx.) dar cuele (Mec.) empujar, forzar ‖ impeler, mover, impulsar (Mar.) arronzar ‖ sotaventear (Ton.) chazar los aros.

— — AFIELD (Gan.) llevar a pastar.

— — THE AIR OUT (Mv.) purgar el aire de las máquinas.

— — AWAY, expeler ‖ sacar.

— — BACK, rechazar.

— — CASK HOOPS (Ton.) poner aros a los barriles.

— — CATTLE (Gan.) abollar.

— — A GALLERY (Min.) practicar o construir una galería de mina.

— — — — TO THE HADE OF A SEAM (Min.) hacer un descenso.

— — HOME (Const.) meter a besar.

TO DRIVE HORSES (or MULES) arrear (caballos o mulas).

— — IN, RUN OUT (Min.) practicar una galería.

— — TO LEEWARD (Mar.) sotaventear.

— — THE LINES (Tip.) aproximar o cerrar las líneas.

— — — PILES (Mid.) clavar pilotes.

— — — A ROARING TRADE (Com.) hacer un negocio enorme.

— — — TENON (Carp.) introducir una espiga.

DRIVER, conductor ‖ cochero ‖ carretonero ‖ "chauffeur" ‖ maquinista de locomotora (Vm.) (A) v. DRIVING WHEEL (Mil.) baqueta para cargar (Mec.) (— WHEEL,) rueda motriz o de mando ‖ tope, gurrión, espiga de movimiento, muñeca; v. TATCH, TAPPET (Ton.) chazo (Torn.) s. CARRIER (Herr.) punzón de estampar (Carp.) botador (Gan.) pastor, boyero, vaquero ‖ peón ‖ porquero (Mar.) ala de mesana ‖ cangreja ‖ maricangalla (Art.) artillero conductor (Tej.) varal; v. PECKER, PICKER (Min.) atacador (Mv.) (CATCH-PIN,) tope del árbol.

TO — (Mar.) derivar.

— BOOM (Mar.) botavara, botalón de maricangalla.

—'S LICENCE (Vm.) permiso o licencia de manejar (un automóvil).

— YARD (Mar.) verga de la cangreja.

ASS —, burrero.

HEART-SHAPED —, CARRIER (Torn.) corazón.

OX — (Gan.) boyero.

PILE — (Hid.) martinete.

SCREW —, destornillador o desatornillador.

DRIVING, propulsión, impulso (Min.) s. SINKING; perforación ‖ cuele, excavación.

— APPARATUS, TOP — APPARATUS (Mec.) aparato de transmisión.

— BAR, BAR (Mec.) barra de transmisión.

— BELT or STRAP, LEATHER-BELT (Mec.) correa de transmisión.

— BOLT (Carp.) botador (Carr.) instrumento de abrir taladros en los cubos de las ruedas.

— BOX (Carr.) asiento del cochero.

— CARRIAGE (Fc. atmosférico) carro motor.

— CHUCK, mandril de movimiento.

— CLAW (Mec.) garra de mando.

— DRUM, MOTIVE-DRUM (Mec.) tambor motor.

— FORCE (Mec., Elect.) fuerza motriz.

— GEAR (Mec.) engranaje o aparato motor o de impulsión; v. — WHEEL.

— HORN, chaveta.

— MALLET, BEATER, maceta de golpe o de apretar.

— OFF THE ACID (Quím.) expulsión del ácido.

DRIVING PROPELLER (Av.) hélice de propulsión.
— PULLEY (Mec.) polea motriz.
— REINS (Eq.) riendas para guiar.
— SHAFT, árbol de mando o primario ‖ árbol o eje motor o de impulsión, s. MAIN-SHAFT.
— SPRINGS (Fc.: Loc.) muelles o resortes motores o de impulsión.
— SPIDER (Elect.) rueda motriz.
— SPROCKET (Mec.) corona para cadena.
— TRIM (Fund.) marcha de un alto horno.
— WEIGHT (Mec.) peso motor.
— WHEEL, DRIVER, MAIN WHEEL, LEADER (Mec., Vm., Fc.) rueda motriz, rueda de mando, gran rueda de engranaje.
— WHIP, fusta de carretero ‖ látigo de cochero.
DRIZZLY WEATHER (Meteor.) tiempo lluvioso.
DROIT (Com.) derecho, impuesto.
DROME, AIRDROME, aeródromo.
DROMOMETER, dromómetro.
DROMOS (Arq.) avenida.
DROMOSCOPE, dromoscopio.
DRONE (Ap.) zángano (Mús.) bajo de gaita, etc.
TO DROOP AT THE MOUTH (Art.) abocinarse un cañón.
DROP, gota ‖ caída, s. LET FALL (Telef.) v. ANNUNCIATOR DISC (Joy.) pendiente, arete, zarcillo (Mec.) martinete (Farm.) pastilla (Conf.) (—S,) pastillas (Mar.) caída de vela ‖ arqueo de cubierta (Teat.) telón (Lamp.) canelones ‖ corredera (Elect.) caída de tensión (Arq.) (GUTTA, CONCEAL, ORNAMENT ON COLUMNS,) festones, colgantes, trampa.
TO —, LET FALL, dejar caer, ‖ soltar ‖ gotear ‖ destilar ‖ echar gotas (Carr., Mar.) torcerse.
— — ANCHOR (Mar.) anclar, fondear.
— — ASTERN (Mar.) quedarse por la popa.
— — THE CURTAIN (Teat.) bajar el telón.
— — A HORSE-SHOE, desherrarse.
— ARCH (Arq.) ojiva rebajada.
— BOTTOM (Carr.) fondo movible.
— BOX (Tej.) (RISING BOX,) caja movible (Com.: correos,) buzón.
— BY DROP (Tec.) gota a gota.
— CURTAIN or SCENE (Teat.) telón de boca o para entreactos.
— OF DECK (Mar.) brusca.
— DOOR, trampa.
— FLUE BOILER, caldera de llama de retorno.
— GLASS (Farm.) gotero ‖ cuentagotas.
— HAMMER (Mec.) martinete, v. —PRESS.
— INDICATOR BOARD (Telef.) cuadro indicador de discos.

DROP (OF A KEY-HOLE) (Cerr.) escudo, tapaboca (de una cerradura).
— LAKE (Pint.) laca, laca de pintor.
— LEDGE (Arq.) mocheta dórica.
— NIGHT BOLT (Cerr.) cerrojo de noche.
— PATTERNS (CARPET,) dibujos que no concuerdan.
— PRESS or HAMMER (Herr.) martinete, martillo pilón o de golpe o de caída.
— ROLLER (Tip.) cilindro alimentador.
— SCENE, v. — CURTAIN.
— SHAPED, gutiforme.
— SHOT, munición.
— STAMP WITH Müller DRIVE (Fund.) martillo de caída por fricción de tabla con impulso Müller.
— STONE (Miner.) estalactita.
— TABLE, ascensor de cargas.
— OF TEMPERATURE (Fís.) descenso de la temperatura.
— TIN, estaño fino.
— OF THE TOP FLAME (Fund.) extinción de la llama del tragante.
— WEIGHT, TUP (Meta.) maza en forma de bola.
— WORTH (Bot.) filipéndula.
— OF WAX (Ap.) perdón.
DROPLET, gotita.
DROPPERS (Min.) ramas de los filones o vetas.
DROPPING, OOZING, TRICKLING, goteo, destilación.
— BOARD (Pap.) burro, s. ASS (Tint.) tendedor, escurridera.
— BOTTLE or TUBE (Farm., Quím.) gotero, botella cuentagotas.
— FUNNEL, embudo cuentagotas.
— GRATING (Mar.) escurridero.
— OUT (Mv.) fuga, fuga de vapor.
DROSOMETER (Meteor.) drosómetro.
DROSOPHILA (Zool.) drosófila.
DROSS, v. SLAG, CINDER SLAG, WASTE, REFUSE (Meta.) escoria de los metales ‖ capa o residuo del azufre destilado ‖ espuma o hez de la fundición ‖ SWEEPINGS, cenizas de orfebre, tierra de monedas (Tec.) desperdicio, cendrazo, ‖ orín, herrumbre.
— CHEST (Fund.) caja de la brasca.
— CONDUIT (Fund.) canal de las escorias.
— OF MELTED COPPER (Meta.) difrige. gentilhombre de la dama.
— — METAL (Fund.) granza.
DROSSER, IRON FRAME (F. de espejos) mano de hierro, bastidor de hierro.
DROSSING-OVEN (RED-LEAD,) horno para la espuma del plomo.
DROUGHT (Agric.) seca, sequía.
DROVE, manada, rebaño (Ing.) (DRAIN,) pequeña zanja (Cant.) cincel largo.

DROVE BOLT, SHORT — —, perno sin cabeza.

— OF HEARTS OF BUNDER, recina.

— — OXEN (Gan.) boyada.

DROVER (Gan.) ganadero.

TO DROWN, anegar.

— OUT (OF A MINE) (Min.) anegarse, inundarse, aguarse.

DROWNED LEVEL (Min.) galería ciega de desagüe.

DROWNING BRIDGE (Hid.) compuerta de esclusa de irrigación o canal de riego.

DRUDGE, aprendiz.

DRUG, droga || droga, droga heroica.

TO —, adulterar, falsificar.

— CARRIAGE (Art.) carro menor de artillería.

— MILL (Farm.) molino para drogas.

— SIFTER (Farm.) tamiz para drogas.

DRUGGER, DRUGGIST, droguista.

DRUGGET (Tej.) tela de lana, buriel, droguete.

DRUGGING, s. ADULTERATION.

DRUM (Mús., Mil.) tambor (Mec.) (BARREL,) tambor || cilindro en fundición comunicando dos árboles o ejes || rodillo (Cerr.) barrilete (Elect.) tambor (Tej.) linterna (Agric.) criba rotatoria o giratoria (Tint. índigo) cuba o tonel de vaporización (Min.) (CENTRE,) tambor de malacate (Arq.) campana, vaso de capitel.

TO — (Mar.) flamear, ondular.

— APPARATUS (Meta.) aparato de tambor (para preparación magnética.)

— ARMATURE (Elect.) inducido de tambor.

— — CORE (Elect.) núcleo de inducido de tambor.

— BARREL (Mús.) caja de tambor (Min.) v.

— BENCH, hilera de bobina.

— CURB, boca de entubamiento.

— OF FIGS (Agric.) cera o tabal de higos.

— HEAD or PARCHMENT, parche de tambor.

— SAW, ANNULAR-SAW, CURVILINEAR-SAW, sierra cilíndrica.

— STARTER (Elect.) resistencia de cilindro.

— STICK (Mús.) palillo, baqueta o palillo de tambor.

— WINDING (Elect.) arrollamiento de tambor.

— FOR WINDING (Herr.) bobina o tambor de enrollar (alambre).

DRUMMER (Mús., Mil.) tambor, (persona que lo toca) (Com.) agente que solicita parroquianos.

Drummond LIGHT (Fís.) luz de Drummond.

DRUNKER SAW BLADE, hoja oscilante de sierra circular.

— — — FOR GROOVING, sierra circular oscilante de acanalar o ranurar.

DRUSE, LOUGH (Min.) drusa (Col.) gongora (Méx.) soyote (Perú) laque.

HOLLOW —, agujero.

DRUSS, v. CULM, MUCKS, DUST, RUBISSH (Carb.) cisco.

DRUSY, DRUSED (Min.) drusiforme.

DRUXEY, ROT (Carp.) carie, podredumbre. madera fungosa.

DRY, seco, árido (Ten.) fuera del agua (Vin.) seco (Meta.) quebradizo, friable. (Der.) (CONCERNED WITH LAWS PROHIBITING SALE OR MANUFACTURE OF INTOXICATING LIQUORS,) seco || ley seca || estado seco. v. PROHIBITION.

TO — (Tec.) secar, orear, desecar, aventar (Fund.) (HEAT, PREPARE A FURNACE,) calentar un horno (Agric.) avenar, drenar; v. TO DRAIN (Agric.).

— — IN THE AIR, orear, aerear.

— — OFF (Fís.) pasar el mercurio.

— — POTTERY (Cer.) templar la porcelana.

— — TIMBER (Mader.) desecar la madera.

— — UP, EXHAUST THE PUMP TUBE, agotar.

— — THE WORT (Cerv.) secar el mosto.

— BATH, estufa (Med.) baño de aire caliente.

— BATTERY (Elect.) batería seca.

— BODIES (Cer.) porcelana sin barniz.

— BONE, v. SMITHSONITE.

— CASTING (Fund.) fundición con arena seca.

— CELL (Elect.) pila seca.

— COLOURS, colores secos.

— COMPRESS (Med.) compresa seca.

— COPPER (Meta.) cobre quebradizo.

— CORE CABLE (Telef.) cable con aislamiento de aire.

— DITCH (Fort.) foso seco.

— DOCK (Mar.) dique seco o de carena; s. REPAIRING-DOCK.

— DRAWING (Fund.) estirado en seco (del alambre).

— FARMING (Agric.) cultivo de secano, drifarming.

— FOOD (Gan.) pienso seco.

— FRAME (Tej.) telar de hilar en seco.

— FRUITS (Com.) frutas secas.

— GOODS (Com.) mercería.

— GRINDING (F. de agujas) amolación en seco.

— GROUND (Mar.) en seco.

— LAND (Mar.) tierra firme (Ing.) tierra seca.

— LODE (Min.) veta seca.

— METER (Gas.) contador anhidro.

— OIL, v. DRYING OIL.

— PIPE (Mv.) tubo para vapor seco.

— POINT, DRAWING-POINT, ROUND or FLAT GRAVER, — NEEDLE (Grab.) punta, buril.

DRY PROCESS or **WAY** (Quím.) vía seca.
— ROT (Mader.) carcoma, carie seca, podredumbre seca ‖ (FUNGUS, MERELIUS,) hongo de las casas.
— RUBBER, encerador de suelos.
— RUBBING, encerado de los suelos.
— SALTER (Com.) comerciante en víveres salados y escabechados.
— SALTERY (Tint.) materias colorantes.
— SAND MOULDING, v. — CASTING; moldeo en arena seca.
— SPINNING, hilado en seco.
— SQUALL (Mar.) chubasco de viento.
— STEAM, vapor seco.
— WALL (Alb.) albarrada (Min.) s. COG; muro seco, empiedro, empedrado (Cartagena, España:) pedriza (Const.) muro de revestimiento.
— WALLING (Alb., Min.) mampostería en seco (Perú y Bolivia:) poteo (Col.) dema (Chile) pirca.
— WEIGHT (Aeron.) peso seco (Ing.) peso seco.
— (WINE) (Vin.) vino seco.
DRYER, secante, desecativo.
DRYING (Quím.) desecación (Mader.) desecación (Tec.) desecación, torrefacción.
— APPARATUS, secador.
— BASKET (Conf.) coladera.
— BOARD (Pap.) burro, v. ASS.
— BOX, DUPLEX — — (Fot.) caja gemela americana.
— CHAMBER AT A GREAT HEAT (F. Az.) estufa de candificar.
— CLOTH (Pir.) paño de secar.
— FLOOR TUBE, CONDUIT OF THE CLAYING HOUSE (F. Az.) tubo o canal de la estufa.
— FRAME, secadero, bastidor para secar.
— GROUND (saladares) secadero.
— HOUSE or SHED or PLACE, TENTER, secadero, estufa.
— KILN (Fund.) horno de secar (Tint.) estufa de secar cortezas (saladares) secadero.
— MACHINE, máquina de secar.
— OFF (Dor.) cuele de la amalgama de oro.
— OIL, DRY OIL, SICCATIVE (Pint.) aceite secante o desecante.
— POLES (Tint.) tendederos.
— ROOM or STOVE, estufa para secar (F. Az.) estufa.
— STOVE (Fund.) cámara de torrefacción (F. Az.) (CLAYING-HOUSE or STOVE,) estufa.
— YARD, v. — GROUND; secadero.
DRYNESS, sequedad.
DUAL (Arit.) dual.
— CARBURATION, carburación dual.
DUALINE (Ing.) dualina.

DUALISM, (FEDERATION or UNION OF TWO STATES,) dualismo.
DUALITY, dualidad.
DUB (Cerr.) llave maestra, ganzúa.
TO — (Meta.) (TANGE,) formar un reborde (Carp.) azolar, aparar (Mec.) v. DRESS.
— — OUT, MAKE GOOD (Alb.) revocar.
— — A SHIP (Mar.) aparar el buque.
— — THE TIMBER (Carp.) azolar.
pizarras de Gales de primera cualidad.
— ADZE (Ton.) doladera plana.
DUBBING (Cinema.) duplicar.
DUCHESSES, pizarras de Galés de primera cualidad.
DUCK, v. CANVASS, SAIL-CLOTH; tela o lona para velas de buque (Zool.) pato, ánade.
TO — (Mar.) bucear ‖ zabullir por castigo.
—'S BILL BIT, barrena de uña.
— GUN, FOWLING-PIECE, escopeta larga.
— NOSE-BIT (Torn.) mecha de pico de pato.
DECOY — (Caz.) ánade de reclamo.
DUCKLING (Corr.) anadejo, patito.
DUCO, DUCCO (Autom., Eban.) duco.
DUCT (Cerr.) (PASSAGE,) conducto, paso (Tec.) canal, conducto.
— TO THE CASE (Fund.) tubo de ascenso.
DUCTILE, MALLEABLE (Fís.) dúctil, maleable.
DUCTILITY (Fís.) ductibilidad.
DUCTILIMETER (Fís.) ductilímetro.
DUD (Mil.) sebada, sin hacer explosión.
DUDGEON (Arm.) daga, puñal.
DUE (Com.) debido, devengado, en condición de ser pagado, vencido, pagadero ‖ tasa, derecho, contribución ‖ honorario, retribución.
— BILL (Com.) pagaré vencido.
DUELLING PISTOL (Arm.) pistolas de desafío.
DUFF, cisco de carbón.
DUFFLE (T. L.) moletón, tela burda.
DUFRENITE (Min.) dufrenita.
DUG, TEAT (Gan.) teta, pezón.
DUGOUT (Mil.) abrigo, cueva.
DULCAMARA (Bot.) dulcamara.
DULCIFICATION, DULCORATION (Quím.) dulcificación.
TO DULCIFY or **DULCORATE** (Quím.) dulcificar, edulcorar, s. TO WASH.
DULL, v. DEAD (Com.) lánguido, flojo, pesado, en calma (Joy.) mate.
TO —, embotar ‖ empañar, limpiar mate, enromar (Vid.) escarchar, hacer mate, s. FROST (Carp.) v. TO BLUNT.
— COLOUR (Pint.) color apagado u opaco.
— PICKLING (Quím.) baño de desoxidación mate.
— SEASON (Com.) estación muerta.
— WEATHER (Meteor.) tiempo cubierto.

DUM (Min.) marco de madera.
— CRAFT (Mec.) gato, cric.
DUMB-BELLS, campana sorda || palanqueta para hacer ejercicios gimnásticos con los brazos.
— FURNACE (Min.) hornillo de ventilación.
— PIECE (Ac.) tejuelo que no resuena, tejuelo cenizoso.
— PLATE (Fc.: Loc.) s. CLEADING (Mv.) plancha del fondo del hogar.
— SHOW (Teat.) pantomima.
— WAITER, ascensor doméstico.
— WATCH, reloj de juguete.
DUMMY (Pel.) cabezas para colocar pelucas (Cost.) maniquí (Com.) envase vacío o de aparato o de muestra (Tip.) muestra figurada.
— ANTENNA (Radio.) antena sin arrollamiento || antena simulada.
— SLOT (Elect.) ranura sin arrollamiento.
DUMOUS (Top.) lleno de breñas.
DUMP (Min.) terrero-a; vaciadero (Chile) descanso (Mil.) depósito, arsenal.
TO — (Hort.) descargar.
— BOLT (Mar.) perno temporal.
— or DUMPING CAR, carro de volteo.
DUMPERS; SLAG DUMPERS (Min.) graseros (Meta. del plomo:) gacheros.
DUMPING (Min.) v. DUMP (Com.) "dumping", competencia desleal o ventajosa.
— BUCKET (Min.) cubo de volteo.
— CAR, v. DUMP-CAR.
— DUTY (Com.) impuesto contra el "dumping".
— GRATE, s. CLINKER GRATE.
DUMPLING (Coc.) pastel de manzana.
DUMPY-LEVEL, nivel telescópico.
DUN (Pint.) pardo oscuro (Eq.) castaño, bayo claro.
DUNDER (F. Az.) sedimentos, cachaza.
DUNE (Top.) duna.
DUNG (Agric.) (MANURE, SOIL, COMPOST;) estiércol, fiemo || mantillo (SLANG:) obrero que trabaja por un salario menor que el de tarifa.
TO —, MUCK, MANURE (Agric.) estercolar.
— BATH, BATH OF HORSE-DUNG, baño de estiércol.
— CART (Agric.) chirrión.
— — DRIVER (Agric.) chirriador.
— FARMER, empresario de letrinas.
— FORK (Agric.) horquilla para estiércol.
— HOOD (Agric.) rastrillo de abonar.
— OF HORSES, MULES AND ASSES, cagajón.
— — OXEN, boñiga.
— PIT, estercolero.
— OF SHEEPS or GOATS, cagarruta.
— WATER (Fund.) agua de estiércol.

DRY STABLE — (Fund.) burrajo.
LAYER OF — (Agric.) cama caliente.
DUNGEON (Fort.) torre, presidio || castillo pequeño.
DUNGING (Tint.) baño de estiércol.
DUNNAGE (Mar.) tablas de estiva.
— BATTENS (Mar.) listones.
DUNNER (Com.) agente de cobros || cobrador de deudas atrasadas.
DUNNING LETTER (Jur.) carta de requerimiento.
DUNNISH, TO BE — (Tint.) tirar al moreno claro.
DUODECIMAL SYSTEM (Arit.) sistema duodecimal.
DUODECIMO (Tip.) (libro) en dozavo.
DUOGRAPH (Fotograb.) duógrafo.
DUOTONE (Fotograb.) duotono, doble tono.
DUOTYPE (Fotograb.) duotipo.
DUPION, DOUBLE COCOON (Ser.) capullo doble.
DUPLE, DUPLICATE, doble.
DUPLEX, dúplex, doble, dúplice (Tel.) dúplex (Meta.) dúplex.
DUPLEX ESCAPEMENT (Rel.) escape doble.
— IRON, — CAST IRON (Meta.) fundición dúplex.
— LATHE (Torn.) torno doble.
— PROCESS (Meta.) procedimiento dúplex.
— PUNCH (Herr.) sacabocados de doble palanca.
— SIGNALLING (Radio.) sistema dúplex de señales (sistema de emisiones simultáneas).
— STEEL (Meta.) acero dúplex, acero tratado con el procedimiento dúplex.
— TELEGRAPH (Tel.) telégrafo dúplex || (—BRIDGE TELEGRAPH) telegrafía sistema Delany || (— DIFFERENTIAL TELE-GRAPH,) telegrafía dúplex sistema diferencial o según el sistema diferencial.
— TELEGRAPHY (Tel.) telegrafía dúplex.
— TRANSMISSION (Tel.) transmisión dúplex.
— TYPE (Fot.) fotografía doble.
— WINDING (Elect.) arrollamiento doble o de dos circuitos.
DUPLICATE (Com., Jur.) duplicado, copia (Mec.) (SPARE,) pieza de reserva o de recambio, duplicado.
TO —, duplicar (Com., Jur.,) duplicar, dar copia o duplicado.
DUPLICATION, duplicación || doblez.
DURABILITY, durabilidad, duración.
— OF WOOD, durabilidad de la madera.
DURABLE, durable.
DURALUMIN, duraluminio.
DURANT, TAMMY, tejido fuerte de lana.
DURATION, duración.

DURATION OF A REVOLUTION (Mec.) duración de una revolución.

— — SMELTING, ETC., tiempo o duración de una cocción, fundición, etc.

DURITY (Fund.) dureza (Fís.) dureza.

DURMAST (Com.) encina roja.

DURNS, SET OF TIMBER (Carp.) maderos para un marco completo de puerta.

DUROMETER (Fc.) durómetro.

DUROY (T. L.) sarga de lana.

DUSK (Meteor.) crepúsculo (Tec.) oscuro.

DUST, polvo || barreduras o barrido.

TO —, quitar el polvo (Tint.) polvorear, echar polvo (Pir.) tamizar.

— BELLOWS, fuelle.

— BOX, salvadera.

— BRUSH, plumero || cepillo.

— CATCHER, colector de polvo.

— COLLAR (Fc.) anillo del guardapolvo del eje.

— GUARD (Fc.) guardapolvo.

— SCREEN (Vm.) guardapolvo de lona.

— SHOT, SMALL SHOT (Arm.) cenizas de perdigones || mostacilla.

— VAN, pala de recoger la basura.

— WRAPPER (Com.) guardapolvo.

DIAMOND — (Vid.) brujido.

ELECTRIC — FIGURES (Elect.) figuras de Lichtenberg.

FINE — (T. L.) zupia, desecho de lana.

DUSTER, plumero (Art.) cernidor (Cost.) sobretodo de lienzo (Pap.) tambor de limpiar el trapo.

DUSTING, POWDERING, espolvoreo, polvoreo (Pap.) limpia de los trapos.

— BRUSH, plumero || (SWAB,) pincel para negro de humo.

DUSTY, polvoriento, polvoroso.

DUTCH BARRAS (Tej.) sayal, paño burdo.

— BLUE, azul, esmalte azul de Holanda.

— BOND (Alb.) hiladas plenas.

— BRICK, FLAGGING-STONE, SLAB, loseta.

— CASE, MINING CASE (Min.) marco de encofrado, (de cuatro planchas).

— CLINKER, ladrillo holandés de campana.

— CLOCK, GERMAN CLOCK, reloj de madera.

— CUT, tabaco hilado.

— GOLD, LEAF-METAL, LEAF-BRASS, tumbaga.

— LINEN, CLOTH (Tej.) holanda.

— OVEN (Coc.) asador de vuelta.

— PINK, s. STIL DE GRAIN, áncora de Flandes.

— PIPE, pipa holandesa.

— PROOF BRANDY, aguardiente refino.

— RUSH, HORSE-TAIL, (Bot.) rabo de caballo.

DUTCH SCOOP (Agric.) pala de irrigación.

— TILES, azulejos.

— TIN (Com.) estaño en granallas.

— WARE, Delft WARE, loza vidriada alemana o flamenca.

DUTY (Com.: aduanas,) derechos de aduana (Mec.) (MACHINE-WORK, WORKDONE,) efecto útil, trabajo mecánico.

— FREE (Com.) libre de derechos.

— — RETURN (Com.: aduanas,) volver a entrar franco de derechos.

— OFF (Com.) fuera de la aduana.

— ON (Com.) en la aduana.

— PAID (Com.) derechos pagados.

— STAMP (Com.) timbre (de derechos pagados).

DUVETYNE, DUVETINE duvetine, duvetina.

D-VALVE (Mec.) válvula en D.

DWALE (Bot.) belladona.

DWANG (Alb.) tenazas, gafas (Mec.) llave de tuercas grande.

DWARF ELDER (Bot.) yergo, (especie de saúco).

— RAFTER (Carp.) último cuartón.

— SEMAPHORE SIGNAL (Fc.) semáforo enano.

— TREE, DOTTARD (Hort.) árbol enano.

— WALL, s. CROSS-WALL.

DWELLING HOUSE, casa, morada (Jur.) domicilio.

Dwight and Lloyd PROCESS (Meta.) procedimiento de Dwight y Lloyd.

DWINDLE (Min.) disminución.

TO —, (Min.) alargarse en forma de cuña y desaparecer.

DWINDLING AWAY, BREAKING INTO FRAGMENTS (Min.) disipación, fragmentación.

DYARCHY, diarquía.

DYCE-IRON, GRAINING-TOOL (Ten.) granulador.

DYE, tinte || tintura.

TO —, STAIN, teñir || meter en la tintura.

— — AGAIN, — — AFRESH, reteñir.

— — BLACK, teñir de negro.

— — BLUE, azular.

— — IN CARMINE, acarminar.

— — — GRAIN, teñir en lana.

— — THE HAIR, azumar, teñir el pelo.

— — INDIGO-COLOUR, teñir en índigo.

— — ORANGE-TAWNY, anaranjar.

— — PURPLE, PURPLE, empurpurar.

— — RED, acardenar.

— — SAFFRON COLOUR, azafranar.

— — HALF-SCOURED SILK, teñir la seda en crudo.

— COPPER (Tint.) caldera de tintoreros.

DYE DRUG, DRYSALTERY, DRUGS, materias tintóreas o colorantes, tintes.
— HOUSE or MILL or WORKS, tintorería.
— STUFF or MATTER, COLOURING MATTER, pigmento, materia colorante.
— TANNING, curtido con mordientes.
— WOOD, COLOURING-WOOD, palo de tinte.
— —S IN YARDS, palo de tinte en cañas o bastones.
ANILINE —, tintura de anilina.
FAST —, color fijo o de tinte mayor.
FUGITIVE —, color falso o evanescente o fugaz, color de tinte menor.

DYEING, arte de teñir, tintorería ‖ tintura, tinte, teñidura ‖ colorante ‖ poner en color.
— TROUGH, v. — VAT.
— TUB, TO PUT IN THE — —, poner en el baño.
— VAT (Tint.) barca.
— — or COPPER FOR THREADS (Tint.) cuba de teñir el hilo.
ELECTRIC — (Tint.) tintura eléctrica.

DYER, tintorero.
—'S BATH, DYE, DYEING-FLUID, baño de tintura.
—'S BLACK, DYEING-BLACK (Tint.) negro de tintoreros.
—'S BROOM, GREEN WEED (Tint.) ginesta, hierba de tintoreros.
—'S BUGLOSS, v. ALKANET.
—'S CROTON (Tint.) tornasol.
—'S FRAME, TUBE-ROVING FRAME, Danforth FRAME (T. A.) banco de estirar y doblar.
—'S GROMWELL (Tint.) orcaneta.
—'S SAFFLOWER, azafrán bastardo o romí.
—'S SPIRIT (Tint.) composición de estaño para el escarlata.
— WEED (Tint.) gualda.
— IN WOAD, tintorero al pastel.

DYKE, v. DIKE.

DYNACTINOMETER (Fís.) dinactinómetro.

DYNAMAGNITE (Quím.) dinamagnita.

DYNAMETER, AUXOMETER (Opt.) dinámetro.

DYNAMIC, dinámico.
— ANTENNA (Radio.) antena dinámica.
— ELECTRICITY, electricidad dinámica.
— FACTOR (Aeron.) factor dinámico.
— INDUCTION (Elect.) inducción dinámica.
— STABILITY (Mec.) estabilidad dinámica.
ELECTRO —, electrodinámico.

DYNAMICAL, dinámico.

DYNAMICS (Mec.) dinámica.

DYNAMITE (Quím.) dinamita.
GELATINE — (Quím.) dinamita-gelatina. 1

DYNAMO, — ELECTRIC MACHINE. s. GENERATOR (Elect.) dínamo, la dínamo. (Prov.) en varios países H. A. predomina la costumbre de del masculino: el dínamo).
— FOR BRAKE TEST (Vm.) dínamo-freno.
— CARCASSE or FRAME (Elect.) armazón de la dínamo.
— CURRENT (Elect.) corriente de dínamo.
—ELECTRIC INDUCTION (Elect.) inducción dinamoeléctrica.
— — — APPARATUS (Elect.) aparato de inducción dinamoeléctrica.
— — MACHINE, —, (Elect.(máquina dinamoeléctrica, dínamo.
— — (SELF-EXCITING) PRINCIPLE (Elect.) principio de la autoexcitación.
— FOR LONG DISTANCE TRANSMISSION, dínamo de línea de larga o gran distancia.
— or GENERATOR SWITCHBOARD (Elect.) cuadro de distribución para las máquinas.
— WAGON (Elect.) carro de fuerza motriz (para operaciones radiotelegráficas militares).
TURBO — or GENERATOR, turbodínamo.

DYNAMOGRAPH (Fís.) dinamógrafo.

DYNAMOMETER, dinamómetro.
— DRAKE, freno dinamométrico.
— COUPLING, empate dinamométrico.
— COUPLING, empate dinamométrico.
AIR FRICTION or FAN —, dinamómetro de fricción de aire.
BRAKE — (Vm.) dinamómetro de freno.
HEAT —, dinamómetro térmico.
Prony's —, FRICTION-BRAKE, DYNAMOMETRICAL BRAKE, freno dinamométrico de Prony.

DYNAMOMETRIC, dinamométrico.
— SUPPLY METER (Elect.) contador dinamométrico.
— WATTMETER (Elect.) vatímetro dinamométrico.
— WIRE STRETCHER, tensor dinamométrico.

DYNAMOMETRICAL, dinamométrico.
— BRAKE, v. Prony's DYNAMOMETER.

DYNE (Fís.) dina; v. KYLODINE y MEGADYNE.

DYSENTERY OF SILK-WORMS, cierta enfermedad de los gusanos de seda.

DYSGENIC, disgénico, disgenésico.

DYSMENORRHEA, dismenorrea.

DYSPITUITARISM (Med.) dispituitarismo.

DYSPROSIUM (Quím.) disprosio, disprocio (Peso atómico 162.5.).

E

E (Mús.) mi (Mar.) ab. de EAST, Este, ab. E.
V. comp. EAST.
— M. F. v. ELECTRO MOTIVE FORCE.
e.e. ab. de ERRORS EXCEPTED, salvo error.
e. g., ab. de EXEMPLI GRATIA, verbigracia.
etc., ab. de ETCETERA, etcétera, ab. etc.
exc. ab. de EXCELLENCY, excelencia.
EAGER (Meta.) quebradizo, agrio (Tec.) agrio.
EAGLE (Pap.) papel de 929 x 624 mm.
— BOAT, SUBMARINE CHASER, cazasubma-
rinos "Aguila".
— STONE (Min.) etites, piedra de águila.
— VITRIOL, DOUBLE VITRIOL, (Quím.) vi-
triolo doble o de Salzburgo.
— WOOD (Carp.) madera de águila o de áloes.
EAR (Tec.) asa, oreja (Fisiol.) oreja (Agric.)
espiga (Tip.) oreja (de la frasqueta) (Arm.)
orejera (Pont.) lazada.
TO — (Agric.) espigar, echar espigas.
— OF A BELL, coronilla.
—S OF BOATS (Mar.) curvas exteriores del
branque de los botes.
— BRUSH, cepillo para el oído.
— OF DIONYSIUS (Acúst.) oreja de Dionisio.
— DRIP (Joy.) zarcillo, pendiente.
— MARK (Gan.) marca en la oreja.
— PHONES, audífonos.
— PICK, limpiaoídos.
— PIECE, EARPIECE, (Telef.) bocina.
— PIECE OPENING (Telef.) boquilla del re-
ceptor.
— RING (Joy.) arracada, arete, pendiente.
— SPECULUM (Cir.) espéculo para el oído.
— SPOON (Cir.) espátula para el oído.
— SYRINGE, jeringa para los oídos.
— TRUMPET (Acúst.) trompetilla acústica.
ARTIFICIAL — (Cir.) aurículo, oreja artifi-
cial (de gutapercha) s. AURICLE.
EBONITE — PIECE (Telef.) bocina de ebo-
nita.
POT or KETTLE —, orejera.
TO THROW BACK THE —S, v. p.
EARABLE (Agric.) arable.

EARED (Agric.) arado o labrado ‖ espigado,
cargado de espigas.
EARING (Agric.) labor, labranza (Mar.) em-
puñidura o empuñadura, puño de vela. v.
comb. NOCK, REEF.
PECK — (Mar.) empuñidura del pico.
PREVENTER — (Mar.) contra-empuñidura.
TO EARN (Com.) ganar, obtener.
EARNEST MONEY (Com.) arras, señal.
EARNING, —S (Com.) salario ‖ sueldo ‖ jornal.
— CAPACITY, PRODUCTIVENESS (C o m.)
utilidad, provecho.
EARTH (Ast.) la Tierra (Quím.) tierra (Agric.)
tierra, terreno (Elect.) defecto del contacto
de tierra. (v. comb. de — con: BOG, BONE,
BITTER, BLACK, FULLER, SOAP...).
TO —, echar tierra (Elect.) poner a tierra
una máquina (T. L.) dar de greda.
— — THE LINE (Elect.) conectar a tierra el
conductor.
— — UP (Agric.) cubrir con tierra, aterrar,
amurillar, porcar.
— APPLE (Agric.) pepino ‖ patata, papa (H. A)
— AUGER, barrena para tierra, sonda, tienta.
— or SAND BAG (Mil.) saco de arena o tie-
rra (para construir defensas).
— BANK (Agric.) cerca de tierra (Ing., Fc.)
muro o malecón de tierra.
— BOARD (Agric.) orejera del arado .
— BORER, GROUND BORER (Min.) trépano.
— CAR (Carr.) carretón para (acarrear) tierra.
— CIRCUIT, GROUNDED CIRCUIT (Elect.)
circuito con retorno terrestre.
— CLOSET, inodoro de tierra.
— COAL (Min.) lignito terroso.
— CONNECTION (Elect.) contacto a tierra.
— — BOX (Elect.) caja de unión subterránea.
— or PLATE CURRENT (Elect.) corriente de
tierra.
— FALL (Geol.) hundimiento.
— FLAX, — MOUNTAIN FLAX (Min.) asbes-
to o amianto.
— FLUX (Fund.) castina arcillosa (v. Corr.:
FLUX STONE).

EARTH HANDLING MACHINERY, maquinaria para transportar tierra.

— INDUCTOR (Elect.) inductor de tierra.

— LEAKAGE v. — CONNECTION.

— LOOP (Elect.) lazo de tierra, (de poner en contacto con la tierra).

— MAGNETIC CURVE (Fís.) curva del magnetismo terrestre.

— — ELEMENT (Fís.) elemento magnético.

— NUT (Bot.) criadilla de tierra, trufa.

— PITCH, asfalto.

— POTENTIAL (Elect.) potencial terrestre.

— PROP (Min.) codal.

— RAMMER, pisón para tierra (Fort.) costal.

— SCREW, ANCHOR (Elect.) tornillo de tierra.

— or GROUND TABLE (Arq.) plinto, losa de zócalo.

— TERMINAL (Elect.) borna de tierra.

— WIRE (Elect.) conductor de tierra, alambre de tierra.

ADAMIC — (Miner.) rojo de Marte.

ALKALINE or ALCALINE —S (Min.) tierras alcalinas.

ARGILLACEOUS — (Min.) greda, tierra arcillosa.

CUTTER'S — (Tec.) cimolia.

FRIABLE —, tierra arenosa.

LEMNIAN —, tierra sigilar.

LIGNEOUS — (Min.) tierra carbonífera.

MARTIAL — (Miner.) tierra ferruginosa.

MOULDING — (Fund.) tierra de moldear.

SETTLED —, tierra asentada.

WASHING — (Min.) tierras de extraer el salitre.

TO RAM —, apisonar tierra.

EARTHED COATING OF CONDENSER (Elect.) armadura del condensador puesta a tierra.

— NEUTRAL (Elect.) conductor neutro puesto a tierra.

— RAIL (Fc.) barra de tierra.

TO BE — or GROUNDED (Elect.) hallarse o estar en contacto con la tierra.

EARTHEN, terroso, de tierra.

— BOWL (Font.) taza, cuenco o tazón.

— DRINKING PITCHER, cántaro.

— PAN, tartera.

— PIPE, tubo de barro.

— PITCHER (Alf.) cangilón.

— POT, azarcón.

— SUBLIMING POT (Quím.) aludel, sublimatorio.

— WARE, loza común, loza de barro.

— — MULTIPLE DUCT CONDUIT (Elect.) tubo de arcilla perfilado.

— — PITCHERS (Alf.) porrones.

— — TANK (Fund., Quím.) cuba de arcilla.

— — TROUGH (Alf.) canal de arcilla.

EARTHEN WARE VARNISH (Alf.) mogate.

— — VESSEL (Quím.) recipiente de arcilla.

EARTHING SWITCH (Elect.) interruptor de (puesta a) tierra.

— UP OF PLANTS (Agric.) amurillamiento, aporcadura, acogombradura.

EARTHQUAKE (Meteor.) terremoto, temblor de tierra.

EARTHY, terroso.

— FRACTURE (Min.) fractura terrosa.

— SILVER GLANCE (Min.) plata negra.

— TURF (Min.) turba terrosa.

EASE (Mec.) facilidad, comodidad.

— TO —, desembarazar, desahogar, mitigar, templar o moderar (Cerr.) facilitar (Mar.) arriar, aflojar, aliviar (Arq.) descargar (Cerr.) adelgazar los bordes al martillo (Mv., Elect.) desahogar.

— — THE ENGINE (Mar.) acortar la marcha.

— — GENTLY (Mar.) arriar lo que pida.

— — OFF, — AWAY (Mar.) amollar, lascar o arriar.

— — THE SHEETS (Mar.) aflojar o lascar las escotas, aventar las velas.

— — THE SHROUDS (Mar.) aflojar los obenques.

— — THE SPRINGS (Arm.) poner en el seguro (un arma).

— — THE HELM! (Mar.) ¡andar! ¡en vela! ¡no tocar!

— — HER! (Mar.) ¡afloja! (orden de dejar escapar el vapor).

— THE SHIP! (Mar.) ¡orza todo!

EASED (Mec.) descargado, moderado, aliviado.

EASEL (Pint.) caballete.

— PIECE or PICTURE (Pint.) cuadro pequeño, cuadro de caballete.

EASEMENT OF A WALL (Alb.) descarga de un muro.

EASILY, fácilmente, suavemente, cómodamente, moderadamente.

EASING FISH-PLATE (Fc.) brida compensadora (de choques).

— RAIL, v. IMPACT RAIL.

EASINESS, facilidad (Mec.) suavidad en los movimientos.

EAST (Geo.) (ab. esp. e ing.: E) Oriente o Este. || oriental (Mar.) (ab. esp. e ing.: E) Este || viento Este.

— BY NORTH (ab.: E. BY N.) Este cuarta al Nordeste, (ab. E.¼ N. E.)

— BY SOUTH, (ab. E. BY S.) Este cuarta al Sudeste, ab.: E.¼ S. E.)

— NORTH EAST (ab. esp. e Ing.) E. N. E., Esnordeste, Lesnordeste.

— SOUTH EAST, (ab. esp. e Ing.) E. S. E. Es-Sueste, Les-Sueste.

East Indies, E. I. (Geo.) Indias Orientales.
— KENTS (Bot.) lúpulo de Kent.
— WIND (Mar.) viento del Este o del Levante.
TO EASTER (Arq.) orientar.
EASTERING, orientación.
EASTERLY, oriental || al Este u Oriente.
— WIND, solano, viento de Levante.
EASTERN, oriental.
EASTING, TO MAKE — (Mar.) ganar al Este.
EASTWARD, al o hacia el Este u Oriente.
EASY, fácil, cómodo || igual || llano.
— CHAIR (Mueb.) sillón.
— MOTION (Mec.) movimiento cómodo.
— SAIL (Mar.) a poca vela.
— SHIP (Mar.) buque posante o de buen gobierno.
TO EAT, comer (Mec.) comer, gastar o desgastar (Quím.) roer o corroer, c o m e r (Agric.) comer.
— — AWAY, desgastar.
EATABLES (Com.) comestibles.
EATAGE (Gan.) pienso || pasto.
EATEN (v. comb. MOTH) comido, roído.
WORN —, apolillado o carcomido (Mar.) abromado (Mader.) carcomido.
EATER (v. comb. BEE —) corrosivo || comedor, roedor.
EATING HOUSE, fonda o figón u hostería.
— IN (Mar.) embebido.
EAU DE COLOGNE (Perf.) agua de Colonia.
— DE JAVELLE (Farm.) agua de Javelle o Javel.
— DE VIE, aguardiente.
EAVES (Alb.) alero, socarrón.
— BOARD or CATCH or LATH (Carp.) ristrel, contrapar de armadura falsa.
— CORDS (Mil.) cuerdas de tienda de campaña.
— DRIP (Alb.|) alero de tejado.
— LEAD (Hoj.) chapa.
— TROUGH (Hoj.) canal, canelón.
— — HANGER (Hoj.) gancho para canal.
EBB (Mar.) menguante, baja marea, bajamar, reflujo.
— TO — (Mar.) menguar (la marea).
— TIDE (Mar.) marea menguante.
— SIDE (Hid.) talud inferior de un dique.
— THE LOWEST OF THE — (Mar.) fin de la menguante.
YOUNG —, FIRST OF THE — (Mar.) repunte, principio de la menguante.
EBBING (Mar.) reflujo.
EBON, negro como el ébano.
EBONIST (Eban.) ebanista.
EBONITE, ebonita, caucho preparado.

EBONITE ACCUMULATOR BOX OR JAR (Elect.) recipiente de caucho endurecido para acumuladores.
— CELL (Elect.) elemento de ebonita.
TO EBONIZE (Eban.) dar apariencia de ébano.
EBONY (Bot.) ébano.
BLACKHEART — (Carp.) ébano de corazón negro.
GREEN — (Carp.) ébano verde.
MARBLED — (Carp.) ébano jaspeado.
RED — (Carp.) granadillo, ébano rojo.
EBRILLADE (Equit.) sofrenazo, sofrenada.
EBULLIENT (Fís., Quím.) hirviente, efervescente, en estado de ebullición.
EBULLIOSCOPE (Fís.) instrumento para medir la fuerza de un líquido por su punto de ebullción.
EBULLITION, EBULLIENCY, EBULLIENCE (Fís.) ebullición, bullición (Quím.) efervescencia, fermentación.
EBURINE (Miner.) eburina.
EBURNEAN, ebúrneo, hecho de marfil || ebúrneo, semejante al marfil.
ECCALEOBION (Corr.) incubador artificial.
ECCENTRIC, ECCENTRICAL (v. DRAW VICE y TOGGLES) (Mec.) excéntrico || excéntrica, rueda excéntrica (Geom.) excéntrico.
— ACTION or MOTION (Mec.) movimiento por excéntrica.
— BALANCE WEIGHT (Mec.) contrapeso de la excéntrica.
— BELT or RING or STRAP or HOOP (Mec., Vm., Mv.) brida o collar o correa de la excéntrica.
— BRASS BIT (Mec., Mv. Vm.) collar de excéntrica.
— CATCH (Mec.) tope de excéntrica.
— CHUCK (Torn.) mandil excéntrico o de excentrar.
— CLAMPING (Mec.) sujeción excéntrica, fijación por excéntrica.
— DISENGAGEMENT (Mec.) disparo por excéntrica.
— FEED MOTION (Mec.) movimiento de avance por excéntrica.
— GAP or NOTCH (Mec.) muesca de la excéntrica.
— — PIN (Mec.) pasador o clavija de excéntrica.
— PULLEY or SHEAVE or TAPPET (Mec.|) polea excéntrica.
— ROD (Mec.) barra de excéntrica.
— SHAFT (Mec.) eje de la excéntrica.
— STRAP or CLIP, v. — BELT.
— WINDOW BUTTON (Fc.) retén excéntrico de ventanilla.
ECCENTRICITY (Mec., Geom.) excentricidad.
ECCOPENS (Cir.) raspa de trepanar.

Dicc. Tecnol.—18.

ECHAPE (Gan.) caballo de casta cruzada.

ECHARPE, v. comb. BATTERY.

ECHELON (Mar.) escalón.

TO — (Mil.) escalonar (Art.) dar una deflección especial a cada uno de los cañones.

ECHINUS (Arq.) equino || cuarto bocel, óvalo (Bot.) erizo.

ECHO (Fís.) eco.

TO — (Fís.) formar eco, repercutir o resonar.

— REGISTER OR KEY (Org.) registro de eco.

ECHOMETER (Fís.) ecómetro.

ECHOMETRY (Fís.) ecometría (medición de la duración de los sonidos) (Arq.) ecometría.

ECLAT, brillo, esplendor, fig.: magnificencia.

ECLIMETER, eclímetro.

ECLIPSE (Ast., Opt.) eclipse.

TO — (Ast.) eclipsar (Opt.) eclipsar.

— SPEEDER or ROVING FRAME (Tej.) vaivén.

ECLIPTIC (Adj.) eclíptico,-a (Ast.) eclíptica, línea eclíptica.

ECONOMIC BLOCKADE, bloqueo económico.

— POINT OF VIEW, (FROM AN — — —) (Com.) (desde un) punto de vista económico.

ECONOMICAL ARC LAMP (Elect.) arco (voltaico) económico.

— SPEED (Mec.) velocidad económica.

— TRANSFORMER (Elect.) transformador económico.

TO ECONOMIZE (Com.) economizar o ahorrar.

ECONOMIZER (Mec.) economizador.

ECONOMY (Com., Tec.) economía.

RURAL — (Agric.) economía rural, (industria agrícola).

ECPHORA (Arq.) écfora.

ECRASEUR (Cir.) triturador, "ecraseur".

ECTYPE (Acuñ.) ectipo (Cer.) ectipo.

ECTYPOGRAPHY (Grab.) ectipografía.

EDDER (Agric.) cerca, vallado de seto.

EDDISH (Agric.) heno tardío.

EDDY (Mar.) reflujo de agua contra la corriente || embatada, reveses de corriente, hoya de agua, remolino.

TO —, TO FORM ADDIES (Mar.) arremolinarse, formar remolinos.

— or Foucault CURRENTS (Elect.) corrientes parásitas o de Foucault.

— CURRENT BRAKE v. ELECTRO-MAGNETIC BRAKE.

— — CIRCUIT (Elect.) circuito de corrientes parásitas o de Foucault.

— — CONSTANT (Elect.) constante de las corrientes parásitas o de Foucault.

— — LOSS (Elect.) pérdidas por corrientes parásitas o de Foucault.

— OF THE DEAD WATER (Mar.) reveses de la estela.

EDDY OF A SHIP (Mar.) reveses de un buque.

— — THE TIDE (Mar.) reveses de la marea.

— WATER (Mar.) estela || agua muerta || remolino.

— OF WIND (Mar.) embate de viento.

EDELITE (Miner.) edinita, silicato de cal y alúmina.

EDGE, v. comb. CUTTING. (Arm.) filo, corte || punta (Tec.) punta, corte (Ac.) cordón (Mar.) veril o cantil (Mec., Alb.) canto, esquina, margen, ribete, ángulo, arista, orilla (Aeron.) borde.

TO —, afilar, aguzar, (Enc.) cantear un libro (Grab.) rebordear (la plancha) (Cost.) franjear, ribetear, guarnecer, orillar (Carp.) descantillar.

— AWAY (Mar.) descaecer, inclinarse a sotavento.

— IN (Mar.) meter, hacer entrar.

— OFF (Herr.) cortar las rebabas.

— WITH STEEL (Meta.) enacerar o calzar con acero (una herramienta).

— COAL or SEAM (Min.) buzamiento.

— OF A HAMMER, pane, pena o boca del martillo.

— KNURLING MACHINE (Torn.) máquina de producir el trabajo de la moleta.

— JOINT BY GROOVES AND DOVETAIL SPIKES (Carp.) ensambladura de grano de cebada.

— MILL, molino con muelas de canto.

— MILLING MACHINE, frisadora para galvanos (para las aristas de las galvanos).

— ON —, de canto.

— PLANE (Carp.) cepillo de matar cantos, cepillos de cantear (Zap.) cuchilla de igualar cantos.

— OF PLATFORM (Fc.) borda del andén.

— RAIL, carril con reborde o guarda agujas.

— RUNNER, molino de dos piedras o discos verticales.

— OF A SAND BANK (Mar.) veril.

— SAW, sierra de cantear.

— SHOT (Carp.) arista matada.

— BOARD (Carp.) tabla de canto acepillado.

— STONE (Ing.) guarda cantón (Mol.) muela vertical.

— STRIP COIL (Elect., carretes) carrete de tira de cobre.

— OF THE SUN or MOON (Ast.) limbo.

— TOOL (Máq.) herramienta cortante (Enc.) cuchilla de recortar, fileteador (Vid.) brujidor.

— OF TURNTABLE (Fc.) borde de la mesa o placa giratoria.

— OF THE WATER (Mar.) a flor de agua, orilla, ribera.

— WISE or WAYS, de canto o de filo.

EDGE WISE WOUND FIELD COIL (Elect.) carrete de campo con cinta de cobre.

AT THE WATER — (Mar.) a flor de agua.

BACK — (Arm.) contrafilo.

CHAMFERED —, filo en bisel.

CHIPPED — (Acuñ.) rebaba.

CLOSING — (Joy.) solapadura (Plat.) cerco de reborde.

FINE —, filo agudo, v. SHARP —.

INNER — (Herr.) borde interior (de la herradura).

MILLED — OF A COIN (Acuñ.) cordón, cordoncillo.

NORMAN — ROLL (Arq.) tondino.

OUTER — (Herr.) borde exterior (de la herradura).

ROUGH — (Cuch.) filbán.

SHARP — (Carp.) esquince, arista viva.

SLOPED or SLOPING —, bisel.

TO PUT A STEEL — TO A TOOL (Herr.) calzar una herramienta.

TO SHOT THE — OF A BOARD (Carp.) cantear una tabla.

TO SET AN —, afilar, aguzar.

TO TAKE OFF THE —, embotar.

EDGED, afilado, agudo, cortante (Cost.) ribeteado o franjeado.

DOUBLE —, de dos cortes, de doble filo.

EDGER, sierra circular de cantear.

EDGING, cortante, aguzante, punzante (Cost.) orla, ribete, franja, vivo, orilla || encaje angosto (Poz.) brocal (Jard.) borde.

— OF BOARDS (Carp.) recorte de tablas, el recortar tablas.

— OF ENAMELS (Joy.) asiento de los esmaltes.

— LACE, encaje para guarniciones.

— OFF, canteo.

— OF PLANK (Mar.) listón de tabla entera.

— SHEARS (Hort.) tijeras (de recortar plantas).

— TOOL (Carp.) desbarbador.

EDIBLE, comestible.

EDIFICATION, edificación o construcción.

EDIFICE, edificio || fábrica.

TO —, fabricar, edificar, construir.

Edison APPARATUS (Meta.) aparato Edison.

— CELL (Elect.) acumulador Edison.

— EFFECT (Radio) efecto de Edison.

— FUSE PLUG (Elect.) tapón fusible Edison.

— JUNGNER or IRON NICKEL ACCUMULATOR or STORAGE BATTERY (Elect.) acumulador de Edison o de hierro y níquel.

— LAMP (Elect.) lámpara de Edison.

— — HOLDER (Elect.) portalámpara Edison.

— LIGHT MAINS (Elect.) conductores maestros de Edison.

Edison METER (Elect.) contador Edison.

— SCREW (Elect.) tornillo Edison.

— — CAP (Elect.) casquillo Edison.

TO EDIT (Tip.) editar (una obra ajena).

EDITIO PRINCEPS (Tip.) edición primera o principal.

EDITION (Tip.) edición.

EDITOR, redactor principal de un periódico || director (Tip.) editor.

EDITORIAL (Tip.) editorial.

EDUCATION, educación.

EDUCT (Quím.) residuo.

EDUCTION (Mv.) salida o escape del vapor.

— PIPE (Mv.) tubo de descarga del vapor.

— PORT or PASSAGE (Mv.) orificio o conducto de educción o de descarga.

— VALVE (Mec.) válvula de descarga o de emisión.

TO EDULCORATE, endulzar, edulcorar.

EDULCORATION, dulcificación (Quím.) purificación por lavado.

TO EEK, ensanchar, agrandar.

EEKING, alargamiento, ensanchamiento, aumento (Mar.) voluta, moldura, (curva de continuación de la serviola).

EEL (Zool.) anguila.

— DAM or WEIR (Pesc.) cañal.

— NET or POT (Pesc.) nasa (para anguilas).

— PRONG or FORK or SPEAR (Pesc.) arpón de pescar anguilas.

— SKIN, piel de anguila.

SWINAM —, ("Gymnotus electricus",) (Zool.) anguila eléctrica.

TO EFFACE, borrar, desfigurar, cancelar, destruir.

EFFACEMENT, cancelación, tachadura.

EFFECT, efecto, resutado (B. A.) efecto. (Tec.) efecto || fenómeno.

TO —, efectuar, ejecutar, dar por resultado.

— OF DRAUGHT (Elect.) acción de la corriente de aire.

GROSS — (Mec.) efecto dinámico.

LOST or IMPEDING — (Mec.) efecto perdido.

MAGNETIC — (Fís.) acciones magnéticas.

MECHANICAL — (Mec.) efecto mecánico.

NOMINAL — (Mec.) efecto calculado o nominal.

Peltier — (Elect.) fenómeno de Peltier.

RESIDUAL — (Elect.) efecto residuo.

USEFUL — (Mec., Elect.) efecto o trabajo útil, rendimiento, cantidad de trabajo.

WHOLE —, efecto total o absoluto.

WITHOUT — (Com.) sin efecto alguno, cancelado, contramandado, anulado.

EFFECTION, creación, producción (Geom.) construcción.

EFFECTIVE efectivo, real, eficiente || eficaz (Com.) en vigor, efectivo.

— ELECTROMOTIVE FORCE (Elect.) fuerza electromotriz activa.

— or USEFUL FIELD (Elect.) campo útil.

— PITCH (Aeron.) paso efectivo.

— POWER or OUTPUT (Mec., Elect.) potencia o fuerza efectiva.

— PRESSURE, presión efectiva o absoluta.

— PULL, (BELT DRIVING) (Mec.) fuerza transmitida.

— or USEFUL WIND-SURFACE (Tel. In.) plano útil.

EFFECTIVENESS, eficacia, eficiencia.

EFFECTOR (Fisiol.) efector, órgano en que se manifiesta el efecto de una reacción nerviosa.

EFFECTS (Com.) efectos, enseres.

EFFERVESCE, TO —, estar en efervescencia, hervir.

EFFERVESCENCE, efervescencia.

EFFERVESCENT, efervescente.

EFFICACIOUS, eficaz.

EFFICACIOUSNESS, EFFICACY, eficacia.

EFFICIENCY, eficiencia, rendimiento, grado de potencia.

— OF THE ACCUMULATOR (Elect.) rendimiento del acumulador.

— TEST (Mec., Elect.) determinación o prueba del rendimiento.

MEAN —, rendimiento medio.

EFFICIENT, eficiente (Mat.) factor.

EFFIGY (B. A., Ac.) efigie.

— DIE (Ac.) dado de la efigie, (o del anverso de la moneda).

TO EFFLATE, insuflar, inflar.

EFFLATION, soplo, insuflación.

TO EFFLORESCE (Quím.) eflorecer(se).

EFFLORESCENCE, eflorescencia.

EFFLORESCENT, eflorescente.

EFFLUENCE, emanación, efluvio, soplo (Fís.) efluencia.

EFFLUENT (Fís.) efluente, emanante, fluyente.

EFFLUVIUM, efluvio.

EFFLUX, flujo, derrame, emanación.

TO —, fluir.

— CHAMBER (Hid.) cámara de salida.

EFFLUXION, exhalación, emanación.

EFFOSION, excavación.

EFFUDLE, resplandor, brillo, lustre.

EFFULGENT, fulgente, lustroso, brillante.

TO EFFUSE, derramar, vertir.

EFFUSION, efusión || derrame, derramamiento.

EGG (Arq.) óvalo equino (Corr.) huevo, (v. Comb. ADDLED).

— BEATER, batidera de huevos.

EGG BOILER or **STAND**, aparato para cocer huevos.

— CUP, huevera.

— DETECTOR, probeta para huevos.

— GLASS, huevera || ampolleta de tres minutos para cocer huevos.

— OF FISHES, hueva de pescado.

— HATCHING APPARATUS, incubadora.

— NOG (Coc.) huevos espirituosos.

— PLANT (Bot.) berengena.

— SHAPED, oval, ovalado, ovoide.

— — CONDUCTOR (Elect.) conductor ovoide.

— — GLOBE (Elect.) globo (para lámparas) oval.

— SHELL, cascarón o cáscara de huevo.

— SLEEKER (Fund.) espátula de cuchara para pulir.

— TONGS, tenacillas para huevos.

FLOWERED — (Arq.) óvalo o equino floreado.

FOLIATED — (Arq.) equino u óvalo con follaje.

HARD BOILED — (Coc.) huevo cocido o duro.

NEW LAID —, (Corr.) huevo fresco o acabado de poner.

POACHED —S (Coc.) huevos estrellados.

RIBBED — (Arq.) óvalo o equino fileteado.

WHITE OF AN —, clara de huevo.

YOLK OF AN —, yema de huevo.

TO HATCH —, incubar.

TO HATCH AND LAY —S, carochar.

TO LAY —, poner huevos, aovar.

EGLANTINE (Bot.) eglantina.

Egnell LAW (After Axel —.) (Meteor.) ley de Egnell.

EGOCENTRIC (Psicol.) egocéntrico.

EGOCENTRISM (Psicol.) egocentrismo.

EGRESS, EGRESSION, egreso, salida.

EGRET, EGRETTE, garzota, penacho, plumero (Joy.) piocha (Cost.) adorno de cintas (Pir.) penacho.

EGRIMONY (Bot.) agrimonia.

EGYPTIAN BLUE, azul brillante.

— PEBBLE (Miner.) ágata.

Ehrhardt 'S PRESSING PROCESS (Meta.) procedimiento de compresión (sistema) Ehrhardt.

E. I. v. EAST INDIES.

Eichhorn 'S HYDROMETER, areopicnómetro de Eichhorn.

EIDER, EIDERDOWN (Com.) edredón, plumón de eider (o de pato y otras aves acuáticas).

— COVERLET, cubrepies de plumón.

EIDOGRAPH (Dib.) eidógrafo, (Ap. para reducir y copiar dibujos).

EIDOSCOPE, eidoscopio.

EIDOURANON (Ast.) aparato que representa los cuerpos celestes.

EIGHTEENS, FINE — (Tej.) carda de 809 dientes.

EIGHFOLD, óctuplo.

EIGHTS (Tej.) carda de 323 dientes.

EIGHTSCORE, ocho veintenas (160).

TO EIGHTSQUARE (Carp.) ochavar.

EIKING, v. EEKING.

Einhorn REACTION (Quím.) reacción de Einhorn: (reacción de la azúcar en la sangre).

Einstein THEORY, THEORY OF RELATIVITY, Teoría de Einstein, Teoría de la Relatividad.

Einthoven GALVANOMETER, galvanómetro (de cuerda) de Einthoven.

TO EJECT, expulsar, expeler.

EJECTION, expulsión.

EJECTOR (Vm., Vm.) eyector, expulsor.

EKE, adición, extensión.

— **TO —,** añadir.

EKEING or **EKING** (Carp.) empalme (Mec.) enmechar y empalmar ‖ pie de amigo de serviola.

— **PIECE** (Min.) varilla de extensión de sonda (Carp.) zapata, talón, empalme, zanco (Cost.) ensanche.

ELABORATE, elaborado, hecho con laboriosidad o cuidado ‖ pulido, primoroso.

— **TO —,** elaborar.

ELABORATELY, cuidadosamente, pulidamente.

ELABORATION, elaboración (Tec.) elaboración, proceso.

ELABORATORY, laboratorio.

ELAIDIC or **ELAIC ACID** (Quím.) ácido oleico o eláidico.

ELAIDINE (Quím.) elaidina.

ELAIN (Quím.) elaina.

ELAIODATE (Quím.) elaiodato.

ELAIODIC ACID (Quím.) ácido elaiódico.

ELAIOMETER (Fís.) elaiómetro.

ELASTIC, ELASTICAL, (Fís.) elástico.

— **BANDS,** tiras elásticas.

— **CHUCK** (Torn.) mandril de extensión.

— **CURVE,** curva catenaria.

— **FLUIDS** (Fís.) flúidos elásticos.

— **FORCE** (Fís.) tensión, fuerza elástica.

— **GUM,** goma elástica.

— **MINERAL PITCH** (Min.) elaterita.

— **POLISHING WHEEL,** rueda elástica para desoxidar.

— **PRESSURE,** presión elástica (de un muelle de resorte, etc.).

— **PROPELLER** (Mar.) propulsor elástico (de Mac Intosh).

ELASTICITY (Fís.) elasticidad.

— **OF BENDING** or **FLEXURE** (Mec.) dilatación elástica.

ELASTICITY OF COMPRESSION, elasticidad de presión.

— — **EXTENSION,** elasticidad de tracción.

— — **FLEXION,** elasticidad de flexión.

— — **TORSION,** elasticidad de torsión.

ELECTRIC — (Elect.) elasticidad eléctrica.

MODULUS OF —, módulo de elasticidad.

ELATERINE, elaterina.

ELATERITE, elaterita, caucho fósil.

ELATEROMETER, ELATRIMETER (Fís.) elatrómetro, (Ap. para medir la elasticidad del aire rarificado).

ELBOW (Fisiol.) codo (Herr.) codo, codillo, ángulo (Arm.) codal (Mar.) bragada ‖ zancadilla (Top.) codillo.

— **TO —** (Herr., Fund.) acodillar, hacer codo, doblar en forma de codo.

— **BEND** (Fund.) codillo, curva en codo.

— **CHAIR** (Mueb.) poltrona, silla de brazos.

— **OF THE HAWSE** (Mar.) zancadilla en los cables.

— **JOINT** (Mec.) junta en T.

— **PIECE** (Arm.) codal.

— or **CORNER PIECE** (Elect.) codo para tubos aisladores en ángulo recto.

— **PIPE** (Fund.) tubo acodado o acodillado.

— **PLATE** or **BOARD** (Arq.) antepecho.

— **RAIL** (Carr.) codera.

— **TONGS** (Herr.) tenazas de bujes.

ELBOWED, acodillado o acodado o en forma de codo.

ELDER (Bot.) saúco, sabuco (v. combinación DWARF).

— **BRAKE** (Fc.) freno de Elder.

— **FLOWER** (Bot.) flor de saúco.

— **PITCH** (Bot.) médula de saúco, meollo de sabuco.

— **WINE** (Lic.) vino de saúco.

ELECTIVE (Fís., quím.) electivo.

— **AFFINITY** or **ATTRACTION** (Quím.) afinidad electiva.

"ELECTRA" VARNISH, barniz "electra".

Electra COMPLEX (Psicoan.) complejo de Electra.

ELECTRIC, eléctrico.

— **ABSORPTION** (Elect.) absorción eléctrica.

— **ACCUMULATOR** or **STORAGE BATTERY** (Elect.) acumulador, acumulador eléctrico, pila secundaria.

— **ADHESION** (Elect.) adhesión eléctrica.

— **AGEIN OF ALCOHOL,** envejecimiento del alcohol por acción eléctrica.

— **AIGRETTE** (Elect.) penacho eléctrico, haz de rayos eléctricos.

— **ALARM** (Tel.) aparato de alarma.

— — **BELL** (Fc., etc.) campanilla de alarma.

— — **CLOCK,** cronófono.

ELECTRIC ALARM AND RECORDER (Elect.) alarma y registrador eléctricos.
— AMALGAM (Elect., Quím.) amalgama eléctrica.
— ANNEALING (Elect., Meta.) recocido eléctrico.
— ARC FURNACE, ARCFURNACE, (Meta.) horno de arco (voltaico).
— — HEATING APPARATUS (Elect.) aparato de caldeo de arco.
— BALANCE (Elect.) balanza eléctrica.
— BATH (Elect., Quím.) baño eléctrico.
— BEATIFICATION, gloria eléctrica.
— BEHAVIOUR (Elect.) conductivismo eléctrico, modo de comportarse desde el punto de vista eléctrico.
— BELL (Elect.) campanilla eléctrica.
— BLEACHING, blanqueo eléctrico.
— BODY PROTECTOR (Elect.) traje de protección (contra corrientes de alta tensión).
— BOMBARDMENT (Elect., Quím.) bombardeo molecular eléctrico.
— BRAKE, freno de corrientes parásitas o de Foucault.
— BRUSH, (ELECTROMEDICAL:) pincel eléctrico; (STATIC:) v. — AIGRETTE. (Elect.) escobilla eléctrica.
— CALAMINE (Min.) calamina eléctrica.
— CALAMITE (Quím.) silicato de cinc.
— CANALISATION (A) v. — LINE.
— CAR HEATING (Fc.) calefacción eléctrica para carros.
— CHAIN (Elect.) cadena eléctrica.
— CHIME (Elect.) campanario eléctrico.
— CHROMOSCOPE, cromoscopio eléctrico (de Schultz).
— CHRONOGRAPH or CHRONOSCOPE, cronógrafo eléctrico.
— CLEPSYDRA, clepsidra eléctrica (de mercurio).
— CLOCK (Elect.) reloj eléctrico.
— — SYNCHRONIZER (Elect.) corrector eléctrico de relojes.
— CONDUCTOR (Elect.) conductor eléctrico.
— COOKING APPARATUS (Elect.) aparato eléctrico de cocina.
— COUPLING OF SIGNAL ARMS, — SLOT (Fc.) acoplamiento eléctrico de los brazos de la señal.
— CRANE, grúa eléctrica.
— CRUCIBLE FURNACE (Meta.) horno eléctrico de crisol.
— CURRENT (Elect.) corriente eléctrica.
— — INDICATOR (Elect.) indicador de corriente eléctrica.
— DIFFERENCE (Fís.) diferencia eléctrica.
— DISC SIGNAL (Elect.) señal eléctrica de disco.

ELECTRIC DOOR OPENER (Elect.) abrepuertas eléctrico.
— DRILL, taladro eléctrico.
— DRIVING (Elect.) impulsión eléctrica.
— ELASTICITY (Elect., Fís.) elasticidad eléctrica.
— ELEVATOR (A), — LIFT (Elect.) ascensor o elevador eléctrico.
— ENAMELLING (Joy.) esmalte eléctrico.
— ENDOSMOSE (Fís.) endósmosis eléctrica, electroendósmosis.
— ENGRAVING MACHINE (Grab.) máquina eléctrica de grabar.
— ENTROPY, entropía eléctrica.
— ESCAPEMENT (Tel.) escape eléctrico (para regular relojes).
— FIELD (Elect.) campo eléctrico.
— — INTENSITY, v. RADIO FIELD INTENSITY.
— — MAGNET (Elect.) electroimán de dínamo.
— FILTER, filtro eléctrico.
— FLUID (Elect.) flúido eléctrico.
— FLUORESCENCE (Elect.) fluorescencia eléctrica.
— FLY, v. — REACTION MILL.
— FOG (Elect.) niebla eléctrica.
— FORCE (Elect.) fuerza eléctrica.
— FORGING (Elect., Meta.) forjado eléctrico.
— FURNACE (Fund.) horno eléctrico.
— FUZE (Art.) estopín eléctrico.
— GAS LIGHTER (Elect.) encendedor eléctrico para gas.
— GENERATOR (Elect.) generador eléctrico.
— GOVERNOR (Elect.) regulador eléctrico.
— GUN, fusil eléctrico.
— HAIL, granizo eléctrico.
— HARPOON or WHALING APPARATUS (Pesc.) arpón con bomba.
— HAULING or WINDING MACHINE (Min.) máquina eléctrica de extracción.
— — PLANT (Min.) planta o instalación de transporte eléctrico.
— HEAD-LIGHT (Fc.) linterna eléctrica (para el frente de locomotora) (Vm.) linterna delantera eléctrica.
— HEAT (Elect.) calor eléctrico.
— — ALARM (Elect.) aparato eléctrico avisador de la temperatura.
— HEATER (Elect.) calentador eléctrico.
— HEATING (Elect.) caldeo eléctrico ¡¡ calefacción eléctrica.
— — APPARATUS (Elect.) aparato de caldeo eléctrico.
— — GRILL, rejilla para caldeo eléctrico.
— HOIST or WINCH, torno eléctrico, cabria eléctrica.
— HORSE-POWER (Elect.) caballo de fuerza eléctrico.

ELECTRIC IMAGE, imagen eléctrica.
— INDICATOR (Elect.) indicador eléctrico.
— INFLUENCE (Elect.) influencia eléctrica.
— INSULATING COMPOUND (Elect.) compuesto aislador.
— JAR (Fís.) botella de Leyden.
— KITE (Elect.) cometa eléctrica.
— LAMP (Elect.) lámpara eléctrica.
— LEVER-LOCK (Fc.) enclavamiento eléctrico de la palanca.
— LIFT (Elect.) ascensor o elevador eléctrico. v. s. — ELEVATOR.
— — or ELEVATOR (A) CONTROL (Elect.) maniobra eléctrica del ascensor.
— LIGHT (Elect.) luz eléctrica.
— — ENGINE (Elect.) máquina para alumbrado eléctrico.
— LIGHTER (Elect.) encendedor eléctrico.
— LIGHTING (Elect.) alumbrado eléctrico.
— LINE or MAINS (Elect.) línea o conducción o canalización eléctrica.
— — OF FORCE (Elect.) línea de fuerza eléctrica.
— LOCOMOTIVE (Fc.) locomotora eléctrica.
— — HEAD-LIGHT, v. — HEAD LIGHT (Fc.)
— —S, DIRECT CURRENT AND ALTERNATE CURRENT (Fc.) locomotoras eléctricas de corriente continua y corriente alternada.
— LOOM (Tej.) telar eléctrico.
— LOSS (Elect.) pérdida eléctrica.
— MACHINE (Elect.) máquina eléctrica.
— MAGNETISATION or EXCITATION (Electtricidad) imanación eléctrica.
— MAINS, v. — LINE.
— MANUFACTURING WORKS (Elect.) oficina eléctrica.
— MASSAGING (Elect., T.) masaje eléctrico.
— MASTER, v. — REGULATION CLOCK.
— METER (Elect.) contador.
— METRON (Elect.) metrónomo eléctrico.
— MINE IGNITER (Min., Ing.) explosor para minas.
— — SIGNAL (Min.) señal eléctrica para las minas.
— MOTOR CAR, ELECTROMOBILE (Vm.) electromóvil, automóvil eléctrico.
— — TRUCK (Vm., Fc.) carretilla con motor eléctrico.
— OSMOSE (Elect.) osmosis eléctrica.
— PENDULUM (Fís.) péndulo eléctrico.
— PHENOMENON (Elect., Fís.) fenómeno eléctrico.
— PISTOL (Fís.) pistolete eléctrico.
— PIT SIGNAL (Min.) señal eléctrica de pozo de mina.
— PLANT or INSTALLATION (Elect.) instalación eléctrica.

ELECTRIC PLOUGHING (Agric.) arado eléctrico, labranza eléctrica.
— PLUNGER LOCK (Fc.) parada eléctrica del botón.
— POINT SETTING (Fc.) maniobra o manejo eléctrico de las agujas.
— POWER EQUIPMENT (Elect.) equipo para fuerza motriz eléctrica.
— — TRANSMISSION (Elect.) transmisión de fuerza motriz para electricidad.
— PROJECTOR LAMP (Elect.) lámpara eléctrica de proyección.
— PUMP, bomba eléctrica.
— PURIFICATION OF ALCOHOL (Elect., Quím.) rectificación eléctrica del alcohol.
— RAILWAY (Fc.) ferrocarril movido por la electricidad; ferrocarril eléctrico.
— RAY, (Raia Torpedo) (Zool.) torpedo.
— REACTION MILL (Elect.) molinete eléctrico.
— RESISTANCE (Elect.) resistencia eléctrica.
— — CALORIMETER (Fís.) calorímetro eléctrico.
— — OF THE VACCUM (Elect.) resistencia eléctrica de vacío.
— RESONANCE (Elect.) resonancia eléctrica.
— RESONATOR, resonador eléctrico.
— ROCK DRILL (Min.) taladro de roca eléctrico.
— SEISMOGRAPH, sismógrafo eléctrico.
— SEMAPHORE SIGNAL (Fs.) señal de semáforo eléctrico.
— SHOCK (Elect.) choque eléctrico.
— SHOT FIRING or FIRING OF MINES (Min., Mil., Ing.) inflamación eléctrica de las minas.
— SPARK (Elect.) chispa eléctrica.
— STEAM GAUGE (Mv.) manómetro eléctrico.
— STEEL (Meta.) electroacero, acero eléctrico.
— — CASTING (Meta.) fundición de electroacero o acero eléctrico.
— STEERING MACHINE (Mar.) máquina eléctrica de timón.
— STREET RAILWAY (Fc.) tranvía eléctrico.
— SWITCH (Elect.) conmutador, interruptor.
— — LOCK (Fc.) cierre eléctrico para cambiavía.
— TANNING, v. TANNING.
— TELEGRAPH (Tel.) telégrafo eléctrico.
— TIME BALL (Tel.) bola horaria.
— TRACTION (Elect.) tracción eléctrica || v. TELPHERAGE.
— TRAIN-STAFF LOCKING (Fc.) cierre eléctrico del bastón piloto.
— TRAVELLING CRANE, pescante eléctrico locomóvil.

ELECTRIC TOOL STEEL (Elect., Meta.) electroacero o acero eléctrico para herramientas.

— TUBE (Art.) estopín eléctrico, (de Abel).

— VISCOSITY (Elect.) viscosidad eléctrica .

— WATCH CLOCK (Elect.) reloj registrador eléctrico.

— WATER-LEVEL INDICATOR (Hid.) indicador eléctrico del nivel del agua.

— or HERTZIAN WAVE (Fís.) onda eléctrica o electromagnética o hertziana.

— WELDING, soldadura eléctrica.

— WIND (Electrot.) soplo o viento eléctrico.

— WINDING UP DEVICE (Elect.) disposición eléctrica para dar cuerda al reloj eléctrico.

— WIRE (Elect.) hilo conductor (Tel.) alambre telegráfico.

— WORKING OF POINTS (Fc.) mando o accionamiento eléctrico de las agujas.

— WORM WINCH, cabria eléctrica con tornillo sin fin.

PHOTO —, fotoeléctrico.

PIEZO —, piezo eléctrico.

PIRO —, piroeléctrico.

ELECTRICAL, v. ELECTRIC.

— ACCESORIES AND APPLIANCES (Elect.) accesorios y aparatos eléctricos.

— BRAKE (Elect.) freno eléctrico.

— ENGINEER (Ing.) ingeniero electricista.

— HORSE-POWER (Fís.) caballo eléctrico.

— POWER (Elect.) potencia eléctrica.

— REPLACEMENT INDICATOR or ANNUNCIATOR (A) (Tel.) cuadro indicador de desaparición eléctrica (de la señal), (la corriente siguiendo una segunda rama independiente del electro).

— STATE (Elect.) estado eléctrico.

— SUPPLIES (Elect.) enseres eléctricos.

— TELEPHOTY (Fís.) telefotía.

ELECTRICIAN (Elect.) electricista.

ELECTRICITY, electricidad.

— OF CLEAR WEATHER (Elect.) electricidad normal.

— COMPANY (Com.) sociedad productora de electricidad.

— DUE TO A THUNDERSTORM (Meteor.) electricidad de tempestad.

— MEASUREMENT (Elect.) electrometría.

— METER (Elect.) contador (de electricidad).

— OF OPPOSITE SIGN (Elect.) electricidad de signo o nombre contrario.

— WORKS, central de electricidad.

ANIMAL —, electricidad animal.

ATMOSPHERIC —, electricidad atmosférica.

ATOMIC —, electricidad atómica.

DYNAMIC —, electricidad dinámica.

GALVANIC —, electricidad galvánica.

INDUCED —, electricidad inducida.

RADIATING —, electricidad radiante.

STATICAL —, electricidad estática.

STORED —, electricidad almacenada.

THERMO —, termoelectricidad.

VOLTAIC —, electricidad voltaica.

ELECTRIFIABLE (Elect.) electrizable.

ELECTRIFICATION, ELECTRIZATION (Electricidad) electrización.

ELECTRIFIED (Elect.) (Adj.) electrizado.

— BODY, cuerpo electrizado.

TO ELECTRIFY or ELECTRIZE (Elect.) electrizar.

— — SAME SIGN, electricidad del mismo nombre o signo.

— — BY INDUCTION (Elect.) electrizar por inducción.

ELECTRINE, ambarino.

ELECTRO-, electro.

ELECTRO ACOUSTIC FREQUENCY METER (Elect.) frecuencímetro electroacústico.

— — RESONANCE EFFECT, acción de resonancia electroacústico.

ELECTRO-ACOUSTICS, electroacústica.

ELECTRO-AFFINITY (Quím.) electroafinidad.

ELECTRO-BALLISTIC APPARATUS, aparato electrobalístico.

— PENDULUM, péndulo electrobalístico.

ELECTRO-BIOLOGY, electrobiología.

ELECTRO-BIOSCOPY, electrobioscopía.

ELECTRO-CAPILLAR, electrocapilar.

— — PHENOMENA, fenómeno electrocapilar.

ELECTRO-CAPILLARITY, electrocapilaridad.

ELECTROCARDIOGRAPH (Clín.) electrocardiógrafo (de Einthoven; de Siemens-Halske, de Vannevar-Bush).

ELECTROCARIOGRAPHIC, electrocardiográfico.

ELECTROCARDIOGRAPHY (Clín.) electrocardiografía.

ELECTRO-CAUTERY (Med.) electrocauterio.

ELECTRO-CHEMICAL, electroquímico.

— — CONDENSER, condensador electroquímico.

— — LABORATORY, laboratorio electroquímico.

— — NOMENCLATURE, nomenclatura electroquímica.

— — POWER, potencia electroquímica.

— — PRINCIPLE, principio electroquímico.

— — PROCESS, proceso electroquímico, (seguido de reacciones electroquímicas).

— — TELEGRAPH, telégrafo electroquímico.

ELECTRO-CHEMISTRY, electroquímica.

ELECTRO-CULTURE (Agric.) electrocultivo, electrocultura, agricultura eléctrica.

ELECTRODE, electrodo — OF COHERER, electrodo de cohesor.

ELECTRO-DYNAMIC, electrodinámico.
— — ATTRACTION (Elect.) atracción electro-
dinámica.
— — LIGHTNING ARRESTER, pararr a y o s
electrodinámico.
— — POTENTIAL (Elect.) potencial electrodi-
námico.
ELECTRO-DYNAMICAL PRINCIPLE (Elect.)
principio electrodinámico.
ELECTRO-DYNAMICS, electrodinámica.
ELECTRO-DYNAMOMETER (Elect.) electro-
dinamómetro (Siemens —,) de Siemens.
ELECTRO-ELECTRIC INDUCTION (Elect.) in-
ducción electroeléctrica.
ELECTRO-ENGRAVING (Grab.) electrograba-
do.
ELECTRO-GALVANIC BATTERY, batería elec-
trogalvánica.
ELECTRO-GALVANISM, electrogalvanismo.
ELECTROGANEOUS, electrógeno.
ELECTRO-GILDING, dorado galvánico o al
galvanismo.
ELECTRO-GRAVURE (Grab.) electrograbado.
— GRAPHITIC CARBON (Elect.) carbón elec-
trografítico.
ELECTROGRAPHY, electrografía.
ELECTRO-KINETIC STIMULATION OF THE
NERVES (Elect.) excitación electro-cinéti-
ca de los nervios.
ELECTROLIER (Elect.) cuerpo luminoso, apa-
rato de alumbrado, lámpara.
TO ELECTROLIZE (Quím.) electrolizar, (des-
componer por la vía eléctrica o electro-
lisis).
ELECTROLOGY, electrología.
ELECTROLYSIS, electrolisis.
— OF CAUSTIC SODA, electrolisis de la sosa
cáustica.
— — SODIUM CHLORIDE, electrolisis de la
sal común.
— — SOLID SUBSTANCES, electrolisis de un
cuerpo o sustancia sólidos.
ELECTROLYTE, electrolito.
AMPHOTERIC —, electrolito anfoterio.
ELECTROLYTIC ALUMINIUM, aluminio elec-
trolítico.
— ANALYSIS, electroanálisis, electrolisis ana-
lítica.
— CLOCK, reloj electrolítico.
— COPPER, cobre electrolítico.
— DISSOCIATION, disociación electrolítica.
— FRICTION OF THE IONS, frotamiento elec-
trolítico de los iones.
— HUMMING, ruido electrolítico.
— INSTRUMENT (Ter.) instrumento electro-
lítico, galvano-cauterio químico.
— INTERRUPTER (Tel. In.) interruptor elec-
trolítico.

ELECTROLYTIC NEEDLE, aguja electrolítica.
— NICKEL, níquel electrolítico.
— PLUG, cartucho electrolítico.
— RECEIVER WITH TELEPHONE (Tel. In.)
receptor electrolítico con receptor telefónico.
— THERAPEUTICS, electrolitoterapia.
— VOLTAMETER (Elect.) voltámetro electro-
lítico.
— ZINC REFINING (Elect., Meta.) refinación
electrolítica del cinc.
ELECTROLIZATION (Elect.) electrolización.
ELECTRO-MAGNET, electroimán.
— — ATTRACTION, atracción electromagné-
tica.
ELECTRO-MAGNETIC, electromagnético.
— — ALARM, alarma electromagnética.
— — BLOW-OUT (Elect.) apagachispas elec-
tromagnético.
— — BRAKE, EDDY - C U R R E N T BRAKE
(Elect.) freno de las corrientes parásitas o
de Foucault.
— — CLOCK, reloj electromagnético.
— — COUPLING (Elect., Tel. In.) acoplamien-
to electromagnético.
— — CURRENT METER, amperómetro electro-
magnético.
— — FLY-WHEEL BRAKE (Elect.) freno elec-
tromagnético del volante.
— — FORCE, fuerza electromagnética.
— — GALVANOMETER, galvanómetro elec-
tromagnético.
— — GUN, cañón electromagnético.
— — INDUCTION, inducción electromagnética.
— — ORE SEPARATOR (Meta.) separador
electromagnético de los minerales.
— — PREPARATION OF ORES (Meta.) pre-
paración electromagnética de los minera-
les.
— — RECORDING AMMETER, amperómetro
registrador electromagnético.
— — — VOLTMETER, voltímetro registrador.
— — THEORY OF LIGHT (Elect., Fís.) teoría
electromagnética de la luz.
— — TELEGRAPH, telégrafo electromagnético.
— —THERAPEUTICS, electromagnetoterapia.
— — VOLTMETER, voltímetro electromagné-
tico.
— — WATCH CLOCK, reloj registrador electro-
magnético.
— — WAVE, v. ELECTRIC WAVE.
ELECTRO-MAGNETISM (Elect.) electromag-
netismo.
ELECTRO-MECHANICS, electromecánica.
ELECTRO-MEDICAL APPARATUS, aparato
electromédico.
ELECTROMEGALOSCOPE, electromegalosco-
pio.
ELECTROMERISM, electromerismo.

ELECTRO-METALLOGRAPHY, electrometalografía.
ELECTRO-METALLURGY, electrometalurgia.
ELECTRO-METER, electrómetro.
ELECTRO-METRIC, electrométrico.
ELECTROMETRY, electrometría.
ELECTROMOBILE, v. **ELECTRIC MOTOR CAR,** electromóvil.
ELECTRO-MOTIVE-FORCE (Elect.) **f u e r z a** electromotriz.
— — — OF ARMATURE (Elect.) fuerza electromotriz del inducido.
— — — — THE CALLING CURRENT (Telef.) tensión de la corriente de llamada.
— — — — CELL (Elect.) fuerza electromotriz del elemento.
— — — SELF-INDUCTION (Elect.) fuerza electromotriz de autoinducción.
— SERIES, serie electromotriz.
ELECTRO-MOTOGRAPH, electromotógrafo.
ELECTRON (Miner.) electro, ámbar (Elect.) electrón.
— TUBE, tubo electrónico. v. VALVE, VACUUM TUBE, TUBE.
ELECTRO-NEGATIVE (Elect.) electronegativo.
ELECTRO-OPTICAL FREQUENCY M E T E R aparato de resonancia electroóptico.
ELECTRO-OPTICS (Opt.) electro-óptica.
ELECTROPHONE, electrófono.
ELECTROPHORE, ELECTROPHOROUS, electróforo.
ELECTRO-PHOTOMICROGRAPHY, electrofotomicrografía.
ELECTROPHYSICS, electrofísica.
ELECTROPHYSIOLOGY, electrofisiología.
ELECTRO-PLATE, (Meta.) electroplata.
ELECTRO-PLATING (Galv.) plateado al galvanismo.
— POLAR (Elect.) electropolar.
— POSITIVE (Elect.) electropositivo.
ELECTRO-PUNCTURING, acupuntura eléctrica.
— PYROMETER, electropirómetro.
ELECTROSCOPE, electroscopio.
ELECTRO-SEMAPHORE, electrosemáforo.
— SEMAPHORIC, electrosemafórico.
ELECTROSTATIC, electroestático.
ELECTROSTATIC CIRCUIT, circuito electroestático.
— FORCE, fuerza electroestática.
— REFRACTION, refracción electroestática.
— UNITS OF MEASURE, sistema de medida eectroestáticas.
— VOLTMETER (Elect.) voltímetro estático.
ELECTROSTATICS, electroestática.
ELECTRO-STEEL, v. **ELECTRIC STEEL.**
ELECTRO-SYNTHESIS (Quím.) electrosíntesis.
ELECTRO-THERAPEUT, electroterapéutica.

ELECTRO-THERAPEUTICS, electroterapia.
— — LIGHT APPARATUS, aparato electrofototerápico.
ELECTRO-THERMIC METHOD, método o procedimiento electrotérmico.
— — PROCESS, proceso electrotérmico, (seguido de acciones o reacciones electrotérmicas).
— — — THERAPEUTICS (Elect., Terap.) electrotermoterapia.
ELECTRO-TINT, grabado electroquímico.
ELECTROTONIC (Elect., Terap..) electrotónico.
ELECTRO-TROPISM (Fisiol, y Bot.) electrotropismo.
ELECTRO-TYPE, electrotipo.
ELECTRO-TYPING (Tip.) electrotipia.
ELECTRO-VEGETOMETER, e lectrovegetómetro.
ELECTRO-VITALISM, electrovitalismo.
ELECTRUM (Quím.) electrón, aururo (Joy.) electro.
ELECTUARY (Farm.) electuario.
ELEGANT, elegante.
ELEMENT (Quím.) cuerpo simple, elemento ‖ componente, ingrediente (Elect.) par, elemento de batería.
— OF THE CIRCUIT (Elect.) elemento de un circuito.
— OF CURRENT (Elect.) elemento de corriente.
ELEMENTARINESS, ELEMENTARITY, estado elemental o rudimentario.
ELEMENTARY, elemental.
— BODY (Quím.) cuerpo simple o elemental.
— STATE, estado elemental.
ELEMI (Bot.) elemí.
— FIGS, higos de Esmirna.
AMERICAN — (Bot.) elemí bastardo.
GUM —, elemí.
ELEPHANT (Zool.) elefante.
— BOILER, v. FRENCH BOILER.
— PAPER (Paj.) papel de 28 x 62 cms.
—'S TEETH or TUSKS (Com.) colmillos de elefante.
— THREAD, hilo acordonado.
ELEVATE, elevado.
TO —, elevar, subir, alzar.
ELEVATED AIRPORT (Aeron.) aeropuerto elevado.
ELEVATED OVEN (Coc.) cocina con hornos en la parte superior.
— RAILWAY (Fc.) ferrocarril elevado.
ELEVATING CLUTCH (Mec.) gafas.
— RACK (Mec., Fc.) barra o carril dentado de elevación, cremallera.
— SCREW (Art.) rosca de puntería.
— SIGHT (Arm.) alza graduable (de los fusiles rayados).
ELEVATION, elevación ‖ ascenso (Ast.) altura (de un astro) (Mar.) elevación (Arq.) al-

zada de un edificio (Art.) alza (de una pieza).

— FOR THE GREATEST RANGE, v. ANGLE OF — — — —).

ANGLE OF — (Art.) ángulo de elevación o de tiro.

BACK or POSTERIOR — (Dib.) alzada posterior.

ELEVATOR (Arq.) (s. LIFT,) ascensor, elevador (Agric.) ascensor, elevador (Mecánica.) noria (Cir.) elevador (Aeron.) (A MOVABLE AUXILIARY SURFACE,) elevador.

— BUCKET (Agric.) cubo de elevador de los granos.

— MOTOR (A) (Elect.) motor para ascensores.

— or LIFT SHAFT, pozo de ascensor.

TO ELIMINATE, eliminar (Alg.) eliminar.

ELIMINATION (Quím., Mat.) eliminación.

ELINVAR, "elinvar", acero al níquel.

ELIQUATION (Quím.) licuación.

— FURNACE or HEARTH (Fund.) horno de calentar hierros para soldarlos.

TO ELIXATE (Quím.) macerar || extraer por decocción.

ELIXATION (Quím.) decocción.

ELIXIR (Farm.) elixir || extracto, quintaesencia (Lic.) cordial.

Elizabeth STYLE (Arq.) estilo de la Reina Isabel.

ELK (Caz.) alce (Dep.) zapatos de piel de alce.

— BARK, magnolia virginiana.

ELL (Metr.) ana (1 m. 15 cm.)

ELLEBORINE (Quím.) eleborina.

ELLIPSE, ELLIPSIS (Geom.) elipse.

ELLIPSOGRAPH (Dib.) compás de elipsis.

ELLIPSOID (Geom.) elipsoide.

ELLIPTICAL, ELLIPTIC (Geom.) elíptico (v. comb. ARCH).

— CONDUCTOR (Elect.) conductor elíptico.

— GEARING (Mec.) engranaje elíptico.

— SPRING (Carr., Vm., Fc.) muelles elípticos.

— (SECTION) WIRE (Elect.) alambre elíptico.

— WHEEL (Mec.) rueda elíptica.

ELLWAND (Metr.) ana con conteras metálicas.

ELM (Bot.) olmo, álamo negro (Top.) (ELMY GROUND,) olmedo (Meteor.) (—S, ELMO FIRE,) fuego de Santelmo.

DUTCH — (Carp.) olmo de Flandes.

MOUNTAIN ("ulmus montana". (Bot.) olmo de montaña o de hojas anchas.

SOFT LEAVED — ("ulmus effusa") olmo de hojas membranosas.

Spanish — (Carp.) olmo de España, madera de Santa Lucía.

YOKE — (Carp.) ojaranzo.

ELONGATION, prolongación, alargamiento (Astronomía) elongación.

TO ELONGATE, alargar.

ELSIN (Zap.) lezna.

TO ELUDE, eludir.

TO ELUTRIATE, decantar o trasegar.

ELUTRATION, decantación (Meta.) lavado de los minerales.

ELVAN (Min.) vena de roca feldespática de pórfido o cuarzo.

ELVE, mango de un pico.

ELYDIRIC PAINTING, encáustica.

ELZEVIR (Tip.) elzevir, edición elzeveriana, elzevirio.

— SIZE (Tip.) tamaño elzevir, forma elzeveriana.

EM (Tip.) m, eme, (medida para la composición).

EMACIATION (Min.) demacración o caquexia de los mineros.

TO EMACULATE, quitar manchas.

EMAIL OMBRANT (Joy.) esmalte de sombra.

EMANENT, emanente.

TO EMANATE, emanar || proceder.

EMANATION, emanación, efluvio || miasma.

TO EMARGINATE (Enc.) recortar, cortar el margen.

TO EMASCULATE (Gan.) castrar o capar.

EMASCULATION (Gan.) castración, castradura, capadura.

TO EMBALE (Com.) embalar, empacar.

TO EMBALM, embalsamar.

EMBALMENT, EMBALSAMING, embalsamiento.

TO EMBANK (Ing.) terraplenar (Hid.) represar.

EMBANKMENT, EMBANKING, presa, dique (Ing., Fc.) terraplén (Hid.) encajonamiento.

TOP OF AN —, cresta de un terraplén.

THE — CONSOLIDATES (Ing|) el terraplén se asienta.

EMBARGO (Jur.) embargo, secuestro (Mar., Jur.) detención de buques.

TO — (Jur.) embargar, secuestrar.

— LAY AN — (Mar.) embargar.

— REMOVE or TO RAISE AN —, desembargar.

TO EMBARK, embarcar || embarcarse.

EMBARKATION, embarcación o embarque (Mar.) barco.

EMBARRASSMENT (Com.) dificultades.

TO EMBATTLE (Fort.) almenar, coronar con almenas.

EMBATTLEMENT (Fort.) parapeto aspillerado || aspilleras.

TO EMBAY (Mar.) aconcharse o ensenarse.

TO BE EMBAYED (Mar.) empeñarse o abroarse.

TO EMBED, encajonar en lechos o capas (Mec., Alb.) empotrar, encajar (Mar.) encallar.

— — IN ENAMEL (Joy.) recubrir de esmalte.

TO EMBELLISH (Arq.) embellecer, hermosear.
— — WITH FESTOONS (Arq.) festonear.
EMBERS, rescoldo || cenizas calientes, chispas. LIVE —, brasas.
TO EMBIBE, embeber, v. TO IMBIBE.
TO EMBLAZE or EMBLAZON, esmaltar || blasonar.
EMBLAZONER (Bl.) heraldo, rey de armas.
EMBLAZONRY, blasón.
EMBLEM (B. A.) emblema (Joy.) esmalte.
EMBLEMATIC (B. A.) emblemático.
TO EMBODY (Quím.) incorporar (Líc.) dar cuerpo.
TO EMBOGUE (Top.) desaguar, desembocar.
EMBOGUING (Geo.) boca, desembocadura de un río.
EMBOLISM (Ast.) embolismo, intercalación.
EMBOLITE (Miner.) embolita, cloro-bromuro de plata.
EMBOLUS (Mec,.) émbolo o pistón.
TO EMBOSS, v. TO STAMP (Joy.) nielar (encuadernación) grabar o estampar en relieve o en realce o en hueco || adamascar (Bord.) recamar o realzar (Tej.) estampar en seco (Herr.) relevar.
— TREE (Esc.) desbastador.
EMBOSSED, estampado, (v. comp. CALICO).
— LEATHER, piel de zapa.
— PAPER (Pap.) papel de realce o estampado en seco.
— PRINTING, impresión de realce.
— WORK (Joy.) nielado, abollonaduras de relieve (Herr.) labor de realce.
— WRITING, escritura en relieve.
EMBOSSING, v. EMBOSSMENT (Arq.) almohadillado.
— BONE (Esc.) desbastador.
— IRON (Esc.) graneador.
— MACHINE, máquina de estampar en relieve.
— PRESS, prensa de estampar en seco.
EMBOSSMENT, relieve, realce || adamascado, niel.
TO EMBOTTLE, embotellar.
EMBOUCHURE (Mús.) embocadura.
TO EMBOW, arquear, abovedar.
TO EMBOWER (Hort.) emparrar.
EMBOWMENT (Arq.) abovedamiento.
EMBRASURE (Fort.) tronera, cañonera.
BLINDED —, (Fort.) cañonera de mampara o blindaje.
TO MAKE or TO CUT —S (Fort.) atronerar.
EMBRY, embrión.
EMBRIOGENY, embriogenia.
EMBRYOLOGY, embriología.
TO EMBROIDER, bordar.
— — IN RELIEF (Bord.) bordar en relieve.
— — WITH RAISED WORK (Bord.) recamar, (v. TO EMBOSS).

TO EMBROIDER WITH SCALE FASHION (Bord.) escamar.
EMBROIDERER, bordador.
EMBROIDERING FRAME, bastidor de bordar.
— NEEDLES (Bord.) agujas de bordar.
EMBROIDERY, bordado.
— OF RAISED WORK (Bord.) recamo.
— WOOL (Tej.) estambre.
FLAT — (Bord.) bordado a flor o al pasado.
RAISED — (Bord.) bordado al realce.
EMERALD (Joy.) esmeralda (Tip.) esmeralda, (tipo entre el minion y el nonpareil).
— GREEN (Pint.) verde esmeralda o de Scheele.
TO EMERGE (Ast.) aparecer, surgir.
EMERGENCY BRAKE (Fc.) freno (automático) de rotura de cable (Autom.) freno de emergencia.
— BRIDGE (Fc.) puente provisional.
— ENGINE (Fc.) locomotora de reserva.
— RAIL-JOINT (Fc.) unión provisional o de urgencia o peligro.
EMERGENT RAYS (Fís.) rayos emergentes.
EMERIL (Vid.) diamante de vidriero.
EMERSION (Ast.) emersión o reaparición de un astro.
EMERY, esmeril.
— BAG, acerico.
— CAKE, rodaja de esmeril.
— CLOTH, género de esmeril.
— GRINDER, piedra de esmeril para amolar.
— PAPER, papel esmeral, lija.
— POWDER, polvos de esmeril.
— ROLLER, cilindro de esmeril.
— STICK (Cerr.) búfalo.
— STONE, piedra de esmeril.
—WHEEL, rueda de esmeril.
TO POLISH WITH —, esmerilar.
EMETIC CUP (Med.) taza de antimonio.
— TARTAR (Quím.) tártaro emético.
EMETINE (Quím.) emetina.
EMIGRANT STATION (Fc.) estación para emigrantes.
EMINENCE (Top.) eminencia, altura.
EMISSARIUM (Hid.) orificio de salida.
EMISSION, emisión (Radio) emisión.
— REFLECTOR (Tel. In.) reflector de emisión.
— OF WAVES (Tel. In.) emisión de ondas.
EMISSIVITY, EMISSIVE POWER (Elect.) poder de irradiación.
TO EMIT, emitir || emitir, exhalar.
— — BONDS (Com.) emitir bonos.
— — RAYS (Fís.) radiar.
— — WAVES (Tel. In.) emitir ondas.
EMOLENO, emoleno.
EMOLLIOTYPE (Fot.) emoliotipo.
EMOLUMENT (Com.) emolumentos.

TO EMPALE (Fc., Agric.) cercar con una palizada o estacada.

EMPALEMENT, palizada (Herr.) pal (Fort.) empalizada o estacada.

EMPENNAGE (Aeron.) empenaje.

EMPEROR (Pap.) papel imperial de 1676 x 1194 mm. (66 x 47 pgs.).

EMPIRE CLOTH, tela imperio.

EMPLASTER (Farm.) emplasto.

EMPLOYER (Com.) propietario, amo, dueño, persona que emplea a otra.

EMPLOYEE (Com.) empleado, dependiente.

EMPORIUM (Com.) emporio.

TO EMPOWER (Com.) autorizar, dar poder, comisionar, facultar.

EMPRESS CLOTH (T. L.) sarga de lana.

EMPYREUMATIC OILS, aceites empireumáticos.

EMROD (Vid.) cortavidrio.

EMPTIER, vaciador.

EMPTIES (Com.) barricas vacías.

EMPTINESS, vacío.

EMPTY, vacío || vacío o hueco.

    TO —, vaciar || vaciarse || desaguar || descargar || desocupar.

    WEIGHT — (Aeron.) peso en vacío.

EMPTYING OF A FURNACE (Fund.) colada.

    — PAIL (Pap.) hortera (de sacar la pasta).

TO EMPURPLE (Tint.) empurpurar, teñir de púrpura.

EMULSION, emulsión.

    — COLLOID, v. EMULSOID.

EMULSOID, emulsoide, emulsión coloide, coloide hidrófilo, suspensoide.

TO ENABLE (Com.) facultar.

ENAMEL, esmalte || obra de esmalte.

    TO — (Joy.) esmaltar.

    — — THE BACK PART (Joy.) contra esmaltar.

    — LAC, laca de esmalatr.

    — CAST-IRON TANK (Fund.) tanque de fundición esmaltado.

    — KILN (Cer.) horno de esmaltar.

    — OF LIMOGES, esmalte de Limoges.

    — PAINTING (Pint.) pintura vidriada.

    — WORK, esmalte.

    ANTIQUE —, esmalte antiguo.

    COLORLESS —, esmalte transparente.

    DEAD or OPAQUE —, esmalte mate u opaco.

    NIELLO — (Joy.) esmaltadura nielada, (negro sobre plata).

    Rubelle **—,** esmalte de Rubelle.

    TRANSPARENT —, esmalte transparente (Cer.) vidriado.

ENAMELLED, ENAMELLAR, esmaltado.

ENAMELLER, esmaltador.

ENAMELLING, esmalte.

    — BY THE LAMP, esmalte a la lámpara.

TO ENCAMP (Mil.) acampar.

ENCAMPMENT (Mil.) campamento.

ENCARPUS (Arq.) festón de flores o de frutas.

TO ENCASS, encajar || encajonar.

ENCASEMENT (Com.) ingreso.

ENCAUSTIC (Pint.) encausto.

    — BRICK, ladrillo encáustico.

    — PAINTING (Pint.) pintura encáustica.

TO ENCAVE, embodegar, almacenar en cueva o bodega.

ENCEINTE, recinto (Fort.) recinto, cuerpo de plaza (Arq.) cerca, cercado || recinto.

ENCEPHALITIS (Pat.) encefalitis.

    — LETHARGICA, encefalitis letárgica, mal del sueño.

TO ENCHAIN, encadenar (Mar.) engarzar.

ENCHAINMENT, encadenamiento.

TO ENCHASE (Joy.) engastar, engarzar || grabar (Arq.) embeber (Mec.) encajar, encastrar, endentar, empotrar (Eban.) embutir.

ENCHASER, engastador.

ENCHASING TOOL, encajador.

TO ENCIRCLE, ceñir, rodear || circunscribir.

ENCIRCLET, círculo, anillo.

ENCIRCLING RAILWAY (Fc.) ferrocarril de circunvalación o de cintura.

TO ENCLASP, abrochar, prender con broches o con corchetes.

TO ENCLOSE, cercar, ceñir, rodear || circunscribir (Com.) incluir, adjuntar (Mil.) sitiar, asediar (Carp.) enclavar.

ENCLOSED, ceñido, cercado, rodeado, circunscrito, rodeado, sitiado (Com.) incluso, adjunto, v. comb. DITCH.

    — ARC LAMP FOR a. c. (Elect.) arco de larga duración para corriente alterna.

    — WORK (Fort.) obra cerrada.

ENCLOSURE, cerca, tapia, cercado, valla, vallado (Hort.) huerto cercado (Fort.) recinto (Carp.) zanco.

    — CHAIN (Mec.) cadena de cierre.

    — OF PALES, estacada.

    ADVANCED — (Fort.) contraguardia continua.

    GREEN — (Agric.) cerca viva.

    MAIN — (Fort.) cuerpo de plaza.

TO ENCOMPASS, cercar, rodear.

ENCOUNTER (Mil.) encuentro.

TO ENCRIMSON. v. TO EMPURPLE.

ENCUMBRANCE, obstrucción, estorbo (Com.) hipoteca || gravamen.

TO ENCUMBER, obstruir, estorbar, embarazar (Com., Jur.) hipotecar, gravar, imponer un gravamen sobre una cosa.

ENCYCLOPEDIST, enciclopedista.

ENCYCLOPEDY, enciclopedia.

ENCYPROTYPIC (Grab.) enciprotipo.

END, v. comb. BUCKLE; extremo, extremidad, cabeza, fin (Tej.) cola (Com.) fin, objeto (Carp.) bolillo (Min.) fondo de galeria.

TO —, terminar, acabar.

— IN (Carp.) topar.

— BAND FOR CUTTING (Tej.) jarretera.

— BEND (Cant.) última capa.

— BLOCK STATION (Fc.) estación de enclavamiento extrema.

— OF A CASK (Ton.) sobanda.

— OF A COMB, orejetas.

— FOR — (Mar.) de chicote a chicote.

— FIELD (Fc.) juego de block final.

— GIRDER (Fc.: placa giratoria,) cabezal, extremo de la viga.

— GRAIN (Carp.) a contrahilo.

— IRONS, morillos.

— LESS, v. ENDLESS.

— LOCKING (Fc.) enclavamiento final.

— — DISC (Fc.) disco de enclavamiento final.

— MILL, fresa escariadora con espiga.

— ON (Mar.) flechado.

— PIECE (Ton.) fondo (jarciería) cabo.

— — OF A SMOKING PIPE, boquilla.

— PLATES OF A BOILER, cabezas de las calderas.

— PLAY, tiempo perdido de un tornillo (Mec.) juego lateral de una pieza.

— OF RAIL (Fc.) cabeza de carril o riel.

— OF A ROPE (Mar.) chicote.

— SCARF (Carp.) empalme de espiga falsa.

— SHAKE (Mec.) juego lateral de un eje.

— SILL (Fc.) solera de cabeza de un carro.

— TENON (Carp., Carr.) espiga de empalme de cabezas.

— OF TERMINAL CLAMP (Elect.) extremidad de portaalambre.

— — A THREAD (Cost.) cabo.

— TO —, topando, cabeza contra cabeza .

— — — PLATFORMS (Fc.) desplazar los andenes los unos con relación a los otros.

— OF A TRAIN (Fc.) cola del tren.

— WAYS or WISE, derecho, erecto, perpendicularmente, de cabeza, de pie.

— OF WING (Fc., Elect.) extremidad de oreja.

AFTER — (Mar.) pena.

BEVELLED — (Carp.) cabeza achaflanada.

BUTT — OF A WEAPON (Arm.) cuento.

FAG —S OF THE WARPS (Tej.) cadillos.

HANGING — OF ROPE (Mar.) ramal.

ODDS AND — (Com.) variedades.

ON —, erecto, derecho, de cabeza, de pie, perpendicular, a plomo.

SHOEMAKER'S — (Zap.) sedal.

SMALL — OF A STEP (Carp.) lado más angosto de un escalón de abanico.

SMALL — OF TIMBER (Carp.) cogollo.

TAPERING — OF A ROPE (Mar.) rabiza.

TO BE ON — (Mar.) estar en candela.

TO PUT ON — (Carp.) descabezar.

TO RAVEL THE —S, desflecar.

TO ENDANGER, poner en peligro.

TO ENDEAVOUR, procurar, intentar, tratar de lograr.

ENDECAGON (Geom.) endecógono.

ENDING, fin, extremo, terminación, conclusión.

ENDIVE (Bot.) escarola.

ENDLESS, sin fin, continua.

— BAND or BELT (Mec.) correa sin fin.

— CHAIN (Mec.) cadena de transmisión o sin fin.

— PAPER, papel continuo.

— ROPE (Mec.) cuerda sin fin.

— SAW, sierra continua o sin fin.

— SCREW, tornillo sin fin.

ENDOCRINE (Med., Fisiol.) endocrinas; glándulas endocrinas o de secreción interna; (Fig.) glándulas misteriosas o del Destino.

ENDOCRINOLOGY (Med.) endocrinología.

ENDOCRINOPATHY (Med.) endocrinopatía.

ENDOCRINOUS, endocrino.

ENDOMIXIS (Zool.) endomixis.

ENDOPSHYCHIC (Psicol.) endopsíquico.

TO ENDORSE (Der.) endosar (Com.) endosar ‖ endosar, respaldar ‖ refrendar, rubricar.

ENDORSED BILL (Der.) pagaré endosado.

ENDORSEE, INDORSEE, endosatario.

ENDORSEMENT (Der.) endoso (Com.) endoso ‖ sobreescrito ‖ ratificación ‖ respaldo.

— IN BLANK, endoso o endose en blanco.

ENDORSER (Com., Jur.) endosante.

ENDOSCOPE, endoscopio.

ENDOSCOPY (Med.) endoscopia.

ENDOSMOMETER (Fís.) endosmómetro.

ENDOSMOSE, ENDOSMOSIS (Fís.) endosmosis.

TO ENDOSS, esculpir, grabar.

ENDOTHERMIC, endotérmico.

ENDOWMENT POLICY (Com.) póliza dotal.

TO ENDURE, resistir, soportar ‖ durar.

ENDURANCE, resistencia.

ENERGY (Mec., Fís., Elect.) fuerza, potencia, energía (Art.) fuerza de choque de un proyectil.

— ABSORBED, potencia absorbida.

— LOSS (IN WATTS) (Elect.) pérdida en vatios.

Enfield RIFLE (Arm.) fusil de Enfield.

— BALL (Art.) bala cónica.

ENFILADE, fila ‖ enfilada.

TO — (Mil.) enfilar.

ENFILADE BATTERY (Mil.) batería en enfilada.
— **FIRE** (Mil.) fuego de enfilada.
ENFLAGELLATION, v. FLAGELLATION.
TO ENGAGE (Mar.) alistar (Alb.) trabar o ligar (Arq.) empotrar (Com., Jur.) contratar, contraer, comprometer ‖ emplear ‖ alquilar ‖ empeñar o dar en prenda ‖ gravar (Mec.) engranar ‖ embragar o conectar ‖ endentar.
— — **THE TRACK** (Fc.) enclavar el recorrido.
ENGAGED (Com.) comprometido (Jur.) ajustado, comprometido, sometido a contrato (Mec.) engranado, embragado (Arq., Alb.) empotrado, ligado, encastrado (Telef.) ocupado.
— **COLUMN** (Arq.) columna embebida o empotrada.
— **FIRE PLACE** (Arq.) chimenea francesa.
"—" **TEST** (Telef.) examen de la línea, (para saber si está ocupada).
"—" **LAMP** (Telef.) lámpara de ocupación o línea ocupada.
ENGAGEMENT (Com., Jur.) contrato, compromiso, ajuste ‖ empeño (Mar.) pelea.
— **RING** (Joy.) anillo de compromiso de matrimonio.
ENGAGING OF A COUPLING (Mec.) manguito de una conexión.
— **AND DISENGAGING COUPLING** (Mec.) manguito de engrane y desengrane (o embrague y desembrague).
— **GEAR** (Mec.) manguito de engrane.
— **SCARF** (Mec.) muesca de engrane.
TO ENGARLAND, enguirnaldar.
TO ENGENDER, engendrar.
ENGENDERER, engendrador.
TO ENGILD (Dor.) dorar.
ENGINE, genéricamente y el más usado: máquina: aparato, ingenio, locomotora, automóvil.
— **BAY** (Fc.) emplazamiento para locomotoras.
— **BEAM** (Mec.) volante de máquina.
— **BEARER** (Mar.) carlinga.
— **DRIVER,** maquinista.
— **FITTER,** planteador, montador y armador de máquinas.
— **HOUSE** (Fc.) cocherón o rotunda para locomotoras.
— **KILOMETER** or **MILE** (Fc.) locomotora-kilómetro.
— **MEN,** bomberos (Mar.) dotación de la máquina.
— **PLANE,** plano de la máquina.
— **ROOM** (Fc.) cocherón de las máquinas (ingenios, etc.) cuarto de las máquinas.
— **SHAFT** or **PIT** (Min.) pozo de extracción (Fc.) cenicero.

ENGINE SIZED (Pap.) encolado a máquina.
— **TURNING,** guilloquis.
— **TURNTABLE** (Fc.) placa giratoria para locomotoras.
— **WORKS,** fábrica de máquinas.
— **BLAST** — (Fund.) trompa, máquina soplante.
— **BOXING** — (Carr.) taladro mecánico para cubos de ruedas.
— **COMBINED VAPOURS** —, máquina de Tremblay o de vapores combinados.
— **COMPOUND** or **DOUBLE CYLINDER** or **WOOLF'S** —, máquina de dos cilindros.
— **COMPOUND ETHER AND STEAM** —, máquina eterohídrica.
— **COMPRESSED AIR** —, máquina de aire comprimido.
— Crampton's — (Fc.) locomotora de Crampton.
— **CUTTING** — (Carr., Vm.) máquina de endentar ruedas (Tej.) cortadora.
— **CYCLOIDAL** — (Grab.) máquina cicloidal.
— **CYLINDER** — (Pap.) pila de cilindro (Mv.) máquina de cilindro.
— **DOUBLE ACTING** —, máquina de doble acción.
— **DRAINING** — (F. Az.) centrífuga (Vm.) máquina de desecar o de desaguar.
— **DRAWING** — (Min.) máquina de extracción.
— **EXPANSION** —, máquina de expansión.
— **FEEDING** —, máquina alimentadora.
— **FINISHING** — (Rel.) máquina de redondear los dientes.
— **FRAME OF THE** —, armazón de la máquina.
— **GEARED** —, máquina de engranajes.
— **GRASS HOPPER** —, máquina de balancin de movimiento libre.
— **GRINDING** — máquina de amolar (F. Az.) trapiche.
— **HALF BEAM** —, máquina de medio balancin.
— **HIGH PRESSURE** —, máquina de alta presión.
— **INSIDE CYLINDER** —, máquina de cilindro interior.
— **INSIDE FRAME** —, máquina de marco interior.
— **LOW PRESSURE** —, máquina de baja presión.
— **MIDDLE PRESSURE** —, máquina de media presión.
— **NON EXPANSION** —, máquina sin expansión.
— **OUTSIDE CYLINDER** —, locomotora de cilindros exteriores.
— **RAG** — (Pap.) pila de cilindro.
— **ROSE** —, torno de grabar guilloquis.
— **SIDE LEVER** —, máquina de balancin.
— **SINGLE ACTING** —, máquina de simple efecto.

STATIONERY or FIXED —, máquina fija.

WINDING or SWIFT — (Tej.) máquina de carretes.

ENGINEER, ingeniero || maquinista || mecánico || ingeniero electricista.

ASSISTANT —, segundo maquinista (Mar.) ayudante de máquina.

CHIEF —, ingeniero en jefe, primer ingeniero.

ENGINEERING, ingeniería.

ENGINERY, maquinaria.

TO ENGIRD, ceñir.

ENGISCOPE, microscopio de reflexión (de Amici.).

ENGLISH (Tip.) atanasia, letra de doce puntos.

—- AUSTRIAN METHOD OF TIMBERING (Fc.) apuntalamiento de la parte central.

— BLUE (Cer.) azul de cobalto.

—- CASEMENT (Carp.) marco de ventana a la inglesa.

— CHINA WARE, porcelana inglesa.

— METHOD OF TUNNEL DRIVING (Fc.) sistema inglés de construcción (de un túnel).

— SULPHURIC ACID (Quím.) ácido sulfúrico inglés.

— TYPE OF SLIDE REST or TOOL (Torn.) porta-útil inglés.

TO ENGORGE (Mec.) atascar, atragantar, obstruir.

TO ENGRAFT (Agric.) injertar.

ENGRAFTMENT (Agric.) injerto.

TO ENGRAIN, teñir.

ENGRAM (Psicol.) engramme, engrama.

— COMPLEX, complejo de engrammes o engramas.

ENGRAPHY (Psicol.) engrafía, formación de engrammes o engramas.

TO ENGRAVE, grabar || tallar || cincelar || esculpir.

— — WITH A BURIN or GRAVER, burilar.

ENGRAVER, grabador || tallador || buril, cincel (Joy.) cincelador.

—'S LIME, lima de grabador.

— OF STAMPS, grabador de matrices.

ENGRAVING, v. comb. ELECTRIC; arte de grabar || grabado || cinceladura, talla.

— IN DOTTED STYLE (Grab.) grabado de punto.

— PLATE (Grab.) plancha.

— IN STEEL (Grab.) grabado en acero.

— IN STONE, glíptica.

— ON WOOD (Grab.) grabado en madera.

COPPER PLATE — (Grab.) grabado en cobre.

HELIOGRAPHIC — (Grab.) grabado heliográfico.

LINE — (Grab.) grabado de líneas.

STROKE —, grabado al buril.

TO ENGROSS (Com.) monopolizar (Esc.) escritura en caracteres grandes y de adorno.

TO ENHANCE (Com.) encarecer, hacer subir el precio.

ENHANCEMENT (Com.) encarecimiento.

ENHYDRITE (Miner.) enhidrita.

TO ENJOIN, recomendar.

TO ENLARGE, ampliar, agrandar, ensanchar (Fot.) agrandar, amplificar.

— — WITH THE RYMER (Carp., Cerr.) ensanchar.

ENLARGEMENT, ENLARGING; amplificación, ampliación, ensanche, aumento (Min.) encrucijada.

ENLARGER (Fís.) amplificador.

TO ENLINK, eslabonar.

TO ENLIST, alistar (Mil.) alistar(se).

TO EMMURE, murar o emparedar.

ENNEAGON (Geom.) eneágono.

ENORTHOTROPE (Opt.) enortotropo.

TO ENPLANE, abordar, subir a bordo de un aeroplano.

TO ENQUIRE (Telef.) llamar, preguntar si la línea está ocupada.

ENQUIRY PLUG (Fc.) clavija de pregunta de ocupación.

— — AND CORD (Telef.) cordón de llamada con clavija.

— POSITION (Telef.) posición de llamada.

TO ENRANGE (Alb., Arq.) alinear las piedras, etc.

TO ENRICH (Arq., Pint., etc.) enriquecer, adornar (Agric.) abonar, fertilizar, mejorar la tierra (Cost.) realzar (Min.) enriquecer.

— — ORES, — — — BY FUSION (Min.) enriquecer, refrescar.

TO ENRIDGE (Agric.) surcar formando camellones.

ENROCKMENT (Ing.) relleno de rocas.

TO ENROLL (Mar., Mil.) alistar.

ENROLMENT, alistamiento.

TO ENROOT (Agric.) arraigar(se).

TO ENSEAL, sellar.

TO ENSEAM, coser.

ENSEMBLE (B. A.) conjunto (Mod.) ensemble.

TO ENSHRINE, meter en una urna || engastar.

ENSIGN (Mar.) insignia, pabellón de guerra.

— BEARER (Mil.) portaestandarte.

— OFFICER (Mar.) alférez.

GREAT — (Mar.) bandera de combate.

RED — (Mar.) bandera de los buques mercantes de Inglaterra.

ENTABLAMENT (Arq.) entablamento, cornisamiento.

ENTABLATURE (Carp.) solera.

TO ENTACKLE (Mar.) aparejar de jarcia.

TO ENTANGLE, embrollar, enmarañar (Cerr.) trabarse.

— — THE ENDS OF ROPES (Mar.) corchar cabos.

ENTANGLEMENT, embrollo, enredo, maraña (Cerr.) trabazón.

ENTANGLING, enlazamiento.

ENTASIS (Arq.) éntasis.

ENTENTE (Polít.) entente.

TO ENTER (Cont.) entrar (Com.) hacer entrada en la aduana, declarar.

— — IN A BOOK (Cont.) asentar (en el libro).

— — THE MOUTH OF A CHANNEL (Mar.) abocar un estrecho.

ENTERCLOSE (Arq.) pasadizo, pasillo.

ENTERING, entrante (Tej.) paso o pasaje.

— AWL (Zap.) estaquillador.

— or LEADING EDGE (Aeron.) borde de entrada.

— FILE, lengua de pájaro.

— GOUGE or CHISEL, formón.

— ROPE (Mar.) gupardamancebo.

— TAP, barrena de preparar.

ENTEROTOME (Cir.) enterótomo.

ENTERTISSUED, entretejido.

TO ENTWILL, perforar.

TO ENTOMB (B. A.) sepultar, inhumar.

ENTOMBMENT (B. A.) inhumación || tumba.

ENTOMOMETER (Zool.) entomómetro.

ENTRACT (Teat.) entreacto.

ENTRAILS (Carn.) entrañas, asadura.

— CLEANING MACHINE (Carn.) máquina para lavar tripas.

ENTRANCE (Arq.) entrada || vestíbulo (Min.) boca, entrada (Tec.) entrada, orificio de entrada, conducto de entrada.

— OF THE FURNACE (Fund.) boca del horno.

— HALL, LOBBY (Arq.) vestíbulo.

— OF A MINE (Min.) bocamina.

— — STREET, bocacalle.

— TONGUE OF RACK (Mec., Fc.) pieza entrante o de entrada en la cremallera.

— OF A TUNNEL (Fc.) boca del túnel.

ENTREMETS (Coc.) entremeses.

ENTRENCHED CAMP (Mil.) campo atrincherado.

ENTRENCHMENT (Mil.) atrincheramie n t o, trinchera.

ENTREPOT (Com.) depósito || alhóndiga.

ENTRESOL (Arq.) entresuelo.

TO ENTRIM, adornar, decorar.

ENTROCHITE (Geol.) antroco.

ENTROPY, entropía.

ENTRY (Cont.) entrada, asiento o partida (Com.) entrada, partida de aduanas (Mar.) registro, declaración de entrada (Min.) bocamina.

— PORT (Mar.) portalón.

SINGLE — (Cont.) partida simple.

DOUBLE — (Cont.) partida doble.

BOOK OF ENTRIES (plural de —,) (Cont.) libro de entradas.

TO ENTWINE, entretejer torciendo.

TO ENTWIST, retorcer (Mec.) enroscar.

TO ENUMERATE, enumerar.

ENUMERATION, enumeración || recuento.

ENVELOP, envoltura, funda, cubierta, forro (Com.) sobre (para cartas) v. WINDOW (Aviac.) envoltura (del globo) || bolsa del gas.

TO —, envolver || forrar || cubrir || enfardar.

— — THE REAR (Mar.) envolver la retaguardia.

— GALLERY (Fort.) ante-galería de mina.

— MACHINE (Com.) máquina de hacer sobres (para cartas).

SAFETY — (Pap.) sobre de seguridad.

TO ENVERMEIL (Tint.) enrojecer, teñir de rojo.

ENVIRONS, alrededores, contornos, (— OF A CITY,) suburbios, afueras.

TO ENWIDEN, ensanchar.

TO ENWRAP, envolver.

ENZYME, FERMENT (Biol., Quím.) fermento, enzima, encima.

EOANTHROPUS (Zool. y Etnog.) eoanthropus.

EOCENE (Geol.) eoceno.

EOLIAN HARP (Mús.) arpa eolia.

EOLIPILE (Fís.) eolipilo.

EOSIN (Quím.) eosina.

EPACMAIC, epacmaico.

EPACME (Zool. Evolución.) epacme.

EPACT, epacta.

EPAULE (Fort.) espaldón.

EPAULET (Mil.) charretera.

— WITHOUT FRINGER (Mil.) capona.

BULLION OF AN — (Mil.) canelones de charretera.

EPERGNE, centro de mesa.

EPHEMERIDES (Ast.) efemérides.

EPICYCLE (Ast., Geom.) epiciclo.

EPICYCLIC TRAIN (Mec.) movimiento epicíclico.

EPICYCLOID (Geom.) epicicloide.

EPICYCLOIDAL WHEEL (Mec.) rueda (de movimiento) epicicloidal.

EPIDOTE (Min.) epidoto.

EPIGEUM (Ast.) perigeo.

EPIGRAPH (B. A.) epígrafe.

EPILEPSY (Med.) epilepsia.

EPILOGISM (Art.) cómputo || cálculo.

EPINGLETTE (Art.) aguja de romper cartuchos.

EPISODE (Mil.) episodio (Cinema) de episodios. v. SERIAL.

EPISTASIS (Zool.) epistasis || epistasia.

EPISTATIC (Biol.) epistático.

EPISTAXIS (Med.) epistaxis.

EPISTLE SIDE OF AN ALTAR (Arq. Ec.) lado de la epístola.

Dicc. Tecnol.—19.

EPISTYLIUM, EPISTYLE (Arq.) epístilo, arquitrave.

EPITAPH (B. A.) epitafio.

EPOCH, época.

EPROUVETTE (Pir.) probeta (Fis. y Quím.) probeta.

— PENDULUM, péndulo probeta.

BED — (Pir.) afuste de la probeta o mortero.

EPSOM SALT (Quím.) sulfato de agnesia, sal de higuera (en el c.) sal de Epsom.

EPURATION, depuración.

EPURATOR FOR COTTON (Tej.) limpiador de algodón.

EQUABLE, equivalente.

EQUAL, igual.

TO —, igualar.

— FILE (Herr.) lima uniforme.

EQUALITY, igualdad.

EQUALIZATION, igualación.

TO EUALIZE, igualar.

EQUALIZING BAR or LEVER (Fc.) barra de contrapeso.

— CONNECTION (Elect.) conexión igualadora o compensadora.

— RING (Elect.) anillo equipotencial.

— SAW, sierra de escuadrar.

EQUALLING FILE (Rel.) lima de igualar.

EQUALLY, igualmente.

— ACTING (Mec.) isodinamo, de igual potencia.

EQUATION (Ast.) ecuación (Alg.) ecuación.

— OF Bouguer (Meteor.) ecuación de Bouguer.

— OF THE CENTER (Art.) ecuación del centro.

— BOX (Tej.) manguito diferencial.

— CLOCK or WATCH, reloj de ecuación.

— OF ELECTROLYTIC CONDITIONS (Elect., Quím.) ecuación electrolítica.

— OF THE FIRST DEGREE (or SECOND or THIRD DEGREE) (Mat.) ecuación de primer grado, (o de segundo o de tercer grado, etc.).

— OF TIME, ecuación de tiempo.

BIQUADRATIC — (Mat.) ecuación de cuarto grado.

CUBIC — (Mat.) ecuación de tercer grado o cúbica.

PERSONAL — (Fís., Ast.) ecuación personal.

EQUATOR, ecuador.

EQUATORIAL CURRENT, corriente ecuatorial.

— POSITION, posición ecuatorial.

— SECTOR, sector ecuatorial.

— TELESCOPE telescopio ecuatorial.

EQUESTRIAN (Equit., Arq.) ecuestre.

EQUI (En comp.)) equi.

EQIANGULAR (Geom.) equiángulo.

EQUIBALANCE, equilibrio, igualdad de peso.

TO —; equilibrar, balancear el peso.

EQUIDISTANCE, equidistancia.

EQUIDISTANT, equidistante.

EQUIFORM, equiforme.

EQUILATERAL (Geom.) equilátero.

— FROG (Fc.) aguja aérea (de cambio de vía) simétrica.

TO EQUILIBRATE, equilibrar.

EQUILIBRATION, equilibración.

EQUILIBRIUM, equilibrio.

— OF DISSOCIATION (Elect., Quím.) equilibrio de disociación.

— VALVE (Mec.) válvula de equilibrio o de doble golpe.

ELECTRIC — (Elect.) equilibrio eléctrico.

ESTABLE — (Fís., Mec.) equilibrio estable.

UNSTABLE — (Fís., Mec.) equilibrio inestable.

EQUI-MOLECULAR SOLUTION (Quím.) solución equi-molecular.

EQUINE RACE (Gan.) raza caballar.

EQUINOCTIAL, equinoccial.

— COLURE, coluro de los equinoccios.

— COMPASS (Fís.) aguja equinoccial.

— CURRENT (Mar.) corriente equinoccial.

— DIAL (Fís.) cuadrante solar equinoccial.

— LINE (Ast.) ecuador, línea equinoccial.

— POINTS (Ast.) puntos equinocciales.

EQUINOX, equinoccio.

AUTUNMNAL —, equinoccio de otoño.

VERNAL —, equinoccio de primavera.

EQUIP (Mil.) equipo (de un soldado).

TO —, (Mil.) equipar, pertrechar (Mar.) (— — A SHIP). alistar.

EQUIPAGE (Mil.) equipaje, pertrecho || tren || bagaje || equipo (Com.) equipaje, bagaje || provisión.

EQUIPENDENCY, equilibrio, igualdad de peso.

EQUIPLUVE (Meteor.) equipluvial.

EQUIPMENT, equipo (Mar.) aparejo (Fc.) equijo (Mil.) fornitura.

EQUIPOISE, TO —, v. EQUIBALANCE y TO EQUIBALANCE.

EQUIPONDERANCE, equiponderancia.

TO EQUIPONDERATE, equiponderar.

EQUIPOTENTIAL (Mec.) equipotencial (Elect). isoeléctrico.

EQUISONANCE (Acúst.) consonancia.

EQUITATION, equitación.

EQUITY, equidad (Jur.) equidad (Com.: pólizas de seguros,) beneficio proporcional.

EQUIVALENCE, EQUIVALENCY, (Tec.) equivalencia (Agric.) equivalencia (Fís.) v. PRINCIPLE OF — (Geol.) equivalencia.

PRINCIPLE OF — (Fís.) principio de equivalencia o de relatividad generalizada. v. Einstein.

EQUIVALENT, equivalente.
— CONCENTRATION OF A SOLUTION (Electricidad y Quím.) concentración medida en granos por cm3 de una disolución.
— SINE CURVE (Elect.) línea senoidal equivalente.
— SOLUTION (Quím.) disolución equivalente.
— WEIGHT (Mec.) peso equivalente.
— OF WORK (Mec., Elect.) equivalente de trabajo.

ERA (cronología) era.
ERADIATION (Fís.) radiación.
TO ERADICATE (Agric.) desarraigar.
ERADICATION, extirpación, erradicación.
TO ERASE, borrar || raspar || cancelar.
ERASEMENT or **ERASURE,** cancelación, borradura, raspadura.
ERASER, ERASING KNIFE (Com.) raspador para borrar.
ERBIUM (Quím.) erbio.
ERECT, erecto, derecho, recto.
TO —, erigir, levantar (Arq.) edificar o construir (Mec., Elect.) montar (una máquina) (Mar.) arbolar.
— — A BATTERY (Elect.) montar una batería.
— — TRAVERSES (Mil.) erigir traversas.
ERECTING APPARATUS (Mec., Elect.) disposición o dispositivo para levantar o para montar.
— EYE PIECE, ERECTOR GLASS (Opt.) lente de inversión.
— PRISM (Opt.) prisma o lente de inversión.
ERECTING, elevación || construcción || montaje.
ERECTLY, erectamente, perpendicularmente.
EREMACAUSIS (Quím.) eremacausis.
ERG (Met.) erg, ergio.
SECOND — (Metr.) erg-segundo.
ERGATOCRACY, ergatocracia, ergocracia.
ERGOGRAPH (Fís.) ergógrafo.
ERGOMETER (Psicofisiol.) ergímetro.
ERGOT (Agric.) cornezuelo.
ERGOTINE (Quím.) ergotina.
ERGOTOXINE, HYDROERGOTININE (Quím.) ergotoxina.
ERICITE (Geol.) ericita, piedra de erizo.
ERIOMETER, eriómetro.
ERMELINE, piel de armiño.
ERMINE (Zool.) armiño (Bl.) armiño (Ten.) piel de armiño.
TO —, adornar con pieles de armiño.
— SKIN (Ten.) armelina, piel de armiño, v. ERMELINE.
ERMLAND YARD, hilo de coser.
EROSION (Art.) desfogonadura (Geol.) corrosión.

EROTISM, EROTICISM, (Psicol.) erotismo.
ERRAND, recado, mandado.
— BOY (Com.) muchacho mandadero.
ERRATA (Tip.) fe de erratas.
ERRATIC BLOCKS, piedras de acarreo.
ERRATUM (Tip.) errata.
ERRONEOUS, erróneo.
ERROR (Com., Tip., Arit.) error.
—S OF CALCULATION EXCEPTED (Com.) salvo error de cálculo.
— — THE DEAD RECKONING (Mar.) error de estima.
— — EXCENTRICITY (Fís., Mec.) error de excentricidad.
— — THE INSTRUMENT (Tec.) error instrumental, o del aparato.
— OR OMISSIONS EXCEPTED (Com.) salvo error u omisión.
BARRING — (Com.) salvo error.
CLERICAL — (Com.) error de pluma.
PARALLATIC —, error de paralaje de lectura.
SOURCE OF —S (Com.) fuente de errores.
TYPOGRAPHICAL — (Tip.) falta tipográfica, errata, v. ERRATUM.
ERWINIA (AFTER Erwin F. Smith.) (Bacter.) erwinia.
ERZATS (Com.) compensación, reparación.
ERSH (Agric.) rastrojo.
ERUBESCITE, cobre hepático.
ERUBIN, erubina.
ERUGINOUS, del color del cardenillo.
ERYTHRIC ACID (Quím.) ácido erítrico.
ERYTHRINE (Quím.) eritrina, arseniuro de cobalto (Fisiol.) eritrina.
ERYTHROSIN, v. IODEOSIN.
ERYTHRODANUM (Tint.) alizarina.
ESCADRILLE (Mil.) escuadrilla (Aeron.) escuadrilla.
TO ESCALADE, escalar.
ESCALADING LADDERS (Mil.) escalas de asalto.
ESCAPADE (Equit.) escape (de un caballo).
ESCAPE (Mv., Elect., Vm.) escape, fuga (del motor) (Arq.) limóscopo, copada (Font.) orificio de emisión.
TO — (Vm., Mv., Elect.) escaparse (Lic.) rezumarse o escaparse.
— INDICATOR (Gas.) indicador de escapes.
— VALVE (Mec.) válvula de escape.
— WHEEL (Rel.) rueda de escape.
LOWER — (Arq.) apofijo.
UPPER — (Arq.) caveto reverso.
ESCAPEMENT (Rel.) escape.
— SPINDLE (Rel.) cilindro de escape.
— WHEEL, FUSEE — (Rel.) rueda de encuentro, rueda catalina.

ANCHOR or DEAD BEAT — (Rel.) escape de áncora.

CROWN WHEEL — (Rel.) escape de corona o de rueda catalina.

CYLINDER or HORIZONTAL — (Rel.) escape de cilindro.

ESCARBUNCLE, CARBUNCLE (Herr.) escarbunclo, carbunclo, ornamento con ocho rayos decorados imitando la piedra preciosa, carbunclo.

ESCARP (Fort.) escarpa.

TO — (Mil.) escarpar.

— GALLERY (Min.) galería de mina de escarpa.

COUNTER — (Fort.) contraescarpa.

ESCARPMENT (Top.) escarpa.

ESCOINSON (Alb.) mocheta, piedra angular.

ESCORT (Mil., Mar.) convoy, escolta.

TO —, escoltar.

ESCULIC ACID (Quím.) ácido escúlico.

ESCUTCHEON (Cerr.) escudo de bocallave (Mar.) espejo de popa (heráldica) escudo de armas.

— KNEES (Mar.) diagonales de popa.

— OF VAULTING (Arq.) tramo de un techo abovedado.

INLAYED — (Cerr.) escudo de embutir.

ESPAGNOLETTE (Cerr.) falleba.

FRENCH —, falleba a la francesa.

ESPALIER (Hort.) espaldar, espaldera.

TO — (Hort.) formar espalderas.

ESPERANTIDO, esperantido.

ESPERANTO, esperanto.

ESPERVER, doselera de cama.

ESPINEL (Min.) espinela.

ESPLANADE (Arq.) esplanada, plataforma (Jard.) cuadro de musgo.

ESPRINGOLD (Arm.) espingarda.

ESQUISSE (Dib.) boceto, diseño, bosquejo, "esquisse".

ESS, gancho en S.

— PIPE (Mec.) tubo en S.

ESSART (Agric.) desmonte, descepe.

TO — (Agric.) desmontar.

ESSAY, ensayo, ensaye, prueba, etc. v. ASSAY.

ESSENCE (Quím.) esencia (Perf.) esencia, perfume.

BLEAK —, v. p.

MINERAL —, esencia mineral.

ESSENTIAL OIL, aceite volátil o esencial.

— SALTS (Quím.) sales esenciales.

— SALT OF LEMONS (Quím.) bioxalato de potasa.

ESSES (Mar.) ganchos || adujas.

TO ESTABLISH ONE SELF (Com.) establecerse.

ESTABLISHED PRICE (Com.) precio de tarifa.

ESTABLISHMENT (Const.) establecimiento (Com.) establecimiento, fundación.

BRANCH — (Com.) sucursal.

PEACE — (Mil.) pie de paz.

WAR — (Mil.) pie de guerra.

ESTACADE, estacada.

ESTATE (Com., Jur.: quiebras, concursos,) cuerpo de bienes (Agric.) finca.

BANKRUPT'S — (Jur.) activo de un quebrado.

REAL — (Jur.) bienes raíces.

PERSONAL — (Jur.) bienes muebles.

ESTER (Quím.) éster.

TO STERY, TO STERIFY (Quím.) esterificar.

ESTERIFICATION (Quím.) esterificación.

ESTHESIMETER, estesímetro (THERMO —,) termoestesímetro.

Estienne's POLARISED DOUBLE WRITER (Tel.) aparato receptor polarizado de Estienne.

ESTIMATE (Com.) tasación, avalúo || presupuesto.

TO —, tasar, avaluar o valuar || presuponer.

ROUGH —, cálculo aproximado.

THE NAVAL —S (Mar.) el presupuesto de Marina.

ESTIMATION (Com.) avalúo, tasación, estimación.

— AT RANDOM (Com.) cálculo a ojo.

ESTIVAL, estival, veraniego.

ESTOC (Arm.) estoque.

ESTRADE (Arq.) estrado.

ESTRAMACON (Esg.) tajo, cuchillada.

ESTRAPADE (Equit.) corcovo.

ESTUARINE DEPOSIT (Geol.) tierra de aluvión.

ESTUARY (Top.) ria, estuario (Tec.) baño de vapor.

ETAGE GRATE, parrilla en escalones.

ETAGERE (Mueb.) aparador || juguetero.

ETALON, — POST (Pesas y medidas) varilla del interferómetro.

TO ETCH (Grab.) grabar al aguafuerte.

ETCHER (Grab.) grabador al aguafuerte, acuafortista.

ETCHING (Grab.) grabado al aguafuerte.

— BOARD or TABLE (Grab.) mesa de grabar.

— LIQUOR (Grab.) ácido para grabar.

— LYE (Quím.) lejía cáustica.

— NEEDLE (Grab.) buril de grabador.

— TROUGH (Grab.) cubeta de grabador.

— VARNISH (Grab.) barniz de grabadores.

ELECTRIC — (Grab.) grabado eléctrico al aguafuerte.

ETHAL (Quím.) etal.

ETHALIC ACID (Quím.) ácido etálico.

ETHANE (Quím.) etano.

ETHENE (Quím.) etina.

ETHER (Ast.) éter (Quím.) éter (Fís.) éter, ambiente.

— ENGINE, máquina de éter o movida por el éter.

— LAMP, lámpara para éter.

— THEORY (Elect., Fís.) teoría del éter.

HYDRIODIC — (Quím.) éter iodídrico.

HYDROCHLORIC or MURIATIC — (Quím.) éter clorhídrico.

HYDROSULPHURIC — (Quím.) éter sulfídrico.

NITRIC — (Quím.) éter nítrico.

PYROLEGNOUS — (Quím.) éter piroleñoso.

SULPHURIC — (Quím.) éter sulfúrico.

ETHEREAL GILDING (Dor.) dorado al éter.

— OILS (Quím.) aceites esenciales.

TO ETHEREALIZE (Quím.) eterificar.

ETHERIC ACID (Quím.) ácido acetoso.

ETHERIFICATION (Quím.) eterificación.

ETHERINE (Quím.) eterina.

ETHEROLE (Quím.) etina.

ETHIONIC ACID (Quím.) ácido etiónico.

ETHIOPS MINERAL (Quím.) etiope mineral.

ETHRIOSCOPE, etrioscopio.

ETHYL, etil || etilgasolina.

— GAS (Tec.) etilgasolina.

ETHYLE, etila.

— DISULPHOCARBONIC ACID (Quím.) ácido xantamílico o etidisulfocarbónico.

— SULPHURIC ACID (Quím.) ácido sulfovínico, o etilsulfúrico.

ETHYLENE, etileno.

— SERIES, serie etilénica o del etileno.

ETIOLATION (Agric., Quím.) descoloración caquéxica de las plantas.

ETOILE (Tela.) etoile.

ETOLOGY, etología.

EUCALIPTUS, BLUE —, BLUE GUM (Bot.) eucalipto ("eucaliptus globulus").

RED — or GUM TREE (Bot.) eucalipto rojo.

SWEET — CORYNOCALIX (Bot.) eucalipto sacarino.

EUCHLORINE (Quím.) euclorina o eucloro.

EUCLASE (Min.) euclasia.

EUDIOMETER (Quím.) eudiómetro.

EUDIOMETRY, eudiometría.

EUGENEL (Quím.) eugenol.

EUGENIC ACID (Quím.) ácido eugénico.

EUGENICS, eugenesia.

EUGENISM, eugenismo.

EUPATORY (Bot.) eupatoria.

EUPHONIUM (Mús.) eufono.

EUPHONY (Mús.) eufonía.

EUPHORBIA (Quím.) euforbio.

EUPHORBIUM (Bot.) euforbio.

EUPHRASIA or **EUPHRASY** (Bot.) eufrasia.

EUPHROE (Mar.) telera de araña.

EUROPIUM, EN (Quím.) europio.

EUROPEAN, — PLAN, plan europeo.

EURYTHMY (Arq., B. A.) euritmia.

Eustacian TUBE INSTRUMENT (Cir.) dilatador de la trompa de Eustaquio.

EUSTYLE (Arq.) intercolumnio.

EUTHANASIA, eutanasia.

EUTHENICS, euténica.

EUXANTING ACID (Quím.) ácido euxántico.

TO EVACUATE (Mil.) evacuar.

EVACUATION (Mil.) evacuación.

EVALUATION (Com.) valuación, v. ESTIMATION.

EVANESCENCE, desvanecimiento, desaparición.

EVANESCENT, desvanecente, pasajero.

EVAPORABLE, evaporable, vaporizable.

TO EVAPORATE (Fís.) vaporizar, evaporizar o evaporar.

EVAPORATING, evaporador o evaporante.

— APPARATUS, aparato de evaporar.

— BOILER or VESSEL, evaporadora.

— CHANNELS (Meta.) canales de evaporación.

— FURNACE (Fund.) horno de evaporación.

— POWER, fuerza de evaporización o evaporante.

EVAPORATION, evaporación.

— GAGE (Fís.) evaporómetro.

— KETTLE or VESSEL (Máq.) caldera de evaporación (F. Az.) evaporadora.

EVAPOROMETER (Fís.) higroscopio, evaporómetro.

EVAPORATOR, evaporador (Quím.) cápsula.

EVECTION (Ast.) evección.

EVEN, igual de nivel, llano, liso (deportes) parejos.

TO —, enrasar, nivelar (deportes) emparejar o igualar.

— THE SOIL, nivelar el terreno.

— WITH THE GROUND, al nivel del suelo.

— KEEL (Mar.) de igual calado en proa y en popa.

— NUMBER, número par.

— PAGE (Tip.) verso, página par.

— THREADED (Tej.) de hilo unido.

TO BE — WITH (Carp.) estar a flor, florear.

TO MAKE — (Tec.) aplanar, nivelar, enrasar (deportes) emparejar, empatar.

EVENER, igualador, aplanador.

EVENING GUN (Mil.) cañonazo de retreta.

— STAR (Ast.) Venus, estrella vespertina, lucero vespertino.

EVENLY, uniformemente || a nivel.

EVENNESS, igualdad, uniformidad.

EVENT, acontecimiento, suceso, acaecido (Dep.) evento.

IN THE — (Com.) en caso de... (que...)

TO **EVENTILATE**, ventilar, aventar.

EVENTUAL, eventual.

EVERGREEN (Bot.) siempre viva, chaparro.

— OAK (Bot.) encina.

EVERNIC ACID (Quím.) ácido evérnico.

EVIPAN (Med.) evipán.

EVOLUTE (Geom.) evoluta.

— or END WINDING (Elect.) arrollamiento frontal.

EVOLUTION (Tec.) evolución, desarrollo, desenvolvimiento (Mil.) evolución, maniobra (Agric.) extracción de raíces (Biol.) evolución.

— FLEET —S (Mar.) maniobras de la escuadra.

TO **EVOLVE** (Fís.) desenvolver, desarrollar (Tec.) desarrollar.

EVOLVENT (Geom.) involuta.

EWE (Gan.) oveja.

— LAMB (Gan.) cordera.

YEARLING — (Gan.) borra.

EWER, jarro || palangana (Hort.) achicador.

EXACT, exacto.

TO — (Com.) exigir.

EXACTING (Com.) exigente.

TO **EXALT** (Quím) sublimar.

EXAMINATION, examen, inspección.

TO **EXAMINE** (Com.) examinar, revisar.

EXAMINER, revisador o revisor, examinador, inspector.

EXANTHEMA (Med.) exantema (Hort.) antracnosis de la naranja.

EXCANDESCENCY (Quím.) inflamabilidad.

TO **EXCAVATE** or TO **EXCAVE**, excavar, minar, zapar.

EXCAVATING MACHINERY (Min.) maquinaria para excavaciones.

EXCAVATION, cavidad, hoyo, hoya (Mil., Ing., Min.) excavación, zanja, trinchera (Art.) cavidad (producida por una mina) (Agric.) desmonte.

— BY STEPS (Ing., Fc.) excavación gradual.

— COUNTER — (Ing.) contramina.

TO FILL UP AN —, v. p.

EXCAVATOR, excavador.

— S (Dent.) excavadores.

PNEUMATIC —, excavador neumático.

SUBMARINE —, excavador submarino.

TO **EXCEED**, exceder(-se).

— — THE SPEED LIMIT, excederse a la velocidad permiitda.

EXCENTRIC v. ECCENTRIC.

EXCENTRICAL, v. ECCENTRICAL.

EXCENTRO LINEAL (Geom.) radial.

EXCESS, exceso, excedente (Fc.) carga, aumento (Rec.).

TO — (Fc.) cargar, aumentar cierta suma.

— OF THE HEIGHT (Arq.) asiento.

EXCESS PROFIT TAX, impuesto sobre utilidades excedentes.

EXCHANGE, cambio || trueque, permuta || giro || bolsa, casa de bolsa (Mil.) canje.

— CAP (Pap.) papel para letras de cambio.

— OFFICE, (Com.) casa de cambio.

AVERAGE OF — (Com.) cambio común u ordinario.

BILL OF — (Com., Jur.) letra de cambio.

COURSE OF — (Com.) curso del cambio.

CURRENT — (Com.) cambio corriente o de plaza.

FIRST OF — (or SECOND or THIRD OF — (Com., Jur.) primera (letra) de cambio (o segunda o tercera (letra) de cambio).

RATE OF — (Com.) tipo del cambio || curso de la bolsa.

EXCHEQUER BILL, libranza de la Tesorería.

EXCISE (Com.) sisa.

— ON EATABLES AND LIQUORS (Com.) sisa.

— OFFICE (Com., Jur.) oficina de contribuciones, administración de rentas (del Estado).

EXCITATION (Elect.) excitación.

— FREQUENCY (Elect.) frecuencia de excitación.

— BY SEPARATE CURRENT (Elect.) excitación por corriente (de una fuente) independiente o separada.

RESIDUAL — (Elect.) excitación remanente.

TO **EXCITE**, excitar, estimular (Elect.) excitar.

EXCITER (Elect.) excitador-a, dínamo excitadora.

— CIRCUIT (Elect., Radio) circuito excitador.

— TERMINAL (Elect.) borna de excitación.

EXCITING BATTERY, JAR BATTERY (Elect.) batería de botellas de Leyden o de excitación.

— CIRCUIT (Elect.) circuito excitador.

— COIL (Elect.) carrete excitador.

— CONVERTER (Elect.) transformador de excitación.

— COPPER (Elect.) cobre de excitación.

— CURRENT (Elect.) corriente de excitación.

— DYNAMO, v. EXCITER.

— FIELD (Elect.) campo de excitación.

— RECTIFIER (Elect.) rectificador de excitación.

— SPARK-GAP (Elect.) distancia explosiva del excitador.

— VOLTAGE (Elect.) tensión excitadora.

— WINDING (Elect.) arrollamiento de excitación.

— WIRE (Elect.) alambre excitador.

EXCLAMATION (Tip.) admiración.

TO **EXCLUDE**, excluir.

EXCLUSION, exclusión.

EXCLUSIVE, exclusive.

EXCORTICATION, descortezamiento.

EXCURSION BOAT (Mar.) embarcación o bote de recreo o excursiones.

— RATE (Com.) precio de excursión.

— TICKET (Fc.) boleto o billete de excursión.

— TRAIN (Fc.) tren de excursión o de recreo.

TO EXECUTE, ejecutar || llevar a cabo (Jur.) ejecutar.

EXECUTION, ejecución (Jur.) ejecución. WRIT OF — (Jur.) auto de ejecución.

EXECUTOR, operador, ejecutor (Jur.) albacea || ejecutor (testamentario).

EXEDRA, EXHEDRA (Arq.) exedra.

EXEMPT (Com., Jur.) exento, libre.

— TO —, eximir.

EXEMPTION, exención, franquicia.

— FROM CHARGES (Com., aduanas) exoneración o liberación (del pago) de la tasa.

EXERCISING GROUND (Mil.) campo de maniobras.

EXERGUE (Min.) exergo.

TO EXERT, ejecutar, ejercer, desempeñar.

TO EXFOLIATE (Min., Meta.) esfoliarse.

EXHALATION, exhalación.

TO EXHALE, exhalar.

TO EXHAUST, agotar || aspirar || consumir (Min.) extraer todo el mineral de una mina.

— FAN (Mec.) expulsor de aire.

— or EXHAUSTING PIPE (Mec.) tubo de educción o de expulsión.

— or — PORT, orificio de expulsión o de educción.

— STEAM (Mv.) vapor agotado || vapor de escape.

— VALVE (Mec.) válvula de educción.

EXHAUSTED BEDS (Min.) yacimientos agotados.

EXHAUSTER (Fís.) aspirador.

EXHAUSTING, aspirante || agotador.

— CHAMBER (Mv.) depósito o cámara de vapor.

— MACHINE (Mec.) bomba aspirante o de agotamiento.

EXHAUSTION, exhaustación, vacío, agotamiento (Min.) agotamiento (Mv.) educción (del vapor) (Quím.) agotamiento.

— PUMP (Mec.) bomba aspirante.

— VALVE (Mec.) válvula de aspiración.

TO EXHIBIT, exhibir, exponer.

EXHIBITION, exhibición, exposición.

EXHIBITIONISM (Med.) exhibicionismo.

EXHIBITIONIST (Med.) exhibicionista.

EXHIBITOR, expositor.

EXIGUITY, exigüidad.

EXIGUOUS, exiguo.

EXIT, salida (Mv.) escape de vapor (Teat.) váse, se va, (retirada de un actor).

EXIT PUPIL (Opt.) pupila emergente.

EXORBITANT, exorbitante.

EXOSMOSE, EXOSMOSIS (Fís.) exosmosis.

EXOTHERMIC, exotérmico.

EXOTIC, exótico, extranjero o extraño.

EXOTOXIN (Bacter.) exotoxina.

TO EXPAND, dilatarse, ensancharse || extenderse.

EXPANDING, de extensión.

— ALLOY (Quím.) aleación expansiva.

— BIT, barrena de extensión.

— BOND PIN v. CHANNEL PIN.

— BORER, barrena de extensión.

— DRILL, taladro o sonda de extensión.

— (LATHE) MANDRIL (Torn.) mandril de expansión o extensible para torno.

— TAP, taladro de extensión.

EXPANSE, extensión.

EXPANSIBILITY, expansibilidad.

EXPANSION, expansión, dilatación (Com.) desarrollo.

— AMMETER (Elect.) amperómetro de expansión o térmico.

— COUPLING (Mec.) conexión de expansión.

— ENGINE, máquina de expansión.

— GEAR (Mec.) engrane o mecanismo de expansión.

— JOINT (Mec.) conexión o junta de expansión o corrediza.

— LINK (Mv.) corredera de expansión.

— LOOP, tubo en lazo.

— ROCK REAMER, alegrador de expansión para roca.

— VALVE (Mec.) válvula de expansión.

— — GEAR (Mec.) distribución de expansión. LINEAR —, dilatación lineal.

EXPANSIVE, expansivo.

— FORCE or POWER, fuerza expansiva, poder expansivo.

— PRINCIPLE OF STEAM (Fís.) principio expansivo del vapor.

EXPECTATION (Com.) expectativa.

EXPEDITIONARY FORCE (Mil.) cuerpo expedicionario.

EXPEDITIOUS, expedito.

EXPEDITIVE, expedito.

TO EXPEL, expeler, expusar.

— — THE OAKUM, escupir las estopas.

EXPELLER, expulsor.

EXPELLING, expulsante, expelente.

TO EXPEND (Com.) gastar || consumir.

EXPENDITURE, gasto, desembolso, consumo.

EXPENSE, costo, gasto.

—S FOR MAINTENANCE AND REPAIRS, gastos de mantenimiento.

— MAGAZINE (Art.) arcón de municiones (de una batería).

CONTINGENT — (Com.) gastos extraordinarios.

FREE OF — (Com.) libre de gastos.

INCIDENTAL —S (Com.) gastos imprevistos.

INSTALLATION — (Com.) gastos de instalación.

PETTY — (Com.) gastos menores.

POSTAGE — (Com.) gastos de correo.

WORKING —S (Com.) gastos de explotación.

EXPENSIVE (Com.) costoso.

EXPERIENCE, experiencia, práctica (Quím., Mar.) prueba, experimento.

TO —, experimentar, ensayar, probar.

EXPERIMENT, experimento, prueba, ensayo.

— WITH FROG'S LEGS (Fís.) experimento de las piernas de ranas.

TO EXPERIMENT, experimentar.

EXPERIMENTAL, experimental.

— RESEARCH (Tec.) prueba o investigación experimental.

EXPERIMENTALIST, EXPERIMENTER, EXPERIMENTIST, experimentador.

EXPERT (Mar.) práctico (Jur., Com.) perito, experto.

EXPERTLY, expertamente.

EXPIRATION, expulsión de aire (Com.) expiración, vencimiento (Jur.) expiración, caducidad.

TO EXPIRE, expulsar vapor o aire (Com., Jur.) vencerse un plazo o término, expirar.

EXPLANATORY NOTE (Com.) nota o memoria explicativa o con aclaraciones.

EXPLETIVES (Alb.) ripios.

TO EXPLODE, hacer explosión, explotar, estallar.

EXPLODING, fulminante.

— CHAMBER (Art.) recámara.

— CHARGE, carga, explosión.

EXPLORATION (Min.) exploración.

— ON MINING (Min.) exploración de un terreno.

EXPLORATOR, explorador, examinador.

TO EXPLORE, explorar (Min.) catar (Mar.) sondar.

EXPLORER, explorador (Mar.) telescopio submarino.

— DRIFT (Min.) galería de cata.

— NEEDLE (Cir.) tienta.

EXPLOSION, explosión.

RADIUS OF — (Art.) radio de explosión.

EXPLOSIVE, explosivo.

— ACTION, efecto explosivo, acción o fuerza explosiva.

— BALL (Art.) bala explosiva.

— COTTON (Quím.) algodón pólvora.

—S, explosivos, sustancias explosivas.

— HIGH —S, explosivos violentos.

EXPONENT (Mat.) exponente.

EXPONENTIAL (Mat.) exponencial.

EXPORT, exportación (Com.) (—S) artículos de exportación.

TO — (Com.) exportar.

— POWDER, pólvora de comercio.

— TRADE (Com.) comercio de exportación.

BOUNTY ON — (Com.) prima de exportación.

EXPORTER (Com.) exportador.

TO EXPOSE, exponer || exhibir (Com., Mil.) exponer, arriesgar (Fot.) exponer.

— — TO THE AIR, orear, aerear, aventar, exponer al aire.

EXPOSED (Mil.) descubierto.

— DOVETAIL (Carp.) ensambladura de lazo.

EXPOSITION (Com.) exposición (Const.) exposición, situación.

EXPOSITORY (Orn. Ec.) custodia.

EXPOSURE, exposición, situación, orientación (Fot.) exposición.

EXPRESS (Com., Fc., Aeron.) expreso, "express" (Fc.) tren expreso o rápido.

TO —, exprimir, extraer el jugo (Com.) remitir por expreso.

— CAR (Fc.) carro de expreso, coche expreso.

— GOODS (Fc.) mercancías expedidas en gran velocidad.

— TRAIN, —, (Fc.) tren expreso o rápido.

EXPRESSAGE (Com.) porte de efectos enviados por expreso.

— OIL, aceite extraído por presión.

EXPRESSIONISM (B. A.) expresionismo.

EXPRESIONIST (B. A.) expresionista.

EXPROPRIATION (Jur.) expropiación.

— LAW (Jur.) legislación o leyes de expropiación.

— METHOD (Jur., Fc.) procedimiento de expropiación.

FORCED — (Jur.) expropiación forzosa, (por causa de utilidad pública).

EXPULSION, expulsión.

TO EXPUNGE, expurgar || borrar.

TO EXPURGATE, expurgar.

EXSICCANT, EXSICCATIVE, secante o desecante.

TO EXSICCATE, secar, desecar, resecar.

EXSICCATION, desecación.

EXTANT, existente.

TO EXTEND, extender, alargar, amplificar (Com.) aplazar.

— — THE DIGGING (Min.) continuar el cuele o las labores.

— — TURNTABLE (Fc.) prolongar o dar acceso a la mesa o placa giratoria.

EXTENDED, tenso, prolongado, extendido.

— LETTER (Tip.) letra abierta.

— T-SHAPED ANTENNA (Tel. In.) antena en T prolongada.

EXTENSIBLE, extensible, alargable (Com.) aplazable.

— LEAN-TO LADDER, escalera extensible.

EXTENSION, extensión, prolongación (Com.) plazo.

— APPARATUS (Cir.) aparato extensor.

— OF BOND (Com.) extensión de depósito.

— PLATFORM TRAP DOOR, escotillón para plataforma de extensión.

EXTENSIVE, extenso, vasto, amplio.

EXTENT, tamaño, magnitud, grado ‖ extensión.

TO EXTERMINATE, exterminar (Agric.) esquiciar, arrancar de raíz.

EXTERMINATING, EXTERMINATOR, exterminador.

EXTERMINATION, exterminación (Alg.) eliminación.

EXTERNAL, externo, exterior.

— CHARACTERISTIC (Elect.) característica externa.

— FEMALE GAUGE (Herr.) calibrado de una tuerca.

— SHELL (Elect.) coraza externa.

— TEETH (Mec.) engranaje exterior.

— WALL (Fort.) antemuralla.

— TRADE (Com.) comercio exterior.

EXTINCT, extinguido (Jur.) abolido.

EXTINCTION, EXTINGUISHMENT, extinción, destrucción (Com.) amortización, anulación.

— OF THE CALL LAMP (Telef.) apagado de la lámpara incandescente (de llamada).

TO EXTINGUISH, extinguir, aniquilar, (tratándose del fuego:) apagar.

EXTINGUISHER, apagador.

FIRE — (Com.) apagador de incendios.

EXTINT (Tint.) apagado, extinguido ‖ borrado.

TO EXTIRP, extirpar, aniquilar (Agric.) arrancar de raíz.

— — HERBS (Agric.) desherbar o desyerbar.

EXTIRPATION, extirpación.

EXTIRPATOR, EXTIRPER, extirpador o exterminador (Agric.) extirpador de yerbas y raíces.

EXTORSION (Com.) usura.

EXTORSIONER (Com.) usurero.

EXTRA, extra.

— CHARGES (Com.) gastos extraordinarios.

— COMMISSION (Com.) sobrecomisión.

— CURRICULAR, extracurricular.

— CURRENTS (Elect.) extracorrientes.

— AND DOUBLE — STRONG PIPE, tubos extrafuertes y doble extrafuertes.

— HAND, operario extraordinario.

— LAY DAYS (Com.) sobreestadías.

— PAY (Com.) sobresueldo, sobrepaga.

— PRICE (Com.) sobreprecio.

— STATE (Com.) harina de trigo tamizada.

— WORK (Com.) trabajo extraordinario.

EXTRACT (Quím.) extracto (Perf.) extracto.

TO —, extraer (Quím., Arit., Dent.) extraer.

— — A ROOT (Arit.) extraer una raíz.

— OF ACCOUNTS (Com.) extracto o resumen de cuentas.

EXTRACTION (Quím., Arit., Dent.) extracción.

— OF ROOTS, v. TO EXTRACT ROOTS.

EXTRACTIVE, extractivo.

EXTRACTOR, v. comb. BOLT.; extractor (Arm.) extractor (de cartuchos) (Cir.) forceps (Art.) sacatrapos.

BORE DRILL —, v. p.

BULLET — (Cir.) sacabalas.

BUSH — (Agric.) arrancador de arbustos.

HYDRO —, secador centrífugo.

EXTRADOS (Arq.) extradós ‖ trasdós.

EXTRAPOLAR REGION, región extrapolar.

EXTRAVASATION, extravasación.

EXTRAVERTION (Quím.) extraversión (Psicología) (EXTROVERSION) extraversión.

EXTREME, extremo, máximo (Mat.) extremo-s.

— BREATH (Mar.) manga de construcción, de fuera a fuera.

— OF THE HEARTH (Fund.) costeras de un horno.

EXTREMITY, extremidad, cabeza, cabo.

— OF A WALL (Alb.) cabeza de pared.

EXTRINSIC, EXTRINSICAL, extrínseco.

EXTROVERTION, v. EXTRAVERTION.

EXUSTION, combustión completa, ustión.

EXUVIAE (Geol.) conchas y despojos petrificados.

EYE (Fisiol.) ojo (Mec.) ojo (Tip.) ojo (Arq.) ojo ‖ ventana redonda (Carp.) armella ‖ anillo de visagra (Com.) broche o corchete hembra (Bot.) yema (Tej.) ojete ‖ anilla, lizo ‖ malla (Art.) boquilla de un proyectil hueco (Mar.) encapilladura. (v. comb. CAT'S).

TO —, hacer ojos a las agujas.

— OF THE ANCHOR (Mar.) ojo del ancla.

— — A BLOCK, cajera.

— — — — STRAP (Mar.) gaza del guardacabo de los motones.

— BOLT, perno de anilla (Mar.) cáncamo de ojo.

— — AND KEY, perno de argolla con pasador.

— — — NUT, armella con tuerca.

— OF A BOLT, ranura de perno.

— BRIGHT (Bot.) eufrasia.

— OF THE CATCH (Art.) ojo (por donde entra el tope de la prolonga).

— — A CLAMP (Carp.) escopleadura para una espiga.

— — THE CRANK (Mec.) ojo del árbol de la manivela ‖ ojo de cigüeña.

— DOOR or HOLE (Arq.) tragaluz, claraboya.

— FOR DOOR HASPS, hembrillas de aldabas.

EYE DROP (Joy.) lágrima.
— **EXTIRPATOR** (Cir.) extirpador de ojos.
— **FLAP**, visera de caballo.
— **FORCEPS** (Cir.) forceps ocular.
— **GLASS** (Opt.) anteojo, lente ‖ ocular ‖ retina.
— **HAMMER**, martillo de ojo.
— **OF A HAMMER**, ojo del martillo.
— — — **HOOK or CLASP**, corchete.
— **JOINT** (Elect.) empalme de enchufe.
— **OF THE LEVEL**, burbuja.
— — — **MILLSTONE** (Mol.) ojo de muela.
— **PIECE** (Opt.) ocular.
— **PROTECTOR**, pantalla ‖ visera ‖ anteojos para el sol o para proteger del polvo.
— **OF THE RULE** (Tip.) ojo de la regleta.
— **SALVE** (Com., Farm.) colirio, bálsamo para los ojos.
— **SHADE**, visera, pantalla.
— **IN THE SHUTTLE** (Tej.) ranura de la lanzadera.
— **OF A SHROUD** (Mar.) gaza de encapilladura de obenque.
— **SKETCH** (Dib.) croquis, "sketch".
— **SPECULUM, EYELID DILATOR** (Cir.) dilatador parpebral.
— **WITH SPIKES** (Cerr.) hembrillas con espigas.
— **SPLICE** (Mar.) gaza, ayuste de cola de pato.
— **SPOTTED**, moteado.
— **S OF THE SPRIT SAILS** (Mar.) desaguaderos de las cebaderas.
— **STANCHION** (Mar.) candelero de ojo.

EYE OF A STAY (Mar.) ojo, gaza o manopla de mufla.
— — — **STRAP** (Mar.) ojo de gaza.
— **TOOTH** (Gan.) colmillo.
— **S OF A VESSEL** (Mar.) escobenes.
— **WASH or WATER** (Com., Farm.) colirio para los ojos. v. — **SALVE**.
— **WASHER**, lavaojos, vaso para lavarse los ojos.
— **WITNESS** (Der.) testigo ocular.
ARTIFICIAL —, ojo artificial.
DEAD — (Mar.) vigota o bigota, liebre.
HEAD — (Equit.) ojo u ojal de la testera de la brida.
HOOKS AND —**S**, corchetes, broches.
SCREW —**S**, armellas.
SILVER or WALL — (Vet.) ojo zarco.
WIND'S — (Mar.) filo, línea del viento.
TO STRAP DEAD —**S** (Mar.) envigotar.
EYELET, armellas de unión ‖ ojetes (Arq.) resquicio, abertura.
— **HOLES** (Mar.) ollaos (Cost.) ojetes.
—**S** — **OF THE REEFS** (Mar.) ollao de drizas.
— — — **ROPE BANDS** (Mar.) ollaos de los envergues.
— **PUNCH**, ojeteador.
— **THIMBLE** (Mar., Aviac.) anillo de gaza.
EYELETEER, punzón para hacer ojetes.
EYELETTING MACHINE, máquina de hacer ojetes.
EYNG (Caz.) nido de ave de rapiña.
EYSELL, vinagre.

F

F, abrev. de Fahrenheit. (Com.) abrev. de FRI-DAY, viernes (Mús.) abrev. de "forte" || CLEF, llave. || F. (Elect.) v. GILBERT (Tec.) símbolo de sexto o 6. (Quím.) FLUORINE (Mate.) función.

f. (Mec.) abrev. de FORCE (Elect.) abrev. de FARAD (Tec.) abrev. de FOOT || abrev. de FOLIO (Pint., Arq.) abrev. de "FECIT".

FA (Mús.) fa.

FABRIC, fábrica, edificio || taller || fábrica, gran industria (CLOTH, STUFF, MATER-IAL,) tejido, género, tela, material || manufactura (Arq.) obra, fábrica (Pint.) fábrica, obra.

FABRICANT, fabricante.

TO FABRICATE, fabricar || hacer, construir, dar forma || unir piezas intercambiables (MANUFACTURE, MAKE UP,) manufacturar, confeccionar || fabricar, construir conforme a un tipo, patrón o cartabón (Rec.)

FABRICATION, fabricación || manufactura || confección.

FABRILE, fabril.

Fabry PNEUMATIC WHEEL (Min.) ventilador neumático de Fabry.

FAC, abrev. de FACSIMILE.

FACADE (Arq.) fachada, frente.

FACCIA ASHES (Pint.) cenizas graveladas.

FACE, (THE FRONT PART OF THE HEAD,) cara, rostro || expresión || apariencia exterior, cariz (THE SURFACE OF ANYTHING,) cara, superficie || plano (Arq.) v. FACADE, fachada, frente || paramento de bóveda o de muro || parte de la jamba de una puerta que está o da hacia el cuarto o alcoba || frente vertical de un arco || cara o frente, superficie vertical de una piedra, pared, etc. (Herr.) (— OF A HAMMER,) cara, boca o estampa de un martillo || cara del yunque (Tip.) ojo de la letra (Min.) fondo o pared de galería o de túnel (Tej.) (THE "RIGHT" SIDE,) derecho, el derecho o el lado derecho (Rel.) (DIAL,) cuadrante,

muestra (Carp.) cara (Cuch.) plano (Acuñ.) cara, anverso. Comp. CROSS (Mec.) superficie || banda de cilindro (Fort.) frente de un baluarte (Geom.) cara.

TO —, cubrir, revestir || forrar || rivetear, orlar || pulir, pulimentar || ajustar || tornear || cepillar || igualar (Alb., Arq.) hacer frente || paramentar || revestir (TO HAVE THE — TOWARD, WITH THE — SET IN ANY DIRECTION,) mirar hacia.... dar hacia... con la cara hacia... (Mec.) ajustar || pulir, tornear, cepillar, igualar una superficie (Milicia) enfrentarse al enemigo (Sast.) forrar, aforrar (Cost.) guarnecer, ribetear (Fund.) (— — THE MOULD,) polvorear los moldes (F. Az.) v. TO ACQUIRE (Herr.) (WITH STEEL,) calzar o cubrir de acero || acerar una superficie.

— OF AN ANVIL, cara del yunque.

— CLOTH, sudario, mortaja.

— OF A COMPASS, rosa de los vientos.

— OF A GALLERY (Min.) fondo de galería. v. — (Min.)

— GUARD, máscara o careta de protección (del rostro.) v. MASK, GAS MASK (Arm.) visera del yelmo (Esg.) (FENCING — —,) careta.

— OF A GUN (Art.) espejo o plano de la boca de una pieza de artillería.

— HAMMER, (FLAT-FACED HAMMER,) martillo de cabeza chata || martillo de cabecear (Min.) martillo de reparar la pana del gran martillo de forja.

— OF A HAMMER. v. — (Herr.)

— — HILL (Top.) ladera, pendiente, declive.

— JOINT, JOINT OF A VOUSSOIR ON THE — OF THE ARCH, junta de las dovelas.

— MOULD (Arq.) cercha.

— PAINTING (Rare.) retratista.

— PAINTING, pintura de la cara.

— PIECE (Mar.) sobresano del tajamar.

— OF A PIT (Fort.) área de la fosa.

FACE PLAN, PLAN or **DRAWING OF THE FRONT ELEVATION** (Arq.) elevación principal.
— OF A PLANE, cara del cepillo.
— PLATE (Torn.) disco o plato de torno (Mec.) plancha de protección.
— — LATHE (Torn.) torno de plato.
— POWDER, polvo para la cara.
— PROLONGUED (Fort.) sobrefaz.
— OF THE SAND (Fund.) superficie superior de la arena apisonada.
— SCREEN, pantalla.
— OF A SHAFT (Min.) pared de un pozo.
— AND SIDE CUTTER (Torn.) fresa con corte al frente.
— (OF A SOLID) (Geom.) cara.
— OF A STONE (Cant.) cabeza de sillar.
— OF TOOL (Torn.) frente del corte del útil.
— OF A TOOTH (Mec.) vuelo de un diente.
— OF A VAULT, FRONT — — — — (Arq.) paramento de bóveda.
— WALL, muro frontal (Ing.) (IN CULVERT:) frente de la bóveda.
— OF A WALL (Arq.) paramento de un muro.
— OF A WATCH (Rel.) muestra, cuadrante.
— WHEEL (Rel.) contrete, rueda de corona.
— WORK, SCABBLED — —, AXED — — (Arquitectura) paramento picado.
— OF WORK, s. WORKING PLACE, ADIT END (Min.) tajo, trabajo de arranque, fondo de galería.
— OF THE WORKINGS, BANK (Min.) galería practicada en una aglomeración de mineral.
— OF THE WORKINGS (Min. de carbón) frente del tajo.
FACET (B. A.) faceta (Carp., Alb.) v. FACE (Joy.) (—S, FACES,) facetas.
— WITH —S, CORNERWISE, de facetas, con facetas.
— WITH SKEW —, plagiedro, de caras oblicuas.
FACETTED DIAMOND (Joy.) diamante cortado en facetas.
FACIA-WRITER, fabricante de muestras en cristal.
FACIAL-ANGLE (B. A.) ángulo facial.
FACING (Sast.) (CUFF, LAPEL,) vueltas, (para puños, etc.) || vuelta en los faldones || solapa || ribete, dobladillo (Torn.) (SURFACING,) tornear sobre el torno de plato o disco || refrentar, tornear al aire (Mil.) (OPEN LINING OF UNIFORMS,) vueltas, vivos (Fund.) polvo (Mar.) poner un sobresano (Alb.) revestimiento, torta || (y Arq.:) paramento, cara.
— ARM, FLYING CUTTER (Torn.) portaútil basculante.

FACING ARM FOR MILLING A CRANK PIN, portaútil giratorio para los codos de los árboles de manivela.
— ARM WITH SPLIT BOSS (Ton.) portaútil giratorio de brida partida.
— BOARD, tabla de guarnición o de paramento.
— CUTTER (Torn.) fresa de fresadora acepilladora.
— END OF RAIL (Fc.) extremo de fatiga o trabajo del riel o carril.
— HAMMER (Herr.) martillo de encarrujar u ondular el hierro.
— POINTS, — — SWITCH (A) (Fc.) aguja tomada o cogida de talón.
— POINT CROSS-OVER (Fc.) comunicación en ángulo agudo (en cambios de vía).
— POINT LOCK (Fc.) enclavamiento de aguja a la punta.
— POINT LOCK LEVER, v. F. P. L.
— RAIL (Fc.) carril o riel de trabajo o de fatiga.
— SAND, FINE MOULDING SAND (Fund.) arena fina de moldear.
— SOD, revestimiento de césped.
— STONES (Alb.) piedra de paramento o adorno.
— UP. GRINDING (F. de naipes) aguzamiento.
— OF A WALL (Arq.) paramento enlucido.
FACSIMILE, facsímile.
— TELEGRAPH, PANTELEGRAPH, pantelégrafo, telégrafo autográfico.
— TELEGRAPHY, pantelegrafía.
— TO MAKE A —, reproducir el original por medio de un facsímile, hacer un facsímile, facsimilar (Rec.).
FACTITIOUS GEMS, piedras preciosas artificiales.
FACTOR (Tec.) factor (Arit.) factor (Com.) factor (Biol.) factor, gena.
— ARMATURE (Elect.) número de los hilos del inducido.
— LOAD —, factor de carga.
— POWER —, factor de potencia.
FACTORAGE (Com.) comisión de agencia.
FACTORY, fábrica || manufactura || taller de manufacturas || factoría.
— HAND, obrero de fábrica.
— PRICE (Com.) precio de fábrica.
— RAILWAY (Fc.) ferrocarril industrial, vía de fábrica.
— TEST, pruebas o ensayos en el taller.
FACTOTUM (Tip.) viñeta abierta, (adorno que rodea la letra).
FACTUM (Mat.) producto.
FACTURE (Com.) factura.
FACULTY (Mec.) fuerza mecánica.

TO FADE (Tint.) descargarse ‖ decolorarse ‖ atenuarse o desvanecerse (Tec.) v. FADING. (Cinema.) (— — IN,) abrir (— — OUT,) cerrar.
— IN (Cinema.) abriendo.
— OUT (Cinema.) cerrando.

FADGER (Cant.) gancho para baldosas.

FADING, fugitivo, evanescente (Tint.) degradación o alteración de los colores, decoloración (Fot.) debilitamiento de las pruebas negativas (Fís., Tel. y Radio.) desvanecimiento, fading.

FAECULA (Quím.) fécula.

FAG, (WORKMAN,) infatigable.

FAG-END (Pañería) orillo ‖ extremo de una pieza de tela por donde se ha empezado su fabricación ‖ cadillos, pestañas.

FAGS (Pañería) nudillos, nudos en el paño.

FAGOT, haz, hacecillo, gavilla (Agric.) (BUNDLE OF WOOD, FASCINE,) fagina, hacecillo de leña (Fund.) paquete de hierro para soldar (Mil.) fagina (Com.) (TRUSS) paquete de hierro viejo para fundir (Tec.) (SMALL BUNDLE OF —,) manojito de ramillas para encender el fuego ‖ fagina, leña menuda para encender (Ton.) paquete de duelas (Min.) barda (Mús.) fagote (Art.) fagina embreada.
— BAND (Art.) atadura o ligadura de las faginas.
— BINDER (Agric.) leñador que forma haces de leña.
— BUNDLING PRESS (Agric.) prensa para hacer haces.
— OF BRUSH-WOOD, haz formado por leña de un bosque tallar.
— MAKING, hacinamiento, formación de haces.
— OF SMALL WOOD (Agric.) haz compuesto de palas hendidas o serradas a lo largo.
— STEEL (Meta.) acero en barras.
— OF STEEL (Meta.) haz de barras de acero.
— TROLLEY, carro transportador de maderas partidas.
— OF WIRES FOR THE CORE OF AN ELECTROMAGNET (Elect.) haz de hilos de hierro que forman el núcleo de un electroimán.
— WOOD (Mader.) leño, madera de rollo.

FAGOTING (IRON,) (Meta.) batido de un haz de barras de hierro puestas al rojo.

FAHLUNITE (Miner.) automalita, gahnita, silicato hidratado de alúmina y de magnesia, (de la alteración de la cordierita.)

Fahrenheit, F (Fís.) Fahrenheit.
— THERMOMETER, termómetro Fahrenheit.
— THERMOMETRIC SCALE (Fís.) escala termométrica Fahrenheit.

FAIBLE (Arm.) parte débil de la hoja.

FAIENCE (Cer.) loza fina.

FAIL (Tec.) caída (Min.) (—S, s. LATHS, (Tel.) no venir, no llegar (mar.) faltar viento.
— TO — (Com.) quebrar, caer en bancarrota SPILLING,) pilotes, estacas.
— OF POTENTIAL (Elect.) caída del potencial.

FAILING, BEARING (Min.) dirección del filón.

FAILURE (Com.) quiebra, bancarrota ‖ fracaso (Tec.) falla, falta (Agric.) mala cosecha (Fot.) (—S,) accidentes.
— OF AN ARCH (Arq.) empuje lateral de un arco.
— OF THE CURRENT (Elect.) falta o cesación de la corriente.
— A DAM (Fc.) rotura de un terraplén.

FAINT (Tint.) ligero, tenue (Quím., Dest.) (—S,) segunda destilación, aguardiente flojo o de la última destilación.

FAIR (Com.) feria ‖ bazar ‖ exposición (Mar.) canalizo (Tec.) pleno, justo ‖ algodón ordinario de media calidad.
— COPY (Com.) copia en limpio.
— DEALERS (Com.) buhonero o feriante.
— FIELD, campo abierto.
— LEADER (Mar.) bertello.
— LEATHER (Ten.) cuero curtido sin colorear.
— ORDINARY (Com.) café bueno ordinario.
— QUALITY (Com.) calidad ordinaria o media.
— WAY or CHANNEL, canal de un río.
— WEATHER (Meteor.) tiempo sereno.
— WIND (Mar.) viento favorable.

FAIRING (Mar.) armonía (Mec.) armonía o suavidad en la forma o línea.

FAIRNESS (Com.) equidad ‖ honradez, integridad.

FAIRY OF THE MINE (Min.) diablillo, trasgo.

FAKE (Mar.) aduja.

FAKER (Cant.) fabricante.

FALCADE (Eq.) falcada.

FALCHION (Arm.) cimitarra.

FALCONET (Art.) falconete.

FALCONRY (Caz.) cetrería.

FALDING (Tej.) paño basto ‖ balleta.

FALDISTORY, FOLDSTOOD, faldistorio.

FAL-LOLS, GEW-GAWS, oropel.

FALL, s. AUTUMN (Hid.) catarata ‖ caída, salto de agua ‖ diferencia de dos niveles (Ing.) descendente (Mol.) (WATER-FALL,) salto, caída (Fís.) caída de los cuerpos (Fc.) v. ASCENT (Com.) depreciación, baja de precios o valores (Top.) declive, pendiente, desnivel (Geo.) pendiente o caída de un río (Mar.) tira de aparejo ‖ arrufo de las cubiertas (Mec.) cuerda de polea (Min.) (— OF GROUND,) caída, v. — (Top.)

TO —, s. TO DROP; caer, descender, bajar (Fís.) bajar (Mar.) (— — THE WIND) caer (Com.) bajar los precios ‖ vencerse un plazo.

— — ABOARD or IN (Mar.) abordar un bajel, embestirlo o írsele encima.

— — ASTERN (Mar.) recular ‖ dejarse caer por la popa ‖ quedarse atrás.

— BACK (Mar.) replegarse.

— BY THE BOARD (Mar.) caer por banda.

— CALM (Mar.) caer el viento, calmar.

— DOWN, bajar por un río.

— DUE (Com.) vencerse.

— — IN, (TUMBLE DOWN,) derrumbarse, desplomarse, hundirse (Const.) hundirse, desplomarse (Min.) v. — — —, ‖ (RUN, SLIP,) desmoronarse ‖ caerse, deslizarse rodando (Mar.) alinearse.

— — INTO GEAR (Mec.) engranarse.

— TO LEEWARD (Mar.) abatir el buque, dejarse caer a sotavento.

— — OFF (Mar.) desobedecer al timón ‖ separarse.

— — OFF ROUND (Mar.) arribar.

— — ON, (Mar.) caer sobre la arribada.

— — OUT OF STEP (Elect.) perder el sincronismo, caer fuera de fase.

— — OVERBOARD (Mar.) caer a la mar.

— — OVER THE SIDE (Mar.) caer por la banda.

— — PRESSURE (Elect.) disminuir o bajar o decrecer o caer la tensión.

— — TO WINDWARD (Mar.) abatir.

— — TIDE DOWN, dejarse llevar por la marea.

— OF THE BAROMETER (Fís.) descenso del barómetro.

— — CURRENT (Elect.) disminución o caída de la corriente.

— — A FORGE HAMMER (Herr.) número de golpes que da el martillo por minuto.

— OF THE HANDLE, BEND or CROOK (Arm.) curvatura.

— OF LEAVES (Bot.) defoliación, caída de las hojas.

— LEVER (Mec.) palanca de contrapeso.

— OF A MUSKET STOCK (Arm.) curvatura.

— NOT OFF! (Mar.) ¡orza! ¡aprovecha!

— OF POTENTIAL (Elect.) caída del potencial.

— — PRICES, —, (Com.) baja, baja de los precios.

— A TACKLE (Mar.) beta, tira de aparejo.

— OF TEMPERATURE (Fís., Meteor.) descenso o caída de la temperatura.

— — VOLTAGE or PRESSURE (Elect.) disminución o caída de la tensión.

FALL OF WATER ON PADDLE WHEELS caída del agua sobre las ruedas de paletas.

— — THE WATER ON THE WHEEL, MOVING WATER (Mol.) agua motriz, caída del agua sobre la rueda.

— WIND, v. KATABATIC.

— OF WOOD (Arb., Fort.) tala de árboles.

FALLER (F. de calcetines) abatidor, guía (T. L.) batán (H.) (—S,) barra de los rastrillos de rastrillar el cáñamo.

— WIRE, BUILDING-WIRE, GUIDE-WIRE (Tej.) alambre de guía.

FALLING ASTERN (Mar.) reculada.

— BOARD, ROCKING, SEA-SAW, SLIDER (Mar.) trampa de báscula.

— DISC (Fc.: aparato de block,) disco móvil.

— OF A FELLED TREE UPON ANOTHER, enredado, atravesado.

— FOUL (Mar.) trompada.

— HOME (Mar.) recogido de costados o de bocas.

— IN, derrumbamiento, desplome ‖ desplome de un techo.

— IN OF LAYERS, (SLATES:) hundimiento de las capas en las canteras de pizarra.

— LATCH, SPRING AND CRANK SHUTTER LATCH WITH A LEVER (Cerr.) cerrojillo, pestillo, cerrojo simple pequeño.

— OFF (VINE), (DROPPING,) sequedad que produce la caída de la flor en las vides ‖ destilación, goteo (Mar.) arribada en capa o facha.

— OFF OF SPEED (Tec.) caída o disminución de la velocidad.

— STAR (Ast.) bólido, estrella errante.

— STONE, aerolito.

— TRACK OF DOUBLE INCLINE or CAT'S BACK (Fc.) vía en bajada o pendiente.

— WEIGHT (Av.) contrapeso (para el lanzamiento).

— TEST (Meta.) prueba por caída de peso.

— WIRES (Tej.) alambres abajadores.

FALLOW (Tint.) YELLOWISH RED, FAWN-COLORED,) flavo, rofo-amarillento, amarillo leonado (Agric.) barbecho, en barbecho ‖ (UNPLOUGHED,) sin cultivar, baldío ‖ (FALLOWING,) barbecho, reposo en el cultivo.

TO — (Agric.) dejar en barbecho una tierra ‖ barbechar ‖ roturar un terreno inculto.

— CROP (Agric.) cosecha en terreno de barbecho.

— DEER (Caz.) gamo.

— GREY (Tint.) color estezado.

— LAND (Agric.) añojal, barbechera, tierra de barbecho.

FALLOW LAND, PLOUGHED — (Agric.) barbechado, dada ya la primera labor a la tierra dejada en barbecho.

— RIDGE or BORDER (Agric.) faja de terreno baldío que sirve de linde.

— UNDER WATER (Agric.) barbechera en agua.

— BASTARD — (Agric.) barbecho incompleto.

GREEN — (Agric.) barbecho de primavera.

NAKED —, v. BARE (Agric.) barbecho completo o absoluto.

FALLOWING (Agric.) barbecho, reposo en el cultivo.

FALSE (Tec.) falso (Joy.) falso (Arq.) (DEAD, DUMMY, IMITATED,) simulado, falso (Mar.) contra.

— ALARM, falsa alarma.

— ATTIC (Arq.) ático sin columnas, falso ático.

— BALK (Pont.) falso pilote.

— BEAT (Tej.) golpe vano.

— BOTTOM or DIAPHRAGM (IN Kind-Chaudron METHOD OF SINKING,) (Min.) fondo flotante.

— BRAY (Fort.) falsa braga.

— BREECH (Arm.) falsa culata.

— COINER (Com., Jur.) monedero falso.

— COLLAR, cuello postizo.

— COLOURS (Mar.) bandera falsa.

— COMMUTATOR (Elect.) colector falso.

— CORE, DRAWBACK (Fund.) falsa ánima.

— CUT (Arq.) falso corte.

— FACE, v. VISE CLAMP.

— FIRE (Mil.) fuego falso.

— FRAME (Min.) bastidor provisional.

— HAIR (Pel.) cabello postizo.

— KEEL (Mar.) zapata, falsa quilla.

— KEY, PICK-LOCK (Cerr.) llave falsa.

— POSITION (Arit.) falsa posición.

— PORT (Mar.) contracodaste exterior.

— RAIL (Carp.) sobrebrazal.

— ROOF (Carp.) armadura falsa.

— SET CHURCH (Arq.) iglesia mal orientada.

— STEM (Mar.) tajamar.

— TIE (Mar.) boza de estaga.

— TWIST (Hil.) torsión defectuosa o errada.

— WORKS (Ing., Min.) construcciones provisionales.

— ZERO (Fís.) falso cero.

TO FALSIFY, v. TO ADULTERATE.

TO FALTER (Agric.) trillar.

FAMILY CIRCLE (Teat.) galería.

— TREE, árbol genealógico.

FAN, abanico (Agric.) pala para aechar ‖ aventador, bieldo (Opt.) pantalla (Vm., Av.) ventilador (Mec.) ventilador, máquina soplante (Mol.) volante de molino de viento (Cinematografía) pantalla.

TO —, aventar, soplar, s. TO BLOW ‖ flabelar, agitar el aire (Agric.) aechar, sacudir o hacer saltar el grano para limpiarlo.

— OUT (Pap.) desplegar o desdoblar en abanico.

— or VANED ATOMISER (Tec., Vm.) molinete mezclador, rueda de paletas.

— BLADE, VANE, aleta de ventilador.

— BLAST (Fund.) tiro del fuelle.

— BLOWER (Fund.) ventilador centrífugo.

— or TAIL BURNER, mechero de abanico.

— WITH CIRCUMFERENTIAL WEB (Vm.) ventilador con llantas.

— OF Combes, ventilador curvo de Combes.

— COOLED RADIATOR (Vm.) radiador con ventilador.

— or SUCTION CUPOLA (Fund.) cubilote de aspiración.

— DRIVING CHAIN (Vm.) cadena de accionamiento del ventilador.

— DYNAMOMETER, b. AIR-FRICTION DYNAMOMETER.

— FLYWHEEL (Mec.) volante ventilador.

— GUARD (Elect.) red protectora (del ventilador o abanico eléctrico).

— JET, chorro en forma de abanico.

— LIKE, en forma de abanico.

— LIGHT, — SHAPED WINDOW, — WINDOW (Arq.) ventana en abanico.

— LIGHT SHUTTER, v. Venetian BLIND.

— MAKER, abaniquero, fabricante de abanicos.

— MOTOR (Elect.) motor para ventilador.

— PALM (Bot.) miraguano, palmera de abanico.

— SELLER, abaniquero, vendedor de abanicos.

— SHAFT (Mec.) eje de la pala de ventiladores.

— SHAPED, en forma de abanico.

— SHAPED ANTENNA (Tel. In.) antena en forma de abanico.

— ORNAMENT (Arq.) adorno circular que se ensancha del centro a la periferia, v. — TRACERY.

— STAVES, varillas de abanico.

— STICK, mango de abanico.

— TAIL, BAT-WING (Gas.) abanico.

— TAILED (Carp., Eb.) cola de milano.

— BURNER, mechero circular con chorro en abanico.

— TRACERY (Arq.) red o redecilla decorativa de la bóveda en abanico.

— VAULT (Arq.) bóveda de filetes radiales.

— VAULTING (Arq.) filetes o nervuras en abanico.

— WHEEL (Mec.) rueda de paletas.

FANAL (Mar.) fanal.

FANCY (Com.) fantasía, moda, capricho ‖ (Prov. A.:) mezcla de trigo candeal de invierno y de estío, cernido.

— ARTICLES or GOODS (Com.) fantasías, novedades, artículos o efectos de fantasía.

— ARTICLES, MAGAZINE OF — — (Com.) establecimiento de confecciones.

— CLOTH (Tej.) tejidos o telas labrados.

— FAIR (Com.) bazar.

— FIGURED (Tej.) labrado, historiado.

— FRAME (Tip.) orla de fantasía.

— GOODS, v. — ARTICLES ‖ (FASHIONABLE ORNAMENTS, TOYS, ETC., joyería, (algunos autores también consignan:) bijutería, artículos de lujo o fantasía.

— HARD WARE (Com.) bisutería de hierro, trabajos de fantasía o de lujo en hierro.

— LEAF (Arq.) hoja fantástica o quimérica.

— LETTER (Tip.) tipo o carácter de fantasía.

— LINES (Mar.) cabos para apagar las velas.

— ROLLER, FLY (Tej.) volante.

— SILK (T. S.) hilo, sacado de la borra de seda dispuesta para el teñido, en rama.

— TRADE (Com.) modas, comercio en modas o novedades.

— TWEEL (Tej.) Batavia, cruzado en doble cara.

— WEAPONS (Arm.) armas de lujo.

— WEAVINGS (Tej.) tejido de telas labradas.

— WOODS (Carp., Eb.) maderas para obras de tornero para hacer tableros de ajedrez u objetos de ébano, etc.

— YARN, MIXED YARN, hilo de lana mixto, (seda y lana).

FANDANGO (Mús.) fandango.

FANDON (Meta.) caldera de cobre para amalgamar.

FANE, grímpola (Arq.) templo.

FANG (Cerr.) garra, uña (Herr.) espiga, mango, cola de lima, etc. (Min.) (AIR-BOX or PIPE or FANG,) caja de aire; (Perú:) huaira (Mar.) garra, clavo largo (Com.) colmillo de animal.

FANNER (Mec.) (AIR TRAP or EXHAUSTER,) ventilador aspirante (Agric.) aventador ‖ aechador, máquina para aechar.

FANNING or **WINNOWING MACHINE, WINNOWER** (Agric.) aventadora, harnero mecánico.

— MILL (Agric.) aechadora, máquina para aechar.

FANON (O. Ec.) colgantes de la mitra episcopal ‖ manípulo.

Far East (Geo.) Lejano Este.

FAR (Elect.) v. FARAD (Eq.) (OFF SIDE OF A HORSE,) lado derecho del caballo.

FARAD, FAR., f. (Elect.) faradio, unidad práctica de capacidad; (farad, es el nombre del faradio en la nomenclatura internacional. R. A. E.)

— METER (Elect.) farádmetro.

— MEGA — (Elect.) megafaradio, megafarad.

MICRO — (Elect.) microfaradio, microfarad.

FARADAY (After Michael Faraday) (Elect.) faraday.

Faraday's CAGE (Fís.) jaula de Faraday.

—'S CUBE, cubo de Faraday.

— DARK SPACE (Fís.) espacio oscuro de Faraday.

— DISC MACHINE (Elect.) máquina (eléctrica) de disco de Faraday.

— LAW (Fís.) ley de Faraday.

—'S NET, red de Faraday.

FARADIC, farádico. v. CURRENT.

PARADISATION, faradización ‖ v. Comb. GALVANO —.

SINUSOIDAL — (Elect. T.) faradización sinusoidal.

FARANDAM, tela de seda y lana.

FARCE, FARCING (Coc.) relleno, salpicón, embutido.

TO — (Coc.) rellenar.

FARDEL (Com.) paquete, lío, fardo.

TO —, empaquetar, enfardar.

FARE, (CARTAGE, WAGONNAGE,) precio del transporte por carro o carreta (IF IN CABS,) carrera de un coche de alquiler ‖ precio de la carrera (Fc.) pasaje, precio del pasaje (Com.) precio de pasaje por acarreo o transporte ‖ comida, v. BILL OF —.

BILL OF —, menú, lista de comidas o platos en una fonda o restaurante.

FAREWELL GUN (Mil.) cañonazo de despedida o leva.

FARINA, harina.

— BOILER (Quím., Coc.) marmita con baño de María.

FARINACEOUS, farináceo ‖ (MEALY,) harinoso, que contiene harina.

— SUBSTANCES, farináceas.

FARM (Agric.) finca o heredad o casa de labranza, granja (H. A.) rancho, sitio, estancia, chacra, hacienda.

TO — (Agric.) (TO IMPROVE,) explotar, cultivar, labrar.

— — LET, TO LET TO — (Agric.) arrendar una granja, dar en arrendamiento una granja o finca.

— — OUT, TO LEASE OUT (Agricultura, Jur.) arrendar ‖ acensuar.

— BUILDINGS (Agric.) construcciones rurales.

— CART (Agric.) carreta de hacienda.

FARM ENGINE (Agric.) máquina de vapor para hacienda.

— — AND PUMP COMBINED (Agric.) máquina de vapor y bomba para hacienda.

— — BOILER (Agric.) caldera para máquina de hacienda.

— — TENDER (Agric.) alijo o ténder para locomotora de hacienda.

— —, STRAW BURNING — — (Agric.) máquina de vapor para hacienda a combustión de paja.

— HORSE (Agric.) caballo de labor.

— HOUSE (Agric.) alquería, cortijo, casa de labranza || (RUSTIC HOUSE,) finca rústica.

— LOCOMOTIVE (Agric.) locomóvil de vapor para arados.

— PRODUCE (Agric.) producto agrícola.

— YARD (Agric.) corral de granja || (STRAW or DUNG YARD,) pajera, pajar pequeño.

FARMER, s. AGRICULTOR (Agricultura, Jur.) arrendador || sensualista (Min.) propietario del terreno de una mina.

SMALL — (Agric., Jur.) mediero, aparcero.

FARMING, v. HUSBANDRY, explotación agrícola || explotación de una hacienda o granja || (LETTING OUT OF LANDS:) enfiteusis || acensamiento, censo.

— LANDLORD (Agric.) propietario que cultiva sus propios terrenos.

— UTENSILS, s. AGRICULTURAL IMPLEMENTS, instrumentos agrícolas o de agricultura.

LARGE or EXTENSIVE — (Agric.) gran cultivo, explotación en grande.

SMALL — (Agric.) pequeño cultivo.

FARRIER, SHOEING-SMITH, albéitar, herrador, mariscal.

—'S HAMMER, martillo de herrador.

—'S POACH or BAG OF TOOLS, herramental, saco de cuero para llevar las herramientas necesarias para herrar a un caballo.

—'S RASP (Vet.) agriones.

—'S SHOEING TOOLS, herramientas para herrar.

—'S TONGS, tenazas de herrador.

FARRIERY, albeitiría, profesión de albéitar o mariscal || herrería.

FARROW (Gan.) lechigada, lechoncillos paridos de una vez por la cerda || (COW:) machorra, estéril, vaca machorra.

FARRY (Gan.) puerco cebón, puerco castrado.

FASCETS (Vid.) pequeñas varillas de hierro que sirven para pasar las botellas al horno de templar.

FASCICULAR, fascicular.

FASCICULUS (Tip.) entrega de un libro.

FASCINE, v. FAGOT, HURDLE (Hid.) fajina (Mil., Fort.) fajina, haz de leña.

— DAM or DIKE (Hid.) dique de fajinas.

— WOOD, madera para fajinas.

— WORK (Fort.) fajinada (Hid.) fajinada, cimentación sobre fajinas.

— WORK, BASKET WORK, fajinada, obra formada por estacas y fajinas para proteger las orillas de un río, y para contener las tierras.

FASCINERY (Agric.) fajinada.

FASCISM, fascismo.

FASCIST, fascista.

FASH OF SEAMS (Cerr., Herr.) rebaba, recortadura, s. BURR.

FASHION, forma, figura || moda.

TO —, TO FORM, TO SHAPE, figurar, conformar, organizar, representar.

— PIECES (Mar.) aletas.

LATEST — (Mod.) última moda.

FASHIONED GOODS (Com.) trabajo labrado o elaborado, obras de fantasía o capricho.

FASHIONER (Sast.) cortador.

FASHIONING (Tej.) hechura || (FIGURE-WEAVING,) hechura de una tela cuya urdimbre forma dibujos.

— NEEDLE (Tej.) aguja de guía de la malla.

FAST, v. FIRM, SOLID, SUBSTANTIAL, SOUND, firme, fuerte, fijo, apretado (Tint.) fijo, firme, estable (Tec.) (—!,) ¡alto! (Rel.) que se adelanta, adelantado, (Mar.) lazo, cable, amarra || (—, MAKE —,) ¡amarra! (Fc.) rápido, directo, de trayecto directo.

— BINDING (Elect.) empalme de alambres fijo.

— COUPLING (Fc.) enganche fijo.

— AND LOOSE PULLEY (Mec.) polea fija y loca.

— PULLEY (Mec.) polea fija.

— SAILER (Mar.) velero, barco velero.

— AND SLOW REGULATION (Rel.) adelanto y atraso.

— TRAIN (Fc.) tren rápido, tren de gran velocidad.

TO FASTEN, (MAKE FIRM, CONSOLIDATE, FIT,) fijar, asegurar, afirmar || (MAKE FAST, TIE,) amarrar (Mar.) amarrar, encapillar, aferrar (Sast.) unir || abrochar, abotonar || pegar (Tec.) (FIX A BLIND, A STONE, ETC.,) fijar una persiana, una piedra, etc.

— — WITH BARS, barretear.

— — — BITTS (Mar.) amordazar.

— — — BOLTS (Carp.) empotrar, fijar.

— — BUCKLING (Eq.) apretar las cinchas.

— — WITH BUTTONS (Sast., Mod.) abotonar.

— — EMBROIDERIES, PUNCTURE THE

EDGES (Bord.) señalar o marcar o trazar.

— — WITH GRAPPLING-IRONS (Alb.) asegurar con anclas.

— — OFF (Cost.) fijar o asegurar las puntadas, rematar las costuras.

— — WITH PALES or STAKES (Hort.) rodrigar, arrodrigonar.

— — PEGS, estaquillar.

— — A PLANK WITH A NAIL (Carp.) clavar, asegurar una tabla con un clavo.

— — THE PLATE TO THE CEMENT, asegurar una plancha con cemento.

— — PROVISIONALLY (Carp.) apuntar.

— — A ROPE TO STONES (Alb.) sujetar una piedra con lías o sogas.

— — WITH A ROPE, ensogar.

— — WITH A SCREW, SCREW IN, TO SCREW, atornillar.

— — TWIGS WITH RAGS ON AN ESPALIER (Hort.) rodrigar con pingajos o arambeles o pedazos de ropa vieja.

— — WITH WEDGES, acuñar, apretar o fijar con cuñas.

FASTENED BY A BAND, sujeto por un crucero o armazón de madera.

FASTENER (Cerr.) pasador, cerrojo (Mec.) asegurador, fijador, apretador (Pap.) (PAPER —,) broche o asegurador para papeles.

FASTENING, tapa || tapa de la caja del pistón || broche, corchete || atadura (Cost.) remate (Sast.) boquilla, cerradura de bolsillo, s. **CLASP** (Cerr.) (SHUTTING, LOCKING,) cierre (Cald.) costura de remaches (Mar.) encapilladura (Ferrocarril) (FIXING CHAIRS ON SLEEPERS,) hacer muescas oblicuas en las traviesas de ferrocarril para fijar los cojinetes o los rieles.

— BELT, hebilla de fijación.

— OF THE BELT PULLEY (Mec.) fijación de la polea.

— OF A BRIDGE (Pont.) amarras de puente.

— OF THE CONDUCTORS (Elect.) fijación de los conductores.

— DEVICE (Elect.) aparato de fijación o fijamiento.

— FOR LIFTER (Máq. de forjar) sujeción de la tabla de elevación.

— LUG (Elect.: amperómetro con orejas de fijación,) oreja de fijación.

— OF MAGNET COILS (Elect.) fijación de los carretes.

— OFF CROCHET (M. de C.) gancho de rematar.

— PICKET (Pont.) pilote o piquete de anclaje.

— or SECURING OF RAILS, fijación de los rieles o carriles.

FASTENING OF TERMINALS (Elect.) fijación de las bornas.

FASTNESS, SOLIDITY, STABILITY (Alb., Const.) firmeza, solidez, estabilidad, macicez.

FAT, graso || gordo (GREASE,) gordura, sebo, grasa (Tip.) espacio pagado.

— OF ANIMALS, saín.

— OF BONES, tuétano.

— OF FOWLS, ampella.

— HEN (Bot.) espinaca silvestre.

— LETTER or FACE (Tip.) cuerpo grande o grueso.

— LIME (Alb.) cal grasa.

— LUTE, luten graso.

— PIECE or CUT, lonja, rebanada redonda.

— QUARTER (Mar.) popa llena.

— SKIMMED OFF (Coc.) desgrase.

— SPIN, TO —, hilar sebando, torcer sebando.

FATHOM (Mar.) braza.

— TO — (Mar.) sondear.

— WOOD, madera de estiva.

FATHOMER (Mar.) sondeador.

FATIGUE (Mec.) fatiga (Mil.) servicio de fatiga.

FATLING (Gan.) cebón.

TO FATTEN (Agric.) engrasar o cebar animales, sainar || estercolar, abonar las tierras.

— AGAIN, engordar o cebar de nuevo.

FATTENING (Agric.) abono || cebo.

— BALL (Agric.) cebo.

— PIG, LARDING-SWINE, cerdo o puerco de cebo o engorda.

— STABLE (Agric.) cebadero.

FATTING FOOD, alimento farináceo de los animales de establo.

FAUCET, espita, llave, grifo (Ton.) (BUNG,) bitoque del tonel, tapón de un tonel.

— BIT ((Ton.) barrenita de tonel.

— HOLE (Ton.) tapón de tonel (Eb.) muesca, entalladura.

— KEY, llave de espita.

— VALVE, válvula de espita.

FAULD (Carb.) fosa de carboneo (Meta.) (WORKING-ARCH, TYMP-ARCH,) saledizo o repisa de la timpa.

FAULT (Com.) falta, defecto || desarreglo (Jur.) falta (Elect.) desarreglo en la línea (Geol.) falla, quiebra, (Colombia:) liso; || (Min.) s. — (Geol.); s. THROW, REED BACK, SLIDE; s. BURST, DYKE; falla || (DISLOCATION or DISPLACEMENT OF A FAULT,) salto, dislocación || hendidura horizontal que divide la roca en capas.

— FINDER (Elect.) galvanoscopio de circuito (Tel.) verificador, (empleado).

FAULT IN THE LINE INSULATION (Elect.) falta de aislamiento en la línea.
— LOCATION COIL (Elect.) carrete para localizar desperfectos o desarreglos.
FAULTLESS, sin defecto, perfecto.
FAULTY, defectuoso, desarreglado, imperfecto.
— PRINT (Tip.) escritura defectuosa.
Faure's BATTERY (Elect.) batería de Faure.
— PRINCIPLE (Elect.) principio de Faure.
FAUVET, WARBLER (Ornit., Agric.) curuja.
FAVOR (Com.) carta || presente, agasajo || (YOUR —,) su atenta, su grata; (carta, UNDERSTOOD).
TO — THE MASTS (Mar.) aliviar y desahogar la arboladura.
FAWCET, v. FAUCET.
FAWN (Gan.) cervato, cervatillo.
TO —, parir la cierva.
FAY, empalme, encastre.
TO —, v. TO ASSEMBLE (Eb., Carp.) (Mar.) encoramentar || empalmar.
FAYALITE, IRON-CHRISOLITE (Miner.) peridoto u olivina ferruginoso.
FAYING, (FEATHER ALUM, FALSE —,) asbesto duro.
— SURFACE, superficie o cara de encoramento.
FEARNAUGHT, DREADNAUGHT (Comercio) blanqueta, lanada, tela de lana burda para marineros.
FEAST-MONEY, FEASTING-PENNY, arras.
FEAT OF ARMS (Mil.) hecho de armas.
FEATS (Teat.) suertes.
FEATHER, (PLUME,) pluma (Mec.) (RIB,) nervura, moldura saliente, ceja || rayo, cuya || refuerzo de fundición (Carp.) tornapunta || lengüeta (Av.) (—,) emplumadura, órganos estabilizadores.
TO —, adornar con plumas || granular un metal.
— AN ARROW, empenachar una flecha.
— ALUM, PLUME ALUM (Quím.) alumbre de pluma, acef, sulfato de hierro y alúmina.
— BROOM, plumero.
— BRUSH, plumero.
— EDGE, SQUARE EDGE (Carp. Mar.) esquina viva.
— EDGE, CHAMFER (Carp.) bisel, chaflán.
— EDGE GRAVER (Grab.) buril plano.
— BRASS (Bot.) atocha, esparto.
— JOINT, empalme de rayos.
— MAKER, plumista, (el que hace objetos de pluma).
— OF THE NAVE BOARD (Carr.) oreja de buje de rueda.
— OF A PEN, barba de pluma.
— SCREW HOLE, TUMBLER PINHOLE (Arm.) clavera de la nuez.

FEATHER SELLER, plumajero || plumista.
— SHAG (Tej.) felpa.
— SHAG, SILK — —, pana de seda.
— SHOT COPPER (Meta.) cobre en granalla.
— S FOR SHOW-WINDOWS, plumas de ganso pintadas (que sirven de muestra en las tiendas de los plumajeros).
— SPRING (Arm.) muelle del rastrillo.
— OF THE THREAD (Herr.) filete o paso de rosca de un tornillo.
— TONGUE (Carp.) lengüeta o espiga de ranura.
— ZEOLITE, NATROLITE, MESOTYPE (Mineralogía) mesotipo.
FEATHERED WORM (Mec.) gusanillo de rosca sin fin.
FEATHERING (Arq.) adorno de remate o extremidad en forma de lóbulo (Cerr.) plumazón (Av.) v. FEATHER, —S.
— PADDLE (Hid.) álabe, paleta móvil de una rueda.
— WHEEL, rueda de álabes articulados.
— PROPELLER or SCREW (Av., Mar.) hélice de paletas movibles || hélice reversible.
FEATHERY, plumoso, plumeo.
FEATURE (Periód. y revistas) suceso, acontecimiento, artículo prominente || departamento especial o serie gráfica.
FEATURES (B. A.) facciones.
TO FEAZE, v. TO UNRAVEL.
FEAZING-ROLLER, v. RAVELLING-ROLLER.
FECAL MATTER, materias fecales.
— —, SOLID — —, heces de letrina, materias fecales endurecidas.
FECES (Farm., Quím.) heces, sedimentos.
FECULA, s. AMYLUM, fécula.
— MAKER, fabricante de fécula o almidón.
— WORKS, fábrica de fécula o almidón.
CONTAINING — (Quím.) feculoso, feculento.
LIKE — (Quím.) feculoide.
TO REDUCE TO — (Quím.) reducir o convertir a fécula.
FECULENT (Quím.) feculento.
— STATE, feculencia.
TO FECUNDATE, fecundar.
FECUNDATION, fecundación.
FEDERHERZ (Min.) mineral de antimonio.
FEE (Com.) propina, gratificación (Tec.) (—S,) honorarios.
— TO THE PROPRIETOR OF A MINE (Min., Jur.) censo o tributo pagado al propietario del terreno de una mina.
FEEBLE-MINDED (Psicol.) débil mental.
FEEBLY CHARGED (Elect.) débilmente cargado.
— EXCITED (Elect.) débilmente excitado.

FEED (Tec.) alimento ‖ avance ‖ avance hacia
el instrumento que opera ‖ avance del instrumento hacia la pieza de trabajo (Elect.)
(FEEDING MOTION,) movimiento de
avance de los carbones de arco (Gan.) forraje ‖ pasto, pienso (Mol.) alimento.

TO — (Mv.) alimentar la caldera (Fund.,
Herr., etc.:) (TO FUEL THE FIRE,) ali-
mentar el fuego (Gan.) pacer, pastar (Mec.)
alimentar (Elect.) alimentar (Agric.) (TO
PROVIDE WITH FODDER,) forrajear
(Tec.) s. TO CHARGE.
— — A BRUSH (Elect.) hacer avanzar una
escobilla.
— — THE CATTLE (Gan.) forrajear el ganado.
— — THE CYLINDERS (F. Az.) dar de comer
al trapiche.
— — GLOW-LAMPS (Electricidad) alimentar
las lámparas incandescentes.
— — MILLSTONES, alimentar un molino.
— — OYSTERS, cebar las ostras en la ostrera.
— — PIGS WITH ACORNS (Gan.) cebar cer-
dos con bellotas.
— — TRASHERS (Agric.) echar trigo en la
tolva.
— — WITH TREFOIL (Gan.) forrajear con
alfalfa.
— ALARM (Mv.) alarma de falta de alimen-
tación.
— BACK (Radio.) v. REGENERATIVE.
— BACK COIL, carrete de reacción.
— BOARD or TABLE (Tip.) mesa de tomar
el papel.
— BOILER (Mv.) caldera de alimentación.
— BOX (Fund.) cubeta de colada.
— CANAL, canal de conducción de las aguas en
las salinas (Hid.) canal de alimentación.
— OF THE CARBONS (Elect.: arcos,) avance
de los carbones.
— CHUTE, s. COAL CHUTE, vertedero.
— CLOTH (Tej.) tira de alimentación.
— COCK (Mec.) llave o grifo de alimentación.
— CONE PULLEY (Mec.) cono de contramar-
cha.
— CONNECTING ROD (IN PLANERS AND
SHAPERS,) barra de guía.
— CYLINDER or ROLLER, rodillo o cilindro
alimentador.
— OF DRILL, avance de la broca.
— EAR (Fc., Elect.) ojo del conductor de ali-
mentación.
— ENGINE, DONKEY, máquina auxiliar de
alimentación.
— GUIDE (Tip.) guía de alimentación.
— HAND, barra de movimiento circular inter-
mitente.
— HEAD (Fc., Mv.) depósito de agua para ali-
mentación de calderas, locomotoras, etc.

FEED HEATER (Mv.) refrigerador.
— MAGNET (Fís.) imán móvil.
— MOTION (Tec.) avance, movimiento de
avance o adelanto para alimentar.
— MOTION CRANK, contramanivela de la sie-
rra alternativa.
— OATS (Agric.) avena de forraje.
— PIPE, ALIMENTARY PIPE (Mv.) tubo de
alimentación.
— — COCK, llave del tubo de alimentación.
— — STRAINER (Fc.: Loc.) colador.
— PUMP (Mv., Vm.) bomba de alimentación.
— DRIVING BY MEANS OF A CAM (Vm.)
bomba de alimentación accionada por levas.
— — PLUNGER (Mv.) pistón de la bomba de
alimentación.
— RACK (Tec.) cremallera del movimiento de
avance (Agric.) jaula del pesebre.
— ROD, biela de mando ‖ v. — SHAFT ‖ v.
— SPINDLE.
— SCREW (Mec.) tornillo de avance.
— SHAFT or ROD (Torn.) husillo o barra de
refrentar.
— OF SPINDLE (Maq.) avance del husillo de
taladrar.
— SPLINDLE or ROD (Mec.) árbol o husillo
de avance.
— STUFF (Agric.) forraje, alimento.
— VALVE (Mec.) válvula de alimentación o de
toma de agua.
— — BOX or CHEST (Mv.) caja de alimen-
tación con válvulas de alimentación.
— — BOX FOR PUMP (Mec.) caja con vál-
vulas de alimentación para bomba de ali-
mentación.
— WATER (Mv.) agua de alimentación.
— — HEATER (Mv.) recalentador, calentador
del agua de alimentación.
— WHEEL (Mec.) rueda de avance, rueda de
alimentación.
— — WITH FRICTION PAWL (Mec.) rueda de
avance con trinquete de fricción.
FEEDER, (FEEDING APPARATUS,) aparato
de alimentación (Hid.) canaliza, reguera,
cuneta o canal de irrigación ‖ alimentador, canal de alimentación ‖ s. DITCH FOR
IRRIGATION (Meta., Fund.) cargador, alimentador (Min.) fuente de agua, hendedura
acuífera ‖ filón de alimentación (Elect.)
(FEEDER CABLE,) alimentador, "feeder"
‖ conductores de alimentación (Mol.) alimentador, librador (Vid.) atizador.
— CABLE, v. — (Elect.)
— LINE (Fc.) trozo de unión o de empalme.
— or CABLE PILLAR (Elect.) columna de
cable.
— FOR RAILWAY (Fc., Elect.) alimentador de
ferrocarril.

FEEDER REGULATOR, regulador alimentador, regulador de la alimentación.
SPINDLE — (Tej.) recargador.
FEEDING, alimentación (Gan.) alimentación || v. FEED y FEEDER.
— APPARATUS, v. FEEDER.
del ganado (Tec., Mec., Mol.) alimentación
— BEE (Ap.) abeja nodriza.
— BOTTLE (Com.) mamadera.
— CISTERN (Mv.) cisterna o depósito de agua de alimentación.
— OF CUT WOOD BY ROLLERS (Mader.) introducción de maderas cortadas por rodillos.
— HEAD (Fundición) mazarota || s. RUNNER (Maq.) boca de carga.
— MECHANISM (Elect.: lámparas de arco,) mecanismo de avance de los carbones.
— MOTION (Elect.: arcos,) movimiento de avance (de los carbones).
— ORIFICE (Meta., Fund.) cebadero.
— PART OF A MILLSTONE (Mol.) parte de la piedra del molino que encaja en la ranura.
— POINT (Elect., Fc.) centro de alimentación.
— REGULATOR, FEED-COCK (Mec.) regulador de alimentación.
— ROLLER, cilindro de alimentación.
— SCREW (Mec.) tornillo de arranque.
— STOCK (Agric.) forraje seco.
— or SUPPLY TRANSFORMER (Elect.) transformador de alimentación.
— SUPPLY, RAILWAY — POINT (Fc.) centro de alimentación para la línea.
— OF WORK ON TABLE (Maderería, Torn.) avance de la pieza de trabajo (hacia la herramienta) sobre la superficie de la mesa.
FEES, v. FEE (FEES).
FEET (Gan.) pie, pata (Tip.) pie, cara inferior de una letra (Mueb.) pie, pata.
— WARMER, brasero || estufa pequeña para calentarse los pies.
FEINT (Esg.) finta.
FELDSPAR, FELSPAR (Miner.) feldespato.
— ADULAR, HARD — (Miner.) adularia, (feldespato, adularia de potasa).
— GRIT (Miner.) arkosa, greda feldespática.
FELDSPATIC (Miner.) feldespático.
FELL (Meta.) mineral de plomo fino tamizado (Tej.) extremos de la trama (Cost.) dobladillo o repulgo de pespunte (Tecnología) (SKIN,) cuero, pellejo, piel, s. HIDE.
TO — (Arb.) cortar árboles (Cost.) pespuntear, coser a pespunte.
— MONGER, negociante en pieles.
FELLER (Arb.) obrero encargado de hacer la corta en la explotación de bosques (M. de C.) sobrecosedor, dobladillador.
FELLIE, FELLIES, v. FELLOE.

FELLING or SLAUGHTERING OF ANIMALS, matanza (de reses destinadas a la alimentación).
— AXE (Arb.) hacha de tumba.
— OF THE LAST TREES LEFT FOR SEED (Arb.) corta en la que se suprimen todos los árboles dejados en las cortas anteriores para que sirviesen de abrigo a los más jóvenes.
— SAW, sierra de tumba.
— OF SEED or STOCK TREES (Arb.) corta de ciertos árboles de un bosque con el objeto de facilitar el desarrollo y reproducción de los que se dejan.
FELLOE, pina de rueda || llanta.
— AUGER, taladro para pinas.
— BENDING MACHINE, máquina de encorvar pinas o llantas de ruedas.
— BORING MACHINE, máquina de barrenar llantas.
— — CARRIAGE, soporte de la máquina de barrenar.
— OF A CART WHEEL (Carr.) calzadura.
— COUPLING, empate para llantas.
— DRESSER, máquina de cantear llantas.
— HOLDER (Carr.) mordaza.
— MACHINE, máquina de hacer llantas o pinas.
— MADE IN TOW PIECES, llanta hecha en dos partes.
— — OF SEVERAL PIECES, llanta seccionada o de varias piezas.
— ROUNDING MACHINE, máquina de arquear las pinas.
— WOOD (Carp.) madero de llanta.
FELLY. v. FELLOE.
FELT, fieltro || cuero, pellejo (Somb.) fieltro, sombrero de fieltro || sombrero (Pap.) estameñete, paño para colocar la hoja de papel al salir de la forma || bayetas.
TO —, trabajar el fieltro || convertir en fieltro (Tej.) rellenar de pelote.
— CARPET or CARPETING, alfombra de fieltro.
— COVERING, techado de fieltro en hojas.
— GRAIN (Mader.) radiaciones medulares.
— MAKER, persona que trabaja el fieltro.
— MARK (Pap.) defecto del papel por haberse extendido mal la pasta.
— POLISHING WHEEL, rueda de fieltro para pulir.
— REST (Pap.) burro.
— RUBBER, fieltro jabonado para suavizar los naipes.
— SHOE (Zap.) babuchas.
— SOLE TO BE LAID IN (Zap.) escarpín.
— UNDER LAYER, capa de fieltro.
— WICK, mecha de fieltro.

FELT WOOL, lana fieltruda.
— WORT (Bot.) genciana azul.
COARSE —, fieltro de calidad basta.
PIECE OF — (Dor., Grab.) mango terminado en un extremo de fieltro.
PIECE OF — FOR HOLDING TOOLS IN GRINDING (Cuch.) trozos de sombrero que utilizan los cuchilleros para sujetar los extremos de las piezas al bruñirlas.
UNNEAVENESS IN — (Somb.) desigualdad del fieltro.
FELTED BED FOR PLATE GLASS, colchón de fieltro.
— CLOTH, paño afieltrado.
THAT MAY BE —, que puede ser convertido en fieltro.
FELTER (Somb.) fieltrador.
FELTING, fieltraje (Carp.) aserrar al hilo.
— BOARD (Somb.) mesa de fieltrar.
— BRUSH (Somb.) lustrador.
— MACHINE (Somb.) máquina de fieltrar.
— WATER (Somb.) aderezo.
FIRST — (Somb.) fieltrado.
FELUCCA (Mar.) falucho, faluca, falúa.
FEMALE, hembra (Tec.) (RECEIVING PART,) hembra, hembrilla.
— BEE (Ap.) reina, abeja fecunda.
— CONE OF CLUTCH (Vm.) hembrilla del cono (de embrague).
— GAUGE (Herr.) calibrador de tuerca.
— HEMP (Bot.) cáñamo femenino o hembra.
— LEG, pierna de composición de un compás.
— SCREW, INSIDE SCREW, SCREW NUT, tuerca de un tornillo, hembra del tornillo.
FEMERELL (Arq.) respiradero, ventilador.
FEMINA, GREY — (Com.) pluma de avestruz hembra.
FEMINISM, feminismo.
FEMINIST, feminista.
FEN-BOAT, bote para navegar en pantanos.
FENCE (Agric.) cerca, valla, seto (Fc.) cerca (Fort.) defensa, parapeto, valla (Carp.) bardal, bardagal, seto de barda o bárganos (Mec.) guía || conducto de huída de un útil.
TO — (Min.) FENCING AROUND A SHAFT,) poner antepecho (Tec.) cercar, vallar (Esg.) esgrimir o tirar armas (Fort.) fortificar (Mar.) empalletar.
— — IN, TO HEGDE, cercar, vallar, rodear de setos.
— — or HEDGE WITH PALES (Agric.) empalizar, rodear de empalizadas.
— OF BRUSHWOOD (Agric.) barda.
— FISHERMAN (Pesc.) pescador que pesca en balsas o cercas de estacas y redes.
— GRATE, estacada, cañal.
— JACK (Mec.) gato para cercas.
— LATH (Hort.) rodrigón.

FENCE MAKER, MANUFACTURER OF HAMMER-BEATEN BASKET WORK, cestero que trabaja con mimbre batido.
— MONTH (Caz.: venados,) brama, época de brama.
— OF PALES (Hort.) (HURDLING, MADE HEDGE,) palizada, estacada, espalera, espaldera (Hid.) estacas alrededor de un pilar de puente.
— PALE, estaca, palo puntiagudo hundido en tierra.
— OF A PLANE (Carp.) boca movible del cepillo.
— POST or PALE or RAIL, estaca de cerca o seto.
— — DRIVER, martinete para clavar estacas de setos o cercas.
— OF RODS (Agric.) contraespaldera de ramas secas.
— STEP, paso por cima de un seto o vallado.
—S FOR TREES (Agric.) cerca para proteger los árboles.
—S OF TRELLIS-WORK or LATTICE-WORK (Carp.) obras de carpintería para jardines: enverjados o enrejados para jardines.
— or ENGLOSURE WALL (Fort., Arq.) muro de recinto.
— FOR WINDOWS, DOORS, ETC., enrejado de ventanas, puertas, etc.
— WORK (Fort.) fajinada, operación de hacer fajinas.
FENCED WITH PALES, empalizado, rodeado de estacas.
FENCER (Esg.) maestro o tirador de esgrima || tirador de florete.
FENCING, v. FENCE (Min.) (— ROUND A SHAFT,) antepecho (Fc.) cercado.
— FOIL, RAPIER (Esg.) florete.
— WITH PALES, PALING, rodrigadura.
— WIRE, alambre para cercas o verjas.
TO FEND (Mar.) poner defensas.
FENDER (Fc.: Loc.) quitapiedras, rastrillo fijado por delante de las ruedas de una locomotra (Mar.) cables de defensa, trozos de cable para evitar roces o choques (Arq.: chimeneas,) guardafuego (Vid.) guardafuego de un horno.
— STOP (Fc.) guardarruedas, tope de estación.
FENESTELLA (Arq.) nicho del lado del altar que contiene la piscina.
FENESTRATION (Arq.) ventanaje.
FENT-DEALER (Escocia:) mercader de trapos viejos o retazos.
FERACIOUS (Agric.) feraz, fértil.
FERBERITA (After R. FERBER,) (Miner.) ferberita, ferrowolframita.
FERETORY (O. Ec.) urna con reliquias de santos (Arq., Ec.) capilla donde se guardan reliquias.

FERMENT, ZYMOMA, fermento. v. ENZYME.
TO —, fermentar || fermentar, poner en fermentación (Quím.) hallarse en fermentación.
— — AFRESH (Cerv.) fermentar la cerveza, echar fuera la espuma.
— — BEER (Cerv.) poner en fermento.
— — DOUGH WITH LEAVEN (Pan.) leudar.
FERMENTABILITY, fermentescibilidad.
FERMENTABLE, fermentable, susceptible de fermentación.
FERMENTATION (Quím.) fermentación (Pap.) (ROTTING,) pudrición (Agric.) hervor de la sidra que empieza a fermentar || fermentación de la sidra (Tec.) (WINE:) acción de encubar o mostear.
— BUNG (Lic.) tapón de escape.
— FROM BELOW, SEDIMENTARY —, fermentación sedimentaria o con producción de heces.
— OF METALS, COCTION (Fís., Ant.) cocción de los metales.
— OF THE RED MATTER OF ARNOTTO (Tint.) descarga del urucú o pasta de achiote.
FERMENTATIVE, fermentativo.
FERMENTING, en fermentación, en estado de fermentación.
— TROUGH, s. ROTTING-VAT (Pap.) pudridor, pila para tener los trapos en maceración.
— VAT (F. de almidón) tina de fermentación del grano para extraer el almidón.
FERN (Bot.) helecho.
— ASHES, cenizas de helecho.
— PLOT (Agric.) helechal, lugar plantado de helechos.
Fernambuc or Brasil WOOD, v. Brasil WOOD, LOGWOOD.
FERRANDINE or SILK WEAVER (Tej.) fabricante de fernandina, (género de seda y lana).
FERRATE (Quím.) ferrato.
FERREL (Herr.) virola (Mv., Tec.) virola || anillo || ruedas metálicas (F. de bastones) (FERRULE OF A CANE,) virola, contera de un bastón.
FERRET (Vid.) barrita para levantar la pasta de vidrio (Agric.) hurón.
— RIBBON (Tej.) cinta de hiladillo, cinta hecha con el hiladillo o estopa de la borra de la seda.
— SILK (Seric.) filadiz, filaro.
  SKIMMING — (Vid.) rable.
FERRETO (Vid.) composición de cobre para vidrios pintados.
FERRIAGE (Com.) barcaje, precio de pasaje o transporte en barcas o lanchas.

FERRIC ACID, ACID OF IRON (Quím.) ácido férrico.
— OXIDE (Quím.) óxido de hierro, colcótar.
— SULPHIDE (Quím.) sulfato de hierro (Fe S).
FERRICYANIDE (Quím.) ferricianuro.
— OF POTASSIUM, RED PRUSSIATE OF POTASH (Quím.) ferricianuro de potasio.
— OF IRON, Turnbull's BLUE, Gmelin's BLUE (Quím.) ferricianuro de hierro, azul de Gmelin.
FERRITES (Quím.) férridos.
FERRIFEROUS (Quím., Miner.) ferrífero, ferruginoso, s. FERRUGINOUS.
FERRO-BORON (Meta.) ferroboro.
— CERIUM (Quím.) ferrocerio.
— CONCRETE, REINFORCED CONCRETE, CONCRETE STEEL (A), concreto, hormigón armado.
— — SLEEPER or TIE (Fc.) traviesa o durmiente de concreto u hormigón armado.
— CYANIDE, — PRUSSIATE, HYDROFERRO-CYANATE (Quím.) cinoferruro o ferrocianuro.
— CYANIDE OF AMMONIUM (Quím.) ferrocianuro de amonio.
— CYANIDE OF COPPER, CUPRIC — — (Quím.) ferrocianuro de cobre.
— CYANIDE OF IRON, Prussian BLUE (Química) ferrocianuro de hierro, azul de Prusia.
— CYANIDE OF POTASSIUM, FERROPRUSSIATE OF POTASH (Quím.) ferrocianuro de potasio.
— CYANATE (Quím.) ferrocianato.
— CHROME (Meta.) ferrocromo.
— MAGNETIC (Fís.) ferromagnético.
— MANGANESE (Meta.) ferromanganeso, hierro de espejillo.
— — TITANIFEROUS (Meta.) ferromangano titanio.
— MOLYBDENUM (Meta.) ferromolibdeno.
— NICKEL (Meta.) ferroníquel, hierro al níquel.
— PHOSPHOROUS (Meta.) ferrofósforo.
— PHOSPHIDE (Meta.) fosfuro de hierro.
— PRUSSIC, — CYANIC, ZOOTIC (Quím.) ferrociánico.
— SILICO-MANGANESE (Meta.) ferro-mangano-silicio, sílico-spiegel.
— SILICIUM (Meta.) ferrosilicio.
— TITANIUM (Meta.) ferrotitanio.
— TUNGSTEN (Meta.) ferrotungsteno.
— TYPE, v. FERROTYPE.
— VANADIUM (Meta.) ferrovanadio.
— ZIRCONIUM (Meta.) ferrocirconio.
FERROTYPE (Fot.) ferrotipo.

FERROUS (Quím.) ferroso.

TRIOL (Quím.) protosulfato de hierro, ca-
— SULPHATE, s. COPPERAS, GREEN VI-
parrosa, vitriolo verde.

FERRUGINOUS, v. **FERRIFEROUS, IRONY,**
ferruginoso, férrico.

— PARTS (Meta.) contenido de hierro.

FERRULE, v. FERRET, virola (Tec.) garrucha
de tornillos || virola, regatón, casquillo ||
suncho || (VERREL, HOOP,) vilorta (ve-
lería:) tubito que protege la mecha de la
bujía (Rel.) garrucha de tornillos (Cuch.)
virola de mango.

TO —, guarnecer || poner conteras || poner
virolas o ruedas metálicas de refuerzo (Hid.)
ensunchar.

— — A PILE, guarnecer o poner virola a una
estaca.

FERRULET OF THE DRILL BOW (Torn.)
virola del taladro.

FERRY, v. FERRY-BOAT.

TO —, pasar de una orilla a otra.

— BOAT, barca chata para pasar ríos || em-
barcación de pasaje en los ríos || pontón
para pasar ríos.

— MAN, batelero, balsero.

— POST (Min.) torre, torrecilla.

— ROPE, cable o maroma de barca de pasar
ríos.

FLYING —, FLYING-BRIDGE, puente volante.

FERTILISER (Agric.) abono, fertilizador, abono artificial, fertilizante.

— MILL, fábrica de abono.

— SOWER (Agric.) sembrador de abono.

FERTILITY, (Agric.) fertilidad, v. FRUIT-
FULNESS.

FERTILIZIN (Fisiol.) fertilizina.

FERULA (Mv.) anillo (Mar.) férula (Bot.) cañaheja, férula.

FESELS, v. SPELT, judías, habas.

FESS (Bl.) faja.

— POINT (Bl.) centro del escudo.

FESTOON, LOB (Arq.) festón, guirnalda, adorno en forma de festón.

TO — (Arq.) festonear, poner adornos en forma de festones.

— WITH UNDULATED TEETH (Arq.) festón
ondulado u ondeado.

— STITCH (Bor.) punto de festón.

TO FETCH (Tec.) sacar o extraer (un líquido).

— — or PRIME A PUMP, cebar una bomba.

— — WAY (Mar.) tener juego.

— — TO WINDWARD (Mar.) ganar el viento.

FETCHEL, FORE-GUIDE (Carr.) tijeras del
carruaje.

FETCHING, cebo, cebadura.

FETICHISM (Psicol.) fetichismo.

FETLOCK (Eq.) cerneja, cerdas de la cuartilla del animal.

FETTERS, s. GYVES, esposas, grillos || (— FOR
HORSES,) trabas, maneas.

TO FETTLE (Fund.) v. TO CLEAN, TO
DRESS, quitar las rebabas || desbarbar (Eq.)
cuidar un caballo.

FETTLER, (CARDS,) peine de acero.

FETTLING (Metalurgia) (CHIPPING, PARING
AWAY,) desbarbadura, acción de desbarbar.

— or GRAIN OF THE TIMBER (Mader.) fi-
fundición,) lugar para la limpieza por chorro libre de arena.

FEUILLEMORT (Tint.) color de hoja seca,
(parecido al amarillo pálido).

FIBRE, FIBER, fibra || (FILAMENTS OF
HEMP,) fibra, filamentos de cáñamo (Tec.)
fibra (SILK,) fibra, seda artificial.

— COVERED CABLE (Elect.) cable con envoltura de fibra.

— ELECTROMETER (Elect.) electrómetro de
hilo.

— INSULATION (Elect.) aislamiento de fibra.

— KEY (Elect.) chaveta de fibra.

— FROM THE LEAVES OF THE DWARF
PALM, fibra de fuco.

— PINION (Mec.) rueda dentada de fibra.

— TESTER, probador de la resistencia de la
fibra.

— or GRAIN OF THE TIMBER (Mader.) fibra de madera.

FIBRILATION (Med.) fibrilación, fibrilación
auricular.

FIBRINE, FIBRIN (Quím.) fibrina.

ANIMAL —, fibrina animal.

VEGETABLE —, fibrina vegetal.

FIBRINOUS, fibrinoso.

— CELLULAR, fibrino-celular.

FIBRO — (En Comp. Anat., Quím., etc.) fibro.

FIBRO-FERRITE (Quím.) fibroferrito.

— GRANULAR (Min.) fibrogranular.

FIBROLITE (Miner.) fibrolita.

FIBROUS, fibroso (Vid.) vidrio cuya vitrificación es impura (Mader.) (KNOTTY,) nudoso.

— BLEND (Miner.) blenda fibrosa.

— CARBONATE OF LIME (Miner.) tremolita
fibrosa.

— CINABAR (Miner.) cinabrio fibroso.

— MALACHITE (Miner.) malaquita fibrosa.

— QUARTZ (Miner.) cuarzo hialino amorfo.

— SLAB, madera artificial.

— SPAR (Miner.) espato fibroso.

FIBULA (Arq.) aro metálico.

FICHU (Mod.) fichú, pañoleta.

FICKLE LUSTRE, lustre cambiante.

FICTILE, FICTILE ART, v. CERAMIC, CERAMIC ART.

FICTITIOUS FIELD (Fís.) campo ficticio.

— SALE (Jur.) venta ficticia.

FICTOR (B. A.) modelador.

FID (Mar.) cuña de mastelero ‖ clavellina ‖ tarugo de madera.

FIDDLE (Mús.) violín.

— BACK, caja o cuerpo del violín.

— BACK, TO MAKE INCISION ON THE —, filetear.

— BLOCK (Mec.) polea de dos ruedas de diámetros diferentes.

— BRIDGE (Mús.) puente de violín.

— DRILL, torno de tornear arcos de violín.

— STICK, arco de violín.

— STICK, LOWER PART OF THE —, pieza de madera de la empuñadura del arco.

FIDDLER'S ROSIN, pez rubia, colofonia.

FIDEICOMMISUM (Der.) fideicomiso.

FIDELITY (Tec., Elect., Radio, etc.) fidelidad.

FIDUCIARY (Jur.) fideicomisario, fiduciario.

FIELD (Agric.) LAND, campo (Elect.) campo (Pint.) fondo, campo del cuadro en que se destaca el asunto (Bl.) campo (Fís.) campo.

— OF ACTION (Tec.) campo de acción (Elect.) campo de acción.

— IN AIR (Fís.) campo magnético en el aire.

— ARTILLERY (Art.) artillería de campaña.

— AXIS (Elect., Fís.) eje del campo magnético.

— BATTERY (Tel.) pila para telégrafos militares.

— BED (Mil.) cama de campaña.

— BOOK (Agrim.) cuaderno de agrimensor (Tec.) cuaderno de jalones o guías.

— BORE (Elect.) alisaje del campo magnético.

— BREAK SWITCH (Elect.) interruptor de excitación.

— or CRAB CAPSTAN, cabrestante vertical.

— CABBAGE (Bot.) colza.

— COIL TERMINAL PIECE (Elect.) borna terminal del carrete.

— COLOURS (Agrim.) jalón.

— CRICKET (Agric.) grillo de los campos ‖ cárabo dorado.

— CURRENT (Elect.) corriente del inductor.

— OF CURRENT (Elect.) campo de una corriente.

— DENSITY, INTENSITY OF — (Elect.) intensidad del campo magnético.

— DIRECTION INDICATOR (Elect.) indicador del sentido de las líneas de fuerza (del campo).

— DISTORSION or DEFORMATION (Elect.) distorsión del campo magnético.

— DISTRIBUTION (Elect.) distribución del campo magnético.

FIELD ENERGY (Elect.) energía del campo magnético.

— EQUIPMENT (Mil.) equipo de campaña.

— FLUX DISTRIBUTION CURVE (Electricidad) curva de la intensidad del campo magnético.

— FORGE (Mil.) fragua portátil o de campaña.

— FRAME or CARCASS (Elect.) armazón magnético.

— FREQUENCY (Elect.) frecuencia de un campo (magnético).

— GATE (Agric.) barrera.

— GIN (Mil.) cabria de campaña.

— GLASS (Mil.) anteojos de campaña (Opt.) ocular de larga vista.

— OF A GLASS (Fís.) campo de un anteojo.

— GUN (Art.) cañón de campaña.

— HOE (Agric.) escardillo.

— HOWITZER (Art.) obús de campaña.

— HOSPITAL (Mil.) hospital de campaña.

— INSULATOR (Elect.) aislador de campo.

— LABOUR (Agric.) trabajos aratorios o campestres.

— LARK, SKY-LARK, alondra de los campos, alondra común.

— MAGNET (Elect.) inductor.

—, MAIN — (Elect.) campo principal.

— MAPLE, ("ACER CAMPESTRE") arce campestre.

— or MILITARY TELEGRAPHY APPARATUS (Mil.) telégrafo militar o de campaña.

—S OF OPPOSITE POLARITY (Fís.) campos de polaridad o nombre contrario.

— OVEN (Mil.) horno de campaña.

— PITCH (Elect.) paso del campo.

— PLATE (Elect.) armadura fija.

— POLES (Elect.) polos inductores o del campo.

— REGULATION (Elect.) regulación del campo magnético.

— REGULATOR (Elect.) regulador de campo o de excitación.

— ROLLER (Agric.) rodillo.

—S OF THE SAME POLARITY (Fís.) campos homónimos u homólogos o de la misma polaridad.

— SKETCHING, dibujo topográfico, ‖ topografía.

— SYSTEM (Elect.) sistema de campo o de inductores.

— TELEGRAPHY (Tel.) telegrafía militar o de campaña.

— TELEPHONE CABLE (Telef.) cable para telefonía de campo.

— VARIATIONS (Elect.) variaciones de la intensidad del campo.

— OF VIEW (Opt.) campo de una lente.

— VOLTAGE (Elect.) tensión de campo o de inductor.

FIELD X-RAY SET (Mil.) aparato radioscópico militar.

— **WATTS**, s. EXCITATION LOSS (Elect.) pérdida por excitación.

— **WAY** (Jur.) camino o pasaje de servidumbre.

— **WORK** (Mil.) fortificación de campaña.

— **WORT** (Bot.) genciana.

FIELDING, oreo.

FIFE (Mús.) pífano, pito.

— **RAIL** (Mar.) maimonetes.

FIFTH TO THE UNISON DIAPASON (Org.) gran nasardo.

— **WHEEL** (Carr.) molinete, balance de carruaje.

FIG (Bot.) higo || higuera.

— **CACTUS** (Bot.) cardo de cochinilla.

— **DUST** (Agric.) harina de avena para pájaros.

— **GARDEN** or ORCHARD (Agric.) higueral.

— **HOUSE**, invernadero para higos.

— **WORT** (Bot.) escrofularia.

DARK VIOLET —, higo negro, (de cáscara dura).

GREEN — (Bot.) breva.

Indian —, higo chumbo.

FIGGER (Cerv.) bomba para cerveza.

FIGHT, SHAM — (Mil.) simulacro.

FIGHTING TRUNNION HOLE (Art.) muñoneras de combate de las cureñas.

FIGULINE, PLASTIC (Alf.) figulina, vasija de barro cocido.

FIGURE (Tej.) (DESIGN,) dibujo (Mar.) mascarón de proa (Tel.) cifra, s. CIPHER (Tec., B. A.) figura v. — SKATING, (Arit.) cifra (Jueg.) figura (Geom.) figura.

TO —, v. TO SHAPE, TO MOULD, TO FASHION, figurar, dar forma || labrar (Arit.) calcular (Tej.) hacer un tejido brochado || estampar, imprimir dibujos sobre telas.

— WITH FLOWERS (Tej.) trabajar o labrar una tela con dibujos de flores.

— BLANK KEY (Tel.) blanco de cifras.

— BLANK CHANGING (Tel.) cambio o inversión de los caracteres.

— CHANGING LEVER (Tel.) palanca de inversión.

— OF EIGHT-HOOK (Min., mar.) gancho largo para el manejo de la cadena.

— EIGHT WIRE (Fc.) alambre de sección acanalado o en forma de 8.

— FORMING TOOL (Torn.) cuchilla perfilada o de moldear.

— HEAD (Mar.) roda || v. — (Mar.)

—S OF Lichtenberg, figuras de Lichtenberg.

— PUNCHES (Com.) numerador de sacabocado.

FIGURE SKATING, patinaje de figura.

— STONE, AGALMATOLITE, BILD-STONE (Min.) agalmatolita, galaxia, esteatita (Los franceses la llaman: pierre de lard, piedra de manteca; los italianos: piedra de tocino de la China).

MAGNETIC —, espectro magnético.

FIGURED, s. EMBOSSED || (Tej.) labrado, con dibujos.

— CAPITAL (Arq.) capitel historiado.

— LINEN (Tej.) lienzo adamascado.

— STUFF, tela estampada.

FIGURING (Bord.) recamado.

— LATHE, torno de embutir.

— MACHINE, máquina de estampar.

— MACHINERY, telar de recamar.

FIGURINE, figurita, figurilla.

FILAMENT, filamento || s. STAPLE (Elect.) filamento.

— CLIP (Elect.) arco de carbón.

— BATTERY, v. A BATTERY, batería de filamento.

— OF MAGNETIC MATTER (Elect.) filamento magnético.

BAMBOO —, fibra de bambú.

CARBON — (Elect.) filamento de carbón || carbón de lámparas incandescentes.

PAPER —, filamento de papel.

FILAR MICROMETER, micrómetro de hilos.

FILATORY, máquina para hilar.

FILE (Herr.) lima (Com.) alambre de ensartar papeles (Mil.) fila, línea, v. ROW (Joy.) tubo fino de oro o plata (Mueb.) mueble para guardar papeles (Pap., Com.) legajo de papeles (Tec.) lista, catálogo || hilera, línea, s. ROW.

TO — (Herr.) limar (Mil.) desfilar (Com.) archivar || catalogar || registrar || asentar.

— — ACCROSS, limar al sesgo o a través.

— — BY HAND IN A HAND-VICE, limar a mano.

— — IN (Cerr., Tec.) hender.

— — OFF, quitar con la lima || desprender limando.

— — OFF (Meta.) limpiar la superficie de un metal que hay que soldar o dorar.

— — OFF, s. TO FURBISH, TO GRIND OFF.

— — OFF THE PLANKETS, NIP OFF (Ac.) limar con el raedor las monedas para reducirlas al peso legal.

— — OVER, pasar la lima sobre... || retocar a la lima, repasar o dar el último paso de lima a...

— — A PIECE LENGTHWISE, limar a lo largo.

— — WITH THE RIFLER (Dor.) limar, pulir, pulimentar con la escofina.

— BLANK FORGER, obrero que prepara las limas.

FILE CARD, escobilla para limpiar limas.
— CARRIER, portalimas.
— CHISEL, cincel de tallar limas.
— CLEANER, escobilla de limpiar limas.
— CUTTER, picador o tallador de limas.
— CUTTER, picador o tallador de limas.
— CUTTER (Herr.) (GIMLET MAKER, BORE SMITH,) herrero de corte y barrena.
— CUTTER'S CHISEL, cincel de tallador de limas.
— 'S HAMMER, martillo de herrero de corte.
— CUTTING MACHINE, máquina de tallar limas.
— DUST, s. FILINGS; limaduras, limallas.
— DUST, IRON — —, limaduras o limallas de hierro.
— GUARD, lomo de la lima.
— HANDLE, mango de la lima.
— HARDENING (Fund.) temple de las limas.
— HARDENING FURNACE (Fund.) horno para templar limas.
— HOLDER, portalimas.
— PLATE (Cerr.) sobrelomo.
— FOR SHARPENING SAWS, triscador.
— STEEL, acero para limas.
— STRIPPER, máquina de retallar limas viejas.
— STROKE, golpe o rasgo de la lima.
— TOOTH, diente de lima.
— WHEEL, STEEL GRINDSTONE (F. de agujas) rueda de afilar.
— WHEEL, FINISHING — —, rueda de dar la última lima o el paso de lima, lima de pulir.
FILER (Herr.) VICEMAN, limador, dulcidor ‖ máquina limadora para grandes piezas (Ac.) cortador de tejuelos, obrero que corta el tejuelo.
FILIGRANE, FILAGREE, filigrana (Joy.) (— WORK,) filigrana, obra de orfebrería con calados.
— WORKER, obrero que trabaja la filigrana.
FILIGRANED, FILIGREED, afiligranado.
— or RETICULATED GLASS (Vid.) vidrio afiligranado.
— PORCELAIN, pieza reticulada.
FILING, limadura ‖ (—S, FILE DUST,) limaduras, limalla, s. SWARF (Cuch., Tec.) desbaste, desbaste a la lima.
— BOARD or BLOCK (F. de alfileres) apuntador, (herramienta).
— COHERER (Telef.) cohesor de limaduras.
— OF GOLD, GOLD DUST, limaduras de oro.
— or SHAPING MACHINE, máquina limadora.
— THE TOOTH GULLET, afilado o vaciado del fondo de los dientes de las sierras.
— S TUBE, COHERER TUBE (Telef.) tubo de cohesor, (del cohesor de limaduras).

FILING VICE, PIN-VICE, torno o tornillo de limar.
SECOND — S (Herr.) recizallas.
FILL (Carr.) espacio entre las barras de un carruaje ‖ (A) (FILLING,) (Fc.) terraplén.
TO —, llenar ‖ rellenar (Mil.) cargar (Bord.) s. TO PAD (Cost.) rellenar (Mar.) marear, poner en viento la vela que estaba en facha o en filo.
— — THE ACCUMULATOR WITH ACID (Elect.) llenar con ácido el acumulador.
— — THE BARREL AGAIN, rellenar, mantener lleno.
— — THE BAYS (Alb.) cerrar o llenar los claros.
— — THE BOILER (Cerv.) llenar.
— — WITH BUBBLES (Vid.) ampollar, ampollarse (el cristal o el vidrio).
— — or PRIME COPPER CAPS, cargar las cápsulas.
— — A CRUCIBLE (Quím.) cargar un crisol.
— — THE FULLING-MILL, proveer o llenar el batán.
— — WITH GOLD (Dent.) orificar.
— — IN, TO GLAZE IN, poner todos los cristales de un edificio.
— — IN THE COMMISSURES, llenar las degolladuras o los espacios entre dos piedras de sillería.
— — IN A DITCH (Ing., Fort.) cegar un foso.
— — JOINTS (Alb.) coger juntas.
— — THE MOULD (Fund.) llenar el molde (F. Az.) llenar las formas.
— — AN ORDER (Com.) llenar una orden.
— — OUT, s. TO PLUG (Cost.) reparar o rehacer con la aguja los puntos rotos (Dor.) aplicar una pieza en el lugar en que una hoja de oro falta de tela.
— — BY ROUNDS (F. Az.) llenar de jarabe los moldes de azúcar.
— — THE SAILS (Mar.) descargar las velas, brascar en viento.
— — UP, rehenchir, substituir por vino del mismo origen el que ha disminuído en un tonel (Ing.) cegar, rellenar, macizar, tapar (Agric.) plantar en un terreno ya plantado para aprovecharlo mejor (Licorería) colmar (Const.) (TO EMBANK,) terraplenar (Tint.) recrudecer el baño de alumbre (Min.) llenar los cubos.
— — UP A BOBBIN (Tej.) cargar un carrete.
— — UP THE CASTING HOLES (Fund.) tapar las sopladuras.
— — UP A DITCH, terraplenar o cegar un foso.
— — UP WITH EARTH (Agric.) asentar o allanar los surcos.
— — UP WITH GOBBING (Min.) llenar o cegar con escombros.

TO FILL UP or LINE THE HEARTH WITH CLAY AND CHARCOAL DUST (Fund.) brascar los hornos.

— — A TRENCH (Ing., Mil.) tapar o rellenar o cegar una zanja (o una trinchera).

— — UP AGAIN WITH WATER (F. de la sal) remojar o humedecer de nuevo la caldera.

— — THE VAT (Tint.) dar agua, dar agua a la cuba, dar el último abastecimiento de agua a la cuba.

— — WELL, (CORN,) rendir bien, producir con abundancia.

— — WINE INTO OTHER VESSELS (Lic.) trasegar el vino.

— — THE WIRE (Tel.) ocupar una línea.

— OF THE CLOTH (Tej.) ribete de la trama.

— EARTH, tierra para terraplenar.

Fillafer's ROASTING FURNACE (Fund.) horno de calcinación de Fillafer.

FILLER ROUND WITH CONCRETE (Alb., Hid.) rodeado de betón o de hormigón hidráulico.

FILLER (Alb.) piedra de rehíncho (F. Az.) rellenador (Fc.) pieza adicional en el carril en punta (Carr.) caballo de varas, limonero (Com., Carn.) embudo para hacer morcillas (Min.) s. ONSETTER, BOTTOMER, BRIDGER, enganchador, garabatero, pocero (México:) cajonero interior.

FILLET, s. LISTEL, LIST; filete, tira, banda (Arquitectura) (BED-MOULD or MOULDING, SEAM,) filete ‖ contrapar (Enc.) fileteador ‖ filete (Ac.) lámina, hoja, s. RIBBONS, SLIPS (Hil.) s. DOFFER (Tej.) descargador de la carda (Herr.) gusanillo de rosca (Carp.) s. BEAD (Carp., Eb.) listón, plata-banda, tira (Joy.) filete (Tip.) filete (Carn.) filete (Fc.) nervio, listón.

TO — (Arq.) adornar con astrágalos (Enc.) filetear (Carp.) filetear.

— BETWEEN THE FLUTES (Arq.) entrecanal.

— BORDER OF TIN-PLATES, rosca de estaño.

— ON CHEEK (Fc.) nervio o listón de larguero.

— MOULDING MACHINE (Carp.) acepilladora para listones.

— NEEDLE, aguja de teje.

— PLANE (Eb.) cincel para trazar filetes (sobre madera o metal).

— TONGUE RAIL (Fc.) perfil de la aguja en U invertida.

— TOOL (Cuch.) v. — PLANE.

— OF VEAL (Carn.) filete de ternera.

FILLETED (Cer.) perfilado.

FILLING (Fc.) terraplén (Tec.) relleno, rellenadura ‖ henchimiento (Dent.) empasta-

dura ‖ (IF IN GOLD,) orificación (F. Az.) rellenadura (Bot.) (— OF GRAINS,) formación de la espiga, desarrollo de la espiga (Cost.) lleno ‖ reparado (h.) (WOOF,) trama (Tej.) trama ‖ relleno ‖ rellenadura (Alb.) relleno, enripiado, rehíncho ‖ morrillo, cascote (Mar.) macizo, cuchillo de un palo (Min.) (s. LODE MASS) relleno, (México:) cuerpo, s. ONSETTING (Elect.) v. — PASTE.

— OF THE ACCUMULATORS (Elect.) relleno de los acumuladores.

— BATTERY (Carp.) chirlata.

— OF CASKS (salinas) acción de llenar exactamente los toneles en las salinas.

— CAVE (Lic.) cueva de envasar.

— OF DEAD WOODS (Mar.) macizos de los raseles.

— ENGINE (T. S.) máquina para tratar la borra de seda.

— FRAME (Fund.: moldes,) marco de llenar (Mar. — —S,) cuadernas de henchimiento (Fund.) marco superior de la máquina de moldear a presión.

— FUNNEL (Fc.) embudo de relleno.

— IN (Alb.) v. — (Mar.) macizado de los fondos (Cuch.) rellenadura.

— MACHINE, BOX — — (F. de fósforos) máquina de llenar las cajas de fósforos.

— MACHINE, FRAME — — (F. de fósforos) máquina para colocar los fósforos.

— MARSHES WITH SOIL (Agric.) fertilización de un terreno por medio de los sedimentos que en él se dejan estancando las aguas.

— MATERIAL (Dent.) pasta, substancia para empastar (Elect.) material de relleno (para postes).

— MATERIAL OF THE GRID PLATE (Elect.: acumuladores,) pasta para llenar la placa de rejilla.

— OF THE OSIER-CASES (salinas) recogida de los panes de sal en cajones de mimbres.

— PASTE, —, (Elect.) pasta de relleno.

— PIECE (Carp.) tarugo (Fc.) v. FILLER (Mar.) choque de henchimiento.

— PIECE, LUG (Herr., Cerr.) trozo de hierro para tapar las hendiduras.

— PILE, pilotaje, estacada.

— PLACE (Fund.) solar, piedra del horno de fundición al lado del muro.

— POST (Carp.) pie derecho de un tabique.

— POSTS (Const.) viga de aguante o de relleno.

— OF ROPES, MIDDLE-STRAND, mecha de una cuerda.

— THE SPACE BETWEEN THE SLEEPERS or TIES (Fc.) bateado de las traviesas o durmientes.

FILLING IN STONE (Fund.) baldosa para recomponer el horno de fusión.

— **OUT STONES** (Alb.) hundir piedras en las partes desmoronadas o excavadas ‖ piedras largas en las jambas de puertas o ventanas.

— **TIMBERS** (Mar.) cuadernas de henchimiento.

— **TRAMSOM** (Mar.) contrayugo.

— **THROUGH, CLAY TROUGH** (Alf.) cuba de desleír las pastas.

— **TROWEL, POT-LADLE, LADLE** (Alb.) trulla, paleta o llana de albañil para coger juntas.

— **UP, EMBANKING** (Ing., Fc.) terraplenado, trabajo de terraplén (Tec.) henchimiento (Const., Min.) relleno.

— — **CASKS**, substitución en los cubos del vino que se pierde por fermentación.

— — **PASTE, PEARL-HARDENING** (Papelería) pasta inglesa.

— — **PUNCHINGS** (Fund.) adición o añadidura de hierro.

FILLISTER (Carp.) guillame ‖ herramienta para hacer ranuras ‖ avivador.

FILLY (Agric.) potranca, yegua que no es aún adulta ‖ potro, caballo de menos de treinta meses.

FILM (Tec.) capa, película (Fot.) película; (Cinematografía) película, película cinematográfica, film, v. REEL ‖ película, film, (una vista cinematográfica) ‖ cinematografía (Fig.)

— **TO** — (Cinema,, Foto.) filmar.

— **OF OIL** (Mec., Elect.) capa de lubricante o aceite.

— — **OXIDE**, película de óxido.

— **PLAY** (Cinema.) film, vista cinematográfica, película.

FILTER, filtro, colador, percolador, colador (Elect.) filtro, filtro eléctrico (Radio.) filtro.

— **TO** —, v. TO CLARIFY; filtrar (Mil.) filtrar ‖ filtrarse.

— — **BY MEANS OF VACUUM**, filtrar por aspiración, (provocando el vacío).

— **BED**, capa filtradora.

— **CONE**, embudo para filtros.

— **FAUCET**, bitoque o grifo del filtro.

— **PAPER**, papel de filtrar.

— **PRESS, PRESS** —, prensa para filtros.

— **PUMP**, bomba de filtración.

FILTERED MATTER, filtración, lo filtrado.

FILTERING, (STRAINING,) filtración ‖ propio para filtrar.

— **BASIN or TANK**, filtrador de un acueducto.

— **CAP or BAG, STRAINER** (Tec.) manga, filtro de bayeta para líquidos.

FILTERING FLASK (Quím., Meta.) frasco de filtrar (en el vacío).

— **HYDRANT**, boca de riego con filtro.

— **MACHINE**, filtro, aparato para filtrar.

— **PAPER**, v. FILTER-PAPER.

— **SPONGE** (Tec.) esponja de filtrar.

— **STONE, RESERVOIR**, piedra para filtrar, destilador, piedra porosa para filtrar.

FILTH (Tej.) mota, borra de los tejidos de lana.

FILTHY WATER (Meta., Fund., etc.) agua de estiércol.

FILTRABLE, filtrable.

FILTRATE (Quím.) filtrado, pasado por el filtro.

FILTRATION, PERCOLATION, v. FILTERING, filtración.

FIMBLE-HEMP, ("Cannabis SATIVA") (Bot.) cáñamo hembra.

FIMBRIA (Cost.) franja, ribete, fimbria.

TO FIMBRIATE (Cost.) franjear, ribetear.

FIN, barbas de ballena (Aeron.) aleta ‖ estabilizador.

FINAL, final, terminal (Dep.) (—S,) finales.

— **ACCOUNT** (Com.) finiquito, cuenta final.

— **DECISION** (Jur.) sentencia definitiva.

— **POSITION**, posición final.

— **VOLTAGE** (Elect.) tensión final.

FINANCIAL, financiero-a.

— **RESULT** (Com.) resultado financiero.

FINANCIAL YEAR, año económico.

FINANCIER (Com.) financiero ‖ banquero ‖ cambista.

FINALIST (Dep.) finalista.

FINARY, FINERY, v. FINERY; fragua de convertir los changotes en hierro en barras.

TO FIND OUT THE CARDINALS POINTS, TO EASTER (Const.) orientar un edificio.

FINDER (Ast.) lente adjunta al telescopio, buscador.

POLE — (Elect.) buscapolos.

FINE (Min.) (SOFT,) desagregado, blando ‖ (—S, COAL:) carbón menudo, (Perú:) llampo, s. SMALLS ‖ (—S or SMALLS, ORE:) mineral menudo, tierras (Perú:) llampo (Jur.) multa (Com.: obreros,) multa, (Tec.) v. FINENESS.

— **TO** — (Jur.) multar (Vit.) clarificar el vino ‖ rebajar o enmendar el vino, s. TO FORCE WINE (Fund.) adulzar (Tec.) afinar, refinar.

— — **AWAY or OUT**, adelgazar, afinar, aguzar.

— — **BORE** (Arm.) (TO GRIND THE BARREL,) suavizar o pulir los cañones de las armas de fuego ‖ (TO BORE FOR SHOOTING,) alisar los cañones de las armas de fuego, dar el calibre exacto (Cer.) escariar.

TO FINE DRAW, TO DARN or **RENTER** (Cost.) zurcir, coser de manera que no se vea la costura.

— ADJUSTEMENT (Tec.) ajuste de precisión.

— ARCH (Vid.) horno de frita o fritada.

— ARTS, bellas artes.

— BORER, v. FINISHING-BORER.

— BRAN (Pan.) acemite (Mol.) afrecho o salvado fino del trigo.

— DRAWER, zurcidor.

— DRAWING (Cost.) zurcido, zurcidura, cosido hecho de tal manera que no se vea || remiendo o zurcidura cuidadosamente hecho.

— DUST (T. L.) zupia.

— or SHARP EDGE (Tec.) filo agudo.

— EIGHTEENS (Tej.) carda de 809 dientes.

— EIGHTS (Tej.) carda de 323 dientes.

— FUSTIAN (T. A.) cotonía.

— GOLD or SILVER, botón de oro o plata (de copela).

— GRAINED, de grano fino (Ten.) de grano fino o pequeño (Tej.: paños,) de pelo fino (Mader.) de hebra fina.

— GRAINED CARBON (Elect., Min.) carbón de grano fino.

— — POWER (Art.) pólvora de mostacilla.

— GRINDING (porcelana) trituración.

— IRON or METAL, v. REFINED METAL.

— METAL (Meta.) metal puro o refinado.

— MIDDLING (Com.) café fino del comercio.

— ORES (Meta.) minerales finos.

— POLISHING WHEEL (Tec.) rueda de esmeril fino.

— RASP, GRATER-FILE (Ac.) raedor.

— ROVING (H.) hilo flojo, mecha.

— — FRAME (Tej.) banco de brochado en fino.

— SAILER (Mar.) buque de buen andar.

— SIEVE, tamiz fino.

— SILVER, plata fina, v. — GOLD or SILVER.

— SPINNING (H.) hilado en fino.

— SPUN (H.) hilado fino.

— SIXTIES (HECKLE) carda de 1,369 dientes.

— STUFF (Alb.) lechada.

— TENS (HECKLE), carda de 434 dientes.

— TWELVES (HECKLE,) carda de 599 dientes.

— WIRE (Elect., Meta.) alambre fino.

FINELY-TEMPERED (Herr., Meta.) de buen temple.

FINENESS (Ac.) tenor fino, buena ley; (Tejidos) finura, delicadeza (Minería) (— OF GOLD or STANDARD,) ley de oro fino, tenor fino.

FINERY, v. FINARY, v. ALMAN; fábrica de refinación de metales || (REFINERY-FURNACE,) refinería, hornillo donde se refinan los metales fundidos.

FINERY CINDERS or **SLAGS** (Meta.) escoria de horno de afinación.

— FIRE (Fund.) forja u horno de afino.

— HEARTH, BLOOMERY-HEARTH (Meta.) hogar de horno de afinación.

— IRON, (Fund.) hierro afinado, v. REFINED IRON.

— PROCESS (Meta.) afino, trabajo a la forja de afino || — — OF IRON), afino del hierro.

FINES, v. FINE (—S.).

FINEST FLOUR, harina de flor.

FINGER, dedo (Mec.) diente.

— BAR, barra dentada.

— BOARD (Mús.) teclado (de piano, armonio, etc.) || diapasón de violín o guitarra (Tel.) teclado (M. de escribir) teclado.

— GLASS (Vid., Coc.) cío, vasija para enjuagarse los dedos.

— GRASS (Bot.) digital.

— GUARD (Mec.) disposición de protección de los dedos.

— GUIDE (Mús.) guíamanos, varilla fija delante del teclado de un piano.

— NAPKIN, TOWEL, servilleta.

— NUT, tuerca con orejetas.

— OF THE QUARTER-PIECE (Rel.) gatillo de los cuartos de un reloj de repetición.

— PLATE, placa de guarda o de limpieza.

— PRINT, v. DACTYLOGRAM, impresión digital.

— PRINTING, impresión digital.

— STALL, THUMB-STALL, dedal de pasamanero.

— —, RUBBER — —, dedil de goma.

— STEEL (Tal.) afilón.

— STONE, v. ARROW HEAD.

— TIP (Fisiol.) yema del dedo.

— OF THE TRIGGER (Arm.) gatillo del disparador.

FINIAL (Arq.) v. CROPE; remate || pináculo || adorno o florón de pináculo.

— BALL (Arq.) bola de torre.

FINING, s. REFINING (Meta.) afino || (COPPER: en Río Tinto, España:) subida (Vin.) clarificación del vino (paños) purificación, limpia.

— FORGE, FORGE-HEARTH (Meta.) fuego de forja o de afino.

— —, GERMAN — —, hornillo de refino alemán.

— POT (Meta.) crisol de afino.

— PROCESS, v. REFINING (Fund.) método de afino.

— ROLLER (Pap.) cilindro de adelgazar.

FININGS (F. Az.) melado, azúcar que se emplea en el refino.

FINISH (Tec.) remate, última mano (Enc.) trabajos secundarios ejecutados en una encuadernación para evitar ciertos defectos (Mec.) ejecución terminada (Eb.) última mano.

TO —, v. TO COMPLETE, TO ELABORATE, completar, concluir, dar la última mano a... (Arq.) acabar, pulir (Mar.) aparar (Cald.) estriar || vaciar (Pap.) adelgazar la pasta (Herr.) pulir, dulcir (Tec., Elect.) s. TO MACHINE, trabajar, poner en obra.

— — THE COMPOSING OF A SHEET (Tip.) acabar una hoja.

— — THE CORE (Fund.) terminar el macho.

— — BY GRINDING (Tec.) terminar una pieza con muela.

— — or TO SMOOTH THE MOULDS (Fund.) alisar o repasar los moldes.

— — OFF (Tec.) dar la última mano a...

— — THE PRINTING (Tip.) acabar la impresión.

— — OFF THE DOUGH (Pan.) bregar, amasar la pasta para fideos y pasteles.

— — SHEET-IRON (Meta.) dar la última forma a las placas de hierro.

— — (POLISH AND VARNISH) SHOES (Zapatería) dar la última forma al calzado.

— — THE WEAVING (Tej.) concluir el tejido o la textura.

— — ON THE WHEEL (Alf.) tornear en el torno la pieza de alfarería.

TO GIVE THE — (paños) dar la última mano al paño.

FINISHED, acabado, trabajado, v. SMOOTH (paños) doblado y apuntado, concluído, terminado.

— MATERIAL (Tec.) material trabajado.

— READING (Tel.) fin de recepción.

FINISHER, s. SHAPER, s. CLOSER; acabador, perfeccionador, (Vid.) v. FIRST (Zapatería) obrero encargado de dar la última forma a los zapatos || (Tec.) obrero que da la última mano a una obra || máquina de concluir una obra (Pap.) (BEATER,) cilindro triturador.

— OF Alencón LACES (Tej.) encajera de punto de Alencón.

FINISHING (Tec.) conclusión, acabado, terminación || remate de una obra || última mano || v. DRESSING, CROPE, v. TRIMMING.

— BALL (Arq.) culo de mona en el arranque de una barandilla.

— or POLISHING BIT (Fund.) pulidor, alisador, barrena para alisar.

— BORER (Arm.) dulcidor o pulidor de los cañones de las armas de fuego.

— BOX or HEAD (H.) encanillador de acabar.

FINISHING CARD (Tej.) carda de acabar o de fino.

— or CLEANING CHIP, viruta de acabado.

— COAT (Alb.) última torta (Eb., Pint.) última mano.

— COAT OF VARNISH (Eb.) última mano de barniz.

— DRUM (Fund.) tambor lavador de acabado.

— ENGINE (Rel.) máquina de redondear (dientes de ruedas).

— FAN (Agric.) última aechadora.

— FLY-WHEEL (Tej.) banco de brocas en fino.

— GROOVE (Fund.) canal acabadora.

— HAMMER (Plat.) martillo de rematar.

— KNIFE, BACK IRON (Máq. de Carp.) cuchilla de acabado.

— MACHINE, aprestadora (Tej.) (SPINNING-MACHINE,) máquina de hilar en fino.

— PLANING MACHINE (Carp.) garlopa mecánica o máquina de planear.

— PRESS (Enc.) prensa de cabecear.

— ROLL (Fund.) cilindro acabador.

— ROLLERS (Herr.) último laminador (Ac.) pulidor, último laminador.

— ROLLS, (Fund.) tren acabador o terminador.

— ROOM (Pap.) sala de apresto.

— SLAG (Fund.) escoria final.

— STRATCH (Tej.) estirador suplementario.

— STROKE (B. A., Grab.) retoque.

— TAP, barreno de acabar.

— TOOL (Tec.) acero o útil de repasar o terminar (Alf.) instrumento para tornear piezas de alfarería (Arm.) dulcidor.

— WHEEL, disco de acabar.

— WORK (Tec.) trabajo de última mano.

FIORITE, PEARL-SINTER (Miner.) fiorita.

FIR ("Pinus SILVESTRIS") (Bot.) pino, (género de coníferas) || (PINE WOOD,) madera de abeto.

— APPLE (Bot.) piñón, nuez de pino.

— BEAM or POST, el tablón más grueso que se saca de un tronco.

— BEAM WITHOUT KNOTS (Carp.) tronco de abeto sin nudos.

— JOIST (Carp.) cuartón, tablón, viga de abeto.

— NUT SHAPED OVOLO (Arq.) ovario entallado.

— PALM (Bot.) elato.

— RESIN, resina de Tiro.

— TORCH FOR FISHING (Pesc.) madera de pino muy seca para pescar con antorcha.

— TRIBE (Bot.) coníferas.

— WOOD or TIMBER, v. —, madera de pinastro o de pino marítimo.

RED — (Bot.) abeto de California, (algunos también consignan:) o de México || pino silvestre.

FIRE (Quím.) fuego (Fís.) s. HEAT, calórico, fuego, materia ígnea (Lapid.) lustre, brillo (Mil.) fuego ‖ (—!) ¡fuego! ¡descargad! ¡tirad!

TO — (Mil.) hacer fuego (Tec.) encender (Vid.) aplicar los colores.

— A MINE (Min.) encender un horno.

— OFF (Arm.) descargar.

— A SALUTE (Mil.) saludar.

— AT A TARGET (Mil.) tirar al blanco.

— ALARM, alarma de incendio (Tec.) indicador de incendios.

— TELEGRAPH (Tel.) telégrafo avisador de incendios.

— — PLANT (Tel.) instalación de telégrafo indicador de incendios.

— ARMS (Arm.) armas de fuego.

— ARM, PRECISE — —, (Arm.) arma de fuego de precisión.

— BALL (Art.) granada de mano (Pir.) bala romana de iluminación.

— BARS (Mv., Fund.) parrillas, emparrillado de hogar o fogón.

— BAR BEARER (Fund.) durmiente o larguero o marco de emparrillado.

— BARKET, parrillas portátiles.

— BOX (Mv.) hogar, fogón.

— DOOR, puerta del hogar.

— BRICK, chamota, ladrillo refractario.

— BRIDGE (Fund., Mv.) puente o altar del hogar.

— BRIGADE, cuerpo de bomberos.

— BUCKET, cubo para apagar incendios.

— CASE (Mar.) frasquera.

— CAGE (Pir.) luminaria.

— CHAMBER (Fund.) v. — PLACE.

— CHEST, caja a prueba de fuego.

— CLAY, APYROUS CLAY, arcilla refractaria.

— — BOX, caja de material refractario.

— — CRUCIBLE (Fund.) crisol de arcilla refractaria.

— — MUFFLE (Fund.) mufla de arcilla refractaria.

— — PLUG (Fund.) tapón de arcilla refractaria ‖ cebolla (para tapar la piquera).

— COCK, HYDRANT, bitoque o llave de incendios.

— COLLECTOR (Fís.) colector, colector de calórico.

— CONDUCTING ENGINE, máquina pírica.

— DAMP, BLOWER (Min.) grisú (México:) toro.

— — INDICATOR (Min.) alarma de mofeta o grisú, barómetro de Ansell.

— DOG (Tec.) pieza de hierro que sostiene levantada la leña del hogar.

— DOOR, puerta de hogar ‖ puerta de horno

‖ boca de fornalla (Meta.) puerta del fogón del horno de fundición.

— DRUM, tambor de alarma de fuego.

— ENGINE, ENGINE, bomba de incendios.

— ENGINE, PORTABLE — —, bomba de incendios portátil.

— ESCAPE, aparato de salvamento de incendios (Arq.) escalera de salvamento en caso de incendio ‖ corredores o salidas de salvamento para casos de incendio.

— EXTINGUISHER, apagador de incendios ‖ medios de extinción del fuego (en los incendios).

— FAN, BLOWER, aventador.

— FLUE BOILER, caldera de hogar interior.

— FOAM, espuma apagadora.

— FORK (Fund.) hurgón.

— GILDING (Dor.) dorado al fuego.

— GOODS (Fc.) mercancías inflamables.

— GRATE (Fund., Mv.) emparrillado del hogar.

— GUARD, guardafuegos ‖ (CHIMNEY-FENDER,) pantalla de chimenea.

— HOLE (Meta.) pasaje o paso de las llamas.

— HOOK, POKER (Meta., Fund.) hurgón, paleta.

— HOSE, manguera para incendios.

— INSURANCE (Com.) seguro contra incendios o de incendios.

— IRONS (Fund.) botadores (Tec.) utensilios de un hogar: badila, pala, tenazas, etc.

— LADDER or ESCAPE, escala de salvamento para incendios.

— LESS, sin fuego.

— — COOKER, estufa sin fuego.

— LINE, v. SAFETY DITCH.

— LUG, v. BAR-FRAME.

— LUTE, luten o zulaque o betún infusible.

— MAN, bombero ‖ (WATCH-MAN,) velador, vigilante ‖ (STOKER IN HOUSES,) encargado de dirigir la calefacción en los grandes establecimientos (Mv.) s. STOKER (Meta.) fogonero, atizador (Mar.) fogonero (Min.) fogonero, (Linares, España:) lumbrero.

— MARSHALL, inspector de incendios.

— PAN, (CALCINATING-POT,) marmita ‖ (COAL PAN,) brasero (plomería, fundición de estaño:) marmita (Art.) cazoleta (Tec.) calentador, cazo para calentar.

— PAN FOR ILLUMINATING THE OVEN (Pan.) caja de hierro donde se colocan trozos de leña para encenderlos en el interior del horno.

— PLACE, hogar, chimenea ‖ crisol de un hornillo portátil (Mar.) hornilla (Fund.) hogar de un horno ‖ crisol ‖ calda del horno de reverbero (Alf.) brasero.

FIRE PLACE TOP or **CROWN**, cielo del hogar.
— PLATE, placa del tragón || placa de la boca
superior de un alto horno (Fc.: Loc.) pared
de la caja de fuego.
— PLUG, tapón de incendio, ab. en inglés:
F. P.
— POLICY (Com.) póliza de seguros contra
incendios.
— POT, POT, pote, olla (Vid.) crisol del que
cogen los sopladores de vidrio líquido.
— PROOF, v. APYROUS; incombustible, a
prueba de fuego (Alf.) refractario.
— AND BURGLARY-PROOF (Cerr., Herr.) in-
combustible e infracturable por violencia,
contra robos y contra incendios.
— PROOF CONDUIT (Elect.) tubo aislador re-
fractario.
— — STONE, piedra de chispa.
— — SWITCHBOARD (Elect.) cuadro de dis-
tribución incombustible.
— PROTECTION (Tec.) protección contra el
fuego.
— — BELT or STRIP (Fc.) zona o franja pro-
tectora contra el fuego.
— PUMP, bomba de incendios.
— RAIN (Pir.) lluvia de oro.
— RAKE, atizador de fogonero || hurgón.
— RAKER, atizador.
— RANGE, ECONOMICAL — — (Coc.) hor-
nilla en que se hace el potaje o la olla.
— ROOM or TUNNEL OF A FURNACE, s.
SHAFT (Meta.) cuba, vaso.
— SCREEN, mampara de chimenea || plancha
metálica que guarnece el fondo de una
chimenea, guardafuego.
— SETTING (Min., Meta.) torrefacción.
— SHEAF (Pir.) espiga de oro.
— SHIP (Mar.) brulote.
— SHOVEL, pala para sacar las brasas del
fuego.
— SLICE or IRON (Fund.) atizador o botador
de lanza.
— SPOT, quemadura || golpe o mancha de
fuego.
— STICK, tizón, leño, tea.
— STONE, FLINT, SILEX, piedra de chispa,
pedernal.
— STOP (Mv.) hogar posterior, parafuegos.
— SURFACE, v. HEATING-SURFACE, super-
ficie de calefacción.
— TELEGRAPH, v. — ALARM TELEGRAPH.
— TILE BLOCK, teja refractaria.
— TINNED WIRE (Elect., Meta.) alambre es-
tañado al fuego.
— TONGS (Meta.) tenazas para las brasas.
— TRUNK (Seric.) caja de los sederos para
preparar las telas por medio del fuego.
— TUBE (Mv.) humero, tubo de caldera.

FIRE TUBE BOILER (Mv.) caldera tubular de
humo.
— VAULT (Vid.) bóveda bajo la cual encien-
den el fuego los vidrieros (Alf.: F. de tejas,) fogón donde enciende el fuego el la-
drillero.
— WARDEN, inspector de bomberos.
— WHEEL (Pir.) sol.
— WOOD (Mader.) leña, madera de combus-
tión, combustible (Tec.) (— — or LIGH-
TER,) alumbrador, (tea para reconocer un
horno o encender lumbre en un taller).
— WOOD OF COMMON SIZE, madera o leña
cortada (a cierta medida).
— — FACTORY (Mader.) aserradero de ma-
dera de combustión.
— — SPLITTING MACHINE (Mader.) máqui-
na de partir leña.
— WORK MAKER, — WORKER (Pir.) pol-
vorista, pirotécnico.
— WORKS (Pir.) fuegos artificiales.
FIRELESS COOKER, estufa sin fuego.
FIRER, SHOT FIRER (Min.) explosor eléctrico
para minas.
FIRING (Fund.) encender los fuegos || (TIME
REQUIRED FOR HEATING,) tiempo que
se emplea en la calefacción de un aparato
|| calda, || v. HEATING, STOKING (Vet.)
cauterización (Mil.) descarga.
— CONE (Ton.) cubierta de calentar.
— — WITH FURNACE (Ton.) cubierta de ca-
lentar con horno.
— IRON (Vet.) cauterizador, instrumento de
cauterio.
— PIN (Arm.) aguja de percusión.
— PLANT (Fund.) instalación de las calderas.
— SPIRITS (Tint.) bicloruro de estaño.
— SQUAD (Mil.) pelotón para hacer salva ||
pelotón para fusilar (Aeron.) aerosteros.
— or FIRE SETTING, v. FIRE-SETTING.
FULL —, (60-90 HOURS,) (Alf.) calefacción
completa.
HAND — (Min.) cartucho de inflamación a
mano.
FIRKIN (Ton.) cuñete.
FIRM (Tec.) firme, estable || sano (Com., Jur.)
firma, razón social.
— LEAD OF A PLATE (Elect.) plomo sano de
una placa.
FIRMER (Mec.) punzón (Eb.) v. — CHISEL.
— CHISEL, FORMER-CHISEL (Eb.) cincel de
bisel || cincel.
— MORTISE CHISEL, escoplo de espiga.
FIRMNESS (B. A.) certeza, fijeza (Grab.) (—
OF BURIN,) firmeza, certeza.
FIRST, GAFFER, FINISHER (Vid.) prepara-
dor (Pan.) (—S,) pan de primera calidad.

Dicc. Tecnol.—21.

FIRST AID (Med.) primeros socorros, primeros auxilios, cuidados inmediatos.

— BIT, WIMBLE (Carp.) taladro de carpintero para iniciar un agujero (Art.) primera barrena.

— BOILER (F. Az.) clarificadora.

— BREAK (Agric.) roturación.

— CLASS (Tec.) de primera clase (Fc.) primera clase.

— CONDUCTOR (Fís.) conductor de primera clase.

— COAT (Tec., Eb.) primera mano (Alb.) primera capa de mezcla o yeso.

— COURSE, (FILE,) primera talla.

— DRAWING (H.) primer tirado.

— OF EXCHANGE (Com., Jur.: letras de cambio,) primera de cambio.

— EYE (F. de agujas) impresión del ojo de una aguja.

— FLOOR (Arq.) primer piso; (Hay ciertas dificultades acerca de este punto entre FIRST FLOOR y MAIN FLOOR, etc., v. gramáticas).

— GRINDING (F. de espejos) desbaste.

— GROUND (B. A., Teat., Cine.) primer término.

— HAND (Com.) de primera mano, nuevo.

— HARMONIC (Fís.) onda armónica fundamental.

— — CURRENT (Elect., Tel.) corriente fundamental.

— — VOLTAGE, tensión fundamental.

— MOVER (Mec.) motor fundamental o primordial.

— PARALLEL, primera paralela.

— PLATE (Elect.) placa extrema.

— SHORT or RUNNINGS (Destilería) primer aguardiente.

— SPEED (Autom.) primera velocidad.

— STUFF, HALF-STUFF (Pap.) pasta a medio majar.

— SWARM OF BEES (Ap.) barba.

— WATER (Lapid.) primeras aguas, piedra de primera calidad.

FIRSTS, primera harina (Panadería) v. FIRST, (—S.)

FIRTH (Pesc.) nasa.

FIRSTLING (Gan.) primogénito || primeriza.

FISC (Der., Adm.) fisco, erario, hacienda pública.

FISCAL, fiscal.

FISH (Pesc.) pez, pescado (Mec.) barra de refuerzo (Mar.) gemelo, gaburón || contramecha (Fc.) v. JOINT, brida, mordaza.

— TO — (Pesc.) pescar (Mar.) empalmar, engimelgar (Fc.) embridar.

— — A BEAM (Carp.) reforzar una viga con forros.

TO FISH AN ANCHOR (Mar.) enganchar el pescador en la cruz del ancla e izarla.

— — HERRINGS, recoger el arenque.

— — A JOINT (Fc.) embridar la junta.

— — A MAST (Mar.) gimelgar un palo.

— — WITH NETS ACROSS THE RIVER, pescar con trasmallo cruzando el río.

— — THE RAIL (Fc.) montar las bridas.

— — A PIECE OF TIMBER (Carp.) v. — — A BEAM.

— — WITH TRAMMEL (Pesc.) pescar con trasmallo.

— BASKET (Com.) cesto para pescados || banasto para transportar el pescado || OYSTER-PARK,) banasto o capacho para colocar ostras (de las que suele contener veinticinco docenas).

— BELLIED, ondulado o en forma de vientre de pescado.

— BOLT, TRACK BOLT (A) (Fc.) pasador o tornillo de brida.

— — HOLE, TRACK BOLT HOLE (Fc.) agujero para el tornillo de la brida.

— BOX, tonel lleno de agua dulce para transportar peces al vivero.

— BROTH (Coc.) especie de escabeche de pescado.

— CHAIR (Fc.) cojinete de brida.

— CHANNEL (Pesc.) canal de vivero o comunicación entre un río y el mar.

— CURER, salador de pescado.

— DAVIT (Mar.) pescante del pescador.

— DISH, pescadera.

— EYE STONE, ALBIN, APOPHYLLITE (Mineralogía) apofilita, ojo de pescado.

— FENCE, red || (PORTABLE — —,) cortinas volantes que emplean los pescadores para cerrar una balsa || empalizada en los parajes donde hay mucha pesca.

— FENCE IN THE SHAPE OF A HORSESHOE (Pesc.) herradura, parque en forma de herradura donde se amarran las redes que han de retener los peces cuando baja la marea.

— GARTHS, POND-GRATE, palizada o enrejado de estanque.

— GIG (Pesc.) (TRIDENT,) fisga, tridente || arpón.

— GLOBE, AQUARIUM, acuario || piscina.

— GLUE, v. ICHTHYOCOLLA, ISINGLASS (Pint.) colapiz, cola de pescado.

— GRID (Fc.) rejilla para peces, (rejilla para evitar que entren peces al extraer el agua para las calderas).

— HOOK, HOOK (Pesc.) anzuelo.

— JOINT (Fc.) v. SPLICE BAR, mordaza, bridas, placa de unión.

— KETTLE (Coc.) pescadera.

— OF A MAST or YARD (Mar.) rueca.

FISH NET WITH THREE MESHES (Pesc.) red de trasmallo.

— OIL, BUBBLER, aceite de pescado.

— OIL, SPENT —— or TRAIN-OIL IN SHA-MONY (Ten.) aceite de pescado y ácido nítrico para adobar y hacer impermeables las telas, (ingrediente).

— PARK IN A RIVER, cañal, vivero de peces formado con estacas en un río.

— PENDENT (Mar.) amante del pescador.

— PLATE, SPLICE BAR (A) (Fc.) brida, mordaza, eclisa, (México:) planchuela.

— — WITH GIB AND COTTER FASTENING (Fc.) brida de sujeción por cuña.

— — FOR SCARF JOINT (Fc.) brida de junta a medio hierro.

— — TO PREVENT CREEP OF RAIL (Fc.) brida de detención.

— POND, nansa || (STEW,) vivero, estanque de peces.

— —, LOW — — NETTED OVER (Pec.) balsa pequeña y baja cerrada por encima por una red.

— — FOR BREEDING, BREEDING - P O N D (Pesc.) tanque de alevinamiento.

— PRESERVE, SMALL — —, cerca formada por redes sostenidas por estacas, cortina.

— RESERVOIR BEHIND A DYKE, depósito de peces junto a un estanque.

— ROOM (Mar.) pañol del bacalao.

— SKIN, piel de lija de zapa.

— SLICE, cuchilla de pescado.

— SPEAR, arpón, fitora, fisga.

— TAIL OF AN ECCENTRIC (Mv.) muleta.

— TAIL BURNER, v. FLAT BURNER (Elect.) mechero plano.

— TROUGH, alberca de pescados.

— TUN, barrica de pescado.

— VAT (Pesc.) artesa o cuba para llevar las carpas al mercado || herrada.

— WELL (Mar.).

FLANGE OF THE ANGLE — BAR (Fc.) pata o rana de la brida (de doble escuadra).

TO HALF — (Fc.) montar las bridas o embridar el carril de un solo lado.

FISHED (Fc.) embridado (Mar.) engimelgado.

— JOINT (Fc.) junta con cubrejunta, junta cubierta.

FISHER BOAT, bote pescador.

FISHING (Pesc.) pesca (Fc.) embridado, unión con bridas, amordazamiento.

— ANGLE (Fc.) ángulo de apoyo de la brida.

— BASE PLATE (Fc.) placa de unión.

— BOAT (Mar.) barcalonga, barca pescadora.

— IN FLEETS (Pesc.) pesca en flotillas.

— HURDLE (Pesc.) cestón para ostras.

— — OF THE MUSCLE-FARMS, criadero de marisco. Corral en la playa.

FISHING OF JOINT (Fc.) cubrejunta.

— LINE (Pesc.) cordel de pescar.

— — OF HORSE-HAIR (Pesc.) sedal, cuerda de cerda para pescar.

— NET, red de pescar, red sencilla.

— —, SQUARE — —, red cuadrada.

— —, NARROW — — (Pesc.) red de malla para la pesca del sábalo.

— — FIXED ON POLES (Pesc.) cañal, especie de pesquera.

— — WITH NARROW MESHES (Pesc.) red armada.

— NETS, red para pescar o cazar || redecilla.

— PLACE (Pesc.) pesquera, lugar de pesca.

— PLATE, v. FISH-PLATE.

— ROD (Pesc.) caña, caña de pescar.

— ROPE (Mar.) cuerda puesta al extremo de una red.

— SURFACE (Fc.) superficie de apoyo de la brida.

— TACKLE or GEAR (Pesc.) avíos de pescar.

— TUBE (Tec.) tubo de cristal para conservar objetos microscópicos.

— WHEEL (Mar.) carrete.

FISSURE, v. CRACK, LEAK; grieta, hendidura, hendedura (Mader.) raja, rajadura, atronadura.

— S IN SLATE-BEDS, venas blancas.

— S IN STRATA (Geol.) venas blancas en las canteras de pizarra.

— IN VEIN (Min.) solución de continuidad que determina un banco de piedra en los filones.

FISTUCA (Mec) mecanismo en forma de resorte o de pestillo para hacer cesar la solidaridad entre dos piezas de una misma máquina permitiendo a ésta entrar en movimiento.

FIT, forma, corte || ajustado, que cae bien.

TO — (Tec.) adaptar, ajustar, acomodar v. TO ERECT || v. TO ADJUST (Electricidad) montar (Mod., Sast.) sentar bien, caer bien (Encuadernación) TO FORM,) afinar, rebajar el cartón de la delantera de un libro (Carpintería) s. TO ABUT (Cerr.) ajustar, fijar (Mín.) explotar una hullera o un terreno con hulla (Zap.) sentar bien (el calzado) (Mec.) montar (Agric.) limpiar.

— THE BUS-BARS TOGETHER (Elect.) adaptar o ajustar las barras.

— CLOSE (Tec.) adaptar perfectamente || fijar con persistencia.

— HORSE SHOES (Vet.) atarragar.

— OUT (Tec.) armar (Mar.) alistar, equipar, tripular, armar un buque.

— BY MEANS OF A RABBET or SCARF (Carp.) ajustar, encastrar, encajar.

TO FIT TO (Tec.) adaptar.

— — UP, equipar ‖ (AN ENGINE:) armar o montar una máquina ‖ (A HOUSE:) amueblar una casa.

FITCH (Bot.) garbanzo.

— PENCILS, brocha o pincel de pelo de veso.

FITTED (Carp.) acoplado.

FITTER (Mar.) armador, equipador (Elect.) instalador (Tec.) v. FILER, VICE-MAN; ajustador (Min.) agente de hulla o carbón de piedra (Mec.) armador, el que monta o arma una máquina, instalador, ajustador (Ac.) s. ADJUSTER, ensayador de monedas (Tej.) (UPPER ROLLER,)) varilla que fija en el rodillo el comienzo de la trama (en un telar de lizos altos).

— OUT (Mar.) aparejador.

—'S TOOLS (Elect., Mec.) herramientas de montaje.

FITTING, adaptación ‖ (—S,) accesorios ‖ aparejadura, aparejo, avíos ‖ guarniciones, herrajes ‖ armamento de un buque (Elect., Mec.) montaje (Enc.) (FORMING,) rebaja, afinadura de los bordes de un libro (F. de jabones) depuración, licuefacción (Rel.) v. ARRANGEMENT (Mec., Tec.) arreglo.

— OF BASTED CLOTHES (Sast.) prueba.

— or REAMED BOLT (Mec.) tornillo ajustado.

— IN, encastre, encaje.

— A MORTICE, (acción de) hacer una muesca o una mortaja.

— OUT (Mar.) armamento, equipo.

— UP (HOUSE) amuebladura o arreglo de una casa (Mec.) aparato interior.

FIVE ANGLED (Geom.) pentagonal.

— FOLD, quíntuplo.

— PHASE SYSTEM (Elect.) sistema de conexión pentafásico o de cinco fases.

— WIRE CABLE (Eect.) cable de cinco conductores.

— METER (Elect.) contador de cinco conductores.

— SYSTEM (Elect.) sistema de cinco conductores.

— YEAR PLAN (Sociol.) plan quinquenal.

FIX (Quím.) fijo, v. FIXED (Tec.) v. APYROUS.

— TO —, afirmar, consolidar (Fund.) coagularse, consolidarse (Quím.) fijar, fijarse (Tint.) fijar, afianzar (Joy.) fijar ‖ engastar (Mar.) encapillar (Fc.) (TO SECURE,) fijar (Tec.) fijar, fijar fuertemente ‖ detener ‖ fortalecer.

— — THE BEAMS (T. S.) montar el telar de tejer seda.

— — A BLOCK (Mar.) coser un motón.

— — COLLAR BEAMS (Carp.) atirantar.

— — THE CONDUITS IN THE WALL (Elect.) empotrar los tubos aisladores en la pared.

TO FIX THE CRAMPS (Alb.) empotrar.

— — A DRAG (Art.) enrayar.

— — THE ENDS OF MATERIALS (Tej.) cabecear ‖ hacer bajar una madeja gastada de seda para reemplazarla por otra nueva.

— — A GASEOUS BODY (Quím.) solidificar un cuerpo gaseoso.

— — WITH HINGES, TO HINGE, encharnelar, poner charnelas.

— — THE KEYSTONE or LAST STONE (Const.) cerrar el arco.

— — MAILS AT A UNIFORM HEIGHT (Tej‖) aparear, aparejar.

— — A MATCH (Pir.) poner mecha.

— — MERCURY, apagar el mercurio.

— — THE MESHES (F. de calcetines) precisar las mallas con la aguja.

— — THE MOULD-WIRES (Pap.) enfilar.

— — RAILS (Fc.) asentar la vía, colocar la vía.

— — SPOKES (Carr.) enrayar o poner rayos a una rueda.

— — ON TENTERS (Tint. de índigo) suspender, colgar.

— — IN A WALL, TO INMURE (Arq., ornamentación) incrustar en un muro.

FIXATION (Quím., Tec., Foto., etc.) fijación. v. FIXING (Psicoan.) fijación (Agric.) fijación. v. NITROGEN —. (Biol.) fijación (Med.) fijación.

— PROCESS. v. NITROGEN —. (Agric.) procedimiento de fijación.

— REACTION or TEST (Fisiol., Quím.) reacción de fijación. v. COMPLEMENT —.

FIXED, FIX (Quím.) fijo, cuerpo que no se volatiliza.

— ARCH SUPPORT (Fc.: puentes) soporte de anclaje arqueado.

— ALCALIES (Quím.) álcalis fijos.

— BATTERY (Art.) batería permanente.

— BODY (Quím.) v. —.

— BOILER (Mv.) caldera fija.

— BRIDGE (Pont.) puente permanente.

— BRUSHES (Elect.) escobillas fijas.

— COIL (Elect.) carrete fijo.

— CONDENSER (Radio.) condensador fijo.

— COUPLING (Elect.) acoplamiento fijo.

— DATUM (Tec.) punto fijo, punto de referencia.

— ELECTRICALLY DRIVEN WINCH (Av.) torno fijo con accionamiento por electricidad.

— GAP, distancia explosiva fija ‖ abertura fija.

— GLOW-LAMP (Elect.) lámpara incandescente fija. (Es decir: instalada con propósito de dejarla permanecer, a diferencia de la lámpara portátil).

— GRATE (Fund.) emparrillado fijo.

FIXED HAND WINCH or **CRAB** (Av.) torno de mano fijo.
— HEAD or HOOD (Carr., Vm.) pabellón fijo.
— JIB (Hid.) brazo fijo de la grúa.
— LAMP-BRACKET (Elect.) brazo fijo.
— LIGHT (Fís.) luz fija.
— MAGNETIC FIELD (Elect., Fís.) campo magnético fijo.
— MATERIAL (Tel.) relleno, material de relleno || material fijo.
— OILS (Quím.) aceites fijos.
— OXYGEN (Química) oxígeno químicamente combinado.
— POLE (Elect.) polo fijo.
— PRICES (Com.) precios fijos.
— RESISTANCE (Elect.) resistencia fija.
— SCREW, tornillo a la romana.
— SIGNAL (Fc.) señal fija.
— STARS (Ast.) estrellas fijas.
— SUPPORT or YOKE (Fc.: puentes,) soporte o poste de anclaje.
— WEIGHT, peso fijo (Aeron.) peso fijo.
— WIRE-INLET BRANCH (Fc.) pieza fija de entrada del alambre (en el caballete portapoleas).

FIXEDNESS (Quím.) fijeza (Tec.) fijeza, estabilidad.

FIXES (Quím.) agua fuerte.

FIXING, v. FASTENING (Quím.) fijante, mordente || fijación (Coc.) aderezo (Tint.) fijante (Fot.) fijación (Mec.) pegadura, ensambladura.
— AGENT (Fot.) fijador.
— OF THE ARMATURE (Elect.) fijación del inducido.
— BATH (Quím., Fot.) baño para fijar.
— CONVERSATIONS ON PHOTOGRAPHIC FILMS, fijación de las conversaciones en películas fotográficas.
— OF ENDS (Tej.) detención del hilo de seda arrollado o dispuesto en madeja.
— OF INSULATOR (Elect.) fijación del aislador.
— LUG (Elect.) oreja de fijación (del amperómetro con orejas de fijación).
— OF THE MAGNETIC FIGURES (Tec.) fijación del diagrama de las líneas de fuerza.
— MAILS AT A UNIFORM HEIGHT (Tej.) emparejadura.
— MORDANTS (Tint.) fijación del mordiente.
— — BY THE DUNG-BATH (Tint.) fijación del mordiente por medio de un baño con una disolución de boñiga de vaca.
— — BY SALT OF COW-DUNG (Tint.) fijación del mordiente por el baño de boñiga disuelta..
— NEEDLES (Mec., M. de C.) colocación o fijación de la aguja.

FIXING THE PLATES IN POSITION (Elect.) montaje de las placas.
— OF RAILS (Fc.) fijación o sujeción de los carriles o rieles.
— SCREW (Elect.) doble tornillo para contactos || borna.
— OF THE SHEETS (Tip.) punteo.
— THE STUFFING (Tapicería) picar, trazar un dibujo || coser, dar puntos sobre la tela.
— OF TOOTH (Mec.) inserción del diente (en cremalleras, etc.).
— OF THE WIRES WITH STAPLES (Elect., Tel.) fijación de los alambres con horquillas.
— — WRITTING (Tel.) fijación de la escritura.

FIXITY, v. FIXEDNESS (Quím., Fís.) fijeza.

FIXTURE, muebles fijados de una manera permanente || fijo con clavo y martillo (CLINCHED AND RIVETED;) (Pont.) atadura, ligadura (Tec.) instalación || habilitación de una tienda.

FIZZING (Tec.) que rezuma o transpira.

FLABBY-FAT, manteca blanda.

FLABELLATED, v. FAN-SHAPED.

FLACCIDITY, **FLACCIDNESS**, flacidez, flojedad.

FLACKON, frasco o pomo en forma de barril.

FLAG, bandera, pabellón nacional (Mar.) bandera || insignia (Agric.) césped || espadaña (Const.) enladrillado, embaldosado (Tec.) v. SLAB, laja (Fc.) bandera, banderín.
TO —, pender, colgar (Pav.) empedrar o enlosar con piedra tallada de pequeñas dimensiones || (PAVE WITH FLAGS,) enlosar, embaldosar (Mec.) decaer, aflojarse (Mar., Mil.) ondear (Tec.) (—S,) especie de plumas metálicas.
— — WITH GRANITE, enlosar con granito.
— — (REGISTER) A SHIP (Mar.) abanderar.
— BASKET (Carp.) cesto de herramientas.
— BED, asiento de embaldosado.
— BEARER (Agrim.) portabandera (Milicia) abanderado, portaestandarte.
—S IN DIAMOND PAVEMENT (Pavim.) baldosas alineadas oblicuamente.
— OF A LANCE (Mil.) pendón.
— MAKER (Mil.) obrero empleado en la pabellonería de un arsenal.
— MAN (Fc.) vigilante.
— MAST or POLE (Mil.) asta de la bandera.
— OFFICER (Mar.) jefe de escuadra.
— PAVEMENT (Const.) embaldosado, enlosado.
— POLE, v. MAST.
— SOCKET (Mar.) porta-asta.
— SHIP (Mar.) buque almirante || nave capitana, capitana.
— SIGNAL (Fc.) señal hecha con el banderín (de señales).

FLAG SMUT (Agric.) añublo o tizón del trigo por el hongo "Urocystis tritici".
— **STAFF** (Mar.) asta de bandera.
— **STONE** (Min.) losa (Linares, España:) cobija || asperón (Ing.) baldosa de piedra.
— **OF TRUCE** (Mil.) bandera de parlamento.
— **WITH A WAFT** (Mar.) bandera amorronada || embrollo.
— **YARD** (Mar.) asta.
FLAGELLA (Biol.) flagelo.
FLAGELLATION (Biol.) flagelación (Psicol.) flagelación. v. SADISM.
FLAGEOLET (Mús.) octavín, caramillo, flageolet.
FLAGGING (Mar.) abanderamiento (Const.) (PAVING WITH SLABSTONES,) embaldosado, enlosado.
FLAGILLUM (Hort.) estaca de viña.
FLAGON (Vid.) frasco, pomo.
FLAIL (Agric.) rodillo para trillar trigo || (BROKEN-OFF PIECE OF A —,) fragmento de espiga que no ha sido tocado por el mayal y vuelve a encontrarse al pasar el grano por la criba || mayal (Mec.) brazo de balanza.
— **STAFF** (Agric.) varilla del mayal.
FLAIRLING (Mar.) abierto de bocas.
— **BOW** (Mar.) muras muy abiertas.
FLAKE, (SILK, ETC.,) copo, mechón (Quím.) copo (Metalurgia) (SCALES,) escamas || (SPARK,) chispa, pavesa o partícula encendida que sale de una brasa (Elect.) espiral de cable (Min.) (SPLINTERY,) escamoso (Hort.) clavel de dos colores (Mar.) cañizo, || plancha de viento (Pesc.) secadero de pescado (Tint.) caballete para secar.
TO —, (HOSE,) enrollarse (Tecnología) (TO SCALE,) esfoliarse, laminarse, escamarse.
— **OF ICE,** témpano, carámbano.
— **OF A ROPE** (Mar.) seno de un cable.
— — **SNOW,** copo de nieve.
— **WHITE** (Miner., Pint.) albayalde o cerusa en láminas.
FLAKY, s. CLOUDY (Min., Meta.) (SPLINTERY,) escamoso, s. SCALY.
— **ARSENIC** (Miner.) arsénico lamelar.
— **GRAPHITE,** grafito escamoso.
FLAMBEAU, TORCH, antorcha, hachón.
FLAME-ARC (Elect.) arco de llamas.
— — **LAMP** (Elect.) arco con efectos de colores.
— **BAFFING** (Fund.) conducción de las llamas.
— **BRIDGE** (Fund.) repisa en la boca de un horno || puente de hogar.
— **COLOUR** or **COLOURED** (Tec.) de color de fuego.
— **COUPLE** (Elect.) pila de llama.
— **CURRENT** (Elect.) corriente de llamas.

FLAME ENGINE, CAS-ENGINE (Gas.) motor de gas.
— **FURNACE** (Fund.) horno de reverbero.
— or **SEMI-INCANDESCENT LAMP** (Elect.) lámpara semi-incandescente.
— **KILN,** calera de fuego vivo.
— **LIKE GLOW-LAMP** (Elect.) lámpara incandescente en forma de llama.
— **MEASUREMENT** (Elect.) medición de las llamas.
— **PROJECTOR** or **THROWER** (Milicia) lanza-fuego, lanzallamas.
— **RESISTANCE** (Elect.) resistencia de la llama.
— **TELEPHONY** (Telef.) telefonía por llamas.
— **TUBE, FIRE-TUBE** (Mv.) tubo de conducción de las llamas.
FLAMING-FURNACE or **KILN,** horno para hacer las fundiciones crudas.
FLAMINGO (Corr.) flamenco.
FLAN (Conf.) flan.
FLANCONNADE (Esg.) flanconada.
Flanders, Bath BRICKS, ladrillo para limpiar cuchillos.
— **LINEN** (Tej.) holanda.
— **HORSE,** caballo frisón, frisón.
— **THREAD** (Hil.) hilo de Holanda.
— **VARNISH,** barniz de almáciga.
FLANG (Min.) pico de dos puntas.
FLANGE (Cost.) ribete, dobladillo (Tec.) realce, borde, liente, reborde (Herr.) borde, reborde (Arq.) repisa, borde saliente || rebaba, pestaña (Fc.) pestaña o reborde de una rueda (Carr.) espiga de rayo de rueda (plomería, Herr.) reborde que corona el extremo de un tubo.
TO — (Hojal.) bordear (Herr.) poner reborde o pestaña.
— **OF THE BOSS** or **HUB** (Carr., Vm.) contra-disco o platillo suelto del cubo (de la rueda).
— — **THE BRASSES** (Elect.) pestaña o reborde del cojinete.
— — **COUPLING** (Elect.) plato de acoplamiento.
— **CROSS TIE** (Fc.) riostra de separación fijada al patín.
— **GROOVE** (Fc.) carrilada de vía.
— **OF LEADEN GUTTER,** resalto, saledizo.
— **JOINT** (Carp.) empalme de reborde o solapa.
— or **COLLAR NUT,** tuerca con base.
— **RAIL,** (Fc.) carril o riel americano o Vignole.
— or **FOOT OF THE RAIL** (Fc.) patín de carril o riel.
— **WAY CLEARANCE** (Fc.) rebajo para el paso de los rebordes de las ruedas.

FLANGE WAY CLEARANCE AT HEEL OF TONGUE, rebajo en el talón de la aguja.
— WHEEL (Mec.) rueda de reborde.

FLANGED, guarnecido de reborde ‖ embridado ‖ unido por reborde o rodete.
— INSTRUMENT (Elect.) instrumento de bridas.
— NUT, tuerca con base fija.

FLANGING MACHINE, máquina de hacer rebordes a los extremos de los tubos.

FLANK (Carn.) ijar (Const.) lado, costado, ala, flanco (Mil., Fort.) flanco, ala (Top.) ladera de una montaña.
— TO — (Mil., Mar.) flanquear (Fort.) flanquear, fortificar los flancos (Arq.) formar las alas de una fachada.
— OF BEEF (Carn.) solomo de vaca o ternera.
— OF A GABLE, socarrén.
— STRAP, s. HIP-STRAP.
— — LOOP (Tal.) chaqueta de la sobreconcha.
— OF A TOOTH (Mec.) costado de un diente.

FLANKING ANGLE (Fort.) ángulo de flanco.
— FIRE (Mil.) fuego de flanco.

FLANKS (Eq.) mataduras.

FLANNEL, franela.
— DISC (Tec.) rodaja de franela.
— POLISHING WHEEL, rueda de franela para pulir.

FLANNING (Arq.) alféizar ‖ vano, abertura de puertas y ventanas ‖ derrame de ventana.

FLAP (Sast.) vivo, banda de tela con botón y hojal que mantiene las partes de un vestido ‖ bragueta ‖ solapa (Somb.) ala del sombrero (Zap.) oreja del zapato (Mar.) trampa de báscula (Carp.) hoja plegadiza de una mesa (Agríc.) mantequera (Aeron.) ala, aleta, superficie, alerón.
— TO — (Mec.) golpear.
— APRON, mandil ascendente o móvil.
— or TRAP DOOR, trampa.
— EARED (Gan.) de orejas pendientes.
— OF A JUFFER, JUTTY (Hid.) espiga.
— OF THE MEAL-HUB (Mol.) lengüeta de la tolva de un molino harinero.
— POINT-LOCKING DEVICE (Fc.) cierre con leva.
— SCREW, tornillo de orejas.
— TILE, teja de solapa.
— VALVE (Mec.) válvula de chapaleta ‖ válvula de guía.

FLAPPER, ánade salvaje ‖ fláper (Tec.) llave de un instrumento (Mec.) agitador, golpeador.
— TO FLARE (Mec.) desbocar, ensanchar ‖ proyectar, salir (Coc.) chamuscar (Mar.) dar inclinación.

FLASH, fogonazo ‖ llama (Hid.) esclusa (Cinematografía, Foto.) v. — LIGHT ‖ flash, intercalación momentánea de una escena pasada.
— TO — (Elect., Tec.) echar llamas.
— BOILER (Mv.) generador de vaporización instantánea.
— LIGHT, Chatham LIGHT, luz de Chathman, (de resina y magnesio,) luz de magnesio.
— NOTES (Com.) billetes falsos de banco.
— OVER, FLASHING OVER (Elect.) corona de chispas (formada en la periferia del conmutador, etc.)
— PIPE (Gas.) tubo de prueba ‖ encendedor.
— POINT (Tecnología) punto de inflamación, v. FLASHING-POINT.
— or FLASHING WHEEL (Hid.) rueda hidráulica de paletas.

FLASHED-GLASS, CROWN-GLASS (Vid.) vidrio plano con pezón o disco en medio (hecho por el procedimiento de la corona).

FLASHER (Mv.) generador instantáneo.

FLASHING (Elect.) destello o chispa del colector ‖ producción de un depósito de carbono sobre el hilo de una lámpara incandescente (Vid.) destellar, brillar (Tecnología) (—S) hojas de plomo o cinc para juntas ‖ plancha de remate de una chimenea (Hid.) concentración de aguas (Hojalatería) chapa.
— BOARD (Carp.) guarda-aguas, vierte-aguas.
— FAN (linterna mágica) pantalla de efectos.
— FURNACE (Vid.) horno para preparar el vidrio destinado al procedimiento de la corona.
— OVER (Elect.) producción de chispas de escobilla a escobilla en las máquinas de alta tensión.
— POINT (Química) flashing-point, punto de inflamación de los petróleos.
— SIGNALS, señales por destellos luminosos.
— WHEEL, v. FLASH-WHEEL.

FLASK, frasco (Fund.) (MOULDING-BOX, BOTTOM-BOX,) caja para moldeo (Quím.) matraz.
— BOARD (Fund.) tablón del fondo del molde.
— BREAKER (Fís.) rompebotella (aparato para demostrar la presión atmosférica).
— CASTING (Fund.) fundición en cajas.
— CLAMP (Fund.) cárcel de molde.
— FOR DEVELOPING GAS (Gas.) frasco para generar gas.
— FOR SAND MOULDING (Fund.) caja de moldear en arena.
— STAND (Quím.) soporte de matraz.
— LOWER —, DRAG — (Fund.) caja inferior.
— MIDDLE — (Fund.) caja central.
— TOP —, TOP-BOX (Fund.) caja superior.

FLASKET, cesta plana de dos asas ‖ plano llano.

FLAT, v. PLAIN, LEVEL, plano, llano ‖ s. CUT (establos:) leche descremada (Com.) flojo, paralizado, (Arm.) cara ‖ parte plana del cañón del fusil ‖ liso, llano, plano ‖ parte ancha de una espada; (FLAT IN HOUSES,) piso, habitación (Min.) capa horizontal de una mina de plomo ‖ manta ‖ (EVENLY MINERALS,) unido, compacto ‖ tirantes (Fc.) carro de plataforma (Tes.) parte ancha de un instrumento cortante: plano ‖ tejuelo de botón (Mec.) chata ‖ caja de una pieza plana (Vin.) insípido (Mar.) barca chata ‖ cuaderna, pala de remo ‖ bajo, banco ‖ plan de las varengas (Tej.) (TOPS, TOP-CARDS,) piezas que recubren la parte superior de las máquinas de cardar.

TO —, allanar ‖ achatar ‖ embotar (el filo de un instrumento cortante) (Joy.) dar mate.

— — IN (Mar.) abroquelar o acuartelar una escota.

— AFT (Mar.: velas,) por encima o por delante.

— ARCHED (Arq.) de bóveda rebajada.

— BAND (Arq.) imposta mutilada.

— BAR (Meta.) barra plana.

— — COPPER, STRAP (Meta.) cobre plano.

— — IRON (Meta.) barra o hierro plano.

— — IRON OF MEAN DIMENSION, fleje, hierro delgado en haces.

— BIT-TONGS, pinzas chatas.

— OF THE BLADE (Arm.) cara de la bayoneta.

— BOAT FOR TRANSPORTING PEAT, barca chata para el transporte de turba.

— BOTTOM RAIL, v. FLANGE RAIL.

— BOTTOMED (Mar.) de fondo plano.

— BULB IRON (Fund.) llanta con bordón o "bulb".

— BURNER, v. FISH-TAIL BURNER, mechero plano.

— CABLE, cable plano.

— CAR (A) v. PLATFORM LORRY.

— CHISEL (Tec.) escoplo, buril cortafrío.

— CURVE (Fund.) curva rebajada (Tec.) curva chata.

— DRILL (Tec.) broca ordinaria (Agricultura) (BROAD CAST SOWING MACHINE,) sembradora al vuelo.

— ENDED CHISEL (Min.) barrena de minero de un solo corte.

— FACE PULEY (Mec.) polea de llanta plana.

— FILE (Herr.) lima de mano.

— FISH-PLATE or SPLICE-BAR (Fc.) brida plana.

— OF A FLOOR TIMBER (Mar.) plan de una varenga.

FLAT FRAME STARTER (Elect.) aparato de arranque de bastidor.

— GOUGE, calibre o gubia de 25 a 50 grados.

— GROOVED RAIL (Fc.) riel o carril con ranura plana.

— HALF ROUND (Herr.) lima chata de media caña.

— HEADED RAIL (Fc.) riel o carril de cabeza plana.

— — WIRE NAIL (Ferr.) clavito de alambre con cabeza plana.

— IN FORWARD! (Mar.) ¡amartelar a proa!

— IRON (Sast.) plancha, hierro de planchar la ropa (Fund.) hierro plano ‖ hierro de repasar.

— — CLAMP (Elect.) estribo de hierro plano.

— LEAD (Meta.) plomo en hojas.

— LINK, eslabón anillo de cadena.

— LONG (Tec.) de plano.

— MILK, v. —.

— MATTOCK, azada plana.

— — NOSED (Tec.) de pico plano, de pico de pato.

— — PLIERS, tenazas de pico plano o de pato.

— OF AN OAR (Mar.) pala de remo.

— PICK, zapapico.

— PIECE, placa, chapa, platina.

— PLIERS, pinzas planas de mordaza.

— PRESS, prensa de vulcanizar el paño.

— QUARTER (Mar.) popa llana.

— RAIL (Fc.) riel o carril plano.

— RATE SUBSCRIBER'S BOARD (Telef.) cuadro conmutador de los abonados a tanto alzado.

— — TARIFF (Telef.) sistema con tarifa de base o de conversaciones tasadas.

— RING ARMATURE, v. DISCOIDAL ARMATURE.

— — DYNAMO (Elect.) dínamo de anillo plano.

— RODS (Mv.) bielas horizontales (Min.) bielas horizontales.

— ROOF, cielo raso (Arq.) azotea.

—S (Elect.) láminas de colector usadas (Tec.) lechos de cal descompuesta.

— SCARF (Carp.) empalme simple.

— SCENE (Teat.) fondo, decoración que cierra la escena en la parte opuesta al escenario.

— SCOOPER or SCULPER (Grab.) buril romo.

— SEAM (Cald.) costura rebajada.

— SELENIUM CELL (Elect.) elemento plano de selenio.

— SIDE OF A HAMMER (Herr.) cara del martillo.

— SPIN, SPIN (Aeron.) barrena plana.

— STONE IN CHARCOAL LIME-KILNS, losa, piedra plana con que se embaldosan los hornos de carbón.

FLAT SWITCHBOARD (Elect.) cuadro de distribución plano.
— TOP OF LORRY (Vm.) plataforma de camión.
— — LORRY, PLATFORM (Vm.) plataforma.
— — OF A WALL (Fort.) adarve.
— TOPPED CULVERT (Ferrocarril, Ing.) pontón, puente pequeño de vigas.
— WIRE, alambre plano.
— WISE (Tec.) de plano.
— WOUND (Elect.) bobinado o arrollado de plano.
FLATBAND, b. FLAT-BAND.
FLATS, v. FLAT, —S.
FLATTED PLANKS (Mader.) tablazón, madera escuadrada en tablas.
— WIRE, TINSEL, lámina de oro o plata.
TO FLATTEN, v. TO LAMINATE (Ac.) golpear los tejuelos de la moneda; (estirado del alambre:) afilado, estirado || repasar en el laminador (Mar.) rebatir, sobrecoser, (Art.) achatar (Aeron.) enderezar (se), aplanarse, restaurar un aeroplano a su vuelo normal, nivelarse, poner el eje longitudinal paralelo con el suelo.
— — THE HEADS OF NEEDLES (F. de agujas) aplastar las cabezas de las agujas.
— — or LENGTHEN THE IRON BY HAMMERING (Herr.) estirar al martillo.
— — A SAIL (Mar.) acuartelar, cazar una vela.
— — THE SEAM (Cost.) aplanchar o allanar las costuras.
— — A WIRE (F. de agujas) aplastar el hilo o alambre.
FLATTENED (Tec.) aplastado en forma de cinta.
— BEARING END OF TOOTH (Fc.: cremallera, etc.,) muñón aplanado del diente.
FLATTENER (Ac.) banco de laminar o desbastar (F. de agujas) obrero que aplasta las agujas antes de hacerles el ojo (Vid.) allanador, extendedor (Herr.) pujavante || rascador || martillo de aplanar (Tec.) allanador || llana.
FLATTENING, (LAMINATING,) laminado, estirado (F. de espejos) suavización (F. de agujas) aplastar las cabezas de las agujas (Fund.) laminación.
— CYLINDERS (Herr.) cilindros laminadores.
— IRON (Vid.) aplanador.
— OUT (Fund.) ensanchamiento.
— ROOM, laminería, taller de machacar el hierro para laminarlo.
— STONE, SPREADING PLATE (Vid.) placa o mesa de extender, (placa para extender el vidrio).
FLATTER, v. FLATTING-HAMMER (Eb.) barniz mate (Herr.) (SHINGLING-HAMMER,)

utensilio para acabar una superficie plana (estirado del alambre:) molino de aplastar o machacar.
— OF GOLD WIRE, laminador de oro.
FLATTING, laminar || machacar (Eb.) barniz mate (Pint.) pintura mate.
— or SPREADING FURNACE (Vid.) horno para extender.
— HAMMER, FLATTER, aplanador, martillo de aplanar.
— MILL (Meta., Rel.) laminador de hilos de metal (Ac.) (LAMINATING-ROLLERS,) máquina de acuñar moneda (Ant.).
— STONE, v. FLATTENING-STONE.
FLAVE KILN, horno de cal de fuego de brusca.
FLAVINE, FLAVIN (Quím.) flavina.
FLAVONE (Quím.) flavona.
FLAVONOL (Quím.) flavonol.
FLAVOR, sabor || fragancia de la tierra || gusto de tierra (Coc.) humo, olor agradable de las carnes guisadas.
— TO LET — GET HIGH, TO KEEP GAME TILL IT GETS A HIGH — (Coc.) manir, preparar la carne de caza para ser comida dejándola descomponer un tanto como se hace con el faisán.
FLAW, hendidura, grieta, falla, falta, paja, raja (Fund.) defecto (Const.) grieta || falla (Carp.) s. CRACK, raja (Tej.) ruptura de una malla (Joy.) pelo, defecto de una piedra preciosa (Meta.) paja en el hierro || grieta, fractura (Lapid.) nube, v. — en (Joyería) (Hil.) clavo, salto de hilos (Mar.) ráfaga (Vid.) lunar o mancha en un espejo (Pap.) corpúsculo metido en la pasta del papel.
— TO —, rajarse, henderse (Ac.) rajarse en forma de estrella.
— FROM BAD WELDING (Herrería) escama, hoja.
— IN THE CASTING (Fund.) defecto, cavidad.
— PIECE (Carp.) costanera || madera con falla.
— PRODUCED BY OVERHEATING (Herr.) falta del acero o del hierro recalentados.
— IN SLATES (Cant.) materia que corta el lecho o capa de pizarras.
FLAWED (Porcelana) s. CRACKED.
FLAWISH, pajizo.
FLAWY, (IRON:) quebradizo, vidrioso (Eb.) madera con fallas (Lapid.) empañado, turbio, obscuro (tratándose de las piedras preciosas); (MARBLE:) veteado (Min.) resquebrajado, hendido, grietado (Carp.) albornoso || v. — (Eb.).

FLAX (Bot.) lino (Tec.) s. LINEN, FLAXEN; de lino.
— BRAKE, agramadera.

FLAX BREAKER, BREAKING-MACHINE, desfibradora de lino.
— COMB (Tej.) rastrillo.
— COTTON or WOOD (T. L.) lino ablandado.
— DRESSER, espadillador.
— DRESSING, agramado del lino.
— FIELD (Agric.) linar.
— GROWER or RAISER (Agric.) cultivador de lino.
— GROWING or RAISING (Agric.) cultivo del lino.
— LILY or PLANT ("Phormium TENAX") (Bot.) lino de Nueva Zelanda.
— MILL, LINT-MILL, fábrica de lino.
— SEED, LIN-SEED, linaza.
— — OIL, aceite de linaza.
— SPINNER (Hil.) hilador de lino.
— OF SECOND QUALITY, lino de segunda calidad.
— STRAW, agramiza.
— THRASHER (Agric.) trilladora de lino.
— TOW, estopa de lino.
— TRACING PAPER, papel de calcar.
FLAXEN LINEN, tela de lino.
FLAYER, desollador || matarife, jifero.
—'S PIT, CARRION PIT, rastro, matadero.
FLAYING-GROUND, muladar, estercolero.
FLEAM (Vet.) fleme, ballestilla.
— TOOTH, PEG-TOOTH (Carp.: sierras,) diente de lobo.
FLECHE (Fort.) flecha.
FLECKS (F. de agujas) manchas en el metal.
TO FLEDGE (Corr.) pelechar.
FLEECE, vellón, toisón (T. A.) manta.
TO — (Gan.) esquilar.
— FOLDER (Agric.) prensa de comprimir el vellón.
— WOOL, toisón o vellón sin seleccionar.
GOLDEN — (Bl.) toisón de oro.
SOFT —, vellón blando.
FLEECING, lana churra, (ni lavada ni desengrasada).
— MACHINE, máquina de esquilar.
FLEECY, lanudo (Tint.) pálido.
TO RENDER —, encrespar, ensortijar o rizar como las guedejas del carnero.
FLEET, (MILK:) v. FLAT (Gan.); (Mar.) escuadra, flota || ensenada, ancón || ligero, rápido (Com., Marítimo) flota (SLANG,) flota de ambulancias, coches, etc. (Aeron.) v. AIR —.
TO — (Gan.) (TO SKIM,) desnatar la leche (Mar.) desencapillar.
— — A CABLE (Mar.) despasar un cable.
— — A TACKLE (Mr.) enmendar un aparejo.
TO PLOUGH — (Agric.) arar someramente.
FLEETING (Mar.) despasamiento.
— DISH, descremador de la leche.

Fleischer CELL (Elect.) pila de Fleischer.
Flemming's VALVE TUBE DETECTOR, detector con tubo de válvula Flemming, v. DIODE.
Flemish BANDS or LOOP (Cerr.) gozne flamenco.
— LINEN (Tej.) holanda.
TO FLENCE, beneficiar una ballena.
FLENSING, beneficio de la ballena.
FLESH (Ten.) carne (Bot.) pulpa de las frutas.
TO — (Ten.) adobar, zurrar las pieles.
— — OUT, TO SHAVE (Ten.) descarnar, quitar la carnaza de las pieles.
— BROTH (Coc.) caldo de carne.
— BRUSH, escobilla de fricción.
— COLOUR (Tec.) color de carne.
— COLOURED, RED PALE, encarnadino, color encarnado bajo o pálido.
— FORK (Coc.) tenedor de cocina.
— HOOK (Carn.) colgadero, gancho para colgar carnes o reses.
— POT (Coc.) olla.
— SIDE (Ten.) cara interior de un cuero, lado de la carnaza.
FLESHING (Ten.) descarnadura || (—S, PARINGS, HIDE PARINGS,) recortes, recortadura de cuero del lado de la carnaza.
— IRON (Ten.) descarnador, escalplo.
— SCRAPING, v. — (—S).
TO FLETCH, empenachar una flecha.
FLETCHER, fabricante de flechas.
FLETZ (Geol.) mineral en capas o lechos, capa horizontal.
— FORMATION (Geol.) rocas estratiformes, formación secundaria.
FLEUR DE LIS (Bl.) flor de lis.
FLEURON, florón (Tip.) viñeta.
FLEXIBLE (Fís.) flexible (Carb.) bornadizo (Aeron.) v. NON-RIGID, flexible, no rígido.
— ARMOURING (Elect.) armadura o revestimiento (de cables) flexible.
— BINDING (Enc.) pasta flexible.
— CABLE (Elect.) cable flexible.
— CONDUIT (Elect.) tubo articulado.
— COUPLING (Mec.) enganche flexible (Elect.) acoplamiento elástico.
— GLOW-LAMP CORD, —, (Elect.) cordón conductor para lámpara de incandescencia.
— JOINT, juntura flexible.
— LIFT or ELEVATOR CABLE (Elect.) cable flexible para ascensor.
— METAL STEAM PIPE (Mv.) tubo flexible metálico para el vapor.
— Roentgen DIAPHRAGM FOR X-RAY TUBE, diafragma flexible para tubos Roentgen.
— RUBBER CONDUCTOR (Elect.) conductor flexible con aislador de caucho.

FLEXIBLE SHAFT (F. de botones,) pie flexible (Mec.) eje flexible.

— **STAY-BOLT** (Mec.) cabilla de unión flexible.

— **STEEL-COUPLING** (Elect.) acoplamiento de hojas o láminas de acero.

— **SUSPENSION** (Fc., Elect.) suspensión libremente móvil.

FLEXION, flexión ‖ comba, alabeo, combadura.

FLEXURE, flexión ‖ deflexión (Elect.) flexión (Mar.) vuelta de pieza de construcción .

— **OF RAILS**, flexión de los rieles o carriles.

FLICK (Carn.) lonja.

FLICKER, TO FLICKER, oscilar, vacilar.

— **PHOTOMETER** (Fís.) fotómetro Abady Simmance.

FLICKERING, oscilación, vacilación ‖ vacilante, trémulo, oscilante.

— **OF THE ARC** (Elect.) oscilación o tremolación del arco.

FLIER, s. FLYER.

FLIGHT (Const.) piso, v. FLAT (Mil.) fuga (Mol.) corteza de avena (Mv.) escape (Mar.) racel muerta de los extremos (Fund.) humo del plomo (Tec.) (ARROW:) vuelo (Aeron.) vuelo ‖ unidad de mando.

— **OF OUTSIDE STAIRS** (Arq.) gradería o escalinata descubierta.

—**S OF THE REELS** (Tej.) aspas de la devanadera.

— **OF STAIRS, STAIR-CASE** (Arq.) tramo, parte de una escalera entre dos rellanos.

— **OF STEPS**, tramo de escalera ‖ serie de peldaños entre dos rellanos contiguos.

— **OUTSIDE STEPS**, escalinata o escalera de piedra en la puerta de una iglesia, etc.

LEADING — (Arq.) primer tramo, tramo de abajo (de una escalera).

RETURNING — (Arq.) tramo superior (de una escalera).

FLIGHTER (Cerv.) agitador circular.

FLIMSY (Tip.) papel delgado de copiar (Tej.) flojo, sin contextura.

TO FLINCH (Lic.) trasegar.

FLINT (Cant.) talladores huelguistas, obreros huelguistas (Miner.) pedernal, sílice (FERRUGINOUS QUARTZ, IRON —,) pedernal ferruginoso, cuarzo hialino ferrífero.

— **GLASS** (Vid.) flint-glass, cristal inglés o de Inglaterra (Opt.) flintglass, cristal a base de plomo para hacer lentes.

— **GLASS INSULATOR** (Elect.) aislador de flintglass, (v. — GLASS).

— **PAPER**, papel de arena cuarzosa.

— **MILL**, molino de pedernal.

— **PAPER**, papel de sílice o pedernal.

— **STONE** (Miner.) piedra de chispa, pedernal, piedra de candela o de lumbre o de escopeta,

FLINT WARE, WEDGWOOD, English China WARE, loza de piedra, loza llamada de piedra, muy fina, empleada en la fabricación de piezas de vajilla.

FLINTY, PEBBLY, guijarroso, pedregoso, silicoso.

FLIRT, v. FLORET-SILK.

FLITCH (Carp.) costera, costanera (Hid.) paleta de rueda (Carn.) (— OF BACON,) lonja de tocino.

— **GIRDER**, viga armada.

FLITTERN (Bot.) chaparro, encino pequeño.

— **BARK**, corteza de chaparro o roble tierno.

FLOAT (Vm., Mv.) flotador (Font.) flotador (Pesc.) (CORK,) corcho, corcho que se pone a las cañas de pescar (Mar.) ola, oleada, flujo ‖ balsa, almadía (Herr.) (SINGLE CUT FILE,) lima de un solo corte, lima musa (Hid.) flotador (Alb.) llana ‖ regla para allanar o aplanar (Ton.) rastra para toneles (Mader.) (RAFT OF TIMBER,) armadía (Meta.) reposadero exterior (Aeron.) flotador ‖ pontón (Elect.) (AUTOMATIC —,) flotador automático.

TO — (Mader.) transportar maderas siguiendo el curso del río (Com.) transportar siguiendo el curso del río (Mar.) flotar ‖ desencallar, poner a flote, boyar.

— — **AND SET** (Alb.) enlucir.

— — **DOWN STREAM** (Mar., Mader.) seguir la corriente.

— — **A WALL** (Alb.) enjalbegar, dar una lechada de cal a una pared.

— **BOARD** (Mol.) ala ‖ álabe de la rueda (Mar., Hid.) álabe.

— — **OF THE HAMMER WHEEL** (Herr.) depósito de agua del fuelle hidráulico.

— — **OF TURBINES**, álabe de turbinas.

— **WITH CENTRAL VALVE** (Vm.) flotador con válvula central.

— **CHAMBER, JACKET** (Mv.) envoltura de la cámara del flotador.

— **CHECK SPRING** (Autom.) resorte de obturación.

— **COAT** (Alb.) enlucido.

— **COCK** (Mec.) grifo flotante.

— **COFFER-DAM** (Hid.) puerta flotante de un dique.

— **CUT** (Herr.) (— — FILE:) talla simple.

— **WITH DAMPING FLANGE**, flotador con borde amortiguador.

— **OF EARTH** (Tec.) volumen de un paralelepípedo de tierra de 18 pies cuadrados por base y un pie de altura.

— **GAUGE**, nivel flotante.

— **WITH LATERAL VALVE**, flotador con válvula lateral.

FLOAT LEVEL (Mv., Vm.) nivel del flotador.
— WITH LEVER GEAR (Vm.) flotador con transmisión por palancas.
— SEAPLANE (Aeron.) hidroplano con flotadores.
— SHIP (Mar.) esquife.
— SPINDLE (Vm.) varilla del flotador.
— — GUIDE, guía de la aguja del flotador.
— STICK (Fís.) indicador del barómetro (Mar.) flotador.
— STONE (Min.) cuarzo esponjoso || (SHOAD-STONES,) rodados sueltos (Colombia) riego.
— VALVE (Mec.) válvula con flotador.
— OF A WATER WHEEL, paleta, voladera.
FLOATED-WOOD (Mader.) madera de flotación.
— WORK (Alb.) capa de yeso allanada.
FLOATING (Agric.) inundación (Tec.) flotante, que sobrenada || (y Com.) flotante, circulante (Alb.) enlucido, enjalbegado (Tejidos) orillado || orla, lista || galoneado v. FLUSHING (Mader.) (— OF TIMBER,) transporte de la madera por agua cuando se hace flotar (Mar.) flotación, flote.
— AND SET, v. TO FLOAT AND SET.
— ANCHOR (Mar.) ancla flotante.
— BATTERY (Elect.) pila flotante (Mar.) batería flotante.
— BEAMS, cadena o serie de arcaduces de un abrevadero.
— BELL (Font.) campana flotante del regulador.
— BODIES (Fís.) cuerpos flotantes.
— BRIDGE, BOAT-BRIDGE, puente de balsas.
— BUOY (Mar.) boya que vela.
— CAPITAL (Com.) capital flotante.
— CASE (Mar.) camello.
— DAM (Hid.) dique flotante.
— DEBT (Com.) deuda flotante.
— ELECTROSCOPE (Elect.) electroscopio flotante.
— FIELD OF SEA WEED (Mar.) algar.
— HARBOR, puerto flotante.
— ISLAND (Coc.) bocado de la reina.
— LIGHT (Mar.) faro flotante.
— LINE (Mar.) línea de flotación.
— LOOSE TIMBER (Mader.) transporte por agua de troncos sueltos o sin formar armadía.
— PIER or WHARF, muelle flotante || cabeza flotante de un puente.
— PLATE (Tip.) plancha de fundir los estereotipos.
— POWER (Mec., Autom.) fuerza flotante.
— SCREED (Alb.) faja de mortero.
— SKIN (Alb.) enjalbegadura, revoque.

FLOATING TARGET (Mil.) blanco flotante.
— WHARF OF A SWING BRIDGE (Pont.) cuartel de compuerta de puente giratorio.
TO FLOCCULATE, FLOCCULATION (Quím., Fís., Geol.) flocular, floculación.
FLOCCULUS (Anat.) flóculo.
FLOCK (Gan.) rebaño, grey, manada (Tej.) paño deshilado (Tec.) tundizno, lana que queda de la tundidura || lana de esquileo || lengüeta de áncora.
— BAT (Tal.) palo con que los guarnicioneros baten el pelote.
— PAPER, tapicería hecha con tundizno || papel aterciopelado para tapices.
— OF RAW SILK, pelotilla de borra en la seda cruda.
— SILK, v. KNUBS, fragmentos de filaturas de seda.
— OF THE MEANEST QUALITY, seda de inferior calidad.
— SURFACE, aterciopelado, superficie aterciopelada.
— OF TURKEYS, pavada.
— WOOL, borra de lana || lana de calidad inferior (Tal.) (STUFFING,) pelote.
— — BEATER (Tal.) v. — BAT.
— OF WOOL, vedija.
FLOCKING MACHINE, máquina de esquilar.
FLOCKY (Adj.) en forma de copos.
FLOE, banca flotante de hielo.
FLOGGING CHISEL, cortafrío para rebabas o para desbastar.
— HAMMER (Herr.) martillo mediano.
FLOOD (Min.) (— MINE,) aguada (Agric.) inundación.
TO —, inundar.
— ANCHOR (Mar.) ancla de la creciente.
— ARCH, OUTLET CHANNEL (Mol.) abertura por donde sale el agua cuando el molino no trabaja (Hid.) vertedero, puente de descarga.
— BOARDS (Mol.) tablilla de compuerta.
— FLANKING, dique de arcilla.
— GATE (Hid.) maderamen de formar una esclusa || arbollón (Mol.) paradera, compuerta del caz (Mar.) puerta de dique || (SLIDING-SLUICE VALVE, PADDLE-DOOR,) planchas móviles añadidas a la parte superior de la compuerta para hacer subir el nivel del agua.
— GATE OF A SASH LOCK (Mol.) paradera.
— LIGHTING, iluminación a torrentes.
— OPENING (Ing.) abertura de descarga.
— SIDE (OF A DAM) escarpa delantera de esclusa.
— SLUICE, INLET-SLUICE, esclusa superior.
— STAY (Mol.) paradera.
— TIDE (Mar.) creciente, flujo, pleamar.

FLOOD WASTE GATE, — SLUICE GATE, compuerta, sangradera.

FLOODING COCK, grifo de inundación.

FLOOK (Mar.) brazo de ancla.

FLOOKAN, v. CLAY.

FLOOKING (Min.) falla de un filón metálico.

FLOOR (Arq.) pavimento, piso (Const.) (— OF A HOUSE,) piso de una casa, v. FLIGHT (Agric.) era (Mar.) fondo || varengas || plan del buque (Hid.) (— BOTTOM, BED OF THE SLUICE,) zampeado, (Meta.) patio de bocartear (Min.) (FOOT-WALL OF A DEPOSIT,) baja, (México:) bajo || (— OF A HORSE-WHIM,) andén || (— OF A LEVEL,) piso, suelo, (México:) plano.

— OF A BRIDGE (Pont.) tablero de puente.

— CARPET, alfombra.

— CEILING, tablas del techo.

— CLOTH, tela encerada para pisos.

— CONTACT (Elect.) contacto de pavimento o suelo.

— MADE OF CLAY, LIME or PLASTER, WASH —, plaste.

— WITH COMPARTIMENTS, entarimado de cuarterones.

— GIRDER (Carp.) carrera.

— JOINT TIMBER (Carp.) alfardas de suelo de tabloncillo (Mar.) varengas, || planes.

— LAYING CLAMPS, grapas de sujetar tablas de suelos.

— LEVEL (M. de forjar de presión de vapor) placa intermedia de arriostramiento.

— OPENING (F. Az.) furo, abertura.

— PLAN, plano horizontal.

— PLUG (Elect.) contacto embutido.

— PUSH (Elect.) contacto de piso.

— OF SLABS (Const.) enlosado.

— STONE (Const.) losa, loseta.

— TILE (Alf.) loseta, baldosa.

— TILER (Alb.) embaldosador, solador.

— TIMBER, s. BOARDING-JOIST (Fc.) soleras (Mar.) varengas.

— TUBE (Elect.) aislador para pavimento o suelo.

FLOORING, (FLOOR-PLATE,) entarimado, tablero (Const.) suelo, pavimento, piso || enladrillado (Pont.) tablado de puente levadizo (Tec.) v. BOARDING (Hid.) compuerta de esclusa (Mar.) empanado.

— BOARD (Carp.) tabloncillo machihembrado (Pont.) tablón de fondo.

— JOIST, BRIDGING JOIST, tirantillo, viga o traviesa.

— MACHINE, máquina de machihembrar o cortar, cepillar y ranurar las tarimas.

— PLANK, tablón de piso.

— SLEEPER, viga maestra de suelo.

FLOP DAMPER (Tec.) registro equilibrado o de contrapeso.

FLOPER (Cost.) enaguas.

FLORA (Bot.) flora.

FLORAN, estaño en partículas diseminadas.

FLORASCOPIO (Bot.) florascopio.

Florence FLASK (Vid.) botella de cuello muy largo (Quím.) matraz.

— LEAF (Tec.) polvos de broncear.

— OIL, aceite de Florencia.

— STONE or MARBLE, v. RUIN STONE.

FLORENTINE (T. S.) florentina.

— FRESCO (B. A.) fresco florentino.

— LAKE (Pint.) laca de Florencia.

— MOSAIC, mosaico florentino.

— RECEIVER (Quím.) separador para la destilación de aceites esenciales.

FLORET (Esg.) florete.

— SILK, FLOSS SILK, FLIRT, FLORETTA (T. S.) cadarzo, || filoseda.

FLORICULTURE, floricultura.

FLORIST, florista.

FLOSH (Meta.) pico para triturar.

FLOSS, v. FLORET-SILK, FLORETTA (Fund.) plancha de fundición (Vid.) escorias.

— HOLE (Meta.) parte anterior del crisol por donde sale el latón, s. FRONT PLATE.

— SILK, seda floja || (Persian — —,) ardaza, seda basta de Persia.

FLOTATION (Mar. y Aeron.) flotación (Meta.) (ORE DRESSING) flotación.

— GEAR (Aeron.) acuatizador, tren de acuatizar.

FLOTILLA, flotilla, escuadrilla.

FLOUNCE (Cost.) volante, guarnición fruncida o rizada de los vestidos de una mujer.

TO — (Cost.) guarnecer con vuelos.

TO ADORN WITH —S (Cost.) cairelar.

FLOUNDER (Pesc.) rodaballo (Zap.) desviador o instrumento de boj para combar.

— PAN (Coc.) vasija de cobre para cocer rodaballos.

FLOUR, MEAL, harina.

TO —, enharinar.

— BAG, saco de harina.

— BAG or FUNNEL (Mol.) saco por donde pasa la harina, tamiz.

— BOX (Mol.) recipiente exterior de un molino de trigo.

— COOLER, refrigerador de harina.

— FOR BROWN BREAD, moyuelo.

— DEALER, harinero.

— DREDGER (Coc.) pomo para enharinar.

— OF EMERY, WASHED EMERY, polvos de esmeril para pulimentar.

— OF MANIOC, harina de casabe o cazabe.

— MERCHANT (Com.) traficante en harinas en grande escala || harinero.

FLOUR MILL, — — GEARING, establecimiento donde se preparan las harinas destinadas al comercio (Mol.) molino harinero.

— PACKED UP IN BARRELS (Com.) harina embarrilada.

— PACKER, envasador de harina.

— SAUSAGE (Pan.) pedazo de pasta que el panadero amasa en la artesa.

— SIEVE, cedazo, tamiz.

— WATER FOR CATTLE (Gan.) bebida para el ganado hecha con agua y harina desleída.

FLOURING or SICKENING OF MERCURY (Meta.) (México:) lis, desecho.

FLOURISH (Arq.) escultura (Tip.) s. VIGNETTE, TAIL-PIECE, viñeta (Esg.) floreo.

FLOURISHED (Tipografía) ornado, ornamentado, adornado.

FLOW, (LIQUIDS,) v. COURSE, curso, corriente, derrame || afluencia de aguas || escurrimiento (Mar.) creciente de la marea.

TO — (Fís.) fluir, manar (Mar.) subir la marea.

— — BACK, refluir.

— — GENTLY, DROP or STICKLE, destilar, salir un líquido poco a poco y de una manera continua.

— — OFF, escurrir (Fund.) correr.

— — OUT (Fund.) vaciarse.

— OF THE CURRENT (Elect.) marcha o paso de la corriente.

FLOWER (Bot.) flor (Arq.) florón, rosetón || (—S,) ramaje (Quím.) (—S,) flores (Tec.) aroma de vinos y licores || aroma del tabaco || s. BOUQUET, s. AROMA (Com.) flor, lo mejor, la flor y nata.

TO —, florecer (B. A.) florear, adornar con flores.

— ON THE ABACUS OF THE CORINTHIAN CAPITAL (Arq.) rosa del abaco.

— AGATE, ágata florida.

— DE-LIS, iris || flor de lis.

— FENCE (Agric.) seto florido.

— GARDEN (Hort.) jardín.

— GIRL, florista.

— OF GREEN VITRIOL (Quím.) flores de vitriolo de Marte.

— OF IRON, CORALLIFORM ARRAGONITE, cal carbonatada fibrosa.

— HOLDER, portarramillete, portabouquet.

— OF LEAD (Quím.) flores de Saturno.

— LEAF, v. PETAL.

— LINE (Tip.) orla de viñetas.

— MAKER, ARTIFICIAL — —, florista, fabricante de flores artificiales.

— PAN, barreño o cuenco de tierra para colocar flores.

— PAINTER, pintor de flores.

FLOWER POT, maceta || florero.

— — SAUCER, salvilla, bandeja para macetas o floreros.

— OF SALT (Quím.) salumbre.

— SHOW, exposición de flores.

— STALK or STEM (Bot.) eje florígero alargado terminado por una flor o un grupo de flores.

— STAND, jardinera.

— STITCHES (Cost.) punto en zig-zag cruzado.

— S OF SULPHUR (Quím.) flores de azufre, azufre en polvo.

— VASE, florero, jarro o vaso para flores || ramilletero.

— OF VINEGAR, flores de vinagre.

— or PIANO WIRE (Fund.) alambre para cuerdas de piano.

— OF ZINC, v. ZINC-FLOWERS.

FLOWERED (Tej.) floreado || abigarrado || con flores.

— SILK (T. S.) espolín, seda espolinada.

FLOWERING (Agric.) floración.

— BUSH (Bot.) amaranto.

SECOND — (Hort.) segunda floración.

FLOWING, corriente || fluyente, manante || (GLUTTY,) fluente || destilación.

— BACK (Hid.) regolfamiento.

— COLOURS (Cer.) color perdido (Pint.) color flúido.

FLUATE (Quím.) fluato || sal fluórica.

— OF LIME, FLUOR (SPAR) (Miner.) fluorina, fluorita, espato flúor.

FLUCKAN, SLIDE (Min.) filón arcilloso.

FLUCTUATING (Com.) flotante (Tec.) fluctuante.

FLUCTUATION (Tec.) fluctuación.

— OF CURRENT (Elect.) fluctuación de la corriente.

— — LIGHT (Fís.) fluctuación de la luz.

— — LOAD (Elect.) fluctuación de carga.

— — MONEY, fluctuación de la moneda.

— — VOLTAGE (Elect.) fluctuación de la tensión.

FLUE, orificio de conducción de fuego a manera de chimenea || escape de un horno de reverbero (Fund.) escape, respiradero (Mv.) chimenea de evacuación del humo || flus, hervidor || conductor de llamas || humero || (Méx.) flus.

— BOILER (Mv.) caldera de tubos o hervidores.

— — WITH CROSS TUBES (Fund.) caldera de Galloway de hogar interior con hervidores transversales.

— GAS (Fund.) gas de calcinación.

— — TESTING APPARATUS (Tec.) aparato para analizar el gas de combustión.

— HAMMER, martillo de combar.

— HEATING, calefacción por hervidores.

FLUE HOLE, FIRE-DOOR (Vid.) bravera, abertura del horno de vidrio para introducir el combustible.

— PLATE or SHEET (Mv.) placa de unión de los hervidores.

— ROOF (Fund.) bóveda del conductor de llamas.

— SCRAPER (Mv.) raspador de los hervidores.

— or HEATING SURFACE (Tec.) superficie de calefacción o calentamiento.

— WITH DAMPER or THROTTLE VALVE (Mv.) chimenea con válvula de mariposa.

— WELDING MACHINE, máquina para soldar fluses de caldera.

FLUERY OF A VAT (Tint.) espuma de índigo oxidado.

FLUFF (Hil.) mota || vello.

FLUFFY, cubierto de plumón o vello, velloso.

FLUID (Fís.) flúido || (LIQUID,) líquido.

— BODIES (Fís.) cuerpos flúidos.

— COMPASS (Tec.) aguja flotante.

— REFRACTING TELESCOPE (Fís.) telescopio aplanático.

BURNING — (Fís.) bencina de gravedad específica media.

DEPOLARISER —, flúido depolarizador.

ELASTIC —, flúido elástico.

ELECTRIC —, flúido eléctrico.

GALVANIC —, flúido galvánico.

GASEOUS — (Fís.) flúido gaseoso.

IMPONDERABLE —S (Fís.) flúidos imponderables.

MAGNETIC —, flúido magnético.

RESINOUS —, flúido resinoso.

VITREOUS —, flúido vítreo.

FLUIDITY, fluidez.

TO FLUIDIZE (Fís.) hacer flúido.

FLUKE (Mar.) pestaña, garra (Min.) barreno, punta para agrandar agujeros.

— OF AN ANCHOR (Mar.) pestaña u oreja del ancla, lengüeta.

— A GRAPNEL (Pont.) pata de un garfio.

FLUME, caz, canal o paso de rueda hidráulica, (Colombia:) canoa.

FLUOBORATE (Quím.) fluoborato.

FLUOBORIC ACID, TERFLUORIDE OF BORON (Quím.) ácido fluobórico.

FLUOCERINE, HYDRATED CERIC OXYFLUORINE (Quím.) bastnasita, fluoruro de cerio.

FLUOCOLUMBATE, FLUOTANTALATE (Química) fluocolumbato.

FLUOPHOSPHATE (Quím.) fluofosfato.

FLUOR (Quím.) fluor, Fl. F (Rec.) || (FLUOR-SPAR,) fluor espato.

— SPAR, BLUE John (Min.) espato fluor.

— SPATH, espato fluor cristalizado.

FLUORATED, FLUOROUS (Miner.) fuatado.

FLUORESCEINE, fluoresceína.

FLUORESCENCE (Fís.) fluorescencia.

ELECTRIC —, fluorescencia eléctrica.

FLUORESCENT SCREEN (Radiog.) pantalla fluorescente.

FLUORHYDRIC or **HYDROFLUORIC ACID** (Quím.) ácido fluorhídrico.

FLUORIC or **SPATHY** or **HYDROFLUORIC ACID** (Quím.) ácido fluórico.

FLUORIDE (Quím.) fluoruro.

FLUORINE, F. (Quím.) fluorina.

FLUORITE (Min.) fluorita.

FLUOROSCOPE (Med.) fluoroscopio.

FLUOROSCOPY, Fluoroscopia, v. Radiología.

FLUOROTYPE (Fot.) fluorotipo.

FLUOROUS, v. FLUORATED.

FLUOSILICATE, SILICATE OF FLUOR (Química) fluosilicato.

FLUOSILICIC ACID (Quím.) ácido fluosilícico.

FLURT, v. FLIRT, FLOSS-SILK, FERRET, FLORET-SILK.

FLUSH (Tec.) LEVEL, a nivel, nivelado, plano, al mismo nivel que... || a ras del suelo (Carp.) enrasado, rasante (Alb.) cubierto de mortero || acordado.

TO — (Const.) (MAKE —,) acordar (Carp.) emparejar, enrasar (Tec.) nivelar, rasar || (DRAIN:) limpiar por medio de una corriente de agua (Min.) operar con la misma agua || v. — en Tec. || llenar huecos con materias arrastradas por el agua.

— — THE JOINTS (Alb.) cubrir o llenar las degolladuras.

— — THE SEWERS (Ing.) limpiar las cloacas.

— BOLT, perno de cabeza embutida (Cerr.) pasador embutido.

— BOX (Elect.) caja de derivación para cables (Tel.) cable de derivación a ras del suelo.

— DECK (Mar.) puente corrido.

— JOINT (Carp.) ensambladura enrasada.

— LOCK (Cerr.) cerradura embutida.

— RIVET (Herr.) remache de cabeza embutida.

— TYPE INSTRUMENT (Elect.) instrumento (técnico) de bridas.

— WITH, EVEN WITH (Tec.) a nivel con...

NO TO MAKE —, TO PROJECT ABOVE, desnivelar.

FLUSHERMAN (OF DRAINS) limpiador.

FLUSHING, paño de Yorkshire (Tejido) v FLOATING, orillado, orlado, galoneado (Albañilería) acordamiento (Ing.) limpieza de albañales (Min.) v. TO FLUSH.

FLUTE (Mús.) flauta (Arq.) v. CAVETTO (Agric.) canutillo de paja || canutos, tallos simples herbáceos (Cost.) rizados (Carp., Eb.) ranura, estría (Tapicería) lanzadera de tapicero.

TO — (Arq.) v. TO CHAMBER, estriar, acanalar (Carp., Eb.) v. TO CHAMBER (Cost.) rizar.

— BIT, taladro para madera dura.

— GRAFTING (Hort.) injerto de canutillo.

— MALLET (Cord.) alcachofa.

— PIPE (Org.) flauta de órgano.

— STOP or WORK (Org.) flauteado del órgano.

FLUTED (Arq.) estriado, acanalado (Cost.) rizado, plegado, alechugado (Tecnología) v. s. GROOVED.

— CLUB DRILL (Mec.) barrena acanalada.

— COLUMN (Arq.) columna estriada.

— IRON TYRE (Vm.) llanta de hierro acanalado.

— or GROOVED QUADRANT or SECTOR (Vm.) sector de reglaje acanalado.

— ROLLER (Hil.) cilindro acanalado.

— SCRAPER (Tec.) raspador de media caña.

— SPIKE (Fc.) escarpia (para riel o carril) con entalladura.

TO MAKE — MOULDINGS, bocelar.

FLUTING (Arq.) acanaladuras, estrías (Ac.) gráfila, filete que queda alrededor de una moneda (Tec.) gubia de 150 a 180 grados.

— WITH ASTRAGALS (Arq.) columnas con estrías adornadas con junquillos.

— CUTTER FOR TAPS, fresa para ranuras de machos de roscar.

— CYLINDER, cilindro de acanalar.

— IRON, hierro de rizar.

— LATHE (Torn.) torno de acanalar.

— WITH LESSENINGS (Arq.) estría en forma de vaina.

— MACHINE, máquina de acanalar.

— PLANE, HOLLOW-PLANE, cepillo para mediacaña (Carp.) mosqueta.

FLUVIAL, fluvial.

FLUVIOGRAPH (Fís.) fluviógrafo, fluviómetro. v. Mareógrafo.

FLUX (Elect.) flujo (Física) flujo magnético (Radio.) "flux", flujo, densidad del campo (Mar.) flujo (Quím.) (REDUX, REDUC,) fundente (Vid., Joy.) fundente (Fundición, Meta.) castina, fundente, flujo (México:) liga, metal de ayuda.

— IN AIR-GAP (Elect.) flujo magnético en el aire.

— AND REFLUX (Tec., Mar.) flujo y reflujo.

— DENSITY, v. DENSITY OF LINES OF FORCE.

— IN IRON (Elect.) flujo magnético en el hierro.

— OF LIGHT, LUMINOUS — (Elect.) corriente luminosa.

— MAGNETIC FORCE (Fís.) flujo de fuerza magnética.

FLUX PER POLE (Elect.) flujo de líneas de fuerza por polo.

— FOR SILVER (Meta.) colpa.

— SPOON (Meta.) cucharón de ensayo o de prueba.

— STONE or POWDER (Meta.) polvo fundente o de fusión, fundente rápido || castina.

— FOR TEMPERING STEEL (Quím., Miner., Meta.) braunita, fundente para dar temple al acero.

STRAY or LEAKAGE — (Fís.) flujo de dispersión magnética.

FLY (Fís.) (FLYER,) molinete eléctrico (Tip. Tel.) aleta (Tip.) sacapliegos (Mar.) rosa de los vientos || largo de una bandera || cola de gallardete (Mec.) (— WHEEL,) volante || brazo de romana || balancín volante (Carr.) cabriolé (Tej.) volante (Hilados) (FANCY-ROLLER,) volante (Teat.) sofitas (Tec.) aleta, aguja de la canilla (Rel.) volante (Aeron.) vuelo.

TO — (Av.) volar || manejar un aeroplano (Mar.) largar, arriar (Meta. del acero) v. TO CRACK (Art., cápsulas de cobre,) explotar.

— — BACK, TO UNBEND ITSELF (Mec.) desbandarse, romperse, saltar.

— — A FLAG, arbolar, desplegar una bandera.

— — HALTINGLY (Av.) volar con sacudidas o choques.

— — INTO PIECES, TO BURST, estallar, romperse en piezas, hacerse pedazos.

— — UP IN THE WIND (Mar.) partir al puño.

— BLOCK (Mec.) polea volante.

— BOARD (Tip.) aleta del sacapliegos.

— BOAT (Mar.) filbote.

— BOY (Tip.) muchacho sacapliegos || cajista largo (Pap.) extendedor.

— CATCHER, trampa de coger moscas.

— CORD, PECKING-CORD (Tej.) tirador de la lanzadera.

— OF A FLAG, vuelo, largo de la bandera.

— FLAP, mosqueador || cazamoscas.

— FRAME, v. BOBBIN-FRAME.

— GOVERNOR (Mec.) volante regulador.

— OF A JACK, volante, balancín.

— LATHE (Tej.) volante regulador || bâtiente regulador.

— LEAF (Enc.) guarda (Tip.) ligazón.

— LEVER (Tip.) palanca del sacapliegos.

— OF A LOCK CRAMP (Cerr.) tornillo de presión del montaresortes.

— NET (Tal.) espantamoscas, redecilla para cubrir los ijares de los caballos, ahuyentándoles las moscas.

— NUT (Herr.) tuerca con orejas.

— PLATES, manubrio, manivela.

FLY POWDER, polvos para matar moscas, (polvo de arsénico oxidado).

— PRESS, (STEAM-PRESS,) prensa mecánica || v o l a n t e de tornillo || (PUNCHING-MACHINE,) sacabocados (Arm.) tornillo de percusión.

— RAIL (FOLDING-TABLE) (Mueb.) corredera.

— or LOOSE SHEET (Tip.) hoja volante || hoja de libro matriz destinada a ser separada.

— SHUTTLE, FLYING-SHUTTLE (Tej.) lanzadera volante de tejedor.

— SHUTTLE, v. — LATHE.

— OF A SPINNING WHEEL (Tej.) eje de la canilla.

— — WATER SPINNING WHEEL (Tej.) eje de la continua.

— SWITCH (Fc.: lanzamiento de vagones,) aguja donde se opera el lanzamiento.

— WAY (Carr.) cubo de la lanza.

— WHEEL, FLYING-PINION, v. — (Mec.), FLIER, volante || (— WEIGHT,) volante, rueda volante (Rel., Mec.) aleta del volante (Alf.) rueda para hacer mover los tornos.

— — DYNAMO (Elect.) dínamo volante.

— — EFFECT (Elect.) acción del volante.

— — FAN, ventilador volante.

— — WITH FAN BLADE SPOKES (Vm.) volante con radios de aletas de ventilador.

— — GOVERNOR (Elect.) regulador axial (colocado sobre el volante).

— — MASS (Mec.) masa volante.

— — ROTOR (Elect.) rotor volante.

— — TURNER, ardilla, (término de taller).

— — WEIGHT (Mec.) peso del volante.

— WHISK, mosqueador, abanico para espantar moscas.

FLYER (Av.) aviador (Tej.) torcedor (Hil.) v. BOBBIN-FRAME, banco de brocas || (INTERMEDIATE —,) banco de brocas intermedio (Arq.) (—S,) peldaños paralelos, gradas paralelas (Mar.) barco ligero (Mec.) v. FLY, FLY-WHEEL.

— LATHE (Tej.) batiente regulador.

FLYING (Arq.) ARC-BOUTANT, ARCHED BUTTRESS, pie derecho, arbotante, sostén.

— ARTILLERY (Mil.) artillería volante.

— BOAT (Aeron.) aerobote, bote volador, hidroplano, hidroavión.

— BRIDGE (Arq.) puente volante.

— BUTTRESS (Arq.) arbotante, v. —.

— COLOURS (Mil.) banderas desplegadas.

— CUTTER (Torn.) portaútil basculante.

— FISH (Pesc.) volador.

FLY FLOCK (Agric.) rebaño de carneros renovado cada año.

— JUNCTION (Fc.) bifurcación provisional.

— MACHINE (Av.) buque aéreo, máquina voladora o de volar, aparato volador,

— — WITH FLAPPING WINGS (Av.) ornitóptero.

— OUT OF A VAULT, THRUST (Arq.) presión o empuje de un arco o bóveda.

— SAILS (Mar.) velas volantes.

— SAP (Fort.) zapa volante.

— SQUADRON (Mar.) escuadra volante.

— SHUTTLE, v. FLY-SHUTTLE.

— STATIONER (Com.) vendedor ambulante de periódicos.

— WING (Aeron.) ala volante.

FLYWHEEL y comp. b. FLY-WHEEL.

FOAL (Gan.) potro || buche (Min.) s. TRAMMER, carretero (México y Perú:) carrero (México y Colombia:) cochero.

— TO — (Gan.) parir una yegua o burra.

FOALING (Gan.) parto de yegua o burra.

FOAM, espuma, v. FOAMING.

— COCK (Cerv.) espita para la espuma.

— COLLECTOR (Mv.) despumador.

— OF WATER (Mar.) lama.

COPPER — (Meta.) espuma de cobre.

REFINING — (Meta.) grafito depositado antes de la solidificación.

FOAMING, espumante || ebullición tumultuosa (Lic.) (PEARLING OF WINE,) espumación del vino al fermentar.

F. O. B., or f. o. b., ab. de FREE ON BOARD (Com.) libre a bordo; l. a. b.

FOB, WATCH-POCKET (Sast.) faltriquera || bolsillo de chaleco.

FOCAL, focal.

— DISTANCE (Opt.) distancia focal.

— POINT (Opt.) foco.

FOCALISATION (Opt.) focalización.

FOCI; CONJUGATED FOCI (Opt.) focos conjugados.

FOCIMETER (Fot.) focímetro.

FOCOMETER, FOCIMETER (Opt.) focómetro, (aparato ideado por Silbermann).

FOCUS (Opt.) foco.

— TO — (Fot.) determinar el foco.

— OF THE CONCAVE MIRROR (Opt.) foco del espejo cóncavo.

— LAMP (Elect.) lámpara de foco.

— RAYS (Fís.) rayos del foco.

— TUBE, tubo de Roentgen.

CONJUGATED — (Fís.) foco virtual, (punto de divergencia).

FODDER (Min.) catástrofe (Agric.) forraje.

— TO — (Gan.) forrajear || dar forraje al ganado.

— BAG (Agric.) saco para cebada o para avena.

Dicc. Tecnol.—22.

**FODDER HOLE IN THE CEILING OF STA-
BLES,** agujero para echar el heno al pesebre.
— PLANTS (Agric.) plantas forrajeras.
— LOFT (Agric.) granero de granja para guar-
dar el forraje.
FOG (Meteor.) niebla (Mar.) señal de niebla.
— BELL (Mar.) campana de nieblas.
— CAMERA (Mar.) cámara de niebla (de Wil-
liams).
— CONDENSER, condensador de niebla.
— HORN (Mar.) sirena.
— MAN (Fc.) vigilante en tiempo de niebla.
— SIGNAL (Mar.) señal de niebla (Fc.) señal
de niebla o de peligro por la niebla.
FOGGING, servicio extraordinario en tiempo
de niebla.
FOIL, hoja de un arco lobulado ‖ v. AIR —.
(Arq.) hoja, lóbulo, s. CUSP (Joy.) pan u
hoja de oro ‖ lentejuela (Caz.) huella, pis-
ta, rastro (Herr.) chapa, hoja (Vid.) alin-
de, amalgama de estaño para azogar espe-
jos (Esg.) florete.
— or LAMINATED BRUSH (Elect.) escobilla
de hoja metálica.
— CARRIER (Dent.) portahoja.
— SHEARS (Dent.) tijeras para hojas.
— TIN, TIN — (F. de espejos, v. — (Vid.)
— TREE, v. BEAN-TREE.
FOILING (Caz.) fresa, rastro del venado.
FOIN (Esg.) estocada.
FOIST, fusta.
FOKKER (Aeron.) Fókker.
FOLD (Agric.) redil ‖ rebaño de ganado lanar
(Sast.) doblez, pliegue (Meta.) (FOULD,)
v. TYPM-ARCH (Cost.) pliegue, recogido
‖ broche, corchete (Enc.) plegadura ‖ uña,
escartivana (Carp.) ranura.
TO —, doblar, plegar ‖ (paños:) doblar un
género de modo que se toquen las dos ori-
llas (Gan.) meter el ganado lanar en el
redil.
— — DOWN A LEAF (Enc.) plegar una hoja.
— — A SHEET (Tip.) encartar, poner una
cuartilla en un pliego de impresión.
— IN THE LEAF, BITE (Tip.) fraile, defecto
producido por un pliegue que se encuentra
en la hoja que se imprime.
— IN THE PAPER (Pap.) papel gris corriente.
— NET (Caz. de pájaros) arañuelo.
— OF A SCREEN, hoja de mampara o cancel.
— YARD (Agric.) parque, recinto donde el ga-
nado espera su embarque ‖ dehesa boyal.
FOLDABLE, plegadizo.
FOLDER (Enc.) plegador (M. de C.) plegador
(Opt.) (—S,) lentes (Tip.) PAPER —. FOL-
DING-KNIFE or STICK, PAPER-KNIFE,
plegadera.
FOLDING (Geol.) plegadura, plegamiento, arru-
gamiento (Enc.) plegadura; (paños:) ac-

ción de doblar un género de lana; (Mueb.)
plegadizo (Tejidos) plegable, (un género)
(Agric.) encierro del ganado en el redil.
— ANCHOR (Mar.) ancla plegable.
— AND MEASURING MACHINE (paños) má-
quina de plegar y medir.
— BARRIER or GATE (Fc.) barrera (plegable)
de dos hojas.
— BOARD (Enc.) plegadero, mesa de plegar.
— BONE, PAPER-KNIFE, c o r t a p a p e l, ‖ v.
FOLDER (Tip.) (Enc.) plegadera, plegador.
— BOX RULE (Carp.) pie de Rey.
— CAMERA (Fot.) cámara plegadiza.
— BRIDGE (Fc.) puente levadizo.
— CHAIR (Mueb.) silla plegadiza.
— DOOR, puerta de hojas o plegadiza.
— FLUOROSCOPE (Fís.) fluoroscopio plegable.
— FOOTBOARD (Tel.) andén desmontable.
— GATE, verja de dos hojas.
— HANDLE, asa plegadiza.
— HAT (Somb.) clac.
— IN BAGS, ETC., tafiletería para fuelles, etc.
— JOINT (Ferr.) charnela.
— KNIFE (paños:) plegador.
— LADDER or SCALE, escalera plegadiza.
— MACHINE (Pap.) plegadora mecánica (pa-
ños:) máquina de estirar el paño.
— RAMP RAIL (Fc.) riel o carril de alarga-
miento o de quita-y-pon.
— RULE, BEVEL (Tec.) saltarregla, falsa es-
cuadra.
— SCREEN cancel ‖ biombo.
— SEAT (Carr., Vm.) asiento plegadizo.
— SHUTTER, persiana romana.
— SIGHT, v. BACK-SIGHT.
— STICK (T. S.) plegadera, varilla de ma-
dera.
— TABLE, mesa plegadiza (paños:) plegador,
plegador para paños.
— VALVE (Mec.) chapaleta o válvula plegadiza.
FOLIAGE, LEAVES, follaje (B. A.) follaje,
adorno en forma de rama encorvada.
— PAPER (F. de flores) papel de follaje.
TO FOLIATE, foliar (Fábric. de espejos) (TO
QUICKSILVER,) azogar, estañar.
FOLIATED, lamelar, laminado (Quím.) foliado
(Fund.) foliado (Tec.) v. LAMINATED (Ar-
quitectura) contralobulado (Vid.) azogado.
— CLAY (Miner.) arcilla esquistosa.
— GOLD or SILVER, oro o plata en hojas.
FOLIATING, SILVERING (F. de espejos) es-
tañadura, alinde, azogado.
FOLIATION, (Geol.) esfoliación (Arq.) FOILS,
foliación de un arco lobulado.
FOLIER (Vid.) alinde, amalgama de estaño pa-
ra azogar los espejos.

FOLIO (Tip.) folio, f. (Com., Jur.) folio.
TO — (Tip.) foliar, paginar, numerar las páginas de un libro.
— MORT, v. FEUILLEMORT.
— POST (Pap.) papel de 17 x 24 pulgadas inglesas.
FOLIOMORT, v. FEUILLEMORT.
FOLK-LORE (Liter. y Etol.) folklore.
— SONG, folk musical, folklore musical.
FOLLOW BOARD (Fund.) tabla de moldeo.
TO — (B. A.) imitar, copiar, seguir.
— — LEVEL SOIL (Fc.) asentarse o construirse a ras de tierra.
— UP (Com.) subsecuente, subsiguiente, (proposición, carta, etc.).
FOLLOWER (Mec.) polea impulsada o dirigida || rueda secundaria o subordinada || (— IN CUTTING PRESS,) empujador (Agrim.) v. CHAIN-FOLLOWER.
— GACE (Mec.) calibre de la catalina.
Fomehaut (Ast.) Fomehaut.
TO FOMENT (Com., Tec.) fomentar || (TO WET WITH WARM WATER,) estufar, remojar con agua caliente, fomentar.
FONDUE (Coc.) plato compuesto de queso derretido con manteca, especies y un poco de aguardiente de cerezas.
FONT (Arq.) pila bautismal (Tip.) (FOUNT, CAST,) fundición.
— CASE (Tip.) viñetero.
— OF LETTERS (Tip.) caja de los caracteres de fundir.
FOOD, alimento; (EATABLES, VICTUALS,) comestibles, mercancías o artículos de consumo para la manutención de personas y animales || vituallas, provisiones (Agric.) pasto.
FOOL (Esg.) plastrón, peto.
—'S GOLD (Min.) piritas de hierro.
— PROOF (Elect., Tec.) a prueba de maniobras falsas.
— STONE, v. ORCHIS.
FOOLSCAP (Pap.) papel de 43 x 35 cms.
— SIZE, papel ministro.
FOOT, pie || pata (Mec.) base, fundamento || (COMPASSES:) pierna || refuerzo de madera (Fc.: riel americano,) patín (Rel.) s. ARM (Lic.) sedimento (Metr.) pie.
TO — (Zap.) poner suelas || remontar (Arit.) poner el pie al resultado de una suma.
— — A STOCKING, poner o hacer el pie a una media.
— — THE SAIL OUT OF THE TOP (Mar.) echar la vela fuera de la cofa.
— BALL (deportes) "foot-ball", futbol.
— ASSOCIATION, v. — —.
— RUGBY (Dep.) rugby.
— BAND or LINING (Mar.) faja de pie.

FOOT BANK (Fort.) banqueta.
— BATH, baño de pies.
— BEARING, — STEP BEARING (Mec.) tejuelo, crapudina.
— BELLOWS, fuelles de pedal.
— BOARD, suelo (Carr.) zaga || pedal (Mec.) pedal (Mar.) marchapié, guardamancebo (Torn.) pedal (Fc.: Loc.,) plataforma del maquinista.
— BRIDGE, puente para peatones.
— CANDLE (Tec.) patrón inglés de bujía.
— CLOTH (Tal.) rozagante, gualdrapa que llega hasta el suelo.
— COVERING, calzado.
— — WITHOUT HEEL-PIECES, chancla, chinela, especie de zapatilla sin tacón.
— DIVISION (Mar.) escala en pies trazada en la roda y en el codaste de un buque.
— FOUNDER (Vet.) despeadura.
— OF A GLASS (Vid.) pata o pie de una copa.
— GUARD (Mec.) guardapiés.
— HAMMER (Herr.) martillo de pedal.
— HOCK (Mar.) barraganete.
— IRON (Carr.) peldaño de carruaje.
— KEY (Org.) pedal.
— LAMP, lámpara de pie.
— LATHE (Torn.) torno de pedal.
— OF THE LETTERS IN A FORM (Tip.) talón de la forma.
— LEVER, PEDAL LEVER, pedal, palanca a pie.
— LIGHTS (Teat.) candilejas del pie de la boca de escena, alumbrado de bambalinas.
— OF LIQUIDS, depósito, sedimento, heces.
— LINE (Tip.) línea de pie.
— MANTLE (Eq.) saya de montar.
— NOTE (Tip.) nota al pie.
— OIL, aceite de patas de buey.
— PACE (OF STAIRCASE) (Arq.) descanso de escalera.
— OF A PAGE (Tip.) pie de página.
— PATH or PAVEMENT, acera.
— PATH (Fc.) andén.
— — ON LOADING STAGES, andén para cargar mercancías.
— ALONG A POND (Hid.) escalera de comunicación.
— PAVEMENT, v. — PATH.
— —, ASPHALTE (Pavim.) asfalto, suelo asfaltado.
— PLACE (Arq.) descanso.
— PLATE (Fc.: Loc.,) plataforma.
— or SWING PLOUGH (Agric.) arado primitivo.
— POUND (Tec.) pie-libra.
— POUNDAL, pie "poundal".
— PRESS, prensa de pedal.
— RAIL (Fc.) riel o carril Vignoles.

FOOT OF A RAIL (Fc.) patín de riel o carril.
— **RAILING FOR BEDSTEAD** (Mueb.) barandilla de cama.
— or **GUIDE ROLLER** (Fund., Fc.: funiculares,) rodillo conductor o de apoyo.
— **ROPE** (Mar.) guardamancebos de las vergas || marchapié || relinga de pujamen.
— **RULE**, codo.
— **OF A SAIL** (Mar.) pujamen.
— **SCRAPER**, quitafango.
— **SCREW** (Mec.) tornillo de nivel.
— **SHACKLES**, grillos.
— **SOLDIER** (Mil.) infante.
— **OF A PERPENDICULAR**, pie de una perpendicular.
— **STALK** (Tal.) estribos para amazonas (Mol.) extremidad inferior del hierro de una muela.
— **STALL, PEDESTAL** (Arq.) pedestal pequeño.
— **STEP** (Mec.) encastre, encaje (Tip.) escabel.
— **STEP OF A VERTICAL SHAFT** (Mec.) rangua, tejuelo.
— **STICK, REGLET** (Tip.) regleta, cuña.
— **STOOL**, — **STEP**, escabel || (**LOW-STOOL**,) banquillo (Tej.) travesaño del telar (O. Ec.) grada de altar.
— **STOVE** or **WARMER**, folgo, rejuela, braserillo para los pies.
— **TABLING** (Mar.) batidero.
— **TILE** (Alb.) teja de boquilla.
— **VALVE** (Mec.) (**SUCTION-VALVE**,) válvula de aspiración.
— — **PASSAGE** or **PIPE** (Mec.) tubo de aspiración.
— **VICE** (Carp.) tornillo de pedal con cárcola.
— **WALL** (Min.) (or **FLOOR OF A DEPOSIT**,) baja (México:) bajo || (**UNDER-LAYING WALL**,) muro de un filón.
— **WAY**, v. — **PATH** (Min.) escalas.
— — **SHAFT** (Min.) s. **AIR-SHAFT**.
— **WHITE** (Tip.) línea de pie.
FOOTAGE (Cinema.) metraje, extensión, tamaño.
FOOTING, SOCLE, ZOCKLE (Arq.) zócalo, base, pie || base de un muro (Tej.) tira de puntilla || blonda de algodón sin dibujos (Arit.) suma de una columna.
— **LACE**, fondo unido de encaje.
FORRAGE, FODDER (Agric.) forraje.
— **LADDER** (Mil.) forrajera.
FORCE (Fís., Mec.) fuerza (Tec.) fuerza, poder, energía, potencia.
TO —, forzar (Lic.) clarificar licores (Coc.) rellenar, embutir (T. L.) despuntar.
— — **AWAY** or **OUT**, arrancar por la fuerza.
— — **BACK**, rechazar.
— — **THE BELLOWS** (Herr.) forzar el juego de los fuelles.

TO FORCE DOWN THE COMMANDER (Sombrerería) abajar.
— — **A LOCK** or **A KEY** (Cerr.) forzar una cerradura.
— — **THE SWITCH** (Fc.) forzar la aguja (con los rebordes de las ruedas).
— **OF ATTRACTION** (Fís.) fuerza de atracción.
— — **COMPRESSION**, fuerza de compresión.
— — **DRAFT** (Fund.) fuerza del tiro (Tec.) fuerza de tracción o de tiro.
— — **EXPANSION**, fuerza de expansión.
— — **GRAVITY** (Fís.) fuerza de gravedad.
— **MEAT** (Coc.) v. **STUFFING**.
— — **BALL** (Agric.) cebo.
— **PIECE** (Min.) puntal diagonal.
— **PIPE, COMPRESSION-TUBE** (Mv.) tubo de compresión.
— **OF PRESSURE**, fuerza de presión.
— **PUMP** (Mec.) bomba de compresión.
— **OF REPULSION** (Fís.) fuerza de repulsión.
— — **A SPRING** (Mec.) fuerza de un muelle.
— — **TORSION**, fuerza de torsión.
IN — (Com., Jur.) vigente, no derogado, en vigor.
FORCED DRAUGHT COOLING, refrigeración por aire comprimido.
— **LANDING** (Aeron.) aterrizaje forzoso o forzado.
— **LOAN** (Com.) empréstito forzoso.
— **MARCH** (Mil.) marcha forzada.
— **MEAT** (Coc.) relleno.
FORCEPS (Cir., Dent.) forceps.
FORCER (Mv.) émbolo, pistón || (Mec.) pistón de bomba, émbolo de bomba || pequeña bomba de mano.
FORCING (Hort.) maduración violenta (Vit.) clarificación || mezcla de dos vinos de distinta graduación.
— **HOUSE** (Hort.) invernadero.
— **PIT** (Agric.) camada profunda.
— **PRESS**, prensa de compresión.
— **PUMP** (Mec.) bomba impelente.
— **VALVE** (Mec.) válvula de expulsión.
FORE (Tec.) ante || delante || delantero (Mar.) proa, proel || de proa || (en combinación:) trinquete (Aeron.) v. — en Mar, 1a. acep.
TO — **DATE** (Com.) antidatar.
— — **LOCK** (Cerr.) enchavetar.
— — **REACH** (Mar.) navegar delante de otro buque.
— — **SHORTEN** (perspectiva:) recortar, reducir.
— — **STALL** (Com.) monopolizar (granos).
— **AND AFT** (Mar.) de popa a proa.
— **ARCH** (Arq.) antearco.
— **AXIS** (Aeron.) eje delantero, eje anterior o de proa.

FORE AXLE TREE (Mec.) eje delantero.
— BAY (Mol.) caz del molino (Hid.) conducto de llevar el agua a una rueda.
— BEAM (Tej.) antepecho del telar.
— BOARD (Carr.) panel delantero.
— BODY (Mar.) cuerpo de proa (Carr.) juego delantero.
— BOLSTER (Carr.) cabezal delantero.
— BOOT (Carr.) caja debajo de la prensa.
— BOW (Tal.) arzón (de la silla).
— BOWLINE (Mar.) bolina del trinquete.
— BRACE (Mar.) braza del trinquete.
— CARRIAGE (Tip.) tren anterior de la prensa (Carr.) avantrén (Art.) armón.
— CAST (Meteor.) previsión del tiempo.
— CASTLE (Mar.) castillo.
— CONSCIOUS, PRECONSCIOUS (Psicoan.) preconsciente.
— COURT or YARD (Arq.) antepatio.
— DATE (Com.) antedata.
— DECK (Mar.) cubierta de proa.
— DITCH (Fort.) antefoso.
— DOOR, FRONT-DOOR (Arq.) puerta de entrada, puerta del frente.
— or FRONT EDGE, GROOVE (Enc.) corte, lado de un libro opuesto al lomo.
— END (Tec.) extremo delantero.
— FACE, DECORATED — — OF A PEDESTAL (Arq.) tablero, cara de pedestal adornada de figuras esculpidas.
— FOOT (Eq.) mano || busarda || pie de roda (Tej.: paños), pie delantero de la rama de aplanar o carda (CARD-FRAME).
— FRAME (Carr.) armadura delantera.
— FRONT (Arq.) fachada, frontispicio (Mar.) fachada de proa.
— GAUGER (Mar.) gaza del arpón.
— GEAR (Mar.) drizas de la mesana.
— GIRTH (Tal.) gamarra (Mar.) moco del bauprés.
— GROUND (Pint.) primer término, el primer término.
— HAMMER, s. ABOUT-SLEDGE (Fund.) macho, martillo de delante.
— HAND (Eq.) parte delantera del caballo.
— HATCHWAY (Mar.) escobilla del pañol de los cables.
— HEAD (Fisiol.) frente (Tal.) frontal del caballo.
— HEARTH (Fund.) ante-hogar, ante-fornalla || horno de recalentar.
— — FURNACE (Fund.) horno de crisol delantero.
— HOOK (Mar.) busarda de proa || busarda, bulárcama.
— KETTLE (Fc.) pescadera.
— HORSE (Carr., Art.) caballo delantero.

— LAND, cabo, promontorio (Fort.) espacio entre el talud exterior de una obra y el foso (Hid.) terreno libre a la orilla de un río o canal.
— LEASE (Tej.) paso delantero.
— LEECH (Mar.) grátil.
— LOCK, pasador, clavija pequeña || (KEY OF A BOLT, JOINT-PIN,) pasador, clavija (Carr.) pezonera.
— — BOLT, chabeta de armar.
— — OF A BOLT (Mec.) chabeta de un perno.
— — PIN (Agric.) clavija del timón del arado.
— MAN, MASTER-WORKMAN, jefe de un taller || primer dependiente de un establecimiento || mancebo mayor || contramaestre, jefe, inspector (Alb.) aparejador de albañilería (F. de cal) calero principal (Min.) obrero jefe encargado del bocarte (Sast.) probador, oficial que prueba los cestidos (Ac.) ensayador (Tip.) obrero encargado del manejo y dirección de una prensa mecánica (Elect.) contramaestre (Mar.) contramaestre de arsenal (Tec.) capataz (H. A.) sobrestante || regente (Herr.) maestro forjador.
— , CABLE — — (Elect.) contramaestre de cable submarino.
— — OF A DOCKYARD, contramaestre de construcción.
— — OF A GANG (Fc.) cabo o capataz.
— — AND COMPOSITOR (Tip.) regente de imprenta y cajista.
— — AT THE KILN (Alf.) hornero.
— — OF THE PLATE-LAYERS, conductor de los trabajos y del mantenimiento.
— — OF A PRINTING OFFICE (Tip.) regente de imprenta.
— — OF WORKING MASONS (Alb.) aparejador de albañilería.
— MILK (Gan.) primera leche.
— NAVE (Carr.) cubo de la rueda.
— PART (Tec.) parte delantera (Gan.) cuartos delanteros (Mar.) pro (Cerr.) resalto (Arq.) arimez.
— — OF A HEARTH (Fund.) parte delantera del horno de fundición.
— — OF A MELTING POT, parte anterior del crisol.
— — IRON, bruñidor (herramienta).
— — WITH RIBS (Carn., Vet.) parte del cuerpo del animal que corresponde aproximadamente al lugar que en el cuerpo humano ocupan las costillas.
— PEEK (Mar.) la parte más a proa.
— PIECE (Tal.) frontil.
— PIECE OF A CUTWATER (Hid.) azafrán del tajamar.

FORE PILE (Arq.) estaca de hierro para apuntalar.
— PLANE (Carp.) garlopa o cepillo grande.
— PLATE (Fund.) placa lateral.
— QUARTER (Carn.) cuarto delantero || brazuelo de carnero.
— ROOF, PROJECTING-ROOF (Arq.) alero.
— ROYAL (Mar.) sobrejuanete de proa.
— RUNNINGS (Vit.) mosto que se saca del lagar antes de la fermentación || las primeras cubas || mostillo.
— SAIL (Mar.) trinquete.
— SCENE (Teat.) v. PROSCENIUM, proscenio.
— SHOE (Vet.) herradura delantera.
— SHORE (Hid.) rompeolas, tajamar.
— SHORTENED (perspectiva:) en escorzo.
— SHOT (Dest.) primer aguardiente.
— SIGHT (Arm.) mira fija.
— SKIRT (Sast.) falda, faldón.
— STAFF (Carr.) ballestilla (Mar.) ballestilla.
— STAGE (Teat.) primer término.
— STALLER (Com.) acaparador.
— STALLING (Com.) acaparación || monopolio.
— STAY (Mar.) estay del trinquete.
— STROKE (Mv.) golpe de avance.
— TACKLE (Mar.) candaliza.
— TOP MAST (Mar.) mastelero del velacho.
— — SAIL (Mar.) velacho.
— — YARD (Mar.) verga de velacho.
— — GALLANT SAIL (Mar.) juanete de proa.
— WHEEL (Carr., Vm.) rueda delantera.
— WIND (Mar.) viento favorable.
— WINDOW, falsa ventana (de la primera batería).
— WINNING WORKINGS (Min.) trabajos preparatorios.
— YARD, v. — COURT (Mar.) verga del trinquete.
FORECAST (Meteor.) previsión del tiempo.
FOREIGN BODY (Quím.) cuerpo extraño.
— BUILT (Com.) construído en el extranjero.
— COMMODITIES (Com.) mercancías o artículos extranjeros.
— PATENT (Jur.) patente extranjera.
— TRADE (Com.) comercio extranjero.
FOREL (Enc.) pergamino para pastas.
FOREST, selva, bosque || oquedal, bosque de grandes árboles.
TO — (Arb.) poblar un bosque.
— OF FROM 16 TO 20 YEARS, selva de corte de 16 a 20 años.
— TIMBER TREE (Arb.) árbol de la selva de cerca de doscientos años.
— UNDER THREE YEARS OLD, bosque nuevo, plantel de bosque.
FORESTER, guardabosque.
FORFEIT (Tec.) caducidad || a destajo (Jur.) embargo || prescripción, caducidad || multa.

FORFEX, tijeras (Cir.) pinzas.
FORGE, fragua || s. CHAFERY || forja.
TO — (Herr.) forjar (Com.) falsificar.
— — AHEAD (Mar.) ir para avante.
— — IN A BOSS (Herr.) forjar a estampa.
— — or HAMMER OUT IRON (Herr.) batir o forjar el hierro.
— — IRON BARS (Herr.) forjar el hierro en barras o lingotes.
— — OFF (Mar.) franquear por cima de una roca.
— BELLOWS (Herr.) fuelle de fragua.
— COAL COKE (Fund.) coque o cok de carbón de fragua.
— CHISEL (Herr.) tajadera de fragua.
— FIRE, fuego de fragua.
— HAMMER (Herr.) martinete o martillo grueso de fragua.
— , LARGEST — —, martinete, martillo-pilón, gran martillo de forja.
— HEARTH, crisol de fuego de afino.
— MAN, v. FLACKSMITH.
— MARK, HAMMER-MARK (Herr.) testigo, marca de fragua.
— MASTER, FOREMAN (Herr.) contramaestre de fragua.
— PIG IRON (Fund.) fundición para pudelaje.
— POKER (Fund.) hurgón.
— ROLLS (Herr.) laminador de barras.
— SMITH OF CLOUT IRON, forjador de hierro a medio forjar || forjador de cañones de armas de fuego.
— TEST (Fund.) ensayo de forjado o a la forja.
— or SMITH TONGS (Herr.) tenazas de herrero.
— WAGON (Mil.) furgón de fragua.
FORGED (Com.) falso || falsificado (Herr.) forjado.
— ROD FOR WIRE DRAWING, varilla de hierro que se forja a brazo para adelgazarla y hacerla pasar por la hilera.
FORGER, SMITH (Herr.) forjador (Comercio, Jur.) falsificador.
FORGING (Herr.) forja, forjadura (Com., Jur.) falsificación.
— MACHINE, máquina de forjar.
— PRESS, prensa de forjar.
ELECTRIC —, forjado eléctrico.
TO REMOVE BY —, desprender forjando.
FORK (Tec.) horquilla (Motoc., bicicletas) horquilla, tijera (Hort.) horqueta, horquilla (Agric.) horcadura (Min.) bifurcación de un filón (Geol.) vertiente, crestería (Tal.) arco del fuste (Mec.) gemela, gimelga || candelero (Elect.) derivación de corriente (Rel.) alma (Coc.) tenedor (Min.) ("IN FORK") libre de agua.
TO — (Agric.) ahorquillarse.

FORK ANVIL, yunque de hierro sobre el cual se forjan las púas.
— BEAM (Mar.) bao de horquilla.
— CHUCK (Torn.) mandril ahorquillado.
— FOR CARRYING THE MAGNETIC NEE-DLE (Elect.) horquilla para la suspensión de la horquilla imantada.
— END (Mv.) candelero.
— FOR FISHING (Pesc.) fisga.
— FULL, cantidad de comida que se coge de una vez con el tenedor.
— HANDLE, mango de tenedor.
— HEAD (Motoc., bicicletas) cabeza de horquilla.
— JOINTING THE OPERATING LEVER (Fc.) desenclavamiento de la palanca de maniobra por corte del pasador.
— LEVER, TYRE — (Vm.) horquilla de montaje.
— LINE (Fc.) empalme.
— LINK or END (Mec.) candelero.
— PIECE OF UNIVERSAL JOINT (Vm.) envoltura de la cardan o del cardano.
— PLOUGH (Agric.) arado de horquilla.
— PRONG (Motoc., bicicletas) tubo o vaina de la horquilla.
— STAFF PLANE, guillame para superficies convexocilíndricas.
— WITH TWO DENTS (Agric.) bidente.
— WRENCH or SPANNER (Mec.) llave-tenedor, llave inglesa ahorquillada.
FORKED, ahorquillado.
— BEAM (Mar.) baos de horquilla.
— CIRCUITS (Elect.) derivaciones.
— CONNECTION, charnela, conexión ahorquillada (Elect.) conexión bifurcada o en horquilla.
— END LEVER (Mec.) palanca (de embrague) en forma de horquilla.
— EYE, anilla, ojo de horquilla.
— LEVER (Fc.) palanca en horquilla.
— LIGHTNING (Fís.) rayo lineal.
— POLE (Agric.) horcón.
— SPRING CARRIER ARM (Vm.) mano de ballesta abierta.
— VOUSSOIR (Arq.) dovela de horquilla.
— WAY, bifurcación, empalme, camino bifurcado.
— WHEEL (Mec.) rueda provista de pequeñas púas.
— WOOD (Carr.) limonera.
FORKING (Hort., Agric.) (BRANCHING,) horcadura, horquillamiento (Min.) bifurcación de un filón.
— or STOP A LEAK (Mar.) ....
— OF CENTRAL RAIL (Fc.) bifurcación del riel o carril medio.
FORKS, PUNCHEON (Ing.) puntal, montante.

FORM (Fc.) marco para gálibo (Tip.) forma (Pavim.) área de pavimentación (Mod.) v. FASHION, STYLE, SHAPE, forma, figura (Tec.) horma, molde || modelo (Vid.) forma para el vidrio.
  TO —, formar, modelar || dar forma (Elect.) formar (acumuladores).
— — AN ARC (Elect.) producir un arco.
— — THE HANDLES (Alf.) moldear las asas.
— — PUDDLE BALLS (Fund.) formar las bolas.
— — VESICLES, formar vesículos (en la superficie).
— — WAX INTO RIBBONS (Tec.) colar la cera, reducir la cera a tiras haciéndola pasar por el vaso de metal.
— BREAKER (Fund.) sacudidor.
— CUTTER, XYLOGRAPH, xilógrafo, grabador en madera.
— CUTTING (Tip.: Fund. de caracteres,) grabado de los caracteres.
— FACTOR (Tec.) factor de forma.
— FOR GLUE, cajeta.
— LETTER (Com.) carta de forma, (carta-circular o de machote).
— OF PRIMAS, FIRST —, OUTER —, PRIME — (Tip.) tiro.
—, PRIMITIVE — (Imp. sobre telas) forma de dar el fondo a la tela.
— PIECE, piedra de molde (Tip.) platina.
— ROLLER (Tip.) rodillo de prensa.
— OF SECTION OF A WIRE (Fund.) forma de la sección transversal de un alambre.
— SIGNAL (Fc.) señal óptica de forma; (Contraria: señal luminosa).
  SECOND or INNER —, RETIRATION (Tip.) retiro.
FORMALDEHYDE (Quím.) formaldehído.
— SULPHOXYLATES, sulfoxilatos formaldehídicos.
— SULPHOXYLIC (A HYPOTHETICAL ACID,) formaldehidosulfóxilico.
FORMATION, v. CONFIGURATION (Geol.) formación, terreno (Fc.) v. — LEVEL, — LINE.
— OF BLISTERS (Med.) formación de ampollas.
— OF BUBBLES (Quím.) formación de burbujas.
— — CARBONIC OXIDE (Quím.) formación de óxido de carbono.
— — GAS (Quím.) desprendimiento de gases, (reacción con desprendimiento de gases).
— — HYDROGEN (Quím.) formación de hidrógeno.
— LEVEL, —, SUB-GRADE (Fc.) plataforma del terraplén.
— LINE (Fc.) nivel de asiento || v. — LEVEL.

FORMATION OF PEROXIDE (Quím.) formación de peróxido.

— **SCABS,** escarificación.

— **SPARKS** (Elect.) formación de chispas.

— — **TRANSITION** (Geol.) formación de transición.

— — **VACUUM** (Fís.) formación del vacío.

"FORMATO" (Tip.) formato.

FORMED or **PROFILE CUTTER** (Torn.) fresa perfilada o de forma.

FORMER, molde, matriz, formador, conformador || fundidor || v. MOULDER, FOUNDER (Carp.) formón (Alf.) volteador (F. de muñecas) formón de esbozar (Tec.) modelo, horma, molde || mandril.

— **FOR BARREL WINDING** (Elect.) modelo para arrollamiento de barril.

— **BENDING CARBON FILAMENTS** (Electricidad) horma para curvar filamentos de carbón.

— — **CARTRIDGES** (Art.) molde para cartuchos.

— **OF A GALVANOMETER COIL** (Elect.) cuadro del carrete de un galvanómetro.

— **WINDING** (Elect.) arrollamiento sobre modelo (o "gabarit"; del fr. gabarit).

FORMERY, taller de moldear, taller de fundición en una herrería.

FORMIC (Quím.) fórmico.

— **ACID** (Quím.) ácido fórmico.

— **ETHER** (Quím.) éter fórmico.

— **SALT** (Quím.) formiato.

FORMICA (T. N.) (Elect.) fórmica.

FORMING, v. FORMATION (Carp.) desbaste (Elect.) formación de las placas de acumuladores (Pan.) apresto.

— **ACID** (Quím.) ácido de formación.

— **BATH** (Quím., Elect.) baño de formación.

— **BATTERY** (Elect.) batería de formación.

— **CURRENT** (Elect.) corriente de formación.

— **CYLINDER** (Pap.) cilindro de forma.

— **LATHE** (Torn.) torno (automático) para piezas perfiladas.

— **REST** (Torn.) carro-soporte para tornear perfiles.

— **SHOP** (Elect.) sala de formación.

— **TOOL** (Tec.) buril o útil de perfilar.

— **TROUGH** (Quím.) recipiente de formación.

FORMOBENZOIC ACID (Quím.) ácido formobenzóico.

FORMOSUL, formosul. v. SODIUM HYPOSULPHITE. v. FORMALDEHYDESULPHOXYLATE.

FORMULA (Quím.) fórmula (Tec.) fórmula (Farm.) receta || fórmula.

— **FOR DIMENSIONING** (Elect.) fórmula de las dimensiones.

FORMULA FOR DETERMINING THE AMMOUNT TO BE WRITTEN OFF (Com.: Cont.,) fórmula de amortización.

FORMULARY (Tec., Jur., Com.) formulario.

TO FORMULATE (Tec., Com., Jur.) formular.

FORNICATE, s. ARCHED.

FORNICATION (Arq.) abovedado, cintrado || bóveda.

FORRIL (Enc.) piel delgada de carnero.

FORRING (Carp.) v. BRACKET.

FORS (Ten.) vellón rudo de carnero.

FORSET (GLOVE,) cuchillo (de entre dedos de guante).

FORT (Fort.) fuerte, fortaleza (Tec.) tercio de la empuñadura de una espada || el firme de un buque.

FORTRESS (Fort.) fortaleza.

FORTIES (Tip.) in-40º.

FORTY-EIGHTMO (Tip.) en-48º.

FORUM (Arq.) foro || fórum.

FORWARD (Tec.) hacia adelante (Mar.) avante || hacia proa || por la cara de proa (Mil.) (—¡,) adelante.

— **TO** — (Com.) remitir, enviar || apresurar (Enc.) alistar.

— **FIRE** (Art.) de explosión en la base de la bala.

— **PITCH** (Elect.) paso hacia adelante, paso progresivo.

FORWARDER (Com.) remitente.

FORWARDING (Com.) envío, remisión de mercancías (Enc.) prensar y batir || alistado.

— **MERCHANT** (Com.) expedidor.

FOSS (Fund.) (CASTING-MOULD,) rielera (Ac.) rielera.

— **ROAD** or **WAY** (Const.) vía romana con fosos.

FOSSET (Ton.) espita de madera que se adapta a un tonel || canuto, cánula.

FOSSIL, DUG-OUT, fósil.

— **COAL** (Miner.) lignito.

— **CORK,** corcho fósil.

— **DUST** (Geol.) harina fósil.

— **OIL** (Min.) petróleo.

— **PAPER,** v. ASBEST PAPER.

— **SALT,** sal gema.

— **SUET, TALLOW** (F. de parafina) sebo mineral.

FOSSILIFEROUS, fosilífero.

FOSSILIZATION, fosilización.

FOSSILISM (Geol.) paleontología.

TO FOSSILIZE, fosilizarse.

FOSTER EARTH (Agric.) almáciga.

TO FOTHER (Mar.) afelpar.

— — or **STOP A LEAK** (Mar.) cegar una vía de agua.

FOUACE, BUTTERED ROLL, hogaza, pan casero.

Foucault's CURRENTS, v. EDDY CURRENTS.
—'S PENDULUM (Fís.) péndulo de Foucault.
FOUL (Arm.) grasiento (Tip.) sucio (Mar.) mordido, atochado, empachado || enredado.
TO —, ensuciar || engrasar.
— — ANOTHER LINE (Fc.) poner otra línea en peligro.
— — THE SCREW (Mar.) enredar la hélice.
— — THE WATER (Mar.) enturbiar el agua (con el timón).
— COPY (Tip.) borrador.
— IMPRESSION (Tip.) impresión mala.
— PAGE (Tip.) página mal impresa.
FOULING (Arm.) engrasamiento.
— POINT (Fc.) punto peligroso de un cruce de vías.
FOUND, limatón de peineteros.
TO —, s. TO CAST (Const.) edificar.
— — A WALL (Const.) erigir un muro.
FOUNDATION (Arq.) cimiento, base (Cam.) encajonamiento (Elect.) fundaciones (Fc.) cimiento, base (Mec.) asiento, base || (PLATE,) placa de asiento || lecho.
— CLOCK, viga de fundación.
— BOLT, tornillo de fundación.
— DITCH, EXCAVATION (Const.) excavación para los cimientos.
— FRAME (Elect.) cuadro de fundación.
— ON NATURAL GROUND (Arq.) cimiento sobre terreno firme.
— PILE (Hid.) pilote de cimiento (Const.) pilotaje, estacada de cimiento.
— PILE OF A GRATING, pilotaje o estacada de soporte.
— PLATE (Mv.) plancha de cimiento (Enc.) plancha de ornamentos.
— SKETCH (Ing.) plano o plan de fundación.
— STONE (Arq.) piedra fundamental o de base, primera piedra.
— ON SUNKEN STONES-COFFIN; COFFER —, cimiento de cajón.
— UNDETERMINED BY WATER, cimiento descalzado.
— WALL (Const.) cimiento, base (bajo tierra) (Alb.) bloque de hormigón.
— WALLING (Alb.) albañilería de cimiento.
FOUNDER (Metalurgia) (SMELTER,) fundidor (Tec.) fundador.
—'S LATHE (Torn.) torno de calibrar.
—'S SCOOP (Fund.) cazo.
FOUNDERED HORSE (Eq.) caballo aguado.
FOUNDERING (Eq.) despeadura.
FOUNDRY, CASTING-HOUSE, fundición, fábrica donde se funden los metales || arte del fundidor.
— COK (Fund.) coque o cok de fundición.

FOUNDRY CRANE, grúa de fundición.
— — WITH AUTOMATIC TIPPING DEVICE (Fund.) grúa de colada con disposición automática de báscula.
— CUPOLA (Fund.) cubilote de fundición.
— PATTERN (Fund.) plantilla, modelo de fundición.
— PIG IRON, v. CAST-IRON.
— — FOR ACID PROOF CASTINGS (Fundición) fundición para piezas que deben ser invulnerables a los ácidos.
— — FOR FIRE PROOF CASTINGS (Fundición) fundición para moldes de piezas refractarias.
— PIT (Fund.) foso de colada.
— RAMMER, PNEUMATIC — — (Fund.) pisón de moldear neumático.
— REVERBERATORY FURNACE (Fund.) horno de reverbero para taller de fundición.
FOUNT, fuente || nacimiento de un río (Tip.) fundición, surtido de todos los moldes o letras de una clase, fuente || cuerpo de letra.
— CASE (Tip.) cajón de letra sobrante, caja mal surtida.
TO USE UP THE — (Tip.) agotar los caracteres.
FOUNTAIN, fuente, manantial || tintero (Com.) aparato de aguas gaseosas || (SODA —, —,) tienda de bebidas gaseosas o refrescos.
— OF Hero, CIRCULATING — (Fís.) fuente de Herón, fuente de compresión.
— INSKSTAND, tintero de sifón.
— LAMP, lámpara de estudio, lámpara de sifón.
— PEN, pluma-fuente, pluma-tintero.
— STAND (Tip., Tel. Tip.) pie o soporte del tintero.
FOUR BAR VARIOMETER (Fís.) variómetro de cuatro barras.
— BLADED PROPELLER (Av.) hélice de cuatro aletas.
— — SCREW (Mar.) hélice de cuatro aletas (Av.) v. — PROPELLER.
— CANT, cuerda de cuatro mechas.
— CENTERED ARCH (Arq.) conopio, arco Túdor (de cuatro centros).
— CUSPED (Arq.) cuadrilobulado.
— CYCLE ENGINE or MOTOR, — STROKE-CYCLE ENGINE, motor de cuatro tiempos.
— DOUBLE (Tec.) plegado en cuatro.
— FOLD (Arit.) cuádruplo (Tej.) de cuatro hilos.
— HANDED, TO DRIVE — —, manejar un carruaje de cuatro caballos.
— IN HAND, carruaje tirado por cuatro caballos.
— JAW CHUCK (Torn.) mandril de cuatro talones.

FOUR LEAFED TWEEL, cruzado de cuatro, (tejido cruzado de cuatro hilos).

— **LEAVED** (Eb.) cuadrivalvo.

— **PAGE CANCEL** (Tip.) cartón rehecho o repuesto.

— **PHASE** (Elect.) tetrafásico.

— — **RING-** or **MESH-CONNECTION** (Elect.) conexión tetrafásica de anillo.

— — **STAR-CONNECTION** (Electric.) conexión tetrafásica en estrella.

— **POLE** or **POLAR** (Elect.) tetrapolar, de cuatro polos.

— **POST BEDSTEAD** (Mueb.) cama de cuatro pilares.

— **SLOT WINDING** (Elect.) arrollamiento en cuatro hendiduras.

— **SQUARE,** cuadrado.

— — **BROACH,** escariador cuadrado.

— — **SCRAPER,** desbarbador tetragonal.

— **THREADED** (Tej.: paños,) de cuatro hilos.

— **VOLT ACCUMULATOR** (Elect.) elemento doble.

— **WAY BOX** (Elect.) enchufe de unión de cuatro vías.

— — **COCK** (Mv.) llave o grifo de cuatro pasos.

— **WHEEL BRAKE** (Autom.) freno en las cuatro ruedas.

— **WIRE CONNECTOR** (Elect.) borna de unión cruciforme o en forma de cruz.

— — **SYSTEM** (Elect.) sistema de cuatro conductores.

Fourier's SERIES (Elect.) serie de Fourier.

FOURTH ARM (Mil.) cuarta arma.

— **DIMENSION** (Mate.) cuarta dimensión.

— **PARALLEL** (Fort.) cuarta paralela.

— **RATE** (Mar.) buque de 1 a 4 cañones.

FOWL, v. **POULTRY** (Corr.) ave (Com.) carne de aves.

— **TO** — (Caz.) cazar aves.

— — — **WITH A STALKING OX,** cazar con buey de cabestro.

— **FATTENED IN THE POULTRY YARD,** polla de leche.

FOWLING BAG (Caz.) morral.

— **NET** (Caz.) butrino, butrón.

— **POWDER** (Caz.) pólvora de caza.

— **SHOT** (Caz.) munición.

FOX, zorro, v. **RED, POINTED,** etc. (Tec.) cerveza de mal gusto (Mar.) rebenque || chicote || cajeta.

— **TO** — (Lic.) agriarse.

— — **TROT,** bailar el fox-trot, "foxtrotear".

— **BOLT,** contrarroblón.

— **TAIL** (Carp.) cola de raposa.

— — **JOINT** (Eb.) mortaja en bisel.

— — **WEDGED TENON, TENON AND KEY** (Carp.) espiga de contraclaveta.

FOX TAIL WEDGING (Carp.) ensambladura de contraclaveta.

— **TROT** (Mús.) fox-trot, (el trote del zorro).

— **TYPE** (Fot.) prueba positiva transparente.

— **WEDGE, NOSE-KEY,** — **KEY GIB** (Mec.) contraclavija.

FOXES (Mar.) cajera.

FOXING (Cerv.) (**ACETIFICATION,**) agrura, acedación (Zap.) puntera || doble pala.

FOYER (Fund.) cubilote || crisol para el metal fundido (Hoteles) foyer.

F. P., v. **FIRE-PLUG.**

F. P. L. v. **FACING POINT LOCK.**

F. P. L. LEVER, abrev. de **FACING POINT LOCK LEVER** (Fc.) palanca de maniobra.

FRACHE (Vid.) cuba de recocer.

FRACTION (Tip.) fracción (Tec.) rotura (Arit.) fracción, número fraccionario, quebrado.

— **LINE** (Tel.) guión de fracción.

FRACTIONAL CURRENT (Electric.) corriente parcial.

— **NUMBER** (Arit.) v. **FRACTION.**

— **SUPPLY TURBINE,** turbina de admisión parcial.

FRACTURE (Mec.) rotura, fractura (Tec.) v. **CRACK, CLEFT, FLAW** (Meta., Min.) rotura de un mineral || hendedura que aparece en una hoja de acero mientras se templa (Min.) solución de continuidad, v. — (Min., Meta.).

— **WITH COARSE FIBRES,** hendedura de fibras gruesas.

— — **FINES FIBRES,** hendedura de fibras finas.

FRAGILE (Meta.) quebradizo.

—, **HANDLE WITH CARE,** frágil, manéjese con cuidado.

FRAGILITY, fragilidad.

FRAGMENT, fragmento, v. **SHIVER, CHIP** || astilla.

— or **MATTS OF AN ORE** (Min.) fragmentos, restos.

FRAGMENTARY (Min., Tec.) fragmentario || v. **ARENACEOUS.**

FRAGMENTS, ODDMENTS (Tip.) páginas finales.

FRAGRANCY, AROMA, aroma.

FRAIL (Cest.) sera, espuerta canasta de junco.

FRAISE (Fort.) empalizada, estacad, fraile (Cocina) tortilla.

FRAME (Elect.) armazón || placa fundamental de las dínamos (Arq.) marco, bastidor (Carrocería) armazón || cuerpo de carruaje (Vm.) bastidor (Arm.) forro (Vet.) potro (Pel.: ondeado del pelo,) forma (Fc.: Loc.,) bastidor (Mar.) cuaderna, varenga (Eb.) armazón || montura (F. de papel) barquillero, molde para hacer barquillos planos || bastidor en que se fija la tela metálica que fija la pasta || (COVER,) pieza para fijar el espesor del papel (F. de lentes:) parte del lente dónde está encajado el vidrio (Tornería) (BED,) banco (Bord.) bastidor (SAW:) bastidor de una sierra (Carp.) marco de una ventana fijo en la pared || bastidor de la tela de un biombo || base del tramo de una escalera || rectángulo de madera para mantener apretadas las tablas encoladas || marco que rodea el hueco de una ventana o puerta (Arq.) bastidor || losa que encaja en un marco de piedra (Tip.) marco de una plana de composición || chivalete || hilera (Tejidos) (DRYING-MACHINE,) rama, máquina para secar y estricar paños (Hil.) basta (Somb.) forma (F. de jabón) caja de molde (Rel.) armadura (Min.) cuadro de madera para apuntalar una galería || ("SET",) armadura, cuadro || (COMPLETE — FOR A LEVEL,) portada || cárcel (— OF A WINDLASS,) caballete || mesa de lavado (Cinema.) trama || complot || parte de una serie (Aeron.) bastidor || armazón || cuerpo.

TO — (Eb.) encuadrar, poner en bastidor (Tec.) formar || trazar || idear (Tip.) poner la composición (Alf., F. de tejas) moldear (Cinema.) tramar, urdir.

— A TRUSS (Carp.) ensamblar una armadura.

— ACCUMULATOR (Elect.) acumulador con marco.

— FOR ADVERTISSMENT, cuadro de anuncios.

— WITH BACK PORTION RAISED (Vm.) bastidor levantado por la parte de atrás.

— BAND (Art.) sotabraga.

— BOARD (Dor.) mandril.

— FOR BORING GUNS (Art.) galápago.

— BOW, sierra bracera.

— OF A CART (Agric.) juego de una carreta.

— DAM (Min.) encuñado (Hid.) zampeado.

— OF A DOOR (Carp.) bastidor de puerta.

— FOR DRYING HAY (Agric.) cuadro de madera para secar heno.

— OF AN ENGINE (Mec.) armazón de una máquina.

— OF THE FORM (Pap.) marco, cuadro.

— — THE FURNACE (Mv.) marco del hogar.

— GRATE, entramado (Const.) pilotaje de cimiento.

— OF THE GRATE (Fund., Mv.) marco de la parrilla.

— HEAD OF THE BATTEN (Tej.) travesaño.

— OF JOIST (Carp.) armazón de vigas.

— KNITTER (F. de medias) tejedor.

— OF A LOOM (Tej.) bastidor.

FRAME WITH NARROWED FRONT (Vm.) bastidor estrechado por delante.

— MAKER, fabricante de armazones o marcos.

— OF PAPER-MILLS (Pap.) carro.

— USED IN PISE BUILDING (Const.) cabrio de mortaja en el que se fija el molde empleado en la construcción de paredes de tierra apisonada.

— PLATE (Elect.) placa con marco (Fc.) cama del marco.

— FOR REARING SILKWORMS (Seric.) tablero, cañizo.

— — REDUCING A PICTURE (Dib.) pantógrafo, cuadrícula.

— OF REFERENCE (Mate.) marco o cuadro de referencia.

— OF THE REST ((Torn.) marco del soporte.

— A ROLLER (Fund.) tren del cilindro.

— — ROOF (Carp.) armadura de techo.

— FOR SADDLES (Tal.) fusta.

— SAW, sierra de marco.

— OF A SAW (Carp.) bastidor o marco de sierra.

— — SHIP (Mar.) costillaje.

— OF THE SLIDE (Mv.) guía de la corredera.

— — SPECTACLES, montura de espejuelos.

— SPINNING (Hil.) hilado de continua.

—, SQUARE — OF A JOINER'S PRESS (Carp.) marco de una prensa de carpintero.

— STARTER (Fc., Elect.) aparato de arranque de bastidor plano.

— OF STEERING WHEEL (Mar.) bastidor de la rueda del timón.

— FOR STRETCHING CAT-GUTS (Tripería) bastidor donde se tienden las cuerdas de tripa para secarlas.

— OF A TABLE (Carp.) bastidor o marco de una mesa.

— FOR TAPESTRY, tejadillo, bastidor en lo alto de una puerta del que cuelgan los cortinajes.

— TENTER (Tej.) hiladora.

— TIMBER (Mar.) costilla || ligazón.

— OF TIMBER (Const.) empalizada, pilotaje (Min.) bastidor de mina.

— — TIMBERS IN FOUNDATION (Const.) emparrillado.

— — A TIMBER WORK or ROOF (Carp.) enrayadura, maderamen de armadura o cimbra.

— TONGUE (Carr.) cejilla, reborde en la portezuela de un coche.

— OF TURNTABLE (Fc.) cuerpo o bastidor de la mesa o placa giratoria.

— FOR TWISTING ROPES, galapo.

— FOR UNBEDDING SILKWORMS (Seric.) tableros o bastidores para quitar los gusanos de seda de sus lechos.

FRAME UP (Cinema.) trama, complot.

— **WALL** (Carp.) armazón de carpintería de un tabique || entramado.

— **OF A WATCH** (Rel.) caja.

— — — **WEAVER'S LOOM** (Tej.) montura, armazón.

— — — **WEAVER'S COMB** (Tej.) sobrecañal.

— — **THE LARGE-WHEEL** (Mol.) marco de la rueda.

— — **A WINDMILL** (Mol.) pilar o sostén del molino de viento.

—, **WOODEN** — **OF MILLSTONES** (Mol.) armazón.

— **WORK**, obra hecha sobre un cuadro o marco o bastidor (Arq.) armazón, esqueleto.

— —, **TIMBER WORK** (Carp.) armadura de madera || bastidor, ensambladura de madera.

— —, **WOOD** — (Meta.) armadura de los laminadores en las fábricas de acero.

— —, **HIRST** — (Herr.) armadura de martinete.

— — **OF A BELL**, cabeza de campana.

— — **OF THE CAR** (Av·) cuerpo de la góndola.

— — **OF CAR BODY**, — **BODY** (Carr., Vm.) armazón de la caja.

— — **OF CRANE** (Mec.) armazón de la grúa.

— — **OF A FORGE-HAMMER** (Herr.) armadura de soporte del martinete.

— — **FOR SUPPORTING PLANES** (Av.) bastidor para planos.

FRAMER, fabricante, constructor || inventor (Tec.) armador.

FRAMING, v. FRAME, FRAME-WORK; engarce, embutimiento || bastidor, (armazón como sostén de máquinas o construcción preparatoria) || **ABBUTTING** (Meta.) tría o entresaca de mineral bocarteado (Tipografía) montura, marco.

— **OF CAST-IRON**, armadura en fundición.

— **PIECE** (Carp.) madera de reunión o ayuste.

Francfort BLACK, GERMAN BLACK (Tip.) negro de Frankfort.

Franche-Comté PROCESS (Meta.) método o procedimiento del Franco-Condado.

FRANCHISE (Com.) franquicia, privilegio.

Francis TURBINE, turbina de Francis.

FRANGIPANE (Perf.) frangipana (Coc.) crema aromatizada con frangipana || frangipana, pastel adornado con crema de frangipana.

— **GLOVES**, guantes perfumados.

FRANK (Com.) franco, (moneda francesa) || franco, libre de porte.

TO — (Com.) franquear una carta o bulto postal (Carp.) ensamblar, embarbillar.

— — **WOODEN BLOCKS ON THE PRINCIPAL RAFTER** (Const.) encajar los puen-

tes (en que descansan las tablas de un andamio) sobre los tablones inclinados que sostienen la techumbre.

FRANKED (Com.) franqueado.

FRANKING (Com.) franqueo (Carp.) ensambladura por rebajo, embarbilladura.

Franklin, v. — CURRENT.

—**'S ELECTRIC SPIDER**, araña de Franklin.

—**'S LIGHTNING ARRESTER SYSTEM** (Fís.) sistema de pararrayos de Franklin.

—**'S PIPE** (Elect.) tubo de Franklin.

—**'S PLATE** (Elect.) platillo de Franklin.

FRANKLINISATION (Electrot.) franclinización.

INSTRUMENT FOR — (Elect. T.) instrumento de franclinización.

FRANKLINITE (Miner.) franklinita || mineral de hierro en dodecaedros.

Franklino-THERAPEUT (Elect. T.) franclinoterapia.

FRAP (Mar.) tortor.

TO — (Mar.) ceñir, dar tortores, atortorar un buque.

FRAUD (Jur.) fraude.

FRAUDULENT (Jur.) fraudulento.

FRAXININE (Quím.) fraxinina.

TO FRAY, v. TO FRIT || ludir, rozar, restregar (Mar.) luir (Tec·) (TO GRIND,) desgastarse, comerse.

FRAYING POND, SMALL — —, estanque de alevinamiento, estanque que sirve de vivero a los peces.

FRECKLE, peca.

FREE (Tec.) libre || suelto (Com.) libre || gratuito (Mar.) suelto, zafo, flojo (Quím.) libre (Jur.) libre.

TO —, libertar, eximir, exonerar (Mar.) achicar.

— — **FROM INFECTION**, desinfectar.

— — **ORE FROM THE SLAGS** (Meta.) purificar el mineral durante la fundición.

— — **A SHIP** (Mar.) achicar o escotar un buque.

— **ADMISSION** (Teat.) entrada libre.

— **AIR**, aire libre.

— **ALTERNATING CURRENT**, v. — OSCILLATIONS.

— **BALLOON** (Av.) globo libre.

— **BEAM** (Mec.) balancín libre.

— **BOARD** (Mar.) obra muerta.

— **ON BOARD**, ab.: F. O. B., or f. o. b., (Com.) franco a bordo, (entregado a bordo libre de gastos, l. a. b.)

— **CHARGE** (Elect.) carga libre.

— **COMMODITIES** (Com.: aduanas,) efectos libres de derechos.

— **ELECTRIFICATION** (Elect.) electricidad libre.

FREE FALLING APPARATUS (Min.: taladros,) aparato de caída libre, corredera, junta libre.
— HAND DRAWING (Dib.) dibujo a pulso o mano libre.
— — LINE (Dib.) trazo, contorno.
— MAGNETISM (Fís.) magnetismo libre.
— MILLING-ORE (AMENABLE TO AMALGA-MATION) (Min.) azogue.
— OSCILLATIONS (Radio.) oscilaciones libres.
— PASS (Fc.) pase.
— PORT (Mar., Com.) puerto libre.
— REED (Org.) estrangul libre.
— SCHOOL, escuela gratuita.
— STANDING BOSH (Fund.) etalajes libres.
— — SWITCHBOARD (Elect.) cuadro de distribución independiente.
— STONE, piedra arenosa || v. ASHLAR (Geología) piedra oolítica (Alb.) piedra de construcción.
— — MASONRY, — MASONRY, ASHLAR-STONE WORK (Alb.) albañilería en piedra de cantería.
— —, COARSE — — WITHOUT SANDVENT (Alb.) sillar no más que desbastado.
— STORAGE (Fc.) almacenaje gratuito.
— STUFF (Carp.) madera sin nudos, madera limpia.
— TRADE (Com.) libre-cambio, libertad de comercio.
— TRADER (Com.) libre-cambista.
— VERS (Liter.) verso libre.
— VERSIFIER (Liter.) versolibrista.
— WHEEL DRIVING BELT PULLEY (Motoc.) polea con desembrague para rueda libre.
— — HUB (Motoc., bicicletas) cubo de la rueda libre.
— WHEELING (Mec. y Autom.) rueda libre.
— WIND (Mar.) viento flojo.
— ZONE, zona libre.
TO FREEZE (Fís., Meteor.) helar, helarse (Agricultura) helarse, quemarse.
FREEZER, FREEZING-MACHINE, congelador, aparato para congelar (por la acción de una mezcla refrigerante).
FREEZING-MACHINE, v. FREEZER.
— MIXTURE, mezcla refrigerante (Fís.) mezcla frigorífica.
— POINT, ZERO (Fís.) cero, grado o punto de congelación.
FREIESLEBENITE (Miner.) freislebenita.
FREIGHT (Com., Fc.) carga (Mar.) flete, carga (Com., Mar.) importe del flete.
TO — (Com.) fletar, cargar || dar a flete || tomar a flete.
— or WAY BILL (Com., Fc.) guía, conocimiento.
— CHARGES (Com.) gastos de transporte.

FREIGHT HOME, flete de vuelta.
— LINE (Fc.) vía para vagones de carga o mercancías.
— OUT AND IN, flete de ida y vuelta, flete por viaje redondo.
— OUTWARDS, flete de ida.
— TRAIN (Fc.) tren de carga o de mercancías.
— YARD (A), v. GOODS STATION.
FREIGHTER (Mar.) fletador, cargador.
French BEAN (Bot.) judía, habichuela.
— BOILER (Fund.) caldera de hervidores.
— BRANDY (Lic.) coñac.
— CANON (Tip.) carácter de cuerpo 40.
— DRAW LOOM, Jacquard-LOOM (Tej.) telar a la Jacquard.
— DROP (WHITE) albayalde.
— FLYERS (Carp.) escalera a la francesa.
— GREY, gris claro mezclado de rojo.
— HEEL (Zap.) tacón francés.
— HORN (Mús.) corno francés.
— POLISH, betún o lustre francés.
— PURPLE, Imperial PURPLE (Tint.) púrpura francesa.
— RED, rojo francés, lutecienne.
— ROLL (Pan.) pan francés, bollo.
— ROOF (Arq.) techo Mansard.
— SEAL, NEAR SEAL (Ten.) piel de conejo de Nueva Zelanda imitando la de la foca.
— TUB, PLUM-TUB (Tint.) baño de protocloruro de estaño y palo de Campeche.
— WINDOW FASTENER, ESPAGNOLETTE (Cerr.) pestillo para cerrar ventanas.
FREQUENCY, frecuencia (Elect. y Radio.) frecuencia, s. PERIODICITY.
— CONVERTER (Elect.) transformador de frecuencia.
— CURVE (Estadística) curva de frecuencia.
—, HIGH — (Elect.) alta frecuencia.
— INDICATOR (Elect.) indicador de frecuencia.
— METER (Elect.) frecuencímetro.
FRESCO-PAINTING (Arq., Pint.) fresco, arte de pintar sobre una pared fresca || pintura al fresco.
FRESH, v. LIVE (Tec.) nuevo, tierno || incipiente || arroyuelo || desbordamiento de un río.
— or LIVE STEAM, vapor vivo.
— WATER, agua dulce.
— WIND (Mar.) viento fresco.
TO FRESHEN (Coc.) desalar.
FRESHNESS (Agric.) frescura, lozanía.
FRET (Bl.) frete (Arq.) greca (Tecnología) (FLUIDS:) agitación, chisporroteo, fermentación (Org.) (KEY,) tecla (Carp., B. A.) calado.
TO — (Arq.) ornar de grecas (Tec.) (LIQUIDS:) agitarse (Cost.) recamar (Mús.)

poner trastes a una guitarra ‖ poner te-
clas a un órgano.
— SAW, COMPASS SAW, sierra de calados.
— WORK (Arq.) greca (Carp.) calado.
FRETTED COLUMNS (Arq.) columnas caladas.
FRETTING, v. CUT (Cerv.) fermentación li-
gera (Mús.) trasteado.
FREUDIAN, freudiano.
FREUDIANISM, freudismo.
FRIABILITY, cualidad de lo que es friable.
FRIABLE, v. ROTTEN (Min.) (Meta.) friable
(Tec.) friable, desmenuzable.
FRIAR (Tip.) fraile.
FRICANDEAU (Coc.) fricandó.
SMALL — (Coc.) pequeño fricandó.
FRICASSEE (Coc.) fricasé.
TO — (Coc.) hacer fricasé.
Frick FURNACE (Fund.) horno de Frick.
FRICTION, fricción, frotamiento ‖ roce (IN-
MEDIATE —,) fricción inmediata o direc-
ta; (MEDIATE —,) fricción m e d i a t a;
(SLIDING —,) fricción por deslizamiento.
— BAND, correa de fricción (Min.) banda de
frotamiento de los tirantes.
— BLAST (Mec.) ventilador de fricción.
— BRAKE (Ferrocarril) v. DYNAMOMETRIC-
AL BRAKE, freno de fricción (de Prony).
— or GLAZING CALENDER (Tej.: paños,) ca-
landria de lustrar los paños.
— CLUTCH, — COUPLING BOX (Mec.) man-
guito de fricción.
— — GEARS (Mec.) engranaje con manguito
de fricción.
— — PULLEYS AND COUPLINGS (Mec.) po-
leas y engranajes con manguito de fricción.
— CONE (Mec.) cono de fricción.
— COUPLING (Mecánica) acoplamiento de
fricción.
— DRUM or DISK, SOCKET (Mec.) embrague
por conos de fricción.
— GEARING (Mec.) engranaje de fricción.
— HAMMER (Herr.) martinete de fricción.
— JACK (Mec.) gato de fricción.
— LEVER (Mec.) palanca de fricción.
— LOSS (Elect.) pérdida por fricción.
— METER or INDEX, indicador de fricción.
— OF MOTION, fricción de movimiento.
— PLATE, placa o plancha de fricción.
— PULLEY, v. — DRUM ‖ (— — or WHEEL,)
rueda de fricción.
— RATCHET (Mec.) trinquete de fricción.
— ROLL (Fund.: laminadores,) cilindro arras-
trado o loco.
— — DROP HAMMER (Mec.) martillo de caí-
da con correa de fricción.
— ROLLER, ROLLER (Mec.) rodillo de fric-
ción ‖ rodaja de fricción.

FRICTION ROLLER DRIVE (Mec.) movimien-
to por rodajas de fricción.
— SOCKET (Mec.) cono de fricción.
— WHEEL (Mec.) rueda de fricción.
FRICTIONAL ELECTRICITY (Elect.) electrici-
dad por frotamiento.
— RESISTANCE (Elect., Tec.) resistencia de
fricción.
FRIEZE (Arq.) (FRIZE,) friso (Tej.) frisa, cas-
torina.
TO — (Tej.) frisar.
— OR CURL FEATHERS, rizar plumas.
— WITH HUMAN FIGURES (Arq.) friso his-
toriado.
— PANEL, tablero superior de puerta.
ENRICHED — (Arq.) friso con arabescos.
FRIEZED CLOTH (Tej.) ratina.
FRIEZELESS (Arq.) arquitrabado.
FRIEZING (Tej.: paños) frisadura.
— CYLINDER, cilindro de frisar.
— or DRESSING FRAME, tarima o enrejado
de frisar.
— MACHINE or MILL (paños) máquina fri-
sadora.
— TABLE (paños) tabla de la máquina frisa-
dora.
— TOOL, FRIZZLER, rizador.
FRIGIDAIRE, frigidaire.
FRIGORIFIC (Fís.) frigorífico.
**FRIGORIMETER, CRYOMETER, AETHRIO-
SCOPE** (Fís.) eterioscopo.
FRILL (Cost.) escote, vuelo.
— MACHINE (Tej.) fruncidora, máquina para
hacer pliegues en las telas.
— OF A SHIRT (Cost.) chorrera.
FRINGE (Fís.) franja (Arq.) entrelazamiento
de artesonado o alféizar (Tej.) flequillo
(Cost.) franja, orla, ribete, fleco (Tec.) (—
OF FLY-NETS,) redecilla de cordeles, fleco
que se pone a las caballerías para ahuyen-
tar las moscas (Mueb.) (SMALL —,) fleco,
adorno para muebles.
— AT BOTTOM OF DRESS (Cost.) rodapié.
— LOOM (Tej.) telar de galonear.
— MAKER, franjero, franjera.
— TRIMMING (Cost.) flocadura.
TWISTED —, franja de cadeneta, pasama-
nería torcida en espiral.
FRINGED CHAIN (Cost.) cadeneta.
— GOODS, flecos, flequillos.
FRINGING OUT OF THE LINES OF FORCE
(Elect.) difusión de las líneas de fuerza.
FRINGY, adornado con franjas.
FRIOLET (Hort.) variedad de pera.
FRIPPERER, CLOTHES-SELLER, ropavejero.
TO FRISK, registrar (1a. acep.) (H. A.) escul-
car.

FRISKET (Tip.) frasqueta, bastidor de la prensa que sostiene el pliego sobre el tímpano || hoja estirada en un marco para que solamente una parte de ella sea impresa, (como en el trabajo a colores, etc.)

— SHEET (Tip.) calzo, alza.

— TONGUE, BODKIN, — LIFTER (Tip.) puntura.

FRISQUET (Grab. en madera) guasda.

FRIT, FERRETTO (Vid.) frita, mezcla de arena y sosa.

TO — THE COMPOSITION (Vid.) fritar, calcinar las primeras materias vitrificables.

— BASIN (Vid., F. de loza vidriada) vasija (que usan los fabricantes de cristal y loza) para depositar la frita.

— or FRETTING IRON (Vid.) barra de hierro para remover el hierro fundido.

— PAN (Vid.) caldera de frita, crisol del que coge el vidriero el vidrio fundido.

FRITH (Mar.) ría, brazo de mar (Pesc.) cañal, especie de pesquera, estacada.

FRITTE-PORCELAINE, porcelana de frita.

FRITTED DRAB (Cer.) fritada de tierra de pipa.

FRITTER (Coc.) clavillo de espetón || asador pequeño || astaleta, astalejo, empanada || buñuelo; (SOUFFLE —,) especie de buñuelo de viento (Vid.) obrero que se dedica a la frita del vidrio.

FRITTING (Vid.) acción de convertir en frita || calcinación de las materias básicas.

— FURNACE (Vid.) horno de frita.

FRIZZLE (Lic.) vino de Champaña.

TO —, rizar los cabellos de nuevo con el hierro caliente.

FRIZZLED (Cost.) fruncido.

FRIZZLER, rizador (Tejidos) v. FRIEZING-MACHINE.

FROCK (Sast.) capilla, capucha del hábito del fraile.

— COAT (Sast.) redingote || levita.

FROG, rana (Tej.) borla (Fc.) (A), v. CROSSING y comp.; rana, corazón.

— BEAM, v. BUFFER-BEAM.

— BELT (Arm.) correa portasable o portacartuchera.

— GALVANOSCOPE, galvanoscopio de rana.

— OF A HINGE, UPPER — (Cerr.) hembra del pivote.

— LESS SWITCH (A) (Fc.) aguja sin corazón.

— AND SWITCH PLANER (Fc.) cepillo mecánico para ranas y cambiavías.

FROM OUT TO OUT, OUTSIDE TO OUTSIDE (Carp., Arq.) parte de una obra que no forma la esencial del conjunto || fuera de la línea (del cuerpo de edificio principal).

FRONT, proyección vertical (Cost.) pechera (para hombres) (Mod.) parte de sombrero de señora que cubre la parte anterior de la cabeza (Const.) portada || fachada || (PRINCIPAL or MAIN-FACE,) fachada principal (Carr.) (— AND BACK:) piezas de madera que cierran los carros y carretas por delante y por detrás (Minería) s. FOREBREAST, frontón, frente || (—OF A FURNACE,) delantera (Zap.) caña de una bota.

— BAND (Tal.) frontal.

— BOSS OF A SPREADER, DELIVERING ROLLS (Tej.) reunidor.

— BOX (Teat.) palco de proscenio.

— WITH COLUMNS (Arq.) fachada adornada con columnas.

— CONNECTOR (Elect.) alambre de conexión anterior.

— CONTACT (Elect., Tel.) contacto de emisión o transmisión o trabajo (Tel.) (CONTACT PIN,) clavija de contacto del manipulador.

— — SPRING (Tel.) muelle del contacto de trabajo o de transmisión (del manipulador).

— COURT, patio de entrada, primer patio.

— DOOR, puerta de entrada.

— FACE (Tec.) frente, cara (Fund.) frente de la superficie pulimentada.

— FALLER (Tej.) alambre de guía.

— FISH (Mar.) gimelga de frente.

— GUIDE (Pap.) guía, uña.

— HEARTH or FURNACE (Meta.) antefornalla, v. — (Min.)

— LEADER (carruajes:) caballo delantero de tiro.

— LEG, peón de cabria.

— PART (Arq.) frente, fachada.

— PLATE OF THE HEARTH OF A REFINING-FORGE (Meta.) placa del frente de la dama.

— PLOUGH-SHARE (Agric.) reja minúscula puesta delante de la ordinaria en algunos arados.

— or FORE PUPPET (Torn.) muñeca delantera.

— RANK (Mil.) primera fila.

— ROD, montante.

— ROLLERS (Tej.) primeros cilindros acanalados.

— ROPE (Pesc.) sedal de pescador.

— ROOM (Arq.) cuarto del frente.

— SHADE (Somb.) visera.

— STAGE, v. PROSCENIUM.

— SURFACE, frente, superficie anterior || anverso.

— THREAD (Tej.) hilos delanteros.

— UPRIGHTS (Carr.) cabezal.

FRONT VIEW, vista de frente ‖ (—ELEVA-
TION,) elevación anterior.
— WALL (Arq.) (FRONTON,) frontón (FAC-
ING-WALL,) pared del frente (Meta.) pieza de fundición que forma el techo de un
horno.
— WHEEL BAND BRAKE (Motoc.) freno de
cinta sobre la rueda delantera.
— — MOTOR, motor que actúa sobre el eje
delantero.
— — TYRE BRAKE (Motoc.) freno sobre el
neumático de la rueda delantera.
FRONTAGE (Arq.) fachada (Jur.) derecho o
impuesto por extensión del frente de una
casa.
— BETWEEN TWO PAVILLIONS (Arq.) fachada de construcción que une dos pabe-
llones situados a ambos lados.
FRONTAL (Arq.) frontis de ventana (Mod.)
adorno para la frente (Tal.) (FRONT-
BAND,) frontal del caballo.
— UNDER A HIP-ROOM (Const.) frontón o
tabique de techo de caballete.
FRONTIER, frontera.
FRONTING, MOUNTED WORK (Zap.) puntera.
FRONTISPIECE (Tip.) frontispicio, título de
un libro adornado con viñetas ‖ frontis,
grabado frente al título de un libro (Arq.)
frontispicio, frontis.
FRONTON (Arq.) frontón ‖ (PEDIMENT,)
fronsispicio, frontón pequeño.
FROST (Agric., Meteor.) hielo, helada ‖ granizo menudo ‖ escarcha.
TO —, helar ‖ escarchar (Confitería) v. TO
CANDY (Vet.) herrar un caballo con garfios para que se sostenga sobre el hielo
(Tec., Joy.) escarchar (Coc.) guarnecer las
viandas de gelatina ‖ dar a los pasteles una
capa brillante y azucarada ‖ v. TO CANDY.
— BITE, hendido, resquebrajado por el hielo.
— BITTEN (PLANTS) (Agric.) helado, comido
o quemado por la escarcha.
— BLUE, esmalte crudo.
— CLEFT (WOOD), SPLIT BY THE — (Arb.)
hendido, resquebrajado por el hielo ‖ (—
or CRACK,) hendedura, resquebrajadura,
grieta.
— NAIL (Vet.) garfio de la herradura para
el hielo.
— SHOE (Vet.) herradura de garfios para el
hielo.
WHITE or HOAR —, escarcha, escarcha blanca.
FROSTED (Vid.) escarchado ‖ (MATT,) esmerilado (Cuch.) (DAMASKEENED,) damasquinado (Tec.) helado ‖ pulido, bruñido

(Conf.) cubierto de una capa de azúcar
fuerte.
— GLOBE, campana de vidrio mate.
— GLOW-LAMP (Elect.) lámpara incandescen-
te mateada.
FROTH (F. Az.) espumas (Fund.) espuma de
fundición (Min.) plombagina (Tec.) espuma
‖ burbuja.
TO — (Cervecería) espumar la cerveza ‖ (TO
RISE,) fermentar, hacer espumar la cer-
veza en fermentación (Mar.) cabrillear.
— OF EGG-WHITE (Coc.) huevos nevados.
— OF WOAD (Tint.) flor de glasto o pastel
de tintoreros.
FROTHY, SPUMOUS, espumoso.
FROW (Ton.) doladera (Carp.) rajador, hen-
dedor.
FROWY (STUFF) (Carp.) madera blanda (Co-
cina) rancio.
FROZEN, helado (Arb.) hendedura o grieta
producida por el hielo ‖ helado (Comercio)
(NON LIQUID,) helado, congelado, no exi-
gible, no líquido, (Rec.)
FRUCTIFEROUS, fructífero.
FRUCTIFICATION, fructificación.
FRUCTOSE (Quím.) fructosa.
FRUGIVOROUS, frugívoro ‖ frugívoros.
FRUIT, fruto ‖ producto (Pan.) manzanas mez-
cladas al pan.
— BASKET, FLOWER BASKET (Hort.) cesto
o cuévano o canasta en que los agricultores
depositan las flores o los frutos a medida
que los van recogiendo.
— BASKET, OBLONG —, cuévano o canasta
o cesta de forma alargada en la que se
transportan los frutos una vez recogidos.
— BEARERS (Hort.) ramas con frutos.
— BEARING (Agric.) frutal.
— BRANCH (Hort.) rama salida del tronco en
la que se encuentra la ramilla fructífera.
— IN BULK, frutos en granos.
— FRAME (Hort.) espaldar, espaldera.
— GARDEN or GROVE, v. ORCHARD, huerta.
— GATHERER (Hort.) horquilla o sierrecilla
para separar del árbol los frutos cuya po-
sición no permite desprenderlos a mano.
— JAR (Com.) tarro para frutas ‖ tarro para
frutas en conserva.
— KNIFE, cuchillo para pelar frutas.
— LOFT or ROOM, frutería.
— MILL (Agric.) cilindro para desterronar.
— PRESS (Agric.) máquina de prensar frutas
‖ prensa para extraer el jugo a las frutas.
— PRESERVED IN SUGAR (Com.) almíbares.
— SCISSORS, v. — GATHERER.
— TREE (Agric.) árbol frutal.
— TWIG (Hort.) ramita de árbol frutal.
— WALL (Hort.) espaldera.

FRUIT WINE, vino de frutas.

FRUITERER, GREEN GROCER, frutero.

FRUITFUL (Agric.) fértil, fecundo.

FRUITFULNESS, s. FERTILITY.

FRUITLESS (Agric.) estéril (Com.) inútil, vano.

FRUSH, v. FROG (Mader.) áspero.

FRUSTRUM, (TRUNCATED CONE,) cono truncado.

— OF A PYRAMID (Geom.) pirámide truncada.

FRY, cedazo (Coc.) fritada, fritura || pescado menudo (Agric.) criba.

TO — (Coc.) freir.

— — BUTTER IN A PAN BEFORE USING THE SAME (Coc.) preparar para freir.

— — SLIGHTLY (Coc.) sofreir.

FRYING-PAN (Coc.) sartén || grasera.

FUCHSINE, FUSCHINE, fuchina, fucsina.

FUCUS, v. VARECS.

FUD, MUNGO, desechos de la lana.

FUEL (Tec.) combustible || (LIQUID or OIL —,) combustible líquido || (COLLOIDAL —,) combustible coloidal.

— CAKE, CONGLOMERATED —, combustible artificial || hulla en grandes trozos.

— CONSUMPTION, consumo de combustible.

— FEEDER, alimentador o abastecedor del combustible (a las máquinas).

— PRESS, aparato de comprimir el combustible (para prensarlo en ladrillos o panes).

— SPRAY, inyección de combustible || inyector.

FUGITIVE (Tint.) fugaz, fugitivo.

— COLOUR (Tint.) color evanescente o fugaz.

FUGUE (Música) fuga (Der.) fuga (Med. y Psicol.) fuga.

FULCIMENT (Fís.) s. CENTRE OF MOTION (Mec.) v. FULCRUM || (FULCRUM OF A LEVER,) punto de apoyo de una palanca.

FULCRUM, v. FULCIMENT (Mec.) v. BEARING-SURFRACE || punto de apoyo || alcance v. BEARING, JOURNAL.

FULGURATION (Quím.) fulguración.

FULGURITE (Miner.) fulgurita.

FULGUROMETER (Fís.) fulgurómetro.

Fulham WARE, (MARBLED PORCELAIN VESSELS, STATUES AND FIGURES,) porcelana de Fulham.

FULIGINOUS, fuliginoso.

FULL AMOUNT (Com.) importe total.

TO — (Ten.) pisotear el cuero después de mojado (Tej.: paños,) batanar, abatanar, enfurtir.

— — AND SOFTEN HIDES PREVIOUS TO TANNING (Ten.) preparar las pieles para el curtido haciéndolas blandas y flexibles.

— — WITH WOODEN SHOES, pisotear con zuecos.

— AND BY (Mar.) a buen viento.

FULL BODIED (WINE,) fuerte, que calienta o se sube a la cabeza.

— BOUND (Enc.) encuadernado en pasta.

— DRESS (Sast.) traje de etiqueta (Mil.) uniforme de gala.

— DRIVE (Eq.) a toda rienda.

— FASHIONED, perfectamente conforme, enteramente acomodado, todo conforme.

— GROWN (Agric.) adulto.

— HALF-ROUND (FILE) (Herr.) lima semirredonda ordinaria.

— HAWSE (Mar.) barbas enredadas.

— LENGTH, — SIZE (PORTRAIT, PICTURE, etc.) de tamaño natural, de cuerpo entero (cuadro, pintura, fotografía, etc.).

— LOAD (Tec.) plena carga (Aeron.) (THE DEAD LOAD PLUS THE USEFUL LOAD,) peso total.

— — EXCITATION (Elect.) excitación a plena carga.

— — LOSSES (Elect.) pérdidas a plena carga.

— MILL, FULLING-ROOM (Tej.: paños,) batán, taller de abatanar los paños.

— —, CONTINUOUS — —, batán continuo o de acción continua.

— MOON (Ast.) plenilunio, luna llena.

— POWER (Mv.) a todo vapor, a toda máquina (Com., Jur.) poder general, poder con amplias facultades.

— RANGE SCALE (Tec.) escala graduada desde cero hasta la desviación completa.

— RED GOLD, oro rojo amapola.

— SAIL (Mar.) vela llena || (AT — —,) a toda vela.

— SAP (Fort.) zapa completa.

— SIZE (B. A.) tamaño natural, v. — LENGTH.

— STOP (Tip.) (PERIOD,) punto final (Fc.) parada completa.

— STROKE (Mv.) introducción del vapor durante la carrera.

— SUPPLY TURBINE, turbina de admisión total.

— WEIGHT (Ac.) de peso (Aeron.) v. — LOAD.

FULLAGE, precio de la abatanadura del paño.

FULLED (Tej.: paños,) abatanado.

Fuller BOARD (Pap.) cartón Fuller.

— CELL (Elect.) pila Fuller.

FULLER (Arm.) canal, vaciadura de un arma (Tej.) batanero (Herr.) copador.

—'S EARTH, greda o tierra de batanero, arcilla grasa, galachita.

—'S THISTLE, —'S-WEED ("Dipsacus FULLONUM") (Bot.) cardo de bataneros.

FULLING (Tej.) batanadura (Ten.) acción de pisotear el cuero después de mojado.

— BOARD or TROUGH, tina o cubeta de batán (F. de medias) tina en que se trabajan las medias.

FULLING CLAY, v. FULLER'S EARTH.
— HAIR (Tej.: paños,) borra de lana que queda en los batanes.
— MASTER, maestro de batán, obrero que termina la obra.
— MILL (F. de medias) tina para trabajar las medias (Tej.: paños,) batán.
— — FOR BUFFALO-HIDES (Ten.) batán para cuero de búfalo.
— STOCK or STICK, — WOOD, batán, mazo de batán.
FULMINANT (Quím.) fulminante, v. MAD.
FULMINATE (Quím.) fulminato.
  TO — (Quím.) hacer fulminar || detonar.
— OF COPPER (Quím.) cuprofulminato.
— — SILVER (Quím.) fulminato de plata.
FULMINATING, fulminante.
— DAMP (Min.) mofeta, grisú.
— or PRIMING POWDER, pólvora fulminante.
— PRIMING (Tec.) cebo fulminante.
— SUBSTANCES (Quím.) materias fulminantes.
FULMINATION, fulminación.
FULMINIC (Quím.) fulmínico.
— ACID (Quím.) ácido fulmínico.
FULNESS, plenitud (Sast.) amplitud.
FUMARINE, fumarina.
FUMAROLLES (Geol.) fumarolas.
FUME, humo, vapor.
— CUPBOARD, b. STINK.
TO FUMIGATE (Quím.) fumigar.
FUMIGATION (Quím.) fumigación.
FUMIGATOR, fumigador.
FUMING, humeante.
— ACID OF Nordhausen (Quím.) ácido humeante o glacial de Nordhausen.
— NITRIC ACID (Quím.) ácido nítrico humeante.
— SULPHURIC ACID (Quím.) ácido sulfúrico vitriolado o humeante.
FUMIVOROUS (Mv., Fc.) fumívoro.
FUNCTION (Tec.) función, v. PROPERTIES. v. PROPERTY.
FUND, (—S:) (Com.) efectivo || capital || fondos públicos || fondos || consolidados.
  TO — (Com.) consolidar una deuda.
— HOLDER (Com.) tenedor de bonos.
FUNDAMENT (Arq., Const.) cimiento.
FUNDAMENTAL (Tec.) fundamental (Mús. y Radio.) fundamental (Geom.) fundamental.
— EQUATION, ecuación fundamental.
— FORMULA OF THE PRINCIPLES OF AERODYNAMICS, fórmula fundamental del principio de la aerodinámica.
— LAW (Tec.) ley fundamental (Jur.) constitución, ley fundamental.
— OSCILLATION (Tel, In.) vibración u oscición fundamental.

FUNDAMENTAL OSCILLATION OF ANTENNA, oscilación fundamental de la antena.
— VOLTAGE (Elect.) tensión fundamental.
FUNDATRIX, STEM MOTHER (Biol.) fundadora, fundatrix.
FUNDED DEBT (Com.) deuda consolidada.
FUNERAL DIRECTOR, director de funerales.
FUNGATE (Quím.) fungato.
FUNGI, COVERED WITH ACETIC FUNGI, cubierto de flor.
FUNGIG ACID (Quím.) ácido fúngico.
FUNGICIDE, fungicida.
FUNGIN (Bot.) fungina.
FUNGITE (Miner., Paleont.) fungita.
FUNGOUSGROWTH, WOOD FUNGUS (Bot.) hongo o champiñón de madera.
FUNGUS, v. DRY ROT (Bot.) hongo, champiñón, seta.
— OF OAKS (Bot.) encinero, hongo que se desarrolla en la encina.
  ACETIC —, flor de cerveza || flor de vino.
FUNICLE, FUNICULUS (Bot.) podospermo, prolongación del película de la placenta.
FUNICULAR BORING (Min.) sonda china.
— CURVE, cadenular, curva funicular.
— MACHINE, máquina funicular.
FUNNEL, embudo (Meta.) boca de carga (Min.) v. AIR-HOLE || embudo de mina (Arq.) ventosa, respiradero || campana de chimenea || cuba de chimenea.
  TO —, dar forma de embudo.
— ANTENNA, — SHAPED ANTENNA (Tel. In.) antena de cono derribado invertido.
— OF CARDBOARD, embudo de cartón.
— DIAPHRAGM (Radiog.) diafragma de embudo.
— HOLDER (Quím.) soporte del filtro o embudo.
— LIKE CAPITAL (Arq.) capitel infundibiliforme.
— FOR MORTAR (Alb.) cazo.
— NET (Pesc.) red con mango (usada en el Mediterráneo) || esparavel, red en forma de embudo.
— WITH A NOSE (Ton.) cantimplora.
— OPENING TOOL (Tec.) puntilla o lanceta.
— PIPE (Tec.) tubo o conducto abocinado.
— FOR SAUSSAGE MAKING (Coc.) embudo para hacer morcilla.
— FOR SEPARATION, SEPARATORY — (Química) separador.
— FOR SUGAR-PLUMS (Conf.) embudo de confitero para aljofarar las grajeas.
— SHAPED (Tec.) abocinado, en forma de embudo, (Tel. In.) v. — ANTENNA.
— STAYS, vientos de chimenea.
— FOR TREES (Agric.) arandelas.
— OF A TROMP (Mec.) embudo de trompa.

FUR, piel, piel de animal ‖ forro, piel de animal para abrigos ‖ piel de abrigo (Mar.) embono, sobresano, choque (Carp.) cuña de carpintero (Pel.) (—S,) peletería ‖ (—S,) fieltro (F. de la sal) incrustación en el fondo de la estufa de evaporación del agua salada.

TO —, TO LINE WITH —, forrar con pieles (Mar.) forrar (Const.) forrar ‖ forrar, guarnecer ‖ dar mortero con pelo.

— COATED (Mod.) recubierto de pieles.

— OF THE ERMINE, armiño, piel de la marta blanca.

— GLOVES, guantes forrados de piel.

— PULLER (Pel.) cuchillo de pelar las pieles.

— TRADE, peletería ‖ pellejería.

— WEDGE, — LINING WEDGE (Carp.) cuña.

— OF WILD ANIMALS, salvajina, conjunto de pieles de animales monteses.

TO ADD MORE — (Somb.) reforzar.

FURBELOW (Mod.) farfalá, vuelo.

TO — (Mod.) adornar con vuelos.

TO FURBISH, bruñir, pulir (Arm.) pulir, pulimentar (Ten., F. de agujas) pulir v. TO GLAZE.

— — UP, dar un nuevo lustre o pulimento a…

FURBISHER, v. BLADE--SMITH (Tec.) dulcidor, pulidor, s. POLISHER.

—'S GRINDSTONE, muela de herrero de corte.

FURLOUGH (Mil.) con licencia autorizada.

FURNACE, horno (Herr.) hornaza u horno grande, v. KILN (Meta.) fogón del horno de fundición (Tec.) horno cilíndrico para fundir la cera, horno de cerero (Coc.) horno, hornillo de cocina (Tec.) recalentador (Quím.) hornillo.

— FIRED BY ANTHRACITE, horno de antracita.

— OF ARCANA (Quím.) v. ATHANOR.

— BARS (Fund.) barras de las parrillas.

— FOR BLANCHING THE PLANCHETS (Ac.) horno para desengrasar los tejuelos.

— IN BLAST or BLOWN IN, horno en actividad.

— FOR A BOILER, horno de una caldera.

— OF A BRICK KILN, daga.

— BROWN, polvos para pulir los calderos de cobre.

— CADMIA (Meta.) v. CADMIA.

— FOR CASTING, CAST —, horno de fundición.

— FOR CHEMICAL PURPOSES (Quím.) horno químico, horno de laboratorio.

— OF CEMENTATION, horno de cementación.

— CINDER (Fund.) escorias de horno.

— CLAY or LUTE (Fund.) brasca.

— WITH CLOSED BREAST, hornillo cerrado.

FURNACE COAL, carbón de llama corta, v. STEAM COAL.

— WITH COAL SHOOT or FEEDING HOPPER IN THE BOILER (automóviles de vapor:) hogar con alimentación por tolva.

— CRUCIBLE or POT, crisol de horno.

— WITH CYLINDER GRATE (Fund.) hogar con emparrillado cilíndrico.

— FOR DISTILLING, DISTILLING —, horno de destilación.

— — DISTILLING SULPHUR, sublimatorio, horno de reverbero.

— DRIFT (Min.) galería de retorno.

— FOR ENAMELLING, ENAMELLING —, arco de tierra para fundir los metales los esmaltadores ‖ mufla.

— END (Fund.) extremo del horno.

— FILLER (Fund.) cargador del horno.

— FIRE PLACE, — HEARTH, timpa.

— FOR THE FIRST FUSION (Meta.) horno de dar a la fundición el primer refinado,

— IN FRONT OF THE BOILER, v. FOREHEARTH.

— IN FULL HEAT (Fund.) horno a la temperatura máxima.

— GRATING (Tec.) parrilla.

— HALL (Vid.) taller de fundición de vidrio.

— HAMMER (Fund.) mazo de fundición.

— FOR HARDENING, TEMPERING — (Fundición) horno para templar.

— WITH TWO HEARTHS, horno de dos crisoles o acoplado.

— FOR HEATING, HEATING — (Meta.) horno de caldear (Arq.) calorífero.

— HOIST (Fund.) grúa de horno.

— LUTE, v. — CLAY.

— FOR MAKING MALLEABLE IRON (Fund.) horno de cementación.

— MAN or HAND (Fund.) obrero de (alto) horno.

— FOR MELTING, WORKING — (Fund.) horno de fusión.

— — MELTING COPPER (Meta.) manga, horno de afinación.

— WITH MOVABLE FIRE BARS (Fund.) hogar con emparrillado sacudidor.

— WITH OPEN BREAST, horno de frente abierto.

— OUT OF BLAST, horno parado.

— FOR PETROLEUM RESIDUE (Fund.) hogar para residuos de petróleo.

— PLATE (Fund.) chapa de hogar (de caldera).

— FOR PUDDLING, PUDDLING —, horno de pudelar.

— — RAKE (Vid.) limpiafuegos.

— FOR REDUCING, horno de reducción.

FURNACE FOR REDUCING COPPER BY LI-QUATION, (Meta.) horno de licuación (para purgar el metal de las materias extrañas que contiene).

— FOR REFINING (Meta.) horno de afinación.

— — REFINING THE LEAD (Meta.) boliche.

— — FIRST REFINING, horno de primera refinación.

— FOR REGENERATION, REGENERATING — FOR SMELTING STEEL (Meta.) horno regenerador de fundir el acero.

— FOR ROASTING ORES (Meta.) horno de torrefacción o calcinación de los minerales.

— WITH SAND BATH (Quím.) horno con baño de arena.

— FOR SEPARATING COPPER (Meta.) horno de separar el cobre.

— — SILVER ORES (Meta.) buitrón.

— — COMMON SMELTING, horno de fundición cruda.

— — STEAM BOILERS, horno de caldera.

— STEEL (Meta.) acero de fragua o fundición, v. GERMAN STEEL.

— TONGS (Fund.) tenazas de crisol de horno.

— TOP (Fund.) cargadero, batalla.

— TRANSFORMER (Elect., Meta.) transformador del horno.

— UNDER THE BOILER (Fund.) hogar inferior.

— UNIT (Meta.) unidad de horno, carga de horno.

— FOR VENTILATION, VENTILATING—, (Min.) hornillo de ventilción.

— WITH REMOVABLE BOTTOM (Fund.) horno con solera cambiable.

TO FURNISH (Tec.) suministrar, proveer || guarnecer con hierro || amueblar (Agric.) proveer una finca rústica de implementos, etc.

— — A BAY WITH STAKES (Carp.) guarnecer con estacas.

— — THE GRADUATION-PAN WITH WATER (F. de la sal) proveer de agua salada de las marismas.

— — STAVES (Ton.) tempanar.

FURNISHED APARTMENT, departamento amueblado.

FURNISHING (Tecnología) equipos, suministros, abastecimientos.

FURNITURE, muebles, mueblaje || bienes muebles (Mar.) aparejos, avíos (Cost.) guarniciones (Tip.) FOOT-STICKS AND HEAD-SIDES: conjunto de piezas que sirven para consolidar una forma || imposiciones, piezas que representan los márgenes (Org.) juego de órgano que da extensión y volumen al sonido.

FURNITURE BINDING (Enc.) encuadernación a la inglesa.

— CASE (Tip.) caja de imposición.

— DAMASK, damasco para muebles.

— FACTORY, ebanistería || fábrica de muebles.

— OF A MAGNET, armadura del imán.

— STUFF (Mueb.) género para forrar muebles.

— TIP (Mueb.) guarnición de goma o de cuero para las patas de una silla.

— FOR TABLE: (GLASS, PLATE, ETC.,) servicio.

FURR (Mar.) refuerzo, costilla, forro, sobresano, v. FUR.

TO — (Mar.) forrar con madera.

FURRED (Sast.) forrado de pieles (Tec.) incrustado.

FURRIER (Pel.) peletero.

FURRIERY, peletería, v. FUR.

FURRING, v. FUR y comp. (Tec.) sedimento. incrustación en la caldera.

— WEDGE (Carp.) cuña.

FURROW (Herrería) (FEATHER OF THE THREAD,) filete de un tornillo (Carp., Eb.) acanaladura, estría, mediacaña || ranura, muesca (Hort.) surcos para sembrar granos o plantas jóvenes || zanja de riego (Agric.) surco (F. de agujas) ranura a cada lado del ojo de una aguja (Mol.) estría de una muela de molino.

TO — (Agric.) hacer surcos || hacer zanjas (Tec.) ranurar, estriar.

— OF AN ASSARTED FIELD (Agric.) zanja de riego de plantación.

— ALONG THE SHUTTLE (Tej.) ranura o cavidad de la lanzadera.

— WEED (Agric.) zizaña, mala yerba.

FURROWED (Arq.) v. CHANNELED.

FURROWING HAMMER (Mol.) martillo de remendar.

— PLOUGH (Agric.) arado doble, (de dos rejas y dos vertederas).

FURTHER CLAIMS (Com.) reclamaciones ulteriores.

TILL — ORDERS (Com.) hasta nueva orden.

FURZE (Bot.) aulaga || retama, hiniesta || atocha, esparto.

— or WHIN MASTICATOR, (Agric.) masticador de retama.

— PLOT (Agric.) retamal.

FUSAROLLE (Arq.) fusarola, collarín de columna tallado en forma de collar de granos.

FUSCINE (Quím.) fuscina.

FUSCITE (Miner.) fucita.

FUSE, cebo, mecha (Min.) s. MATCH, mecha, cuerda || (SAFETY-FUSE,) mecha de seguridad, (Perú:) guía (Elect.) fusible || cortacircuito, hilo fusible.

TO —, fundir, fundirse (Elect.) (TO BLOW:) fundirse.

— — THE WIRES TOGETHER (Elect.) empalmar los alambres (conductores) por fusión.

— ALLOY (Elect.) aleación o liga para alambres fusibles.

— AUGER (Art.) barrena para espoletas.

— BLOCK (Elect.) tabla para bornas de unión de chapas fusibles || cortacircuito fusible.

— BOARD (Elect.) cuadro de cortacircuitos.

— BOX (Elect.) caja protectora, (que encierra láminas de plomo de cortacircuitos fusibles).

— CAP (Art.) pergamino para cubrir la cabeza de la espoleta.

— CHAMBER (Elect.) cámara de fusión.

— COMPOSITION (Art.) mixto de espoleta.

— FOR FEEBLE CURRENTS (Elect.) cortacircuito para corriente débil o de pequeña intensidad.

— — LARGE CURRENT (Elect.) cortacircuito para alta intensidad.

— PLUG (Elect.) tapón fusible de seguridad.

— STRIP or LINK (Elect.) placa fusible.

— WIRE (Elect.) alambre fusible.

WITHOUT — (Elect.) no protegido, sin protección.

COMBINED — AND SWITCH (Elect.) cortacircuito e interruptor combinados.

TO PUT THE — IN (Elect.) poner el fusible.

TO TAKE THE — OUT (Elect.) quitar el fusible.

FUSED COLOURS (Vid.) colores fundidos.

FUSEE (Rel.) caracol, cono estriado en torno del cual se arrolla la cadena de un reloj (Art.) espoleta, mecha.

— OF DRIVERS or PECKERS (Tej.) broca de levas.

— DISK OF ROCKETS (Pir.) taco de cohete.

— ENGINE (Rel.) máquina de hacer caracoles.

— or CROWN ESCAPEMENT (Rel.) escape de rueda de encuentro.

— HOLE (Pir.) orfiicio del cohete.

— NOTCHING ARBOR (Rel.) árbol del caracol.

— TOOL or TURN (Rel.) ajustador del caracol.

— OF THE SHUTTLE (Tej.) canilla de la lanzadera.

— WINDLASS (Mec.) cabrestante de caracol.

— WIRE (Rel.) hilo del caracol.

FUSEL-OIL (Quím.) alcohol amílico.

FUSELAGE (Aeron.) fuselaje.

FUSIBILITY (Quím.) fusibilidad.

FUSIBLE, fusible (Elect.) fusible (Meta.) fusible, que puede tratarse.

FUSIBLE ALLOY or METAL (Tec., Elect.) aleación fusible.

— CEMENT (Elect.) cemento fusible.

— DROSS (Fund.) escoria que se adhiere al pico de la tobera.

— PLUG (Elect.) tapón fusible.

— METAL, v. — ALLOY; v. Wood's METAL.

FUSIFORM (Tec.) en forma de huso.

FUSIL (Arm.) fusil.

FUSING-COEFFICIENT or CONSTANT (Electricidad) coeficiente de fusión.

— ELEMENT (Elect.) elemento de cortacircuito.

— INSULATING MATERIAL (Elect.) material aislante fusible.

— POINT (Meta., Quím.) temperatura de fusión, punto de fusión.

— or MELTING TEMPERATURE, v. — POINT (Fund.) temperatura o calor de fusión.

FUSION (Meta.) s. ELIQUATION, fusión || en estado de fusión || afinación del hierro viejo.

— BED or AREA (Meta.) lecho de fusión.

— OF SLAGS (Fund.) fusión de la escoria.

SECOND —, refundición.

FUST (Ton.) olor de madera del tonel (Arq.) fuste de columna.

FUSTET, SUMACH, FUSTIC (Tint., Bot.) fustete.

FUSTIAN (Tej.) fustán, (tela) || (VELVET, VELVETEEN THICKSET,) pana, género de terciopelo de algodón (Cost.) fustán.

— WEAVER (Tej.) fabricante de fustanes.

— —'S LOOM (Tej.) telar de fabricante de fustanes.

FUSTIC, v. FUSTEC || (YELLOW WOOD, Cuba —, "Morus TINCTOREA",) (Tint.) fustoc, fustoque, madera amarilla sacada del fustete || (FUSTOC, Zante —, Venus' SUMAC, FICET WOOD, "Rhus Cotinus",) madera de fustete.

FUSTINE (Quím.) fustina.

FUSTOC, v. FUSTIC, fustoc, fustoque.

FUTCHELS (Carr.) tijera del carruaje.

— BAR (Art.) brancal del armón.

FUTTERIL (Min.) galería de extracción.

FUTTOCK (Mar.) arraigada || ligazón, barraganete.

— HOOPS (Mar.) zunchos de las arraigadas.

— PLANK (Mar.) ligazón.

— PLATES (Mar.) planchuelas de vigotas (v. DEAD EYE PLATES).

— RIDERS (Mar.) genoles de sobreplán.

— SHROUDS (Mar.) pernadas de las arraigadas.

— STAVES (Mar.) defensa de las arraigadas.

— WEB (Mar.) sierra de marina.

FUTURISM (B. A.) futurismo.

FUTURIST (B. A.) futurista.
FUZE y comp. b. FUSE.
— WIRE, v. FUSEE-WIRE (Rel.).
FYKE (Pesc.) pequeña red de mallas en forma de saco.

FYLFOT (Tec.) disposición para llenar la parte baja de una ventana pintada || (THE SWASTIKA) suástica, ornamento en forma de cruz griega (con los extremos de los brazos en ángulo recto).

G

G (Mús.) do (Metr.) v. GRAM. (Tec.) mho, (Tel.) "Go ahead".
— CAL, v. SMALL CALORIE.

GAB (Carp.) muesca (Ferr.) garfio, garabato. (Mv.) gancho de la excéntrica, muñonera.
— LEVER (Mv.) palanca de la excéntrica.
— LIFTER (Mv.) elevador del tope de la excéntrica.
— PIN, ECCENTRIC ROD-PIN (Mec.) turrión de la excéntrica.

GABARDINE (Tejidos) gabardina (Sastrería) (CLOAK,) gabán, gabacha, gabardina.

GABBARD (Mar.) gabarra.

TO GABBLE (Corr.) cacarear.

GABEL (Com.) gabela, impuesto.

GABIAN OIL, nafta de Gabián.

Gabián OIL, nafta de Gabián.

GABION (Fort.) gabión, cestón.
— BREASTWORK (Fort.) parapeto de gabiones.
— BRIDGE (Fort.) puente de gabiones.
— PICKETS or STAKES (Fort.) piquetes para gabiones.

GABLE (Arq.) astial, tímpano, témpano || cerramento triangular de una fachada.
— ANCHOR (Arq.) cadena de hierro, ancla.
— WITH CORBY-STEPS (Arq.) tímpano con dentellones.
— END (Arq.) socarrén, alero, tímpano.
— ROOF, HIP-ROOF, HIPPED-ROOF (Arq.) techo de caballete.
— WALL (Arq.) muro de caballete.
— WINDOW (Arq.) ventana de tímpano.

GABLED HOOD MOULDING (Arq.) entablamento en témpano.

GABLET (Arq.) timpanillo || cúpula, (puerta pequeña sobre un nicho).

GAD, v. WITHE, BINDER; aguijón || punta de flecha o de lanza (Minería) (IRON WEDGE,) cuña, aguja de minero, punzón (Mec.) (WEDGE OF STEEL,) caña de acero || estilete, buril, barra de hierro (Art.) punzón de grano de cebada (Mil.) vencejo para atar faginas.

GAD STEEL, acero flamenco.

GADOLINITE (Miner.) gadolinita, silicato de cerio.

GADOLINIUM, gadolinio.

GAFF (Mar.) pico cangrejo, botador, bichero (Pesc.) garfio para sacar las redes.
— BOOM (Mar.) verga de cangreja.
— HOOK (Pesc.) anzuelo grande arponado.
— SAIL (Mar.) cangreja.
WIRELESS — (Mar.) pico.

GAFFER, s. FIRST FINISHER (Vid.) preparador.

GAG, mordaza || acial (Carpintería) clavija || v. PROP.
TO — (Eq.) poner acial a un caballo.
— — UP (Mv.) atascarse.
— REIN (Tal.) portamozos.
— RUNNER (Tal.) argolla del portamozos.

GAGE (Jur.) prenda, fianza (Mec.) s. GAUGE, calibre, patrón, medida (Cant.) cercha (Eb.) falsa escuadra (Fc.) (A) v. GOUGE (Tec.) escantillón, plancha, calibrador.
TO — (Tec.) calibrar, v. GAUGE (Jur.) empeñar, dar en prenda (Mar.) arquear.
GREEN — (Bot.) ciruela verdal.
WIRE —, WIRE-DRAWING —, calibre.

GAGER, GAUGER, arqueador.

GAGGER, (Fund.) arenero.

GAGGING, (A); COLD STRENTHENING (Fc.) ajuste de las curvas en frío.

GAGING-ROD, GAUGING-RULE, vara de aforar.

GAHNITE (Miner.) gahnita, automalita.

GAILLARDE (Tip.) gallarda.

GAIN (Com.) ganancia, beneficio, lucro, provecho (Arq.) muesca, entalladura (Carp.) (SCOTCH, NOTCH, NICK, BUSH FOR NOTCH;) corte, muesca, escopleadura (Tec.) avance (Elect.) aumento, amplificación, ganancia.
TO — THE WIND (Mar.) ganar el barlovento, sobreventar.

GAINAGE (Agric.) yunta, tiro (de carro o de carretón).

GAINE (Mil.) forro o tubo de metal de una bomba.

GAINING OF THE CARRIAGE, GAIN, DRAW (Tej.) avance del carro.

— MACHINE (Carp.) máquina de ranurar.

— TWIST (Arm.) rayado progresivo.

GAIT (Eq.) paso, modo de andar del caballo.

— (OF A WHEEL) (Mec.) extensión de la revolución de la rueda.

GAITER (Zap.) borceguí.

GAL (Min.) tungsteno.

GALA DRESS (Mil.) uniforme de gala (Sast.) (COURT DRESS, EVENING DRESS,) traje de etiqueta.

GALACTIC (Ast.) galáctico (Quím.) galáctico.

GALACTOMETER, galactómetro, s. LACTOMETER.

GALACTINE (Quím.) galactina.

GALACTOSCOPE, lactómetro.

GALAM, mantequilla de palma.

GALANGAL, GALINGALE (Bot.) juncia olorosa.

GALANGE (Bot.) galanga.

GALANTINE (Coc.) galantina.

GALAXY (Ast.) la Vía Láctea, camino de Santiago.

GALAXIES (Ast.) galaxias.

GALAXIIDAE (Ictiol.) galaxias (Zool.) galaxias.

GALB (Mar.) gálibo.

GALBANUM (Bot.) gálbano.

GALBULUS (Bot.) gálbulo.

Gale's COMPOUND (Art.) mezcla de vidrio : pólvora de cañón.

GALE (Mar.) ventarrón.

TO — AWAY (Mar.) ir viento en popa.

— OF WIND (Mar.) collada de viento.

GALEASS (Mar.) galeaza.

GALEATED (Bl.) galeado, cubierto con un yelmo.

GALENA, SULPHURET OF LEAD, POTTER'S ORE, LEAD-GLANCE, galena, alquifol, sulfuro de plomo nativo.

— OF Siberian COPPER, galena de cobre de Siberia.

COMPACT —, galena de antimonio.

FERRIFEROUS —, galena marcial, galena de hierro.

GRANULAR — (Min.) acerillo.

SPECULAR —, galena especular.

STRIATED —, galena estriada.

GALENICAL IRON ORE (Min.) mineral de hierro plomizo.

GALENITE (Quím.) galena (Perú:) espejado (Bol.:) liga.

GALEON (Mar.) galeón.

GALETTE (Pir.) galleta (Pan.) v. CAKE.

GALGANTH RESIN, resina de galanga amarilla.

GALIA (Farm.) agalla.

GALILEAN TELESCOPE, telescopio de Galileo.

GALILEE (Arq.) antenave de iglesia || pórtico de iglesia.

GALIOT (Mar.) galeota.

GALIPOT, WHITE RESIN (Botánica) galipodio (Com.) pez blanca o de Borgoña.

GALIUM, BED-STRAW (Tint.) galio, cuajaleche.

GALL, hiel (Bot.) agalla (Vet.) rozadura, matadura (Vid.) escoria, espuma, || v. GALLOON.

TO — (Ten.) desollar, quitar la piel (Tint.) echar en agallas (Mar.) rozar, ludir.

— EXTRACT, extracto de agallas.

— GLASS, v. GLASS-GALL.

— NUT, nuez de agalla.

— OAK (Bot.) roble.

— STEEP (Tint.) teñidura con agallas, paso de tintura en agallas.

GALLANT (Mar.) juanete.

— SAILS (Mar.) juanetes.

GALLATE (Quím.) galato, agallato.

GALLED (Vet.) animal con mataduras o rozaduras (Mar., Mec.) rozado, luído.

GALLERY (Arq.) galería, v. AISLE (Const.) (PASSAGE, CORRIDOR,) corredor, crujía, galería (Mar.) galería, corredor (Min.) conducto de mina || (ADIT, GATE, DRIFT, HEAD-WAY, THURL,) galería, cañón || (v. RANDOM, COUNTER-LEVEL, DRIFT,) galería de prolongación || galería descendente (Teat.) galería, tertulia (Fort.) galería, caponera (B. A.) galería.

— CABLE (Elect.) cable de galería (para minas).

— OF A CHURCH (Arq.) galería, tribuna, s AMBO.

— — COMUNICATION (Min.) galería transversal de comunicación.

— CROSSING A SHAFT (Min.) galería de crucero.

— DRIVING, DRIVING A HEADING (Fc.) excavación por galerías.

— FRAME (Min.) marco o bastidor de una galería de mina (Fc.) (TIMBERING,) entibación en marco.

— PAINTING (Pint.) cuadro grande.

— SHEETING (Min.) encofrado de galería.

— SOLE (Min.) fondo de mina.

ASCENDING — (Min.) galería ascendente.

COMMON — (Min.) semigalería.

GLASS — (Arq.) pasaje.

HAULING — (Min.) galería de extracción.

LOW — (Min.) semigalería.

QUARTER — (Mar.) jardín.

TRANSVERSE —, v. — OF COMMUNICATION.

GALLEY (Tip.) (GALLY, PAN, COMPOSING —,) galera (Mar.) galera || fogón de buque || despensa (Fund.) horno de reverbero.
— BUILT (Mar.) agalerado.
— FURNACE (Quím.) hornillo.
— HITCH (Mar.) nudo de galera.
— ROLLER (Tip.) rodillo para galeras.
— SLICE, SLICE (Tip.) volandera, (México:) volanta.
— STICK (Tip.) cuchilla.
— TILES (Alf.) azulejos.
COMPOSING —, v. — (Tip.)

GALLIC ACID, ácido gálico.

GALLICINITE (Min.) galicinita, rutilo.

GALLING (Tint.) v. GALL-STEEP (Vet.) matadura.
— FIRE (Art.) fuego nutrido y certero.
— LEATHER (Tal.) basto.

Gallipoli OIL, LUBRICATING-OIL (Mec.) aceite lubrificador.

GALLIPOT (Alf.) orza, pote vidriado.

GALLIUM (Quím.) galio.

GALLON, (Metr.) galón (Pesc.) peso de siete libras.

GALLOON LACE (Tej.) galón, ribete.
—S, BORDERS, LACES, galones.
NOTCHED —, galón dentado.

GALLOP (Eq.) galope.
TO — (Eq.) galopar.

GALLOPER (Art.) cureña de cañón (Tint.) marco de rodillos (Eq.) caballo que galopa.

GALLOPING BOIL, ebullición tumultuosa.

GALLOTANNIC ACID (Quím.) ácido galotánico.

GALLOTIN, (PRESERVATION OF WOOD,) mezcla de alquitrán, aceite de alquitrán y ácido carbólico.

Galloway BOILER, caldera Galloway.

GALLOWAY (Eq.) jaca, (que no tiene la alzada).

GALLOWS (Tip.) caballete de la prensa (Sast.) tirantes.
— BEAMS (Mar.) madres.
— FRAME (Mv.) marco del balancín
— WITH THE WHEELS (Agric.) avantrén del arado.

GALLY-SLICE, v. GALLEY-SLICE.

GALMEY, calamina.

GALOCHE, GALOSH, CALOSH, zueco, chanclo.

GALCH (Geol.) marga espesa y azul.

GALVANIC, VOLTAIC, galvánico, voltaico.
— ACTION, acción galvánica.
— CELL or BATTERY (Elect.) pila galvánica.
— CIRCUIT (Elect.) circuito galvánico.
— COUPLING (Tel. In.) acoplamiento galvánico.

GALVANIC CURRENT (Elect.) corriente galgánica.
— EJECTING APPARATUS, calorimotor (galvánico).
— ELECTRICITY, electricidad galvánica.
— FLUID, flúido galvánico.
— GLOWING, incandescencia galvánica.
— INDUCTION, inducción galvánica.
— PILE, v. — CELL.
— POLARIZATION (Elect.) polarización de los electrodos.
— TASTE (Elect., Quím.) sabor galvánico.
— TUBE (Art.) estopín eléctrico.
— TROUGH or BATTERY, cubeta de batería galvánica.

TO GALVANISE, galvanizar (ZINC,) v. GALVANISING.

GALVANISHED COPPER WIRE (Elect.) alambre de cobre galvanizado.
— IRON WIRE (Elect.) alambre de hierro galvanizado.
— PLATE, palastro galvanizado.
— WIRE (Elect.) alambre galvanizado.

GALVANISER, galvanizador.

GALVANISING, ZINKING, galvanización, estañadura de cinc || galvanizado. v. PLATING PLANT.
— BY CONTACT, galvanización por contacto.
— or PLATING PROCESS, proceso o procedimienot de galvanización.
— — — ROOM, sala de galvanización.
— — — SHOP or WORKS, taller de galvanización.

GALVANISM, galvanismo.

GALVANO, v. Albert-GALVANO.
— CAUSTIC, galvanocauterio.
— CHROMY, galvanocromía.
— FARADIC CURRENT, v. CURRENT y FARADIC, corriente galvanofarádica.
— FARADISATION, galvanofaradización.
— GRAPHY, galvanografía.
— LOGY, galvanología.
— MAGNETISM, galvanomagnetismo.
— PLASTICS, galvanoplastia, v. compuestos en GALVANOPLASTIC.

GALVANOMETER, galvanómetro.
— WITH BALL SHAPED SHIELD, galvanómetro acorazado esférico.
— CIRCUIT (Elect.) circuito del galvanómetro.
— COIL (Elect.) carrete del galvanómetro.
— CONSTANT (Elect.) constante del galvanómetro.
— WITH HAIR-PIN SHAPED MAGNET, galvanómetro de imán curvo o de horquilla.
— KEY, llave del galvanómetro.
— RESISTANCE, resistencia del galvanómetro.
ASTATIC —, galvanómetro astático.
BIFILAR —, galvanómetro bifilar.

DIFFERENTIAL — (Tel.) galvanómetro diferencial.

GALVANOMETRIC, galvanométrico.

GALVANOPHONE, galvanófono.

GALVANOPLASTIC ADHESION, adhesión galvanoplástica.

— ART, galvanoplastia.

GALVANOPLASTICS, galvanoplastia.

GALVANOPLASTING, RAPID —, galvanoplastia rápida.

GALVANOSCOPE, galvanoscopio (Tel.) (LINESMAN'S DETECTOR,) galvanoscopio.

— FOR AUTOMATIC RING-OFF SIGNAL (Telef.) galvanoscopio de señal automática de fin de conversación.

— WITH EXTERNAL MAGNET, galvanoscopio con imán exterior.

— NEEDLE, aguja del galvanoscopio.

GALVANOSCULPTURE, escultura galvánica.

GALVANOTHERMOMETER, galvanotermómetro.

GAMACHES, GAMBADOES, GAMASHES polainas de montar.

GAMBIR, CUTCH TERRA JAPONICA, CATECHU, catecú, tierra japónica.

GAMBIT (Jueg. de ajedrez) gambito.

GAMBOGE GUM, GHITTA GEMON, GUTTA CUMBA, GUM GUTTA (Pint.) goma-guta, guta-gamba.

GAMBOL (Eq.) caracoleo, cabriola.

GAMBREL (Eq.) pierna trasera del caballo (Carn.) palo en forma de cayado para colgar la carne los carniceros.

— ROOF, HIP-ROOF (Arq.) techo de caballete o a la holandesa.

GAMBRISED HOUSINGS, polainas.

GAMBROON (Tej.) género para forros.

GAME (Jueg.) juego || partida de juego (Caz.) cacería || caza, pieza cazada.

— COCK (Corr.) gallo de pelea.

— KEEPER, guardabosque.

BLACK — (Caz.) caza de carne negra.

SMALL — (Caz.) caza menor.

GAMENE (Tint.) granza sin pelar.

GAMMA LINES (Fís.) líneas gamma.

— RAYS (Fís.) rayos gamma.

GAMMUT (Mús.) gama.

GANDER (Corr.) **ganso.**

GANG, cuadrilla de trabajadores (Min.) ganga || (MATRIX OF THE ORE) (Tej.) v. MILL —, (Mar.) cuadrilla, (rancho de gente).

— BOARD or WAY (Mar.) pasamanos || andamio o plancha para subir y bajar la carga.

— CULTIVATOR (Agric.) cultivador de rejas múltiples.

— EDGER, sierra para igualar tablas.

GANG-SMAN, capataz.

— PLOUGH, v. — CULTIVATOR.

— PUNCH, sacabocados múltiple.

— SAW, sierra múltiple.

— SOIL, SHINGLES, RUBBLET, RUBBISH (Min.) materias estériles, bloques de rocas.

— TRENCH, HOLING, CHANNEL, FURROY, (QUARRY,) (Min.) cala.

— WAY (Mar. v. — BOARD (Fc.) pasadera, rampa (Alb.) puente de andamio.

— — CLEATS (Mar.) tojines del costado.

— — RAILS (Mar.) batayolas del pasamanos. MILL —, BOUT, PORTER (Tej.) paso || madeja de 80 hilos.

GANGER, v. GANSMAN, GOREMAN.

GANGRENE (Arb., Med.) gangrena.

GANGUE, VEIN STONE (Min.) ganga, filón.

— CROSSED BY SMALL COPPER-VEINS (Min.) ganga atravesada de pequeñas venas de mineral de cobre.

— or VEIN ORE (Min.) mineral en ganga o en filones.

GANISTER (Bessemer) (Fund.) capa refractaria.

GANT (Tej.) guante.

GANTLET (Mar.) bolonia.

GANTLINE (Mar.) lantión.

GANTRESS (Const.) andamios para grúas de vapor.

GANTRY (Mar.) poinos, codales.

— CRANE, grúa fija de caballete o de pórtico.

— LATHE (Torn.) torno con bancada prismática.

GAP (Eb.) hueco, agujero, espacio (Agricultura) abertura de una cerca (Tec.) espacio vacío || espacio intermedio (Elect.) distancia entre los carbones para arcos || abertura || v. AIR — (Tip.) (WHITE,) fraile (Aeron.) distancia interalar.

— IN THE CROSSING or FROG (Fc.) abertura del corazón, espacio entre las patas de liebre y la punta del corazón o rana.

— AT JOINT (Fc.) juego de la junta.

— IN THE RAILS (Fc.) espacio entre los carriles de rodamiento.

— or THROAT DEPTH OF RIVETING MACHINE (Herr.) abertura de la remachadora.

— BETWEEN TEETH (Fc.: carriles,) juego o espacio entre los dientes.

— IN TRACK (Fc.) lugar sin guía.

— WINDOW, LOFTY AND NARROW WINDOW (Arq.) claraboya, ventana acuchillada.

AIR — (Elect.: pilas,) entrehierro.

SPARK — (Vm.) v. SPARK y SAFETY SPARK —.

TO GAPE, hendirse, rajarse.

GAPED (Const.) cuarteado, agrietado.

GAPING IN THE GROUND (Geol.) grieta en la tierra.

GARAGE, CAR SHED (Arq.) garaje, "garage", **v. SHELTER** (Aeron.) hangar, garage (Hid.) derivación de una canal.

GARANCE (Bot.) granza.

GARAMBULLO (Bot.) (FRUIT or PLANT,) garambullo.

GARANCINE (Tint.) garancina.

GARB, traje, vestido.

GARBAGE CAR, carretón de la basura.

GARBE (Bl.) espiga.

GARBEL (Com.) derecho de especies y drogas || —S, v. RUBBISH, REFUSE (Mar.) aparadura.

TO GARBLE (Agric.) garvillar, limpiar, cribar.

GARBLER (Agric.) garvillador, aechador.

GARBLES (Min.) v. REFUSE, RUBBISH.

GARBLING (Tint.) tamizado del índigo.

GARDEN, jardín.

— DIABLER (Hort.) almocafre.

— HOE, sacho, sallo.

— MOULD, tierra vegetal.

— POT, regadera (de jardín).

— PUMP, bomba de jardín.

— RAKE, rastra de jardín, rastrillo.

— ROLLER, rodillo (de jardín).

— SHEARS, tijeras de jardinero.

— SEATS, asientos rústicos (Vm.) v. TRAN- VERSE SEATS.

— SEEDS, semillas de hortaliza y de flores.

— SPADE, azada de jardinero.

— SPUD (Hort.) escardillo.

— STAND, pedestal de maceta.

— STUFF, verdura, hortaliza.

— TILLAGE, horticultura.

— TROWEL, garlancha.

GARDENER, jardinero.

—'S TOOLS, instrumentos de jardinería.

GARDENING, jardinería.

GARGANINE (Quím.) garganina.

GARGLE (Farm.) gárgara.

GARGOIL, GARGOYLE, WATER-SHOOT (Arquitectura) gárgola.

GARLAND (Arq.) cornijón, festón (Art.) estantes para granadas (Mar.) rofiada, guirnalda de palo || saco de rancho.

TO —, enguirnaldar.

— OF LEAVES (Arq.) festón, cairel.

GARLIC (Bot.) ajo.

— OIL, aceite de ajos.

CLOVE OF — (Coc.) diente de ajo.

GARMENT, vestido, traje, atavío.

— CUTTER (Sast.) cortador de vestidos.

— MEASURER (Sast.) escala de sastre.

GARNER (Agric.) granero.

TO — (Agric.) entrojar, poner en trojes.

GARNET (Min.) (GRENAT,) granate (Herr.) escuadra (Carp.) T simple y en escuadra (Mar.) candeletón || trinquete || cargadera.

GARNISH, guarnición || grillos, esposas (Coc.) aderezo de manjar.

TO —, guarnecer || adornar (Cerr.) (MOUNT,) poner los herrajes (Cer.) ornamentar.

— — WITH NAILS (Tec.) clavetear.

— — — TACKS, tachonar.

— BOLT, perno de cabeza achaflanada.

— PLATE (Art.) contrabatiente.

GARNISHMENT, adorno, ornamento || guarnición (Cerr.) (SET, WARDS, GUARDS,) herrajes, guarnición.

GARRAN (Eq.) rocín.

GARRET (Arq.) garita || buhardilla, bohardilla, zaquizamí || v. — STORY.

TO — (Alb.) rellenar con ripios las juntas de la mampostería.

— STORY, —, MANSARD, piso abuhardillado.

— WINDOW, DEAD MAN'S EYE, DORMER-WINDOW (Arq.) luceta, ventana de buhardilla.

GARRETED (Fort.) defendido por torres.

GARRETING (Alb.) ripios || sillarejos.

GARRISON (Mil.) guarnición || fortaleza, castillo, plaza fuerte.

TO — (Mil.) guarnecer.

— ARTILLERY (Art.) artillería de plaza.

— OF SOLDIERS (Mil.) prisión, presidio, guarnición.

GARROT (Cir.) garrote, tortor.

GARTER, liga, jarretera (Bl.) Jarretiera.

TO —, atar con liga.

— BLUE, azul violado.

— King (Bl.) Rey de Armas.

GARTH (Pescadería) pesquería (Agric.) jardín, huerta.

GARY SCHOOL SYSTEM (Por W. A. Wint, de Gary, Indiana,) (Pedag.) sistema o método Gary.

GAS, gas (Mil., Quím.) gas (de combate o de guerra) (Com.) gas, gasolina.

TO GAS, TO BOIL, hervir (Autom., Aeron.) poner gasolina, abastecer de gasolina (Mil.) gasear, envenenar o asfixiar con gases (Metalurgia) hacer absorber gas || perjudicar por la acción de un gas || extraer el gas.

— ALARUM, FIRE-DAMP INDICATOR, gasoscopio.

— ANALYSIS (Quím.) análisis del gas.

— ANALYTICAL APPARATUS, aparato para el análisis del gas.

— AND GASOLINE BATTERY (Elect.) batería para motor de gas y gasolina.

— — — ENGINES (Elect.) motores de gas y gasolina.

GAS AND OIL WELL SUPPLIES, accesorios para pozos de gas y de petróleo.
— BALANCE (Quím.) balanza para gas.
— BALL, globo, aerostato.
— BALLOON, — BAG. (Av.) globo o bolsa para gas.
— BATH, baño calentado con gas.
— BATTERY (Elect.) pila de gas, batería de gas.
— BELLOWS, fuelle de gas.
— BLACK, negro de gas.
— BLOW PIPE, soplete de gas.
— BLOWER, apagador de gas.
— BLOWING ENGINE, máquina soplante de gas.
— BLUE PRINTING (Tint.) impresión al índigo por gas hidrógeno.
— BOMB (Mil.) bomba de gas.
— BRANCH, brazo de gas.
— BROACH or BLOWER (Gas.) punzón para limpiar los quemadores.
— BURETTE, probeta de gas.
— BURNER (Gas.) quemador, mechero.
— CHANDELIER, araña de gas.
— CHECK (Art.) obturador de gases.
— CLEANER (A) or PURIFIER (Meta.) depurador de gas (de alto horno).
— CLEANING (A) or PURIFICATION (Meta.) purificación de los gases.
— — APPARATUS, — CLEANER (Gas.) depurador.
— or SMITH'S COAL, hulla para fragua, hulla rica en gases.
— COLLECTING TUBE (Gas.) tubo colector de gas.
— COMPRESSOR, compresora de gas.
— CONDENSER, condensador de gas.
— CONDUCTOR, conductor o portador de gas.
— COOLER, refrigerador de gas.
— COUNTER, controlador de gas.
— CURRENT (Gas.) corriente de gas.
— — RICH IN OXYGEN, corriente de gas rico en oxígeno.
— DUCT or PASSAGE, trayecto de los gases.
— DYNAMO, — DRIVEN GENERATOR (Electricidad) dínamo de gas.
— ENGINE, motor de gas.
— — IGNITER, encendedor para motor de gas.
— ESCAPE or WINDAGE (Gas.) escape de gas.
— EXHAUSTER (Gas.) extractor de gas.
— FIRING (Meta.) hogar de gas.
— FITTER, instalador de gas.
— FLAME THERMO-PILE (Elect.) pila de llama de gas.
— FURNACE, hornillo de gas.
— GANGRENE (Pat.) gangrena gaseosa.

GAS GAUGE (Gas) manómetro para gas.
— GENERATING APPARATUS (Gas) gasógeno, aparato generador de gas.
— GOVERNOR (Gas) regulador de gas.
— HEATER, calefactor de gas.
— HEATING, calefacción con gas.
— HELMET, v. — MASK.
— HOLDER, GASOMETER, gasómetro.
— INLET CAPILLARY-TUBE (Gas.) tubo capilar de admisión de gas.
— — PIPE, tubo de acceso o entrada del gas.
— LAMP or LIGHT, GASELIER, lámpara de gas.
— LIGHT, luz de gas.
— — or LAMP or BURNER, quemador de gas.
— — or LIGHTING, alumbrado de gas.
— MAIN (Gas) cañería principal o maestra de gas.
— MAKING or BURNING, preparación del gas.
— MANTLE, manguito incandescente.
— MASK (Mil.) máscara contra los gases asfixiantes, máscara antigás.
— METER, METER, gasómetro.
— MODERATOR, regulador (de la presión) del gas.
— MOTOR, motor de gas.
— — CAR, carro con motor a gas.
— OIL (Quím.) gas olefiante ∥ gasoil (Ind., Quím.) gasol, gasoil.
— OUTLET PIPE (Gas) tubo de salida del gas.
— OVEN (Meta.) horno al gas.
— OXYGEN LAMP (Gas) lámpara de gas (del alumbrado) y de oxígeno.
— PIPE (Gas) tubo o cañería de conducción de gas.
— — TONGS, v. — PLIERS.
— PLIERS or TONGS, tenallas de instalador.
— POLARISATION (Elect., Quím.) polarización de un gas.
— PORT (Fund.) camino del gas.
— PRESSURE GAUGE, manómetro de presión de gas.
— — REGISTERS, registros de presión de gas.
— — REGULATOR, regulador de presión de gas.
— PRODUCER (Gas) hogar del gasógeno ∥ (PRODUCER,) gasógeno.
— PROVING APPARATUS, aparato de probar gas.
— — PUMP, bomba de probar gas.
— PUDDLING (Meta.) pudelaje al gas.
— PURIFIER, purificador del gas.
— REGULATOR, regulador de gas.
— RESERVOIR (Quím.) recipiente de gas.
— RETORT (Quím.) retorta para hacer gas.
— RING (Arm.) obturador de gases.
— SHELL, — BOMB (Mil.) bomba de gas.
— STOVE, estufa calentada con gas.

GAS TAR, s. COAL-TAR ‖ BLUE Billy; brea o alquitrán mineral, alquitrán de carbón de piedra.
— TEE PIECE (Gas) tubo repartidor de gas.
— THREADS (Gas) rosca para tubos de gas.
— TIGHT, impermeable al gas.
— TONGS, v. — PLIERS.
— TORCH, encendedor de gas.
— TURBINE, turbina de gas.
— VALVE, VENT, válvula para gas.
— VOLUMETER, volúmetro para gas.
— WAGON (Av.) carruaje para los cilindros de gas.
— WASHER, lavadero de gas.
— WORKS, fábrica de gas.
— YIELD (Meta.) rendimiento en gas.
Darby's — EXIT PIPE or CATCHER (A) (Gas) toma de gas Darby.
LAUGHING —, EXHILARATING —, NITROUS OXIDE (Quím.) gas exhilarante, gas hilarante.
REGENERATED — (Meta.) gas recalentado.
TARRY — (Gas) gas rico en alquitrán.
UNSTEADY —, gas reducible.
TO GASE AFTER THE CHARGE (NEGATIVE PLATES) (Elect.) hervir después de la carga (placas negativas).
GASEOUS, gaseoso.
— FLUID (Fís.) flúido gaseoso.
— FUEL, combustible gaseoso.
GASH (Ten.) cuchillada.
GASIFICATION, gasificación.
— OF THE SOLID FUEL, gasificación del combustible sólido.
TO GASIFY, gasificar.
GASIFYING ACTION, efecto gasificador.
GASKET (Mv.) (HEMP-COILING,) empaquetadura, relleno, empaquetadura de cáñamo, cajeta de empaquetar (Mar.) matafiol, barbeta.
— JOINT (Mv.) junta de cajeta.
GASOGENIC, gasogénico.
GASOGENOUS, gasógeno.
GASOLENE (Quím.) gasoleno, bencina; (Vulg.:) gasolina (ya se usa únicamente:) gasolina.
GASOLIER, v. GAS-LAMP or — LIGHT.
GASOLINE (A) or PETROL ELECTRIC CAR (Vm.) coche o electromóvil mixto.
— COMPRESSOR, compresora de gasolina.
— DEPOT (A) (Vm.) puesto de abastecimiento de gasolina.
— MOTOR, — — CAR, motor o automóvil de gasolina.
— PUMP, bomba de gasolina.
— PUMPING ENGINE, máquina de bombear de gasolina.
— STATION, estación de gasolina (Méx.) gasolinera.

GAS or PETROL TANK (Vm., Mar.: lanchas,) depósito o tanque de gasolina.
GASOMETER, gasómetro.
GASOMETRY (Fís.) gasometría.
GASOSCOPE, gasoscopio.
GASSING (Tej.) repelo al gas (Quím.) (FORMATION OF GAS,) desprendimiento de gases (Elect.) desprendimiento de gases de los acumuladores.
— AFTER THE CHARGE (Elect.) ebullición en reposo.
GASSY, lleno de gas.
— TUBE (Radio.) tubo lleno de gas.
GASTRIN (Quím. Org.) gastrina.
GAT (Slang.) revólver.
GATE, puerta, entrada ‖ portón, puerta de cercado ‖ barrera, tranquera (Fund.) (INGATE,) orificio de colada ‖ canal de colada (Hid.) compuerta ‖ hojas de puerta de esclusa (Min.) galería (Fort.) puerta, rastrillo, barrera.
— WITH A BALANCE BEAM, barrera con palanca de contrapeso.
— CHAMBER, HOLLOW QUOIN (Carp.) cajera de puerta o de ventana corrediza.
— OF A DOCK (Hid.) puerta de dique.
— HINGE, FEMALE — — (Cerr.) hembrilla de gozne.
— HOLE (Fund.) bebedero de molde ‖ boca de orificio de colada.
— KEEPER (Fc.) guardabarrera.
— NAIL, tachón, clavo de adorno de puerta (con cabeza en forma de hongo).
— or RUNNER PIN (Fund.) modelo de agujero de colada.
— ROAD (Min.) galería principal.
— SAW, sierra de marco, sierra alemana.
— SHUTTER (Hid.) puerta de esclusa.
— or RUNNER WITH SIDE CHANNELS (Fundición) canal acodada de colada.
— WAY (Agric.) entrada de puerta de un cercado (Min.) galería de tracción (Arquitectura) (CARRIAGE-ENTRANCE, COURTYARD DOOR ‖ FRONT —, MAIN —,) puerta cochera.
GATHER, (AXLE) inclinación hacia la extremidad (Cost.) (GATHERING, PUCKERING,) pliegue, fruncido (Carr.) inclinación del eje.
TO — (Cost.) fruncir, plegar (Mar.) acercarse demasiado los buques (Vin.) rebuscar.
— — CROP (Agric.) cosechar.
— — THE CROP OF GRAPES (Vin.) vendimiar.
— — GRAINS IN BARNS (Agric.) entrojar, poner ne trojes.
— — A HORSE (Eq.) recoger el caballo.
— — IN (Agric.) recolectar, recoger la cosecha.

TO GATHER PRUNED VINE SHOOTS, sarmentar.

— — THE VINTAGE (Vin.) vendimiar.

GATHERER (Agric.) segador (Vin.) vendimiador (Máq. de coser,) replegador, fruncidor (Tip.) alzador.

GATHERING (Agricultura) recolección, rebusco (Cost.) fruncido, pliegue, pliegues unidos (Arq.) campana de chimenea (Tip.) cuaderno de hojas || primera reunión (Pap.) cuchareta para la pasta.

— BOARD (Tip.) mesa del sacapliegos.

— OVER, s. CORBELLING.

Gatling GUN (Art.) ametralladora de Gatling.

TO GAUFER, estampar en seco || rizar, acanalar.

GAUFERING PRESS, prensa de estampar.

— TOOL (Enc.) estampador.

GAUGE, GAGE, v. TEMPLET, CALLIPIN, STANDARD, MODEL, PATTERN (Tec.) medida, calibre, patrón, calibrador, cartabón (Ton.) vara o sonda de tonelero (Elect.) calibre (Carr.) s. RIDING-BED (Meta.) (TRIAL-ROD,) probeta, escantillón (Fc.) entrevía, ancho interior de la vía, (S. A.) trocha (Mv.) manómetro (Carp.) escantillón || gramil (Tej.) distancia entre los carretes (Alb.) camilla (Tip.) regleta, medida de página (Mar.) posición de un buque (Tecnología) gabarit, contrastador, graduador (Cerr.) tienta (Com.) pitómetro, velta. (Autom.) entre eje. v. — en (Carr.)

TO — (Tec.) contrastar, graduar, comprobar, medir, sondar || aforar, calar (Mar.) arquear un buque.

— — THE FEEDERS (Min.) sondar las aguas.

— — — M A R G I N S, MAKE READY THE FORM (Tip.) arreglar la imposición.

— — A SHIP, v. — — (Mar.)

— FOR THE BEVEL OF THE B R U S H E S (Elect.) calibre para escobillas.

— BOARD (Fund.) tabla de fondo con modelo.

— COCK, llave de nivel, indicador.

— GLASS, GLASS —, WATER —, (Mv.) indicador de cristal.

— LAMP, linterna de nivel de agua (Tec.) lámpara de Aich.

— LATHE (Torn.) torno de ahusar.

— PILE (Hid.) pilote de prueba.

— PLATE (F. de agujas) hilera.

— — FOR DRAWING TUBES (Fund.) hilera.

— ROD (Tec.) varilla graduada.

— SAW, sierra con graduador.

— STICK (Mv.) flotador.

— STUFF, GAUGED-STUFF (Albañilería) estuco mezclado con mastic.

GAUGE OF WAY, v. (Fc.)

— WHEEL (Agric.) regulador del surco del arado (Mar.) gálibo de contornear.

— OF WIRE (Elect.) espesor del alambre, grueso del alambre.

— WORK (Tec.) trabajo a la medida, trabajo con contraste.

WIRE — PLATE (Herr., Elect.) calibrador de alambres.

TO SET UP —S (Alb.) aterrajar, atarrajar.

GAUGER, s. ADJUSTER; aforador (Mar.) arqueador.

ANGLE —, goniómetro.

GAUGING CALLIPER, cartabón.

— ROD, aforador, vara de aforar (Ton.) velta, pitómetro.

— OF A SHIP (Mar.) arqueo.

GAULTHERIA OIL, WINTERGREEN OIL, aceite de gaulteria.

GAULTHERIC ACID (Quím.) ácido gaultérico.

GAUNTLET, guantelete, manopla.

GAUSS (Fís.) gaussio.

GAUZE (Tej.) gasa.

— LOOM, telar de gasa.

— SILK, seda ondulada.

— WIRE, alambre para telas metálicas, hilo de tejido metálico.

— — CLOTH, tela metálica.

TWILLED — (Tej.) gasa cruzada.

GAUZY, de gasa, como la gasa.

GAVEL (Agric.) gavilla, haz.

GAVELOCK, palanca o barreta de hierro || tenaza.

GAWN-TREE, GAUNTREE (Mar.) poino, codal (Ton.) (STAND, STILLEN,) caballete, burro.

Gayley's METHOD or PROCESS (OF BLAST DRY AIR) (Meta.) procedimiento (para secar el aire) sistema Gayley.

GAYLUSSITE, BICARBONATE OF LIME AND SODA (Miner.) gailusita, bicarbonato de cal y sosa.

GAZEL, GAZELLE, gacela.

GAZETTE (Tip.) gaceta.

GAZON (Fort.) césped para revestir los parapetos.

GEAR (Mec.) engrane, engranaje, embrague || maniobra, movimiento, mando, transmisión (GEARING,) transmisión y modificación del movimiento || inversión del movimiento || polea, mufla; v. — (Tec.); (Carr.) arneses, guarniciones, arreos (Fc.: Loc.) mando (Gan.) rastro (de los animales) (Tal.) aparejo de caballo (Tec.) aparejos, aperos, utensilios (Mar.) drizas.

TO —, aparejar (Mec.) engranar, conectar, endentar.

—S (Mar.) guindaste.

GEAR BLOCK (Mar.) cuadernal de paloma.
— CAPSTAN (Mar.) cabrestante sencillo.
— CASE (Mec.) caja de engranajes.
— CUTTING MACHINE, máquina de cepillar ruedas dentadas || máquina de dentar ruedas.
— LEVER (Mec.) palanca de embrague (Loc., Vm.) palanca de mando.
— RATIO, RATIO OF GEARING (Mec.) relación de transmisión.
— or LAY or SECONDARY SHAFT (Vm.) árbol de cambio o secundario.
— or GEARING OF TEETH (Mec.) engranaje de los dientes.
— WITH THROUGH DRIVE (Vm.) cambio de velocidad con toma o velocidad directa.
— WHEEL (Mec.) rueda de engrane o embrague.
— — MOULDING MACHINE (Fund.) máquina de moldear engranajes.
— — — WITH TABLE, máquina de moldear engranajes de mesa.
— — — — TWO FACE PLATES, máquina de moldear engranajes con dos platos.
— WITH WHEELS ENGAGED BY MEANS OF A SLIDING CAM (Vm.) mando por ruedas de acoplamiento con espiga de arrastre móvil.
— WHEEL SWINGING IN OR OUT OF — (Mec.) engranaje derecho de movimiento de balanza.
CARDAN —(Mec., Vm.) engranaje Cardan.
DISENGAGING — (Mec.) desengrane o desembrague, manguito de desengrane o desembrague.
IN —, MOVING, WORKING, SETTING (Mecánica) en juego, en acción, engranado || (GEARING INTO, LOCKING INTO...,) engranado con...
OUT OF — (Mec.) fuera de juego, en reposo, desengranado o desembragado.
REVERSING — (Mec.) palanca de retroceso o de cambio de marcha (Vm., Mv.) (LINK-LEVER, REVERSING-HANDLE,) aparato de cambio de marcha.
SWITCH — (Elect.) mecanismo de conmutación.
TO GET OUT OF — (Mec.) desengranarse, desembragarse.
TO PUT IN — (Mec.) engranar, embragar.
TO THROW INTO — (Mec.) poner en juego, engranar.
TO THROW OUT OF — (Mec.) desembragar, poner fuera de juego.
GEARED MOTOR (Elect.) motor con contramarcha de engranaje.
GEARING, v. GEAR, (Mec.); (Mec.) engrane, embrague, encaje (GEERING,) s. APPARA-

TUS || manguito de embrague y desembrague || transmisión de movimiento (Tal.) arnés.
— BELT (Mec.) correa de transmisión.
— CHAIN (Mec.) cadena de transmisión, (cadena sin fin de transmisión).
— OF WORM AND WORM WHEEL (Mec.) engranaje de tornillo sin fin.
BELT — (Mec.) transmisión por correas.
BEVELLED — (Mec.) transmisión de engranaje cónico.
SPUR — (Mec.) transmisión de engranaje cilíndrico.
GEAT (Fund.) bebedero.
GEDN (Min.) aguja de minero.
GEEPOUND, v. SLUG.
GEER (Mar.) maniobra.
GEEST (Geol.) materia de aluvión.
GEIC ACID (Quím.) ácido úlmico o geico.
GEINE (Quím.) ulmina o geína.
Geissler TUBES (Fís.) tubos Geissler.
GEL (Quím.) gel; (generalmente en comp.: de alcohol, alcohogel; de hidrosol, hidrogel, etc.) (Biol.) gel.
GELABLE, congelable.
GELATIGENOUS, productor de gelatina.
TO GELATINATE (Quím.) gelatinificar.
GELATINATION, gelatinización, conversión en substancia gelatinosa.
GELATINE, v. DYNAMITE y NITROGELATINE; gelatina; s. GLUE.
— or GLUE OF BONES, OSTEOCOLLA, BONE-GLUE, osteocola.
— CAPSULE, cápsula de gelatina.
— IMPRESSION, INCREASED or REDUCED — IMPRESSION (Fot.) impresión en gelatina con amplificación o reducción.
— PROCESS, procedimiento o proceso a la gelatina.
— SUGAR (Quím.) glicocola.
GELATINOUS, GELATINE, gelatinoso.
— SUBSTANCE (Quím.) substancia gelatinosa.
GELBUM, SOLPHUROUS SILVER PYRITES (Miner.) gelbo o gelfo, pirita sulfuroargentífera.
TO GELD (Gan.) capar o castrar.
GELDER (Gan.) castrador.
GELDING (Gan.) castración, capadura || capón, (animal castrado).
GELLY, v. JELLY.
GEM (Bot.) yema (Joy.) (FINE STONE,) gema, joya, piedra preciosa, piedra fina.
TO — (Joy.) adornar con piedras preciosas (Bot.) abotonar.
— CUTTING (Lapid.) tallado de piedras preciosas.
— ENGRAVING, grabado en piedras preciosas.

ARTIFICIAL or FACTITIOUS — (Com., Joy.) piedra falsa || piedra artificial.

BY — (Agric.) en escudete.

GEMELL, (Bl.) par.

— RING (Joy.) sortija de alianza, (formada con varios aros).

— WINDOW, WINDOW WITH TWO DAYS (Arq.) ajimez o ventana de dos luces.

GEMELLED, s. ACCOUPLED (Mec.) acoplado.

TO GEMINATE, doblar, duplicar.

GEMINI (Ast.) Géminis.

GEMMATION (Biol.) gemación.

GEMME (Bot., Biol.) gema.

GEMMEL (Cerr.) v. HINGES, fija.

GENALCALOIDS (Quím.) genalcaloides.

GENAPPE, hilo de lana para franjas.

GENE (Biol.) gena, gene, factor, gen.

GENERAL (Mil.) general (Com.) general.

— SCHEME or PROPOSITION (A) (Comercio) proyecto general.

— STRIKE, huelga general.

GENERALSHIP (Mil.) generalato || táctica || talento militar.

— STAFF (Mil.) estado mayor.

GENERANT, generador, productor.

TO GENERATE (Tec.) generar, engendrar, crear, producir (Elect.) generar || generar corriente alterna (Gan.) engendrar.

— — STEAM or GAS, etc., producir o generar vapor, gas, etc.

GENERATING, generador, generatriz.

— LINE (Mat.) línea generatriz.

— PLANT, CURRENT — — (Elect.) instalación o planta generatriz de corriente.

— POINT (Elect.) lugar o centro de producción.

— SET (Elect.) grupo electrógeno.

— or SUPPLY STATION (Elect.) estación primaria ; v. CENTRAL STATION.

GENERATION (Tec.) generación, producción, engendración (Mat.) generación (Elect.) generación, producción.

— OF CURRENT (Elect.) generación o producción de corriente.

— — ELECTRIC WAVES (Tel. In.) producción o generación de ondas eléctricas.

GENERATOR (Tecnología) generador, productor (Mat.) generador (Elect.) generador, dínamo, s. (PRIMARY) DYNAMO (Ganadería) padre.

— ARMATURE (Elect.) inducido de dínamo.

— BEARING (Elect.) soporte de dínamo.

— ON DRIP SYSTEM, DRIP TYPE OF ACETYLENE —, generador de acetileno de cuentagotas.

— FURNACE (Meta.) horno generador.

— or PRODUCER GAS (Gas.) gas de gasógeno, gas pobre.

— MAINS (Elect.) conductor de dínamo.

GENERATOR SURFACE (Mv.) superficie de calentamiento.

— SWITCHBOARD, b. en DYNAMO.

— FOR WIRELESS TELEGRAPHY WITH CONTINUOUS WAVES (Tel. In.) generador para radiotelegrafía o telegrafía inalámbrica por ondas continuas.

GENERATRIX, GENERATING-LINE, línea generatriz, generatriz.

GENET (Bot.) retama, hiniesta (Gan.) jaca (Pel.) gineta.

GENETTE (Pel.) falsa gineta.

Genoa BAACK, JEAN BACK, terciopelo de Génova.

GENOTYPE (Biol.) genotipo.

GENOUILLIERE (Art.) rodillera de una batería.

GENRE PAINTING (Pint.) cuadro de género.

GENTIAN (Bot.) genciana.

GENTIANINE (Quím.) gencianina.

GENTLE (Eq.) manso.

BALM — (Bot.) melisa.

GENUINE, ELABORATE, FINE (Com.) genuino, fino.

GEOCENTRIC (Ast.) geocéntrico.

GEOCHEMICAL, geoquímico.

GEOCHEMISTRY, geoquímica.

GEOCORONIUM (Meteor.) geocoronio.

GEOCYCLIC (Ast.) geocíclico.

GEODE (Min.) geoda.

GEODESY, geodesia.

GEODESIC, GEODETIC, geodésico.

GEODIFEROUS (Min.) geodífero.

GEOGENY, geogenia.

GEOGNOST, geognosta.

GEOGNOSY, geognosia.

GEOGONY, geogonía.

GEOGRAPHER, geógrafo.

GEOGRAPHIC, GEOGRAPHICAL, geográfico.

GEOGRAPHY, geografía.

GEOLOGE, GEOLOGIST, geólogo.

GEOLOGICAL, geológico.

— EPOCHS (Geol.) épocas o edades geológicas.

— FORMATION (Geol.) formación geológica.

GEOLOGY, geología.

GEOMETRIC, geométrico.

— CHUCK (Torn.) mandril de efectos geométricos.

— LATHE (Grab.) torno de grabar curvas geométricas.

— PEN, aparato de trazar curvas.

— SQUARE (Agric.) escuadra geométrica.

GEOMETRICAL, geométrico.

— PITCH (Aeron.) paso geométrico.

— PROGRESSION (Mat.) progresión geométrica.

— STAIRS, escalera de caracol sin alma.

— VIEW, proyección geométrica.

GEOMETRY, geometría.

ANALYTIC — (Geom.) geometría analítica.

DRESCRIPTIVE — (Geom.) geometría descriptiva.

SUBLIME or HIGHER — (Mat.) geometría superior.

GEONOMY, geonomía.

GEOPHONE (Mil.) geófono.

GEOPHYSICS (Geol.) geofísica.

GEOPONICS, geopónica, agricultura.

GEORAMA (Fís.) georama.

GEORDIE (Min.) minero.

Georgette CREPE, —; (After Mde. — de la PLANTE,) Georgette, crepé Georgette.

Georgia COTTON (Com.) algodón de Georgia.

Georgium SIDUS (Ast.) Urano.

GEOSCOPY, geoscopio.

GEOSTROPHIC (Meteor.) geostrófico.

GEOSYNCLINAL (Geol.) geosinclinal.

GEOTHERMOMETER (Fís.) geotermómetro.

GEOTROPISM (Biol.) geotropismo.

GERANINE, geranina.

GERANIUM (Bot.) geranio.

— RED (Tint.) ioduro de mercurio, rojo de geranio.

Gerard FURNACE (Fund.) horno de Gerard.

GERB (Pir.) canastillo.

GERM, germen (Bot.) yema (Biol.) germen (Bacter.) germen, microbio.

— PLASM (Biol.) germen-plasma.

German BAGGING (Com.) género para sacos.

— BIT (Carp.) barrena de aleta.

— BLACK (Tip.) negro de Francfort.

— CHEST (Min.) caja alemana.

— CLOCK (Rel.) reloj de cucú.

— GUN (Art.) cañón de Krupp.

— HONE, piedra de asentar navajas.

— LOCK (Cerr.) pestillo de golpe.

— MILLET (Bot.) millo.

— PASTE, alimento para alondras.

— RAZOR STONES, piedras de afilar de Ratisbona.

— RICE (Com.) cebada de espiga larga.

— SILVER, s. Pahfong, plata alemana || argentana || maillechort.

— STEEL, s. FURNACE-STEEL, acero alemán.

— TEXT (Tip.) tipo o carácter alemán.

— TINDER, yesca, yesca de hongo.

— TOYS (Com.) juguetes de Nurenberg.

GERMANIUM, Ge. (Quím.) germanio.

TO GERMINATE (Agric.) abotonar, germinar.

GERMINATION (Bot.) germinación.

GESTALT, CONFIGURATION (Psicol.) estructura.

TO GET AFLOAT (Mar.) desembarrancar, desencapillar.

— — ASIDE, CAST SIDE-WAYS (STEEL), (Meta.) encorvarse, doblarse, (el acero).

TO GET ASUNDER, desoldarse.

— — CAMBERED (Mar.) quebrantarse.

— — CLEAR (Mar.) desabordarse.

— — BREAK DOWN COALS FROM THE SEAM (Min.) explotar el carbón.

— — DAMAGED (Com., Mar.) averiarse.

— — HOT (Mec.) calentarse (Elect.) calentarse.

— — IN, recoger (Tip.) (KEEP IN,) condensar.

— — INTO PORT (Mar.) tomar puerto.

— — LOOSE, aflojarse, desatarse.

— — OFF (Fc., Vm.) salir, bajar (del tren o coche) (Mar.) salir de una barada || largarse || zafarse de un empeño.

— — — THE RAILS (Tec., Fc.) descarrilarse.

— — ON (Fc., Vm.) subir, entrar (al tren o coche).

— — OUT OF GEAR (Mec.) desengranarse, desembragarse.

— — — ORDER (Comercio) desocmponerse, echarse a perder (Mar.) desgobernarse.

— — READY (Mar.) aparejar.

— — IN TYPE (Tip.) disminuir.

— — UNDER SAIL (Mar.) ponerse a la vela.

— — UP A PLAY (Teat.) poner en escena.

— — — THE STEAM (Mv.) generar vapor, calentar.

— — TO WINDWARD (Mar.) barloventear.

GETTER (Min.) extractor de carbón.

GETTING, (Min. de carbón) s. BRUSHING.

— or RUNNING OFF THE LINE (Fc.) descarrilamiento.

— UP, BLUEING (Tint.) baño de azul.

— OF A WORSE QUALITY (Min.) empobrecimiento del mineral.

GEW-GAW, s. BAWBLE; chucherías || baratijas.

GEYSER (Geol.) geiser.

GEYSERITE (Miner.) geierita.

Ghent SAIL GLOTH (Mar.) lona de Gante.

CHERKINS (Bot.) cohombrillos.

GHOST, — LINE (Meta.) espectros, espectros de banda.

GIALLOLINO, Naples YELLOW (Pint.) amarillo de Nápoles.

GIANT POWDER (Min.) pólvora gigante.

GIB, v. COTTER (Fc. y Carp.); chaveta, cuña, rayo || grapón || cepo, contraclavija, contrachaveta || aguilón, brazo de grúa.

— AND COTTER (Mv.) chaveta y contrachaveta.

— — — ADJUSTING DEVICE (Fc.: rangua,) disposición de regulación por cuña.

— CRANE, TRAVELLING — — (Fc.) grúa de pórtico.

— FRAME or STAY, soporte triangular.

— STAFF, vara de medir la altura del agua.

GIBB (Min.) arbotante.

GIBLETS (Carn.) menudos || menudillos de aves.

GID-ROLLS (Herr.) cilindros de guía, (en la laminación).

Giffard INJECTOR (Mv.) inyector Giffard.

GIG (Jueg.) trompo, perinola, peonza (Carr.) (LIGHT TWO-WHEELED CARRIAGE,) birlocho, calesín (Tej.) máquina para tundir paño (Mar.) canoa.

TO — (Pesc.) pescar con arpón.

— BARREL (Tej.) tambor de carda (mecánica).

— COTTER (Carr.) sotrozo.

— MILL OR MACHINE, batán, carda mecánica.

— SADDLE (Tal.) portarriendas.

— SAW, sierra de calar || sierra mecánica de calar.

GIGGING MACHINE, v. GIG-MILL.

GIGOT (Carn.) pierna de carnero.

GILBERT, F., (Métr.) gilbert (unidad).

TO GILD, dorar.

— — A BOOK ON THE EDGE (Enc.) dorar un canto.

— — DUTCH GOLD, dorar al barniz.

— — WITH GOLD SIZE, dorar a sisa.

— — — LEAF-GOLD, LAY ON THE GOLD LEAF, dorar con hojas de oro.

TO DOUBLE —, sobredorar.

GILDER, dorador.

—'S FURNACE, preservador.

—'S KNIFE, cuchillo de dorador.

—'S TONGS, pinzas de dorador.

—'S WAX, GILDING-WAX, GOLD-SIZE, cera de dorar.

GILDING, dorado (GOLD-PLATING,) dorado.

— BY AMALGAMATION, dorado por amalgamación.

— — BURNING IT, dorado al fuego.

— — THE BURNISHER, dorado al bruñido.

— BOARD, cartulina para dorar.

— BRUSH, pincel de dorar.

— BY CONTACT (Elect.) dorado por contacto.

— CUSHION (Dor.) plomazón.

— DIES (Enc.) hierros de dorar.

— BY DIPPING, dorado por inmersión.

— IN DISTEMPER, — ON WATER SIZE, dorado al temple (sobre madera).

— RAGS (Enc.) trapos para limpiar el oro.

— BY THE RAG, COLD — (Dor.) dorado en frío.

— SIZE, GOLD-SIZE, LAY, GROUND, sisa, leucoforo.

DEAD —, dorado mate.

ELECTROCHEMICAL —, dorado por el procedimiento electroquímico.

SYECTROGALVANIC —, dorado al galvanismo.

GLASS —, dorado sobre cristal.

GREEN —, dorado verde.

HATCHED —, v. ROUGH —.

LEAF or BURNISHED —, dorado por aplicación del oro en hojas.

OIL —, — IN OIL, dorado al aceite.

RED —, dorado rojo, dorado de oro rojo.

ROUGH or HATCHED —, dorado de obra cruzada.

UN —, desdorado.

WASH or WATER —, dorado sobre bronce.

WET —, dorado al temple.

GILL (Metr.) medida de líquidos (Carr.) carro para fardos (Tej.) (PORCUPINE,) carda (Top.) barranco.

— or RIB COOLING (Vm.) refrigeración por aletas.

— FRAME, GILLING-MACHINE (Tej.) máquina de rastrillar el lino.

— NET (Pesc.) red de agallas.

— SCREW (Tej.) espiral de la carda.

RADIATING — or RIB (Vm.) aleta de refrigeración.

GILLED or RIBBED RADIATOR (Vm.) radiador de aletas de chapa.

— — — TUBE RADIATOR (Vm.) radiador de tubos de aletas.

GILLIFLOWERS (Hort.) aparato para trasplantar.

GILLING THREAD, hilo de Irlanda para redes.

GILT, GILD, dorado || oropel.

— BRONZE, bronce dorado.

— EDGE (Enc.) canto dorado.

— — SECURITIES (Com.) títulos de primera clase.

— POINT OF THE ROD (Fís.) punta de pararrayos dorada a fuego.

DOUBLE, TREBLE —, etc.; dorado doble, triple.

GIMBALS or GIMMAL OF A SEA-COMPASS, balancines de la brújula.

— JOINT, empalme de charnela.

— RING (Mol.) charnela de la rueda superior.

GIMLET, GIMBLET, BORER, DRILL, CENTRE-BIT, BIT, barrena pequeña, de gusanillo o mecha helicoidal.

— FOR TAPPING CASKS (Lic.) barrena para espitas.

SMALL — (Tal.) barrena pequeña y fina.

SPIKE —, barrena de brocas.

TWISTED —, barrena salomónica.

WHEELERS' —, taladra de carreteros.

GIMMER, JIMMER, charnela.

GIMP (T. A.) alamar, melindre.

— LACE, LOOP-LACE, guipur.

— NAIL, tachuela.

— PEG (Joy.) apoyabrazo de lapidario.

Gin FURNACE (Fundición) horno de Gin, (— STEEL FURNACE).

GIN (Lic.) GENEVA, Schiedam: ginebra (Agricultura) desmotadora de algodón (Mec.) (CRAB, SPANISH WINDLASS,) cabria, cabrestante, grúa, husillo, molinete || torniquete || manija.

TO —, CLEAN (Tej.) desmotar o desbriznar el algodón.

— — COTTON (T. A.) alijar, separar el vellón de la simiente.

— BLOCK (Mec.) motón de cabria.

— DISTILLERY, fábrica de ginebra.

— LEVER (Mec.) manivela de cabria.

— PUMP, bomba de velas.

— RACE (Eq.) pista de picadero (Min.) pista del malacate.

— WHEEL, polea de malacate.

— WINDLASS (Mec.) molinete de la cabria.

COTTON — (Tej.) almarraez, coco.

ROLLING — (T. A.) desmotadora de rodillo.

SAW — (T. A.) molino aserrador.

TEMPORARY —, SHEERS, cabria volante.

TO RIG or SET UP A —, armar una cabria.

TO STRIKE THE — (Art.) desmontar la cabria.

GINGER (Bot.) jengibre, ajengibre.

— ACID (Quím.) ácido jengíbrico.

— ALE or BEER, cerveza de jengibre, "ginger ale".

— POP, v. — BEER, — ALE, licor de jengibre.

— SNAPS (Pan.) galleticas de jengibre.

— WINE (Lic.) vino de jengibre.

GINGERLY, sésamo.

— OIL (Farm.) aceite de sésamo.

GINHAM (Tej.) carranclán, guinda, s. Bengal STRIPES.

STRIPED —, guinda o tela de Bengala rayada.

GINGING, WALLING OF SHAFTS (Min.) revestimiento de los pozos.

GINGLING (Acús.) retintín.

GINGLY MUS (Mec.) junta acodillada.

GINNING, CLEANING (T. A.) desmotadura.

GINNY-CARRIAGE, carrito con roldanas.

GIPSY WINCH (Mec.) grúa de soporte lateral.

GIRANDE, v. BOUQUET (Pir.) girándula, candelabro (Font.) canastilla de agua (Joy.) girándola (Lamp.) candelabro, araña.

GIRANDOLE, v. GIRANDE (Pir.)

AQUATIC — (Pir.) girándola acuática.

Girard TURBINE, turbina (de) Girard.

GIRASOL, girasol || especie de ópalo.

— PEARLS (Joy.) perlas tornasoladas.

GIRATION, giración, rotación, giro.

TO GIRD, ceñir || cercar || investir.

GIRDER, s. JOIST, TWIST (Arq.) cuartón (Carp.) jacena, viga, cuchilla (Fc.) viga (Pont.) durmiente.

— ARMATURE (Elect.) inducido de Siemens.

— BRIDGE (Pont.) puente de armadura.

— OF A GIN (Min.) traviesa de ademe.

— PASS (Fund.) canales para vigas.

— POLE (Elect.) poste de celosía.

— RING (Fc.) s. CIRCULAR —.

— RIVETER, remachador de vigas.

— TESTER (Ing.) aparato para probar vigas (hidráulico).

CAST IRON — (Pont.) tirante de fundición.

TRUSSED or TRUSSING — (Const.) viga armada de hierro.

TUBULAR —, TUBULAR TRUSS, viga tubular.

GIRDLE, cinturón, cincho, cinto (Joy.) engaste (Tec.) faja || zona (Pan.) parrillas pequeñas para tostar pan.

TO —, ceñir || cinchar.

— BELT (Mod.) ceñidor (Mil.) cinturón de correaje.

— RAILWAY (Fc.) ferrocarril de circunvalación o de cintura.

— WHEEL (Mec.) eje, pivote, árbol, husillo.

GIRDLER, GIRDLE-MAKER, fabricante de cinturones.

GIRL-SCOUT, girl-scout, exploradora.

Girod FURNACE (Fund.) horno de Girod.

GIRON (Bl.) girón.

GIRONNED (Arq.) gironado (Bl.) gironado.

GIRTH, GIRT (Tal.) correa, cincha (Tipografía) cuerdas de una prensa (Mar.) rol de un palo || tirante (Carp.) tirante (Tec.) circunferencia.

TO —, MOUNT WITH STRAPS (Tal.) cinchar.

— BLOCK (Mec.) cepo de tirante.

— BUCKLE, hebillas de cinturón.

— FOR A HOUSING (Tal.) sobrecincha de las gualdrapas.

— LINE (Mar.) andarivel de cabeza.

— OF A ROLLER (Tip.) cuerda del rodillo.

— — ROPE (Mar.) mena.

— FOR SHIPPING HORSES, barriguera, eslinga.

— SHIP (Mar.) buque ahorcado.

— STRAP or LEATHER (Tal.) correa de cincha.

— WEB, cinta de cinchar.

CROSS — (Tal.) cincha cruzada.

FORE — (Tal.) gamarra (Mar.) moco del bauprés.

UNDER — (Tal.) barriguera.

UPPER —, SURCINGLE (Tal.) sobrecincha.

GISMONDINE (Min.) abrasita, especie de armótomo, gesmondina.

GIT, s. GATE CHANNEL or HOLE, RIDGE, GITT (Fund.) bebedero ‖ chorro de metal fundido.

GITTERN, guitarra.

TO GIVE (Tec.) aflojarse, dar de sí, estirarse, ceder.

— — BAIL (Jur.) dar fianza.

— — BATTER (Fort.) dar declive.

— — BODY TO THE WINE (Vin.) arropar el vino.

— — CHASE (Mar.) dar caza.

— — CREDIT (Com.) abrir crédito.

— — THE FIRST COMBING TO THE WOOL (T. L.) emborrizar.

— — — GRINDING TO THE COLOURS (Pint.) desgranzar.

— — IN (Tej.) encogerse.

— — INTO THE BARGAIN (Com.) dar de pilón o de ñapa o de más.

— — NOTICE (Com.) anunciar.

— — THE MASTS A RAKE (Mar) arbolar con caída.

— — ONE HEAT (Herr.) dar una calda.

— — SECURITY (Com.) garantizar ‖ dar una fianza.

— — THE STROKE (Mar.) dar lado y carena.

— — A TELEGRAM (Tel.) telegrafiar; expedir o enviar o transmitir un telegrama.

— — UP (Min.) s. TO ABANDON, abandonar.

— — — BUSINESS (Com.) retirarse del comercio.

— — WAY (Const.) romperse, desprenderse.

— — A WHITE HEAT (Herr.) encandecer.

— WAY! (Mar.) ¡boga avante!

GIVEN (Tec.) dado, dato conocido (Mat.) dado, conocido, fijado.

Givet GLUE, cola brillante de Givet.

GIVING THE CAMOUFLET (Fort.) dar humazo en las minas.

— "LINE CLEAR" (Fc.) desenclavamiento.

— OFF (Tej.) relajamiento de la cadena.

— A SIGNAL, SIGNALLING (Fc.) transmisión de la señal.

GLACE, género glaseado.

— THREAD, SEWING-COTTON. hilo de algodón glaseado.

GLACIAL (Quím.) glacial.

— ACID (Quím.) ácido glacial.

TO GLACIATE, helar, congelar.

GLACIATION (Quím.) congelación (Geología) glaciación.

GLACIER (Top.) ventisquero, nevado.

GLACIS (Hort.) esplanada, camino cubierto (Arq.) glacis.

GLADE, CLEARING (Arb.) claro, lugar abierto en una selva.

GLADIOLE (Bot.) espadaña ‖ gladiola,

GLAIR (Enc.) WHITE OF EGGS, sisa, clara de huevo (Pint.) glaria, clara de huevo (Arm.) alabarda.

— TO — (Enc.) sisar, aparejar (Tec.) dorar la pasta.

GLAIRINE (Quím.) glarina.

GLAIRY (Pint.) viscoso, pegajoso.

GLANCE (Miner.) galena.

— TO — (Arm.) desviar, rebotar.

— COAL, ANTHRACITE, STONE-COAL, Kilkenny COAL, antracita.

GLANCINGLY, oblicuamente.

GLAND, (BELL; s. COLLAR) (Mec.) (PIPE-FLANGE,) cuello, tapa, collarín o capillo o casquillo del prensaestopas ‖ tambor de engrane y desengrane de correas de transmisión (Bot.) bellota.

— COCK (Mv.) llave del prensaestopas.

— AND COLLAR BUSH FOR CYLINDER COVER (Mv.) caja de estopas de la tapa del cilindro.

— PACKING (Mv.) caja de estopas de corona ‖ empaquetadura de casquillo.

— OF A PLUMBER BLOCK (Mec.) v. CAP-PIECE, cojinete superior.

— — THE STUFFING-BOX (Mv.) capullo del prensaestopas.

GLANDIFORM (Arq.) semejando bellotas.

GLARE, clara de huevo.

GLAREOUS, viscoso, pegajoso.

GLARING, (COLOR,) (Pint.) color chillón o crudo.

GLASERITE (Miner.) glaserita.

GLASS, vidrio ‖ vaso, copa ‖ (WINDOW,) vidrio de ventana ‖ espejo, luna de espejo ‖ anteojo ‖ lente de instrumento óptico (Tec.) (SANDWATCH,) ampolleta, reloj de arena ‖ barómetro.

— TO —, poner vidrios ‖ encerrar o cubrir con vidrios.

— ACCUMULATOR BOX (JAR) (Elect.) recipiente de vidrio para acumuladores.

— BALL (Jueg.) esferitas de vidrio.

— BALLOON (Quím.) matraz.

— BEADS, cuentas de vidrio (Mod.) chaquira, abalorio.

— BEAD TUBE (Quím.) tubo de perlas.

— BELL, campana de cristal.

— BLOWER or MAKER, vidriero, soplador de vidrio.

— — 'S LAMP, lámpara de esmaltar.

— —'S PIPE, BLOWING IRON, BUNTING IRON (Vid.) puntel o caña de soplar.

— —'S TABLE, candilón.

— BOX, (Quím., Elect.) caja de vidrio.

— BUBBLE (Quím.) retorta de vidrio.

— BULB (Quím.) ampolla o ampolleta de vidrio.

GLASS CASE or COVER (Com.) vidriera, muestrario (O. Ec.) urna (Vid.) v. — COVER.
— CEMENT, cemento o pegamento para vidrio.
— CLOTH, lija de vidrio.
— COCK (Quím.) grifo de vidrio.
— CONDUCTOR (Elect.) hialoterio.
— COVER, v. — CASE (Vid.) campana.
— CUTTER, tallador de vidrio.
— CUTTING, corte o tallado del vidrio.
— CYLINDER (Vid.) cilindro para hacer el vidrio.
— DIAMOND or STRASS, IMITATION, diamante artificial.
— DOOR, puerta vidriera.
— DRILL, taladro para el vidrio.
— DROPS (Lamp.) canelones, almendras de cristal (Fís.) (v. — TEAR,) lágrimas de Batavia.
— ENAMEL, esmalte vítreo.
— ENGRAVING (Grab.) grabado en cristal.
— EYE, HORN-EYE OF SHUTTLES (Tejido) anillas.
— EYES (Cir.) ojos de cristal.
— FEATHERS, plumas de vidrio.
— FOUNDER or MELTER (Vid.) fundidor de vidrio.
— FRAME, marco de vidrio (Eb.) marco para vidrio.
— — PARTITION, cancel de vidrio.
— — FOR TRACING (Dib.) calcador.
— FURNACE (Vid.) carquesa, horno de vidrio, arcada.
— GALL, s. ANATRON, SANDEVER (Vid.) manteca o grasa o espuma de vidrio.
— GAUGE (Mv.) indicador, tubo de nivel de agua.
— GILDING, dorado sobre vidrio.
— GLOBE, globo de cristal (M. de C.) pie de cristal.
— GRINDER or CUTTER, bruñidor o pulidor de cristales || moledor de vidrio.
— GRIT, vidrio en granalla.
— GUARD OF GLOW-LAMPS (Elect.) globo de vidrio protector de lámparas incandescentes.
— HAND GRENADE (Art.) granada de vidrio.
— HARD, de la dureza del vidrio || dureza del vidrio.
— HARDNESS (Fund.) temple perfecto.
— HOUSE, cristalería (Hort.) (CONSERVATORY, ORANGE-HOUSE,) invernadero.
— INSULATOR (Elect.) aislador de vidrio.
— — WITH DRIPPING EDGE (Elect.: pilas,) aislador de vidrio con reborde para dejar escurrir.
— JAR (Quím.) probeta.

GLASS LAYER or TABLE or PLATE or PAD (F. de espejos) mesa de fábrica de espejos.
— LEADING, emplomado para vidrio de ventana.
— LENS (Opt.) lente.
— LIKE, vítreo || semejante al vidrio.
— LINED, revestido de vidrio.
— LOZENGE, RHOMBIC PANE OF —, vidrio romboidal.
— LUBRICATOR, — OIL CUP, engrasador con bombilla de cristal.
— MAKER, s. — BLOWER, vidriero, fabricante de vidrio.
— MAN, DEALER IN — WARES, vidriero, quincallero.
— MELTING FURNACE, — OVEN, horno de vidriero, horno de fundir el vidrio, carquesa.
— METAL (Vid.) vidrio derretido.
— MILL, molino de pulverizar el vidrio.
— MIRROR, espejo de cristal.
— MOSAIC, mosaico de vidrio.
— MOULD, prensa de moldear el vidrio.
— OVEN, v. — MELTING FURNACE.
— PAINTER, pintor sobre vidrio || (— STAINER, ANNEALER,) pintor sobre vidrio, esmaltador.
— PANE, hoja de vidrio para ventana.
— PANEL, tablero de vidrio.
— PAPER, papel de lija, s. SAND-PAPER.
— PARABOLIC MIRROR (Elect.: reflectores,) espejo parabólico de vidrio.
— PARER (Vid.) brujidor.
— PARTITION, v. — FRAME PARTITION, tabique de vidrio.
— PEARLS, BUGLE, — BEADS, ARTIFICIAL PEARLS, perlas artificiales, perlas de Venecia.
— PHOTOGRAPH (Fot.) fotografía en cristal || ambrotipo.
— PLATE (Vid.) hoja o placa de vidrio (Fot.) placa de vidrio.
— — OF A MIRROR (F. de espejos) luna de espejo.
— PORCELAIN, porcelana tierna.
— POT, — MELTING POT (F. de espejos) crisol para el vidrio.
— — MOULD (F. de espejos) molde de crisol.
— POWDER, vidrio pulverizado.
— PROTECTOR DIAPHRAGM, diafragma protector de vidrio (para tubos Roentgen).
— RING, CONICAL SCREW IN SHUTTLES (Tej.) devanadera de cristal.
— ROD FOR STIRRING (Quím.) varilla de cristal.
— ROOF (Arq.) cubierta de vidrio, marquesina (Fc.) (— — ON PLATFORM,) marquesina.
— SHADE, brisera || pantalla de vidrio.
— SHOP, tienda de vidriería.

GLASS SIPHON, sifón de vidrio.

— SLIP (Mic.) portaobjetos.

— SOAP, — MAKER'S SOAP, OXIDE OF MANGANESE, jabón de vidrieros, jabón de fábrica de vidrio.

— SPINNER, hilador de vidrio.

— STAINER, v. — PAINTER.

— STAND, vasera, portavasos.

— STOPPER, tapón de vidrio, tapa de cristal.

— TEAR or DROP, Lachrima BATAVICA, Dutch TEAR, Rupert's DROP, lágrimas de Batavia.

— THREAD, hilo de vidrio.

— —, BRITTLE — —, hilo de vidrio quebradizo o frágil.

— TILE, teja de vidrio.

— TRAY, bandeja de vidrio.

— TROUGH (Mic.) portaobjetos acuático.

— TUBE, tubo de vidrio.

— —, GRADUATED — — FOR VOLUMETRIC ANALYSIS (Quím.) tubo de vidrio graduado para análisis volumétricos.

— TULIP SHADE (Elect.) tulipá de vidrio; (pantalla en forma de...); tulipán (D. E. H. A.)

— WARES, cristalería, vidriería.

— WINDOW, vidriera, ventana de vidriera.

— ...WITH CARE (Com.) frágil,... con cuidado.

— WORKS or HOUSE, fábrica de vidrios o cristales.

— —, COMMON — —, fábrica de vidrio común o verde.

— WORM (Quím.) gusanillo o espiral de vidrio.

— WORT (Bot.) almarjo, almajo (Quím.) sosa, barrilla.

ALBUMINIZED — (Fot.) vidrio albuminado.

BURNING — (Fís.) espejo ustorio.

CONVEX —, lente convexa.

CRYSTAL — (Vid.) cristal.

DEVITRIFIED —, PORCELAIN OF Reamur, porcelana de Reamur.

DIMINISHING —, anteojo micrométrico.

FINGER — (Vid.) cío.

FLASHED —, DOUBLE RUBY —, vidrio enchapado o de dos hojas.

FLINT — (Min.) cristal de roca (Vid.) "flint glass", cristal.

FOSSIL —, vidrio fósil o de volcán.

GRAY —, vidrio neutro.

MAGNIFYING —, lente de aumento.

MARBLED —, vidrio jaspeado.

MULTIPLYING —, cristal de facetas.

OPALESCENT —, vidrio opalescente u opalino.

SEMI-WHITE —, STRAW COLOURED —, vidrio semiblanco.

STAINED —, vidrio de color.

STAINED — FOR ASSAYS, vidrio de color para ensayos.

UNPOLISHED —, vidrio mate.

WATER — (Quím.) silicato de sosa.

WAVED —, vidrio ondulado.

WEAVER'S — (Tej.) cuentahilos.

GLASSES (Opt.) espejuelos ‖ anteojos ‖ lentes (Mar.) ampolleta.

GLASSINE (Quím., Pap.) glasina.

GLASSING, vidriado del cuero.

GLASSY, HYALIN, VITREOUS, VITRIFIABLE, vítreo, vitrificable, cristalino.

— FELDSPAR (Miner.) sanidina, feldespato vítreo.

Glauber-SALT, SALLY NIXON, SULPHATE OF SODA (Tint.) sal de Gláuber, sulfato de sosa.

GLAUBERITE, SULPHATE OF SODA AND LIME (Miner.) brumerita.

GLAUCINE (Química) glaucina (Pintura) v. GLAUCOUS.

GLAUCONITE (Miner.) glauconita.

GLAUCOUS, SEA-GREEN, GREENISH (Pint.) glauco, verde mar.

GLAZE, barniz, lustre ‖ capa de esmalte (Alf.) (GLAZING, VARNISH, GLAZING OF EARTHEN-WARE,) vidriado (Vid.) vidrio para vidrieras (Meteor.) v. SLEET, escarcha helada, rocío vítreo o helado.

— TO —, GRIND or RUB WITH EMERY, esmerilar (Alf.) vidriar (Pint.) barnizar, satinar (Arq.) (PUT THE PANES,) poner vidrios a puertas o ventanas (Pap., Enc.) satinar, glasear.

— — EARTHEN WARE (Alf.) vidriar loza.

— — GUN-POWDER, dar pavón a la pólvora.

— — IN PUTTY, PUT THE PLANES IN PUTTY, enmasillar los vidrios.

— — WITH PUMICE STONE (Pint.) apomazar, pulir con piedra pómez.

— — THREAD (Tej.) abrillantar el hilo.

— BAKING (Cer.) cocción del vidriado.

— KILN (Alf.) horno de vidriar.

DEAD or DRY — (Vid.) vidrio mate de barniz desecado.

POROUS — (Alf.) vidriado poroso.

GLAZED (Tej.) satinado, abrillantado (Cer.) vidriado (Pap.) satinado.

— or VITRIFIED BRICK, ladrillo vitrificado o vidriado.

— EARTHEN-WARE, loza vidriada.

— — PIPE, tubo de arcilla o loza vidriada.

— FRAMES (Carp.) marcos con vidrios.

— YARN (Tej.) hilo satinado.

GLAZER, piedra de amolar (Pap.) satinador.

GLAZIER, vidriero.

—'S BENCH, banco para el tirado del plomo.

GLAZIER'S DIAMOND, diamante, cortavidrio.
— KNIFE, cuchillo de vidriero.
—'S LEAD, LEAD FOR WINDOWS, plomos, canales de vidriera.
— NIPPERS (Vid.) brujidor.
—'S PUTTY, masilla.
— SHOP, vidriería.
—'S VICE, torno de tirar plomos.
GLAZING (Alf.) vidriado || arte de vidriar (Pap.) satinado, glaseado (Cuch.) (GRINDING,) pulimentación con esmeril (Arq.) colocación de cristales (Pir.) pavonado de la pólvora.
— BARREL (Art.) barril de pavonar pólvora.
— CALENDAR, FRICTION CALENDAR (Tej.) calandria de fricción (para dar lustre).
— COLOUR, color transparente.
— MACHINE, ROLLING-MACHINE (Pap.) satinador.
— OVEN (Cer.) horno para el vidriado.
— STICK, pulidor (Zap.) bujeta o costa.
— TUB, v. — BARREL.
— WHEEL, cilindro esmerilado de pulir.
  FUSIBLE — (Alf.) blanco fusible.
  WHITE — (Hoj.) esmalte blanco.
  YELLOW — (Alf.) hornaza.
TO GLEAN (Min.) rebuscar (Agric.) espigar, rebuscar.
GLEANER (Agric.) espigador, rebuscador.
GLEANING (Agric.) rebusca, espigadura (Min.) rebusco.
GLEBE (Min.) turba, mina.
GLEBOUS (Geol.) turboso.
GLEUCONOMETER, gleucónometro.
GLIADINE (Quím.) gliadina.
GLIADIMETER, gliadímetro.
TO GLIB (Gan.) castrar.
GLIDE, deslizamiento, resbalamiento (Aeron.) planeo, deslizamiento, vuelo sin motor, vuelo pasivo || descenso planeando.
TO GLIDE, deslizarse, resbalar (Aeron.) planear, deslizarse, volar sin motor || descender planeando.
— — DOWN, (Av.) planear, aterrizar o tomar tierra (modificando el equilibrio dinámico).
GLIDER (Tip.) (SLIDER OF LETTERS,) frotadora (Av.) deslizador, planeador, planador, aeroplano sin motor (Náut.) hidroplano, hidrodeslizador.
  THREE-DECK — (Av.) planador-triplano (con dirección a mano).
GLIDING ANGLE (Av.) ángulo de planeo o deslizamiento o planeamiento.
— FLIGHT (Av.) vuelo de planeo, vuelo planeado.
GLIMMER, GLIST, Muscovy GLASS, mica lamelar.
—, (Min.) mica.

GLIMMERING LIGHT OF THE HERRINGS (Pesc.) destello o fulgor de los arenques.
GLIMPSE, vislumbre.
  TO —, vislumbrar.
GLIST, v. GLIMMER.
TO GLISTEN, brillar.
GLITTER, brillo, lustre || oropel.
  TO —, relumbrar.
GLOBATED, globular, esférico.
GLOBE (Lamp.) globo para lámparas || (Tec.) globo, esfera.
— SIGHT (Arm.) mira esférica.
— VALVE (Mec.) válvula esférica.
GLOBULAR, globular.
— CHART, carta en proyección esférica.
— LIGHTING, b. BALL.
— MAGNET, TERELLA, imán esférico.
— ORE (Min.) mineral globular.
— PROJECTION, proyección esférica.
— SAILING (Mar.) navegación esférica.
GLOBULARITY (Fís.) estado globular.
GLOBULE, glóbulo.
GLOBULET, molécula globular.
GLOBULINE (Quím.) globulina.
GLOBULOUS, globular.
GLOKENSPIEL (Mús.) —, juego de campanas.
GLOOM STOVE (Pir.) estufa de secar.
GLORY (Pint., O. Ec.) gloria, nimbo, aureola (Meteor.) glorias.
— HOLE (Vid.) crisol vacío.
GLOSS (Tec.) (LUSTRE,) lustre, brillo (Cer.) vidriado (Tip.) glosa, s. PRESSING.
  TO —, dar lustre (Cer.) vidriar (Tej.) satinar o lustrar.
— BOARDS (Tej.) cartones de satinar.
GLOSSARY (Tip.) glosario.
GLOSSING (Tejidos) (WATER-DRESSING, GLAZING,) aguas, aprestos, lustre (Ten.) granelado de las pieles.
GLOSSOGRAPH (Fís.) glosógrafo.
GLOSSY, lustroso.
— OVEN (Vid.) horno de esmaltar.
GLOVE, guante.
— FASTENERS or TIES, broches de guantes.
— WITH GAUNTLETS, guante con puño.
— MAKER, guantero.
— MONEY, s. BRIDLE-MONEY (Com.) gratificación.
— STRETCHER or W I D E N E R, FINGER STRETCHER, — STICK, ensanchador o abridor de guantes.
— THREAD, hilo para guantes.
  BOXING —, guantes de boxeo.
  FENCING —, guantes de esgrima.
  FURRED —, guantes forrados de piel.
  LEATHER —, guantes de cuero.
  PERFUMED or SCENTED —, guantes de frangipán.

GLOVER, guantero.

—'S FORMING STICK, conformador de guantes.

— SHOP, guantería.

—'S WOOL, lana peladiza.

GLOW, brillo || lucimiento || incandescencia.

TO —, abrasarse, arder, entrar en incandescencia || resplandecer, lucir (Herr.) dar una calda (Quím., Meta.) recocer la copela, hacer enrojecer.

— — AFTER CUTTING OFF THE CURRENT (Elect.) permanecer o quedar incandescente después de interrumpida la corriente.

— — THE CUPEL IN THE MUFFLE, REDDEN IN THE FIRE (Quím.) calentar la copela al rojo casi blanco.

— — ONE, TWICE, etc.... dar una, dos... caldas.

— or INCANDESCENT LAMP (Elect.) lámpara incandescente o de incandescencia.

— LAMP BULB (Elect.) ampolla (de vidrio) de la lámpara incandescente.

— — CAP or BASE or TIP (Elect.) casquillo de lámpara incandescente.

— — CORD (Elect.) cordón (conductor) para lámpara incandescente.

— — FILAMENT (Elect.) filamento de lámpara incandescente.

— — FITTINGS (Elect.) armadura de lámpara incandescente.

— — FOR GUN-BARRELS (Arm.) lámpara para (la verificación del ánimo de los) cañones, (poliscopio).

— — LIGHT BATH (Elect. T.) baño fototerápico completo de lámparas de incandescencia.

— — LOAD (Elect.) carga con lámparas incandescentes.

— — PHOTOMETER, fotómetro para lámparas incandescentes.

— — RADIATOR (Elect.) estufa o "radiador" con lámparas incandescentes.

— — REFLECTOR (Elect.) reflector de lámpara incandescente.

— — TESTING (Elect.) ensayo o prueba de las lámparas incandescentes.

GLOWER (Elect.) cuerpo incandescente (Química) incandescente.

GLOWING, ardiente, incandescente || brillante (Quím.) enrojecimiento de la copela (Fundición) calda de copela (Pint.) color vivo o encendido.

— COALS, ascuas.

— HEAT (Fund.) fuego de calda.

— LAMP, lámpara de pavonar; (Compárese: GLOW-LAMP).

— TIP (Elect.) clavija incandescente.

— TOOL (Rel.) pavonador.

GALVANIC —, incandescencia galvánica.

GLUCIC ACID (Quím.) ácido glúcico.

GLUCINE (Quím.) glucina.

GLUCINUM, s. BERYLLIUM (Quím.) glucinio.

GLUCOGENE, glucógeno.

GLUCOGENESIS (Fisiol.) glucogenia.

GLUCOSE (Quím.) glucosa.

GLUCOSIDE (Quím.) glucósidos.

GLUE, cola, cola fuerte (Caz.) liga.

TO —, encolar, pegar con cola fuerte.

— OF BLOOD, ictiocola francesa.

— BOARD, tabla de encolar.

— BOILER, fabricante de cola.

— OF BONES, osteocola.

— BRUSH, brocha de encolar o dar cola.

— CAN, cazo de cola con baño María.

— COAT (Dor.) mano o capa de cola.

— HEATING APPARATUS (Eb.) aparato para cocer la cola.

— OF LEATHER, cola de cuero.

— — AND GARLIC, ajicola.

— POT (Carp.) cazo de cola.

— PRESS (Carp.) sargento, prensa de encolar.

— PRIMING (Carp.) encolado (Dor.) dorado al destemple.

— WARMING APPARATUS (Eb.) aparato de calentar cola.

— WATER (Pint.) agua de cola.

— — COLOR, color al destemple.

CASEUM —, cola de caseína.

Cologne —, cola fuerte, cola de Colonia.

CORASE or CRUDE —, cola de sombrereros o de París.

DRESSING — (Tec.) engrudo.

MARINE —, cola marina.

MOIST — (Carp.) cola fuerte líquida.

GLUED BELT JOINT, correa pegada.

GLUEING, encoladura.

— MACHINE (Eb.) máquina de encolar.

— ROLLER or CYLINDER (Eb.) cilindro de dar cola.

— ROOM (Eb.) cuarto de encolar.

GLUEY, pegajoso, glutinoso.

GLUEYNESS, viscosidad.

GLUT, bóveda de un horno (Alb.) ripio de ladrillos.

TO —, atascar, congestionar.

— — THE MARKET (Com.) inundar el mercado, abarrotar.

GLUTEN (Quím.) gluten || cola vegetal o albuminoide.

— OF OATS (Quím.) avenina.

TO GLUTINATE, conglutinar.

GLUTINATION, conglutinación.

GLUTINATIVE, aglutinante.

GLUTINE (Quím.) glutina, albúmina vegetal.

GLUTINOSITY, viscosidad.

GLUTINOUS, glutinoso, viscoso.

GLYACIALINE (Pir.) gliacialina.

GLYCERIN, OIL-SUGAR, ELAIOSACCHAR-
UM (Quím.) glicerina.

— or CATARACT CYLINDER, cilindro de glicerina.

GLYCEROGELATIN (Quím.) glicerogelatina.

GLYCEROL (Quím.) glicerina, glicerol.

GLYCEROPHOSPHATE, glicerofosfato.

GLYCINA (Quím.) glucina, glicina.

GLYCINIUM (Quím.) glicinio.

GLYCIRRHIZINE (Quím.) gliciricina.

GLYCIUM, BERYLLIUM (Quím.) glicio, berilio.

GLYCOCOLL (Quím.) glicocola.

GLYCOGENE (Quím.) glicógeno.

GLYCOGELATIN, v. GLYCEROGELATIN, glicerogelatina.

GLYCOL (Quím.) glicol.

GLYCOSULPHUROUS ACID (Química) ácido
sulfoacético.

GLYCYL (Quím.) glicilo.

GLYOXALINE (Quím.) glioxalina, imidazol.

GLYPH (Arq.) glifo.

CLYPTIC (B. A.) glíptica.

GLYPTOGRAPHY (Tip.) gliptografía.

GLYPTOTECA (B. A.) gliptoteca.

Gmelin BLUE, azul de Gmelin.

TO GNAW, roer, carcomer, corroer.

GNARLED (Carp.) nudoso.

GNEISS (Miner.) gneis.

GNOMON, HAND or PIN or STYLE OF A
SUN-DIAL, gnomon, esciaterio, estilo de reloj de sol.

— OF A GLOBE (Rel.) índice del círculo horario.

GNOMONIC COLUMN, reloj de sol.

GNOMONICS (Ast.) gnomónica.

TO GO, WORK, (Elect., Mec.) funcionar, andar (Min.) andar, estar en explotación.

— — ABOARD (Mar.) ir a bordo.

— — ABOUT (Mar.) virar de bordo.

— — ADRIFT (Mar.) arronzar || fluctuar a
merced de los vientos.

— — AHEAD (Mar.) ir para avante (Tec.) seguir, avanzar, ir adelante.

— — ALONG SIDE (Mar.) prolongarse.

— — ASTERN (Mar.) ciar.

— — ASUNDER, desunirse.

— — IN BALLAST (Mar.) ir en lastre.

— — BEYOND ONE'S GROUND (Min.) establecerse más allá del terreno.

— — IN BOARD (Mar.) embarcarse, ir a bordo.

— — CLOSE TO THE SHORE (Mar.) barbear
la costa.

— — DOWN (Min.) (DESCEND INTO THE
PIT,) descender, hacer una bajada o un
descenso (Mar.) irse a pique.

TO GO FAST THROUGH THE WATER (Mar.)
llevar mucha salida.

— — TO LAW (Jur.) acudir a las leyes.

— — OFF, — — BY ITSELF (Arm.) descargarse (un arma).

— — ROUND (Mar.) virar.

— — TO RUIN, FALL INTO DECAY (Const.)
deteriorarse.

— — TO STARBOARD (PORT,) TO VEER
(Mar.) virar de bordo a derecha.

— — WITH THE TIDE (Mar.) bajar con la
marea.

— — UNDER THE FORE SAIL (Mar.) correr
con el trinquete a dos puños.

— — UPON ANOTHER TACK (Mar.) cambiar
de cabeza.

— — WELL (Rel.) marchar bien, andar bien.

— — TO WORK (Com., Mec.) ponerse a trabajar.

— AHEAD! (Tec.) ¡adelante! (Mar.) ¡avante!
¡va adelante! (Tel.) ¡adelante!, seguir.

— PERMISSION, PERMISSION TO START
(Fc.) permiso de marcha.

— CART (Mueb.) andador o andaderas para
niños.

— ON! ¡adelante!

— OUT (Hid.) esclusa de desagüe.

GOAD (Agric.) aguijón, aguijada.

TO —, aguijar, aguijonear.

GOAF (Min.) (GOB, GOBBIN,) s. ATTLE, ma-
terias estériles || abandono, desistimiento de
la explotación || merma.

GOAL, límite, meta (Dep.) meta.

GOAR (Cost.) cuchillo, gamba, ensanche de
vestido.

Goat (Ast.) Capella, La Cabra.

GOAT (Gan.) cabra, chivo.

—'S BANE (Bot.) acónito.

— HAIR (Tej.) pelote.

— — CLOTH (T. L.) picote.

— HEARD (Gan.) cabrero.

— RUE (Bot.) galega.

HE — (Gan.) cabrón, macho cabrío.

GOB, v. GOAF y ATTLE (Min.) resalto o saliente de una galería.

GOBBIN, GOB-STUFF, REFUSE, RUBBISH,
v. GOAF, ATTLE, (Min.) escombros, es-
combrera de mina antigua, materias estériles (Art.) terraplén de una mina.

Gobelins TAPESTRY, tapicería de los Gobelinos.

GOBLET (Vid.) (GLASS-BOWL,) vaso, copa
|| cubilete (Hid.) arcaduz.

— WORK, bomba de rosario, elevador de arcaduces.

MAGICAL — WITH A CONCEALED SIPHON
IN THE HANDLE (Fís.) vaso de Tántalo.

GODROOM, BOSS (Arq.) abolladura.

GODROONED, CONVEX, BENT ARCHLIKE (Arq.) curvado en arco, arqueado, bombeado.

GODS HOUSE (Arq., Ec.) tabernáculo.

TO GOFFER, rizar (Enc.) estampar (Tec.) hacer labrados con moldes.

GOFFERING (Enc.) estampa, estampadura (Fund.) modelaje, fundición de balas.

— IRONS, rizadores para ropas (Enc.) hierros de estampar.

— MOULD, estampa.

— PRESS, máquina de estampar.

— ROLLERS, v. — IRONS, cilindros de estampar.

GOGGLES (Opt.) gafas protectoras, anteojos de camino || gafas || quevedos (Eq.) viseras, (para caballos asustadizos).

— COMBINED WITH MASK, gafas o anteojos de careta, (para automovilistas).

— WITH SIDE GLASSES (Opt.) gafas de cuatro vidrios.

GOING BARREL (Mec.) barrilete, tambor.

— IN DEAD (VARNISH,) (Eb.) absorción del barniz.

— OFF SILKY (Eb.) desprendimiento del barniz.

GOLA (Arq.) cimacio o gola.

GOLD (Quím.) oro (Com.) moneda de oro (Mil.) centro del blanco.

— AMALGAM (Quím.) amalgama de oro.

— ASSAY or TEST (Meta.) prueba o ensaye del oro.

— BATH, baño de oro.

— BEATER, tirador o batidor de oro.

— 'S HAMMER, martillo de batir el oro en hojas.

— 'S MOULD, FORM, molde.

— 'S SKIN, tripa de buey.

— BEATING, batidura del oro.

— BLOCKING (Enc.) ornamentación de oro batido.

— BROCADE, brocado de oro.

— BUDDLE (Min.) gamella de lavar el oro.

— COIN (Ac.) moneda de oro.

— COLOUR or COLOURED, GOLDEN, dorado, de color de oro.

— CORDIAL (Lic.) aguardiente de oro de Dantzic.

— DIGGING (Min.) extracción del oro.

— DRAWER, hilera de oro.

— DUST, VENTURINE, polvo de oro, oro en polvo.

— FIELD (Min.) terreno aurífero.

— FINER or REFINER, refinador o afinador de oro.

— FOIL, oro en hojas, pan de oro.

— INK, tinta dorada.

— LACE, galón de oro.

GOLD LACQUERING, MORDANT — SIZE (Dor.) sisa.

— LEAF, hoja o pan de oro, oro de aplicación.

— — ELECTROMETER (Elect.) electrómetro de panes de oro.

— — ELECTROSCOPE, electroscopio de panes de oro.

— LEAVES (Dor.) libreta de panes de oro.

— , STRONG — — (Dor.) oro grueso o doble.

— LETTERING (Enc.) letras doradas.

— LINE, FILLET (Enc.) filete de oro.

— LUSTRE, lustre que se da al oro pintado.

— MASTIC, almáciga de oro.

— MELTER or FINER, fundidor o afinador de oro.

— ORE, GREY — — (Min.) mina de oro gris.

— PAPER, papel dorado.

— PEN, pluma de oro.

— PLATE (Dor.) chapa de oro.

— PLATED, enchapado de oro.

— PLATING, s. GILDING.

— PRINTING (Tip.) impresión en oro.

— PURPLE (Pint.) púrpura de Casio.

— RAIN (Pir.) lluvia de oro.

— REFINER, v. — FINER.

— SAND, AURIFEROUS SAND, arena aurífera || oro en pajuelas.

— , FERRIFEROUS — , arena aurífera ferrosa.

— SCALES, ASSAY-BALANCE, balanzas finas de ensaye.

— SHELL (Pint.) concha de oro.

— SIZE (Dor.) sisa de dorar, cera de dorar (Eb.) barniz de apresto o de preparación (Joy.) mate.

— SMITH, orfebre, artífice en oro.

— 'S, ART, orfebrería.

— 'S FURNACE, hornilla de orfebre.

— 'S HAMMER, martillo de orfebrería.

— SOLDER (Dor.) crisocola.

— SOLDERIING, soldadura con oro.

— SPANGLES, pajuelas de oro.

— STONE, (Miner.) venturina.

— TEST, v. — ASSAY.

— THREAD, hilo de oro.

— TISSUE, tisú de oro.

— TOOLING (Enc.) dorado.

— TUFT, penacho o borla de oro.

— UNDER 18 CARATS, oro bajo, oro de ley baja o inferior.

— VARNISH (Pint.) corladura, barniz color de oro.

— — FOR SILVER, corladura.

— WASHER or SEARCHER (Min.) lavador de oro.

— WASHING (Min.) lavado del oro.

— WAX (Dor.) sisa o cera de dorador.

— WEAVER (Tej.) fabricante de telas de oro.

GOLD WEIGHT, TROY, TROY WEIGHT, pesos para pesar metales preciosos.
— WIRE, alambre de oro.
— — DRAWER, tirador de oro.
— — DRAWING MILL, molino de tirado del oro.
STANDARD — (Ac.) oro de ley.
GOLDEN, áureo, de oro, de color de oro.
— Fleece (Bl.) toisón de oro.
— NUMBER (Cron.) áureo número.
— SULPHURET OF ANTIMONY (Quím.) pentasulfuro de antimonio.
— YELLOW (Pint.) amarillo de oro.
GOLF (Dep.) golf.
GONAD, gonado, gonada.
GONADECTOMY (Cir.) gonadectomía.
GONDOLA (Mar.) góndola (Fc.) v. — CAR (Aeron.) góndola.
— CAR (Fc.) "góndola", vagón con bordes.
GONG (Mús.) campana chinesca, gongo (Vm., Fc.) v. BELL || gongo.
— or BELL OF CONTINUOUS ACTION, MULTIPLE STRIKE — or BELL (Fc.) timbre o campana de golpes repetidos.
— HAMMER, martillo del timbre.
— PILLAR (Fc.) pilar del timbre.
— SIGNAL (Fc.) campana o timbre automático.
— OF A SINGLE STROKE (Fc.) campana o timbre de un solo golpe.
— STOOL or SUPPORT (Fc.) asiento del timbre o campana.
— STROKE, golpe del timbre o de la campana.
CUP-SHAPED — (Teléf.) campanilla tirolesa.
PLATFORM — or BELL (Fc.) timbre de andén.
SHEEP — (Gan.) cencerro.
GONIOMETER (Crist.) goniómetro (Tecnología, Radio.) goniómetro.
Hauy's —, goniómetro de Hauy.
REFLECTIVE —, goniómetro de reflexión.
GONIOMETRY (Fís.) goniometría.
GOOD, bueno, (Cerr.) malta remojada (Com.) (—S) efectos, géneros, mercancías, mercaderías (Fc.) mercancías.
—S COLLECTING TRAIN (Fc.) tren combinado, tren colector.
— CONDUCTOR (Fís.) buen conductor.
— CONTACT (Elect.) contacto bueno, buen contacto.
— or DEAD EARTH (Elect.) contacto de tierra perfecto.
—S DELIVERY VAN (Vm.) caja de furgón.
— FAIR (Com.) algodón bueno y buena mercancía.
— S or LUGGAGE LIFT ELEVATOR (Fc.) montacargas, ascensor de mercancías.
—S LOADING (Fc.) carga.

GOOD-S or FREIGHT LOCOMOTIVE (Fc.: Loc.,) locomotora para tren de mercancías.
—S IN DEMAND (Com.) géneros de buena venta.
— MIDDLING (Com.) algodón mediano y buena mercancía.
—S MOTOR-CAR (Fc.) furgón-automóvil, motor de mercancías.
— ORDINARY (Com.) bueno común || café bueno ordinario.
— PLYER (Mar.) bolinero.
— SAILOR (Mar.) buque marinero.
— SHED (Fc.) cobertizo o muelle cubierto para mercancías; galpón.
—S — WITH HORSESHOE ARRANGEMENT (Fc.) muelle de mercancías en herradura.
—S — — INSIDE SIDINGS (Fc.) muelle de mercancías con vías de carga interiores.
—S — — LOADING RAMP or WHARF ADJOINING (Fc.) rampa de carga adosada al cobertizo de mercancías.
—S — — LONGITUDINAL ARRANGEMENT (Fc.) muelles en posición longitudinal para mercancías o mercaderías.
—S — — OUTSIDE SIDINGS (Fc.) muelle de mercancías con vías de carga exteriores.
—S —S — TRANSVERSE ARRANGEMENT (Fc.) posición transversal de los muelles para mercancías o mercaderías.
—S SENT BY SLOW or —S TRAIN (Fc.) mercancías (enviadas) en pequeña velocidad.
—S TRAIN (Fc.) tren de mercancías.
—S — SERVICE (Fc.) servicio de los trenes de mercancías.
—S WAGON WITH SPECIAL DESTINATION (Fc.) vagón completo.
—S — WITHOUT SPECIAL DESTINATION (Fc.) vagón de mercancías de ida y vuelta.
—S WAREHOUSE (Fc.) almacén o depósito.
— WASTE (Tej.) desperdicios útiles.
— WILL (Com.) clientela, marchantería.
RAW —S (Tec.) materias brutas (Fc.) materias brutas, mercancías para carga por vagones completos.
GOOGINGS (Mar.) herrajes del timón.
GOOSE (Zool.) ganso (Sast.) plancha, hierro de planchar (Mar.) brecha abierta por el mar.
— BERRY (Bot.) grosella, uva crespa.
— DOWN, plumón de ganso.
— DUNG ORE (Min.) arseniato de cobalto argentífero.
— FEATHERS, plumas de ganso.
— LIVER PIE, pastel de "foie gras" o hígado de ganso (de Estrasburgo).
— NECK (Maq.) útil de terminar de efecto de resorte (Mar.) arbotante, cuello de cis-

ne || gancho de la botavara || pértiga de charnela universal de una bomba.

— NECKED (Agric.) enteramente maduro, s. DEAD-RIPE.

— QUILL (Com.) pluma de ganso para escribir.

— WINGS (Mar.) calzones || puños calzados de vela redonda.

Gordon ENGINE, máquina de conexión directa, (de Gordon).

GORE (Cost.) cuchillo, v. EKING-PIECE (Mar.) brusca || derribo || cuchillo de vela.

— STRAKE (Mar.) traca de cuchillo.

GORGE (Fort.) gola (Arq.) cuello, garganta (Top.) desfiladero, garganta.

— IN THE SHEAVE (Mec.) garganta de polea.

GORGET, GORGERET (Cir.) (BLUNT —,) sonda acanalada (Arm.) gorguera (Mod.) gola, golilla.

GORING (Mar.) derribo, cuchillo.

— CLOTH (Mar.) paño de cuchillo.

GOSSAMER, AIR-THREAD (Tej.) hilo finísimo, tela de araña.

GOSSAN (Min.) óxido de hierro mezclado con otros cuerpos, quijo.

GOSSYPOL, gosipol.

Gotha (Aeron.) Gotha.

GOTHIC, gótico.

— ARQUITECTURE (Arq.) arquitectura gótica o de estilo ojival.

— COLUMN (Arq.) columna gótica.

— LETTERS (Tip.) letras o caracteres góticos.

— STYLE (Arq.) estilo gótico u ojival.

— VAULT (Arq.) bóveda ojival.

GOUACHE PAINTING (Pint.) aguazo.

GOUGE (Carp.) gubia, gurbia, media caña.

TO —, escoplar.

GOURD (Bot.) calabaza.

GOUT PADDING (Farm.) huata antigotosa.

TO GOVERN (Mar., Mec., Av., Vm.) gobernar, dirigir.

GOVERNMENT, gobierno.

— BOND (Com.) bono del gobierno.

— LOAN (Com.) empréstito del gobierno.

— RAILWAY (Fc.) ferrocarril del Estado.

— TELEGRAM (Tel.) telegrama del Estado.

— TELEGRAPH (Tel.) telégrafo del Estado.

GOVERNOR (Elect.) regulador de velocidad (Mv.) regulador (Tel.) regulador o rueda de aletas (del receptor) (Mar.) piloto (Tec.) regulador (Sast.) patrón.

— BALLS (Mv.) contrapesos del regulador.

— AND BRAKE, mecanismo o disposición para regular y frenar.

—'S CUT OFF (Mv.) cortador del regulador.

— OF ELECTRIC PUMP (Mc.) regulador eléctrico de bomba de aire.

GOVERNOR or **AIR PUMP** (Mv.) regulador de la bomba de aire o de compresor.

— SCREW (Tel.) tornillo de la rueda de aletas (del receptor).

— VALVE (Mv.) válvula del regulador.

— OF Watt, CONICAL PENDULUM (Mv.) regulador de fuerza centrífuga, péndulo cónico.

GOWAN (Geol.) granito descompuesto.

GOWN, bata || toga, vestidura talar, || túnica.

GOWT, alcantarilla.

GRAB, gancho de arrancar.

— DRILL, arrancasondas.

— GEAR, s. CRANE WITH —.

— HANDLE, agarrador.

AUTOMATIC —, cubetadraga automática.

GRACE (Com.) cortesía, gracia (B. A.) gracia.

— HOOP AND STICK (Jueg.) juego del aro.

GRADATION (Tec.) gradación (Pint.) (SOFTENING OF COLOURS,) dulcificación o atenuación de los colores || gradación.

—·OF COLOURS, escala de colores.

GRADATORY (Arq.) gradas de un presbiterio.

GRADE (Fís.) grado (Mil.) grado (Ast.) grado (Mv., Mec.) paso, turrrión de la leva (Fc.) pendiente.

TO — (Fc.) nivelar (Cam.) rebajar o igualar en declive.

— A 1 (Com.) de primera calidad, de primera de primera, extrasuperior.

—· OF THE CAM (Mec.) paso de la leva.

—· CROSSING, LEVEL CROSSING (Fc.) paso a nivel.

— — SIGNAL (Fc.) señal de paso a nivel.

— OF IRON, QUALITIES OF IRON (Meta.) clase o ley del hierro.

— — ORE (Min.) ley de un mineral.

DOWN — (Fc.) bajando.

RULING — (A) (Fc.) pendiente máxima admisible.

GRADED (Tec.) graduado; v. s. STEPPED.

— CONDENSER (Elect.) condensador graduado.

GRADIENT; (DESCENT, DECLIVITY,) inclinación de un camino || pendiente || declive || rampa (Fc.) (ASCENT, FALL,) pendiente, rasante, subida, bajada (INCLINED PLANE,) plano inclinado (Meteor.) gradiente.

— BOARD (Fc.) poste indicador de pendiente o de rasante.

— EXCESS (Fc.) declive o pendiente que exige frenado.

— LIMIT, MAXIMUM —, LIMIT OF ADHESION (Fc.) pendiente límite de adherencia.

— METER or INDICATOR, clinómetro, indicador de pendientes.

GRADIENT REDUCTION ON CURVES, COMPENSATION FOR CURVATURE (Fc.) reducción de la pendiente en las curvas.
— **RESISTANCE** (Fc.) resistencia en rampa.
— or **ANGLE OF SLOPE** (Fc.) ángulo de inclinación del talud.
— **STEEPER THAN THE RULING** — (Fc.) pendiente franqueable por impulso o por la fuerza viva del tren.
— **OF STEEPEST INCLINE (WHICH CAN BE DESCENDED WITH THE AID OF BRAKES, MAXIMUM BRAKING** — (Fc.) pendiente límite de frenado.
— **VELOCITY** (Meteor.) velocidad gradiente.
— **WIND, v.** — **VELOCITY.**
GRADIENTOR (Agric.) aguja de nivelador.
GRADINE (Esc.) gradino (Arq.) —S, gradas.
GRADING, FINISHING, CLEARING, s. LEVELLING (Fc.) nivelación.
— or **LEVELLING OF GROUND** explanación del suelo.
— **INSTRUMENT** (Fc.) nivel para pendientes.
— **PLOW** (Agric.) arado de gradar.
— **SCRAPER** (Ing.) grada de caminos.
— or **SIZING BY SIFTING** (Meta.) determinación del espesor o tamaño por cribadura.
GRADUAL (Tec.) gradual.
— **ALTERATION** (Tec.) alteración gradual.
— **MODIFICATION** (Tec.) modificación gradual.
— **REDUCTION OF SPEED** (Elect.) reducción gradual (disminuyendo el número de vueltas).
GRADUALLY, gradualmente.
TO GRADUATE (Quím.) graduar (un líquido) (Tint.) graduar, dar matiz (Fís., Mat.) graduar (Pint.) graduar (los colores).
— — **THE FIRE,** graduar el fuego.
GRADUATED, graduado.
— **BOTTLE** (Quím.) botella graduada.
— **CHOKING COIL** (Fc., Elect.) carrete o bobina de inducción o de reactancia escalonado.
— **CIRCLE,** círculo graduado, s. **DIVIDED CIRCLE.**
— **CUP** (Quím.) vaso graduado.
— **CYLINDER** (Elect.) cilindro graduado.
— **GLASS** (Quím.) probeta graduada.
— **HYDROMETER,** aerómetro graduado, aerómetro de volumen variable y peso constante.
— **SCALE** (Dib.) escala graduada.
— **SPRING** (Mec.) muelle o resorte graduado.
— **SIGHT** (Arm.) mira graduada.
— **TARIFF** (Elect.) tarifa gradual (Telef.) tarifa gradual.
— **TUBE** (Quím.) tubo graduado (Elect.) tubo graduado (del eudiómetro o voltámetro de agua).

GRADUATING SPRING, muelle del vástago de graduación.
— **STEAM** (Mv.) vástago de graduación.
— **VALVE** (Mv.) válvula de graduación.
GRADUATION (Fís.) graduación (F. de la sal) graduación, v. **TO GRADUATE.**
— **OF THE GAUGE** (Fc.) variación gradual de la entrevía o (S. A.) trocha.
GRADUATOR (Mec.) máquina de dividir (Fís.) graduador (Dib.) grduador (F. de la sal) horno de graduación (Lic.) graduador.
Graf ZEPPELIN (Aeron.) Graf Zepelín.
GRAFF (Top.) foso.
GRAFFAGE, talud de foso.
GRAFT, INGRAFTMENT, s. BARK (Hort.) injerto, aguja, acodo.
TO — or **INGRAFT** (Agric.) injertar, acodar (Mar.) empatar dos chicotes.
— — **UP** (Carp.) empalmar.
GRAFTER (Agric.) injertador.
GRAFTING (Agric.) injerto (Carp.) empalmadura (Mar.) empate.
— **BY APPROACH, IN ARCHING** (Hort.) injerto por aproximación.
— **CHISEL** (Agric.) injertador.
— **BY GERMS** (Hort.) injerto de escudete.
— **KNIFE, BUDDING-KNIFE** (Hort.) abridor, cuchillo de injertar.
— **BY MEANS OF A WIMBLE** (Hort.) injerto en canutillo.
— **ON** (Carp.) empalme.
— **OF A ROPE** (Mar.) empalme o empate de cabo.
— **SAW** (Hort.) sierra de injertar.
— **TOOL,** azada curva.
— **TWIG** (Hort.) estaca.
— **WAX, MUMMY** (Hort.) cera de injertar.
BARK — (Hort.) injerto en empeltre.
BEAKED — (Hort.) injerto por aplicación.
CHEEK — (Hort.) injerto en corte.
CROWN — (Hort.) injerto en coronilla o corona.
NATURAL — (Hort.) injerto franco.
SADDLE — (Hort.) injerto de silleta.
SHIELD —, — **IN THE RIND** or **SHOULDER,** injerto en escudete.
WEDGE — (Hort.) injerto en cuña.
WHIP or **TONGUE** — (Hort.) injerto de lengüeta.
Graham BREAD, pan de trigo sin tamizar, pan de Graham.
GRAILLE, limatón de peinetero.
GRAIN (Tecnol.) grano (Química) s. **BEAD** (Agric.) grano, semilla || grano (Metr.) grano (Carp.) grano o fibra de la madera (Meta.) granulación (Ac.) grano || (**ASSAY OF THE REFINED SILVER,**) prueba de

la plata afinada (Pap.) grano del papel (Mec.) cojinete.

TO — (Agric.) granear (Ten.) granelar, agranelar (Tej.) granelar (Pint.) vetear (Pap.) granear.

— — LEATHER (Ten.) granelar el cuero.

— — WITH A CORK (Ten.) corchear.

— — SKINS (Ten.) agranelar.

— BINDER (Agric.) agavillador.

— BRUISER (Agric.) máquina de machacar el grano.

— CAR (Fc.) carro para granos.

— CLEANER (Agric.) aventador.

— CONVEYOR (Mol.) conductor de granos.

— CRADLE (Agric.) plataforma de la segadora.

— CRUSHER (Agric.) trituradora.

— DAMPER (Agric.) decorticador de vapor para granos.

— DOOR (Fc.) tabla de revestimiento || puerta para granos (en un carro).

— DRILL (Agric.) sembradora.

— DRYER (Agric.) desecadora de granos.

— ELEVATOR or LIFTER (Mec.) elevador de granos.

— FAN (Agric.) aventadora de granos.

— FORK, bieldo.

— GAUGE, pesagranos.

— HARVESTER (Agric.) segadora.

— HOPPER (Fc.) tolva para cereales.

— HULLER (Agric.) descascaradora de granos.

— or FIBROUS LAYER (Mader.) de contextura fibrosa.

— LEATHER (Ten.) cuero de caballo curtido (Zap.) cuero preparado para zapatos.

— OF LEATHER (Ten.) flor.

— MEASURER (Agric.) medidora o registradora de granos.

— OF METAL (Meta.) contextura de un metal, fibra o grano de un metal.

— METER (Agric.) medidor de granos.

— MILL, molino de granos.

— MOISTENER (Mol.) remojador de granos.

— MOTH (Agric.) gorgojo.

— OF PARADISE (Bot.) amomo.

— POWDER, pólvora graneada.

— OF POWDER, granulación o grano de la pólvora.

— PUNCHEON (Grab.) granelador.

— RAKE (Agric.) máquina de agavillar.

— SACKER (Agric.) ensacador de granos.

— OF SAND, grano de arena.

— SCALE, balanza para granos.

— SCOURER (Agric.) limpiadora de granos.

— SCREEN or SIFTER (Agric.) aventadora de tamiz.

— SEPARATOR or SORTER (Mol.) separadora del grano.

— SHED (Fc.) tinglado para cereales.

GRAIN SHOVEL (Agric.) pala para granos.

— SOTING MACHINE (Agric.) escogedora o seleccionadora de granos.

— OF A STONE, contextura de una piedra.

— TESTER, pesagranos.

— THRASHER (Agric.) trilladora de granos.

— or FIBRE OF THE TIMBER (Mader.) fibra de madera.

— TIN, PURE TIN, MINE-TIN (Meta.) estaño en grano, estaño puro de Inglaterra.

— WASHER (Agric.) lavadora de granos.

— WOOD, PLANK-WAY, WOOD CLEAVED WITH THE — (Mader.) madera de hilo.

GRAINED, v. b. COARSE, SMALL, etcétera. (FINE —,) de grano fino.

GRAINER (Pint.) (ORNAMENTAL PAINTER,) pintor decorador || pincel de vetear o granear (Ten.) granelador || (BATE,) baño de palomino.

GRAINING (Tec.) graneo (Ten.) (BOARDING LEATHER,) graneladura o granelación (Tint.) teñido de la lana.

— BOARD (Ten.) remanadera.

— COMB or TOOL (Pint.) peine de vetear.

— MILL, máquina de granelar.

— THE PRESS CAKE (Pir.) graneado de la galleta de pólvora.

— TOOL, GRANULATING TOOL, hierro de granelar (Ten.) granelador.

GRAINS (Fund.) apoyos del ánima de un molde (Cerv.) cáscara de la cebada después de hecho el mosto (Pesc.) fisga de cuatro o más púas.

—' DRYER (Cerv.) secador de malta.

Gram METHOD (Bacter.) método de Gram.

—' NEGATIVE (Bacter.) Gram negativo.

—' POSITIVE (Bacter.) Gram positivo.

— SOLUTION or STAIN (Bacter.) colorante gram, Gram, el Gram.

GRAM, GRAMME, ab. G or g (Metr.) gramo, gr.

GRAMME EQUIVALENT (Elect., Quím.) gramoequivalente.

— ION (Elect.) gramión.

— MOLECULE (Elect., Quím.) gramomolécula.

Gramme MACHINE (Elect.) máquina Gramme.

— RING (Elect.) anillo (de) Gramme.

— or RING WINDING (Elect.) arrollamiento de anillo.

GRAMMOMETER, gramómetro.

GRANARY, CORN-LOFT (Agric.) granero, troje, almudia, cilla, cillero.

PUBLIC —, STORE-HOUSE (Agric.) alhóndiga, pósito.

GRAND (Com.) mil dólares.

GRANGE (Agric.) granja, cortijo, alquería.

GRANITE (Miner.) granito.

— AXE (Cant.) hacha de cortar el granito.

GRANITE INSULATOR (Elect.) aislador de granito.
— SLABS, placas de granito para la construcción de altos hornos.
— WARE, loza de granito.
— —, STONE CHINA, IRONSTONE WARE, Wedgewood, loza de Wedgewood, tierra fina de Inglaterra.
 GRAPHIC —, GRAPHIC STONE, granito gráfico.
 RED or Egyptian —, granito rojo u oriental o de Egipto.
GRANIFORM, GRAIN SHAPED, graniforme.
GRANITEL, STAUROLITE (Min.) estaurótida, piedra de cruz.
GRANITIC (Min.) granítico.
GRANITIFICATION (Geol.) granitificación.
GRANITIFORM, GRANITOID, granitoide, granitiforme.
GRANNY'S BEND or KNOT (Mar.) gorupo.
Grant FUEL, combustible de Grant.
GRANT (Com.) concesión, don, merced (Jur.) concesión, privilegio.
 TO — (Com., Jur.) conceder, otorgar.
— OF RAILWAY, concesión de caminos de hierro.
GRANTEE (Com., Jur.) concesionario.
GRANTOR, concesionista.
GRANULAR, GRAINED, GRANULATED, granular, granulado (Meta.) mineral en granalla.
— COHERER (Tel. In.) cohesor de granalla.
— MICRPHONE (Telef.) micrófono de granalla.
TO GRANULATE, granelar, granear (Grab.) hacer el grano (Meta.) (CORN,) granallar.
GRANULATED, granulado ‖ rugoso ‖ en granalla.
— CARBON MICROPHONE (Telef.) micrófono de carbón granulado.
— METAL (Meta.) metal en granalla.
— STEEL (Meta.) acero granulado.
GRANULATING, granulación, granuladora ‖ el hacer rugoso (Meta.) (CORNING OF IRON PIG,) granulación de la fundición (Pir.) graneado.
— APPARATUS (Meta.) granulador de metales.
— MACHINE, Congreve's MACHINE, aparato de granular pólvora de Congreve.
— MILL or HOUSE, CORNING-HOUSE (Pir.) taller de granear pólvora.
— — or CYLINDER (Pir.) v. — ROLLERS.
— ROLLERS (Pir.) ardillas, cilindros de granular pólvora.
GRANULATION, granulación, graneo.
GRANULATOR, FINE GRANULATOR (Pir.) tamiz fino para pólvora.
GRANULE (Farm.) gránulo, granito.

GRANULITE (Geol.) granulita.
GRAP (Tint.) rubia molida.
GRAPE (Bot.) uva (Vin.) vino de ojo de gallo.
— BASKET (Agric.) covanillo.
— CRUSHER, exprimidor de uvas.
— FUNNEL, cantimplora.
— GATHERER (Agric.) vendimia.
— JUICE (Com.) jugo o zumo de uvas. "grape juice".
— OIL (Lic.) esencia de coñac.
— PICKER (Agric.) desgranadera.
— SHOT (Art.) metralla.
— — BAG (Art.) saco de metralla.
— SQUEEZER, exprimidor de uvas.
— STONE (Agric.) granuja, grano de uva.
— SUGAR, FRUIT-SUGAR, FRUCTOSE. glucosa, v. FRUCTOSE.
— TRELLIS, emparrado.
— VAT (Agric.) cuba de lagar.
 UNRIPE —S, uvas en agraz.
GRAPERY (Agric.) invernadero de uvas.
GRAPH (Tec.) gráfica. v. CURVE.
GRAPHALLOY (Meta.) grafalloy.
GRAPHIC (Dib.) gráfico.
— CLAY (Carp.) tiza de carpintero.
— ORE (Miner.) mineral de teluro.
— SOLUTION (Mat.) solución gráfica.
— STONE (Min.) pegmatita gráfica.
GRAPHICAL INTEGRATION (Mat.) integración gráfica.
— TIME TABLE (Fc.) cuadro gráfico de marcha de trenes.
GRAPHITE, BLACK LEAD, PLUMBAGO, PULMBAGINE, CARBURET OF IRON, LEAD ORE (Miner.) grafito, plombagina, lápiz plomo (Meta.) (FROTH, KISH,) espuma de fundición de hierro, plombagina.
— CRUCIBLE (Meta.) crisol de grafito o plombagina.
— LUBRICATION, lubrificación o engrase con grafito.
— PAINT, color diamante.
- PASTE, PAINTING THE HEAD-RAIL WITH — — (Fc.) grafilo, dar una capa de grafilo a la superficie de la cabeza del riel.
— RESISTANCE (Elect.) resistencia grafítica.
— RHEOSTAT (Elect.) resistencia de grafito.
— STARTER (Elect.) aparato de arranque de grafito.
— WATER (Meta.) agua de grafito.
 RETORT —, grafito de retorta.
GRAPHITIC, grafítico.
— CABON (Elect.) carbón grafítico (para carbones eléctricos).
— FILM, película de grafito.
 NON —, no grafítico.
GRAPHITIZATION, grafitación.
GRAPHOLITE (Miner.) grafolita.

GRAPHOMETER, SEMI-CIRCLE (Agric.) grafómetro (Min.) grafómetro subterráneo.

NAUTICAL —, grafómetro marino.

GRAPHOPHONE, grafófono, fonógrafo.

GRAPHOSCOPE (Opt.) grafoscopio.

GRAPHOSTEREOSCOPE, grafoestereoscopio.

GRAPHOTYPE (Tip.) grafotipo.

GRAPNEL (Mar.) ancla, anclote, razón, arpeo || ancla de cuatro uñas.

— FOR FISHING (Pesc.) cocle, cloque.

CUTTING — (Mar.) ancla de tijeras.

GRAPPLE, v. GRAPNEL (Mar.) arpeo (Pesc.) arpón de cierre automático (Elect.) garfio, trepadores.

TO —, s. TO CATCH (Mar.) aferrarse (Tec.) (FASTEN WITH GRAPPLING-IRONS.) (Ing.) anclar, cerrar con anclas.

— HOOK, s. BARB (Pesc.) cloque (Mar.) gafas.

— IRON (BEFORE A PADLOCK, LINK) (Cerrajería) portacandado.

GRAPPLING, LOCKING or **HOOKING ON,** aferramienot (Mar.) v. GRAPNEL.

— FORCEPS (Cir.) pinzas autoplásticas.

— HOOK (Mar.) arpeo, rezón.

— IRON, ancla de una caldera de vapor (Mar.) arpeo de abordaje (Ing.) ancla (Pesc.) cloque.

— or PICKING UP A SUBMARINE CABLE, elevación de un cable submarino.

— TONGS (Pesc.) tenazas de recoger ostiones.

TO GRASP, asir, coger.

GRASS (Agric.) hierba, césped, verdura (Gan.) pasto || forraje.

TO —, SPREAD OVER MEADOWS (T. L.) curar el lino (Hort.) cubrir de hierba.

— BUTTER, mantequilla de verano.

— CLOTH (Tej.) batista de Cantón.

— GREEN, s. CHLOROPHYLLUS, (Pint.) verde oscuro.

— HARVESTER, cortadura de hierba.

— HOPPER (Zool.) langosta.

— HOPPER ENGINE, máquina de balancín libre.

— LAND (Agric.) pradera.

— OIL (Farm.) aceite esencial del calamus aromaticus.

— PLOT or PLAT (Agric.) pradera.

— — EDGING-KNIFE, recortadora de hierbas.

— SHEARS (Hort.) tijeras de recortar la hierba.

— TURF, GREEN TURF, SOD (Agric.) césped.

ORE AT — (Min.) veta a cielo abierto, filón superficial.

GRASSING FLAX, curado del lino.

GRASSY, GRASS-GROWN, herboso.

GRATE, reja, rejilla, enrejado || verja, reja || brasero (Fund.) parrilla de hogar o chimenea, reja (Arq.) reja, cancela (Hid.) em-

parrillado (Meta., Mv.) emparrillado (Pesc.) cañal.

TO —, enrejar || rayar, desmenuzar, emparrillar.

— AREA (Fund., Mv.) superficie de la parrilla o emparrillado.

— BAR (Fund.) barra de parrilla (Carp.) barrote de reja.

— BEARING (Mec.) marco de parrilla.

— COOLING (Meta.) refrigeración del emparrillado.

— WITH CROSSBARS (Arq.) verja.

— — EXTERNAL WATER COOLING (Fund.) emparrillado con irrigación.

— FIRING (Meta.) hogar de parrilla.

— FOR HEATING SHOT (Art.) hornillo para bala roja.

— HOOK, atizador, hurgón.

— LIKE ARRANGEMENT OF TRACKS (Fc.) estación en forma de rejilla.

— WITH NARROW OPENINGS (Fund., Mv.) parrilla espesa, emparrillado de intersticios estrechos.

— IN ONE SECTION (Fund.) emparrillado de una pieza.

— OPENING or AIRSPACE BETWEEN THE — or FIRE BARS; hueco o espacio entre las barras del emparrillado.

— PENDULUM, COMPENSATION PENDULUM, péndulo de compensación, péndulo de compensación de Graham.

— RING (Fund.) arco de parrilla.

— ROD (Fc.: Loc.) barra de parrilla o emparrillado de báscula.

— SHAKER (Fund., Mv.) sacudidor de la parrilla, limpiafuegos.

— SHAKING or ROCKING (Fund., Mv.) emparrillado sacudidor, parrilla a sacudidas.

— WITH WIDE OPENINGS (Fund., Mv.) parrilla clara, emparrillado con intersticios anchos.

— OF A WINDOW (Carp.) reja de ventana.

— WORK, zampeado.

MOVABLE or ROTARY or REVOLVING —. parrilla giratoria.

SMOKE CONSUMING —, parrilla fumívora.

GRATED DOOR, puertarreja.

GRATER, SQUARE PUNCH or **IRON,** rallador, ralladera (Mec.) raspa, raspador.

TO GRATICULATE (Dib.) cuadricular

GRATICULATION (Dib.) cuadriculación

GRATICULE, cuadrícula (Opt.) cuadrícula, escala graduada, gratícula.

GRATING (Arq.) enrejado (Herr.) reja, enrejado || escurridero || colador o coladera (Mec.) chirrido (Poz.) emparrillado del fondo de un pozo (Meta.) enrejado de alto horno (Hid.) emparrillado.

GRATING BEAM (Hid.) solera de emparrillado.
— FOUNDATION (Hid.) emparrillado.
— S OF THE HEAD (Mar.) beque, enjaretado de proa.
— IRON, raspador.
GRATUITY, s. BRIDLE MONEY, gratificación.
GRAUWACKE GROUP, terreno de transición.
GRAVE, sepultura.
TO — (B. A.) grabar, cincelar, esculpir (Mar.) limpiar un buque.
— STONE (Arq.) losa sepulcral, lápida.
GRAVEL (Alb.) cascajo, casquijo, piedras menudas, arena gorda (Mar.) arena gruesa, sablón, zahorra, (Meta.) arena gruesa, parte pedregosa separada por el lavado.
TO —, cubrir o llenar de cascajo (Const.) enarenar || echar cascajo (Mar.) zaborrar. zahorrar.
— BED OF PAVEMENT, firme.
— PACKING (Cam.) encajonamiento. encajonado.
— PIT, arenario.
— POWDER, pólvora gruesa.
— or BALLAST RAKE (Fc.) rastrillo para extender la grava.
GRAVELLED ROAD (Cam.) camino afirmado.
GRAVELLING, rehincho o relleno de cascajo.
— OF A GRAVEL-ROAD, empedrado de un camino encajonado.
GRAVELLY BOTTOM (Cam.) fondo de cascajo.
— LAND, cascajal.
GRAVER (Joy.) (CHASING-CHISEL, PUNCHER,) cincel de orfebre, punzón de embutir (Grab.) (CUTTER,) punta, s. ROUND CHISEL (B. A.) gradino, buril || dibujador.
TO —, burilar.
GRAVES, sedimento del sebo derretido.
GRAVIMETRIC (Fís.) gravimétrico.
— DETERMINATION, análisis para la determinación de los pesos.
GRAVIMETER (Fís.) gravímetro, || s. AREOMETER.
GRAVIMETRY (Mec.) gravimetría.
GRAVING, grabado (Mar.) varada de un buque en tierra || obras de marea.
— DOCK (Mar.) astillero || dique para limpiar fondos.
— TOOL, (Esc.) cincel (Joy.) (SHARP GRAVER,) buril de levantar.
TO GRAVITATE, gravitar.
GRAVITATION, gravitación.
LAW OF — (Fís.) gravitación, ley de la gravitación o pesantez universal.
GRAVITY, PONDEROSITY, FORCE OF — or COMPRESSION (Fís.) gravedad, pesantez o fuerza de gravedad.

GRAVITY AMMETER (Elect.) amperómetro de gravedad.
— BATTERY (Elect.) batería de Callaud.
— FEED CARBURETTOR (Vm.) carburador alimentado por diferencia de nivel.
— INDICATOR (Fís.) aparato de Lebourg.
— SWITCHING (A) (Fc.) formación por la acción de la gravedad.
— WIND, v. KATABATIC.
— YARD (Fc.) estación de maniobra por (la acción de) la gravedad.
CENTRE OF — (Mec.) centro de gravedad.
FORCE OF —, v. —.
LAW OF — (Fís.) v. LAW OF GRAVITATION.
SPECIFIC — or DENSITY (Fís.) peso específico.
VITAL —, gravedad vital o activa.
GRAVY (Coc.) salsa.
— CUP or DISH, salsera.
— SPOON or LADLE, cuchara para salsas.
— STRAINER (Coc.) colador de salsas.
GRAY, gris (Bl.) tejón.
— BEARD STONE WARE (Alf.) loza de barro o greda.
— PICTURE (Pint.) clarooscuro.
— WACKE, v. GRAUWACKE (Geol.) cuarzo mezclado de esquisto y de mica.
SILVERY — (Fund.) fundición gris muy siliciosa.
GRAYISH, parduzco.
GRAZE (Gan.) pasto (Art.) rebote.
TO —, (Gan.) pastar, pacer, apacentar || (TO PASTURE,) llevar a pacer o pastar || (TO STABBLE, FOR HIRE,) forrajear, forrajear en establo (Ebanistería) (— — THE FLOOR,) raspar.
GRAZING, pasto (Art.) rasante.
— FARM (Gan.) hacienda de ganados.
— FIRE (Art.) fuego rasante.
GREASE, LUBRICANT, LUBRICATING STUFF, sebo, grasa lubricante.
TO —, engrasar, ensebar, lubricar, lubrificar (Ten.) meter en sebo (Tip.) cortar el papel.
— — THE BALLS (Tip.) lubricar las balas.
— — THE WOOL (T. L.) conrear la lana.
— BOX (Fc.) caja de sebo (Mec.) caja de sebo, s. OIL-CUP, AXLE-BOX.
— LUBRICATION, lubrificación por o con grasa.
— LUBRICATOR, lubrificador, aparato engrasador.
— POT, cazo para grasa (Hoj.) (TINMAN'S POT,) cubo tercero, caldera de engrasar al hacer la hoja de lata.
— SQUIRT or GUN (A), LUBRICATION PUMP, engrasador por compresión.

GREASING, LUBRICATING, lubrificación, engrase.

— OF THE COMMUTATOR (Elect.) lubrificación del colector.

GREASSY, grasiento.

GREAT CALORIE Kg. Cal., v. CALORIE.

— CIRCLE (Ast.) círculo máximo.

— EAGLE (Pap.) papel de 1014 x 680 mm.

— GALLERY (Min.) galería magistral de mina.

— GAMBA (Org.) doble viola.

— ORGAN, CHIEF WORK or MANUAL (Org.) gran órgano.

— WAR, v. WORLD WAR.

— WHEEL (Rel.) rueda del caracol.

TO GREATEN, agrandar ‖ aumentar, engrandecer.

GREATNESS (Fís.) fuerza, intensidad.

GREAVES (Arm.) — (s. CUISS,) escarcela, espinillera, quijote (Jab.) heces del sebo derretido.

—' CHAIR (Fc.) casquete de fundición.

GRECIAN BEND, s. BUSTLE.

— HONE (WELSH HONE,) especie de piedra esquistosa.

GRECQUE (Coc.) greca, cafetera francesa.

GREEK CROSS (Arq.) cruz griega.

— FIRE (Art.) fuego griego.

— KEY PATTERN (Pap.) bordadura en líneas, orla de greca.

GREEN, verde (Agric.) verde, fresco ‖ verdura del campo ‖ hierba (Bl.) verde, sinople.

TO — (Agric.) verdear, verdeguear (Pint.) pintar de verde.

— BISE (Pint.) verde mar.

— BROOM (Tint.) retama de tintoreros.

— COPPER ORE (Miner.) malaquita.

— COPPERAS, caparrosa verde.

— CORN (Agric.) maíz tierno ‖ trigo en hierba.

— CROPS (Agric.) verduras, legumbres ‖ maíz o trigo o cebada o avena antes de espigar.

— EARTH or SANDERS (Pint.) verde de Hungría, verde montaña, verdacho.

— EBONY, s. ASPALATHUS.

— GAGE (Bot.) ciruela verdal.

— GOLD, oro verde.

— HOOD, verdín.

— HOUSE, invernadero (Cer.) primer horno.

— MORDANT, s. HYPOSULPHITE OF SODA, hiposulfito de soda.

— OIL STONE, piedra del Indostán.

— POWDER or CHARGE (Pir.) pólvora sin pavonear, pólvora verde.

— ROOM (Teat.) salón de los artistas.

— SAND (Geol.) arena verde.

— — MOULDING (Fund.) moldeo en arena verde.

— SEED, algodón americano.

GREEN SQUARE (Ing.) parque o plaza con plantas.

— STALL, puesto de frutas y hortalizas.

— STONE, DIABASE (Miner.) diorita, roca verde.

— TURF (Agric.) césped.

— VITRIOL (Min.) vitriolo verde.

— WARE (Alf.) loza cruda.

— WEED (Tint.) retama de tintoreros.

— WOOD (Carp.) madera verde.

— — CHARCOAL, carbón vegetal, carbón de madera verde.

GREENERY, invernadero.

GREENISH, verduzco, verdoso.

GREENESS. verdor.

GREENOCKITE (Min.) sulfuro de cadmio.

GREENS (Com.) verduras.

GREET (Crist.) clivaje, sólido de crucero.

Gregorian ALMANACK or **CALENDAR,** calendario Gregoriano.

— CORRECTION (Cron.) corrección gregoriana.

— TELESCOPE, telescopio de Gregory.

GREISEN (Min.) granito sin feldespato.

Grenada WOOD, RED EBONY (Bot.) ébano de Creta.

GRENADE (Art.) granada.

FRENCH or HAND — (Art.) granada de mano.

HAND — (Art.) granada de mano.

WALL — (Art.) granada de foso o parapeto.

GRENADILLA, RED —, EBONY, v. Grenada WOOD.

GRENAT (Joy.) granate.

PRECIOUS —, s. ALMANDINE.

GRENATE BROWN (Tint.) granate soluble.

Grenet BATTERY (Elect.) batería Grenet.

GREUT, SHOAD, GRAIN (Min.) mineral grueso o en granos.

GREY (Pint.) pardo, gris (Eq.) tordo, tordillo.

— CAMAIEU (Pint.) grisalla.

— CAST IRON, — IRON (A) (Fund.) hierro de fundición gris.

— CHALK, CHALK-MARL, cal en bruto.

— FEMINA, pluma de avestruz hembra.

— METAL, — PIG IRON. FOUNDRY PIG (Fund.) fundición gris.

ANILINE — (Tint.) gris de anilina.

GRAYISH, parduzco.

GREYWACKE, gris de las hulleras.

GRICE (Carn.) lechón, cochinillo.

GRID, parrilla, reja, rejilla (Elect.) soporte de plomo de las placas de acumuladores ‖ pila de cinc de una batería primaria ‖ reja, rejilla (Min.) criba grande de alambre para cerner el mineral (Radio.) rejilla.

— ACCUMULATOR (Elect.) acumulador de rejilla.

GRID OF THE ACCUMULATOR JAR (Elect.) enrejado de la placa del acumulador.

— BATTERY, v. C-BATTERY.

— ELECTRODE (Elect.) electrodo de rejilla.

— WITH EXPANSION SLITS (Elect.) rejilla (de acumulador) con canales de dilatación.

— FILLING (Elect.) relleno de la rejilla (del acumulador).

— PLATE (Elect.) placa de parrilla.

Correns — (Elect.) rejilla de Correns.

GRIDDLE (Coc.) tartera para cocer pasteles (Min.) criba de cobre.

— CAKE (Pan.) pastellillo cocido en tartera.

GRIDELIN (Tint.) gris de lino.

GRIDIRON (Coc.) parrillas (Fc.) estación de depósito (Mar.) andamiada o basada de esqueleto.

— ARRANGEMENT OF TRACKS (Fc.) estación en forma de huso.

— — FOR WORSHOP (Fc.) instalación de taller en forma de bastidor o de rejilla.

— or GRILL-FORM SPARK ARRESTER (Mv.) parachispas de emparrillado.

— STATION FOR SORTING TRAINS, STATION WITH SORTING SIDINGS, v. — (Fc.)

— VALVE (Mec.) válvula de linterna o parrilla.

Grignard REACTION, reacción de Grignard.

TO GRILL (Coc.) asar en parrillas.

GRILLADE (Coc.) manjar asado en parrillas.

GRILLAGE (Arq.) (GRATING,) enrejado (Hidráulica) emparrillado.

GRILLE, enrejado, reja, calado de adorno.

TO GRIND, moler, triturar, pulverizar (Tec.) s. WHET, SHARPER, SET, SET AN EDGE ON,) afilar, aguzar, amolar una herramienta ‖ pulir, bruñir (Vid.) esmerilar, despulir, deslustrar (Mol.) moler (Min.) triturar, bocartear (Pint.) desgranzar.

— A BARREL (Arm.) pulimentar un cañón.

— — THE COMMUTATOR WITH EMERY (Elect.) esmerilar el colector.

— — DOWN (Tec.) desgastar, reducir por pulimento ‖ (— —, UP,) triturar.

— — WITH EMERY, esmerilar.

— — IN, CUT IN (Vid.) tallar sobre el vidrio.

— — OF A BEARING (Mec.) rodamiento del eje en la chumacera o cojinete.

— — MARBLE, pulimentar mármol.

— — OFF, s. TO ABRADE, raer, desgastar, pulir.

— — ORES (Min.) bocartear minerales, triturar en los bocartes.

— — PLATE GLASS (Vid.) dulcir.

— — AND POLISH DIAMONDS (Joy.) egrisar.

— — RAGS INTO PULP (Pap.) arrepistar.

— — A RAZOR (Pel.) repasar o amolar una navaja (de rasurar).

TO GRIND WITH SAND AND WATER (Alb.) asperonar.

— — AND SMOOTH PLATE-GLASS (F. de espejos) pulir y dulcir.

— STONE (Miner.) asperón, piedra de amolar, amoladera (Mol.) muela.

— — DRESSER, ajustador de piedras de amolar.

GRINDER (Arm.) s. BARREL-GRINDER, amolador de cañones de fusil (Meta.) s. CRUSHING-MILL (Tint.) pulverizador (Min.) triturador (Vid.) cilindro de esmerilar (Tej.) tambor de esmerilar (Mol.) muela de molino ‖ molino, molinillo ‖ molinero (Tec.) piedra de amolar, afilador o amolador.

— OF TOOLS, afilador.

GRINDERY, materiales y herramientas para afilar.

GRINDERS (Radio.) parásitos, ruidos, estática.

GRINDING, POLISHING, amoladura, afiladura, bruñidura ‖ (PULVERIZATION,) pulverización, trituración, molienda (Tec.) —S, s. CUTTER'S DUST, cimolia (Vid.) esmerilaje, deslustración.

— BOARD or BENCH (Vid.) mesa de pulimentar, v. — HORSE.

— CLAMP, mordaza para tubos.

— OF THE COMMUTATOR (Elect.) esmerilado del colector.

— ENGINE, máquina de amolar (F. Az.) v. — MILL.

— or RUBBING OF THE FLANGE ON THE RAIL (Fc.) rozamiento del bordón a lo largo del carril o riel.

— FRAME, máquina de hilar algodón.

— HORSE or BOARD (Cuch.) caballete.

— LAP, rueda de cortar.

— LATHE (Vid.) torno de pulir.

— MACHINE, máquina de amolar ‖ molino triturador.

— — HEAD STOCK (Torn.) cabezal de husillo de máquina de afilar.

— MILL (F. Az.) trapiche (Mol.) molino para granos.

— SLIP, asentador.

— OF RAGS (Pap.) arrepisto.

— SPHERES, amoladeras esféricas.

— STONE, v. GRIND STONE (Pint.) mármol de moler los colores.

— VAT, triturador para porcelana.

— WHEEL, rueda de amolar ‖ lapidaria.

— — ARBOR (Torn.) mandril o espiga portamuela.

— — SPINDLE, árbol o husillo portamuela.

GRINDINGS (Tec.) s. CUTTER'S DUST, cimolia.

GRIP, zanja, reguera, foso pequeño ‖ v. DRAW VICE (Teat., Cine.) (—S,) tramoyistas.

TO —, s. TO CLAMP || (Ing.) abrir fosos o zanjas.

— — THE INGOT (Fund.) sujetar el lingote.

— — A PIECE OF WORK IN THE VICE, apretar la pieza de trabajo en el tornillo.

— CAR, DUMMY CAR (Fc.) truck con arpeo de arrastre.

— SLIPPER, patín de arrastre.

GRIPE (Mec.) (CONVOY,) freno de grúa || chaveta (Tec.) grapa, abrazadera (Arm.) empuñidura (Mar.) obenque || taco de proa y zapata (Carr.) abrazadera de rayo.

TO — (Mec.) morder (Mar.) partir al puño.

— OF AN ANCHOR (Mar.) tenedero o agarre de ancla.

GRIPER (Com.) usurero (Mar.) buque que parte al puño.

GRIPING (Mar.) ardiente.

— IRONS (Mader.) garras (para sujetar troncos).

— or WICK-ADJUSTING DISC, ruedecilla para regular la altura de la mecha.

— TONGS, tenazas con garras.

— TOOLS, herramientas con garras.

CRANE WITH — DEVICE, grúa con dedos prensores.

GRIPPER, v. **GRIPER** (Tip.) uña, manilla.

GRIS-BRUN, BROWN WARE (Alf.) loza en gris oscuro.

— PERLE (Tint.) gris perla.

GRISAILLE (Pint.) grisalla.

GRISKIN (Carn.) costilla de cerdo.

GRISOUMETER (Min.) grisúmetro.

GRIST (Mol.) (GROUND CORN,) grano molido en una molienda (Tej.) (SIZE,) grueso de una cuerda.

— MILL, molino harinero.

— TOLLER, diezmador de harina.

GRIT (Miner.) asperón en polvo || arena, cascajo (Tec.) limadura de metal (Min.) arena mezclada de partes metálicas || marga arenosa (Mol.) moyuelo, el salvado más fino || sémola, farro.

—S OF BARLEY, sémola amarilla.

— GRADING MACHINE, máquina de graduar la sémola.

—S MILL, máquina de hacer sémola.

—S OF RICE, sémola blanca.

— SAND, arena gredosa.

— STONE, FILTERING — —, piedra de filtrar.

REFRACTARY —, greda refractaria.

GROATS (Mol.) sémola || (Embden —,) avena mondada.

GROCER (Com.) especiero, abacero, bodeguero, pulpero, almacenista de víveres.

—'S SHOP, especiería, tienda, bodega, pulpería.

—S SHOVEL (Com.) librador.

GROCETERIA (T. N.) grocetería; (tienda y café).

GROCERY, GROCERY-STORE (Com.) pulpería, bodega, tienda de comestibles, taberna.

GROG (Alf.) loza rota (Lic.) grog, aguardiente con agua.

— SHOP, taberna, bodegón.

GROIN (Arq.) s. ARRIS, esquina viva, arista de encuentro || espigón || arista de una bóveda de aspas o aristas (Hid.) espolón (Mar.) estacada.

— RIB (Arq.) aristón.

GROINED (Arq.) de arista viva.

— CEILING (Arq.) techo gótico.

— VAULT (Arq.) bóveda de aristas o aspas.

GROMMETS (Mar.) roñadas || estrobos de remos (Tec.) cuerda sin fin (Art.) anillo de cuerda.

GROOM (Min.) conductor de caballos, palafrenero conductor.

GROOMER, almohada mecánica.

GROOVE (Tec.) cuello, acanaladura, rebajo, estría, canal || v. BED || muesca, encaje || ranura || encastre (Arq.) cimacio || caveto, copada || (Ton.) muesca, ruñadura (Agric.) plantador (Mol.) ranuras de la muela (Armería) rayado || vaciadura (F. de agujas) (CAVITY, NOTCH,) acanaladura de una aguja (Min.) mina || vía (Mec.) garganta.

TO —, (Arq.) s. TO CHAMFER (Carp., Eb.) s. TO FLUTE, TO CHANNEL, TO HOLLOW, TO GUTTER,) acanalar, ranurar, estriar || rebajar (Arm.) rayar (F. de agujas) vaciar (Tec.) (TO NOTCH,) entallar.

— AND TONGUE (Carp.) machihembrar.

— OF CASKS (Ton.) gárgoles.

— DISC, INTERMEDIATE DISC (Mec.) falsa arandela.

— OF PISTON RING (Mec.) ranura del émbolo.

— RAM (F. de agujas) aparato de acanalar las agujas.

— FOR THE ROD (Arm.) encastre de la baqueta.

— IN THE SHEAVE (Mec.) garganta de la polea.

— AND TONGUE (Carp.) ranura y lengüeta.

— — JOINT, GROOVING AND TONGUING TOGETHER, TONGUE-JOINTING (Carp., Eb.) ensamblado de ranura y lengüeta, v. TO — AND TONGUE.

— OF TROLLEY-WHEEL (Fc. eléctricos) garganta del trole.

— IN THE VALVE-FLANGE (Mv.) abertura en el recubrimiento del distribuidor.

— — — SEAT, abertura en el espejo del distribuidor.

— ON THE YARD BEAM (Tej.) canal de enjullo.

GROOVED, acanalado.
— BRAKE-DRUM (Fc.) polea de freno acanalado.
— CARBON DISC (Telef.) disco de carbón acanalado (para micrófonos).
— COUPLING SLEEVE (Elect.) enchufe acanalado.
— or SPOOL INSULATOR (Elect.) polea aisladora.
— MILLING CUTTER (Torn.) fresa con dientes ranurados.
— PORCELAIN-CYLINDER (Elect.) cilindro de porcelana acanalado.
— RAIL (Fc.) carril o riel de garganta o de ranura.
— SPIKE (Fc.) escarpia con ranura.
— TRACK (Fc.) vía de gargantas o ranuras.
— WHEEL (Mec.) polea de garganta.

GROOVELESS GIRDER RAIL, STEP RAIL (Fc.) riel o carril con reborde fijo (laminado en una pieza).

GROOVER, ranurador.
—S HEAD (Carp.) máquina de machihembrar, ranurador mecánico.

GROOVING, acanaladora, estría (F. de agujas) v. CHANNELING.
— IRON, ranurador.
— MACHINE, máquina de ranurar, v. GROOVER.
— PLANE (Eb.) guillame (Carp.) acanalador.
— AND TONGUING (Carp.) machihembrado, ensambladura de lengüeta.
— — — MACHINE, máquina de machihembrar.
— TOOL (Carp.) acanalador.

GROSS, GROS-GRAIN (T. S.) gro.
— DE Naples, TAFFETA WITH A DOUBLE WARP AND WEFT, gro de Nápoles.
— — Tours, gro de Tours.

GROSS, 12 DOZEN, gruesa, doce docenas.
TO — (Vid.) recortar || brujir.
— AMMOUNT (Com.) suma total.
— AVERAGE (Com.) avería gruesa.
— EFFECT (Mec.) efecto dinámico.
— PRESSION (Fís.) presión absoluta.
— PRODUCE (Agric.) producto bruto.
— PROFIT (Com.) beneficio bruto.
— RECEIPTS, INCOME (Com.) entradas brutas.
— WEIGHT, BRUTE WEIGHT, peso bruto.

GROSSING IRON or **TOOL,** s. EDGE TOOL (Vid.) brujidor.

GROSSULAR (Min.) grosular, granate grosular o calcáreo.

GROSSULINE, grosularia.

GROUND (Arq.) suelo, pavimento || (Elect.) tierra, contacto terrestre (Tec.) afilado, aguzado (Tel.) contacto terrestre (Const.)
(SOIL,) suelo, terreno || lote s. PLOT (Tintorería) (BACK,) fondo de los tejidos (Pintura) fondo || campo || mano de aparejo (Tej.) (BACK, PLAIN,) fondo || (MAIN WARP, VELVET,) cadena (Min.) s. REPOSITORY, ROCK (Mar.) fondo del mar (Agric.) v. SOD (Joy., Grab., etc.) pulido al esmeril (Radio.) tierra.
TO — (Elect.) poner a tierra (una máquina) (Tint.) imprimir (Pint.) aparejar (Alb.) cimentar (Mar.) barar.
— AUGER, EARTH-BORER, sonda de tierra.
— BEAM or TIMBER, SLEEPER (Carp.) madre, solera || maderamen para cimientos (Hid.) lamborda, carrera, viga de la cabeza de los pilotes de cimiento.
— CLAMP (Elect.) abrazadera de tierra.
— COFFEE (Com.) café molido.
— COLOUR (Tint.) base, fondo (Cer.) color de fondo.
— CONNECTION OF SENDING or TRANSMITTER ANTENNA (Tel. In.) comunicación o puesta en tierra de la antena de emisión o transmisión.
— DETECTOR (Elect.) indicador de contacto terrestre.
— DISC OPERATING GEAR (Fc.) aparato de maniobra de la linterna.
— — TURNING DISC (Fc.) platillo para la linterna.
— DOWN (Elect.) afinado al colector.
— DOWNS (F. de agujas) agujas de sastre números de 1 a 10, (Más cortas que las SHORT SHARPS).
— FILLING VALVE, YARD-LINE VALVE (Fc.) válvula de tubería subterránea, válvula de salida.
— FITTING (Vid.) ajuste al esmeril.
— FLOOR (Arq.) cuarto o piso bajo (al nivel de la calle).
— GLASS (Vid.) vidrio deslustrado.
— — GLOBE (Elect.) globo de vidrio deslustrado.
— JOINT (Herr.) junta esmerilada (Carp.) solera.
— LAYING (Cer.) aparejadura.
— LEAVES (Tej.) triángulos de las mallas.
— LED, v. — WIRE.
— LINE or LEVEL, superficie de terreno horizontal (Geom.) línea a nivel de tierra.
— —, base, línea fundamental.
— PAINT BRUSH (Pint.) brocha de emborrar.
— OF A PAINTING, borrazo.
— PLAN (Elect.) planta.
— —, HORIZONTAL PLAN, ICHNOGRAPHY, plan horizontal, trazado.
— —, GEOMETRICAL — (Dib.: perspectiva,) plano objetivo.

GROUND PLANING KNIFE (Maq.) cuchilla de acabar.

— PLATE (Elect.) v. EARTH-PLATE (Tel.) placa de tierra, plancha terrestre ‖ placa de recubrimiento del pararrayos de placas (Fc.) cama de riel o carril.

— —, — SEL or SILL, SOLE OF A FRAME-WORK (Carp.) solera de reunión.

— PLATFORM (Fort.) esplanada de tierra.

— PLOT, v. — PLAN, HORIZONTAL PLAN, proyección icnográfica.

— REFINED SALPETRE (Pir.) arenillas.

— RENT (Jur.) renta del terreno.

— ROCKET (Art.) cohete de rebote.

— SEA, mar de fondo.

— SCHOOL (Aeron.) escuela aerotécnica; (cursos en aerodinámica, cartografía, etc.).

— SHORE (Fort.) empalizada.

— SILL (Carp.) carrera, viga de carrera (Hid.) dintel de esclusa (Min.) solera o batiente de bastidor de mina.

— SIGNAL, POINT INDICATOR (Fc.) señal de agujas.

— SLEEPER, v. — BEAM (Carp.) carrera, viga de carrera.

— SPEARS (Min.) tirantes de suspensión.

— SPEED (Aeron.) velocidad horizontal (velocidad media terrestre).

— (OF A STUFF) (Tej.) fondo, campo.

— SWELL, mar de fondo.

— TACKLE (Mar.) amarrazón de ancla.

— TEST PIECES (Ing.) prueba o muestra o ensayo de perforación o de sondaje.

— TIMBER, v. — BEAM.

— TOES, cáñamo de segunda.

— WALL OF A FURNACE, zapata maciza de un horno.

— WATER, agua subterránea.

— WAYS (Mar.) durmientes de grada.

— WHEEL (Agric.) rueda motriz de la segadora.

— WIRE (Elect.) alambre con retorno terrestre ‖ alambre de tierra.

— WORK (Const.) fundación, cimiento (Fc.) plataforma, obra de aterraje (B. A.) fondo.

GROUNDED, TO BE GROUNDED, v. EARTH-ED.

— CIRCUIT, EARTH CIRCUIT (Elect.) circuito con retorno terrestre.

GROUNDING (Mar.) barada, encallada.

— IN (Tint.) imprimación.

GROUNDS, sedimentos, heces (Carp.) tablas clavadas a la pared.

GROUP, grupo.

    TO — (B. A.) agrupar (Tec., Elect., etc.) agrupar, reunir en grupo.

— OF AUTOMATIC REVERSIBLE BATTERY

BOOSTERS, Pirani-BOOSTERS' or SET (Fc.) grupo Pirani.

— OF BARS (Elect.) grupo de barras.

— BLOCK FIELD (Fc.) juego de block de un grupo (de señales).

— OF COILS (Elect.) grupo de carretes.

— CONNECTION (Elect.) acoplamiento en grupos.

— or SERIES PARALLEL OF ARC LAMPS (Elect.) acoplamiento en serie-paralelo de arcos.

— OF CRANKS FOR RODS AT DIFFERENT LEVELS (Fc.) palancas de un mismo grupo en diferentes planos y a distintas alturas.

— DRIVE (Fc.) accionamiento por grupos, impulsión común por motor.

— DRIVING (Elect.) accionamiento o impulsión por grupos.

— OF LINE BOOSTERS (Fc., Elect.) grupo electrógeno elevador (de tensión).

— or SET OF MACHINES (Elect.) grupo de máquinas.

— MOTOR (Elect.) motor perteneciente a un grupo.

— OF NEGATIVE BOOSTERS (Fc.) grupo aspirador o colector, booster negativo.

— — ORE, v. LUMP, KIDNEY ORE, NODULAR ORE.

— — POINTS (Fc.) haz de cambios de vía.

— SWITCH (Elect.) interruptor de grupos.

— — FOR CHARGING ACCUMULATORS (Elect.) reductor de grupo para cargar baterías de acumuladores.

    BY —S (Min.) mineral en riñones, v. NODULE, KIDNEY-SHAPED ORE.

GROUPING OF PHASES (Elect.) agrupación de las fases.

— — THE SUBSCRIBERS' LINES (Telefonía) agrupación de las líneas de los abonados.

GROUT (Mol.) harina basta (Fc.) material para rellenar las juntas (Alb.) (DILATED MORTAR FOR JOINTS,) mortero para rellenar juntas (líquido o mezclado con pelo).

—S, s. DREGS, heces, sedimento, zurrapa (Vin.) orujo.

    TO —, POINT (Alb.) unir con mortero (COVER WITH PLASTER,) rellenar o cubrir con cemento o pasta.

— — IN WITH CEMENT, rellenar con cemento.

— — THE JOINTS (Fc.) colocar los adoquines sobre una capa de cemento.

— OF AN ARCH (Arq.) capitel de un arco.

— WALL (Hid.) muro de concreto.

Grove CELL (Elect.) pila (de) Grove.

GROVE, s. PLANTATION (Jard.) arboleda, boscaje.

TO GROW (Agric.) producir || crecer (Mar.) llamar, tesar.
— — HARD (Alb.) empedernirse.
— — RANCID, arranciarse.
— —ROPY (Vin.) ahilarse.
— — SOUR (Pan.) agriarse, ahilarse.

GROWAN, CORNISH CLAY (Min.) caolín quijoso.

GROWER, CULTIVATOR, AGRICULTURIST (Agric.) labrador, cultivador (Vin.) cosechero.

GROWING (Agric.) crecimiento (Mar.) demora de los cables desde a bordo.
— CELL (Mic.) portaobjetos para animales vivos.
— SLIDE (Mic.) portaobjetos para plantas.

GROWNE (T. L.) extendedor de paños.

GROWN SEA (Mar.) mar gruesa.
FULL — (Agric.) en todo su desarrollo.

GROWTH (Vin.) cosecha (Agric.) desarrollo, crecimiento || vegetación.
— or RISE OF THE ELECTROMOTIVE FORCE (Elect.) incremento o acrecentamiento de la fuerza electromotriz.
— OF WATER, HOUSE OF WATER (Min.) agolpamiento de aguas subterráneas.

GROYNE (Hid.) rompeolas, tajamar.

GROZING IRON (Hoj.) hierro para pulimentar soldaduras.

GRUB (Bot.) tubérculo (Agric.) gorgojo.
TO — (Agric.) ASSART; cavar, azadonar || desmontar || desarraigar || desyerbar.
— — UP, s. TO ROOT UP.
— AXE, GRUBBING-HOE, ASSERTING-AXE, WEED-HOOK (Agric.) azadón o azada de descepar o de sacar tubérculos de plantas || almocrafe con espolón.
— HOOK (Agric.) arado de desarraigar.
— SAW, sierra de marmolistas.
— SCREW, tornillo prisionero.
— STONE (Const.) concreto.
— MORTAR, concreto, hormigón.

GRUBBER, v. EXTIRPATOR (Agric.) arrancador o extirpador de raíces || rompedor de tierra.

GRUBBING, ASSART, ASSARTING (Agric.) desmonte, desyerbe, desbroce (Horticultura) s. WEEDING.
— HOE (Agric.) azadón de descepar.
— MACHINE (Agric.) máquina de arrancar raíces.

GRUDGEONS (Mol.) moyuelo, harina basta.

GRUEL (Coc.) atol.
— OF OATMEAL (Coc.) broma.

GRUME, grumo, cuajarón.

GRUMENT, resina que gotea del pino.

GRUMMET THIMBLE (Mar.) gaza para cabo.

GRUMOUS, CLOTTY, grumoso, pegajoso.

GRUNTER (Fund.) portacrisol.

GUAG (Min.) terraplenes de materias estériles (en las minas de carbón).

GUAGE, v. GAUGE.

GUAIACUM (Farm.) resina del cuayaco.

GUAIACIC ACID (Quím.) ácido guayácico.

GUAIACOL, guayacol.

GUANACO WOOL, lana de guanaco.

GUANINE (Quím.) huanina.

GUANO (Agric.) guano, huano.
TO — (Agric.) abonar con guano la tierra.
— SOWER (Agric.) máquina de diseminar el guano.

GUARANTEE (Com.) fiador || fianza, caución.
TO — (Coc.) garantizar (Jur.) dar fianza o caución.

GUARANTEED CAPACITY, capacidad garantizada.
— QUALITY (Com.) cualidad o calidad garantizada.

GUARANTOR (Com.) fiador.

GUARANTY (Com.) fianza, garantía, caución.

GUARD (Esg.) guardia (Cerr.) guarda (Enc.) guarda (Fc.) guarda, vigilante, velador (Tec.) defensa, guarda, protección (Cost.) guarnición de vestido (Mar.) guarda (Arm.) guarnición de espada (Arb.) guardamonte (Agric.) diente de segadora (Mec.) guardatuercas.
TO — (Tec.) proteger, defender || cuidar, vigilar, velar, hacer guardia (Cost.) guarnecer, ribetear.
— BAND, guarda.
— BARS (Carp.) barrotes de ventana.
— BOAT (Mar.) bote de ronda o de guardia.
— BOLT (Agric.) perno de asegurar las guardas.
— BOW (Fc.) estribo o puente de protección.
— CHAIN (Mec.) cadena de seguridad.
— COCK (Rel.) porción de círculo.
— EAR (Fc.) ojete de protección.
— OF A FAN, patrón de abanico.
— FINGER (Agric.) diente de protección del cuchillo de la segadora.
— OF A GUN LOCK (Arm.) guardamonte.
— IRONS (Fc.) guardarruedas (Art.) guardarruedas (Mar.) defensas de las figuras de proa (Tec.) s. SPURPOST.
— LOCKS (Hid.) esclusas de seguridad.
— NET (Elect., Fc.) red protectora.
— OF NETTING (Elect.) red de protección.
— PILE (Mar.) pilote de defensa de muelle.
— PIPE (Mec.) tubo de forro.
— PLATE (Tip.) plancha de guarda (Fund.) placa de guardafuegos.
— RAIL (Mar.) cairel, barandilla (Ferrocarril) (COUNTER-RAIL, CHECK-RAIL,) contrarriel, contracarril.

GUARD RAIL CLAMP (Fc.) grapa para contrarriel o contracarril.

— **FOR THE RAM-ROD** (Arm.) baquetero.

— **RIBBON (FOR A HAT)** (Somb.) barbiquejo,

— **ROOM** (Mil.) cuerpo de guardia.

— **SHIP** (Mar.) guardacostas ‖ buque de guardia.

— **SLEEPER** (Fc.) viga de protección (contra descarrilamientos).

— **(OF A SWORD)** (Arm.) guardamonte, guardamanos.

— **TIMBER (ON BRIDGES)** (Fc.) contrarriel o contracarril de puente.

—'S or **CONDUCTOR'S VALVE** (Fc.) llave del freno del conductor.

—'S **VAN REEL** (Fc.) torno de cabrestante de furgón.

—'S or **LUGGAGE WAGON** (Fc.) furgón.

GUAVA (Bot.) guayaba.

— **JELLY** (Com.) jalea de guayaba.

— **MARMELADE** (Com.) pasta o conserva de guayaba, dulce de guayaba.

GUBBIN (Min.) mineral negro.

GUDGEON (Mec.) muñón, turrión, gorrión, gurrión ‖ cuello de eje, perno ‖ pivote (Cerr.) s. PIN, STUD (Tec.) pezón de eje de madera (Mar.) hembra.

— **COUPLING** or **ENGAGING PIECE** (Mec.) dedo o espiga de arrastre de un acoplamiento.

— **PIN, CROSSHEAD PIN, KNUCKLE PIN** (Fc.) cabeza del pistón.

— — **BEARING** (Vm.) cojinete del perno del pie o cabeza pequeña de la brida.

— — **SET SCREW** (Vm.) pasador del perno de la cabeza pequeña de la biela.

— or **PIN OF UNIVERSAL JOINT** (Vm.) perno de la Cardan o del Cardano.

GUERIDON (Mueb.) velador.

GUERRILLA (Mil.) guerrilla.

GUERNSEY SHIRT, camiseta de lana.

GUESS ROPE (Mar.) guía para amarrar los botes ‖ cable de remolcar.

— **WARP** (Mar.) guía de falsa amarra.

GUGGLERS, EYE-FLAPS, BLINKERS (Tal.) viseras.

GUHR, METAL EARTH (Miner.) agárico mineral.

Guiana BARK (Farm.) simarruba.

Guibel FAN (Min.) ventilador (de) Guibel.

GUIDE (Tec.) guía, modelo, patrón ‖ pauta (Mec.) conductor, guía ‖ corredera (Tej.) distribuidor de la devanadera ‖ escalerilla (Carr.) lanza, pértigo (Pap.) uña (M. de C.) (RULE,) guía (Tip.) guiador, mordante, (Art.) horquilla de avantrón ‖ brancal de armón.

TO — (Tec.) guiar, conducir, dirigir (Ing., Elect.) poner vientos.

— **ARC, CARRIER ARC** (Fc.) arco de deslizamiento del acoplamiento.

— **OF AXLE-BOX PEDESTAL** (Fc.) guía resbaladera de caja.

— **BAR** (Telef.) barra de guía dle micrófono (Fc.: Loc.) (MOTION-BARS, — RODS,) barras directrices.

— **BLOCK** (Fc.: Loc.) corredera del vástago.

— **BOLT** (Art.) perno pasante del brancal (Vm.) (— — or PIN) perno de guía.

— **BOOK,** guía.

— **BUSH FOR THE UPPER (OR LOWER) CARBON** (Elect.) caja de guía (del carbón superior o del inferior).

— **CORD** (Elect.: arcos,) cordón de guía (del carbón).

— **FACE OF AXLE-BOX** (Fc.) superficie de resbaladera de la caja.

— **GROOVE** (Fc.) carrilada de guía.

— **HOOP** (Art.) zuncho del brancal.

— **LINE,** línea directriz ‖ línea de referencia o guía.

— **MARK** (Tip.) punto de guía.

— **PILE** (Hid.) pilote indicador.

— **PIN, punto, marca** (Tint.) punto (Tel.) espiga de la guía (de la cinta).

— **PLATE, CHEEK, HORNBLOCK** (Fc.) placa lateral de guía de la caja.

— **PORT** (Cam.) hito, poste de guía, poste indicador (Const.) (— —S, LEADERS, UPRIGHTS,) montantes de corredera.

— **PULLEY** (Mec.) polea directriz, polea guía.

— — **OF ROPE, IDLER (A)** (Elect.) polea guía, polea de garganta para cables.

— **RAIL** (Fc.) contrarriel o contracarril, carril o riel de guía.

— —S **OF A PILE DRIVER** (Mec.) almas de un martinete.

— **RIBBON** or **BAND** (Tel.) cinta de guía (del aparato de revelado fotográfico).

— **RING OF COUNTERWEIGHT** (Elect.) anillo-guía de la suspensión de contrapeso, (en la suspensión de lámparas).

— **ROD** (Tec.) (— SPINDLE, GUIDE,) guía (Mv.) (BAR-ROD, MOTION-BAR,) barra conductora.

— —S, **RADIUS RODS OF THE PARALLEL MOTION** (Mec.) guías de un paralelogramo articulado.

— **ROPE** (Aerón.) cuerda de orientación, cuerda-guía.

— **RULE,** guía, pauta ‖ falsilla.

— **SAW,** sierra de marcar.

— **SCREW, SCREW —,** plantilla para el paso de un tornillo.

— **SCREWING STOCK** (Herr.) hilera de guías.

GUIDE FOR STEERING NUT (Vm.) guía de la tuerca, (en la dirección por tornillo y tuerca).
— SURFACE OF PISTON (Mec.) superficie de resbalamiento del émbolo.
— WHEEL, s. BUILDING WIRE (T. A.) alambre de guía.
— YOKE, SLIDE-BAR BRACKET (Fc.) soporte de resbaladera.
GUIDED LOCKING MOVEMENT (Fc.) movimiento de cierre solidario y forzado.
GUIDING CABLE (Arq.) cuerda de salvamento.
— OF CONDUCTORS (Elect.) guía del conductor.
— PLATE (Carr.) plancha de guardia.
— POINT (Rel.) punto fiduciario.
— OF THE VEHICLES IN CURVES (Fc.) inscripción en las curvas, dirección del vehículo.
GUIDON (Mil.) guión, bandera de guía (Arm.) mira, punto.
GUIGNOLE (Ac.) guindaleta de balanza.
GUILD, s. CORPORATION (Com.) gremio, corporation.
— HALL (Arq.) casa consistorial, casa de ayuntamiento.
GUILDIVE (Lic.) tafia, aguardiente de caña.
GUILLOCHE, ROSE-ENGINE PATTERN (Dibujo) guilloquis (Arq.) guilloquis.
    GRAVE IN WAVED LINES, grabar a torno.
GUILLOTINE, — CUTTER (Mec.) guillotina (Cir.) guillotina.
GUIMBAL, GUIMBLES, balancín de suspensión de Cardano.
GUINEA (Com.) guinea, moneda inglesa.
— GRASS (Agric.) hierba de Guinea.
— HEN (Corr.) gallina de Guinea.
— PEPPER or GRAIN (Com.) pimienta de Guinea.
— PIG (Corr.) cochinillo de Guinea.
GUIPE LACE-WORK (Bord.) guipé.
GUIPURE (Tej.) blonda guipure.
GUITAR (Mús.) guitarra.
— STRINGS, cuerdas de guitarras.
GULA (Arq.) cimacio, escocia.
GULES (Bl.) gules.
GULF (Top.) abismo, despeñadero (Mar.) golfo, brazo de mar.
— OF ORE (Min.) vena abundante o rica.
— STREAM, corriente del Golfo.
— WEED (Mar.) sargazo.
GULL, GREAT GULL (Zool.) carnero.
GULLET, chorro de agua (Arq.) (ARCH OF A BRIDGE,) arco de un puente (Herr.) (PARALLEL FILE,) lima cilíndrica (Min.) (WATER-CHANNEL,) rigola, canalizo (Organo) garganta, cuello (Vid.) gollete (Ing.) zanja, rigola, canalete (Tec.) s. DRIP.

TO — THE TOOTH OF SAW, contornear los dientes de una sierra.
— SAW (Carp.) serrote de trozar.
— TOOTH, BRIAR-TOOTH (SAW,) diente de lobo.
— — SAW, BRIAR-TOOTH SAW, sirera de diente de lobo.
GULLETING (Fc., Ing.) excavación escalonada.
— FILE, cola de rata.
— PRESS (Maq.) aparato de hacer dientes de lobo a las sierras.
GULLY, (Top.) excavación causada por las aguas fluviales (Fc.) desaguadero, canal de drenaje (Cuch.) cuchillo de rebanar pan (Mar.) cajera de motón.
TO —, proveer de canales de drenaje.
— COVER (Fc.) caperuza del desaguadero.
— HOLE (Arq.) cloaca, cantimplora, albañal.
GULPH, v. GULF.
— OF ORE (Min.) capa fuerte de mineral.
GUM (Bot.) goma (Dent.) encía (Ap.) colmena hecha de un tronco ahuecado (Cuba:) corcho.
TO —, engomar.
— ANIME (Farm.) goma ánima, resina de algarrobo.
— BENZOIN (Farm.) benjuí.
— DEPRESSOR (Dent.) abatidor de las encías.
— GUTTA, gutapercha.
— LABEL, PASTED BILL (Com., Fc.) etiqueta.
— LAC, — LAKE, goma laca.
— LANCET (Dent.) lanceta de encías.
— POT (Eb.) cazo de hacer barniz.
— RESIN, gomerresina.
— SANDRACH, POUNCE POWDER, POUNCE, grasilla, goma sandáraca reducida a polvo.
— SHOES, zapatos de hule o goma.
— TRAGACANTH, ADRAGANTH, tragacanto, adraganto.
— TREE (Bot., Com.) nisa, tupelo, eucaliptus, etc.; (cualquier árbol de las diferentes especies que producen goma en los Estados Unidos y Australia).
— WATER, agua de goma, goma arábiga disuelta en agua.
— WAX, cera de engomar.
ARTIFICIAL —, British —, DEXTRINE (Tint.) dextrina.
CHERRY — (Tint.) goma de cereza.
WHITE —, elemí.
YELLOW —, Botany Bay RESIN (Tint.) goma de Botany Bay.
GUMBO, gumbo.
BLACK —, tierra negra arcillosa.
GUMMER (Mec.) engomador (Carp.) endentador de sierra.
GUMMIC ACID (Quím.) ácido gúmico.

GUMMINESS, GUMMOSITY, gomosidad.

GUMMING, engomado, engomadura (Doraduría) (GLUE-PRIMING, GLAZING,) encolado.

GUN (Arm.) fusil, rifle, escopeta, pistola, revólver || arma de fuego (Art.) cañón || cañonazo (Tec.) jeringa || bomba || pistola || aparato para esparcir cemento, etc.

— BADLY BORED, cañón loco.

— BARREL, cañón de fusil.

— BATTERY (Art.) batería de cañones.

— BLAST, rebufo de cañón.

— BOAT (Mar.) lancha cañonera || cañonero.

— BORING DRILL (Art.) broca para horadar cañones.

— — MACHINE, barrenadora de cañones.

— BOX FOR CASTING (Fund.) caja de moldear piezas de artillería.

— BREECH (Art.) recámara de cañón.

— — BLOCK (Art.) cierre de cañón.

— BRUSH, escobillón para cañones.

— BUCKET (Art.) cubo de agua de cureña.

— CANE (Arm.) bastón-escopeta.

— CARRIAGE (Art.) cureña de cañón.

— CARTRIDGE, cartucho de cañón.

— CHAMBER (Art.) recámara de cañón.

— COTTON, EXPLOSIVE COTTON, PYROXILINE, algodón-pólvora, piroxilina.

—S CREW, sirvientes.

— DECK (Mar.) batería, cubierta principal.

— EPROUBETTE, cañón-probeta.

— FACTORY (Art.) fábrica o fundición de piezas de artillería.

— FLINT, piedra de fusil.

— FORK (Arm.) horquilla de arcabuz.

— FOUNDERY or FOUNDRY (Art.) fundición de cañones.

— HAMMER, rastrillo.

— HARPOON (Pesc.) arpón explosivo.

— IRON, CAST IRON FOR ORDENANCE (Fund.) fundición para cañones.

— LADLE (Art.) cuchara.

— LIFT (Art.) cabria o molinete para cañones.

— LIMBER (Art.) avantrén.

— LOCK, LOCK, FIRE-LOCK, llave, seguro.

— LOOP or HOLE (Art.) portacañonera.

— MAN, pistolero.

— MACHINE, v. MACHINE GUN.

— METAL (Fund.) metal de cañones, fundición verde, bronce de cañón, acero de cañón.

— MODEL or PATTERN (Art.) plantilla, modelo de cañón.

— MOULD (Fund.) molde de cañón.

— MUZZLE, boca de cañón o fusil.

— MOUNTING, montaje de cañón.

— PAPER, papel-pólvora, v. GUNPOWDER.

— PIG, fundición de cañones en hierro.

GUN PLATFORM, esplanada de cañón.

— PORT (Mar.) cañonera, porta de artillería.

— FOWDER, pólvora de cañó,n v. GUNPOWDER.

— — CAKE, MILL-CAKE, INCORPORATED CAKE, galleta de pólvora.

— — MANUFACTURE, fábrica de pólvora de cañón.

— POWER (Mar.) poder en cañones o piezas.

— RIFFLING MACHINE, máquina de rayar cañones de armas de fuego.

— ROLLER (Art.) rodillo de maniobra.

— ROOM (Mar.) Santa Bárbara (Arm., Mar.) sala de armas.

— SEARCHER (Art.) tienta para ánima de cañones.

— SHIELD, mantelete de cañón.

— SHOT (Arm.) alcance del tiro || tiro de cañón o fusil.

— SIGHT, mira de cañón.

— SLING (Mar.) estrobos de artillería.

— SMITH, s. ARMOURER, armero.

— SPIKE (Art.) clavo para cañón.

— STOCK, caja de fusil.

— STOPPER (Art.) tapaboca.

— TACKLE (Art.) aparejos de cañón.

— TIER (Art.) andanada, batería de cañones.

TO GUILLOSHEE, ENGINE TURN, TO EN-

— TOMPION (Art.) corcho.

— TURNING LATHE, torno para cañones.

— TRUNNION, muñonera de cañón.

— WADDING, taco de cañón.

— WALE, v. GUNWALE.

— WHEEL (Art.) rueda de cureña.

— WORKS, s. ARMOURER'S TRADE.

— WORM, sacatrapos.

GUNNAIRY (Mar.) número de cañones de un buque.

GUNNEL (Mar.) borda, regala.

— IN, — TO (Mar.) la borda en el agua.

GUNNER (Art.) artillero (Mar.) condestable, cabo de cañón.

—S CALIPPERS (Art.) calibrador de proyectiles.

—S CANVASS SLEEVE (Art.) manguito de artillero.

—S LADLE, cuchara de cañón.

— LEVEL, nivel para piezas.

— PENDULUM, péndulo balístico.

— ROOM (Mar.) pañol del condestable.

— YEOMAN (Mar.) pañolero del condestable.

GUNNERY, artillería.—

— SCHOOL, escuela práctica de artillería.

THEORETICAL — (Art.) balística.

GUNNIES (Com.) sacos de yute (Min.) gradas, pisos, alas.

GUNNING (Caz.) caza a la escopeta.

GUNNY, yute, tela de las Indias.
— CLOTH or BAGS, yute para embalar.
— FIBRE, s. JUTE.
GUNPOWDER, pólvora, v. GUN-POWDER.
— MILL (Pir.) molino de pólvora.
— PAPER, papel pólvora o piroxílico.
— or ORDENANCE TRUCK (Fc.) vagón para cañones.
GUNPOWER, v. GUN-POWER.
Gunter's CHAIN (Agrim.) cadena de Gunter.
—'S QUADRANT (Ast.) cuadrante de Gunter.
—'S SCALE, escala inglesa o logarítmica o proporcional de Gunter.
GUNWALE (Mar.) borda regala || borda || caballar || regala || escopeadora.
GURGE, remolino.
GURGEON, (Mol.) moyuelo.
GURGLET (Alf.) vasija de tierra porosa.
GURLET (Alb.) alcotana.
Gurney LIGHT, Bude LIGHT, luz de Bude.
GURRY (Com.) aceite crudo de bacalao.
GUSH (Mar.) ráfaga, golpe de viento.
GUSSET (Cost.) escudete.
— or JUNCTION PLATE (Elect.) placa de unión.
— OF A SHIRT (Cost.) cuadrado.
GUST OF WIND (Mar.) sobreviento, fugada de viento.
GUSTY, tempestuoso, tormentoso.
GUT (Carn.) tripa (Geo.) canalizo, desembocadura de río o arroyo.
 TO — (Carn.) limpiar una res, s. TO CLEAR.
— BELTING (Mec.) transmisión por cuerdas de tripa.
— CORD or STRING, cuerda de tripa.
GUTTA (Arq.) s. DROP, lágrimas, gotas.
GUTTA-PERCHA, gutapercha.
— — CABLE (Elect.) cable con envuelta de gutapercha.
— — COVERING MACHINE (Elect.) prensa para recubrir con gutapercha.
— — MATRIX (Elect., Meta.) matriz de gutapercha.
— — MIXTURE (Quím.) mezcla a base de gutapercha.
— — PAPER (Pap.) papel de gutapercha.
GUTTER (Fc.) cuneta del talud, drenaje, canal de entrada, canalón (Cam.) cuneta, arroyo de calle || canalón, alcantarilla, cloaca de desagüe, gotera (Fund.) (POURING HOLE, DRAIN, CASTING GUTTER,) canal de colada (Hoj.) canal (Tec.) surco, acanaladura (Min.) descarga de una máquina hidráulica || s. ADIT (Mec., Fc.) ranura (Meta.) rigola, colada.
 TO —, estriar, acanalar || vaciar.
— BRIDGE (Fc., Cam.) atarjea, alcantarilla, cuneta.

GUTTER CHANNEL (Alb.) canal de tejado.
— FURNACE (Fund.) horno de colada.
— OF A FURNACE (Fund.) canal de colada.
— HOOK, gancho para canal.
— LEDGE (Mar.) galeota de escotilla.
— PIN, alcayata para canales.
— PIPE, caño || tubo de desagüe.
— PLANE (Carp.) cepillo para molduras semicilíndricas.
— SPOUT (Font.) gárgola.
— STICK, SIDE-STICK (Tip.) madera de imposición entre las páginas.
— STONE, s. DRAIN, SEWER (Arq.) adoquín, losa de cuneta.
— TILE, HOLLOW TILE (Alb.) teja de canal.
— OF TILES (Const.) canalón.
GUY (Mar.) retenida, viento (Const.) viento (Elect.) viento (Pont.) viento de puente colgante.
— OF THE BOOM (Mar.) contra.
— PENDENTS (Mar.) bardazos de contras de botavaras.
— ROD (Elect.) tornapunta metálica (Rel. con STRUT y STRUTTING).
— ROPES (Ing.) cuerdas para vientos o retenidas.
— TACKLE (Mar.) aparatos de vergas.
— WIRES, vientos de alambre.
Guyana WOOD RESEMBLING ROSE WOOD, madera de China.
GUZLA (Mús.) guzla.
TO GYBE (Mar.) trasluchar, cambiar la cangreja con viento largo.
GYLE, BREWING, (QUANTITY BREWED) (Cerv.) cuba.
— TUN, FERMENTING-TUN, W O R K I N G- SQUARE (Cerv.) cuba de fermentación.
GYMKHANA, OBSTACLES RACE (deportes, Vm.) carrera de obstáculos.
GYMNASTIC APPARATUS, aparatos gimnásticos.
GYMNASTICS, gimnástica.
Gymnotus ELECTRICUS, S U R I N A M EEL (Zool.) anguila eléctrica.
GYNAECOLICAL INSTRUMENT (Cir.) instrumentos para operaciones ginecológicas.
GYPSEOUS (Geol.) yesoso, de yeso.
GYPSUM, SULPHATE OF LIME, PLASTER OF Paris, yeso, sulfato de cal hidratado. aljez.
— PIT (Geol.) yesal, yesar.
 ANHYDROUS —, MURACITE, ANHYDROUS SULPHATE OF LIME, yeso anhidro.
 CALCINED —, BURNT —, PARGET LIME, yeso calcinado.
 CRYSTALLIZED —, yeso cristalizado.
 CRUDE —, alfor, yeso en bruto.
 FIBROUS —, yeso fibroso.

LAMELLAR —, GYPSEOUS SPATH, espato yesoso.

STRIATED —, PLUME, PLUMOSE ALUM, yeso flexible, (sulfato de cinc).

UNBURNT —, yeso crudo.

GYRATION, ROTARY, ROTATORY, REVO-LUTION, ROTATION, REVOLVING MO-TION, movimiento giratorio o rotatorio.

GYRATORY SCREEN (Min.) criba giratoria.

GYRO, (SHORT FOR GYROSCOPE,) v.

GYROCOMPASS, GYROSTATIC COMPASS (Elect.) brújula girostática.

GYRO-HORIZON (Aeron.) horizonte artificial.

GYROIDAL (Crist.) espiral.

GYROMETER (Opt.) girómetro, aparato para medir la velocidad de rotación.

GYRON (Bl.) girón.

GYROPIGEON (Jueg.) paloma volante.

GYRO-PILOT, v. ROBOT (Aeron.) piloto mecánico, piloto automático.

GIROSCOPE (Fís.) giroscopio (Aeron.) giroscopio, giróscopo.

GYROSCOPIC, giroscópico.

— ACTION OF ARMATURE (Elect.) acción girostática del inducido.

— EQUILIBRIUM (Av.) estabilidad automática.

GYROSTAT, giróstato.

GYROSTATIC, girostático.

— COMPASS, brújula girostática.

— THERMOMETER (Fís.) termómetro-sonda.

TO GYVE, trabar, encadenar.

H

H (Tec.) símbolo para indicar: 1. la fuerza imanante; 2. el componente horizontal del magnetismo terrestre (MAGNETISM FORCE AND HORIZONTAL COMPONENT OF TERRESTIAL MAGNETISM); 3. símbolo de inducción (THE HENRY,) henrio; 4 abrev. de HYDROGEN, hidrógeno.

— ARMATURE, SHUTTLE or Siemens ARMATURE (Elect.) inducido Siemens, armadura en I.

— BRANCH (Font.) junta en H.

— IRON FOUNDATION (Fc.) soporte de hierro en I.

— PIECE (Min.) engarce de la válvula del émbolo que se sumerge.

— POLE (Elect.) poste en H.

— or STAYED SHACKLE (Vm.) placas gemelas reunidas.

h. v. HOUR, abrev. de henrio.

hm., v. HECTOMETER.

hw, v. HECTOWATT.

hw-h., v. HECTOWATT HOUR.

HAARKIES (Min.) hierro sulfurado capilar || níquel sulfurado capilar.

Haarm "SELF-BEARING" RAIL, s. COMPOUND RAIL.

HABANERA (Mús.) habanera.

HABECK, máquina de mezclar las lanas de colores.

HABENA (Cir.) vendaje para heridas.

Haber-Bosch PROCESS, procedimiento de Haber-Bosch.

Haber PROCESS,, SYNTHETIC AMMONIA PROCESS, procedimiento de Haber o del amoníaco sintético; procedimiento alemán, v. NITROGEN FIXATION.

HABERNY (Arq.) barbacana.

HABERDASHER (Com.) mercero || tendero, hortera.

HABERDASHERY (Com.) mercería.

HABERDINE (Com.) merluza salada.

HABERGEON (Arm.) pequeña coraza.

HABIT SHIRT (Cost.) camiseta de mujer.

HACHURE (Dib.) sombreado de líneas.

HACK (Arb.) martillo para marcar árboles (Carrocería.) carruaje de alquiler, s i m ó n (Equit.) caballo de alquiler, rocín (Agric.) horquilla para estiércol.

TO —, cortar, tajar (— — THE GROUND,) remover el terreno a pico.

— — AND HEW (Arm.) herir de punta y de filo.

— BARROW, carretilla para ladrillos.

— FILE, lima de cuchilla.

— HAMMER, martillo de igualar ruedas de molino.

— IRON, s. CUTTER.

— SAW, sierra tajadera.

— — FILE, sierra para hender tornillos.

HACKET (Eban.) azuela de mano.

Hackethal WIRE INSULATOR (Elect.) aislador para alambres Hackethal.

HACKING, labrado de ruedas de molino.

— KNIFE (Vid.) picador.

— OUT TOOL (Vid.) cuchilla para cortar los trozos de vidrio.

HACKLE (Sed.) seda en rama o cruda (Pesc.) sedal (Agric.) rastrillo.

TO — (Agric.) rastrillar o peinar el lino.

— FOR DRESSING FLAX, sedadera.

HACKLED FLAX, lino peinado o rastrillado.

— HEMP, cáñamo rastrillado.

HACKLING MACHINE, máquina de rastrillar.

HACKMATAC (Carp.) alerce.

HACKNEY, caballo de alquiler, rocín.

— COACH, HANSOM, CAB, coche de alquiler, simón.

HADDOCK (Pesc.) merluza.

HADE (Min.) (DIP, UNDERLAY, INCLINATION,) buzamiento, inclinación de un filón o vena || (HADING-SHAFT,) pozo de mina inclinado u oblicuo.

HADE LINE (Min.) línea de buzamiento.

— **PLANKS** (Min.) tablas de entibación de un pozo oblicuo.

HADING, REGULAR HADING (Min.) inclinación regular de un filón.

— **SHAFT,** v. HADE.

Hadley's QUADRANT, SEXTANT, etc. (Opt.) cuadrante, sextante, etc., de reflexión.

HAEMADYNAMOMETER (Cir.) hematómetro.

HAEMATIN, HAEMATOSIN, HAEMATOXYLIN (Tint.) hematina, substancia tintórea del palo de Campeche.

HAEMATITE, BLOOD STONE (Miner.) hematita roja.

—**S CONTAINING FERRUGINOUS PARTS, GLOBULAR BLOOD STONE,** hematita globular.

— **IRON ORE** (Min.) hematita roja concrecionada.

H(A)EMIN, heminas.

HAEMOGLOBIN, hemoglobina.

HAEMOLYSIN, hemolisina.

HAFNIUM, Hf. (Quím.) hafnio, (número atómico, 72).

HAFT, HANDLE, HILT, asa, asidero, mango, puño.

HAFTER, HANDLE-MAKER, fabricante de mangos o puños o cabos, etc.

HAFTING, HELVING (Com.) manufactura de mangos.

HAGS TOOTH (Mar.) diente de perro.

HAGGARD (Com.) granero, corral de niara.

TO HAGGLE (Com.) s. TO BARGAIN, regatear (Coc.) picar, hacer picadillo (Carn.) desollar (Tec.) mellar || cortar en tajadas, tajar.

HAGGLER (Com.) regatón.

HA-HA, SUNK FENCE, cerca hundida.

Hahnemann's WINE PROOF, agua sulfurosa acidulada.

HAIL (Art.) metralla (Tej.) hilaza.

TO — (Mar.) vocear || granizar.

— — **BAIL** (Const.) achicar, achicar con "bricket".

— — **A SHIP** (Mar.) vocear un barco.

— **CONDUCTOR,** paragranizo.

— **SHOT** (Arm.) perdigón, postas, balines.

— — **BEADS** (Arm.) mostacillas.

— **STORM** (Meteor.) granizada.

HAIR (SKIN) pelo (Gan.) crin, cerda (Mueb.) crin, lana.

— **OF ANIMALS, (HORSE HAIR)** crin.

— **BAG** (Pel.) bolsa para los cabellos.

— **BRUSH,** escobilla o cepillo de pelo.

HAIR CAMELOT, camelote de pelo.

— **CLOTH, SACK-CLOTH** (Tej.) tela de crin || esterilla de cerda.

— **COMPASSES,** compás de precisión.

— **CORD** or **STRING** (Enc.) cuerda de crin (Pesc.) tanza.

— **CROSS** (Mic.) retículo del micrómetro.

— **CURLER,** rizador del cabello.

— **DRESSER** or **CURLER** or **CUTTER,** peluquero.

— **DYE,** tintura para el pelo o cabello.

— **DYER,** azumador, teñidor del pelo.

— **FELT,** fieltro de crin.

— **GROUT** or **MORTAR** (Alb.) mortero mezclado con pelos.

— **LINE** (Pesc.) sedal de crin.

— **MATTRESS,** colchón de crin.

— **NAIL,** clavo de adorno para el cabello.

— **OIL** (Perf.) aceite para el cabello.

— **PAD** (Pel.) crepé.

— **PENCIL,** pincel de crin.

— **PIN,** horquilla para el cabello || alfiler para el cabello.

— **POWDER** (Perf.) polvos para peinar.

— **PUNCHEON,** s. BURNISHER (Joy.) buril para guilloquis.

— **PYRITES,** v. MILLERITE.

— **RIFLER** or **RIFLING** (Arm.) buril de pelo.

— **ROLLER, CURL-PAPER** (Pel.) papelillos.

— **ROPE OF DRAG-NETS** (Pesc.) cuerda de crin.

— **SALT,** s. FEATHER ALUM.

— **SEATING** (Mueb.) crin para asientos.

— **SIDE, GRAIN-SIDE** (Ten.) grano, lado exterior del cuero.

— **SIEVE, SIEVE, RANGE,** tamiz de cerda.

— **SLIDE,** anillos para el pelo.

— **SPACE** (Tip.) espacio de pelo.

— **SPRING, SPIRAL-SPRING** (Rel.) pelo.

— **STROKE** (Tip.) espacio fino o de Limoges.

— **TRIGGER** (Arm.) pelo.

— **WARP** (Tej.) urdimbre de crin.

— **WORKER** tejedo rde tanza || peluquero.

TO **SNIP OFF THE** —, esquilar, tusar, trasquilar.

TO **UNPLAIT THE** —, destrenzar el cabello.

HAIRY-STAR (Ast.) cometa.

HAKE (Alf.) colgadizo para secar tejas (Min.) tinglado, cobertizo (Pesc.) merluza (Ferr.) llares de chimenea.

HAKBERD (Arm) alabarda

TO HALE, arrastrar, tirar, halar.

HALF, mitad

TO — **COCK** (Arm.) montar o poner en el seguro.

TO HALF FISH (Fc.) montar las bridas por un solo lado.
— — ROAST (Coc.) soasar.
— — SOLE (Zap.) poner medias suelas.
— AND HALF, s. COOPER (Cerv.) mezcla de porter y cerveza.
— AXLE TREE (Carr.) semieje.
— BACK SAW, sierra de medio lomo.
— BASTION (Fort.) semibaluarte.
— BATTERY (Art.) media batería.
— BEAM (Mar.) semibao.
— BINDING (Enc) media pasta, a la holandesa.
— BLOOM (Meta.) changote.
— BOARD (Enc.) medio encartonado.
— BOILED or SCOURED (Seric.) semicocido.
— BOUND, BOARDING, BINDING IN BOARDS (Enc.) media pasta, pasta a la holandesa.
— BOX (Fund.: moldeo,) media caja.
— BRACE (Tip.) mitad de llave.
— BRICK WALL (Const.) muro de 10 centímetros.
— CALF (Enc.) media pasta de becerrillo.
— CAPONNIERE (Fort.) media caponera.
— CASE, DRAWER (Tip.) media caja.
— CASK (Ton.) media pipa.
— CHAIR, CHAIR WITH ONE JAW (Fc.) cojinete unilateral.
— CHINA (Cer.) loza fina.
— CLEAR (Vid.) traslúcido.
— COCK, FORE-NOTCH (Arm.) seguro.
— COLUMN, CIPPUS (Arq.) cipo, media columna.
— COMPLETE, medio acabado, no concluído del todo.
— CROSS POSITION OF SIDINGS or SIDE TRACKS (Fc.) vías de formación semicruzadas.
— or DEMI COMPARTMENT (Fc.) cupé, departamento dividido.
— DAY'S WORK (Com.) trabajo de mediodía.
— DEALS (Mader.) tablas de ocho pies, medias tablas.
— DOOR (Carp.) media hoja de puerta (Arq.) puerta simulada.
— DUPE, DOUP, LEAF (Tej.) medio punto.
— ENCLOSED GUIDE or SLIDE BAR (Fc.) resbaladera abrazante o de corchete.
— FINE, entrefino.
— FURNACE (Fund.) horno de 36 pies de alto.
— GANG, v. — PORTEE.
— GRATING (Cerr.) rejilla entrecruzada.
— GRID, SPLIT GRID (Elect.) semirrejilla.

HALF HEADER, medio ladrillo.
— HIGH FURNACE, v. — FURNACE.
— HITCH (Mar.) cote.
— HOGSHEAD (Com.) medio bocoy.
— HOSE, SOCK, calcetines.
— LABOR AXE, hacha de media labor.
— LINEN (Tej.) hilo de unión.
— LOCK (Cerr.) cerradura de media vuelta.
— MITRE JOINT (Fc.) ensambladura a media madera.
— MONTHLY, quincenal.
— MOON (Mec., Meta.) medialuna.
— — KNIFE (Zap.) cuchilla de medialuna.
— MOURNING, medio luto.
— MUFFLE, s. RING-WALL.
— OF NETWORK (Elect.) mitad de la red (de distribución).
— NOTE (Mús.) mínima.
— OVAL CONTROLLER (Fc.) regulador semiovalado.
— PACE (Arq.) descansillo.
— PADDLE WHEEL, rueda de medias paletas.
— PAY (Com., Mil.) medio sueldo.
— PIKE (Arm.) chuzo.
— PITCH, s. PITCH.
— PLANK, — INCH PLANK, SHELF, tabla de media pulgada de espesor.
— PORT (Mar.) arandela, media porta.
— PORTEE or GANG, PIN, FORTY WARP THREADS (Tej.) madeja de cuarenta hilos.
— POST (Min.) media jamba de marco.
— POWER (Mv.) a medio vapor; ¡medio vapor!
— PRICE (Fc., Com.) medio precio.
— PRINCIPAL (Carp.) contrapar.
— RACER, bicicleta o motocicleta de media carrera.
— RIP SAW, especie de sierra de mano.
— ROASTED (Coc.) soasado.
— ROUND (Herr.) lima de media caña (Art.) astrágalo, collarino.
— — BATTEN or MOULDING, listón o moldura de media caña.
— — HIGH BACK (Herr.) lima oval.
— — SLEEPER or TIE (Fc.,) traviesa o durmiente semicircular.
— SALTIER (Carp.) jabalcón.
— SEASON (Com.) media estación.
— SECTION O FLINE (Fc.) semisección.
— SHEET (Tip.) medio pliego.
— SHOE, TIP (Vet.) medialuna.
— SILK, SILK MIXED WITH COTTON (Tej.) seda de unión.
— SIZED (Pap.) semiencolado.
— SKY-LIGHT, HIGH-SIDE LIGHT, vano o ventana en lo alto de una puerta.

HALF SLEEVE (Cost.) media manga.
— SPACE (Tip.) media línea.
— SPHERE (Geom.) media esfera.
— STOCKINGS, v. — HOSE.
— STORY (Arq.) entresuelo.
— STROKE (Mec.) medio golpe del émbolo.
— STUFF, FIRST-STUFF (Pap.) pasta a medio majar.
rrera.
— RAIL (Fc.) semi carril, semi riel.
— RELIEF, MEZZO-RELIEVO, medio relieve.
— SUNK RIVET AT SIDE, remache atravesando por la mitad.
— — TRACK (Fc.) tablero rebajado.
— — TRANSFER TABLE or TRAVERSER (Fc.) transbordador de foso semi enterrado o semi hundido.
— — TURNTABLE (Fc.) placa o mesa giratoria semi enterrada o semi hundida.
— THICK LIME, lima semi gruesa.
— TIMBERS (Mar.) medias varengas.
— TONE (B. A.) medio tono (Grab.) medio tono.
— TRUSS (Carp.) semi armadura.
— TURN OF A WATER WHEEL, media vuelta de la rueda.
— TURNING (Cerr., Carr.) de media vuelta.
— WALLOON SYSTEM, afinado semi valón.
— WAY, a medio camino.
— WINDOW, FLEMISH WINDOW, MEZZANINE, mezzanine.
— WOOL, lana de unión.
— YEARLY, semi anual.
ONE — OF THE COUPLING (Fc.) mitad del enganche.
HALIBUT (Pesc.) hipogloso.
HALIEUTICS, arte de la pesca.
HALITOSIS (Med.) halitosis.
HALL, (GALLERY, PORTICO,) pórtico, galería || (LARGE ROOM,) vestíbulo, sala || aula || hall || (MARKET, MARKET PLACE) hall, edificio público comercial || corredor, pasillo || antecámara ,sala (Fc.) cobertizo.
— BAY, BAY OF — (Fc.) nave del cobertizo.
— ENTRANCE, LOBBY (Arq.) vestíbulo.
— MARK or STAMP (Joy.) marca del contraste.
— MARKED (Joy.) contrastado.
CITY — (Arq.) casa consistorial o de ayuntamiento.
FURNACE — (Vid.) taller.
LARGE OPEN — (Arq.) crujía.

Hall's CONDENSER, condensador de Hall.
—'S CRANK (Fc.) manivela de Hall, manivela enmangada sobre el eje.
—'S PHENOMENON, fenómeno de Hall.
HALLAGE (Com.) derechos de alhóndiga.
Halle CLAY (Alf.) aluminita.
HALLIARD (Mar.) driza de vela o de verga menos de la mayor.
HALLIER (Caz.) red grande de caza.
TO HALLOO (Caz.) azuzar a los perros a gritos.
HALLOSYTE (Min.) haloisita.
HALLOTYPE (Fot.) halotipo.
HALM (Agric.) guano, paja grande.
HALO (O. Ec.) aureola (Ast.) halo (Fot.) halo.
HALOGEN (Quím.) halógenos.
HALOGENA (Quím.) halógeno, alógeno.
HALOID, CALCAREOUS HALOID (Min.) haloide calcáreo.
HALOMETER (Quím., Tec.) halómetro.
HALOMETRY (Quím.) halometría.
HALOPHYTE (Bot.) halófito-a.
HALOSACHINE (Quím.) halosacana.
HALOSCOPE (Quím.) haloscopio.
HALOTRICHITE (Quím.) acef, alumbre de pluma, v. FEATHER ALUM.
HALOXYLINE (Quím.) haloxilina.
Halphen TEST (After Georges —.) (Quím.) prueba de Halphen.
HALSER, calabrote.
HALT (Fc.) (STOP, HAVING NO GOODS SIDINGS, ROADSIDE STATION,) parada, punto de parada, apeadero || (STOP, WITH TELEGRAPH OFFICE,) parada importante con oficina de telégrafos.
TO — (Fc.) parar, hacer parada.
HALTER, soga || dogal (Equit.) cabestro, ronzal, cabezón de cuadra.
TO —, encordar (Equit.) echar el ronzal, poner el cabestro.
— MAKER, cabestrero.
HALTING PLACE (Fc.) v. HALT.
HALVANS (Min.) blancarte, mineral impuro.
HALVE (Pont.) medio pontón para puentes militares.
TO —, dividir en mitades.
— NET (Pesc.) red de marea.
TO GO —S (Com.) ir a mitad de ganancias.
HALVED, a media madera (Org.) cortado en dos.
HALVING (Min.) mineral pobre (Tec.) división en mitades.
— BELT, CROSSED BELT (Mec.) correa cruzada.
— TOGETHER, SCARFING (Carp.) empalme o ensambladura a media madera.

HAM (Carn.) jamón (Equit.) corvejón.
— TRYER, aguja para probar jamones.
Hamburg LAKE, laca de Hamburgo.
— STEAK (Culin.) hamburguesa.
— WHITE (Pint.) blanco de Hamburgo.
HAME (Carp.) junquillo (Gan.) horcate (Eq.) collerón, horcate.
— BREAST STRAP (Tal.) correa superior del horcate.
— EYE or LOOP (Tal.) ojo o anillo del horcate.
— LOCK (Tal.) cierre del horcate.
—S-STRAP (Tal.) correas de atalaje.
HAMMER, martillo || macho || mazo || pilón, martinete || maza de martinete (Arm.) percutor, martillo (Pap.) s. STAMPERS, maceta, pilón (Rel.) martillo del reloj.
    TO —, amartillar (Herr.) (FORGE, RAISE,) forjar, batir, marcar.
— — ON THE ANVIL, batir en el yunque.
— — DOWN THE EDGES (Meta.) matar los cantos.
— — DRESS — — ROUGHLY, desbastar al martillo.
— — EVEN, igualar al martillo.
— — EVENLY ON BOTH SIDES, contraforjar.
— — IN A BOSS, estampar sobre matrices a martillo.
— — THE SPRING RING (Fc.) engastar con el martillo el cerco de sujeción.
— — OFF (Min.) arrancar o desprender a golpe de mano.
— — ON, engastar o hacer entrar a martillazos.
— — OUT, extender a martillo.
— — PLANCHETS (Acuñ.) golpear con martillo sobre el yunque los tejuelos de la moneda.
— — QUICKLY (Herr.) batir seguido.
— — UP, forjar a martillo.
— — WELL, WORK THOROUGHLY WITH THE —, martillar bien, martillar de un lado a otro.
— FOR BACKING (Enc.) martillo de enlomar.
— BEAM (Carp.) falso tirante, jabalcón (Arq.) media viga de soporte de techo ornamental.
— FOR BEATING OUT, SHINGLING —, martillo de forjar lupias.
— — BOOK BINDING, BOOK BINDERS' — (Enc.) martillo de batir.
— BRIDLE (Arm.) brida de la cazoleta.
— CAP (Arm.) guarda fuegos, cubierta del gatillo.
— CATCHER (Plat.) apagador.
— CHISEL (Plat.) copador, martillo para cortar los metales en frío.

HAMMER CLOTH (Carr.) funda de coche || paño del pescante.
— DRESSED (Herr.) adelgazado o desbastado a martillo (Cant.) labrado a escoda.
— FOR DRIVING SAW KEYS, mazo para quitar las cuñas.
—'S EYE, boca del martillo.
— FACE (Fund.) superficie del mazo o de la estampa.
— FRAME (Mec.) armazón del martinete.
— HARDENED, endurecido al martillo.
— HARDENING, COOL or COLD HAMMERING (Herr.) temple, batido en frío.
— HEAD, cabeza de martillo.
— HEADED, con cabeza de martillo.
— — SOLDERING IRON, soldador de corte.
— MAN, FORGE-MAN (Herr.) forjador batidor del hierro || capataz del martinete.
— MARK, v. FORGE-MARK, forja.
— NAIL (Arm.) pasador del pie de gato.
— OPERATED BY A CRANK, martinete disco de manivela.
—'S PINE, brazo del martinete.
— PISTON (Mec.) émbolo del martillo pilón.
— PUNCH (Cerr.) perforador de golpe.
— RAIL (F. de pianos) martinete de piano.
— REST (Herr.) soporte del martillo.
— RIVETING MACHINE, máquina de remachar a martillo o a efecto de martillo.
— SAW SET, triscador de martillos para sierras.
— SCALE (Fund.) escamas de óxido de hierro, s. IRON SCALES.
— SET, maza de hierro.
— SHAPED, en forma de martillo.
— SLAG (Fund.) escoria del forjado en frío.
— —, PUDDLER'S OFFAL, s. CLINKER, IRON DROSS.
— SMITH, forjador.
— SPRING, FEATHER-SPRING (Arm.) muelle real.
— STANDARD or FRAME, or BODY, bastidor del martillo forjador.
— STRAIGHTENING, HARD STRAIGHTENING (F. de agujas) enderezador al martillo.
— TONGS, pinzas de martillo.
— TUP, mazo.
— VALVE GEAR, distribución del martillo, (en el martillo pilón de vapor).
— VENEERING, INLAYING WITH THE —, embutido o ensambladura al martillo.
— WRENCH, martillo con llave inglesa.
— WORKS, LARGE — —, fragua mecánica.
ACUTE — (Min.) martillo de punterola.

ATMOSPHERIC —, martillo de aire comprimido.

AWL or FLAT NEEDLE — (F. de agujas) martillo de palmear las agujas.

BOILER SCALING — (Mv.) martillo de quitar las incrustaciones de la caldera.

BOSS — (Alb.) martillo de romper.

BOTT — (Tej.) mazo de majar el lino.

BRAYING — (Cant.) martillo de picar piedras (Pint.) majador.

BUCKING — (Min.) martillo de pulverizar muestras.

BURNISHING —, martillo de pulimentar.

CALKER'S — (Mar.) maceta del calafate.

CATCH — (Ton.) martillo de extender.

CHASING —, martillo de acanalador (Hoj.) martillo de embutir.

CLAW — (Cant.) escoda.

CLEAVING or CHIPPING —, martillo de picapedrero.

CLINCH — (Cant.) martillo de dientes.

CLINCHING — (Herr.) hilera || argüe, molinillo de los tiradores de oro.

CLOGGER'S — (Zap.) martillo de estaquillar.

CLOSING — (Herr.) martillo de unir planchas.

COMMENCING — (Orfeb.) martillo de aparejar.

COOPER'S — (Ton.) mazo, mazo de tonelero.

COUNT — (Rel.) campana.

CRAMPING — (Cald.) martillo de hacer fondos.

CREASING —, martillo de acanalar (Hoj.) (SEAM —,) martillo de rebordes.

CROSS — (Cald.) martillo transversal.

DOUBLE-FACED — (Cerr.) martillo de dos bocas.

DRIVING — (Ing.) martinete (Carp.) botador.

ENLARGING —, martillo de extender.

ESSAYING — (Min.) martillo de ensayar.

EYE — (Herr.) martillo de ojo.

FACE — (Min.) martillo de reparar la pana del gran martillo de forja (Herr.) martillo de cabecear (Mec.) martillo con cabeza chata.

FACING — (Herr.) martillo de encarrujar.

FALLING — (Min.) martillo de golpe o caída (Mec.) maza de martinete.

FINISHING —, — WITH A ROUND EDGE (Plat.) martillo de rematar.

FLAT —, ENLARGING — (Plat.) martillo de extender.

FLATTENING —, martillo de forjar las barras de hierro, aplanador.

FLATTENING or STRAIGHTENING — (Cuchillería) enderezador.

FLATTING — (Mec.) martinete.

FLOGGING — (Herr.) martillo medio.

FLUE — (Ton.) martillo para flejes || martillo de rebordes.

FORE — (Fund.) martillo de delante.

FORGE —, mandarria, martillo de fragua.

FORGE LEVER —, martillo de palanca para fragua.

FORGING —, martillo de forjar.

FRICTION —, martillo de fricción (Mec.) martinete de rodillos.

FULLING —, batán.

FURROWED — (Vet.) martillo estriado.

FURROWING —, martinete de estriar (Mol.) martillo de repicar ruedas de molinos.

GLAZIER'S — (Vid.) martillo de vidriero.

GRANULATING — (Cant.) escoda.

GUN LOCK — (Arm.) rastrillo.

GREAT — (Fund.) martinete, martillo de embutir.

HAND —, martillo de mano.

HEADING — (F. de agujas) martillo de fulminante.

HOLLOWING — (Cald.) martillo de ahuecar.

INDENTING —, martillo de endentar los crics o las cremalleras.

INGOT — (Ac.) aplanador, martillo de batir los lingotes.

INLAY — (Eban.) mazo de embutir.

JUMPING — (Vet.) martillo de remachar.

KEYING —, martillo de acuñar.

KNAPPING —, martillo de picapedrero.

LARGE —, maza.

LARGE SMITH — (Herr.) acotillo.

LATHING —, martillo para tablas de chilla.

LIFT — (Fund.) martillo grande de forja.

LIFTING or TAIL —, martinete.

MARKING —, martillo de marcar.

MARKING —, — FOR MARKING ROD-IRON, martillo de marcar el hierro en barras.

MARTELLINE — (Esc.) maceta, maceta de escultor.

MASON'S —, piqueta.

MASON'S CUTTING —, alcotana.

MASON'S DOUBLE POINTED — (Alb.) pico de dos puntas.

MASON'S LARGE —, piqueta de albañil.

MINER'S — (Min.) martillo para quebrar el mineral en la mano.

MINER'S — SLEDGE (Min.) martillo, martillo de minero.

MOUNTING — (Joy.) martillo en engastar.

NAIL — (Carp.) martillo de carpintero.

NUT — (Cerr.) martillo de tuercas.

ORE — (Min.) martillo de bocartear

PARING — (estañadura) martillo de rebarbar.

PIANO MOVEMENT — (F. de pianos) martinete.

PICK — (Vet.) puntero (Herr.) martillo de orejas.

PLANISHING or POLISHING —, martillo de bruñir.

PLANISHING — (Pap.) martillo de pulir (Herr.) martillo de igualar o aplanar.

PLATELAYER'S KEYING —, martillo de acuñar.

POINTED — (Herr.) martillo de puntas.

POLISHING —, v. PLANISHING —, (1r. art.)

POUNDING or BRAYING — (Meta.) martinete de boquear las minas de hierro.

REFINER'S —, martillo de afinador.

RIVETING —, DOLLY, remachador.

SALTBOILER'S — (F. de la sal) martillo para limpiar las calderas.

SCABBLING KNIFE — (Alb.) martillo de allanar.

SEAM — (Hoj.) martillo de rebordes.

SET — (Herr.) macho.

SHOEMAKER'S — (Zap.) martillo de zapatero.

SLATER'S —, hacheta de pizarrero.

SLEDGE — (Herr.) acotillo, macho (Meta.) martillo de delante.

SMALL — (Fund.) porrilla (Herr., Carp., Ton.) martillo pequeño de mano.

SMITH —, destajador ,martillo de fragua.

SNARL or STAMP —, martillo de estampar o de embutir.

SOLDERING — (Ton.) soldador, martillo de soldar.

SOLID CHEEK —, martinete de correderas fijas.

SPALLING — (Cant.) desbastador.

SPLICING — (Mar.) martillo de ayuste.

SPREADING —, martillo de extender.

STAMPING — (Herr.) martinete.

STEAM —, martinete de vapor.

STRATCHING —, martillo de extender o estirar (Fund.: laminadores,) martillo de extender.

TWO-CLAWED —, maceta.

TWO-HANDED — (Herr.) macho.

VENEERING — (Eban.) martillo de enchapar.

WARNING — (Min.) advertidor, martillo de alarma.

WATER — (Fís.) martillo de agua.

WEDGE-FORMED — (Minería.) cuña con mango.

WOODEN — (Meta.) mazo (Ton.) maceta.

WRENCH —, martillo con llave inglesa.

TO BRING TO THE — (Com.) sacar a pública subasta.

TO COLD — (Herr.) batir en frío.

HAMMERED, batido al martillo.

— METAL or PLATE, planchas hechas al martillo.

— WORK, RAISED WORK, obra hecha al martillo.

HAND —, b. HAND.

HAMMERING, TO HAMMER UP, trabajar al martillo, batir al martillo.

— OVER THE TYRE LIP (Fc.) remachado de los talones o bordes de fijación de los aros.

COLD — (Herr.) batido en frío.

HAMMOCK (Mar.) hamaca de lona, coy.

— CLOTH, empavesada.

— NETTING (Mar.) parapeto || candeleros de los coys.

— RACK Mar.) barrotes de los baos para colgar los coys.

— RAIL (Mar.) batayola.

HAMPER (Cest.) canasta, cuévano, cesta || serón (Herr.) grilletes (Equit.) trabas.

TO —, encestar, embanastar (Equit.) poner trabas a un caballo.

— FOR GREENS (Cest.) cenacho.

HAMSTRING (Gan.) tendón de la corva.

TO — (Gan.) desjarretar.

HANCE, s. BEVEL: en bisel (Mar.) descuello del timón.

HAND, mano || lado (Tec.) mano, índice, aguja (Com.) obrero, trabajador, operario, brazos (Metr.) medida de cuatro pulgadas (m. 0.1016) (Equit.) patas delanteras del caballo (Rel.) agujas, manecillas (Mar.) hombre, mano (Vid.) mano (Jueg.) mano (Calig.) firma, carácter de letra.

TO — (Com.) entregar || conducir.

— — CUFF, esposar, poner esposas, maniatar.

— — OVER (Com.) remitir, entregar.

— — THE SAILS (Mar.) empañicar, aferrar las velas || amainar velas.

— — A SHIP (Mar.) manejar un buque.

— ANODE (Elect., Quím.) anodo de mano.

— ANVIL (Herr.) bigorneta.

— APPARATUS FOR LIGHTNING (Elect.: teat.: alumbrado escénico,) aparato de relámpagos a mano.

— AXE (Carp.) hachuela (Mil.) hacha de zapador.

— BALL, pelota de mano (Juego) pelota a mano.

— BARROW, parihuela (Fc.) camión.

— BATTERY-SWITCH or CELL-SWITCH (Elect.) reductor de mano.

— BELL, campanilla portátil || esquila.

HAND BELLOWS, fuelle de mano.

— BILL (Hort.) honcejo, podón, podadera curva (Min.) pico de mano (Tip.) cartel.

— BORER (Min.) sonda pequeña || barrena de mano.

— or SHUNTING — BRAKE (Fc.) freno de mano (para el servicio de las maniobras).

— BRAKE LEVER (Vm.) manecilla del freno.

— BRACE, s. CENTRE-BIT (Carp.) berbiquí de mano o de pecho.

— BRUSH, cepillo || escobilla de crin || cepillo para lavarse las manos (Alb.) brocha de mano.

— CALIBRATION (Elect., Tec.) contraste o graduación a mano.

— CAR (Fc.) carrito de mano.

— CARCASS (Art.) carcasa de mano.

— CART, carretilla || carretón de mano, trinquival.

— COMBING (Tej.) cardado o peinado a mano.

— CRAFTSMAN, artesano, mecánico.

— CUFF, esposas, s. — FETTERS, FETTERS.

— CULTIVATOR (Agric.) cultivador de mano.

— DISC ON ROD (Fc.) disco de señales de mano o de mango.

— DRAG, draga de mano.

— DRILL, berbiquí || taladro de mano.

— DRILLING (Ing.) perforación a mano.

— — MACHINE (Maq.) taladradora a mano.

— DRUM (Man. de paños) frisador de manos.

— DYNAMO, — DRIVEN DYNAMO (Elect.) dínamo accionada a mano.

— EDITION (Tip.) edición portátil.

— EYE-ELECTROMAGNET (Elect.) electroimán ocular de mano.

— FEED (Tec.) avance o alimentación a mano.

— — DRILL SPINDLE (Maq.) bajada del husillo de taladrar a mano.

— FETTERS, v. — CUFF.

— FILE, lima de mano (Herr.) carleta.

— FLOAT (Alb.) paleta de madera para enlucir.

— FULL, puñado || manojo.

— —, BY THE — —, a puñados.

— — OF CORN GLEANED, GLEANINGS (Agric.) haz de espigas, espigadura.

— FORMING (Cer.) moldeaje a mano.

— GALLOP (Equit.) galope corto.

— GEAR (Mec.) palanca de puesta en marcha (Fc.) tirante de maniobra.

— — LEVER, s. STARTING LEVER, SPRING-CATCH (Mv.) palanca de puesta en marcha.

— GLASS (Vid.) espejo de mano (Hort.) campana de vidrio.

— GOFFERING MOULD or TOOL (F. de flores artificiales) estampador de mano.

— GRENADE (Mil.) granada de mano.

HAND GRIP, GRIP, puño o manecilla de bicicleta o de motocicleta.

— GUIDE (Mús.) varilla fija delante del teclado de un piano (para ayudar a los principiantes).

— GUN (Art.) cañón de mano.

— HAMMER, UP — HAMMER (Herr.) porilla, martillo de una sola mano.

— HAMMERED, Mexican SILVER, plata mexicana cincelada a mano.

— HOIST (Mec.) ascensor de mano.

— HOLD or — RAIL FOR COUPLING (Fc.) manija del enganchador.

— HOLE (Mv.) porta de limpieza.

— — COVER, LID (Elect.) tapa.

— HOOK (Com.) garfio (Mar.) gancho de mano (Art.) gafa para bombas.

— IMPRESSION (Tip.) impresión a mano.

— INSPECTION CAR (Fc.) carrito de mano para inspector.

— JACK, COMMON — —, RACK AND PINION JACK (Mec.) cric o gato de mano o simple.

— — WITH A DOUBLE CLAW, cric de dos patas.

— LADLE, CASTING LADLE, LADLE (Herr., Fund.) cuchara, cazo, cucharón.

— LAID (Tec.) puesto o colocado o aplicado a mano.

— LAMP (Fc.) linterna de mano (Elect.) lámpara de mano o portátil.

— — CORD (Elect.) cable o cordón de lámpara portátil.

— — HOLDER (Elect.) portalámpara de mano.

— — WITH WOODDEN HANDLE AND HOOK (Elect.) lámpara portátil con mango de madera y gancho de suspensión.

— LATHE, torno de mano.

— LEATHER (Tal.) dedil, medio guante de cuero (Somb., Enc.) pasadera.

— LEVELLING MACHINE (F. de fósforos) aparato de igualar a mano.

— LEVER BRAKE (Fc.) freno de palanca.

— or COCODRILE LEVER SHEARING MACHINE (Maq.) tijera a palanca o a mano.

— LOOM (Tej.) telar a mano.

— — WEAVING, WEAVING BY — (Tej.) tejido o trabajado a la mano.

— MADE PAPER (Pap.) papel trabajado a mano, hecho a mano.

— MILL, molinillo || molino movido a brazo.

— MILLING MACHINE, fresadora a mano, (con los movimientos de la mesa a mano).

— MOLD (Tip.) matriz para fundir a mano.

— MONEY, al contado, inmediato, dinero en mano.

— MOULDING (Cer.) moldeado a mano || moldeado de ladrillos a mano.

HAND MOULDING MACHINE WITH PIN LIFTING ARRANGEMENT (Fund.) máquina de moldear a mano con elevación por espigas.

— MULE, muljenny a mano.

— SPINNING, JENNY SPINNING, tejido a la muljenny.

—S OFF! (Com.(¡no tocar!, no poner la mano.

— OPERATED BARRIER (Fc). barrera maniobrada a mano.

— CHANGE-OVER SWITCH or COMMUTATOR (Fc.) conmutador de mano.

— ORGAN, órgano de cigüeña.

— OVER — (Mar.) mano entre mano.

— PAPER (Pap.) papel trabajado a mano || papel cuya filigrana representa una mano.

— PEGGER, estaquillador.

— or Bessemer PIG IRON (Fund.) fundición para el procedimiento Bessemer.

— PILE DRIVER, THREE — MAUL, martinete de mano.

— PINCERS (Rel.) pinzas.

— PLANING MACHINE (Carp.) máquina de labrar con conducción a mano de la madera.

— PLANTER (Agric.) sembradora de mano.

— PLOUGH (Agric.) arado de mano.

— PNEUMATIC HAMMER (Fund.: moldeo,) atacador de mano y aire comprimido.

— POST, SIGN-POST, DIRECTION-POST, FINGER-POST (Cam.) poste indicador.

— POWER SCREW PUNCHING PRESS, balancín o prensa de husillo movida a mano.

— PRESS (Tip.) prensa de mano (Com.) prensa de mano || (POWER-PRESS FOR PACKING,) prensa mecánica o de mano para empaquetar.

— PROTECTOR, TIN-GLOVE (Vid.) mitón, guardamanos.

— PUDDLING (Fund.) pudelaje a mano.

— PUMP, — FEED PUMP, bomba de mano.

— PISTON, émbolo de la bomba de mano.

— PUNCH (Herr.) pinza de sacabocados.

— RAIL, barandilla, pasamanos.

— RAILS or RAILING, FENCE (Mv., Elect.) barandilla de seguridad o protección.

— RAILING, s. STAIRS-RAILING; v. — RAILS.

— RAKE, BREAK (Agric.) mielga.

— RAMMER, apisonador de mano.

— REEL (Tej.) devanadora de mano.

— REGULATING SWITCH (Elect.) reductor de mano.

— REGULATOR (Elect.) regulador de mano.

— ROLLER (Tip.) rodillo de entintar a mano.

— RULE (Elect.) regla de los tres dedos (de Fleming).

HAND SAILS (Mar.) velas manejables.

— SAW, sierra de mano || serrucho.

— TEETH, dientes en forma de triángulo escaleno.

— SCALES, balanza de mano.

— SCRATCHING BRUSH (Galv.) cepillo rascador.

— SCREW, v. — JACK (Carp.) prensa de mano.

— SEWING MACHINE, máquina de coser a mano.

— SHEARS, SNIPS (Herr.) cizallas de mano.

— SHORT-CIRCUITER (Elect.) corto-circuitor a mano.

— SHUTTLE (Tej.) lanzadera común.

— SIGNAL (Fc.) señal de mano, señal hecha con la mano.

— SLIDE REST (Torn.) carro-soporte a mano.

— SNOW PLOUGH, SNOW SCRAPER, quitanieves de mano.

— SPIKE, azadón de peto (Mar.) (CLAW —,) alzaprima (Mec.,) barra de cabrestante (Fc.) (TURNING —,) palanca de maniobra (Art.) espeque, palanca.

— — SOCKET (Fc.,) casquillo o manguito de la palanca de maniobra.

— SPINNING MACHINE, rueca de mano.

— SPUN (YARN) hilado a mano.

— STAFF, JAVELIN (Arm.) jabalina.

— STAMP, sello en seco.

— STRAP (Fc.) correas.

— SWAB (Mar.) lampazo con mango.

— SWITCH (Elect.) interruptor de mano.

— TACHOMETER, taquímetro de mano.

— TIPPIG CRANE LADLE (Fund.) caldero de grúa con horquilla.

— TOOL LADLE, FIDDLE-DRILL, TURN BENCH, torno de relojero o de mecánica fina.

— TRUCK, carretón de mano.

— TWINER (Tej.) torcedor de mano.

— VICE (Ton.) (CHAMFER-CLAMP,) tenalla para chanflanes (Carp.) entenallas, prensa o tornillo de mano (Cerr., Tec.) v. VICE.

— OF A WATCH (Rel.) aguja.

— WHEEL (Mec.) manigueta

— — BRAKE (Fc.) volante del freno.

— — STAMPING PRESS (Galv.) prensa a mano con volante.

— WINCH, torno de mano.

— WINDLASS (Mec.) molinete de manivela.

— WINDING (Elect.) arrollamiento a mano.

— OF WIRE (F. de agujas) cogida, toma.

— WORK, manufactura, obra manual.

— WRITING, carácter de letra || letra de pluma.

A — TO THE HELM! (Mar.) ¡un hombre al timón!

ALL —S BELOW! (Mar.) ¡abajo todo el mundo!

ALL —S ON DECK! (Mar.) ¡todo el mundo arriba!

ARTIFICIAL — (Cir.) mano artificial.

BILLS IN — (Com.) pagarés en cartera.

BY —, a la mano.

CASH ON — (Com.) efectivo en caja.

CURSIVE — (Calig.) letra cursiva.

EXTRA — (Com.) obrero u operario extraordinario.

FIRST — (Com.) de primera mano, nuevo.

FIRST RATE — (Com.) operario de primera clase.

FORE —S (Equit.) parte delantera del caballo.

IN — (Com.) existentes, en manos.

ON — (Com.) en poder, a manos.

SECOND — (Com.) de segunda mano, usado.

SHORT — (Com.) taquigrafía.

SHORT OF —S (Com.) escasez de operarios.

TO BE SHORT OF —S (Com.) estar escaso de operarios.

TO BUY FROM FIRST — (Com.) comprar de primera mano.

TO BUY SECOND — (Com.) comprar de segunda mano.

TO CHANGE —S (Agric.) cambiar de dueño.

TO COME TO — (Com.) recibir.

TO GO ALOFT — OVER — (Mar.) palmearse por un cabo.

TO HAUL — OVER — (Mar.) halar mano entre mano.

TO LOWER THE — (Equit.) aflojar, bajar la mano.

TO PUT AN ORDER IN — (WORK,) (Com.) poner en obra un pedido.

TO PUT INTO THE —S OF A SOLICITOR (Jur.) entregar o encomendar a un abogado.

HANDICAP, silla de posta (Equit.) corrida de caballos de toda edad y alzada (Aeron.) carreras de aviones.

HANDICRAFT, HANDIWORK, artefacto, mano de obra, obra mecánica.

HANDING (Elect.) frotar con la mano.

HANDKERCHIEF, pañuelo.

OPEN WORKED —, pañuelo calado.

POCKET —, pañuelo de bolsillo.

HANDLE, s. HOLDFAST, HELVE, SHAFT, KNOB; (Agric.) (—S,) s. ARMS (Tec.) asa, agarradera, asidero (Mec.) manija, manigueta, caña || guimbalete || ástil (Mar.) bandeador (Cerr.) (KNOB,) botón, tirador (Carp.) manija, mango (Carr.) agarraderas (Arm.) mango, cabo || v. CRAMPS.

TO —, manejar.

— BAR CROSS TUBE (Motoc. y bicicletas) manubrio, tubo transversal de guía.

— OF A BRAKE (Fc.) manigueta del freno.

— — COFFERS TRUNK (Ferr.) asa, aldabón.

— — CROSS BOW (Arm.) rabera.

— — FRAME-SAW, mango de una sierra de marco.

— LATCH, — STOP PIN (Fc.) tope de la empuñadura.

— — SPRING (Fc.) muelle de la empuñadura.

— MAKER, cabero.

— OF A MOULD (Cer., Fund.) orejeta de un molde.

— AN OAR, puño de remo.

— A PLOUGH (Agric.) esteva, mancera.

— THE SOLDERING IRON (Hoj.) cogedero.

— STAVE (Ton.) dovela con orejeta.

— WITH CARE! (Com.) ¡muévase con cuidado!

HANDLER (Alf.) alfarero (Ten.) (PIT FOR THE WEAKEST SOLUTION,) fosa de preparar las pieles.

HANDLING, manejo, manipulación.

HANDSEL, s. EARNEST (Com., Jur.) arras, señal (Com.) aguinaldo, albricias.

HANDSELLER, buhonero.

HANDSOMELY (Mar.) poco a poco, sobre vuelta.

HANDSPECK, HANDSPIKE, HEAVER (Const.) palanca, espeque.

HANDY (Com.) cómodo || manual || diestro.

— SHIP (Mar.) buque que gobierna bien.

Hanepoot WINE, vino del Cabo.

HANG (Mec.) colgadero, anillo (Elect.) suspensión (Mar.) curva (Top.) bajada rápida.

TO — A DOOR (Cerr.) engoznar una puerta.

— — THE RUDDER (Mar.) armar o calar el timón.

— — TAPESTRY (Arq.) empaliar, colgar tapices.

— — WITH TAPESTRY, entapizar.

— — UP, levantar (Tip.) extender las hojas.

— — UPON (Mar.) colgar sobre.

— — STICKS (Tint.) armar con palos.

— BENCH, s. BANK (Min.) mardella, brocal de pozo de mina.

— NAIL, respigón, padrastro.

HANGAR, cobertizo.

HANGAR (Aeron.) hangar, cobertizo para aerostatos y aviadores.

HANGER (Fc.) biela o barra de suspensión (Tej.) lizos inferiores (Tec.) garfio, gancho (Mec.) soporte, silla (Caz.) (CUTLASS,) cuchillo de monte (Arm.) alfanje (Tip.) colgadero.

HANGER WITH A CURVED BLADE, cuchillo de monte curvo.

— ON (Min.) garfio.

BELL — (Elect.) instalador de timbres.

HANGERET (Com.) traviesa para escarpias.

HANGLAR (Arm.) puñal.

HANGING, colgante, pendiente (Const.) (—S, TAPESTRY,) tapicería, c o l g a d u r a s, s. CHAMBER-HANGING || papeles pintados para tapicería (Mar.) galocha, arrufo.

— BRIDGE (calderas de vapor) hogar suspendido.

— BRIDGE, PENDANT-BRIDGE, TRUSS-FRAMED BRIDGE, puente de armadura, puente de riostras y pendolones.

— BUTTRESS (Arq.) botarel.

— CLAMP, alcayata, garfio, galocha (Mar.) pasteca, castañuelas de tierra.

— COMPASS, brújula de cámara.

— GARDEN, jardín suspendido.

— KNEE (Mar.) curva de peralto.

— LAMP (Elect.) suspensión.

— MACHINE, máquina de estirar.

— ORNAMENT, culo de lámpara.

— PAWL (Mec.) alzaprima de hierro.

— or TRANSVERSE PIPE CARRIER (Fc.) soporte de varillas suspendidas.

— PLUG, — or CONTACT (Vm.) enchufe de clavija colgante.

— PLUG ADAPTOR or CONTACT (Vm.) enchufe de clavija colgado.

— POST (Carp.) montante en que se engozna una puerta || (TRUSS-POST, JOGGLE-PIECE, STIRRUP-PIECE,) pendolón, llave colgante.

— RIGGING (Mar.) aparejo pendiente.

— ROOM (Ten.) colgadero (Tip.) secadero, colgadero.

— SEAT, silleta colgante.

— SLEEVES (Mod.) mangas colgantes.

— STAGE (Mar.) guíndola, plancha de viento.

— STILE OF A DOOR, montante lateral de una puerta.

— OF TAPESTRY (Arq.) empaliada.

— TIE (Carp.) pendolón.

— TOOL (Herr.) aferrador.

— VALVE (Mec,.) chapaleta, chapaleta de una bomba.

— WALL, — SIDE (Min.) cubierta o techo de un filón.

HANK, (Tej.) (NUMBER, SKEIN,) medida de diez leas de hilo (Carp.) (WOODEN RING) anillos o aros de madera (T. L.) medida de 560 yardas de lana (T. A.) medida de 840 kilos de algodón.

TO —, hacer ovillos o madejas.

HANK FOR HANK (Mar.) bordo sobre bordo || de vuelta y vuelta.

HANOWAYS (Min.) s. LEAVINGS.

HANSE OF VAULT (Arq.) riñón de bóveda.

Hansom CAR (Carr.) cabriolé Hansom.

HAPLOID (Biol.) haploide.

HARBOUR (Mar.) puerto, bahía, rada interior.

TO —, albergar, abrigar.

— — BOLL-WEEVIL (Agric.) abrigar o albergar gorgojo.

— DEFENSES (Mil.) obras defensivas de un puerto.

— DUES (Com.: Mar.) derechos de puerto.

— MASTER (Mar.) capitán de puerto.

— RAILWAY (Fc.) ferrocarril de (o para el servicio de) un puerto.

— OF REFRESHMENT (Mar.) puerto de escala.

— STATION or DEPOT (Fc.) estación marítima o de puerto.

FLOATING — (Mar.) puerto flotante.

INNER — (Mar.) dársena natural.

OUTER — (Mar.) antepuerto.

TIDE — (Mar.) bahía de marea.

Harcourt, v. — STANDARD, PENTANE STANDARD LAMP.

HARD, duro (Min.) (SOLID, STURDY, COMPACT,) duro, resistente, compacto, coherente || (REBEL,) difícil de quebrar (Fund.) agrio, poco dulce (Mar.) duro, fuerte (Meta. del hierro) (COLD-BEATEN, COLD-HAMMERED,) batido al martillo, de temple, batido en frío (Rayos X.) duros.

— A LEE! (Mar.) ¡orza a la banda!

— — PORT! (Mar.) ¡todo el timón a babor!

— — STARBOARD! (Mar.) ¡a estribor todo!

— — WEATHER! (Mar.) ¡andar todo!

— BALLAST, balasto duro.

— BRASS, bronce.

— CASH Com.) numerario, metálico, efectivo || contado violento.

— COAL, ANTHRACITE, antracita.

— DIRT, — CORE, alma o núcleo duro.

— DRAWN BARE COPPER CONDUCTOR (Elect.) conductor de cobre macizo desnudo y estirado en frío.

— — COPPER, cobre estirado en frío.

— — WIRE (Elect.) alambre de cobre estirado en frío o endurecido.

— — ENDS (T. L.) hilos duros.

— FAT or GREASE LUBRICATION (Mec.) engrase con grasa consistente.

— FIGURES (Pint.) figuras duras.

— FINISH (Alb.) enlucido duro.

— LIKE GLASS, BRITTLE, duro como el vidrio.

HARD LEAD BOX or **TANK** (Elect.) caja de plomo endurecido (para acumuladores).
— — FRAME (Elect.) marco de plomo endurecido.
— MONEY (Com.) moneda contante y sonante.
— MORTAR (Alb.) concreto.
— MOUTH (Equit.) boca dura.
— NICKEL-PLATING (Meta.) niquelado duro.
— OVER (Mar.) todo a la banda.
— PORCELAIN (Cer.) porcelana dura.
— ROSIN, PEGOLA, FIDDLER'S ROSIN, colofonia.
— RUBBER, ebonita, caucho vulcanizado.
— SOLDER, soldadura fuerte.
— SOLDERING or BRAZING, soldadura fuerte.
— SPOT (Grab.) agrio.
— AS STEEL (Meta.) duro como el acero.
— STRAIGHTENING, s. HAMMER STRAIGHTENING.
— SUBSOIL (Min.) subsuelo compacto o duro.
— TACK (Mar.) galleta.
— WATER, agua salobre.
— WOOD, madera dura.
— — CUSHION or SEATING (Fc.) incrustación de madera dura.
— — PLUG-DOWEL (Elect.) clavija de madera dura.
— — SLEEPER or TIE (Fc.) traviesa o durmiente de madera dura.
— — TRENAIL (Fc.) clavija de madera para cojinete.
TO HARDEN, INDURATE, endurecer (Meta.) templar (Herr.) (STEEL,) endurecer, acerar (Alb.) fraguar.
— — THE FILES, endurecer las limas.
— STEEL, templar o dar el temple al acero.
HARDENED, endurecido (Herr.) templado.
CASE — (Fund.) fundición de hierro endurecido en la superficie.
HARDENER, máquina de fieltrar.
HARDENING, endurecimiento (Meta.) (STEEL) temple.
— AGENT (Fund.) substancia para templar, agente para templar.
— IN THE AIR, temple al aire.
— CAPACITY (Fund.) capacidad de temple.
— CARBON (Fund.) carbono de temple.
— FURNACE (Somb.) estufa de endurecer las formas.
— HEAT or TEMPERATURE (Fund.) temperatura o calor de temple.
— KILN (Cer.) horno de separar el aceite de la porcelana.
— LIQUID (Fund.) líquido para templar.
— IN RISING WATER (Fund.) temple en una cubeta de agua abastecida por el fondo.

HARDENING IN RUNNING WATER (Fund.) temple en agua corriente.
— BY SPRINKLING (Fund.) temple a lluvia, temple a rocío de agua.
— TROUGH (Fund.) pila para templar, gamella o artesa para templar (Arm.) (WATER TROUGH, TEMPERING TUB,) artesa para el temple de las láminas.
ELECTRIC — (Elect., Meta.) temple por la electricidad.
HARDENITE, MARTENSITE (Meta.) hartita, martensita.
HARDNESS, dureza, s. TOUGHNESS.
— OF WOOD (Mader.) dureza de la madera.
HARDS, estopas.
HARDWARE, IRON-WARE, HARDWARES, ferretería, quincallería.
FANCY — ferretería de lujo, bisutería de hierro.
SADDLERS — herraje para talabarteros.
HARWAREMAN, EDGE-TOOL MAKER, quincallero, ferretero.
HARDY, cincel para yunque (Vet.) copador cuadrado.
HARE (Caz.) libre (T. H.) fibras de cáñamo.
— COURSING (Caz.) caza de liebres con lebreles.
— DOWN, — WOOL (Com.) pelo de liebre.
— FOOT (Bot.) galipodio.
— HOUND (Caz.) sabueso.
— HUNTING (Caz.) caza de liebre.
— LIPPED HORSE (Equit.) caballo boquiconejudo.
— NET (Caz.) capillo, albanega.
— SKINS (Ten.) pieles de liebre.
— WOOD, sicomoro.
— WORT (Bot.) malva.
HARICOT (Bot.) habichuela verde.
HARIER (Caz.) galgo.
HARL, HECKLED FLAX or **HEMP,** filamento de cáñamo, (LINT,) hilaza de lino.
Harmet ELECTRIC BLAST FURNACE or **SHAFT FURNACE** (Fund.) alto horno de Harmet.
HARMONIC, HARMONIOUS (Acús) armonioso, armónico (Radio) armónico.
— CURVE (Mat.) curva de los senos.
— ENGINE (Elect.) diapasón vibrante de Edison.
— FREQUENCY (Elect.) frecuencia armónica.
— MOTION, movimiento vibratorio.
— OSCILLATION (Tel. In.) vibración u oscilación superior.
— RECEIVER (Tel., Radio.) receptor armónico.
HARMONICA (Mús.) armónica (Radio) v. HARMONIC.
HARMONICHORD, armonicorde.

HARMONIPHON (Mús.) filarmónica.

HARMONIUM (Mús.) armónicon.

TO HARMONIZE, armonizar (Pint.) (— — COLOURS,) entonar.

HARMONOMETER (Acús.) armonómetro.

HARMONY, armonía (Acús.) v. **CHIMES WHISTLE** (B. A.) s. **SYMMETRY,** armonía.

HARMOPHANOUS (Vid.) armófano.

HARMOTOME, CROSS-STONE, STAUROLITE (Miner.) armótono.

HARNESS (Tal.) arneses, arreos, ataláje, aparejo, guarniciones, jaeces (Tej.) barra de la urdidera.

    TO —, enjaezar, ensillar un caballo (Arm.) poner el arnés (Art.) atalajar.

— **BELL** (Tal.) campanilla de collera.

— **BOARD, COMPASS-BOARD** (Tej.) plancha de patrones.

— **CLAMP** (Tal.) aparador.

— **COLLAR** (Art.) collerón.

— **LEATHER,** cuero para arneses.

— **MAKER, COLLAR-MAKER,** talabartero, guarnicionero.

— **PAD** (Tal.) cojinete.

— **PASTE** (Tal.) grasa para arneses.

— **ROPES** (Tal.) tirantes.

— **SADDLE** (Tal.) sillín.

— **SNAP** (Tal.) anillo de resorte que une la rienda al bocado.

— **TRAPPINGS, HORSE-TRAPPINGS,** arnés, equipo del caballo.

HARNESSING, HORSE-APPOINTMENT, ataláje.

HARP (Mús.) arpa (Fc). (CONTACT HEAD,) caja de la polea de contacto o trole.

— **STOP** (Org.) juego de arpa.

— **STRING** (Mús.) cuerda de arpa.

    EOLIAN —, arpa eólica.

HARPING (Mar.) jaretas, vágaras maestras.

— **IRON,** arpón.

HARPLINGS, cuerdas torcidas para arpa.

HARPOON (Pesc.) arpón ‖ fisga.

    TO — (Pesc.) arponear ‖ fisgar.

— **FOR CATCHING ELLS** (Pesc.) trancado.

— **FORK** (Agric.) horquilla arponada.

— **ROCKET** (Pesca de ballenas) arpón de bomba.

— **WITH THREE HOOKS** (Pesc.) fisga.

HARPSICHORD, s. **CLAVICHORD** (Mús.) clavicordio, dulzaina.

— **ORGANISED —** (Mús.) clavi-órgano.

HARQUEBUSS (Arm.) arcabuz.

HARRIER (Caz.) lebrel adiestrado.

HARRIS CUT (Mar.) solapa.

HARROW (Agric.) rastrillo, mielga, **g r a d a** (Fort.) rastrillo con punta de hierro.

    TO — (Agric.) gradar, desmenuzar la tierra con la grada.

— **BEAM** (Agric.) pértiga de grada.

— **CULTIVATOR** (Agric.) cultivador de grada.

— **WITH CUTTERS** (Agric.) grada de cuchilla.

— **SLEDGE** (Agric.) carro de la grada.

BUSH — (Agric.) grada de ramajes.

DRILL — (Agric.) grada sembradora.

LEVELLING — (Agric.) trajilla.

REVOLVING or **ROTARY** or Norwegian —, grada giratoria o rotatoria.

SEPARATING — (Agric.) trilla, trilladera.

UNTOOTHED — (Agric.) rastra.

HARROWING (Agric.) gradado.

HARSH; (COLOR,) agrio (Tej.) (NO FINISHED, HAVING A ROUGH FEEL,) rudo, duro al tacto.

— **CAST-STEEL,** acero fundido no soldable.

— **SOUND,** sonido áspero.

HARSHNESS, ROUGHNESS, dureza, aspereza (Ten.) (WHITE LINE OF LEATHER NO COMPLETELY TANNED,) línea blanca en el cuero no trabajado bien.

HARSLET (Carn.) menudos de puerco.

HART (Caz.) ciervo de seis años (Mar.) motón de vigota.

— **FLOSS, WHITE CAST-IRON, FORGE-PIG** (Fund.) fundición blanca, fundición dura de afinación.

—**'S HORN,** cuerno de ciervo.

—**'S — BLACK,** negro de cuerno de ciervo.

—**'S —, BURNT — —,** cuerno de ciervo calcinado.

SPIRITS OF — HORN, amoníaco.

HARTAL (Polít.) desobediencia, no cooperación.

HARTALL (Miner.) oropimente.

HARVEST (Agric.) cosecha.

    TO — (Agric.) cosechar.

— **BUG** or **LOUSE** (Agric.) polilla, arador.

— **FLY,** cigarra, langosta.

— **LORD** (Agric.) capataz de segadores.

— **MAN, REAPER, MOWER** (Agric.) cosechero, segador.

— **MOON** (Agric.) luna de cosecha, plenilunio del equinoccio de otoño.

— **MOUSE** (Agric.) ratón campesino.

— **SEASON** (Agric.) segazón.

HARVESTER (Agric.) segador, cosechero ‖ (REAPING-MACHINE,) máquina de segar.

CANE — (Agric.) segadora de caña.

CORN or **GRAIN —** (Agric.) segadora.

GRASS — (Agric., Hort.) cortadora de hierba.

SELF-BINDING — (Agric.) segadora automática.

HARVESTING (Agric.) (TAKING IN THE HARVEST,) cosecha ‖ siega ‖ esquilmo, recogida de las mieses.

HARVESTING MACHINE (Agric.) segadora, s. REAPING MACHINE.

HARVESTLESS, sin cosecha, sin fruto.

TO HARVEY (Meta., Mil.) harveyzar.

Harwood DUPLEX CONNECTION (Tel.) acoplamiento dúplex de Harwood.

HASH, MINCE-MEAT, — MEAT (Coc.) picadillo, salpicón.

— TO —, TO MINCE (Coc.) picar, hacer picadillo.

HASP (Meta.) s. CLASP (Tec.) v. BRACE, CLAMP, HOOK, CLASP (Cerr.) (BOLT-NAP.) NAP,) cerradero || pestillo de cerradura || grampa, aldaba de candado (Cost.) broche, (Tej.) huso o canilla para devanar.

— TO — (Cost.) abrochar (Cerr.) cerrar con aldaba.

— HOOK OF A HINGE, HINGE-HOOK, CASEMENT-HINGE (Cerr.) gozne.

— LOCK (Cerr.) cerradura de aldaba.

HASSOCK, cojín para arrodillarse.

— FILLER, aparato para rellenar cojines.

HASTA (Arm.) asta, lanza pequeña sin hierro.

TO HASTEN (Tec.) acelerar, avivar.

HASTER (Tec.) acelerador, avivador.

HASTINGS (Agric.) frutas tempranas || guisantes tempranos.

HASTY, HASTIVE, EARLY, temprano, precoz.

— PUDDING (Coc.) puches, polenta.

— SKETCH (Dib.) croquis.

HAT (Somb.) sombrero (Ten.) sombrero de casca.

— BAND, BONNET STRING TIE, cintillo, cinta de sombrero.

— BLOCK (Somb.) forma.

— BLOCKING (Somb.) máquina de conformar.

— BODY (Somb.) pieza.

— — SIZING MACHINE (Somb.) máquina de ajustar las piezas.

— BOX, (GENTLEMEN); HAND-BOX (LADIES) sombrerera.

— BRIM (Somb.) ala de sombrero.

— TRIMMER (Somb.) moldeador de alas.

— BRUSH, cepillo de sombrero.

— BUCKLE, hebilla de sombrero.

— CASE, sombrerera.

— CROWN (Somb.) copa.

— FELTING MACHINE, máquina de fieltrar sombreros.

— FORM (Somb.) casco (Fund.) casquillo, caperuza.

— FULLING MACHINE, máquina de abatanar sombreros.

— FURRIER, peletero.

— HOOK (Fc.) gancho para colgar sombreros.

HAT LINING (Somb.) forro de sombrero.

— MAKER (Somb.) sombrerero.

— —'S BATTERY (Somb.) batán de sombrerero.

— MANUFACTURY, HATTERY, fábrica de sombreros.

— MOLD (Somb.) molde.

— MONEY (Com., Mar.) capa y sombrero || (PRIMAGE,) la capa.

— NAPPING MACHINE (Somb.) carda de sombreros.

— POUNCING MACHINE (Somb.) máquina de alisar e igualar sombreros.

— RACK or STAND (Mueb.) percha.

— SHAPED SLEEPER or TIE (Fc.) traviesa o durmiente en forma de sombrero o de U invertida.

— SHAPING or PRESSING MACHINE (Somb.) máquina de moldear sombreros.

— STRETCHER (Somb.) ensanchador.

— TIP (Somb.) fondo de un sombrero.

— BEAVER — (Somb.) sombrero de (pelo de) castor.

— BROAD-BRIMMED (Somb.) sombrero de alas anchas.

— COCKED —, sombrero de cuernos, v. THREE-COCKED —.

— CORK —, sombrero de corcho.

— FELT —, sombrero de fieltro.

— FOLDING or CLAC — (Somb.) "clac", sombrero plegadizo o de resorte.

— HIGH-CROWNED —, HIGH —, sombrero de copa alta, sombrero alto.

— LACED —, sombrero galonado.

— Leghorn —, sombrero de paja de Italia.

— NARROW-BRIMMED —, sombrero de alas angostas.

— Panama —, Panamá, sombrero de Panamá.

— PLATE —, sombrero de castor con fondo de lana.

— ROUND —, hongo, sombrero hongo.

— SILK PLUSH —, SILKEN —, sombrero de seda.

— STRAW —, sombrero de paja.

— THREE COCKED —, sombrero de tres picos, tricornio.

— UNDYED —, sombrero sin teñir.

— TO BLOCK A — (Somb.) conformar un sombrero.

HATCH (Agric.) (NYE, VIDE,) nidada, pollada, cría || trampa de coger animales dañinos (Mar.) cuartel, puerta de boca de escotilla (Min.) (—ES.) entrada, boca (Grab.) (—ES,) rasgos, líneas cruzadas (Mol.) (FLOOD-STAY,) paradera (Hid.) teja diagonal de la paradera.

TO — (Corr.) empollar, incubar (Grab.) granear o rayar un plano || (SILVER AND GOLD,) gratar, rayar (Dor.) suavizar con el rayador (B. A.) sombrear (Joy., Grab.) grabar líneas cruzadas (Dib.) v. (Grab. y Joy.)

— BAR (Mar.) barra de escotilla.

— OF A DOCK (Hid.) compuerta de dos hojas de un dique.

— WAY (Mar.) escotilla.

CABLE TANK — (Mar.: Tel.: cables submarinos,) escotilla del estanque para el cable.

FORE — (Mar.) escotilla del pañol de los cables.

LOCK — (Hid.) paradera, compuerta de esclusa.

MAGAZINE — WAY (Mar.) escotilla de popa.

MAIN — WAY (Mar.) escotilla mayor.

HATCHED DRAWING (Dib.) dibujo de líneas cruzadas.

HATCHEL (Tej.) (FLAX-COMB,) rastrillo para limpiar el lino (HITCHEL, FINISHING HECKLE,) rastrillo para limpiar el cáñamo.

TO —, BEAT THE HEMP, rastrillar el lino y el cáñamo.

HATCHELLER, rastrillador.

HATCHELLING, rastrillaje del cáñamo.

HATCHET, AXE. hacha pequeña, hachita, destral.

— CUTTER, s. EDGE-TOOL MAKER.

— HAMMER (Min., Ton., Carp.) hachuela

— HELVE, mango de destral.

BUTCHER'S — (Carn.) hacha de carnicero.

CIRCULAR — hacha de corte circular.

HALF —, hacha de una sola boca.

KIND OF — WITH A HAMMER HEAD, hacha para hender leña || maza, martillo de jifero.

SMALL — (Ton.) segureja.

HATCHETITE, HATCHETINE (Miner.) hatchetina.

HATCHING (Corr.) incubación (Dor.) v. TO HATCH (Grab.) hacer rasgos o líneas cruzadas para formar sombras y medias tintas (Joy.) rayar, hacer líneas en la rueda del lapidario (B. A.) sombreado.

— EGGS MACHINE (Corr.) incubador, incubadora, empollador.

— KNIFE (Dor.) rayador, cuchillo de trazar líneas cruzadas.

— OVEN, horno de incubación.

COUNTER — (Grab.) contratalla, contrasombreado.

CROSS — (Grab.) sombreado.

EQUAL — (Grab.) matiz uniforme.

TO MAKE THE — BROADER (Grab.) retallar, reparar, (hablando de la lámina del grabado.).

HATTER, sombrerero.

—'S BLOCK (Somb.) forma, horma.

—'S BOW (Somb.) arco.

—'S CARD, máquina para peinar el paño.

—'S GOOSE (Somb.) plancha de sombrerero.

HATTERY, s. HAT MANUFACTURY.

HAUBERT, HAUBERK, HALBERCUM (Arm.) túnica de malla.

HAUL, tracción, estirón (Pesc.) redada.

TO — (Mar.) amurar, halar || cambiar, rolar (Tec.) atraer, hacer tracción (Min.) sacar, extraer, acarrear.

— — AFT THE SHEETS (Mar.) cazar las velas.

— — AHEAD (Mar.) halar avante.

— — THE BOWLINES (Mar.) bolinear.

— — A CABLE (Mar.) aballestar un cable.

— — DOWN (Mar.) arriar.

— — A DRAFT OF FISHES (Pesc.) alotar.

— — HAND OVER HAND (Mar.) halar mano entre mano.

— — HOME (Mar.) cazar y atracar.

— — IN (Mar.) ronzar, roncear.

— — — CLOSE (Mar.) bracear a ceñir.

— — OFF (Mar.) separarse, desatracarse.

— — ON BOARD THE MAIN TACK (Mar.) amurar la mayor.

— — OUT THE FIRES (Mv.) retirar los fuegos.

— — THE SUGAR. OPALIZE (F. Az.) romper el ópalo para repartir los cristales.

— — TAUGHT (Mar.) arridar, tesar.

— — TIGHT THE BOWLINE (Mar.) bolinear.

— — UP (Mec.) subir, izar, levantar (Min.) extraer (Mar.) cargar las velas.

— — — THE VEHICLES (Fc.') colocar los vehículos sobre el transbordador.

— — A VESSEL ON SHORE (Mar.) sacar un buque a tierra.

— — THE WIND (Mar.) barloar, ceñir, orzar.

— HOME! (Mar.) ¡caza y atraca!

— OVER (Mar.) varadero.

— THE SHEETS CLOSE AFT! (Mar.) ¡caza a besar!

— OF YARN (Hil.) madeja de 400 hilos.

HAULAGE, acarreo, tracción, arrastre.

HAULING, tracción || transporte, acarreo, tracción (Min.) acarreo, transporte || cantidad de mineral extraído a un tiempo.

— BOX (Tel.) caja de enrollar los cables.

— GALLERY (Min.) galería de extracción.

— — DRIVEN IN THE DIP OF THE VEIN (Min.) bajada, galería que sigue la pendiente de la capa mineral en explotación.

— GEAR or CONVEYOR FOR LANDING FLOATING LOGS (Mader.) elevador de maderas flotantes de balsas.

— LINE (Mar.) guía.

HAULING or **WINDING MACHINE** (Elect.) motor de extracción.

— **PLANT, ELECTRIC** —— (Elect., Min.) instalación de transporte eléctrico.

— **THROUGH ADIT** (Fc., Min.) transporte o acarreo por las galerías.

— **TRUCK** (Fc.) remolcador.

— **UP DEVICE** (Fc.) aparato de tracción.

HAULM (Herr.) s. CULM (Agric.) (STALK,) rastrojo, paja ‖ horcate de caballo.

HAUNCE, en bisel.

— **GROOVE,** escopleadura en bisel. (Tec.)

HAUNCH (Arq.) segmento inferior de un arco ‖ semiarco (Gan.) anca de un animal.

— **BONE** (Gan.) cuadril.

— **OF A HORSE** (Equit.) ancas.

— —— **VAULT, SCONDREL** (Arq.) riñones de una bóveda.

— — **VENISON** (Carn.) pierna de venado.

HAUND, HAUNCH OF AN ARCH (Arq.) semi arco.

HAUNT (Caz.) guarida.

HAUSSE (Arm.) mira graduada.

HAUTBOY (Mús.) óboe.

HAUTE PACE (Arq.) poyo alto de ventana.

HAUYINE, German —— (Miner.) hauyina de Alemania.

Havana CIGARS (Com.) cigarros habanos.

— **LEAF,** (TOBACCO,) hoja de tabaco habano.

Havas AGENCY, agencia Havas.

TO HAVE SEA ROOM (Mar.) tener buen sotavento.

HAVEN (Mar.) fondeadero, abra, puerto seguro.

HAVER (Agric.) avena.

— **BREAD** (Pan.) pan de avena.

HAVERSACK, morral (Mil.) mochila.

GUNNER'S — (Art.) mochila de artilleros.

HAW-HAW, HAHA, VISTA (Pint.) punto de vista limitado por colinas, casas, etc.

HAWK (Carr.) traviesa superior (Alb.) gamella ‖ paleta (Caz.) halcón.

— **BELL,** cascabel.

— **BILL,** — — **PLYER,** tenaza de soldador.

— **OF PLASTERER, WHITEWASHER'S PALLET** (Alb.) enjabelgador.

HAWKER (Com.) (ITINERANT TRADESMAN, PEDLAR,) buhonero, vendedor ambulante ‖ PEDLER, PEDLAR (OF BOOKS,) librero ambulante

HAWKING (Caz.) altanería, cetrería, caza con halcones.

Hawkins CELL, v. ZINC-IRON CELL.

HAWLING-BOX or **CAGE** (Cant.) caja de transportar pizarras.

HAWNSE OF A DOOR, FRIEZE-PANEL, tablero superior de puerta.

HAWSE (Mar.) barba ‖ proa del buque ‖ largo o cumplido de un cable ‖ cable.

— **BAG** (Mar.) saco de escobén.

— **HOLE** (Mar.) escobén.

— **HOOK** (Mar.) busarda sobre los escobenes.

— **PIECE** (Mar.) espalda.

— **PIPES** (Mar.) canales de los escobenes ‖ bocinas de los escobenes.

— **PLUG** (Mar.) bocado ‖ (—— or BOLSTER,) batidero, taco de escobén.

BY THE — (Mar.) por la proa.

FULL — (Mar.) barbas enredadas.

HAWSER (Mar.) guindaleza, amarra ‖ calabrote (Art.) cable.

— **BEND** (Mar.) gorupo.

— **CLAMP** (Mar.) retén o cepo de un cable.

— **IRON, CALKING-IRON** (Mar.) cincel de calafate.

— **LAID** (ROPE,) guindaleza acalabrotada (Ing.) beta.

— **MALLET** or **BEETLE, REEMING BETTLE** (Mar.) mazo de calafate.

— **TOWING** — (Mar.) calabrote de remolque.

WIRE — (Mar.) guindaleza metálica.

HAWTHORN, WHITEHORN (Bot.) acerolo, espino blanco albar.

WHITE — ("Crataegus aria"). (Bot.) aliso.

HAY (Agric.) heno (Min.) buzamiento, inclinación de un filón.

TO — (Agric.) henear (Caz.) poner redes a los conejos.

— **BAND MACHINE** (Agric.) máquina de hacer vencejos de heno.

— **CAP** (Agric.) sombrerete de una niara.

— **CAR** (Fc.) carro para heno.

— **COCK** (Agric.) montón de heno en forma de almiar.

— **CUTTER** or **KNIFE** (Agric., Hort.) cortador de heno, instrumento agrícola para cortar el heno.

— **FORK** (Agric.:) laya pequeña para recoger el heno.

— **HARVEST,** — **TIME** (Agric.) siega del heno ‖ época en que se efectúa la siega del heno.

— **LOADER** (Agric.) cargadora del heno.

— **LOFT** or **BARN** (Agric.) henil.

— **MAKER** (Agric.:) guadañil ‖ (TEDDING-MACHINE,) máquina de henear.

— **MAKING** (Agric.) siega del heno.

— **MARKET,** mercado de heno.

— **MOW** (Agric.) niara, bálago.

— **PRESS** (Agric.) prensa para embalar heno.

— **RACK** (Agric.) rastra para el heno.

— **RAKE** (Agric.) rastrillo de henear.

— **RAKER AND COCKER** (Agric.) rastrillo apilador de heno.

HAY RAKER AND LOADER (Agric.) rastrillo cargador de heno.

— **RICK** or **STACK** or **MOW** (Agric.) niara, bálago.

— **SHED** or **LOFT** (Agric.) henil, lúgar donde se guarda y aprieta el heno.

— **SPREADER** or **TEDDER** (Agric.) abridora de heno.

— **STACKER** (Agric.) cabria para hacer niaras.

— **STOCK, CONICAL** — — (Agric.) cono de madera con enrejado para echar el heno.

— **TEA** (Gan.) te de heno.

— **TURNING MACHINE, TEDDER** (Agric.) heneador.

— **UNLOADER** (Agric.) descargador de heno.

HAYDENITE, ACADIOLITE (Miner.) haydenita.

HAYESINE (Miner.) borato de cal.

HAZARD (Com.) azar, (jueg. de billar) tronera || billa, azar.

TO — (Com.) arriesgar, aventurar.

LOOSING — (Bill|) pérdida.

WINNING — (Bill.) billa.

HAZARDS, s. BILLIARD-HOLES, troneras.

HAZEL, HAZELLY, avellano || color de avellana.

— **COLOUR,** color de avellana.

— **COPSE** (Agric.) avellanar || avellaneda.

— **EARTH** (Agric.) mantillo || tierra vegetal mezclada con estiércol.

— **MOULD,** tierra gredosa ligera.

— **NUT, NUT,** avellana.

— **TREE** (Bot.) avellano.

— **WOOD, NUT-WOOD, FILBERT-WOOD** (Carp.) madera de avellano.

HAZLE (Miner.) arena mezclada de partes metálicas.

H. C. L. v. HIGH COST OF LIVING.

HEAD (Tec.) cabeza || parte principal (Arq.) s. CAPITAL, capitel, cabeza (Ton.) (BOTTOM OF A CASK,) fondos de bocoy (Tej.) lana de cualidad media (Pel.) peinado || cabeza de maniquí (Hid.) s. FALL; manantial, fuente (p. y m.) buey de agua (Fund.) mazacota || paso de un banco de estirado (Mec.) avance (Ac.) efigie (Fc.) (MUSHROOM, — RAIL) riel con cabeza o en forma de hongo (Tip.) (SMALL PART OF THE BAR,) cabeza o extremo del travesaño || cabeza de página (Fort.) parte saliente (Mueb.) cabecera (Enc.) canto superior (Mol.) montera (Mar.) grátil || proa || mascarón de proa || cabeza, cabecera (Min.) boca de galería (HEADING, DRIFT,) galería de avance o de dirección (Alb.) tejas de cabeza (Cerr.) regulador de grámil (Gan.) cabeza, pieza, res (Torn.) muñequilla, piezas para sujetar el objeto que se tornea.

— **S** (Min.) mina de estaño puro.

TO —, descabezar (Téc.) poner cuño, cabeza, etc. (Lic.) encabezar (Ton.) hacer fondos (Mar.) gobernar, dirigir, mandar (F. de alfileres) (THRUST THE WIRE FOR A PIN INTO A HEAD,) encabezar, formar la cabeza a un alfiler (Lic.) encabezar (Pir.) guarnecer un cohete (Agric.) repollar las coles || cuajar las flores o los frutos || desmochar los árboles.

— — **BAND A BOOK** (Enc.) cabecear un libro.

— — **A CASK,** (Ton.) poner fondo a un barril.

— — **NAIL,** formar la cabeza a un clavo.

— — **THE SEA** (Mar.) presentar la proa al mar.

— — **A TREE** (Agric.) descabezar o desmochar o descopar un árbol.

— — **THE WIND** (Mar.) poner la proa al viento.

— — **WINE** (Vin.) cabecear o encabezar el vino.

— **APORT!** (Mar.) ¡a babor todo!

— **ARCH** (Arq.) sobrearco.

— **OF AN ARROW,** punta de flecha.

— — **ARTICHOKE,** or **CABBAGE,** etc., repollo.

— **AXE** (Pesc.) hacha de cortar ballenas.

— **BAND** (Enc.) cabezada (Tal.) frontalera de brida (Mod.) banda de cinta para la cabeza || cintillo (Cir.) vendaje para la cabeza.

— — **PRESS, GILDING-PRESS** (Enc.) prensa o máquina de cabecear.

— **BAY** or **CROWN, UPPER CHAMBER-LOCK** (Hid.) cabeza de esclusa.

— (OF A **BAY** or **GULF**) (Mar.) fondo.

— **BEAM, END OF A JOIST,** cumbrera.

— (OF A **BILL**) (Com.) membrete, encabezamiento.

— — — **BLOCK,** carretilla de cabeza de una sierra mecánica.

— **BOARD** (Somb.) horma de forro (Mueb.) (—,) cabecera de cama.

— **OF A BOLT** (Herr.) cabeza de perno (Cerr.) cabeza de pasador o de pestillo o cerrojo.

— — **BOOK** (Tip.) portada de un libro.

— — **CABBAGE, WORT** (Bot.) repollo.

— — **A CANE,** puño de un bastón.

— — **CASK,** fondo de un barril.

— — **CASTING** (Fund.) bebedero de un molde.

— — **CATTLE** (Gan.) cabeza, cabeza de ganado, res.

— **CHASE** (Mar.) mira de proa.

— **CHEEKS** (Mar.) batideros de proa || curvas bandas || tajamar.

— **CHEESE** (Coc.) queso de cabeza de puerco.

— **OF CHUTE** or **SHOOT** (Fund.) cabeza o extremo de la canal o del vertedero.

HEAD CLERK (Com.) dependiente principal.
— CLOTH (Mar.) paño del grátil.
— COLLAR (Tal.) ronzal, cabezada.
— OF A CORBEL (Arq.) ménsula.
— COVERING or DRESS, HAIR-DRESS, peinado || tocado, cofia || prendido.
— CUSHION or REST, almohada.
— OF A DEER (Caz.) astas de un ciervo.
— DRESS, v. — COVERING.
— DRESSING MACHINE (Ton.) máquina de aderezar fondos.
— EARING (Mar.) empuñidura, agarradura de grátil.
— END OF THE GALLERY, DEAD FACE OF THE WORKING, WORKING PLACE (Minería) fondo de galería, lugar de explotación.
— FAST (Ing.) vientos de cuerda || cuerda de retenida (Mar.) amarra de embarcaciones menores || rejera dada por la proa.
— OF FLAX WITH SEED (Agric.) baga.
— FRAMING (Mar.) obra de proa.
— GEAR or HARNESS (Tal.) correhuela.
— GUARD, CHIEF CONDUCTOR (Fc.) jefe de tren.
— HARNESS, UPPER PART OF THE — — (Tal.) correas de la testera de una brida.
— OF THE HELM or RUDDER (Mar.) cabeza del timón.
— — —INSULATOR (Elect.: arcos,) cabeza de la campana.
— JOINTING MACHINE (Ton.) máquina para hacer las juntas de suelos.
— OF THE JUMPER, cabeza de barrena.
— KNEES (Mar.) curvas del tajamar.
— KNIFE (Pesc.,) cuchillo de ballenero.
— LACE (Mod.) punta, trencilla, cinta, encaje (para el cabello).
— LAND (Agric.) tierra labrada, pero no sembrada (Mar.) punta, farallón.
— LEDGE (Mar.) contrabrazola.
— LIGHT (Fc., Mv.) faro delantero.
— — LENS (Fc., Vm.) lente de faro.
— LESS SCREW, s. GRUB-SCREW.
— LIGHTNING (Fís.) relámpago de calor.
— LINE (Tip.) título de página.
— LINING (Fc.) forro de género para techo de carro.
— MAIN (Agric.) acequia principal (Fort.) cañería maestra.
— MAN, capataz || principal || (IN MILLS,) encargado, v. HEAD.
— MARGIN, s. HEADING (Tip.) encabezamiento, título.
— OF A MARKING GAUGE (Carp.) regulador del gramil.

HEAD OF A MAST (Mar.) calces de palo o mastelero || espiga o galope de juanete.
— MELTER (Fund.) maestro de altos hornos o fundidor.
— OF A MILL POND (Hid.) golpe de agua.
— MINER, s. OVERMAN (Min) capataz de una mina.
— MOULDING, entablamiento de puerta.
— NETTING (Mar.) red de proa.
— PHONE (Telef.) (A RECEIVER,) teléfono de cabeza, receptor de cabeza.
— PIECE, CUL-DE-LAMP, FILLET, LEDGE (Tip.) culo de lámpara, adorno tipográfico de los espacios en blanco al final de páginas o artículos, etc.
— — OF A BRIDLE (Tal.) testera o frontalera de brida.
— — OF A CASK (Ton.) fondo de barril.
— — OF A DOOR (Arq.) dintel de puerta.
— — OF A HELMET (Arm.) capellina.
— — or FINIAL OF A POLE (Elect.) capitel del poste.
— — OF A POWER MILL (Pir.) cabezal.
— — OF A TRESTLE (Pont.) cargadera de un puente.
— (OF A PIER or SHIP or MOLE,) cabeza.
— OF A PILASTER (Arq.) canecillo.
— — THE PISTON (Mec.) cruceta del émbolo.
— PIN, clavija maestra.
— PLANING MACHINE (F. de barriles) máquina de cepillar los suelos.
— PLATE, POINT-PLATE (Tal.) plancha delantera del arzón.
— — OF A GUN CARRIAGE (Art.) chapa de testera de cureña.
— PORTER (Fc.) factor-jefe.
— POST (STABLE,) pilar anterior, madero anterior para separar caballos en las cuadras.
— OF A PRINTING PRESS (Tip.) cofre.
— — PROP or STAY (Carp.) cumbrera, asnilla.
— — THE PUNCH (Min.) punta del taladro.
— QUARTERS (Mil.) cuartel general (Com.) casa matriz o principal (Fc.) depósito, taller de reparaciones.
— OF RAIL, BULL — (Fc.) cabeza del carril o riel.
— RAIL or TIE, HAND-RAIL, LISTS (Carp.) barandal || peinazo superior de puerta.
— RESISTANCE (Aeron.) v. DRAG, resistencia al avance.
— REST, apoyo de cabeza, v. — CUSHION.
— OF A RIVER, cabeza o nacimiento de un río.
— or STRETCHER ROD (Fc.) barra o varilla de mando (de la aguja).
— ROLLING MILL, laminador de cilindro perfilado.

HEAD ROPE (Mar.) relinga de grátil.
— ROUNDING AND BEVELLING MACHINE
(F. de barriles) torno para suelos de ba-
rriles.
— SAILS (Mar.) aparejo de proa.
— OF A SAIL (Mar.) grátil.
— OF THE SAP (Fort.) zapa.
— SEA (Mar.) mar o marejada de proa.
— OF A SHIP (Mar.) beque ‖ alas de proa ‖
v. — OF A PIER.
— SILK, madejas de seda para el tinte.
— A SLEEJER or TIE (Fc.) cabeza de tra-
viesa o durmiente.
— SPUT (Hid.) área.
— SPRING, fuente, manantial.
— STALL (Tal.) testera ‖ cabezada de freno.
— STAMP (Herr.) clavera.
— or BOSS OF A STAMP (Min.: preparación
mecánica:) cabeza.
— STAVES, HEADINGS, HEADING-STAVES
(Ton.) fondos.
— OF A STAY-BOLT (Fc.) cabeza del virotillo.
— OF THE STERN (Mar.) caperol.
— STICK (Tip.) (s. CROSS) cruceta ‖ cuchi-
llo de cabeza (Mar.) cazonete, burel.
— OF A STILL (Dest.) s. CAPITAL, cúpula de
alambique.
— STOCK (Fc.) cabezal, travesaño de cabece-
ra o de testera (Tej.) testera, cabezal
(Torn.) portaherramienta.
— —, MANDRIL-STOCK (Torn.) portaherra-
mienta fina.
— —, DOUBLE GEARED — (Torn.) muñe-
quilla fija de doble engranaje.
— STONE (Arq.) piedra fundamental.
— OF A STONE (Alb.) paramento de una pie-
dra.
— STRAIN (Tal.) muserola.
— STRAY (Elect.) dispersión en la cabeza.
— SWORD, HEDDSWORD (Min.) agua que se
escurre de una galería.
— OR TAIL (Jueg.) cara o cruz.
— OF TAPPER, TAPPER KNOB (Telef.) es-
fera del descohesor.
— TELEPHONE, — RECEIVER (Telef.) telé-
fono o receptor de cabeza.
— TIMBERS (Mar.) gambotas de proa.
— OF A TRAIN (Fc.) cabeza del tren.
— — TRENCH (Fort.) cabeza de trinchera.
— THE TRESTLE (Fort.) cumbrera.
— TREE (Fc.) puente.
— TRIMMING or DRESSING MACHINE, má-
quina de planear suelos de barriles.
— TWIST, suplemento de torsión, torsión su-
plementaria.
— VALVE (Mv.) válvula de descarga.
— VIEWER (Min.) inspector en jefe.

HEAD WAITER, jefe de sirvientes.
—, HEIGHT OF WATER (Hid.) caída, (altura
de presión del agua).
— WATER (A), UPPER WATER LEVEL (Hid.)
nivel de aguas arriba.
— OF WATER (Can.) carga de agua (Mol.)
caída de agua.
— WAY (Min.) galería principal (Mar.) salida,
marcha, adelantamiento, adelanto de un
buque (Min.) (— PIECE, — BOARD,
STRINGING-PIECE, en las entibaciones:)
galápago, zapata, (IF LONG:) bantrote, (IF
AT THE FOOT OF A STEMPLE:) marra-
nillo.
— WIND (Mar.) viento de proa.
— TO WIND (Mar.) aproado al viento.
— WORK (Arq.) clave (de arco o bóveda).
— WORKMAN, primer oficial de un taller
(Pap.) obrero papelero encargado de es
guinzar y apilar los trapos.
— WORKS, MAIN SHOPS, taller central o
principal.
HEADER (F. de alfileres) (HEADING-MA-
CHINE, — TOOL, — BOARD,) máquina
para poner cabezas a los alfileres ‖ enca-
bezador (Alb.) (HEAD-STONE,) perpiaño,
sillar en el ángulo de una pared ‖ (COR-
NER-TILE,) silla de esquina (Tec.) punzón
para abrir las agujas.
— AND STRETCHER BOND (Alb.) aparejo flamenco, hiladas plenas corridas y perpiaños.
—'S STAND (F. de agujas y alfileres,) cerco.
DOOR —, STEAM or CHAMBER — (Mv.)
cámara de vapor, dintel o cabecero de
puerta.
HALF — (Alb.) medio ladrillo de esquina.
HEADING (Fc.) galería de túnel, galería (Min.)
s. HEAD, galería, socabón ‖ galería ascendente ‖ (LEVEL IN A DEPOSIT,) galería de avance o de dirección, (Linares, España:) testera de guía ‖ (UPBROW DRIV-
EN IN A DIAGONAL DIRECTION,) galería inclinada en dirección diagonal a la
capa del filón ‖ (UPBROW DRIVEN TO-
WARDS THE RISE,) galería ascendente o
montante ‖ frente (Ton.) s. HEAD-STAVES,
fondos, tapas de fondos, témpano (Const.)
pequeña galería (F. de agujas y alfileres)
s. TO HEAD, encabezar ‖ (REFILLING,) rellenar (Pap.) encabezamiento, s. HEAD ‖
viñeta (Tip.) viñeta, orla ‖ encabezamiento,
membrete, encabezado, título ‖ epígrafe
(Pir.) ornamento de un cohete (Agric.) des-
cabezamiento o desmoche o descopamiento
de árboles (Cant.) cabeza de sillar ‖ galería
ascendente.
— BOARD (F. de agujas) plancha del cerco.

HEADING OF A CASK (Ton.) témpano.

— CHIPPER or PLANER (Ton.) máquina de ajustar fondos.

— CIRCLE (Ton.) redondeador de tapas.

— COURSE (Alb.) carrera de perpiaños || lintel de compartimiento.

— HAMMER, macizo de plomo en el que se hacía la cabeza de los alfileres.

— JAMB (Alb.) perpiaño para pie derecho.

— JOINT (Alb.) junta de tope || junta entre dos bóvedas.

— KNIFE (Ton.) ranurador (Tal.) cuchillo para agujerear el cuero (Ten.) (TANNER'S KNIFE PERCHING KNIFE, CURRIER'S KNIFE,) escalplo.

— LATHE (F. de agujas y alfileres) torno de encabezar.

— LINE, s. HEAD-MARGIN, RUNNING TITLE (Tip.) línea de folio || título de página.

— MACHINE (F. de agujas y alfileres) máquina de cercar (Agric.) descabezador de mieses (Ton.) máquina de cortar los fondos de los toneles (Arm.) máquina de hacer rebordes a los cartuchos.

— —, POST OF THE — — (F. de alfileres) columna o apoyo de la máquina de poner cabeza a los alfileres.

— REIN, s. BIT-CARRIER, porta riendas.

— SAW (Ton.) sierra para hacer fondos.

— STAVES, s. HEAD-STAVES.

— TOOL, NAIL-MOULD, NAIL MANDREL (Herr.) clavera, molpe para hacer clavos.

DEAD — (Tip.) título indicando la paginación.

LIVE — (Tip.) título con palabras.

HEADMAN IN MILLS (Mol.) encargado.

HEADWAY, b. HEAD.

HEADY (Lic.) embriagante, fuerte.

TO HEAL (Mar.) recostarse (Alb.) techar, tejar.

HEALD, HEDDLE, LAM (Tej.) lizo.

— CORD, CROSS STRING (T. S.) embarba.

— KNITTING MACHINE, máquina para hacer prendas de punto a la mecánica.

— MAKER (Tej.) obrera que fabrica los lizos.

— FOR LIFT MOTION ONLY (Tej.) lizo elevador.

— FOR UP AND DOWN MOTION (Tej.) lizo de vaivén.

— SHAFT OF A SILK LOOM, WORKING BAND (T. S.) cárcola, primadera, (nombre de palanca).

— OF THE UPPER WARP, FRONT STANDARD (Tej.) lizo de vuelta.

— WITH A GRADUATED MESH (Tej.) lizo de escaleta.

- — IRREGULAR MESHES (Tej.) lizo historiado.

HEALD WITH A VERTICAL MOTION (Tej.) lizos bajos.

— LOWERING — — (Tej.) lizo abajador o depresor.

STEADY —, BACK-STANDARD (Tej.) lizo fijo para distribuir los lizos.

HEALDS (Tej.) hilos reunidos por un orillo.

HEALING, HAILING, techar.

HEALTH OFFICER, oficial de sanidad.

BILL or CERTIFICATE OF — (Mar.) patente de sanidad (IF CLEAN,) patente limpia.

(IF FOUL:) patente sucia o sospechosa.

BOARD OF — (Mar.) junta de sanidad.

HEAP, (LOT, MASS,) montón, pila, hacinamiento, rimero, amontonamiento: (carbonería) montón de leña carbonizada al aire libre (Min.) s. BLOCK (Tip.) cuño (Gan.) manada (Alb.) daga.

TO —, apilar, amontonar.

— — DUNG (Agric.) amontonar estiércol.

— OF BOULDERS or LARGE STONES (Fc.) cono de deyección.

— OF EARTH or RUBBISH (Min.) terrero, montón de escorias.

— OF MORTAR, pilón de mortero.

— OF POOR ORE (Min.) montón de mineral de poco valor.

— OF IMPALPABLE POWDER (Min.) cieno metálico de la cualidad inferior.

— OF ORES (Min.) tortas || residuo de la ganga y de los minerales de desecho || (COPPER,) (OPEN PILES,) (Río Tinto, España:) teleras (CONICAL DITTO:) torreras.

— ROASTING (Fund.) calcinación en montones.

— OF REFUSE GANG (Min.) v. — OF ORES, 2o. art.

— OF ROCKS, — OF RUBBISH (Min.) residuo de la ganga y de los minerales de desecho.

— OF ROCK AND ORE (Min.) masa de ganga, montón de minerales y de rocas.

— RUBBISH, v. — OF ORES (Min.) montón de mineral de desecho.

— SALT FOR BEING DRYED, pirámide de sal en las salinas.

— LOOSE STONE, RANDOM FOUNDATION (Const.) cimiento a piedra perdida.

— STRAW, montón de paja.

— S OF WOOL FOR WASHING (T. L.) botes de lana.

HEAPING OF THE SEA (Mar.) cabrilleo.

— STOVE (Ten.) estufa de secar las pieles.

— OF HAY (Agric.) engavillamiento del heno.

HEARING DAY (Jur.) día de comparecencia.

— TRUMPET, trompetilla (para personas que padecen sordera parcial).

— TUBE, receptor.

HEARSE, carro fúnebre || féretro, ataúd.
— CLOTH, mortaja, sudario || lienzo sobre el carro fúnebre.
HEART, corazón (Jueg. de naipes) copas (Maderería) duramen, corazón de la madera (Tec.) núcleo, alma, ánima (Mar.) branque || motón o cuadernal ciego de estay, vigote.
— BOND, PERPEND-STONE, PERPEND, s. HEADER (Alb.) perpiaño.
— BREAKER (Pel.) rizos en las sienes.
— CAM (Mec.) excéntrica de corazón.
— OF CORDAGE (Mar.) alma de una cuerda.
— NET or SEINE (Pesc.) red de manga en forma de corazón.
— PIECE (Mús.) molde para encolar las tablas de una guitarra, violín, etc.
— OF THE SCREW, SCREW —, núcleo del tornillo.
— SHAKE (Carp.) pie (Arb.) palmadura.
— SHAPED LEAVES or FESTOONS (Arq.) festón en corazón.
— — TORE, OVAL MOULDING (Arq.) ovario.
— SHELL, especie de ciruela (Paleont.) (BUCARDITE), bucardita, bucarda petrificada.
— STRAND (Mar.) corazón de un cabo.
— OF TIMBER (Mader.) corazón de la madera.
— OF A TROMP-VAULT, — TROMP, SLIDE OVER-HANGING (Arq.) trompillón, dovela que sirve de clave en una trompa o bóveda circular.
— OF A TWISTED COLUMN (Arq.) núcleo o macizo de columna.
— WHEEL, —, (Mec.) piñón o rueda dentada excéntrica en forma de corazón, curva de Vaucanson.
— WOD (Carp.) duramen, corazón || médula || madera de corazón.
HEARTH, hogar || cocina, fogón, s. FIRE-PLACE (Meta.) (FIRE-PLACE, FORGE —,) atrio, hogar de fragua || hogar de un alto horno de fusión || (BOTTOM, SOLE,) crisol de horno || obra del crisol || hogar de un horno de reverbero || solera || laboratorio (Min.) hogar, fogón (México) brasero, (Herr.) forja.
— ASHES, SOLE OF THE REFINING-FURNACE (Meta.) fondo de copela.
— or BASE BLOCK (Fund.) fondo del crisol.
— BRUSH or BROOM, escobilla de chimenea.
— CINDERS (Meta.) escorias de hogar.
— JACKET (Fund.) blindaje del crisol.
— LEVEL (Fund.) fondo o plaza del crisol.
— LINING (Fund.) revestimiento de la solera (para escorias).
— MOULDING (Fund.) moldeo al descubierto.
— PLATE (Fund.) dama de hogar.

HEARTH RING MACHINE (Fund.) máquina de moldear los aros de hornos de cocina.
— RUG, tapiz de chimenea.
— SIDE-PLATE (Fund.) rustina de alto horno.
— — STONE (Fund.) costero.
— OF A SMELTING FURNACE (Fund.) timpa del cubilote.
— STEEL (Meta.) acero natural.
— STONE (Fund.) camisa del crisol (Const.) pilastra trasera de chimenea (Miner.) piedra pómez.
— SURFACE (Fund.) superficie de la placa (de un horno de reverbero, etc.)
HEARTING, INTERIOR OF STRONG MASONRY (Alb.) alma de una pared o muro.
— or CORE OF BALLAST (Fc.) núcleo de balasto.
HEAT (Fís.) calor (CALORIC) calórico, calor: (Quím., pudelaje) (FROM 1 HOUR TO 1½ HOUR,) calda (Herr.) acción de calentar un metal para forjarlo, calda (Tint.) (BOIL-HEAT,) calor de ebullición naciente (Equit.) carrera (Agric., Gan.) calor, excitación sexual en los animales, calentamiento.
— TO —, (FIRE:) calentar (Dor.) recocer (Herr.) caldear, dar una calda (Ten.) calentar, caldear.
— — AGAIN, recocer, exponer de nuevo a la acción del fuego.
— — BY FRICTION, calentar por frotamiento.
— — THE FURNACE (Meta.) caldear el horno (Cer.) hacer un fuego.
— — THE IRON, GIVE HEAT TO THE IRON, caldear, poner el hierro al rojo vivo.
— — — — COMPLETELY, dar una calda sudante.
— — A MOULD OF LEAD-CASTINGS, recocer un molde.
— — IN THE OPEN FIRE, — — IN THE SANDBATH (Elect.) calentar en el baño de arena.
— — THE OVEN, FILL, CHARGE, cargar el horno.
— — THE PLATE (Grab.) refundir las planchas.
— — TO REDNESS or RED (Meta.) caldear, calentar al rojo.
— — SHORT (Art.) enrojecer proyectiles.
— — THOROUGHLY (Herr.) enrojecer.
— — THE TRAIN (Fc.) calentar el tren.
— — UNVITRIFIED PORCELAIN (Cer.) bizcochar.
— — UP, s. TO GET HOT.
— — THE VAT (Tint.) recalentar el baño.
— — IN A WATER BATH (Quím.) calentar en el baño María.
— — WELL, SUFFICIENTLY, caldear bien, dar el punto.

TO HEAT WITH WET WOOD, calentar el horno con madera húmeda.

— CAPACITY (Fís.) capacidad térmica o calorífica.

— CIRCULATION (Fund., Mv.) circulación de calor.

— COLOUR (Herr.) color de calda.

— CONDUCTIVITY OF A THERMOELECTRIC PILE (Elect.) conductibilidad térmica de una pila termoeléctrica.

— CONSUMPTION PER H. P. PER HOUR, consumo de calor para caballo hora.

— DEVELOPED IN THE WINDING (Elect.) calor en el arrollamiento producido por la corriente.

— DISSIPATION (Fís.) disipación de calor.

— OF DISSOCIATION (Quím.) calor de disociación.

— DISTRIBUTION, distribución del calor.

— DUE TO ENERGY LOSSES (Elect.) calor debido a la pérdida de energía eléctrica.

— DUE TO FRICTION (Fís.) calor debido a la fricción o al frotamiento, calor por fricción o roce.

— DYNAMOMETER (Elect.) dinamómetro térmico.

— EFFECT OF THE CHEMICAL PROCESS (Quím., Elect.) efecto calorífico o térmico (o cantidad de calor) producido por las reacciones (electro-) químicas.

— EMISSION (Fís.) emisión de calor.

— ENGINE, máquina calórica.

— OF FUSION (Fís., Fund.) calor de fusión.

— GUARD, guardafuegos de chimenea ‖ pantalla de estufa.

— INDICATOR, calorímetro.

— INTERCHANGE (Fund.) equilibrio térmico.

— NEUTRALISER (Fís.) cuerpo que neutraliza el calor.

— PROOF INSULATING MATERIAL (Elect.) aislante refractario o a prueba de calor, aislante insensible al calor.

— OF REACTION (Quím.) calor de reacción.

— REGULATING LEVER (Mv.) palanca para regular la calefacción.

— REGULATOR, termostato.

— RESERVOIR, (STOVE) depósito de calórico.

— SPECTRUM (Fís.) espectro del calor.

— STORAGE or ACCUMULATOR (Fund.) recuperador o acumulador de calor.

— or HEATING SURFACE (Mv., Fund.) superficie de calentamiento.

TO GIVE ONE, TWO, THREE —S, dar una, dos, tres caldas.

TO GIVE WELDING —, calentar al blanco, calda blanca.

TO MAINTAIN or KEEP UP A DEGREE OF —, mantener un grado de calor.

HEATED (Agric.) ardido.

HEATER (Tec.) calentador, hierro para calentar (Elect.) calefactor ‖ v. — SPIRAL (Arq.) calorífero, estufa.

— OF THE AIR, — SYSTEM, calefacción por aire.

—S OF FEED-WATER (Mv.) recalentadores, calentadores del agua de alimentación.

HEATH (Bot.) brezo, urce.

— STONE, ERICITE, ericita, piedra de erizo.

HEATHENS, Aberdeen STONES OF A GNEISS FORMATION, DIFFICULT TO DRESS, piedra de Aberdeen muy rebelde.

HEATHER (Bot.) brezo.

HEATING, calefacción, calda ‖ acción de entrar en calor.

— APPARATUS (Grab.) vasija para calentar (Tec.) calorífero, aparato de calefacción.

— OF THE ARMATURE (Elect.) calentamiento del inducido.

— — THE BRAKE-SHOE (Fc.) calentamiento de los frenos.

— — BRAKE-BLOCK SHOE (Fc.) recalentamiento de la zapata del freno.

— — BRUSHES (Elect.) calentamiento de las escobillas.

— CHANNEL (Meta.) canal de caldeo.

— CIRCUIT (Elect., Meta.) circuito de caldeo.

— COCK, llave del calentador.

— OF COMMUTATOR (Elect.) calentamiento del colector.

— CONSTANT (Fís.) constante de calentamiento.

— OF THE CORE (Elect.) calentamiento del núcleo.

— CURVE (Elect.) curva del calentamiento.

— EFFECT (Fís., Elect.) efecto calorífico.

— BY ELECTRICITY (Elect.) caldeo o calefacción eléctrica.

— OF FIELD-COILS (Elect.) calentamiento de los carretes.

— FLUE (Fund.) conducto de caldeo.

— OF THE GREASE-BOX (Fc.) calentamiento de las cajas de grasa.

— — THE HEAD (Fund.) calentamiento de la cabeza (del lingote).

— HOSE COUPLING, acoplamiento (de tubería) de calefacción.

— JACKET (Mv.) camisa de vapor (H. A.) chaqueta.

— AND LIGHTING WAGON (Fc.) vagón de calefacción y alumbrado.

— PAN (F. A.) primera paila.

— PERIOD, período de calentamiento.

— PIPE, tubo de calefacción.

— PLATE, HOT-PLATE (Elect.) calentador, "rechaud".

HEATING POWER (Fís.) potencia calorífica.

— ROOM, DRYING-STOVE (curtiduría.) estufa de secar las pieles.

— OF THE SOLDERED JUNCTION, calentamiento del punto de soldadura.

— SPIRAL, HEATER (Elect.) espiral o hélice que se enrojece (de la lámpara Nernst).

— TEST, LONG-RUN TEST (Elect.) prueba o ensayo de larga duración.

— TUBE, flus || tubo de caldera, s. BOILER-TUBE.

— UNIT (Elect.) elemento de caldeo || batería de calefacción || calorífero.

— — WITH INSULATED CONDUCTOR (Electricidad) calorífero con conductor aislado.

— UP OF A BEARING (Elect.) calentamiento del soporte (Fc.) calentamiento del cojinete o chumacera.

— WIRE (Elect.) alambre de caldeo o productor de calor.

— ZONE (Fund.) zona calentadora o de caldeo.

UNIFORM —, WARMING (Vid.) mantener el calor necesario en el horno del vidriero.

Heaton STEEL, acero de Heaton.

HEAVE (Min.) falla || (— or SHIFT OF A LODE,) desvío, desviación; s. RISE, DYKE, RISER, TROUBLE.

— TO —, (LIFT,) alzar, levantar (Mar.) bolear, virar || bambolear el buque || virar el cabrestante || alborotarse el mar (Min.) (TAKE A HEAVE, LEAP,) fallar un filón.

— — AHEAD (Mar.) halarse para avante, virar para proa.

— — A PEEK (Mar.) halarse a pique.

— — ASTERN (Mar.) anclar, tocar fondo con la popa || halarse para atrás.

— — AT THE CAPSTAN (Mar.) virar el cabrestante.

— — CLOSE (Mar.) azocar.

— — DOWN A SAIL (Mar.) arriar una vela.

— — A SHIP (Mar.) dar de quilla, tumbar un buque, escorar.

— HANDSOMELY (Mar.) virar poco a poco.

— HEARTILY, virar duro o con fuerza.

— — IN (Mar.) virar el cabrestante.

— — — THE CABLE (Marñ) virar el cable para abordo.

— — THE LEAD (Mar.|) escandallar.

— — — LOG (Mar.) echar la corredera.

— — OFF (Mar.) salir a flote.

— — OUT (Mar.) largar una vela.

— — OVERBOARD (Mar.) echar al mar.

— — AND SET (Mar.) cabecear, arzar.

— — A SHIP DOWN (Mar.) tumbar una nave.

— — SHORT (Mar.) halarse a pique, virar a pique (Aviac.) halar hacia tierra.

TO HEAVE IN SIGHT (Mar.) presentarse en el horizonte, aparecer.

— — TIGHT (Mar.) virar hasta tesar el cabo.

— — TO (Mar.) ponerse a la capa || fachear, poner en facha o al pairo.

— — UP (Mec.) (HOIST,) alzar || izar (Mar.) izar, levantar.

— — — SLIP (Mar.) subir un buque a la grada.

— — UPON THE CABLE WITH THE MESSANGER (Mar.) virar el cable con el virador de combés.

— CHEERILY! (Mar.) ¡vira, vira!

— HEAVY! (Mar.) ¡forte al virar!

— SHORT (Aviac.) ¡halad hacia tierra!

HEAVEN (Arq.) sofito.

HEAVER (Mec.) palanca, alzaprima (Mar.) espeque de atortorar.

HEAVIER THAN AIR (Fís., Aeron.) más pesado que el aire.

HEAVINESS, peso, pesantez (Agric.) fertilidad de la tierra.

HEAVING (Mar.) marejada, oleada (Tec.) (VIBRATION, OSCILLATION,) oscilación, vibración.

— MALLET (Mar.) maceta de veleros.

— OUT BALLAST (Fc., Aviac., Mar.) arrojar lastre.

— UP SLIP (Mar.) varadero.

— AND SETTING (Mar.) cabeceo.

Heaviside LAYER (After A. W. —) (Radio) capa de Heaviside.

HEAVY (Mec., Fís.) (WEIGHTY,) pesado, grave (Arq.) (CLUMPSY,) rudo, ordinario, sin arte (Bord.) espeso, compacto (Pan.) pan pastoso por falta de cocción (Aeron.) pesado.

— BALLAST (Mar.) enjunque.

— BATTERY (Art.) batería pesada o de posición.

— or LARGE or STRONG CURRENT (Elect.) corriente de gran intensidad.

— GOODS (Com.) efectos de difícil venta.

— IN HAND (Equit.) caballo duro de boca.

— LADEN (Mar.) sobrecargado.

— MINER'S HAMMER (Min.) mazo pesado.

— ORDINANCE (Art.) artillería gruesa.

— PETROL, petróleo pesado, esencia pesada.

— RAILWAY SERVICE (Fc.) servicio intensivo.

— SAILER (Mar.) buque pesado.

— SEA (Mar.) mar alborotado || golpe de mar.

— SOIL (Agric.) tierra fértil o de masa.

— SPAR, BARITE, FIBROUS — —, espato pesado, sulfato de barita.

— STORM, tempestad violenta.

— WATER (Mar.) mar gruesa (Fís.) agua pesada.

HEBDOMADARY, hebdomadario.

HEBEN (Com.) ébano.

HECK (Pescadería.) red (Tej.) (FLY, RAKE, FLYER,) volante || (IN WARPING,) bastidor o marco de cadena (Gan.) depósito de forraje (Cerr.) pestillo (Torn.) aleta de torno.

— BOX, JACK, conductor, una de las piezas de la urdidera.

— OF A SPINNING WHEEL (Tej.) eje de la canilla.

HECKLE (Agric.) rastrillo.

TO —, HATCHEL FLAX, rastrillar el lino o el cáñamo, peinar.

— BAR or HOLDER (Agric.) portarrastrillo.

COARSE —, rastrillo o peine para limpiar el cáñamo recién trillado.

HAND —, rastrillo de mano.

HECKLING, HACKLING, HEMP or FLAX DRESSING, rastrilladura del lino o el cáñamo.

— MACHINE, rastrilladora de lino.

HECTAGONAL (Geom.) hectagonal.

HECTARE, hectárea.

HECTO, (En comp.) hecto

HECTO-AMPERE (Elect.) hectoamperio.

HECTOGRAM, hectogramo.

HECTOGRAPH, hectógrafo.

HECTOLITER, HECTOLITRE (Metr.) hectolitro.

HECTOMETER, ab.: hm., hectómetro.

HECTOWATT, ab.: hw., hectovatio, hectowatt.

— HOUR, (hw-h) hectovatio-hora.

HEDDLES, v. HEALD (Tejidos.) (HEALD-THREAD,) lizos, mallas de telar.

— EYE (Tej.) malla del lizo.

— HOOK, REED-HOOK (Tej.) gancho de cárcel o de lizo.

— MAKER, obrero que hace los lizos.

— DESCENDING —S (Tej., T. S.) lizos abajadores.

HEDDLING (Tej.) montura de los lizos || (DRAWING, TO ENTER-DRAUGT, ENTER-DRAUGHT, ENTERING,) acción de pasar uno por uno los hilos de la cadena en las mallas que componen los lizos, s. DRAUGHT.

HEDENBERGITE, BASALTIC AUGITE (Mín.) hedenbergita, augita basáltica.

HEDERA (Bot.) hiedra, yedra.

HEDGE, seto, vivo || cerca de setos o de zarzas o de espinos.

TO — (Agric.) cercar con setos.

— — IN (Agric.) hacer setos, rodear con setos.

— — WITH POLES (Agric.) avallar.

— BILL, HEDGING-BILL (Agric.) podadera.

— BILL WITH LONG EDGES (Hort.) honcejo, hoz de dos filos.

HEDGE OF CANES or REEDS, encañado.

— CUTTING AND TRIMMING MACHINE (Agric.) segadora de setos.

— HOG (Zool.) erizo (Hid.) cilindro de paletas para remover el fango.

— TRANSFORMER, transformador de erizo o púas.

— HYSSOP (Bot.) graciola.

— MUSTARD (Bot.) jaramago.

— PLANTER (Hort.) aparato para plantar setos vivos.

— SHEARS (Hort.) tijeras de recortar setos.

DEAD — (Hort.) cerca muerta.

LIVE — (Hort.) repajo, seto vivo.

PORTABLE—FOR TABLES IN SILK-NURSERIES (Seric). hilera de ramas de brezo dispuesta para que los gusanos de seda hagan sus capullos.

QUICKEST — or ENCLOSURE (Agric.) seto vivo.

HEDGEHOG, b. HEDGE.

— TRANSFORMER or CONVERTER (Elect.) transformador de erizo o púas.

HEDGING TOOLS (Agric.) instrumentos para hacer setos vivos.

HEDONOL (Farm.) hedonal.

HEEL, talón (Tec.) pie (Arm.) s. TAIL; talón || inclinación (Rel.) s. ARM (Tej.) talón (Corr.) espolón de gallo (Carp.) talón (Arquitectura) cima reversa (Mar.) talón del codaste || coz, pie de percha || escora (Zap.) talón (Cuch.) parte del cuchillo que entra entre las cachas, talón (F. de calcetines) talón (Vet.) (— OF THE HOOK,) talón (Fc.) talón.

TO — (Zap.) poner talones (Mar.) pender, escorarse, darse a la banda (F. de calcetines) echar calcañares.

— — EXCEEDINGLY (Mar.) recalcar.

— — OVER (Av.) volcarse.

— — TO PORT (Mar.) estar sobre babor.

— ATTACHMENT BY MEANS OF THE FISH-PLATE (Fc.) sujeción del talón por bridas.

— BAND (Zap.) sobre talón.

— OF BLADE or TONGUE (Fc.) talón de la aguja, extremo del talón.

— BLANK or LIFT (Zap.) tapa.

— BREASTING MACHINE (Zap.) máquina de recortar el frente del tacón.

— CALK, CREEPER (Zap.) ramplón.

— CHAIN (Mar.) cadena del botalón (Fc.) (or — PIVOT,) cojinete para el talón, garrón del talón, eje del giro del talón.

— CUTTER (Zap.) cortatapas.

— IRON (Zap.) tapa de hierro.

— OF THE HAMMER (Arm.) tacón del rastrillo.

HEEL MAKER (Zap.) taconero.
— OF A MAST (Mar.) coz de mastelero || mecha de palo.
— PIECE (Zap.) calzos de tacón || tacón || talón de bota o zapato.
— or KNOB OF A PIPE, salida de la parte inferior de una pipa.
— PLATE, GARNISHMENT OF THE BUTT-END (Arm.) plancha del talón.
— POINT, (PLOUGH,) centro de apoyo de un arado.
— OF A POLE, pie revestido de hierro de un poste.
— POLISHING MACHINE (Zap.) máquina de pulir tacones.
— POST, (STABLE,) pilar posterior para separar los caballos unos de otros en las cuadras.
— POST, COIN-POST (Hid.) poste giratorio (de esclusa).
— RING (Agric.: arado,) anillo de la reja del arado.
— ROPE (Mar.) andarivel del botador.
— SHAVER (Zap.) cuchilla de igualar tacones.
— SHINER (Zap.) costa, pata de lujar o de cabra.
— OF SWITCH (Fc.) centro del cambio.
— TOOL, HOOK-TOOL (Torn.) corchete.
— OF A TOP MAST (Mar.) coz de mastelero.
— TREE (Agric.) esteva de la grada o rastra.
— WELT, WELT, WELT LEATHER (Zap.) vira.
HEELED (Mar.) a la banda.
LOW — (Zap.) de tacón bajo.
WOODEN — (Zap.) de tacones de madera.
HEER (Tej.) dos madejas, (458 m.)
HE-GOAT, cabrón, macho cabrío.
HEIFER (Gan.) ternera, novilla, vaca joven que no ha parido todavía.
HEIGHT (Tec.) altura, elevación || talla (Arq.) (ELEVATION,) elevación, altura || (PITCH, RISE OF AN ARCH,) flecha de un arco o bóveda (Geo.) altura sobre el nivel del mar || grado de latitud o de altura (Ast.) altura, latitud (Geom.) profundidad, una de las tres dimensiones de los cuerpos (Const.) altura, elevación (Gan.) alzada.
— ABOVE DATUM, v. — (ABOVE) DATUM.
— OF AN ARCH (Arq.) flecha del arco.
— OF BODY (Fc.) altura de la caja.
— AND BREATH OF A BED (Min.) cuerpo de un yacimiento.
— OF BUFFER (Fc.) altura de los topes, altura del nivel del carril o riel.
— OF CENTRE OF BOILER FROM RAIL (Fc.) altura del eje de la caldera sobre el riel.

HEIGHT OF CHEEK (Fc.) altura del larguero.
— CONTACT OF WIRE ABOVE GROUND (Fc.) altura del alambre de trabajo.
— ABOVE DATUM, COUNTER LINE (Tec.) cota.
— ABOVE DATUM or SEA LEVEL, cota negra, altitud o altura sobre el nivel del mar.
— OF THE DAY (Arq.) alto de la luz.
— OF DOUBLE INCLINE (Top., Fc.) altura de la inclinación.
— OF DROP OF COUNTERWEIGHT (Fc.) carrera vertical del aparato tensor.
— OF EMBANKMENT (Fc.) altura del terraplén.
— OF FALL (Mec.) altura de caída.
— BETWEEN THE FORMATION LEVEL AND THE LEVEL OF NATURAL GROUND (Geod.) cota roja.
— OF FOCUS (Elect.) altura del foco.
— OF A HORSE (Equit.) alzada de un caballo.
— OF LEVELLING STAFF, altura de mira.
— MAST, altura del palo.
— PARAPET (Arq.) altura de un parapeto (Fort.) altura de apoyo.
— SWELL (Hid.) altura del remanso.
— or HEAD OF WATER, FALL (Hid.) altura de la caída de agua.
— WHERE THE WINDMILL STANDS, lote del molino.
STEP — (Arq.) peralto, contra huella.
TO HEIGHTEN, realzar, levantar, avivar (Construc.) (TO RAISE A WALL,) levantar un muro.
Heising VARNISH, barniz de Heising.
HEIVER (Min. de carbón.) hullero, minero que trabaja en las hulleras.
HELENINE (Quím.) helenina, inulina.
HELIACAL (Ast.) heliacal.
HELICANTHUS (Bot.) girasol.
HELICAL LINE, espira, espiral, línea espiral.
— NEEDLE (Cir.) aguja en espiral.
— SPRING, muelle helicoidal (de suspensión). de caracol.
— STAIRS, COCKLE-STAIRS (Arq.) escalera
— VAULT (Arq.) bóveda de caracol.
HELICOGRAPH (Dib.) helicógrafo.
HELICOIDAL, helicoidal, v. HELICAL.
HELICOMETRY, helicometría.
HELICON (Mús.) helicón.
HELICOPTER (Zool., Aeron.) helicóptero.
HELIOCENTRIC (Ast.) heliocéntrico.
HELIOCHROMIC PROCESS, HELIOCHROMO-TYPE, heliocromía.
HELIOGRAPH, SUN-PICTURE, heliógrafo.
HELIOGRAPHIC, heliográfico.
HELIOGRAPHY, heliografía.
HELIOGRAVURE, heliograbado.

HELIOLITE (Paleont.) heliolites.

HELIOMETER (Fís.) heliómetro.

HELIOMAGNETOMETER, heliomagnetómetro.

HELIOMICROMETER (Astron.) heliomicrómetro.

HELIOSCOPE (Opt.) helioscopio.

HELIOSCOPIC (Ast.) helioscópico.

HELIOSTAT (Fís.) helióstato.

HELIOTELLUS (Ast.) heliotelo.

HELIOTROP (Bot.) heliotropo (Miner.) heliotropo (Fís.) (REFLECTOR,) heliotropo.

HELIOTROPISM (Biol., Fisiol.) heliotropismo,

HELIOTYPE, heliotipo.

HELISPHERICAL LINE (Marina.) rumbo del viento.

HELIUM (Quím.) helio.

HELIX, (SPIRAL LINE,) espira, hélice, espiral (Arq.) (VOLUTE,) voluta (Fís.) (COIL,) carrete, bobina (Tec.) (WHIRL,) vuelta o giro en espiral (Elect., Tec.) (SOLENOID,) solenoide.

— ON THE CORINTHIAN CAPITAL (Arq.) hélice o arrollamiento del capitel corintio.

HELL (Tip.) cajetín de pastel, (para poner las letras rotas e inútiles) (Sast.) cajón para retazos o trozos.

— OF A FURNACE (Herr.) fundente del horno.

Hellberger FURNACE (Fund.) horno de Hellberger.

HELLEBORE (Bot.) heléboro; (WHITE,) eléboro blanco; (AMERICAN —) veratro, eléboro americano.

Hellesen CELL (Elect.) pila (de) Hellesen.

HELM (Mar.) timón, gobernalle, (generalmente se toma por la caña) (Arq.) capitel (Arm.) yelmo, morrión, almete, celada (Dest.) sombrero, cubierta de alambique.

TO — (Mar.) timonear.

— A LEE! (Mar.) ¡orza a la banda!

— AMIDSHIP! (Mar.) ¡el timón derecho! ¡a la vía el timón! ¡alza timón!

— A WEATHER! (Mar.) ¡andar todo!

— HARD OVER (Mar.) ¡todo el timón!

— 'S MAN (Mar.) timonel.

— POST (Mar.) limera del timón.

— SIGNALS (Mar.) señales del timón.

MAIN PIECE OF THE — (Mar.) madre del timón.

MIND YOUR —! (Mar.) ¡cuidado con el timón!

RIGHT THE —! (Mar.) ¡derecha la caña! ¡alza timón! ¡a la vía!

STEADY —! (Mar.) ¡todo derecho!

HELMED, HELMETTED, con yelmo.

HELMET, (HEAD-PIECE,) yelmo, casco, morrión (Hid.:) casco de buzo.

HELMET FLOWER (Bot.) acónito.

— PIGEON (Corr.) paloma moñuda.

— PLUME (Mil.) penacho o plumero de yelmo.

— SHELL (Arm.) casquete.

Burgundy — (Arm.) celada borgoñona.

TO PLUME A — (Mil.) empenachar, poner penacho o plumero a un casco.

HELMINTOLITE (Min.) helmintolita.

HELP, socorro, asistencia, ayuda (Com.) auxiliar || dependiente || criado.

HELPER (Fc.) (A), locomotora de refuerzo enganchada a la cabeza del tren || obrero auxiliar || caballo auxiliar.

HELPLESS (Comercio.) destituído, abandonado (Mar.) desemparado, sin gobierno.

HELVE (Mec.) mango, ástil, cabo.

TO —, STOCK, montar o poner mango a un hacha o a un martillo.

— — AGAIN, echar o poner de nuevo mango a una herramienta.

— — TOOLS, echar o poner mango a un instrumento.

— HAMMER, s. TRIP-HAMMER (Fund.) (LIFT HAMMER,) martillo rebotador o de palanca horizontal.

HELVER, v. HELVE HAMMER.

HELVING (Cuch.) montaje, montadura (Mineralogía) helvina.

HEM (Cost.) ribete || guarnición || orla || dobladillo, repulgo, borde.

TO —, SEAM (Cost.) ribetear, repulgar, orlar || ribetear con franjas o bordados.

— — THE BORDER (Cost.) repulgar.

— — STITCH (Cost.) dobladillar || hacer dobladillo de ojo.

— STITCH (Cost.) dobladillo de ojo.

FALSE — (Cost.) ruedo, dobladillo en el vuelo de una falda, refuerzo.

OPEN WORKED — (Cost.) dobladillo calado.

HEMACITE (Quím.) hemacita.

HEMADIOMETER (Cir.) hemadiómetro.

HEMADYNAMICS (Fisiol.) hemadinámica.

HEMADYNAMOMETER (Cir.) hemadinamómetro.

HEMANITE (Min.) jade, piedra nefrítica.

HEMAPHEINE (Quím.) hemafeína.

HEMATINE (Quím.) hematina.

HEMATITE, v. HAEMATITE (Miner.) hematita.

HEMATO-GLOBULIN, hematoglobulina, oxihemoglobina.

HEMATOIDINE, hematoidina.

HEMATOSINE (Quím.) hematosina.

HEMATOXYLIN (Quím.) hematoxilina.

HEMICYCLE (Geom.) semicírculo (Arq.) hemiciclo || arco, cinta, bóveda.

HEMICYCLIC ELECTROMETER (Elect.) electrómetro de hemiciclos o semicírculos.

HEMIHEDRON (Min.) hemiedro.

HEMIPTERS (Ent.) hemíptero.

HEMISPHERE (Geo., Geom.) hemisferio.

—**S OF Magdeburg** (Fís.) hemisferios de Magdeburgo.

HEMISPHERICAL REFLECTOR (Elect.) reflector semiesférico.

HEMITHRENE (Miner.) hemitrena.

HEMITRIGLYPHE (Arq.) hemitriglifo.

HEMITROPE (Crist.) hemítropo.

HEMITROPIC or HALF COILED WINDING (Elect.) arrollamiento de fases hemitrópicas.

HEMLOCK (Bot.) cicuta.

— **SPRUCE-FIR (PINUS CANADENSIS)** pino del Canadá.

HEMMER (M. de C.) dobladillador.

—**ADJUSTABLE** — (M. de C.) dobladillador extensible o ajustable.

HEMMING-RULE (M. de C.) guía del dobladillador.

HEMOGLOBIN, hemoglobina.

HEMOLYSIN, hemolisina.

HEMORRHOIDAL CLAMP (Cir.) pinzas hemorroindales.

— **SYRINGE** (Cir.) jeringa hemorroidal.

HEMOSTATIC, hemostático ‖ hemóstato.

HEMP, cáñamo.

— **ALOES** (Bot.) pita.

— **BEATER,** espadillador de cáñamo.

— **BRAKE** (Agric.) espadilla, instrumento para espadillar.

— **BREAK** (Agric.) plancha usada para batir el cáñamo.

— **BREAKING MACHINE, SCUTCHING MACHINE,** máquina de agramar el cáñamo.

— **CANVASS,** cañamazo.

— **CLOSE,** cañamar, cañamal.

— **COILING, GASKET, PLAIT** (Mv.) cajeta del empaquetado (Mar.) trinela o cajeta del empaquetado.

— **COMB** (Agric.) rastrillo.

— **COMBER, FEMALE** — — (Agric.) rastrilladora, mujer que rastrilla el cáñamo.

— **COVERING** (Elect.: cables,) revestimiento o envuelta de cáñamo.

— **DRESSER or DEALER,** cañamero ‖ rastrillador, obrero que trabaja el cáñamo o el lino para hilarlos.

— **FIELD,** v. — **CLOSE.**

— **HARD or CODILLE,** residuos del cáñamo en forma de filamentos cortos.

— **HARVESTER** (Agric.) guadañadora.

— **INSULATION** (Elect.) aislamiento de cáñamo.

HEMP KILN, DRYING-ROOM, secadero, lugar donde se seca el cáñamo.

— **LAYER** (Elect.: cables,) guarnición inferior de cáñamo.

— **LIKE, LIKE** — (Bot.) cannabino.

— **LINEN,** tela de cáñamo.

— **MILL,** hilandería de cáñamo.

— **PACKING, GASKIN,** — **WASHER** (Mv.) empaquetado de cáñamo.

— **PAPER** (Pap.) papel de cáñamo.

— **ROPE,** cuerda o cable de cáñamo.

— **SEED,** cañamón, semilla del cáñamo.

— — **OIL** (Pint.) aceite de cañamón fresco.

— **SELLER** (Com.) persona que comercia en cáñamo.

— **SHAKINGS,** desperdicios de cáñamo.

— **FOR STEAM-ENGINES,** estopa.

— **THREAD,** hilo de cáñamo.

— **TOW,** estopa de cáñamo.

— **WASHER,** v. — **PACKING.**

HEMPEN, de cáñamo, cañameño.

— **ROPE,** v. **HEMP-ROPE.**

— **SANDALS** (Com., Zap.) alpargatas.

HEN (Corr.) gallina.

— **BANE** (Bot.) beleño.

— **MOULD** (Agric.) terreno negro y esponjoso.

— **NEST** (Corr.) caja para anidar gallinas.

— **ROOST** (Corr.) gallinero.

HENDECAGON, ENDECAGON (Geom.) endecágono.

Henley UNIVERSAL DISCHARGER (Fís.) descargador de Henley.

Henry (Elect.) Henry, henrio.

Hensinger, b. Walschaert.

HEP BRIAR or TREE or WORT (Bot.) agavanzo, escaramujo, rosal silvestre.

HEPAR (Quím.) hepar, nombre antiguo de los sulfuros alcalinos.

HEPATICAL ROCK, roca hepática.

HEPATITE, LIVER-STONE (Miner.) hepatita.

HEPHESTITES (Min.) hefestita.

HEPTA-, hepta.

HEPTACHORD (Mús.) instrumento de siete cuerdas.

HEPTAGON (Geom.) heptágono (Fort.) plaza defendida por siete baluartes.

HEPTAGONAL, SEVEN-ANGLED, heptagonal.

HEPTAHEDRON (Geom.) heptaedro.

HERAKLINE (Pir.) heraclina.

HERALDIC (Bl.) heráldico.

HEPTAHEDRON (Geom.) heptaedro.

HERALDRY, heráldica.

HERB (Bot.) hierba, yerba.

— **SOUP, VEGETABLE SOUP** (Coc.) sopa o caldo de hierbas o vegetales.

— **WOMAN** (Com.) verdulera.

HERBACEOUS, HERBAL (Bot.) herbáceo.

HERBALIST, herborizador, botánico.
HERBARIUM, herbario.
HERBARY, jardín botánico || herbario.
HERBIFEROUS, herbíforo.
HERBIVOROUS (Zool.) herbívoro.
HERBORIZATION, herborización (Miner.) arborización en un mineral.
TO HERBORIZE, herborizar (Miner.) arborizar.
HERBORIZER, herborizador.
HERBOUS, HERBY, herboso.
HERD, rebaño, hato, manada, ganado, piara.
TO —, reunirse en rebaños o manadas o hatos.
— BOOK (Gan.) herd-book, libro de los ganados, (para registrar la genealogía de las razas bovinas).
— OF CATTLE (Gan.) manada de ganado.
— MAN, zagal, pastor || ganadero.
HERDESS, pastora, zagala.
HERISSON (Fort.) erizo.
HERLING (Pesc.) trucha asalmonada.
HERMAPHRODITE BRIG (Mar.) bergantín goleta.
HERMETIC, CLOSE, HERMETICAL, s. AIR-TIGHT, AIR-PROOF, hermético (Arq. y Esc.) hermético, que remata en un hermes (Quím.) hermético, relativo a la alquimia (Cerr.) hermético, cierre o cerradura que cierra perfectamente.
— SEAL, cierre hermético.
HERMETICALLY SEALED, herméticamente cerrado.
HERNIAL SUPPORTER (Cir.) braguero.
HERNIATOME (Cir.) herniátomo.
HERPE (Teat.) sable de palo de los arlequines.
HERRING (Pesc.) arenque.
— BONE, CROSS-STITCH (Cost.) punto espigado || punto de zig-zag.
— — STITCH (Cost.) punto de ojal.
— WORK, — — BOND (Alb.) aparejo espigado, "opus spicatum".
— BUSS (Pesc.) buque pescador de arenques.
— CASK (Com.) barril de arenques.
— DRESSER, RED — —, arenquera, mujer que trabaja en la preparación de los arenques, sardinera.
— FISHERY (Pesc.) pesca de arenques.
— GUTTED HORSE (Equit.) caballo de barriga comprimida y agalgada.
— HANGS (Pesc.) saladero de arenques || especie de almacén que en Dunkerque y Calais sirve de saladero de arenques.
— NET (Pesc.) red para coger el arenque || pesquera de arenques formada por estacas y redes.
— NET, LARGE — — (Pesc.) red grande para coger arenques, (en fr. REDRE).
— PACKER, embanastador o embarrilador de arenques o sardinas.

HERRING ON BOARD FOR THREE NIGHTS (Com.) arenque de tres noches, arenque nocivo por haber pasado tres noches a bordo.
BRINE AND MILK OF —S, salmuera para arenques.
PLACE FOR SMOKING —, secadero, lugar donde se seca y ahúma la sardina.
SLIGHT SALTING AND SMOKING OF —, marceración de arenques en salmuera.
Herschel (Ast.) Urano, llamado también: Herschell.
HERSCHELLIAN TELESCOPE (Ast.) telescopio de Herschell.
HERSE, HEARSE, HERCE (O. Ec.) candelabro de iglesia en forma de triángulo.
HERSILLON, HERSILION (Fort.) caballo de frisa.
Hertz OSCILLATION, oscilación u onda hertziana.
—'S RESONATOR (Elect.) resonador de Hertz.
— —, SPARK INDICATOR or DETECTOR (Tel. In.) resonador de las ondas de Hertz.
Hertzian WAVE, v. ELECTRIC or ELECTRO-MAGNETIC WAVE, ondas hertzianas.
— — TELEGRAPHY, s. RADIOTELEGRAPHY, WIRELESS TELEGRAPHY BY ELECTRIC WAVES, radiotelegrafía, telegrafía inalámbrica.
HESITATION (Baile,) hesitation.
HESP (Tej.) veinte y cuatro madejas.
Hesper (Ast.) Héspero.
HESPERIDINE (Quím.) hesperidina.
HESSIAN BELLOWS, ventilador de Hesse.
—S (BOTTS), botas de montar.
— CLAY, arcilla refractaria.
— CRUCIBLE (Fund.) crisol de arcilla refractaria.
HETEROCHROMOSOME (Biol.) heterocromosoma, cromosoma accesorio.
HETERODROMOUS LEVERS (Mec.) grúa, cabria, cabrestante.
HETERODYNAMICS, heterodinámica.
HETERODYNE (Radio) heterodino || heterodino, (generador auxiliar).
HETEROGAMETIC (Biol.) heterogamético.
HETEROGENEITY, HETEROGEOUSNESS (Fís.) heterogeneidad.
HETEROGENOUS, DISSIMILAR, heterogéneo.
HETEROGENESIS (Biol.) heterogénesis.
HETEROPOLAR GENERATOR (Elect.) dinamo heteropolar, (de flujos alternados).
— INDUCTION (Elect.) inducción heteropolar.
HETEROPTICS, falsa óptica.
HETEROSCIANS (Geog.) heteroscios.
HETEROSEXUAL (Psicol.) heterosexual.
HETEROSEXUALITY (Psicol.) heterosexualidad.
HETEROSIS (Biol.) heterosis.

HETEROSITE (Mín.) heterosita.

HETEROSTATIC ELECTROMETER (Elect.) electrómetro heterostático.

— METHOD (Elect.) método heterostático.

HETEROZYGOSIS (Biol.) heterozigosis.

HEULANDITE, FOLIATED ZEOLITE (Miner.) estilbita lamelar.

HEVEENE, OILY SUBSTANCE IN DISTILLED CAOUTCHOUC (Quím.) heveeno.

HEVEENOID, caucho sulfurado y vulcanizado.

HEW, corte (Pint.) s. HUE, color, tinte, matiz.

TO —, cortar, tajar, picar (Cerr.) s. TO CLIP (Carp.) (DRESS,) cortar con el hacha (Cant.) labrar || desbastar.

— — AN ASHLAR WITH THE PICK-HAMMER (Cant.) cuadrar, labrar a escuadra la superficie de los sillares.

— — THE BED OF A STONE (Const.) hacer el lecho de una piedra.

— — DOWN, cortar o desbastar (en entalladura.)

— — OFF, abatir a hachazos.

— — OPEN (Agric.) dar una nueva labor a una tierra.

— —OUT, cortar o tallar dando forma.

— — SLANTING (Carp.) tallar la madera con cantos en bisel.

— — SMOOTH (Cant.) alisar con el hacha la superficie de una piedra dura.

— — A STONE (Cant.) tallar una piedra.

— — A STONE WITH THE PICK-AXE or GURLET (Alb.) tallar una piedra con la piqueta o alcotana.

— — THE TIMBER (Carp.) acodar || escuadrar la madera.

— — WITH A FEATHER EDGE (Carp.) cortar la madera haciéndola cantos en bisel.

— SHARD OF AN ASHLAR, BROKEN CORNER (Cant.) esquinazo, descantilladura, tasquil.

HEWER (Cant.) cantero, picapedrero (Mader.) cortador de madera, leñador (Min.) (CLEARER, PIKEMAN, HOLER,) minero obrero encargado de separar la vena de la roca, obrero de galería practicada en una aglomeración de mineral.

HEWING, desbaste, desbastadura.

— CHISEL, buril, punzón de grabador en cobre.

— OF STONES, CUT OF STONES (Cant.) corte de las piedras.

— THE QUARRY-STONES AND PLACING THEM IN A LINE (Const.) corte y colocación en línea de los morrillos que forman la extremidad de un muro aislado, paramento de extremidad de muro aislado.

HEXACHORD (Mús.) exacordio.

HEXAGON (Geom.) hexágono.

— BAR, HEXAGONAL BAR-IRON (Fund.) hierro hexagonal.

— HEAD, ROSE HEAD, cabeza hexagonal, cabeza en corte de diamante.

HEXAGONAL HEAD, cabeza (de tornillo) hexagonal.

— ORDER OF BEDDING or PILING (Elect.) disposición hexagonal (de arrollamiento).

— WIRE (Elect., Fund.) alambre hexagonal.

HEXAHEDRAL, CUBIC, hexaédrico.

HEXAHEDRON (Geom.) hexaedro, cubo.

HEXALIN (Quím.) hexalinas || hexalina I, v. CLCLOHEXANOL || hexalina II, o heptelina.

HEXAMETYLENE TETRAMINE, v. UROTROPIN.

HEXANE (Quím.) hexano, exano.

HEXASTYLE (Arq.) hexastilo.

HEXATHLON, 6 EVENTS (Deportes) hexatlón, hexathlón.

HEXOSAN, hexosanas.

HEXOSE, hexosas.

Heyland DIAGRAM (Elect.) diagrama de Heyland.

HEYRES (Arb.) resalvo, vástago que tiene la edad de dos cortas.

Heys SAW (Cir.) sierra de Heys.

H. F. Hf. (Quím.) hafnium.

H. F. C. v. HIGH FREQUENCY CURRENT.

Hibbard SPRING, muelle de Hibbard.

HIBERNATION, HYEMATION (Agric.) laboreo de las tierras antes del invierno || invernada.

HIBISCUS (Bot.) hibisco.

HICK or CHAIN BELT (Mec.) correa articulada.

Hicks' MANDRIL (Torn.) mandril de Hicks.

HICKORY (Carp.) nogal de América.

HIDDEN ROCK (Mar.) ratón.

HIDE, cuero, piel, pellejo.

— OF BACKS (Ten.) lomos.

— BADLY DRIED (Ten.) cuero rudo o áspero.

— STITCH, zurcido invisible.

— TO DRESS A — (Ten.) curtir a adobar una piel.

— TO HEAD THE —S (Ten.) acocear las pieles.

— TO OIL A — (Ten.) embeber un cuero.

— TO TAN —S (Ten.) zurrar a adobar pieles, curtir pieles.

HIDING PLACE (Min.) escondite (Pesc.) lugar resguardado por el follaje, que disponen los pescadores a la orilla de los ríos.

HIERACITES (Miner.) hieracita.

HIERATIC WRITTING, escritura hierática.

TO HIGGLE (Com.) regatear || revender de puerta en puerta.

HIGGLER (Com.) vendedor ambulante.

HIGH, alto, de altura (Com.) caro, alto de precio (Pint.) subido, vivo, brillante (Fís.) agudo, alto (Coc.) s. TAINTED, pasado.

— ALTAR (Arq.) altar mayor.

— AND DRY (Mar.) en seco.

— ARCHED (Arq.) de bóvedas altas.

— BAR, PROJECTING COMMUTATOR SEGMENT (Elect.) segmento prominente o saliente del colector.

— BLOOMERY FURNACE, BLOCK FURNACE, SINGLE BLOCK-FURNACE (Meta.) horno de bolas.

— BREAST WHEEL (Mol.) rueda hidráulica movida por detrás.

— BUILT (Const.) de construcción elevada.

— COLOURED (Pint.) encendido, de color fuerte.

— CONDUCTIVITY COPPER (Elect.) cobre de alta conductibilidad.

— COST OF LIVING, H. C. L. or H. C. of L. alto coste o costo de la vida.

— DUTY PUMPING ENGINE (Mv.) máquina de gran cabida de bombear.

— ECONOMY LAMP (Elect.) lámpara económica.

— EFFICIENCY, v. — WATT.

— EMBOWED (Arq.) de bóvedas muy elevadas.

— FLOOD, alta marea.

— FLYER, columpio giratorio.

— FREQUENCY (Elect.) alta frecuencia.

— — ALTERNATING CURRENT CIRCUIT (Radio) circuito de corriente alterna de alta frecuencia.

— — CABLE, LITZ (Elect., Radio) cable de alta frecuencia.

— — CURRENT (Elect.) corriente de alta frecuencia.

— — ENERGY (Elect.) energía de alta o de gran frecuencia.

— — FUSE (Elect.) cortacircuito para alta frecuencia.

— — RECEIVING OSCILLATORY CIRCUIT (Radio) circuito vibratorio u oscilatorio receptor de alta frecuencia.

— — (or TESLA) TRANSFORMER, transformador de alta frecuencia o de excitación.

— FURNACE, BLAST FURNACE (Fund.) alto horno.

— — FOR IRON-ORE (Meta.) alto horno para minerales de hierro.

— LAND (Geo.) tierra alta, país montañoso.

— LOWS (Zap.) botines altos.

— PASS FILTER (Radio) filtro de paso superior.

— POTENTIAL (Elect.) alto potencial.

HIGH POWER GAS ENGINE (Gas.) motor de gas de gran potencia.

— Nerst LAMP (Elect.) lámpara Nerst intensiva.

— PRESSURE (Mv.) alta presión.

— — BLOWER, ventilador de alta presión.

— — BOILER (Mv.) caldera de alta presión.

— — CONDENSER (Elect.) condensador de alta tensión.

— — CYLINDER (Mv.) cilindro de alta tensión.

— — ENGINE, máquina de alta presión.

— — SLIDE VALVE (Mv.) distribuidor de alta presión.

— — SPIRAL BLOWER, ventilador helicoidal de alta presión.

— PRICE (Com.) caro || precio elevado.

— RELIEF, ALTO RELIEVO (B. A.) alto relieve.

— — MAP, mapa en relieve.

— RESISTANCE (Elect.) alta resistencia.

— ROAD, MAIN-ROAD, — WAY (Cam.) camino real, camino nacional.

— ROOFED (Arq.) de techo alto.

— SAUCE (Coc.) salsa picante.

— SEA (Mar.) alta mar || mar arbolada.

— SIDED WAGON (Fc.) vagón de bordes altos.

— SPEED, alta velocidad (Autom.) (THIRTH —,) tercera velocidad.

— SPEED BRAKE, s. WESTINGOUSE — — —.

— — LOCOMOTIVE, ELECTRIC EXPRESS LOCOMOTIVE (Fc.) locomotora eléctrica de tren expreso.

— SPEED MOTOR (Elect.) motor de gran velocidad.

— — REDUCING VALVE (Fc.) válvula de reducción.

— — STEAM ENGINE (Mv.) máquina (de vapor) de gran velocidad.

— — TELEGRAPH (Tel.) taquitelégrafo, telégrafo rápido.

— SPIRITED (HORSE) (Equit.) caballo brioso o fogoso.

— TASTED (Coc.) picante.

— TENSION (Elect.) alta tensión.

— — AMMETER (Elect.) amperómetro de alta tensión.

— — BATTERY (Elect.) batería de alta tensión.

— — CABLE (Elect.) cable de alta tensión.

— — CHANGE-OVER SWITCH (Elect.) conmutador de alta tensión.

— — COIL (Elect.) carrete de alta tensión.

— — CONDENSER (Elect.) condensador de alta tensión.

— — CURRENT (Elect.) corriente de alta tensión.

— — CUT-OUT (Elect.) cortacircuito o fusible de alta tensión.

HIGH TENSION DAMPER (Elect.) moderador de alta tensión.

— — FUSE, SPARK FUSE (Elect.) encendedor o cebo de chispa.

— — HORN SWITCH (Elect.) interruptor de antenas de alta tensión.

— — INSULATOR (Elect.) aislador para (corriente de) alta tensión.

— — LEVER SWITCH (Elect.) interruptor de palanca para alta tensión.

— — LIGHTNING ARRESTER (Elect.) pararrayos para altas tensiones.

— — LINE (Elect.) línea de (corriente de) alta tensión.

— — LONG DISTANCE LINE (Elect.) línea para gran distancia de alta tensión.

— — MOTOR (Elect.) motor de alta tensión.

— — OIL SWITCH (Elect.) interruptor de aceite para alta tensión.

— — PLANT, planta de alta tensión.

— — POST (Elect.) poste para líneas de alta tensión.

— — RELAY (Elect.) relevador de alta tensión.

— — REMOTE CONTROL SWITCH (Elect.) teleinterruptor de alta tensión.

— — SAFETY SWITCH (Elect.) interruptor de seguridad de alta tensión.

— — SHELL (Elect.) caja de alta tensión.

— — SWITCH (Elect.) interruptor de alta tensión.

— — SWITCHBOARD (Elect.) cuadro de distribución para alta tensión.

— — TRANSFORMER (Elect.) transformador de alta tensión.

— — VOLTMETER (Elect.) voltímetro de alta tensión.

— — WALL DUCT (Elect.) tubo de paso para alta tensión.

— TENSION WINDING (Elect.) arrollamiento de alta tensión.

— TOPPED (Mar.) alteroso.

— TOWERED, de altas torres.

— VACUUM, alto vacío.

— VOLTAGE, s. — PRESSURE, v. comp. TENSION

— — GLOW-LAMP (Elect.) lámpara de incandescencia de alta tensión.

— — WARP LOOM (Tej.) telar de lizos altos.

— — WARPED (Tej.) de lizos altos.

— WATER or FLOOD, crecida, avenida, (especialmente de arroyo o río) v. — FLOOD.

— WATT or EFFICIENCY LAMP (Elect.) lámpara de gran consumo o de muchos vatios.

— WAY, v. — ROAD ‖ carretera,

— WIND (Mar.) viento violento.

— WROUGHT (Tec.) exquisitamente trabajado.

HIGHER HARMONIC CURRENT (Elect.) corriente superior.

— HARMONICS (Elect., Tel.) ondas armónicas superiores.

— — OF THE nth. ORDER, nth. (Elect., Tel.) harmónica del nmo. (enésimo) grado.

— — VOLTAGE, tensión superior.

HIGHEST BIDDER (Com., Jur.: remates,) mejor postor.

HIGHGALE RESIN, copal fósil.

HIGHNESS (Tec.) elevación, altura ‖ (Com.) carestía, elevación de precios ‖ (Fís.) intensidad ‖ (Mús.) altura en el torno.

HIGHLY SENSITIVE TUNED CONNECTION, (Tel. In.) conexión sensible de sintonización.

HIGHWAY, b. HIGH.

— CROSSING GATE (Fc.) barrera para crucero de carretera.

— CROSSING SIGNALS (Fc.) señales para cruces de caminos.

HILL (Top.) colina, montecillo, otero, elevación.

— TO — (Agric.) aterrar, amurillar, aporcar.

— — BEANS (Agric.) descalzar y recalzar las judías.

— SIDE, ladera.

HILLED (Top.) con colinas.

HILLOCK (Top.) altozano, montecillo, collado.

HILLOCKING (Agric.) acción de enmendar una tierra y modificar su condición mezclándola con otra, aterraje.

— FOURTH — (Vin.) cuarta labor que se da a las viñas.

HILLY (Top.) montañoso, montuoso.

HILT (Arm.) (HANDLE,) puño, empuñadura.

— BAR (Mar.) gavilán de sable o espada.

— DRIVER, DRIVER, (FURBISHING,) empuñadura.

— GRIPE (Arm.) puño de arma blanca.

— TO PUT THE — ON (Arm.) montar una espada.

HILUM (Bot.) cabo, rabo de la semilla.

HIND (Gan.) cierva ‖ (Agric.) mozo de labranza ‖ (Tec.) parte trasera o posterior.

— or REAR or TRAILING AXLE (Fc.) eje (de vagón) posterior o trasero.

— AXLE TREE, eje trasero.

— BEAM (Tej.) (WARP-BEAM,) enjullo posterior ‖ (Agric.) rulaza del arado.

— BOARD (Carr.) panel trasero.

— BOLSTER (Carr.) cabezal trasero.

— BOLT (Arm.) pasador para asegurar el cañón del fusil a la caja.

— BOW OF A SADDLE (Tal.) teja de la silla.

— CARRIAGE, AFTER-CARRIAGE, B A C K-PART (Carr.) juego trasero.

HIND CARRIAGE, — POST AND RAILS (Tip.) sección o tren posterior de la prensa.

— **FOOT** (Mueb.) pata trasera.

— **FUTCHEL** (Art.) brancal de en medio del armón de batalla.

— **GUIDE** (Art.) brancal del trinquival y carro fuerte.

— **GUIDES OF THE PERCH** (Carr.) cuartón o cabrial de la flecha.

— **LEGS** (Carn.) cuarto trasero.

— **NAVE-RING, BODY HOOP** (Carr.) vilorta de cubo de rueda.

— **PART OF THE CARRIAGE** (Carr.) tren posterior.

— **PEAK** (Tal.) s. CANTLE, borren trasero de la silla.

— — **OF A HELMET** (Arm.) cubrenuca.

— **PIECE OF A SKIN** (Ten.: fabricantes de correas,) parte de la piel que va desde la pata a la cola.

— **PILLAR** (Arq.) machón inferior de un puente.

— **SCREW OF A JOINER'S BENCH** (Eban.) segundo tornillo del banco.

— **SIDE NAIL HOLE**, agujero del gran tornillo de atrás.

— **SIGHT** (Arm.) mira posterior.

— **SPRING BAR**, traviesa de resorte posterior.

— **STRAP USED IN GOING DOWN HILLS** (Tal.) ataharre.

— **TACK** (Cerr.) armella posterior de un pestillo o cerradura.

— **TRACE, SHAFT-TRACE** (Tal.) tirante posterior de atalaje.

— **TRUCK** (Mar.) rueda trasera de cureña.

— or **TRAILING** or **REAR WHEEL** (Fc.) rueda (de vagón) trasera.

— **WHEELS** (Carr.) ruedas traseras.

HINDER PART OF A SHIP (Mar.) popa del buque.

HINGE, visagra, bisagra, gozne, charnela ‖ armella de una prensa ‖ eje principal ‖ resorte.

TO —, engoznar, poner goznes, poner bisagras ‖ girar sobre un gozne.

— **BOLT** (Art.) chaveta de pestillo del cajón de municiones del armón.

— **BURNER**, mechero de bisagra.

— **COMPASS**, compás de charnela.

— **OF COMPASSES**, charnela de compás.

— **OF A FLOOD-GATE** (Hid.) anillos de hierro que sostienen los postes en las puertas de las esclusas.

— **FORK**, horquilla de gozne de charnela.

— **HANDLE**, asa de gozne.

— **HOOK, GEMMEL LOCK, HOOK, PLUG** (Cerr.) fija, bisagra.

HINGE JOINT, TURNING-JOINT, KNUCKLE, charnela.

— **AND LOOP**, pernio.

— **PLATE** (Fc.) pala de charnela.

— **SCREW**, tornillo para bisagra.

— **STOCK**, terraja de charnela.

— **TUBE** (Cerr.) lugar en que se alojan los anillos de una bisagra.

HINGED BRUSH-HOLDER (Elect.) portaescobillas de charnela.

— **CONNECTION PIECE** (Elect.) manguito de unión de charnela.

— **COVER** or **TOP** (Fc.) sombrerete de charnela (de la lámpara de gas de aceite).

— **ELBOW SLEEVE** (Elect.) enchufe con charnela de ángulo.

— **ELECTROMAGNET** (Elect.) electroimán de charnela.

— or **SWINGING FIRE DOOR** (Fc.) puerta giratoria (del hogar).

— **SEAT**, tabla de retrete de subirse y bajarse.

— **SIDE** or **DROP SIDE PLANKING** (Fc.) borde que puede bajarse (en los vagones de bordes altos).

— **SIGN BOARD** (Fc.) letrero de trampilla.

— or **BRACKET SWITCHBOARD** (Elect.) cuadro de distribución de varias hojas.

— **WINDOW**, postigo de ventana.

HINK (Agric.) guadaña corta.

HINNY (Gan.) macho borriqueño.

HIP, cadera, s. CREST-TILE (Arq.) s. RIDGE, caballete y viga maestra (Carp.) (CORNER-RAFTER,) lima, cabrio, cabrial, caballete de tejado (Alb.) teja de cobija.

TO — (Arq.) dar declive a un techo.

— **BATH, SLIPPER-BATH**, baño de asiento.

— **INSIDE** (Sast.) bolsillo interior.

— **KNOB** (Arq.) pie derecho ornamentado (Carp.) espiga de tejado.

— **OUTSIDE** (Sast.) bolsillo exterior.

— **PRINCIPAL**, armadura de caballetes.

— **RAFTER** (Carp.) lima, armazón.

— **ROOF**, Italian ROOF, HIPPED ROOF (Arquitectura) techo de caballete, cubierta a cuatro aguas.

— — **ENDING IN ONE POINT** (Arq.) techo de caballete en pabellón.

— **STRAP** (Tal.) s. CRUPPER-STRAP; ataharre.

— **STRUT** (Carp.) ristra.

— **TILE**, teja con arista para caballete.

HIPPOCRAS (Lic.) hipocras.

Hippocrates' SLEEVE (Lic.) colador de lienzo en forma de embudo.

HIPPODROME (Equit.) hipódromo.

HIPPOLITE (Vet.) hipólita.

HIPPOPHAGY, hipofagia.

HIPPURATE (Quím.) hipurato.

HIRCIC ACID (Quím.) ácido hírcico.

HIRCINE (Quím.) hircina.

HIRCUS (Gan.) macho cabrío.

HIRCULATION (Agric.) enfermedad de la caña causada por abonos fuertes.

HIRE, alquiler, arriendo.

— TO —, alquilar, arrendar.

HIRER (Jur.) arrendador, alquilador || inquilino || arrendatario.

HIRST, HURST (Herr.) saliente de la argolla del martinete.

— FRAME (Herr.) armazón de un martinete.

HISS, silbido.

— TO — (Teat.) silbar (Elect.) silbar, v. HISSING.

HISSING OF THE ARC (Elect.) silbido del arco.

HISTAMINE (Quím.) histamina.

HISTIDINE (Farm.) histidina.

HISTORY-PIECE (Pint.) cuadro histórico.

HISTRION (Teat.) histrión.

HIT, golpe, choque || tiro, acierto (Arm.) blanco.

— TO — THE MARK (Arm.) dar en el blanco, hacer blanco.

— AND MISS TEETH or WHEEL (Mec.) engranaje escalonado.

— AND MISSES VENTILADOR (Fc.) registro de ventilación con caperuza exterior de chapa.

— A — (Mar.) un impacto.

HITCH (Mar.) llave, nudo, vuelta de cabo (Minería) falla || pequeño dique de escurrimiento (Tec.) impedimento, obstáculo.

— TO —, engachar (Mar.) amarrar, anudar (Pesc.) coger con anzuelo.

— — ROPES (Min.) reunir o anudar los cables usados o rotos.

TO HITCHEL, rastrillar.

HITCHER (Mar.) bichero.

HITCHING CLAMP, cepo de cabestros.

— POST, poste para asegurar los cabestros.

Hittorf's DARK SPACE (Fís.) espacio oscuro de Hittorf.

— RAYS, rayos de Hittorf.

—'S RESISTANCE TUBE (Elect.) tubo de resistencia de Hittorf.

— TUBE, tubo de Hittorf.

HIVE (Arq.) colmena || enjambre.

— TO — BEES (Ap.) enjambrar, encorchar.

— BEE (Ap.) abeja doméstica.

— DROSS (Ap.) panal cargado de sandáraca.

— BEE — (Ap.) abejar, colmena, corcho.

— BOX — (Ap.) colmena de caja.

HIVER (Ap.) apicultor.

HOAR, moho.

— FROST (Meteor.) escarcha blanca.

— STONE (Cam.) mojonera, hito, mojón.

TO HOARD, hacinar (Carp.) tabique de tablas.

HOB, plancha de terraja || barra de fogón.

— OF A CHIMNEY (Fund.) antehogar, plancha de chimenea.

— OF A GRATE, plancha de jarro para hacer infusiones.

— NAIL (Zap.) clavos de cabeza ochavada (Vet.) (HORSE-NAIL,) clavo de herradura.

HOBBLE (Equit.) manea, maneadura, apea.

— TO — (Gan.) manear, maniatar.

HOBBY, velocípedo (Equit.) potranca.

HOBBY-HORSE, ROCKING-HORSE (Jueg.) dada, caballo en lenguaje infantil.

HOBIT (Art.) morterete.

HOCK (Lic.) hock, vino del Rin (Vet.) corvejón, jarrete.

— TO — (Vet.) desjarretar.

— HERB (Bot.) malva.

— OF PORK (Carn.) pernil, lunada de cerdo.

— FOOT — (Mar.) barraganete.

TO HOCKLE (Vet.) desjarretar (Agric.) guadañar el rastrojo.

HOD (Alb.) (TRUG, HAWK, PALLET,) artesilla de albañil para llevar a cuestas, cuezo, capacho || (MASON'S TRAY, BOSS,) pileta o cubeta de mortero.

— ELEVATOR (Alb.) elevador de artesas o cuezos.

— FULL, TROUGH-FULL (Alb.) artesada.

— MAN, TRAY-MAN, MASON'S LABOURER (Alb.) peón, ayudante de albañil, obrero que entrega piedras y ladrillos al alineador.

Hodge BRAKE (Fc.) freno de Hodge.

— PODGE, SALMAGUNDI (Coc.) bodrio.

HOE (Agric.) MATTOCK, azada, azadón, almocafre (Dent.) rascador.

— TO —, mullir la tierra con pala; cavar, remover la tierra con el azadón (Agric.) escardar, sallar, sachar, remover la tierra con el almocafre.

— — SLIGHTLY (Vin.) binar levemente un viñedo.

— — UP or OPEN (Hort.) poner al descubierto el pie y las raíces de una planta.

— — WITH A SHOVEL (Agric.) trabajar la tierra con el escardillo.

— FOR HEDGES, azadón pequeño para binar cercas.

— WITH HOOKS FOR VINEYARDS (Vin.) vinadera, azadón (de pala y dentado) para binar viñas.

— FOR ONIONS (Agric.) escardillo de dos dientes.

— FOR PLOUGHING, azadilla.

— BROAD-POINTED — (Agric.) especie de azada ancha y encorvada.

— DOUBLE — (Agric.) especie de laya.

— DOUBLE-DENTED — (Agric.) pico.

DUTCH —, THRUST or WEED —, WEE-
DING-HOOK (Agric.) escardillo, almocafre.
FORKED —, azada ahorquillada.
PRONGED —, almocafre, escardera, apero
para sachar.
SMALL —, escardilla, azada pequeña.
SQUARE —, pala cuadrada para cavar.
THREE-DENTED —, azada de tres picos.
TO GIVE THE SECOND — TO VINES (Agri-
cultura) proceder a un segundo laboreo
para destruir la mala yerba.
HOEING (Agric.) cava, acción de cavar la
tierra.
— MACHINE (Agric.) azadón mecánico.
Hoey's CLAMP (Cir.) compresor de Hoey.
Hoff, VON HOFF'S GAS EXIT PIPE (Gas.)
toma de gas de von Hoff.
HOG, puerco, cerdo (Pap.) agitador (Mar.) es-
cobón (Tej.) (FIRST-SHORN FLEECE OF
ANY LONG-STAPLED WOOL,) primera
tunda de lana larga (Aeron.) torsión, fle-
xión, distorsión || convexidad del eje lon-
gitudinal.
TO — (Mar.) afretar, limpiar los fondos con
escobones.
— BACKED, arqueado.
— BARREL, escobón de barril.
— CHAIN (Mar.) tirante de cadena.
— ELEVATOR (Carn.) pescante para puercos
muertos.
— FAT, AZUNGE (Com.) manteca de puerco.
— FLEECE, primer esquileo.
— FRAME (Mar.) marco de refuerzo.
—'S GREASE, manteca de cerdo derretida y
sin sal.
— GUM, zumaque.
—S HEAD, b. HOGSHEAD.
— HER, porquero.
— PEN, pocilga.
— RING, narigón para puercos.
— SKING, cuero de cochino.
— STAFF (Mar.) mango de escobón.
— WASH, SWILL, enjuagadura.
HOGGED (Mar.) quebrantado.
HOGGER-PIPE (Min.) tubo de descarga.
— PIPE (Min.) bomba superior de vertedera.
—S (Min. de carbón) bajos sin fondo.
HOGGEREL (Gan.) oveja de dos años.
HOGGING (Mar.) quebranto.
HOGSHEAD (Com.) túnel, pipa, barrica, bocoy.
— STAVES (Ton.) duelas para barricas o to-
neles, (de cuatro pies).
HOIST, s. AXLE-TREE (Mec.) (CRANE, ELE-
VATOR,) elevador, ascensor, montacargas ||
conjunto de cabos, poleas, etc., que sirven
para izar o elevar (Fc.) camión (Mar.:) caí-
da de un palo.
TO —, alzar, elevar (Mar.) guindar, izar, dri-
zar || enarbolar.

TO HOIST A TRIP (Mar.) reclamar.
— — THE COLOURS (Mar.) enarbolar la ban-
dera.
— — HOME (Mar.) v. — A TRIP.
— — BY PULLEYS, levantar un peso por me-
dio de poleas.
— — UP CHOCK AND BLOCK (Mar.) izar a
reclamar.
— — UP THE YARD (Mar.) drizar.
— BRIDGE, puente levadizo ascensor o eleva-
dor.
— OF A FLAG, vaina o forro de bandera.
— — A MAST (Mar.) guinda de un palo.
— — A SAIL (Mar.) grátil de vela.
— or LIFT TOWER (Fc.) torre elevadora.
HOISTING, DRAWING (Min.) extracción, tiro.
— BLOCKS FOR WIRE ROPE, motones de al-
zar para cable de alambre.
— BOX (Elect.) caja del torno (de elevación
de arcos).
— DRUM (Mec.) tambor de izar.
— ENGINE or MACHINE (Mec.) grúa de car-
ga o de elevar pesos (Min.) malacate de
vapor.
— GEAR FOR LAMPS (Elect.) aparato para
levantar lámparas de arco.
— JACK (Mec.) gato de elevar pesos.
— MACHINERY, maquinaria para alzar.
— or LIFT MOTOR, ELEVATOR MOTOR, mo-
tor para ascensores.
— ROPE (Min.) cintero (Elect.) cuerda del tor-
no de levantar arcos.
— — COMBINED WITH CABLE (Elect.) cable
conductor de suspensión.
— SCREW (Mol.) tornillo de izar.
— TACKLE (Mec.) aparejo, aparejo diferencial.
HOLD (Tec.) agarradero, asa, mango || sostén,
apoyo (Alb.) fraguado de la mezcla (Mar.)
bodega, pozo.
TO —, s. TO ADHERE, asir, sujetar, contener.
— — FAST, CATCH (Mec.) morder, engranar,
apretar firmemente.
— — OFF or ON (Mar.) aguantar al socaire.
— — UP THE OARS (Mar.) acorullar, acorri-
llar.
— — WATER (Mar.) ciar || aguantar agua
con los remos.
— ALL (ARTICLE IN A SOLDIER'S VALISE)
saco para útiles.
— BACK, HOOK (Carr.) cejadero, gancho de
recular.
— FAST (Cerr.) prensa, mordaza, tornillo de
cerrajero (Carp., Eban.) grapas || barrile-
te (Eban.) s. CRAMP (Herr.) tenazas de la
lumbre (Hoj.) (HANDLE,) apoyo, garfio.
— —, amarra!
— FAST BENCH, banco de motonero.

HOLD ON! (Mar.) ¡forte!
— OF A SHIP (Mar.) cala.
— UP IRON (Herr.) contrarremachador.
— WATER! (Mar.) ¡ciar!

HOLDER (Tec.) asa, agarradero, asidero, mango || sostén, apoyo (Com.) tenedor, poseedor (Carr.) (—S,) correas, sopandas (Tej.) pinzas (Pap.) prensilla, pisapapeles (F. de clavos y alfileres) (VICE,) pinzas (Agric.) (FLAX,) mordiente del lino.
— OF THE CARD, vástago, varilla.
— FOR CABLE (Mar.) portaamarra.
—S OF FLAX, pinzas para el lino.
— OF THE STEEL TREPAN (Ac.) talón de matriz.
— OF THE TEETH OF STEEL COMBS, varilla metálica que sujeta las púas en los peines de acero.

HOLDING (Com.) tenencia, posesión (Tec.) sujeción, afianzamiento (Alb.) (CEMENTING, HARDENING,) fraguadura || fraguado.
— BOLT, JOINT-BOLT (Carp.) perno de unión.
— COIL OF RELAY (Telef.) arrollamiento de parada.
— COMPANY (Com.) compañía concentradora de valores.
— DEVICE FOR THE POINTER, v. POINTER-STOP.
— DOWN BOLTS (Const.) pernos de estribo de cimiento (Mar.) pernos de carena.
— — DEVICE (Fc.) disposición de bajar la toma de corriente.
— GROUND (Mar.) tenedero.
— ON (Mar.) halar tomando socaire || rabiza de boza.
— UP BOLT (Mar.) perno de atraca.
— — HAMMER, martillo de contrarremache.
— — TOOL (Cald.) contrarremachador (Min.) herramienta para desprender la hulla.

HOLE, agujero, hueco, orificio, cavidad || luz, luceta (Cerr.) ojo, hembra (Min.) s. DRUSE, cavidad en el interior de un filón (Mar.) ollaos, pozo, groeras (Carp.) vaciado (INSTRUMENTS,) (—S,) agujeros de instrumentos de viento (Ing.: pavimentos,) bache, hundimiento (Fund.) coladero (Pap.) perforación, picadura (Alb.) luceta, tragaluz, claraboya (Aeron.) v. AIR —, bolsa de aire.
TO —, agujerear, barrenar, taladrar (Pap.) perforar, picar (Alf.) hacer agujeros en una pieza de alfarería en los sitios en donde se le quiere poner mango o asa.
— — A BALL (BILLIARDS,) s. TO POCKET.
— — NEEDLES (F. de agujas) quitar del ojo de las agujas el metal a él adherido.
— — A POST (Min.) aflojar un pilar.

TO HOLE SKINS FOR BLOWING (Carn.) agujerear la piel de una res degollada, para inflarla.
— A TENON, MAKE A MORTICE FOR THE TENON, agujerear una espiga.
— IN THE AIR, v. AIR-HOLE.
— IN THE ANVIL FOR BREAKING or PUNCHING IRON (Herr.) cuña de acero colocada en el agujero cuadrado del yunque para romper el hierro en frío.
— or TUNNEL ARMATURE (Elect.) inducido perforado.
— IN THE BEAM OF THE PLOUGH (Agric.) agujero anterior del árbol del arado.
— BOARD (Tej.) s. COMPASS-BOARD, plancha de patrones.
— BORING CUTTER, escariadora fresa.
— FOR THE CABLE, agujero para el cable.
— IN A CASK, canillero.
— or GATE OF A CASTING-MOULD (Fund.) canales de los moldes por donde penetra el metal en fusión.
— IN THE COVER OF A HEAP or MOULD OF CHARCOAL, chimenea o agujero de un horno de carbonización.
— OF A GRAPNEL, RAM'S EYE (Tec.) ojo de una zorra o loba de levantar piedras.
— DIGGER, v. EARTH BORER, s. AUGER —, taladro, barrena.
— OF DRAW-PLATE (Fund.) agujero de hilera.
— FOR DROPPING LETTERS (Com.: correos,) buzón, buzón para cartas.
— FOR FASTENING (Elect.) agujero para fijar o de fijación.
— GAUGE, calibre para agujeros || calibre de ánima.
— IN A HORSE-SHOE (Vet.) clavera para los clavos de la herradura.
— FOR MELTING-POTS (Vid.) abertura para meter los crisoles en ciertos hornos de vidrio.
— OF A MOULD, FUNNEL, s. JET, abertura del molde.
— OF A PIVOT, buje o quicio de un eje.
— FOR THE ROASTED SULPHUR, agujero para recoger el azufre.
— OF THE SCREW-VICE, ojo.
— FOR A TRUNNION, muñonera.
— or BORE IN THE VALVE EDGE (Fc.) agujero en el borde del distribuidor.
— IN A WALL (Alb.) boquete.
TO DIG — (Agric.) ahoyar.
TO MAKE BUTTON —S (Sast., Mod.) ojalar.

HOLEING (Min.) excavación paralela a las estratificaciones.

HOLER, PIKEMAN (Min.) obrero encargado de separar la vena de la roca.

HOLING (Tec.) perforación, taladro, acción de agujerear (Min.) cabeceadero || coz (Pap.) picadura, perforación.

— AXE (Carp.) hachuela de dos filos.

— NEEDLES (F. de agujas) acción de quitar del ojo de la aguja el metal adherido.

— IN THE ROCK FOR THE END OF A PIECE OF TIMBER (Min.) muesca practicada en una roca para recibir el extremo de un madero.

— TOOL, BUSH-HAMMER, escoda de boca plana con puntas de diamante.

Holland (Tej.) holanda (Lic.) (GENEVA, Dutch GIN,) ginebra fino.

— BROWN — (Tej.) holanda cruda.

HOLLOW (Tec.) hueco, abalado, con cavidades || ranura, cavidad, concavidad (Arq.) s. CAVETTO (Min.) s. CAVITY (Herr.) s. GROOVE, RECESS (Fund.) (BLISTER,) espacios huecos que a veces quedan en los metales al fundirlos (Cerr.) hueco.

TO — (Tec.) ahuecar, acanalar (Eban.) s. TO CHAMFER (Min.) cavar, desprender las rocas (Dor.) modelar a martillo (Ton.) abollonar (Plat.) estampar en hueco, abollonar.

— — LIKE A TROUGH (Meta.) acanalar.

— — THE UNDERSIDE OF A PRECIOUS STONE (Joy.) rebajar o reducir.

— ADZE (Eban.) azuela curva (Ton.) rebesa.

— OF AN ANVIL, GROOVE (Herr.) canal de yunque.

— AUGER, barrena cóncava para hacer espigas.

— AXLE (Mec.) eje hueco.

— BASTION (Fort.) baluarte vacío o hueco.

— BEAD or MOULDING (Fund.) moldura acanalada.

— CAST BALANCE WEIGHT (Fc.) contrapeso hueco de fundición.

— CASTING (Fund.) pieza de fundición en hueco.

— CHISEL, uña.

— CORE (Elect.) núcleo magnético (del polo) hueco.

— OF THE CUTWATER (Mar.) revés del tajamar.

— CYLINDER, cilindro hueco.

— DRIFT (Arm.) baqueta hueca.

— DRILL (Torn.) caña.

— EDGE (Rel.) (EQUALLING-FILE) lima de igualar de filo cóncavo.

— — JOINT FILE (Rel.) lima de charnela.

— FILLET (Arq.) sumoscapo.

— GLASS-WARE, cubiletería.

— OF A HORSE-SHOE (Vet.) curvatura de la herradura.

— MOULDING (Arq.) caveto.

HOLLOW NEWEL, (STAIRCASE,) núcleo de escalera taladrado.

— NOSED PLANE-IRON (Carp.) mosqueta de lámina cóncava.

— PLANE (Carp.) cierto cepillo de carpintero usado para las molduras || grano de cebada.

— PROJECTIL, proyectil hueco.

— PUNCH (Pir.) s. CIRCLE-IRON (Herr.) sacabocados, v. BELT PUNCH.

— RAIL (Fc.) riel o carril tubular.

— RIM (Fc., Carr., Vm.) llanta hueca.

— OF A ROCKET (Pir.) ánima de un cohete.

— S AND ROUNDS (Carp.) juego de cepillos cóncavo y convexo.

— IN THE ROOF (Min.) campana.

— SOFFIT (Arq.) canal de alero.

— SPOKE (Fc., Carr., Vm.) rayo hueco.

— STAY BOLT, virotillo hueco.

— SUCTION SPINDLE (Fc.) aguja de cebamiento perforada.

— TILE (Const.) teja de canal.

— WALL (Alb.) muro doble con espacio en medio.

— OF THE WAVES (Mar.) cava, cavada.

— WHEEL BOSS (Fc.) tren de ruedas con eje hueco en dos piezas.

HOLLOWED BLADE (Arm.) hoja vaciada.

HOLLOWING, vaciadura, acanaladura (Eban.) s. HOLLOW, GROOVE (Alf.) (FETTLING,) vaciadura (Tec.) SEMI-CIRCULAR INCISION, SCORE, NOTCH, escotadura, sisa, sesgo || v. CARVING.

— AND BACKING MACHINE (Ton.) máquina de aderezar las duelas de ambos lados.

— HAMMER (Cald.) martillo de ahuecar.

— KNIFE (Ton.) cepillo de hoja curva.

— OF A MINE (Min.) excavación.

— PLANE, cepillo de rebajar.

HOLLY, HOLM WOOD (ILEX AQUIFOLIUM) (Bot.) acebo común.

— GROVE (Arb.) acebedo, lugar plantado de acebos.

— HOCK ROSE-MALLOW (Bot.) malva de huerto.

HOLM-OAK, WHITE OAK (Botánica.) encina blanca.

— —, HOLLY OAK, ILEX (Bot.) encina verde, carrasca.

HOLOMETER (Geom.) holómetro.

HOLOPHOTAL LIGHT (Opt.) luz concentrada.

HOLOSTERIC BAROMETER (Fís.) barómetro holostérico o sin líquidos.

HOLSTER (FOR PISTOLS) funda de pistola || pistolera.

— PISTOL, pistola de arzón.

— STAY, anillo de hierro.

TO HOLY STONE (Mar.) dar piedra y arena.
— LOFT (O. Ec.) gloria.
— ROOF (O. Ec.:) tabernáculo.
— STONE (Mar.) piedra de cubierta.
— WATER POT (O. Ec.) caldereta de agua bendita.
— SPOUT (O. Ec.) pila de agua bendita.
— WATER SPRINKLER (O. Ec.) hisopo.
— WOOD (Carp.) palosanto, guayacán.

HOLTZ'S ELECTRIC MACHINE (Elect.) máquina eléctrica de Holtz.

HOME, residencia, morada (Mar.) a cabo ‖ a besar con precisión (Carp.) a besar (Art.) en su lugar.
— BAKED (Pan.) cocido o hecho en la casa.
— DRIVEN (Carp.) metido a besar.
— END, — STATION (Tel.) estación personal del telegrafista.
— MADE (Com.) hecho en el país, doméstico ‖ casero, hecho en la casa.
— GROWN WINE (Lic.) vino del país.
— SPUN (Tej.) hilado en el país ‖ hilado casero.
— STEAD, mansión de una finca y terrenos adyacentes.
— TRADE, s. INLAND TRADE (Com.) comercio interior.
— WARD (Mar.) de vuelta.
— WORKER (Com.) obrero que trabaja en su casa.
— TO HAUL — (Mar.) cazar a besar.

HOMINY (Coc.) maíz molido.

HOMMOC (Mar.) mogote.

HOMOCENTRIC, concéntrico.

HOMODYNE (Radio) homodino.

HOMOEROTISM (Psicol.) homoerotismo, homosexualidad.

HOMOGENESIS, homogénesis.

HOMOGENOUS, HOMOGENEAL, UNIFORM, homogéneo, uniforme.
— BODY (Quím.) cuerpo homogéneo.
— or UNIPOLAR or ACYCLIC DYNAMO or GENERATOR (Elect.) dinamo unipolar (de corriente continua).
— or UNIFORM MAGNETIC FIELD (Fís., Elect.) campo magnético uniforme u homogéneo.

HOMOGENEOUSNESS. HOMOGENEALNESS (Tec.) homogeneidad (Alf.) homogeneidad de las pastas.

HOMOGENIZER (Quím.) homogenizador ‖ emulsionador.

HOMOLOGOUS (Geom.) homólogo.

HOMOPHONY, homofonía.

HOMOPOLAR (Elect.) homopolar ‖ unipolar.
— INDUCTION (Elect.) inducción homopolar.

HOMOZIGOSIS (Biol.) homozigosis.

HOMOZIGOTE (Biol.) homozigote.

HONE, piedra de amolar.
— FOR RUBBING THE HIDES WITH (Ten.) piedra para frotar el cuero.

HONEY, miel de abejas.
— BEE (Ap.) abeja melífica.
— COMB (Ap.) panal de abejas (Fund.) magaña, escarabajo.
— IN COMBS (Ap.) miel en panales.
— COMBED (Tec.) alveolar (Mar.) abromado (Fund.) con escarabajos.
— DEW, (TOBACCO,) tabaco melado.
— — MELON, v. CASSABA, melón valenciano.
— HARVEST (Ap.) recolección de la miel.
— STALK (Bot.) trébol.
— STONE, MELLITE (Miner.) melita, melato de alúmina.
— STRAINER, colador de miel.
— SUCKLE (Arq.) gotas de un capitel jónico (Bot.) madreselva.
— ORNAMENT (Arq.) fuste adornado de donde nacen las volutas.
— FRENCH —, SPARCET, SAINFOIN.
— FRENCH GRASS (Agric.) esparcilla, pipirigallo.
— SUGAR, azúcar de miel de abejas.
— WORT (Bot.) ceriflor.

HONORARY (Com., Jur.) emolumento, honorarios.

HONOUR (Mil.) honor (Com.) cortesía.
— TO — (Com.) honrar, hacer honor ‖ aceptar.
— S OF WAR (Mil.) honores de guerra.
ACT OF — (Com.) intervención.
COURT OF — (Mil.) tribunal de honor.
DUE — (Com.) honrosa acogida.
MILITARY —S (Mil.) honores militares.

HOOD (Elect.) (END-COVER,) caperuza ‖ pantalla (Carr.) fuelle, cubierta (Pesc.) foca pequeña (Mar.) caperuza de palo ‖ boneta ‖ mambrú ‖ cubichete ‖ carroza de escala ‖ sombrero de bomba (Cost.) capilla, toca, caperuza (Autom. y Aeron.) caperuza ‖ sombrero, capucha ‖ cofre.
— TO —, encaperuzar, tapar (Carr.) encapirotar (Min.) (— OF A German CUPELLING-FURNACE,) sombrerete (Fc.) sombrerete.
— OF THE CABOOSE (Mar.) mambrú, caperuza del fogón.
— OF A CHIMNEY (Alb.) campana de chimenea (Mar.) caperuza de chimenea.
— ENDS (Mar.) tablones de los cucharros de proa y popa.
— INSULATOR (Elect.) aislador con hendidura o con cabeza hendida.
— OF A LADDER (Mar.) sombrero de escala.
— MOULDING, WEATHER-MOULDING, LABELS (Arq.) cuadro (de madera o de yeso o de mármol) que rodea el jambaje de las puertas y ventanas, botaaguas, alero,

HOOD SHEAF (Agric.) gavilla que cubre a las otras.

— LAMP — or **TOP** or **JACK** (Fc.) sombrerete de la lámpara (de charnela).

— NAVAL — (Mar.) batidero.

HOOF, pezuña, casco (Com.) (—S,) conchas de tortuga común.

— BOUND (Gan.) corto de cascos.

— or **NEAT'S FOOT FLOUR** or **MEAL** (Fund.) harina de pezuña de buey.

— MARK, huella del casco.

— PARING KNIFE (Vet.) pujavante.

— SOLE (Vet.) suela, galápago.

— SPREADER (Vet.) dilatador del casco.

— HEEL OF THE — (Vet.) v. HEEL.

HOOFED (Gan.) animal que tiene cascos.

HOOK, garfio, gancho, grapón, escarpia, garabato, colgadero || cerco de hierro (Cerr.) (KNOT, CROTCH,) botón || ganzúa (Pesc.) anzuelo || arpón (Arm.) uña del muelle real (Carp.) gancho || dentellón (Mec.) (LINK, PAUL, PAWL,) trabazón, dentellón (Min. pizarras,) gancho de pizarrero (Ornament.) gancho, pértiga ornamentada (F. Az.) argolla (Tip.) llave || figura de paréntesis (Cost.) prendedero (Arq., Ec.) nilla (Mar.) gancho, busarde || dentellón, escarpe.

— TO —, (Pesc.) coger con azuelo (Mar.) aferrar, gafar, enganchar (Tec.) (FASTEN WITH HOOKS,) afianzar con ganchos, enganchar || endentar (Corch.) encorchetar.

— — AGAIN, volver a abrochar.

— — ON, s. TO CATCH, enganchar, conexionar.

— — ON, TO STOP (Rel.) enganchar.

— AND BUTT, — SCARF (Mar.) escarpe o dentellón doble.

— EYES, broches, corchetes.

— EYE JOINT, ROPE-COUPLING, corchete o broche del cable o de la cuerda.

— BECKED, de pico encorvado o en forma de gancho.

— BELT FASTENER, corchete de correa.

— BLOCK (Mar.) motón de gancho.

— BOLT (Mec.) grapa (Mar.) cáncamo de gancho.

— ON THE BOLT, BOLT-STAPLE, hembra que sostiene un cerrojo.

— BREECHING (Mar.) braguero de gancho.

— OF CARD-CLOTHING, gancho de los dientes de la carda.

— A CHURCH-WINDOW (Arq. Ec.) nilla, cruz anclada.

— FOR CLEANING PLOUGH-SHARES (Agricultura) gancho para sacar las yerbas enredadas en la reja del arado.

— GUARD (Elect.) semiarco de protección; rel.: HOOP-GUARD.

— S OF A GUTTER (Hoj.) grampas de canal.

— HANDLE (Mec.) manubrio de cabria.

— OF A HINGE (Cerr.) pezón de gozne.

— OF INSULATOR (Elect.) gancho del soporte o portaaislador.

— OF A JACK (Mec.) fiador de un cric o gato.

— FOR KITCHEN UTENSILS (Cerr.) gancho.

— LADDER, escala de garfios.

— AND LADDER TRUCK, carro de garfios y escaleras.

— LAND (Agric.) campo sembrado dos años seguidos.

— LIKE, en forma de gancho.

— OF THE MAIN SPRING (Arm.) uña del muelle real.

— FOR MENDING BENT NEEDLES (Tej.) instrumento para enderezar las agujas.

— NAIL or PIN, alcayata.

— NEEDLE, aguja de faginas.

— NIPPLE (Elect.) racorde con gancho.

— NOTCHED, NOTCHED —, NAIL OF THE BORE-BENCH, hierro dentellado de barrenar.

— OF PAILS (Pizarras) (Tec.) parte de la báscula donde se halla el cubo que sirve para vaciar el agua de un pizarral.

— PLATE (Fc., Elect.) placa con ganchos (Agricultura) chapa del timón del arado.

— PLOUGH (Agric.) arado con gancho.

— RING, armella.

— ROPE (Mar.) cuerda del grapón || cuerda del pescador.

— SCARF, v. — AND BUTT.

— SCREW, tornillo con gancho.

— SHAPED BRACKET (Elect.) soporte o portaaislador en forma de gancho.

— SPANNER (Ferr.) llave de gancho para tuercas circulares.

— TOOL (Torn.) corchete.

— TOP OF THE FISHING-LINE (Pesc.) cabo del sedal donde se ata el anzuelo en la pesca del abadejo.

— FOR TUNNY FISH (Pesc.) atunera.

— TO UNCOVER THE MELTING POTS, buzón.

— WHEEL, rueda de escalones.

— WRENCH (Herr.) llave de enderezar (Mec.) llave de codo.

HOOKAH, pipa turca de agua.

Hooke's JOINT (Mec.) articulación en cruz sistema Hooke.

HOOKED, s. BENT, ANGULOUS; (WITH A HOOK,) con gancho, provisto de gancho || encorvado, falcado || (ATTACHED ON,) enganchado.

— BILL (Carp.) corvillo.

— END, extremo curvo, pico en forma de gancho.

HOOKED NAIL (Ferr.) alcayata.

TO BE —, ATTACHED ON, estar enganchado.

HOOKEDNESS, encorvadura.

HOOKER, enganchador (Mar.) urca.

HOOKING, enganche || encorvadura || diente, macho.

HOOKY, lleno de ganchos.

HOOP (Tec.) (HOOPING,) banda, cerco, circulo de hierro, aro, virola, abrazadera (Ton.) aro, arco, fleje, cincho, cello (Cerr.) virola, vilorta (Joy.) arete, zarcillo || anillo (Cost.) crinolina, tontillo (Mec.) (COLLAR,) collar, collarín, aro; (Cerería:) ar, círculo horizontal provisto de ganchos de los que el cerero cuelga las bujías (Tej.) banda del varal del telar (Mar.) suncho (Min.) suncho (Meta.) cellos de horno.

TO —, ensunchar, enzunchar (Ton.) (BAND,) poner aros, enarcar barriles.

— — AGAIN (Ton.) volver a cercar o poner nuevos cercos a las cubas o toneles.

— — THE PILE, TO BIND THE PILE BY A HOOP (Hid.) enzunchar pilotes.

— AND LOOP (Cerr.) pernio de gozne.

— ASH (Ton.) fresno para arcos de pipas o cubas.

— BENDER or PINCHERS or CALLIPERS (Ton.) hierro de arquear.

— BENDING MACHINE (Ton.) máquina de doblar flejes.

— OF A CASK (Ton.) arco de barril.

— COILING MACHINE, máquina de aflojar flejes.

— CRAMP (Ton.) apretador || hierro de arquear.

— DIALYSER (Quím.) dializador.

— DRESSING MACHINE (Ton.) máquina de aparejar flejes.

— DRIVER (Ton.) apretador.

— DRIVING MACHINE (Ton.) máquina de colocar los bandajes por presión.

— S FOR EARRINGS (Joy.) arillos.

— GUARD (Elect.) arco completo de protección: rel.: HOOK-GUARD.

— IRON, hierro en planchuelas || flejes de hierro.

— IRON, or IRON TAPE ARMOURING MACHINE, máquina para armar con cinta de hierro.

— LOCK (Ton.) empate de arco.

— MAKER (Ton.) tonelero, arquero, fabricante de arcos.

— POLES, cujes.

— PUNCHING MACHINE, máquina de taladrar flejes.

— RIVING MACHINE, máquina de rajar flejes.

— SHAVE (Ton.) rascadera, raedera.

HOOP SHAVING MACHINE, máquina de cepillar flejes.

— SPLAYING AND BENDING MACHINE, máquina de conformar flejes de hierro.

— OF STANCHIONS (Mar.) virolas de puntales.

— TO TIGHTEN THE CHEEKS OF A SAW, cabestrillo.

— S OF THE TILT OF A CART (Carr.) arquillo de carro.

— TIRE, llanta de rueda.

— TONGS, tenallas de boca curva.

— UP (Radio) circuito, un circuito.

HOOPER, tonelero.

Hooper's MATERIAL or COMPOSITION (Electricidad) pasta aislante (de) Hooper.

HOOPING (Ton.) acción de poner los cercos a un tonel o cuba, etc.

— OF A CASTING-MOULD (Fund.) herraje de un molde.

HOP (Bot.) lúpulo (Aeron.) despegue || vuelo.

TO — (Agric.) recoger lúpulo (Cerv.) echar lúpulo (Aeron.) despegarse || volar.

— BIND, tallo de lúpulo.

— DISTRICT, región con plantío de lúpulos, región productora de lúpulo.

— DRYER, secadero de lúpulo.

— FRAME (Agric.) espaldera para lúpulo.

— KILN, horno para secar el lúpulo.

— PICKER (Agric.) recogedor de lúpulo.

— PLANTATION or GROUND or GARDEN or YARD (Agric.) plantío de lúpulos.

— POLE (Agric.) rodrigón para sostener los tallos de lúpulo.

— TREFOIL (Agric.) alfalfa.

— VINE, sarmiento de lúpulo.

— YARD, v. — PLANTATION.

HOPPER (Mar.) ganguil de compuertas (Fc.) embudo de relleno del ténder (Tec.) recipiente || tolva (Mol.) tolva (Agric.) sementera, saco donde se lleva el grano que se ha de sembrar.

— ASHPAN (Fc.) cenicero en forma de embudo.

— WITH BELLS (Mol.) tolva con timbre o campanilla.

— BOTTOM CAR (Fc.) carro de tolva.

— BRACKET, soporte o consola de la tolva.

— or FUNNEL FOR CINDERS (Fc.) embudo para cenizas volantes o escarbillas.

— COCK, (CLOSET,) válvula de presión para asiento de excusado.

— DREDGER, draga de tolva.

— WAGON or CAR (Fc.) vagón-tolva.

HOPPING (Agric.) cosecha de lúpulo.

TO HOPPLE (Equit.) menear un caballo.

— S (Gan.) trabas, maneas.

HOPPY (Agric.) abundante en lúpulo.

HORARY, a cada hora.
-- CIRCLE, círculo horario.
HORDEINE, CREDIN (Quím.) hordeína.
HOREHOUND (Bot.) marrubio.
HORIZON, horizonte ‖ (APPARENT LEVEL, SENSIBLE or VISUAL —,) horizonte visual o sensible o físico.
— GLASS, espejo del sextante.
-- ARTIFICIAL —, horizonte artificial.
RATIONAL or REAL —, horizonte real o racional.
HORIZONTAL, horizontal (Min.) horizontal, v. — LODE.
— ARC-LAMP FOR SEARCH-LIGHT (Elect.) arco horizontal para proyectores.
— ARCH (Arq.) arco adintelado.
— BEAM (Carp.) dintel ‖ solera (Tec.: aparato de gimnasia,) barra horizontal.
— BLINDAGE, blindaje horizontal.
— BOARD (Min.) galería de explotación horizontal.
— BOILER (Mv.) caldera horizontal.
— BOW (Fc.) arco o bastidor horizontal.
— COMMUTATOR (Elect.) conmutador horizontal.
— DIAL, cuadrante solar horizontal.
— DRILL, taladro horizontal.
— DRILLING MACHINE, perforadora horizontal.
— ESCAPEMENT, CYLINDER-ESCAPEMENT (Rel.) escape de cilindro.
— EXTENSION OF ANTENNA (Tel., In.) alambres horizontales de prolongación de la antena.
— INTENSITY (Fís.) intensidad horizontal.
— LINE (Geom.) línea horizontal. horizontal.
— MILL (Min.) bocarte horizontal.
— ORTHODIAGRAPH, ortodiágrafo horizontal.
— PARALLAX, paralaje horizontal.
— PLANE (Geom., dib.: perspectiva,) plano horizontal.
— PORTABLE ROLLING DIAPHRAGM (Radiografía.) diafragma horizontal transportable.
— POSITION (Geom.) posición horizontal.
— PROJECTION (Geom., Dib.) proyección horizontal.
— RIBBANDS (Mar.) vágaras horizontales.
— STEAM COLLECTOR (Fc.) colector de vapor horizontal.
—— ENGINE (Mv.) máquina de vapor horizontal.
— STONE (Mol. de aceite) yusera.
— WATER WHEEL (Hid.) rueda horizontal, rodete.
HORIZONTALLY, horizontalmente.
— REVOLVING JOURNAL BOX (Fc., Mec.) cojinete o chumacera de rotación horizontal.

HORMONE (Quím., Fisiol.) hormona.
HORN, cuerno, asta, tarro (Tec.) cuerno ‖ extremidad de un cuerno de buey para agrandar agujeros ‖ (LEATHER-SCRAPER FOR MARBLING PAPER,) varilla de madera para hacer aguas o dar apariencia de mármol al papel (Pint.) (SPATTLE,) espátula (Farm.) espátula (Art.) contera (Fc.) placa de guarda (Pap.) palmeta, v. — (Tec.); (Caz.) cuerno de caza, corneta de monte (Mar.) quijada, cangreja (Elect.) extremidad de la pieza polar (Sin.:) v. (—S,) v. CRUTCH (Aeron.) palanca de control o de gobierno o mando.
— BAND (Mús.) charanga.
— BEAM, ("Carpinus Betula") (Bot.) carpe, hojaranzo.
— BLEND (Miner.) hornblenda, especie de anfíbola.
— —, CONSISTING OF — — (Miner.) anfibólico, de la naturaleza de la anfíbola.
— —, CONTAINING — — (Miner.) anfibolífero.
— —, SCHISTOUS — — (Miner.) hornblenda esquistosa.
— GRANITE (Miner.) granito anfibólico.
— SLATE (Miner.) esquisto anfibólico.
— BLOCK (Fc.) placa lateral de guía de la caja.
— BOOK, cartilla de taloo.
— CARD (Dib.) escala de cuerno.
— CENTRE (Dib.) transportador de cuerno o de talco.
— CLIPPINGS or SHAVINGS, rasuras de cuernos, raspaduras de cuernos.
— COMB, peine de cuerno de los obreros cinteros.
— COVER (Enc.) encuadernación de pergamino relavado o blanqueado.
— DRESSER, obrero que prepara el asta o cuerno para que pueda ser trabajado.
— DRUM, tímpano.
— OF THE ELEVATING SCREW (Art.) manivela del tornillo de puntería.
— EYE OF SHUTTLES, GLASS EYE (Tej.) anillo de la lanzadera.
— TO FRIGHTEN AWAY CATTLE (Agric.) bramadera.
— OF A HAME (Tal.) horcate.
— LEAD, cloruro de plomo nativo.
— MATTER (Quím.) materia o substancia córnea.
— MERCURY, NATIVE CALOMEL, — QUICK-SILVER, MURIATE OF MERCURY (Quím.) mercurio córneo.
— ORES (Min.) plata córnea.
— PIPE (Mús.) gaita, cornamusa.
— OF A PLANE, mango de cepillo.

HORN PLATE (Carr.) s. CLOUT OF THE AXLEGUARD, arandela o roldana (Fc.) pedestal del eje, s. AXLE-GUARD (F. de alfileres) (IRON PLATE TO EQUALIZE THE WIRE ON THE LATHE,) lámina metálica del torno que sirve para aguzar los alfileres.

— PLATES (Com.) hojas de cuerno.

— OF PLENTY (B. A.) cuerno de la abundancia.

— REED, lengüeta de bocina.

— ROCK, LAMELLAR — (Min.) roca córnea lamelar.

— SCREW, desapretador.

— SHAPED LIGHTNING ARRESTER (Fís.) pararrayos de antenas o de cuernos.

— SHAPED PIECE (Elect.) talón en forma de cuerno, (una de las partes del interruptor o conmutador).

— SHAPED PLATE (Elect.) placa en forma de cuerno.

— SHAVER, raspador o rayador de cuerno.

— SILVER (Min.) mineral de plata córnea. v. — SILVER ORE.

— SILVER ORE, MURIATE OF SILVER (Química) muriato de plata, (antiguamente: luna córnea, plata córnea).

— SLATE (Miner.) hornblenda esquistosa.

— SPOON, cuchara de cuerno.

— STAY or AXLE GUIDE STAY, PEDESTAL BRACE (Fc.) ataguía de las guías.

— STONE (Min.) pedernal córneo, variedad de sílice.

— SUBSTANCE, substancia córnea.

— TIPS, puntas de cuernos.

— TURNER, tornero en cuerno.

— TYPE SWITCH (Elect.) interruptor o conmutador de cuernos o de entenas.

— WORK (Fort.) cuerno, hornabeque, cola de golondrina.

— WRACK (Miner.) especie de cornalina.

BUGLE or FRENCH —, corno francés.

ENGLISH —, corno inglés.

FOLLOWING or TRAILING —, lado de la armadura polar hacia la cual el inducido gira.

LEADING —, lado de la pieza polar del cual se aparta el inducido.

OF —, de cuerno, córneo.

SMOOTH — FOR BURNISHING, POLISHING STICK, cuerno de alisar.

HORNBEAM, b. HORN.

HORNBLEND, v. HORN-BLEND.

Hornblower's VALVE (Mec.) válvula de Hornblower.

HORNED, cornudo, con cuernos.

— CATTLE (Gan.) ganado vacuno con cuernos.

HORNER, trabajador en cuerno.

HORNET, tábano.

HORNING (Mar.) colocación simétrica de alguna cosa a ambos lados del buque || media luna.

HORNY, HORNISH, córneo, como el cuerno, en forma de cuerno.

HOROGRAPH, horógrafo.

HOROGRAPHY, horografía.

HOROLOGICAL INSTRUMENT, cronómetro.

HOROMETER, horómetro.

HOROMETRY, horometría.

HOROPTER (Opt.) horóptero.

HOROSCOPE (Ast.) planisferio de Paduano.

HORSE (Zool.) caballo (Tec.) caballo, caballete, burro, borrico, borriquillo, borriquete || v. H. v. I. H. P., v. H P. (Min.) (WINDLASS, WINCH,) cabria, torno de la mina || (— or RIDER OF ROCK IN A VEIN,) caballo (México) caballete || HORSEBACK or PARTING, IN COAL MINING,) caballo, nervio (Perú:) separación, hilera || (AT END OF ROPE IN ASCENT AND DESCENT,) caballo || terreno muerto entre dos filones secundarios en el punto de separación (Mader.) (SAWYER'S FRAME or TRESTLE, JACK) burro, caballete de los aserradores (Ton.) palanca para arrancar clavos (Pir.) caballete para fuegos artificiales (Pap.) s. ASS, burro, escurridor, tendedor (Tip.) mesa de papel (T. S.) soporte usado por los tejedores de seda (Ten.) garatura, tabla de descansar (Mar.) guardamancebo || batayola de proa || guardamonte de sondar (Mil.) gato de puente volante (gimnasia:) viga de volteo (Meta.) v. BEAR.

TO — (Equit.) montar a caballo (Gan.) cubrir yeguas.

— UP (Mar.) rebatir las costuras.

— WHIP (Equit.) azotar con un látigo.

— FOR AIRING BED LINEN, tumbilla.

— ARCH (Agric.) pértiga de la rastra o grada.

— ARMOR, barda.

— ARTILLERY (Art.) artillería ligera o de lomo, artillería montada.

— BACK, lomo de caballo.

— BARRACKS (Mil.) cuartel de caballería.

— BEAN (Bot.) haba común caballar.

— BELL (Agric.) cencerro.

— BISCUIT, galleta para caballos.

— BLOCK (Arq.) apeadero, cabalgadero, montadero (Equit.) lado de montar, costado izquierdo del caballo.

— BOAT or FERRY (Mar.) barcaza para transportar caballos.

— OF THE BOWSPRIT (Mar.) guardamancebos del bauprés.

— BOX, (IN STABLE:) pesebre de cuadra (Fc.) carro con compartimientos para transportar caballos (Tec.) (TRESTLE, TRESSEL,) caballete.

HORSE BOY, palafrenero, mozo de cuadra.

— **BREAKER** (Gan.) domador o picador de caballos.

— **BRUSH** (Com.) brosa, escobilla de almohaza.

— **CAPSTAN** or **WHIM** (Min.) baritel, malacate.

— **CAR** (Fc.) carro de fuerza de sangre o de tracción animal ‖ carro de transportar caballos.

— **CHESNUT** ("Aesculus hippocastanum") (Botánica) castaño de Indias.

— — **WOOD** (Carp.) madera de castaño de Indias.

— **CLIPPER**, tijeras de tusar caballos.

— **CLOTH** (Tal.) (CAPARISON, — SHEET,) caparazón.

— **CLOTHING** (Tal.) arneses, aparejo.

— **COLLAR** (Tal.) collera.

— **OF ONE COLOUR** (Gan.) zaino, caballo zaino.

— **COLT** (Gan.) potro.

— **COMB** (Tal.) almohaza.

— **COURSER** or **DEALER** (Com.) chalán, traficante en caballos.

— **DOCTOR**, veterinario.

— **DRENCH** (Vet.) toma de medicina para caballos.

— **DRIVER**, cochero, conductor.

— **DROPPING** or **DUNG** (Fund.) estiércol de caballo.

— **DUNG, FRESH** — —, estiércol caliente.

— — **BATH, BALNEUM**, baño de estiércol caliente.

— **FAIR** (Com.) exposición de caballos ‖ mercado de caballos.

— **FERRY**, v. — **BOAT**.

— **FLESH** (Carn.) carne de caballo.

— **WITH FOUR WHITE FEET** (Gan.) caballo calzado.

— **FLESH** (Carn.) carne de caballo.

— — **ORE** (Min.) cobre piritoso hepático.

— **OF A FLYING BRIDGE** (Pont.) guindaste de puente volante.

— **THAT DOES NOT GALLOP TRUE** (Equit.) caballo de galope desunido.

— **GEAR** (Mec.) cabria movida por caballos.

— **GIN** or **WHIM** or **POWER** (Min.) malacate.

— —, **CONICAL** or **CYLINDRICAL** — —, baritel cónico o cilíndrico.

— **HAIR**, crin (de caballo).

— — **USED EN BREWERIES**, tejido de crin usado en las cervecerías.

— — **CARPET**, tejido de crin para tapetes o alfombrillas.

— — **CLOTH FOR PETTITCOATS** (Sast.) crinolina, tejido de crin.

— — **MAT**, alfombra de crin.

— — **SEATING, WOVEN HAIR FOR FURNITURE** (Mueb.) tela de crin para muebles.

HORSE HAIR SIEVE, tamiz de crin.

— — **STUFF** or **WEB**, tejido de crin.

— **HEAVY IN HAND** (Equit.) caballo que carga mucho sobre la brida.

— **HOE** (Agric.) traílla.

— **OF IRON** (Mar.) barra de hierro para ensartar guardacabos.

— **JACK** (Carp.) caballete (SAWYER'S SCAFFOLD FOR SAWING LONGWAYS,) caballete de aserrar a lo largo.

— **KEEPER**, establero, cuidador de caballos.

— **LATITUDES** (Mar.) latitudes de calma del trópico de Cáncer.

— **LEATHER**, cuero de Alemania.

— **LLECH**, albéitar.

— **LENGTH** (Equit.) cuerpo de caballo.

— **LITTER**, silla o litera llevada por caballos.

— **LOCK** (Equit.) trabas, maneas.

— **MACKEREL** (Pesc.) caballa, haleche.

— **MAN** (Equit.) jinete.

— **MANSHIP**, equitación.

— **MILL**, molino movido por caballos.

— **MILLINER**, fabricante de adornos para caballos.

— **NAIL** (Vet.) clavo de herrar.

— **NAIL IRON**, — **NAIL RODS**, hierro para clavos de herrar.

— **OBEDIENT TO THE REINS** (Equit.) caballo de buena rienda.

— **PATH**, camino de herradura.

— **OF A PENDULUM BRIDGE** (Pont.) guindaste de puente de contrapeso.

— **PICK** (Vet.) gancho de limpiar herraduras.

— **PICKER** (Vet.) cepillo para limpiar la parte inferior del casco del caballo.

— **PISTOLS** (Arm.) pistolas de arzón.

— **POWER**, ab.: H. P. (Mv.) caballo de fuerza, caballo de vapor, trabajo capaz de elevar por segundo un peso de 75 kilogramos a la altura de un metro.

— —, **ACTUAL** — —, caballo efectivo; (NOMINAL — —,) caballo nominal; (BRAKE — —,) ab.: B. H. P.; caballo al freno; (INDICATED — —, ab.: I. H. P.,) caballo indicado, ab.: I. H. P.

— **CANE MILL**, molino de caña a fuerza animal.

— — **CRABS**, cigüeñas a fuerza de caballo.

— — **AND FEED MILL COMBINED**, molino de forraje y motor a fuerza de caballo, en combinación.

— — **HOISTING MACHINE**, máquina de elevar a fuerza de caballo.

— — **HOUR**, caballo-hora.

— — **YEAR** (Mec.) caballo de fuerza anual.

— **QUARTER** (Mil.) cuartel de caballos.

— **RADISH** (Bot.) rábano silvestre.

— **RAILROAD**, ferrocarril de tracción animal.

— **RAKE, HAY-RAKE**, rastrillo de caballos.

HORSE THAT HAS RAZED (Equit.) caballo
que ha cerrado.
— ROAD, v. — PATH, camino de herradura.
— ROUGH (Vet.) ramplón movible.
— RUG (Tal.) manta de caballo.
— RUN (Const.) malacate de carretillas.
— SEATING, tejido de crin.
— SHOE (Vet.) (—,) herradura (Mar.) abraza-
dera del tajamar.
— — BENT (Arq.) arcada.
— — WITH CALKINS (Vet.) herradura con
ramplones doblados hacia abajo.
— — CASE, SHOE-CASE, bolsa de cuero para
llevar una herradura de recambio.
— — CLAMP, abrazadera en forma de herra-
dura.
— —, English , herradura a la inglesa.
— — FLIERS (Arq.) escalera en herradura.
— — GAUGE (Vet.) podómetro.
— — IRON (Vet.) hierro de albéitar o mariscal.
— — MACHINE, máquina de hacer herraduras.
— — MAGNET (Fís.) imán de herradura, imán
en forma de U.
— — NAIL MACHINE, máquina de hacer cla-
vos de herrar.
— — RUDDER (Av.) timón en herradura.
— — SHAPED WATER TANK (Fc.) tanque
para agua en herradura.
— SHOER (Vet.) herrador, albéitar, mariscal.
— STABLE, caballeriza, establo.
— STEALER, cuatrero, ladrón de caballos.
— TAIL, PEWTER-GRASS, DUTCH RUSH
(Bot., Eban.) asperilla || cola de caballo,
aspérula.
— TRAMWAY CAR (Fc.) coche o tranvía de
tracción animal.
— TRAPPINGS (Tal.) arreos, arneses.
— TROUGH, cuba para abrevar caballos.
— TWITCHERS, s. BARNACLE (Equit.) acial.
— WHIM, v. — GIN.
— WHIP, látigo.
— WITH WHITE HAIRS IN THE TAIL (Equi-
tación) caballo rabicano.
— — — — OFF HIND FOOT, caballo argel o
arcelo.
— WITHOUT MARK OR MOUTH, caballo ce-
rrado.
— WOMAN (Equit.) amazona.
— WORM (Agric.) tábano.
— OF A YARD (Mar.) guardamancebo de una
verga.
— YOKE (Tal.) collerón.
HORSING, tiro de caballos.
— IRON (Mar.) (TOOL FOR CALKING,) pi-
tarrasa, instrumento de calafatero para pi-
tarrasear (Art.) garabato de hierro.
Horsley POWDER, pólvora de Horsley.
HORTICULTOR, horticultor.

HORTICULTURE, horticultura.
HORTICULTURIST, horticultor.
HORTUS SICCUS (Bot.) herbario seco.
HORT YARD (Agric.) huerto.
HORTULAN CALENDAR (Hort.) calendario de
horticultura.
HOSE, (STOCKINGS,) calcetines, medias (Sas-
trería) calzones, bragas (Fc.) v. BRAKE —.
(Tec.) manguera, tubo de bomba || (LEATH-
ER-PIPE,) tubo de cuero (Hid.) manga de
motor hidráulico (LEATHERN PIPE;) (Ti-
pografía) (IRON FRAME,) llave del husillo
de prensa.
— BAND, ligas.
— BREECHES, calzones, bragas.
— BRIDGE or PROTECTOR, puente volante
para cubrir mangueras.
— CARRIER, gafas para mangueras.
— CART, carro de mangueras.
— CLAMP, grapa para manguera (Fc.) abraza-
dera para el tubo flexible; rel.: BRAKE —.
— COCK, llave de manguera.
— COUPLING, manguito de empalme o acopla-
miento de manguera (Fc.) acoplamiento de
las mangueras o t u b o s flexibles; rel.:
BRAKE —.
— OF A FIRE ENGINE, fuelle de una bomba
de incendio.
— FITTINGS, accesorios de mangueras o tu-
bos flexibles.
— HOOK, gancho de sostener mangueras (Tip.)
gancho de suspensión de la cama de la
prensa.
— LEATHER, cuero para tubos flexibles o man-
gueras.
— MOUTH PIECE, embocadura de la man-
guera.
— NIPPLE (Fc.) reunión del tubo flexible o
de la manguera; rel.: BRAKE —.
— PIPE, tubo de manguera.
— PIPE DUMMY PLUG (Fc.) obturador del
tubo flexible.
— REEL OF FIRE ENGINES, carretel o torno
para enrollar las mangueras.
— SOCKS, HALF — —, calcetines.
— TROUGH, AUGET, CASING TUBE (Min.,
Mil.) canal de madera para colocar la sal-
chicha de mina.
— WRENCH, llave inglesa para mangueras.
BRAKE — PIPE (Fc.) manguera o tubo flexi-
ble de los frenos.
HOSER, vendedor de medias, calcetines, etc.
HOSIER, el que hace y vende géneros de punto
|| calcetero, fabricante o vendedor de cal-
cetines, medias u otros objetos análogos ||
(LINEN-DRAPER,) lencero.
— 'S NEDDLE, lámina de hierro provista de
agujeros por los cuales se hace pasar la

seda a medida que se distribuye por las agujas del telar de medias.

HOSIERY, industria y comercio de géneros de punto.

— BUSINESS, — LINE, STOCKING-TRADE (Com.) industria y comercio de géneros de punto.

— MOTOR MEND, zurcidora eléctrica.

— YARN, STOCKING-YARN, KNITTING —, hilo de jerguilla, (hilo de jerga de lana con mezcla de seda).

HOSPITAL (Arq.) hospital.

— or AMBULANCE CAR (Fc.) cochehospital o para enfermos.

— SHIP (Mar.) buque hospital.

— WAGON (Mil.) carro de ambulancia.

— WARD (Arq.) sala de enfermos o heridos de un hospital.

HOST, HOSTESS, posadero, posadera; patrón, patrona; mesonero, mesonera.

HOSTILITY (Mil., Jur.) hostilidad.

SUSPENSION OF — or HOSTILITIES, ARMISTICE (Mil., Jur.) suspensión de hostilidades, armisticio.

HOSTLER, mozo de paja y cebada.

HOSTRY, posada, hostería || establo, cuadra, caballeriza.

HOT, caliente, cálido (Coc.) fuerte, picante.

TO — PRESS, prensar en caliente para dar lustre a un paño.

— AIR (Herr., Fund.) v. — BLAST.

— AIR APPARATUS, CALORIC ENGINE, máquina calórica de aire.

— — ENGINE, máquina calórica.

— — HEATING, calefacción por aire caliente.

— — HEATING APPARATUS, — — STOVE, calorífero de aire.

— — MOTOR, motor de aire caliente.

— — STOVE, estufa seca.

— BED, FORCING BED (Hort.) capa de mantillo que se extiende como abono.

— — FRAME (Hort.) abrigaño de las plantas.

— BLAST, — AIR (Herr., Fund.) tiro de aire caliente.

— — FURNACE (Fund.) horno de tiro de aire.

— — PIG IRON (Meta.) fundición de horno de tiro de aire.

— CLOSET, estufa.

— FLUE, calefactorio, calefactor.

— GILDING (Dor.) dorado en caliente.

— HEARTH (Coc.) asador mecánico.

— HOUSE (Hort.) invernadero.

— HOUSE WHERE THE HIDES ARE STEEPED IN ALUMN-WATER (Ten.) estufa donde se alumbran o pasan por el alumbre los cueros.

— HOUSE PLANTS (Hort.) plantas de invernadero.

HOT LIGHT SILVERING (Meta.) argentado o plateado fino en caliente.

— MUSTARD (Coc.) mostaza muy picante.

— PEPPER (Coc.) pimienta fuerte.

— PLATE, calentador de gas (Elect.) calentador, "rechaud".

— PLATING, galvanización en caliente, galvanización por inmersión en un baño caliente.

— PRESS, prensado en caliente, apresto por el agotamiento y prensado para volver a las telas más resistentes y lustrosas.

— PRESSED NUT MACHINE, máquina para hacer tuercas prensadas en caliente.

— PRESSER, obrero que prensa un paño en caliente.

— PRESSING, prensado y lustraje de un paño en caliente.

— SAW, sierra para hierro al rojo.

— SHORT, RED-SHORT IRON (Meta.) quebradizo, vidrioso, hierro quebradizo al rojo.

— SHORT-BRITTLE, (Meta.) frágil, quebradizo.

— SHOT (Art.) bala roja.

— TOBACCO (Com.) tabaco fuerte.

— VULCANISATION, vulcanización en caliente.

— WALL (Hort.) pared de calefacción.

— WATER CISTERN or TANK, depósito o tanque de agua caliente.

— — FRAME (Tej.) telar de descomposición o agua caliente.

— — WELL, WARM WATER CISTERN (Mv.) depósito de agua caliente, v. — — CISTERN

— — WELL TOP (Fc., Mv.) pozo junto a la cisterna o el tanque para recibir las aguas sobrantes || tubo de desagüe del depósito de agua caliente.

— WET SPINNING (Tej.) hilado húmedo con agua caliente.

— WIRE AMMETER (Elect.) amperómetro térmico o calórico.

— WIRE GALVANOMETER (Elect.) galvanómetro térmico o calórico.

— WIRE INSTRUMENT (Elect.) aparato térmico o calórico.

— WIRE VOLTMETER (Elect.) voltímetro térmico o calórico.

— WIRE WATTMETER (Elect.) vatímetro térmico o calórico.

RED —, caliente al rojo.

WHITE —, rojo blanco, al rojo blanco.

HOTCHING MACHINE (Min.) criba de agua de movimiento alternativo.

— TUB (Meta.) cuba de criba.

HOTCHPOTCH, HOTCHPOT, SALAMGONDE, HODGE-PODGE (Coc.) picadillo o guiso de diversas carnes con castañas y nabos.

HOTEL (Com., Arq.) hotel, edificio para huéspedes.

HOTEL BUS (Vm.) carro o autobús de hotel.

— **CAR** (Fc.) vagón restaurante.

— **NEEDLE TELEGRAPH** (Tel.) telégrafo de aguja para hoteles.

HOUGH (Gan.) jarrete, corvejón.

TO — (Gan.) desjarretar (Agric.) cavar con la azada.

HOUGHING (Gan.) desjarretamiento.

— **KNIFE** (Gan.) desjarretador, desjarretadera.

HOUGNETTE, buril de marmolista.

Houldsworth's FRAME, JACK FRAME (Tej.) banco de brocas de movimiento diferencial.

HOUND (Caz.) sabueso (Mar.) encapilladura, mesa, can.

TO — (Car.) perseguir con perros de montería.

— **GRASS** (Bot.) canaria.

—**S TONGUE** (Bot.) cinoglosa.

— **TREE** (Bot.) cornejo.

HOUPPELANDE, GREAT COAT (Sast.) hopalanda.

HOUR, hora, (b. comp. en ampere burning, candle, idle, lamp, lighting, horse-power, working —.)

— **CIRCLE** (Ast.) círculo horario.

— **GLASS**, clepsidra, reloj de arena, ampolleta.

— **HAND** (Rel.) horario.

— **PLATE** (Rel.) muestra, cuadernal.

— **TRAIN, DIAL-TRAIN** (Rel.) cuadratura.

— **WHEEL** (Rel.) rueda del cuadrante.

HOURLY, a cada hora, hora por hora.

HOUSAGE (Com.) gastos de depósito.

HOUSE, casa || habitación || domicilio (Jueg. de ajedrez) cuadrado, casilla (Teat., Cine, etc.) casa, concurrencia, auditorio.

TO — (Agric.) (GET IN, CARRY IN,) entrojar, engranerar, encamarar, empanerar los granos (Com.) almacenar.

— — A GUN (Art.) batiportar un cañón.

— — THE GUNS FORE AND AFT (Mar.) abretonar la artillería.

— — IN (Tec.) ensamblar, encastrar.

— — A MAST (Mar.) calar un palo.

— AGENT (Com.) corredor de casas.

— BELL, campanilla, timbre.

— — INSTALLATION (Tel.) instalación de señales domésticas.

— BROOM, escoba de crin.

— CARPENTER, CARPENTER (Carp.) carpintero para trabajos de construcción, carpintero para obras fijas.

— CARPENTRY, carpintería de fábrica, carpintería para obras fijas o permanentes.

— CONNECTION BOARD (Elect.) cuadro (de distribución) para instalaciones domésticas.

— DECORATOR, adornista de casas.

— DOOR (Const.) puerta de la calle.

HOUSE EAVES (Alb.) goteras.

— ENTRY TUBE (Elect.) tubo de entrada o de introducción de los alambres a las habitaciones.

— FLANNEL, trapo de cocina.

— FURNISHED (Com.) casa o departamento amueblado.

— HOLD BREAD, pan casero.

— HOLD FURNITURE, menaje de casa, ajuar de casa.

— HOLD LINEN, lencería doméstica o de casa.

— INSTALLATION (Elect.) instalación doméstica.

— JOINER (Eban.) ebanista de fábrica.

— KEY (A), v. WARD KEY.

— LINE (Mar.) piola.

— LOCK (Cerr.) cerradura de aldabón.

— ORGAN (Com.) órgano de la casa || periódico de la casa o empresa para empleados.

— PAINTING (Pint.) pintura de mano (Arq.) POUCH-PAINTING, TINSELLING, pintura de imprimación.

— PUMP, bomba doméstica.

— RENT (Com.) alquiler de casa.

— ROOM (Const.) capacidad de una casa.

— STUFF, v. — HOLD FURNITURE.

— TELEGRAPH (Tel.) telégrafo doméstico.

— TELEGRAPHY (Tel.) telegrafía doméstica.

— TRANSFORMER (Elect.) transformador doméstico.

— OF WATER (Min.) mar de agua.

— WIFE, THREAD — —, alfiletero.

— WIRING or MAINS (Elect.) línea doméstica o interior.

—WRIGHT, arquitecto.

HOUSED IN (Mar.) buque muy cerrado de boca.

HOUSEHOLD, b. HOUSE.

HOUSING (Carp.) (Carp.) (BEARING,) barbi-

HOUSING (Carp.) (BEARING,) barbilla, ranura, muesca || (BEARING,) hacer barbilla (Tal.) s. CAPARISON, gualdrapa; (Tap.) funda de mueble (Carr.) (LINING,) manto o cubierta para coche (Arq.) nicho para colocar una estatua.

— OF THE AXLE TREE (Carr.) muesca o rebajo para el paso del eje.

— BRACKET, AXLE-TREE BRACKET, SHOULDER CHECK-PIECE, ejión de cabria.

— BRACKET (Carp.) tornapunta, pie de amigo.

— FRAME, s. BEARERS (Mec.) (FRAME,) marco, bastidor, chassis.

— IN, ensamble, encastre (Mar.) recogimiento de astilla muerta.

— OF A MAST, calado de un palo.

TO HOVE IN SIGHT, aparecido al horizonte || aparecer a la vista.

— DOWN (Mar.) a la banda.

HOVE-TO (Mar.) puesto a la capa, a la facha, al pairo.

HOVEL (Alf.) chimenea de horno de ladrillos.

HOVERER, cámara caliente de la incubadora.

HOWEL (Carp.) s. ADZE, azuela (Ton.) doladera.

HOWER CLOTH, funda de coche.

HOWITZ, HOWITZER (Art.) obús, "howitzer".

— BATTERY (Art.) batería de obuses.

— BOAT (Mar.) lancha obusera.

— PLATFORM (Art.) esplanada de obús.

— SHELL (Art.) granada de obús.

FIELD — (Art.) obús de campaña.

HOWITZER, v. HOWIT.

HOWKER (Mar.) urca holandesa.

HOWLING (Radio) parásitos, aullidos, chillidos.

TO HOX (Gan.) desjarretar.

HOXTER (Sast.) bolsillo interior.

HOY (Mar.) boya || caraiva.

HUB (Carr., Fc., Vm.) cubo, maza de la rueda (F. de botones,) contrapunzón (Carr.) (HOB, NAVE OF A WHEEL,) cubo de rueda (Tec.) cilindro de ruedas para quebrantar (Mec.) proyección de rueda (Mv.) tubo de conexión abocinado (Arm.) guarnición de espada (Torn.) v. — LATHE.

— BORER, taladro para cubos.

— or NAVE BORING AND MORTISING MACHINE (Carr.) máquina de barrenar y mortajar cubos de ruedas.

— LATHE (Torn.) torno para cubos de ruedas.

— LINER (Fc.) guarnición del cubo (de la rueda).

— or NAVE MORTISING MACHINE (Carr.) máquina para mortajar cubos, máquina para mortajar los agujeros para los rayos en el cuerpo de los cubos.

HUBBING (F. de botones,) vaciado del nácar.

HUBBLE-BUBBLE, narguile, pipa oriental, nargil.

Hubert's BRAKE (Elect.) freno (eléctrico) de Hubert.

HUCKABACK (Tej.) alemanisco, huckaback.

HUCKSTER (Com.) revendedor || regatón || buhonero, vendedor ambulante.

— TO — (Com.) revender, regatonear.

HUDSON SEAL, piel de almizclera imitando la de la foca.

HUE, s. HEW (Pint.) matiz, color, tinte.

HUEL, WHEAL, BAL (Min.) minera.

TO HUG THE LAND (Mar.) barajar, besar la costa, navegar cerca de tierra.

— — THE WIND (Mar.) ceñir el viento.

HUGGING (Mar.) atracción.

Hughes' ELECTROMAGNET, electroimán del aparato de Hughes.

Hughes RELAY (Tel.) relevador Hughes, telégrafo impresor de Hughes.

— TYPE-PRINTING TELEGRAPH (Tel.) telégrafo impresoh de Hughés.

HULK (Mar.) pontón || casco arrumbado.

— OF A SHIP (Mar.) casco de un buque.

HULL, (HUSK,) cáscara de nuez, de almendras, etc.; vaina de las habas y guisantes. (Mar.) casco de buque || buque en rosca (Aeron.) casco || estructura principal de una nave aérea de tipo rígido || línea de flotación o parte del bote de un hidroavión que proporciona el poder flotante.

TO —, descortezar, descascarar (ALMONDS, etc.) || pelar, mondar (Mar.) navegar a palo seco || tocar el casco de un buque con un proyectil.

— DOWN (Mar.) buque que por la distancia tiene ahogado el casco.

— TO, A — (Mar.) a palo seco.

— LYE A — (Mar.) capear a la bretona.

— SCUDD A — (Mar.) correr a palo seco.

— STRIKE A — (Mar.) aferrar, cargar las velas.

HULLED POT, SCOTCH BARLEY, ceba d a mondada.

HULLER (Agric.) descascarador || máquina de descascarar o mondar.

GRAIN —, descascaradora de granos.

HULLING MILL, máquina de redondear y despojar de la cáscara los granos de cebada.

HULLOCK (Mar.) vela hecha pedazos.

HULLY, JUNKET (Pesc.) nasa.

TO HUM (Elect.) zumbar.

HUM, WHITISH FILM (Vid.) tinte neubuloso o anublado.

HUMAN DOCUMENT (Liter.) (REVEALING THE INTIMATE QUALITIES OF THE AUTHOR,) documento humano.

HUMATE (Quím.) humato.

HUMBLES (Carn.) asaduras de venado.

HUMBOLATITE, v. OXALATE.

HUMIC ACID (Quím.) ácido húmico.

HUMID, húmedo.

— ANALYSIS (Tec., Quím.) análisis por la vía húmeda.

HUMIDITY, humedad.

— TO REMOVE THE — (Meta.) reducir la humedad.

HUMITE (Miner.) humita, silicato hidratado de magnesio y fluor.

Hummel's METER contador de Hummel.

HUMMELER (Agric.) desbarbador.

HUMMER (Mar.) tablillas para recoger las astillas en las gradas.

HUMMING OF THE ARC LAMP (Elect.) zumbido del arco.

— BIRD (Com.) colibrí.

— OF WIRES (Elect.) zumbido de los alambres.

HUMMOCK (Mar.) mogote.

TO — (Cerr.) adelgazar los bordes al martillo.

HUMOGEN (Agric.) humógeno.

HUMORESKE (Mús.) humoreske.

HUMPHED COAL, carbón terroso.

HUMULUS (Bot) lúpulo, v. HOP.

HUMUS (Agric.) mantillo, tierra vegetal (Quím. ULMIN.) ulmina, ácido úlmico.

HUNDRED FOLD, céntuplo.

— WEIGHT, cwt., (Metr.) quintal, peso de cien libras || quintal inglés (112 lbs. o 50,8 kilogramos).

HUNG BEEF (Carn.) cecina de vaca.

Hungarian MACHINE, máquina de elevar agua (de Schemnitz).

— GOULASH (Culin.) cocido húngaro, (con carne de ternera, etc.).

Hungary WATER (Perf.) agua de la Reina de Hungría.

HUNGER STRIKE, huelga de hambre.

— STRIKER, huelguista de hambre.

HUNGRY (Agric.) estéril, infecundo.

HUNT (Caz.) caza.

TO —, cazar.

— — WITH TOILS, cazar con redes.

HUNTING (Caz.) caza, cacería, montería (Electricidad) v. — PHENOMENON, v. — OF GENERATORS.

— BOOTS, SHOOTING BOOTS (Zap.) botas de cazar.

— BOX or LODGE (Caz.) pabellón de caza.

— COAT, chaqueta de cazador.

— COG (Mec.) diente suplementario.

— CROP, látigo grande.

— FORCE (Elect.) fuerza pendular.

— OF A GENERATOR (Elect.) movimiento pendular de la dinamo.

— — GENERATORS, SEE-SAWING OF PARALLEL-CONNECTED GENERATORS (Elect.) aumento y disminución periódicos de la velocidad de una dinamo.

— GROUNDS, terrenos apropiados para la caza.

— HORN (Caz.) cuerno de caza.

— HORSE (Caz.) caballo de caza.

— MATCH (Caz.) partida de caza.

— PHENOMENON, —, (Elect.) penduleo, fenómeno oscilatorio.

— SPEED (Elect.) velocidad (del movimiento) pendular.

— WATCH (Rel.) reloj de tapa.

Huntington AND Heberlein PROCESS (Meta.) procedimiento Huntington y Heberlein.

HUNTSMAN (Caz.) cazador, montero.

HURD, (ROPE) cordón, ramal de cable o de cuerda.

HURDEL (Arq.) tablado.

HURDLE, banasto, cuévano, huacal, canasto de mimbres (Seric.) cañizo, cada una de las paredes sobre las cuales se colocan los gusanos de seda en los lugares donde se efectúa la cría de ellos (Mil.) bagión, fagina (Tec.) (CRATE FOR DRYING CHEESE,) encella, cestilla || cestilla para llevar pasteles || enverjado que cerca una porción de terreno, barda, cañizo (Carr.) adral (Hid.) cañal de un río.

TO —, cercar con palos o miembres (Mil.) defender con gabiones o faginas.

— FENCE, cerca de cañas o mimbres.

— REVETMENT (Alb.) revestimiento de mimbres, encañado.

— ROOF (Arq.) techo de encañado.

— WORK, WILLOW WORK, sobradillo de faginas.

FISHING — (Pesc.) cestón para pescar ostras.

WOOD —, emparrillado de madera.

HURLING, empalizada (Hort.) espalera, espaldera (Mil.) defensa de gabiones.

HURDS (Agric.) estopas, desechos del lino.

HURDY-GURDY (Mús.) gaita.

HURL (Somb.) mesa de arquear.

TO — (Tec.) acelerar, apresurar.

HURRICANE, huracán.

HURSE SKIN, piel de levisa.

HURST (Herr.) virola del macho de fragua (Mol.) tambor de una piedra de molino de piezas (Top.) soto, espesura.

HURTER (Art.) refuerzo (Arq.) guarda arenas de puente.

— OF A PLATFORM (Fort.) batiente de esplanada.

BRIDGE — (Arq.) defensa de puente.

TO HURDLE (Mec.) rechinar.

TO HUSBAND (Agric.) explotar la agricultura.

SHIP'S — (Mar.) capitán armador de buque, armador.

HUSBANDMAN (Agric.) cultivador, labrador, s. AGRICULTOR.

HUSBANDRY, economía animal || s. AGRICULTURE.

OF —, OF FARMING (Agric.) aratorio.

HUSHING (Min.) lavado.

HUSK, s. SHELL, tejereta (Agric.) cáscara, hollejo || paja, paja de maíz, pajuela || vaina || (—S,) (REMAINS,) bagazo || (CHESNUT, —,) erizo de la castaña (Mar,) (COCOONUT —S,) bonote (Tec.) (COCOON,) membrana interior de los capullos o envolturas de larvas (Mol.) bastidor de muelas.

TO —, HULL, (Agric.) pelar, descascarar, deshollejar, mondar.

— OF AN ACORN (Agric.) cascabillo.

— OF GRAINS, zurrón.

— OF GRAPES, hollejo, casca.

— HACKLER (Agric.) triturador de glumilla.

HUSK IN THE IONAN CAPITAL (Arq.) cáscaras del capitel jónico.

—S OF OLIVES (Agric.) orujo, borujo.

— OF PRESSED GRAPES, lía.

HUSKED, s. PODDED, mondado, descascarado, pelado.

HUSKER, CORN-HUSKER (Agric.) máquina de desgranar.

HUSKING-MILL, SPELT-MILL (Agric.) molino de desvainar o desgranar.

— GLOVES (Agric.) guantes de pelar el maíz.

— PEG (Agric.) punzón de pelar el maíz.

HUSKY (Bot.) côn cáscara, con corteza.

HUSSAR CAP, corbac, gorra de húsar.

—> SADDLE, Hungarian SADDLE (Mil.) silla de montar de húsar, silla de montar a la húngara, silla de caballería ligera.

HUSSY (Cost.) estuche o neceser de costura.

HUT, (BOOTH, COT,) choza, huta, barraca rústica (Min.) (SHED, COOP,) cobertizo, cocha, casilla || (or HOVEL AT MOUTH OF SHAFT,) barraca, galera (Mil.) galera, estructura para alojar soldados.

FRAME —, barraca de armazón de madera.

SWITCH — (Elect.) kiosco de distribución.

HUTCH, arca o cofre para guardar legumbres secas o pan || trampa para coger ratones || conejera || cesto, hucha (Pan.) amasadera, artesa, s. TRAY, TROUGH (Min.) carro de ruedas bajas para extraer el mineral, (principalmente el carbón) | cuba para lavar el oro || (— OF A HAND-JIG, Cartagena, España,) tinanco.

TO — (Pan.) echar en la amasadura (Min.) lavar el mineral.

— OF A JIGGER (Min.: preparación mec.) cajón.

BULTING — (Agric.) tina con criba para cerner harina.

Hutter's BELL (Gas.) campana Hutter.

TO HUX (Pesc.) pescar con anzuelos y vejtgas flotantes.

HUYGHENIAN EYE-PIECE, negativo de telescopio.

HYACINTH, IACINTH, jacinto.

— OF Ceylan, jacinto de Ceilán.

— Compostella, jacinto de Compostella, cuarzo hematoide.

GREY —, v. ZIRCON, JARGOON.

WHITE — (Miner.) melonita.

HYALIN, hialino.

HYALITE (Miner.) hialita.

— BOTTLE (Vid.) botella de Bohemia.

HYALOGRAPH, (APPARATUS FOR PERSPECTIVE DRAWING,) (Dib.) hialógrafo.

HYALOGRAPHY, hialografía.

HIALOID, hialoide.

HYALOSIDERITE (Miner.) hialosiderita.

HYALOTECHNY, hialotecnia.

HYALOTYPE (Fot.) hialotipo.

HYALURGY (Vid.) hialurgia.

HYBOMETRY, hibometría.

HYBRID, HYBRIDOUS (Gan.) híbrido (Leng.) híbrida.

— ION (Quím.) ión neutro.

TO HYBRIDIZE, hibridar.

HYDRA (B. A.) hidra (Fís.) termómetro de registro automático.

HYDRACIDE (Quím.) hidrácido.

HYDRANT, FIRE-COCK, FIRE-PLUG, llave para incendio || boca de riego.

— NOZZLE, pitón de boca de riego.

HYDRARGYLITE (Miner.) lasionita, alúmina fosfatada.

HYDRARGYRITES (Quím.) hidrargíridos.

HYDRARGYROCYANATE,, hidrargirocianato.

HYDRARGYROFULMINATE, hidrargirofulminato.

HYDRARGYRO-FULMINIC ACID, ácido hidrargirofulmínico.

HYDRASTIN,-E, hidrastina.

HYDRATE (Quím.) hidrato.

— OF LIME, CAUSTIC LIME, cal hidratada (México) (T. N.) calhidra.

— OF POTASH, v. CAUSTIC POTASH.

HYDRATED (Quím.) hidratado.

— ACID (Quím.) ácido hidratado.

— PHOSPHORIC ACID (Quím.) ácido fosfórico hidratado.

HYDRAULIC, HYDRAULICAL, hidráulico.

— ACCUMULATOR, acumulador hidráulico.

— ARQUITECTURE, arquitectura hidráulica.

— BALANCE, báscula o balanza hidráulica.

— BALING-PRESS, prensa hidráulica de embalar.

— BEAR, cortador hidráulico.

— BELT, correa o faja hidráulica.

— BLOWER, soplador hidráulico.

— BRAKE, freno hidráulico.

— BRUSH, escoba de chorro.

— BUFFER (Art.) aparato hidráulico de retroceso.

— BUNG (Ton.) tapón hidráulico.

— CABLE PRESS, prensa hidráulica para cables.

— CANAL, RACE WAY (Hid.) canal de trabajo (en una presa).

— CANE (Hort.) regadera hidráulica.

— CAPSTAN, cabrestante hidráulico.

— CEMENT (Hid.) cemento hidráulico.

— CLASSIFICATOR (Meta.) separador hidráulico.

— CLOCK (Fís.) clepsidra.

— COMPRESSOR (Art.) compresor hidráulico.

— CONDENSER (Gas) condensador hidráulico.

— COUPLING (Mec.) acoplamiento hidráulico.

HYDRAULIC CRANE (Mec.) grúa hidráulica.
— CYLINDER, cilindro hidráulico.
— DOCK (Hid) dique hidráulico.
— DRAW-BENCH, banco hidráulico para tirar metales.
— ELECTRIC MACHINE, máquina eléctrica de chorro.
— ELEVATOR, ascensor hidráulico.
— ENGINE, máquina hidráulica.
— — DRIVEN BY HORSES, máquina hidráulica movida por caballos.
— ENGINEER, ingeniero hidráulico.
— FORGE, martinete hidráulico.
— FORGING PRESS (Fund.) prensa hidráulica de forjar.
— GAUGE, manómetro hidráulico.
— GOVERNOR, regulador hidráulico.
— GRID (Mar.) basada hidráulica de esqueleto.
— HOIST (Mec.) cabria hidráulica.
— HOSE, manguera hidráulica.
— JACK or LIFT (Mec.) gato o cric hidráulico.
— LIME (Alb.) cal hidráulica.
— MACHINE, WATER WORK, HYDRAULIC ENGINE, máquina hidráulica.
— MILL (F. Az.) trapiche hidráulico.
— MORTAR, mortero hidráulico.
— MOTOR, máquina hidráulica, motor hidráulico.
— NOZZLE (Min.) chorro hidráulico.
— PIPE, tubo hidráulico.
— PIVOT, pivote hidráulico.
— AND PNEUMATIC MACHINE, máquina hidráuliconeumática.
— POWER, presión, fuerza hidráulica. (hidrostática) || (HYDRODYNAMIC POWER,) fuerza hidráulica (hidrodinámica), caída de agua.
— PRESS, prensa hidráulica.
— — FOR MAKING ACCUMULATOR PLATES (Elect.) prensa hidráulica para fabricar placas de acumuladores.
— PRESSURE, presión hidráulica.
— PROPELLER, propulsor hidráulico.
— PUMP, bomba hidráulica, bomba aerohidráulica.
— PUNCH (Herr.) sacabocados hidráulico.
— RAM (Mec.) ariete hidráulico.
— RIVETER (Herr.) remachador hidráulico.
— SHOK ABSORVER, amortiguador hidráulico.
— SHEARS (Herr.) cizallas hidráulicas.
— TELEGRAPH, telégrafo hidráulico.
— TESTING, prueba con presión hidráulica.
— TILE (Alf.) baldosa hidráulica.
— VALVE, válvula hidráulica.
— WHEEL, rueda hidráulica.
HYDRAULICAL, hidráulico.
HYDRAULICON (Mús.) órgano de agua

HYDRAULICS, MECHANICS OF FLUIDS, hidráulica, ciencia hidráulica, mecánica de los flúidos.
HYDRAZINE (Quím.) hidrazinas, hidracinas.
HYDRIDE (Quím.) hidruro.
— OF ACETYL (Quím.) aldehido.
— — ANTIMONY, ANTIMONIDE OF HYDROGEN (Quím.) hidruro de antmonio.
— — ARSENIC (Quím.) hidruro de arsénico.
— — COPPER (Quím.) hidruro de cobre e hidrógeno.
— — IRON (Quím.) hierro hidratado.
HYDRIODATE (Quím.) iohidrato.
HYDRO, en comb.: hidro || SHORT FOR — — AIRPLANE || SHORT FOR — PATHIC.
HYDRO-ACCUMULATOR, acumulador hidráulico.
HYDRO-AIRPLANE, — AEROPLANE, hidroplano, hidroavión.
HYDROATMOSPHERIC, aerhídrico.
HYDROBAROMETER, hidrobarómetro.
HYDROBIPLANE (Aeron.) hidrobiplano, hidroavión biplano.
HYDROBORIC ACID (Quím.) ácido hidrobórico.
HYDROBROMATE (Quím.) hidrobromato.
HYDROBROMIC ACID (Quím.) ácido hidrobrómico.
HYDROCARBON (Quím.) hidrocarburo.
— COLLECTOR (Gas) depósito de hidrocarburos.
— FURNACE, horno calentado por hidrocarburos.
— OF IODE (Quím.) hidrocarburo de iodo.
HYDROCHLORATE (Quím.) clorhidrato.
— OF SODA (Quím.) clorhidrato de soda.
HYDROCHLORIC ACID, SPIRITS OF SALT (H Cl) (Quím.) ácido muriático o clorhídrico.
HYDROCHLORIDE OF CARBON (Quím.) hidrocarburo de cloro.
HYDROCYANATE (Quím.) hidrocianato, prusiato.
— OF IRON AND POTASH, FERROCYANATE OF POTASSA (Quím.) ferrocianato de potasa.
— — PROTOXIDE OF IRON (Quím.) hidrocianato de protóxido de hierro.
HYDROCYANIC or PRUSSIC ACID (Quím.) ácido prúsico o hidrociánico.
HYDRODYNAMICS (Fís.) hidrodinámica.
HYDRODYNAMOMETER, dinamómetro hidráulico.
HYDRO-ELECTRIC, ELECTRICITY OF STEAM (Fís.) hidroeléctrico.
— — BATH, baño hidroeléctrico.
— — BATTERY (Elect.) pila hidroeléctrica.
— — MACHINE, máquina hidroeléctrica.

HYDRO-ELECTRIC or WET CELL (Elect.) pila hidroeléctrica.

HYDROERGOTININ-E, v. ERGOTOXINE.

HYDRO-EXTRACTOR, hidroextractor.

— — FOR CORN, ETC. (Agric.) secador, oreador.

HYDROFLUATE (Quím.) fluorhidrato.

HYDROFLUORIC ACID (H F1) (Quím.) ácido fluorhídrico.

HYDROFOIL (Aeron.) ala o plano de hidroavión. Compar. AIR-FOIL.

HYDROFUGE, hidrófugo.

HYDROGEL, -E. (Quím.) hidrogel.

HYDROGEN (Quím.) hidrógeno, gas hidrógeno.

— FLAME, llama de gas hidrógeno.

— ION, CATION (Elect., Quím.) catión.

— LAMP, lámpara de hidrógeno.

— PEROXYDE (Quím.) agua oxigenada.

— SOLDERING, soldadura oxhídrica.

— SULPHIDE (Quím.) ácido sulfhídrico. ELECTRO —, electrohidrógeno.

HYDROGENOUS, hidrogenado (AN —,) aflogístico.

HYDROGENIZATION (Quím.) hidrogenación.

TO HYDROGENIZE, TO HYDROGEN A T E (Quím.) hidrogenar.

HYDROGRAPHER, hidrógrafo.

HYDROGRAPHICAL CHART or MAP, carta hidrográfica.

HYDROGRAPHY, hidrografía.

HYDROGURET (Quím.) hidruro.

— OF CARBON (Quím.) gas olefiante.

HYDRO-HYGROMETER (Fís.) hidr o h i g r ó-metro.

HYDROKELOMETER (Fís.) hidrocelómetro.

HYDROL (Quím.) hidrol || A SUBSTITUTED CARBINOL, as BENZ —.

HYDROLISATION, HYDROLIZATION (Quím. y Terap.) hidrolización.

HYDROLOGY, hidrología.

HYDROLYSIS (Quím.) hidrolisis, electrólisis del agua.

HYDROMAGNESITE (Quím.) hidrocarbonato de magnesia.

HYDROMARGARATE (Q u í m.) hidromargarato.

HYDROMEL, hidromiel.

HYDROMETALLURGY, hidrometalurgia.

HYDROMETER (Fís.) (AEROMETER, HYDROSTATICAL BALANCE) areómetro || hidrómetro || (BARKOMETER,) hidrómetro para cortezas.

— SYRINGE (Quím.) acidómetro de sifón, pesaácidos.

Eichhorn — — (Fís.) areo-picnómetro de Eichhorn.

Nicholson —, areómetro de Nicholson.

HYDROMETRICAL, hidrométrico.

— PENDULUM, péndulo hidrométrico.

HYDROMETROGRAPH, contador de agua, hidrometrógrafo.

HYDROMETRY, hidrometría.

HYDROMONOPLANE, hidroplano, hidromonoplano.

HYDRONITROGEN (Quím.) álcali volátil, amoníaco.

HYDROPHANE (Miner.) hidrofano, (transparente en el agua por imbibición || (RESINOUS QUARTZ, AQUEOUS OPAL,) hidrofano.

HYDROPHOBIA (Pat.) rabia, hidrofobia.

HYDROPHONE, hidrófono.

HYDROPHORE, hidróforo.

HYDROPLANE (Aviac.) hidroplano.

HYDROPLASTICS, hidroplastia, hidrometaloplastia, galvanismo en el cual la electricidad es casi nula.

HYDROPNEUMATIC (Quím.) hidroneumático.

— CARRIAGE (Art.) cureña hidroneumática (de Moncrieff).

HYDROPNEUMATICS (Q u í m.) hidroneumática.

HYDROQUINONE (Quím.) hidroquinona.

HYDRORHEOSTAT, hidrorreostato.

HYDROSCOPE, hidróscopo || zahorí.

HYDROSCOPY, hidroscopia.

HYDROSILICATE (Miner.) hidrosilicato.

HYDROSOL, AN AQUEOUS COLLOIDAL SOLUTION (Quím.) hidrosol.

HYDROSTATIC,-AL, hidrostático.

— BALANCE, s. AREOMETER, HYDROMETER, v. WATER-LEVEL.

— BELLOWS, fuelle hidrostático.

— BLAST, tiro hidrostático.

— BLAST, tiro hidrostático.

— JOINT, conexión hidrostática.

— LAMP, lámpara hidrostática.

— LEVEL, nivel hidrostático.

— MACHINE, aparato hidráulico.

— PRESS, prensa hidráulica.

— PRESSURE, presión del agua.

— REGULATOR, regulador hidrostático.

HYDROSTATICS (Mec.) hidrostática.

HYDROSULPHATE (Quím.) sulfhidrato.

HYDROSULPHIDE, HYDROSUL P H U R E T (Quím.) carbonato sulfhídrico.

HYDROSULPHITE, hidrosulfito.

HYDROSULPHOCYANIC ACID (Quím.) ácido hidrosulfociánico.

HYDROSULFURIC ACID (Quím.) ácido sulfhídrico.

HYDROTELLURIC ACID (Quím.) ácido hidrotelúrico.

HYDROTHERAPEUTIC APPARATUS, aparato hidroterápico.

HYDROTHERAPEUTICS, hidroterapia.

HYDROTHERMAL MOTOR, motor hidrotermal.

HYDROTHIONIC ACID (Quím.) ácido hidrotiónico.

HYDROTIMETER, hidrotímetro.

HYDROUS, AQUIFEROUS (Miner.) enidro.

HYDROVANE (Mar.) aleta de submarino.

HYDROXANTIC ACID (Quím.) ácido hidroxántico.

HYDROXIDE OF IRON, YELLOWISH BROWN (Quím.) peróxido de hierro hidratado.

HYDROXYL (Quím.) hidroxil.

— **ION** (Quím.) ión hidroxilo u oxidrilo.

HYDROXYLAMINE (Quím.) hidroxilamida.

HYDRURET, HYDRIDE (Quím.) hidruro.

— **OF SULPHUR** (Quím.) hidruro de azufre.

HYEMAL, hiemal.

HYETOGRAPH mapa de la distribución de las lluvias || pluviómetro, registrador automático.

HYETOMETER (Fís.) pluviómetro.

HYGIENE, higiene.

HYGRINE (Quím.) higrina.

HYGROBAROSCOPE (Fís.) areómetro.

HYGRO-ELECTROMETER, higroelectrómetro.

HYGROMETER, HYGROSCOPE (Meteor.) higrómetro.

AMIANTHOID —, higrómetro capilar.

HYGROMETRIC BALANCE, balanza higrométrica.

HYGROMETRY, higrometría.

HYGROPHANOUS (Bot.) higrófano.

HYGROSCOPE, higroscopio, v. HYGROMETER.

HYGROSCOPIC, higroscópico.

— **PROPERTY OF WOOD,** propiedad higroscópica de la madera.

HYOID, hioideo.

HYOSCIAMINE (Quím.) hiosciamina.

HYPAETRUM (Arq.) hipetro.

HYPER, SUPER, en comp.' hiper... super, sobre... (prefijo).

HYPERBOLE (Geom.) hipérbole.

HYPERBOLIC (Geom.) hiperbólico.

— **WHEEL DRIVE** (Mec.) movimiento por ruedas hiperbólicas.

HYPERBOLOID (Geom.) hiperboloide.

HYPERBOLOIDAL GEARING (Mec.) engranaje hiperboloide.

HYPERCYCLOID (Geom.) hipercicloide.

HYPERIMMUNE, hiperinmune.

HYPERIMMUNITY, hiperinmunidad.

TO HYPERIMMUNIZE, hiperinmunizar.

HYPERNIC WOOD, Lima WOOD (Tint.) palo de Lima.

HYPEROXIDE, PEROXIDE (Quím.) peróxido.

HYPEROXIGENATED, superoxigenado.

HYPEROXIGENATION, superoxigenación.

HYPERSTHENE, (Miner.) hiperesteno.

HYPERSYNCHRONOUS (Elect.) hipersincrónico, sobreexcitado en avance.

— **SPEED** (Elect.) velocidad de sincronismo superior.

HYPERTHYROIDISM (Med.) hipertiroidismo.

HYPERTHYRUM, LINTEL, HOOD MOULDING (Arq.) entablamiento de puerta.

HYPHEN, DIVISION (Tip.) guión.

HYPOAZOTATE (Quím.) hiponitrato.

HYPOAZOTIC (Quím.) hipoazótico, hiponítrico.

HYPOCAUST (Agric.) estufa de invernadero (Arq.) (HOT AIR HEATING,) hipocausto.

HYPOCHLORIC (Quím.) hipoclórico.

— **ACID** (Quím.) ácido hipoclórico.

HYPOCHLORITE (Quím.) hipoclorito.

— **OF LIME,** v. CHLORIDE OF LIME.

HYPOCYCLOID (Geom.) hipocicloide.

HYPODERMIC or **SUBCUTANEOUS INJECTION** (Med.) inyección hipodérmica.

— **SYRINGE** (Cir.) jeringa para inyecciones hipodérmicas.

HYPOGEUM (Arq.) hipogeo.

HYPONITRITE (Quím.) hiponitrito.

HYPONITRIC ACID (Quím.) ácido hiponítrico.

HYPONITROUS ACID (Quím.) ácido hiponitroso.

HYPOPHOSPHATE (Quím.) hipofosfato.

HYPOPHOSPHITE (Quím.) hipofosfito.

HYPOPHOSPHORIC ACID (Quím.) ácido hipofosfórico.

HYPHOPHOSPHOROUS ACID, ácido hipofosforoso.

HYPOSTATIC (Biología.) hipostático; (según Tschermac:) criptómero.

HYPOSULPHATE (Quím.) hiposulfato.

HYPOSULPHITE (Quím.) hiposulfito.

— **OF SODIUM** (Quím.) hiposulfito sódico.

HYPOSULPHONAPTHALIC ACID (Quím.) ácido hiposulfonaftálico.

HYPOSULPHURIC ACID (Quím.) ácido hiposulfúrico.

HYPOSULPHUROUS (Quím.) hiposulfuroso.

HYPOSYNCHRONOUS (Elect.) subexcitado con retraso, (velocidad inferior al sincronismo), algunos consignan: hiposincrónico.

HYPOTHEC (Der.) hipoteca.

HYPOTHENUSE (Geom.) hipotenusa.

HYPOTHERMOMETER, hipotermómetro.

HYPOTETIC (Tec.) hipotético.

HYPOTHESIS (Tec.) hipótesis.

HYPOTONIC (Fisiol.) hipotónico.

HYPOTRACHELIUM, COLARIN (Arq.) collarino.

HYPOZOIC (Geol.) hipozoico.

HYPSILOID (Fisiol.) hipsiloide, hioideo.

HYPSOMETER, hipsómetro.

HYPSOMETRICAL, hipsométrico.

HYPSOMETRY, hipsometría.
HYPSOTHERMOMETER, hipsotermómetro.
HYSSON (Bot.) te verde.
HYSSOP (Bot.) hinojo.
  HEDGE — (Bot.) graciola.
HYSTATITE (Min.) ilmenita.
HYSTERESIS (Fís.) histéresis.
— COEFFICIENT, coeficiente de histéresis.
— LAG, VISCOUS or MAGNETIC — (Fís.) histéresis viscosa.
— METER (Fís.) histeresímetro.
— MOTOR (Elect.) motor con histéresis.

HYSTERESIS TESTER (Fís.) histeresímetro.
HYSTERIC LOOP (Fís.) lazo de histéresis.
— or HYSTERESIS LOSS (Elect.) pérdida por histéresis.
HYSTERIA (Pat.) histeria. v. ANXIETY.
HYTEROLOGY, histerología.
HYSTEROMETER (Cir.) histerómetro.
HYSTEROPHYTE (Bot.) histerofitas.
HYSTEROSCOPE (Cir.) histeroscopio.
HYSTEROTOME (Cir.) histerotomo.
HYZONE, hidrógeno triatómico.

I, SYMBOL TO INDICATE CURRENT IN-TENSITY (Elect.) signo indicador de la intensidad de la corriente || abrev. de la intensidad de magnetización (Química) v. IODINE (Mec.) momento de inercia (Ast.) inclinación de una órbita a la eclíptica.

I-ARMATURE (Elect.) armadura en I o doble T. hierro en I.

I-BEAM. v. I GIRDER.

—. H. P., v. INDICATED HORSE-POWER.

— GIRDER or BEAM, viga o vigueta en doble T.

— IRON, DOUBLE T IRON (Fund.) hierro doble T.

I. O. U. (Com.) pagaré, debo y pagaré.

IACINTH, v. HYACINTH.

IATROPIC ACID (Quím.) ácido iatrópico.

ICE, hielo.

TO —, helar (Conf.) s. TO CANDY, acaramelar.

— — WITH SUGAR (Conf.) s. garapiñar, azucarar.

— ANCHOR (Mar.) ancla para el hielo.

— APRON (Hid.) rompehielos de puente.

— BEAM (Mar.) defensa para el hielo.

— BEARER (Fís.) crióforo.

— BERG, lurte, balsa de nieve, banca de nieve.

— BOAT, lancha para romper el hielo (deportes) bote para navegar sobre el hielo.

— BOUND (Mar.) aprisionado por el hielo.

— BOX or CHEST (Mueb.) nevera || refrigerador.

— BREAKER (Mar.) rompehielos (Arq.) (— — or GUARD, CUTWATER, DOLPHIN,) espolón.

— CALORIMETER (Fís.) calorímetro de hielo.

— CAR or CARRIAGE, carro de hielo.

— CELLAR (Conf.) nevera.

— CHISEL, barreta para romper el hielo.

— CLAW, garra para el hielo.

— COLD, frío como el hielo, helado, glacial.

— CREAM (Conf.) helado, sorbete, "ice cream".

— CRUSHER, triturador de hielo.

— DRIFT (Mar.) hielo flotante.

ICE FIELD (Mar.) bancos de hielo.

— FLOAT (Mar.) témpanos de hielo.

— GLASS (Vid.) vidrio escarchado.

— HOUSE (Arq.) nevera, depósito de hielo.

— HOOK, gafas para el hielo.

— LINING (Mar.) forro de protección contra el hielo.

— MACHINE, FREEZING MACHINE, máquina de hacer hielo, congeladora.

— MAN, nevero.

— NAIL or STUD (Vm.) clavo contra el hielo.

— PAIL, cubeta de refrigerador.

— PLANE or SCRAPER, cepillo o rayo para hielo.

— PLOUGH, arado cortador de hielo.

— PRESERVER, economizador de hielo.

— REMOVING WHEEL or SCRAPER (Fc.) rascador quitahielo (del hilo de trabajo).

— SAFE, nevera.

— SANDAL, zueco para el hielo.

— SCRAPER or CUTTER, raya para el hielo.

— SPADE, pala para el hielo.

— SPAR (Miner.) espato cristalino.

— SPURS, ramplones para el hielo.

— TONGS, gafas para el hielo.

— TOOLS, instrumentos para el hielo.

— WATER, agua de hielo.

ICED, helado (Conf.) garapiñado.

Iceland MOSS, Irish MOSS, Carragheen MOOS (Tint.) liquen de Islandia.

ICHNOGRAPHY, BIRD'S EYE VIEW, HORIZONTAL PROJECTION, proyección horizontal o icnográfica, icnografía.

ICHTHYOL (Farm.) ictiol.

ICHTHYOCOLLA, s. CARLOCK, colapiz.

ICHTHYIOLITHE (Geol.) pez fósil.

ICICLE (Arq.) carámbano.

ICON (B. A.) imagen, representación.

ICONICAL, icónico.

ICONOLOGY, iconología.

ICONOSCOPE (Opt.) iconoscopio (Radio) iconoscopio.

ICOSAEDRON ,ICOSAHEDRON (Geom.) icosaedro.

I. C. W. abrev. de INTERRUPTED CONTIN-
UOUS WAVES.
IDEALISM (B. A.) idealismo.
IDEALIZATION (B. A.) idealización.
TO IDEALIZE (B. A.) idealizar.
TO IDENTIFY (Com., Jur.) identificar.
IDENTIFICATION, identificación (Psicoan.)
IDEOGRAPH, geroglífico.
IDEOGRAPHY, ideografía.
IDIOCRASE, VOLCANIC SCHOFL, HYACINTH,
CHRYSOLITHE (Miner.) idiocrasa, leu-
cita.
IDIO-ELECTRIC, idioeléctrico.
— — BODY (Fís.) cuerpo ideoeléctrico.
— METALLIC (Fís.) idiometálico.
— REPULSIVE (Fís.) idiorrepulsivo.
— SCOPIC (Fís.) idioscópico.
IDIOSTATIC (Fís.) idiostático.
— ELECTROMETER (Electicidad) electróme-
tro idiostático.
IDLE, v. comp. IDLER.
— COILS (Elect.) carretes muertos.
— CURRENT, v. WATTLESS CURRENT.
— HOURS (Com.) paro del servicio, intervalo
de descanso, descanso.
— TURN or CONVOLUTION (Elect.: arrolla-
mienot,) espira muerta.
— WHEEL, IDLER (Mec.) rueda intermediaria.
— WIRE, DEAD WIRE, alambre muerto.
IDLER (A) (Elect.) polea guía, v. GUIDE PUL-
LEY (OF ROPE) ‖ v. IDLE WHEEL.
IDO, (AN ARTIFITIAL LANGUAGE,) ido.
IDOCRASE, BLUE IDOCRASE, s. CYPRINE.
IDRIALINE (Min.) idrialina.
Idwall STONE, piedra de amolar de Snowdon.
IGASURATE (Quím.) igasurato.
IGASURIC ACID (Quím.) ácido igasúrico.
Ignatius BEAN (Farm.) haba de San Ignacio.
IGNEOUS (Geol.) ígneo, volcánico, (Fís.) ígneo.
— BODY (Fís.) cuerpo ígneo.
IGNESCENCE (Fís.) cualidad de entrar en ig-
nición.
IGNESCENT, inflamable.
IGNIFEROUS, ignífero.
TO IGNITE, poner en ignición.
IGNITER FOR GASOLINE or GAS ENGINE,
encendedor para motor de gas o gasolina.
IGNITION (Fís.) ignición (Ac.) recocido, s.
GLOWING, ANNEALING (Tecnol.) (THE
MEANS OF IGNITION,) ignición (Rec.)
encendido.
— CAM (Vm.) leva de encendido.
— or SPARK LEVER (Motoc.) manecilla de
encendido.
— PIN (Vm.) clavija de encendido.
— PORT (Vm.) lumbrera de distribución.
— ROD (Vm.) varilla de ruptor.
— BY SPARK (Elect.) inflamación por medio
de chispa.

SPONTANEOUS — (Fís.) ignición esponta-
nea.
IGNITOR (Art.) deflagrador, encendedor.
IGUANA, A GENUS OF LIZARDS, iguana.
ILE (Agric.) espigón, arista de una espiga.
ILICIN-E, ilicina.
ILLEGAL (Jur.) ilegal, improcedente.
ILLEGALITY (Jur.) ilegalidad.
ILLICIT (Com., Jur.) ilícito, ilegal.
ILLIMITION (Miner.) incrustación.
ILLINIUM, (ATOMIC NUMBER 61,) (Quím.)
illinio.
ILLIQUATION, fusión.
ILLITERACY, analfabetismo.
ILLITERATE, analfabeta.
TO ILLUMINATE (B. A.) iluminar ‖ dar color
a una estampa.
ILLUMINATED DIAL INSTRUMENT (Elect.)
instrumento con escala iluminada.
— SCALE, escala iluminada (de aparatos de
precisión o de medida).
ILLUMINATING EFFECT, efecto luminoso.
— GAS, gas de alumbrado.
ILLUMINATION, iluminación (B. A.) ilumina-
ción.
— LAMPS (Teat.) lamparillas.
— LAMP-HOLDER FOR HORIZONTAL LAMP
POSITION (Elect.) portalámpara de ilumi-
nación para lámparas horizontales.
— — — — VERTICAL LAMP POSITION (Elec-
tricidad) portalámpara de iluminación para
lámparas verticales.
ILUMINATOR (Mic.) iluminador.
TO ILLUSTRATE (Tip.) ilustrar.
ILLUSTRATION (Tip.) ilustración, s. VIGNET-
TE WOOD-CUT.
ILLUTATION, ilutación ‖ ilutación, baño de
barro.
ILMENITE, TITANATE OF IRON (Min.) il-
menita, titanato de hierro.
ILMENIUM (Quím.) ilmenio.
IMAGE, imagen, efigie, estatua, imagen virtual
(Tip.) (COLOURED PRINT,) imagen (O.
Ec.) imagen (Opt.) imagen.
— TO — (B. A.) figurar, formar una imagen.
— CARVER or MAKER, entallador de imá-
genes.
— MAKING, fabricación de imágenes.
— VENDER, vendedor de imágenes.
— CARVED —, imagen esculpida.
IMAGERY, tapicería con figuras.
IMAGINARY, imaginario (Mat.) imaginaria.
— COIN (Com.) moneda imaginaria.
— QUANTITY (Mat.) número imaginario.
— (—) TUBE OF CURRENT (Elect.) filamento
o hilo de corriente.
IMAGINATION (Tec.) imaginación, concep-
ción.

TO IMBARN (Agric.) entrojar en graneros.

TO IMBED (Alb.) s. TO ENGAGE ‖ enclavar, encastrar, encajar (Min.) empotrar.

IMBEDDED COLUMN (Arq.) columna empotrada.

IMBEDDING (Alb.) encastre, encaje (Grab.) FLESH WELL WORKED UP, IMPASTO,) empaste.

IMBENCHING (Ing.) barrera, dique.

TO IMBIBE, ABSORB, IMPREGNATE (Quím.) embeber, absorber.

IMBIBITION (Quím.) imbibición.

TO IMBODY (Quím.) incorporar ‖ espesar, dar cuerpo.

TO IMBOIL, hervir.

TO IMBORDER, ribetear, guarecer, franjear ‖ limitar.

TO IMBOW, arquear, abovedar.

TO IMBOWER (Hort.) emparrar, enramar, hacer enramadas.

IMBOWMENT (Arq.) arco o bóveda.

TO IMBOX, encajonar.

TO IMBRICATE, imbricar, solapar.

IMBRICATED, imbricado, solapado, superpuesto.

— WORK (Arq.) solapadura, imbricación.

TO IMBUE, embeber, empapar.

TO IMITATE, imitar, copiar, s. COPY.

IMITATION, imitación, copia ‖ falsificación, s. ARTIFICIAL.

— DIAMOND, diamante artificial.

— GOLD, oro falso.

— MARBLE, mármol ficticio o pintado.

— STONE, FACTITIOUS GEM (Joy.) piedra (preciosa) artificial.

— VELVET, pana.

— Venetian CARPET, v. CARPET, STAIR-CARPET.

— WOOD, madera fingida.

IMITATIVE, imitativo.

IMITATOR, INFRINGER OF TRADE-MARKS (Com., Jur.) falsificador.

IMMA, imma.

IMMANENCY, inmanencia.

IMMANENT, inmanente.

IMMATURE (Agric.) verde, en agraz, sin madurar.

INMATURITY, falta de madurez.

IMMEASURABLE, inconmensurable.

IMMECHANICAL, contrario a las leyes de la mecánica.

IMMEDIATE, CONTIGUOUS, NEXT, inmediato, conitguo, próximo.

— FRICTION, fricción inmediata.

Immelman TURN (Aeron.) virada de Immelman.

INMENSITY, inmensidad.

TO IMMERGE, sumergir (Ast.) ocultarse un astro en la sombra de otro.

TO IMMERSE, DUCK (Tint.) sumergir.

IMMERSIBLE or **DIPPING PLATE** (Elect.) placa de sumersión o inmersión.

IMMERSION, inmersión, sumersión (Alf.) sumersión (Ast.) ocultación, inmersión (Mar.) calado.

— GILDING (Dor.) dorado por inmersión.

— LENS (Mic.) lente de inmersión.

IMMINENT (Tec.) inminente.

TO IMMINGLE, entremezclar.

TO IMMIT, inyectar.

TO IMMIX, mezclar.

IMMOBILITY, inmovilidad.

IMMORTAL (Bot.) siempreviva.

TO IMMOULD, moldear, modelar, amoldar.

IMMOVABLE, inmóvil, fijo.

IMMUNITY (Jur.) inmunidad ‖ exención, franquicia, privilegio (Med.) inmunidad (activa o pasiva).

IMMUNOCHEMISTRY, inmunoquímica.

IMMUNOREACTION, inmunorreacción.

IMMUNOLOGY (Med.) inmunología.

TO IMMURE, WALL IN, tapiar, emparedar, cercar, cerrar con paredes o muros.

IMMUTABILITY, inmutabilidad.

IMMUTABLE, inmutable.

IMP (Hort.) yema, injerto en escudete (Alb.) (SCAFFOLDING POLE, SCAFFOLDING,) zanco de andamio ‖ paral de andamio (Tip.) s. PRINTER'S DEVIL, aprendiz de imprenta.

TO — (Agric.) injertar.

IMPACT, choque ‖ contacto ‖ señal, marca (Fc.) disposición para compensar choques (Hid.) choque de agua (Tec.) impacto.

TO — (Mec.) chocar (Art.) dar impulso o fuerza.

— OF A BOUNDED STREAM (Hid.) choque de un flúido definido.

— EXCITATION, v. IMPULSE EXCITATION.

— RAIL (Fc.) carril o riel compensador de choques.

— OF AN UNLIMITED STREAM (Hid.) choque de un flúido indefinido.

— — WATER (Mec.) choque de agua en la bomba.

BACK — (Mec.) golpe de retorno o de rechazo.

DIRECT — (Mec.) golpe directo.

LATERAL —, choque lateral.

OBLIQUE —, choque oblicuo.

POINT OF — (Mec.) punto donde se ejerce el choque.

TO IMPACTIONIZE (Com.) empacar junta, apretada o cerradamente.

IMPAGES (Carp.) traveseros de ventanas o puertas, cercos.

TO IMPAINT, pintar.

IMPAIRING (Ac.) alteración, menoscabo.

IMPALEMENT (Bl.) partido verticalmente.

IMPARITY, disparidad.

TO IMPARK, cerrar en un parque.

TO IMPART, impartir.

— — GUNPOWDER, comprimir pólvora.

IMPARTIBLE, indivisible.

IMPARTITION, impartición.

IMPASSABLE, impracticable || impasable.

IMPASTATION (Grab., Alb.) empaste (Pint.) empaste.

TO IMPASTE (Pint.) empastar (Grab.) empastar.

TO IMPEARL (Joy.) adornar con perlas.

IMPEDANCE (Física) impedancia, resistencia aparente, resistencia resultante.

— COIL, v. ARC LAMP CHOKING COIL.

— COMPONENT, componente o factor de impedancia.

— STARTER (Elect.) aparato de arranque de impedancia.

TO IMPEDE, impedir, poner trabas u obstáculos.

IMPEDIMENT (Jur.) impedimento (Mec., Fís.) obstáculo.

TO IMPEL, impeler (Mec.) impeler, impulsar.

IMPELLENT, impelente.

TO IMPEND, colgar, suspender.

IMPELLER (Mec.) impulsor, motor, propulsor.

IMPENDING, amenazante, inminente.

IMPENETRABILITY, impenetrabilidad.

IMPENETRABLE, impenetrable.

IMPERCEPTIBILITY, imperceptibilidad.

IMPERCEPTIBLE, imperceptible.

IMPERFECT, imperfecto (INCOMPLETE,) defectuoso.

— ARCH (Arq.) arco escarzano.

— BRUSH CONTACT (Elect.) contacto imperfecto de las escobillas.

— CONTACT (Elect.) contacto imperfecto.

— SHEETS (Tip.) errores, faltas.

— TUNING (Tel. In.) sintonización imperfecta.

— UNDERSTANDING (Telefonía) recepción o comprensión imperfecta o defectuosa, falta de claridad en la recepción de las palabras.

IMPERFECTION, imperfección.

IMPERFORABLE, imperforable.

IMPERFORATION, imperforación.

IMPERIAL (Pap.) (30 x 21 pulgadas,) papel de 30 x 21 pulgadas (Com.) (—S,) ciruelas de primera clase (Arq.) cúpula morisca (Pel.) perilla, pera.

— CAMBRIC PRINTED, zarazas estampadas.

— MEDALS (Numis.) medallas imperiales.

— RAIL JOINT (Fc.) manguito conectador.

— ROOF (Arq.) cubierta a la imperial.

— SHORTING (Tej.) imperial.

IMPERMEABILITY, TIGHTNESS, impermeabilidad,

IMPERMEABLE, impermeable.

IMPERVIOUS, impermeable || impenetrable.

IMPETUS, ímpetu || impulsión, momentum || producto de la masa por la velocidad.

TO IMPINGE (Mec.) chocar.

TO IMPLANT (Tec.) implantar.

IMPLANTATION, implantación.

IMPLEMENTS, A SET OF TOOLS, APPAR-ATUS, GEAR, INSTRUMENTS, utensilios, herramientas, instrumentos, implementos, enseres.

— USED IN STAMPING-MILLS AND SMELT-ING-HOUSES, utensilios de fundir y forjar.

IMPONDERABILITY (Fís.) imponderabilidad.

IMPONDERABLE, IMPONDEROUS, imponderable.

— FLUID (Fís.) flúido imponderable.

— SUBSTANCE (Fís.) substancia imponderable o etérea.

IMPORT, v. IMPORTS.

TO — (Com.) importar.

— ARTICLES, —S, (Com.) efectos de importación.

— DUTY (Com.) derechos de importación o de entrada.

— GOODS (Com.) efectos importados.

— TRADE (Com.) comercio de importación.

IMPORTABLE (Com.) importable.

IMPORTATION (Com.) importación.

IMPORTANCE (Com.) importante, valor, suma.

IMPORTER (Com.) importador.

IMPORTS, IMPORT ARTICLES (Com.) efectos de importación.

TO IMPOSE (Com.) engañar (Tip.) (MAKE-UP, CLICK,) imponer.

— — ANEW (Tip.) reimponer.

— — WRONG (Tip.) trasponer una página.

— — IN A WRONG WAY (Tip.) colocar mal las letras.

IMPOSING (Tip.) imposición.

— BOARD (Tip.) mesa de imponer.

— STONE, PRESS-STONE, SLAB or MARBLE (Tip.) piedra de imponer.

IMPOSITION (Com., Jur.) imposición, carga, tributo || impostura (Tip.) imposición.

IMPOST (Arq.) imposta, pilar, columna maestra (Com.) contribución, gabela, carga, impuesto, tributo (F. de calcetines) s. ANKLE.

— MOULDING, ORNAMENTED — (Arq.) imposta ornamentada.

TO IMPOVERISH, EXHAUST (Agric.) agotar o esterilizar una tierra, fatigar una tierra (Tec.) empobrecer, menguar.

IMPOVERISHMENT OF AN ACID (Química) empobrecimiento de un ácido.

IMPRACTICABLE, impracticable.

IMPREGNABILITY (Mil.) inexpugnabilidad.

IMPREGNABLE (Tec.) impregnable (Mil.) inexpugnable.

TO IMPREGNATE (Fisiol.) fecundar (Quím.) (SATURATE,) impregnar (Mader.) impregnar, inyectar.

— — THE SLEEPERS or TIES (Fc.) impregnar o inyectar las traviesas o durmientes.

IMPREGNATED BRAIDING (Elect.) envoltura (de alambre) impregnada.

— POLE (Elect.) poste (de madera) inyectado o impregnado.

IMPREGNATING ACID, ácido de impregnación (Fisiol.) fecundación, impregnación.

— A CABLE (Elect.) cocción de los cables (en el baño de impregnación o imbibición)

— COMPOUND (Elect.) masa o compuesto para impregnar (cables).

— SUBSTANCES (Elect., Mader.) substancias de inyección.

IMPREGNATION (Gan.) fecundación (Mader.) (STEEPING OF WOOD,) impregnación, imbibición, inyección (Fc.) (SATURATION WITH CHEMICALS,) impregnación, inyección (Fisiol.) impregnación.

— WITH CORROSIVE SUBLIMATE, CYANISING (Elect., Mader.) inyección con sublimado (corrosivo) o al bicloruro de mercurio.

IMPRESS (Tip.) (STAMP, MARKS,) marca, impresión, señal (Bl.) lema, divisa, mote.

TO —, grabar, estampar, marcar, imprimir un sello.

IMPRESSED E. M. F. (Elect.) fuerza electromotriz impresa, s. TERMINAL VOLTAGE.

IMPRESSION (Tip. sobre telas) impresión, tiro || (ISSUE, EDITION,) edición || ejemplar.

— IN SULPHUR, impresión o estampado en azufre.

— STITCH MACHINE (Tal.) máquina de puntear.

COLOURED —, DECORATIVE PRINTING (Tip.) impresión en colores.

FOUL — (Tip.) impresión sucia, hoja mal impresa.

HAND — (Tip.) impresión a mano.

HOLLOW —, impresión en hueco.

PROOF — (Grab.) impresión antes de la letra.

RAISED —, impresión en relieve.

SLABBERY —, v. FOUL —.

IMPRESSIONISM (Pint.) impresionismo.

IMPRESSIONIST (Pint.) impresionista.

IMPRESSIVENESS (B. A.) expresión.

IMPRESSURE, impresión, marca.

IMPRIMATUR (Tip.) imprímase.

IMPRINT (Tip.) nombre del editor.

TO —, grabar, imprimir, estampar.

IMPROPER FRACTION (Mat.) quebrado impropio, fracción impropia.

IMPROVABLE (Agric.) cultivable, laborable.

TO IMPROVE (Tec.) mejorar, perfeccionar || enmendar, corregir, rectificar (Com.) mejorar, subir en precio (Min.) explotar o trabajar una mina (Agric.) (MANURE,) abonar || cultivar.

IMPROVEMENT, mejora, perfeccionamiento, adelanto (Agric.) (SUBSTANCE FOR IMPROVING SOILS,) fertilizador.

IMPROVING OF THE SOIL (Agric.) cultivo de la tierra.

IMPULSE, IMPULSION, IMPELLENT POWER (Mec.) impulsión, fuerza impulsiva, impulso.

TO — (Mec.) impulsar, impeler (Com.) impulsar.

— EXCITATION (Radio.) excitación por impulsos.

IMPULSION, IMPETUS, impulsión, impulso.

IMPULSIVE FORCE, v. IMPULSE.

IMPURE, impuro.

IMPURITIES OF TIN-LODES, descomposición de algunos minerales de estaño.

IMPURITY, impureza.

TO IMPURPLE, empurpurar, purpurar, teñir de púrpura.

TO IMPUTE (Jur.) imputar.

IMPUTATION (Jur.) imputación.

IMPUTRESCIBLE (Tec.) incorruptible.

IN AND OUT (Mar.) a la grúa.

— — BOLTS, pernos clavados por fuera y enchavetados por dentro.

— BED (Hort.) en el cantero.

— BOARD (Mar.) por la parte interior del buque, b. INBOARD.

— BOND (Com.: aduanas,) en depósito.

— BULK (Com.) a granel.

— FOLIO (Tip.) en folio.

— PACE (Arq.) bartolina.

— PRESS (Tip.) en prensa.

— WRITTING (Com.) por escrito.

TO BREED — AND — (Gan.) aparear o acoplar animales de una misma raza.

INACTION, inacción, reposo, inercia.

INACTIVATION (Tec.) inactivación.

INACTIVE MATTER, materia inerte.

INADEQUATE (Com.) inadecuado, impropio.

INADMISSIBLE, inadmisible.

INALTERABLE, inalterable, inmutable.

INANITY, vacuidad.

INAPPLICABLE, inaplicable.

INAPPRECIABLE, inapreciable, inestimable.

TO INARCH (Hort.) injertar por aproximación.

INARCHING (Hort.) injerto por aproximación.

TO INAUGURATE, inaugurar.

INAUGURATION, inauguración.

INBOARD (Mar.) por la parte interior del buque.

TO — (Mar.) arrumar, estivar la carga en la bodega.

IMBOARD CARGO (Mar.) carga estivada en el fondo de la bodega.

— **PROFILE** (Mar.) perfil longitudinal.

— **WORKS** (Fort.) obras interiores de un recinto.

INBOND STONE (Alb.) perpiaño.

TO INCAGE, enjaular.

INCALCULABLE (Mat.) incalculable.

INCALESCENCE, INCALESCENCY, calor naciente o incipiente.

INCANDESCENCE, incandescencia.

INCANDESCENT, incandescente, v. GLOW.

— **LAMP,** s. GLOW-LAMP, lámpara de incandescencia o incandescente.

— — **CARBON** (Elect.) carbón para lámpara de incandescencia.

— **LIGHTING** (Elect.) alumbrado por lámparas de incandescencia o incandescentes.

— **PARTICLES** (Elect.) partículas luminosas o incandescentes.

INCAPABLE (Tec., Jur.) incapaz.

INCAPACITY (Tec., Jur.) incapacidad.

INCARNADINE, encarnado, encarnadino.

INCARNATE, encarnado.

INCARNATION (Pint.) encarnación.

TO INCASE (Com.) encajonar (Mec.) forrar, cubrir.

INCASEMENT, encajonamiento.

INCATENATION (Tec.) encadenación.

INCAVED (Vin.) encerrado en la bodega.

INCENDIARY SHELLS (Art.) granadas incendiarias.

INCENSE, incienso.

INCENSORY (O. Ec.) incensario.

INCERATION, enceramiento.

INCERTUM (Alb.) mampostería.

INCH (Metr.) pulgada.

— **BOARD or PLANK,** tablón de a pulgada, tablón de una pulgada de espesor.

— **ROD, YARD-STICK,** medida graduada en pulgadas.

TO INCIDE (Fís.) incidir.

INCIDENCE (Mec., Opt., Geom.) incidencia.

— **WIRES,** v. STAGGER WIRES.

INCIDENT RAY, rayo incidente.

TO INCINERATE, s. TO CALCINE, incinerar (cadáveres) (Quím.) incinerar.

INCINERATION, incineración.

INCIPIENCY, principio, incipiencia.

INCIPIENT, incipiente.

TO INCISE (B. A.) grabar, esculpir (Grab.) grabar.

INCISION, CUT (Hort.) incisión, corte (Cir.) incisión.

TO INCLASP, abrochar.

INCLINATION (Arq.) (SLOPE,) inclinación, desvío (Tec.) (SLOPE, SLOPING,) oblicuidad, inclinación, pendiente, caída, declive (Fís., Ast.) inclinación (Alb.) (BENDING,) desvío (Min.) buzamiento, inclinación de un filón o vena (Carp.) pendiente, caída.

— **OF AN ARCHOR or VAULT** (Arq.) bajada.

— **COMPASS, DIPPING CIRCLE,** brújula de inclinación.

— **OF THE COMPASS** (Fís.) inclinación de la aguja (magnética).

— **NEEDLE** (Fís.) aguja de inclinación.

— **OF THE RAILS** (Fc.) inclinación de los rieles o carriles.

INCLINATORY NEEDLE, aguja de inclinación magnética (de Norman).

INCLINE (Ing.) plano inclinado, s. INCLINED PLANE.

TO —, LEAN (Alb.) ladearse.

INCLINED BEAM (Tej.) báscula de un árbol de husillos.

— **GALLERY** (Min.) galería inclinada (Fort.) pozo oblicuo.

— **PLANE, SLOPE** (Fc.) plano inclinado (Ing.) v. INCLINE.

— — **SWITCH** (Fc.) cambio de vía de planos inclinados.

— — **TONGUE** (Fc.) aguja inclinada.

— **POINTS** (Fc.) bastidor de plano inclinado de cambio.

— **SHAFT** (Min.) pozo de arrastre (Ing.) pozo oblicuo.

INCLINER, cuadrante inclinado ‖ declinador.

INCLINING, NOT UPRIGHT, BENDING, LEANING (Const.) desnivelado, fuera de plomo.

INCLINOMETER (Mag.) inclinómetro (Física, Aeron.) indicador de viraje ‖ v. BANKING INDICATOR ‖ inclinómetro ‖ indicador de deriva.

INCLOSE (Com.) v. INCLOSED.

TO — (Com.) enviar adjunto (Agric.) avallar (Tip.) poner entre paréntesis (Tec.) cercar, rodear.

INCLOSED, adjunto, enviado adjunto.

INCLOSING (Arq.) empotradura.

INCLOSURE (Com.) incluso, contenido (Agric.) (FENCE, BARRIER, CLOSING,) cerca, vallado, seto, cercado, valla (Arq.) s. CLOSE.

— **OF CANES AND REEDS** (Pesc.) encañizado.

TO INCLUDE, incluir.

INCLUSIVE, inclusivo.

INCOAGULATIVE, incoagulable.

INCOERCIBLE (Fís.) incoercible.

INCOMMUNICADO (Der. Pen.) incomunicado.

INCOGNITE (Mat.) incógnita.

INCOHERENT (Fís.) incoherente.

INCOHESION, incohesión.

INCOLORITY, incoloración.

INCOMBUSTIBILITY, incombustibilidad.

INCOMBUSTIBLE (Quím.) incombustible.

— **ISOLATING MATERIAL** (Elect.) aislante incombustible.

INCOME (Com.) entrada, renta.
— TAX (Com.) contribución o impuesto sobre las entradas o rentas.
INCOMING CURRENT (Tel.) corriente de llegada.
— TELEPHONE TRAFFIC (Telef.) número de telefonemas recibidos. Rel. OUTGOING TELEPHONE TRAFFIC.
— TRUNK-LINE JUNCTION BOARD WITH BREAK-JACKS (Telef.) cuadro conmutador para el servicio interurbano con jacks de interrupción.
INCOMMENSURABLE, inconmensurable (Matemáticas) inconmensurable.
INCOMPACT, INCOMPACTED, no compacto, poco compacto.
INCOMPARABLE, incomparable.
INCOMPATIBILITY, incompatibilidad.
INCOMPETENCE (Jur.) incompetencia.
INCOMPLETE, incompleto, v. IMPERFECT.
INCOMPRENSIBLE (Fís.) incomprensible.
INCOMPRESSIVE, incompresible.
INCOMPUTABLE, incomputable.
INCONDENSABLE, incondensable.
INCONNECTED, desconcertado, sin conexión.
INCONSONANCY (Acús.) inconsonancia.
INCONTESTABLE, irrefragable, irrecusable.
INCONVERTIBLE, inconvertible.
TO INCORPORATE (Com., Jur.) constituir en corporación con personalidad jurídica (Química) (ABSORB.) incorporar, hacer absorber.
INCORPORATION, incorporación.
INCORRECT, incorrecto.
INCORRUPTIBLE, incorruptible.
INCREASE (Agricultura) producto, rendimiento (Jur.) acrecencia, derecho de acrecentar (Tec.) incremento, crecimiento.
TO —, aumentar, acrecentar (Mar.) arreciar.
— — THE CONCENTRATION OF AN ACID (Quím.) concentrar el ácido.
— — — FIRE BY DEGRESS, caldear gradualmente.
— — — OUTPUT (Com.) aumentar la producción o el rendimiento.
— — — PRESSURE (Mv.) aumentar la presión.
— — — RESISTANCE or THE BATTERY (Elect.) aumentar la resistencia.
— — — SPEED (Mec., Fc., etc.) aumentar la velocidad.
— — — VOLTAGE (Elect.) aumentar la tensión|
— OF CURRENT (Elect.) incremento de corriente.
— IN THE NUMBER OF POLES (Elect.) aumento del número de polos.

INCREASED CHARGE (Art.) carga reforzada.
— TWIST (Art.) rayado progresivo.
INCREASING CURRENT (Elect.) corriente creciente.
— SPIRAL (Art.) rayado progresivo.
INCREMENT, incremento.
TO INCRUST or **INCRUSTATE,** incrustar (Const.) incrustar || endurecer, hacer costra.
— — WITH LEAD, TO LEAD, revestir de plomo.
INCRUSTATION, incrustación (Mv., Fund.) incrustación, sedimento (Vid.) (CRYSTAL — UPON THE GLASS,) incrustación en cristal.
— IN POROUS CELLS (Elect.) incrustación de los vasos porosos (de arcilla).
INCRUSTING WATER (Min.) aguas incrustantes.
INCRYSTALLIZABLE (Quím.) incristalizable, no cristalizable.
INCUBATION (Corr.) incubación (Fisiol., etc.) incubación.
INCUBATOR, APPARATUS FOR HATCHING EGGS, (Corr.) incubador, incubadora.
INCUNABULA (Tip.) incunable, edición incunable.
TO INCURVATE (Tec.) corvar, doblar (Mar.) arrufar.
INCUSE COIN (Numis.) medalla incusa.
INDEBTENESS (Com., Jur.) deuda.
INDECOMPOSABLE, UNDECOMPOSABLE (Quím.) indescomponible.
INDEFINITE (Tec.) indefinido (Mat.) indeterminado.
INDEFLAGRABLE (Quím.) incombustible.
INDELIBLE, indeleble.
INDEMNIFICATION (Com.) indemnización.
TO INDEMNIFY, indemnizar.
INDEMNITY BOND (Com.) contrafianza.
TO INDENT (Tec.) dentar, endentar, indentar || mellar (Tip.) componer en sumario || sangrar, s. DRAW IN (Mec.) (NOTCH, JAG.) engranar, endentar (Carp.) enmechar.
INDENTATIONS, DENTICULATION, SERRATURE, (Fort.) dientes de sierra (Arq., Ornamentos) endentadura (Tec.) diente, escotadura.
INDENTED, dentado, serrado, s. SCALLOPED, JAGGED; (TOOTHED,) (ornamentos) endentado.
— BATTERY (Art.) batería en redán.
— RACK (Mec.) cremallera.
INDENTING, DOVETAILING, CUT (Carp.) endentado ensamblado en cremallera.
— HAMMER (Mec.) martillo de endentar los crics.
INDENTURE (Arq.) s. CHANNEL, dentellón, moldura en forma de diente || canal que separa los almohadillados (Com.) contrato, escritura.

TO —, TO APPRENTICE, escriturar como aprendiz.

INDEPENDENT PHASE WINDING (Elect.) arrollamientos de fases independientes.

— SECONDS (Rel.) segundos muertos.

— WINDINGS, RE-ENTRANT WINDING (Elect.) arrollamientos independientes.

INDESTRUCTIBILITY, indestructibilidad.

INDETERMINATE QUANTITY (Mat.) cantidad indeterminada.

INDEX (Mec.) (INDICATOR,) s. COUNTER; índice, marcador (Tip.) (TABLE OF CONTENTS,) índice || (HAND,) manecilla, indicador (Rel.) s. HAND, manecilla de reloj (Mat.) exponente || característica (Mec.: balanzas) fiel (Fís.) vernier, nonio, indicador, índice (Mar.) alidada de la aguja.

TO — (Tip.) poner índice.

— GAUGE (Tec.) cartabón indicador.

— GLASS (Opt.) espéculo central de sextante.

— OF A PLANE TABLE, alidade.

— PLATE, indicador, placa con índice o marcador.

— ROD, vástago graduado.

INDIA BARK (Com.) cascarilla.

— GLUE, cola de boca.

— INK, tinta de China.

— MAN (Mar.) buque que hace el comercio con la India.

— MILLET (Bot.) sorgo.

— PAPER (Pap.) papel de China || papel India.

— PROOF (Grab.) prueba en papel de China.

— RUBBER, ELASTIC GUM, CAOUTCHOUC, GUM ELASTIC, hule, caucho, goma elástica.

— — CABLE (Elect.) cable con envuelta o revestimiento de caucho.

— — CORK, tapón de goma.

— — GLOVES (Elect.) guantes de goma (aisladores) (Cir.) guantes de goma.

— — SHEATH (Elect.) manguito (protector o aislador) de caucho.

— —, VULCANIZED, caucho vulcanizado.

— STUFF (Mar.) galgala.

INDIAN ANISE (Bot.) badiana, anís de la China.

— BARK (Com.) incienso.

— CAUSTIC BARLEY (Bot.) cebadilla.

— CORN (Bot.) maíz.

— FLOUR or MEAL, harina de maíz.

— GRASS, v. JUTE.

— HEMP, canabina.

— RED, RED HAEMATINE, (PEROXIDE OF IRON,) hematita roja.

— SAFFRON (Bot.) cúrcuma.

— SHOT, caña de Indias.

— STEEL (Meta.) acero indio, (de Bombay o de Wootz).

INDIAN YELLOW, PURREE (Tint.) amarillo de Indias.

INDIANA (T. A.) indiana.

TO INDICATE (Tec.) indicar.

— — AN ENGINE, indicar, determinar la potencia de una máquina con el indicador.

INDICATED HORSE POWER, ab.: **I. H. P.,** fuerza de caballos indicada.

INDICATING MECHANISM (Fís.) mecanismo o disposición indicadora (de la aguja imantada, etc.).

— WATTMETER (Elect.) vatímetro de aguja.

— THE —, indicación; (Rel.: TO INDICATE AN ENGINE).

INDICATION, indicación.

INDICATOR (Mv.) manómetro, indicador (Tec.) v. CONTROLLING MACHINE || diagrama.

— or ANNUNCIATOR (A) BOARD (Tel.) cuadro indicador.

— CARD (Mv.) papel para diagramas.

— DIAGRAM (Mv.) diagrama del indicador.

— OF THE DIRECTION OF A ROTATING FIELD (Elect.) indicador de dirección del campo rotatorio.

— DISC DROP (Tel., Elect.) disco indicador.

— LAMP, v. CALL-LAMP.

— TELEGRAPH, NEEDLE or DIAL or POINTER TELEGRAPH (Tel.) telégrafo de aguja || (— or NEEDLE TELEGRAPH, NEEDLE INSTRUMENT,) telégrafo de aguja.

INDICTION (Cir.) indicción.

INDIGENOUS, indígena.

INDIGO, índigo, añil,, azul de añil (Quím.) (INDIGOGENE,) indogogena, índigo desoxidado || índigo.

— BLUE, —, (CHEMICAL BLUE) Queen's BLUE, azul de añil.

— COMPOSITION, CHEMICAL BLUE (Quím.) composición de índigo.

— GLUTEN, GLIADINE, gliadina.

— METER (Tint.) indigómetro.

— SULPHURIC ACID (Quím.) ácido sulfoindigótico.

— SOLUTION (Tint.) solución de añil.

— VAT, POTASH-VAT (Tint.) cuba de índigo o de potasa.

INDIGOID (Quím.) indigoide.

INDIGOLITE, BLUE TOURMALINE (Miner.) indigolita, turmalina azul.

INDIGOTATE (Quím.) indigotato.

INDIGOTIC ACID, ácido indigótico.

INDIGOTINE (Quím.) indigotina.

INDIRECT, indirecto.

— ACTING CONSTRUCTION (Tec.) tipo de acción indirecta.

— BRAKING METHOD (Elect.) tipo de frenado indirecto.

— DISTRIBUTION (Mv., Elect.) distribución indirecta.

INDIRECT FIRE (Art.) fuego indirecto.
— FIXING (Elect.) montaje indirecto.
— ILLUMINATION, iluminación indirecta.
— LIGHTING (Elect.) alumbrado indirecto.
— REFLECTOR (Elect.) reflector indirecto.
— VENTILATION (Fc., Autom.) ventilación indirecta.
INDISINE (Tint.) indisina, violado de anilina.
INDIUM (Quím.) indio.
INDIVIDUAL or SEPARATE DRIVING (Mec., Elect., Mv.) accionamiento individual, impulsión sencilla.
INDIVISIBILITY (Tec., Jur.) indivisibilidad.
INDIVISIBLE, indivisible.
INDO —, indo (— EUROPEAN) indoeuropeo.
INDOOR ILLUMINATION (Elect., Gas.) alumbrado interior.
— WIRE (Elect.) alambre para instalaciones interiores.
INDORSABLE (Com.) endosable.
INDORSEMENT (Com.) endose.
TO INDORSE (Com.) endosar.
INDORSEE (Com.) endosatario, endosado, portador (del documento endosado).
INDORSER (Com.) endosante.
TO INDUCE, inducir (Elect.) inducir.
INDUCED CURRENT, corriente inducida.
— ELECTRICITY, electricidad inducida.
— ELECTROMOTIVE FORCE, fuerza electromotriz inducida.
— LENGTH, s. ACTIVE LENGTH.
— MAGNETISM, magnetismo inducido.
— OSCILLATION, vibración u oscilación inducida.
— PART (Elect.) parte inducida.
INDUCING or PRIMARY CURRENT (Elect.) corriente primaria o inductora.
— PART (Elect.) parte inductiva.
TO INDUCT, introducir.
INDUCTANCE (Elect.) inductancia, coeficiente de autoinducción.
— BRIDGE (Elect.) puente de inducción.
SELF — (OF A CONDUCTOR) (Elect.) autoinducción (de un conductor).
INDUCTILE, NOT-DUCTILE, indúctil.
INDUCTIBILITY, inductibilidad.
INDUCTION (Elect.) inducción (Tec.) entrada, introducción || (Lóg.) inducción.
— IN AIR (Elect.) inducción en el aire.
— BALANCE, balanza de inducción.
— COEFFICIENT (Elect.) coeficiente de inducción.
— COIL (Elect.) carrete de inducción || carrete de autoinducción (Tel.) carrete de inductancia, graduador || (SPARK COIL,) carrete de inducción de Ruhmforff (Tel. In.) carrete de inducción del ondímetro.
— CURRENT (Elect.), extracorriente, corriente de inducción.

INDUCTION CURVE, curva de inducción.
— FLUX (Elect.) flujo de inducción.
— FURNACE (Fund.) horno de inducción.
— HEATING APPARATUS (Elect.) aparato de caldeo de inducción.
— INTERRUPTER (Tel.) interruptor de carrete de inducción.
— LAW (Elect.) ley de la inducción.
— MACHINE (Elect.) máquina de inducción.
— OF MAGNETISM (Elect.) inducción magnética.
— MEASURING-INSTRUMENT (Elect.) aparato de medida de inducción.
— METHOD, método inductivo.
— MOTOR, v. ASYNCHRONOUS MOTOR.
— — DIAGRAM, diagrama de motor de inducción.
— PORT (Mv.) orificio de entrada.
— REGULATION (Elect.) rgeulación de la inducción o del campo.
— REGULATOR (Elect.) regulador de inducción.
— SHEATE, pantalla inductiva.
— SPARK (Elect.) chispa de inducción.
— — LIGHTOR (Elect.) encendedor de chispa de inducción.
— — SPIRAL (Elect.) espiral de inducción.
— SUPPLY METER (Elect.) contador de inducción.
— — VATMETER, vatímetro de inducción.
INDUCTIVE (Lóg.) inductivo (Elect.) inductivo.
— CAPACITY, capacidad de inducción.
— CHARGE, carga inductiva.
— COUPLER, acoplador inductivo.
— COUPLING, acoplamiento inductivo.
— LINE, línea inductiva.
— LOAD, carga inductiva.
— REACTANCE, reactancia inductiva.
— RESISTANCE, resistencia inductiva.
INDUCTOMETER (Fís.) inductómetro.
INDUCTOPHONE (Fís.) inductófono.
INDUCTOR, inductor || corriente inductora (Fís.) inductor (de Doré) || inductor, inductor generador.
— WHEEL, rueda de los inductores, rueda inductora.
INDUCTORIUM, bobina de inducción.
TO INDURATE, endurecer.
INDUSTRIAL, industrial.
— CHEMISTRY, química industrial.
— EXHIBITION, exposición de industria.
— LAW, derecho industrial.
— SCHOOL, escuela industrial, escuela de artes y oficios.
INDUSTRIAL WORKERS OF THE WORLD, I. W. W. Trabajadores Industriales del Mundo.
INDUSTRY, industria.

INEDITED, inédito.
INEFFECTIVE, ineficaz.
INEFFICIENCY, ineficacia, insuficiencia.
INELASTICITY, carencia de elasticidad.
INEQUALITY, desigualdad.
INEQUILATERAL (Geom.) de lados desiguales.
IN EQUILIBRIO, EQUIPOISED, BALANCED
(Mec.) en equilibrio.
INERTIA, VIS INERTIAE (Mec.) inercia, fuer-
za de inercia.
— or RETARDING or SLOWING CURVE
(Elect.) curva de inercia.
— METHOD (Elect.) método de inercia.
INEXACT, inexacto.
INEXHAUSTED, inexhausto.
INEXPENSIVE (Com.) poco costoso.
INEXPERIENCE, inexperiencia.
INEXPERT, inexperto.
INEXPLOITABLE (Com.) inexplotable.
INEXPLOSIVE (Fís.) no explosivo.
TO INEYE, TO INOCULATE, s. TO BUD
(Hort.) injertar en escudete.
INFANTILE SCURBY, Barlow's DISEASE
(Med.) escorbuto infantil.
— PARALYSIS (Med.) parálisis infantil.
INFANTRY (Mil.) infantería.
— SWORD (Mil.) sable de infantería.
TO INFECT, infectar.
INFECTION, infección (Agric.) (PLAGUE,)
plaga, infección.
INFECTIOUS, infecto.
INFECUND, infecundo.
INFECUNDITY, esterilidad.
INFERIOR, inferior.
— LETTERS (Tip.) letras inferiores.
— OFFICER, oficial subalterno.
INFERIORITY, inferioridad.
— COMPLEX (Psicoan.) complejo de inferio-
ridad.
INFERNAL STONE (Quím.) piedra infernal,
nitrato de plata fundido.
INFERTIL, estéril, sin fertilidad.
TO INFILTER, filtrar.
TO INFILTRATE, infiltrar (Mil.) infiltrar.
INFILTRATION, infiltración || (PERCOLATED
WATER,) agua de filtración o infiltración
(Mil.) infiltración.
INFINITE (Mat.) infinito.
INFINITESIMAL (Mat.) infinitesimal.
INFINITY, infinidad || infinito.
— PLUG, tapón de resistencia infinita.
INFIRMARY (Arq.) hospital, enfermería.
TO INFLAME, inflamar.
INFLAMED (Bl.) flameado.
INFLAMMABILITY, INFLAMMABLENESS, s.
ACCENDIBILITY, inflamabilidad.
INFLAMMABLE, PHLOGISTIC, ACCENDIBLE
(Quím.) combustible, inflamable (—S,) mi-
nerales combustibles.

INFLAMMABLE AIR (Quím.) gas hidrógeno,
aire inflamable.
INFLAMMATION, ACCESION (Fís., Quím.)
inflamación.
— OF THE SKIN CAUSED BY Roentgen
RAYS, radiodermatitis.
TO INFLATE, inflar, soplar.
— THE ENVELOPE (Av.) inflar el globo.
— — TYRE (Vm., Motoc., bicicletas) inflar
el neumático.
INFLATION (Com.) inflación, v. DEFLATION.
INFLATION or GAS INLET (Av.) manguera
del apéndice.
TO INFLECT, doblar, curvar.
INFLECTED ARCH (Arq.) arco en contracurva
o desviado.
— CURVE (Arq.) contracurva.
INFLECTION, inflexión, torcedura, d e s v í o
(Opt.) (DIFFRACTION,) difracción.
INFLEXIBILITY, inflexibilidad.
INFLEXIBLE, inflexible.
INFLEXION, v. INFLECTION.
INFLUENCE (Fís., Elect.) influencia.
TO —, influenciar, ejercer influencia.
— ELECTRICITY (Elect.) electricidad por in-
fluencia, electricidad engendrada por in-
fluencia o por inducción electrostática.
— OF RAYS ON DISCHARGE POTENTIAL
(Tel. In.) influencia de los rayos (ultra-
violetas) sobre el potencial de descarga.
— ON SOLUBILITY (Quím.) influencia (ejer-
cida) sobre la solubilidad.
— ALTERNATING — MACHINE (Elect.) má-
quina de influencia de corriente alterna.
INFLUENTIAL, influyente.
INFLUX, flujo || afluencia.
— CHAMBER (Hid.) cámara de entrada.
TO INFOLD, envolver, enrollar.
IN-FOLIO, FOLIO (Tip.) infolio, folio.
TO INFORM, informar, avisar.
INFORMAL (Com.) informal.
INFORMATION (Com., Jur.) información (Te-
lefonía, Tel., etc.) "información", departa-
mento de consultas o de información al pú-
blico.
INFRA (En comp.) infra.
— RED, infrarrojo.
— RAYS, rayos infrarrojos.
INFRANGIBLE, infrangible.
TO INFRINGE (Com., Jur.) infringir, contra-
venir, violar una ley.
— A PATENT (Jur.) violar una patente de
invención.
INFRINGEMENT (Com., Jur.) infracción, con-
travención, violación.
INFRINGER, infractor, contraventor, violador.
TO INFUSE (Quím.) poner en infusión.
INFUSIBLE, infusible.

INFUSION (Coc.) infusión (Quím.) (MACERA-TION, SOAKING, STEEPING,) infusión.

INFUSORIAL EARTH, Kieselgur (Miner.) harina fósil.

INFUSORY, infusorio.

INGATE, s. TEDGE, GEAT, GIT (Arq.) entrada (Fund.) bebedero.

— WITH SIDE CHANNELS (Fund.) canal de colada acodada.

TO INGEST, ingerir.

INGOT (Arm.) s. WEDGE (Fund.) (BARS,) lingote, barra, riel.

— CHARGING CARRIAGE (Fund.) carro para enhornar lingotes.

— — CRANE (Fund.) grúa para cargar o enhornar lingotes.

— HAMMER (Ac.) aplanador.

— HOLDING DEVICE (Fund.) disposición para sujetar el lingote.

— IRON, — METAL (STEEL) (Fund.) acero dulce, hierro fundido.

— MOULD (Fund.) lingotera, rielera, molde para lingotes.

— OF NATIVE GOLD, pepita, palacrana.

— PUSHING DEVICE (Fund.) disposición de empuje o enhornamiento de los lingotes.

— STEEL, HALF HARD AND HARD or MEDIUM AND HIGH CARBON STEEL (Fundición) acero homogéneo o fundido.

— STRIPPER (Fund.) mordaza para coger lingotes.

— STRIPPING CRANE (Fund.) grúa con mordazas para sacar lingotes de los moldes.

— TONGS or DOGS, PINCHER (A) (Fund.) tenazas para lingotes.

TO INGRAFT (Hort.) injertar, v. comp. TO GRAFT.

INGRAFTER (Hort.) injertador.

INGRAILED (ornamentación) punteado (Bl.) angrelado.

INGRAILING (Bl.) angrelado.

INGRAIN (Tint.) teñido antes de tejerlo.

TO — (Tint.) teñir en rama.

— CARPET, alfombra lisa teñida en rama.

— COLOUR (Tint.) tintura en rama.

INGREDIENT (Quím.) ingrediente.

INGRESS (Com.) ingreso (Arq.) entrada, acceso.

INHALER (Cir.) inhalador.

INHALATION, inhalación.

INHARMONIC, inarmónico.

INHAULER (Mar.) cabo de la raca del foque.

INHERENCE (Fís.) inherencia.

INHERENT, inherente.

INHERITANCE, herencia.

INHIBITION, inhibición (Psicoan.) inhibición.

INHIBITORY, inhibitorio (Der.) inhibitoria.

TO INHIVE (Ap.) enjambrar.

INITIAL (Tec.) inicial, incipiente (Tip.) iniciales (—S,) letras iniciales de un nombre.

— COST (Com.) gastos primeros o iniciales, gastos de instalación.

— INTENSITY OF EMITTED WAVES (Tel. In.) intensidad inicial de las ondas emitidas.

— POSITION (Elect., Mec.) posición inicial.

— STATE (Elect., Mec., Quím.) estado inicial.

— TEMPERATURE, temperatura inicial.

— VELOCITY (Mec., Elect., Art.) velocidad inicial.

— VOLTAGE (Elect.) tensión inicial.

INITIATIVE (Polít.) iniciativa ‖ derecho de iniciar.

TO INJECT, inyectar (Mader.) inyectar, impregnar.

INJECTION, inyección (Mv.) (CONDENSING JET,) inyección (Med.) inyección.

— COCK (Mv.) llave de inyección.

— HANDLE or LEVER (Mv.) palanca de inyección.

— WITH OIL OF CAMPHOR (Med.) inyección de aceite alcanforado.

— PIPE (Mv.) tubo de inyección.

— SLIDE-BOX (Mv.) corredera de inyección.

— — VALVE (Mv.) válvula de inyección.

— SYRINGE (Mv., Vm.) jeringa de inyección.

INJECTOR (Vm.) inyector (Mv.) inyector.

BOILER — inyector para caldera.

CONDENSING — (Mv.) inyector para el condensador.

LOCOMOTIVE —, inyector para locomotora.

TO INJURE, s. TO ADULTERATE.

INJURY (Com., Jur.) perjuicio, daño.

INK (Com.) tinta.

TO — (Dib., Grab.) entintar, dar tinta (Tip.) entintar, dar tinta (Tint.) teñir.

— — THE FORM or TYPE, TO DISTRIBUTE THE INK (Tip.) entintar la forma.

— BLOCK, STAGE (Tip.) mármol, mesa de batir la tinta.

— or TABLE (Tip.) tintero.

— BOTTLE, botella de tinta.

— ERASER, borrador de tinta (Quím.) ácido borrador de tinta.

— GLASS, tintero de vidrio.

— HOLDER, escribanía.

— HORN, tintero portátil o de bolsillo.

— POWDER, polvos para tinta.

— ROLLER, INKING-ROLLER, COMPOSITION-ROLLER (Tip.) rodillo.

— STAND, tintero (HYDRAULIC —,) tintero de bomba.

— THROUGH, tintero.

— WRITTER, v. INKER (Tel.)

LITOGRAPHIC —, tinta litográfica.

PRINTING — FOR LITOGRAPHY, tinta de imprenta.

TRANSCRIBING — (Lit.) tinta de transportar.

INKER (Tip.) entintador (Tel.) (INK WRITTER,) receptor impresor de tinta, s. Morse INK WRITTER.

INKING (Tip.) entintamiento, entintado.

— BALL (Tip.) bala.

— CUP FOR TELEGRAPHIC APPARATUS (Tel.) platillo de tinta.

— THE FORM (Tip.) s. BEATING.

— PAD, almohadilla para entintar.

— ROLL (Tip.) ruló, rodillo de tinta.

— TABLE (Tip.) tintero.

— WHEEL (Tel.) marcador || rueda impresora.

— — SUPPORT (Tel.) soporte del rodillo.

INKLE, cinta de lana || hilo de lana para bordados de flores.

— WEAVER, pasamanero.

INKSTAND, HYDRAULIC —, tintero de bomba.

TO INLACE (Cost.) encordonar || adornar con galones, cordones, etc.

INLAID PIECES, embutidos, v. VENEERS.

— SCREW, tornillo embutido.

— WOOD WORK, mosaico de madera.

— WORK, MOSAIC (Eb.) incrustación, taracea, embutido.

— — (Joy.) embutido.

— —, INLAYING, MARQUETRY, v. CHECKER WORK, CABINET-WORK.

INLAND (Geo.) tierra adentro, interior de un país.

— NAVIGATION (Mar.) navegación interior.

— TELEGRAM (Tel.) telegrama para el interior.

— TRADE, HOME TRADE (Com.) comercio interior.

IN-LAW, en derecho, por afinidad.

INLAY, embutido, taracea, incrustación.

— TO —, chapear, enchapar || embutir, incrustar || taracear.

— — WITH ENAMEL-WORK (Joy.) nielar.

— — A FLOOR, entarimar.

— HAMMER (Eb.) mazo de embutir.

INLAYER (F. de juguetes) incrustador.

INLAYING WITH ENAMEL-WORK (Joyería) nielado.

— OF FLOORS, entarimado.

— SAW, BUHL —, PIERCING —, sierra de contornear o de embutir.

INLET (Mec.) s. ADMISSION, orificio de admisión o de entrada (Mar.) ensenada || abra, boca, canal entre islas, ancón (Bord.) entredós.

— BELL (Elect.) campana de entrada para conductores.

— BOX (Elect.) caja de paso.

— BUSH or TUBE (Elect.) cazoleta de paso.

— FUNNEL (Elect.) embudo de entrada || pipa de entrada.

INLET NECK (Elect.) tubo de introducción.

— PIPE (Mv.) tubo de entrada (Gas.) (GAS — —,) tubo de acceso del gas.

— SLUICE (Hid.) esclusa superior.

— TUBE, LEADING-IN BUSH (Elect.) v. — BUSH.

— VALVE (Mv.) válvula de admisión.

INMATE, inquilino.

INN, posada, fonda, mesón, "hotel".

— KEEPER, fondista, hostelero.

INNATE FORCE, VIS INERTIAE (Fís.) fuerza innata o de inercia.

INNAVIGABLE, innavegable.

INNER, interior.

— ARMATURE or COATING OF A Leyden JAR (Fís.) armadura interior de una botella de Leyden.

— CASING (Fund.) brasca || cubierta interior del cubilote.

— COATING (Sast.) forro interior.

— DIAMETER OF A BEARING (Mec.) diámetro interior del soporte, alisaje del soporte.

— — — IRON CORE (Fund., Elect.) diámetro interior del núcleo.

— END OF· COIL (Elect.) extremidad o cabo interior de un carrete.

— FASHION PIECE (Mar.) contra-aleta.

— FISH-PLATE or SPLICE-BAR (Fc.) brida interior.

— FORM (Tip.) tiro.

— GLOBE (Elect.) globo interior (para lámparas).

— HEARTH (Fund.) hogar.

— JAR (Elect.) vaso fijo (en la pila de Meidinger).

— LINE OF RAILS (Fc.) fila interior de rieles o carriles.

— LINING (Sast.) forro interior (Mec.) forro o revestimiento interior.

— or INTERNAL POLE (Elect.) polo (magnético) interior.

— POLE or RADIAL-COIL ARMATURE (Electricidad) inducido de polos interiores.

— PORT (Geo.) dársena, puerto interior.

— RAIL (Fc.) riel o rarril interior.

— REFLECTOR (Elect.: arcos,) reflector interior.

— ROAD (Mar.) rada de dentro.

— SIDE OF A WALL (Alb.) paramento interior.

— STAIRS (Arq.) escalera interior.

— STERN POST (Mar.) contracodaste interior.

— SURFACE, superficie interior.

— TRANSOM (Mar.) contrayugo.

— TYMPAN (Tip.) timpanillo.

— WATERWAYS (Mar.) contratrancaniles.

INNERS (Telef.) los dos resortes interiores del conmutador telefónico.

INNINGS (Ing.) tierras de reclamación (Geol.) terrenos de aluvión.

TO INOCULATE, INGRAFT (Hort.) injertar en escudete.

INOCULATION, inoculación.

INOLITE, RADIATED GYPSUM (Miner.) inolita.

INORGANIC BASE (Quím.) base inorgánica.

— CHEMISTRY (Quím.) química inorgánica.

INOSITE, inosita, (inosita inactiva).

INOXIDABLE (Quím.) inoxidable.

IMPHASE (Elect.) en fase, de la misma fase.

INPUT; (ENERGY ABSORBED,) potencia absorbida; (—, POWER REQUIRED,) fuerza necesaria; s. INTAKE.

TO INQUART (Quím., Meta.) incuartar, añadir plata al oro para copelarlo.

INQUARTATION, QUARTATION (Química, Meta.) incuartación.

INQUEST, investigación, averiguación.

INQUIRIES (Com.) investigaciones.

INROAD (Mil.) incursión.

INSALIFIABLE (Quím.) insalificable.

INSALUBRIOUS, insalubre.

INSATURABLE (Quím.) insaturable.

TO INSCRIBE, inscribir (Geom.) describir.

— — A CIRCLE, describir un círculo.

INSCRIBED FIGURE (Geom.) figura inscrita.

INSCRIPTION (B. A.) epígrafe, inscripción (Tip.) epígrafe, s. MOTTO, EPIGRAPH.

INSEAM, costura interior.

INSECT-PIN, alfiler para insectos.

— POWER (Farm.) polvos insecticidas.

— WAX, cera de China.

CONTAINING —S, (STONE) insectífero.

SWARM OF —S (Agric.) bandada de insectos.

INSECTICIDE, insecticida.

INSECTIVOROUS, insectívoro.

INSECURE, inseguro.

INSENSIBLE, insensible.

INSERT (Cinema.) intercalación || subtítulo (Tec.) inserción, introducción, etc.

TO INSERT, insertar, intercalar || encajar, meter (Tel.) intercalar.

— — or PUT IN THE ARMATURE (Elect.) meter el inducido (en la máquina).

— — THE CARBONS (Elect.) poner o colocar en su lugar los carbones.

— — FILAMENTS (Elect.) introducir los filamentos (en las lámparas).

— — A PLUG, INSERTING A PLUG (Elect.) inserción o introducción de una clavija (Telef.) introducción de la clavija (en el jack).

— — — SLEEPER or TIE (Fc.) introducir una traviesa o un durmiente.

— — BY SPINNING, mezclar hilando.

TO INSERT AN INTERMEDIATE STATION (Tel.) intercalar una estación intermediaria.

INSERTABLE TOOTH SAW, sierra de dientes movibles.

INSERTED BALLOONS (Quím.) serie de matraces conectados.

— JOINT, junta de enchufe.

INSERTING THE PIG (Fund.) fijación del lingote.

— — PLUG (Fund.) colocación del fondo del convertidor.

— — IN THE SUBSCRIBERS' JACK (Telefonía) introducción de la clavija en el jack o clavijero de los abonados.

INSERTION, inserción, intercalación (Cost.) (—S,) entredós (Tip.) inserción (Cinema.) v. INSERT.

— PIECE FOR FITTING (Elect.) soporte o pieza de inserción para cuerpo luminoso.

INSERTUM OPUS (Alb.) mampostería.

INSET, CAT-OFF (Enc.) rebajado.

INSHADED, sombreado.

INSHAVE (Ton.) cepillo convexo.

TO INSHIP (Mar.) estivar.

TO INSHRINE, meter en una urna, enurnar.

INSHORE (Mar.) cerca de la orilla.

INSIDE, interior (Sast.) forro.

— BEARINGS OF THE PADDLE SHAFT (Mecánica) chumaceras del costado del eje de las ruedas de paletas.

— CALLIPERS, compás de espesores || compás de capacidad.

— CHASER, — CHASING TOOL (Herr.) plantilla interior para roscar, peine para hembras.

— CUT (Carp.) de corte interior.

— CYLINDER (Mec.) cilindro interior.

— DIAMETER, diámetro interior.

— FRAME (Fc.) marco interior.

— GEAR (Mec.) engranaje interior.

— GIRDER (Fc.) viga interior.

— OF A LOCK (Cerr.) tripa de la cerradura.

— LOCKING (Fc.) enclavamiento de topes interiores.

— MEASUREMENT (Tec.) medida de dentro a dentro.

— OUT (Tec.) al revés.

— SCREW, FEMALE-SCREW, tuerca, hembra de tornillo, matriz.

— SHUTTER (Arq.) contraventana.

— OF STONES (Cant.) alma.

— TOOL, SIDE-TOOL (Torn.) gubia lateral o de costado.

INSIGNIA, insignias.

INSIPID (Quím.) insípido.

TO INSOLATE, secar al sol.

INSOLATION, insolación (Meteor.) insolación.

INSOLE (Zap.) plantilla || primera suela.

INSOLUBILITY (Quím.) insolubilidad.

INSOLUBLE, insoluble.
INSOLVABLE (Mat.) insoluble.
INSOLVENT (Com., Jur.) insolvente.
INSOLVENCY (Com., Jur.) insolvencia.
TO INSPECT, inspeccionar, examinar, registrar, revisar.
— — THE PROOF-SHEETS (Tip.) corregir las pruebas.
— — TUYERES (Fund.) revisar las toberas.
INSPECTION, inspección, reconocimiento, examen, registro.
— BOX (Fc.) registro, caja de visita (Elect.) caja de inspección.
— CAR (Fc.) carro de inspectores.
— HOLE (Elect., Ing., Min.) orificio de inspección.
— OF LINE (Fc.) recorrido de las secciones.
— PIT (Fc.) foso de trabajo.
— OF TICKETS (Fc.) revisión o recogida o cancelación de los boletos o billetes.
ACTUAL —, inspección ocular.
INSPECTOR, inspector (Min.) (BERGHMASTER, SURVEYOR OF MINES,) inspector de minas.
— OF MAINS (Elect.) inspector, encargado de la inspección de los conductores.
— — THE PLANT AND ROLLING-STOCK (Fc.) jefe de la planta y del material rodante.
— — ROAD (Fc.) jefe de sección.
— — WORKS, CLERK OF WORKS, jefe de construcción.
INSPIRATION, inspiración.
TO INSPIRE (Fisiol.) inspirar.
INSPIRATOR, inspirador.
TO INSPISSATE, espesar (Quím.) fijar.
INSPISSATION (Quím.) fijación (Tint.) espesamiento.
TO INSTAL (Elect., Mecánica) montar, s. TO ERECT, TO ASSEMBLE || (TO WIRE,) instalar.
— — A KILOWATT (Elect.) instalar el kilovatio.
INSTALLATION, instalación.
— CHANGE CONDUIT or TUBING (Elect.) colocación de tubos aisladores.
— — ELECTRIC LINES (Elect.) instalación de líneas eléctricas.
— or WIRING MATERIAL (Elect.) material de instalación.
— OF SAFETY APPLIANCES (Fc.) instalación de protección.
WORKS — (Elect.) instalación en una fábrica.
INSTALLING (Elect., Mec.) v. ASSEMBLING.
INSTALMENT (Com.) plazo (Tec., Mar.) instalación.
INSTANT (Com.) días corrientes || mes corriente o en curso.

INSTANTANEOUS FORCE (Mec.) fuerza instantánea.
— GENERATOR (Mv.) generador instantáneo.
— PHOTOGRAPHY (Fot.) instantánea.
TO INSTEEP, STEEP (Cer.) remojar.
INSTEP (Zap.) empeine.
— STRETCHER (Zap.) dilatador del empeine.
TO INSTIL, intilar.
INSTILLATION, INSTILLING, instilación.
TO INSTITUTE LEGAL PROCEEDINGS (Jur.) entablar demanda, iniciar pleito, valerse de medios legales.
INSTITUTION (Com., Jur.) institución.
— OF Electrical Engineers, b. Standards OF THE — — —.
— FOR INSTRUCTION RESPECTING THE MANAGEMENT OF FORESTS, escuela forestal.
INSTRUMENT (Tec., Mec., Elect.) (TOOL, APPLIANCE, IMPLEMENT,) instrumento (Com., Jur.) instrumento, documento.
— CASE, CASE, caja, caja de instrumentos o herramientas.
— COLUMN (Fc.) columna de instrumentos (de medida).
— AT END BLOCK STATION (Fc.) aparato de block extremo.
— ROOM (Tel.) sala de aparatos.
— WITH SPHERICAL POLES (Elect.) aparato de polos esféricos.
— or MEASURING TRANSFORMER (Elect.) transformador de medida.
— WALL BRACKET (Fc.) brazo mural o de pared para instrumentos.
— WIRE (Elect.) alambre para instrumentos.
INSTRUMENTALISM (Filos.) instrumentalismo.
INSUBMERSIVE, insumergible.
INSUFFICIENT COMMUTATION, b. UNDERCOMMUTATION.
— FORMATION (Elect., Quím.) formación insuficiente.
INSUFFLATION, SWELLING, insuflación.
INSUFFLATOR, insuflador.
INSULA (Arq.) manzana de casas.
INSULARY (Geo.) insular.
TO INSULATE (Elect.) aislar (Quím.) aislar (Arq.) poner columnas aisladas.
INSULATED COATING OF CONDENSER (Elect.) armadura aislada del condensador.
— COLUMN (Arq.) columna aislada.
— CONTACT, INSULATING STUD (Elect.) contacto aislado.
— JOINT (Fc.) brida de madera, juntura aislada.
— LOOSE KEY (Elect.) clavija aisladora.
— NIPPLE (Elect.) racorde aislador.
— PLIERS (Elect.) tenazas aislantes.

INSULATED RAIL (Fc.) carril o riel aislado.
— RETURN (Fc.) conductor de retorno aislado.
— SPRING, resorte aislado (Tel.) resorte aislado (en el telégrafo impresor).
— SWITCH RODS (Fc.) varillas aisladas para cambiavías.
— TERMINAL (Elect.) borna de conexión aislada.
— TURNBUCKLE (Elect.) tensor o templador aislado.
— WIRE (Elect.) hilo o alambre aislado.
INSULATING BASE (Elect.) capa aislante.
— BOLT (Elect.) tornillo con aislamiento prensado.
— BUSH (Elect.) manguito aislador.
— CLAMP (Elect.) presilla.
— — WITH WALL SCREW (Elect.) collar aislador con pasador.
— CLOTCH (Elect.) tela aisladora.
— COEFFICIENT (Elect.) coeficiente de aislamiento.
— or NON-CONDUCTIVE COVER (Elect.) envoltura no conductora.
— COVERING (Elect.) envuelta aislante.
— DISC (Elect.) disco aislador.
— FABRIC (Elect.) tejido aislante.
— GLOVES (Elect.) guantes de goma.
— LAYER (Elect.) capa aisladora.
— LIQUID (Elect.) líquido aislante.
— MAT (Elect.) base aislante.
— MATERIAL (Elect.) material o substancia aislante.
— PAINT (Elect.) pintura aislante.
— PAPER (Elect.) papel aislador.
— PARTITION (Elect.) tabique aislante.
— PLATE (Elect.) placa aisladora.
— POWER (Fís.) poder aislador.
— PROPERTY (Fís.) propiedad aislante.
— RING (Elect.) anillo aislante.
— SHOES (Elect.) zapatos o chanclos de goma o de hule.
— STAND or STOOL (Elect., Tel.) aislador, taburete aislante.
— SUBSTANCE or COMPOUND (Elect.) pasta o masa o substancia aislante.
— SUPPORT FOR HEATING UNITS (Elect.) base aislante para elementos de caldeo.
— SUSPENSION DEVICE (Elect.) disposición de suspensión aislante.
— TAPE (Elect.) cinta aislante.
— THROUGH (Elect.) conducto aislante.
— TUBE (Elect.) tubo aislante.
— VARNISH (Elect.) barniz aislante.
— WEDGE (Elect.) chaveta aislante.
INSULATION (Elect.) aislamiento.
— OF THE ANTENNA (Tel. In.) aislamiento (de la suspensión) de la antena.

INSULATION BETWEEN END OF RAILS (Fc.) pieza intermedia de junta.
— OF CONDUCTOR, WIRE — (Elect.) aislamiento de los conductores.
— CURRENT (Elect.) corriente de aislamiento.
— MEASURING RANGE (Elect.) alcance o amplitud de la medida de aislamiento.
— MEASURING RANGE (Elect.) alcance o amplitud de la medida de aislamiento.
— RESISTANCE (Elect.) resistencia de aislamiento.
— TEST (Elect.) ensayo o prueba de aislamiento.
— TEST (Elect.) ensayo o prueba de aislamiento.
— — CONNECTION (Elect.) acoplamiento para la medida del aislamiento.
— TESTER (Elect.) verificador de aislamiento, aparato de ensayar el aislamiento.
— TESTING INSTRUMENT (Elect.) galvanoscopio para probar líneas o canalizaciones.
— OF THE THIRD RAIL (Fc.) aislamiento del riel o carril conductor.
— VALUE (Elect.) capacidad aisladora, poder aislador.
INSULATOR (Elect.) (NON-CONDUCTOR,) cuerpo no conductor, dieléctrico || aislador || envoltura aisladora.
— WITH AUTOMATIC FIXING DEVICE (Elect.) aislador con sujeción automática del alambre.
— BRACKET (Elect.) soporte de aislador || porta-aislador, soporte.
— — WITH WOOD SCREW THREAD (Elect.) soporte con tornillo de rosca de madera.
— CLAMP (Elect.) borna de barra colectora.
— FOR CROSSINGS (Elect.) polea aisladora de cruce.
— FOR FEEBLE CURRENTS (Elect.) aislador para corrientes de pequeña intensidad.
— GROOVE (Elect.) ranura del aislador.
— HOOK (Elect.) gancho aislador.
— OF A LIGHTNING CONDUCTOR (Elect.) aislador de pararrayos.
— FOR MESSENGER CABLE (Elect.) aislador de cable de suspensión.
— PIN (Elect.) estaca (de aislador).
— FOR POWER CURRENTS (Elect.) aislador para corrientes de gran intensidad.
— WITH SAFETY FUSE (Elect.) aislador con cortacircuito.
TELEGRAPH — (Tel.) aislador telgeráfico.
TELEPHONE — (Telef.) aislador telefónico.
TREE — (Elect.) aislador para árbol.
INSULIN (Fisiol. y Quím.) insulina.
INSURABLE (Com.) asegurable.
INSURABILITY (Com.) asegurabilidad.

INSURANCE (Com.) seguro, aseguración || premio del seguro (Jur.) contrato de seguro; v. INSURE.

TO — (AGAINST....) (Com.) asegurar (contra...) v. TO INSURE.

— — ALL RISKS (Com.) asegurar contra todos los riesgos.

— a/c. (Com.) cuenta de seguro.

— AGAINST RESPONSABILITY (Com.) seguro contra la responsabilidad.

— BROKER (Com.) corredor de seguros.

— COMPANY (Com.) compañía de seguros.

— DURING TRANSPORT (Com.) seguro de transporte.

— LETTER (Com.) carta-aviso de seguro.

— POLICY (Com.) póliza de seguro.

— PREMIUM (Com.) prima de seguro.

ACCIDENT — (Com.) seguro contra accidentes.

FIRE — (Com.) seguro contra incendio.

LIFE — (Com.) seguro sobre la vida.

MARINE — (Com.) seguro marítimo.

MUTUAL — (Com.) seguro mutuo o recíproco.

RE — (Com.) reaseguro.

TO INSURE (Com.) asegurar, v. comp. TO INSURANCE.

— — AGAINST FIRE (Com.) asegurar contra incendio.

— — — THEFT (PILFERAGE) (Com.) asegurar contra robo.

— — OUT AND HOME (Com.) asegurar de ida y vuelta.

— — WITH X% IMAGINARY PROFIT (ADVANCE) (Com.) asegurar con un beneficio imaginario de X%.

INSURED (Com.) asegurado.

INSURER (Com.) asegurador.

INSWEPT (Autom.) estrechado en la parte posterior.

INTAGLIO (Lapid.) entalle, piedra grabada en hueco.

INTAKE, acceso de aire || orificio de entrada o acceso de agua (Can.) rigola, canal de alimentación (Min. de carbón) aereación.

— or SUCTION VALVE (Vm.) válvula de aspiración o de admisión.

INTAMAHACA GUM BALSAMIC RESIN (Comercio) resina de tacamara.

INTEGER (Mat.) íntegro, entero.

INTEGRAL (Mat.) integral.

— CALCULUS (Mat.) cálculo integral.

— PARTICLE (Quím.) molécula integrante.

— SIGN (Mat.) signo de la integral.

INTEGRANT, integrante.

INTEGRATING DEVICE (Elect.) disposición para la integración.

— METER (Elect.) contador integrador.

TO INTEGRATE (Mat., Quím.) integrar.

INTEGRATION, integración, reintegración.

— CONSTANT (Mat.) constante de integración.

GRAPHICAL —, integración gráfica.

INTEGRATOR (Elect.) integrador.

INTEGRITY (Com.) integridad.

INTELLIGENCE (Com.) acuerdo, inteligencia || conocimiento, aviso.

— QUOTIENT, I. Q. (Psicol.) cociente intelectual.

— TEST (Psicol.) prueba mental.

INTENDANT, intendente (Min.) (SURVEYOR, DIRECTOR OF MINES,) director.

INTENSE, intenso.

— BLUE (Tint.) índigo soluble.

TO INTENSIFY, intensificar.

INTENSITY (Fís.) intensidad (Elect.) intensidad de la corriente.

— OF FIELD, intensidad del campo magnético.

— OF MAGNETISATION, SPECIFIC MAGNETIC MOMENT, momento magnético específico.

— — RETENTION OF IONS (Quím.) intensidad de retención de los iones.

— — TENSILE STRESS, TENSION (Fund.) intensidad o coeficiente de tracción.

— — TORSIONAL STRESS (Fund.) intensidad de torsión.

— VALUE (Fund.) magnitud de la intensidad.

INTER- (en Comp.) inter, entre.

TO INTER, sepultar en tierra, enterrar.

— AIR-SPACE, v. AIR-GAP (Elect.).

— or REVERSING POLE (Elect.) polo auxiliar.

INTERACT (Teat.) entreacto.

INTERACTION, acción intermedia.

INTERAXIS (Mec.) entreeje.

INTERBOROUGH (SPEC. A RAILROAD,) interurbano.

INTERCALATE, intercalar.

INTERCALATION, intercalación.

TO INTERCEPT (Fís.) interceptar (Mil.) interceptar (Tel.) interceptar.

TO INTERCHAIN, encadenar, entrelazar.

INTERCHANGE (Com.) cambio, permuta, trueque (Mec.) alternación, sucesión alternativa.

TO — (Comercio) cambiar, permutar, trocar (Mec.) alternar.

— — THE CONNECTIONS (Elect.) permutar las conexiones.

— OF HEAT (Fís., Elect.) cambio de calor.

— — MECHANICAL POWER (Mec.) cambio de fuerzas mecánicas.

INTERCHANGEABLE, permutable, cambiable || sucesivo, recíproco (Fc.) de libre circulación.

— BRAKE CHEEK or BLOCK (Vm.) collar o mordaza reemplazable.

INTERCHANGEABLE CARTRIDGE FUSE tapón fusible substituíble o cambiable.

— CHOKE TUBE (Vm.) tubo de aire cambiable.

— GLIDING PLATE or PAN (Fc.) placa de deslizamiento cambiable.

— PARTS (Mec.) órganos o piezas o partes reemplazables.

INTERCOLUMNATION (Arq.) intercolumnio.

AREOSTYLE — (Arq.) intercolumnio areóstilo.

DIASTYLE — (Arq.) intercolumnio diástilo.

EUSTYLE — (Arq.) intercolumnio éustilo.

PYCNOSTYLE — (Arq.) intercolumnio picnóstilo.

SYSTYLE — (Arq.) intercolumnio sístilo.

INTERCOMMUNICATION PLUG-SWITCH-BOARD (Telef.) conmutador de líneas con clavijas.

— SWITCH (Telef.) selector de líneas.

— IN TRAINS (Fc.) paso común entre los vagones.

INTERCOOLER, AIR INTERCOOLER, enfriador intermedio para aire comprimido.

INTERCOURSE (Com.) comercio, tráfico.

TO INTERCROSS (Tec.) cruzarse mutuamente.

INTERDENTAL (Arq.) espacio entre dos dentellones (Mec.) espacio entre los dientes de una rueda de engranaje.

INTERDICT (Der.) interdicto.

INTERDICTION, interdicción.

INTERDOTTED, entrepunteado.

INTEREST (Com.) interés, rédito, premio, lucro || parte.

INTEREST (THE —S,) (Com., Polít.) los intereses, (organizaciones comerciales e industriales poderosas, etc.).

— ACCOUNT (Com.) cuenta de intereses.

— BEARING-INVESTMENT (Com.) inversión que devenga intereses.

— FOR DELAY (Com.) intereses moratorios.

— TABLE (Com.) tabla de intereses.

— AT X% — (Com.) a X% (por ciento) de interés.

BACK — (Com.) intereses atrasados.

BALANCE OF — (Com.) saldo de intereses.

COMPOUND — (Com.) interés compuesto.

CONTROLLING — (Com.) mayoría, interés superior o de la mayoría.

LIFE —, ANNUITY (Com., Jur.) renta vitalicia.

PRINCIPAL AND — (Com.) capital e intereses.

USURIOUS — (Com., Jur.) intereses usurarios.

TO CALCULATE THE — (Com.) calcular los intereses.

TO GIVE AN — (Com.) interesar.

TO PLACE AT — (Com.) colocar a rédito o interés.

INTERFERENCE (Fís.) interferencia (Radio.) interferencias.

INTERFEROMETER (Fís.) interferómetro.

TO INTERFOLIATE, interfoliar.

INTERIOR, interior.

— BASE LINE (Art.) línea de fuegos (Fort.) cresta interior de un parapeto.

— FLANKING ANGLE (Fort.) ángulo interior de flanqueo.

— PLANET, planeta interior.

— POLE-DYNAMO (Elect.) dínamo de polo interior.

— SLOPE (Fort.) declive interior de un parapeto.

— or INTERNAL WIRING (Elect.) línea interior.

INTERJOIST, s. BAYS, espacio entre vigas.

TO INTERLACE, entrelazar.

INTERLACED-JOINT (Elect.) junta contrapeada.

INTERLACING, ASSEMBLING BY RINGS, encadenamiento, entrelazamiento.

— OF LINES, OVERLAPPING — — (Fc.) enlace de las vías.

TO INTERLARD (Coc.) mechar.

INTERLEAF, FLY-LEAF, hoja intercalada.

TO INTERLEAVE, INTERFOLIATE (Enc.) interfoliar.

INTERLINE (Tipografía) interlínea (Grab.) s. STROKE.

— TO —, interlinear, entrerrenglonar.

— NOTE (Tip.) entrerrenglonadura.

INTERLINEATION (Tip.) interlineación, entrerrenglonadura.

TO INTERLINK, eslabonar.

INTERLINKED or LINE CURRENT (Elect.) corriente de línea o de fases unidas.

— MULTIPHASE SYSTEM (Elect.) sistema polifásico de fases unidas entre sí.

— THREE-PHASE SYSTEM WITH FOUR WIRES (Elect.) sistema trifásico de cuatro conductores o de fases unidas entre sí.

— TWO-PHASE or THREE WIRE SYSTEM (Elect.) sistema bifásico de tres conductores.

— or LINE VOLTAGE (Elect.) tensión entre fases unidas.

INTERLINKING OF PHASES (Elect.) unión de fases.

— or NEUTRAL POINT (Elect.) punto de unión de las fases.

TO INTERLOCK (Tec.) cerrar (Fc.) cubrir la vía de una estación a otra.

INTERLOCKING DEVICE (Elect.) sistema de cierre.

— DIRECTORATES (Com.) directivas cerradas; (con los mismos miembros en sus directivas, aunque desempeñando diversas funciones).

INTERLOCKING FRAME or **MACHINE** (Fc.) aparato de maniobras para señales y agujas.

— **GEAR** (Fc.) registro de enclavamiento.

— **PLANT** (Fc.) instalación de enclavamiento.

— **OF SIGNAL** (Fc.) enclavamiento de la señal.

— **SWITCHS, SWITCH WORKED FROM SIGNAL** (Fc.) aguja combinada, (cambiavías conectados para secciones).

— (A) or **SIGNAL TOWER** (Fc.) puesto de maniobra elevado.

TO INTERLOPE (Com.) traficar sin licencia.

INTERLOPER (Com.) traficante sin licencia || contrabandista.

TO INTERLUCATE (Arb.) aclarar los árboles.

INTERMEDIATE (Tec. y Com.) intermedio, intermediario (Quím.) intermedio, producto intermedio.

— **BEARER** or **MEMBER** (Vm.) travesaño intermedio.

— **BLOCK INSTRUMENT** (Fc.) puesto intermedio o secundario de enclavamiento.

— — **STATION** (Fc.) estación intermedia de enclavamiento.

— **CABLE** (Elect.) cable intermedio.

— **COMPENSATOR** (Fc.) compensación intermedia (de la palanca compensadora).

— **CONTACT** (Elect.) contacto intermedio.

— **DEPOT** (Fc.) v. — **STATION** (Art.) depósito intermediario || repuesto de trinchera.

— **DISTRIBUTING BOARD** (Telef.) repartidor intermedio.

— **FRAME** (Tej.) banco de brocas intermediario.

— **FREQUENCY** (Radio.) frecuencia intermedia.

— **INSULATOR** (Fc.) aislador intermedio.

— **LAYER** (Elect., Mv.) capa intermedia.

— **LOCKING** (Fc.) enclavamiento intermedio.

— — **DISC** (Fc.) disco de enclavamiento intermedio.

— **PANEL** (Elect.) panel intermedio.

— **PEG** (Fc.) piquete o jalón intermedio.

— **PLATE, ELASTIC** — — (Fc.) placa intermedia (elástica).

— **PORT** (Mar.) puerto de comunicación o escala.

— **POSITION** (Tec.) posición intermedia.

— **PRODUCT** (Quím.) producto intermedio.

— **RELAY** (Fc.) relevador intermedio.

— **RIB** (Arq.) braguetón, arco torcelete.

— **SHAFT** (Mv.) eje intermedio.

— **SLEEPER** or **TIE** (Fc.) traviesa o durmiente intermedio.

— **SPACE** (Fc.) entrevía.

— **STATION** (Telef.) oficina intermedia (Fc.) (or — **DEPOT** (A)) estación intermedia.

— **STEP** (Tec.) grado de regulación intermedio.

— **SWITCH** (Fc.) enlace con agujas intermedio.

INTERMEDIATE SWITCH BOX (Elect.) caja de interruptor intermedia.

— **WHEEL** (Mec.) rueda intermediaria.

INTERMEDIUM (Quím.) agente intermediario.

TO INTERMINGLE, entremezclar.

INTERMISSION, INTERMITTENCE, intermitencia.

INTERMITTENCE OF THE CURRENT (Elect.) intermitencia de la corriente.

INTERMITTENT, intermitente.

— **CONTACT** (Elect.) contacto intermitente.

— **DISCHARGE** (Elect.) descarga intermitente.

— **EARTH** (Elect.) contacto de tierra intermitente.

— **FOUNTAIN,** manantial o fuente intermitente.

— **GEAR** (Mec.) engranaje intermitente.

— **LIGHT,** luz intermitente.

— **RINGING CURRENT** (Telef.) corriente de llamada intermitente.

TO INTERMIX, entremezclar.

INTERMODILLION (Arq.) entremodillón.

INTERN, interno (Med., Pedag., Der.) interno, internado.

TO INTERN (Jur.: Derecho Internacional,) internar.

INTERNAL ANGLES (Geom.) ángulos internos.

— **CHARACTERISTIC** (Mat.) característica en vacío.

— **CIRCUIT** (Elect.) circuito interior.

— **COMBUSTION E N G I N E, COMBUSTION MOTOR,** motor de combustión.

— **CURRENT** (Elect.) corriente interna.

— **GEAR** (Mec.) engranaje interior.

— **MAGNETISATION,** imanación interior.

— **POLE,** b. en **INNER.**

— **POLE DYNAMO** or **GENERATOR** (Elect.) dínamo de polos interiores.

— **RESISTANCE** (Elect.) resistencia interior.

— **VALUE,** valor intrínseco.

— **WHEEL** (Mec.) rueda de engrane interior.

— or **INTERIOR WIRING** (Elect.) línea interior.

INTERNATIONAL, i n t e r n a c i o n a l || v. — **STOCKS.**

International (Tec.) Internacional (como la. Intern., etc.) || La Internacional (una canción) || (**SHORT FOR** — **STOCKS**).

INTERNATIONAL CODE (Radio.) código internacional.

INTERNATIONAL CODE OF SIGNALS (Mar.) código internacional de señales.

International COURT OF JUSTICE, Corte de Justicia Internacional.

INTERNATIONAL LAW (Jur.) ley o jurisprudencia o derecho internacional.

— **SETTLING OF ACCOUNTS** (Com.) liquidación de las cuentas internacionales.

INTERNATIONAL REPLY COUPON (Correos) cupón de respuesta internacional.

— STOCKS (Com.) valores internacionales.

— SIGNALS (Tel.) el telégrafo internacional.

— TREATY (Com., Jur.) tratado internacional.

INTERNATIONALISM (Com., Der.) internacionalismo.

INTEROCEANIC, interoceánico.

INTEROSSEOUS SAW (Cir.) segueta.

INTERPELLATE, interpelar.

INTERPELLATION, interpelación.

INTERPHONE, teléfono (eléctrico o automático) de intercomunicación.

INTERPLANE, (SPECIALLY OF AN AIRSHIP) entre planos, interalar.

TO INTERPOLATE (Mat.) interpolar.

INTERPOLATION (Mat.) interpolación.

TO INTERPOSE (Cinema.) interponer || sobreponer || intercalar || reemplazar gradualmente.

INTERROGATION (Tip.) interrogación.

TO INTERRUPT, interrumpir (Elect.) (TO BREAK,) interrumpir.

— — THE COURSE OF THE VEINS (Min.) interrumpir la marcha de las venas.

INTERRUPTED CONTINUOUS WAVES, v. CHOPPER (Radio.) ondas continuas interrumpidas.

INTERRUPTED CURRENT (Elect.) corriente interrumpida.

INTERRUPTER, CIRCUIT BREAKER, CUT-OUT (Elect.) interruptor (Tel.) (MAKE AND BREAK,) interruptor.

— WITH DRY CONTACT (Tel.) interruptor de contacto seco.

— FREQUENCY (Tel.) frecuencia del interruptor.

— TIP or POINT (Tel.) punta del interruptor.

INTERRUPTING or TREMBLER SPRING, resorte interruptor o de interrupción (de los timbres de corriente continua).

INTERRUPTION (Tec., Elect., Tel.) interrupción.

— OF WORKING, interrupción del servicio, interrupción en el servicio.

INTERSCHOLASTIC, interescolar.

TO INTERSECT (Geom.) interceptar (Min.) cortar.

INTERSECTED (Arq.) interceptado.

— COUNTRY, país accidentado.

— PATTERN (Tej.) encajuelados.

INTERSEPTION, (Fc.) crucero (Arq.) intersección de la nave || intersección de los ornamentos.

— POINT OF THE CROSSING (Fc.) punto matemático del corazón o rana.

— OF THE RAIL ENDS (Fc.) intersección de los extremos de los rieles o carriles.

INTERSOL (Arq.) entresuelo.

INTERSPACE (Arq.) espacio, intervalo (Elect.) v. AIR-GAP.

INTERSTELLAR (Ast.) intraestelar.

INTERSTICE (Arq.) modillón.

—, (SPACE,) intersticio.

— S OF THE GRATE (Fund.) espacio entre las barras de una parrilla.

INTERTEXTURE, entrelazamiento.

INTERTIE (Carpint.) s. RAFTER, TIE, RIB, CROSSBAR, traviesa, ligazón || virotillo (Min.) s. STAY (Carr.) escalera.

BINDING —, virotillo, llave, crucero de unión.

INTERTIGNIUM (Arq.) vano, espacio entre vigas.

INTERTROPICAL, intertropical.

INTERURBAN RAILWAY (Fc.) ferrocarril interurbano.

INTERVAL, intervalo (Arq.) s. CLEAR, SPACE, vano, luz, hueco (Min.) espacio, meseta.

— BETWEEN TWO TRAINS (Fc.) intervalo entre el paso de dos trenes.

— OF A BRIDGE (Pont.) tramo de un puente militar.

— — RETURN (Min.) meseta de vuelta.

SPACE — (Fc.) sucesión de los espacios o recorridos.

TIME — (Fc.) sucesión de los intervalos de tiempo.

TO INTERVENE (Com.) intervenir.

INTERVENER (Com. Jur.) interventor.

INTERVENING DITCH (Fort.) foso de separación.

INTERVENTION (Com., Jur.) intervención.

INTERVIEW, entrevista, conferencia, "interview".

TO INTERWEAVE, INTERTWIST, INTWINE, TWINE, entrelazar, entremezclar, tejer mezclando juntamente.

TO INTIMATE (Com., Jur.) intimar, notificar, requerir.

INTONATION (Pint.) entonación.

TO INTONE, entonar.

INTRAATOMIC (Fís., Quím.) intraatómico.

INTRACOASTAL, costeño || en aguas territoriales.

INTRA UTERINE SYRINGE (Cir.) jeringa intrauterina.

INTRADOS, SOFFIT (Arq.) intradós.

INTRAMURAL, intramuros.

TO INTRENCH (Fort.) atrincherar.

INTRENCHED CAMP (Mil.) campo atrincherado.

INTRENCHING TOOLS (Mil.) útiles de zapador o de trinchera.

INTRENCHMENT IN A DRY DITCH (Fort.) través en un foso.

INTRINSIC, intrínseco.

— EFFICIENCY (Tec.) efecto intrínseco.

— VALUE (Com.) valor intrínseco.

INTROCESSION, depresión hacia el interior.

TO INTRODUCE, introducir.

— — THE BLAST, BLOW THE BELLOWS (Herr., Fund.) soplar, hacer obrar los fuelles.

INTRODUCTION (Mv.) (INDUCTION,) introducción (Tip.) introducción.

LETTER OF — (Com.) carta de presentación.

INTROVERT (Psicol.) introvertido.

TO — (Psicol.) introverter.

INTROVERTION, introversión.

TO INTRUST (Com.) confiar, encargar.

TO INTWINE, v. TO INTERWEAVE.

TO INUNDATE, inundar, anegar.

TO INURE, v. TO ACCLIMATISE.

INUSTION (Fís.) ustión.

INUTILITY, inutilidad.

IN VACUO (Fís.) en el vacío.

TO INVADE, invadir.

INVAGINATORIUM (Cir.) ducha vaginal.

INVALID, inválido, enfermo, inutilizado.

— CHAIR, sillón para inválidos.

TO INVALIDATE (Com., Jur.) invalidar, anular, cancelar.

INVALIDATION, cancelación, anulación.

INVALUABLE, inapreciable, inestimable.

INVAR, AN ALLOY OF NICKEL AND STEEL, invar.

INVARIANT (Mate.) invariante.

INVENTION-HORN, cuerno de caza.

INVENTORY (Cont.) inventario (Jur.) inventario.

— BOOK (Cont.) libro de inventarios.

INVERSE, inverso.

— CURRENTS (Elect.) corrientes inversas o de sentido opuesto.

— PROPORTION, proporción inversa.

— RATIO (Mat.) razón inversa.

— REFLEX (Radio.) reflejo inverso.

IN THE — RATIO, en razón inversa.

LAW OF THE — SQUARES, ley de los cuadrados inversos.

INVERSING LEVER (Tel.) palanca de inversión.

INVERSION, inversión (Quím.) inversión (Electricidad) inversión (Psiconal.) inversión, homoerotismo, inversión sexual ‖ inversión, (del afecto o pensamiento, como en los sueños).

THERMO-ELECTRIC —, inversión termoeléctrica.

INVERT (Hid. s. FLOOR, zampeado (—S,) trozos para drenaje (Psicol.) invertido.

TO —, invertir.

— OF TUNNEL (Fc.) bóveda invertida de un túnel.

INVERTED ARC LAMP (Elect.) arco invertido.

— — — FOR DIFFUSED LIGHT (Elect.) arco invertido para luz difusa.

INVERTED ARCH (Arq.) arco invertido.

— COMMAS, QUOTATION MARKS, (Tip.) comillas.

— FLIGHT (Aeron.) vuelo invertido.

— ORDER (Tec.) orden inverso o invertido.

— TRUSS (Arq.) canecillo transtornado.

TO INVEST (Com.) invertir, colocar (Mil.) sitiar, bloquear, cercar.

— — MONEY (Com.) colocar dinero.

INVESTED CAPITAL (Com.) capital invertido, fondo.

TO INVESTIGATE, investigar, indagar.

INVESTING CORP (Fort.) cuerpo de investidura de una plaza.

INVESTMENT (Com.) inversión, colocación de dinero (Mil.) sitio.

INVITRIFIABLE (Quím.) invitrificable, no vitrificable (Fís.) invitrificable.

INVOICE (Com.) factura.

TO — (Com.) facturar.

— BOOK (Com.) libro de facturas.

— FORMS (Com., Tip.) modelos o formularios de facturas.

AS PER — (Com.) según factura.

CONSIGNMENT — (Com.) factura de consignación.

CONSULAR — (Com.) factura consular.

COPY OF — (Com.) copia de una factura.

DUPLICATE (or TRIPLICATE, etc.) — (Comercio) duplicado (o triplicado) de una factura.

ORIGINAL OF — (Com.) original de la factura, factura original.

PRESS COPY OF — (Com.) copia de prensa de una factura.

PROFORMA — (Com.) factura simulada.

TO MAKE OUT AN — (Com.) dar o extender una factura.

TO LEGALISE AN — (Com.) (hacer) legalizar una factura.

TO PREPARE A CONSULAR — (Com.) extender (o sacar) una factura consular.

INVOLUTE (Geom.) involuta, evolvente.

— OF THE CATENARY, evolvente de la catenaria.

INVOLUTION (Mat.) involución (Med.) involución, involución senil (Fisiol.) involución.

TO INVOLVE (Mat.) envolver, elevar a una potencia.

TO INWALL, amurallar, murar, emparedar.

INWARD, interno, interior.

— BOUND TRACK (Fc.) vía de entrada.

— DISCHARGE WATER WHEEL (Hid.) rueda de descarga interior.

INWARDS, hacia el interior, hacia adentro.

— ENTRY — (Mar., Com.) declaración de entrada.

TO INWEAVE, entretejer.

TO INWHEEL, cercar, circundar, circunvalar.

TO INWRAP, envolver.

TO INWREATHE, rodear, cercar.

INWROUGHT WITH..., tejido con...

IOD (Quím.) iodo.

IODAL (Quím.) iodal.

IODAMIDE (Quím.) iodoamida.

IODATE (Quím.) iodato.

IODEOSIN, ERYTHROSIN (Tint.) eritrosina, yodoeosinas.

IODIC (Quím.) iódico.

— **ACID** (Quím.) ácido iódico.

IODIDE (Quím.) ioduro.

BASIC — (Quím.) oxiioduro.

IODINE (Quím.) iodo || iodina.

— **SCARLET** (Quím.) ioduro de mercurio.

— **YELLOW** (Quím.) ioduro de plomo.

TO IODIZE (Quím.) iodurar.

IODOFORM (Quím.) iodoformo.

— **GAUZE,** gasa iodoformada.

IODOHYDRIC ACID (Quím.) ácido iodídrico.

IODONITRIC ACID (Quím.) iodonítrico.

IODOUS ACID (Quím.) ácido iodoso.

IODURET (Quím.) ioduro.

IODYTE (Quím.) ioduro de plata.

IOLITE (Miner.) iolita.

ION (Quím., Elect.) ión.

—**S** (Elect.) iones.

IONIC (Arq.) jónico.

— **ORDER** (Arq.) orden jónico.

IONIZATION (Quím.) ionización.

— **CURRENT** (Fís.) corriente de ionización.

IPECACUAN, IPECACUANHA (Bot.) ipeca-cuana.

IPOMEA (Bot.) ipomea.

I. Q., or **IQ.,** v. **INTELLIGENCE QUOTIENT.**

Ireland FURNACE (Fund.) cubilote Ireland.

IRIDATION (Fís.) iridación.

IRIDECTOME (Cir.) iridectomo.

IRIDESCENSE, s. **CHATOYMENT,** iridiscencia.

IRIDIOSCOPE (Cir.) iridoscopio.

IRIDIUM (Quím.) iridio.

NATIVE —, v. **IRIDOSMINE.**

IRIDOSMINE, OSMIUM IRIDIUM, NATIVE IRIDIUM, IRIDOSMIUM, OSMIDE OF IRIDIUM, NEW-JANSKITE (Min.) iridios-mina, osmiuro de iridio.

IRIS (Ast.) arco-iris (Quím.) irisación (Opt.) iris.

— **DIAPHRAGM** (Radiosc. Mic.) diafragma iris, irisdiafragma.

— **GREEN,** verde irisado.

TO IRISATE, cromatizar (Joyería, orfebrería) irisar.

IRISATED, IRIDESCENT, IRISED, irisado, iridiscente.

IRISATION, irisación.

IRISCOPE, iriscopio.

Irish-STEW (Culin.) "ragout" irlandés.

IRON (Quím., Meta.) hierro (Tec.) herramien-ta de hierro || (—S,) esposas, cadenas, gri-llos (Com.) plancha (ELECTRIC —,) plan-cha eléctrica.

· **TO** —, cubrir de hierro (Sast.) planchar.

— **ALLOY** (Quím.) aleación de hierro.

— **ALUM, FEATHER** —, **(HALOTRICHITE)** (Quím.) acef, alumbre de pluma, sulfato de hierro y alúmina.

— **ARMOR FOR CORNERS** (Ing.) cantonera de hierro.

— **ARMOURED CABLE** (Elect.) cable con ar-madura de hierro.

— — **CONDUIT** (Elect.) tubo aislante con ar-madura de hierro.

— **ASSAYING** (Meta.) dosimacia del hierro.

— **AXE, BROAD** — — (Min.) hacha grande de hierro.

— **BACK FOR CHIMNEYS,** guardafuegos, plan-cha de chimenea.

— **BALL** (Fund.) hierro pudelado o afinado (Mil.) bala de hierro.

— **BALLAST** (Mar.) lastre de hierro.

— **BAND** or **STRAP** (Const.) faja de hierro (Hoj.) fleje de hierro.

— **BAR** (Fund.) barra de hierro || hierro de llanta (Rel.) s. PILLAR.

— —**S** (Cerr.) s. ARMATURE.

— **BATH** (Fund.) baño de hierro.

— **BED PLATE** (Fc., Ing.) placa de asiento o de cimentación.

— **BINDING WIRE** (Elect.) alambre de hierro de atar.

— **BLOCKS, BEAR, SOW** (Fund.) lobo.

— **BLOOM** (Fund.) lupia, goa.

— **BOLT,** perno de hierro, cabilla de hierro.

— **BOND** or **JOINING,** pieza de conexión de hierro.

— **BORINGS** (Fund.) virutas de hierro, lima-duras de hierro.

— **BOTTOMS** (Meta.) solera de horno de pu-delar.

— **BOUND, BOUND WITH** —, guarnecido de hierro, herrado, con herrajes.

— — **COST** (Top.) costa cortada a pico.

— **BRAKE** (Mar.) guimbalete.

— **BRACES** (Ing.) vientos de hierro (Arq.) an-cladura.

— **BRIDGE,** puente de hierro.

— **BUILT,** — **FRAMED,** construído en hierro.

— **CAP** (Elect.) caperuza de hierro.

— **CARBIDE** (Quím.) carburo de hierro.

— **CARRIAGE** (Art.) cureña de chapa de hie-rro.

— **CASED,** blindado de hierro, con coraza de hierro; v. — CLAD.

IRON CASTINGS or FOUNDRY (Meta.) fundición de hierro colado.

— CELL (Elect.) pila de hierro.

— CEMENT or GLUE (Fund.) cemento o mastic para el hierro.

— CHEST (Com.) caja de hierro.

— CINDER or SLAG or DROSS (Fund.) escorias de hierro.

— CLAD, blindado de hierro, con coraza de hierro.

— — DYNAMO (Elect.) dínamo blindada o con coraza.

— — POLE (Elect.) polo con envolvente de hierro.

— CLASP, abrazadera de hierro.

— CLAY (Miner.) arcilla ferruginosa || (CONGLOMERATED — —,) arcilla ferruginosa conglomerada; || (RED — —,) arcilla ferruginosa rojiza.

— CLAYEY-ROCK, roca arcilloferruginosa.

— CLIP or HOOK or STRING (Carp.) virola, faja de hierro.

— COATED, cubierto o revestido de hierro.

— COLOUR, — GREY, color de hierro, de color de hierro.

— CONSTANTAN COUPLE (Elect.) pila de hierro y constantán.

— CONSTRUCTION (Const.) construcción de hierro.

— CONTAINING OXYGEN, BURNT — (Fundición) hierro oxidado (Quím.) óxido de hierro.

— CORE (Fund.) núcleo de hierro (Electricidad: alambres,) núcleo de hierro.

— CRAMP (Carp.) chaveta, pieza de ligazón.

— —S (Tip.) grapones de hierro (Mec.) grapa.

— CROSS, s. RYND, RYNE.

— CROW (Alb.) s. CROW-BAR, pie de cabra de mortero.

— CYLINDER or ROLLER, cilindro de hierro.

— DOG, PELICAN, pulicán, pelícano.

— DOUBLE SLEEPER or TIE (Fc.) traviesa o durmiente doble de hierro.

— DOWEL (Elect.) taco de hierro.

— DRESSING (Fund.) laminado de hierro.

— DROSS, SCORIAE (Fundición) escorias del hierro.

— DUST (Fund.) polvo de hierro.

— ELECTRODE (Meta.) electrodo de hierro.

— FACED, forrado de hierro.

— FASTENING or STRENGTHENING (Ing.) anclaje, amarra de hierro || armadura.

— FILINGS, SWARF, — SAND (Fund.) limaduras o arenilla de hierro (Min., Miner.) v. — SAND.

— FILLER, masilla para hierro.

— FITTINGS or TOOLS, herramientas, hierros, útiles de hierro.

IRON FLINT, FERRUGINOUS QUARTZ (Miner.) cuarzo hialino ferruginoso.

— FOUNDATION (Fc.) soporte de las escuadras (de regulación o ajuste) por hierros en ángulo.

— FOUNDER (Fund.) fundidor de hierro.

— FOUNDRY (Fund.) fundición de hierro.

— FRAME or FRAMING, armadura de hierro (Tip.) (HOSE,) marco de la prensa.

— FROTH (Minería) (HEMATITE,) hematita (Fund.) (REFINED — — or DROSS,) espuma de hierro.

— FURNACE (Fund.) horno de fundición de hierro.

— GAGE (F. de agujas) (Herr.: estirado del hierro,) calibre.

— GARNET (Miner.) alamandina, g r a n a t e oriental.

— GLANCE or GLIMMER, MICA FERREA (Min.) hierro oligisto || (GRANULAR — —,) hierro oligisto granular.

— GLUE, v. — CEMENT.

— GRAINS or PARTICLES, partículas o granos de hierro.

— HOLDER, portaplanchas.

— HOOD or MANTLE (Elect.) envuelta de hierro.

— HOOP, fleje, || arco de hierro, v. — BAND (Mec.) (RING,) llanta de hierro, hierro-llanta..

— — DOWEL WITH PORCELAIN ROLLER (Elect.) taco de hierro con poleas de porcelana.

— HORSE (Mar.) batayola.

— IODURET, IODIDE OF — (Quím.) ioduro de hierro.

— JACK, s. COG-WHEEL.

— KNEE, escuadra de hierro.

— LIKE, IRONY, semejante al hierro.

— LIQUOR (Quím.) acetato de peróxido de hierro.

— LODE, LODE OF — ORE (Min.) veta de hierro.

— LOOPS or BLOOMS (Fund.) hierro en lupias, lupias.

— LOSSES (Elect.) pérdidas en el hierro.

— MANUFACTURE, MANUFACTURE OF —, fabricación de hierro.

— MASTER, FORGE-MASTER, forjador, maestro de fragua.

— MASTIC, soldadura de hierro.

— MAUL, (Mar.) bandarria.

— MILL or WORKS, — HAMMER, FORGE, forja.

— MINE or PIT (Min.) mina de hierro.

— MONGER, BRAZIER, ferretero, quincallero (Const.) cerrajero constructor.

— MONGERY, quincallería, cerrajería.

IRON MOULD, orín, herrumbre (Miner.) (FER-
RUGINOUS EARTH, MARTIAL EARTH,)
arena ferruginosa.
— MOULDED, herrumbroso.
— MOUNTING or WORK, — CLIP, FERREL,
herraje, guarnición de hierro.
— or CAST — MUFFLE (Fund.) mufla de
hierro o de fundición.
— NICKEL ACCUMULATOR, b. Edison-Jung-
ner ACCUMULATOR.
— — PYRITES, SULPHIDE OF — AND
NICKEL, piritas de hierro y níquel.
— OCHRE, OCHREOUS — ORE, ocre de hierro.
— ORE (Min.) mineral de hierro.
— —, ANALYSIS, ESTIMATION OF — —,
análisis de los minerales de hierro.
— — or OXIDE (Fund.) mineral para fundi-
ción maleable.
— — MINE (Min.) mina de hierro.
— — FROM THE SURFACE (Min.) mineral
de hierro de flor de tierra.
— PAINT, pintura para hierro.
— PARINGS, recortes de hierro.
— PIG (Fund.) lingote de hierro.
— PILLAR or COLUMN (Const.) pilar de
hierro.
— PIN, perno de hierro.
— PLATE, palastro, plancha de hierro batida
|| (— — or SHEET,) hoja de palastro.
— PLATED, blindado, acorazado de hierro.
— PLUG, tapón de hierro.
— Portland CEMENT, SLAG Portland CE-
MENT (Fund.) cemento de escoria de alto
horno.
— POT, THREE-LEGGED — — (Ton.) mar-
mita de fundición.
— PUDDLING (Meta.) pudelaje del hierro.
— PUTTY, — RUST CEMENT, masilla, ce-
mento de hierro, mastic de limaduras de
hierro.
— PYRITES, piritas de hierro || (en algunas
partes de S. A.,) bronce amarillo || (MAG-
NETIC — —,) piritas de hierro, magné-
tico || (ARSENICAL — —,) hierro arse-
nical, arseniosulfuro de hierro.
— RAIL WITH STEEL HEAD (Fc.) carril o
riel de hierro con cabeza de acero.
— RAKE (Cerv.) (OAR,) agitador (Fund.) es-
petón, hurgón.
— RECEIVER (Fund.) antecrisol.
— REFUSE, WASTE —, SCRAP —, hierro de
desecho.
— RIBBON, cinta de hierro.
— — CORE (Elect.) núcleo de cinta de hierro.
— RING, CRINGLE, anillo de hierro (Const.)
(FERRULE,) abrazadera (Carr.) buje.
— ROAD, RAIL-ROAD, vía férrea.
— ROD (Esc.) cincel de escultor (Vid.) caña

puntal (Herrería: laminador,) molinete ||
(STRAIGHTENING-ROD,) endere z a d o r,
hierro de enderezar (Mec.) vástago o va-
rilla de hierro.
— ROLLER, rodillo de hierro (Meta.) cilindro
laminador.
— ROOF (Arq.) cubierta o techo de palastro.
— RUBBER, caucho de hierro.
— RUST CEMENT, RUST CEMENT, v. —
GLUE, masilla o mastic de limaduras de
hierro.
— SADDLE (Fc.) silla de hierro.
— SAFE (Com.) caja fuerte de hierro.
— SALT, SULPHATE OF — (Quím.) sal de
peróxido de hierro.
— (Quím.) sal de hierro.
— SAND (Minería) (FERRUGINOUS SAND,
OCTAHEDRAL — ORE IN GRAINS,) mi-
neral de hierro arenoso, arena ferruginosa
(Pir.) (STEEL-DUST,) limaduras de hierro
(Miner.) (MAGNETIC — —,) arena ferru-
ginosa magnética || (TITANIC — —,) arena
ferruginosa titánica.
— SAND-STONE (Miner.) greda ferruginosa,
gres ferruginosa.
— SCALES, SCALES, HAMMER SLAGS, ba-
tiduras de hierro, escamas o pajuelas de
hierro.
— SECTIONS FOR BUILDING R O L L I N G
STOCK (Fund.) hierros perfilados para va-
gones de ferrocarriles.
— SEPARATION (Meta.) separación del hierro
— SHALE (Miner.) esquisto ferrífero.
— SHAVINGS, virutas de hierro.
— SHEET, hoja de hierro o de palastro.
— TESTER (Elect.) comprobador de plan-
chas de hierro.
— SHELL (Meta.) revestimiento de hierro ||
coraza o casco de hierro.
— SHIP, buque de hierro.
— SHOD, herrado, con herraje.
— SHOE, zapata de hierro.
— SHOT, s. CASTING SCRAP.
— SKID, rastra de hierro para calzar ruedas.
— SLEEPER or TIE (Fc.) traviesa o durmien-
te de hierro.
— SMITH, herrero, v. BLACK-SMITH.
— SOLDER, soldadura de hierro.
— SOLUTION, PROTOACETATE OF —, solu-
ción de hierro.
— SOW (Fund.) lingote de hierro.
— SPAR, SPARRY — (Fund.) mineral dulce
(Quím.) óxido de hierro carbonatado.
— SPARKLES, SCALES OF —, BATTITURE,
batiduras, o pajuelas o escamas de hierro.
— SPIKE or TRENAIL (Fc.) clavija de hierro
para cojinetes.
— SPINDLE (Art.) salero de saco de metralla.
— SPONGE, SPONGY —, hierro esponjoso.

IRON SQUARE, SQUARE —, escuadra de hierro, hierro en escuadra.

— STAIN or MOULD, herrumbre, orín, mancha de hierro.

— STANCHION (Mar.) candelero.

— STONE, SIDERITES (Miner.) siderita ‖ pedernal.

— — CHINA, porcelana tierna inglesa, cerámica fina y dura.

— STRAP, v. — BAND, fleje de hierro.

— STRING, v. — HOOP.

— TAMPION (Art.) salero de hierro.

— TEST (Meta.) ensayo del hierro.

— TESTING APPARATUS, aparato para ensayar el hierro.

— THREAD, hilo de hierro.

— TIE or CHAIN, tirante de hierro (Alb.) ligazón de hierro, tirante.

— TOOLS, útiles, herramientas, hierros.

— TRADE or MONGERY, comercio del hierro ‖ v. — FOUNDRY y — MONGERY, v. — MANUFACTURE.

— TUBBING (Min.) entibado de hierro.

— TYRE (Vm.) bandaje o llanta de hierro.

— — WITH BLOCKS or CHOKS (Vm.) llanta de hierro con garras o pasadores.

— — FOR SAND (Vm.) llanta de hierro para caminos arenosos.

— VARNISH, barniz para el hierro.

— VEIN, VEIN OF — ORE (Min.) veta o vena de hierro.

— WARE, — MONGERYHARD-WARE, ferretería, artículos de ferretería.

— —S, HARD-WARES, artículos de hierro: herramientas, útiles de hierro.

— WASHER, (Mec.) arandela de hierro.

— FROM WASHERY (Fund.) hierro procedente del lavado.

— WIRE, WIRE-THREAD, alambre de hierro ‖ (ANNEALED — —,) alambre de hierro templado.

— — SPIRAL, espira de alambre de hierro, alambre de hierro helicoidal.

— WOOD, SIDEROXYLON, HOPHORN BEAM, Diospyrus EBENUS, madera de hierro, palohacha.

— — TREE, SIDERODENDRON (Tint.) madera de hierro.

— WOOL, lana de hierro.

— WORK, herraje ‖ v. — TRADE ‖ (BINDING,) guarnición de hierro, bandaje de hierro (Alb.) s. CRAMPS (Herr.) (METAL-MILL, FORGE,) forja ‖ v. — CLIP.

— — BLACK, barniz para hierro.

— — OF THE RUDDER (Mar.) herraje del timón.

— —S, siderurgia, ferrería (Fund.) fundición de hierro ‖ manufactura de efectos de hierro, siderurgia.

IRON YELLOW, RUST-YELLOW (Tint.) amarillo de hierro o de herrumbre.

ACTIVE — (Elect.) hierro activo.

TO WORK — COLD (Herre.) adobar el hierro.

TO BURN — (Meta.) dar al hierro una calda pasada.

IRONED, revestido o forrado de hierro (Jur.) encadenado (Sast.) planchado.

IRONER, planchador.

IRONING BLANKET or CLOTH (Sast.) paño de planchar.

— BOARD (Sast.) mesa de planchar.

IRONSMITH, v. BLACKSMITH.

IRRATIONAL (Mat.) irracional, cantidad irracional.

— FRACTION (Mat.) fracción irracional.

IRRECOVERABLE, incobrable.

IRREDUCIBLE, (Mat.) irreducible (Química) irreducible.

IRREGULAR, irregular ‖ v. ASSYMETRICAL CURVE.

— ATTACK (Mil.) sitio acelerado de una plaza.

— RUNNING or WORKING, marcha irregular de una máquina.

IRREGULARITY, irregularidad.

IRRESOLUBLE (Quím.) insoluble.

IRREVERSIBLE CELL (Elect.) pila irreversible.

TO IRRIGATE (Agric.) irrigar, regar.

IRRIGATING BUSH (Cir.) cepillo irrigador (Carr.) escoba de ducha.

— PUMP, bomba de irrigación.

IRRIGATION (Hid.) irrigación (Agric.) irrigación, riego, regadío.

— AREA (Agric.) zona o área de irrigación (Fc.) zona de las lluvias y de las nieves.

— CANAL (Hid.) canal de irrigación o de riego.

— SLUICE (Agric.) boquilla, boquera.

— TRENCH, TRENCH FOR — (Agric.) caz, canal de riego.

RESERVOIR FOR — (Agric.) cajero.

IRRUPTION OF WATER (Min.) golpe de agua, invasión de las aguas.

ISABEY PAPER, papel marquilla.

ISAGON (Geom.) iságono.

ISALLOBAR (Meteor.) isalobara, línea isalobara.

ISALLOTHERM (Meteor.) isalotermo.

ISATIC ACID, ácido isático.

ISATINE (Quím.) isatina.

ISERINE, TITANIFEROUS IRON (Min.) iserina, hierro titanado.

ISINGLASS, CARLOCK, I C H T H O C O L L A, FISH-GLUE, colapiz, ictiocola, resma.

— IN BOOKS, colapiz en libretas.

— IN LEAVES, colapiz en hojas.

Bengal —, agar-agar, colapiz de Bengala.

LONG STAPLE —, colapiz en canelones grandes.

SHORT — —, colapiz en canelones pequeños.

ISIS, coral fino.

ISLAND (Geo.) isla.

—S or BODIES OF LANGERHANS, v. INSULIN (Med.) islas de Langerhans.

— PLATFORM (Fc.) andén intermedio o de entrevía.

— — AT JUNCTION (Fc.) andén en forma de cuña.

— STATION or DEPOT (A) (Fc.) estación islote.

— — — — WITH UP AND DOWN TRAFFIC AT EITHER SIDE OF PLATFORM (Fc.) estación islote con explotación de cuña.

— — — — TRAFFIC ON ONE SIDE AND DOWN TRAFFIC ON OTHER SIDE OF PLATFORM (Fc.) estación islote o con explotación de islote.

FLOATING — (Coc.) bocado de la Reina.

ISLE (Geo.) isla (Arq.) alas.

ISOAXLE, de eje igual.

ISOBAR (Quím.) con idéntico peso atómico y diferente número atómico (Meteor.) isobar (Geo.) isobárico.

ISOBARIC, isobárico.

ISOBAROMETRIC, isobarométrico.

ISOCHROM, isocroma.

ISOCHROMATIC, isocromático.

ISOCHRONAL, ISOCHRONOUS, isócrono.

ISOCHRONIC CURVE (Mec.) curva isócrona.

ISOCHRONISM, isocronismo, velocidad uniforme.

— OF THE VIBRATIONS (Fís.) sincronismo de las vibraciones.

ISODIAMETRIC (Crist.) isodiamétrico.

ISODYNAMIC, isodinámico.

— LINES (Mec.) líneas isodinámicas.

ISOEDRAL, isoédrico.

ISOEUGENEL (Quím.) isoeugenol.

ISOGONAL (Geom.) isogónico (Fís.) isogónico.

ISOGRAPHY, (Tec.) isografía.

ISOHEL (Meteor.) equisolar.

ISOHYDRIC (Quím.) isohídrico.

— SOLUTIONS (Quím.) disoluciones isohídricas o correspondientes.

ISOHYDRY OF ACID SOLUTIONS (Quím.) isohidria de las disoluciones ácidas.

ISOLABLE (Quím.) aislable.

ISOLAC PAPER (Elect.) papel aislante barnizado.

TO ISOLATE (Quím.) aislar (Elect.) aislar — —, (MICROBES.) (Bacter.) aislar.

ISOLATED (Arq.) aislado, separado (Química) aislado.

— DISTRIBUTION or SUPPLY, alimentación por instalaciones aisladas.

— MASS (Min.) partes abandonadas.

ISOLATED PLANT, instalación aislada (Elect.) instalación particular.

— SUPPORT (Fc.) dado, soporte aislado.

— WATER CRANE (Fc.) grúa de alimentación aislada o independiente.

ISOLATING TOOL (Elect., Tel.) taburete o banquillo aislador.

ISOLATION (Quím.) separación, aislamiento (Arq.) aislamiento (Bacter.) aislamiento.

ISOMERIC, ISOMEROUS (Quím.) cuerpo isomérico, isomérico.

ISOMERISM, isomerismo, alotropía.

ISOMETRICAL DRAWING, dibujo isométrico.

— PERSPECTIVE, perspectiva isométrica.

ISOMORPHISM (Quím.) isomorfismo.

ISOMORPHOUS (Quím.) isomorfo.

ISOPERIMETRICAL, isoperimétrico.

ISOPHANE, ISOPHENE (Biol.) isófano.

ISOSCELES (Geom.) isósceles.

ISOSTATICAL (Fís.) isoestática.

ISOTHERAL LINES, líneas isotéricas.

ISOTHERMAL, isotérmico.

— LINES (Meta.) líneas isotermas.

— REGION, v. STRATOSPHERE.

— ZONES (Geo.) zonas isotérmicas.

ISOTONIC (Acús.) isotónico.

ISOTOPE (Quím.) isotopos.

ISOTOPIC, isotópico, isótopo.

ISOTROPIC (Opt.) isotrópico.

— CONDUCTOR (Elect.) conductor isotrópico.

ISOTROPY (Fís.) isotropía.

ISSUABLE (Com.) emisible.

ISSUE (Tip.) s. EDITION (Com.) emisión ‖ resultado (Gan.) progenie, prole, descendencia (Tec.) salida, pasaje (Mv.) fuga de vapor, escape, emisión (Cir.) exutorio (Mec.) salida, orificio o agujero de salida, escape (Mil.) distribución, repartición ‖ resultado.

TO — (Com.) expedir, emitir (Mil.) distribuir, repartir (Tec.) escapar, salir (Mec.) salir, escapar (Jur.) expedir (Joy.) fulgurar, emitir rayos.

— — (DRAW) A CHEQUE (Com.) girar o emitir un cheque.

— — PAPER MONEY (Com.) emitir papel-moneda.

— — A SUMMONS (Jur.) notificar un emplazamiento.

— — — WRIT (Jur.) expedir un emplazamiento.

— OF NOTES (Com.) emisión de billetes de banco.

— PAPER (Cir.) papel de cauterio.

— PEAS, guisantes para cauterios.

BANK OF —, v. ISSUING BANK.

OVER — (Com.) emisión excesiva.

UNDER — (Com.) emisión muy limitada.

ISSUING (Com.) emisión.

— BANK (Com.) banco de emisión.

ISTHMUS (Geo.) istmo.

ITABIRIT, ITABIRITE (Min.) itaberita.

IXTACOLUMITE, FLEXIBLE QUARTZ, FLEXIBLE SANDSTONE (Min.) itacolumina, gres elástica o flexible.

ITACONIC ACID (Quím.) ácido piroconítico o itacónico.

ITALIAN PINK (Pint.) laca amarilla.

— IRON, hierro de rizar.

ITALIC LETTER or CHARACTER (Calig.) letra cursiva o itálica o bastardilla.

ITALICS, ITALIC TYPE (Tip.) bastardilla, cursiva.

ITEM (Com.) partida, artículo.

    TO CANCEL AN — (Cont.) borrar (anular) una partida.

    TO CAST OUT AN — (Cont.) sentar (marginar) una partida.

    TO ENTER AN — (Cont.) sentar una partida.

    TO TRANSFER AN — (Cont.) transferir una partida.

ITINERANT DEALER (Com.) mercader ambulante.

— MAP, carta-itinerario, mapa-itinerario.

ITINERARY, itinerario, ruta.

ITTRIUM (Quím.) itrio.

IVORIDE, marfil artificial.

IVORINE, ivorina.

IVORY, marfil ‖ de marfil ‖ ebúrneo.

— BLACK, BONE-BLACK, BURNT — (Pint.) negro de marfil.

— — (Tint.) negro de marfil.

IVORY COUNTERS (Jueg.) fichas de marfil.

— LIKE, ebúrneo.

— NUT, tagua, marfil vegetal, v. VEGETABLE —.

— PAPER, papel de marfil ‖ (Bristol PAPER,) papel Bristol.

— POLISHER, bruñidor de marfil.

— PORCELAIN, porcelana de marfil.

— RASPINGS or SHAVINGS or FILINGS, rasuras de marfil.

— TURNER or WORKER, tornero en marfil.

— TYPE (Fot.) marfilotipo.

    FICTICE —, marfil artificial.

    Muscovy —, marfil de Moscovia.

    PRIMER —, marfil sin manchas.

    VEGETABLE —, — NUT, CORUSCO-NUT, COROSSO, marfil vegetal, tagua.

IVY (Bot.) hiedra.

— BERRY (Bot.) baya de hiedra.

— COPPICE, plantío de hiedra.

— CROWNED or MANTLED (Jard.) coronado de hiedra.

— GUM or TEARS (Farm.) goma de hiedra.

— GROUND —, CAT'S FOOT, GILL, ALE-FOOT, hiedra terrestre o rastrera.

    TREE —, hiedra trepadora o enredadera.

IVYED, cubierto de hiedra.

I. W. W. v. INDUSTRIAL WORKERS OF THE WORLD.

IXOLITE (Miner.) ixiolito.

IXTLE, (American ALOE,) (del Mex.) ixtle, istle, fibra de agave.

IZARD (Caz.) gamuza de los Pirineos.

J

J, (JOULE) (Elect.) julio; (joule es el nombre del julio en la nomenclatura internacional) v. — METER y — SECOND.

— BRACKET (Elect.) soporte en (forma de) J.

— METER, (JOULE-METER) (Elect.) juliómetro.

— SECOND, (JOULE-SECOND) (Elect.) juliosegundo.

TO JAB (Pesc.) pescar con garfio.

Jablochkoff CANDLE (Electricidad) bujía de Jablochkoff.

JABORANDI (Bot.) jaborandi, pilocarpo; ("Pilocarpus").

JACARANDA WOOD, BLACK ROSE-WOOD, madera de jacaranda.

JACINTH (Bot.) v. HYACINTH (Miner.) v. ZIRCON (Joy.) jacinto.

JACK (Mec.) gato, cric, (Minería y Mec.) v. — SHAFT || cuña (Carp.) cárcel, prensa, barrilete, || cepo || burro, borriquete (Mar.) cruceta (Tej.) urdidera || conductor (juego de naipes) sota (Arm.) armadura, cota de malla (Rel.) escape de repetición (Coc.) asador mecánico (Herr.) cepillo mecánico (Tel.) conmutador de resorte (Fc.) gato || martinete, (Elect. y radio.) enchufe || jack, (Telef.) jack || conmutador || clavijero.

TO —, — DOWN STUFF, ROUGH-PLANE TIMBER (Carp.) desbastar la madera.

— ARCH (Alb.) bóveda de una sola capa de ladrillos.

— ASS (Gan.) asno, burro, caballería menor.

— BACK (Cerv.) la cuba grande.

— BAR, cremallera del gato o cric.

— BLOCK, motón de campana (Art.) caja del cric.

— BOOTS (Zap.) botas de montar, botas fuertes.

— IN THE BOX, polea, motón, v. — FRAME.

— CONNECTION CABLE (Telef.) cordón de unión de los jacks.

— CROSS TREE (Mar.) cruceta de hierro de los juanetes.

— FLAG (Mar.) pabellón del bauprés.

JACK FRAME, — IN THE BOX (Tej.) banco de brocas antiguo.

— HAND SCREW, sacatarugos.

— HEAD, columna alimentadora de agua.

— KNIFE (Telef.) interruptor de conmutador telefónico (Arm.) navaja sevillana.

— LADDER, escala de cuerda y madera.

— LAMP (Caz.) lámpara para el sombrero.

— LOCK (Cerr.) candado de barrilete.

— PANEL (Telef.) cuadro de jacks, panel.

— PIN (Mar.) cabilla.

— AND PINION PRESS (Tej.) prensa de cric.

— PLANE (Carp.) garlopa.

— PRESS, prensa de cric.

— RAFTER (Hid.) cabrío.

— RING, EYE-BOLT, cáncamo de ojo.

— SCREW (Mec.) cric, gato cornaquí.

— WITH SCREW AND BAR (Mec.) gato de palanca.

— SHAFT (A), INTERMEDIATE SHAFT (Mecánica.) árbol intermedio.

— SINKER (Tej.) abatidor.

— STAY (Mar.) nervio para estay y cangreja, (Aeron.) nervio.

— STOCK, v. — BLOCK (Art.).

— TIMBER (Carp.) brochales.

— TOWEL, tohalla continua o de cinta.

— TREE (Bot.) árbol del pan.

— WITH WHEEL AND RACK (Mec.) gato de cremallera y manubrio.

ANNUNCIATOR — (Telef.) jacks anunciadores.

BLACK — (Miner.) blenda, sulfuro de cinc (Min.) galería, mineral de plomo.

BOTTLE — (Mec.) cric de botella.

BRIDLE — (Tal.) garfio de enganchar riendas.

BUILDER'S — (Alb.) andamio de ventana.

CALLING — (Telef.) jack de señal de llamada.

CAR — (Fc.) gato, cric, levanta-vagones.

CARRIAGE or WAGON —, cabria de coche o carro, v. MOTOR CAR —.

CHAIN — (Mec.) gato de nuez.

HAND — (Mec.) cric de mano.

HATTERS —, carda.

HOISTING — (Mec.) gato ascensor.

LAZY — (A) (Fc.) compensador para varillas en línea recta.

LEVER — (Mec.) palanca de rueda dentada.

MOTOR CAR — (Vm.) gato para automóviles, levantacoches.

MULTIPLE — (Telec.) palanca o jack múltiple.

PEGGING — (Zap.) estaquillador.

PNEUMATIC — (Vm.) levantacoches neumático, gato neumático.

POOR — (Pesc.) bacalao, abadejo.

RACK — (Mec.) gato, cric.

RAIL —, v. TRACK —.

ROASTING — (Coc.) asador mecánico.

SHIP —, gato hidráulico.

SHOE — (Zap.) portahormas.

SMOKE — (Coc.) asador movido por humo.

SPINNNING — (Tej.) v. — FRAME.

SPRING — (Telef.) jack, clavijero.

SWING — (Fc.) gato de encarrilar.

TELESCOPIC — (Mec.) gato de gusanillo doble.

TRACK —, RAIL — (Fc.) jack levantavía, caballete para alzar la vía.

TRAVERSING — (Mec.) gato de tracción horizontal.

TRIPLE — (Telef.) jack triple.

TRUCK — (Carr.) palanca para carretones.

WARPING — (Tej.) separador de los hilos.

WINDLASS — (Mec.) gato de molinete.

JACKASS, TO — (A), hacer con la mano lo que se puede hacer con la máquina.

JACKED LEATHER, cuero hervido.

JACKET (Mec., Mv.) (CASING, CLEADING, CASE, ENVELOPE,) camisa, chaqueta, envoltura o cubierta ‖ (AIR-CASING FOR CHIMNEY,) revestimiento de la chimenea (Cost.) (JERKIN,) jubón, chaqueta (Art.) caja para hacer moldes de cañones ‖ chaqueta, camisa (de bala; de cuproníquel, etc.)

— FURNACE, horno cubierto.

— SHEET IRON, SHELL PLATE, chapa para el cuerpo cilíndrico o de caldera.

— or SHELL OF THE SILENCER (Vm.) envoltura del silencioso.

— WATER, agua condensada en los conductos.

BLUE — (Mar.) marinero.

CARDIGAN — (Sast.) chaleco con mangas.

BUFF —, coleto.

CYLINDER — (Mec.) chaqueta del cilindro.

CORK — (Mar.) salvavidas de corcho.

FLOAT CHAMBER — (Vm.) envoltura de la cámara del flotador.

HEARTH — (Fund.) blindaje del crisol.

HEATING — (Mv., Vm.) camisa de recalentamiento.

LEATHER — (Com.) cuera.

PEA —— (Mar.) chaquetón de abrigo.

STABLE — (Mil.) chaquetilla de cuadra.

STEAM — (Vb.) camisa de caldera.

WATER — (Mv., Gas.) camisa de agua de enfriamiento.

JACKETED MAGNET (Fís.) imán con revestimiento de hierro.

JACKING, MOTOR CAR — DEVICE (Vm.) disposición de levantar coches.

JACOBB LADDER (Mar.) escala de jarcia.

—'S STAFF, v. ALTIMETER ‖ bordón.

JACOBIN, A PIGEON, jacobino.

JACONET (T. A.) chaconá.

Jacquard LOOM (Tep.) telar Jacquard.

JADE (Min.) nefrita, jade.

JADE, HIP-STONE, HEMANITE (Miner.) jade, nefrita.

JADE, ANIMAL WORN OUT, rocín, caballo con mataduras.

JADED, caballo cansado.

JADITE, NEPHRITE, JADE (Miner.) jade, nefrita.

JAG, v. CUT, corte, muesca (Carp.) triscadura, diente de sierra (Herr.) arpón (Tec.) diente, endentación, melladura, mella (Agric.) pila de heno.

TO —, escoplear ‖ dentar o triscar una sierra, mellar, dentar.

— OUT, s. TO RUSTICATE.

— BOLT, perno arponado.

— SPIKE, espiga arponada.

JAGGENDNESS, mella, escotadura.

JAGGER (Carp.) (RIPPING-CHISEL,) grata (Coc.) rodaja.

— SPRING (Carr.) muelle de sopanda.

JAGGERY, azúcar de palmera.

JAGGING, NOTCHING, DENTICULATION, muesca, endentadura.

— BOARD (Min.) mesa de lavar.

— IRON (Coc.) rodaja.

JAGGY, JAGGED, dentado, mellado.

JAGUA (Bot.) yagua.

JAIL (Arq.) cárcel, prisión.

JAKES (Alb.) letrina, albañal.

JALAPINE (Quím.) jalapina.

JAM (Cost.) bata de niño (Min.) banco de piedra estanífera (Conf.) mermelada de frutas, compota, conserva (Radio.) interferencia ‖ señal ininteligible.

TO — (Radio.) interferir, causar interferencias ‖ hacer señales ininteligibles.

— DISH, compotera.

— NUT (Mec.) contratuerca.

— WELD, soldadura de tope.

Jamaica, Brasil WOOD, Pernambuco (Tint.) brasilete.

— PEPPER (Com.) pimienta de Jamaica.

JAMAICINE (Quím.) jamaicina.

JAMB (Const.) (POST,) pie derecho, jamba (Arq.) (ARCH-PILLAR, ARCH-WALL,) jamba, quicial, montante.

TO — (Mar.) encarcelar, estivar.

— — or SKID THE WHEELS (Vm.) echar el freno.

—, JAUMB OF A DOOR, quicial, batiente.

— DRESSING (Arq.) chambrana.

— OF A GLASS DOOR, mangueta.

— LINING (Carp.) guarnición de las jambas.

— POST (Carp.) cabezal, larguero.

— STONE (Const.) jamba de piedra.

JAMBAGE (Carp.) marco de puerta.

JAMBEAUX (Arm.) armadura para las piernas.

JAMBED ROPE (Mar.) cabo cautivo.

JAMBING OF THE INNER TUBE (Vm.) aplastamiento de la cubierta del neumático.

JAMESONITE (Min.) sulfuro de plomo y antimonio.

Jamin CANDLE (Elect.) bujía Jamin.

JAMING, COUNTRYMAN'S KNOT, nudo de leño.

JANAPANE, Sunn HEMP, cáñamo de Sunn.

Jandus ARC LAMP (Elect.) arco (voltaico) Jandus.

Janney CAR COUPLER (Fc.) enganche Janney.

JANNOCK (Pan.) pan de avena.

JANT. SMALL — or LINING (Mol.) tablillas de los álabes.

Janus CONNECTION (Telef.) acoplamiento Janus.

— INDICATOR SWITCHBOARD (Telef.) cuadro indicador Janus.

— — WITH LEVER SWITCHES (Telef.) cuadro indicador Janus de conmutadores de manivela.

JANUS CLOTH, género de dos caras.

— FACE, de dos caras.

JAPAN, charol, laca.

— EARTH, CASHOO (tintorería) catecú, v. CASHOO.

— INK, tinta japonesa.

— WARES, JAPANNED GOODS, objetos charolados.

BLACK —, charol negro.

JAPANESE BRONZE, bronce japonés.

— PAPER (Pap.) papel del Japón.

— SILK, seda del Japón.

— SUGAR, azúcar japonesa.

— WAX, cera del Japón.

JAPANNED, charolado, v. JAPAN WARES.

— LEATHER, cuero charolado.

JAPANNER, charolista.

JAPANNING (Pint.) laca, charolación.

JAPONIC ACID (Quím.) ácido japónico.

JAPONICA, TERRA —, v. CASHOO.

JAR (Alf.) ánfora || jarra, cántaro, botija, tinaja (Fís.) botella (Mec.) roce, || trepidación || chirrido.

TO —, rozar, ludir || vibrar || trepidar || chirriar.

— or EXCITING BATTERY (Elect.) batería de excitación o de botellas de Leyden.

— COOLER (Coc.) corchera.

— EXCITATION, CHARGING OF — (Elect.) excitación por botellas de Leyden.

— FOR HONEY (Alf.) pierna.

BELL — (Quím.) campana de cristal.

DRILL — (Poz.) sonda de percusión.

DRIP — (Mec.) zafra.

EARTHEN — (Alf.) tinaja, tinajón.

GLASS — (Quím.) probeta, campana.

GLAZED — WITH HANDLES (Alf.) terraza.

GRADUATED — (Fís.) botella graduada.

LARGE EARTHEN — (Alf.) botijón.

SMALL EARTHEN — (Alf.) botija, botijuela.

JARDINETT, (Mueb.) jardinera.

JARDINIERE, (Coc.) sopa a la jardinera.

JARGON, GREY HYACINTH, ZIRCON, JARGOON (Min.) circón.

JARRING, vibración || chirrido || roce.

JASMINE (Bot.) jazmín.

— OIL (Com.) aceite de jazmín.

JASP-AGATE, jaspe ágata.

— EDGE (Enc.) canto jaspeado.

— ONYX, jaspe-ónix.

— PORPHYRY, pórfido-jaspe.

JASPER, METALLIC QUARTZ, BLOODSTONE, jaspe.

— OPAL, ópalo jaspeado.

— WARE, porcelana de Wedgewood.

BLACK — (Miner.) piedra de Lidia, jaspe negro.

BLOOD COLOUR —, BLOOD-STONE (Mineralogía) sanguinaria.

EGYPTIAN —, EGYPTIAN PEBBLE, jaspe egipcio, jaspe veteado.

STRIPPED —, jaspe veteado.

VOLCANIC —, jaspe volcánico.

JASPERATED, MARBLED, jaspeado.

— LIKE, semejante al jaspe.

JASPERING, escayola.

JASPIDEAN, JOSPIDEOUS, de jaspe.

JATROPHIC ACID (Quím.) ácido jatrópico.

JAUME, v. UPRIGHT.

JAUNT, FELLOE, FELLY (Carr.) pina de rueda (Mol.) álabe de una rueda de molino.

JAVELIN (Arm.) jabalina, venablo, (especie de media caña).

JAW (Mec.) boca, quijada (Carp.) (—S) (VICE,) quijadas de tornillo de banco v. s. CHEEKS (Mar.) quijada de cangreja || cuerno de entena (Tec.) (— OF A TOOL,) quijadas.

JAW CHAIR (Fc.) cojinete de talón.
— **CHEEK** or **CLUTCH** (Vm., Mec.) embrague de mordaza.
— **CHUCK** (Torn.) mandril de quijadas.
— **OF A GAFF** (Mar.) boca de cangreja.
— — **THE GAUGE** (Mec.) boca o pico de calibre.
— **LEVER** (Vet.) distensor de la boca.
— **OPENING**, apertura de la prensa, (prensa de tornillo).
— **SOCKET, FALSE** —**S**, piezas adicionales de mordaza, mordientes (de tornillo).
— **OF SPANNER, OPENING OF WRENCH** (**A**), boca de la llave de tuercas.
— **TEMPLE, NIPPER** — —, (Tej.) temple de pinzas.
— **TOOLS**, herramientas con quijadas.
— **VICE** or **VISE, VICE, VISE**; tornillo de banco.
—**S** or **BITS OF THE VICE**, pezuña o boca del tornillo.
— **WEDGE** (Carr.) cuña del buje.
— **CYLINDER** — (Mv.) cuello del cilindro.
SPAN or **SIZE OF** —, abertura de la llave.
VICE —, suplementos de la mordaza de tornillo de banco.
JAZZ (Mús. y baile) jazz.
— **TO** —, bailar con jazz || hacer algo a la manera del jazz.
— **BAND** (Músic.) banda de jazz.
JEAN (T. A.) cutí, cotí, coquillo.
— **BACK, Genoa BACK**, terciopelo de unión de Génova.
JEARS (Mar.) guindaste, drizas, maniobra.
FORE — (Mar.) drizas del trinquete.
MAIN — (Mar.) drizas de la mayor.
JEDDING AXE (Alb.) piqueta.
JEG (Arm.) pendiente.
— **BOTTOM** — (Arm.) pendiente inferior de la culata.
JELLIED, en jalea.
JELLY, jalea, gelatina || mermelada.
— **BROTH** (Coc.) consumado.
— **POWDER**, polvo detonante; (94% nitroglicerina, 6% colodión).
CURRANT — (Coc.) jalea de grosellas.
GUAVA — (Com.) jalea de guayaba.
JEMAL NAIL, clavo de ajeme.
JEMMY, JIMMIE, CROW-BAR, BETTY, pie de cabra.
JENITE, YENITE (Min.) yenita.
JENNY, SPINNING —, (Tej.) máquina de hilar.
— **SPINNING** (Tej.) tejido mulljenny.
MULL — (Tej.) mull jenny.
— **TWINING** — (Tej.) mulljenny para retorcer.
JERK, salto (Equit.) respingo, salto || sofrenazo, sobarbada (Mar.) sacudida, latigazo, gualdrapazo.

TO —, sacudir || saltar (Mar.) socollar (equitación) respingar || lanzar al jinete.
BY —**S**, a saltos (Elect., Mec.) a saltos. Comp. **STEP BY STEP**.
JERKED BEEF (Carn.) tasajo.
JERKIN (Sast.) chaqueta de cuero (Mar.) chaquetón de marino (Mil.) valona.
JERKING, sacudimiento (Mar.) latigazo, v. **JERK**.
JERQUING (Com.) registro de aduana.
JERSEY (Tej.) estambre fino, jersey || chaqueta de estambre.
Jerusalem ARTICHOKE (Bot.) cotufa.
JESSAMINE (Bot.) jazmín, v. **JASMINE**.
JESSANT (Bl.) saltante.
JESUIT'S BARK (Com.) quina, cascarilla.
JET, chorro, surtidor, manantial (Fund.) chorro de metal fundido || fundente || bebedero (Min.) gágata || ébano fósil, lignita, azabache (gas) quemador de gas (v. **SPRAYER**, v. **STEAM**).
TO — **OUT, PROJECT, JUT OUT** (Arq.) proyectar.
— **BLACK**, negro de azabache.
— **CONDENSER** (Mv., Vm.) condensador de mezcla.
— **FOUNTAIN**, surtidor.
— **PUMP** (Mec.) bomba de chorro || (**SUCKING** — —,) bomba aspirante de chorro.
— **OF STEAM** (Mv.) chorro de vapor.
— — **WATER, VEIN OF WATER, STREAM OF A FLUID** (Hid.) surtidor, chorro, caño
CONDENSING — (Mv.) chorro de condensación.
GAS — —.
— **PERFUME** —, perfumador, rociador de perfume.
JETSAM, JETTISON, JETSON (Mar.) echazón || los géneros echados al agua (Jur.) los géneros echados al mar que quedan debajo del agua.
JETTEE, JUTTY, PROJECTION, JUT (Arq.) saledizo, avance.
JETTISON (Mar.) alijo forzado.
JETTY (Hid.) dique, malecón, muelle (Mar.) tajamar, rompeolas, dique de entrada (Tec.) color de azabache.
— **HEAD, PIER-HEAD, MOLE** (Mar.) frontón de tajamar o muelle.
TIPPING — or **STAITHS**, vertedero, andamio para verter los vertedores.
JEW'S FRANKINCENSE, estoraque.
—'**S HARP** (Mús.) trompa.
—'**S PITCH**, v. **ASPHALT**.
—'**S STONE**, piedra judaica.
JEWEL, joya, alhaja, piedra preciosa, prenda; (—**S**,) piedras preciosas.
TO —, adornar con piedras preciosas.

JEWEL BLOCK (Mar.) motón de driza de ala.
— CASE or BOX, CASKET, cajita de prendas.
JEWELLED (Rel.) montado en piedras, montado en rubíes.
JEWELLER, SETTER, joyero, diamantista.
—'S CEMENT (Joy.) cemento de joyeros.
—'S FURNACE, hornaza.
—'S GOLD, oro de orfebrería.
—'S RED, ROUGE, CROCUS (Joy.) colcótar, rojo de Inglaterra, rojo de pulimentar.
JEWELRY, JEWELLERY, joyería.
JIB, GIB, POST, GIBBET, NECK (Mec.) árbol de la cabria (Mar.) foque, maraguto.
TO — (Mar.) mudar el foque (Equit.) tascar el freno.
— BOOM (Mar.) botalón de foque.
— CRANE (Mec.) cabria de águila.
— OF A CRANE, aguilón o flecha de grúa.
— DOOR (Arq.) puerta oculta.
— FRAME or STAY (Mv.) armazón triangular.
— GUYS (Mar.) vientos del foque.
— HALLIARD (Mar.) drizas del foque.
— HORSE (Mar.) guardamancebos del botalón del foque.
— IRON or TRAVELLER (Mar.) arraca.
FLYING — (Mar.) petifoque, cuarto foque.
MIDDLE — (Mar.) segundo foque, fofoque.
STANDING — (Mar.) contrafoque.
STORM — (Mar.) foque de capa.
THIRD — (Mar.) petifoque.
WATER — CRANE (Fc.) grúa de alimentación o hidráulica o alimentadora.
JIBBER (Equit.) caballo que tasca el freno.
TO JIBE (Mar.) mudar un botavante.
JIG (Min.) criba (Mec.) conductor o guía para fabricar piezas idénticas (Músic.) cualquier baile alegre.
TO —, BUDDLE COPPER ORES (Min.) lavar el mineral de cobre.
— BROW, v. JINNY-ROAD.
— PIN, fiador de rueda dentada.
— SAW, sierra de vaivén.
PERCUSSION — (Min.) criba de percusión.
PLUNGER — (Min.) criba filtrante.
TO JIGG (Min.) cribar.
JIGGER (j. de billar) (BRIDGE) violín (Min.) criba (Tip.) (s. CATCH) divisorio (Alf.) rueda u horno de alfarero (Telef.) jigger (Tel.) v. TRANSFORMER (Teat.) telón de boca (Pesc.) cuerda con muchos anzuelos (Mar.) aparejuelo, palanquín de socaire (Tec.) cualquier utensilio que tiene movimiento de vaivén.
—'S KNIFE (Ton.) cuchilla de dos manos.
— TACKLE (Mar.) aparejuelo de cuadernal y motón con rabiza || aparejuelo de los amantillados mayores y del trinquete.
— or Marconi TRANSFORMER, jigger, transformador receptor Marconi.

JIGGER WINDING (Telef.) arrollamiento del jigger.
JIGGING, cribadura.
— MACHINE (Herr.) máquina de perfilar (Min.) (HOTCHING-MACHINE,) criba de agua de movimiento vertical.
— SIEVE (Min.) cedazo.
JIM CROW (Fc.) curva-rieles, encorvador de rieles o carriles.
JIMMER, charnela.
JIMMY, JIMMIE, v. CROW BAR.
JINGLING (Acús.) retintín.
JINNY ROAD, JIB-BROW (Min.) plano inclinado para carros.
JOB, s. CONTRACT, destajo (Com.) negocio || agiotaje (Tip.) remiendo.
TO — (Com.) negociar || trabajar a destajo o precio alzado (Pap.) igualar (Tip.) hacer remiendos.
— CAB. LIVERY-CARRIAGE, carruaje de alquiler.
— CHASE, v. IRON FRAME (Tip.)
— LOT or GOODS (Com.) mercancías de bajo precio, baratijas.
— MASTER, alquilador de caballos.
— PRESS (Tip.) prensa de remiendos.
— PRINTING (Tej.) impresión de remiendos (sobre tela).
— WORK (Tip.) trabajo de remiendo.
BAY — (Com.) trabajo hecho a horas perdidas.
BY THE — (Com.) a tanto alzado (Jur.) (contrato) a destajo o precio alzado.
COMPOSITOR ON THE — (Tip.) cajista por piezas.
JOBBER, destajero || agiotista || v. JOB-MASTER.
JOBBING (Com.) trabajo a destajo (Tip.) (PIECE-WORK,) trabajo de remiendos.
— HOUSE (Com.) casa que compra a importadores y fabricantes y vende a detalladores.
— PAPER, v. TO JOB (Pap.)
— TAILOR (Sast.) sastre que no pone los géneros.
JOBENT NAIL (Cerr.) clavo de cerradura.
JOCKEY (Equit.) jockey, (Tec.) jockey, jócquey.
— GEAR (Tel.) jockey para cables submarinos.
— PAD (Tal.) rodillera.
— PULLEY, polea jóquey o jockey.
— ROLLER (Tel.) rodillo.
— WHEEL (Tel.) rueda que interviene en la colocación de los cables submarinos.
Jodko CURRENT (Elect.) corriente de Jodko o monódica-voltaica.
JOG, muesca cuadrada.

JOGGLE, JOGGLING, s. DOVETAILING (carpintería) ensambladura de diente (Alb.) ripio (Mec.) (LIP;) (BEARING) taco.
TO —, empalmar a diente (Mec.) endentar, hacer dientes a una pieza.
— BEAM (Carp.) viga de piezas empatadas.
— GIRDER, viga dentada.
— JOINT (Carp.) ensambladura endentada.
— PIECE (Carp.) nabo, punzón.
— TAG (Art.) tope de eje de cureña.
— TRUSS (Carp.) armadura de pendolón.
JOGGLING (Carp.) (SCARFING,) empalme a diente || ensamblaje a cremallera (Art.) rebajamiento del diente para su alojamiento.
JOHNSTON, VIOLET SPAR (Miner.) espato calcáreo.
TO JOIN, INDENT, SCARF, (Carp., Tec.) empalmar, acoplar, unir, juntar (Com.) unir, asociar (Min.) juntarse (v. TO ASSEMBLE) (Elect.) unir, comunicar.
— — BRICKS WITH MORTAR (Alb.) zaboyar.
— — COMPANY (Mar.) incorporarse, reunirse.
— — ENDWAYS (Carp.) juntar a tope.
— — BY SOLDERING, unir por soldadura.
— — TOGETHER, s. TO COUPLE.
— — TOP AND TOP (Carp.) encabezar.
— — UP IN QUALITY (Elect.) comunicar en tensión.
— — WITH KEY PIECES (Carp.) ensamblar a llave.
JOINED BEAM (Carp.) viga machihembrada.
JOINER, carpintero de banco o taller || (CARPENTER AND —,) ebanista, ensamblador.
—'S BENCH (Eb.) banco de ebanista.
—'S BLOCK, tajo de ebanista.
—'S CHISEL, formón ancho y delgado.
—'S CLAMP (Eb.) prensa de cremallera.
—'S EDGE, BORDER PLANE, cepillo de filetes.
—'S GAUGE, gramil.
—'S GLUE (Carp.) cola, cola de carpintero.
—'S NAIL, puntilla.
—'S ROUND, pulicán.
—'S TOOL, guillame.
—'S WORK, v. JOINERY.
—'S WORKSHOP, taller de ebanista.
HOUSE —, ebanista de fábrica.
JOINERY, JOINER'S WORK, CARPENTER'S WORK, ebanistería, carpintería de taller.
JOINING, JUNCTION, UNION (Tec., Const., Carp.) junta, empate, ajuste, juntura, unión.
— AWL (Zap.) punzón.
— PIECE (Sast.) añadido.
— PRESS (Carp.) cepo, sargento.
— TOGETHER (Carp.) enlace, unión de dos piezas.
JOINT, junta, charnela, articulación, visagra (Arq.) degolladura, juntura (Carn.) cuarto, (parte de un animal) (Bot.) nudo de una

planta (Carp.) ensambladura, empalme, empalmadura (Joy.) (LINK OF A CHAIN,) eslabón de una cadena (Mar.) junta, tope de ligazones, empalme (Geol.) división (Alb.) junta, juntura (Coc.) cuarto de un animal, (puesto en la mesa) v. — en (Carn.); (Fc.) junta, cojinete.
TO —, juntar, unir, ligar, (Carp.) igualar la madera.
— IN ACUTE ANGLES (Alb.) junta en cuña.
— OF A BIT (Tal.) alacrán de la brida.
— BOLT, tornillo con sujeción por chaveta (Carp.) perno de unión (Art.) perno capuchino (Carr.) perno, clavija maestra.
— CHAIR (Fc.) cojinete de unión.
— COMPASSES, HINGE COMPASSES, compás de charnela.
— COUPLING, articulación universal.
— DOLL (Com.) muñeca de resortes.
— FACE, reborde hermeticidad, cara de la brida.
— FASTENING (Fc.) eclisa, mordaza, v. — PLATE.
— FILE (Cerr.) lima de igualar empalmes.
— FOLDING (Carp.) batiente de nuez.
— GAUGE, HINGE-STOCKS (Cerr.) terraja de charnela.
— HINGE, bisagra de cola.
— HOOK (Eb.) barrilete.
— WITH KEY PIECE (Carp.) ensambladura de llave.
— LIABILITY (Jur.) responsabilidad solidaria.
— IN OBTUSE ANGLES (Alb.) junta perdida.
— BY OPEN MORTISE AND TONGUE (Carp.) empalme de horquilla.
— PACKING, GASKET, empaque de bridas.
— PIN, chaveta, pasador de unión, v. —WIRE.
— PIPE, CONNECTING TUBE, tubo de unión.
— PLATE, eclisa.
— PLIERS, pinza o tenallas de charnela.
— RESPONSABILITY (Jur.) responsabilidad mancomún o solidaria.
— RING, aro de unión.
— OF ROPE, corchete de cable, cierre de la cuerda.
— OF RUPTURE (Const.) junta de ruptura.
— SAW (Herr.) sierra para charnelas.
— OF A SCALING LADDER, escalón de escala de cuerda.
— WITH SOCKET AND NOZZLE, junta a manguito, junta a cubo.
— ON THE SOFFIT (Arq.) junta de dovela.
— STOCK (Com.) capital social.
— — COMPANY (Com., Jur.) sociedad por acciones.
— STOOL, taburete alto || banco plegadizo.
— STRAP (Mil.) dragona.
— OF STRATUM (Min.) junta de estratificación.

JOINT WITH TENONS (Carp.) junta de espiga.
— TONGUE, FEATHER, lengüeta.
— OF WARPS (Tej.) empate.
— WIRE, HINGE WIRE (Rel.) pasador de gozne.
   BACK — (Alb.) aparejo interior.
   BALL AND SOCKET — (Mec.) articulación de nuez, (bola y encastre).
   BELT — or FASTENING (Mec.) unión de correas.
   BEVEL —, ensambladura en bisel o corte flaso.
   Britannia —, TWIST — (Elect.) empalpe (de cables) Britannia.
   CALKING — (Mar.) junta calafateada.
   CARVEL — (Carp.) junta de tope.
   CEMENTED or GLUED —, correa encolada.
   CENTRAL — (Alb.) junta en bóveda.
   CHAIN —, cierre de la cadena.
   CLINCH — (Carp.) junta solapada.
   CLOSE BUTT — (Mar.) junta hermética.
   COFFIN —, junta de corona.
   CONDUIT or TUBE — (Elect.) junta de tubos.
   CONE —, empate cónico.
   COVERING — (Alb.) junta de revestimiento || junta cubierta con ripios.
   CRAMP —, empalme engatillado.
   CROSS — (Carp.) sobrecruz || ensambladura de horquilla.
   DIAGONAL —, empalme a inglete.
   FLAG — (Min.) división por capas.
   GLAND EXPANSION STUFFING BOX —, tubo con prensa-estopas.
   GLOBULOUS — (Min.) división globular.
   Hofmann's RIVETED — (Elect.: cables,) empalme de remaches de Hofmann.
   Hooke's or UNIVERSAL —, articulación universal, v. UNIVERSAL, adelante.
   HORIZONTAL — (Alb.) junta horizontal.
   INSERTED —, junta de enchufe.
   LONGITUDINAL — (Alb.) junta longitudinal.
   MORTISE — (Carp.) empalme de caja y espiga.
   MOVABLE — (Mec.) articulación.
   OVERLAP —, junto solapada.
   PIPE —, junta enchufada.
   PRISMATICAL — (Min.) división prismática.
   RABBET — (Carp.) junta a media madera.
   RECESSED FLANGED —, brida de enchufe.
   RIM — (Mec.) junta de la corona.
   RIVETED —, junta remachada o roblonada.
   ROLL — (Font.) empate cilíndrico.
   ROUND-EDGE — FILE, FILE, lima de charnela, v. — FILE.
   RULE —, empate de reglas paralelas.

   RUSTIC — (Alb.) junta rústica.
   S —, junta en (forma de) S.
   SCARF —, empalme.
   SCREW —, b. SCREW COUPLING y SCREW JOINT.
   SLIT AND TONGUE — (Carp.) embarbillado, empalme de horquilla.
   SPRING RING —, PISTON RING LOCK (A), cierre del anillo de guarnición.
   SQUARE —, ensambladura cuadrada, inglete.
   STANDING or VERTICAL — (Alb.) junta vertical.
   STRAIGHT — (Carp.) enchufe plano.
   STUFFING —, b. GLAND EXPANSION —.
   SURFACE —, junta de planchas.
   SYPHER — (Carp.) junta solapada.
   THIMBLE — (Font.) junta de tubo.
   TWIST —, American TWIST — (Elec.: cables,) empalme por torsión.
   UNION —, empate de tubos.
   UNIVERSAL or Hooke's —, acoplamiento de articulación cruciforme o de Cardano o de doble articulación.
   VERTICAL —, v. STANDING —.
   WELDED —, junta de soldadura.
   ON — ACCOUNT (Com.) por cuenta y mitad.
   OUT OF — (Carp.) desencajado.
   TO BREAK — (Tec.) alternar las juntas.
   TO FILL UP THE —, rellenar las juntas.
   TO POUR LEAD IN THE —, guarnecer con plomo.
JOINTED COUPLING, acoplamiento articulado.
— MICROSCOPE, microscopio plegadizo.
JOINTER (Alb.) cuchara de rellenador de juntas (Ton.) (COOPER'S PLANE,) cepillo, garlopa (Carp.) cepillo de juntas, juntera (Elect.) soldador de cables.
—S PLIERS (Elect.) pinza de torsión, (para empalmes de alambres).
—'S VICE (Elect.) caballetes de empalmar.
   HEADING — (Ton.) máquina de ajustar fondos.
JOINTING, junta, encastre.
— COMPOUND, cemento de unión.
— PLANE, v. JOINTER (Carp. y Ton.)
— RULE (Alb.) regla de rellenador de juntas.
   TONGUE — (Carp.) machihembrado.
JOINTIVES (Alb.) tablillas de ligazón.
JOINTLY (Tec.) juntamente (Com., Jur.) mancomunadamente, solidariamente.
JOINTURE (Jur.) asignación de bienes o rentas a una mujer (en las capitulaciones matrimoniales || viudedad, (lo que ha de poseer la mujer después de la muerte de su marido, señalado ya en la vida de éste).
JOIST (Carp.) viga o vigueta de bovedilla o suelo || aseres || abitaque (Pont.) durmiente de puente (Fund.) vigueta.

TO — (Carp.) colocar viguetas.

BINDING — (Carp.) tirantes, ligazón || solera || vigueta de chimenea.

BRIDGING —, (Carp.) alfarda para clavar el tabloncillo.

CEILING — (Carp.) carrera.

CHIEF — (Min.) viga maestra.

English STANDARD — (Fund.) vigueta de perfil inglés.

FLAT-LAID —, durmiente puesto de plano.

FLOOR —, — TIMBER (Carp.) alfardas para suelo de tabloncillo (Mar.) varengas || planés (Pont.) varenga de barca de puente militar.

SMALL — (Carp.) barrote, vigueta.

SURBASED — (Carp.) durmiente con canecillo.

TRIMMED — (Carp.) vigueta recortada.

TRIMMING — (Carp.) cabro, cabrío.

JOLLY, — BOAT (Mar.) botequín, serení, cuarto bote.

JOLT, TO —, sacudir, traquear.

JONQUIL, JONQUILLE (Bot.) junquillo.

Jonval TURBINE, turbina Jonval.

JORDAN ALMONDS (Com.) almendras en cáscara.

JOSS STICK, pajuela perfumada, (que los Chinos queman ante sus ídolos).

JOSSELASSAR, SPUN Smyrna-COTTON, algodón hilado de Esmirna.

JOSSING BLOCK (Equi.) apeadero, montadero.

JOULE, ab. J, (Elect.) julio, v. J, — METER, — SECOND, al principio de la letra.

Joungs MODULUS, MODULUS OF ELASTICITY (Elect.) módulo de elasticidad.

JOURNAL (Mec.) muñón, muñonera, luchadero, collete, manga de eje, cilindro que termina un árbol de rotación (Com., Cont.) diario, libro diario.

— BEARING (Mec.) cojinete, chumacera, cajera.

— BOX (Mv.) caja de sebo o grasa.

— — AND LID (Mv.) caja de sebo y su tapa.

— — LIFTER, aparato para levantar la caja de sebo.

— — PACKING, empaquetadura para caja de sebo.

— BRASS (Mec.) latón para cojinete de manga.

— ON END OF SHAFT, v. END —.

— LINING METAL, metal de forrar cojinetes de manga.

— IN MIDDLE OF SHAFT, NECK (A) (Mec.) collete.

— PACKING, empaquetadura de luchadero.

— OF A SHAFT (Mec.) muñón, cuello, garganta, v. — IN MIDDLE OF SHAFT.

— SPRING (Mec.) resorte de manga de eje.

JOURNAL WEDGES (Mv.) cuñas para cajas de sebo.

AXLE or NECK — (Mec.) gorrón, cuello del eje.

END — (A), — ON END OF SHAFT (Mec.) collete extremo.

INSERTED — CRANK PIN, GUDGEON (Mec.) perno o vástago empotrado.

SHIP — (Mar.) diario de navegación.

THRUST —, COLLAR — (A) (Mec.) perno o vástago con anillos.

TO KEEP — (Mar.) llevar el diario.

TO JOURNALIZE (Com.) apuntar en un diario (Cont.) pasar al (libro) diario.

JOURNEY (Fc.) jornada || viaje por tierra || tránsito.

— MAN (Com.) jornalero.

— — TAILOR (Sast.) oficial de sastre.

— WORK, TO DO — —, JORNAL, trabajar a jornal.

JUBE (Arq.) gloria.

JUCTEN, RUSSIAN LEATHER, cuero de Rusia.

JUDGE (Jur.) juez, magistrado || juez árbitro.

TO — (Jur.) juzgar, sentenciar, fallar como juez.

JUDGEMENT, JUDGMENT, (Jur.) decisión, fallo, sentencia del juez, juicio.

— SEAT (Jur.) tribunal.

TO THE BEST OF ONE'S —, según el leal saber y entender de uno.

JUDGESHIP (Jur.) magistratura.

JUDICABLE (Jur.) que puede ser probado o juzgado.

JUDICATORY (Jur.) justicia || tribunal de justicia || judicial, que administra justicia.

JUDICATURE (Jur.) judicatura, magistratura || tribunal de justicia.

JUFFER (Hid.) durmiente de pilotaje.

JUG, jarro, botija, cántaro.

TO — (Coc.) cocer en baño de María.

EARTHEN — (Alf.) botija.

LIP —, jarro de pico.

UNGLAZED — (Alf.) alcarraza.

JUGGLER (Teat.) juglar, prestidigitador.

JUGLANDINE (Quím.) juglandina.

JUICE, jugo, zumo (F. de Az.) guarapo.

— OF PLANTS, savia.

— PUMP (F. Az.) bomba de guarapo.

— OF SPRUCE FIR (Pint.) abetinote.

JUICELESS, sin zumo, sin jugo.

JUICINESS, jugosidad.

JUICIY, jugoso.

JUJUBE (Bot.) azufaifa, azofaifa.

— PASTE (Conf.) pasta de azofaifas.

JULAP (Farm.) fulepe.

Julian CALENDAR, calendario Juliano.

— REFORMATION, reforma Juliana.

JULIAN YEAR, año Juliano.

JULIENNE (Culin.) juliana, sopa juliana, julienne.

JUMBLE (Coc.) revoltillo.

JUMEL COTTON, algodón egipcio.

JUMENT, jumento, rocín, burro, borrico.

JUMP, brinco, salto (Min.) falla (Mec.) salto.
TO —, saltar (Min.) (TO BORE HOLES IN ROCKS,) barrenar (Fund.) soldar de tope.
— A BARREL, WORK OUT (Art.) batir el cañón contra el yunque.
— CROSSING (Fc.) cruces de vía de salto.
— JOINT, FLUSH-JOINT, BUTT-JOINT (Carpintería) empalme plano.
— SEAT (Carr.) asiento de quita y pon.
RUNNING — (Equit.) salto a la carrera.

JUMPER, v. BORER FOR BLASTING (Min.) broca || barra de mina, aguja de minero (Cant.) barreta (Rel.) fiador (Carp.) ranurador mecánico (Agric.) arado con limpiavía (Mar.) boza de gancho.

JUMPING, (Art.) (UP-SETTING,) dilatación de la recámara de una pieza.
— HAMMER (Vet.) martillo de remachar.

JUNCTION, unión, conexión, junta (Fc.) empalme, entronque (Telef.) comunicación (Elect.) contacto, unión.
— BOARD FOR LOCAL LINE COMMUNICATION (Telef.) cuadro conmutador para comunicación local.
— BOX (Elect.) caja de contacto o de unión.
— — FUSE (Elect.) cortacircuito de caja de unión.
— — WITHOUT FUSE (Elect.) caja de contacto sin cortacircuito.
— CURVE (Ing.) acordamiento (Fc.) curva de empalme.
— LINE (Telef.) línea de comunicación (Fc.) (— RAILWAY) empalme, vía lateral.
— PLATE (Cald.) plancha de unión.
— RAIL (Fc.) riel o carril de aguja.
— OF ROADS, encrucijada, cruce, empalme de caminos.
— STATION or DEPOT (A) (Fc.) estación de cruce, s. CROSSING STATION.

JUNCTURE, unión, juntura, trabazón, articulación.
— OF TWO STONES (Arq.) despezo.

JUNGLE (Agric.) matorral.

JUNIPER (Bot.) enebro.
— BERRIES, bayas del enebro.
— OIL, miera.
SPANISH — (Carp.) cedro.

JUNIPERITE, juniperita.

JUNK, s. ENDS (Mar.) chicote, trozada || junco, champán.
— BOTTLE, botella de vidrio fundido.

JUNK HOOK (Pesc.) gancho para mover grasa de ballena.
— RING (Mec.) anillo de empaquetado || corona de émbolo.
— EYE-BOLT, — EYE-BOLT (Mv.) perno de armella para levantar la corona del émbolo.
— VAT (Ten.) cubo de solución agotada.
— WAD (Art.) taco de filástica.

JUNKERITE, carbonato de hierro.

JUNKET (Pesc.) nasa.

JUNTA (Com.) junta.

Jupiter (Ast.) Júpiter.

JURA LIMESTONE (Geol.) calcáreo jurásico o de Jura.

JURASSIC (Geol.) jurásico.

JURAT (Jur.) jurado, magistrado || cláusula de un certificado oficial que da fe de un juramento.

JURATORY (Jur.) juratorio, (lo que está acompañado de juramento).

JURIDICAL (Jur.) jurídico || judicial.

JURIDICALLY (Jur.) jurídicamente.

JURINITE, s. BROOKITE (Miner.) brookita.

JURISCONSULT (Jur.) jurisconsulto.

JURISDICTION (Jur.) jurisdicción.

JURISDICTIVE (Jur.) que tiene jurisdicción.

JURISPRUDENCE (Jur.) jurisprudencia.

JURIST (Jur.) jurista.

JUROR (Jur.) jurado || miembro del jurado.

JURY (Jur.) jurado.
— BOX (Jur.) grada o lugar que ocupa el jurado en la sala del tribunal.
— MAN (Jur.) v. JUROR.
— MAST (Mar.) bandola.
TO PITCH or SET UP A — — (Mar.) armar una bandola.
SPECIAL — MAN, experto, perito.

JUSSEL (Coc.) picadillo, salpicón.

JUST (Com.) justo, cabal, completo, exacto (Mec.) exacto, preciso.

JUSTICE (Jur.) justicia, equidad || justicia, ejecución de la pena impuesta.
— OF PEACE (Jur.) juez de paz.

JUSTIFIABLE (Jur.) justificable, según justicia.

JUSTIFICATION, (Jur.) descargo, defensa, justificación.

JUSTIFICATION, (Tip.) justificación (Ac.) (ADJUSTING,) justificación.

JUSTIFIER (Ac.) calibrador (Tip.) justificador, ajustador || (—S,) espacios.

TO JUSTIFY (Tip.) justificar, ajustar, (Ac.) justificar, hacer de la misma justificación (Jur.) justificar, (probar en justicia || absolver a un acusado de un delito que se le imputa).

TO JUSTIFY TRUE (Tip.) justificar, espaciar bien.

JUSTNESS, exactitud || regularidad.

JUT, JUTTING WINDOW (Arq.) ventana salediza, mirador, v. JUTTING.

TO — OUT, s. TO BATTER, sobresalir, proyectar (Alb.) (BULGE,) combarse.

JUTE, CHINESE HEMP, Indian GRASS, GUANY FIBRE (Bot.) yute, henequén, cáñamo chino o de las Indias.

— MILL SUPPLIES, enseres para fábrica de yute.

— TWINE, guita o bramante de yute.

— YARN, estambre de yute, hilos de yute.

JUTTING, PROJECTING, OUTSTANDING (Arq.) saledizo, voladizo proyectante, en saliente.

— OUT, PROTRUDING, (Arq.) voladizo (Alb.) (s. BATTERING.) comba o barriga de pared.

JUTTY, RESSAULT, PROJECTING PART OF A FRONT-WALL (Arq.) saledizo, arimez, vuelo.

— COLUMN (Arq.) columna salediza.

JUVENILE COURT (Der.) tribunal de menores.

TO JUXTAPOSE, PUT CLOSE (Const.) yustaponer.

JUXTAPOSITION (Fís.) yustaposición.

K

K, (Quím.) (Kalio,) potasio (Tec.) signo indicador de la capacidad (Fís.) Abrev. de Kelvin.

—g, KILOGRAM, kilogramo.

—g CAL (GREAT CALORIE,) (Elect., Fís.) gran caloría.

—gm (KILOGRAM-METER,) (Elect.) kilográmetro.

— JOULE, (KILOJOULE,) (Elect.) kilojulio.

—v, v. KILOWATT, y compuestos.

KAFIRIN, cafirina.

KAIAC, KAYAK (Mar.) caiac, (canoa de los esquimales).

KAKI, caqui, kaki.

KAL (Min.) hierro falso.

KELEIDOPHONE (Acus.) kaleidofono.

KALEIDOSCOPE WHEATSTONE'S, Schonsh GLASS (Opt.) caleidoscopio.

KALI (Quím.) barrilla, álcali.

KALISSACHARIC ACID (Quím.) ácido glúcico.

KALIUM, v. K, (Quím.) potasio.

KALSOMINE (Pint.) kalsomina, (mezcla de yeso y cal con cola y agua; se debe escribir más propiamente: CALCIMINE.)

KALSHIST (Min.) esquisto calizo.

KALSPATH (Miner.) espato calizo.

KALYDOR (Perf.) Calidor, Agua de la Belleza.

KAMPULICON, hule flexible de gutapercha y corcho.

KANAL RAYS, v. CANAL RAYS.

KANASTER (Com.) tabaco trenzado.

KANKHURA, CALLOOE HEMP, RHEA, cáñamo de rea.

KAOLIN (Miner.) caolín, kaolín, (tierra o arcilla para porcelana fina.)

Karabe OF Sodom, v. ASPHALT.

KARAKUL, CARACUL, (Rec.) A FUR (Ten.) CARACUL, v. ASTRACHAN.

KARAT (Joy.) quilate.

KARN, CARN (Min.) roca dura.

KARPHOLITE (Min.) carfolita.

KARPHOSIDERITE (Min.) carfosiderita.

KARPHOSIDERITE (Min.) carfosiderita.

KARYOKINESIS (Biol.) carioquinesis.

KARTELL, KARTEL, v. CARTEL.

KAS, tamiz de crín.

KATABATIC (Meteor.) catabático, descendente.

KATABOLISM, Op. to ANABOLISM, catabolismo.

KATHETOMETER (Fís.) catetómetro.

KATHODE y compuestos v. CATHODE.

KAY, WHARF, muelle.

KAYAGE (Com.) muellaje.

K. C. or KC. v. KILOCYCLE.

KEABE (F. de soda) cuba cuadrada de hierro.

TO KECKLE (Mar.) aforrar un cable.

— MECKLE (Min.) mina de plomo muy pobre.

KECKLING (Mar.) forro sobrepuesto de cable.

KEDGE (Mar.) anclote, ancla pequeña.

TO — (Mar.) espíar || atoar, atoarse.

— ANCHOR, v. —

KEDGER (Mar.) anclote, pescadero.

KEEL (Arq.) v. — ARCH (Mar.) quilla de buque || quill, barco carbonero || barca de 20 toneladas de carbón (Aeron.) (LONGITUDINAL GIRDER,) viga armada || quilla.

TO — (Mar.) dar carena || navegar.

— HALE (Mar.) pasar por la quilla.

— HAUL (Mar.) pasar por debajo de la quilla.

— ARCH (Arq.) arco landeolado, arco en carena.

— BLOCK (Mar.) gradas de construcción.

— BOAT (Mar.) barca chata o sin quilla.

— DUTY, v. KEELAGE.

— FAT (Com.) garapiñera, enfriadera.

— HAULING (Mar.) castigo de la cala.

— RABBIT (Mar.) alefriz.

— RIVETER (Mar.) máquina de remachar quillas.

— ROPE (Mar.) cabo imbornalero de las varengas.

— STRAKE (Aeron.) viga o barra armada de suspensión.

— TREE or PIECE, BILGE — (Mar.) carenote.

BAR — (Mar.) quilla maciza o en trozos.

EVEN — (Mar.) de calado igual.

FALSE — (Mar.) zapata de quilla.

LOWER FALSE — (Mar.) zapata.

RABBIT OF THE — (Mar.) alefriz de quilla.

SCARFS OF THE — (Mar.) juntas de quilla.

SHEATHING OF THE — (Mar.) embón de quilla.

SLIDING — (Mar.) orza de deriva.

UPPER FALSE — (Mar.) sobrequilla.

KEELAGE, KEEL DUTY, (Mar.) quillaje, derechos de quilla.

KEELER (Mar.) caja de estopa para calafatear.

CEDER — (Mar.) cubeta de cedro.

FIBRE —, cubeta de fibra vegetal.

PAPER —, cubeta de papel.

KEELSON (Mar.) sobrequilla. || b. Comb. SISTER.

SIDE — (Mar.) sobrequilla lateral.

KEEN, ácido, mordiente, acre (SHARP, POINTED:) acerado, agudo, bien afilado.

KEENE'S MARBLE CEMENT (Alb.) cemento albuminoso inglés.

KEEP (Min.) (—S,) v. KEPS (Arq.) bartolina (Fort.) torre o torreón de castillo (Mec.) retén.

TO —, guardar || mantener || cumplir || sostener || retener (Mar.) mantenerse, tenerse (Com.) llevar || cumplir.

— — ALL FAST (Mar.) amarrar todo.

— — — DRAWING, (Mar.) tener todo el aparejo en viento.

— — AWAY (Mar.) dar una arribada pronto.

— — BOOKS (Com., Cont.) llevar libros.

— — THE CASH (Com.) ser cajero, cuidar los fondos.

— — CLOSE TO THE SHORE (Mar.) atenuarse.

— — DOWN (Mv.) reducir el vapor.

— — FULL (Mar.) tener el aparejo en viento.

— — IN WITH THE SHORE (Mar.) atracar la tierra.

— — THE LAND (Mar.) aterrar.

— — — ABOARD, s. — HOLD OF THE LAND (Mar.) mantenerse inmediato a la tierra.

— — OFF (Mar.) mantenerse separado, (de la tierra).

— — THE SEA (Mar.) mantenerse mar afuera.

— — SAILS FULL (Mar.) andar a toda vela.

— — TWO SEA MARKS IN ONE (Mar.) mantener dos señales (de mar) enfiladas.

— — A SHIP FULL (Mar.) andar en viento, andar a buena vela.

— — UP (Mar.) mantener, sostener.

— — — THE FIRE, cebar el fuego || mantener el fuego.

TO KEEP UP THE FURNACE, mantener un horno.

— — UPON THE WIND (Mar.) ceñir el viento.

— — THE WIND, — — THE LUFF (Mar.) meter de orza.

— A GOOD LOOKOUT! (Mar.) ¡buena guardia!

— HER FULL! (Mar.) ¡no tocar!

— YOUR LUFF, — HER TO! (Mar.) ¡orza!

KEEPER, v. Comb. BOOK, tenedor (Carp.) tuerca, sujetador (Agric.) guardabosque (Jur.) carcelero (Mil.) alcaide || guardián, guardia (Art.) tirante, francalete de atalaje (Cerr.) pasador, aldabilla (Herr.) tuerca (Com.) (WATCHMAN,) guardián, vigilante.

— OF ARMS, armero.

— — THE GREAT SEAL (Jur.) guardasellos, (del Rey).

SLIDING —, SLIDING-LOOP, RUNNING-LOOP, RUNNING-BUTTON, (Cerr.) pasador corredizo.

KEEPING (Teat.) distribución de los papeles.

— BACK (Mv.) retardo.

— BOOK — (Cont.) teneduría de libros.

KEEPSAKE (Com.) recuerdo, regalo.

KEESCH (Fund.) carburo de hierro que cubre la goa.

KEEVE, KEEVER (Cerv.) cuba o tina, (vasija para fermentar la cerveza).

TO — (Cerv.) pasar a la cuba de fermentar.

KEFIR, kefir.

KEG (Ton.) cufiete, (Com.) barrilito.

KEIR, KIER, cuba, tanque de blanquear.

KELL (Carn.) redaño.

KELP, soda natural.

— ASHES, Cakile MARITIMA (Quím.) cenizas de varechs.

— SODA, RAW-SODA, soda en bruto.

KELSON (Mar.) sobrequilla, v. KEELSON.

KELTER (T. L.) paño sin batanar.

Kelvin, (K.) —SCALE (Fís.) escala de Kelvin.

— EFFECT, efecto, o fenómeno de Kelvin.

— LAW (Econ. Elect.) ley de Kelvin.

KEMELIN, KIMLIN, tina somera.

KEMPS (T. L.) pelos grises en la lana.

KEMPY WOOL, lana rebelde a la tintura.

KENNEL, desaguadero, arroyo, alcantarilla, rigola (Caz.) perrera || jauría (Meta.) s. CHANNEL (Fund.) placa (Ing.) cuneta.

— TO — (Caz.) tener en perrera.

— HOOK or PINS (Pap.) garras.

— OF PAVING (Cam.) arroyos.

— STONE, GUTTER-STONE (Arq.) calderilla. DOG —, perrera.

SMALL — (Pap.) canalita.

Kennely-Heaviside LAYER or SURFACE (Radio) capa de Kennely-Heaviside.

KENNETS (Mar.) cornamusas (Art.) cuña, calzo.

KENT HAMMER, martillo de orejas.

KENTLE (P. y M.) quintal.

KENTLEDGE (Mar.) lingotes de hierro para lastre.

Kentucky LEAF (Com.) tabaco de Kentucky.

KEPI (Mil.) kepí.

KEPS (Min.) cierre de jaula.

KERARGYRITE, cloruro de plata.

KERASINE, MURIO-CARBONATE OF LEAD, CORNEOUS LEAD (Min.) cerasina.

KERB-STONE, brocal de pozo (Cam.) contrafuerte de la acera (Const.) guardacantón, s. CURB-STONE.

KERCHIEF, cofia || pañuelo.

KERF, aserradura || (PURCHASE,) corte de sierra (Min.) (COAL-MINING,) regadura (SLATE,) roce, desgaste.

KERFED BEAM (Carp.) viga arqueada por dientes hechos en la madera.

KERITE (Elect.) kerita.

— WIRE (Elect.) alambre con forro de kerita.

KERMES (Quím.) quermes, kermes (Tint.) coscoja.

— DYE (Tint.) grana de coscoja o de quermes.

— GRAINS, A1 —, (Tint.) grana.

— LAKE, laca de grana.

— OAK, coscoja.

MINERAL — (Quím.) quermes mineral, hidro-sulfuro de antimonio.

KERN (Min.) núcleo (Tip.) hombro (de una letra de imprenta) (Com.) mantequera || molino de mano para granos.

TO — (Agric.) granar (Tip.) cortar, ajustar filetes || hacer cranes.

KERNED (Tip.) tipo que tiene hombro.

KERNEL (Agric.) almendra, meollo, pepita, núcleo, granos (Fund.) núcleo del m o l d e (Min.) v. PRIMARY —.

TO — A STONE, escodar.

— BOX (Fund.) caja para molde.

— FRUIT (Agric.) fruta de pepitas.

— POINT (Fund.) platillo del núcleo.

PRIMARY —, NUCLEOUS, (Min.) forma primitiva, núcleo primitivo.

KEROSENE, petróleo; (úsase también, pero impropiamente:) kerosina.

— BURNING ENGINE, máquina de petróleo.

— LAUNCH ENGINE, máquina de petróleo para lancha.

KEROSOLINE (Quím.) petrolina.

Kerr EFFECT (Elect.) fenómeno de Kerr.

KERSEY, SCOTCH TWILLED WOOLEN STUFF, buriel, rodete de lana.

—, (Mar.) frisa.

KERSEYMERE, s. CASSIMERE, casimir.

KERVING (Min.) tajo.

KESLOP, KESSLIP, cuajo.

Kessler APPARATUS (Meta.) aparato de Kessler.

KETAZINE (Quím.) cetazinas, ketazinas.

KETCH (Mar.) queche o quaiche.

KETCHUP, CATCHUP, CATSUP (Coc.) salsa de setas muy condimentada.

KETONES (Quím.) ketonas. cetonas.

KETOSIS (Med.) cetosis.

KETTLE, caldera, marmita, olla, paila (Tint.) cuba de tintura (Fís.) cubeta del barómetro (F. Az.) caldera || bombón.

— DRUM (Mús.) timbal, atabal.

— FULL, s. CHALDRON-FULL.

— PINS (Jueg.) juego de bolos.

— STAND, trévedes, morillo.

— STICH (Enc.) punto alto y bajo.

DISTILLING —, calderón de destilar.

EVAPORATION — (F. Az.) evaporadora.

FISH — (Coc.) pescadera.

TEA —, BOILER, —, tetera.

KEVEL (Mar.) manigueta, escotera.

— HEAD (Mar.) escalamote, abitón (Art.) barrote de amarrar.

— — BLOCKS (Mar.) galápagos de los amantillados mayores.

KEWS, (Zap.) herraje.

KEY, (Enc.) (PEG,) clavija (Música,) tecla (Tel.) tecla (SENDER,) manipulador (Carpintería) chaveta, rayo; (WEDGE,) cuña, || s. COTTER (Mec.) llave, destornillador o desatornillador, chaveta, sotrozo (Arm.) nuez (Alb.) clave (Cerr.) llave (Mar.) cayo || macho de madera para reforzar.

TO — (Mv., Elect.) acuñar.

— BARREL (Cerr.) cañón de la lave.

— BASE (Tel.) llave.

— BED, — GROOVE, muesca, encaje.

— BIT (Cerr.) paletón.

— BOARD (Mús.) teclado (Tel.) teclado.

— — or PLUG-BOARD OF THE SWITCHBOARD (Telef.) tablilla del cuadro conmutador.

— BOLT, pestillo.

— OF A BOLT, chaveta de perno.

— — THE BONNETS (Mar.) badaza.

— BORE, alma, taladro de la llave.

— BUGLE, corneta de pistón.

— BUTTON (Cerr.) botón de llave.

— CHAIN or RING, llavero.

— WITH ELECTROMAGNETIC SPARKEXTINGUISHER or BLOW-OPT (Tel. In.) manipulador de extinción de chispas electromagnético.

— FASTENER, seguro de una llave.

— FILE, BLADE-FILE (Cerr.) lima de guardas.

— GROOVE, estría, media caña (Carp.) mortaja.

— — ENGINE, SLOTTING MACHINE, máquina de hacer mortajas.

— GUARD (Cerr.) taja de boca-llave.

KEY HOLE (Cerr.) ojo de la llave (Herr.) chavetero.

— — SAW, LOCK-SAW, PIERCING-SAW, sierra de punta.

— HOOK (Cerr.) nariz de picaporte.

— LEVER (Tel.) palanca del conmutador.

— FOR MORTISING (Carp.) cuña, rayo para ensambladura.

— OF A NUT, arandela de tuerca.

— PILE (Hid.) pilote maestro.

— PIPE, — BARREL, — PIPE OF A LOCK, — SHANK (Cerr.) cañón de una llave o de una cerradura.

— FOR POINT LOCK (Fc.) llave de la aguja.

— RELAY (Tel. In.) relevador de manipulador.

— RING, v. — CHAIN.

— SCREW (Cerr.) matriz de rosca ‖ destornillador o desatornillador.

— SEAT (Mec.) cajeta de cuña o chaveta.

— SECURING DEVICE (Mec.) fijador de la chaveta.

— STONE, HEAD-STONE (Arq.) clave, llave de un arco.

— — OF A CUPOLA (Arq.) tambor.

— —S (— ON ORE-HEARTH) (Meta, del plomo.) llaves.

— — PASSING THROUGH (Arq.) clave pasante.

— TAG, METAL — — (Cerr.) etiqueta de metal para llaves.

— FOR TUNING (Mús.) afinador.

— VALVE (Mús.) válvula para teclado musical.

— WAY, — GROOVE (Mec.) cajera de cuña (Mv.) clavera (Elect.) ranura de chaveta.

ANSWERING — (Telef.) llave de respuesta, tecla de llamada.

BAND — (Elect.: inducidos,) cerradura de chaveta.

BELL — (Fc.) botón de llamada.

BIT — (Cerr.) llave de paletones movibles.

BLANK — (Tel.) tecla de hueco.

Brams —, v. SENDING —.

BRIDGE — (Elect.) llave de puentes, (para alambres de puente).

CALL — (Tel.) llave avisadora.

CALLING — (Telef.) tecla de llamada.

CANCELLING — (Fc.) manipulador de vuelta de la palanca a la posición primitiva.

CAP —, BOX-WRENCH (A) llave de grifos o cerrada.

CAPSQUARE — (Art.) chaveta de sobremuñonera.

CHAIR — or WEDGE (Fc.) cuña o calza para cojinetes.

CHANGE-OVER — (Tel.) manipulador de conmutación.

COILED — (Fc.) calza o cuña de muelle.

COMBINED LISTENING AND RINGING — (Telef.) tecla combinada de llamada y de conversación.

COUPLING OF —S (Fc.) acoplamiento de los manipuladores.

DOUBLE — (Elect.) llave doble (Tel.) manipulador (telegráfico) de doble acción (Cerr.) (or SECOND —,) sobrellave.

DOUBLE CONTAC — (Elect.) llave de doble contacto.

EYE BOLT AND —, s. JOINT BOLT.

FALSE —, ganzúa, llave falsa.

FAUCET —, espita, llave de espita.

FIBRE — (Elect.) chaveta de fibra.

FOX TAIL — (Carp.) contraclavija.

GALVANOMETER — (Elect.) llave del galvanómetro.

GIBHEADED —, chaveta de cabeza.

HANGING or PROYTUDING — (Arq.) clave colgante.

LATCH — (Cerr.) picaporte.

LISTENING —, s. SPEAKING —.

LOOSE — (Elect.) clavija para interruptores rápidos.

MASTER or PASS —, llave maestra.

Morse or SENDER — (Tel.) manipulador Morse.

NOSE — (Carp.) contraclavija.

OPERATOR'S INQUIRE — (Telef.) jack de respuesta.

PLUG — (Mec., Elect.) llave de manivela.

PROLONG — (Art.) muletilla de la prolonga.

RECORD — (Telef.) llave de anotación.

RELEASING — (Fc.) manipulador de desenclavamiento.

REVERSING —, v CHANGE-OVER —.

REVERSING — WITH DISCHARGE CONTACT (Tel.) manipulador de conmutación con contacto de descarga.

RINGING — (Tel.) tecla de llamada.

ROCKING — (Telef.) llave de conmutación.

SCREW —, llave de tuerca ‖ palanca de prensa de tuerca.

SENDING —, Brams SENDING — (Tel. In.) manipulador de transmisión de Brams.

SLOT AND —, ranura y lengüeta.

SOUNDER — (Tel.) manipulador fónico.

SPEAKING — (Telef.) conmutador de conversación.

SPEAKING WIRE — (Telef.) tecla de la línea de conversación.

STEEL — (Fc.) calza o cuña de acero.

STEPPED — (Cerr.) llave de paletón dentado.

TANGENTIAL — (Elect.) chaveta tangencial.

TUNING — (Músic.) diapasón, templador.

WOOD — (Fc.) calza o cuña de madera.

KEYED (Carp.) a rayo.
— INSTRUMENT (Tec.) instrumento con teclado o llaves.
— or WEDGED JOINT (Fc.) junta cuneiforme.
— or FIXED PULLEY (Mec.) polea fijada por medio de chaveta.
CAM — ON (Vm.) leva acuñada o fijada por chaveta.
KEYING (Carp.) empalme de rayo, empalme de llave.
— HAMMER, martillo de acuñar.
KEYLESS ACTION (Rel.) movimiento de remontoir, movimiento sin llave.
KHAKI, (A CLOTH,) kaki, caqui.
KIBBAL, KIBBLE (Min.) cubo de extracción; (Min. de carbón,) cuba, tonel.
KIBBLING MILL, máquina de triturar.
KICK (Fund.) menisco, concavidad de la superficie.
TO —, s. TO RECOIL.
KICKER (Equit.) pateador, coceador.
KICKING COIL (Elect.) bobina o carrete de reacción.
— STRAP (Equit.) suelta.
KID, cabrito (Mar.) gamella (Com.) guantes de cabritilla.
— GLOVES, GLAZED GLOVES, (Com.) guantes de cabritilla, v. — (Com.).
— SKIN, cabritilla.
— UPPER LEATHER, capellados de cabritilla.
SUCKING — (Gan.) choto, chotito.
KIDDERMINSTER CARPET, alfombra de Kiddenminster.
KIDDLE, represa o presa en un río || pesquera (Min.) (CLOD,) masa.
KIDNEY BEANS (Bot.) judías, fasoles.
— ORE (Min.) riñones, nódulos, papas, boleos (NODULAR ORE,) mineral en riñones.
KIDNIPPERS (Fund.) tenazas de ganchos.
KIER, KEIR, BOWKING KIER (Tint.) cuba de blanqueo.
KIESELGUR (Miner.) kieselgur, harina fósil.
KIEVE (Min.) artesa, cuba para lavar minerales, s. DOLLY-TAB, (Méx.) tina; (Perú) boliche.
KIFFE, KILL (Min.) magnesita, espuma de mar.
KILDELOPHANA (Quím.) titanato de hierro.
KILDERKIN, medio barril, (18 galones).
KILERG (Elect.) kilo-ergo, 1,000 ergos.
TO KILL (Tint.) v. KILLING.
— — or OVERBURN LIME, requemar la cal.
KILLAS (Min.) roca de esquisto arcilloso.
KILLED SPIRIT (H. Cl.) (Quím.) ácido para soldar.
KILLESE (Carp.) encaje, muesca || corredera
KILLESED ROOF (Arq.) cubierta de pabellón.

KILLING (Tint.) disolución en un ácido (Fundición) calmarse, volver al reposo.
KILMARNOCK CAP, cachucha escocesa.
KILN, STOVE, STOVE-ROOM, DRYING-ROOM, estufa, horno, calera, secadero (alfarería) s. BURNING-OVEN (Mar.) estufa para calentar y doblar tablones.
TO — DRY, secar al horno.
— BRICK, FIRE-BRICK, ladrillo refractario.
— DRYING, TORREFACTION, torrefacción, calcinación en el horno.
— HOLE, TOP OF AN IRON FURNACE (Fundición) bocaza.
— RAKE (Fund.) espetón de horno.
BRICK —, ladrillera, horno de ladrillo.
DRYING — (Ton.) estufa para secar corteza.
ENAMEL — (Cer.) horno de esmaltar.
GLAZE — (Alf.) horno de vidriar o esmaltar.
LIME — calera, horno de cal.
TILE —, tejar, tejería.
KILO, kilo; ab. esp. e ing. K.
— AMPERE-BALANCE (Elect.) balanza kiloamperio.
KILOCYCLE, K. C. (Radio.) kilociclo.
KILODYNE (Elect.) kilodina.
KILOGRAM, KILOGRAMME, kilogramo; ab. Kg.
KILOGRAMMETER (Mv.) kilográmetro.
KILOJOULE, kilojulio; (v. Comb. de JOULE, en J.)
KILOLITER, KILOLITRE, kilolitro; Ab. Kl.
KILOMETER, KILOMETRE, kilómetro; Ab. Km.
— CARRIAGE — (Mile.) (Vm.) coche-kilómetro.
TON — (MILE) (Vm.) tonelada-kilómetro.
USEFUL TON — (Mile.) tonelada-kilómetro útil.
KILOVOLT, Kv. (Elect.) kilovatio, Kv. v. WATT.
KILOWATT (Elect.) kilovatio; (en la nomenclatura internacional: kilowatt).
— AMPERE, Kv-A (Elect.) Kv-A, kilovatio-amperio.
— HOUR (Board OF Trade Unit, B. T. U.) (Elect.) kilovatio-hora.
KILT (Sast.) refajo.
KIMBO, arqueado, combado || ángulo de una pieza de madera.
KIND (Com.) clase, especie, género.
IN — (Com.) en especie.
KINDERGARTEN (Pedag., Arq.) Kindergarten.
TO KINDLE, BLAZE (Quím.) inflamarse.
KINDLING, inflamación, encendimiento.
KINEMA, v. CINEMA.

KINEMATICS, THEORY OF WHEEL-GEAR, (Mec.) cinemática, teoría de los engranajes.

KINESCOPE (Fot.) kinoscopio.

KING (Jueg.) rey.

— **AT ARMS** (Bl.) rey de armas.

— **BOLT** (Carp.) perno real o pinzote.

— **CLOSER** (Alb.) cierre de tres cuartos de ladrillo.

— **PILLAR** (Fc.) columna de apoyo de la rangua.

— **POST, — PIECE, CROWN-POST** (Arq.) pendolón, colgante.

— —, (Carp.) pendolón (Hid.) aguja.

— **YELLOW, YELLOW ARSENIC** (Pint.) oropimente.

KINKINA, quinina.

Kingston VALVE (Mv.) válvula de Kingston.

KINK (Elect.) pliegue (del alambre) (Mar.) coca (Tej.) torcedura.

KINKING (Tej.) torcerse (Mar.) tomar cocas (Elect.) hacer pliegues (el alambre).

KINIC ACID (Quím.) ácido cinchónico.

KINO (Ten.) kino.

KIOSK (Arq.) kiosko.

KIOTOME (Cir.) bisturí para membranas.

KIP (Ten.) piel de animal pequeño (—S,) pieles de animales pequeños.

KIPE (Pesc.) nasa de mimbres.

Kipp's APPARATUS (Meta.) aparato de Kipp.

KIRB, s. EDGING (Cam.) paramento.

— **STONE,** (Arq.) s. CURB-STONE (Cam.) borde de paramento de acera.

Kirchhoff's LAW (Elect.) ley de Kirchhhoff.

KIRSCHWASSER (Lic.) kirschwasser aguardiente de cereza.

KIRT ROOF (Arq.) techo piramidal.

KIRVING (Cant.) ahuecamiento (Min.) s. UNDER-CUTTING.

KISH (Min.) plombagina (Fund.) escorías.

KISHY PIG IRON (Fund.) fundición negra.

KISS (Cofn.) merengue || beso.

KISSING CONFIT (Conf.) confite perfumado.

— **CRUST** (Pan.) beso.

KIT, v. OUTFIT; botellón || colodra, || tineta (Mil.) equipo de soldado (Música) sordina, violín pequeño (Tec.) v. TOOL — or OUTFIT; bolsa de instrumentos o de herramientas (Fot.) marquito.

— **CAT** (Pint.) lienzo de 28 x 36 pulgadas (Agric.) (or — ROLL,) rodillo para las tierras de labranza.

— **COMPOSITION** (Mar.) betún de resina, pez y sebo.

KITCHEN, cocina.

— **BOY,** galopín.

KITCHEN CHIMNEY, chimenea de cocina.

— **CLEAVER** (Coc.) hachita de picar.

— **CLOTH,** paños de cocina.

— **FIRE-DOG, SPIT-STAND,** morillos de cocina.

— **FURNITURE** or **UTENSILES** (Com.) utensilios de cocina, batería de cocina; (el cobre o la espetera, cuando las piezas son de cobre o hierro).

— **OF SOLDIERS,** s. CANTEEN.

— **GARDEN, MARKET-GARDEN,** huerta.

— **JACK, JACK, TURN-SPIT** (Coc.) asador mecánico.

— **KNIFE** (Coc.) cuchillo de cocina.

— **MAID,** fregona.

— **RAG, DISH-CLOUT, WASHING-CLOUT, SCULLERY RAG** (Coc.) trapo de fregar.

— **RANGE, STOVE-RANGE,** cocina a la inglesa, horno de cocina.

— **SALT, CHLORIDE OF NATRIUM,** sal de cocina.

— **STUFF,** material de cocina || legumbres.

— **TABLE, DRESSER,** (Coc.) mesa de cocina.

— **UTENSILS,** v. — FURNITURE.

— **WENCH,** fregona.

KITCHENER, KITCHEN-STOVE, horno de cocina.

—, **MOVABLE —,** coche-cocina.

KITCHENETTE, cocinilla (Arq.) (KITCHEN AND PANTRY,) cocinilla.

KITE, cometa, papalote (Mar.) sobrejuanete, foque volante (Aeron.) cometa (Mar.) aditamento contra minas.

— **BALLOON** (Aeron.) globo cometa.

— **SHAPED FLYING MACHINE** (Aeron.) aeroplano cometa.

— — **TYPE OR AIRSHIP** (Aeron.) globo-cometa con globo auxiliar.

— **SAUSSAGE,** v. — BALLOON.

BOX — (Aeron.) cometa celular.

BOX — WINGS (Aeron.) aeroplano celular.

ELECTRICAL — (Elect.) cometa eléctrica, papalote eléctrico.

TETRAHEDRAL — (Aeron.) cometa tetraédrica.

KITEFOOT (Com.) tabaco de Maryland.

Kjeldahl FLASK (Quím.) frasco de Kjeldahl.

Kjellin FURNACE (Fund.) horno sistema Kjellin.

KLAGSON, klagson, electróforo.

KLICK, CLICK, cítola de molino.

Klieg LIGHT (Cinema.) luz Klieg.

K-LINE, K LINE (Fís.) línea K.

KLINKER BRICK, ladrillo de campana.

KLINNET (Fort.) aspillera de empalizada.

KLINOMETER (Fís.) clinómetro.

KNACK (Com.) chuchería, miriñaque (Mec.) modo de hacer una cosa.

KNACKER (Com.) traficante de chucherías, juegos de niños, etc. || soguero, cordelero (Ten.) desollador.

KNAG (Carp.) nudo duro en la madera || perno, clavija (Caz.) mogotes de ciervo.

KNAP (Top.) eminencia sobre una cosa plana || montecillo, cerro.

KNAPPING HAMMER, martillo de picapedrero.

— MACHINE, máquina de cortar piedras, (de Baxter).

KNAPSACK, mochila.

— BRETELLES, tirantes de la mochila.

KNARL (Carp.) nudo duro en la madera.

KNAVE (J. de barajas) sota.

TO KNEAD (Pan.) amasar (Cer.) a m a s a r (WORK, WORK THE CLAY, TEMPER,) amasar, endurecer la arcilla (Electricidad) amasar, (Masaje.) masajear, amasar.

— — DOUGH (Pan.) heñir.

— — UP (Pan.) acabar de amasar la pasta.

KNEADER (Pan.) amasador.

— DOUGH — (Pan.) heñidor.

KNEADING (Pan.) amasadura (Cer.) (— BY THE FEET,) pisar.

— BOARD (Pan.) mesa de amasar.

— BY THE FEET, v. — (Cer.)

— MACHINE, artesa mecánica.

— AND ROLLING PROCESS (Elect.) operaciones de amasar y laminar.

— TROUGH, TROUGH, HUTCH, B R A K E (Pan.) amasadera, artesa de amasar.

KNEE (Mec., Tec.) (ANGLE, ELBOW,) codo, escuadra, ángulo (Hoj.) codillo, codo (Mar.) (s. — TIMBER) curva, llave.

— APPARATUS (Cir.) aparato para roturas de la rótula.

— BAR, barra acodillada.

— BUCKLE, hebilla de calzón.

— CAP, rodillera (Mil.) mandil de tambor.

— CARD (T. L.) carda.

— OF THE CAT HEAD (Mar.) pie de amigo de la serviola.

— COMPASS, WITH DRAWING PEN, compás de piernas.

— GUARD (Esg.) rodillera.

— OF THE HEAD (Mar.) curva capuchina.

— — A LOWER MAST (Mar.) cachola.

— PIECE (Zap.) rodillera, campana.

— PIPE, ELBOW-PIPE, tubo acodillado.

— ROLL or ROLLER (Tej.) trinquete.

— OF THE STERNPOST (Mar.) curva coral.

— TIMBER (Carp.) vigas encorvadas (Mar.) (—,) madera apropiada para curvería.

— WITHOUT A SQUARE (Mar.) curva fuera de escuadra.

DOGGER — (Mar.) curva valona bajo los baos (Ing.) curva oblicua.

STANDARD — OF THE HEAD (Mar.) curva capuchina.

THROAT OF A — (Mar.) bragada de curva.

TRANSOM — (Mar.) curva de los yugos.

UPPER PART OF THE — (Mar.) brazo superior de la curva.

WING TRANSOM — (Mar.) curvas del yugo principal.

WITHIN SQUARE — (Mar.) curva dentro de la escuadra.

KNEED, acodillado, en escuadra, en forma de codo.

KNICK-KNACK, BAWBLE, bujería, juguete.

KNICKERBOCKER (Com. deportes) calzón corto y ancho; (—S,) botines de estambre.

KNIFE, cuchillo, cuchilla || navaja (Tej.) v. — OF Jacquard.

— BLADE, hoja de cuchillo.

— BOARD, cubertera.

— CLEANER, limpiador de cuchillos.

— EDGE, (básculas,) cuchillo.

— CASE, estuche de cuchillos de mesa.

— FILE, BACK-FILE, FLAT-FILE, lima cuchilla, lima para ranurar.

— GAP LIGHTNING PROTECTOR (Fís.) pararrayos de cuchillo.

— GRAVER, v. — TOOL.

— GRINDER, amolador de cuchillos.

— HANDLE, mango de cuchillo.

— LIGHTNING ARRESTER (Fís.) pararrayos de cuchillas.

— REST or SUPPORT, porta-cuchillo.

— SHEATH, vaina de cuchillo.

— SHARPENER, afilador de cuchillos.

— SPRING, resorte o muelle de cuchillo o navaja.

— OF SWITCH (Fc.) cuchillo de interruptor.

— TOOL, — GRAVER (Grab.) uña de grabador.

— TRAY, cubertera.

KNIGHT (Jueg. de ajedrez) caballo.

— HEAD (Mar.) tragante exterior del bauprés, apóstoles.

— — S OF THE GEARS (Mar.) guindastes.

— — — WINDLASS (Mar.) cepos o bitas del molinete.

TO KNIT (Tej., Cost.) hacer malla o calceta o punto de aguja.

— WORK, punto, trabajo de punto.

KNITTER, tejedor de malla.

— OF STOCKINGS, calcetero.

FRAME — (Tej.) tejedor de la máquina de hacer medias.

KNITTING, tejido.

— BUR (Tej.) arpa.

— COTTON (Tej.) algodón de tejer.

— MACHINE (Tej.) máquina de hacer puntos de medias.

KNITTING NEEDLE (Tej.) agujas de hacer medias de punto.

— YARN, HOSIERY-YARN, hilo de tejer medias.

— PLAIN — (Tej.) tejido a la derecha.

KNITTLE (Mar.) rizo, cajeta.

KNOB (Cerr.) botón, perilla (Elect.) botón (Mec.) gorrón, botón (Vet.) reborde de herradura (Carp.) nudo (Mar.) tojino (Arq.) abollón.

— OF AN ARBOR, s. CANE (Mec.) leva o cama de un árbol.

— — THE CROSS BIT OF A BRIDLE (Tal.) coscoja.

— — A DISTAFF, rocador.

— — — DOOR, manecilla o bola de puerta, cerraja.

— DOWEL (Elect.) taco de botón.

— OF THE ELECTROSCOPE (Elect.) botón del electroscopio.

— — — KEY (Tel.) pulsador, botón del manipulador.

— — A LOCK, manecilla o botón de puerta, cerraja.

— SCUTCHEON, arandela de botón de puerta.

— OF A SPINDLE (Mol.) torbero.

— — — SWORD (Arm.) pomo de espada.

BEVEL SCALE WITH —, doble decímetro, regla graduada.

CURTAIN —, clavo romano.

EBONITE — (Elect.) tacón de ebonita.

GLASS — (Eb.) botones de cristal para cajones.

PIP — (Arq.) pináculo del caballete.

SCREW —, cabeza de tornillo.

TRACK — (Fc.) clavija o llave de recorrido.

KNOBBED IRON (Fund.) hierro refinado a fragua baja.

KNOBBING (Cant.) picado.

— FIRE (Fund.) horno de lupia.

KNOBBLED HAMMERED CHARCOAL IRON BOILER TUBE (Mv.) tubo de hierro para caldera fundido al carbón vegetal y martillado.

KNOCK, golpe, choque || llamada.

TO —, chocar, golpear.

— DOWN (Mueb.) desarmar (Com., Jur.) (AUCTIONEERING, — — TO THE HIGHEST BIDDER,) adjudicar al mejor postor (Herr.) hundir un remache.

— — IN, DRIVE IN, PUSH IN, embutir, clavar, amartillar.

— — OFF (Min.) descantear || arrancar pedazos.

— — — THE BALLS (Tip.) desmontar las balas.

— — UP, MAKE BALLS (Tip.) montar las balas.

KNOCK DOWN (Mueb.) desarmado; (SLANG, — ME-DOWN,) cerveza fuerte.

— STONE (Min.) piedra para romper el mineral.

KNOCKER (Cerr.) (RING, RAPPER, CLICKET,) aldabón || golpeador. (Min.) (HOISTING,) palanca de campana.

— COUNTER. — (Cerr.) escudo del llamador de puertas.

KNOCKINGS (Min.) mineral en pedazos.

KNOPPERN (Bot.) agalla del roble.

KNOT (Cant. mármoles,) clavo (Carp.) nudo (Arq.) círculos enlazados (Tej.) mota, nudo (Cerr.) casetón (Rel.) resorte de la repetición (Mar.) nudo, milla, (milla náutica) (Tec.) lazo, atadura, nudo.

— TO —, anudar, atar, hacer nudos (Bot.) echar nudos las plantas.

— BERRY (Bot.) zarzamora.

— ON CLOTH (T. L.) mota, nudo.

— OF DRAPERY, lazo.

— DRAUGHT, batiente de botón.

— GRASS (Bot.) grama, trigo rastrero || centinodia.

—S OF THE LOG-LINE (Mar.) señales de la corredera.

— — PLAITED CORDS, trenzadura.

— STITCH (Cost.) punto de nudo.

— TO LOOSEN A —, desatar, desanudar.

TO PUT OFF THE —S (T. L.) despinzar.

— TO RUN X —S PER HOUR (Mar.) correr X nudos por hora.

TO UNTIE or TO UNDO A —, deshacer un nudo, desatar (Mar.) zafar.

KNOTLESS, UNKNOTTED (Carp.) sin nudos, limpia.

KNOTTED, anudado || v. KNOTTINESS || nudoso.

KNOTTER, anudador (Pap.) desmotador o despinzador.

KNOTTINESS, abundancia de nudos.

KNOTTING, mano de aparejo para cubrir los nudos.

KNOTTY, nudoso (Mader.) (s. KNOBBY,) nudoso-a.

KNUBS, FLOCK-SILK, FLURT (T. S.) cadarzo.

KNUCKLE (Bot.) juntura o articulación de las plantas (Carp.) codillo de pieza de madera (Mec.) (— OF HINGE,) charnela.

— OF THE COUNTER (Mar.) friso.

— — HINGE, v. — (Mec.)

— JOINT (Mec.) junta articulada.

— TIMBER (Mar.) mura, amura || reveses de serviola || frontón de proa.

KNUR, KNURL, nudo, protuberancia || substancia dura.

KNURLED, nudoso.

Kodak (Fot.) Kódak, cámara fotográfica Kódak.

KRAAL, corral, redil.

KRAFT, —CHEESE, queso Kraft.

—, — PAPER, papel Kraft.

— PULP, SULPHATE PULP, pulpa sulfatada, pulpa Kraft.

KRANG, KRENG (Pesc.) esqueleto de ballena.

KREATINE (Quím.) creatina.

KREEL (Pesc.) cesto para pescados.

Kremmitz WHITE (Pint.) blanco de Kremmitz o de Viena.

Krizik's CORE (Elect.) núcleo Krizik.

Krueger CELL (Elect.) pila de Krueger.

KRUOMETER, AETHRIOSCOPE, KRYOMETER (Fís.) cruómetro, eterioscopio.

KRUPP GUN (Art.) cañón Krupp.

— PROCESS (Meta.) procedimiento Krupp.

— STEEL (Meta.) acero de Krupp.

KRYPTON (Quím.) criptón, kriptón.

K-TUBE (Mar.) un hidrófono.

KUMMEL (Lic.) cominillo, kummel.

Kundt's ELECTRICAL FIGURES (Elect.) figuras de Kundt.

K TUBE, K-TUBE (Mar.) un hidrófono.

KUT, v. CASHOO.

KUTCH (Joy.) hojas de pergamino.

KUZER (Min.) criba, harnero, tamiz.

KV., KILOVOLT (Elect.) kilovoltio.

KYANITE (Miner.) cianita.

TO KYANIZE or KYANISE (Mader.) impregnar la madera de sublimado corrosivo, (procedimiento de Kyan.)

KYANOL (Quím.) cianol, anilina.

KYLODINE (Elect.) kilodina.

KYMATION, v. CYMA, CYMATION.

KYMOGRAPH (Fís., Aeron.) quimógrafo.

L

L (Arit.) 50, (en números romanos) (Elect.) signo indicador de la longitud y del coeficiente de autoinducción (Arq.) (— OF A HOUSE,) L., ala en L.

LL, B or D, (Jur.) bachiller (o doctor) en ambos derechos.

Labarrache's BLEACHING LIQUOR, licor de Labarrache, (para blanquear).

LABARUM (B. A.) lábaro.

LABEL (Com.) marbete, etiqueta, membrete, rótulo (Arq.) || s. CORONA, alero, botaaguas || ceja, cornisa || entablamento de puerta o ventana (s. ALTIMETER,) altómetro (Tip.) etiqueta, membrete (Jur.) pedazo de papel o pergamino pegado a un escrito generalmente para detener el sello.

TO — GOODS (Com.) rotular, poner etiquetas a las mercancías.

— CASE, b. LUGGAGE.

LABELLER, rotulador.

LABELLING MACHINE (Com.) máquina de pegar etiquetas o membretes.

LARDANUM, LADANUM (Farm.) ládano, (resina que destila la jara).

LABIDOMETER (Cir.) forceps para medir la cabeza del feto.

LABOR, v. LABOUR.

LABORABLE LAND (Agric.) tierra laborable o cultivable.

LABORATORY (Quím.) laboratorio (Ac.) sala de ensayo (Mil.) taller de arsenal donde se hacen cartuchos, torpedos, etc.

— INSTRUMENT (Elect.) instrumento de laboratorio.

— MAN (Art.) artificiero.

— SIEVE (Art.) tamiz de tambores.

— STONES (Art.) artificios de guerra.

LABORER, LABOURER, peón, gañán, bracero, trabajador (Agric.) labrador, peón, mozo de labranza.

DAY — (Com.) bracero, jornalero.

LABORING, trabajo, esfuerzo (Mar.) balance, vaivén.

LABORIOUS, laborioso || trabajador.

LABORSOME, LABOURSOME, trabajoso, penoso.

LABOUR, LABOR (Com.) trabajo, faena, labor (Agric.) labor.

TO — (Com.) trabajar (Tec.) elaborar, pulir, perfeccionar (Mar.) trabajar con mar y viento grandes || balancear mucho (Agric.) labrar la tierra, cultivar la tierra.

— BANK (Com.) Banco de trabajo.

— SAVING (Com.) que ahorra trabajo, propio para disminuir el trabajo.

— TURNOVER, v. TURN-OVER.

Labrador, v. LABRADORITE.

— TEA (Bot.) te del Labrador.

LABRADORITE, Labrador, Labrador - STONE, FELDSPAR (Min.) labradorita, feldespato iridiscente u opalino del Labrador.

LABURNUM (Bot.) codeso o ébano de los Alpes ("Cytisus laburnum").

LABYRINTH (Arq.) (MEANDER, MAZE,) laberinto (Meta.) rigola.

LABYRINTHIC, laberíntico.

LAC, laca.

— VARNISH, barniz de laca.

— VIRGINAL (Perf.) leche virginal o de Saturno.

DYE —, laca de las Indias.

GUM —, v. —.

SEED —, laca seca.

SHELL —, laca en tablillas.

STICK —, laca en varitas o palillos.

LACCINE (Quím.) lactina.

LACE, encaje, randa; (TRIMMING,) pasamano, pasamanería || punto; (TWIST, BRAID, EDGING,) cordoncillo, cordón, cinta, cuerda.

TO —, v. TO INTERLACE, TO LASH, abrochar, atar, lacear (BORDER, TRIM,) guarnecer, galonear, adornar con encajes, galones, etc.

— — THE BELT (Mec.) coser la correa.

— — ON (Mar.) embadazar.

— BAND, INLET (Tej.) entredós.

— BOBBINS (Cost.) palillos para hacer encajes.

LACE EMBROIDERER or **RUNNER**, bordador en encaje.

— FRAME (Tej.) telar para encajes.

— GROUND or TRIMMING, BOBBIN NET (Tej.) punto de bobiné.

— LOOM, máquina de hacer encajes.

— MAN, pasamanero, comerciante en encajes, galones, etc.

— MAKER, TRIMMING MAKER, — MAN, encajero, cordonero.

— MAKING, pasamanería, encaje.

— NEEDLE, aguja de hacer encaje.

— PAPER, papel de encajes.

— PATTERNS, patrón para encajes.

— PILLOW (Bord.) cojincillo de encaje, almohadica.

— RUNNER, operario de telar de encaje.

— STITCH, punto de randa.

— THREAD, hilo para encajes.

— TRADE, comercio de encajes.

— TRIMMING, pasamanería.

— VEIL, velo de encaje.

— WOMAN, pasamanera; vendedora de encajes, randas, etc.

— WORK, blonda, encaje; (SMALL WARES,) pasamanería.

— WORKER (Cost.) encajera, raudera.

Alenzón —, encaje de Alenzón.

BLONDE or BLOND — (Tej.) blonda, encaje de seda.

Brussels —, encaje de Bruselas, puntas de Bruselas, puntas muy finas.

Buckingham — (T. S.) puntas de Buckingham.

CHAIR — (Tej.) galón || cadeneta.

Cluny —, LINEN —, puntas de Cluny.

COTTON —, encaje inglés.

FLAT — (Tal.) galón chato.

FLEMISH —, encaje de Flandes.

GOLD —, galón de oro.

Holland —, encaje de Holanda.

Honiton —, encaje de Honiton.

Limerick —, puntas de Irlanda, (en hilo de lino).

MACHINE —, MACHINE MADE —, Cambrai, encaje de máquina.

NARROW —, puntilla, encaje de espiguilla.

PILLOW — (Bord.) randa.

POINT —, punto, encaje; (de origen italiano; hecho a mano con aguja).

ROUND — (Tal.) cordoncillo.

SPRIGGED —, encaje floreado.

SILK — (T. S.) blonda, v. BLACK SILK —.

THREAD —, puntas de encaje de hilo.

TWISTED or PLAITED —, cordones, torzales.

WARP —, puntas de Manila.

WOVEN —, encaje hecho a máquina.

TO BUY THE REMNANTS OF —S (Com.) comprar los retales o retazos de encajes

TO WEAVE —, tejer encajes.

LACED, atado con un lazo o cordón

— SHOE (Zap.) borceguí.

LACHRYMAE BATAVIAE, GLASS DROPS, Prince Rupert DROPS, lágrimas de Batavia.

LACHRIMATOR, v. TEAR SHELL.

LACHRYMATORY (B. A.) lacrimatorio (Mil.) lacrimógeno.

— SHELL, v. TEAR-SHELL.

— GAS (Mil.) gas lacrimógeno.

LACING, enlace, enlazamiento || cordoncillo, cordón (Sast.) guarnición (Mar.) espaldar, curva de barco, guarda melena || grátil de rizos || perdigueta.

— BOND IN BRICK-WALLING (Alb.) entramado de ladrillos.

— OF THE HEAD (Mar.) perdigueta.

BELT — (Mec.) cuerda de cuero para coser correas, v. TO LACE THE BELTS.

LACINIATED, adornado con franjas y randas

LACK-LUSTRE, topacio de Sajonia.

LACKER, LACQUER, laca.

TO —, or LACQUER, barnizar de laca.

— WORK, JAPAN, obra barnizada de madera, (china o japonesa).

LACKERED, barnizado.

— DULL BLACK, barnizado negro mate.

LACKERER or **LACQUERER**, barnizador.

GOLD — (Dor.) sisa.

LACKERING, arte (o acción) de barnizar con laca || capa de barniz de laca.

LACTARINE, v. CASEINE.

LACTATE (Quím.) lactato.

LACTENS, SPECK (Vid.) nube.

LACTEOUS, lácteo.

— ACID (Quím.) ácido láctico

LACTIFEROUS, lactífero.

LACTIFIC, lactífico.

LACTIFUGE, lactífugo.

LACTINE, LACTOSE, lactina, azúcar de leche.

LACTOBACILLUS, lactobacilo.

LACTODENSIMITER, lactómetro, (de Quevenne).

LACTOMETER, LACTOSCOPE, MILK-PISE. GALACTOMETER, lactómetro, galactómetro.

LACTOSE (Quím.) lactosa.

LACUNA (Tip.) laguna, blanco o claro en un texto.

LACUNAR (Arq.) lagunar, artesonado.

LACUSTRAL, LACUSTRINE, lacustre.

LADANUM, LABDANUM (Farm.) ládano, (resina que destila la jara; "Cistus ladaniferus o cretinus").

LADDER, escalera || escala o escalera portátil (Min.) escala de minero (Fc.) escalera.

— HASP (Min.) garfio para fijar las escalas.

LADDER HOOK (Min.) gancho para empatar las escalas.
— PEG (Min.) clavija de escala.
— RACK (Fc.) cremallera de escala.
— ROD or ROUND, escalón de hierro de barrote.
— STAIRCASE (Arq.) escalera recta y agria.
— STEP (Const.) escalón.
— TRUCK (Fc., Elect.) carro de escaleras (para reparaciones) (Vm.) carro de escaleras.
— WAY (Min.) s. AIR-SHAFT, pozo de escaleras o de bajada (Mar.) escotillas con escalas.
— WEDGE (Min.) apoyo de las escalas.
— ON WHEELS, PORTABLE —, escalera montada sobre ruedas.
ACCOMMODATION — (Mar.) escala real.
POOP or QUARTER — (Mar.) escala de popa o de la toldilla.
QUARTER-DECK — (Mar.) escala del alcázar.
STEP —, escalera de mano o molinera.
TAIL — (Mil.) forrajera.

LADE, desaguadero, canal de desagüe || desembocadero.
TO —, v. TO LOAD, cargar (Mar.) abrir o hacer agua una embarcación.
— — OUT, echar fuera, sacar.
MILL — (Hid.) saetín.

LADEN IN BULK (Mar.) buque cargado con cosas echadas a granel en la bodega.

LADIES, hojas de pizarra de 8 x 15 pulgadas.
—' CABIN (Mar.) salón de señoras.
—' CLOAK, manto.
—' COMPARTMENT (Fc.) compartimento para señoras solas.
—' MOTOR CYCLE (Motoc.) motocicleta para señoras.
—' ROOM (Fc.) sala de espera para señoras (Arq.) lavabo o cuarto de aseo o de afeites para señoras.

LADING (Com., Mar.) carga, cargamento, flete (Vid.) trasegar el vidrio fundido (F. de espejos) trasiego del vidrio fundido destinado a la fabricación de lunas.
BILL OF — (Com.) conocimiento (de embarque).
QUOTE OF — (Mar.) exponente de la carga

LADLE, cucharón, cuchara grande || cazo (Mar.) vertedor, achicador (Art.) cuchara (F. Az.) (Cuba:) bombón (Hid.) álabe de rueda hidráulica (Hoj.) cacillo, cazo (Elect., Meta.) crisol (Alb.) s. FILLING-TROWEL.
TO —, achicar, vaciar el agua u otro líquido con un cucharón.
— — WAX UPON THE COTTON, dar la segunda capa de cera.

LADLE BOARD (Hid.:) v. — (Hid.)
— FULL, cucharada.
— FOR GUN SHOT (Art.) cuchara para cargar bala roja.
— OF A MILL WHEEL, cuchillo.
— ON WHEELS (Elect., Meta.) crisol transportable, (del horno para carburo).
BASTING — (Vid.) cucharón.
BULLET — (Art.) cazo para hacer balas.
CASTING — (Fund.) cazo, cuchara de fundidor.
SOUP — (Coc.) cucharón.
SMALL — (Art.) recogedor (Tec.) cuchareta.

LADY-COATING, algodón felpudo.
—'S FINGER (Pan.) suspiros.
—'S TWIST, tabaco superfino.

TO LAG, amainar, decaer, aflojar (Mec., Elect.) retardar, tardar, quedarse atrás del movimiento (Mar.) rezagarse || quedarse atrás de la popa || roncear.
— OF PHASE (Elect.) retraso o retardo de fase.
— SCREW (Herr.) tornillo de madera con cabeza de hierro.

LAGGING (Ing.) capa de cascajo (Mec.) camisa de un tubo de vapor (Mec., Elect.) retardamiento.
— CURRENT (Elect.) corriente retardada o retrasada.
— ELECTROMETER (Elect.) electroimán cojo.
— GENERATOR (Elect.) generador con retraso de fase.
— OF PIPE (Mec.) revestimiento o forro de un tubo.
— VOLTAGE (Elect.) tensión retrasada.

LAGOON, laguna; (es poco usada esta palabra en inglés).

LAID, torcido, colchado.
— EDGEWAYS, puesto o colocado de canto.
— FLAT (Agric.) acamado.
— — WISE, de plano, puesto de plano.
— NAIL, clavo de plomo.
— MOULD (Pap.) molde acanillado.
— PAPER (Pap.) papel acanillado.
— UP (Mar.) desarmado.

LAIR, cubil (de fieras).

LAKE, laca (Geo.) lago (Pint.) color hecho de rubia o grana.
— DYE, laca de los tintoreros.
— ORE (Min.) hierro turboso.
DULL —, laca apagada.
FINE —, laca carminada.
FLAT —, laca en hojas.
FLORENTINE —, laca de Florencia.
Hamburgh —, laca de Hamburgo.
KERMES —, laca de grana.
MADDER —, carmín de rubia.

ROSE —, laca de carmín.
RUBRIC —, laca encarnada.
Vienna —, laca de Viena.
YELLOW —, Italian PINK, laca amarilla.
LAKELET (Geo.) laguillo.
Lalande CELL (Elect.) pila de Lalande.
Lalique GLASS (After René —,) cristal Lalique.
LAM (Tej.) lizo.
BEAD — (Tej.) cantonera.
BEAD — FOR GAUZE WEAVING (Tej.) perla.
LAMA (Min.) mineral fangoso.
LAMANTIN (Pesc.) manatí.
LAMARCKIAN, lamarcquiano, lamarckiano.
LAMB, cordero (México:) borrego.
— HURDLE, zarzo para corderos.
— KIN, corderito.
— SKIN (Ten.) corderina o corderuna, (piel de cordero).
— WOOL, lana de cordero.
LAMBEL (Bl.) lambel.
LAMBERT (Fotometría) (THE C. G. S. UNIT OF BRIGHTNESS,) lambert.
LAMBREQUIN, guardamalleta, (parte de adorno de un cortinaje).
LAME (Gan.) cojo, lisiado.
TO — (Gan.) cojear, lisiar.
LAMEL, lentejuela (Quím.) pajilla, hojuela (Bot.) pajilla, hoja delgada.
LAMELLAR, LAMELLARY, lamelar.
— CELESTINE (Miner.) celestina lamelar.
LAMELLATED, laminado.
LAMELLIFORM, lameliforme.
LAMINA, lámina, s. LAMEL.
LAMINABILITY, laminabilidad.
LAMINABLE, laminable.
LAMINATED, laminado, dispuesto o reducido a láminas u hojas delgadas.
— ARMOR (Art.) blindaje de planchas superpuestas.
— PLATE (Elect.) placa laminada (Fund.) placa laminada.
— POLE-CORE (Elect.) núcleo laminado.
— — SHOE (Elect.) pieza polar en hojas o láminas.
LAMINATING (WIRE-DR,) s. FLATTENING.
— ROLLERS, ROLLING-MILL, cilindros laminadores.
LAMINATION, laminación.
— INSULATION (A), SHEET INSULATION (Elect.) aislamiento de las chapas.
LAMP, lámpara (Elect.) lámpara (Mar.) lantia de bitácora.
— ALCOVE (Fc.) nicho para lámpara.
— BLACK, hollín (de resina): negro de humo (México:) humo de ocote, (para hacer tinta de impresores).

LAMP BRACKET (Elect.) brazo para lámpara.
— BUTTON, cazo de lámparas.
— BURNER, quemador.
— CALL (Telef.) llamada por lámparas incandescentes.
— CANOPY, campana de lámpara.
— CASE (Min.) lamparín.
— CHIMNEY, tubo de lámpara, bombillo de vidrio.
— CIRCUIT (Telef.) circuito de las lámparas. (Elect.) circuito de lámparas.
— WITH A CONDUCTOR OF THE SECOND CLASS (Elect.) lámpara con conductor de segunda clase.
— CONE, caperuza de lámpara.
— COTTONS, mechas de lámpara (de petróleo).
— CRADLE, caja de una linterna.
— CURRENT (Elect.) corriente que alimenta a una lámpara ‖ intensidad de la corriente de lámparas.
— FITTINGS, (INTERIOR, EXTERIOR —) (Elect.) armadura (interior, exterior) de arco.
— FURNACE, —, (Quím.) hornillo de lámpara.
— or LIGHTING FUSE (Elect.) cortacircuito de alumbrado.
— GLASS, bombillo.
— GLOBE, globo (de lámpara).
— HOIST (Fc.) ascensor para linterna.
— HOLDER, portalámparas (Elect.) portalámpara, v. — SOCKET.
— — WITH CORD-GRIP (Elect.) portalámpara Edison con entrada central flexible.
— — COVER (Elect.) soporte de portalámpara.
— — WITH REPLACEABLE NIPPLE (Elect.) portalámpara con boquilla roscada cambiable.
— — SHADE CARRIER AND CORD-GRIP (Elect.) portalámpara con portarreflector y borna para carbón.
— — — — RING (Elect.) portalámpara con soporte de pantalla.
— — SHIELD (Elect.) cuerpo del portalámpara.
— — WITH SWITCH (Elect.) portalámparas con llave.
— — WITHOUT SWITCH (Elect.) portalámpara sin llave.
— — WITH WIRE GUARD (Elect.) portalámpara con protección.
— HOOKS, ganchos para lámparas.
— HOUR (Elect.) lámpara hora.
— JACK, caperuza de lámpara.
— LIGHTER, aparato para encender lámparas.
— MAKER, lamparista.
— OIL, aceite para lámparas.
— PORT, pie de farol.
— REFLECTOR, reflector, reflector de lámpara.

LAMP ROOM, lampistería.
— SHADE, pantalla.
— SIGNAL SWITCHBOARD (Telef.) cuadro conmutador con llamada de lámparas incandescentes anunciadoras.
— SOCKET or HOLDER (Elect.) portalámpara, boquilla, pie.
— STAND, pie de lámpara.
— STANDARD, poste de alumbrado.
— STAY (Fc.) viento de lámpara.
— TABLE (Mueb.) velador.
— VEIL, pantalla de papel picado.
— VOLTAGE or PRESSURE (Elect.) tensión de las lámparas.
— WICK, mecha.
— WINCH (Elect.) torno para la linterna (de señales).
ANNEALING —, lámpara de templar.
APHLOGISTIC —, lámpara sin llama.
BLOW PIPE —, lámpara de soplete.
BULL'S EYE —, linterna sorda.
CANDLE —, farol de vela.
Carcel —, bujía de Carcel.
ENAMELLER'S —, lámpara de esmaltador.
GLOWING —, lámpara de fragua.
MAGNESIUM —, lámpara de magnesio.
OIL —, lámpara de aceite.
PETROLEUM —, lámpara de petróleo.
WIRE GAUGE or SAFETY — (Min.) davina, lámpara de Davy.
LAMPADARY, CANDELABRIA, lampadario.
LAMPADOSCOPE (Opt.) lampascopio.
LAMPIC ACID (Quím.) ácido lámpico.
LAMPION, lampión.
LAMPREY (Pesc.) lamprea.
LANA PHILOSOPHICA, ZINCUMFLOWERS, lana filosófica, flores de cinc.

Lancashire, v. DOUBLE FLUE BOILER.

—.HEARTH (Fund.) bajo horno, forja de afino sueco.

Lancaster GUN (Art.) cañón de Lancaster.

LANCE (Arm.) lanza, asta.
— BUCKET, cuja.
— FIRE (Pir.) lanza de fuego.
— HEAD, hierro de lanza.
— REST, ristre de lanza.
— WOOD, ("Uvara lanceolata") (Carp.) palo de lanza.
BOMB — (Pesc.) arpón con carga.
PENNON OF A —, banderola de lanza.
SOCKET OF A — (Arm.) regatón de lanza.
LANCEOLAR, LANCEOLATE (Tec., Arq.) lanceolado, lanceado, lanceolar.
LANCER (Mil.) lancero.
LANCET (Fund.) (SCRAPER,) botador de horno (Arq.) (POINTED ARCH, OGIVE,) ojiva (Cir.) lanceta.

LANCET ARCH (Arq.) arco lanceolado.
— FOR BLEEDING (Cir.) sangradera.
— — TAPPING A FURNACE (Fund.) sangradera de horno.
— WINDOW, TRIPLE — — (Arq.) ventana triangular.
GUM — (Dent.) lanceta de encías.
VACCINE —, VACCINATOR (Cir.) lanceta de vacunar.
LANCH, v. LAUNCH.
LANCIFORM, lanciforme.
LAND, v. FIELD, tierra, terreno, suelo || país, territorio (Jur.) (LANDED PROPERTY,) propiedad territorial, finca, hacienda, parcela, heredad (Arm.) estría del rayado (—S,) espacios entre las estrías de un arma rayada.
TO —, COME, SHORE, desembarcar (Mar.) aterrar (Aviac.) aterrar, aterrizar || amarar.
— — THE SHORE END (Tel.: cables,) arrimar a tierra un cable.
— — UP, COVER WITH LITTER or DUNG (Hort.) aterrar.
— ABUTMENT, SHORE BAY, estribo de un puente.
— AGENT (Com.) agente o corredor de fincas rústicas o rurales.
— BATTLESHIP, CRUISER or SHIP, v. TANK (Mil.)
— BREEZE (Mar.) terral, brisa de tierra.
— CARRIAGE, BY — —, (Com.) acarreo por tierra.
— CHAIN (Agrim.) cadena de agrimensor.
— COMPASS (Fís.) aguja terrestre.
— ENGINE, STATIONARY ENGINE, máquina fija.
— FALL (Mar.) aterrada, desembarco, recalada (Aeron.) aterramiento, aterrizaje.
— FLOOD, INUNDATION, inundación, desborde.
— FORCES (Mil.) fuerzas terrestres (Fís.) fuerzas terrestres.
— AND FURROW OF A SCREW, filete y paso de la rosca de un tornillo.
— GUARD (Fc., Ing.) dique o malecón contra inundaciones.
— HOLDER, terrateniente, v. — TENANT.
— ICE (Mar.) hielo fijo y adherido a la tierra sin que deje paso.
— JOBBING (Com.) especulación en la compra y venta de bienes raíces.
— LADY (Com.) patrona de casa de huéspedes.
— LAID (Mar.) perdiendo de vista la tierra.
— LAWS (Jur.) leyes agrarias —'S LAW, ley nacional.
— LOCKED WATER, agua cercada o resguardada por la tierra.

LAND LORD (Com.) arrendador, casero || patrón de casa de huéspedes.
— MARK, v. STELA (Agric.) linde, hito, lindero, término, acotación, mojón, mojonera (Jur.) mojonera, hito, mojón; (cualquier signo puesto para indicar los límites entre dos heredades contiguas) (Mar.) marca, punto de reconocimiento.
— MEASURE, medida agraria.
— MEASURER, agrimensor.
— OFFICE (Jur.) oficina del catastro.
— RAGS (Pap.) trapos de desecho.
— ROLLER (Agric.) rodillo.
— SCAPE, v. LANDSCAPE.
— SLIP, s. SLIPPING, desprendimiento de la tierra.
— SOWN WITH SEED (Agric.) sementera.
— STRAIT (Top.) lengua de tierra.
— SURVEYING, agrimensura.
— SURVEYOR, agrimensor.
— TAX (Jur.) contribución territorial.
— TELESCOPE, TERRESTRIAL, PERSPECTIVE GLASS, telescopio terrestre.
— TENANT: (COMMONLY CALLED: "Terra Tenant") (Jur.) poseedor, el que actualmente posee la tierra.
— TO (Mar.) a la vista de tierra.
— TURN (Mar.) terral nocturno.
— UNDER CORN (Agric.) tierra de panllevar.
— WARDS (Mar.) hacia tierra.
— WIND (Mar.) terral, viento de tierra, v. — BREEZE.
ADJACENT — (Agric.) tierra colindante.
ALLUVIAL — (Geol.) tierra de aluvión.
ARABLE — (Agric.) terrazgo, tierra laborable o cultivable.
BOTTOM —, v. ALLUVIAL —.
CLEARED — (Agric.) tierra desmontada.
CORN —, v. UNDER CORN.
DRY — (Ing.) tierra bien seca (Mar.) tierra firme, v. MAIN —.
FALLOW — (Agric.) barbecho, añojal.
GRASS — (Agric.) pradera.
GRAVELLY — (Agric.) cascajal.
HIGH — (Geo.) tierra alta, país montañoso.
LOW —, tierra baja.
MADE — (Agric.) terreno de rellenos.
MAIN — (Geo.) continente, tierra firme (Mar.) tierra firme, v. DRY —.
NAKED — (Agric.) barbecho.
NECK OF — (Geo.) istmo.
OVER — (Com.) por tierra.
PASTURE — (Top.) mesa, meseta, altiplanicie.
TILLED —S (Agric.) labranzas.
UNAPPROPRIATED — (Jur.) terreno baldío.
UNIRRIGATED — (Agric.) terreno secano.

UNPLOUGHED — (Agric.) erial, terreno inculto.
UP —, v. HIGH —.
LANDAULET (Carr., Autom.) landolé, landaulet.
LANDED, hacendado (Com.) desembarcado.
— PROPERTY, propiedad territorial, v. —.
LANDER, BANKSMAN (Min.) trabajador de los terraplenes y malecones (Mol.) canjilón de molino.
LANDING (Mar., Com.) desembarco (Ing., Fc.) plataforma (Fund.) (PLATFORM,) plataforma de un horno (Arq.) descanso (Aeron.) aterrizaje, aterramiento, toma de tierra.
— ANGLE (Aeron.) ángulo de aterrizaje.
— CERTIFICATE (Com.) certificado de descarga.
— FIELD (Aeron.) campo de aterrizaje.
— OF A FURNACE, v. — (Fund.)
— GEAR (Aeron.) aterrizador, tren de aterrizaje.
— PLACE (Mar.) atracadero, desembarcadero (Arq.) (RESTING PLACE,) rellano, descanso; (también se dice: —,).
— SPEED (Aeron.) velocidad de aterrizaje.
— STEP, STOPPING PLACE (Arq.) primer escalón.
— STRAKE (Mar.) penúltima traca de un bote.
RETRACTABLE — GEAR (Aeron.) tren o aterrizador recogible o replegable.
LANDSCAPE, paisaje.
— PAINTER (Pint.) paisajista.
— PASTORAL — (Pint.) cabaña.
LANE, callejón, callejuela — IN THE ICE (Mar.) canalizo entre dos bancos.
— BY —, callejón retirado.
Lang or Albert LAY ROPE (Fc., funiculares) cable con trama Albert.
LANGITE, SUBSULPHATE OF HYDRATED COPPER (Miner.) langita.
LAMGRACE, LANGREL (Art.) metralla (Mar.) cortadillo.
LANGUET (Mús.) lengüeta.
— S OF THE HILT (Arm.) orejas de la guarnición de un arma.
LANGUETTE (Mec.) lengüeta, orejeta.
LANIARD (Mar.) acollador || v. LANYARD.
LANIGEROUS ANIMALS (Gan.) animales lanudos o lanuginosos.
LANK EARS (Gan.) orejas caídas.
LANOLIN (Farm.) lanolina.
LANSQUENET (Jueg.) sacanete, (juego de naipes).
LANTANA-WOOD, madera de salvia.
LANTANIC ACID (Quím.) ácido lantánico.
LANTANIUM (Miner.) lantanio.
L-ANTENNA (Radio) antena en L.
LANTERN, linterna, farol (Arq.) linterna (Tel.) v. — PINION (Mar.) farol || faro.

LANTERN BELLOWS, fuelles de linterna.
— BRACES (Mar.) candelero de fanal.
— GIRDLE, armadura de linterna.
— LIGHT (Arq.) linterna, luz de cúpula.
— PINION (Mec.) piñón de linterna (Tel.) —. linterna.
— ON POST (Fc.) linterna sobre poste pequeño.
— TOWER (Arq.) linterna, faro || s. CUPOLA || (SKY LIGHT TURRET,) cupolino.
— WHEEL (Mar.) linterna.
BACK — (Fc.) linterna de atrás.
CONDUCTOR'S — (Fc.) farol del conductor.
DARK —, linterna sorda.
FRIAR'S — (Meta.) fuego fatuo.
HAND or BATTLE — (Mar.) farol de combate.
LARGE —, lampión.
Muscovy —, farol de talco.
POOP — (Mar.) farol de popa.
SAFETY — (Min.) v. SAFETY LAMP.
SIGNAL — (Mar.) farol de señales.
TOP — (Mar.) farol de la cofa.
LANTHANUM (Quím.) lantano.
LANYARD (Mar.) acollador (Art.) correa tira frictor.
— OF A BUOY (Mar.) rabiza de boya.
—S — THE STOPPERS (Mar.) mojeles de las bozas.
—S — SHROUDS (Mar.) acolladores de los obenques.
LAP, cubierta, tapa, tapadera (Mec.) longitud determinada || rueda de metal blando, madera o cuero, para lapidarios || solapadura, avance (Cost.) falda, regazo || faldón, faldones (Herr.) cubrejunta (T. L.) lana cortada (Mar.) extremos de las llaves de fogonadura que cruzan los baos.
TO —, solapar, plegar, cruzar.
— — OVER (Alb.) solapar (Cost.) cruzarse (Mar.) solapar, cruzar.
— CLOTH (O. Ec.) gremial.
— DOVETAILS (Carp.) cola de pato cubierta.
— HEMMER (M. de coser) rebatidor.
— JOINT, junta solapada.
— MACHINE, BLOWER AND SPREADER (T. A.) batán desmotador y extensor.
— ROLLER, cilindro de mantos.
— SEAM (Cost.) costura rebatia.
— SIDE (Mar.) banda falsa.
— SIDED (Mar.) revirado || inclinado a una banda.
— OF THE SLIDE VALVE (Mec.) solapa de la válvula de corredera.
— STONE (Zap.) piedra sobre la cual baten el cuero los zapateros.
— STREAK (Mar.) traca de solapadura.
— WELDING, soldadura revirada o solapada.

LAP WINDING (Elect.) arrollamiento recubierto.
— WORK, v. LAPWORK.
LAPEL (Sast.) vuelta, solapa.
LAPIDARY, lapidario.
—'S ART, lapidario, arte de labrar las piedras preciosas.
—'S CEMENT, litocola.
LAPIDIFICATION, lapidificación, petrificación.
LAPIS INFERNALIS, piedra infernal, nitrato de plata.
— LAZULI, LAZULITE, AZURE-STONE, lazulita.
— —, lapizlázuli.
LAPPET, caídas de toca o escofieta (Cost.) falda.
EMBROIDERED — (Tec.) gasa bordada.
LAPPING (Art.) repasado de una pieza después de probarla.
— ENGINE, LAP-MACHINE FRAME, máquina de solapar.
— OVER, BY — — (Alb.) encaballadura.
LAPSE, lapso, transcurso (Jur.) prescripción, translación de dominio o derecho (Meteor.) gradiente vertical.
TO — (Jur.) prescribir.
LAPSED (Jur.) prescrito.
LAPWORK, obra entrelazada o tejida.
LAQUE ARTICLES (Com.) artículos barnizados.
LAQUEAR, COFFER, BAY, caja cuadrada.
LARBOARD (Mar.) babor.
— ENGINE (Mar.) máquina de babor.
— SIDE (Mar.) banda de babor.
— TACK (Mar.) mura de babor.
— WATCH (Mar.) guardia de babor.
LARCENY (Jur.) robo, hurto.
GRAND — (Jur.) robo que pasa el límite de la PETTY —.
PETTY — (Jur.) robo que no asciende a mucho, (los códigos fijan el límite).
LARCH (Bot.) alerce, lárice.
LARD (Com.) manteca de puerco.
TO — (Coc.) albardar, mechar.
— OIL (Quím.) oleína, aceite de manteca de puerco.
— PIN or STICK, v. LARDING PIN.
— PRESS, prensa para extraer la manteca.
LARDER (Coc.) despensa.
LARDING-PIN, LARD-PIN, LARD-STICK (Coc.) espita de mechar, lardera, mechera.
LARDITE, (KIND OF AGALMATOLITE) (Miner.) lardita, silicato de alúmina.
LARDOON (Coc.) tocino para mechar.
LARDOS, ALTAR-PIECE (Arq.) retablo, reredós.
Y. LARDACEOUS, grasoso, mantecoso.

LARGE, grande, abultado, grueso ‖ vasto, ancho, amplio, extenso, espacioso ‖ largo.
— CRUPPER (Agric.) retranca del atalaje del ganado.
— EYE-ELECTROMAGNET, electroimán grande ocular.
— FILE (Herr.) limatón.
— TENT (Mil.) cañonera, tienda de campaña grande.
— WIND (Mar.) viento largo.
— WATER-SPACE BOILER (Mv.) caldera de gran volumen de agua.
    AT — (Mar.) con viento a la cuadra.
    TO SAIL — (Mar.) navegar con viento a la cuadra o con viento largo.
LARGHETTO (Mús.) lento, a compás, menos, algo menos lento que "largo" ‖ música en compás "larghetto".
LARGO (Mús.) largo, lento.
LARIAT, reata (Mil.) ronzal.
LARK WOOD TANK, cuba de (madera de) alerce.
LARMIER, s. CORONA (Arq.) corona, alero.
LARRY, BEATER (Alb.) batidera.
LARUM, v. ALARUM, ALARM, alarma.
LARVA (Seric.) larva.
LARVICIDE, larvicida.
LARYNGOSCOPE (Cir.) laringoscopio.
— LANTERN, linternilla del laringoscopio.
LARYNGOSCOPY, laringoscopia.
LARYNGOSTROTOSCOPIC APPARATUS, indicador de las vibraciones de las cuerdas vocales, (aparato de Oertel).
LASAGNE, FLAT VERMICELLI (Coc.) tallarín.
LASH, punta de látigo o fusta ‖ latigazo (Carp.) incisión (Tej.) (LEASH,) lizo.
    TO —, PINION DOWN, amarrar, atar (Carp.) marcar a cordel (Mar.) abarbetar, amarrar, trincar.
    — — A BLOCK (Mar.) coser un motón.
    — — TOGETHER (Mar.) amadrinar.
    — — WITH TWISTING (Mar.) atortorar.
    — — UP (Mar.) cerrar las velas.
    BACK — (Mv.) contragolpe, contrapresión ‖ golpe de retroceso o de retardo.
    BAND or THROAT — (Equit.) ahogadero de la brida.
LASHING (Mar.) amarra, amarradura, trinca, cosidura.
— OF BLOCKS (Mar.) cosidura de motonería.
—S OF THE LONG-BOAT (Mar.) obenques de la lancha.
— RINGS (Mar.) argollas de amura (Art.) anillos del telerón de cureña.
— ROPE (Art.) braga.
TO LASK (Mar.) navegar con viento largo (Comercio) (—S,) piedras preciosas talladas de las Indias.

LASKET (Mar.) badaza de boneta.
LASSO (Caz.) lazo.
LAST, último (Zap.) horma (Mar.) carga de un buque.
    TO —, durar, conservarse (Zap.) ahormar, poner en horma, (s. BLOCK) (Mar.) arriar.
— BIT (Art.) barrena de repasado.
— CRANK (Fc.) escuadra extrema, (de la palanca compesadora.).
— MAKER (Zap.) hormero.
— NAIL (Zap.) clavo de montar.
— TREE, BOOT — (Zap.) horma de bota.
    SHOEMAKER'S — (Zap.) horma de zapatero.
    TO PUT UPON THE — (Zap.) ahormar.
LASTAGE, lastre ‖ espacio para el cargamento de un buque.
LASTING, s. CALAMANCO (Tec.) (PERMANENT,) duradero, permanente (T. L.) (PRUNELLE,) sempiternas, terciopelo de lana (Zap.) rebatido (Tec.) (COLOURS,) sólido.
— JACK (Zap.) rebatidor.
— PINCHERS (Zap.) tenazas de rebatir.
LATCH (Cerr.) aldaba ‖ picaporte (Tej.) deslizador (Tec.) fiador (Fc.) fiador.
    TO —, cerrar con aldaba.
— HANDLE, b. CATCH.
— KEY, ganzúa ‖ llave de picaporte.
— WITH A LEVER (Cerr.) pestillo.
— LIFTER (Cerr.) clavija del picaporte.
— PLATE (Cerr.) palastro de picaporte.
— ROD (A), CATCH ROD (Fc.) varilla del fiador.
— — THIMBLE (Fc.) tuerca de regulación del fiador.
— SHOE (Fc.) corredera-guía del fiador.
— (A) or CATCH SPRING (Fc.) resorte del fiador.
— STRING, cordón de albada.
    DEAD — (Cerr.) cerradura dormida.
    FALLING — (Cerr.) pestillo.
    INDENTED FALLING — (Cerr.) pestillo de oreja.
LATCHED, agujeta de zapato ‖ orejas para hebillas.
LATCHINGS (Mar.) cazonetas de boneta.
LATE, tardo (Hort.) tardío.
LATEEN (Mar.) latino; (palo corto, percha larga y vela triangular).
— BRACE (Mar.) daván, davante.
— MAST HEAD (Mar.) capcés.
— RIG (Mar.) aparejo latino.
— SAIL (Mar.) vela latina o de burro.
— YARD (Mar.) entena.
LATENT (Fís.) latente.
— ELECTRICITY, electricidad latente.
— HEAT (Fís.) calor latente.
LATER (Alf.) ladrillo o teja.

LATERAL, lateral.
— or SIDE ADIT (Fc.) galería lateral.
— ATTRACTION (Elect., Quím.) atracción uni-
  lateral.
— BANDS (Bord.) fajas laterales.
— DEVIATION, deflexión o desviación lateral
  (Elect., Fc.: líneas de trabajo,) desviación
  lateral.
— DISCHARGE (Elect., Fís.) descarga lateral.
— INDUCTION (Elect.) inducción lateral.
— PATHWAY, contracalle.
— PULL OF... (Tec.) tracción lateral de...
— SECURING OF THE CONTACT WIRE (Fc.)
  arriostrado lateral del alambre.
— STABILITY (Aviac.) estabilidad transversal.
— or END WINDING (Elect,.) arrollamiento
  lateral.
LATERALLY, lateralmente.
LATH (Min.) (ASTEL,) costillas, estacas (Mar.)
  emplanchado (Carp.) (LEDGE,) lata, chi-
  lla, listón.
  TO —, poner latas, enlistonar.
— — THE CEILING, poner latas en los techos.
— OF A BED, varilla de cama.
— — THE CHAIN WALES (Mar.) guarda ca-
  denas.
— CUTTER (Carp., pizarras) máquina de cor-
  tar ripia.
— NAIL, TWO PENNY NAIL (Carp.) chillón,
  clavo de ala de mosca o de cabeza perdida.
— RENDER, abridor de latas o tablas.
— WOOD (Carp.) madera de chilla.
— WORK (Carp.) enlistonado o enlatado.
  ASSEMBLING — (Carp.) tabla de entramar.
  BROAD — (Carp.) jacena.
  CROSS — (Carp.) contralata.
  DIAGONAL —, CORNER-BAND (Carp.) es-
  quinal.
  FENCE — (Hort.) rodrigón.
  PACKING — (Ing., Fc.) plancha de relleno.
  TO TAKE OFF THE — (Carp.) deslatar.
LATHE, torno (Tej.) lecho, cama de telar, s.
  BATTEN, LAY.
— ARBOR, árbol de torno.
— BED, banco de torno.
— BIT, gusanillo de torno.
— CENTER GRINDING, amoladora para pun-
  tas de torno.
— CHUCK (Torn.) mandril de torno.
— DIE-HOLDER, portacuño de torno.
— DOG, trinquete de mandril.
— — SCREW, tornillo para trinquete de man-
  dril de torno.
— DRILL (Torn.) taladro giratorio.
— FILE, s. DISK-FILE, lima de torno.
— HEAD, testera de muñeca.
— PUPPET, muñeca de torno.
— REST (Torn.) soporte de torno.

LATHE SAW (Torn.) sierra de cinta con pedal
  || sierra circular.
— FOR TURNING IRON, torno para hierro.
— TOOL HOLDER, apoyador.
— WITH VARIABLE SPEED, torno de velo-
  cidad regulable.
  BED —, torno común.
  BENCH —, torno de banco.
  CENTER —, torno de puntas (Rel.) máquina
  de centrar.
  CHASING or BURNISHING or PRESSING
  —, torno de embutir.
  CHUCK —, torno de mandril.
  DUPLEX —, torno doble.
  ECCENTRICAL —, torno elipsoidal.
  FIGURING —, torno de embutir.
  FLUTING —, torno de acanalar.
  FLY or FLYER — (Tej.) batiente regulador.
  FLY SHUTTLE — (Tej.) batiente de la lan-
  zadera.
  FOOT —, torno de pedal.
  FOOT WHEEL —, torno de pedal y rueda.
  GAGE —, torno de ahusar.
  GEOMETRIC ROSE ENGINE — (Grab.)
  torno de grabar curvas geométricas.
  GRINDING — (Vid.) torno de pulir.
  HAND —, torno de mano.
  HAND TOOL — (Rel.) taladro de relojero.
  HAND WHEEL —, torno de manigueta.
  IRONING — (Somb.) torno de planchar
  sombreros.
  MANDREL —, torno al aire.
  MILLED WORK —, torno de rosario.
  MONITOR —, torno monitor.
  NUT-TAPPING —, torno de aterrajar tuercas.
  NUT-THREADING —, torno de enroscar
  tuercas.
  NUT-TRIMMING —, torno de recortar tuer-
  cas.
  OVAL —, torno de óvalo.
  PIVOT —, torno (pequeño) de puntas.
  POTTER'S or THROWING — (Alf.) torno de
  alfareros.
  PRESSING —, torno de prensar, v. || CHAS-
  ING —.
  PULLEY-BORING —, torno de barrenar po-
  leas.
  RIMING —, torno de alisar.
  ROLL-TURNING —, torno para rodillos.
  SCREW CUTTING —, torno de abrir roscas,
  máquina de roscar.
  SELF-ACTING —, torno automático.
  SHAFTING —, torno para árbol de transmi-
  sión.
  SHAFT-TURNING —, torno para árbol de
  máquina.
  SINGLE-TREE —, torno para balancín.
  SLIDE —, torno de carro mecánico.

SMALL —, torno pepueño, torno de mano.
SPECIAL —, torno especial.
SPEED —, torno de alta velocidad.
SPHERICAL —, torno esférico.
SPINDLE —, torno de huso.
TRANSFERING — (Ac.) torno de transferir.
WHEEL —, torno de manigueta.
WOOD-TURNING —, torno de carpintero.
LATHER, jabonadura.
TO —, espumar.
— WORT (Bot.) saponaria.
LATHERKIN (Vid.) tringla.
LATHING (Min.) encostillado.
— CLAMP, barrilete de torno.
— HAMMER, hachuela de cortar y clavar ripia.
LATIALITE, HAUYINE OF Italy (Miner.) hua-yita.
LATIN CROSS (Arq.) cruz latina.
LATITUDE, latitud, altura.
— BY DEAD RECKONING (Mar.) latitud por estima.
— — BEARING, latitud marcada.
— OF DEPARTURE (Mar.) latitud de partida.
— IN, latitud de llegada.
CORRECTED —, latitud corregida.
DIFFERENCE OF —, diferencia de latitud.
GEOCENTRIC —, latitud geocéntrica.
HELIOCENTRIC —, latitud heliocéntrica.
HORSE —S (Mar.) latitudes de calma del trópico de Cáncer.
IN THE — OF, a la altura de.
MIDDLE —, latitud media.
PARALLEL OF —, paralelo de latitud.
LATITUDINAL, latitudinal.
LATTEN, v. BRASS (Hoj.) latón, azófar.
— BRASS, BRASS-PLATE, latón en hojas.
— OF SHEET IRON, hojas de palastro.
— WIRE, hilo de latón.
LATTICE, celosía, enrejado, s. ARBOUR-WORK
TO — (Carp.) enrejar, hacer un enrejado a manera de celosía.
— BARRIER or GATE (Fc.) barrera con celosía plegable.
— BRIDGE, puente de celosía.
— DOOR or GATE (Agric..) cancilla.
— FENCE, cerca de listones de madera.
— GIRDER or TRUSS, viga de celosia (americana).
— LAMP-POST (Elect.) poste (de alumbrado) en enrejado.
— PARTITION, tabique enlistonado.
— POLE (Fc., Elect.) poste de celosía.
— — STRAP (Fc., Elect.) collar para poste de celosía.
— WIRE, alambrado.
— WORK, TRELLIS-WORK (Carp.) enrejado, celosía.

LATTICED, TRELLICED, en enrejado, en ce-losía.
— SHUTTER, celosía.
LAUDANUM (Farm.) láudano.
LAUGHING GAS, gas oxhilarante o hilarante, protóxido de ázoe, óxido nitroso.
LAUNCH (Mar.) lancha ǁ (LAUNCHING,) botadura, lanzamiento (Fort.) plano inclinado.
TO — (Mar.) botar, lanzar, lanzar al agua un buque.
— LOAD (Mar.) lanchada.
— FAST (Mar.) cable de retenida.
— PLANK (Mar.) entablado de las imadas.
LAUNCHING (Mar.) botadura, v. LAUNCH, 2a. acepción.
— WAYS (Mar.) imadas, anguilas.
LAUNDER (Min.) artesa, dornajo.
TO —, lavar.
COLLAR — (Min.) tubo de alimentación de la cisterna.
LAUNDERER, WASHER-MAN, lavandero.
LAUNDRESS, lavandera.
LAUNDRY, WASH-HOUSE, lavadero ǁ lavan-dería.
— BOAT, FLOATING —, batea, cubeta de la-var.
— HEATER, hornillo de lavadero.
LAUREL (Bot.) laurel, s. BAY.
— WATER (Farm.) agua de laurel.
— WOOD (Carp.) madera de laurel.
Alexandria —, laurel alejandrino.
COMMON — (Bot.) laurel guindo o regio.
SPURGE —, laureola.
Laurentian (Geol.) lorenciano, roca de las más antiguas.
LAURIC or **LAUROSTEARIC ACID** (Quím.) ácilo láurico.
LAURINE (Quím.) laurina.
LAUSKRAUT (Bot.) estafisiagra.
LAVA (Geol.) lava.
SCORIFIED —, lava de escorias.
SPOTTED —, lava jaspeada.
SOLIDIFIED —, lava solidificada.
STONY —, lava litoidea.
LAVABO (O. Ec.) lavabo.
LAVATORY, lavatorio ǁ loción (Arq.) lavama-nos, lavabo (O. Ec.) lavatorio.
PLATFORM — (Fc.) urinario o letrina en el andén.
LAVENDER (Bot.) espliego, alhucema, lavánd-dula.
— COTTON, santolina.
— OIL, SPIKE-OIL, aceite de espliego.
— WATER, agua de alhucema.
— FRENCH — (Bot.) cantueso.
LAVER, aguamanil, vasija para lavarse.

LAW (Tec.) ley (Jur.) ley || derecho.

— BINDING (Enc.) pasta de libro de leyes.

— OF CONTACT SERIES (Elect.) ley de la serie de tensión eléctrica o de la escala de las fuerzas electromotrices.

— — FRICTION, ley de fricción.

— — GRAVITY or GRAVITATION (Fís.) ley de la gravitación o de la gravedad.

— — NATIONS, INTERNATIONAL — (Jur.) derecho internacional.

— — NATURE (Jur.) derecho natural.

— — REFRACTION (Fís.) ley de refracción.

— RELATING TO TELEGRAPH LINES (Jur.) reglamento de telégrafos o líneas telegráficas.

— OF RESISTANCE OF THE AIR (Aviac. y Fís.) ley de la resistencia del aire.

— — SELF-INDUCTION (Elect.) ley de autoinducción.

— SUIT (Jur.) litigio, pleito.

ACCORDING TO — (Jur.) según derecho.

BY —S (Com., Jur.) reglamento.

CIVIL — (Jur.) derecho civil.

EXPROPRIATION — (Jur.) ley o legislación de expropiación.

Gresham's —, ley de Gresham.

INDUSTRIAL —, v. INDUSTRIAL.

IN POINT OF — (Jur.) desde el punto de vista legal o jurídico.

INTERNATIONAL —, v. — OF THE NATIONS.

MERCHANT'S or MERCANTILE or COMMERCIAL — (Jur.) derecho mercantil.

MINES — (Jur.) ley de minas, legislación minera.

POSITIVE — (Jur.) derecho positivo.

RAILWAY — (Jur.) legislación o ley de los ferrocarriles.

TO GO TO — (Jur.) acudir en derecho, promover juicio.

LAWFUL, legal, legítimo || lícito.

— AGE (Jur.) mayoría de edad.

— MONEY (Jur.) moneda legal, moneda con poder liberatorio legal.

LAWN (Top.) pradera, prado (Tej.) linó, linón (Arq.) césped.

— MOWER (Hort.) segadora de mano para prados.

— SPRINKLER Hort.) regadera para prados.

— TENNIS (deportes) tennis, volante, lawn-tennis.

BISHOP'S — (Tej.) batista, linó.

LONG — (Tej.) estopilla.

LAX, laxo, suelto.

LAY, v. BATTEN (Tej.) marco de telar, cama, tongada.

TO — (Tec.) asentar, poner encima, cubrir (Tip.) calzar, poner (Agric.) acodar (Alb.) asentar (Mar.) colchar || correr la costa.

— — ABOUT (Mar.) venir o ir como mandado.

— — AFT (Mar.) ir a popa.

— — ALL FLAT ABACK (Mar.) poner todo el parchamento por delante o por encima.

— — ALONGSIDE (Mar.) barloar.

— — ASTERN (Mar.) quedarse.

— — THE BALLAST (Fc.) cargar el balasto.

— — BARE, descubrir.

— — IN THE BEAM ENDS (Mar.) acostarse sobre la banda descubriendo la quilla.

— — BEFORE (Jur.) poner a la vista, manifestar ante autoridad.

— — A BRIDGE, tender o echar un puente.

— — ON THE BROAD (Mar.) acolcharse.

— — — BROADSIDE, meter la batería en el agua.

— — — A CAREEN (Mar.) dar de quilla a un buque.

— — THE COVERING (Arq.) cubrir.

— — — COURSE (Mar.) arrumbar, enfilar el curso.

— — DECKS (Mar.) entablar las cubiertas.

— — DOWN BUOYS (Mar.) abalizar.

— — A GARDEN (Hort.) delinear un jardín.

— — THE RAILS ON THE WAY (Fc.) colocar o asentar la vía.

— — ON THE EDGE, SET EDGE-WAY (Carp., Alb.) cantear, asentar de canto.

— —EGGS (Corr.) poner huevos (Pesc.) ovar, aovar.

— — AN EMBARGO (Mar.) embargar.

— — FAIR (Mar.) estar listo y atracado (un bote).

— — THE FIRE (Mv.) preparar el fuego.

— — FLOOR, echar suelos, solar.

— — FOUNDATION (Alb.) cimentar.

— — IN GOOD BOND (Alb.) asentar en buena trabazón.

— — A GUN (Art.) apuntar un cañón.

— — — UNDER METAL (Art.) bajar la boca de un cañón.

— — AND HATCH EGGS (Apic.) carochar.

— — HERRING BONE (Alb.) asentar en espiga.

— — AN INLAID FLOOR, entarimar.

— — THE LAND (Mar.) anegar la tierra.

— — A LINE (Elect.) colocar o poner una línea.

— — THE LINE (Fc.) colocar o asentar la vía.

— — OFF (Mar.) galibar.

— — ON (Tec.) colocar, poner || dar una capa.

— — OPEN, descubrir.

— — OUT, trazar (Dib.) disponer, trazar.

— — — BY LINE (Alb.) trazar a cordel.

TO LAY OUT OF THE NATURAL BED (Alb.) asentar a contrahoja.

— — — A ROAD (Ing.) trazar un camino.

— — — BY THE RULE AND LINE, alinear, marcar.

— — THE RAILS, v. — — THE LINE.

— — ROPES (Mar.) colchar cabos.

— — SHOOTS (Agric.) acodar.

— — OF VINE (Agric.) amugronar, acollar.

— — SIEGE (Mil.) sitiar.

— — A STONE (QUARRYSTONE) UPON ITS CLEAVING GRAIN (Alb.) asentar a hoja.

— — or PUT-IN A SWITCH (Fc.) colocar o poner una aguja.

— — AN UNDERGROUND CABLE (Elect.) colocar o poner un cable terrestre (para una línea subterránea).

— — UP (Mar.) desarmar.

— — DRY (Alb.) asentar a hueso.

— — WASTE (Mil.) asolar.

— — WITH ZINC (Galv.) galvanizar.

— OF A COST (Mar.) arrumbamiento de una costa.

— DAY (Der., Mar.) días de demora o estadía; (OVER — —, DEMURRAGE:) sobrestadías, días de detención.

— FIGURE, v. LAYMAN (Pint.) maniquí.

— LAND (Agric.) terreno inculto o baldío.

— METAL, estaño común.

— RACE (Tej.) curso de la lanzadera.

— OF A ROPE, colchado de una cuerda.

— SHAFT (Vm.) s. GEAR SHAFT.

— STALL (Agric.) estercolero, muladar.

LAYER, lecho, capa, tongada, cama, tonga, camada (Corr.) gallina ponedera (Pint.) capa, mano (Eban.) capa, mano de barniz (Tej.) alzador, levantador (Agric.) vástago, renuevo (Horticultura) acodo (Minería, Geol.) (STRATUM, BED,) capa, asiento (Min.) s. COURSE; (STRATUM, BED, SEAM,) capa, juntura, zona, estrato (Radio) capa.

— or STRATUM OF AIR (Aviac., Fís.) capa de aire.

— OF BRICKS or STONES, etc., hilera o camada de ladrillos o piedras, etc.

— CAKE, pastel en capas, v. NAPOLEON, etc.

— COMING NEAR THE SURFACE (Min.) s. CROPPING.

— OF DUNG (Agric.) camada caliente.

— WITH INCLINATION OFF THE MINER (Fc.) capas ascendentes.

— — — TOWARDS THE MINER (Fc.) capas descendentes.

— OF MOLECULES (Quím.) capa de moléculas.

— — RUST, capa de orín o de moho o de óxido.

— — SLAGS (Fnd.) capa de escorias.

LAYER OF TIN FOIL armadura de hoja de estaño.

— CROSS — (Min.) capa transversal.

— GLASS or PAD —, mesa de fábrica de espejos.

— SHOOT OF A — (Agric.) acodo.

LAYERING (Agric.) acodamiento, acodadura.

LAYING (Tec.) colocación || asentamiento || trazado (Mar.) anclado || colcha.

— HOOK, manubrio de cordelero (Mar.) cigüeñal.

— IN OF CORES (Fund.) colocación de los machos.

— — or PUTTING-IN POINT (Fc.) sitio o lugar de colocación (de una aguja).

— OF THE LINES (Elect.) colocación o asiento de los conductores o de la línea.

— MAINS DIRECT IN GROUND (Elect.) colocación directa de los conductores en el suelo.

— OF MAINS IN WOOD CASING (Elect.) colocación de los conductores en cajetines de madera.

— OFF or DOWN (Mar.) delinear un buque.

— OUT A LINE (Fc.) trazado de la vía.

— — THE TUNNEL AXIS (Fc.) alineamiento del eje del túnel.

— PRESS (Enc.) prensa de cepillo.

— OF RAILS (Fc.) avance de la vía || asiento de vía.

— A RIVER CABLE (Elect.) colocación de cables fluviales.

— or PUTING-IN A SWITCH (Fc.) colocación o puesta de una aguja.

— UP (Mar.) desarme.

— WALK, cordelería.

LAYMAN, lego.

LAZARET (Mar.) lazareto, leprosería.

LAZARWORTH (Bot.) laserpicio.

LAZULITE, LAZERLITE (Min.) lazulita; v. LAPISLAZULI.

LAZY BACK (Mueb.) espaldar de asiento.

— COCK (Mv.) llave de alimentación.

— JACK (A) (Fc.) compensador para varillas en línea recta.

— TONGS, tenallas de resorte.

LEA (T. L.) (LAY, RAP, CUT,) madeja, cadejo || (— OF YARN) medida de trescientas yardas (120 yarns) (Top.) llanura || pradera.

LEACH (Quím.) lejía.

— TO —, lixiviar, (algunos otros diccionarios también contienen: lejivar).

— TUB, cubo de lejía.

LEACHING, lixiviación, v. LIXIVIATION.

— PLANT (Fund.) instalación de lejivación o lixiviación.

— VAT (Fund.) cuba de lejivar.

LEAD (Quím.) (PLUMBUM, SATURNUM,) plomo (Tec.) avance (Mar.) escandallo, sondalesa, plomada, sonda (Mv.) avance (Fc. y Elect.) avance ‖ v. LEADS (Ing.) espacio entre la trinchera y el rehíncho (Tip.) interlínea ‖ regleta.

TO — (Hoj.) chapear con plomo (Tip.) interlinear (Tec.) emplomar ‖ avanzar, guiar el avance (Equit.) guiar.

— S (Elect.) alambres conductores (Fort.) plataforma, terraza.

— ACCUMULATOR or STORAGE BATTERY (Elect.) acumulador de plomo.

— ACETATE (Quím.) acetato de plomo o plúmbico.

— ARRIS (Equit.) cumbrera de plomo.

— ASHES or DROSS, PLUMBAGINE, cenizas de plomo.

— BATH (Min.) baño de plomo (Elect., Meta.) baño de plomo.

— BISMUTH ALLOY (Quím.) liga de bismuto y plomo.

— BRUSH, cepillo para plomo.

— BURNING APPARATUS, soplete para soldar.

— CASTER (Meta.) fundidor de plomo.

— CHAMBER (Tec.) cámara de plomo.

— COLIC, BELLON, PAINTERS' or PLUMBERS' COLIC, cólico saturnino.

— COLOR, aplomado, de color de plomo.

— CONNECTOR (Elect.) puente de plomo.

— CORE, núcleo de plomo.

— COVERED CABLE (Elect.) cable con envuelta de plomo.

— — — FOR FEEBLE CURRENTS (Elect.) cable con envuelta de plomo para corrientes de baja tensión.

— OF THE CRANK (Mv.) avance de la cigüeña.

— — CROSSING (Elect.) longitud del cruzamiento.

— CUTTER AND RULE FOR PRINTER (Tip.) cortador de líneas e interlineas.

— DICHLORIDE (Quím.) cloruro de plomo.

— DOWEL (Elect.) taco de plomo.

— DRAWER (Hoj.) tirador de plomo.

— DUST ACCUMULATOR or STORAGE BATTERY (Elect.) acumulador de plomo pulverizado.

— FILE, lima para plomo.

— FOIL, papel de plomo, plomo en hojas finas.

— FOUNDER or SMELTER, fundidor de plomo.

— FUME (Meta.) espuma de plomo.

— FURNACE (Meta.) horno para mineral de plomo.

— FUSE (Elect.) fusible de plomo.

— GLANCE, s. ALQUIFOU, alquifol, galena, sulfuro nativo de plomo.

— GLASS, vidrio plomizo.

LEAD GLASS SPECTACLES (Opt.) anteojos de vidrio de plomo.

— FOR GLOW-LAMPS, FLEXIBLE (Elect.) conductor para lámparas de incandescencia.

— GRID (Elect.: acumuladores,) rejilla de plomo.

— WITH UNDERCUT BARS (Elect.) rejilla de plomo en forma de parrillas.

— HARNESS (Art.) atalajes de cuartas y guías.

— IN (Elect., Radio) alambres conductores, alambres de paso.

— IONS (Quím.) iones de plomo.

— JOINT RING, anillos de plomo para uniones.

— or CASTING LADLE (Fund.) cucharilla de fundición.

— LINE, sondalesa.

— LINED WOODEN BOX or TANK, caja de madera guarnecida con plomo.

— LINING OF THE ACCUMULATOR BOX or TANK (Elect.) revestimiento o forro de plomo para cajas de acumuladores.

— MAN (Mar.) sondeador.

— MILL (Joy.) disco de pulir.

— MINE (Min.) mina de plomo.

— MONOXIDE, MASSICOT, LITRAGE (Pb. O) (Quím.) litargirio, óxido de plomo.

— OUT (Fc.) abertura o paso de pared ‖ vástagos de paso; (ambos en la garita de la estación de maniobras).

— PENCIL, PENCIL, lápiz, (lápiz de plombagina).

— PEROXIDE (Quím.) peróxido de plomo.

— OF PHASE (Elect.) avance de fase.

— PIG, LUMP OF —, plomo en galápagos.

— PIPE, tubo de plomo.

— PLATING; (operación y resultado:) emplomado.

— PLUG, tapón de plomo.

— PLUMMET (Mar.) escandallo (Art.) plomada para apuntar las piezas.

— AND RETURN (Elect.) conductor de ida y vuelta.

— SCRAPER (Elect.) raqueta para plomo.

— or LEADING SCREW (Torn.) tornillo de empuje o avance.

— SEAL, precinto de plomo.

— SHEATHING, forro o revestimiento de plomo.

— IN SHEETS, plomo en planchas.

— SHOT (Arm.) perdigones ‖ municiones.

— SINKER (Tej.) plomos abajadores.

— SLAGS, DROSS OF —, espuma de plomo.

— SOLDER, plomo para soldar.

— SULPHIDE, GALENA (Pb. S) (Quím.) prosulfuro de plomo.

LEAD TAG WITH CABLE DATA (Elect.) placa o chapa de plomo con los datos relativos al cable.

— TEMPERING BATH (Meta.) horno de plomo.

— TIN ALLOY (Quím.) aleación de plomo estañado.

— WASHER (Elect.) arandela de plomo.

— FOR WINDOWS, canal de vidrieras.

— WIRE, alambre de plomo.

— ZINC ACCUMULATOR or STORAGE BATTERY (Elect.) acumulador de plomo y cinc.

BY —, (Cam.) canal de descarga.

DEEP SEA — (Mar.) escandallo mayor.

DROP or DROSS —, v. — SLAG.

EAVES — (Hoj.) chapa.

FIRST — (Fund.) plomo virgen.

FULMINATING —, plomo fulminante.

GLAZIER'S — (Hoj.) canales de vidriera || plomos.

HAND — (Mar.) escandallo de mano.

HARD —, plomo agrio.

HIP — (Hoj.) cubrejunta.

RED —, RED OXYDE OF —, MINIUM (Química) minio, azarcón.

RED — ORE, VERY INCANDESCENT, cromato de plomo rojo.

SUGAR OF — (Quím.) azúcar de Saturno, azúcar de plomo, acetato de plomo.

WHITE —, albayalde, blanco de plomo.

YELLOW —, albayalde calcinado.

LEADED, emplomado (Tip.) interlineado.

LEADEN, plúmbeo, aplomado || aplomado, de color de plomo.

LEADER, conductor, director, encabezador (Música) director de orquesta (Agric.) caballo de guía (Mar.) guía (Mec.) (MAIN-WHEEL) rueda motriz o principal (Agrim.) primer poste, v. CHAIN-LEADER (Tip.) (GUIDES) puntos conductores (Min.) nervadura que conduce al filón || (BRANCH) aguja (Hoj.) canalón (Cinema) subtítulo.

— CASE, tubo de conducción.

— HOOK, gancho de canal.

— OF A PLANE (Carp.) guía del cepillo.

—S (Tip.) (GUIDES) puntos conductores.

—S, CENTRE HORSES (Art.) caballos de en medio.

CHAIN — (Agrim.) segundo ayudante.

FAIR — (Mar.) bertello || guía.

LEADING (Arq.) PLUMBING, emplomadura (Fc.) avance del asiento de una fila de rieles o carriles (Tip.) interlineación.

— ANGLE (Aeron.) ángulo de ataque o de avance.

— or FRONT AXLE (Carr., Vm.) eje delantero.

— BLOCK (Mar.) motón de retorno.

— BRUSH EDGE (Elect.) lado anterior de la escobilla.

LEADING BUOY, boya cilíndrica.

— IN CONNECTION (Elect.) introducción (o entrada) de conductores.

— CURRENT (Elect.) corriente avanzada.

— or ENTERING EDGE (Aeron.) borde de entrada.

— EDGE OF THE CAM (Vm.) lado de la leva para el levantamiento de los vástagos.

— FLIGHT (Arq.) primer tramo de una escalera.

— GENERATOR (Elect.) generador con fase de avance.

— HAND, FOREMAN, capataz, obrero principal.

— HARNESS (Art.) ataláje de la pareja de guía.

— or FORWARD HORN (Elect.) cuerno (polar) anterior.

— IN AND OUT LINES (Fc.) vía de llegada o de acceso.

— LIGHT (Mar.) luz de guía.

— MARK (Mar.) arrumbamiento, marea.

— OUT TERMINAL (Elect.) borna de salida.

— PART OF A TACKLE (Mar.) firme de aparejo.

— POLE TIP, FORWARD HORN (Elect.) lado de entrada.

— POWDER (Tec.) fuerza motriz.

— PULLEY, s. GUIDE PULLEY.

— REIN, rienda del caballo de mano.

— SPRINGS (Fc.) muelles de las ruedas delanteras.

— TRACE, — HORSE TRACE, tiradora del caballo de guía.

— THROUGH OF AERIAL (Tel. In.) travesía de la antena.

— — COUNTERWEIGHT (Tel. In.) travesía del contrapeso.

— IN TUBE (Mec., Elect.) tubo de entrada.

— VOLTAGE (Elect.) tensión avanzada.

— WHEELS (Fc.: locomotoras,) ruedas delanteras.

— IN WIRE (Elect.) alambre de paso.

LEADY, aplomado, de color de plomo.

LEADS (Elect.) alambres conductores.

LEAF (Tec.) (SHEET,) hoja (Pap.) hoja de papel (Hid.) hoja de puerta de esclusa (Carpint.) hoja de puerta o de ventana || tablero engoznado (Mec.) diente de un piñón.

— BRASS, oropel, tumbaga.

— BUD (Bot.) yema, botón de una planta.

— DOOR, puerta de hojas.

— OF A FOLDING DOOR (Carp.) batiente.

— GILDING, BURNISHED GILDING, dorado por aplicación.

— GOLD, oro batido || oro en hojas.

— GREEN CHLOROPHYLLE (Bot.) clorofila.

— OF A HINGE (Cerr.) ala, aleta.

LEAF LARD, manteca en rama.
— NEEDLE (F. de calcetines,) punzón.
— OF A PINION (Rel.) aleta.
— PRESS (Enc.) prensa de hojas.
— SIGHT (Arm.) alza móvil.
— SILVER, BEATEN SILVER, plata en hojas.
— TOBACCO, tabaco en rama.
— TURNER (Mús.) volteador de hojas.
— VALVE (Mec.) chapaleta.
— OF A WHEEL (Hid.) paleta de rueda.
— WOOD (Bot.) árboles que pierden sus hojas en el invierno.
BEVEL — (Carp.) rayo de Júpiter.
BLANK — (Tip.) hoja en blanco.
FLY —, (Tip.) guarda, hoja en blanco.
LEAFLESS, sin hojas.
LEAFLET, hojuela.
LEAFY, abundante de hojas, frondoso.
League, THE —, La Liga, La Liga de las Naciones.
LEAGUE, liga, alianza (Metr.) legua ‖ legua marina.
LEAK (Arq.) gotera (Mv.) fuga, escape (Elect., Fís.) dispersión (Mar.) vía de agua, gotera (Ton.) rendija, raja, grieta ‖ filtración, acción de rezumarse un barril.
TO —, trazumarse, rezumarse un barril (Mar.) hacer agua (Elect., Fís.) dispersar.
— ALARM or SIGNAL, alarma de sentina.
— OF THE DECK (Mar.) gotera.
THE SHIP —S (Mar.) el buque hace agua.
TO DISCOVER A — (Mar.) descubrir una vía de agua.
TO FOTHER A — (Mar.) atajar una corriente, cegar una vía de agua; estancar.
TO SPRING A — (Mar.) hacer agua, abrir agua un barco.
LEAKAGE, derrame ‖ merma por filtración ‖ goteo (Elect., Fís.) dispersión, v. STRAY ‖ pérdida.
— COEFFICIENT (Elect.) coeficiente de dispersión.
— OF CURRENT (Elect.) pérdida de intensidad o de corriente.
— CURRENTS (Elect.) corriente de descarga espontánea.
— DETECTOR (Elect.) busca pérdidas de corriente.
— OF ELECTRICITY (Elect.) pérdida de electricidad.
— or STRAY FIELD (Elect.) campo de dispersión.
— INDICATOR (Elect.) indicador del contacto de tierra.
— LINES (Elect.) líneas de dispersión.
— LOSSES (Elect.) pérdida por fugas.
— VALVE (Mec.) válvula de escape.

LEAKING (Mv.) fuga, escape (Elect.) dispersión, derivación (Tel.) derivación (Ton.) rezumamiento, merma, pérdida por filtración.
LEAKY (Ton.) que se rezuma (Mar.) haciendo agua.
LEAM (Caz.) traílla (Ing.) zanja de un pantano.
LEAMER (Caz.) sabueso, perro de caza.
LEAN (Carn.) carne mollar, carne magra sin gordura.
TO — AGAINST (Arq.) apoyarse.
— — TO (Arq.) adosar ‖ apoyar.
— — UPON, descansar.
— BOARD (Mec.) apoyadero.
— BOW (Mar.) proa delgada.
— TO, s. ANNEX, colgadizo.
— — ROOF (Carp.) armadura molinera.
LEANING, inclinado.
— AGAINST (Arq.) adosamento.
— STOCK, respaldar.
— TOWER (Arq.) torre inclinada.
— OF A WINDOW (Arq.) antepecho de ventana.
LEAP, salto (Min.) falla de un filón (Pesc.) cesta para pescados.
TO —, saltar.
— YEAR, año bisiesto.
LEAPER, ferrete de colchar sogas.
— BOARD, descanso de canal.
LEARIES, s. ATTLE (Min.) materias estériles, blancarte.
LEASE (Jur.) arrendamiento (Tej.) (CROSS-FRAME,) encruce, paso (Agric., Jur.) censo.
TO — (Com., Jur.) arrendar (Tej.) cruzar (Agric.) espigar.
— HOLD (Com., Jur.) arrendado, (lo que se tiene en arrendamiento).
— AT LONG TERM (99 years) censo enfitéutico.
— PINS (Tej.) primera y segunda clavijas del urdidor.
— ROD (Tej.) varilla transversal de los lazos.
FORE — (Tej.) paso delantero.
LEASER (Agric.) espigador.
LEASH, correa, trahílla (Tej.) lizo (Caz.) trío, conjunto de tres.
TO —, atar con cuerda o correa.
— BOX (Tej.) elevador de los lizos.
— OF HARES (Caz.) tres liebres.
— PARTRIDGES (Caz.) tres perdices.
LEAT (Min.) canalejo.
LEATHER (Ten.) cuero, v. CORDOVAN —.
TO — (Mec.) guarnecer de cuero (Tec.) (COAT WITH —,) forrar de cuero.
— ARTICLES (Com.) artículos de cuero.
— BEATER (Ten.) batidor.
— BELLOWS, fuelle de cuero.
— BELT, correa (Mec.) v. DRIVING-BELT.

LEATHER BELTING (Mec.) correaje de cuero.
— BOARD (Com.) cartón de cuero (Ten.) tabla de cortar (KNIFE-BOARD).
— BOTTLE, botillo.
— BOTTOMED (Eban.) con asiento de cuero.
— BRACES (Carr.) sopandas.
— BREASTPLATE (T e lef.) escudo anterior, (del micrófono de escudo).
— BROWN, TAN COLOR, de color de cuero.
— BUCKET (Mil.) cuja de lanza (Mar.) balde de cuero.
— BUFFING MACHINE (Ten.) alisadora, máquina de alisar el cuero.
— CEMENT, cemento de cuero.
— CHARCOAL (Fund.) carbón de cuero.
— CLOTH, tela de cuero.
— COVERED HEAD-GEAR (Telef.) abrazadera forrada de cuero, (del receptor de cabeza).
— CREASING or RAISING MACHINE, máquina de realzar el cuero.
— CUSHION, cojinete o cojín de cuero.
— CUTTER (Com.) vendedor de cueros al pormenor.
— DICING, satinación del cuero.
— DISC, HOLED — — NEAR THE GLASS (Opt.) diafragma de cuero.
— DRESSER, CURRIER, curtidor.
— DRESSING, v. CURRYING.
— DYER, teñidor de cueros.
— EMBOSSING MACHINE, máquina de estampar el cuero.
— FINDER (Com.) mercader de cueros.
— FLESHING MACHINE, máquina de adelgazar el cuero.
— FLUTTING MACHINE, máquina de rizar el cuero.
— GLASSING MACHINE, máquina de abrillantar el cuero.
— GIRTHS OF THE SPIT (Tip.) guantes de cuero para lavar.
— GLOVES, guantes de cuero.
— GOUGE (Ten.) acanalador.
— GRAINING MACHINE, máquina de granelar el cuero.
— GRINDER, máquina de hacer hebras de cuero.
— GUARD FOR Cardan JOINT (Vm.) caja o cubierta de cuero para la Cardan.
— HAMMER, martillo de batir el cuero.
— HOLLOW, media caña de cuero.
— KNIFE, cuchilla de curtidor (Tal.) luneta.
— LINK COUPLING (Mec.) acoplamiento de cuero, acoplamiento flexible de cuero.
— PAD (Grab.) cojincillo.
— PAPER, papel de cuero.
— PARINGS, vetales.
— PASTEBOARD (Pap.) cartón cuero.

LEATHER PEBBLING MACHINE, máquina de realzar el cuero.
— PNEUMATIC TYRE (Vm.) neumático cuero.
— PRESSING MACHINE, máquina de prensar el cuero.
— PUNCH (Tal.) sacabocados para cuero.
— RING (Tal., Mec.) arandela o anillo de cuero.
— ROUNDING MACHINE, máquina de redondear cuero.
— SCALLOPING MACHINE, máquina de filetear el cuero.
— SCARFING MACHINE, máquina de empatar el cuero.
— SKIVING MACHINE, máquina de hacer correas.
— SLITTING MACHINE, máquina de hacer correas.
— SCRAPPER (Pap.) palmeta.
— SOFTENER, suavizador del cuero.
— SPLITING MACHINE, máquina de dividir el cuero en hojas.
— STAMP, estampa para cueros.
— STRETCHER, estirador de cueros.
— STRIPPING MACHINE, máquina de hacer cordones de cuero.
— STUMP (Dib.) esfumino.
— TAPERING MACHINE, máquina de adelgazar las puntas de los cordones de cuero.
— UPHOLSTERY, almohadillado de cuero.
— VALVE CUP, casquillo para válvula de cuero.
— WASHER, arandela o roldana de cuero.
— WASTE, desperdicios de cuero.
— WATERPROOFINGS, compuestos impermeables para cuero.
— WORKER'S TOOLS, instrumentos de trabajar cuero.
ALUM or TAWED or WHITE —, cuero blanco, (curtido con alumbre y sal).
ARTIFICIAL —, cuero artificial.
BEND —, cuero de primera clase.
BUCHSKIN or CHAMOIS —, gamuza.
BUFF — (Tec.) cuero de pulir.
BURNT —, cuero agrio.
BUTT —, cuero de buey.
CARD — (Tej.) fieltro para cardas.
CORDOVAN —, —, cordobán.
COW —, cuero de Angulema.
CURRED —, cuero curtido || vaqueta.
DRESSED —, cuero adobado.
EMBOSSED —, piel de zapa.
ENAMELLED or PATENT —, charol.
FAIR —, cuero curtido sin colorear.
GALLING — (Tal.) basto.
GRAIN — (Zap.) cuero preparado (Ten.) cuero de caballo curtido.
HORSE —, cuero alemán.
HOSE —, — PIPE, HOSE, cuero para mangueras, manguera.

JACKED —, cuero hervido.

MOROCCO —, tafilete marroquí.

NEAT'S — (Zap.) tórdiga.

OIL DRESSED —, cuero pasado al aceite.

OOZED —, cuero curtido con violencia.

PATENT —, v. ENAMELLED —.

PIANO-HAMMER —, cuero para pianos.

PRINTED —, guadamacil.

ROUGH or UNDRESSED —, cuero crudo, cuero verde.

SHEEP'S —, badana.

SHOEING — (Zap.) calzador.

SOFT —, cuero blando.

SOLE —, suela, correjel.

STRING —, agujeta.

TAWED —, b. ALUM —.

VARNISHED —, v. ENAMELLED.

WAX —, cuero encerado.

WAXED —, cuero cocido.

WELT — (Zap.) vira.

WHITE —, v. ALUM —.

LEATHERED CARPET TACKS, tachuelas con cabeza de cuero (para alfombras).

LEATHERETTE, cuero artificial.

LEATHERING, forro de cuero.

— OF THE PISTON (Mec.) empaquetadura.

TO LEATHERIZE, convertir en cuero.

LEATRERN, de cuero.

LEATHEROID (Com.) leatheroido. ‖ papel cuero.

LEATHERY, de cuero.

LEAVE (Com.) permiso, licencia.

TO —, dejar, abandonar ‖ salir con licencia.

— — THE MINE (Min.) salir de la mina.

— — TOOTHING (Alb.) adentellar una pared.

— OF ABSENCE (Fc.) permiso, licencia.

—S (Tec.) hojas, (plural de LEAF).

GILT — (Enc.) cortes dorados.

ON — (Com.) con licencia o permiso.

SICK — (Com.) licencia por enfermedad.

LEAVEN (Pan.) (YEAST,) levadura, fermento.

TO — (Pan.) fermentar, poner levadura.

— CAKE, panecillo de levadura; (Compárese: LEAVENED BREAD).

LEAVENED (Pan.) fermentado.

— BREAD (Pan.) pan de levadura.

LEAVENING, fermentación.

LEAVINGS, RAFFAIN-ORE, HALVANS, HANOWAYS (Min.) mineral pobre o innoble.

LECANORIC ACID (Quím.) ácido lecanórico.

Lecher WIRES (After Ernst —,) (Radio) hilos de Lecher.

LECITHIN, lecitinas.

Leclanche BATTERY (Elect.) batería de Leclanche.

LECTERN, atril.

LECTURE ROOM, salón de lectura, v. CABINET.

LED HORSE (Equit.) caballo de mano.

LEDGE (Arq.) (DROP-LEDGE,) anaquel, moldura saliente, nervatura (Tec.) capa, tonga, tongada (Mar.) lata de los baos ‖ barrotín, cuerda (Fund.) bebedero (Min.) capa de mineral, v. BED (Carp.) lata, chilla ‖ virotillo ‖ reborde (Tip.) culo de lámpara.

TO — (Alb.) enrasar.

— OF THE GRATINGS (Mar.) barrotes de los enjaretados.

— — ROCKS, arrecife.

— — TIMBER (Mar.) barrote.

DROP — (Arq.) mocheta dórica.

LEDGEMENT (Arq.) cordón.

LEDGER (Cont.) libro mayor (Carp.) traviesa de andamio (Arq.) losa sepulcral (Hid.) solera de emparrillado.

— BLADE (Cuch.) contracuchilla.

ALPHABET OF THE — (Cont.) índice alfabético del Mayor.

LEDGY, rocoso, lleno de arrecifes.

LEE (Mar.) sotavento, expuesto a sotavento ‖ lúa.

— ARM (Mar.) pena.

— BOARD (Mar.) orzadera.

— BOW (Mar.) mura de sotavento.

— — LINES (Mar.) bolinas de revés.

— BRACES (Mar.) brazas de sotavento.

— GAGE (Mar.) sotavento.

— ISLANDS, Islas de sotavento.

— SIDE (Mar.) banda de sotavento.

— SHIP (Mar.) buque roncero.

— SHORE (Mar.) costa de sotavento.

— TIDE (Mar.) farea de donde viene el viento.

— WAY (Mar.) abatimiento o deriva (Aeron.) (DRIFT,) abatimiento, deriva ‖ desviación.

— WARD SHIP (Mar.) buque roncero.

ON THE — BEAM (Mar.) a la banda de sotavento.

UNDER THE — (Mar.) a sotavento.

LEECH (Mar.) caídas.

— CLOTH (Mar.) paño de cuchilla.

— LINES (Mar.) apagapenoles.

— LINING (Mar.) sobresano.

— ROPES (Mar.) relinga de las caídas.

FORE — (Mar.) grátil.

HORSE — (Mar.) albéitar.

LEEK (Bot.) puerro.

— COLOUR, PRASINOUS COLOUR (Pint.) prasina.

LEER (Vid.) templador (LIER, s. COOLING-FURNACE,) carquesa, horno de recocido.

— PAN (Vid.) caldera de templar.

LEES, heces, sedimento, poso (Dest.) (YEAST, GROUNDS, BARMS,) lejías, levaduras.

LEES OF OIL (Mec.) morga, borra.
— — THE OLIVE, cospillo.
LEEWAY, v. LEE-WAY, v. DRIFT.
LEFT HAND ROPE, cuerda torcida contra el sol.
— — or HANDED SCREW, tornillo zurdo o tuerto.
— — TURNOFF, SIMPLE — POINTS or SWITCH (A) (Fc.) cambio sencillo o aguja sencilla a la izquierda.
— HANDED (Tec.) que gira el plano de polarización hacia la izquierda || que da vueltas en sentido contrario al movimiento de las manecillas de un reloj.
— — WINDING (Elect.) arrollamiento a la izquierda o sinistrórsum o sinistrorso.
— WING (Polít.) a la izquierda.
— WINGER (Polít.) izquierdista.
TO THE — (Tec.) a la izquierda.
LEG (Zap.) caña (Carn.) pierna (Mar.) pernada (Tec.) pierna de un compás (F. de calcetines) caña (Carp.) pie, pata.
— AND FALL BLOCK, motón encontrado.
— OF THE GIN (Carp.) cabrilla.
— LOCK, cepo de hierro.
— OF MUTTON, etc. (Carn.) pierna de carnero, etc.
— — THRESTLE (Const.) pie de caballete.
ARTIFICIAL — (Cir.) pierna artificial.
BOOT —S, —S OF A BOOT, cañas de botas.
FORE — (Equit.) remos delanteros.
HIND —S (Equit.) cuartos traseros.
MIDDLE —, — OF THE TRIGLYPH (Arq.) relieve del triglifo.
WOODEN — (Carp.) burro, caballete (Cir.) pierna de madera.
LEGACY (Jur.) legado.
CONDITIONAL — (Jur.) legado condicional.
PECUNIARY — (Jur.) legado en dinero.
SPECIFIC — (Jur.) legado de cosa determinada.
LEGAL (Com., Jur.) legal, legítimo, lícito (Tec.) normal, tipo, de aceptación sancionada.
— CAP (Pap.) papel de actuaciones, papel para documentos judiciales.
— CLAIM (Der.) demanda legal.
— OHM (Elect.) ohmio legal.
— TENDER, — MONEY (Com.) moneda corriente (Jur.) moneda con poder liberatorio.
— VOLT, CONGRESS VOLT (Elect.) voltio legal.
LEGALIZATION (Jur.) legalización || (AUTHENTICATION,) legalización.
TO LEGALIZE (Jur.) legalizar.
LEGATEE (Jur.) legatario.
LEGEND (Ac.) letrero o inscripción de la moneda.

LEGGED, LONG — (Equit.) caballo largo de cuartillos.
THREE — STOOL, banquillo de tres pies.
LEGGINS, polainas.
TO LEGISLATE (Jur.) legislar.
LEGHORN HAT (Somb.) sombrero de paja de Italia.
LEGUME (Bot.) legumbre.
LEGUMINE, VEGETABLE CASEINE (Quím.) legumina, caseína vegetal.
LEGUMINOUS (Bot.) leguminoso.
Lehman, b. CASED-IN BLOWER.
LEIOCINE (Quím.) dextrina.
LEIP (Min.) hendidura arcillosa.
LEISHMANIA (After W. C.—,) (Zool.) leishmania.
LEISHMANIOSIS, leishmaniosis.
LEISTER (Pesc.) chuzo arponado.
LEMMA (Mat.) lema.
LEMNIAN EARTH (Geol.) tierra sigilar.
LEMON, limón.
— COLOUR, CITRINE, de color del limón.
— JUICE, zumo de limón.
— PEEL, corteza o cáscara de limón.
— SQUEEZER, aparato para exprimir limones.
— TREE (Bot.) limonero.
CANDIED — (Conf.) acitrón, limones confitados.
PRESERVED — PEEL (Farm.) diacitrón.
LEMONADE (Conf.) limonada.
TO LEND, prestar.
— — ON BOTTOMRY (Com.) prestar a la gruesa.
— — A HAND (Mar.) ayudar, echar una mano.
LENDER (Jur., Com.) prestamista || prestador.
LENGTH, longitud, largura || extensión (Art.) alcance (de un tiro) (Mar.) eslora (Tec.) longitud || duración (Fc.) (— or SECTION) longitud de avance o sección excavada.
— OF BRACKET (Fc.: postes,) salida o portada (de la columna con consola).
— OF CONSTRUCTION, WATER LINE (Mar.) eslora parabólica.
— — FLOTATION (Mar.) eslora de flotación.
— — FUZE (Art.) tiempo de una espoleta.
— IN m. PER OHM (Elect.) longitud en m. por ohmio.
— OF A NAIL, mena.
— OVER ALL (Mar.) eslora total.
— OF RAILS OF TURNTABLE (Fc.) longitud de los rieles o carriles en la mesa o placa giratoria.
— — A SAW, armadura de una sierra.
— SPARK (Elect.) longitud de la chispa.
— — GAP, SPARKING DISTANCE (Elect.) distancia explosiva de las chispas.
— STROKE, COURSE (Mec.) carrera del émbolo, golpe del émbolo.

LENGTH OF STROKE OF LEVER (Fc.) carrera útil de la palanca de maniobra.
— — TOOTH (Mec.) longitud del diente, (de una rueda dentada).
— — — BETWEEN CHEEKS (Fc.) longitud del diente entre los largueros.
— — THE TRACK (Fc.) longitud de la vía.
— — TRAIN (Fc.) longitud del tren.
— WAYS, longitudinalmente, a lo largo.
— YARD (Mar.) cruzamen.
TO LENGTHEN, LENGTHEN OUT, s. TO DILATE, estirar || dilatar || extender.
LENGTHENING (Carp.) zanco, prolonga.
— BAR OF COMPASS, pierna de extensión de un compás.
— COIL, b. COIL.
— PIECE (Tej.) prolonga (Carp.) empalme.
— ROD or JOINT (Min.) alargadera de un trépano de minero.
LENINISM, leninismo.
LENO (Tej.) linó.
LENS, lente.
— OF A TELESCOPE, disco, lente de telescopio.
LENTICULAR, lenticular.
— APPARATUS (Opt.) aparato lenticular.
— or LOZENGE or ELLIPTICAL GAS-BAG (Aviac.) globo lenticular.
LENTILS (Agric.) lentejas.
SEA — (Mar.) sargazo.
LENTICUS, LENTISK (Botánica.) lentisco || v. MASTIC-TREE.
LENTITUDE, lentitud.
Leo (Ast.) Leo, el León.
LEPIDOKROKITE (Miner.) lepidocroquita.
LEPIDOPTERA, lepidópteros.
LEPTOSAPHOS (Min.) leptósafo, pórfido egipcio.
LESSEE (Com., Jur.) arrendatario.
TO LESSEN (Tec., Carp.) reducir || reducirse (Cerr.) adelgazar.
— — A BATH (Tint.) aflojar el baño.
— — WITH A PLANE, CHIP OFF THE ROUGH (Carp.) adelgazar, adelgazar emparejando.
LESSENING, s. DIMINUTION, disminución.
LESSOR (Com., Jur.) arrendador.
TO LET (Com., Jur.) arrendar, alquilar (Tec.) dejar, permitir.
— — THE CATCH ENGAGE (Fc.) enclavar el fiador.
— — CLOCK-WORK RUN DOWN (Rel.) soltar la cuerda.
— — DOWN THE FIRE (Fund.) refrescar el horno.
— — FALL (Mar.) largar velas que están aferradas (Tec.) s. TO DROP.
— — GO (Mar.) largar (Tec.) soltar, dejar ir || abandonar.

TO LET GO AMAIN (Mar.) arriar en banda.
— — — THE COLOR (Tint.) soltar el color.
— — — MAIN TOP-SAIL (Mar.) arriar la gavia.
— IN (Mar.) endentar con colas de milano. (Carp.) encastrar, meter.
— — — WITH SLIT AND TONGUE (Carp.) embarbillar.
— — — THE SPOKES (Carr.) enrayar.
— — — STEAM (Mv.) introducir el vapor.
— OFF, disparar.
— — THE OIL, (PETROLEUM, etc.) vaciar el aceite, (petróleo, etc.)
— — OUT (Mar.) largar (Com.) alquilar.
— — THE TRAIN RUN IN (Fc.) permitir la entrada al tren.
— — — THROUGH (Fc.) permitir el paso del tren.
— FALL THE FORE SAIL! (Mar.) ¡marea trinquete!
— GO! (Mar.) ¡arria! ¡larga!
— — THE ANCHOR! (Mar.) ¡fondo al ancla!
— HER FALL! (Mar.) ¡andar! ¡deja arribar!
— OFF (Tej.) alimentación.
LETHAL (Quím.) (A — SUBSTANCE,) letal || (A WAXY ALCOHOL,) letal, alcohol laubílico.
Letoret FAN (Mec.) ventilador Letoret.
LETTER (Tip.) letra, tipo (Tel.) letra (Com.) carta || rótulo, inscripción.
TO —, rotular, marcar con letras (Enc.) poner los títulos a...
— OF ADVICE (Com.) carta de aviso.
— — ATTORNEY (Jur.) poder, (para presentarse en juicio o representar en actos jurídicos).
— BAG (Com.) saco de correspondencia.
— BILL, carta de aviso.
— BLANK KEY (Tel.) hueco de letras.
— BOARD (Tip.) anaquel para tipos.
— BOOK (Cont.) copiador, copiador de cartas.
— BOX, buzón.
— BRUSH (Tip.) escobilla de imprenta.
— CARRIER, cartero.
— CASE (Tip.) caja || cajetín (Pap.) carpeta
— CLIP, sujetapapeles.
— OF CREDIT (Com.) carta de crédito.
— CUTTER, FORM-CUTTER, abridor de matrices.
— ENGRAVING (Grab.) grabado en caracteres de imprenta.
— OF EXCHANGE (Com., Jur.) letra de cambio.
— FOLDER, plegador, cuchillo.
— FOUNDER, TYPE-FOUNDER, fundidor de tipos.
— FOUNDRY, fundición de caracteres de imprenta.

LETTER LOCK (Cerr.) cerradura de combinación, cerradura secreta.

— OF MARQUE (Mar.) patente de corso o de contramarca.

— PÁPER, DEMY-PAPER (Pap.) papel de cartas.

— S PATENT (Jur.) título de privilegio, patente.

— PRESS (Tip.) impresión tipográfica (Com.) prensa de copiar.

— — PRINTING, TYPOGRAPHY PRINTING (Tip.) imprenta, tipografía.

— PRESSER (Com.) pisapapel.

— PROOF (Grab.) según la letra.

— PUNCH (Tip.) matriz para letras.

— RACK (Com.) mano para colocar cartas.

— SCALE or BALANCE or WEIGHER (Com.) pesacartas.

— SLIT, buzón, v. — BOX.

— STAMP, camelador.

BATTERED — (Tip.) letra machucada.

BLACK — (Tip.) letra de tortis.

BLOCK — (Tip.) tipo de madera.

COCK UP — (Tip.) letra inicial grande.

DAY —, v. LETTERGRAM.

INITIAL — (Tip.) inicial.

ITALIC —, bastardilla, cursiva.

NIGHT —, v. LETTERGRAM, v. NIGHT.

PREPAID — (Com.) letra franqueada.

REGISTERED — (Com.) carta certificada.

ROMAN — (Tip.) letra romana.

SCRIP — (Tip.) plumilla.

SPECIAL DELIVERY — (Com.) carta enviada por servicio rápido especial. (México) entrega inmediata.

TO POST or MAIL A — (Com.) echar una carta en el correo.

TO REGISTER A — (Com.) certificar una carta.

LETTERGRAM (DAY —,) carta diurna; (NIGHT —,) carta nocturna.

LETTERING (Enc.) rótulo, letrero.

LETTERN (O. Ec.) atril, facistol.

LETTING (Com.) arriendo, alquiler.

— DOWN, ANNEALING (Fund.) recocido del acero.

— IN (Arm.) cajuela.

— — THE STEAM (Mv.) admisión del vapor.

LETTUCE (Bot.) lechuga.

LEUCINE (Quím.) leucina.

LEUCITE, VOLCANIC SCHORL (Miner.) leucita, chorlo volcánico || (WHITE GARNET,) silicato de potasa y alúmina, leucolito.

LEUCOGRAPHITE, WHITE FULLER'S EARTH (Min.) leucografito.

LEUCOPHANE (Min.) leucofana.

LEUCOTURIC ACID (Quím.) ácido leucotúrico.

LEURRACEMIC ACID (Quím.) ácido racémico.

LEUTRITE, SANDY MARL (Miner.) leutrita, marga arenisca.

LEVANT, levante, oriente.

— SKIN (Enc.) tafilete de Levante.

LEVANTER (Mar.) (viento de) levante.

LEVANTINE (T. S.) sarga de Cantón (Com.) levantino, del Levante.

— HANDKERCHIEFS (Com.) pañuelos de Cantón.

LEVATOR (Herr.) palancas de mover barras de hierro (Tej.) (NECK TWINES,) arcada.

LEVEE (Hid.) dique contra avenidas.

LEVEL, nivel, a nivel, llano, plano || superficie plana (Alb.) ras || región (Tec.) nivel (Min.) nivel || galería horizontal || piso.

TO —, EVEN, nivelar, allanar, aplanar (Aeronáutica) — — OFF, nivelarse (acercándose a tierra), prepararse para aterrizar.

— — ACCUMULATOR BOXES (Elect.) alinear los recipientes.

— — THE BALLAST (Fc.) nivelar el balasto.

— — A CANNON (Art.) apuntar.

— — TO THE GROUND, arrasar.

— — THE HEARTH (Fund.) enrasar el atrio de un horno.

— — THE HORIZONTAL PLANS (Min.) banquear.

— BOOK (Ing.) cuaderno de nivelaciones.

— or GRADE (A) CROSSING (Fc.) paso a nivel.

— CROSSING BETWEEN PLATFORMS (Fc.) adaptación de los andenes al mismo nivel de la vía.

— CUTTING (Fc.) excavación o trinchera en terreno horizontal o sin accidentes.

— DRIFTS (Min.) planes.

— GROUND, terreno llano y unido.

— WITH THE GROUND, al ras de tierra.

— OF GROUND WATER, nivel del agua subterránea.

— LINE (Ing.) línea ipsohipsa (Mar.) línea de agua horizontal.

— OF THE LINE or TRACK (Fc.) nivel de la vía.

— PLANE (Fc.) asiento de la vía.

— POLES, — STAVES, jalones.

— RULER (Tec.) regla de nivelar.

— SHAFT (Min.) galería a flor de tierra.

— WITH THE GROUND, a flor de tierra, a nivel de tierra.

— — — WATER (Mar.) a lumbre de agua, a flor de agua; raso con el agua.

AIR —, nivel de aire.

BALANCE — (Agric.) nivel de suspensión.

DEEP —, WATER —, DRIFT, WATER GATE (Min.) galería de fondo.

DIP HEAD — (Min.) galería principal.

MASON'S —, nivel de plomada o de albañil.

MERCURIAL —, nivel de mercurio.

REFLECTING —, — WITH REFLECTOR, nivel de reflexión.

ROAD — (Cam.) cercha.

SPIRIT —, nivel de burbuja de aire.

TRUE —, horizonte racional, nivel astronómico o verdadero.

WATER —, nivel de agua.

LEVELLER, aplanador || nivelador.

LEVELLING, nivelación (Ing.) proyección lcnográfica (Carp.) igualación (Alb.) enrasado, enrasamiento.

— ALONG THE LINE (Fc.) nivelación a lo largo o longitudinal.

— BOARD (Ing.) mira, regla || regla para nivelar.

— BOTTLE (Gas.) frasco de nivel.

— or SWITCH BOX, SWITCH STAND (Fc.) caja de maniobra.

— COMPENSATOR (Fc.) (aparato) tensor de palanca.

— COURSE (Alb.) enrase.

— CYLINDER (Cam.) cilindro de aplanar, máquina aplanadora.

— FOR DETERMINATION OF EARTH QUANTITIES (Fc.) gráfico del movimiento de tierras.

— or GRADING OF GROUND (Ing.) explanación a aplanación del suelo.

— INSTRUMENT, LEVEL, nivel.

— HARROW (Agric.) trajilla.

— POLE or STAFF, STATION-STAFF, jalón de mira.

— RULE (Agric.) mira graduada (Fund.) regla para enderezar de metal.

— SCREW (Art.) tornillo de puntería (Mec.) tornillo de regulación o de ajuste.

— SURFACES (Fc.) representación gráfica de las curvas, perfil de las masas.

BAROMETRICAL —, nivelación barométrica.

COMPOUND —, nivelación compuesta.

LEVER, palanca, alzaprima, barra, espeque (Ton.) garrote (Mv.) palanca (Rel.) escape de reloj (Cerr.) báscula (Fc.) palanca.

— ACTING DOWNWARD BY PRESSURE, v. — OF THE FIRST CLASS.

— ACTUATION OF THE POINT LOCK (Fc.) mando por palanca del cierre de punta.

— FOR ADJUSTING BRUSHES (Elect.) palanca de ajuste de las escobillas.

— ARM (Mec.) brazo de palanca.

— BOARDS (Carp.) tejadillos.

— BOLT (Cerr.) cerrojo de báscula (Mec.) clavija de manivela.

— OF A BORING BENCH, contera del banco de barrenar.

— BRACE or DRILL, RATCHET-DRILL, berbiquí de palanca.

LEVER CONTRIVANCE (Tej.) batería.

— OF THE CROSS BAR (T. L.) diablo.

— DRAW BRIDGE, puente levadizo con báscula.

— — WITH RACK-WHEEL, puente levadizo con cremallera.

— DRILL, taladro de rosca.

— ESCAPEMENT (Rel.) escape de áncora.

— OF THE FIRST CLASS (Mec.) palanca de primer orden o heterodroma.

— FRAME (Fc.) mecanismo de maniobra.

— GAUGE (Mec.) cartabón de palanca.

— FOR THE GROUND STONE (Mol.) bayal.

— HAMMER, martillo de palanca.

— HOLD (Meta.) apoyo de horquillas.

— JACK, gato de palanca || palanca de rueda dentada.

— IN OIL MILLS (Mol.) bayal.

—S OF THE PESTLES (T. L.) sobarbas.

— PRESS, prensa de palanca.

— PUMP (Mec., Vm.) bomba de palanca.

— PUNCH, sacabocados de palanca.

— RESISTANCE (Elect.) resistencia de manubrio.

— SAFETY VALVE (Mec.) sopapa o válvula de seguridad.

— OF THE SECOND CLASS, palanca de segundo orden u homodroma.

— SHOE (Fc.) pieza de unión de la palanca de maniobra.

— SWITCH (Fc., Elect.) interruptor de mano.

— — or CIRCUIT-BREAKER (Elect.) interruptor de palanca.

— or SWITCH STAND (Fc.) caballete de maniobra.

—OF THE THIRD ORDER, palanca de tercer orden.

— THROW-OVER SWITCH (Elect.) conmutador de palanca.

— WITH TOOTHED WHEEL AND ARC SECTOR PURCHASE (Fc.) palanca de maniobra con multiplicación de arco dentado.

— WATCH, HORIZONTAL WATCH, reloj de cilindro.

ANGLE —, palanca acodillada, s. BELL CRANK.

ARM OF A —, brazo de una palanca.

BEAM — (Mec.) palanca del balancín.

BELL — CRANK (Vm.) palanca en escuadra.

BRAKE — (Vm.) palanca de freno.

CATCHING — (Mec.) fiador de engranaje.

CLAW —, alzaprima, pie de cabra.

CLUTCH — (Vm.) brazo de embrague (Mec.) palanca de manguito.

COCKING — (Arm.) muelle real.

CRANK — (Mec.) palanca de cigüeña.

CROSS —, palanca en cruz.

DISENGAGING — (Mec.) palanca de desengrane (Vm., Mec.) palanca de desembrague.

DISTRIBUTING —, palanca de distribución.

DOUBLE — (Mar.) trampa de báscula.

DOUBLE — OF THE BELLOWS, SWIPE, báscula de fuelles.

DOUBLE ARMED —, palanca de dos brazos o heterodroma.

ECCENTRIC — (Mec.) palanca de la excéntrica.

ELBOW JOINT —, palanca de tiro de una campanilla.

FULCRUM OF A — (Mec.) punto de apoyo de la palanca.

GAB — (Mec.) palanca de la excéntrica.

GEAR — (Mec.) palanca de embrague o engrane, (Vm.) (GEAR — or CHANGE SPEED —,) palanca de mando.

GIN — (Mec.) manivela de cabria.

HAND CROSS — (Art.) pie de cabra de mortero.

IRON — (Fund.) sangradera.

KEY — (Tel.) palanca del conmutador.

LOCK — (Mec.) palanca de muletilla.

PAWL or KATCH — (Vm.) manecilla del trinquete de detención.

PNEUMATIC —, palanca neumática.

RECTANGULAR —, palanca acodada en ángulo recto.

ROCKING — BEAM (Fc.) palanca de resorte del aparato de block.

SIDE — (Mv.) palanca lateral.

SLIDE — (Mec.) palanca de la corredera || elevador de la válvula.

SPARK or IGNITION — (Vm., Motoc.) manecilla del encendido.

STANDARD — (Mec.) palanca del regulador.

SUPPLEMENTARY — (Mec.) contrabáscula.

STARTING — (Vm., Mv.) palanca de echar a andar.

VALVE — (Mv.) palanca de válvula.

WOODEN —, espeque.

LEVERAGE (Mec.) juego de palancas || fuerza de una palanca.

LEVERET (Caz.) lebrato, lebratón.

LEVIES (Min.) materias estériles.

TO LEVIGATE (Quím.) reducir a polvo una sustancia sólida, levigar (Carp.) lijar, acepillar.

LEVIGATING STONE, piedra de moler.

LEVIGATION (Quím.) pulverización, levigación (Carp.) pulimiento, lijadura.

LEVY (Jur.) contribución extraordinaria (Com.) embargo (Mil.) leva.

TO —, embargar (Mil.) hacer leva.

LEWIS, LEWISSON, clavija para subir || grapa angular (Cant.) castañuela de cantera.

— BOLT (Cant.) perno de unión entre dos sillares || perno de castañuela (Fund.) (Lewis BOLT,) perno de anclaje.

— HOLE, CRAMP-HOLE, clavera de grapa.

LEWISITE (After W. Lewis.) (Mil.) lewisita, bicloruro de clorovilinarsina B.

LEXICON, léxico.

LEY (T. A.) s. LEA; madeja, cadejo || medida de 300 yardas (Min.) estaño (Agric.) campo (Tint.) solución de un álcali.

Leyden BATTERY (Fís.) batería de botellas de Leyde o de Leyden.

— JAR, ELECTRICAL JAR, — PHIAL (Fís.) botella de Leyde o de Leyden.

L. F. C., avreb. de LOW FREQUENCY CURRENT.

LIABILITY (Tec.) propensión, tendencia (Com., Jur.) responsabilidad || deuda, pasivo.

JOINT — (Com., Jur.) responsabilidad solidaria o mancomunada.

LIABLE (Tec.) propenso (Com.) obligado, responsable.

LIABLENESS (Tec.) propensión (Com.) responsabilidad.

LIAISON (Mil.) conexión, relación, intercomunicación.

LIAS (Geol.) lías.

LIASSIC (Geol.) liásico.

LIBATION, libación.

LIBATORIUM (Cer.) libatorio, vaso de libaciones.

Libavious' FUMING LIQUOR (Quím.) licor de Libavius.

LIBEL (Jur.) libelo, demanda.

LIBELLA, balanza pequeña.

LIBERTY (Tec.) libertad, facilidad en el movimiento, etc.

— MEN (Mar.) francos, con licencia para bajar a tierra.

— POLE, árbol de libertad.

LIBIDO (Psicoan.) libido, (Freud.) || libido, energía fundamental de la Psiquis (Jung.)

Libra (Ast.) Libra.

LIBRAL, de una libra.

LIBRARIAN, bibliotecario.

LIBRARY (Com.) biblioteca, librería (Arq.) biblioteca.

— ECONOMICS, biblioteconomía.

CHILDREN —, biblioteca infantil o para niños.

CIRCULATING —, biblioteca circulante.

PUBLIC —, biblioteca pública.

LIBRATION (Ast.) libración (Tec.) balanceo.

PARALLACTIC or DIURNAL — (Ast.) libración paraláctica o diurna.

LIBRATORY (Ast.) oscilatorio.

LIBRETTO (Teat.) libreto.

LICENCE, LICENSE, licencia, permiso. v. DRIV-ER, etc. (Tec.) título, diploma || licencia, permiso, (para ejercer determinadas funciones o hacer actos determinados).

— TO —, autorizar, permitir, otorgar la licenciatura (Jur.) autorizar, permitir || conceder una patente o privilegio.

LICHT GATE (Arq.) sotechado de la entrada de un cementerio.

— WAY (Arq.) sendero o camino entre tumbas de un cementerio.

LICHEN (Bot.) liquen.

LICHENINE, liquenina.

LICIT, v. LEGAL, lícito, permitido.

LICK, capa ligera de pintura || (E. U.) depósitos de sal.

— TO — (Gan.) lamer.

— STONE (Gan.) piedra de lamer.

LICKER, lejía.

— IN, TAKER-IN, tambor de máquina de reunir.

Lickner's BLUE, silicato de cobalto y de potasio.

LICORICE, LIQUORICE, orozuz, regaliz.

— EXTRACT (Farm.) extracto de regaliz.

LID, tapa (Rel.) guardapolvo (Ing.) trozo de piedra arrancado por cuñas.

— or COVER FOR BEND (Elect.) tapa de codo; (rel. BEND FOR CONDUIT.)

— OF BLAST BOX (Fund.) tapa de la caja de viento.

— CLOSER (Mv.) cerradero.

— or COVER FOR CROSS-PIECE (Elect.) tapa en cruz (rel. CROSS-PIECE FOR CONDUIT).

— OF A JAR, buzón.

— — THE KEY-HOLE (Cerr.) escudete de bocallave.

— A REFINING FURNACE (Fund.) sombrerete.

— SCREW, MIRDLE-PIN (Arm.) tornillo pasador de la brida.

BALANCE — (Rel.) tapa del volante.

COMPANION — (Mar.) tapacete.

FALSE PORT —S (Mar.) falso mantelete.

HINGED — (Cerr.) tapa con charnela.

MOVABLE —, tapadera.

POT —, cobertero.

TO LIE, yacer.

— — ALONG (Mar.) ir a la banda || escorar mucho por la presión del viento.

— — — SIDE (Mar.) abarloar.

— — CLOSE (Mar.) ceñir el viento.

— — FALLOW (Agric.) quedar en barbecho.

— — ON (Mar.) estar a la carga.

— — TO (Mar.) atravesarse || (— — — or BY,) parear con viento manejable.

TO LIE UNDER THE SEA, capear con mucha mar.

LIEBERKUHN (Opt.) reflector anular de microscopio.

LIER, v. LEER, ANNEALING-FURNACE, ANNEALING-OVEN (Vid.) carquesa, horno de recocido.

LIERNE RIB, v. BRANCH OF A RIB (Alb.) cadena.

LIEUTENANT (Mil.) teniente.

LIFE, vida, existencia (Tec.) solidez, duración.

— ANNUITY, — CONTINGENT ANNUITY, renta vitalicia.

— OF A BATTERY (Elect.) duración de la batería.

— BELT (Mar.) cinturón salvavidas (Elect.) v. LINE.

— OF BLAST FURNACE (Fund.) campaña del horno.

— BOAT (Mar.) lancha o bote salvavidas o de auxilio, (v. MOTOR — —).

— BUOY (Mar.) guíndola.

— CAR, carro salvavidas.

— OF FURNACE (Fund.) campaña de horno.

— GUARD (Fc.) limpiavías.

— INTEREST (Jur.) usufructo.

— LINE (Mar.) cuerda salvavidas || andarivel horizontal de verga.

— or SAFETY LINE or BELT (Elect.) cinturón o cincho de seguridad.

— OF PLATES (Elect.) duración de los electrodos.

— PRESERVER, salvavidas.

— RAFT (Mar.) balsa salvavidas.

— SAVING APPARATUS (Fc.) aparato salvavidas.

— TIME (Art.) resistencia en disparos de una pieza.

FROM — (B. A.) del natural.

STILL — PAINTING (Pint.) bodegón.

USEFUL — (Tec.) duración útil.

LIFT, elevador, ascensor || diferencia de nivel || medida de elevación de un émbolo (Min.) juego de bombas (Mec.) guimbalete de bomba, || v. —. (Zap.) suela de tacón, taco (Hid.) diferencia de niveles (Pap.) cama, leva (Tec.) esfuerzo para alzar || ascensor, elevador || carrera o alzada de grúa (Mar.) amantillo (Aeron.) ascenso, levantamiento.

— TO —, alzar, elevar, levantar (Mv.) aspirar (Fund.) sacar del molde (Tec.) alzar, s. TO RAISE.

— THE BRUSHES OFF THE COMMUTATOR (Elect.) alzar las escobillas del colector s. TO RAISE THE BRUSHES.

— or PUT THE FORM INTO THE PRESS (Tip.) poner la forma en la prensa.

TO LIFT OUT THE FORM (Tip.) sacar la forma de la prensa.

— — **THE TRACK** (Fc.) elevar la vía.

— — **UP**, levantar o alzar (alguna cosa).

— **OF AN ARBOR** (Mec.) leva o cama de un árbol, s. CANE.

— **BRIDGE**, puente de ascensión vertical.

— **OF CAM** (Vm.) levantamiento o carrera de la leva.

— **AND DESCENT, DOWN AND UP MOTION** (Mec.) movimiento de ascenso y descenso.

— **OF A FORGE HAMMER**, golpe o carrera del martillo.

— **GATE**, puerta levadiza.

— **HAMMER** (Herr.) martillo de caída o rebotador, v. HELVE HAMMER.

— **OF HEALDS** (Tej.) tiramuelles.

— **LATCH LOCK** (Cerr.) cerradura de picaporte.

— **LOCK**, esclusa levadiza.

— **OF LOCK** (Hid.) caída de esclusa.

— **OF MALLET** (Meta.) altura a la que se elevan los martillos para triturar el mineral.

— **MOTOR**, s. ELEVATOR MOTOR.

— **OFF HANDLE**, mango de quitar y poner.

— **PUMP** (Mec.) bomba aspirante.

— **OF A SLUICE**, s. CHAMBER OF A LOCK. cámara de esclusa.

— — **STAMPER** (Fund.) aletas del martinete de fragua.

— — **TENTER** (Mol.) separador de las muelas.

— **WAGON**, v. CAR ELEVATOR.

— **WALL** (Hid.) muro de esclusa (Fort.) caída.

— **WATER WHEEL**, rueda de arcaduces.

LIFTER (Mec.) leva o cama de árbol o de eje ‖ gancho, brida, elevador (Pap.) erizo, alzador (Alb.) peón (Tip.) (LAYER,) calzo (Tej.) tiramuelles (Fc.) v. RAIL —.

FRISKET — (Tip.) puntura.

GAB — (Mec.) elevador del tope de la excéntrica.

RAIL or **TRACK** — (Fc.,) levantacarriles, levantavías.

VALVE — (Mv.) elevador de la válvula ‖ palanca de la corredera.

LIFTING (Fund.) desmolde, remoción del molde (Mv.) aspiración.

— **APPARATUS FOR THE COVER** (Fund.) disposición para levantar las tapas (de los hornos).

— **BAR, GRIF** (Tej.) elevador de dos lizos.

— **BLADE** (T. S.) laminilla.

— **BLOCKS** (Fund.) elevador.

— **CARRIAGE, MOULDING MACHINE WITH** — —, (Fund.) carro de máquina para retirar moldes.

— **COG** (Mec.) leva o cama de árbol giratorio o rotatorio.

LIFTING DEVICE (Fund.: moldeo,) disposición de levantar las cajas.

— **ENGINE (FOR GREAT WEIGHTS,)** peritroquio.

— or **TRACTICE FORCE OF A MAGNET** (Fís.) fuerza de atracción de un imán.

— **FRAME** (Mar.) bastidor de la hélice.

— **GEAR**, cric, gato.

— **HANDLE**, asa.

— or **TWISTING INGOTS** (Fund.) levantamiento de los lingotes.

— **JACK, SCREW-JACK, RACK** — **AND PINION JACK** (Mec.) gato o cric para levantar pesos.

— **OFF OF THE RAIL** (Fc.) levantar o retirar el riel o carril.

— **OUT THE FORM** (Tip.) remoción de la forma de la prensa.

— **PIECE** (Rel.) segmento de la campana.

— **POLE** (Pap.) varilla elevadora.

— **POWER** (Fís.) fuerza de succión (Mec.) fuerza de elevación (v. — FORCE) (Aeron.) fuerza o poder ascensional.

— — **OF A BALLOON** (Aviac.) fuerza ascensional o de ascensión de un globo.

— — — **AN ELECTROMAGNET** (Fís.) fuerza de atracción de un electroimán.

— **PROPELLER** (Aviac.) hélice de sustentación.

— **PUMP**, — **SET**, bomba aspirante.

— **RING** (Mar.) anillo para izar (las banderas).

— **RODS** (Tej.) varillas para mantener las tringlas en el aire.

— **ROLLER** (Mec.) cabria cilíndrica, (para levantar grandes fardos).

— **ROPE**, sirga.

— **SCREW** (Mec.) gato, cric.

— **SHAFT, LIFTER** (Pap.) erizo, alzador.

— **SHOVELS** (Hid.) instrumento para agotar un estanque.

— **SPIKE**, pie de cabra.

— **STUD** (Elect.: campanas o timbres, Fc.) clavija de elevación.

— **TABLE** (Fund.) tablero de rodillos (Re. — BLOCKS y ROLLER TABLES).

— **TONGS** (Fund.) tenazas para los crisoles.

— **TYPE MACHINE FOR FLAT CASTINGS** (Fund.) máquina de retirar moldes para objetos planos.

— **UP OF THE ROPE** (Fc., Elect.) levantamiento del cable.

— **VALVE** (Mec.) válvula aspirante.

— **WIRES** (Tej.) alambres elevadores.

— **WOMAN**, punta de Alenzón.

LIGATE (Med.) ligadura.

LIGATING FORCEPS (Cir.) forceps de uñas.

LIGATURE (Cir.) ligadura (Tip.) (DOUBLE-LETTERS,) ligadas ‖ ligada.

TO — (Cir.) ligar.
— CARRIER (Cir.) aguja curva para poner ligaduras.
— TIER (Cir.) atador de ligaduras.

LIGGER (Pesc.) sedal para pescar de noche.

LIGHT (Tec.) claridad, luz || ligero, liviano (Fís.) luz (B. A.) esbelto, aéreo (Com.) vela, bujía, farol || luz eléctrica (Pint.) luz || claro, brillante (Min.) débil (Mar.) boyante, alijado || farol, linterna, luz (Tej.) ligero, leve, tenue (Carn.) (—S,) bofes (Const.) **(DAY, WINDOW'S APPERTURE,)** luz, claro.

TO —, encender || alumbrar (Fund.) dar fuego (Mar.) alijar.
— A FURNACE (Fund.) dar fuego al horno.
— THE FIRES (Mv.) encender los fuegos.
— PUMP, TO FETCH A PUMP, cebar una bomba.
— ARTILLERY (Art.) artillería ligera.
— BALL (Mar.) carcasa, bala de iluminación.
— BATH (Elect., T.) baño fototerápico completo.
— BATTERY (Art.) batería de a lomo.
— BAY (Equit.) isabela, (color) castaño muy claro.
— BLUE (Cant.) azul turquí.
— BODIED (Lic.) de poco cuerpo.
— BOX OF MAGAZINE (Mar.) caja del farol de la santabárbara.
— BREAD (Pan.) pan esponjoso.
— BROWN, (color) castaño oscuro.
— BUNDLE (Fís.) haz de luz o luminoso.
— CAVALRY (Mil.) caballería ligera.
— COLOUR, color claro.
— DIFFUSING GLOBE (Elect.) globo difusor de vidrio.
— DRAUGHT (Mar.) escaso calado.
— DUES (Mar.) derechos de faro.
— EMITTING SUBSTANCES (Fís.) substancias luminosas.
— ETHER (Fís.) éter luminoso.
— AND FIRE COMPOSITION (Mar.) mixtos para iluminar o incendiar.
— FILTER (Mic.) filtro de luz.
— HOLE (Arq.) luceta (Meta.) luz, claro.
— HOUSE, s. BEACON (Mar.) faro, fanal || farola.
— DUES (Mar.) derechos de faro.
— OF A HOUSE (Arq.) vista de una casa.
— KEEPER, torrero.
— LOAD, PARTIAL LOAD (Tec.) carga incompleta o parcial, carga inferior a la normal.
— MEATS (Culin.) carnes blancas.
— MINERS HAMMER, mazo ligero o para un minero.
— POST (Mar.) portilla o porta de luz.

LIGHT RAY PHOTOMETER, fotómetro de varilla luminosa.
— RICH IN ULTRA-VIOLETS RAYS (Radiog.) luz rica en rayos ultravioletas.
— ROOM (Mar.) pañol de los faroles.
— SHIP (Mar.) buque fanal || buque boyante o alijado.
— SIGNAL (Fc.) señal luminosa.
— SOIL (Agric.) terreno arijo.
— STAND, portaluz || poste de farol o de lámpara.
— VESSEL, v. — SHIP.
— WAVE (Fís.) onda luminosa.
— WEIGHT, peso corto.
— WOOD, leña.
DEAD — (Carp.) contrahoja (Mar.) portas de correr.
IMPINGING — (Fís.) luz incidente.
Roentgen-RAY — (Rad.) luz de los rayos Roentgen.
STERN — (Mar.) farol o luz de popa.
STRATIFIED —, luz estratificada.
WHITE —, luz blanca.
WITH COVERED —S (Mar.) con las luces tapadas.
ZODIACAL —, luz zodiacal.

LIGHTED ROUTES (Aeron.) rutas iluminadas.

TO LIGHTEN (Carp.) aligerar, descargar (Tec.) aligerar, exonerar, aliviar de un peso excesivo || alumbrar (Arq.) aliviar, descargar.
— DOWN, CHAMFER (Carp.) rebajar, escasear.
— WIRE (Fund.) recocer el alambre de hierro.

LIGHTER (Tec.) encendedor, v. ELECTRIC —, CIGAR — (Elect.) encendedor (Mar.) alijador, chalana, lanchón, barcaza || alijador, v. — MAN.
TO — (Mar.) alijar.
— THAN AIR (Fís. y Aeron.) más ligero que el aire.
— WITH GLOWING WIRE (Elect.) encendedor con espira incandescente.
— MAN (Mar.) descargador, alijador || barcacero.
— SCREW (Mol.) tornillo regulador.
BALLAST — (Mar.) lanchón de lastra.
COAL —, alijo de carbón.
WOOD — (Mar.) bombo.

LIGHTERAGE (Mar.) alijo, arrimaje.

LIGHTING; (KINDLING, FIRING,) encendimiento, inflamación (ILLUMINATION,) iluminación, alumbrado (Quím.) (LIGHTNING,) fulguración (Herr.) v. DRESSING, FINISHING, (FILES) (Elect.) alumbrado.
— WITH ARC LAMPS, ARC — (Elect.) alumbrado por lámparas de arco.
— BATTERY (Elect.) batería de alumbrado.

LIGHTING BUS-BAR (Elect.) barra para alumbrado.
— CABLE (Elect.) cable de alumbrado.
— CAR (Fc.) coche con instalación de alumbrado.
— or DYNAMO CAR (Fc.) coche de alumbrado.
— DYNAMO or GENERATOR (Elect.) dinamo para alumbrado.
— ENGINEERING (Elect.) técnica del alumbrado.
— or LAMP FUSE (Elect.) cortacircuito de un alumbrado.
— JUNCTION BOX (Elect.) caja de contacto para alumbrado.
— LEADS (Elect.) conducción de alumbrado.
— MAIN (Elect.) línea de alumbrado.
— OF METALS (Quím.) coruscación o fulguración (de los metales).
— NETWORK (Elect.) red de alumbrado.
— AND POWER PLANT (Elect.) planta o instalación de luz y fuerza motriz, o luz y fuerza electromotriz).
— STATION (Elect.) central de alumbrado o de luz.
— OF THE STATION (Fc.) alumbrado de la estación.
— SWITCHBOARD (Elect.) cuadro de distribución para el alumbrado.
— SYSTEM, sistema de alumbrado.
— TRANSFORMER (Elect.) transformador para el alumbrado.
— UP OF THE CALL-LAMP (Telef.) encendido de la lámpara incandescente (de llamada).
— VOLTAGE or PRESSURE (Elect.) tensión de alumbrado.
— WELL (Ing., Fc.) claraboya de alumbrado.
— ELECTRIC (or GAS, etc.) —, alumbrado eléctrico (o de gas, etc.).
— WING — (Teat.) alumbrado de los bastidores.
LIGHTNESS, falta de peso, ligereza, levedad.
LIGHTNING, relámpago, rayo, descarga eléctrica.
— APPARATUS FOR THE STAGE (Elect. y Teat.) aparato de simular relámpagos para la escena.
— ARRESTER (Tel. y Radio) apartarrayos || pararrayos (telegráfico) (Fís.) pararrayos.
— — BAR, barra de pararrayos.
— — EAR, terminal u ojete de pararrayos.
— — WITH MAGNETIC BLOW-OUT (Fís.) pararrayos magnético.
— — RELAY, relevador de pararrayos.
— CONDUCTOR (Fís.) pararrayos.
— — CABLE (Fís.) cable de pararrayos.
— — HUT, caseta de pararrayos.
— DISCHARGE (Fís.) descarga atmosférica o eléctrica.

LIGHTNING AND EXCESS VOLTAGE PROTECTION (Fc., Elect.) protección contra rayos y sobretensiones.
— FLASH (Fís.) rayo.
— PROTECTOR, v. — ARRESTER.
— WITH FUSE COILS (Tel.) pararrayos con carretes fusibles.
— ROD, varilla de pararrayos || (— — or CONDUCTOR,) pararrayos.
— — INSULATOR (Elect.) aislador de pararrayos.
— STROKE (Fís.) rayo, centella, v. — FLASH.
— SWITCH, conmutador de antena.
— TUBE (Elect., Teat.) tubo de relámpagos, (para la escena).
LIGNALOES (Bot.) linaloe.
LIGNEOUS (Tec.) leñoso.
— EARTH, tierra carbonífera.
LIGNIFEROUS, leñífero, que produce madera.
LIGNITE, BROWN COAL (Min.) lignito.
— CLAY (Cer.) arcilla figulina, arcilla conteniendo lignito.
— FIRED FURNACE (Fund.) hogar para lignito.
LIGNUM VITAE, INDIAN WOOD, WOOD OF LIFE (Bot.) palosanto, guayacán, guayaco. v. GUAIACUM.
— — BUSHES (Com.) guayacanes.
LIKE (Tec.) igual, análogo, semejante || semejante, parecido, similar.
— POLES (Elect.) polos (magnéticos) similares o análogos.
— SIDED, DOUBLE-FACED (Tej.) de dos caras, de doble vista.
LIKENESS, semejanza, analogía, similaridad, parecido || apariencia, forma, viso (Fot.) retrato fiel o vivo.
LILAC (Bot.) lila (Pint.) lila.
Lilienfeld TUBE (Fís.) tubo de Lilienfeld.
LILY (Bot.) lirio, azucena.
— SIZE (Pap.) papel de 351 x 222 mm.
Lima BEANS (Bot.) habas de Lima, (variedad de haba trepadora) ("Phaseolus lunatus").
— WOOD, brasilete.
LIMATION, LIMATURE, limadura || limalla.
LIMB (Ast.) limbo (Fís.) limbo (Tec.) limbo, borde, orilla || brazo (B. A.) miembro; (brazo o pierna).
— OF THE ELECTROMAGNET, brazo del electroimán.
— GRADUATED —, arco de círculo graduado.
LIMBER (Carr.) avantrén (Art.) avantrén de cureña (Mar.) groera del canal del agua.
— TO — UP (Art.) poner el avantrén a una cureña, poner el armón.
— BOARDS (Mar.) panas imbornaleras de las varengas.
— BOLSTER (Art.) cabezal del avantrén.

LIMBER BOX (Art.) caja de avantrén.
— HOLES (Mar.) imbornales de las varengas.
— HOOK (Art.) perno de enganche del avantrén.
— ROPE (Mar.) cabo imbornalero de las varengas.
— STAY or BRACE (Art.) tirantes.
FIELD — (Art.) armón.
GUN — (Art.) avantrén.
LIMBERING (Art.) colocación del avantrén.
— HANDLE (Art.) anillo de maniobra.
LIMBO, WASTE-BASKET, cesto de papeles inútiles.
LIME (Bot.) (LINDEN,) tilo || lima (Min.) (CALX, OXIDE OF CALCIUM,) cal (tierra caliza) (Fund.) (CASTINE, CASTINA, — STONE, STONE-EARTH, STONE-FLUX,) castina (Caz.) liga, liria.
TO — (Agric.) abonar con cal (Caz.) untar con liga (Alb.) unir con mezcla.
— — THE SKINS (Ten.) bañar los cueros en la cal.
— — — SOIL (Agric.) encalar, abonar con cal.
— — — VAT (Tint.) refrescar la cuba.
— BAC (F. Az.) cubo de cal.
— BAST (Com.) cuerda de (corteza de) tilo.
— BIN (Fund.) canal (en la plataforma de carga).
— BURNER, calero.
— CHARGING FLOOR (Fund.) plataforma para la adición de cal o piedra caliza, (en el afino neumático).
— COAT (Alb.) capa de cal.
— FLUX, — STONE, — (Fund.)
— HOUND, sabueso (perro para cazar jabalíes).
— JUICE (Farm.) zumo de lima (Quím.) ácido cítrico.
— KILN, calera, horno de cal.
— LIGHT, OXY-CALCIUM LIGHT, Drumond's LIGHT, luz de calcio, (o de Drummond).
— MACHINE (Gas.) lavadero de gas con cal.
— MARL (Miner.) marga calcárea.
— MILK or WHITE, lechada.
— NITROGEN, v. CALCIUM CYANAMIDE.
— OIL, CHLORIDE OF — (Quím.) cloruro de calcio.
— PASTE (Alb.) amasijo: (Tec. para otros propósitos:) pasta de cal.
— POWDER (Alb.) cal en polvo.
— PUTTY (Alb.) cimiento de cal.
— RAKE, BEATER (Alb.) batidera.
— SATURATOR, saturador de cal.
— ROASTING, BLAST ROASTING, v. Huntington and Heberlein PROCESS; v. SAvelsberg PROCESS, procedimiento para secar al aire.
— SCREEN, criba para la cal.

LIME SHELL, cal cáustica.
— SLAKED IN THE AIR IN POWDER (Alb.) cal apagada en el aire o a la intemperie.
— SLAKING, apagamiento de la cal.
— SPREADER (Agric.) esparcidor de la cal.
— STONE,, LIMESTONE, v. — (Fund.)
— TREE, LINDEN (Bot.) tilo.
— TWIG (Caz.) vareta, varilla untada con liga.
— WASH, — WHITE, lechada.
— WATER, agua de cal (Alb.) v. — WASH.
— , CREAM OF — (Pint.) crema de cal.
— — COLOUR, color destemplado con crema de cal.
— WHITE, lechada || crema de cal.
— WOOD, LINDEN-WOOD (Carp.) madera de tilo.
CAUSTIC —, HYDRATE OF —, cal cáustica.
CREAM OF —, v. — WATER (Pint.)
DEAD —, DEAD WATER — (Alb.) cal muerta.
FAT or WHITE —, cal grasa superfina.
HARD —, cal agria.
HYDRAULIC or WATER —, cal hidráulica. (carbonato calcáreo compacto).
MEAGRE or BROWN — (Alb.) cal árida.
PLASHED — (Alb.) baño de cal.
QUICK —, cal viva.
SLAKED —, cal apagada.
UNSLAKED —, v. QUICK —.
WHITE —, v. FAT —.
TO BURN —, calcinar.
TO DRESS WITH — (Alb.) encalar.
TO SLAKE — (Alb.) apagar la cal, matar la cal.
LIMESTONE, CALCAREOUS STONE, piedra caliza.
— FLUX, CASTINA, v. LIME (Fund.)
BITUMINOUS — or MARLITE, STINKSTONE, marlita, caliza fétida.
CARBONIFEROUS —, caliza carbonífera.
CLAYISH —, caliza arcillosa.
COMPACT —, COMMON COMPACT —, BLUE VESUVIAN —, caliza, caliza carbonatada compacta.
PRIMITIV or GRANULAR —, SALINE MARBLE, Parian MARBLE, caliza sacaroide, mármol salino de Paros o pentélico.
SHELLY —, caliza conchífera.
SILICIOUS —, FLINT AND CARBONATE OF LIME, caliza silicosa o silícea.
TRANSITION —, caliza intermediaria, (de transición antigua).
LIMING (Ten.) encalado, encaladura (Pint.) blanco de alabastro.
LIMIT (Tec.) límite, término || frontera, límite, linde (Mat.) cantidad determinada.
TO —, limitar, colindar, confinar, poner fron-

teras (Top.) acotar (Agric., Jur.) amojonar, deslindar.

— OF ADHESION, LIMITING or MAXIMUM GRADIENT (Fc.) pendiente límite de adherencia.

— — CROSS-SECTION (Elect.) límite de sección.

— — LOAD (Elect.) límite de carga.

— — PRESSURE or VOLTAGE (Elect.) límite de tensión.

— SCREW, STOP-SCREW (Tec.) tornillo de limitación.

— OF SENSIBILITY (Tec.) límite de sensibilidad.

— — STABILITY, límite de estabilidad.

FOUNDER'S — (Art.) tolerancia en el error.

TO MAKE THE —S (Agric., Jur.) deslindar.

LIMITANEOUS (Geograf.) limítrofe, fronterizo, confinante.

LIMITATION, limitación, restricción (T o p .) acotación.

— OF ERRORS (Art.) v. FOUNDER'S LIMIT.

LIMITED, limitado (Com.,) (Ab. Ltd.,) limitada, (sociedad limitada o por acciones) (Jur.) (— LIABILITY,) de responsabilidad limitada.

— HEADWAY (Ing., Fc.) elevación limitada.

— SUBMISSION (Fc., Jur.) subasta limitada.

— TRAIN (A) (Fc.) tren limitado; (de composición limitada || de números de asientos limitado).

LIMITING, limítrofe, colindante.

— CONDUCTIVITY OF THE ELECTROLYTE (Elect., Quím.) conductancia límite del electrolito.

TO LIMN, pintar, retratar.

LIMNER (B. A.) iluminador de estampas.

Limoges EMAIL, esmalte de Limoges.

— PORCELAIN, porcelana de Limoges.

LIMONITE, FERRUGINOUS SCHORL, BOG-IRON ORE (Miner.) limonita.

LIMOUS, cenagoso.

LIMOUSINE (Carr. y Autom.) limousine, lemosina.

LIMP (Com.) (AMERICAN CLOTH,) tela de cuero americano (Alb.) (ALHIDATE,) alidate (Meta.) cuchara para el plomo.

TO —, cojear.

LIMPID, CLEAR, límpido, claro.

LIMY, glutinoso, viscoso (Min.) calizo.

LINARITE (Miner.) linarita.

LINCH, borde, reborde.

— BOX, FORE NAVE-BOX (Carr.) pezonera.

— CLOUT (Carr.) castañuela.

— END (Carr.) extremidad de eje.

— HOOP (Carr.) virola o cincho de eje.

— — AND PLATE (Art.) casquillo del eje de madera (de una cureña).

LINCH PIN, s. AXLE PIN, LIN-PIN (Carr.) perno, pasador, sotrozo (Art.) pezonera.

— PLATE (Art.) cibicón.

— WASHER, AXLE-TREE WASHER, RUNDLE (Carr.) arandela, voladera.

LIND, LINDEN TREE, LIME (Bot.) tilo.

LINE, línea, raya, límite || cuerda, cordel (Mat.) línea (Mar.) perigallo, vaivén, cuerda, cabo (Fc.) línea, vía; s. TRACK, WAY, ROAD (Jur.) línea, (en parentesco) (Alb.) cordel, lienza (Mil) línea || línea de batalla (Ast.) ecuador, línea, equinoccial (Tip.) línea, renglón (Tel.) línea (Elect., Telef.) línea (Top.) confín, límite, línea (limítrofe) (Com.) ramo, ramo (de negocios) || clase || línea de artículos.

TO — (Tec.) alinear || marcar a la cuerda || revestir, guarnecer, forrar (Mar.) linear, risar (Dib.) brayar.

— A BEARING (Elect., Mec.) guarnecer o revestir el cojinete.

— "CLEAR" (Fc.) poner la señal en vía libre.

— A CRUCIBLE WITH BRASQUE or DAMP CHARCOAL (Fund.) brascar el crisol.

— WITH FUR, forrar con pieles.

— THE FURNACE (Fund.) brascar.

— — WITH FIRE BRICKS (Fund.) revestir o guarnecer el horno con ladrillos refractarios.

— — OUT, alinear, enfilar (Carp.) alinear, marcar a la cuerda.

— A PIT or SHAFT (Min.) entibar o encofrar un pozo de mina.

— THE SHIP (Mar.) trazar las líneas de pintura.

— — SHOES (Zap.) barretear los zapatos.

— — WITH SHEETING (Min.) encofrar.

— OUT STUFF, STRIKE A LINE (Carp.) alinear la madera.

— WITH TURF, encespedar.

— UP AN ENGINE (Mec.) armar una máquina.

— — THE HEARTH WITH CLAY AND CHARCOAL DUST (Fund.) brascar el horno.

— (OF WIRES) ABOVE GROUND (Fc.) transmisión aérea.

— ABREAST (Mar.) línea de frente, orden de frente.

— AHEAD (Mar.) línea de fila.

— OF AIM (Art.) línea de mira.

— BATTERY (Fc.) batería de línea.

— or MAIN BATTERY (Tel.) batería de línea.

— OF BATTLE (Mil.) línea de combate o de batalla.

— BEARING (Min.) dirección de una capa en el buzamiento.

LINE BOOSTERS (Fc.) electrógeno elevador de tensión de línea.

— BRIDGE, PASSENGER FOOT-BRIDGE (Fc.) pasadera de estación, puente sobre la línea.

— OF BUSINESS (Com.) ramo de negocios o de comercio.

— CIRCUMVALLATION (Mil.) línea de circunvalación.

— "— CLEAR" SIGNAL (Fc.) señal de reposo de la vía (entre dos trenes del horario).

— OF COMPRESSION (Art.) radio de compresión (del embudo de una mina).

— — CONSTRUCTION (Mar.) línea de construcción.

— FOR CONTACT BOW or BOW COLLECTOR, CONTACT — (Fc.) línea de contacto por arco.

— OF COUNTERVALLATION (Fort.) línea de contravalación.

— CROSSING (Fc.) cruzamiento de líneas.

— CURRENT (Elect.) b. INTERLINKED CURRENT.

— or NETWORK CURRENT (Fc.) corriente de línea o de red.

— OF DEFENSE (Mil.) línea de defensa.

— DIRECTION OF FIRE (Art.) línea de tiro.

— — — OF A FORCE (Mec.) dirección de una fuerza.

— DRAWINGS (Dib.) dibujo de perfiles (Grab.) dibujo de líneas.

— END (Fc.) extremo de las vías.

— ENGRAVING (Grab.) grabado de líneas.

— EQUIPMENT (Fc.) equipo de la línea || accesorios de la línea.

— OF FIRE (Fort.) directriz.

— WITH FLAT GRADIENTS (Fc.) vía de pendientes pequeñas o suaves.

— OF FLIGHT (Aeron.) línea de vuelo.

— OF FLOTATION (Mar.) línea de flotación.

— — FLUX (Fís.) línea de flujo.

— HOLDER, portacuerdas.

— —S OF INDUCTIVE ACTION (Elect., Fís.) línea de acción inductiva.

— INSULATOR (Fc.) aislador de sección.

— INTEGRAL (Mat.) integral de línea.

— — OF THE MAGNETISM FORCE, integral de línea de la fuerza imanante.

— WITH INTERVALS (Fort.) línea fortificada con intervalos.

— KEEPER (Fc.) guardavía.

— OF LEAST RESISTANCE (Mec.) línea de menor resistencia (Art.) línea de menor resistencia (de una mina).

— LIGHT AND SHADE (Pint.) línea de separación de luces y sombras.

— LOSSES (Elect.) pérdidas en los conductores.

—S MAN'S DETECTOR, GALVANOSCOPE (Tel., Fc.) galvanoscopio.

— OF METAL (Art.) línea de mira natural (de una pieza).

— — — ELEVATION (Art.) altura de la línea de mira de una pieza.

— — OPERATIONS (Mil.) base de operaciones.

— METER, lineómetro.

— PEGS, DRYING-PEGS (Pap.) tendedera.

— PIN (Alb.) cabillas para el cordel.

— PLATE (Tel.) placa conductora, (del pararrayos de placa).

— OF POLES (Elect., Tel.) alineación de los postes.

— — RAILS (Fc.) fila de rieles o carriles.

— RADIO, radioalineación.

— REEL, carrete.

— RELAY (Telef.) relevador de llamada.

— RESISTANCE (Elect.) resistencia de la conducción o de los conductores o de la línea.

— OF RESISTANCE (Mec.) línea de resistencia.

— ROCKET (Pir.) corredor.

— OF ROUTE (Fc., Cam.) itinerario, línea de marcha.

— SERVICE (Fc.) servicio exterior o de vía. (Compárese: STATION SERVICE).

— OF SIGHT or OF DIRECTION (Geod.) línea de colimación.

— or THROUGH SIGNAL (Fc.) señal que atraviesa todas las estaciones.

— WITH STEEP GRADIENTS (Fc.) vía de fuertes o pronunciadas pendientes.

— SWITCHBOARD or COMMUTATOR (Tel.) conmutador de línea.

— OF TELEGRAPHS, línea de telégrafos.

— TELEPHONE (Fc.) teléfono en el circuito de servicio.

— TEST (Elect.) pruebas de canalizaciones.

— TIGHTENER, atesador.

— TRAFFIC (Fc.) servicio de líneas.

— VOLTAGE, s. INTERLINKED VOLTAGE (Fc.) tensión combinada o compuesta entre fases unidas.

— WIRE, alambre de servicio.

THE — BRANCHES OFF (Fc.) la línea se bifurca.

THE —S CROSS (Fc.) las vías se cruzan o se cortan.

TO BE IN A RIGHT —, estar a cordel.

TO CLOSE THE —S, cerrar las líneas.

TO DRAW THE —S BY CORD (Ing.) acordelar, tirar a cordel.

TO DRAW —S IN INK (Dib.) dar de tinta.

TO MARK OUT STRAIGHT —S (Topografía) alinear.

TO MARK WITH A — or CORD, echar el cordel.

LINEAGE (Periódicos y anuncios) lineaje.

LINEAL, GEOMETRICAL, lineal.
— EXPANSION, dilatación lineal.
— MEASURE, medida de longitud.
LINEALLY, en línea recta.
LINEAMENTS (B. A.) facciones.
LINEAR, lineal, de líneas.
— DRAWING (Dib.) dibujo lineal.
— LOAD (Tec.) carga lineal.
— MICROMETER, micrómetro lineal.
— PERSPECTIVE, perspectiva lineal.
LINED CAST-IRON ANGLE BOX (Elect.) caja angular de hierro fundido con revestimiento aislador.
— — JUNCTION BOX (Elect.) caja de derivación de hierro fundido con revestimiento aislador.
LINEN, ropa blanca || (— CLOTH) género de lino, tela de lino, lino, lienzo || de hilo.
— CAMBRIC, v. CAMBRIC, cambrai superfino.
— CLOTH, tela de lino, género de lino.
— CLOTHES, lencería.
— DRAPER (Com.) lencero.
— DRAPERY (Com.) lencería.
— DRYER (Tej.) platina.
— MANUFACTURE or INDUSTRY (Com.) fabricación de tela.
— PAPER (Pap.) papel de hilo.
— PRESS (Mueb.) armario o escaparate de ropa.
— PROVER or TELLER (Tej.) cuentahilos, microscopio para lienzos.
— TAPE, cinta de hiladillo.
— THREAD, hilo torcido.
— TRADE, v. DRAPERY.
— WARMER, estufa para secar el lienzo.
— WEAVER, tejedor (obrero).
— YARN, hilo de lino.
BLEACHED —, lienzo blanqueado o curado.
BODY —, lencería para ropa interior.
BROWN or UNBLEACHED —, lienzo crudo (Sast.) tela de forros, bisona.
HALF — (Tej.) hilo de unión.
TOW —, tela de estopa.
LINER (Mec.) chilata, roldana, anillo || cuña (Alb.) plancha de relleno (Mar.) (—S,) buques de línea, buques regulares de una compañía de vapores || buque de línea (Aeron.) avión de línea (Tip.) alineador, liner.
LINGEL, LINGLE, tira de cuero.
LINGLE (Zap.) sedal, hilo.
LINGOT (Meta.) lingote, barra, riel.
LINIMENT (Farm.) linimento.
LINING (Tec.) forro, revestimiento, guarnición || camisa (Zap.) forro (Sast.) forro (Hid.) revestimiento (Fund.) camisa (Mar.) embono (Min.) encofrado, entibación || levantamiento del plan de una mina (Alb.)

revestimiento (Arq.) revestimiento, entablamento.
— OF THE BEARING (Elect., Mec.) revestimiento o guarnición del cojinete.
— — BITS (Mar.) forro de las bitas.
— — A BLAST FURNACE (Fund.) camisa de alto horno.
— — THE BOW (Mar.) concha del ancla.
— THE CONVERTER (Fund.) revestimiento o camisa de ladrillos del convertidor.
— MACHINE (Arm.) máquina de reforzar los cartuchos metálicos.
— OF THE OIL RESERVOIR (molinos de aceite.) bolsón.
— PASTE, engrudo.
— PLATE (Cuch.) platina.
— OF PULLEY GROOVE or SHEAVE GROOVE (Fc.) revestimiento de la garganta del cable.
— RAIL (Fc.) riel o carril de borde.
— OF A SCABBARD (Arm.) lengüetas de la vaina de un sable.
— SLOPE (Fc.) revestimiento de los taludes.
— UNDER THE TOE PIECE (Zap.) capillo.
— WALL, REVETMENT-WALL, muro de revestimiento, contramuro.
FOOT — (Mar.) faja de pie.
PLANK — (Min.) encofrado.
SIDE — (Zap.) barreta.
TOP — (Mar.) batidero.
LINK, eslabón de cadena, anillo de cadena || engrane, enganche (Mec.) articulación, varilla de conexión || engrane (Cerr.) s. CLASP (Arq.) enlace (Tec.) hacha de viento, hachón || escopero, pincel || malla.
TO —, encadenar, eslabonar || trabar una cosa con otra (Mec.) engarzar (Arq.) enlazar, trabar (Jur.) unir por contrato.
— BLOCK (Mv.) corredera del sector.
— BOX (Elect.) caja articulada.
— OF A BUTTON, pasador.
— — CHAIN (Cerr.) eslabón, vaca.
— LEVER (Mec.) palanca de cambio de marcha.
— MOTION (Mv.) mecanismo de cambio de marcha || cuadrante de la corredera, sector de Stephenson.
— OF OLD ROPE (Mar.) hacha de viento.
COAT — (Sast.) yugo.
MOTION — (Mec.) guía del paralelogramo.
SPARE — (Tal.) alacrán izquierdo del bocado (Arm.) escudo del fusil.
TOE —, eslabón del pie.
LINKAGE (Biol.) eslabón, ligazón, conexión.
LINKED BY CONTIGNATION (Carp.) ensamblados a mortaja.
LINKING, enlazamiento, ligazón, encadenamiento.
LINN-BOARD (Zap.) tablero.

LINNET (Zool.) jilguero.
— HOLE, FLUE (Vid.) luceta de horno de fusión.
LINOLEIC ACID (Quím.) ácido linoléico.
LINOLEUM (Com.) linoleo.
LINOPHANY (B. A.) linofania.
LINOTYPE (Tip.) linotipo || máquina para producir líneas estereotipadas.
LINSEED, linaza, grano de linaza, (simiente del lino).
— CAKE, torta de linaza.
— OIL, aceite de linaza.
LINSEY-WOOLSEY, hecho de lino y lana mezclados.
LINSTOCK (Art.) botafuego.
LINT (Cir.) (HARL,) hilas, filamentos o hebras de lino (Tej.) hilaza.
PATENT — (Com.) hilas inglesas.
ROLL OF — (Cir.) mecha.
SCRAPED —, hilas raspadas.
LINTEL (Arq.) HEAD-PIECE, CAP-PIECE, TRAVERSE, lintel, cabecero, dintel (Min.) cabezal (Carr.) sopanda.
— BAR (Arq.) barra de dintel.
— OF A GALLERY FRAME (Min.) s. CAP-SILL.
WOODEN —, WOODEN ARCHITRAVE OF A DOOR or WINDOW, cargadero, dintel de madera.
LINTWORT, lino silvestre.
Lion (Ast.) León, Leo.
LIP (Tec.) pico, boca (Fund.:) pico de caldero (de colada) s. LADLE (Quím.) pico de ampolleta.
— BIT, barrena de boca larga.
— GLUE (Pint.) cola de boca.
— HEADED BOLT (Art.) perno de uña (Cerr.) clavija con picaporte.
— SALVE (Perf.) ungüento para los labios.
—S OF THE SCARFS (Carp.) dientes de los empalmes.
— STICK, barra o lápiz para los labios || crema (en barra o lápiz) para los labios.
— STRAP (Tal.) muserola de la cabezada.
LIPIC (Quím.) lípico.
LIPIC ACID (Quím.) ácido lípico.
LIPIN (Fisiol. y Quím.) lipinas.
LIPOID (Med.) lipoide || lípido || lipóideo.
LIPOVACCINE (Med.) lipovacuna.
LIPPED COIN (Ac.) moneda alabiada.
LIPPING (Carp.) pique.
LIQUABLE, liquidable, susceptible de licuarse || fusible.
TO LIQUATE, liquidar, licuar, derretir (Meta.) reducir por fusión, separar.
LIQUATION (Meta.) (s. ELIQUATION) || trabajo de reducción.

IIQUEFACTION, LIQUATION, licuación, liquidación.
LIQUEFIABLE, licuable.
GAS —, gas reducible.
TO LIQUEFY, licuar, liquidar (Meta.) (MELT,) derretir, fundir, entrar en fusión.
LIQUEFYING, licuante.
LIQUESCENCY, licuescencia.
LIQUESCENT, delicuescente.
LIQUEUR (Lic.) licor.
LIQUID, líquido (FLUID, LIQUOR,) líquido, flúido, licor.
—S (Com.) caldos.
— AIR, aire líquido.
— AMBAR, liquidámbar, estoraque.
— AMMONIA (Quím.) agua amoniacal.
— BODY (Quím.) cuerpo líquido.
— BRAKE (Elect.) frenado por líquido.
— CARBONIC ACID (Quím.) ácido carbónico líquido.
— DAMPER, amortiguador por líquido.
— FUEL, combustible líquido.
— INSULATING MATERIAL (Elect.) líquido aislante.
— GRADIENT INDICATOR (Vm.) clinómetro de líquido, indicador de pendientes de líquido.
— HYDROGEN, hidrógeno líquido.
— LIGHTNING ARRESTER (Tel.) pararrayos de líquido.
— SOLDERING FLUX, soldadura líquida.
— STARTER (Elect.) reostato de arranque líquido.
— STATOSCOPE (Aviac.) estatóscopo con líquido.
— STORAX, v. — AMBAR.
BLEACHING —, agua de blanquear las telas.
DIPPING — (Dor.) ácido nítrico (para el blanqueamiento).
THINLY — (Fís., Fund.) de gran fluidez.
TO LIQUIDATE (Com.) liquidar, arreglar (Tec.) licuar.
— — or WIND UP A BUSINESS (Com.) liquidar una casa.
— — (PAY-OFF) A DEBT (Com.) liquidar, arreglar una cuenta.
LIQUIDATION, PAYMENT (Com.) liquidación.
LIQUIDATOR, liquidador.
LIQUIDITY (Fís.) liquidez, fluidez.
IGNEOUS —, fluidez ígnea.
LIQUIDNESS, LIQUIDITY, liquidez.
LIQUOR, licor (Lic.) (—S), (SPIRITUOUS —S) licores, licores espirituosos, licores alcohólicos (Tint.) (A MIXTURE OF DYEING INGREDIENTS,) baño.
— CASE (Com.) frasquera, licorera (Mil.) cantimplora.
— OF FLINTS, vidrio líquido.

LIQUOR GAUGE, vara de aforar.
ETCHING — (Grab.) ácido para grabar.
IRON — (Quím.) acetato de hierro.
MOTHER —, aguas madres.
SPENT — (Ten.) baño agotado.
TANNING — (Ten.) agua para curtir.
LIQUORICE (Bot.) orozuz, regaliz.
SPANISH — (Com.) zumo de orozuz.
LIQUORING (F. Az.) clarificación.
LIROCONITE (Miner.) liroconita.
Lisle THREAD (Tej.) hilo de Lisle.
— GLOVE, guante de hilo de Lisle.
LIST, lista ‖ tira, listón (Arq.) (LISTEL, FIL-
LET,) orla, filete ‖ barandal (Com.) lista,
catálogo ‖ nómina (Mar.) falsa banda.
TO — (Arq.) guarnecer con listones o con
orlas o filetes (Com.) poner en orden o en
una lista (Pint.) listar (Tec.) franjear, or-
lar (Mar.) inclinarse a la banda.
— OF OFFERS (Com.) lista de ofertas o pro-
posiciones.
FREIGHT — (Com.) manifiesto.
RIBBED —, RIB FOR SELVAGE (Tej.) ovillo
acanillado.
THIS SHIP —S TO PORT (Mar.) este buque
da a la banda sobre babor.
TO HAVE A — (Mar.) dar a la banda, acos-
tarse.
LISTED or RATED CAPACITY (Com.) capa-
cidad de las tarifas, capacidad (de) o in-
dicada (en) un precio corriente.
LISTEL (Arq.) listel.
LISTENER (Art.) galería de escucha de una
mina.
LISTENING GALLERY (Min.) galería de es-
cucha.
— KEY (Telef.) llave de escucha.
— or SPEAKING KEY (Telef.) conmutador de
conversación.
— PLUG (Telef.) clavija.
— POSITION (Telef.) posición de escuchar.
— POST (Mil.) puesto o avanzada de escucha.
LISTER (T. L.) despinzador.
LISTERINE (Quím.) listerina.
LISTERISM (Cir.) listerismo.
LIT, encendido, inflamado.
LITERAL, literal.
LITHARGE, litargirio, protóxido de plomo cris-
talizado.
— WHICH IS TO BE REDUCED TO LEAD,
litargirio fresco para ser reducido a plomo.
— OF SILVER, YELLOW, WHITE —, espuma
de plata.
LITHATE (Quím.) litato, urato.
LITHE, blando, flexible.
LITHIA, OXIDE OF LITHIUM, (Quím.) litina,
óxido de litio.
LITHIC ACID (Quím.) ácido lítico.

LITHINE (Quím.) litina.
LITHIUM (Quím.) litio.
LITHOCHROMY (Tip.) litocromía.
LITHOCOLLA, litocola.
LITHOFRACTUEUR, litofractor.
LITHOGLYPH, litoglifia.
LITOGRAPH, litografía, prueba litográfica.
TO —, litografiar.
LITHOGRAPHER, litógrafo.
—S' PLATES, planchas litográficas.
LITHOGRAPHYC, LITHOGRAPHICAL, lito-
gráfico ‖ v. — STONE.
— DRAWINGS or ENGRAVINGS or PRINTS,
litografías, impresiones litográficas.
— INKS, tintas litográficas.
— PAPER, papel litográfico.
— PEN, pluma litográfica.
— PRESS, prensa litográfica.
— STONE, piedra litográfica.
—S DRESSERS, máquinas de pulir piedras
litográficas.
LITHOGRAPHICAL ESTABLISHMENT, taller
de litografía, imprenta litográfica.
LITHOGRAPHY, DRAWING ON STONE, lito-
grafía.
CHROMO —, cromolitografía.
LITHOIDAL, litoide.
LITHOMARGY (Min.) arcilla violácea.
LITHOPHANY, pintura en porcelana.
LITHOPHOTOGRAPHY, litofotografía.
LITHOPONE, (ZINC SULPHIDE AND BA-
RIUM SULPHATE,) (Quím.) litopono, li-
topón.
LITHOTINT (Grab.) litotinta.
LITHOTOME (Cir.) litótomo.
— BISECTOR, bisector litotómico.
LITHOTHOMY, litotomía.
— FORCEPS, pinzas litotómicas.
— SCOOP, cuchareta litotómica.
— SEARCHER or SOUND, sonda litotómica.
LITHOTRIPTOR, LITOTRITOR (Cir.) litotrip-
tor, triturador de cálculos.
LITHOTRITY (Med.) litotricia.
LITHOTYPES, litotipos.
LITHOTYPY, litotipia.
LITIGANT (Der.) litigante.
LITMIN, AZO —, azolitmina.
LITMUS, tornasol.
— PAPER (Quím.) papel de tornasol.
— SOLUTION (Quím.) tintura de tornasol.
LITTER, litera (Alb.) s. BARROW (Equit.) ca-
ma para el caballo (Geom.) ventregada
(Mil.) camillas, parihuelas.
TO — (Gan.) parir.
LITTERING HANDLE (Tej.) mango del atesa-
dor.
LITTLE THEATRE or THEATER (Liter., B. A.)
little theatre.

LITTORAL, litoral.

LITUUS (B. A.) lituo, bastón de augur.

LITZ, (BRAIDED WIRE,) (Radio,) cable de alta frecuencia.

LIVE, vivo,-a ‖ vivo, atravesado por la corriente. Op. v. DEAD.

LIVE-AXLE (Mec.) eje motor (Vm.) árbol del diferencial, eje mandado por el diferencial.

— CIRCUIT or WIRE (Elect.) circuito ó alambre atravesado por la corriente.

— HEAD, cabeza movible de torno.

— HEDGE (Agric.) cerca ó seto vivo.

— HOLE (Alf.) boca de fuego.

— LOAD, carga viva.

— or MOVING LOAD (Fc.) carga de tráfico.

— MATTER (Tip.) composición útil.

— RING (Fc.: mesa giratoria,) corona de rodillos ó ruedecillas.

— ROLLER GEAR BED (Fund.) rodillos conductores (del tablero de rodillos).

— SHELL (Art.) granada cargada.

— SPINDLE (Torn.) huso de la cabeza movible.

— STEAM, vapor de alta presión.

— STOCK (Gan.) ganado.

— TRAP (Mic.) trampa para coger insectos vivos.

LIVELY, eficazmente ‖ vivamente, prontamente.

LIVER (Carn.) hígado.

— OF SULPHUR (Quím.) hígado de azufre.

— STONE, hepatita.

— WORT (Bot.) agrimonia, hepática.

LIVERY, librea (Jur.) entrega, acto de dar ó tomar posesión.

— COACH, coche de alquiler.

— HORSE, caballo de alquiler.

— LACE, WORSTED-LACE, galón de librea.

— STABLE, — AND BAIT STABLE, pensión de caballos, caballeriza de caballos de alquiler.

LIVID (Pint.) lívido, (gris azul).

LIVING COALS, brasas.

— HEDGE (Agric.) setos vivos.

— SPRING or FOUNTAIN, fuente de agua viva.

LIXIVIAL (Quím.) lixivial.

TO LIXIVIATE (Quím.) lexiviar.

LIXIVATION (Quím.) lixiviación, lejivación.

— or BLEACHING PLANT (Fund.) instalación de lixiviación.

— RESIDUE, SLIMES (Quím.) residuos de lixiviación.

LIXIVIATOR (Quím.) aparato para lavar con lejía; (el más usado es el de Hopp).

LIXIVIUM (Quím.) lejía.

LIZAR (Zool.) lagarto (Mar.) guardacabo del macho de la bolina mayor.

LIZARI, s. ALIZARI (Com.) granza.

LLAMA (Zool.) llama del Perú ("Auchenia llama").

Ll D., ab. de "LEGUM DOCTOR" (Jur.) doctor en Derecho.

Lloyd (Com., Mar.) (—S) los Lloyds, la Compañía Lloyd.

—'S LIST (Mar.) lista del Lloyd.

—'S POLICY, la póliza con Lloyds.

—'S REGISTER (Mar.) registro del Lloyd.

LOAD (Tec.) carga ‖ peso (Elect.) carga (Mv.) contrapeso (Min.) vena principal de una mina.

TO —, cargar (Elect.) cargar (una máquina) ‖ (TO BRAKE,) frenar (Mec.) balancear, poner las pesas.

— — IN BULK, cargar en montón ó a granel.

— — THE DIE, cargar los dados.

— — IN PIECE GOODS (Com.) cargar en fardería.

— — A SAFETY VALVE (Mec.) cargar los pesos de la válvula de seguridad.

— — THROUGH THE WAGONS (Fc.) cargar unos vagones a través de otros.

— OF THE CRANK (Mv.) avance de la cigüeña.

— CURRENT (Elect.) corriente generada por una dínamo cargada.

— DIAGRAM (Elect.) diagrama de la carga.

— DIFFERENCE (Elect.) diferencia de carga.

— DRIVING DISCHARGE (Elect.) carga dinámica a la descarga ó durante la descarga.

— FACTOR (Mec., Fís., Aeron.) factor de carga.

— LINE (Com.) cuerda para atar la carga (Mar.) (—WATER-LINE,) línea de flotación.

— PRESSURE (Elect.) tensión de carga.

— ON SECTION (Fc.) intensidad del tráfico de la línea, o por sección.

— STONE (Fís.) imán (Miner.) calamita, piedra imán.

— WATER LINE, v. — LINE, (Mar.)

— OF WOOD (Com.) carga de madera.

BOAT —, barcada.

CART —, carretada.

CARRIAGE —, carga de un carro.

SHIP —, cargamento de un buque.

USEFUL — (Aeron.) carga útil.

LOADED, (CANE, WHIP) bastón ó látigo emplomado.

LOADER (Com.) cargador ‖ embarcador (Arm.) cargador (Mec.) aparato para cargar.

BREECH — (Arm.) arma de retrocarga.

HAY — (Agric.) cargadora de heno.

LOADING, LADING, cargamento de un carro (Aeron.) v. WING —.

— APPLIANCES (Fc.) instalaciones de cargamento y trasbordo.

— BRIDGE or GANGWAY (Fc.) puente de trasbordo.

LOADING CAPACITY, porte, tonelaje, capacidad de carga.
— CRANE, grúa de carga.
— DOOR (Fc.) puerta de carga (o de descarga).
— EDGE, EDGE OF — PLATFORM (Fc.) acera de carga (o de descarga).
— AT END OF THE WAGON (Fc.) transbordo de cabeza.
— GAUGE, GAUGE OF GOODS WAGONS, CLEARANCE LIMIT (Fc.) cerchámetro, plantilla de carga, gálibo, gabarit; (del francés: GARABIT DE CHARGEMENT).
— THE GOODS (Fc., Mar. y Aeron.) carga.
— HAMMER (Arm.) martillo de cargar.
— HOPPER (Min.: grúas,) tolva de carga.
— or BRAKING BY MEANS OF RESISTANCE (Elect.) frenado por resistencia.
— NEEDLE (Arm.) punzón escarbador.
— PERIOD (Elect.) período o tiempo de carga.
— PLANT WITH ROTARY CRANE ABOVE (Min., Fc., Fund.) instalación de carga con grúa giratoria móvil de vía alta.
— PLATFORM or DOCK (Fc.) plataforma de carga, embarcadero de mercancías.
— FROM THE PLATFORM (Fc.) carga de los bultos en el muelle.
— PLUG (Arm.) baquetilla de cargar.
— POINT (Fc.) punto de carga.
— RAMP or WHARF (Fc.) rampa de carga.
— — — ADJOINING THE GOODS SHED (Fc.) rampa de carga adosada al cobertizo de mercancías.
— RESISTANCE (Elect) reostato de carga.
— OF A RESISTANCE (Elect.) carga de una resistencia.
— ROOM, v. — CAPACITY.
— IN SHEAR, SHEARING —, esfuerzo cortante (sufrido por un cuerpo).
— SIDE OF A GUN (Art.) superficie de carga.
— SIDING (Fc.: muelles de carga,) vía de carga.
— AT THE SIDE OF THE WAGON (Fc.) transbordo lateral.
— STATION or DOCK (Fc.) muelle de carga, embarcadero de mercancías.
— TEST OF A BRIDGE (Fc.) ensayo de un puente, prueba de carga sobre un puente.
— TURN (Mar.) turno de carga.
— WHARF (Fc.) muelle de carga.
  CRANE — TRUCK (Fc.) vagón para contrastar las grúas.
LOADSMAN, piloto.
LOAF (Pan.) pan, hogaza (Cer.) (CAKE,) torta (F. Az.) pan de azúcar.
— SUGAR, azúcar de pilón.
— OF SUGAR, v. — (F. de Az.)
LOAM, s. CLAY, arcilla plástica (Fund.) tierra de moldeo (Miner.) marga, tierra.

TO —, untar con marga || (COAT WITH CLAY,) cubrir con arcilla o barro.
— BEATER, cuchillo para batir la arcilla de moldeo.
— BOARD (Alf.) plantilla, terraja.
— BRICK (Alb.) ladrillo de barro o greda.
— CAKE (Fund.) torta de arcilla.
— CASTING or MOULDING (Fund.) colada o fundición en arcilla.
— EARTH, SANDY — —, greda, barro.
— GRAVEL, grava mezclada con arcilla.
— MILL (Alf.) pisa || molino de pastas.
— PIT, CLAY-PIT (Fund.) depósito de barro.
— STONE (Fund.) horno de moldear.
  ALLUVIAL —, depósito de greda aluvial.
  STRAW — (Alb.) barro amasado con paja.
LOAMY, margoso, gredoso, barroso.
— GRAVEL, grava mezclada con arcilla.
— SOIL, (— SUB-SOIL,) suelo (o subsuelo) arcilloso o barroso.
LOAN (Com.) préstamo, empréstito.
— BANK (Com.) Banco (o Caja) de préstamos.
— ON LANDED SECURITY (Com.) crédito territorial.
  FORCED — (Com.) empréstito forzoso.
  GOVERNMENT —, empréstito del Estado o del Gobierno.
  PUBLIC — (Com.) empréstito público.
  RAILWAY —, empréstito de los Ferrocarriles.
LOB, s. FESTOON (Arq.) festón.
LOBE (Aeron.) aleta || estabilizador.
LOBBS (Min.) escaleras subterráneas.
LOBBY (Arq.) vestíbulo, pórtico, antecámara, galería || paso, pasillo || (Arq. Ec.) gloria.
LOBE (Arq.) lóbulo.
— PLATE, planchas de cimiento.
LOBSTER, langosta.
— CLAW (Mar.) gato de arbolar.
— NET (Pesc.) refuelle, trullón.
LOCAL, local (Fc.) v. — RAILWAY (Periódicos) local, departamento de noticias o nuevas locales (Telef.) local, urbano.
— ACTION (Elect.) acción local.
— BATTERY (Elect.) batería local.
— CIRCUIT (Elect.) circuito local.
— CALLS (Telef.) servicio local, comunicación local.
— CURRENT (Elect.) corriente local.
— CONTROL (Telef.) comprobación de la corriente local.
— CURRENT DENSITY (Elect.) densidad de corriente local.
— DISCHARGE (Elect.) descarga local.
— MOTION (Mec.) movimiento local.
— RAILWAY (Fc.) ferrocarril local.
— TELEPHONE EXCHANGE (Telef.) explotación o servicio de telefonía urbana o local.

LOCAL TRUNK EXCHANGE OFFICE (Telef.) central telefónica para el servicio urbano.

LOCALITY, localidad || posición topográfica.

LOCALIZATION, localización.

TO LOCATE, localizar, situar || instalarse, domiciliarse (Fc.) trazar la vía.

LOCATION, colocación, situación (Fc.) trazado de la vía (Cine) localización.

LOCH (Farm.) lamedor.

Locher RACK (Fc.) cremallera de Locher, cremallera doble horizontal.

LOCK (Pel.) s. CURL, bucle, rizo, guedeja (Fc.) órgano de cierre de la palanca de enclavamiento (Cerr.) cerradura (Arm.) (GUN-LOCK,) llave (Equit.) traba, maniota (Can.) vuelta (Hid.) esclusa, represa (Agric.) cercado, vallado, cerca.

TO — (Hid.) represar, hacer esclusas (Tip.) cerrar, apretar la forma (Mec.) (v. TO GEAR) (STOP,) inmovilizar || engarzar, endentar (Fc.) enclavar || obstruirse la vía.

— — THE FORM AGAIN, — UP AGAIN (Tip.) cerrar la forma.

— — POINTS or THE SWITCH (Fc.) enclavar la aguja.

— — TURNTABLE (Fc.) enclavar la mesa o placa giratoria.

— A WHEEL (Mec.) enrayar una rueda.

— or TREADLE BAR (Fc.) carril o pedal de enclavamiento.

— BOLT, cerrojo.

— BOND or RAND (Alb.) hilera de perpiaños.

— CHAIN (Carr.) cadena de retenida.

— CHAMBER (Can.) cuenco (Hid.) SLUICE CHAMBER, v. CHAMBER OF A SLUICE.

— WITH CHEEK GATES (Hid.) esclusa de espolón.

— COVER, LEATHER-GUARD (Arm.) guarda platina.

— CRAMP (Cerr.) montarresortes.

— FILE, lima para paletones.

— FULL, esclusada.

— GATE, CLOW-SLUICE (Hid.) puerta de esclusa.

— —S (Hid.) báscula hidráulica.

— HATCH (Hid.) compuerta de esclusa.

— HOLE (Arm.) cajera de la llave.

— HOOK, — CHAIN HOOK (Carr.) llave de la cadena de retenida.

— KEEPER, SLUICE-KEEPER, esclusero.

— LEVER (Fc.) palanca de enclavamiento.

— MAGNET (Fc.) electroimán de parada.

— NAIL or PIN or SCREW (Cerr.) tornillos de cerradura.

— NUT, tuerca (Arm.) seguro || nuez (Fc.: carriles,) fijado o inmovilizado de tuerca.

LOCK ORNAMENT (Carr.) perilla.

— OUT (Com.: huelgas,) cierre, paro.

— PADDLE (Hid.) maderamen que sostiene una esclusa.

— PIT, hoya de esclusa.

— PLATE (Arm.) platina.

— PULLEY (Mec.) poleas gemelas.

— RAIL (Eban.) travesaño del medio.

— RAM, tela de cáñamo crudo.

— ROD (Fc.) varilla de enclavamiento.

— SAW, KEY-HOLE SAW, sierra de punta.

— SILL, s. CLAP-SILL (Hid.) quicio de puerta de esclusa.

— FOR SIGNAL LEVEL (Fc.) cierre de la palanca de señal.

— SMITH, cerrajero.

— SPIT (Fc.) primeras trincheras.

— STAND (Tip.) soporte del retén.

— STITCH (Cost.) punto de cadeneta.

— UP SWITCH (Elect.) interruptor de cadena.

— AND SWITCH MOVEMENT (Fc.) disposición combinada de mando y de enclavamiento de la aguja.

— UP VALVE (Mec.) válvula cubierta.

— WASHER, arandela de seguridad.

— WEIR (Hid.) vertedero de esclusa.

— OF WOOL IN THE COMB (T. L.) barro.

AUXILIARY — (Fc.) trinquete auxiliar.

SECTOR — (Fc.) cierre de sector dentado.

TO DOUBLE —, cerrar con dos vueltas.

LOCKAGE, materiales para esclusa || derechos de esclusa || obra de esclusa.

LOCKED ARMOURING, b. CLOSED.

— CONE CLUTCH or COUPLING (Vm.) embrague de cerrojo.

— NUT, tuerca cerrada con cerrojo.

— LAND — (Mar.) abrigado por la tierra.

LOCKER (Arq. Ec.) tabernáculo (Carp.) gaveta, cajón (Mar.) alacena.

— SEAT, banco o asiento con caja inferior.

CABIN — (Mar.) cajón de cámara.

Davy's — (Mar.) el fondo del mar.

SHOT — (Arq.) chillera (Mar.) caja de balas.

TIMBER — (Art.) cajón de armón.

LOCKET (Meta.) v. CLASP (Joy.) relicario, broche, corchete (Cerr.) cerradura pequeña || candado pequeño.

TOP — (Arm.) boca de metal de vaina de cuero.

LOCKING, s. FASTENING, CATCHING, (Tec., Cerr.) cierre (Fc.) cierre.

— BAR (Fc.) barra (de enclavamiento) longitudinal.

— BOLT (Cerr.) pestillo (Fc.) perno o pasador de enclavamiento.

— MOVEMENT (Fc.) movimiento del cerrojo.

— RODDING (Fc.) varillas del cerrojo.

LOCKING BOX or **POT** (Fc.) caja de enclavamiento.

— BUSH (Fc.: carriles,) caja de sujeción.

— CAP (Fc.: carriles,) sombrerete de detención.

— CHAIN (Carr.) cadena para enrayar.

— CLAMP (Fc.) grapa de cierre.

— CRANK (Fc.) manivela de enclavamiento.

— DEVICE (Fc.) ancla de cierre, balancín de parada.

— — FOR AXLE NUT (Mv.) pasador de la tuerca del eje.

— —, STOP (Mec.) disposición o mecanismo de detención o de parada.

— BY DISCS WITH CAST-ON RINGS (Fc.) enclavamiento de discos.

— DISC (Fc.) disco de enclavamiento o de cierre. v. — DISK.

— DISK, s. DISK (Rel.) platina.

— DOG (A), v. — WEDGE.

— DRUM (Fc.) tambor de enclavamiento.

— FRAME, INTERLOCKING MACHINE (Fc.) aparato de maniobra.

— — FOR ROD GEAR (Fc.) aparato de maniobra con vástagos o barras.

— — IN SIGNAL BOX or CABIN (Fc.) estación de maniobra en garita.

— — FOR SIGNAL WITH POINT LOCK (Fc.) caballete de maniobra de las señales con cierre de las agujas.

— — IN SIGNAL TOWER (Fc.) estación de maniobra en torre.

— — WITH WIRE GEAR (Fc.) aparato de maniobra con alambre transmisor.

— GEAR (Fc.) instalación de enclavamiento.

— BY HANDWORKED PAWL (Fc.) enclavamiento por manecilla con resorte.

— HEAD (Fc.) cabeza de la corona de enclavamiento || (Fc.: señales,) pieza de enclavamiento (en la manivela de señal).

— HOOK (Fc.) gancho de cerrojo (para aguja).

— LEVER (Fc.) palanca de enclavamiento || (— — or PAWL,) fiador.

— MAGNET (Fc.) electroimán de cierre.

— BY MEANS OF FLATTENED SHAFT (Fc.) enclavamiento con árbol aplanado.

— MECHANISM (Mec.) fiador, gatillo o mecanismo de detención o de parada.

— MOVEMENT ACTUATED BY SPRING (Fc.) movimiento de cierre por resorte o muelle.

— NOTCH (Fc.) ranura del cerrojo (del disco de cierre o enclavamiento).

— PATH (Fc.) carrera del cerrojo.

— PAWL (Fc.) taco de retención o de parada || trinquete de parada o de cierre || v. — LEVER.

— PIECE or DOG, v. — WEDGE.

LOCKING PLATE (Art.) rozadero del mástil de cureña.

— RING (Fc.) corona del disco de enclavamiento (Arm.) anilla de la bayoneta (Elect.) v. — WASHER.

— ROD (Tip.) barra de retenida, varilla de presión (Fc.) varilla de enclavamiento.

— SEGMENT (Fc.: enclavamiento,) segmento de parada.

— SHEET or TABLE (Fc.) cuadro de servicio de enclavamiento.

— THE SINGLE POINTS (Fc.) enclavamiento individual de las agujas.

— SLEEPER or CROSS-TIE (A) (Fc.) traviesa o durmiente de apoyo del cierre.

— — TIE (Fc.) durmiente de apoyo del cierre.

— SPRING (Rel.) gallo (Cerr.) muelle del picaporte.

— STUD, STUD ON LONGITUDINAL SHAFT (Fc.) pasador de cierre (del disco de enclavamiento) || clavija de detención.

— TOOTH (Mec.) diente de parada.

— — or RATCHET (Fc.) diente de detención o retenida o parada.

— OF TURNTABLE (Fc.) enclavamiento de la mesa o placa giratoria.

— WASHER or RING, CRAMPING RING (Elect.) anillo para calar.

— or SPRING WASHER (Fc.: carriles,) arandela elástica || arandela de seguridad.

— WEDGE or DOG (A) or PIECE, LOCK (Fc.) órgano de cierre, v. LOCK (Fc.).

— WHEEL (Mec.) volante de parada (Rel.) (or BALLAST WHEEL,) rueda del gatillo.

ANGLE — (Art.) ángulo de giro de un carruaje.

POINT — (Fc.) enclavamiento de las agujas.

TAPPET — (Fc.) enclavamiento por tacos.

TRACK — (Fc.) enclavamiento del recorrido.

LOCOMOBILE, locomóvil.

LOCOMOBILE, FIXED —, SEMI-PORTABLE ENGINE (Mv.) máquina de vapor semifija.

LOCOMOTION, locomoción.

LOCOMOTIVE (Fc.) locomotora.

— BEARING, cojinete para locomotora.

— BELL RINGER (Fc.) tocador automático de la campana para locomotora.

— BLOW-OFF VALVE (Fec.) válvula de desahogo para locomotora.

— BOILER, caldera de locomotora.

— — AND FIRE BOX STEEL (Fc.) acero para caldera y fornalla de locomotora.

— CAR (Fc.) carro-locomotora.

— AND CAR BEARINGS (Fc.) cojinetes para locomotoras y vagones.

LOCOMOTIVE CASTINGS (Fund.) piezas fundidas para locomotoras.

— **COALING CHUTE**, conducto de cargar carbón para locomotoras.

— — **PLANT** (Fc.) instalación para cargar carbón sobre locomotoras.

— **CRANE**, grúa rodante o móvil.

— **CUT-OFF ADJUSTER** (Mv.) ajustador de la válvula del cortavapor de locomotora.

— **CYLINDER BORING BAR, (PORTABLE,)** (Fc.) barra para taladrar cilindros de locomotoras (portátil).

— **ENGINE**, locomotora || locomóvil.

— **FURNACE** (Fc.) fogón de locomotora.

— **JACKET IRON** (Fund.) hierro para forro de locomotoras.

— **MAIN VALVE** (Fc.) válvula principal para locomotora.

— **POWER**, poder de locomoción.

— **PUMP**, bomba de inyección.

— or **ENGINE SHED** (Fc.) depósito de máquinas, cocherón para locomotoras.

— **SLIDE** (Fc.) corredera de la locomotora.

— **STEAM CRANE**, grúa de vapor rodante o móvil.

— — **FOR UNLOADING SHIPS**, grúa de vapor móvil para descargar buques.

— **AND TENDER SPRINGS**, resortes para locomotoras y ténders.

— **TURNTABLE MOTOR** (Fc.) motor para plataforma giratoria para locomotora.

— **TYRES**, llantas para ruedas de locomotoras.
FARM — (Agric.) locomóvil agrícola.

LOCUS (Geom.) lugar.

LOCUST (Agric.) langosta.

— **TREE**, s. ACACIA, BASTARD ACACIA (Bot.) algarrobo.

LODE (Agric.) acequia, reguera (Min.) (s. BROOD) filón, vena, s. VEIN, STRATUM, LAYER.

— **STONE, LOADSTONE**, imán, piedra imán, calamita.

— **WORKS** (Min.) mina de estaño.
BRANCH — (Min.) ramal de filón.
CONVERGENT — (Min.) filón convergente.
CROSS — (Min.) filón transversal.
DEAD or POOR —, **DEADS** (Min.) materias estériles, ganga estéril, s. WASTE ROCK.
MAIN — (Min.) filón principal.
OPEN — (Min.) veta a cielo descubierto || veta abierta.
THE — **INCLINES TOWARDS THE INTERIOR OF THE ROCK** (Min.) el filón se inclina hacia el interior de la montaña.
TO MEET THE — **AGAIN** (Min.) reencontrar un filón.

THE — **IS MIXED** (Min.) el filón está mezclado.

Lodge-Muirhead SYSTEM (Tel. In.) sistema Lodge-Muirhead.

LODGE (Arq.) logia || casa de guarda.
TO —, alojar, albergar, plantar.

LODGEMENT (Tec.) encastre, alojamiento.

LODGINGS, habitaciones, viviendas o cuartos alquilados (Mil.) alojamiento.

— **CAR** (Fc.) carro habitación para trabajadores.

— **HOUSE** (Com.) casa de huéspedes.

— **KNEE** (Mar.) curva valona (Ing.) curva horizontal.

LODGMENT (Mil.) alojamiento, atrincheramiento (Tec.) alojamiento.
TO MAKE A — (Fort.) coronar una obra.

LOFT (Arq.) piso || desván, sobradillo || galería alta.

— **UNDER THE STAGE** (Teat.) pozo del escenario.
CORN — (Agric.) granero.
HAY — (Agric.) henil.
LATTICED — (Arq.) escucha.

LOFTY (Top.) alto, elevado.

— **TIN**, estaño macizo.

LOG, (LOG OF WOOD, BILLET:) tronco, leño, tosa (Mar.) corredera || barquilla de la corredera.

TO — **WOOD**, cortar madera de las Indias.

— **BEAM**, carro de sierra mecánica.

— **BOARD** (Mar.) tablilla de bitácora.

— **BOOK** (Mar.) diario de navegación.

— **BUILDING CABIN** (Agric.) cabaña de troncos.

— **CHIP** (Mar.) tablilla de la corredera.

— **GLASS**, ampolleta de la corredera.

— **LINE**, cordel de la corredera.

— **MAN** (Agric.) leñador.

— **REEL** (Mar.) carretel de la corredera.

— **SHIP** (Mar.) barquilla, guíndola.

— **SLED** (Mar.) aparejo de la corredera.

— **WOOD** (Com.) palo de tinte, palo de Campeche.

— **OF WOOD** (Carp.) madre, tosa.

— **ENGINEER'S** — (Mar.) diario del maquinista.

LOGARITHM (Mat.) logaritmo.

LOGARITHMIC CURVE, curva logarítmica.

LOGE, habitación || palco privado en teatro u ópera.

LOGGED, WATER LOGGED (Mar.) medio metido en el agua.

LOGGER HEAD (Mar.) barra de hierro para calentar alquitrán.

LOGGING AXE, hacha de tumba.

— **HEAD**, balancín de máquina.

LOGISTIC, LOGISTICAL (Mat.) logístico.
—**S** (Mil.) logística.
LOGOGRAPH, logógrafo.
LOGOGRAPHY, logografía.
LOGOMETER (Quím.) logómetro.
LOGOMETRIC, logométrico.
LOGOTYPE (Tip.) logotipo.
LOIN (Equit.) hijar (Carn.) (RUMP, SIR-LOIN,) lomo.
— STRAP, BACK-BAND (Tal.) zofra.
LOMBARD PAPER (Pap.) papel lombardo, (500 x 592 mm.)
  GREAT — (Pap.) gran lombardo, (papel de 556 x 680 mm.)
  ORDINARY — (Pap.) lombardo ordinario o común, (papel de 458 x 569 mm.)
LOMBARDIC ARQUITECTURE (Arq.) arquitectura lombarda.
London BOILER, caldera de Cornwall.
— WHITE (Pint.) blanco de plomo refinado.
LONE AXLE (Vm.) eje motor de Cardan.
LONG, largo.
— BED LATHE, torno largo.
— BOAT (Mar.) lancha, falúa, bote largo.
— BOLT (Herr.) cabilla.
— BORER or JUMPER (Fc., Min.) barrena larga.
— BOW (Mar.) arco de batalla.
— BRIDGE FUSE (Elect.) puente largo.
— COMBS, escarmenadoras, peines de escarmenar.
— CROSS (Tip.) barra de la rama.
— DISTANCE (Telef., etc.) larga distancia.
— DISTANCE ADJUSTING or STRETCHING DEVICE (Fc.) tensor para gran distancia.
— — LINE (Elect.) canalización o línea de larga distancia (Fc.) línea telegráfica de gran distancia.
— — STATION (Elect.) central interurbana o para transmisión de fuerza a larga distancia.
— — TELEPHONE, teléfono de o para larga distancia.
— — TRAFFIC (Fc.) tráfico a gran distancia.
— —, TRUNK LINE TRAFFIC (Telef.) tráfico interurbano, tráfico a gran distancia.
— — TRAIN (Fc.) tren entre dos puntos lejanos o distantes.
— or NON-STOP FLIGHT (Aviac.) vuelo de duración.
— FORCE, tubo abocinado de trompeta.
— GOUGE, gubias de bocamanga.
— JOINTED (Equit.) caballo largo de cuartillas.
— LAWN, estopilla.
— LIFE TUBE (Rad.) tubo de larga duración.
— PEPPER (Com.) pimienta de Cayena.
— PLANE (Carp.) garlopa,

LONG POIL, FEATHER-SHAG (T. S.) terciopelo afelpado.
— PRICE (Com.) precio al por menor.
— PRIMER (Tip.) entredós, filosofía, letra de diez puntos.
— REEL (Tej.) carretel inglés de dos yardas.
— RANGE ELECTROMAGNET (Elect.) electroimán de atracción uniforme para grandes distancias.
— RUN or TIME TEST, s. HEATING TEST (Elect.) prueba o ensayo de larga duración.
— SAW, PIT-SAW, sierra de hender.
— SEA (Mar.) mar tendida.
— SHORE-MARN (Mar.) estibador.
— SHOT, FULL SHOT (Cine.) larga distancia.
— SHUNT (Elect.) larga derivación.
— — WINDING (Elect.) conexión de los arrollamientos en derivación de una máquina compound paralelamente al circuito exterior.
— SLEEPER (Carp.) solera.
— SLIDE VALVE (Mec.) válvula larga de corredera.
— STAPLE, s. BLACK SEED.
— STROKE (Mar.) boga larga.
— TIMBERS (Mar.) genoles largos.
— Tom (Min.) artesa de lavar oro.
— TOM (Mar.) colisa grande.
— WALL (Min.) muralla.
— WAYS or WISE, a la larga, a lo largo.
— WAY-WORK, BROAD AND WALL-WORK (Min.) labor por grandes tallas.
— WOOL, COMBING-WOOL, lana de cardar.
— WORK (Min.) explotación por grandes tallas.
  DOUBLE —, aguja larga de zurcir.
LONGE (Esg.) estocada.
  TO — (Equit.) trabajar un caballo a la cuerda.
LONGIMETRY, longimetría.
LONGING (Equit.) trabajo de un caballo a la cuerda.
— REIN (Equit.) cuerda para trabajar el caballo.
— RINGS (Tal.) anillos del cabezón.
— WHIP (Equit.) fusta de picadero.
LONGISH, OBLONG, oblongo.
LONGITUDE (Geom.) longitud (Geo.) longitud.
  GEOCENTRIC —, longitud geocéntrica.
  HELIOCENTRIC —, longitud heliocéntrica.
LONGITUDINAL, longitudinal (Aeron.) longitudinal || travesaño.
— ARRANGEMENT OF GOODS or FREIGHT SHED (Fc.) posición longitudinal de los muelles de mercancías.
— AXIS (Aeron.) eje longitudinal.
— BEAM or ROCKER (Carr. Mv.) travesaño longitudinal.
— BEARER, FRAME MEMBER (Vm.) larguero.
— FIELD (Elect.) campo longitudinal.

LONGITUDINAL FRACTURE (Carp.) rajadura (Tec.) fractura o rotura longitudinal.
— INDUCTION (Elect.) inducción longitudinal.
— MAGNETISATION, imanación longitudinal.
— PLATFORM (Fc.) andén longitudinal.
— RIB (Elect.) canal o estría longitudinal.
— SECTION (Geom.) sección longitudinal (Fc.) perfil longitudinal.
— SHAFT (Fc.: enclavamiento por árboles,) árbol longitudinal.
— SLEEPER ROAD (Fc.) superestructura con largueros.
— STABILITY (Aviac.) estabilidad longitudinal.
— STAYING OF THE LINE (Elect.) amarre o retención del alambre en el sentido longitudinal.
— TRENCH or DITCH (Fc.) atarjea de desagüe longitudinal.
LOOF (Mar.) lof || amura de embarcación.
— TO — (Mar.) orzar, ceñir el viento, v. TO LUFF.
— FRAMES (Mar.) cuadernas de lof.
TO LOOK (Arq.) caer a...; mirar a...
— — OUT (Mar.) vijiar.
— OUT (Arq.) v. BARBACAN; mirador, torrecilla || vista (Fc., Elect.) ¡cuidado! (Mar.) vigía, tope.
— — STATION, atalaya, torre de vigía.
KEEP A SMART — OUT FORWARD! (Mar.) ¡alerta a la buena guardia a proa!
LOOKING-GLASS, MIRROR, SPECULUM, espejo.
LOOL (Meta.) artesa, gamella.
LOOM (Tej.) telar (Mar.) guión del remo.
TO — (Mar.) asomar, columbrarse (Alb.) engredar (Meteor.) aparecer por espejismo.
— CARD (Tej.) patrón.
— CALE (Mar.) fugada bonancible, viento fresquito.
— KNIFE (Tej.) cuchilla de tejedor.
— LATHES (Tej.) antepecho de telar.
— MOTOR (Elect.) motor para telares.
— SHUTTLE (Tej.) lanzadera mecánica.
LOOMERY, sala de telar.
LOOMING, espejismo || calima.
LOOP (Tec.) anillo, gasa, lazo (Elect.) lazo de alambre (Tel.) lazo de alambre de circuito (Sast.) presilla, ojal (Tej.) gaza, punto, malla (Carr.) v. BODY (Fund.) lupia, (del lado del hogar opuesto a la tubería) (Tal.) (EYE, CLIP,) anillo del collar (Tej.) (LOOSE,) v. BIGHT (Mec.) abrazadera, anilla (Mar.) gaza (Fc.) lazo (Art.) argolla de cureña || orejeta de bomba (Aeron.) rizo, loop (Radio.) v. — ANTENNA.
TO — (Tej.) enlazar, hacer gazas.

TO LOOP HOLE (Fort.) aspillerar.
— — OFF THE BRANCHES OF A TREE (Agric.) acotar un árbol.
— — TWO WIRES (Tel.) engazar dos alambres o hilos telegráficos.
— ANTENNA (Radio) antena de cuadro.
— BRACKET (Elect.) soporte de lazo.
— OF A CLOCK (Rel.) fiador.
— — CURTAIN, embrace.
— HOLE (Fort.) aspillera, ballestera || tronera pequeña.
— LACE (Sast.) adornos en los ojales.
— or CONNECTING LINE, LINK (Fc.) (ferrocarril de) empalme.
— MAKER, fabricante de presillas.
— NEEDLE (Tej.) aguja de gazas.
— OF ORE IN THE FURNACE (Fund.) goa.
— — THE OSCILLATION, OSCILLATION — (Tel. In.) comba de vibración u oscilación.
— PUDDLE BALL (Meta.) lupia, v. BALL.
— OF SILKEN CORD (Mar.) alamar.
— STATION or DEPOT (Fc.) estación de lazo.
— STITCH (Cost.) punto de croché.
— TEST (Elect.) medida (de cables) por el método del lazo.
— TUNNEL (Fc.) túnel espiral.
— WIRE BRIDGE (Elect.) puente de alambre circular.
IRON — (Fund.) lupia.
TO SHINGLE THE — (Fund.) exprimir la lupia, (a fin de desprender la escoria).
LOOPED, lleno de gazas (Cost.) rozado (Fort.) aspillerado.
LOOPER (M. de C.) rizador (Tec.) engazador.
LOOPING (Aeron.) rizo, looping.
LOOSE (Tec.) flojo, suelto || holgado, amplio (Mar.) largo.
TO — soltar, aflojar, holgar (Mar.) largar.
— — THE COAT (Equit.) soltar el pelo.
— — THE COLOR (Tint.) desteñirse.
— — COURSE (Mar.) desgaritarse.
— — SAILS (Mar.) largar las velas.
— — SCREW (Mar.) aislar la hélice.
— — THE WEB (Tej.) escarralarse.
— BINDING (Elect.) empalme de alambres flojo.
— BOX FOR HORSES (Mil.) mamparo de separación (en las cuadras.)
— CARGO (Com.) carga a granel.
— COUPLER (Elect., Radio.) acoplador flojo.
— or WEAK COUPLING (Elect.) acoplamiento flojo || acoplamiento indirecto.
— — — OF RECEIVER (Tel. In.) recepción de conexión móvil.
— EARTH (Ing.) tierra movediza.
— ICE (Mar.) hielo roto, (que permite la navegación).

LOOSE KEY (Elect.) clavija para interruptores rápidos.
— KNOT, nudo flojo.
— LEAF (Enc., Com.) hoja suelta.
— PULLEY (Mec.) polea loca.
— SLEEVES (Sast.) mangas perdidas o anchas.
— THREADS (Tej.) caeduras.
TO BE or TO BECOME —, aflojarse.
TO MAKE —, UNTIE, v. TO LOOSEN.
LOOSELY, TO STITCH LOOSELY (Cost.) bastear.
TO LOOSEN (Tec.) (TO MAKE LOOSE, UNTIE,) desatar, aflojar, desanudar || (Marina) largar, deslizar (Carr., Vm.) salirse los rayos de una rueda (Agric.) s. BREAK UP, aflojar la tierra, ejecutar la primera labor.
— — THE KEYS, aflojar o soltar las chapas.
— — — REINS (Equit.) aflojar las riendas.
— — A SCREW, aflojar un tornillo.
LOOSENER, DETENT LOOSENER (Rel.) corazón.
LOOSENING, aflojamiento, deslizadura.
— or SLACKENING OF THE NUT DUE TO VIBRATION (Fc.: carriles,) aflojamiento de la tuerca debido a la vibración.
— WEDGE OF A PRESS (Mec.) husillo de la viga de una prensa.
LOOSING HAZARD (J. de billar) pérdida.
LOOT (Mar.) botín, pillaje.
LOOVER, ventana de buhardilla.
— TO —, poner listones.
LOOVERED BATTENS (Carp.) listones de celosía.
LOP, LOPPING (Agric.) poda, desmoche, escamonda || rama podada.
TO —, (Hort.) (PRUNE, LOP OFF, CUT AWAY,) podar, recortar (Gan.) tusar, esquilar, trasquilar.
— — OFF THE BRANCHES (Agric.) descopar (los árboles).
— — — DECAYED BRANCHES (Agric.) desroñar.
— — — THE HEAD (Agric.) descabezar.
— — — LOWER BRANCHES (Agric.) enfaldar.
— — TREES (Agric.) descopar o afrailar los árboles.
— — VINES, maestrear, podar viñas.
— EARED (Equit.) caballo con orejas de cerdo.
— SIDED SHIP (Mar.) buque de costado falso.
LOPER (Dib.) tiralíneas mecánico (Mec.) ferrete de corchar sogas.
LOPPARD (Agric.) árbol desmochado.
LOPPER (Agric.) podador.
LOPPING (Agric.) poda o desmochamiento de los árboles.
— AXE, BILL — (Agric.) podadera.

LOPPING or **BRANCH SHEARS** (Hort.) tijeras de recortar.
LORGNETTE, gemelos de teatro, (de mango largo).
TO LORICATE (Meta.) enchapar.
LORICATION (Alb.) relleno con mortero o mezcla || revoque.
LORRY (Min.) trinquival (Vm.) tractor || camión, vagón automóvil.
— or WAGON BODY (Vm.) caja de camión o de gran peso.
BREWER'S DRAY or — (Vm.) camión transportador de cerveza.
SIDE TIPPING — or WAGON, SIDE TIPPER (Vm.) carro basculante o volquete automóvil lateral o de un lado.
STEAM — (Vm.) camión de vapor.
TIP or TIPPING — or WAGON (Vm.) vagón o coche o carro basculante o de cesta basculante; volquete automóvil.
TO LOSE, BE or **GO TOO SLOW** (Rel.) retrasarse, atrasarse.
— BODY AND STRENGTH (Vin.) desbrevarse.
— — THE COURSE (Mar.) desgaritarse.
— — ITS GILT, WEAR OFF, desdorarse.
— SIGHT, perder de vista.
— THE TEMPER (Fund.) destemplarse.
LOSH HIDES (Ten.) pieles enaceitadas.
LOSS (Quím.) (PERDITION,) pérdida (Elect.) pérdida || atenuación (Meta.) (DIMINUTION,) merma (WASTE OF METALS,) desperdicio (Mar.) pérdida de un buque (Com.) pérdida.
— OF ACTIVITY OF ACTIVE MATERIAL (Elect.) pérdida de actividad de la materia activa.
— CAPACITY (Elect.) pérdida de capacidad.
— CHARGE (Elect.) pérdida de carga.
— AND DAMAGE (Mar.) quebrantos.
— DUE TO AIR FRICTION (Elect.) pérdida debida u ocasionada por la fricción del aire.
— — BEARING FRICTION (Elect.) pérdida debida u ocasionada por la fricción de los cojinetes.
— — BRUSH FRICTION (Elect.) pérdida debida a la fricción de las escobillas.
— — COMMUTATION (Elect.) pérdida por conmutación.
— — DRESSING or SCREENING (Fund.) pérdida en la separación.
— — EDDY CURRENTS IN THE ARMATURE-CONDUCTORS (Elect.) pérdida debida a las corriente parásitas (o de Foucault) en los conductores del inducido.
— — EXCITATION (Elect.) pérdida debida a la excitación.

LOSS DUE TO FRICTION (Elect.) pérdida por fricción.

— — **UNEQUAL CURRENT DISTRIBU-TION** (Elect.) pérdida debida a la distribución desigual de la corriente.

— — — **ROASTING** (Fund.) pérdida por calcinación.

— — — **UNINSULATED ARMATURE BOLTS** (Elect.) pérdida debida a los tornillos no aislados del inducido.

— — — **VIBRATION** (Elect.) pérdida por vibración.

— **OF ENERGY** (Elect. y Mv.) pérdida de la energía.

— **OF LIGHT DUE TO GLOBES** (Elect.) merma de intensidad luminosa debida a los globos de las lámparas.

—**ES IN THE POLE-SHOES** (Elect.) pérdida en las piezas polares.

— **OF POWER, ENERGY** — (Elect., Mec., Mv.) pérdida de poder o de fuerza.

—**ES, RESIDUE, WASTE** (Fund.) merma de fuego.

— **OF VOLTAGE, DROP OF PRESSURE,** caída de tensión.

    HEAVY — (Com.) pérdida grande o de consideración.

    PARTIAL — (Com.) pérdida parcial.

    PROFIT AND —**ES** (Com.) ganancias y pérdidas.

    TOTAL — (Com.) pérdida total.

LOSSES (Fund.) merma de fuego.

LOST, perdido.

— **EFFECT** (Elect., Mec.) efecto perdido.

— **MOTION** (Mec.) movimiento perdido.

LOT, lote, porción, parte, cuota (Arq.) solar.

TO —, distribuir en lotes o partes.

— **OF ORE** (Min.) mineral, piedra metálica.

JOB — (Com.) mercancías variadas.

LOTE (Pesc.) loto (Bot.) aliso.

LOTION, loción.

TO LOTTER, bambolearse.

LOTTERY, lotería, rifa.

LOTUS (Bot.) loto.

LOUD, alto || ruidoso || llamativo, vivo || (COLOURS:) colores vivos o llamativos o altos.

— **SPEAKER,** alta voz, magna voz.

— **SPEAKING SET (TELEPHONE SET) FOR SHIPS** (Telef.) teléfono de alta voz para buques.

— — **TABLE SET** (Telef.) instalación telefónica de alta voz para habitaciones.

— — **TELEPHONE** (Telef.) teléfono de alta voz.

LOUGH (Mar.) laguna.

LOUNGE (Mueb.) poltrona || sofá.

LOUNGING CHAIR, butaca, v. LOUNGE.

LOUSE, DOG LOUSE (Gan.) garrapata.

    WOOD — (Carp.) carcoma.

LOUVER (Autom.) ventila, respiradero (en el cofre).

LOUVRE (Arq.) lumbrera o luceta de techo || caperuza de chimenea || belveder.

— **BOARD** (Carp.) tejadillos (Teat.) tornavoz.

— **HOLE** (Alb.) mechinal.

— **TURRET** (Arq.) linterna de chimenea.

— **WINDOW, BELFRY-ARCH** (Arq.) lucerna.

LOVE APPLE (Bot.) tomate.

LOVEAGE, ALLS, TAP-DROPPINGS (Ton.) rezumo, filtración, merma por filtración.

LOW (Mús.) bajo (Com.) barato, de bajo precio.

— **BAR, DEPRESSED COMMUTATOR SEGMENT** (Elect.) lámina del colector rebajada.

— **BLAST FURNACE** (Fund.) horno de manga.

— **BUILT** (Mar.) de bajo bordo.

— **EFFICIENCY or** — **WATT LAMP** (Elect.) lámpara de poco consumo.

— **FREQUENCY CURRENT** (Elect.) corriente de baja frecuencia.

— — **TRANSFORMER** (Elect.) transformador de baja frecuencia.

— **FURNACE,** horno de reverbero.

— **GRADE ORES** (Min.) mineral bajo.

— **LANDS,** tierras bajas.

— **LATITUDES** (Mar.) las bajas latitudes.

— **LEVEL RAILWAY** y compuestos, v. UNDERGROUND RAILWAY.

— **LOSS** (Elect., Radio) baja pérdida.

— **NECKED** (Mod.) escotado.

— **PASS FILTER** (Radio) filtro de paso inferior.

— **PLATFORM** (Fc.) muelle al nivel de los rieles o carriles.

— **PRESSURE,** baja presión (Elect.) v. TENSION.

— — **CYLINDER** (Mv.) cilindro de baja presión.

— — **PNEUMATIC POWER PLANT** (Fc.) aparato de maniobra de aire comprimido a baja presión.

— **RELIEF** (B. A.) bajorrelieve.

— **SLOVAN** (Min.) galería a cielo abierto.

— **TENSION, or PRESSURE, or VOLTAGE** (Elect.) baja tensión.

— — **VOLTAGE CURRENT** (Elect.) corriente de baja tensión.

— — — **DYNAMO or GENERATOR** (A) (Elect.) dinamo de baja tensión.

— — **CABLE** (Elect.) cable de baja tensión.

— — **COIL** (Elect.) carrete de baja tensión.

— — **CUT-OUT** (Elect.) cortacircuito para baja tensión.

— — **INSULATOR** (Elect.) aislador para baja tensión.

— — **PLANT** (Elect.) instalación de baja tensión.

LOW TENSION SWITCHBOARD (Elect.) cuadro de distribución para baja tensión.
— — **TRANSFORMER** (Elect.) transformador de baja tensión.
— — **VOLTMETER** (Elect.) voltímetro de baja tensión.
— — **WINDING** (Elect.) arrollamiento de baja tensión.
— **TIDE or WATER** (Mar.) bajamar ‖ marea menguante.
— **VOLTAGE** y compuestos, v. — **TENSION.**
— — **TERMINAL** (Elect.) borna para baja tensión.
— — **WATER ALARM** (Mv.) alarma de falta de agua.
— — **INDICATOR** (Mv.) indicador de falta de agua.
— **WATT LAMP,** v. — **EFFICIENCY LAMP.**
Lowenhertz-THREAD (Vm.) filete sistema Lowenhertz.
LOWER, más bajo ‖ más abajo.
TO —, bajar (Mar.) arriar, ‖ amainar, calar.
— — or **LOWERING THE AIRSHIP** (Aviac.) v. **RAISING THE AIRSHIP BY PROPULSION.**
— — **THE HAND** (Equit.) bajar la mano, aflojar.
— — **HATCH** (Mol.) bajar el tablacho.
— — **INK, DILUTE,** (IN LETTER-PRESS PRINTING,) diluir o extender la tinta.
— — **MASTS** (Mar.) calar los masteleros.
— — **PIVOT** (Fc.: mesa giratoria,) bajar el pivote por tornillo.
— — **A ROAD** (Cam.) bajar un camino.
— — **THE SAILS** (Mar.) amainar, arriar las velas.
— — **VOLTAGE** (Elect.) rebajar o reducir la tensión.
— **AWAY!** (Mar.) ¡arría!
— — **HANDSOMELY!** (Mar.) ¡arría poco a poco!
— **ARM** (Arm.) primera abrazadera del fusil.
— **BEAM OF A ROOF** (Carp.) solera.
— **BLADE** (T. L.) registro.
— **BOX, DRAG, DRAG-BOX** (Fund.) medio molde inferior.
— **BRACE** (Carp.) talón.
— **CARBON-HOLDER** (Elect.: lámparas de arco,) portacarbón inferior.
— **CASE** (Tip.) caja baja.
— **CONGE** (Arq.) imoscapo.
— **FLANK** (Fort.) flanco inferior.
— **FLOOR** (Const.) piso bajo.
— **HEIGHT OF BREADTH** (Mar.) línea del fuerte bajo.
— **JAW** (Arm.) perrillo.
— **LAYER, BOTTOM BALLAST** (Fc.) capa inferior de balasto.

LOWER LETTERS (Tip.) minúsculas.
— **MASTS** (Mar.) palos principales.
— **NEW RED SAND STONE** (Geod.) mezcla de greda, de arcilla y de esquisto.
— **SHED** (Tej.) paso inferior.
— **SHOFFEROON** (Arq.) apofijo.
— **SHROUDS** (Mar.) jarcias principales.
— **STAYS** (Mar.) estais de los palos.
— **SUSPENSION WIRE CLAMP** (Fc.) pinza o mordaza del alambre de suspensión.
— **WATER LEVEL, TAIL WATER** (A) (Hid.) nivel de aguas abajo.
— **YARDS** (Mar.) vergas mayores.
LOWERING (Elect.) descenso, abajamiento (Mv.) descenso (Tint.) diluimiento (Grab.) DEEPENING, vaciado.
— **OF CONE or BELL** (Fund.) descenso del cono (dentro del tragante).
— — **THE FREEZING POINT** (Quím.) reducción del punto de congelación.
— — **THE LEVEL OF A ROAD** (Fc., Ing.) disminución del nivel de un camino.
— **STAGE** (Fund. Min.: volcadores,) plataforma de subir y bajar o de movimiento vertical.
LOWEST BED (Min.) capa del fondo.
LOWRY (Fc.) carretilla descubierta.
TILTING — (Fc.) carretilla de báscula o de volquete.
Loxa-BARK (Com.) cascarilla de Loja.
LOZENGE, v. **DIAMOND:** pastilla (Geom.) rombo (Bl.) losanje.
— **GAS-BAG,** b. **LENTICULAR.**
— **GRAVER,** buril romboidal.
— **MACHINE,** máquina de hacer pastillas (Pan.) máquina de hacer galletas romboidales.
— **MOULDING** (Arq.) molduras romboidales.
LOZENGED (Bl.) lisonjado.
LOXODROMICS (Mar.) loxodromia.
LOXODROMIC COURSE (Mar.) rumbo loxodrómico.
— **CURVE** (Mar.) curva loxodrómica.
L-SHAPED BAR-IRON, ANGULAR IRON, hierro en barras en forma de L.
LUBBER'S HOLE (Mar.) boca de lobo.
— **'S POINT** (Mar.) línea vertical negra trazada en el interior de la bitácora.
LAND —, marinero de agua dulce.
LUBRICANT, lubricante, lubrificante.
TO LUBRICATE, lubricar, lubrificar, engrasar.
LUBRICATION, LUBRIFICATION, lubrificación, lubricación, engrase, engrasamiento.
— **BY MEANS OF SPLASH RINGS,** lubrificación por anillos centrífugos.
— — — **A WIPER,** lubrificación por frotadores.
— **OF UNIVERSAL JOINT** (Vm.) engrase o lubricación de la Cardan.
PRESSURE —, lubricación a presión.

LUBRICATOR, lubricador, lubrificador.
— GLASS SHIELD, guarda de vidrio para lubricador.
— WITH SLIDING TELESCOPIC COVER, engrasador de tapa giratoria.
— — SPRING LOCK, engrasador de muelle.
AUTOMATIC —, lubricador automático.
CARTRIDGE — (Arm.) lubricador de cartucho.
GASOLINE ENGINE —, lubricador para motor de gasolina.
PUMP —, lubricador de bomba.
SIGHT FEED —, lubricador de alimentación visible.
Stauffer —, engrasador Stauffer.
LUCARNE (Arq.) lucerna.
Lucas' CHAIN (Tel.) cadena Lucas, (para cables submarinos).
LUCERN (Bot.) alfalfa.
LUCERNAL MICROSCOPE (Mic.) microscopio de lámpara.
LUCID, lúcido.
LUCIDA, CAMARA LUCIDA (Opt.) cámara lúcida.
LUCIDNESS, lucidez, transparencia.
Lucifer (Ast.) Lucifer, Venus.
LUCIMETER (Opt.) fotómetro.
LUCRATIVE (Com., Jur.) lucrativo.
LUCRE (Com., Jur.) lucro, provecho.
LUETIN (Biol.) luetina (Farm.) (ANTI —,) antiluetina.
LUFF (Mar.) grátil || cachete de proa || costado de barlovento || giro de un buque sobre su eje || lo, lof.
TO — (Mar.) orzar, barloventear, ceñir el viento.
— — INTO A HARBOUR (Mar.) entrar en puerto barloventeando.
— ROUND (Mar.) orzar a la banda.
— UP (Mar.) tomar por avante.
— FRAME (Mar.) amura.
— ROUND! (Mar.) ¡orza a la banda!
— TACKLE (Mar.) aparejo de molinear || candeliza.
LUFFER BOARDS (Carp.) tejadillos.
LUFFING (Mar.) orzada.
LUG, agarradera, asa || gancho (Herr.) (EAR,) oreja, turrión (Rel.) s. FILING-PIECE (Elect.) cola de suspensión de placas (Carp.) tarugo (Art.) orejeta de bomba (Mol.) muñón.
— TO — (Mar.) tirar de un cabo.
— OF BELLOWS, mesa en que termina el armazón del fuelle.
— BENDING HOOK (Elect.) gancho para curvar las colas de las placas de acumuladores.

LUG CARRYING NO CURRENT (Elect.) cola no conductriz.
— CURRENT CARRYING (Elect.) cola conductriz.
— MARK (Gan.) marca en la oreja.
— FOR THE MOTOR (Motoc.) garra de fijación del motor.
— OF THE PLATES (Elect., Vm.) lengüeta o patilla de placa de los acumuladores.
— SAIL (Mar.) vela al tercio.
— SAILED SHIP (Mar.) barco de vela al tercio.
BAR —, BEARER OF FIRE BAR (Fund.) armazón de la parrilla.
JOINING UP THE —S (Elect.) unión de las colas de la placa.
PROJECTING — or SHOULDER (Fc.: carriles,) grapón de sujeción inferior.
STRAIGHT SWEATING — FOR BOLTING (Elect.) zapata recta para cables para atornillar.
STRAIGHT SWEATING — FOR SOLDERING (Elect.) zapata recta para cables para soldar.
SUPPORTING — or BRACKET (Vm.) brazo o soporte.
LUGGAGE, s. BAGGAGE, equipaje, bagaje.
— COUNTER (Fc.) mesa de equipajes.
— INSURANCE (Fc.) seguro de equipajes.
— LABEL CASE (Fc.) estante para etiquetas.
— RAIL (Vm.) galería para equipajes.
— or BAGGAGE (A) REGISTRATION OFFICE or WINDOW (Fc.) oficina para la facturación de equipajes, despacho de equipajes.
— STRAP, correa de carga.
— TICKET, CHECK, talón, billete de recibo del equipaje.
— TRAFFIC (Fc.) tráfico de equipajes.
— TUNNEL (Fc.) túnel para equipajes; (en los túneles de acceso a los andenes).
— VAN, carretilla para equipajes.
— — GUARD (Fc.) factor.
TO REGISTER THE —, TO HAVE THE — LABELLED, registrar el equipaje, hacer rotular el equipaje.
LUGGER (Mar.) lugre.
LUKEWARM, templado.
LULL (Mar.) calma || recalmón.
TO — (Mar.) calmar, amainar.
LUM, chimenea de una cabaña.
LUMBER, maderamen, tablazón || armatostes, trastos (Mar.) madera menuda de construcción.
— DRYER (Mader.) secadero de madera.
— MEASURE, medida de maderas.
— ROOM, cuarto de trastos.
— WHARF, — YARD, leñera || depósito de maderas.

LUMEN (Elect.) lumen.
— HOUR, lumen hora.
— METER (Elect.) contador de lumen.
— SECOND, lumen segundo.
LUMINAL, v. PHENOBARBITAL (Farm.) luminal.
LUMINARY, luminar, lumbrera.
LUMINISCENCE (Fís.) luminiscencia.
LUMINOSITY, luminosidad.
LUMINOUS, luminoso.
— DIAL (Rel.) carátula luminosa.
— ENVELOPE (Elect., Fís.) aureola luminosa.
— FLUX (Elect., Fís.) flujo luminoso.
— HEAT (Elect., Fís.) calor luminoso.
— INTENSITY (Fís.) intensidad luminosa.
— PAINT, pintura luminosa o fosfórica.
— POINT, FOCUS (Fís., Elect.) foco.
— POWER (Fís., Elect.) poder luminoso.
— SOURCE (Fís., Elect.) fuente u origen de luz, foco luminoso.
LUMP (Cer.) masa (Meta.) s. BLOOM (Fund.) lupia (Agric.) terrón (Alb.) pella (F. de Az.) terrón (de azúcar) (Com.) v. — SUM.
— OF CLAY (Cer.) pan de arcilla.
— GOLD, pan de oro.
— MORTAR (Alb.) pellada.
— ORE, KNOCKINGS (Meta.) mineral grueso o en pedazos.
— SUCKER (Pesc.) pega.
— SUGAR, azúcar en terrones.
— SUM CONTRACT (Com.) (contrato a) destajo o precio alzado.
  BY THE — (Com.) por el todo, a globo o en conjunto, por mayor.
LUMPER (Cant.) contratista (Mar.) estibador.
LUMPY (Agric.) accidentado, desigual, lleno de terrones.
LUNA CORNEA (Quím.) clorhidrato de plata.
LUNAR, LUNARY (Ast.) lunar.
— CAUSTIC (Farm.) piedra infernal.
— CYCLE (Ast.) ciclo lunar o metónico, áureo número.
— DISTANCE (Mar.) distancia lunar.
— MONTH (Ast.) mes lunar.
— YEAR (Ast.) año lunar.
LUNARIUM (Ast.) lunario.
LUNATE, en forma de luna.
LUNATION (Ast.) lunación.
LUNCH, LUNCHEON (Coc.) almuerzo, (refrigerio alrededor del mediodía) "lunch".
  TO —, almorzar.
LUNE, media luna (Caz.) traílla (Geom.) lúnula.
LUNGS (Carn.) bofes.
— TESTER (Cir.) espirómetro.
LUNIFORM, luniforme.
LUNISOLAR (Ast.) lunisolar.

LUNNETE, DEMI-LUNE, (Arq.) (VAULTING-CELL, OGIVE,) luneta (Fort.) luneta, media luna (Vet.) media luna.
LUNT (Art.) mecha de cañón.
LUNULATE, lunular.
LUNULE (Geom.) lúnula.
LUPULIN, LUPULITE (Quím.) lupulina.
Lupus (Ast.) el Lobo.
LUPUS METALLORUM (Min.) sulfuro de antimonio.
LURCH (Mar.) bandazo || guiñada.
LURE (Pesc.) (s. BAIT,) cebo (Caz.) añagaza, reclamo, señuelo, cebo (Somb.) escobilla de terciopelo.
— FOR BIRDS, reclamo, señuelo, añagaza.
LURID (Pint.) cárdeno.
TO LURK (Mil.) emboscarse.
LURKING PLACE, escondrijo.
— REEF (Mar.) arrecife a flor de agua.
LURRY (Fc.) (TRUCK, OPEN GOODS-WAGON,) camión o carro de plataforma descubierta (Min.) carretón de mina.
LUSTRE, lustre (Somb.) lustre (Mader.) (BRILLIANCY OF WOOD,) lustre de la madera (Cron.) lustro (Tej.) lustrina (Lámparas) araña de cristal.
— WARE, objetos de brillo metálico.
— YARN, hilo de estambre.
— METALLIC — (Fís.) brillo metálico.
  NACREOUS —, nacarado, con brillo de nácar.
  TO TAKE OFF THE — (Tej.) deslustrar.
LUSTRING (Tej.) lustrina.
— BRUSH, escobilla de lustrar.
LUSTROUS, lustroso.
LUSTRUM (Cron.) lustro.
LUTATION (Quím.) lutación, cementación.
LUTE (Quím.) (CLAYEY-PASTE,) luten (Mús.) laúd (Fund.) brasca de crisoles (Tecnolog.) (MASTIC, CEMENT, PUTTY,) cemento, mastic.
  TO —, CEMENT ON, embarrar con luten, cementar.
— — A CRUCIBLE (Fund.) brascar un crisol.
— STERN (Mar.) popa muy estrecha.
— STRING (Mús.) cuerda de laúd (T. S.) lustrina.
LUTECIENNE, FRENCH RED, rojo francés, lutecienne.
LUTECIUM (Quím.) lutecio.
LUTESTRING, v. LUSTRING.
LUTHERN (Arq.) claraboya del tímpano.
LUTING (Quím.) lutación, cementación (Fund.) brasca de crisoles.
Luxemburg PIN IRON (Fun.) fundición de Luxemburgo.
LUXURIANT (Agric.) exuberante, (Fig.:) lujurioso, lujoso.

LYCEUM, liceo.

LYCOPODIUM (Farm.) licopodio.

Lydian STONE, BASANITE (Min.) basanita, jaspe negro.

LYDINE, lidina. violeta de anilina.

LYE (Quím.) lejía (Tint.) (LIXIVIUM,) lejía (Tec.) (— or LIQUOR OF JAVELLE, BLEACHING-LIQUID, CHLORIDE OF POTASH,) agua o solución de Javelle, cloruro de potasio.

  TO — A HULL (Mar.) capear a la bretona.

  — — ON HER SIDE (Mar.) dormirse.

  — TO (Mar.) capear.

  — BRUSH (Tip.) broza.

  — CONTAINING COPPER (Quím.) lejía cuprífera.

  — — ZINC (Quím.) lejía cincífera.

  — FREED FROM ZINC (Quím.) lejía libre o exenta de cinc.

  — LIP or LATCH, DROPPER (Tip.) cesto de colada.

  — VAT or VESSEL or TROUGH, caldera de lejía || artesa de lejía.

  ALUMINOUS —, lejía aluminosa.

  BLOOD —, ferrocianuro de potasio.

  CAUSTIC —, WASH-LIQUOR, lejía cáustica.

  DECOPPERED — (Quím.) lejía decuprada o exenta de cobre.

  PAINTER'S — (Pint.) agua o solución de potasa.

LYER, LOWER BLADE OF A PAIR OF SHEARS, hoja hembra, contrahoja (de tijera.)

LYING, situado.

  — ALONG (Mar.) timbado sobre la banda.

  —IN HOSPITAL (Arq.) casa de maternidad.

  — PROP (Min.) codal.

  — SHAFT (Mec.) árbol acamado.

  — TO (Mar.) a la capa || en facha.

Lyman REGION (After T. —.) (Fís.) región de Lyman.

LYNX, LYNX FUR (Ten.) lince, piel de lince.

LYOPHILE (Quím.) liófilo.

LYOPHOBE (Quím.) liófobo.

LYOSE, ANAGRAM OF XYLOSE, v. XYLOSE liosa.

LYRE (Mús.) lira (Ast.) la Lira.

LYRIC (Mús.) lírico.

LYSIMACHIA (Bot.) lisimaquia.

LYSIMETER, pluviómetro.

LYSINE (Quím.) lisinas.

-LYSIS (A SUFFIX SIGNIFYING: DISSOLVING, SOLUTION,) lisis; electrolisis, etc.

LYSOL (Farm.) lisol.

-LYTIC (SUFFIX OF ADJECTIVES CORRESPONDING TO NOUNS ENDING IN LYSIS), lítico.

M

M. M. F., v. MAGNETOMOTIVE FORCE.
— ROOF (Arq.) techo de doble caballete.
— S, manuscrito.

m (METER.) metro || m, MIN, (MINUTE,) minuto.

MACADAM-PAVEMENT, macadam, (sistema de empedrado por trituración y compresión) sistema de Mac-Adam.

TO MACADAMIZE, empedrar por el sistema de macadam.

MACADAMIZING, aplicación por el sistema de macadam o Mac-Adam.

MACARONI (Com.) macarrones.

MACAROON (Conf.) almendrado, mostachón de almendra.

MACE, taco de billar (Tal.) maceta.

TO MACERATE (Quím.) macerar, lejiviar (Meta.) poner los minerales en maceración (Tej.) enriar.

MACERATION (Coc.) v. SOAKING, maceración (Quím., Meta.) maceración (Tej.) enriamiento.

MACERATOR, macerador, que opera una maceración || macerador, recipiente donde se macera.

MACHINE, máquina || MACHINERY, maquinaria, mecánica (Elect.) dínamo, máquina (Aeron., Mec.) máquina.
— FOR ANGLE LOCKING or DOVETRAILING (Maq.) máquina de hacer empalmes de espigas oblicuas.
— FOR BENDING UPPERS (Zap.) combadora.
— CHARACTERISTIC (Elect.) característica de la máquina.
— WITH CLOSED COIL ARMATURE (Elect.) dínamo con inducido cerrado.
— FOR COATING WITH GRAPHITE, máquina para grafitar.
— DRILLING (Min.) perforación mecánica.
— CONSTANT (Elect.) constante de la máquina.
— FOR FINISHING STUFFS, máquina de aparejar las telas.

MACHINE FOR GRAPHITIZING, máquina de grafitar.
— GUN (Art.) ametralladora.
— IMPRESSION, impresión a la máquina.
— KNIFE, cuchilla o tajadera mecánica.
— LACE (Bord.) encaje de fábrica o a máquina.
— FOR LEVELLING THE SOIL (Agric.) grada
— MADE, hecho a máquina.
— NEEDLE, aguja de máquina de coser.
— WITH OPEN, COIL ARMATURE (Elect.) dínamo con inducido de circuito abierto.
— PANEL, panel de las máquinas.
— SHOP, WORKSHOP, taller (Min.) (Bolivia:) maestranza.
— SPINNING, filatura mecánica.
— STANDARDS, reglas normales para máquinas.
— SURVEYOR (Fc.) jefe del servicio de las máquinas.
— THRASHING, trilla o batido a máquina.
— WINCH or WHIM (Min.) malacate de vapor.
— WORK (Tec.) trabajo de máquina, v. MOTIVE POWER.

MACHINERY, máquina, mecánica, mecanismo || maquinaria || máquinas.

MACHINIST, maquinista || ingeniero de las máquinas || (—S.) mecánicos, personal del servicio de las máquinas.

MACKEREL-NET (Pesc.) red para pescar caballa o sarda.

MACKINTOSH, Mackinstosh, capote impermeable inglés.

MACKLE (Tip.) maculatura.
TO — (Tip.) macular, repintar || remosquearse.

MACLE, CHIASTOLITE, CRUCITE (Miner.) macla, quiastolita.

MACO, MAKO, MAHO (Com.) maco, tela de algodón.

Macon TYPE (DIRIGIBLE) (Aeron.) (dirigible) tipo Macon.

MACRO (en Comp.) macro.

MACROBIOSIS, macrobiosis.

MACROCOSM, macrocosmos.

MACROPHYSICS (Fís.) macrofísica.

MACROFARAD, v. MEGAFARAD.

MACROGRAPH, macrografía.

MACROGRAPHY (Tec.) macrografía.

MACRON (Tip.) signo de longitud.

MACRONUCLEOUS (Biol.) macronúcleo.

MACROPHAG, macrófago.

MACROPINACOID, macropinacoide, macroprisma.

MACROSCOPY, macroscopía.

TO MACULATE, TO CLOUD (Tip.) macular, remosquear, ensuciar un pliego en la tirada.

MACULATION (Tip.) maculatura, pliego mal impreso.

MACULATURE (Tip.) maculación.

MADDER (Bot.) rubia.

— COLOUR, carmín de rubia.

— FIELD (Bot.) rubial.

— ROOT, rubia graneada.

— OF Smyrna, v. ALIZARI.

MADDERING (Tint.) retirar, retiración.

MADE, s. ARTIFICIAL, hecho... (Mar.) hechizo.

TO MADEFY (Tec.) humedecer.

MADRAS (Tej.) madras.

MADRIER (Carp.) madero, tablón.

MADWORT (Com.) marrubio.

MAFFIA, maffia o mafia (primitivamente con fines políticos; actualmente, también comerciales).

MAGAPOLAR MAGNET (Fís.) imán magapolar.

MAGAZINE, STORE, STORE-ROOM, almacén.

MAGDALA RED (Quím.) rojo de naftalina.

MAGENTA, magenta, color carmesí oscuro.

MAGIC LANTERN, linterna mágica.

MAGMA (Quím.) mezcla que presenta el aspecto de masa viscosa.

MAGNALIUM MAST (Radio., Tel.) palo de magnálium. (Al. Mg.)

MAGNE-CRYSTALLIC ACTION, acción magneto cristalina.

MAGNESIA (Quím.) magnesia || (CONTAINING —,) magnesífero.

— COVERING, forro de magnesia (para tubos, calderas, etc.)

— MICA (Miner.) biotita.

— LOCOMOTIVE LAGGING, revestimiento de magnesia para locomotoras.

MAGNESIC, magnésico.

MAGNESIDES (Quím.) magnésidos.

MAGNESITE (Miner.) magnesita || CRYSTALLINE —, magnesita cristalina.

MAGNESIUM (Quím.) magnesio.

— LAMP, lámpara de magnesio.

— LIGHT (Fís.) luz de magnesio.

MAGNET (Fís.) imán (Mar.) aguja de la brújula.

— CARRIER, portaimán.

— COIL (Elect.) carrete del imán.

— CORE, núcleo del imán.

— NEEDLE, DEAD — —, aguja muerta.

— POLE, polo del imán.

— STEEL (Fund.) acero para imanes.

MAGNETIC, magnético.

— AFTER EFFECT or FATIGUE, fatiga magnética.

— AGENS, agente magnético.

— AMPLIFIER (Radio.) amplificador magnético.

— AXIS, eje magnético, eje del imán.

— AZIMUT, agimut magnético.

— BALANCE (Fís.) balanza magnética, magnetómetro.

— BALANCE METHOD, método de compensación magnética.

— BAR (Fís.) barra magnética.

— BODY (Fís.) cuerpo magnético.

— BRAKE, freno magnético.

— BUNDLE (Fís.) haz magnético.

— CAGE (Fís.) jaula magnética.

— CIRCUIT (Elect.) circuito magnético.

— COHERER (Tel.) cohesor magnético.

— CONDUCTANCE (Elect.) conductancia magnética.

— CONDUCTIVITY (Elect.) conductibilid a d magnética (específica).

— — or PERMEANCE (Fís.) conductibilidad magnética, permeancia.

— CURRENT (Fís.) corriente magnética.

— DECLINATION (Fís.) declinación magnética.

— DECOHERENCE (Tel.) descohesión magnética.

— DENSITY (Fís.) densidad magnética.

— DETECTOR (Radio.) detector (de ondas) magnético (de Marconi).

— DISPERSION (Fís.) dispersión de las líneas de fuerza.

— EARTH-POLE, polo magnético terrestre.

— EQUATOR, ecuador magnético.

— FIELD, campo magnético.

— FLUCTUATION or VARIATION, fluctuación magnética.

— FLUX, flujo magnético (de las líneas de fuerza).

— FORCE, fuerza magnética.

— FRICTION, fricción magnética.

— — GEAR (Mec.) transmisión por fricción magnética.

— HAMMER BREAK (Tel., Inal.) interruptor de martillo o de Wagner o Neef.

— INDUCTION, magneto-inducción, inducción magnética.

MAGNETIC INDUCTIVE CAPACITY, capacidad inductiva magnética.
— INERTIA (Fís.) inercia magnética.
— INFLUENCE, influencia magnética.
— IRON STONE, — IRON ORE, LOAD-STONE (Fís.) imán natural.
— LINE OF FORCE, línea de fuerza magnética
— LOSS (Elect.) pérdida magnética.
— MERIDIAN, meridiano magnético.
— MOLECULE (Quím.) molécula magnética.
— MOMENT (Fís.) momento magnético.
— — OF THE EARTH, momento magnético de la tierra o terrestre.
— NEEDLE (Fís.) aguja imanada o imantada.
— PHOTOMETER, fotómetro magnético.
— POLARISATION (Elect.) polarización magnética.
— POLE, polo magnético.
— POTENTIAL, potencial magnético.
— POWER, poder magnético.
— PULL or DRAG, tracción magnética.
— REACTION, reacción magnética.
— RESISTANCE or RELUCTANCE, resistencia magnética, reluctancia.
— SCREEN, pantalla magnética.
— SEPARATOR (Meta.) separador magnético.
— SHELL, hojuela magnética.
— SHUNT (Elect.) derivación magnética.
— STORM, tempestad magnética.
— STRAY FIELD, campo de dispersión magnética.
— THEODOLITE, teodolito magnético.
— TORSION (Elect., Fís.) torsión magnética.
— — BALANCE, balanza de torsión magnética.
— VARIATION, variación magnética o del magnetismo terrestre.
— WHIRL, torbellino magnético.
— WRITING (Elect., Fís.) escritura magnética.
— YOKE (Elect.) culata magnética.
MAGNETICALLY, magnéticamente, por el magnetismo.
MAGNETISM (Fís.) magnetismo.
— AURORAL —, magnetismo de la aurora.
MAGNETITE ARC (Elect.) arco de magnetita.
MAGNETIZABILITY (Fís.) aptitud para la imanación.
MAGNETIZATION (Fís.) imanación.
— BY ALTERNATING CURRENT, imanación por corriente alterna.
— BY EARTH, imanación por la tierra.
— INDUCTION, imanación por influencia o inducción.
TO MAGNETIZE, imanar, imantar, magnetizar.
— — AGAIN, imanar, convertir de nuevo en imán.
MAGNETIZING, imanación ‖ imanante ‖ v. MAGNETIZATION.
— COIL, solenoide o carrete de imanación.

MAGNETIZING TUB, artesa o cuba magnética.
MAGNETO, — ELECTRIC MACHINE, máquina magneto-eléctrica, magneto.
MAGNETO CALL (Telef.) llamada magnética.
MAGNETO-CHEMICAL, magnetoquímico.
MAGNETO-CHEMISTRY, Magnetoquímica, Química magnética.
— ELECTRIC, magneto-eléctrico.
— — INDUCTION, inducción magneto-eléctrica.
— GENERATOR CALLING SYSTEM (Telef.) servicio de llamada con inductor magnético.
— MAGNETIC INDUCTION, inducción magneto-magnética.
— MOTIVE FORCE, M. M. F., fuerza magneto-motriz.
— THERAPY, magnetoterapia.
MAGNETOGRAPH (Fís.) magnetógrafo.
MAGNETOMETER, magnetómetro ‖ (DIA —,) diamagnetómetro ‖ BIFILAR, UNIFILAR —, magnetómetro unifilar, bifilar.
MAGNETOMETRY, magnetometría.
MAGNETOMOTIVE, v. MAGNETO-MOTIVE.
MAGNETON (Fís.) (A POSTULATED UNIT,) unidad de momento magnético.
MAGNETO-OPTICAL, magneto-óptico.
MAGNETOPHONE, magnetófono.
MAGNETOSCOPE, magnetoscopio.
MAGNETOTHERAPY, magnetoterapia.
MAGNIFIER, lente de aumento.
TO MAGNIFY, agrandar, amplificar.
MAGNIFYING GLASS, lente de aumento, vidrio de aumento.
MAHALEB, ROCK-CHERRY TREE, cerezo mahaleb.
MAHJONG (juegos,) mahjong.
MAHOGANY, caoba, v. ACAJOU.
— IN LOGS, troncos de caoba.
— VENEER, chapa de caoba.
MAID, v. CHAMBER —, ‖ — OF HONOR, dama de honor.
MAIL (Com.) balija de correspondencia (Tej.) malla ‖ malla pequeña, v. MESHES.
— TRAIN (Fc.) tren correo.
— or POSTAL TUNNEL (Fc.) túnel (para el servicio) de correos.
MAILING MACHINE, máquina de imprimir direcciones.
MAIN (Tec.) principal ‖ v. CHIEF (Elect.) principal (—S, MAIN LINE,) línea principal, canalización principal (Gas,) tubería principal (COTTON:) s. BLACK-SEED, LONG-STAPLE, algodón de hebra larga.
— ABUTMENT or PIER, pie derecho extremo de puente o bóveda.
— AIR HEAD, AIR-GATE, — WIND-GATE (Min.) galería de ventilación principal.

MAIN ARM (Mec.) rayo principal de una rueda de máquina.

— BEAM (Mol.) árbol de molino de viento (Min.) cuartón, abitaque, viga maestra (Mar.) bao maestro.

— BODY (Mil.) cuerpo principal (Geo.) (— OF A RIVER,) lecho de un río.

— BOOM (Mar.) botavara.

— BRACE (Carr.) sopanda, reunión de correas en que va suspendida la caja del coche.

— BRUSH (Elect.) escobilla principal.

— CABLE (Elect.) cable principal.

— CENTER (Mec.) eje del balancín.

— CHAIN (puentes suspendidos:) cadena de suspensión o retenida.

— CIRCUIT (Elect.) circuito principal.

— COIL (Elect.) arrollamiento principal.

— CONNECTION (Telef.) unión principal.

— CONTACT (Elect.) contacto principal.

— COUPLE (Arq.) armadura.

— CURRENT (Elect.) corriente principal.

— CYLINDER or DRUM (Elect.) cilindro principal (del combinador, v. CONTROLLER) (Hil.) tambor.

— DISTRIBUTING FRAME (Telef.) bastidor del distribuidor principal.

— DYNAMO or GENERATOR (Elect.) dínamo principal.

— FEEDING POINT (Elect., Tec.) centro de alimentación principal.

— FLOOR, piso principal.

— FORCE (Com.) fuerza mayor.

— FRAME (Tip.) cuerpo de la prensa, bastidor.

— FUSE (Elect.) cortacircuito principal.

— GALLERY (Min.) galería principal.

— GAS-PIPE, v. —.

— GIRDER, BIND-BEAM, viga principal (Fc.: placa giratoria,) viga principal.

— INTERCOMMUNICATION SWITCH (Telef.) selector principal..

— JOIST, KING-POST (Carp.) alma.

— LAND (Geo.) tierra firme, continente.

— LINE (Fc.) vía o línea principal (Elect.) v. —, —S.

— MAST (Mar.) palo mayor.

— PEDESTAL (Mec.) soporte principal (del árbol).

— PEG (Fc.) jalón principal.

— PHASE (Elect.) fase principal.

— PIECE or TIMBER (Const.) pieza maestra (Mar.) madre.

— PILE (Hid.) pilote maestro.

— PIPE (Font.) cañería maestra.

— PLATE, CASE (Cerr.) palastro.

— PLATFORM (Fc.) andén principal.

MAIN POST (Mar.) codaste (Min.) (—, —S, UPRIGHTS,) montantes ‖ (OF A WINDLASS:) galgas.

— RAIL, STOCK RAIL (Fc.) contra-aguja, carril de costado.

— ROD, PUMP-SPEAR (Min.) tirante principal.

— SAIL (Mar.) vela mayor.

— SEPARATING SWITCH (Elect.) interruptor principal de separación.

— SEWER, alcantarilla o cloaca colectora.

— SHAFT (Mec.) (DRIVING-SHAFT,) eje o árbol motor (Min.) pozo principal (Mol.) árbol motor.

— SHEETS (Mar.) escotas mayores.

— SIGNAL: (HOME SIGNAL) (Fc.) señal principal.

— SPRING (Arm.) muelle real (Mec.) (DRIVING SPRING,) resorte de impulsión (Rel.) (CURB OF THE — —,) registro.

— STATION, (Elect.) estación principal.

— — SYSTEM (Telef.) sistema de conexiones individuales en la estación principal.

— STREET, calle principal.

— SUPPLY METER (Elect.) contador principal.

— SUPPORTING SURFACE (Aeron.) superficie de sustentación principal.

— SWITCH (Elect.) interruptor principal.

— SWITCHBOARD (Elect.) cuadro de distribución principal.

— TACK (Mar.) amura mayor.

— TACKLE (Mar.) aparejo real.

— TIMBER (Mar.) cuadernas principales (carpintería) v. — PIECE.

— TOP (Mar.) cofa mayor.

— — GALLANT MAST (Mar.) mastelero de juanete mayor.

— — — SAIL (Mar.) juanete mayor.

— AND TOP SAILS (Mar.) aparejo principal.

— TELEPHONE TRAFFIC (Telef.) servicio telefónico principal.

— TERMINAL (Elect.) borna principal.

— THROW-OVER SWITCH (Elect.) conmutador principal.

— TRACK, v. — LINE (Fc.)

— TRANSFORMER (Elect.) transformador principal.

— VOLTAGE (Elect.) tensión principal.

— WARP, GROUND (Tej.) fondo, tejido, cadena del terciopelo.

— WHEEL (Rel.) rueda del caracol, rueda del cono estriado para arrollar la cadena.

— WINDING (Elect.) arrollamiento principal.

— YARD (Mar.) verga mayor.

MAINTENANCE, mantenimiento, conservación, s. UPKEEP.

— AGREEMENT (Com.) contrato de conservación o seguro.

MAIOLICA WARE, mayólica, loza vidriada, en especial la del Renacimiento.

MAIZE, maíz.

MAIZENA, maizena, maicena.

MAJOR (Mús., Tec.) mayor.

TO MAJOR, — IN, (universidades,) especializarse en...

MAKE, hechura, figura, forma.

TO — A BID (Com.) hacer postura, pujar.

— — AN AFFIDAVIT (Com.) probar por declaración jurada.

— — ASTATIC (Fís.) astatizar.

— — CONTACT (Elect.) poner en contacto.

— — AN ELECTRIC CONNECTION (Elect.) establecer una conexión eléctrica.

— — EVEN, (Mec.) ajustar, arreglar.

— — TRUE (Mec.) ajustar, arreglar.

— — UP (Tip.) imponer (Com.) indemnizar (Teat., Cinema,) maquillar.

— AND BREAK, INTERRUPTER (Elect.) interruptor.

— UP (Teat., Cine.) maquillaje.

— UP RAIL, s. CLOSING RAIL (Fc.) carril o riel compensador para curvas.

— — OF TRAIN (Fc.) composición del tren.

— WEIGHT (Carn.) añadidura, complemento de peso.

MAKER, fabricante || v. MANUFACTURER, manufacturero || empresario (Herr.) propietario de fraguas, herrero (Tip.) impositor.

MAKING FELT (Pap.) obrero que levanta los fieltros colocados sobre cada hoja (en la fabricación de papel a mano).

— IRON (Mar.) hierro de calafate (Tec.) hierro de sentar.

— OUT, DUMBING OUT (Alb.) revoque de una pared gastada.

— UP (Sast., Com.) confección (Tip.) compaginación.

MALACCA CANE, bastón de junco, junco.

MALACHITE, GREEN COPPER ORE (Miner.) malaquita.

MALATE (Quím.) malato, sal de ácido málico.

MALAXATOR (Farm.) máquina de malaxar.

MALE, animal macho, macho (Bot.) macho (Tec.) macho.

— SCREW, tornillo.

MALIC ACID (Quím.) ácido málico.

MALL (Tec.) mallo, maceta (Mar.) mandarria.

TO —, macetear, golpear con la maceta.

MALLANDERS (Vet.) esparaván, agujas.

MALLARD, pato silvestre, anadón.

MALLEABILITY (Fís.) maleabilidad, ductilidad.

MALLEABLE, maleable.

— CAST IRON (Meta.) fundición maleable.

TO RENDER —, hacer maleable.

MALLET, v. BEATER, v. SLEDGE (Ton.) mazo (Alf.) mazorra, mazo (Min.) v. SLEDGE (Hojal.) martillo de orejas o pala recto (Tec.) mazo de madera con dos cabezas || mazo grande para hundir las estacas de una armadía.

MALT (Cerv.) malta || hez, residuo de la cerveza fermentada.

— BARLEY (Cerv.) cebada molida para hacer cerveza.

— BOARD (Cerv.) estante o tabla que contiene el grano.

— DRYER, secadero de malta.

— DUST, CHIVES (Cerv.) semilla de cebada después de secarse en la estufa.

— HOUSE or CELLAR (Cerv.) silo, lugar para la germinación de la cebada.

— KILN (Agric.) estufa para secar el grano que germina.

— MILL, molino para malta.

— SPIRITS, aguardiente de granos.

— WINNOWER, máquina de aechar la malta.

MALTING, maltaje.

MALTOSE, maltora.

MAN (Tec.) hombre || brazo, peón.

TO — (Mar.) amarinar, dotar, tripular (Min.) (— MINES,) poner obreros en una mina.

— ENGINE (Min.) escala móvil o movediza.

— HOLE (Min.) (OF A DAM.) agujero de paso (Ing.) registro, agujero de limpieza (Tec.) atabe, registro.

— — FRAME, cuadro del agujero de limpieza.

— ROPE (Alb.) maromas, cuerdas para alzar.

— OF WAR, buque de guerra.

TO MANAGE (Comercio,) administrador, dirigir (Equit.) amaestrar (Arb.) reglamentar las cortas en un monte.

MANAGEMENT (Com.) administración, manejo, dirección (Const.) conducción o administración de las obras || gerencia (Arb.) reglamentación de las cortas en un monte (Tec.) (— OF FORESTS,) silvicultura, selvicultura || gerencia || administración.

MANAGER (Com.) jefe de explotación (Min.) superintendente, administrador, (México:) encargado (Fc.) superintendente, jefe de movimiento o de explotación.

Manchester YELLOW, NAPHTYLAMINE YELLOW, amarillo de oro.

MANCHET (Pan.) bollo de leche.

MANDARINE YELLOW, amarillo de mandarina.

MANDATARY (Com., Jur.) mandatario.

MANDOLINE (Mús.) mandolina.

MANDREL (Torn.) mandril, v. PUPPET || árbol (Herr.) punzón para el hierro caliente (Cerr.) parauso.

— HOLDER, portamandril.

MANDREL PLUG or **NIPPLE**, mandril de fragua.
— **PUPPET** (Torn.) muñequilla.
—-**STOCK, HEAD-STOCK** (Torn.) muñeca fina.
MANDRIL y Comp. v. **MANDREL**.
MANE-COMB, almohaza.
— **HAIR**, crín.
MANEGE (Equit.) picadero.
MANEUVERABLE, MANOEUVREABLE, maniobrable.
MANG-CORN, mixtura (de un tercio de trigo con otro de centeno y otro de avena).
MANGANATE (Quím.) manganato.
— **OF POTASH** (Quím.) permanganato de potasio.
MANGANESE (Min.) maganeso.
— **BRONZE**, bronce de manganeso.
— **COPPER**, cobre manganesífero.
— **DIOXIDE, PEBBLE** — (Quím.) peróxido de manganeso, manganeso negro, pirolusita.
MANGANIC ACID (Quím.) ácido mangánico.
MANGANIDES (Miner.) mangánidas.
MANGANIFEROUS, manganífero.
MANGANIN, manganina.
— **RESISTANCE** (Elect.) resistencia de manganina.
MANGANITE (Miner.) manganeso gris.
MANGLE (Mec.) calandria, satinador (Tej.) rodillo, alisador.
MANGOLD-WURZEL (Agric.) remolacha.
MANGROVE BARK (Ten.) corteza de mangle.
MANIC DEPRESSIVE (PSYCOSES.) (Psicol.) (Psicosis) maniaco-depresivas.
MANIFEST (Mar., Jur.) manifiesto.
MANIFOLD WRITER, máquina de copiar múltiple.
Manilla GRASS CLOTH, miriñaque.
— **HEMP** (Com.) cáñamo de Manila.
— **PAPER** papel de Manila.
TO MANIPULATE, manipular.
MANIPULATION, manipulación.
MANIPULATOR (Tel.) manipulador (Tec.) manipulador.
MANNA, SUGAR OF MANNA (Quím.) manita.
Mannesmann POLE (Elect.) poste de tubo Mannesmann.
MANOMETER, MANOSCOPE, PRESSURE-GAUGE (Fís.) manómetro.
MANOR, MANSION, solar, casa solariega.
MANSARD (Arq.) buhardilla.
MANTELET (Mod.) manteleta (Mil.) mantelete.
MANTILLA (Mod.) mantilla.
MANTISSA (Mat.) mantisa.
MANTLE (Tec.) repisa de chimenea || manto (Fund.) cara externa de las paredes de un horno.
MANTUA MAKER'S HEM (Cost.) repulgo.

MANUAL, manual (Org.) flauteado (de sonido igual para acordar los demás) (Mús.) extensión de un instrumento || teclado.
— **ARTS**, artes manuales.
— **WORK**, trabajo manual.
MANUALLY OPERATED (Tec.) a mano, operado o hecho a mano.
MANUBRIUM (Mec.) manubrio.
MANUFACTORY, v. **FACTORY**, fábrica (F. Az.) azucarería.
MANUFACTURE, obra de fábrica: artefacto, manufactura, fábrica || —S, industria manufacturera.
TO —, fabricar (Cant.) trabajar el mármol.
MANUFACTURER, fabricante || empresario de industria.
MANUFACTURING, fabricación.
MANURE (Agric.) abono, fiemo.
TO — (Agric.) abonar.
— — **WITH CLAY** (Agric.) engredar, abonar con greda.
— — **WITH PLASTER** (Agric.) enyesar, enmendar o mejorar la tierra con yeso.
— — **WITH SHELL-MARL** (Agric.) margar, abonar con margas fósiles.
— **SALTS** (Agric.) sales de abono, (de muriato de potasa).
MANURING (Agric.) abono || (**WITH PLASTER**,) esparcir yeso en las tierras de cultivo.
MANUSCRIPT (Tip.) manuscrito || (**SMALL** —,) original añadido a una prueba de imprenta.
— **PAINTED** —, manuscrito miniado.
MANZANILLA OLIVE, aceituna manzanilla.
MAP, carta, mapa || (— **OF THE WORLD**,) mapamundi.
TO —, levantar planos, trazar mapas.
— **ENGRAVING**, cartografía.
MAPLE, — TREE (Bot.) arce || (**BIRD'S EYE** —,) arce veteado.
— **SUGAR**, azúcar de arce.
MAPPERY, cartografía, v. **MAP-ENGRAVING**.
MARBLE, mármol (Tip.) piedra de imponer, mármol, mesa donde se colocan las formas (Vid.) mármol (juguetería:) bola, (para niños) (México:) canica.
TO —, jaspear || salpicar de manchas una pintura que imite el mármol || vetear.
— **CEMENT**, cemento inglés.
— **CUTTER**, marmolista.
— **CUTTING**, marmolería.
— **GLASS** (Vid., Elect.) vidrio mármol.
— **PAINT** (Pint.) pintura que imita el mármol.
— **PAPER**, papel jaspeado.
— **PLATE, SQUARE** — —, tesela.
— **POLISHER**, marmolista.
— **QUARRY**, cantera de mármol.

MARBLE SHAPED (Miner.) marmoriforme.
— SLAB, losa de mármol.

MARGLED, veteado, jaspeado, con apariencia de mármol.

MARBLER (Enc.) jaspeador, obrero que jaspea los cantos de los libros (Pap.) jaspeador o veteador de papeles o cartones empleados en los juegos.

MARBLING (Enc.) jaspeo (Pint.) imitación del mármol, (jabonería:) mancha, veta.

MARCASSITE (Miner.) marcasita.

Marcel WAVE (Pein.) ondulado Marcel.
TO — —, peinar a la Marcel; ondular a la Marcel.

MARCH (Tej.) palanca en las cárcolas de un telar (Mil.) marcha.

MARCHPANE (Conf.) mazapán.

Marconi COHERER (Tel., Inal.) cohesor Marconi, (cohesor con níquel y plata).
— or ANTENNA OSCILLATOR (Tel., Inal.) oscilador Marconi o de antena.
— SYSTEM, sistema de Marconi.
— TRANSFORMER, JIGGER (Tel., Inalám.) jigger, transformador receptor Marconi.

MARCUS, martillo grande de cabeza de hierro.

MARCUSITA ARGENTA, v. BISMUTH.

MAREKANITE (Miner.) marecanita.

MARESTONE, marga endurecida.

MARGARATE (Quím.) margarato.

MARGARIC ACID (Quím.) ácido margárico.

MARGARINE (Quím.) margarina.
OLEO —, óleomargarina.

MARGIN, margen, borde, orilla (Tip.) margen || (— SHEET,) margen, pliego de papel puesto sobre el tímpano de la prensa para servir de marca a las hojas que hay que imprimir (Grab.) (— SHEET,) margen, grabado, pliego debajo de las planchas de cobre para marginar las estampas (Com.) margen || prenda o garantía.

MARGINAL, marginal.
— COEFFICIENT (Elect.) coeficiente marginal (de un aislador).
— DISCHARGE (Elect.) descarga por el borde.
— FOLD, arruga o pliegue marginal.
— NOTE (Tip.) llamada.

MARGINALIA (Tip.) notas marginales.

MARIGOLD (Bot.) caléndula, maravilla.
— COLOUR, color de caléndula.

MARIMBA (Mús.) marimba.

MARINADE (Coc.) marinaje.

TO MARINATE (Coc.) marinar.

MARINE, marina (Pint.) marina (Mar.) (—S,) infantería de marina.
— or SPRING AMMETER, amperómetro de resorte.
— BLUE, azul marino.

MARINE ENGINE, máquina de vapor marina.
— GALVANOMETER, galvanómetro marino.
— GLUE, cola marina.
— MOTOR (Elect.) motor para buques.
— SALT, BAY-SALT, sal marina.
— SET, (OF A) STEAM DYNAMO (Fc.) dínamo o grupo electrógeno de vapor.
— or SPRING VOLTMETER, voltímetro de resorte.

MARINER'S COMPASS, v. SEA COMPASS, brújula, aguja náutica.

MARIONETTE (Teat.) marioneta.

Mariotte's LAW (Fís.) ley de Mariotte.

MARITIME INSURANCE (Com.) seguro marítimo.
— LAW (Jur.) derecho marítimo.
— or COAST STATION (Tel., In.) estación de costa.

MARK (Com.) marca || marbete (Tip.) pliegue que hace el impresor en el papel cuando lo moja || guión (Min.) s. CUT, marca, blanco, (México:) machote, (BOUNDARIES,) mojón (Pap.) indicación del lugar donde deben reunirse los dibujos trazados en hojas separadas (Tej.) marca || torno de urdidor para los urdimbres de lana (Ton.) marca de los empleados de Consumos para marcar toneles (Orfebrería:) estampilla de orfebre (Mec.) señal (Carp.) señal || chazo (Tec.) signo, marca, señal, guía || hito || mojonera || jalón (Arm.) blanco.
TO — (Tint.) marcar un tejido (Mec.) señalar (Ac.) rubricar (Min.) trazar, diseñar un plano (Agric.) amojonar (Tip.) apuntar (Carp.) apuntar, señalar || señalar con el compás en un madero para indicar el trabajo que debe ejecutarse (Com.) marcar || (AT THE CUSTOM-HOUSE,) marchamar (orfebrería) señalar con el punzón (Arb.) sentar las ventas || (— — TREES,) señalar los resalvos jóvenes con un gancho de podar (Agrim.) jalonear || deslindar (Tec.) marcar || señalar || acotar || trazar || demarcar || marchamar.
— — THE CENTER WITH THE CENTRE or CENTER PUNCH, centrar, marcar con el granete.
— PILE (Agrim.) jalón (Fc.) poste de tope o detención.
— SHOWING THE PERMISSIBLE CURRENT (Elect.) marca del amperaje admisible (en los tapones fusibles de seguridad).
— — — VOLTAGE (Elect.) marca del voltaje admisible (en los tapones fusibles de seguridad).
— SIDE (Cuch.) uñeta, entalle en la hoja.
MATCH —, v. en MATCH.

MARKED END, polo Norte de la aguja.

MARKER (Enc.) s. TASSEL, BOOK —, marcador (Jueg.) ficha.

MARKET, mercado || plaza de mercado || plaza de comercio.

— GARDENING, CULTURE OF GREENS, hortense, cultura de las huertas u hortalizas.

— PLACE, mercado, plaza, plaza de mercado.

— PRICE (Com.) precio del mercado.

— RATE (Com.) tipo del mercado.

MARKING, marca, acción de marcar (Arb.) corte, entalladura en el tronco de un árbol para poner el sello (Ac.) acordonar.

— AWL, punta de trazar.

— GAUGE or GAGE (Carp.) gramil.

— HAMMER (Herr.) estampa.

— IRON, hierro de marcar (Min.) hierro para rasguñar o marcar la roca.

— NUT (Tint.) nuez de anacardo de occidente.

— THREAD, merlín, hilo de marcar.

— TOOL, buril, punzón, puntero (Ton., F. de costales) rajadera, s. CLEAVER.

— TO TREES, v. — (Arb.) señalar con pintura blanca el árbol que debe derribarse o arrancarse.

MARL (Miner.) marga || greda || v. SOAP-EARTH || v. CHALK, CLAY.

TO — (Mar.) empalomar (Agric.) (TO CLAY,) margar, abonar las tierras con margas fósiles.

— DIGGER, marguero.

— PIT, marguera, margar.

MARLACIOUS or **MARLY**, margoso.

MARLINE (Mar.) merlín, filástica alquitranada para liar cables.

— NEEDLE (Mar.) aguja de relingar o empalomar.

MARLING (Agric.) acción de margar la tierra.

MARLY, v. MARLACIOUS.

MARMALADE, mermelada, v. JELLY, compota.

MARMITA, (A POT,) marmita.

MARMORATION, marmoración, placa mural de mármol.

MARNE, MARL, variedad compacta de carbonato de cal.

MAROON, marrón, color de la cáscara de la castaña.

MARQUEE (Mil.) marquesita.

MARQUETRY, marquetería.

— JOINER (Eb.) marquetero, taraceador, embutidor, ebanista.

MARQUISSETTE (Tela.) marquissette.

MARROQUIN, tafilete, marroquín.

MARROW, médula, tuétano (Coc.) (— OF SHEEP'S LOIN or CALF'S LOINS,) tuétano del espinazo de ternera o carnero || (— BONE OF BEEF,) hueso de vaca, etc., que se echa en el puchero para darle gusto al caldo.

TO MARRY (Mar.) ayustar dos cabos.

MARSH, pantano, ciénega.

— GAS, formeno, gas de pantanos.

MARSHALL (Mil.) mariscal.

MARSHALLING DEPOT, SORTING STATION (Fc.) estación de formación de los trenes.

— SIDING (Fc.) vía de formación.

— TRACK (Fc.) vía para colocar los vagones según las estaciones.

— or MAKING-UP OF TRAINS (Fc.) formación de los trenes.

MARSHY, pantanoso, v. SWAMPY, cenagoso.

MARTEN FUR, piel de marta.

Martial CROCUS (Miner., Quím.) colcótar, azafrán de Marte, óxido de hierro pardo.

— FLOWERS, FLOS FERRI or Martis, flores de Marte.

— LAW (Mil.) ley marcial.

Martin's YELLOW, NAPHTHALINE YELLOW, amarillo de Nápoles.

MARTINGALE (Tal.) gamarra || (MOCK —,) media gamarra.

MARTLET (Bl.) mirlo.

MARVERING (Vid.) jaspeado.

MASCLE (Bl.) macle.

MASH, mezcla, amasijo, pasta (F. de medias:) malla (Cerv.) el agua y la harina contenidas en la tina de hacer cerveza.

TO — (Cerv.) bracear.

— TUB or VAT (Cerv.) cuba de bracear.

MASHING (Cerv.) braceado.

— STAFF (Cerv.) revolvedor, removedor.

— TUN, MASH-TUN or TUB (Cerv.) cuba de preparar el grano.

MASK (Arq.) mascarón (Com., Tecnol.) máscara.

GAS — (Mil. Min.) máscara contra gases, máscara antigás.

MASOCHISM (Psicol.) masoquismo.

MASON, albañil (Tej.) (COILER,) linterna.

—'S BRUSH (Alb.) brochón, brocha grande de albañil.

—'S HAMMER (Alb.) piqueta.

—'S LEVEL, nivel de albañil.

—'S RULE, regla de albañil.

—'S WORK, STONE-WORK, MASONRY, albañilería.

MASONRY, v. MASON'S WORK || albañilería; mampostería || profesión de albañil || (— WITHOUT CEMENT,) albañilería sin argamasa || (BOUND —,) obra de sillería || obra de hormigón.

— FOUNDATION (Const.) muro de cimentación.

MASS (Mec.) masa, volumen (Cer.) pasta (Alf.) (— FOR THROWING,) masa de tierra puesta en el torno para ser torneada (Min.) (IRREGULAR DEPOSIT,) masa, (México:)

promontorio, (Colombia) montón || (LODE MASS,) relleno, (México:) cuerpo (Fís.) haz (de luz).

MASSAGE (Dep., Terap., Peluq.) massage, masaje.

MASSICOT (Quím.) masicote.

MASSULIPATAM (Com.) masulipatán, tela de algodón de las Indias.

MAST, mástil || poste (Mar.) mástil, mastelero, árbol, palo (Aeron.) mástil, poste.

— CRANE, SHEAR LEGS CRANE, grúa de tijera.

— HEAD (Tip., Periód.) cabeza fija.

— HEAD LIGHT (Elect.) lámpara de poste (Mar.) fanal o luz de proa.

— SWITCH (Fc.) interruptor de poste.

MASTED (Mar.) arbolado.

MASTER, patrón (de taller) (Mar.) maestre, patrón || arbolado, buque con mástiles (Tec.) maestro.

— KEY (Cerr.) llave maestra.

— LODE (Min.) filón principal.

— MASON, maestro albañil.

— OSCILLATOR (Radio.) oscilador maestro.

— PIECE, (Tec.) obra maestra.

— SMELTER (Fund.) aroza.

— TAP, terraja maestra.

— VIBRATOR (Mec.) vibrador maestro.

— WATCH, reloj maestro.

— WORKMAN, maestro || capataz, maestro.

MASTIC, cemento (Bot.) almáciga, almástiga (Tec.) || (WHITE AND GLUE —,) pasta de cola y albayalde || zulaque || masilla.

— VARNISH, barniz a la esencia.

MASTICATOR (Elect.: cables,) máquina batidora (Equit.) mastigador.

MASURIUM, (43), Ma. (Quím.) masurium.

MAT (Cest.) estera, esterilla || sarga, estera para enfardar (Meta.) substancia metálica que sólo ha sufrido una fusión (Mar.) empalletado, baderna.

— OF BASS, felpudo.

— SCORIES (Meta.) escorias de metal sin refinar.

— WOOD, madera de zapote.

— WORK, trenzado, pleita, trenza (Cest.) esterado (Arq.) enrejado, en celosía.

MATCH, cerilla, fósforo || mecha ordinaria (Tec.) igual, semejante (juegos:) lucha || partido (Min.) s. BLAST, mecha, cuerda.

TO —, v. TO COUPLE, v. TO ABUT (Carp.) aparear || aserrar del mismo tamaño (Tec.) parear, aparear || aparejar || hermanar (Ton.) pajuela para azufrar.

— BULLET, bala de torneo, (180 gramos).

— DIPPING (F. de fósforos) sumersión.

— GEARING (Mec.) engranaje acoplado o gemelo.

MATCH MARK (Maquin.) marca de unión, marca para hermanar, señal o guía de unión.

— PLANE (Carp.) cepillo de machihembrar.

— ROPE (Pir.) cuerda, mecha.

— SPLINT MACHINE, máquina de cortar palitos para fósforos.

MATCHING (Gan.) aparear, hacer tronco (Pap.) conectar, conformar.

MATE, v. FELLOW, compañero, camarada (Jueg.) mate (Mar.) contramaestre (Gan.) el macho o la hembra de un par.

MATELOTE (Coc.) caldereta, (guisar los pescados a la marinera).

MATERIAL, material, materia (Fc.) material (Tec.) v. STUFF || —S, materiales, avíos.

— MAN, guardaalmacén.

— TRAIN (Fc.) tren para transporte de materiales o balasto.

MATH (Agric.) cosecha.

MATHEMATICAL INSTRUMENT (Tec.) instrumentos de precisión o matemáticos || (— — FOR MINING,) instrumentos de geometría subterránea.

MATHEMATICS, matemáticas.

MATRASS (Quím.) matraz.

MATRICE, v. MATRIX, DIE (Tec.) matriz || matriz metálica de fabricantes de botones (paños:) matriz, modelo (Tint.) color (Tip.) matriz de letra.

MATRICULA (Mar.) matrícula.

MATRILINEAL (Etnogr., Biol.) matrilíneal.

MATRIX, v. MATRICE (Min.) (VEINSTONE,) matriz, ganga, (México:) borra, (Chile:) criadero (Ac.) cuño (Tip.) (TYPE —,) molde estereotípico || matriz.

MATT, paca de cáñamo, v. MATTE.

MATTE, (Fund.) metal sin purificar || (COPPER,) mata de cobre, (Chile:) ejes de cobre || (IRON —,) hierros de planchera.

MATTER, materia, substancia (Tip.) composición (Elect.) material (aislante) || MAGNETIC —, flúido magnético (Com.) negocio, asunto.

MATTING, esterado || trenza, trenzado || felpudo.

— TOOL, mateador, instrumento para producir el mate.

MATTOCK (Min.) (PICKAXE), zapapico (Agricultura) azadón, podón.

MATTRESS, colchón de cama.

— STUFF, terliz.

MATURITY (Agric.) madurez, sazón.

MATZOON (Bacter.) mazún.

MAUL, SLEDGE-HAMMER, mazo, martillo grande.

MAULKIN, SCOVEL (Pan.) escobón.

Mausser rifle (Mil.) fusil Mausser.

MAUSOLEUM, mausoleo.

MAUVE, malva || color de malva.

MAXIMUM AMPLITUDE (Fís.) amplitud máxima (de las ondas).

— AND MINIMUM THERMOMETER, v. REGISTER THERMOMETER.

— BRAKING GRADIENT (Fc.) pendiente límite de frenado.

— CIRCUIT BREAKING (Elect.) interrupción de máxima.

— CUT-OUT (Elect.) interruptor de máxima.

— — WITH SERIES RELEASE (Elect.) interruptor de máxima con desenganche automático en serie.

— DEMAND INDICATOR (Elect.) contador de máximo consumo.

— OF THE HEIGHT OF SUCKED WATER, máximum de elevación del agua aspirada.

— LOAD (Tec., Elect.) carga máxima.

— POWER (Tec.) capacidad máxima.

— PRESSURE (Fís., Mv.) presión máxima.

— SPEED, velocidad máxima.

— THERMOMETER (Fís.) termómetro de máxima.

— VALUE (Tec.) valor máximo.

— VOLTAGE (Elect.) tensión máxima.

— WORKING (Tec.) funcionamiento al máximo.

MAXIXE (Baile.) machicha.

Maxwell's CORKSCREW RULE (Tec.) regla del sacacorchos o de Maxwell.

—'S UNIT SOLENOID (Tec.) solenoide unidad de Maxwell.

MAXWELL (A UNIT,) maxwell.

MAYA ARCHITECTURE, arquitectura Maya.

MAYONNAISE (Culin.) mayonesa.

MAZARINE, azul obscuro || papel de pilones de azúcar.

MAZE, laberinto.

MAZOOT, —E, MAZOUT, —E, mazut.

M-CHROMOSOME, MICROCHROMOSOME (Biol.) microcromosoma, M-cromosona.

MEAD, HYDROMEL (Lic.) hidromiel, aguamiel vinoso.

MEADOW, prado, pradera.

— GRASS, POA, forraje, (gramíneas para forraje).

— ORE (Miner.) limonita en granos o en masa.

MEAGRE (Agric.) estéril, seco (Min.) magro, estéril, pobre.

MEAK, gancho de mango largo.

MEAL (Mol.) harina.

— BENCH, tabla de paso.

— MAN, molinero.

— POTION, bebida de agua y harina desleída para el ganado.

— TUB, FLOUR-CHAMBER (Mol.) harinero.

MEALER, pulverizador || máquina de pulverizar.

MEALING-TRAY (Pir.) mesa de moler.

MEAN, s. AVERAGE, medio, mediano (Tec.) medio, modo. manera || (—S,) medios.

—S OF COMMUNICATION (Com., Ing.) medios de comunicación.

— CURRENT DENSITY (Elect.) densidad media de la corriente.

— DEFLECTION (Tec.) desviación media.

— EFFICIENCY (Tec.) rendimiento medio.

— LEAD (Fc.) distancia media de transporte.

— LINE (Cristalog.) bisectriz.

— NUMBER (Tec.) número medio || (— — OF REVOLUTIONS,) número medio de revoluciones o vueltas.

— PRESSURE (Fís., Mv.) presión media.

—S OF PROTECTION (Fc., Elect.) medios de protección.

— SPEED, velocidad media.

— SQUARE VALUE (Tec.) valor medio de los cuadrados.

— VALUE OF THE CURRENT (Elect.) amperaje medio.

— — — ELECTROMOTIVE FORCE (Tecnol.) valor medio de la fuerza electromotriz.

— — — STRENGTH OF CURRENT (Elect.) intensidad de corriente media.

— VOLTAGE (Elect.) tensión media.

MEANDERS (Arq.) artesonado.

MEASLE (Ten.) flor (Mader.) mancha, pinta, veta.

MEASLED, veteado, lagarteado.

MEASURABLE, mensurable.

MEASURE, medida || dimensión (Arq.) levantamiento de un plano, medición (Tip.) longitud de una columna (Fís.) (— OF GRAVITY,) barimetría (Tec.) palmo || brazada || (— OF DEPTH,) batimetría (Geol.) yacimiento, capa (Música) compás (Rel.) distancia entre las platinas del reloj (Metr.) v. — || picotín, celemín, medida de avena o cebada.

TO —, medir (Min.) (— — THE DEPTH,) medir la profundidad || THE GROUND, medir el terreno (Tec.) (— — THE LENGTH AND WIDTH,) medir a lo largo y a lo ancho (Tec.) apear un terreno || medir tierras || (— — BY THE STANDARDS,) contrastar.

— — PHOTOMETRICALLY, TO PHOTOMETER (Opt.) fotometrear, determinar la intensidad luminosa.

— — WITH THE PLANIMETER (Ing.) planimetrar, medir con el planímetro.

— — — LINE (Ing.) acordelar, medir a cordel.

— BY THE YARD, varear, medir con la caña.

— RULE (Carp.) regla, medida, patrón.

MEASUREMENT, medida || cubicación (Mar.) arqueo (Tec.) (— AT A DISTANCE,) telemedición || (ELECTRICTY —,) electrometría.
— BILL (Mar.) certificación del porte del buque.
— BY THERMOMETER, medida termométrica.
— OF WAVES AT A DISTANCE (Tel. Radio.) telemedición de ondas.
MEASURER, medidor || contrastador (Agrim.) agrimensor.
MEASURING, medición, medida || (— OF ALTITUDE,) hipsometría.
— APPARATUS (Sast.) longímetro (Crist., óptica) pacómetro.
— BRIDGE (Elect.) puente de medida.
— CHAIN, cadena de agrimensor.
— BY THE CANE, vareo, vareaje.
— COIL (Tel. Inal.) carrete de medición, (Rel. WAVE-METER).
— — WITH Geissler TUBE (Tel. In.) carrete de medida con tubo de Geissler.
— — — SPARK MICROMETER (Tel. In.) carrete de medida con micrómetro de chispas.
— CURRENT (Elect.) corriente de medida.
— CYLINDER (Elect.) cilindro graduado.
— OF HEAT (Fís.) calorimetría.
— INSTRUMENT (Tec.) instrumento de medida.
— JAR (Elect.) micrómetro de chispas.
— BY METERS, medición con el metro.
— or Slaby's MULTIPLICATOR ROD (Tel. In.) multiplicador de medición.
— RESISTANCE (Elect.) reostato de medida.
— BY THE ROD, medición con la pértiga || vareaje.
— SCALE, RULE (Ing.) escala.
— STAFF, SURVEYOR'S STAFF (Agrim.) vara de agrimensor.
— STAND (Elect. T., Radiog.) soporte de medida.
— TAPE, metro de cinta, cinta métrica (Min. Agrim.) cinta, (Colombia:) guasca.
— TRANSFORMER (Elect.) transformador de medida.
— VOLTAGE (Elect.) tensión de medida.
— WHEEL, podómetro.
— WIRE (Elect.) alambre de medida o graduado.
MEAT, carne || v. FLESH || v. LIGHT —.
— BALL, albóndiga.
— BISCUIT (Coc.) galleta de carne.
— HASTENER (Coc.) asador.
— HOOK (Carn.) garfio, escarpia, clavija para colgar los cuartos de las reses.

MEAT JACK (Culin.) asador, máquina para dar vueltas al espetón.
— IN KIDNEY-NETS (Coc.) especie de embutido o salchicha cubierta por el redaño del cerdo.
— PIE, RISSOLE (Coc.) albondiguillas fritas.
— SCREEN (Coc.) asador.
MECATE, (de México:) mecate.
MECHANIC, mecánico (WORKMAN,) mecánico, artesano.
MECHANICAL AIR PUMP, bomba mecánica de aire.
— ANNUNCIATOR or INDICATOR (Tel.) cuadro indicador con parada mecánica.
— ARTS, artes mecánicas.
— BLOCK (Fc.) block mecánico.
— BLOCKING (Fc.) enclavamiento mecánico.
— BRAKE (Fc.) freno mecánico.
— CHARACTERISTIC (Elect.) característica mecánica.
— EAR (Fc.) casquete de sujeción.
— EFFECT, efecto mecánico.
— ENGINEER, ingeniero mecánico.
— EQUIVALENT (Tec.) equivalente mecánico.
— FORCES (Tec.) fuerzas mecánicas.
— GATE (Fc.) barrera accionada a distancia.
— IMPULSE, impulsión mecánica.
— LOSS (Elect.) pérdida mecánica.
— PLUNGER LOCK (Fc.: enclavamiento,) parada mecánica del botón.
— POTENTIAL (Tec.) potencial mecánico.
— PREPARATION or DRESSING OF MINERALS (Min.) preparación mecánica.
— SCIENCE, mecánica.
— WORK (Tec.) trabajo mecánico (Elect Fís.) trabajo mecánico.
MECHANICALLY, mecánicamente || maquinalmente || conforme a los principios de la mecánica.
— CONTROLLED SWITCH (Elect.) interruptor mecánico.
MECHANICS, Mecánica || (— OF FLUIDS,) Hidráulica.
MECHANISM, mecanismo, disposición.
MECHANIST, MECHANICIAN, mecánico.
MECHANOTHERAPY (Med.) mecanoterapia.
MECHLINE LACE, MECHLIN, WARP LACE (Tej.) Malinas, encaje muy rico especialmente de Malinas.
MEDAL, medalla.
— CASE or SAFE, medallero.
— ENGRAVER, medallista, artífice que graba cuños de medallas.
MEDIUM (Arq.) ligazón, trabazón, unión, conexión (Fís.) medio (Pap.) caballero, cierto papel de impresión (Mec.) RESISTANT —, medio resistente.
— BORER, barrena de tamaño medio.

MEDIUM PAPER (Pap.) papel de 46 x 45 Cms.
— PRICE (Com.) precio medio.
— TENSION CUT-OUT (Elect.) cortacircuito para tensión media.
MEDLAR (Bot.) níspero.
— TREE, acerolo.
MEDLEY (Alf.) mezcla (Coc.) potaje de legumbres.
MEDULLARY (WOOD:) medular.
MEDULLIN (Quím.) medulina.
MEERSCHAUM, SEA-FOAM STONE, espuma de mar.
TO MEET (Min.) alcanzarse, confundirse, reunirse los filones (Alb.) dar con... alcanzar, encontrar.
MEETING (Com.) reunión, asamblea (Min.) encuentro de los filones entre sí (Arq.) encuentro.
— OF CREDITORS (Com. Jur.) junta de acreedores.
— POINT (Fc.) punto de encuentro.
— OF SHAREHOLDERS (Com.) junta de accionistas.
— — TWO RIVERS, confluencia.
MEGA (Hetrol.) mega...
MEGABAR, MEGGABAR, v. s. BAR.
MEGADYNE (Fís.) megadina.
MEGAERG (Fís.) megaergo.
MEGAFARAD (Fís.) megafarad, megafaradio.
MEGAMETER (Ast.) megámetro.
MEGA-MEGA-ION, mega-mega-ión.
MEGAMPERE (Fís.) megamperio.
MEGAPHONE, megáfono.
MEGAPOLAR (Elect.) megapolar.
— MAGNET (Elect.) imán megapolar.
MEGASCOPE (Fís.) megascopio.
MEGASS, bagazo.
MEGAVOLT (Metrol.) megavoltio.
MEGERG (Elect.) megerg.
MEGGER (T. M.) megger, óhmetro, (un aparato).
MEGOHM (Metrol.) megaohmio, megohmio.
MEGOHMITE, megohmita.
— PAPER, papel de megohmita.
Meidinger BATTERY (Elect.) pila de Meidinger.
MEIOBAR (Meteor.) baja barométrica, (región,) || isobar de baja presión.
MEIOSIS (Biol.) v. REDUCTION, reducción, miosis.
MELALEUCUS (Bot.) melaleulo.
Melaun JOINT (Fc.) junta de Melaun.
MELANIN (Pat. y Quím.) melanina.
MELANITE (Miner.) melanita.
MELANOCHROITE (Miner.) melanocroíta.
MELANOGALLIC ACID (Quím.) ácido melanogálico.
MELANOSE (Pat. y Agric.) melanosis.
MELANOTYPE (Fot.) melanotipo.

MELASSIC ACID (Quím.) ácido melásico.
MELLITIC ACID (Quím.) ácido de mélita.
MELLITE, HONEY-STONE (Miner.) melita, melato de alúmina.
MELLONITE (Miner.) melonita.
MELLOW (Agric.) maduro || pasado, con madurez excesiva || tierra de miga, fácil de trabajar (LAND).
TO — (Agric.) mullir la tierra.
— — MALT, madurar la malta.
MELLOWING (Agric.) mullido de las tierras.
MELON BED (Hort.) melonar.
TO MELT, v. TO CAST, fundir (Pint.) fundir los colores || volver a abrochar.
MELTER'S PIN, botador de fundidor.
MELTING, SMELTING, fusión (Tint.) fusión de los colores (Pint.) fusión, degradación de los colores (F. Az.) defecación (Tip.) (SUPPLETIVE —,) incompleto, obra o libro al que falta un pliego.
— HOUSE, fundición.
— POINT (Tec.) punto de fusión.
— POT (Quím.) crisol (Vid.) crisol de ensayo de las primeras materias (Alf.) crisol.
— STOVE, horno de fusión.
— TABLE (Galv.) mesa de derretir.
— THROUGH, vasija de cerero para fundir la cera.
MEMBER (Com.) miembro, socio (Alg.) miembro.
MEMBRANE, membrana (Telef., Mic., Tec.) membrana.
MEMORANDUM, memorándum, notas, registro, s. RECORD || agenda.
TO MEND (Cost.) remendar, componer (Zap.) remendar (Alf.) llenar de borra, emborrar un cacharro (Pint., Pap., Tej.) reparar con el pincel (Hojal.) retapar con el soldador los agujeros de las vasijas de estaño (medias:) remendar, zurcir (herramientas:) afilar || reparar.
Mendel's or Mendelian LAW (Biol.) ley de Mendel.
MENDER, sillero que cubre de paja o enea las sillas || reparador || remendador || desbastador de telas.
MENDING, reparación || remiendo || restauración (F. de medias:) unión de dos hilos (Zap.) remiendo de zapatos viejos.
— PIECE (Zap.) puntera.
MENISCUS (Opt.) menisco.
MENSURATION, medida, mensura.
MENTAL AGE, v. BINET AGE (Psicol.) edad mental.
MENTIMETER, medición de la inteligencia; método de).
MENU, menú.
MERCANTILE (Com.) mercantil.

MERCAPTAN (Quím.) mercaptán.
MERCER (Com.) mercero.
TO MERCERIZE (Tej.) mercerizar (Quím.) mercerizar.
MERCERY, HABERDASHERY, mercería.
MERCHANDISE, mercancía.
MERCHANT, comerciante, mercader.
— or FINISHING ROLL (Meta.) cilindros estiradores.
— TAILOR, sastre vendedor de ropa hecha.
MERCHANTMAN, buque mercante.
TO MERCURATE, mercurar, mercurizar.
MERCURIAL (Quím.) mercurial.
— AIR-PUMP, bomba de mercurio.
— CONNECTION (Elect.) comunicación por mercurio.
— NITRATE (Quím.) nitrato mercúrico o mercurioso.
— THERMOMETER (Fís.) termómetro de mercurio.
MERCURIC, mercúrico.
TO MERCURIZE, mercurizar, mercurar.
MERCURIZED, mercurizado.
MERCURIFICATION (Quím.) mercurificación.
MERCUROCHROME (Quím. y Farm.) mercurocromo.
MERCURY, v. QUICKSILVER, mercurio, azogue, hidrargirio.
— ARC, arco de mercurio.
— BAROMETER (Fís.) barómetro de mercurio.
— COHERER cohesor de mercurio o de Solari.
— CONTACT contacto de mercurio.
— CUP, recipiente de mercurio.
— INTERRUPTER or BREAKER (Elect.) interruptor de mercurio.
— JET INTERRUPTER, interruptor de chorro de mercurio.
— METER (Elect.) contador de mercurio.
— REVERSING SWITCH (Elect.) conmutador de mercurio.
— or MERCUROUS SULPHATE, CALOMEL (Quím.) calomel, sulfato mercurioso.
— TRAP (Min.) trampa.
— TURBINE INTERRUTER, interruptor turbina de mercurio.
— VACUUM PUMP, bomba aspirante de mercurio.
— VAPOUR-ARC RECTIFIER (Elect.) rectificador de vapor de mercurio.
— — LAMP, lámpara de Hewitt o de vapor de mercurio.
MERE-STONE, hito, mojonera.
MERIDIAN (Ast.) meridiano || zenit (ASTRONOMICAL —,) meridiano astronómico || (— LINE,) meridiana.
ANTE —, A. M., antemeridiano, a. m.
MERINGUE, merengue.
MERINO (Gan.) merino.

MERINO WOOL, soria, especie de lana de España.
— YARN, lana de merino.
MESA (del Español,) mesa.
MESH (Tej.) malla (NETS:) malla de red (WIDE THREE-FOLD —,) malla triple de red (SCREENS:) malla (Cerv.) hez.
— OF NETS, punto.
— HOOK (F. de calceta) instrumento para recoger los puntos que se sueltan en un telar.
— KNOT (Pesc.) nudos que forman las mallas de las redes.
MESITE (Quím.) mesita.
MESITILENE (Quím.) mesitileno.
MESLIN (Pan.) morcajo, comuña, mezcla de trigo y centeno || (— OF BETTER QUALITY,) morcajo, mezcla de dos terceras partes de trigo y una tercera parte de centeno.
MESOBAR (Meteor.) mesobárico, normal barométrico.
MESOTHORIUM (1 or 2.) (Quím.) mesotorio (1 o 2).
MESOTYPE (Miner.) mesotipo.
MESOXALIC ACID (Quím.) ácido mesoxálico.
MESS (Mil., Mar.) rancho.
MESSAGE, mensaje (Tel.) mensaje, telegrama || (CIPHER —,) telegrama en cifras.
MESSANGER, mensajero (Mar.) (— OF CABLES,) margarita.
MESSTIN (Mil.) estructura para guardar provisiones.
MESSUAGE (Agric.) cortijo || ajuar de casa.
META (Tec., Mate., y Comp. Quím.) meta, (Quím.) meta || meta. v. BENZENE NUCLEUS.
— MATHEMATICS, — PSYCHIC, Etc., metamatemáticas, metapsíquico, etc.
METABOLISM, metabolismo.
METACARPAL SAW (Cir.) sierra metacarpiana.
METACENTER (Mec.) metacentro.
METACETONIC or **PROPIONIC ACID** (Quím.) ácido metacetónico.
METACETYL (Quím.) metacetilo.
METACHROME, metacromo.
METACHROMATYPE, metacromatipia.
METAGALLATE (Quím.) metagalato.
METAGE, mensura.
METAL, metal || v. MATE (Quím.) metal (Tec.) azófar, latón || (BROKEN STONES,) grava.
— BOX (CHARCOAL:) apagador.
— DRAIN, canalillo por donde pasa el metal fundido.
— PAPER, papel metálico || papel metalizado.
— RIMS, galga, calza.
— STONE. esquisto de carbón cuarzoso.
— CEIN, END OF THE — —, remate del filón.

METALLED, con grava, empedrado.
METALLIC, metálico, metalífero || mineral, metálico, s. BRASSY.
— BEDS (Min.) capas metálicas.
— PAINT, pintura metálica.
— PISTON, émbulo metálico.
— — RING, empaquetadura metálica de anillos para émbolo.
— RETURN (Fc.) alambre de retorno.
— SALTS (Quím.) sales metálicas.
— SOLDER, soldadura de latón.
— THERMOMETER, termómetro metálico.
METALLIFEROUS, metalífero.
METALLIFORM, metaliforme.
METALLINE WATER, aguas minerales.
METALLING, BALLASTING, grava, afirmado de los caminos con grava o guijo.
METALLIZATION, metalización.
TO METALLIZE, metalizar.
METALLOCHEMISTRY (Quím.) metaloquímica.
METALLOGRAPHY, metalografía.
METALLOID (Quím.) metaloide.
METALLURGICAL, metalúrgico (— — WELDING,) soldadura metalúrgica.
METALLURGIST, metalúrgico.
METALLURGY, metalurgía, siderurgía (ELECTRO —,) electro-metalurgia.
METAMORPHOSIS (Fís.) alomorfia || metamorfosis.
METAPHOSPHORIC ACID, OXYGEN ACID OF PHOSPHOROUS (Quím.) ácido metafosfórico.
METASTABILITY (Fisiol., Quím., Fís.) metaestabilidad.
METASTANNIC ACID (Quím.) ácido metastánico.
METATARTRIC ACID (Quím.) ácido matatártrico.
METATHESIS, metátesis.
METEORIC, meteórico.
METEOROGRAPH, meteorógrafo.
METEOROLITE, AEROLITE, aerolito.
METEOROLOGIC, meteorológico.
METEOROLOGIST, meteorologista.
METEOROLOGY, METEOROSCOPY, meteorología.
METEOROSCOPE (Fís.) meteoroscopo.
METER, medida, medidor || metro || gasómetro || contador.
METHANE (Quím.) metano.
— SERIES (Quím.) serie del metano.
METHANOMETER (Min.) metanómetro.
METHOD, método, sistema || método, procedimiento.
— OF DEVIATION (Tec.) método de desviación.
— — OSCILLATIONS, método de las oscilaciones.

METHOD OF PROCEDURE (Jur.) procedimiento (Fc., Min.) (— — FOR EXPROPRIATION,) procedimiento de expropiación.
— — TORSION, método de torsión.
— — TRAIN SIGNALLING (Fc.) sistema de anunciar o señalar.
— — WORKING, sistema de trabajo (Min., Fc.) sistema de explotación.
METONIC CYCLE (Cron.) ciclo metónico.
METHIL, metil.
— AMINE, metilamina.
— ANILINE, metilanilina.
— CHLOROAMINE, metilcloroamina.
METHYLCYANIDE (Quím.) cianuro de metilo, v. ACETIC NITRILE.
TO METHYLATE, metilar.
METHYLENE (Quím.) metileno (— BLUE,) azul de metileno.
METOPE (Arq.) metopa.
METRE (Metr.) metro.
METRIC SYSTEM, sistema métrico (DECIMAL,) decimal.
METRONOME (Mil.) metrómetro o metrónomo (Mús.) metrónomo.
METROLOGY, metrología.
METRO-PHOTOGRAPHY, fotogrametría.
METROPOLITAN RAILWAY (Fc.) F. C. metropolitano (— — SYSTEM) red urbana.
METROSCOPE, metroscopio.
MEW, cercado, recinto || caballeriza || esclusa || canal.
MEXICAN BIT (Tal.) bocado guachinango.
— HEMP or GRASS, Tampico HEMP, cáñamo de Tampico.
— POPPY, amapola mexicana.
— HENEQUEN, henequén de México o Yucatán.
— SILVER, plata mexicana (HAND HAMMERED,) cincelada a mano.
MEZZANINE (Arq.) mezzanine, entresuelo.
MEZZORELIEVO (Esc.) medio relieve.
MEZZO-TINTA (Grab.) mediatinta.
— — STYLE (Grab.) grabado a la mediatinta.
MHO (Elect.) mho.
MIARGYRITE (Miner.) miargirita.
MICA (Miner.) mica.
— SLATE, MICACEOUS SCHIST (Miner.) micasquisto.
MICACEOUS (Miner.) micáceo.
— URANITE (Miner.) calcolito.
MICARTA, A BAKELITE, micarta, bakelita micarta.
MICELLA, micela.
MICRACUSTIC (Fís.) micracústico.
MICRO (Tec.) micro...
MICROCENTRUM (Biol.) microcentro.
MICROCHEMISTRY, microquímica.
MICRO-CHROMOSOME, v. M-CHROMOSOME.

MICROCINEMATOGRAPH, microcinematógrafo.

MICROCOCCUS, micrococo.

MICROCOSM, microcosmos, MICROFAGO.

MICROCINEMATOGRAPHY, microcinematografía.

MICROFARAD, (Elect.) microfaradio.

MICROGAMETE, (Biol., Zool.) microgameto.

MICROGRAPH (Fís.) micrografía.

MICROGRAPHY (Fís.) micrografía.

MICROHM (Elect.) microhm, microhmio.

MICROHMETER (Elect.) micróhmetro.

MICROLITE (Miner.) microlito.

MICROMERISM, (Biol.) micromerismo.

MICROMETER, micrómetro.

MICROMETRICAL SCREW (Mic.) tornillo microscópico.

MICROMICROFARAD, micromicrofaradio.

MICROMICRON (Fís.) micromicrón.

MICROMINERALOGY, micromineralogía.

MICRON (Metr.) micrón.

　A —, amicrón.

　SUB —, submicrón.

MICRONUCLEOUS, (Biol.) micronúcleo.

MICROORGANISM, microorganismo.

MICROPHAG, micrófago.

MICROPHONE, micrófono (Radio.) micrófono (para radio).

MICROPHOTOGRAPHY, microfotografía.

MICROPHYSICS, microfísica.

MICROPHYTE, micrófito, microbio.

MICROPYROMETER, micropirómetro.

MICROSCOPE, microscopio.

　SOUND —, microscopio del sonido.

MICROSCOPIC, microscópico.

MICROSPORIDIA (Zool.) microsporidios.

MICROTELEPHONE, microteléfono.

MICROVOLTS, microvoltios.

MICROWAVES, microondas.

MICROZYME (Bacter.) microzima.

MID, medio || intermedio.

MIDDLE, medio (Herr.) (— CUT,) lima mediana.

— AISLE (Arq.) nave principal o central.

— BOARD (Min.) plancha del centro (Herr.) diafragma o tapa del fuelle.

— COLOUR, v. MEZZO-TINTO.

— DECK (Mar.) segunda cubierta.

— FLASK (Fund.) marco del centro.

— MALL (Cant.) mallote, mazo de madera.

— PIECE (Ton.) pieza del centro (Tec.) entredós || intermedio.

— PITCH, inclinación del hierro del martillo de 55 grados.

— POST (Carp.) paral de relleno || pie derecho de tabique, pendolón.

— RAIL (Arq.) travesaño central.

— REEL (Hiland.) devanadera de una yarda y media.

MIDDLE RIB PIECE (Carn.) solomo de buey.

— SHAFT (Mec.) árbol intermedio.

— SWEEP (Tec.) cartabón de 70 a 90 grados.

— TAP (Tec.) taladro medio.

MIDDLING, algodón común (F. de agujas:) agujas finas y largas (—S.) (Mol.) salvado.

MIDDY, —BLOUSE (Mod.) blusa marinera.

MIGRATION, migración (Fís.) migración (de los iones.)

MILD-CURED (Coc.) semisalado.

— TOBACCO (Com.) tabaco flojo.

MILDEW (Agric.) tizón, añublo, roña, || peronospora vitícola (Pap., Tej.) picadura || manchas de humedad.

MILEAGE (Contab. de Fc.) millaje, kilometraje de transporte, longitud de transporte.

MILE-STONE, KILOMETRE-STONE (Fc. Tec.) piedra miliar.

MILITARISM, militarismo.

MILITARY RAILWAY (Fc.) ferrocarril o línea militar.

— HEEL (Zap.) tacón militar.

— RAMP or WHARF (Fc.) rampa militar.

— TELEGRAPH (Tel.) telégrafo militar.

— TRAIN (Fc.) tren de transportes militares.

MILK, leche || (LIME WATER,) agua de cal || (— OF ALMONDS,) leche de almendras.

— DENSIMETER (Quím.) lactodensímetro, lactómetro.

— FOOD (Quím. y Farm.) milk-food, preparado para sustituir la leche materna.

— GAUGE, galactómetro.

— PAIL, cuba de ordeña.

— QUARTZ (Miner.) cuarzo lechoso.

— SOUP (Coc.) sopa de pan y leche.

— STRAINER, colador de leche.

— SUGAR (Quím.) lactina, azúcar de leche.

— WHITE (Tint.) blanco lechoso.

MILKING, ordeñadura.

— APPARATUS, ordeñador.

MILKY, lácteo; (lapidaria:) v. CLOUDY.

MILL, molino || fábrica (impresión sobre telas:) cilindro impresor (Pap.) molino de fabricante de cartón (Ac.) balancín, aposento del balancín (Agric.) molino (Mader.) aserradero, molino de aserrar madera (Min.) (DRESSING-FLOORS,) molino, taller, lavadero.

　TO —, moler || apisonar (paños:) abatanar (Alf.) alisar con la moleta (Ac.) acordonar, marcar el realce de una moneda.

— STONE, MILLSTONE, STONE (Miner.) molar, sílice para hacer muelas de molino (Mol.) muela de molino.

— — MAKER, molero.

— QUARRY, cantera de piedra molar.

— WRIGHT, constructor de molinos.

MILLED EDGE (Ac.) gráfila.

MILLED RATTEN, SERGE, etc., ratina, sarga, etc., apañada.
— **SHEET-LEAD,** planchas de plomo laminado.
— **SLATES,** hojas de pizarra cortadas.
MILLER, molinero, molinera.
—'S **FEE, TOLL,** maquila, precio, que se paga al molinero.
—'S **TRADE,** industria o profesión del molinero.
MILLERITE, HAIR PYRITES, (Miner.) milerita, millerita.
MILLET (Bot.) mijo.
MILLIAMP, v. MILLIAMPERE.
MILLIAMPERE (Elect.) miliamperio.
— **METER,** miliamperómetro.
MILLIARY, columna miliar, v. MILE-STONE.
MILLIBAR (Fís.) miliatmósfera C. G. S.
MILLICURIE (Fís.) milicurie.
MILLIGRAM, miligramo.
MILLIHENRY (Fís.) milihenry, milihenrio.
MILLILAMBERT, mililambert.
MILLILITRE, mililitro.
MILLIMETRE, milímetro.
MILLINE (Public.) mil líneas (generalmente) ágata.
MILLINER, modista.
MILLINERY, almacén o efectos de modas.
MILLING (Tej.) abatanadura, v. FULLING (Ac.) acordonar || marcar, grabar el realce de una moneda || operación de acordonar las monedas || acción de señalar el realce de las monedas con una serie de muescas.
— **MACHINE, EDGE-WORK** (Ac.) cerrillo, máquina de acordonar.
— or **NURLING TOOL** (Torn.) porta-maleta.
— **WHEEL, MILL** (Torn.) moleta.
MILLIONTH, millonésimo.
— **SCALE,** — **MAP,** mapa al millonésimo.
MILLIPHOT (Fís.) milifot, mililux.
MILLIVOLT, milivoltio.
MIMEOGRAPH, mimeógrafo.
Millon's **REAGENT,** base de Millon.
MIMETIME, ANTIMONIATE OF LEAD (Química,) antimoniato de plomo.
MIMETITE, ARSENIATE OF LEAD (Quím.) arseniato de plomo.
MIMODRAMA, mimodrama.
MIMOTANNIC ACID, CATECHU-TANNIC ACID (Quím.) ácido mimotánico.
MINCE-MEAT, carne picada || tajada delgada de carne || picadillo.
— **TO** —, cortar en tajadas o rebanadas || (TO HASH,) picar (la carne).
— **PIE,** pastel de carne picada.
MINCING-KNIFE (Coc.) picador.
— **MACHINE** (Coc.) máquina de picar carne.
MINE (Min.) mina || minera, mina que se explota al aire libre || mina (de donde se extraen los minerales) || mina, filón, ganga (Tec., Min., Art.) mina (Min.) (— ABOUND-

ING IN STONE:) mina cargada || (— RICH AT OUTCROP BUT POOR BELOW) mina cogollera || (— WITH PAY DIRT AT A SLIGHT DEPTH,) mina capotera || (— WITH PAY DIRT COVERED BY LARGE BLOCKS OF ROCK,) mina de cueva.
— **TO** —, (Art., Min.) minar.
— **BURNER,** tostador de minerales.
— **CAPTAIN** (Min.) (OVERMAN,) capataz, colero, rayador, (H. A.) capitán.
— **CARRIER** (Mar.) portaminas.
— **DIAL,** brújula de minero.
— **DIGGER,** minero.
— **DUMP, ORE DUMP** (Min.) botadero, (Perú y Chile:) cancha.
— **INSULATOR** (Elect.) aislador de minas.
— **LAYER** (Mar.) sembrador de minas, colocador de minas, pone-minas, portaminas.
— **MASON** (Min.) alarife.
— **PIT** (Min.) mina, pozo.
— **RAILWAY,** (Fc.) ferrocarril minero.
— **STATION** or **DEPOT** (Fc.) estación de ferrocarril minero.
— **SURVEYING,** agrimensura de minas.
— **SURVEYOR,** agrimensor de minas.
— **SWEEPER** (Mar.) barreminas.
— **THROWER** (Mil.) mortero lanzabombas || catapulta || lanzaminas || minerwerfer.
— **TIN** (Min.) estaño nativo.
MINER (Mil.) minador, zapador || mina (Min.) minero || (BORER or DRILLER,) barretero, barrenero || (PICK —, HAMMER —,) picador.
—'S **BASKET** (Min.) cestón de minero, (Huelva, España:) barcal (USED INSTEAD OF:) espuerta (Acad., Cit por Halse).
—'S **BOX** (Min.) jaula || caja.
—'S **COMPASS,** aguja de minero.
—'S **FRIEND** (Min.) amiga del minero, — —, (un explosivo).
—'S **HAMMER,** martillo de minero.
—'S **INCH,** pulgada de minero.
—'S **IRON, PITCHING-TOOL** (Min.) puntero, o pico o martillo puntiagudo.
—'S **LANTERN** (Min.) linterna sorda, linterna de minero (SMALL —,) linternilla.
—'S **LEVEL** (Min.) nivel.
—'S **SCRAPER** or **SPADE** (Min.) azada, (Cuba:) guataca, (Aragón, España:) jada.
— **TOOLS,** útiles de minador o minero.
—'S **TROUGH,** gamella, artesa, capitana, noque.
—'S **TUB** (Min.) cuba, cuba de extracción o explotación.
MINERAL, mineral (Min.) mineral, tierra, (Halse).
— **CONTAINING CERIUM** (Quím.) céridos.
— **KERMES,** quermes mineral.
— **PITCH,** v. ASPHALTUM.

MINERAL SALTS (Quím.) sales minerales.

— TAR, PISSASPHALTUM, alquitrán mineral.

MINERALIZATION, mineralización.

TO MINERALIZE, mineralizar || (TO CHARGE or IMPREGNATE WITH ORE,) mineralizar.

MINERALOGY, mineralogía.

MINERALURGY, mineralurgia, metalurgia.

TO MINGLE, mezclar, entremezclar.

TO MINIATE, miniar, pintar con bermellón.

MINIATURE (Pint.) miniatura (Tip.) miniatura.

— PAINTER (Pint.) miniaturista.

Minie RIFLE (Art.) fusil de Minié.

MINIMUM (Tec.) mínimo.

— THERMOMETER (Fís.) termómetro de mínima.

MINING, v. WORKING, laboreo, beneficio, explotación || (SUBTERRANEAN —,) trabajo por pozos y galerías.

— BY BANKS (Min.) explotación por graderías escalonadas.

— WITH CASES, encofrado a la holandesa.

— ENGINEER, ingeniero de minas.

— INDUSTRY, industria minera.

MINION (Tip.) miñona, comparel en cuerpo de breviario || (DOUBLE —,) atanasia. (cierto carácter de letra).

MINIUM, RED-LEAD (Quím.) minio, bermellón.

MINK (peletería:) piel de nutria.

MINOR, menor (Mús.) menor, (generalmente escrito en cursivo).

MINT (Ac.) casa de moneda (Bot.) menta.

TO —, v. TO COIN (Ac.)

— MAN, v. MINTER.

— WORK, máquina de acuñar.

MINTAGE (Ac.) braceaje de la moneda.

MINTER (Ac.) acuñador.

MINTING, v. COINING, monedaje, acuñación.

— MILL, v. MILL.

MINUS (Arit.) menos.

— CHARGE (Elect.) carga negativa.

MINUSCULE (Tip.) minúscula.

MINUTE-GLASS, ampolleta de un minuto.

— HAND or FINGER (Rel.) minutero.

— WATCH (Rel.) reloj de minutos, (que marca los minutos).

— WHEEL (Rel.) rueda del centro o de los minutos, (CENTRE-WHEEL).

MINY (Min.) rico en minas.

MIOCENE (Geol.) mioceno, (división de la época terciaria).

MIRABELLE (Bot.) mirabel, ciruela pequeña y dulce.

MIRE, v. MUD.

MIRROR, espejo.

— or PLATE GLASS (Vid.) luna, espejo, vidrio de espejo.

MIRROR READING (Tec.) método del espejo, (lectura por el espejo).

— TRADE, espejería.

MIRROSCOPE (T. M.) proyector "mirroscope".

MISCELLANIES (Com.) miscelánea.

MISCIBLE (Quím.) mezclable, aliable, ligable.

MISFIT, mal hecho, mal ajustado.

TO — (Carp.) no ajustar bien, cabecear una espiga en su muesca. ||

TO MISMATCH (Tec.) aparear mal.

MISPICKEL (Miner.) mispickel, arseniosulfuro natural de hierro.

MISPRINT, ERRATUM (Tip.) errata, falta.

TO — (Tip.) imprimir al revés || imponer mal.

MISS (Fund.) falta (Tec.) falta, falla.

TO — (Arm., Mil.) fallar, faltar el tiro, dar higa (Min.) (— — A LODE,) fallar una veta (Tej.) estar el hilo fuera del paso (Min.) (— — FIRE,) dar mechazo.

MISSAL (Tip.) misal.

MIST, bruma.

TO MISTAKE, equivocarse, cometer un error por ignorancia.

TO MISTUNE (Mús.) destemplar.

MITOCHONDRIA (Biol.) mitocondria.

MITOSIS (Biol.) mitosis.

MITRE (Orn. Ec.) mitra (Tec.) (BEVIL,) ángulo o inclinación de 45 grados (Loc.) bóveda de la caldera (Eb.) sesgo (Carpint. y Const.) inglete.

— BLOCK or BOX, caja de inglete.

— DOVETAIL, ensambladura de cola perdida.

— JOINT, MITRED-QUOIN, ensambladura a hebra.

— PLANE, guillame de inglete.

— POST (Hid.) zampeado.

— QUOIN CUT (Min.) corte a inglete.

— RULE, LEVEL-RULE, saltarregla para bisel.

— SAW-BLOCK, aparato para aserrar o cortar en bisel.

— SILL (Hid.) saledizo en el zampeado de una esclusa para que no salga el agua || (CLAP-SILL,) cara vertical de la esclusa donde se apoyan las compuertas.

— SQUARE, escuadra a inglete, cartabón de inglete.

— VALVE, obturador cónico.

— WHEEL (Mec.) rueda cónica.

MITRED, a inglete.

MITTENS, mitones.

Mittler's GREEN, verde de esmeralda.

TO MIX, mezclar || extender (Meta., Ac.) bracear (Min.) (TO ASSEMBLE,) reunirse o confundirse los filones (Coc.) desleir, mezclar.

MIXED, mezclado (Min.) mezclado, confundido.

— CLOTH (Tej.) mezclilla, tela de unión.

— GAUGE POINTS (Fc.) cambio de dos vías, aguja para dos vías de anchura distinta.

MIXED PICKLES (Culin.) encurtidos.
— STOP (Org.) registro mixto.
— TRAIN (FOR PASSENGERS AND GOODS TRAFFIC) (Fc.) tren mixto (de pasajeros y mercancías o carga).
— THREAD AND WOOLLEN STUFF, media lana.
MIXER, mezclador.
MIXING, mezcla, || mezclar (Alf.) acción de malaxar o ablandar.
— DRUM, tambor de mezclar.
— AND GRINDING MACHINE, mezclador pulverizador.
— POT (Pir.) caldero de fusión.
— TABLE (Pir.) tabla de mezclar, (con reborde).
MIXTILINEAR (Geom.) mixtilíneo.
MIXTION (Tec.) mordiente ligero para fijar el dorado al óleo || sisa || mezcla, mixtura.
MIXTURE, MIXING, mezcla, mixtura.
MIZZEN (Mar.) mesana.
MNEME, memoria, mnemos.
MNEMIC, mnémico.
MNEMONIC, mnemónico.
MNEMOTECHNICS, mnemotecnia.
MOAT (T. L.) mota || cardo en la lana (Tec.) foso.
MOATING MACHINE (Tej.) escardadora, escardadera.
MOCHA, MOKA (Café.) moca, moka.
MOCHILA (del Esp.) mochila.
MOCK (Arq.) v. FALSE, simulado, falso || sin salida.
— GOLD, oro falso.
— JEWELS, joyas falsas.
— PLATINUM, mixtura de bronce (8) y cinc (5).
MODE (Mod.) moda (Tec.) v. PROCESS, SYSTEM, METHOD.
—, (Estadíst.) modo.
MODEL, modelo, patrón || dibujo según modelo || muestra || contramolde || bosquejo.
TO —, v. TO FIGURE, TO MOULD, modelar (Meta.) repujar al martillo una obra de cobre (Tec., Alf.) bosquejar.
— SCHOOL (Educ.) escuela modelo.
MODELLER, modelador || trazador || moldeador.
MODELLING, modelaje || moldeado.
— BOARD, FRAME-BOARD (Fund.) plantilla, modelo.
MODERATE (Com.) moderado, módico, (hablando del precio).
MODERATOR, moderador (Mec.) regulador.
MODERNISM (Arte y Liter.) modernismo (Filosofía.) modernismo.
TO MODERNIZE, modernizar || restaurar un edificio antiguo según el gusto moderno.
MODILLION, SCROLL (Arq.) cartón.
TO MODELATE, (Mús. Radio.) modular.

MODULATION (Mús., Radio.) modulación.
MODULE (Tec.) módulo (Arq.) canillón, canecillo de una columna.
MODELOMETER, MODULATION METER, modulómetro.
MODULUS (Tec.) módulo, coeficiente.
— OF ELASTICITY (Fís.) coeficiente de elasticidad.
— — RUPTURE (Fís.) módulo o coeficiente de ruptura.
MODUMITE, SKUTTERUDITE (Miner.) arseniuro de cobalto de Scuterud (Noruega).
MOELLON (Alb.) morrillo.
MOFFETE, mofeta.
MOHAIR, pelo de camello || pelo de cabra (Tec.) ondeado, semejando al moaré.
MOIRE (Tej.) muaré, moaré.
MOIST, DAMP, húmedo.
TO MOISTEN (Pap.) mojar, remojar, (paños:) mojar, humedecer.
MOISTENER (Mol., Agric.) remojador.
MOLARIMETER (Mol.) molarímetro.
MOLASSES, almíbar, meladura || melaza.
MOLE, v. DAM (Zool.) topo (Mar.) muelle (Topografía) colina, altura.
MOLECULAR (Quím.) molecular.
— ATRRACTION (Quím.) atracción molecular.
— FORCES (Quím.) fuerzas moleculares.
— MAGNET, imán molecular.
MOLECULE (Quím.) molécula, v. ATOM.
MOLESKIN, piel de topo.
MOLLE, blando, muelle.
MOLTEN MASS (Quím.) materia en fusión, (refiriéndose a la cantidad).
MOLYBDATE (Quím.) molibdato.
MOLYBDENA (Miner., Quím.) molibdeno.
— OCHRE (Miner.) molibdenocre.
MOLYBDENITE (Miner.) molibdenita.
MOLYBDENUM, molibdeno.
MOMENT (Tec.) momento.
— OF FLEXION (Tec.) momento de flexión.
MOMENTUM (Mec.) fuerza || momento.
— OF THE POWERS (Tec.) momento de las fuerzas, velocidad requerida, cantidad de movimiento.
MONATOMIC (Quím.) monoatómico.
TO MONETIZE, monetizar.
MONEY, dinero.
— ORDER (Com.) libranza postal, giro postal.
MONGREL (Gan.) mestizo.
MONITOR (Mar.) monitor (Min., Hid.) gigante.
TO — (Radio.) escuchar, oír.
MONK (Tip.) fraile.
—'S HOOD (Sast.) capilla.
— SEAM, costura solapada.
MONKEY, maza, pilón, s. RAMMER OF PILE DRIVER || v. CLICK (Mar.) drao para clavar pernos.

MONKEY BEZOAR (Quím.) bezoar de mono.
— SPANNER, llave inglesa.
— WRENCH, v. UNIVERSAL-WRENCH.
MONO, mono.
MONOBASIC (Quím.) monobásico.
MONOBLOCK (Autom.) monoblock.
MONOCHORD (Mús.) monocordio.
MONOCHROMATIC, monocromático.
MONOCHROMATOR (Fís.) monocromático.
MONOCLINIC (Geol., Crist.) monoclínico, monosimétrico.
MONOCOQUE (Aeron.) monocoque.
MONOCULAR, monocular.
MONOCYANOGEN, monocianógeno.
MONOCYCLE, monociclo.
MONOGENESIS, monogénesis o monogenia.
MONOGRAM (Tip.) monograma, estampilla, instrumento para estampar rúbricas o firmas.
MONOHYDRATE (Quím.) monohidrato.
MONOME (Alg.) monomio.
MONOMETALLISM, monometalismo.
MONOMETRY (Crist.) monometría.
MONOPLANE (Aeron.) monoplano.
MONOPLANE GLIDER, (Aeron.) monoplano sin motor, planador monoplano.
MONORAIL, monorriel.
— RAILWAY, (Fc.) ferrocarril de un solo carril, F. C. monorriel.
MONOSYMMETRIC, v. MONOCLINIC.
MONOTYPE (Tip.) monotipo.
MONOXIDE, monóxido.
Montessori METHOD (Pedag.) método Montessori.
MONUMENT (Arq.) monumento (Min.) (LAND-MARK,) mojón, (México:) m o n u m e n t o (Geo.) (A NATURAL FEATURE,) monumento (de la naturaleza,) (Rec.)
MOON-DIAL, cuadrante lunar.
— KNIFE, SKINNER'S — —, luneta de pellejero o curtidor.
— SAIL (Mar.) montera, periquito.
— STEEL (Torn.) media luna.
— STONE (Miner.) (OLIGOCLASE or ORTHO-CLASE,) piedra de luna.
TO MOOR (Mar.) aferrar || dar segunda ancla.
— CUTTER (Agric.) instrumento para cortar plantas y hierbas dañosas.
— LAND, marjal.
MOORE LIGHTING, alumbrado Moore, por tubos Geissler).
MOORING (Mar., Aeron., Pont.) ancla muerta, cuerpo muerto || amarra, anclaje.
— BAND (Aeron.) banda o tira de amarra.
— CHAMBER, SHAFT (Pont.) pozo de amarra.
— MAST (Aeron.) mástil o poste de amarra o anclaje.
— POST (Pont.) poste de amarra.
MOOSE DEER, danta, alce.

MOOTCHIE WOOD (Bot.) eritrina de las Indias.
M. O. P. (MOTHER OF PEARL:) nácar, madreperla.
MOP, escobilla || estropajo || escoba, (Pan.) barredero, hurgón (Mar.) lampazo || v. SWAB.
TO —, lavar con una escoba (Mil.) (— — UP,) barrer, limpiar, exterminar.
— FOR PUTTING HIDES IN LIME, encalador, instrumento de peletero para encalar las pieles.
MORASS-ORE (Miner.) limonita amarillenta oscura.
MORATORIUM (Com., Der.) moratoria, moratorio.
MORDACITY (Tec.) mordacidad, cualidad mordiente.
MORDANT, v. ACRIMONY, mordiente, mordente, corrosivo (Tint. Grab.) agua fuerte, mordente (Dor.) bermellón (Pap.) mordente cáustico (orfebrería:) líquido para dar color al oro.
MORDANTING (Tint.) aplicación de un mordiente a una tela.
MOREEN (T. S.) filipichín, lana de Damasco.
MORES (Der.) costumbres, leyes consuetudinarias, mores.
MORESQUE, morisco, arábigo.
MORION (Vid.) cristal negro.
Moris-EMERALD, esmeralda en bruto de Cartagena.
MORISH, v. MORESQUE.
MORKINS, cuero de animales muertos.
MOROCCO, marroquí, tafilete.
TO — (Enc.) tafiletear || adornar con tafilete.
— PAPER, papel tafileteado.
— TANNER, tafiletero.
— TANNING, acción de tafiletear.
MORON (Psicol.) retardado mental, débil mental, "morón".
MORON, -A, (Com.) aceituna morón o morona.
MORPHINE, morfina.
Morse ALPHABET or CODE (Tel.) alfabeto Morse.
— INK WRITER, INKER (Tel.) receptor impresor de Morse.
— KEY or SENDER (Tel.) manipulador Morse.
— RECEIVER (Tel.) receptor Morse.
— TELEGRAPH (Tel.) telégrafo Morse.
MORTAR (Alb.) mortero, argamasa, mezcla (Quím.) mortero (Meta.) cajón, mortero.
MORTGAGE (Jur.) hipoteca.
TO — (Jur.) hipotecar.
MORTGAGEE (Jur.) acreedor hipotecario.
MORTGAGER (Jur.) deudor hipotecario.
MORTICE, MORTISE, muesca, mortaja, entalladura que recibe la espiga || abertura de la armella que recibe el pestillo (Mar.) alefriz.

TO —, entallar, hacer muesca o mortaja.

— AXE (Carp.) instrumento para acabar el interior de las muescas.

— BOLT (Carp.) diente de lobo.

— CHISEL (Cerr.) cincel para vaciar muescas (Tec.) pico de pato || escoplo.

— DEAD LOCK (Cerr.) cerradura para llave de pezón que abren por los dos lados.

— GAUGE (Carp.) gramil para escopleaduras || guillame de hacer muescas.

— TWIBILL (Carp.) azuela.

— WEDGE (Carp.) cuña.

MORTISING, v. CUT (Carp.) (MORTISE-JOINT,) ensambladura de caja y espiga (Eb.) cola, espiga || (STEP-GROOVE,) entalladura donde encajan los escalones en los largueros.

— CHISEL, bedano, escoplo.

— MACHINE, máquina entalladora.

MOS, n. Sing. OF MORES, v. MORES.

MOSAIC, mosaico.

— GOLD, oro musivo.

— INHERITANCE (Biol.) herencia en mosaico o naudiniana.

— PAVEMENT, TESSELATED PAVEMENT, pavimento de mosaico.

— WORK, obra de mosaico (Tec.) (— — IN ENAMELS,) esmalte cuya materia vítrea está dividida por paredes ligeras.

MOSQUITO BARS or **NET,** mosquitero.

MOSS (Bot.) moho (Miner.) especie de ágata.

— AGATE (Miner.) ágata espumosa o musgosa.

— SCRAPER (Hort.) desmusgador, instrumento para quitar el musgo de las plantas.

SPANISH — (Com.) barba española || lana de Oaxaca.

MOTH, polilla.

— EATEN, apolillado.

— PLANE (Aeron.) polilla, avión insecto.

— WORM, (Tej.) polilla, taraza (Agric.) polilla || tiña || gorgojo.

Mother' DAY, Día de las Madres.

MOTHER (Tec.) madre, matriz, modelo (líquidos:) madre (Quím.) zurrapas, paso de un líquido || v. SEDIMENT (BEER, WINE, etc.,) flor, s. ACETIC FUNGUS (Min.) declive principal (Tec.) (— WATERS,) aguas madres || salmuera en las salinas || (— OF PEARL,) madreperla, nácar || (FINEST — OF PEARL,) nácar precedente de la concha "turbo" (Mil., Aeron., Mar.) (— SHIP, — AIR PLANE, etc.) madre, base.

MOTHERED (Mec., Aeron.) amamantado, alimentado.

MOTION (Tec., Mec.) movimiento.

MOTION BARS, GUIDES (Mv.) biela del paralelogramo.

— BY UNIVERSAL COUPLING (Mec.) movimiento a la Cardan.

— LEVER, HORIZONTAL, balanza de aserradora mecánica.

— LINK, biela de doble brida.

— PICTURE, vista cinematográfica. v. FILM.

— PLATE, soporte de la corredera.

— or WAY SHAFT (Mec.) árbol del paralelogramo.

— SIDE-ROD (Mv.) guía del paralelogramo.

SOUND — PICTURE, cinematografía sonora.

TALKING — PICTURE, cinematografía hablada o parlante.

MOTIVATION, motivación.

MOTIVE, motor || motivo.

— DRUM (Mec.) tambor motor.

— POWER (Mv.) trabajo motor (Tec.) (— FORCES,) fuerza motriz.

MOTOCYCLE, motocicleta.

MOTOGRAPH, motógrafo. v. MOVING PICTURE || coronofotografía.

MOTOGRAPHY, motografía, v. ELECTRO —, y CHRONOPHOTOGRAPHY.

MOTOPHONE (Fís.) motófono.

MOTOR, motor, aparato motor || v. — CAR.

— BOAT, bote automóvil.

— BUS (Autom.) autobús.

— CAR, automóvil.

— CURRENT (Elect.) corriente de motor.

— CYCLE, motocicleta.

— — DYNAMO, dínamo de motocicleta.

— DROME, autódromo, pista para automóviles.

— LIFE BOAT (Mar.) bote salvavidas automóvil.

— MAN, motorista, conductor de automóvil, "chauffer".

— SPIRIT, combustible para motores, especialmente gasolina o petróleo.

— SWITCHBOARD (Elect.) cuadro de distribución para motores.

— WITH COMMUTATING POLES (Elect.) motor con polos de conmutación.

— TRUCK, v. MOTORTRUCK.

MOTORIZATION, motorización.

TO MOTORIZE (Tec.) motorizar.

MOTORLESS AIRPLANE, aeroplano sin motor.

MOTORTRUCK, motor-truck (Autom.) truck, truck automóvil.

MOTTLED, jaspeado, veteado, v. MARBLED.

— GREY, DAPPLED GREY, (HORSE:) caballo tordo rodado.

— IRON (Fund.) hierro listado.

MOUILLE-BOUCHE (PEAR) (Hort.) especie de pera de agua.

MOULD, plantilla, molde || horma || matriz (Herr.) v. BOSS. (F. de agujas:) molde canutillos, molde de hacer cabezas a los alfileres (Carp.) v. GAUGE ‖ plantilla, gálibo (Mar.) gálibo (Meta.) molde ‖ vasija cónica de hierro o fundición en la que se vierten los metales en fusión (F. Az.) horma (Pap.) horma, forma (Tip.) molde de letra (F. de jabón:) modelo de fábrica (Alf.) tapa-tiestos (STEEL,) rielera (Agric.) hoya para soterrar los sarmientos de la vid (orfebrería:) soldador, molde para el batido de metales preciosos ‖ crisol de hueso (Min.) molde ‖ (— FOR COAL CAKES,) molde para hulla (Tec.) molde de solador ‖ moldes, la mayor parte de las veces en forma de canelón, para hacer gelatina, queso, etc., ‖ canuto o tubo empleado en culinaria ‖ (SOIL, HUMUS,) mantillo empleado en agricultura ‖ molde de vidriero ‖ tierra vegetal ‖ tripa que usan los batidores de oro y los pergamineros ‖ mandril para el embutido en el torno (Arm.) instrumento con el que se entreabren y trabajan las piezas de espada o de vaina.

TO —, moldear, modelar ‖ poner en el molde (Carp., Mar.) galibar (Vit.) acollar las cepas al binarlas, clarear sus intermedios.

— — ANEW, remodelar.

— — FROM A CASTING, vaciar, sacar un molde de una figura amoldada.

— — IN (Fund.) enterrar, hacer el enterraje.

— — UP (Agric.) recalzar, aporcar, acollar.

— BOARD (Agric.) vertedera (Tec.) plancha de cartón ‖ placa.

— CASK (Hort.) tonel que contiene tierra cernida.

— FRAME (Fund.) (CASTING-BOX), marco de moldear.

— HOOP (Fund.) aro de molde.

— VAT (F. Az.) (CLAY-TROUGH,) balsa de las hormas para desleir la tierra grasa.

— WIRE (Pap.) alambre de latón para proteger el borde de una forma o molde de papel.

MOULDED, moldeado, hecho a molde (Tec.) (— FIGURES,) vaciados, moldes sacados sobre un objeto sacado en yeso.

MOULDER, moldeador, amoldador (Fund.) vaciador (Tec.) amoldador, obrero que amolda (Cer.) plasmador.

MOULDINESS, enmohecimiento, moho.

MOULDING, moldura ‖ moldeo ‖ moldura, parte saliente que sirve de adorno a una obra de ebanistería, arquitectura, etc., (fundición,) vaciado.

MOULDY, mohoso.

MOULINET, v. WINCH (Mec.) molinete.

TO MOULT, mudar, cambiar la pluma.

MOULTING TIME (Seric.) ansia de comer de los gusanos de seda.

MOUND, v. EMBANKMENT ‖ alzamiento para plantar setos (salinas:) montón de sal en forma de cono (carbonerías:) montón de leña carbonizada al aire libre.

TO MOUNT, subir, ascender (Tec.) montar un útil ‖ montar una máquina, un dínamo, etc. ‖ montar o engarzar una piedra preciosa (F. de juguetes:) encornar, guarnecer con puntas de cuerno ‖ (FLOWERS:) formar o hacer un ramillete ‖ (MAPS:) montar o aplicar sobre lienzo.

— — A BATTERY (Elect.) montar una batería.

MOUNTAIN, montaña.

— ASH, v. QUICK-TREE, QUICK-BEAM.

— BAROMETER (Fís.) barómetro aneroide.

— BLUE, Sander's BLUE (Miner.) cenizas cuprosas azuladas, ocre azulado, malaquita azul.

— or ROCK CORK, corcho fósil.

— GREEN, Sander's GREEN, verde de montaña, verde de Hungría.

— LEATHER, v. ASBESTUS.

— STONE, ROCK-BUTTER (Miner.) manteca de montaña.

MOUNTING, s. ERECTION (Tec., Elect., Torn.) montaje ‖ adorno o herraje de puerta (Seric.) ascensión de los gusanos de seda por las ramillas para fabricar el capullo (Cerr.) rastrillo, guarda de llaves y cerraduras (Tec.) montaje ‖ montura ‖ montadura.

— CORNERS (Pap. Fot.) esquinas.

MOUSE-GREY, gris plateado, color chinchilla.

— MILL (Elect.) molino eléctrico.

MOUSSELINE (Tej.) muselina.

MOUTH, boca, embocadura, orificio, entrada, salida (Vid.) boca pequeña de los hornos de vidrio (Meta.) boca superior de un alto horno por la que se introduce el carbón y el mineral ‖ parte superior de un horno de fundición (F. de ladrillos:) boca del horno de ladrillos (Tec.) embocadura de tubo ‖ BELL OF A FUNNEL, pabellón ‖ abertura del horno de alfarero (Fund.) punta de la tobera, la parte que entra en el hogar (Arm.) boca de arma de fuego (Torn.) (VICES:) v. CHOP (Mús.) boquilla, embocadura de instrumento de vieto (F. de pipas:) boquilla de pipa ‖ embocadura de cuerno (Geo.) desembocadura de un río (TOOLS:) boca de herramienta o instrumento, abertura de las quijadas, etc.

MOVABLE, movible, móvil, libre, v. opuesto STATIONARY (Com.) (—S,) bienes muebles.

TO MOVE (Fís.) mover, hacer mover, poner en movimiento, transmitir el movimiento.

MOVEMENT, movimiento (Rel.) máquina de un reloj || cuadratura (Mil.) evolución, maniobra, movimiento (Torn.) roseta.

MOVER, móvil, fuerza motriz (Mec.) (MOTIVE or MOVING POWER,) fuerza motriz, principio motor (Rel.) PRIME —, resorte motor.

MOVIE (Cinema.) v. MOVING PICTURE, vista, cinta, film (THE —S,) el cine.

MOVIETONE (Fotof.) movietone, (sistema a intensidad.)

MOVING, en movimiento || moviéndose || movimiento motor.

— PICTURE, v. FILM (Cinema.) vista, cinta, film.

— SANDS, arenas movedizas.

— WATER, agua motriz.

MOW (Agric.) troje, granero.

— TO — (Agric.) segar, guadañar.

— — BURN (Agric.) quemar en pila.

MOWER (Agric.) segador || segadora, máquina para segar.

MOWING (Agric.) siega (CROP,) siega, segazón y su producto.

— CRADLE (Agric.) apero para recoger los tallos a medida que se van cortando.

— MACHINE (Agric.) segadora.

— TIME (Agric.) época de la siega.

MOZETTA (O. Ec.) muceta.

MUCILAGE, mucílago.

MUCK (Agric.) parte líquida del estiércol usada como abono (Min.) v. DRUSS || hulla menuda.

— BAR (Meta.) hierro de primera laminación.

— FORK (Agric.) horquilla para el estiércol.

— RAKE (Agric.) rastrillo para el estiércol.

MUD, lodo, fango (Art.) sedimento de la batería (Elect.) residuo de una pila.

— HOLE, v. MAN-HOLE.

— LIGHTER, v. DRAG-BOAT.

— PROTECTOR (Carr., Vm.) botafango, guardafango.

— WORK, — WALLING, tapia, tapaido, bardal, (trabajo hecho con adobe compuesto de barro y paja menuda.)

MUDDING (Agric.) cieno, depósito de lodo dejado en un terreno por las aguas.

MUFF (Vid.) cilindro para soplar el vidrio.

MUFFIN (Coc.) buñuelo || mollete.

MUFFLE (Tec.) (ESSAY-PORRINGER,) vaso para escorificar || mufla, hornillo de copela (Alf.) arco de esmaltador (Carn.) hocico (Autom.) escape, mofle.

— TO —, asordar, velar un tambor, una campana, etc. (Mar.) (— THE OARS,) asordar o aforrar los remos.

— COLOURS (Cer.) colores tiernos.

— FURNACE (Quím.) horno de copela (Cer.) horno de esmaltador.

MULBERRY (Bot.) mora, fruto del moral.

MULE-DOUBLER (Tej.) retorcedor de la muljenny.

— JENNY (Tej.) mulljenny || (SELFACTING —,) mulljenny automática.

MULL (Tint.) rubia, granza.

— MADDER, corteza de rubia.

MULLER (Pint., Lit.) moleta (Pan.) amasadera, artesa para hacer la pasta (Tec.) estufilla, escalfador (Min.) (GRINDING STONE OF AN "ARRASTRE":) (México:) mano, voladora.

—'S GLASS (Miner.) hialita.

MULLET (Quím.) moleta (Pesc.) mujil.

MULLION (Eb.) crucero de ventana.

MULTI-FLUE, multitubular.

MULTIGRAPH, multígrafo.

MULTIMOTORED (Mec., Aeron.) multimotor.

MULTIPHASE, POLYPHASE (Elect.) polifásico.

— CURRENTS (Elect.) corrientes polifásicas.

— MOTOR, motor polifásico.

MULTIPLANE (Aeron.) multiplano, poliplano.

MULTIPLE CONTACT COHERER, cohesor de varios contactos.

— CONTACT MICROPHONE, micrófono de varios contactos.

— DRILL, taladro múltiple.

— DUPLEX SYSTEM, SYNTONIC TELEGRAPHY (Tel.) telegrafía múltiplex de diapasón.

— JACK (Tel.) jack o palanca múltiple.

— PLANE GLIDER (Aeron.) poliplanador, planador de superficies múltiples.

— RADIOTELEGRAPHY (Tel., In.) Radiotelegrafía múltiple.

— RECEIVING WIRE (Tel. In.) antena de recepción múltiple.

— SWITCHBOARD, cuadro indicador múltiple || cuadro de distribución múltiple.

— TRANSFORMER (Elect.) transformador en serie y en paralelo.

MULTIPLEX (Tel.) múltiplex (Elect.) múltiplex, múltiple, (Radio.) múltiplex.

MULTIPLICATION TABLE, tabla de multiplicar o de Pitágoras.

MULTIPLIER (Fís.) multiplicador, especie de galvanómetro (Arit.) multiplicador.

MULTIPLYING GEAR (Mec.) engranaje multiplicador.

— GLASS, vidrio de facetas.

MULTIPOLAR (Elect.) multipolar.

— ARMATURE (Elect.) inducido multipolar.

— DYNAMO (Elect.) dínamo multipolar.

— FIELD-SYSTEM (Elect.) sistema de campo multipolar.

— WINDING (Elect.) arrollamiento multipolar.

MULTI-STAGE TURBINE, turbina múltiple.

MULTITUBULAR BOILER, caldera multitubular.

MULTIVERS (Filos.) multiverso.

MULTURE (Mol.) molienda || maquila.

MUMIA (Hort.) pisasfalto del Cáucaso.

MUMMY (Hort.) cera negra empleada en el injerto.

MUNDIC (Min.) pirita de hierro, sulfuro de hierro.

MUNITION, munición (—S, — OF WAR,) pertrechos de guerra.

MUNJEET (Rubia CARDIFOLIA) (Tint.) rubia de las Indias.

MUNNION (Carp.) montante.

Muntz's YELLOW METAL, metal de Muntz.

MURAL (Arq., Pint.) mural.

MUREXIDE (Quím.) ácido purpúrico.

MURIATE (Quím.) muriato, clorhidrato.

MURIATIC ACID, CLORHYDRIC ACID, SPIRIT OF SALT (Quím.) ácido muriático.

MURK (Agric.) orujo, cáscara.

TO MURMUR, TO SIMMER (Coc.) hervir, agitarse.

Muscovy GLASS, mica lamelar, talco de Moscovia.

— SUGAR, moscabado o mascabado, azúcar bruto.

MUSCULINE, musculina.

MUSH (Radio.) parásitos, atmósfera, ruidos.

MUSHROOM (Bot.) hongo, seta.

— BED (Hort.) lugar donde se cultivan las setas en capas, (casi siempre es subterráneo).

MUSIC, música (Rel.) aparato de música que llevan algunos relojes.

— COPYIST (Mús.) copiador de notas de música.

— DESK, atril para música.

— HALL, café cantante, café concierto.

— PAPER, papel de música.

— PEN (Tec.) gancho de grabador de música || pauta, instrumento para rayar los papeles de música.

— STAND, estante para papeles de música.

— STOOL, banquillo de piano.

— WIRE, hilo.

MUSICAL COMEDY, comedia musical.

MUSK, almizcle.

— APPLE (Hort.) camuesa.

— GRAPE, uva moscatel.

— PEAR (Hort.) mosqueruela.

— RAT, almizclera.

MUSKITO NET, v. MOSQUITO.

MUSLIN (Tej.) muselina.

MUSLIN BINDING (Enc.) pasta de tela o muselina.

— POLISHING MACHINE, rueda de muselina para pulir.

MUSROLE, NOSE-PIECE (Tal.) muserola.

MUST, mosto || enmohecimiento.

— WITH MOROCCO LEATHER LAID IN (Agric.) mosto de uva en el que se moja el tafilete.

— GAUGE, enómetro, instrumento para determinar el mosto.

— VESSEL (Agric.) cubo en el que cae el vino de la prensa.

MUSTARD, mostaza.

MUSTARD GAS, YPERITE, YELLOW CROSS LIQUID, DICHLORETHYL SULPHIDE (Quím. y Mil.) dicloroetilsulfuro, sulfuro de etilo diclorado; hiperita, gas mostaza, cruz amarilla.

MUTAROTATION (Fís. y Quím.) mutarotación.

MUTE (Rel.) v. DAMPER (Mús.) sordina (Min.) estéril, sordo (Teat.) figuranta que no toma parte en los bailes.

MUTTON-CHOPS (Carn.) chuletas, costillas de carnero.

MUTUAL, mutuo.

— CONDUCTANCE, conductancia mutua.

— EXCITATION (Elect.) excitación mutua.

— INDUCTION (Elect.) inducción mutua.

— MAGNETIC-POTENTIAL (Elect.) potencial magnético mutuo.

— SELF-REPULSION (Elect.) autorrepulsión mutua.

MUTULE (Arq.) mutula, adorno del entablamento dórico || (—S,) v. CANTALIVERS.

MUZZLE (Arm.) boca (Arq.) mascarón, carátula (Tal.) bozal.

— SIGHT (Arm.) mira.

MYELINATED, MEDULLATED (Fisiol.) medulado.

MYELOID, mieloide.

MYOPY, MYOPIA, (Pat.) miopía.

MYRIAGRAM, miriagramo.

MYRIALITER, mirialitro.

MYRIAMETER, miriámetro.

MYRICINE (Quím.) miricina.

MYRTLE (Bot.) mirica, nombre científico del arrayán.

— WAX, cera de mirica o arrayán.

MYSTERY SHIP (Mar.) buque misterio.

MYTHILOID (Paleont.) mitiloide.

MYXOEDEMA (Med.) mixedema.

N, NORTH, Norte, N (Mat.) (n,) ene, n || (n root,) raíz n, raíz enésima.

— **B., NOTA BENE,** postdata.

— **CANDLE LAMP** (Eléct.) lámpara de n bujías.

— **E. NORTHEAST,** Nordeste, N. E.

— **BY E.** North BY East, Norte cuarta al Nordeste, N. ¼ N. E.

— **E. BY E.,** North East BY EAST, Nordeste ¼ al Este, N. E. ¼ E.

— **—. N.** Northeast BY North, NORDESTE CUARTA AL NORTE, N. E. ¼ N.

— **N. E.,** North North West, Nornordeste, N. N. E.

— **—. W.,** North North West, Nornoroeste, N. N. O.

— **W.,** North West, Noroeste, N. O.

— **W. BY N.,** North West BY North, Nordeste cuarta al Norte, N. O. ¼ N.

— **—. W.,** North West BY West, Noroeste cuarta a Oeste, N. O. ¼ O.

NACARAT (T. A.) nacarado.

NACELLE (Aeron.) barquilla.

NACRE, nácar.

NACREOUS, nacarado.

NADIR (Ast.) nadir.

— **OF SUNDIALS,** pie de estilo.

NAIL, clavo (Enc.) tachón.

TO —, clavar, v. **TO SPIKE.**

— **BLADE,** lima para las uñas.

— **BORES,** — **MOULD,** clavera.

— **BRUSH,** cepillo de uñas.

— **CLAW, CLAW,** desclavador, arrancaclavos, sacaclavos.

— **DRIVER,** botador || sacapuntas.

— **HAMMER,** martillo de carpintero.

— **HEAD** (Herr.) cabeza de clavo.

— **MANDREL** (Herr.) (HEAD-STAMPE,) estampa.

— **MOULD,** v. — **BORES.**

— **NIPPERS** (Cerr.) tenazón, tenaza p a r a arrancar clavos gruesos.

— **ORNAMENT** (Enc.) tachón.

NAIL PASSER, punzón.

— **POLISH,** esmalte para las uñas.

— **ROD** (Herr.) cuadradillo || varilla de hierro.

— **SCISSORS,** tijeras para las uñas.

— **SHANK,** espiga del clavo.

— **SHAPED,** claviforme.

— **SHEARS** (Herr.) tijerones, cortaclavos.

— **SMITH, NAILER,** el que fabrica clavos || fabricante de alfileres.

— **TOILET-CASE,** estuche para las uñas.

NAILER, v. **NAIL-SMITH.**

NAILERY, fábrica de clavos.

NAILING, clavadura || clavazón || claveteado.

NAKED (Agric.) v. **FALLOW.**

NANKIN, NANKEEN, Nankin, tela de algodón.

NAP (Tej.) vello, lanilla.

TO —, s. **TO BURL** || frisar una tela || despinzar, desmotar.

— **AGAIN,** retundir el paño.

— **EVENLY,** alisar e igualar el paño.

NAPERY, TABLE-LINEN, ropa de mesa.

NAPHTHA, nafta.

NAPHTHALIC ACID (Quím.) ácido naftálico.

NAPHTHALINE, NAPHTALENE, naftalina.

TO NAPHTHALISE, impregnar de nafta.

Napier's BONES or RODS, tabla de cuentas de Napier.

— **LOGARITH** (Mat.) logaritmo natural o naperiano.

NAPKIN, servilleta.

Napolean, (A CAKE,) Napoleón.

Napples YELLOW (Pint.) amarillo de Nápoles, s. **GIALLOLINO.**

NAPPINESS (paños:) vellosidad.

NAPPING (paños:) desmote.

NAPPY, velloso.

NAPRAPATHY (Med.) napropatía.

NARCISSISM (Psicoan.) narcisismo.

NARCISTIC, NARCISSISTIC (Psicoan.) narcisista.

NARGHILE, nargil.

NARROW, estrecho.

NARTHEX (Arq.) narthex o narter.

NASCENT (Quím.) naciente (Bl.) creciente.

NASON (Org.) uno de los registros del órgano, nasardo.

NATIONATIZATION, nacionaliza c i ó n || (A DOCTRINE OF COMMUNISM,) nacionalización.

NATIVE (Quím., Min.) nativo, virgen.

— FORESTS, selvas o bosques vírgenes.

NATRIUM (Quím.) sodio.

NATROLITE, s. MESOTYPE (Miner.) natrolita.

NATROMETER, salitrómetro.

NATRON, SESQUICARBONATE OF SODA (Miner.) natrón.

NATURAL, natural || v. RAW.

— COOLING (Eléct.: Mach.) enfriamiento natural.

— FREQUENCY (Elect.) frecuencia natural, número de vibraciones propias.

— GRAPHITE (Elect. Maquin.) grafito natural.

— LAW, JUS NATURALE, JUS GENTIUM, derecho natural, derecho de gentes.

— OR NAPIERIAN LOGARITHM, logaritmo natural o naperiano.

— MAGNET, imán natural.

— MAGNETISM, magnetismo natural.

— POWER, fuerza natural.

— VIBRATION (Eléct.) vibración propia.

NATURALIST, naturalista.

NATURE, naturaleza, complexión, constitución.

— PRINTING, impresión natural.

NATUROPATH, NATUROPATHIST (Med.) naturópata.

NATUROPATHY (Med.) naturopatía.

NAUTICAL CHART, carta marítima.

NAVAL ARCHITECTURE, arquitectura naval.

— TIMBERS (Mar.) varenga, pieza que forma la cuaderna de una quilla.

NAVE (Carr.) cubo de rueda (Mec.) cubo de rueda (Arq.) nave.

— BORER (Carr.) taladro de cubos.

— BOX (Carr.) buje.

— RING (Carr.) vilorta.

NAVEL (Vid.) ombligo || centro de una fuente de vidrio.

NAVIGABLE, navegable.

NAVIGATION, navegación.

TO NEAL, v. TO ANNEAL || estar en estado incandescente (Vid.) recocer.

NEALING-BOX (orfebrería:) caja de recocer las hojas de oro.

NEAR EAST (Geo.) Cercano Este.

NEAR (ALMOST, ALMOST BEING,) casi, cuasi || cerca,. cercano.

NEAR-SEAL, v. FRENCH SEAL.

NEAR-SIDE, LEFT-SIDE (Equit.) costado izquierdo del caballo, lado de montar.

NEAT (oro, plata:) verdadero (vino:) natural (Tip.) limpio, claro.

—'S FOOT OIL, aceite de pie de vaca.

—'S HIDE or LEATHER, cuero de ganado vacuno (Zap.) tórdiga.

NEB (Hil.) portahilo.

NEBULOSITY (Pap.) mancha en la pasta del papel.

NECK, garganta (Vid.) cuello, gollete (Arp.) collarino || caveto (Fund.) espigón (Orfeb.) tapa de un estuche || estrechez (hablando de la circunferencia de una pieza de plata) (Carn.) carne de pescuezo (Alb.) gollete (Carr.) garganta del cubo de una rueda (Mec.) garganta de una polea (Mús.) (— FOR THE PEGS,) clavijero.

— CLOTH (Tal.) especie de malla para proteger la cabeza y el cuello de un caballo (Com.) corbata.

— GROOVE (Elect.) garganta de la cabeza de un aislador.

— OF THE INSULATOR (Elect.) garganta del aislador de campana.

— LACE, collar, gargantilla.

— MOULD (Arq.) collarino.

— QUILT, almohadilla.

— STRAP (Tal.) collera.

— TWINES (Tej.) arcadas.

— WEAR, corbatas y cuellos.

— WOOL, lana del cuello.

NECKING (Mv.) collar de la caja de estopas.

NECROBACILOSIS, necrobacilosis.

NECROBIOSIS, necrobiosis.

NECROSIS, necrosis.

NECTARINE, CLINGSTONE (Bot.) melocotón.

NECTRIA (Bot.) nectria.

NEEDLE (Arq.) aguja, obelisco (Mar.) aguja de la brújula (Fís.) aguja || aguja de un compás (Cost.) aguja de coser (Tej.) útil para pasar los hilos de la cadena (Tec.) cristal acicular.

— CASE, agujetero (Sast.) estuche de agujas para coser.

— DRILL, taladro de agujas.

— EFFECT (Eléct.) acción de las puntas.

— ELECTROSCOPE, electroscopio de agujas.

— FOR ELECTROLYSIS, aguja electrolífica.

— FACTORY or MILL, fábrica de agujas.

— FILE, lima de aguja.

— FRAME (Bord.) bastidor, tambor.

— FULL (Hil.) hebra de hilo.

— HEAD, cabeza de aguja.

— HOLDER, portaagujas.

— INSTRUMENT (Tel.) telégrafo de aguja.

— MAKER, fabricante de agujas.

— MILL, v. — FACTORY.

— ORE (Miner.) aciculita.

— PINCERS, portaagujas.

NEEDLE SHAPED, acicular, v. ACEROUS.
— STAMPER, acanador.
— STEEL WIRE, hilo de acero para agujas.
— TELEGRAPH, telégrafo de aguja.
— THREADER, ensarta agujas.
— TIN, estaño de agujas.
— WIRE, alambre para agujas.
— WOMAN, costurera.
— (MAKING BACK-STITCHES,) costurera de pespuntes.
— WORK, trabajo de aguja, trabajo hecho con aguja.
NEEDLER, PINNER, fabricante de agujas.
NEGATIVE (Elect.) negativo (Fís.) negativo, (Tec., Quím., Med.) negativo (Fot.) v. — PICTURE.
— BOOSTING TRANSFORMER (Eléct.) transformador colector.
— BRUSH (Elect.) escobilla negativa.
— CARBON (Elect.) carbón negativo.
— CHARGE (Elect.) carga negativa.
— CURRENT (Elect.) corriente negativa.
— ELECTRIFICATION (Elect.) electrización negativa.
— ELECTRODE or CATODE, (Elect., Fís.) electrodo negativo, catodo.
— END PLATE (Elect.: baterías,) placa extrema negativa.
— OSCILLATION, oscilación negativa.
— PICTURE or PHOTOGRAPH (Fot.) negativa.
— PLATE, placa negativa.
— POLE (Fís.) polo negativo.
— VOLTAGE (Eléct.) tensión negativa.
NEGATIVISM (Psicopat.) negativismo, (activo o pasivo.)
NEO —, (en Comp.) NEO.
NEOARSPHENAMIN, —E, (Farm.) neosalvarsán.
NEODYMIUM (Quím.) neodimio.
NEOIMPRESSIONISM (Pintura) neoimpresionismo.
NEOIMPRESSIONIST (Pint.) neoimpresionista.
NEON, neón
— TUBE, tubo neón.
NEORAMA (Opt.) neorama.
NEOSALVARSAN (T. M.) (Quím.) neosalvarsán.
NEPERS, nepers.
NEPHELINE (Miner.) nefelina.
NEPHELODOMETER (Fís.) nefelodómetro.
NEPHELOMETER, nefelómetro.
NEPHELOMETRY (Fís.) nefelometría.
NEPHELOROMETER (Fís.) nefelorómetro.
NEPHOLOGY (Meteor.) nefología.
NEPHOSCOPE (Meteor.) nefoscopio.
NEPHRITE, HIP-STONE (Miner.) nefrita.
NEPHRITIS (Med.) nefritis.

Nernst EFFECT (After W —.) (Elect.) efecto Nernst.
NEROLI (Com.) esencia de azahares.
NERVE (Arq.) v. RIB, costilla, nervatura (Medicina) nervio (Tec.) nervio, nervatura.
— CURRENT, corriente nerviosa.
NEST, nido (Vid.) cojín (Com.) juego de cajones, jaulas, etc.
NET (Com.) neto, líquido (Bord.) malla, tul (Pesc.) red; (Lawn-tennis,) red (Aeron.) red (para sostener el peso de la canastilla) || red, cordaje para detener el globo al imflarse.
— BAG (Pesc.) manga.
— KNITTER (Pesc.) tejedor de redes.
— LACE (Tej.) encaje de malla.
— MASONRY (Alb.) cantería reticulada.
— POLE (Pesc.) percha.
— POLES (Pesc.) hilera de estacas para formar con redes una cerca de pesquería.
— PRODUCE, producto neto.
— PROFIT (Com.) beneficio neto.
— ROPE (Pesc.) nudo || cabria, trucha.
— SELLING PRICE (Com.) precio neto de venta.
— TWINE (Pesc.) calzadera.
— WEIGHT (Com. Mec.) peso neto.
— WORK, malla, red (Arq.) reticulado (Elect.) red.
— — CONSTANT (Elect.) constante de la red.
— — OF MAINS (Elect.) red de conductores.
NEURITIS (Pat.) neuritis.
NEUROFIBRIL (Biol.) neurofibrilla.
NEUROGRAM, neurograma.
NEUROSIS, neurosis.
NEUROPSYCHOSIS, v. PSYCHONEUROSIS.
NEUTRAL (Quím.) neutro (Fís.) neutro.
—, (Mil.) neutral, (zona, Poder, etc.)
— AXIS (Mec.) eje neutro.
— BATH (Quím.) baño neutro.
— POINT (Mec., Elect.) punto neutro.
— SALTS (Quím.) sales neutras.
— TINTS (Pint.) tintes neutros.
— WIRE (Elect.) conductor central neutro.
— ZONE (Elect., Fís.) zona neutral.
NEUTRALIZATION (Quím.) neutralización.
TO NEUTRALIZE (Radio.) neutralizar (Quím.) neutralizar.
TO NEUTRALIZE AN ACID (Quím.) s. TO ABSORB AN ACID, neutralizar un ácido.
NEUTRALIZER (Quím.) cuerpo que neutraliza, neutralizador.
NEUTRALIZING-BRUSH (Elect.) escobilla de neutralización.
NEUTRODYNE (T. M.) (Radio.) neutrodino.
NEUTRON, neutrón.
— THEORY, teoría de los neutrones.

NEW (Com.) nuevo.

TO — BOTTOM, empajar, empajar de nuevo.

— — COIN (Ac.) convertir || reacuñar.

— — COVER A ROOF, retechar.

— — FRONT or VAMP (Zap.) remontar.

— — PACK, reembalar || cambiar de embalaje.

— — PAINT, repintar.

— — A POND, vaciar un estanque.

— FASHION (Mod.) última moda.

— LAND (Agric.) noval.

—S PRINT, v. PRINT. (Pap.)

NEWEL (Carp.) alma de escalera de caracol.

Newman's APPARATUS (Fís.) soplete de Newman.

NEWSPAPER, periódico (DAILY,) periódico, diario.

— MAN, periodista, repórter || periodista, director o dueño de un periódico.

NEWSPRINT, NEWS-PRINT, v. PRINT. (Pap.)

NIB OF DRAWING PENS, punta del tiralíneas.

Nicaragua WOOD (Tint.) palo de Campeche. puerta de galería, boca.

— VAULTING (Arq.) bóveda en hemiciclo.

NICHROME (T. M.) nicromio.

NICK, estrechamiento (Tip.) crán, ranura de la letra destinada a indicar al cajista cuál

NICH (Arq.) habitación || nicho || ábside (Min.) es la correcta posición en que debe colocarla (Tec.) muesca, corte, v. CUT.

NICKEL, níquel.

TO — PLATE, niquelar.

— BATH (Meta.) baño niquelado.

— BRONZE (Meta.) bronce al níquel, v. CUPRO-NICKEL.

— ELECTRODE (Quím.) electrodo de níquel.

— FOIL, papel níquel.

— GREEN, verde de níquel.

— OXIDE, óxido de níquel.

— PLATING, niquelado.

— OF ZINC, niquelado del cinc.

— SULPHATE (Quím.) sulfato de níquel.

— STIBINE, sulfuro de antimonio y níquel.

NICKELIC, niquelado, niquelífero.

NICKELIN SHEET, plancha de niquelina.

— WIRE, alambre de niquelina.

TO NICKELIZE, niquelar.

NICKER, punta central de la mecha.

NICKING-BUDDLE, v. Meta.) RACK.

Nicol's PRISM, prisma de Nicol.

NICOTINE (Quím.) nicotina.

NIELLO (esmalte:) niel.

— ENAMEL, esmaltadura nielada.

NIETZCHEISM (Filos.) nietzchismo.

Nigaraca-WOOD (Carpintería) madera de Santa Marta o Nigaraca.

NIGHT-BELL, campanilla de noche.

— BOLT, pestillo interior.

NIGHT GUARD or WATCH, guardia nocturna || vigilante nocturno || velador.

— HORN (Org.) corno lúgubre.

— LETTER or LETTERGRAM (Tel.) v. LETTERGRAM, carta nocturna.

— LIGHT or LAMP, lámpara de noche, mariposa.

— SIGNAL, señal nocturna.

— SOIL, v. SEWAGE.

— TABLE, velador, mesa de noche.

— TELEGRAPH (Tel.) telégrafo nocturno.

— TELESCOPE or GLASS, anteojo nocturno.

— TELL-TALE, contador nocturno.

— WORK, limpieza de letrinas.

—'S WORK, trabajo nocturno.

NIGHTINGALE-STOP (Org.) ruiseñor.

NIGROSINE (Quím.) nigrosina.

NIKALGIN (T. M.) nicalgina.

NILL (Herr. Fund.) chispa de bronce fundido.

NINE-ANGLED de nueve ángulos, eneágono.

— FOLD, nónuplo.

— HOLES (Tej.) plancha de botones.

NINON, (SILK VOILE,) ninón.

NIOBIC ACID (Quím.) ácido nióbico.

NIOBIUM (Quím.) niobio.

NIP (Min.) (SQUEEZE,) estrechamiento (Tec.) recorte || arruga.

TO — (Fund.) cortar las rebabas (Hort.) desyemar.

— — OFF (Ten.) desbarbar.

NIPPERS, pinzas, alicates, tenazas (Vid.) brujidor (Mar.) mojel (M. c.) (NIPPER:) portaaguja.

— PLYERS, pinzas de tenallas.

NIPPING-FORK (Min.) llave de retención o de retén.

— MACHINE, LISTER, máquina de despinzar.

NIPPLE (Arm.) chimenea (Gan.) pezón.

— GLASS, BREAST-GLASS, bombita para el pecho.

NIRIL, corte desigual de una herramienta.

NITON, Nt. or Nt (Quím.) radón.

NITRANILINE (Quím.) nitranilina.

NITRATE (Quím.) nitrato (SODA:) nitro (Perú, Chile:) caliche || nitro, salitre.

NITRAGIN (Perhaps NITROGEN AGRICULTURE,) (T. n.) (Agric.) nitragina.

NITRATO —, (Quím.) v. NITRATE.

NITRATO —, (Quím.) v. NITRATE. (A COMBINING FORM OF THE NITRATE GROUP, SPEC. IN THE AMMINO COMPOUNDS.)

NITRE, NITRATE OF POTASH, nitro, salitre, nitrato de potasa.

— BED, nitral.

— BEDS, ARTIFICIAL, (Agric.) nitral de aprisco.

— WORKS, salitrería.

NITRIC (Quím.) nítrico.
— ACID (Quím.) ácido nítrico o azótico.
— BASE (Quím.) radical nítrico.
— OXIDE (Quím.) ácido hiponitroso o hipoazotado.
NITRIDE PROCESS, procedimiento de nitrificación, v. NITROGEN FIXATION.
NITRIFICATION, nitrificación || formación de salitre en las salitrerías artificiales.
TO NITRIFY, nitrificar || formar o convertir en salitre.
NITRILE (Quím.) nitrilo. v. METHYLCYANIDE.
NITRITIC (Quím.) nitrito.
NITRITO, NITRITE, nitritos.
NITROBENZENE (Quím.) nitrobenzol, nitrobenceno.
NITROBENZIDE (Quím.) nitrobencina.
NITROBENZOIC ACID (Quím.) ácido nitrobenzóico.
NITROCARBON (Quím.) azocarburo.
NITROCELLULOSE (Quím.) nitrocelulosa, éster nítrico de la celulosa.
NITROCOTTON, v. GUN-COTTON.
NITROGELATIN (Quím.) dinamita-goma.
NITROGEN, NITRIC GAS (Quím.) ázoe, nitrógeno.
— DIOXIDE (Quím.) ácido hiponítrico.
— FIXATION (Quím., Agric.) fijación del nitrógeno o ázoe atmosférico.
TO NITROGENIZE (Quím.) azoar.
NITROGENOUS, azoado, nitrogenado.
NITROGLYCERINE, nitroglicerina.
NITROHYDROCARBON (Quím.) nitrohidrocarburo.
NITROHYDROCHLORIC ACID (Quím.) ácido nitromuriático.
NITROLIM, —E, v. CALCIUM CYANAMIDE.
NITROMETER, nitrómetro.
NITROMURIATE (Quím.) cloronitrato.
NITROMURIATIC ACID, AGUA REGIS, agua regia, ácido nitromuriático.
NITROPHENISIC or **TRINITROPHENIC ACID** (Quím.) ácido nitrofenísico.
NITROPICRATE (Quím.) nitropicrato.
NITROSACCHARIC ACID (Quím.) ácido nitrosacárico.
NITROSACCHARATE (Quím.) nitrosacarato.
NITRO-SALYSILIC ACID (Quím.) ácido nitrosalisílico.
NITROSULPHATE (Quím.) nitrosulfato.
NITROUS, NITRY (Quím.) nitroso, azoado.
— ACID, agua fuerte.
— OXIDE-GAS, LAUGHING-GAS, gas exhilarante.
NOBLE GASES (Quím.) gases nobles.
— METALS (Fís. y Quím.) metales nobles.

NOCK-EARING (Mar.) empuñadura de vela de cuchillo.
NO LOAD, marcha a vacío.
— — ADMITTANCE, admitencia en vacío.
— — CURRENT, corriente en vacío.
— — LOSSES, pérdidas en vacío.
— — EXCITATION, excitación a vacío.
— — METHOD (Elect.) método de marcha en vacío.
— — POWER (Elect.) efecto en vacío.
— — RELEASE (Elect.) escape en vacío.
— — RUNNING OF METER FONCTIONMENT (Elect.) marcha en vacío del contador.
— — SWITCH (BATTERIES) desconectador o disyuntor de mínima.
— — TEST (Elect.) prueba de vacío.
— — VOLTAGE, tensión en vacío.
— — VOLTAGE CIRCUIT BREAKER, interruptor de puesta a cero.
— MAN'S LAND (Mil.) la tierra de nadie.
NODAL, nudoso.
NODE (Ast.) nodo (Geom.) nodo.
NODULAR DEPOSIT (Elect.) depósito nudoso.
— IRON-ORE (Miner.) mineral de hierro ganglionado.
NODULE, s. BLEB (Geol.) s. KIDNEY, nódulo, riñón, papa, boleo (Vid.) burbuja, ampolla (Cer., Porc.) geoda en la porcelana.
NOG (Carp.) baldosa cuadrada de madera (Minerología) traviesa.
NOGGING (Alb.) relleno con ladrillos.
Noguchi CUTANEOUS or **LUETIN TEST (After H. —,)** (Med.) prueba de Noguchi.
NOIB-WOOD, BETHABARA (Bot.) bethabarra, madera de bethabarra.
NOILS (Cost.) blusa corta (T. S.) cardaduras || desechos de cardaduras.
NOISELESS, sin miedo, silencioso (Maq., Máq. de escribir, Mec.) silenciosa.
NOMENCLATURE (Tec.) nomenclatura.
NOMINAL (Tec.) nominal.
— CANDLE, bujía nominal.
— OUTPUT or POWER, efecto útil.
NOMOGRAM, v. NOMOGRAPH, nomograma.
NOMOGRAPH, nomograma.
NOMOGRAPHY, nomografía.
NON- (PREFIX, SENSE OF NOT,) no —.
NON-ACCEPTANCE (Com.) falta de aceptación.
— AGE (Der.) minoridad || falta de edad.
— ARCING METAL (Elect.) metal evita arcos.
— — PLUG FUSE (Elect.) tapón fusible con extinción de arco.
— BEVERAGE, no bebestible.
— COMBATANT (Mil.) no combatiente.
— CONDENSING ENGINE, máquina sin condensación.
— CONDUCTOR (Fís.) dieléctrico, no conduc-

tor || (— — OF HEAT,) no conductor del calor.

— COOPERATION (Polít.) desobediencia, no cooperación.

— DELIVERY (Com.: correos,) sin entregar (al destinatario).

— ELECTRIC BODY (Elect.) cuerpo ineléctrico.

— ESSENTIAL, accesorio.

— RESISTANCE (Elect.) resistencia exterior o accesoria.

— INDUCTIVE (Elect.) sin inducción, no inductivo.

— LINE (Elect.) línea no inductiva.

— INTOXICATING, no tóxico.

— MAGNETIC BODY (Fís.) cuerpo no magnético.

— NITROGENOUS (Esp. FOOD,) no azoado.

— PARTICIPANT, no partícipe.

NONPAREIL (Tip.) carácter de seis puntos.

NON-PAYEMENT, falta de pago || negación de pago.

— POLAR, sin polo.

— POLARISED (Fís.) no polarizado.

— RESIDENT (Der.) no residente || transeunte.

— RIGID (Aeron.) no rígido.

NON-STOP (FLIGHT, Etc.) sin parar, sin escalas, directo.

— TRANSFERABLE, no transperible, intransferible.

NONUNION SHOP (Com.) no unionado, no sindicalizado, libre || boycoteado por la unión || comercio donde no se permite trabajar a miembros de la unión.

NON-UNIONIST, (Com., Der.) no unionista.

NOOK, ángulo, esquina, v. CORNER.

NOOSE, extremo inferior de la cuerda de arco || nudo corredizo.

NORIA (Hid.) noria.

NORIUM (Quím.) norio.

NORM, RULE (Mec.) norma, régimen, regla.

NORMAL, normal.

— AXIS (Aeron.) eje normal o vertical.

— CURRENT (Elect.) intensidad normal de corriente.

— CURVE, (Fís. Elect.) curva normal.

— LOAD (Elect.) carga normal.

— OUPPUT or POWER (Tec.) capacidad normal.

— SCHOOL (Pedag.) escuela normal.

— VOLTAGE (Elect.) tensión normal.

NORTH, Norte, v. N.

— HALF OF THE NEEDLE (Tec.) mitad norte de la aguja.

— MAGNETIC, de magnetismo norte.

— MAGNETISM, magnetismo norte.

— POLE, Polo Norte.

— — OF A NEEDLE, polo norte de la aguja imantada.

NORTH SEEKING POLE, polo norte magnético.

Norway-FIR, pino de Noruega.

NOSE (Mar.) proa (Fund.) busa del fuelle || tobera (Aeron.) proa, nariz, cabeza.

— DIVE (Aeron.) clavado de proa o de cabeza o de nariz.

— HEAVY (Aeron.) pesado de proa o de cabeza.

— INSULATOR (Elect.) aislador de nariz.

— STIFFENER, v. BOW STIFFENER.

— STRAP (Tal.) muserola.

NOSINGS (Carp.) cabeza de escalón.

NOT-BURNING (Quím.) no comburente.

NOTARY (PUBLIC:) notario (público).

NOTATION (Quím.) símbolo.

NOTCH, entalladura, muesca, ranura, (Herr.) terraja v. GROOVE (Tip.) cran, ranura en la letra (Arb.) entalladura en el tronco del árbol que ha de cortarse.

TO — (Carp.) escoplear || ranurar (Ton.) s.

TO CROSS, jablear || ranurar las duelas (Mec.) endentar || ranurar || hacer muescas (Cuch.) mellar (Mol.) picar las muelas (Tec.) dentar una sierra.

NOTCHED-DISC (Fc.) rueda de mando.

— SPIKE (Fc.) escarpia lanceolada.

— STOCK-RAIL (Fc.) riel o carril de apoyo entallado.

— TAPPED ROD (Fc.) pestillo, corredera de enclavamiento.

NOTCHER (Ton.) jabladera || doladera || v. CROZER.

NOTCHING, ensambladura || entalladura.

— TOOLS, v. NOTCHER || útiles para hacer trabajos ondeados.

NOTE (Com.) nota, cuenta || vale, pagaré (Tip.) nota (Pap.) billete, esquela (Músic.) nota.

— OF EXCLAMATION, admiración, (signo).

— — INTERROGATION, interrogación, (signo).

NOTICE, noticia, aviso || notificación (Fc.) tabla de avisos.

NOTT-CATTLE (Gan.) ganado bovino sin cuernos.

NOVALE (Agric.) roza.

NOVELTY (Com.) novedad.

NOVICE, novicio, aprendiz.

NOVOCAIN, (T. M.) v. NOVOCAINE.

NOVOCAINE (Farm.) novocaína.

NOXIOUS, nocivo, perjudicial.

NOYAU, licor preparado con almendras de huesos de frutos.

NOZZLE (Fund.) tobera (Hid.) (— OF A MONITOR,) pitón, (Chile:) boquilla (Mec.) nariz, gollete, boca, v. NOSE.

N-QUADRAT (Tip.) cuadratín de un espacio.

NT, v. NITON.

NUCLEAR COMPLEX (Psicoan.) complejo nodular, (el de Edipo.)

NUCLEIN, nucleína.

NUCLEUS (Quím.) núcleo || núcleo, (la parte rodeada de electrones en un átomo.) (Biol.) núcleo, (Tec.) núcleo, (Min.) v. KERNEL, PRIMARY KERNEL.

NUGGET (Miner.) pepita, (México:) gallo (Colombia:) chicharrón (Venezuela:) cochano (Perú:) pap (Chile:) pepa || mineral en granos del grueso de una nuez.

NULL-METHOD (Geom.) método de cero.

— POINT, punto nodal.

NULLITY (Com., Jur.) nulidad.

NUMBER, número (Tip.) número, entrega (Mar.) número de matrícula (Hil.) s. HANK, madeja, cadejo.

— OF CYCLES, FREQUENCY (Elect.) frecuencia.

— DISC (Tel.) disco de números.

— PEG (Fc.) estaca numerada.

— STONE (Fc.) piedra numerada.

— SWITCH (Elect.) conmutador de los números.

— OF TURNS (Herr.) número de las espiras.

— OF A VOLUME (Tip.) signatura, indicación del tomo de que forma parte un pliego impreso.

ATOMIC —, número atómico.

NUMBERED, numerado || contado por piezas.

NUMBERING (Tip.) foliatura || signatura, v. NUMBER OF A VOLUME.

— NAIL, punzón para numerar.

NURLING or **MILLING TOOL** (Torn.) portamoleta.

NURSE (Agric.) rodrigón.

—, nodriza || enfermera, "nurse".

— BALLOON (Aeron.) avión-nodriza.

— POND (Pesc.) vivero.

NURSERY (Agric.) almáciga, pimpollar.

— MAN, horticultor.

NUSSTOPPE, v. Brazil-NUT.

NUT, tuerca, s. FEMALE-SCREW || hierro viejo (Arm.) nuez (Cerr.) nuez (Mol.) linterna (—S,) carbón grueso (Mús.) clavija, ceja (Carn.) tuétano (Bot.) nuez (Tec.) nuez || piñón || tuerca.

— CAP (Mv.) sombrero de tornillo.

— COAL, hulla menuda.

— DRIVER, botador.

— INSULATOR (Elect.) aislador de nuez.

— KEY, llave de tuercas.

— OIL (Pint.) aceite de nueces.

— SCREW, tornillo con tuerca.

— SHAPING MACHINE, POLYGON MACHINE, máquina de conformar tuercas.

— WOOD, WALNUT-TREE (Bot.) nogal común.

NUTRIA-SKIN, piel de nutria.

NUTRITIOUS, nutritivo.

NUXIA-WOOD, madera de Malabar.

NYE (Corr.) pollada.

O

ODOMETER, odómetro.
ODONTOGRAPHY, odontografía.
ODONTOLOGY, odontología.
ODORATOR, aparato para perfumar las habitaciones.
ODORIZER, pebetero.
ODOUR, olor, perfume, aroma.
OEdipus COMPLEX, (Psicoan.) complejo de Edipo.
OENANTHIC ACID (Quím.) ácido oenántico.
OENOMETER (Vin.) enómetro.
OERSTED, THE C.G.S. UNIT OF MAGNETIC RELUCTANCE, oersted.
OFF (Mar.) a la altura de.
— HAND OF A...

OHMIC RESISTANCE, resistencia óhmica.
OHMIT, óhmite.
OHMMETER, óhmmetro
OIGNONET, cebolleta, peia de verano.
OIL, aceite (Mec.) aceite, grasa
TO — or LUBRICATE, aceitar, engrasar, lubrificar (Ten.) embeber un cuero. (Tej.) untar con aceite los paños antes de tundirlos.
— AEROMETER, oleómetro.
— BATH, baño de aceite.
— BOX (My.) caja de aceite o sebo.
— BREAK SWITCH (Elect.) interruptor de aceite.

O. K. (de ALL CORRECT; Wilson; de OKEH,) (Com.) O. K., conforme.

TO O. K., visar, dar el visto bueno o la conformidad.

—. **P, OUT OF PRINT** (Tip.) agotado.

—. **S., OLD STYLE** (Tip.) estilo antiguo.

OAK (Bot.) roble (Carp.) madera de roble.

— **APPLE** (Bot.) agalla de roble.

— **BARK**, corteza de roble.

— **GROVE**, robledo, robledal.

OAKEN, de roble.

OAKLING (Bot.) chaparro, encina pequeña.

OAKUM, estopa.

OAKY, duro como el roble.

OAR, remo (Cerv.) revolvedor.

OAST, HOP —, horno para el lúpulo.

OAT (Bot.) avena.

— **BEER** (Cerv.) cerveza que se elabora con cebada fermentada.

— **CAKE**, torta de avena.

— **FIELD** or **CROUND**, avenal.

— **MEAL** or **GRITS**, harina de avena.

— — **GRUEL** (Farm.) avenate.

OBELISK, obelisco (Tip.) cruz.

OBJECT, objeto (Art.) blanco.

— **GLASS** (Opt.) objetivo.

— **HOLDER** (Mic.) porta-objetos.

— **TEACHING**, enseñanza objetiva.

OBJECTING READING, lectura objetiva.

OBLIQUE, oblicuo.

— **ANGLED, SCALENE-ANGLED**, oblicuángulo.

— **DIRECTION**, desviación.

— **TRACE** (Tej.) dibujo en zig-zag.

— **WINDING** (Elect.) arrollamiento oblicuo.

OBLIQUELY, v. ACROSS.

— **SLOTTED POLE** (Elect.) polo con ranuras oblicuas.

OBLITERATOR, cancelador.

OBLONG, oblongo.

OBLONGESS, forma oblonga.

OBSCURE-HEAT (Elect.) caloría no luminosa.

OBSCURITY, obscuridad.

OBSERVATORY, observatorio.

TO OBSERVE, observar.

OBSIDIAN (Miner.) obsidiana.

OBSTRUCTION, obstrucción, estorbo, véase CHOKING.

OBTURATOR (Quím.) obturador.

OBTUSE, obtuso.

— **ANGLED**, obtusángulo.

OBVERSE (Ac.) anverso (Tip.) vuelta.

OCCLUSION (Fís.) oclusión.

OCCULT (Fís.) oculto.

OCCUPATIONAL DISEASE (Med.) enfermedad profesional.

OCCUPIED-WIRE (Tel. y Telef.) línea ocupada.

TO OCCULT, ocultarse (TO ECLIPSE,) eclipsarse.

OCCURRENCE (Min.) yacimiento.

OCHRE, ocre.

— **BED**, capa que contiene ocre.

— **PIT** (Min.) yacimiento de ocre.

OCEAN, océano.

OCHREOUS, OCHRY, ocroso.

OCHROITE, CERITE (Miner.) cerlta, ocroíta.

OCTAGONAL (Geom.) octagonal.

OCTAGONS (Quím.) recipientes para la fabricación del clorato de potasio.

OCTAHEDRAL, octaédrico.

OCTAHEDRITE, ANATASE (Miner.) anatasis, óxido de titanio.

OCTAHEDRON (Geom.) octaedro.

OCTAVE-BASSOON (Org.) fagote, bajón.

— **FLUTE** (Org.) octavín.

OCTAVO (Tip.) en octavo.

OCTODECIMO (Tip.) en 18°.

OCTOPLEX TELEGRAPHY, telegrafía óctuplex.

OCTOPOINT (Arq.) estrella octorradiada.

OCTOPOLAR DYNAMO (Elect.) dínamo octopolar.

OCTOSTYLE (Arq.) octostilo.

ODD, singular || desigual, diferente || non || desapareado (Com.) pico.

— **COIL** (Elect.) carrete supernumerario.

—**S AND ENDS** (Com.) retazos, sobrantes.

— **JOBS** (Com.) pequeños servicios.

— **NUMBER**, número impar.

ODOMETER, odómetro.

ODONTHOGRAPHY, odontografía.

ODONTHOLOGY, odontología.

ODORATOR, aparato para perfumar las habitaciones.

ODORIZER, pebetero.

ODOUR, olor, perfume, aroma.

OEdipus COMPLEX, (Psicoan.) complejo de Edipo.

OENANTHIC ACID (Quím.) ácido oenántico.

OENOMETER (Vin.) enómetro.

OERSTED, THE C. G. S. UNIT OF MAGNETIC RELUCTANCE, oersted.

OFF (Mar.) a la altura de...

— HAND OF A HORSE, lado derecho del caballo.

— HORSE, caballo de fuera.

— —'S COLLAR, caballo uncido no montado colocado a la derecha de otro uncido y montado.

— POSITION (Elect.) posición de interrupción o reposo.

— SET, v. DIMINUTION, v. OFFSET (Min.) (SET —, APRON, PUMP:) (de madera:) brazo, taco; (de hierro:) pescante (Impr.) offset.

— SIDE, lado de fuera.

OFFAL, basuras, s. GARBAGE || sobras de una comida.

OFFICE, oficina, despacho (PANTRY,) repostería || taller (Teat.) (BOX —,) taquilla.

— GALVANOMETER, brújula reglamentaria.

OFFICER, oficial || empleado || funcionario.

OFFICIAL, oficial.

— NOTICE, notificación oficial.

— TELEGRAM (Tel.) telegrama oficial.

OFFING (Min.) galería para remover el mineral.

OFFSET, v. OFF-SET (Alb.) diminución progresiva || resalto || ángulo (Tec.) (—S,) determinación de las distancias, dimensiones y alturas.

—, OFF-SET (Tip.) offset.

OFFSHOOT, tallo, vástago (FROM ROOTS:) mamón, chupón, hijuelo al pie de una planta.

OFFTAKE (Min.) drenado auxiliar.

OGEE (Arq.) cimacio, v. CAVETTO.

— ARCH (Arq.) ogiva lanceolada || arco conopial, conopio || arco gótico.

OGIVE, SAXON ARCH (Arq.) ogiva.

OGRE-BIT, vaciador, taladro.

OHM (Elect.) ohmio.

— METER, óhmetro.

— SCALE, escala óhmica.

OHMIC ARMATURE VOLTAGE DROP (Elect.) caída de tensión del inducido.

— LOSS (Elect.) pérdida óhmica.

OHMIC RESISTANCE, resistencia óhmica.

OHMIT, ohmita.

OHMMETER, óhmmetro.

OIGNONET, cebolleta, pera de verano.

OIL, aceite (Mec.) aceite, grasa.

TO — or LUBRICATE, aceitar, engrasar, lubrificar (Ten.) embeber un cuero. (Tec.) untar con aceite los paños antes de tundirlos.

— AREOMETER, oleómetro.

— BATH, baño de aceite.

— BOX (Mv.) caja de aceite o sebo.

— BREAK SWITCH (Elect.) interruptor de aceite.

— CAKE (Mol.) torta de orujo.

— CAN, aceitera.

— — WITH PUMP, aceitera de válvula.

— CANNEL (Mv.) conducción del aceite.

— CASE, camisa o forro encerado.

— CLOTH, WAX-CLOTH, encerado, tela encerada || papel-tela encerado.

— COLOUR, color al óleo.

— COOLED RESISTANCE (Elect.) resistencia de aceite.

— — TRANSFORMER, transformador refrigerado por aceite.

— CONSUMPTION, consumo de aceite.

— CUP, copa de aceite o lubricador.

— CUP, LUBRICATION-COCK, llave del aceite.

— DAMPING, amortiguamiento por aceite.

— DISH OR DRIP-PAN, colector de aceite.

— DISTRIBUTING BOX, disposición de engrase central.

— DRAINER, tubo de salida.

— ENGINE, motor de aceite.

— FEEDER, v. CAN, aceitera.

— FILLING, relleno de aceite.

— FILTER, filtro para aceite.

— FORMING, oleífero.

— GAS, gas de aceite u olifiante.

— GILDING, dorado al aceite.

— GREAVES, orujo.

— GROOVE (Mec.) ranura de engrase (CRUCIFROM -GROOVE,) pata de araña.

— HOLE, agujero de engrase.

— INSULATION (Elect.) aislamiento de aceite.

— INSULATOR (Elect.) aislador de aceite.

— LEATHER, cuero enacitado.

— LEVEL, nivel de aceite.

— LIGHTNING ARRESTER (Fís.) pararrayos de aceite.

— LUBRICATION, engrase con aceite.

— MILL (Mol.) trujal, almazara, molino de aceite.

— NAPHTA (Quím.) oleonafta.

— NUT (Bot.) palma cristi.

— PIPE, tubo de engrase.

— PRESS, molino para aceite.

OIL PRINTING, impresión al óleo.
— PUMP, bomba para aceite.
— RING, anillo para engrasar.
— RUBBER, TURKOIS-STONE, piedra de Levante.
— SKIN, encerado, hule (Com.) odre para aceite.
— SLIP, piedra de asentar.
— STONE, piedra de asentar o afilar.
— STILL, alambique de refinar petróleo.
— TANK, recipiente para aceite.
— TESTER, probeta.
— OF TURPENTINE, trementina.
— VARNISH, pintura al óleo || resinas disueltas en aceites (Pap.) mordente.
— OF VITRIOL, SULPHURIC ACID (Quím.) ácido sulfúrico.
— WELL, pozo de petróleo.
   BLACK —, aceite negro.
   DEAD —S, aceites muertos.
OILED PAPER, papel de aceite.
— PRESS-SPAN, cartón comprimido impregnado de aceite.
OILER, alcúzar, aceitera || engrasador.
— AND CARDER (paños:) cardador.
OILING, lubricación, engrase (Tint.) untura o baño de aceite (paños.) untura, mano de aceite que se da a los paños antes de tundirlos.
OILY, OLEAGINOUS, oleaginoso || graso, craso.
OISANITE, v. ANATASE, OCTAHEDRITE (Miner.) anatasa, óxido de titanio.
OKEH, v. O. K. (Com.) conforme.
   TO —, TO O. K. (Com.) visar, dar el visto bueno o la conformidad.
OKER-DE-LACE, ocre amarillo.
OKONITE, oconita.
— CABLE, cable de oconita.
OLAX (Carp.) madera de papagayo.
OLD-BEER, cerveza vieja.
— ENGLISH (Tip.) letra gótica.
— MAN (Min.) v. ATTLE (Agrim.) dama, hito.
— OLD (HOPS:) lúpulo de tres años.
— RED SAND-STONE (Geol.) formación devoniana.
— TOM (Mec.) v. GIN (Líc.) ginebra Old-Tom.
— WOMAN'S PLANE, ROUTING-PLANE (carpintería) guillame para pulir el fondo de los huecos.
OLDS, lúpulo de dos años.
OLEAGINOUS, oleaginoso.
OLEANDRINE (Quím.) oleandrina.
OLEATE (Quím.) oleato.
OLEFINE (Quím.) olefinas. v. ALKENES.
OLEIC ACID (Quím.) ácido oléico.
OLEINE (Quím.) oleína.
OLEOMARGARINE (Quím.) oleomargarina.

OLEOMETER, oleómetro.
OLEOGRAPH, oleografía.
OLEOPHOSPHATE (Quím.) oleofosfato.
OLIGIST or SPECULAR IRON (Min.) oligisto, óxido natural de hierro.
OLIGOCENE (Geol.) oligocénico.
OLIGOCLASE (Min.) variedad de feldespato blanquizco.
OLIO, OLLA-PODRIDA (Culin.) olla podrida, olla, cocido español.
OLIVE, v. DARK-GREY (Bot.) olivo (Cerr. Arq.) oliva.
— COLOUR, aceitunado.
— MOULDING (Arq.) oliva.
— or SALAD OIL (Coc.) aceite de oliva o de comer.
— WOOD (Carp.) madera de olivo.
OLIVER (Herr.) martillo de pie.
OLIVINE (Miner.) olivina.
OLONNE SAIL CLOTH, tela fuerte para velas.
OLYMPIAD (Dep.) olimpiada.
OMBER, granza no descortezada.
OMBROMETER, pluviómetro.
OMELET (Coc.) tortilla, fritada.
OMISSION (Tip.) omisión.
TO OMIT (Tip.) omitir, saltarse.
OMNIBUS (Carr.) ómnibus, diligencia (Vm.) ómnibus (Elect.) v. Comp. BUS.
OMNIVORE, omnívoro.
OMOSCOPE, omoscopio.
ON FULL LOAD (Elect.) a plena carga.
— HAND (Com.) en el almacén, a mano.
— NO-LOAD (Elect.) no cargado a vacío.
ONE-ARMED, de un solo brazo.
— BRICK WALL, muro de 20 cms. de espesor.
— COIL ELECTRO-MAGNET, electroimán de un solo carrete.
— PHASE (Elect.) monofásico.
— PHASE A. C. (ALTERNAL CURRENT) (Elect.) corriente alternal monofásica.
— RAIL RAILWAY (Fc.) ferrocarril monorriel o de un solo carril.
— SLOT WINDING (Elect.) arrollamiento de una sola hendidura.
— STEP (Mús. y baile.) one-step.
— WATT LAMP (Elect.) lámpara de un vatio.
— WAY (TRAFFIC, etc.) en una dirección || en un solo sentido.
ONION (Bot.) cebolla.
— BED, cebollar.
ONSETTER (Min.) v. BOTTOMER, BRIDGER, enganchador, pocero, garabatero, (México:) cajonero interior.
ONSETTING, FILLING (Min.) enganche.
ONTOGENESIS, ontogénesis.
ONTOGENY, ontogenia.
ONYX (Miner.) ónix, ónice.
ONTAKE (Min.) v. ADIT, cala, excavación.

OOLITE, ROE-STONE (Geol.) oolita.

OOZE (Min.) limo, cieno (Ten.) adobo ‖ licor ácido obtenido por la maceración de la casca.

TO —, filtrarse, rezumarse.

OOZING, v. DRIPPING, filtración (Ten.) paso por el noque.

OOZY (Min.) fangoso.

OPACOUS, OPAQUE, opaco.

OPAL, ópalo.

— GLASS, vidrio de ópalo.

— — PHOTOMETER, fotóbetro con placa de vidrio ópalo.

OPALESCENT, opalino, v. MILKY.

TO OPALIZE, opalizar (F. Az.) romper la costra cristalina del azúcar llamada ópalo para repartir los cristales.

OPAQUE, opaco.

OPEN, abierto, destapado ‖ descubierto (Autom.) abierto ‖ tipo abierto ‖ que puede bajarse el toldo, v. LIMOUSINE y SEDAN.

TO —, arbrir ‖ descubrir ‖ comunicar (Min.) dividirse, separarse ‖ poner un filón en descubierto ‖ abrir o comenzar los trabajos de una mina (Com.) abrir un establecimiento ‖ montar una fábrica (Fc.) abrir al tráfico o dar a la explotación un ferrocarril ‖ abrir una línea.

— — CREDIT, abrir crédito.

— BELT (Mec.) correa abierta.

— CELL (Elect.) elemento abierto.

— CIRCUIT (Elect.) circuito de corriente intermitente ‖ circuito abierto.

— — CONECTION (Tel.) acoplamiento de corriente intermitente.

— — CONTROL SYSTEM (Tel.) sistema de comprobación de tensión abierta.

— — CURRENT (Elect.) corriente intermitente.

— — WORKING (Tel.) funcionamiento por corriente intermitente.

— COIL ARMATURE WINDING (Elect.) arrollamiento de inducido abierto.

— CUT (Min.) corta (México:) tajo abierto.

— CUTTING, v. QUARRYING (Min.) cantería, labor a cielo abierto (México:) labor a tajo abierto.

— EARTH STEEL (Meta.) hierro o acero Siemens-Martín.

— FLUTE (Org.) flauta abierta.

— FRAME (Elect.) armazón abierto.

— OSCILLATION CIRCUIT (Tel.) circuito oscilatorio abierto.

— SAND-CASTING (Fun.) fundición de moldes abiertos.

— or PLAIN SHED (Tej.) paso abierto.

— SLOT (Elect.) ranura abierta.

— SPACE (Tej.) claro.

OPEN TYPE (Tip.) tipo abierto.

— — DYNAMO (Elect.) dínamo abierto.

— WIRE RADIATOR (Elect.) estufa con alambre libre.

— WOOD STOP, CLARABELLA STOP (Org.) clarabella.

— WORK (Fort.) fortificaciones abiertas por la gola (Joy.) calado (Tej.) de paso abierto.

— WORKING (Min.) v. — CUT, CUTTING.

OPENER, abridor ‖ v. DEVIL.

OPENING, abertura, ranura (Arq.) claro, luz (Min.) v. ADIT ‖ (— OUT,) preparación (Meta.) abertura de la bóveda de un horno de ensayo (estirado:) embocadura (Vid.) abertura para combustible en el horno de vidrio.

— BIT, escariador.

— TOOL, v. RAKE (Fund.) barra de hierro para abrir los hornos de fundición.

OPERA-GLASS, gemelos de teatro.

— or FLAPPED HAT (Somb.) clac.

TO OPERATE, operar ‖ v. TO WORK.

OPERATING-VOLTAGE (Elect.) tensión de trabajo.

OPERATION (Mil.) operación (Mec.) trabajo de una máquina.

OPERATOR, operario ‖ operador (Tel., Telef., Radio.) operador, (telegrafista, telefonista, radiooperador).

—'S CRAMP, espasmo telegráfico.

— ENQUIRY, llamada.

— ENQUIRY KEY (Tel.) jack de respuesta.

— ENQUIRY DEVICE, aparato para ver si hay comunicación en la línea.

OPHICLEIDE (Mús.) oficleide.

OPHITE (Min.) ofita.

OPPOSED CURRENTS (Elect.) corrientes inversas o de sentido opuesto.

OPPOSITE CHARGES, cargas opuestas.

— MAGNETIC POLES, polos magnéticos de nombre contrario.

— PHASE (Tel.) fase de vibración opuesta.

OPPOSITION CONECTION, acoplamiento en oposición.

— METHOD (Elect., Tel.) método de acoplamiento en oposición.

OPSIOMETER (Opt.) optómetro.

OPSONIC, opsónico.

OPSONIFICATION (Fisiol. y Quím.) opsonificación.

TO OPSONIFY (Quím.) opsonificar.

OPSONIN (Fisiol.) opsoninas, opsonas.

OPSONOID, opsonide.

OPSONOTHERAPY, opsonoterapia.

TO OPT, optar.

— —, TO CHOOSE CITIZENSHIP, optar por determinada ciudadanía.

OPTICAL, óptico.
— ROTATION, v. ROTATORY POLARIZA-
TION.
— TELEPHONE SYSTEM, sistema de telefonía
óptica.
OPTICIAN, óptico.
OPTICS, óptica.
OPTION, opción.
OPTO-GALVANIC REACTIONS, reacciones op-
to-galvánicas.
OPTOPHONE, optófono (de Fournier d'Albe)
para ciegos.
OPTOPLEX TELEGRAPHY, telegrafía óctu-
plex.
OPUS ALEXANDRINUM, mosaico bicolor.
ORANGE (Bot.) naranja.
— FLOWER WATER, agua de azahar.
— GROVE, naranjal.
— MUSC, pera anaranjada almizclada.
— TREE, naranjo.
ORCHAL, ORCHIL, ARCHILLA, ORCHELLA,
(Tint.) orchilla.
ORCHARD, huerta.
ORCHESTRA (Teat.) orquesta.
— BELLS, v. GLOCKENSPIEL.
ORDER, instrucción, orden, prevención (Arq.)
orden, disposición de los cuerpos de un edi-
ficio (Com.) endoso, pedido.
— BOOK, libro de órdenes o pedidos.
ORDERING (Arq.) distribución, arreglo.
ORDINANCE, ordenanza.
ORDINARY, común, ordinario, usual.
ORE (Min.) mineral, metal, mena, quijo, ganga
(Centro América:) broza.
— BASKET (Min.) bascal, medida de ca-
pacidad para depositar el mineral antes
de arrojarlo a los altos hornos.
— BIN or DEPOSIT (Min.) tolva, cancha (Mé-
xico:) depósito.
— CHEST (Meta.) calandria del bocarte.
— BUYER (Min.) rescatador (Perú:) maqui-
lero.
— CONCENTRATION (Meta.) enriquecimiento
de los minerales.
— CRUSHER (Min.) bocarteador, obrero en-
cargado del bocarte || bocarte.
— FLOWER, flor de mineral.
— FUNNEL, tova, lavadero.
— or METAL FURNACE, horno para mate de
cobre.
— HAMMER, martillo de romper el mineral.
— or SMELTING HEARTH, forja.
— OF HIGH PERMEABILITY, mineral de al-
ta permeabilidad.
— HOUSE, (Meta.) salón de mezclar.
— OF LOW PERMEABILITY, mineral de pe-
queña permeabilidad.

ORE PICKER, limpiador o expurgador del mi-
neral.
— SEPARATOR, separador de minerales || má-
quina hidráulica usada para separar la tie-
ra de la mina de hierro.
— SIEVE, tamiz para pasar el mineral en gra-
nos.
— "IN SIGHT", BLOCKED OUT ORE (Min.)
metal a la vista, (Chile:) metal colgado,
minerales empuentados, reservas.
— SIFTER (Min.) cribador.
— SLIDE, CHUTE (Min.) paso.
— SLIME, lodo o fango de minerales.
— STAMPER (Meta.) molendero, obrero que
machaca un mineral a brazo || pilón.
— —, FIRST — —, adelgazador.
— WASHER, obrero que lava el mineral.
— WASHING, lavado del mineral.
ORELLINE, BIXINE (Quím.) bixina.
OREY (Min.) rico en mineral.
ORFRAYS (O. Ec.) adorno de las capas plu-
viales, casullas, etc.
ORGAN (Mús.) órgano.
— LOFT, tribuna del órgano.
— SCREEN (Arq.) base, pedestal de órgano.
— STOP (Mús.) registro de órgano.
— —, NASSAL — —, quinta cubierta, registro
de órgano.
ORGANIC BASE (Quím.) base orgánica.
— CHEMISTRY (Quím.) química orgánica.
— SENSATION, sensación orgánica.
— SUBSTANCE, substancia o materia orgánica.
ORGANISM, organismo.
TO ORGANIZE, organizador.
ORGANOTHERAPY (Med.) organoterapia, te-
rapia glandular.
ORGANZINE (T. S.) torzal.
TO —, torcer la seda pasándola por el torno.
ORGEAT, horchata.
ORIEL (Arq.) torrecilla salediza.
— or BAY WINDOW (Arq.) ventana salediza.
ORIFICE, orificio, abertura, boca, entrada ||
bebedero de molde.
ORIGINAL (B. A.) original, (en oposición a
copia).
— TELEGRAM (Tel.) telegrama original.
ORLE (Arq.) (ORLET,) orla, || tercera pieza
que ponen los plomeros en los tejados de
pizarra.
ORLEAN, v. ARNOTTO.
ORMOLU, DEAD (Orfeb.) mate.
ORNAMENT, ornamento, adorno, ornato.
TO —, ornamentar.
ORNAMENTAL, relativo a la ornamentación ||
ornamental, decorativo.
— BASE (Arq.) zócalo o base decorativa.
— PAINTER, pintor-decorador.
— PAPER, papel estampado.

ORNAMENTATION, ornamentación, adorno, ornato.

ORNAMENTICS, arte de ornamentación.

ORNITHOPTER (Zool., Aeron.) ornitóptero.

OROMETER, CLINOMETER, clinómetro, clinoscopio.

ORPIMENT (Quím.) oropimente, sulfuro natural de arsénico.

ORSE-DEW (Joy.) oro holandés o de Maguncia.

ORTHO (en Comp. Quím.) orto.

ORTHOCHROMATIC, ortocromático.

ORTHODONTIA (Odont.) ortodoncia.

ORTHOGRAPHY (Arq.) elevación de un edificio, proyección vertical.

ORTHOPAEDY, ortopedia.

ORTHOPTERAE, ortópteros.

ORTS, escorias o borras de algodón, etc.

OSANORE, osanoro, dientes hechos con marfil de hipopótamo.

TO OSCILLATE, oscilar || vibrar, oscilar, v. GENERATE.

OSCILLATING, oscilante.

— CLOCKWORK, mecanismo de relojería suspendido.

— DISCHARGE (Elect.) descarga oscilatoria.

— LOAD (Elect.) carga pulsatoria.

— SPARK (Elect.) chispa oscilatoria.

OSCILLATION, oscilación, vibración.

— GALVANOMETER, galvanómetro de oscilaciones.

— OF THE MAGNETIC NEEDLE, oscilación de la aguja magnética.

OSCILLATOR, oscilador, cilindro oscilante (Elect., Radio.) oscilador.

OSCILLATORY, oscilatorio.

— CIRCUIT, circuito vibratorio u oscilatorio.

— IMPEDANCE (Elect.) impedancia oscilatoria.

— INDUCTION (Elect.) inducción por descarga oscilatoria.

— LOAD (Elect.) carga pulsatoria.

— METER (Elect.) contador oscilatorio.

— MOTION, movimiento oscilatorio.

OSCILLOGRAPH, oscilógrafo.

OSCILLOMETER (Mar.) oscilómetro u oscilógrafo.

OSCILLOSCOPE, osciloscopio.

OSIER, mimbre (Ton.) sarmiento al que se ha dado forma encorvada.

— CASE, cajón de mimbre de los salineros.

— — MAKER, fabricante de cajones de mimbre para salinas.

— GROUND (Agric.) mimbreral, sargal, salceda.

— PLANT (Agric.) plantón de mimbre que se mete en la tierra para que arraigue.

— STAND, canastilla, cesta en forma de bandeja para colocar comestibles y ponerlos a la venta.

— TIE (Cestería:) trenza, soguilla de cesta.

— WEIR (Pesc.) encañizada.

— WORK, cestería.

OSMASOME (Quím.) osmazomo.

OSMIATE (Quím.) osmiato.

OSMIC ACID (Quím.) ácido ósmico.

OSMIDE (Quím.) osmiuro.

OSMIUS ACID, OXYDE OF OSMIUM (Quím.) ácido osmioso.

OSMIUM (Miner.) osmio.

— IRIDIUM, IRIDOSMINE (Quím.) iridosmina.

— LAMP (Elect.) lámpara de osmio.

OSMO-REGULATION OF THE VACUUM (Fís.) regulación osmótica del vacío.

OSMOSE (Fís. y Quím.) ósmosis.

OSSEIN (Fisiol., Quím.) oseína.

OSTEOCOLLA, osteocola.

OSTEOGENY, OSTEOGENESIS, osteogenia, osteogenesia.

OSTEOTOME (Cir.) osteótomo.

OSTEOTOMY, osteotomía.

OSTRICH, avestruz.

— DOWN, plumón de avestruz.

— FEATHERS, plumas de avestruz.

OTHYL, ACETYL (Quím.) acetilo.

OTOSCOPE, otoscopio.

OTTAR, OTTO, aceite esencial de rosas.

OTTER (Ten.) marta, nutria || (— SKIN,) piel de marta (Tint.) color de la bija (Mar.) v. PARAVANTE, combinación dentada contra minas y submarinos.

OTTO OF ROSES (Farm.) rosado.

OUNCE, onza.

OUT (Elect.) fuera de circuito (Tip.) ojo, laguna en una prueba de imprenta; supresión de palabras del original, s. OMISSION.

— OF ACTION or GEAR (Mec.) desengranado, fuera de engrane, fuera de acción, en reposo.

— BOARD SPRINGS, BANJO, BANJO-FRAME (Autom. Graham Paige,) chasis involteable.

— OF CENTER (Torn.) fuera de centro.

— JUTTING (Arq.) saliente.

— OF PERPENDICULAR, fuera de plomo.

— OF PHASE, defasado.

— OF PHASE VOLTAGE (Elect.) tensión con desplazamiento de fases.

— OF PRINT (Tip.) agotado.

OUTCAST, SECOND — OF ORE, espuma negra.

OUTCROP (Min.) afloramiento, crestón, montera (Perú:) farallón.

OUTDOOR ILLUMINATION (Elect.) alumbrado exterior.

OUTEND (Mec.) lado exterior o de afuera.
— PADDLE-SHAFT BEARING, caja del árbol exterior.
OUTFALL (Hid.) s. DRAIN, atarjea, rigola || zanja de desviación.
OUTFLOW (Mec.) descarga (de una llave, tubo, etc.)
OUTHOUSE (Arq.) cobertizo || dependencia || s. ANNEX.
OUTLAW (Der. Com. y Dep.) fuera de la ley.
OUTLET, desagüe || orificio o tubuladura de salida || v. CHANNEL, SEWER (Hid.) descargador || almenara || (—S,) desagües || albañal.
— PIPE, tubo de descarga o salida o desagüe (gas) tubo de salida del gas.
OUTLINE, v. SKETCH, TRACING, || sumario, compendio || resumen || idea general.
— TO —, dibujar el contorno de... || delinear.
OUTPUT, rendimiento, cantidad de trabajo (Elect.) efecto dinámico (Min.) producción, extracción, (México:) saca.
OUTRIGGER (Mar.) escora, botante || puntal de tope.
OUTSHOT, desperdicios.
OUTSIDE, frente de una tela (Min.) lado exterior de una montaña (Ten.) superficie exterior de las pieles adobadas.
— CASK, camisa o revestimiento exterior.
— QUIRE (Pap.) mano quebrada.
OUTTHROW (Min.) falla, salto.
OUTWARD, externo, exterior.
— ROOM (Arq.) pieza exterior.
OUTWORK (Arq.) parte de una obra que no forma la esencial del conjunto.
OUTER, externo, exterior.
— BOTTOM-PIECE (Ton.) una de las duelas del fondo del tonel.
— CASING, COUNTER (Meta.) cubierta exterior del cubilote.
— COATING (Elect., Mec.) armadura exterior.
— FORM (Tip.) gran tímpano.
— GLOBE (Elect.) globo exterior.
— HEARTH (Fund.) antehogar.
— LAYER (Elect., Mec.) capa externa.
— MAINS (Elect.) conductor exterior.
— POLE ARMATURE (Elect.) inducido de polos exteriores.
— — FRAME (Elect.) armazón con polos exteriores.
— REFLECTOR (Elect.) reflector exterior.
— SHAFT (Mec.) árbol o eje exterior.
OUTGOING CURRENT (Elect.) corriente de partida.
OVAL, oval || óvalo.
— CHUCK (Torn.) mandril para tornar óvalos.
— COMPASSES, compás elíptico.

OVAL GLOBE LAMP (Elect.) lámpara ovalada.
— RIFLE (Arm.) carabina de doble rayado.
— SPIT-STICKER, buril oval de vientre convexo.
OVEN, v. KILN, FURNACE.
OVER (Com.) a la vuelta (Tec.) sobre.
— TO — ARCH (Arq.) cubrir con una bóveda.
— — BEAT (Tej.) abatanar demasiado.
— — BID (Com., Jur.) pujar.
— — BURN, requemar.
— — CAST (Cost.) repulgar || zurcir.
— — CHARGE, sobrecargar, s. OVERBURDEN (Elect.) sobrecargar.
— — DISCHARGE (Elect.) descargar con exceso.
— — DRAW (Com.) girar excediendo la suma del crédito.
— — —, sobregirar, (Rec.)
— — DO (Coc.) cocer demasiado.
— — DRIVE (Mec., Carp.) hundir o meter demasiado.
— — GILD, sobredorar.
— — HANG, (Alb.) solapar, sobresalir || mirar o caer a...
— — HEAT (Herr.) recalentar || pasar una calda.
— — LAP, v. TO PROJECT (Alb.) sobresalir, solapar.
— — LAY (Tec.) cubrir, enchapar, revestir (Tip.) calzar (Culin.) rebozar.
— — RUN (Tip.) recorrer.
— — STOCK (Com.) recargar, atestar.
— — TURN, volcar || v. TO UPSET.
— — ABUNDANT (Min.) superabundante.
— — ALL EFFICIENCY, rendimiento industrial.
— — DIMENSIONS, dimensiones principales.
— ARCH (Arq.) sobrearco || archivolta.
— BRIDGE (Fc.) viaducto sobre los carriles.
— CAST (Cost.) zurcidura || repulgado.
— CASTING (Cost.) repulgo (Enc.) pestaña.
— CHARGE, sobrecarga (Elect.) carga en exceso.
— CHARGING (Elect.) sobrecargo.
— COMMUTATION (Elect.) hiperconmutación.
— COMPOUND EXCITATION (Elect.) excitación hipercompound o hipercompuesta.
— — DYNAMO (Elect.) dínamo de excitación hipercompuesta.
— CUT, primera talla de lima || (UP-CUT,) segunda talla de lima.
— DISCHARGE (Elect.) descarga excesiva.
— EXCITATION (Elect.) excitación superior.
— EXCITED (Elect.) de una excitación superior.
— FALL, WEIR (Hid.) vertedera, derrame.
— FLOW, desbordamiento, derrame.
— VALVE (Mec.) válvula de escape.

OVER FLOWING MASS (Vid.) materia vitrificada que desde las calderas se desliza hasta el fondo del horno.
— GROUND (Fund.) molido demasiado fino.
— HANG (Mar.) lanzamiento.
— — PULLEY (Mec.) polea volante, polea de un solo soporte.
— — TYPE (Elect.: dínamos,) tipo desplomado.
— HANGING (Arq.) v. PROJECTING, PROJECTION.
— — ROOF, (Arq.) alar.
— HEAD (Com.) overhead. (Tec.) aéreo ‖ elevado.
— HEAD CROSSING (Fc.) cruce aéreo.
— LINE (Elect.) línea aérea.
— RAILWAY, ferrocarril elevado.
— TRAVELLER, grúa de puente.
— HEATING, recalentamiento.
— LAPPING, solapa, encaballadura (Cerr.) rebaba (Geol.) sobrepuesto, resbalado.
— LEATHER (Zap.) empeine.
— LOAD (Elect.) sobrecarga.
— — CAPACITY (Elect.) capacidad de sobrecarga.
— — CIRCUIT BREAKER (Elect.) interruptor de máxima.
— — RELEASE (Elect.) escape de sobrecarga.
— MAN, OVERSMAN, s. FOREMAN, v. — SEER (Min.) capataz (H. A.) sobrestante ‖ vigilante de mina de carbón, (Filos.) superhombre.
— UODULATION (Música, Radio.) sobremodulación.
— PLUS (Tip.) v. — PRINT, hojas de papel que se empastelan antes de comenzar la impresión (Arq.) (LIP,) resalto.
— POLED COPPER, cobre muy refinado.
— PRINT or PLUS (Tip.) pliegos de aumento para reemplazar a los que resulten maculados.
— PROOF (Lic.) aumento de la fuerza ordinaria de una bebida alcohólica ‖ superior a la graduación ‖ aguardiente fuerte (55-58 grados).
— RETTING (Tej.) enriamiento excesivo.
— RUNNING (Fund.) derrame (Tip.) recorrer. ‖ recorrido.
— SEER, v. — MAN, FOREMAN (Tip.) regente de imprenta (Com.) inspector de fábrica (Alb.) capataz.
— SHOT (paños:) deshilado, defecto de una tela ‖ salto, falla.
— MILL, molino de ruedas de cajones.
— TIME or HOURS (Com.) horas extraordinarias.
— TYPE ARMATURE (Elect.: dínamos,) inducido superior.

OVER TYPE DYNAMO (Elect.) dínamo de tipo superior.
— WEIGHT or PLUS, sobrepeso (Fund.) metal de exceso (Ac.) excedente que puede tener la moneda sobre el peso legal.
— WINDING (Elect.) arrollamiento excesivo.
OVOLO (Carp.) cepillo de cuarto bocel.
OWNER, propietario, poseedor (Mar.) armador (Min.) propietario, explotador (Tec.) (— OF LAND,) terrateniente ‖ salinero, traficante en sal ‖ hilador, el que explota una fábrica de hilados ‖ agramador.
— SHIP (Jur.) propiedad.
OX, buey.
— BLOOD, sangre de buey.
— DRIVER (Agric.) boyero.
— EYE, (Bot.) ojo de buey.
— GALL, hiel de toro.
— RIB, PERFORATED — —, hueso de buey del que se han sacado las hormillas para la fabricación de botones.
— RING (Agric.) narigón.
— STALL (Agric.) boyera, boyeriza.
— TONGUE, BUGLOSS (Tint.) buglosa de los tintoreros.
OXALATE, oxalato (Min.) humboldtita ‖ oxalita.
OXALIC ACID (Quím.) ácido oxálico.
OXALIN, v. GLYOXALINE.
OXAN, -E (Quím.) oxanas.
OXAZINE (Quím.) oxazinas.
OXAZOLE (Quím.) oxasol.
OXEN (Gan.) bueyes.
OXIDABLE (Quím.) oxidable.
OXIDANT (Quím.) oxidante.
OIDASE (Quím.) oxidasas.
OXIDATION (Quím.) oxidación.
OXIDE (Quím.) óxido.
— OF CALCIUM (Quím.) cal.
— — IRON, óxido de hierro.
— — MAGNESIUM (Quím.) magnesia.
— — MERCURY (Quím.) óxido de mercurio.
OXIDISED COTTON SEED OIL (Com.) aceite de algodón oxidado.
OXOL (Quím.) oxol.
OXOMETER, oxómetro.
OXONIDES (Quím.) oxónidas.
OXOZONE (Quím.) oxozono.
OXOZONIDES (Quím.) oxozónidas.
OXY (en Comp. Quím.) oxi.
OXYACETYLENE (Quím.) oxiacetileno.
— BLOWPIPE, soplete oxiacetilénico.
OXYBROMIDE (Quím.) oxibromuro.
OXY-CALCIUM LIGHT, v. LIME-LIGHT.
OXYCHLORIDES (Quím.) oxicloruros.
OXYCYANIDE (Quím.) oxicianuro.
OXYD, v. OXIDE.
TO OXYDATE (Quím.) oxidar ‖ acidular.
OXYDATION (Quím.) oxidación.

TO OXYDIZE (Quím.) oxidar || v. TO CALCINE.

OXYGEN (Quím.) oxígeno (— OF THE BLEACHERS,) cloro, cloruro de cal.

— GAS, gas oxígeno.

TO OXYGENATE (Quím.) oxigenar.

OXYGENATED, oxigenado.

OXYGENATION (Quím.) oxigenación.

OXYHYDROGEN BLOW-PIPE (Tec.) soplete oxhídrico.

— LIGHT, luz oxhídrica.

OXYMANGANATE, PERMANGANATE, permanganato.

OXYMEL (Quím.) acetomiel.

OXYMETER (Quím.) oxímetro.

OXYMURIATE OF POTASH (Quím.) clorato de potasa.

OXYMURIATIC ACID (Quím.) ácido muriático.

OXYPHOSPHURET (Quím.) oxifosfuro.

OXYSACCHARUM (Farm.) oxisacre.

OXYSULPHIDE (Quím.) oxisulfuro.

OXYTARTAR (Quím.) oxitártaro.

OYSTER, ostión, ostra.

— BED, ostrar, ostrera.

— KNIFE, cuchillete, cuchilla de pescador || cuchillo para abrir ostras.

— GROWER, ostrero, ostricultor.

— PARK, FISH-BASKET, capacho para ostras, (generalmente contienen 25 docenas).

— SPAWN, ostra pequeña de la ostrera.

OZOCERITE, OZOKERITE (Paleont.) ozocerita, ozoquerita, ozokerita, especie de cera fósil.

OZONATE (Quím.) ozonato.

OZONE (Quím.) ozono.

OZONIZATION (Quím.) ozonización.

TO OZONIZE (Quím.) ozonizar.

OXONIZER (Quím.) ozonizador (de Siemens-Halske, de Frize, etc.)

OZONOMETER (Fís.) ozonómetro.

OZONOSCOPIC, USED FOR THE DETECTION OF OZONE, ozonoscópico.

P

P. Abrev. de POWER.

PAAT-HEMP, v. JUTE.

PACE (Eq.) amble || paso.

PACER, (HORSE:) jaca, hacanea.

PACHOMETER (Tec.) pacómetro.

Pachuca TANK (Meta.) Pachuca, tanque Pachuca.

PACIFISM, pacifismo.

PACIFIST, pacifista.

PACING (Tej.) tensión de la cadena.

Pacinotti INDUCTOR or RING (Elect.) anillo de Pacinotti.

PACK, paca, fardo, lío, paquete (Mil.) mochila (Hil.) fardo de lana de 120 kilos poco más o menos (Tec.) paquete de naipes || v. BUNDLE.

   TO —, embalar, empaquetar, enfardar (Mec.) guarnecer de estopa (Tel.) rellenar de borra o pelote (— — IN BARRELS, TO CASK,) embarrilar.

— CLOTH (Com.) aspillera.

— FORK (Com.) gancho de empacar o embalar.

— SADDLE (Tal.) albarda, aparejo.

— THREAD, guita, bramante.

PACKAGE, COLLI (Com.) bulto, fardo, paquete.

PACKER (Com.) embalador, empacador (Min.) (—S,) (BUILDERS-UP,) (Cartagena, España:) pedriceros.

PAKET (Tip., Hil., Com.) paquete.

— MARK, sello del correo.

PACKFONG, cobre blanco o alemán, (cobre, níquel y cinc) s. ARGENTAN.

PACKING, embalaje, empaquetadura (Min.) relleno, ativación (Mec.) empaquetado, empaquetadura, (México:) rondana (IF IN PUMPS) (Alb.) cascajo, relleno (Tal.) relleno de pelote (Tec.) guarnición || forro.

— AWL, lesna.

— CORD, cuerda de empacar.

— MACHINE, prensa de harina.

— MATERIAL, empaquetaduras.

PACKING NEEDLE, aguja de embalar || aguja de ensalmar.

— or WRAPPING PAPER, papel de empacar o envolver.

— PRESS, prensa de empacar.

— RING (Mv.) anillo del émbolo || anillo de válvula.

— ROPE (Com.) cuerda de empacar.

— or WOOLDING STICK, garrote.

— STRAW CUSHION, talego de paja que en las salinas se pone sobre los hombros para llevar la carga de sal.

— THREAD, hilo de empacar.

— or CAULKING TOOL (Mar.) rabo de zorra || instrumento biselado para perforar.

— WASHER (Mec.) rodaja, rondana.

— WORM (Mec.) espiga o varilla sacaestopas.

PAD, cojinete de carga (Fc.) BUFFING-APPARATUS, aparato de tope (Tej.) tope (Ac.) cardencha (Ac.) nombre de una pieza de acero que sirve para trabajar el canto de las monedas (paños:) doble pliegue en una pieza de paño (Tal.) cojín de la silla de montar (Carr.) cojín (Pap.) paquete.

   TO —, emborrar, rellenar (Tint.) aplicar.

— SAW, serrucho.

— SCREWS, tornillos terminales.

PADAR, trigo molido || harina gruesa.

PADDING, terliz o forro fuerte || material para acolchonar o rellenar || acolchonadura, relleno (Tint.) aplicar un color o un mordiente sobre una de las caras de un tejido.

PADDLE, paleta (Hid.) álabe || aleta (Mol.) paleta, álabe (Mar.) paleta, pala de remar || paleta de la rueda de un buque de vapor.

PADDOCK, prado, pastos.

PADDY, grano de arroz envuelto en su vaina.

PADLOCK, (Cerr.) candado.

   TO —, cerrar con candado.

PAEONIN (Quím.) ácido carbólico.

PAGE (Tip.) página (Mod.) prendido de la falda.

   TO — (Tip.) foliar, numerar || compaginar (en hoteles,) pajear.

PAGE CORD (Tip.) bramante, cuerda.

— PAPER or BEARER (Tip.) hoja de papel grueso en que se colocan los paquetes de composición antes de compaginar.

PAGING, FOLIOING (Tip.) paginación, foliación.

— MACHINE, máquina de foliar.

PAIL (Cerv.) cubas (Tint.) tina, cuba.

PAILLET (Vit.) pálido.

PAINT, pintura || colorete.

TO —, pintar (Tint.) poner en color (Alb.) revocar || embadurnar.

— MARBLE, GROUND, salpicar de manchas una pintura que imite el mármol.

— BOX, caja de pinturas, (MINIATURE,) pequeña caja de pinturas.

— MILL, molino para moler los colores.

— FOR SHOES (Zap.) cera azufrada.

PAINTED MANUSCRIPT, manuscrito miniado.

PAINTER, pintor (Mar.) boza (Pont.) amarra de banda (naipes:) pintor de naipes.

—'S COLIC, v. LEAD COLIC.

— GOLD, oro de aplicación.

—'S ENAMEL, esmaltadura.

—'S LYE, lejía de los pintores, agua de potasa.

— STEINER, pintor de blasones o sobre tela.

PAINTING, pintura.

PAIR, par, pareja.

TO —, v. TO COUPLE, parear || acoplar.

— OF JACKS (Telef.) palanca gemela.

— — POLES (Elect.) par de polos (N. S.)

— — PRINCIPALS (Carp.) pares.

— — SCALES (MEASURING INSTRUMENTS): balanza de cuadrante.

— — SUPERVISORY LAMPS (Tel.) par de lámparas de fin.

— — TERMINALS (IN SWITCH APPARATUS:) par de bornas.

PAJAMA, pijama.

PAKFONG, v. PACKFONG.

PALACE (Arq.) palacio.

— YARD, patio de honor.

PALAEOZOIC BED (Geol.) capa paleozoica.

PALE, v. PILE, POST, estaca || pilote || seto.

TO — (Min.) terraplenar.

— — UP, empalizar || estacar.

— ALE (Cerv.) cerveza pálida o clara (inglesa).

— GREEN, verdisco.

— RED WINE (Vit.) claro, vino color rojo claro.

PALEOLITH, paleólico.

PALEOLITHIC (Geol.) paleolítico.

PALEOPSYCHOLOGY, paleopsicología.

Palestine (Tip.) Palestina, carácter de cuerpo 22.

PALETTE, paleta.

— KNIFE (Pint.) espátula.

PALIFICATION, PALING (Hid.) empalizamiento.

PALING, v. PALIFICATION || estacada || seto de estacas.

PALL (Orn. Ec.) palio || paño mortuorio (Mar.) linguete (Mec.) trinquete.

PALLADATE (Quím.) paladato.

PALLADIUM (Quím.) paladio.

PALLET (Pint.) paleta (Tel.) paleta (Dor.) paleta de dorador (Alf.) torno || instrumento para remover la pasta de abrillantar || batidera (Rel.) paletas (Herr.) (BELL:) parte de la campana que está fuera del asa.

— SLICE, espátula || cuchillo de extender.

PALM (Metr.) palmo (HAND-BREATH;) (Bot.) palma.

— OIL, aceite de palma.

— TREE, American — — (Bot.) aifano.

PALPABLE (Fís.) palpable, tactil.

PAMPANO (del español) pámpano, (un pescado).

PAN (Metalurgia) paila, tina || platón || solera (Agric.) subsuelo duro (Plom.) balde, pileta (salinas:) caldera de evaporar el agua (Conf.) cazuela || cacerola con mango (Tec.) pan (— AMERICAN, etc.).

— American Union, Unión Pan-Americana.

— BORER, avellanador cónico.

— CRUST (salinas:) escama, costra de la poza.

— SCALES (salinas:) escamas, cobre calcáreo.

— SCOOPER (salinas:) recogedor de las aguas salinas.

— SCOURER, obrero encargado de romper la costra pegada al fondo de la poza en las salinas.

— SUGAR (F. Az.) raspadura.

PANADE, PANADO (Coc.) sopa de agua, pan y manteca.

Panama (Com.) panamá, tela para sombreros || panamá, tela panamá (Bot.) panamá.

— HAT (Somb.) sombrero de Panamá.

PANCHROMATIC (Fot.) pancromático.

PANCREATINE, pancreatina.

PANE (OF A HAMMER,) cara del martillo (Vid.) cuadro de vidrio (Sast.) pieza de tela o paño (Arq.) cara, pared (Eb.) cuarterón (Pesc.) pieza de la red.

— OF GLASS, WINDOW-GLASS, vidrio para vidriera.

PANEICONOGRAPHY (Tip.) paniconografía, grabado en relieve sobre cinc.

PANEL (Min.) cuartel (de ventilación) || cuadro (— WORKING,) laboreo por cuadros (Arq.) v. CELL (Alb.) v. PARTITION || tablero || modelo (Carp.) panel, cuarterón || marco || modelo || compartimiento (Tal.) borren (Telef., Autom., Aeron.) panel || tablero (Aeron.) v. — en Telef., etc. || pieza de la envoltura || porción del ala.

— WORKING, v. — (Min.)

PANELLED CEILING, artesonado..

PANELLING, artesonado.

PANFLAVINE, panflavina.

PANIFICATION, panificación (Tec.) (APPA-
RATUS FOR DETERMINING —,) aleurómetro.

PANMERISM (Biol.) panmerismo.

PANNEL (Tal.) albardón.

PANNIER, canastillo.

PANNIKIN, sartén pequeña.

PANOPLY, panoplia.

PANORAMA, panorama.

PANTS, PANTALOONS (Sast.) pantalones. —

PANTAGRAPH, v. PANTOGRAPH.

PANTALETS (Cost.) pantaletas, perniles.

PANTELEGRAPH, pantelégrafo.

PANTELEGRAPHY, pantelegrafía.

PANTELEPHONE, pantléfono.

PANTILE, CREST-TILE, teja flamenca.

PANTINE, cadejo.

PANTOGRAPH (Art. Gráf.) pantógrafo (Mec.,
Fc., Elect.) pantógrafo, v. ARTICULATED
PARALELOGRAM.

PANTON-SHOE (Vet.) herradura más gruesa
interior que exteriormente.

PANTOSCOPIC SPECTACLES, anteojos pan-
toscópicos.

PANTRY, despensa, repostería.

PAP, PASTE, papilla, masa.

— or TAP BORER (Ton.) barrera para bondones.

PAPER, papel (Tip.) (NEWSPAPER,) periódico, diario (Tej.) cartones.

TO —, forrar o envolver con papeles || enta-
pizar (F. de alfileres:) encajar los alfileres
en el papel.

— BOARDS (Tip.) tablas para remojar.

— CAP (F. Az.) alcatraz, cucurucho de papel
que cubre un pilón de azúcar.

— CARVING, escultura en cartón.

— CASE, papelera pequeña || escritorio peque-
ño para guardar papeles.

— CLOTH, género de papeles.

— COAL, PAPYRACEOUS LIGNITE, hulla pa-
pirácea.

— CONDENSER (Elect.) condensador de papel.

— CUTTER, cortapapel (Enc.) máquina de cortar papel.

— CUTTING MACHINE, máquina de cortar
papel || máquina de igualar los bordes de
las hojas || máquina de cortar las hojas
igualadas en sentido perpendicular.

— FEED ROLLER, cilindro motor de la cinta.

— FILAMENT, filamento de papel.

— FILLET (Tel.) cinta para impresiones telegráficas.

— FORM, MOULD (Pap.) molde.

— GUIDE (Tel.) guía del papel.

PAPER GUIDE CAM (Tel.) leva de guía para el
papel.

— — ROLLER (Tel.) cilindro de guía.

— HANGER, v. UPHOLSTERER.

— HANGINGS, papel de entapizar || tapicería.

— HOLDER (Tip.) uña, garra.

— INSULATED (Elect.) aislado con papel.

— KNIFE, cortapapel || plegador.

— MACHEE, papel majado.

— MACHINE (Pap.) máquina de hacer papel.

— MAKER, fabricante de papel || papelero.

— MAN, traficante en papel || comerciante de
papeles o cartones empleados en los juegos.

— MILL or MANUFACTORY, papelería.

— or VEGETABLE PARCHMENT, papel de
pergamino, pergamino vegetal.

— PASTE (Pap.) pasta.

— PROCKER (Pap.) picador, punteador.

— PRINTS, papeles pintados.

— PULP (Pap.) pasta.

— STAINER, pintor de papel || fabricante de
papeles pintados.

— STAMP (Pap.) pilón, mazo.

— STRIPE (Tej.) guarda.

— STUFF, FINE — — (Pap.) pasta de papel
amasada.

— WARE, efectos de papel majado.

PAPERING OF PINS, colocación de los alfileres en el papel para su venta.

PAPESCENT, pulposo.

Papin's DIGESTER, marmita de Papin.

PAPOOCH (Zap.) babucha.

PAPYROGRAPHY, papirografía.

PARA- (Tec. y Comp. Quím.) para.

PARA RUBBER, goma pará.

— — TAPE, cinta de goma pará.

PARABELLUM (PISTOL., GUN.) (Mil.) (pistola, ametralladora) parabéllum.

PARABOLA (Torn.) parábola.

— CURVE (Geom.) parábola.

PARABOLIC CONOID, paraboloide de revolución.

— CURVE (Geom.) parábola.

— SPINDLE, eje parabólico.

PARACASEIN (Quím.) paracaseína.

PARACASEINATE (Quím.) paracaseinato.

PARACENTRIC, paracéntrico.

PARACHUTE (Av.) paracaídas (Min.) (BOR-
ING:) paracaídas.

PARAFFINE, parafina.

— CANDLE, bujía de parafina.

— OIL, aceite de parafina.

— VARNISH, barniz de parafina.

— WAX, cera de parafina.

PARAGON (Joy.) parangón || modelos de mues-
tra (Tip.) parangona (SMALL —,) diez-y-
ocho.

PARAGRAPH (Tip.) párrafo, s. BREAK.

PARALLAX, paralaje.
— SECOND, paralaje segundo.
PARALLEL, paralela.
— DRUM WINDING (Elect.) arrollamiento en paralelo de tambor.
— FILE, lima de picadura paralela.
— GROUPING (Elect.) arrollamiento en paralelo.
— MOTION, paralelogramo.
— SHAFT (Mv.) árbol del paralelogramo.
— REGULATOR (Elect.) regulador en paralelo.
— RESONANCE, resonancia en paralelo.
— RING WINDING (Elect.) arrollamiento de anillo en paralelo.
— SERIES, serie-paralelo.
— SYSTEM (Elect.) sistema de acoplamiento en paralelo.
— TWIN CONDUCTOR (Elect.) conductor de alambres paralelos.
— VICE, tornillo de banco de movimiento en paralelo.
PARALLEL-WIRE SYSTEM (Radio.) sistema de alambre en paralelo.
PARALLELIPIPED, PARALLELIPIPEDON, paralelepípedo.
PARALLELOGRAM, paralelogramo.
PARALYSIS, parálisis || estancamiento (Med.) parálisis.
PARAMAGNETIC (Fís.) paramagnético.
— MEDIUM (Fís.) medio paramagnético.
— ORE GRAINS, granos de mineral paramagnético.
PARAMAGNETISM (Fís.) paramagnetismo.
PARAMECONIC ACID (Quím.) ácido paramecónico.
PARAMENT (Alb.) paramento.
PARAMETER (Geom.) parámetro.
PARAMNESIA, paramnesia.
PARANAPHTALINE (Quím.) paranaftalina.
PARANGON (Tip.) parangona.
PARANITRANILIN, —E (Quím.) paranitranilina.
PARAPET, parapeto, balaustrada, barandilla.
PARAPHOSPHATE (Quím.) parafosfato.
PARA RED (Quím., Tint.) para rojo.
PARASITE RESISTANCE, v. STRUCTURAL.
PARASITIC CURRENTS, v. EDDYCURRENTS, Foucault CURRENTS.
PARASOL, parasol, sombrilla (Aeron.) parasol, (alas) || parasol, (monoplano).
PARASYNAPSIS (Biol.) parasinapsis.
PARATARTRATIC or RACEMIC ACID (Quím.) ácido recémico o paratártrico.
PARAVANE (Mar.) combinación dentada contra minas y submarinos.
TO PARBOIL, (Coc.) salcochar (Tec.) medio cocer.
PARBUCKLE (Mar.) tiravira, cable doble.

PARCEL-DELIVERY OFFICE (Fc.) oficina de equipajes o paquetes.
— POST (Com.: correos,) sección de bultos || bulto postal.
PARCHMENT, pergamino || (— FROM THE SKIN OF A STILL-BORN CALF,) piel de becerro nacido muerto, con la cual se fabrica la vitela.
— GLUE, cola de pergamino.
— MAKER, pergaminero.
— MOULD COVER (Dor.) plan.
— PAPER (Pap.) vitela.
— PARER, raspador de pergamino.
— RUNNERS, tiralíneas para pergamino.
— WORKS or FACTORY, arte, comercio, manufactura de pergaminos.
PARE, s. GANG (Min.) cuadrilla de operación (México:) parada.
TO PARE, v. TO PEEL, TO HUSK || desbarbar || descortezar (Eb.) cercenar, disminuir (Ten.) apelambrar, pelambrar || colocar las pieles para secarlas || rascar el cuero con la cuchilla (Vet.) legrar, cortar con el legrón (Alb.) picar la piedra (Arq.) rayar, picar (Cant.) cuadrar, labrar a escuadra || desbastar, descantillar una piedra.
PARENT COMPLEX (Psicoan.) complejo parental (Esp. el complejo de Edipo).
PARENT-SHOOTS (Agric.) rama principal que surge del tronco del árbol.
PARENTHESIS (Tip.) paréntesis.
PARER (plomería:) desbarbador (Ten.) descarnador (Vet.) pujavante (Coc.) mondador (Enc.) chifla.
PARGASITE (Miner.) pargasita.
PARGET (Alb.) enlucido, blanqueo (Perfum.) afeite.
TO — (Alb.) blanquear, dar una lechada de cal.
Parian, especie de porcelana que imita el mármol de Paros.
— MARBLE, mármol de Paros.
PARING, broza, escoria, mondadura, raspadura (Coc.) aderezo || desperdicios (Dor.) raeduras del batidor de oro (Zap.) escotadura, sesgo (Enc.) recortes (Tec.) (—S,) v. SHAVINGS, SCRAPINGS.
— BENCH, banco de raspar (Pesc.) tabla.
— CHISEL, formón || desbastador (Esc.) cincel para escodar (Tec.) tijeras de tallista.
— IRON, cuchillo de guantero.
— KNIFE (Enc.) cuchillo de encuadernador (Ton.) mazo para igualar las duelas (Zap.) trancheta, trinchete (Vet.) pujavante.
— MACHINE, GROOVING —, máquina de mortajar o burilar.
— PLOUGH (Agric.) arado para rozar la yerba, cultivador.

PARING TOOL (Alb.) paleta para revocar.
— TOOLS (Ac.) útiles para desbarbar.
PARIMUTUEL, parimutuel.
Paris-BLUE, azul de París.
— CLAY (Geol.) arcilla de París.
— GREEN, verdegris, cardenillo, verde de París.
— PLASTER, yeso.
— POINTS (Tej.) puntas de París.
— RED, rojo de París.
PARISH or PAROCHIAL ROAD, camino comunal o vecinal.
TO PARK (Autom.) estacionar, estacionarse || dejar un coche parado.
PARLIAMENTARISM, parlamentarismo.
PARLIAMENTARY CHARTER or GRANT, concesión de un ferrocarril.
PARLOUR, sala, locutorio.
PARMESAN CHEESE (Com.) queso de Parma, queso parmesano.
PARQUETRY, FLOORING (Carp.) entarimado.
PARSEC, (PARALLAX-SECOND,) (Astronom.) paralaje-segundo.
Parseval (After A. von —,) (Aeron.) Parseval.
PARSLEY (Bot.) perejil.
PARSNIP, PARSNEP (Bot.) zanahoria.
PART, parte, porción (Tip.) entrega, fascículo, número, cuaderno (Teatros) papel, parte (Quím.) (— BY MEASURE,) volumen.
TO — (Meta.) separar || afinar (F. de jabón:) purificar el jabón.
—S, partes, piezas.
PARTERRE (Hort.) parterre || cuadro, parte de un jardín (Teat.) parterre.
PARTHENOCARPY (Bot.) partenocarpia.
PARTHENOGENESIS (Biol.) partenogénesis.
PARTIAL, parcial.
— DISCONNECTION (Elect.) interrupción parcial.
— EARTH CONNECTION or GROUND (Elect.) contacto de tierra parcial.
— LOAD (Elect.) carga parcial.
— PITCH (Elect.) paso parcial.
— VACUUM (Fís.) vacío parcial.
— WAVE (Tel. In.) onda parcial.
PARTICIPATING POLICY (Seguros de Vida,) póliza con dividendos.
— STOCK, acciones preferentes de participación.
PARTICULARS, plan, programa || presupuesto || detalles, estipulaciones, pormenores.
PARTING (Fundición) acción de espolvorear (Meta.) afinación o separación de los metales (docimacia:) crisopeya (Min.) apartado || (HORSE,) caballo, nervio (Perú) separación, hilera.
— CLOTH (Somb.) afieltrador (Dor., Grab.) mango terminado en un extremo de fieltro.

PARTING SAND, DRY MOULDING-SAND (Fund.) arena seca para separar los moldes.
— TOOL, v. CORNER-CHISEL (Eb.) escoplo triangular (Torn.) bedano.
PARTITION (Alb.) tabique (Tec.) compartimiento || división, partición (Pesc.) tabique.
— TO — OFF, separar o dividir por un tabique.
— WALL, v. — (Alb.) || pared medianera, muro medianero || pared divisoria (salinas:) junto de los tabiques en el horno de las salinas.
PARTNER (Com.) accio, asociado.
— SHIP (Com.) sociedad.
— — RULE (Arit.) regla de compañía.
PARTRIDGE-WOOD (Carp.) madera de las islas, ojo de perdiz.
PARTY-LINE SYSTEM, sistema de estaciones agrupadas.
— WALL, pared medianera || tabique divisorio medianero.
PARVISE (Arq.) atrio de iglesia.
Pascal WHEEL (Fís.) rueda de Pascal.
PASCHAL CANDLE, cirio pascual.
— LAMB, cordero pascual.
PASS, paso (Tej.) paso.
TO —, pasar, cruzar (Tej.) pasar.
— BY, apartadero.
— KEY, llave maestra || llavín.
— TICKET (Fc.) permiso de circulación, pase.
PASSAGE, paso, pasaje || v. LOBBY || corredor, pasadizo (Meta.) (FLUE,) tragante.
PASSE-PARTOUT (Cerr.) v. PASS-KEY (Fot.) passe-partout, cuadro, bastidor.
PASSIVE, pasivo.
— BALLOON or AIRSHIP (Aeron.) aeronave (globo o avión) pasivo; máquina pasiva.
— FLIGHT (Aeron.) vuelo pasivo; vuelo sin motor.
— STATE, estado pasivo.
PASSPORT (Com.) pasaporte.
PASTE, v. CASTING, pasta || papilla (Dor.) pasta de dorar.
TO —, engrudar || pegar con cola (Enc.) empastar.
PASTEBOARD (Pap.) cartón.
PASTEL (Dib.) pastel (Tint.) glasto || pastel de los tintoreros.
PASTER, untador || engrudador.
PASTERN (Vet.) ranilla.
PASTEURELLA (N. L., After L. PASTEUR.) (Bacter.) pasteurela.
PASTEURISATION, pasteurización.
PASTIL-CRAYON (Dib.) clarioncillo.
PASTING, engrudamiento, untamiento.
— MACHINE, máquina para empastar.
PASTRY, pastelería.
— BASKET, cestilla de forma redonda usada en las pastelerías.

PASTRY COOK, pastelero.

— TABLE, tablero en que se da forma a las pastas en las pastelerías.

PASTURAGE (Agric.) apacentación || pasto.

PASTURE (Agric.) pastura.

TO — (Agric.) pacer, apacentar.

PASTY, pastoso.

TO PAT MORTAR (Alb.) amasar la mezcla.

PATAND, v. SILL (Arq.) solera.

PATCH (Cost.) remiendo || parche (Mar.) manchón (Vid.) vidrio en forma de losange (Perf.) lunar (Zap.) refuerzo (Automov., Aeron.) parche || refuerzo || remiendo.

TO —, remendar (Alb.) revocar (Dor.) dorar, recubrir de nuevo con panes de oro.

PATCHER, remendón.

PATCHING (Dor.) dorar, v. TO PATCH.

PATENT (Com.) patente, privilegio.

TO — (Com.) patentar, contraer privilegio.

— AGENT (Com.) agente de patentes.

— BOBBIN (Tej.) cordoncillo de algodón.

— LEATHER (Zap.) charol.

— RIGHT (Com.) derechos de privilegio o de patente.

— ROLLS or LISTS (Com.) registros de privilegios.

PATENTABLE (Com.) patentable.

PATENTEE (Com.) privilegiado || patentado.

PATERA or WALL BLOCK (Elect.) roseta aislante.

— WITHOUT INLET (Elect.) roseta aislante sin entrada.

— WITH INLETS (Elect.) roseta aislante con entradas.

PATERNOSTER (Arq.) contero, rosario, s. CHAPLET.

PATH, sendero, camino estrecho, vereda (Elect.) carrera (— OF THE CURRENT,) circuito (Arb.) ruta, vereda, senda estrecha en un bosque (Aeron) ruta.

PATRILINEAL (Etnogr.) patrilineal.

PATROGENESIS (Biol.) patrogénesis.

PATROL APPARATUS, aparato de patrulla.

PATT (Mec.) diente de trinquete.

PATTEN (Zap.) chapín, galocha (Arq.) zócalo, base || fundición saledize (Fc.) zapata (Tej.) varal.

— or FOOT RAIL (Fc.) carril o riel de zapata.

— SHOE (Vet.) ramplón para el hielo.

PATTERN, modelo, muestra, patrón (Tej.) patrón, v. DESIGN (Carp.) escantillón (Fund.) modelo || plantilla.

— CARD, mostruario, cartón para muestras.

— DRAWER, dibujante de modelos.

— MAN, viajero, dependiente.

— MOULDER, plantillero.

PATTINSON'S PROCESS (Meta.) pattinsonaje, afinación por cristalización.

PAUSE (Tip.) menos (el signo menos, —.)

PAUT-HEMP, cáñamo de las Indias.

Powell's ENGINE, máquina de Powell, (de biela de retroceso).

TO PAVE, pavimentar (Meta.) empavonar, pavonar.

PAVEMENT, pavimento.

PAVER, PAVIER, empedrador, enlosador.

PAVILLION (Mil.) tienda, pabellón (Joy.) parte inferior de un diamante biselado (Arq.) pabellón, mirador || pabellón.

— ROOF (Arq.) techumbre en pabellón.

PAVING, empedrado, adoquinado.

— STONE, adoquín.

— TILE, loseta.

PAVIOUR, v. PAVER.

PAWL (Mec.) v. CLICK || seguro, fiador.

PAY (Com.) sueldo || salario (Mil.) paga (Tec.) mano de obra.

TO — (Com.) pagar.

— OFF (Min., Tip.) pagar la gente al despedirla.

— ON DEMAND (Com.) pagar a presentación.

— OUT A CABLE, arriar un cabo.

— AS YOU ENTER (CAR., BUS., etc.,) pague al entrar.

— CHIMNEY, s. SHOOT.

— CHANNEL (Min.) (Colombia:) cinta (Bolivia:) venerillo (Perú:) venero.

— DAY (Com.) día de pagos.

— LOAD (Aeron.) carga comercial.

— STREAK (Min.) banda, guía de filón (México:) cinta, cordón.

PAYING-LADLE, cuchara para echar la brea sobre la estopa al practicar un calafateo.

— OUT OF A CABLE (Elect.) desarrollo de un cable.

— — DRUM (Elect.) tambor de desarrollo.

— — MACHINE (Elect.) máquina para devanar el cable.

— — REEL (Elect.) polea de colocación.

— TELLER (Com.) pagador.

PEA (Bot.) guisante, chícharo.

— ORE (Min.) hierro pisiforme o globuliforme.

— STONE (Min.) pisolita.

PEACH (Bot.) durazno, melocotón (Min.) clorita.

— HOUSE (Hort.) invernadero para melocotones.

PEACHWOOD, madera tintórea.

PEASTONE (Min.) pisolita.

PEAK (Mar.) puño del pico (Somb.) visera (Fís., Tel. In.) (— OF A WAVE,) cresta.

— STONE, muela de Derbyshire, (cuarzo).

PEAKING (paños:) retazos de paño.

PEAL (Mús.) carillón (DOUBLE or TRIPLE —,) gran ruido, gran solemnidad.

TO — (Org.) resonar, producir un sonido fuerte.

PEAR (Bot.) pera.

— or SUSPENSION PUSH (Elect.) pulsador.

— SHAPED, piriforme, en forma de pera.

— — GLOW-LAMP (Elect.) lámpara de incandescencia en forma de pera.

— — REFLECTOR LAMP (Elect.) lámpara con reflector en forma de pera.

— TREE (Bot.) peral.

PEARL, perla (Tip.) perla, el carácter más pequeño (Com.) perlado.

TO —, perlar (Mol.) despojar de la cáscara los granos de arroz o cebada.

— ASHES, perlasa, nombre de las potasas más puras.

— BARLEY (Agric.) cebada perlada.

— HARDENING (Pap.) pasta inglesa.

— LASH (Tint.) perlasa.

— MICA (Miner.) margarita, mica nacarada.

— PITCHSTONE (Min.) adularia, feldespato nacarado.

— SHAPED, TOOL FOR FORMING — — ORNAMENTS, cincel de media caña para hacer adornos en forma de perla.

— SHELL, madreperla.

— SINTER, CALCAREOUS SINTER (Miner.) florita, cuarzo hialino concrecionado.

— SPAR, DOLOMITE (Miner.) dolomía.

— STONE, v. PITCHSTONE.

— STRING (Joy.) collar de perlas.

— WHITE, FLAKE-WHITE, blanco de perlas, magisterio del bismuto.

— WIRE, alambre fino para hacer cardas.

PEAT, (TURF,) (Min.) turba (Perú:) champa.

— BOG, turbera.

— BORER or DIGGER, obrero encargado de una turbera.

— CHARCOAL, carbón de turba.

— or TURF CUTTER, pala de turbera || arado de cortar turba.

— MOOR, v. — BOG.

— MOSS (Min.) depósito turboso.

PEBBLE (Miner.) guija, guijarro, canto rodado, china (BOULDER,) chinarro, guijarro grande (Opt.) cristal de roca.

— FILTER, filtro de piedra o de gravilla.

— PAVEMENT, pavimento de chinarros o guijas.

— or RUBBLE STONE (Alb.) mampostería de relleno o provisional.

PEBRINE (Seric.) pebrina, enfermedad de los gusanos de seda.

PECHBLEND, v. PITCH-BLEND.

PECKER (Tej.) recibidor (Tel.) receptor.

PECKING, ladrillo de desecho.

PECTATE, pectato.

PECTIC ACID (Quím.) ácido péctico.

PECTINE (Quím.) pectina.

PECTOLITE (Miner.) pectolita.

PECTORILOQUE, STETHOSCOPE, estetoscopio.

PEDAL (Mec.) pedal (Org.) pedal || (— FOR LOWERING THE BASSO,) teclado de pedales.

— COMMUTATOR, conmutador de pedal.

— DRIVING DYNAMO (Elect.) dínamo accionada con el pie.

— DYNAMO or GENERATOR (Elect.) dínamo con pedales.

— HARP (Mús.) arpa de pedal.

— STOP, — FOOT-KEYS (Org.) pedal.

— THROW-OVER SWITCH (Elect.) conmutador de pedal.

— WHEEL (Mec.) piñón de pedales.

PEDESTAL, v. BEARER (Arq.) pedestal, base (Mv.) pedestal || soporte, cojinete.

— LAMP (Elect.) lámpara vertical.

— OF THE POLE (Elect.) pie del poste.

PEDICEL, PEDICLE (Bot.) pecíolo, pedúnculo.

PEDICULAR (Bot.) pedicular.

PEDIMENT, s. AETOMA, frontón || tímpano.

PEDOLOGY, odometría.

PEDOMETER, pedímetro, odómetro.

PEDUCCIO (Arq.) repisa, ménsula, base pequeña que sirve de pedestal.

PEE (Min.) crucero.

PEEL (Pap.) instrumento para colocar las hojas en las perchas (Pan.) pala del horno (Tip.) colgador (Mar.) remo (Agric.) hollejo, cáscara, corteza.

TO —, deshollejar, descortezar (Coc.) mondar || descortezar.

— — OFF, desconcharse || descascararse.

— IRON (Ten.) garatura, palo redondo del gamucero para pelar las pieles.

PEELING, v. BARKING-OFF || agramar, machacar el cáñamo (Mv.) incrustaciones (Coc.) descortezar || descascarar.

— MACHINE, PEELER, mondadora || descortezadora.

— STONE (Mol.) muela de decorticar.

PEEP-HOLE (Fund.) ojo, registro, mirilla.

— WINDOW, postizo.

PEG, clavija de madera (Lic.) aguardiente y agua de soda (Carp.) espita || estaca || v. PIN, DOWEL || taco de madera cortado en forma de cuña (Mar.) estaquilla (Tonel.) bitoque de tonel (estirado del oro o la plata:) canilla para enrollar el hilo (Somb.) cierta pieza de un aparato de sombrerero (Mec.) v. CATCH (Zap.) estaquilla (Agrim.) piquete del nivel para regular la pendiente de un camino.

TO —, enclavijar, empernar (Zap.) estaquillar || v. TO BOLT.

— AWL (Zap.) asador.

PEG BEAM (Carr.) escalera.
— CUTTER, cortaestaquillas.
— LADDER, escalera de cotorra.
— MILL (Mol.) molino de árbol.
— STAKE (Tel., Agrim.) piquete, estaca.
— TEETH (sierras:) diente de lobo.
— or PLUG WOOD, taco.
PEGGING RAMMER, RAMMER, pisón de moldeador.
PEIRAMETER, peirámetro.
Pekin (Com.) Pequín, especie de tela de seda pintada, originaria de China.
PELERINE (Sast.) pelerina, peregrina.
PELEVIN, PELEVIN (Miner.) cordierita.
PELICAN, v. CIRCULATOR (Dent.) pelicán, policán.
PELLET (Arq.) bezante || ornamento en forma de botones.
PELLICULE, película || pergamino.
PELT (Zap.) puntera metálica (Ten.) pelaua (Tip.) cuero no curtido para balas.
— WOOL, MORTLINGS, lana de reses muertas.
PELTRY, FURRIERY, peletería || pieles, cueros.
PEMBROKE-TABLE, mesa de hojas plegadizas.
PEMICAN, PEMMACAN (Com.) carne preparada desecada.
PEN, pluma || v. QUILL (Gan.) aprisco, corral || jaula || alcahaz (Min.) chiquero.
TO — (Hid.) represar las aguas.
— or PENCIL DRAWING, dibujo a la pluma
— HOLDER (Com.) portaplumas.
— KNIFE, cortaplumas.
— MACHINE or CUTTER, cortaplumas, instrumento para cortar las plumas.
— RACK (Pap.) astillero para plumas.
— SCRIPT, HAND WRITING, manuscrito, escrito a mano.
PENCIL (Com.) lápiz (Pint.) pincel (Opt., Fís.) hacecillo luminoso.
TO —, dibujar con lápiz || escribir con lápiz || reparar con el pincel los defectos de color de una tela o papel pintados.
— BLUE, azul de aplicación.
— BRISTLE (Com.) cerda para pinceles.
— CASE, lapicero.
— COLOURS, pasteles.
— LEAD, v. BLACK-LEAD.
— OF LIGHT (Fís.) cresta luminosa.
— POINTER or SHARPENER, cortalápices, (instrumento cónico).
— WOOD (Com.) madera del Líbano.
PENDANT, pendiente, colgante (Arq.) culo de lámpara || colgante (Joy.) pendiente (Mar.) amante || péndola || gallardete (Elect.) lámpara de suspensión.
— CORD (Elect.) cordón de suspensión.
— LAMP (Elect.) lámpara de techo o de suspensión.

PENDANT OF AN EARRING (Joy.) bollón, broquelillo.
PENDENTIVE (Arq.) pechina.
PENDULUM (Mec.) péndulo.
— BOB or BALL, disco, lenteja del péndulo.
— CLOCK (Rel.) reloj de péndulo.
— CONTACT (Elect.) contacto de vaivén.
— LEVEL, nivel de carpintero y de albañil.
— LIGHTNING ARRESTER (Fís.) pararrayos de péndulo.
— PLIERS (Rel.) pinzas de péndulo.
— REGULATOR (Tel.) regulador del péndulo.
— SPRING (Rel.) resorte del péndulo, (acero plano).
PENETRATION, PERMEATION, penetración.
PENETRATING POWER, fuerza de penetración.
PENETROMETER (Meta.) (Benoist —,) medidor de dureza (de Benoist).
TO PENFOLD (Agric.) apriscar.
PENGUIN (Zool.) pingüinos (Aeron.) pingüino (Méx.) guajolote, etc.
PENNANT-GRIT (Min.) marga carbonífera, s. POST.
PENNY (Com.) penique, moneda inglesa.
— LOAF (Pan.) bollo.
— STONE (Min.) mineral de hierro de primera clase.
— WEIGHT, (24 GRAIN Troy WEIGHT,) peso para metales preciosos, (24 granos).
PENSCRIPT, HANDWRITING, manuscrito, escrito a mano.
PENT-HOUSE, PENTHOUSE (Arq.) sobradillo, tejadillo, alero (Min.) (— OF A SHAFT,) resguardo.
— ROOF (Arq.) cubierta de dos aguas.
PENTACLE (Arq.) dos triángulos entrelazados.
PENTAFOLIATING (Arq.) pentalobulado.
PENTAGON (Geom.) pentágono.
PENTANE (Quím.) pentano.
— STANDARD LAMP (Tec.) lámpara de pentano, (patrón o normal).
PENTASPAST (Mec.) pentaspasto, (5 poleas).
PENTASTYLE (Arq.) pentástilo, (de 5 columnas).
PENTASULPHIDE (Quím.) pentasulfuro.
PENTATHIONIC ACID, OXYGEN ACID OF SULPHUR (Quím.) ácido pentatiónico.
PENTATHLON (Olimpíadas,) pentatlón.
PENTELIC MARBLE, mármol pentélico.
PENTHODE, pentodo.
PENTHODE WORKING (Tel.) telegrafía Delany.
PENTOSE, pentosas.
PENTOSAN (Quím.) pentosanas.
PENTOSURIA (Fisiol.) pentosuria.
PENTOXYDE (Quím.) pentósido.
PENUMBRA (Fís.) penumbra.

PEPERINE (Geol.) peperino, toba volcánica.

PEPPER (Com.) pimienta, pimiento.

— SAUCE (Coc.) pebrada, pebre, (salsa de pimienta, vinagre y sal).

PEPSIN (Fisiol. y Quím.) pepsinas.

PEPTIDE (Fisioquím.) péptidas.

PEPTIDE, péptidos.

PEPTONE, pectonas.

PER (en comp. Quím.) per.

PERACETATE (Quím.) peracetato.

PERACID (Quím.) perácido.

PERCARBONATE (Quím.) percarbonato.

PERCABURET (Quím.) percarburo.

PERCENTAGE (Com.) tanto por ciento (Quím.) (— OF ACID,) ley en ácido (Min.) riqueza o ley de los minerales de hierro.

PERCH, v. ROD, POLE, regla de medir, pértiga (Carr.) lanza (Min.) tirante, paral, percha.

PERCHING-KNIFE (Ten.) piedra para frotar el cuero.

— STICK (Ten.) bastidor para poner a secar las pieles mojadas.

PERCHLORATE (Quím.) perclorato.

PERCHLORIDE (Quím.) percloruro.

TO PERCOLATE (Quím.) v. TO CLARIFY, depurar, clarificar, filtrar.

PERCOLATION, FILTRATION, filtración, coladura.

PERCOLATOR, filtro, colador.

PERCUSSION, percusión.

— CAP, v. DETONATOR.

— LOCK (Arm.) llave de percusión.

— SIEVE, criba de percusión.

PERFECT, perfecto (Joy.) diamante, perla sin defecto.

TO — (Tip.) imprimir el verso.

PERFECTING-MACHINE (Tip.) máquina de imprimir a la vez el tiro y el retiro.

TO PERFORATE, perforar || taladrar || agujerear (F. de agujas:) agujerear las agujas.

PERFORATED CORE-DISQUE (Elect.) disco de armadura perforada.

— CARBON CYLINDER (Elect.) cilindro de carbón perforado.

— FILE (Herr.) lima calada.

— SHEET (Elect.) plancha para rejillas.

PERFORATOR (Agric.) perforador (Tec.) perforadora || perforador || obrero en filigrana o trabajos calados.

PERFORMANCE (Teat.) representación (Mec.) efecto útil (Aeron.) performance.

PERFUME, perfume, fragancia, aroma.

PERFUMERY, perfumería.

PERFUMING-APPARATUS, perfumador.

— or SCENT BOX, caja de perfume.

— PAN, ODORATOR, pebetero, v. ODORATOR.

PERHYDROL (T. M.) perhidrol.

PERICLASE, óxido natural de magnesio.

PERIDOTE OLIVINA, BATRACHITE (Geol.) batraquita.

PERIDROME (Arq.) peridromo.

PERIGORD STONE, piedra negra y blanda empleada en esmaltes.

PERIMETER (Geom.) perímetro.

PERIOD (Tip.) punto (Tec.) período, duración.

PERIODIC MOTION (Mec.) movimiento periódico.

PERIODICITY (Mec.) periodicidad (Elect.) frecuencia, periodicidad.

PERIODURET (Quím.) perioduro.

PERIORTHOGONAL, periortogonal.

PERIPHERY, periferia.

PERIPTERON (Arq.) períptero.

PERIPTERY (Fís.) periptería, períptero.

PERISCOPE (Mil.) periscopio.

PERIWIG, peluca.

PERK, b. BRACKET.

PERKIN (Lic.) sidra floja.

PERMANENCY (Mec.) permanencia.

PERMANENT, permanente.

— ALTERNATING CURRENTS (Elect.) corrientes alternas permanentes.

— CLOSING OF THE CIRCUIT (Elect.) puesta en circuito de larga duración.

— MAGNET (Fís.) imán permanente.

— MAGNETIC FIELD (Fís.) campo magnético permanente.

— MAGNETISM (Fís.) magnetismo permanente.

— WAY (Fc.) vía permanente.

— WAVE, v. WAVE, WAVING.

— WHITE, blanco fijo.

PERMEABILITY, permeabilidad (Aeron.) permeabilidad.

— BRIDGE (Elect.) puente magnético.

PERMEABLE, permeable.

PERMEAMETER, permeámetro.

PERMEANCY (Fís.) permanencia. v. MAGNETIC CONDUCTIVITY.

PERMISSIBLE LOAD (Elect.) reducción de carga, carga admisible.

— STRESS (Elect.) esfuerzo de trabajo.

— VOLTAGE (Elect.) tensión admisible.

PERMISSION TO TRANSMIT (Tel.) invitación para transmitir.

PERMISSIVE BLOCK INDICATOR (Fc.) tabla de bloqueo permisible.

— STAFF (Fc.) bastón para enclavamiento facultativo.

PERMITTANCE (Elect.) capacidad electrostática.

PERMURIATE (Quím.) percloruro.

PERMUTATION (Com.) permutación, permuta.

— LOCK (Cerr.) cerradura secreta (de cambios).

Pernambuco-WOOD, v. BRAZIL-WOOD, palo del Brasil.

PERNITROUS (Quím.) pernitroso.

PEROXIDASE (Quím., Fisiol.) peroxidasas.

PEROXIDE (Quím.) peróxido.

— LAYER (Elect.) capa de peróxido.

PERPEND (Alb.) perpiaño.

PERPENDER, v. PERPEND.

PERPENDICULAR, perpendicular || a plomo.

PERPETUAL-SCREW, tornillo sin fin.

PERQUISITE (Tip.) remiendo, labor de poca entidad.

PERQUISITES (Com.) propina.

PERRON (Arq.) escalera o escalinata de piedra en el frente de una casa de campo, iglesia, etc.

PERRY, perada, jugo de la pera fermentado.

PERSALT, (SALT OF A PERACID,) (Quím.) persal.

Persian (Com.) persiana, tafetán doble || tela de seda muy fina.

— LAMB (Ten.) cordero persa, el astracán más fino.

PERSONAL ACCOUNT (Com.) cuenta personal.

— PROPERTY (Com.) bienes muebles.

PERSONNEL (Mjn.) personal (Com.) (BODY OF PERSONS IN EMPLOYMENT OR SERVICE,) personal (Rec.)

PERSPECTIVE, perspectiva.

— DRAWING, dibujo de perspectiva.

PERSULPHURET (Quím.) persulfuro.

PERSULPHURIC ACID (Quím.) ácido persulfúrico.

PERTARTRATE (Quím.) pertartrato.

PERTURBATION (Fís.) perturbación (MAGNETIC —,) perturbación magnética.

PERULMATE (Quím.) perulmato.

PESTLE, pilón || majadero (— OF A MORTAR,) maja.

PET COCK (Mv.) llave del fondo del cilindro.

PETAL (Bot.) pétalo.

PETALITE (Miner.) berzelita.

PETAR, PETARD, petardo.

PETERSHAM, frisado, tela de lana frisada.

PETININE (Quím.) petonina.

PETITION, APPLICATION (Min.) (— FOR A CLAIM,) pedimento, (México:) solicitud.

PETRIFICATION, petrificación.

PETROGENIC, petrogenésico.

PETROLEUM (Quím.) petróleo.

— BURNER, mechero de petróleo.

— LAMP, lámpara de petróleo.

— ETHER (Quím.) éter de petróleo.

— SPIRIT MOTOR-CAR, cochecito automóvil movido por motor a petróleo.

— OIL-ENGINE, motor de petróleo.

PETROSILEX (Geol.) petrosílex.

PETTICOAT (Cost.) faldas, guardapiés.

PETUNSE, PETUNTZE (Miner.) petunsé, variedad de feldespato.

PEW (Arq.) banco de iglesia.

PEWTER, peltre, (estaño y plomo).

— GRASS, HORSE-TAIL, cola de caballo.

PEWTERER, estañador.

Pfeiffer's BACILLUS (After R. —.) bacilo de Pfeiffer.

— EFFECT, fenómeno de Pfeiffer.

PH, v. Sorensen SCALE.

PHAETON (Carr.) faetón.

PHAGOCYTOSIS (Bacter.) fagocitosis.

PHANTOM ANTENNA, v. DUMMY ANTENNA.

PHARMACITIS, AMPELITE, CANDLE-COAL (Miner.) ampelita.

PHARMACOLITE (Miner.) arsenicita, farmacolita.

PHARMACOSIDERITE, CUBE-ORE (Miner.) farmacosiderita.

PHASE, fase (Fís.) fase.

— ANGLE, ángulo de fases.

— COINCIDENSE (Fís.) concordancia de fases.

— DIFFERENCE (Elect.) diferencia de fase || complemento del ángulo de fase || medida de cualidad de condensadores y material aislante.

— DIFFERENCE INDICATOR (Tec.) comparador de fases.

— — OF VIBRATION, diferencia de fases de vibración.

— DISTRIBUTION (Elect.) distribución de las fases.

— LEADING (Elect.) avance de fase.

— METER (Elect.) fasómetro.

— REGULATION (Elect.) regulación de fase.

— REGULATOR, (SWITCH APPARATUS,) (Elect.) regulador de fase.

— RELATION (Elect.) relación de las fases.

— RESISTANCE (Elect.) resistencia de fase.

— TRANSFORMER (Elect.) transformador de fase.

— OF VIBRATION or OSCILLATION, fase de vibración u oscilación.

— VOLTAGE (Elect.) tensión de fase.

— VOLTMETER (Elect.) voltímetro y fasómetro combinados.

— WINDING (Elect.) arrollamiento de fase.

PHENACETIN (Quím.) fenacetina.

PHENACITE, PHENAKITE (Miner.) fenaquita.

PHENIC ACID (Quím.) ácido fénico.

PHENICHROITE, MELANCHROITE (Miner.) melanocroita.

PHENOBARBITAL, LUMINAL (Farm.) luminal.

PHENOL (Quím.) fenol.

PHENOL, CARBOLIC ACID (Quím.) fenol.

PHENOMENON (Tec.) fenómeno.

PHENOTYPE (Biol.) fenotipo.
PHENOTYPIC (Biol.) fenotípico.
PHENYLAMINE, v. ANILINE (Quím.) fenilamida.
PHENYLCARBONIC ACID (Quím.) ácido antranílico.
PHENYSULPHURIC ACID (Quím.) ácido sulfofénico.
PHIAL, redoma || ampolleta, frasco pequeño de cristal.
PHILATELY, filatelia.
PHILATHEA (Bible.) Filatea.
Phillips CODE (after W. P.—.) Código Fhillips.
PHILLIPSITE (Miner.) aricita.
PHILOLOGY, filología.
PHILOSOPHER, filósofo.
PHILOSOPHER'S STONE, argirogonia, piedra filosofal.
PHILOSOPHICAL WOOL or COTTON (Fís.) lana filosófica.
PHILOSOPHY, filosofía (Tip.) entredós, filosofía.
PHILOTECHNY, filotecnia, amor a las artes.
PHYSIOLOGICAL PSYCHOLOGY, v. PSYCHO-PHYSIOLOGY.
PHYTOSPERIN (Quím.) fitosterina.
PHLEGM, licor acuoso || flema (Química) (MAGMA,) masa que presenta el aspecto de masa viscosa || último residuo.
PHLOGISTIC (Quím.) flogisto || combustible. A —, aflogístico.
PHLOGISTON (Quím.) flogisto.
PHOCENINE (Quím.) focenina.
PHOLIOTA, foliota.
PHONAUTOGRAPH (Fís.) fonautógrafo.
PHONE (Telef.) teléfono.
TO — telefonear.
PHONES, v. HEAD-PHONE.
PHONICS, v. ACOUSTICS, acústica.
PHONOGRAM, fonograma.
PHONOGRAPH, fonógrafo.
PHONOLITHE (Geol.) fonolito.
PHONOMETER (Fís.) fonómetro.
PHONOPHORE, fonóforo.
PHONOTIPE (Tip.) fonotipo.
PHOSGENE (Quím.) fosgeno.
PHOSPHACETIC ACID (Quím.) ácido fosfacético.
PHOSPHATE (Quím.) fosfato.
PHOSPHATED (Quím.) fosfatado.
PHOSPHIDE (Quím.) fosfuro.
PHOSPHITE (Quím.) fosfito.
PHOSPHOLIPIN (Fisiol. y Quím.) fosfolipinas.
PHOSPHOR BRONZE, bronce fosforado o fosforoso.
— — WIRE, alambre de bronce fosforoso.
TO PHOSPHORESCE, fosforecer.
PHOSPHORESCENCY, fosforecencia (Fís.) fosforecencia (Biol.) fosforecencia.

PHOSPHORIC, PHOSPHOROUS, fosfórico || fosforoso.
— ACID (Quím.) ácido fosfórico.
PHOSPHORIDE (Quím.) fosfórico, que contiene fósforo.
PHOSPHORIZATION, fosforización.
TO PHOSPHORIZE, fosforar.
PHOSPHOROUS, fósforo.
PHOSPHURET (Quím.) fosfuro.
PHOT (Elect.) unidad de iluminación por segundo; fot, lux.
PHOTO, (A COMBINING FORM,) foto || foto, fotografía.
PHOTOCERAMIC, fotocerámica.
PHOTOCHEMISTRY, fotoquímica.
PHOTOCHROMY, fotocromía.
PHOTOCOMBUSTION (Fís. y Quím.) fotocombustión.
PHOTODRAMA, fotodrama, cinedrama.
PHOTODRAMATIST (Cine.) libretista de fotodramas o cinedramas.
PHOTODYNAMIC (Zool.) fotodinámico.
PHOTODYNAMICS (Fisiol.) fotodinámica.
PHOTO-ELASTICITY MEASURING, fotoelasticimetría.
PHOTO-ELECTRIC, fotoeléctrico.
PHOTO-ELECTRIC CELL, célula fotoeléctrica.
PHOTO-ELECTRIC CURRENT (Fís.) corriente fotoeléctrica.
PHOTO-ELECTRIC EFFECT (Fís.) efecto fotoeléctrico (de Hallwachs).
PHOTO-ELECTRON, fotoelectrón.
PHOTO-ENGRAVING, fotograbado.
PHOTO-GALVANOGRAPHY, fotogalvanografía.
PHOTOGEN, fotógeno (Biol.) fotógeno, órgano luminoso.
PHOTOGENIC, fotogénico.
PHOTOGENY, fotogenia.
PHOTOGRAMMETRY, fotogrammetría.
PHOTOGRAPH, fotografía.
PHOTOGRAPHER, fotógrafo.
PHOTOGRAPHIC PICTURE, fotografía.
PHOTOGRAPHY, fotografía.
PHOTOHELIOGRAPH, fotoheliógrafo.
PHOTOHELIOMETER, fotoheliómetro.
TO PHOTOLITOGRAPH, fotolitografiar.
PHOTOLITOGRAPHY, fotolitografía.
PHOTOLYSIS (Quím.) fotólisis.
PHOTOMETER, fotómetro (Bot.) fotómetro vegetal.
— SCREEN, pantalla fotométrica.
PHOTOMETRIC INTENSITY, intensidad fotométrica.
PHOTOMETRY, fotometría.
PHOTOMICROGRAPHY, fotomicrografía.
PHOTOMICROGRAPHY, fotomicrografía.
PHOTOPHONE, fotófono.

PHOTOPHORE (Biol.) fotóforo.

PHOTOPLAY, vista, película, v. FILM, vista cinematográfica || representación de una vista.

PHOTOPLAYER, actor o actriz de cinematógrafo.

PHOTOPLAYWRIGHT, libretista de películas.

PHOTOSCOPE, fotoscopio (Mil., Fc.) fotoscopio.

PHOTOSCULPTURE, fotoescultura.

PHOTOSPECTROHELIOGRAPH, fotoespectroheliógrafo.

PHOTOSPHERE (Astron.) fotósfera.

PHOTOSTAT, fotostato || copia fotostática.

TO PHOTOSTAT, fotostatar.

PHOTOSTATIC, (COPY,) (copia) fotostática.

PHOTOSTATICALLY, fotostáticamente.

PHOTOSYNTHESIS (Bot., Quím.) fotosíntesis.

PHOTOTROPISM, heliotropismo.

PHOTOTAXIS, fototaxis.

PHOTOTHERAPEUTICS (Med.) fototerapia.

PHOTOTYPY, fototipia, fotocolografía, heliografía (Ant.)

PHOTOXILOGRAPHY, fotoxilografía.

PHOTOZINCOGRAPHY, fotocincografía, fotograbado, fotozincografía.

PHRENOLOGY, frenología.

PHTALIC or ALIZARIC ACID (Quím.) ácido ftálico.

PHYLLOGENY (Hist. Nat.) filogenia.

PHYLLOGINY, filoginia.

PHYLLOXERA, filoxera.

PHYSALITE (Miner.) fisalita, especie de topacio.

PHYSETER, v. FILTER, filtro.

PHYSICAL, físico.

— CHANGE (Fís.) modificación física.

— HERBS (Farm.) yerbas medicinales.

Physics, Física.

PHYSIOLOGICAL CHEMISTRY, v. BIOCHEMISTRY.

PHYSIOLOGICAL PSYCHOLOGY, v. PSYCHOPHYSIOLOGY.

PHYSIOLOGY, Fisiología.

PHYSIOTERAPY (Med.) fisioterapia.

PHYSODERMA (Bot.) fisoderma.

PHYTOGENESY (Bot.) fitogenesia.

PHYTOGRAPHY (Dib., Bot., Paleont.) fitografía.

PHYTONOMY (Bot.) fitonomía.

PHYTOSTEROL (Quím.) fitosterol, fitosterina.

PHYTOTOXIN (Quím.) fitotoxina.

PHYTOTECHNY, fitotecnia.

PHYTOTHERAPEUTIC (Med.) fitoterapia.

PIANO, PIANOFORTE (Mús.) piano.

PICA (Tip.) cícero || parangona (DOUBLE —,) gros parangón; (SMALL —,) lectura, lecturita, (10 puntos) (MIDDLE —,) letra de más cuerpo que la llamada cícero, misal.

PICADIL (Vid.) vidrio que cae del crisol durante la fusión.

PICK, pico, v. PICKER || PICKAXE, zapapico (Agric.) especie de zapapico (Mol.) pico de alisar (Tip.) punzón (Tej.) pasada, paso de la lanzadera entre los hilos de la urdimbre (Esc.) raedera (Min.) pizo, pico de minero, v. MATTOCK, zapapico || regadera (FOR DEEP CUTTING) (Hort.) almocafre.

TO —, limpiar, mondar || elegir (Mar.) (— — OAKUM,) estopar (Somb.) limpiar || desbriznar (Min.) separar, elegir, entresacar (Alb.) escodar || picar (Agric.) desgranar, descobajar (UNBUR THE WOOL,) escarmentar, desenmarañar la lana (Mol.) pulir, alisar una muela.

— — UP (Tec.) (TO INCREASE IN SPEED,) acelerar, aumentar la velocidad (Radio.) recibir, recoger, (un sonido, una onda o un mensaje).

— AXE, v. —.

— — HAMMER, pico con cabeza.

— HAMMER, piqueta, martillo de cantero (Alb.) piqueta, martillo de cabeza gruesa.

— LOCK, v. MASTER-KEY (Cerr.) llave maestra.

— PINCERS (Tej.) pinzas de desmotar.

— POINT (Min.) pico.

— UP (Fotof.) pick-up, reforzador gramofónico.

PICKED, escogido (Mol.) pulido, alisado.

PICKER (Min.) aguja de minero (Tej.) aparato que mueve la lanzadera volante en los telares (Tip.) limpiar las placas estereotípicas (Hojal.) sonda.

PICKET (Agrim.) estaca, piquete, jalón.

PICKING, desmotar, despinzar los paños y otras telas (Cerr.) abrir sirviéndose de ganzúa o llave falsa (Agric.) desgranamiento.

— AND CULLING, SPALLING (Min.) tría del mineral hecha a mano.

— KNIFE, despinzas, instrumento para despinzar || cuchilla de cestero.

— OUT THREADS (Tej.) hilacha, deshilachadura.

— UP MACHINE (Elect.) máquina para levantar el cable.

PICKLE (Coc.) salmuera || encurtido.

TO — (Coc.) escabechar || encurtir (Meta.) desoxidar, descostrar el latón.

PICKLING (Coc.) salazón en salmuera || encurtido (Meta.) desoxidación.

— BATH (Quím.) baño de previa limpieza.

— SOLUTION (Quím.) baño de desoxidación.

PICTURE, retrato || cuadro || imagen, estampa (Cinema.) película, vista, film || el cine.

— PLAY, v. PHOTO-PLAY.

TO PICTURIZE, cinematografiar || adaptar al cine || representar por el cinematógrafo.

PIE (Coc.) pastel (Tip.) pastel || fraile.

PIECE, pieza (paños:) pieza (Vid.) masa de vidrio que se redondea sobre el mármol (Coc.) pieza ‖ porción, pedazo, trozo, cacho.

PIECER (Hil.) anudador.

PIER (Arq.) escollera, muelle de protección ‖ entrepaño (Mar.) muelle, v. WHARF (Hid.) dique (Pont.) (TIMBER —,) pie derecho de puente.

— GLASS (Mueb.) tremó, tremol, (para espejos fijos en la pared).

— SHAFT (Const.) cuerpo, fuste lateral de un estribo.

— TABLE (Mueb.) consola, (haciendo juego con el tremó, v. — GLASS).

PIERAGE (Com.) derechos de muelle, muellaje,

TO PIERCE, taladrar, perforar, barrenar ‖ calar (Ten.) picar.

PIERCED, agujereado, calado, v. POROUS.

— WORK, calado.

PIERCER (Enc.) punzón, taladro, berbiquí, barrena ‖ lesna (Enc.) instrumento para hacer grabados (Comercio) barrena adaptada en las aduanas para agujerear los barriles y averiguar su contenido (Ton.) barrenilla para agujerear toneles.

PIERCING-MACHINE, máquina de perforar.

— SAW, INLAYING-SAW, sierra de contornear.

PIEZO-CHEMISTRY, piezoquímica.

PIEZO-ELECTRIC, piezoeléctrico.

PIEZO-ELECTRIC CONSTANT, constante piezoeléctrica.

PIEZO-EELECTRICITY, piezoelectricidad.

PIEZOMETER (Fís.) piezómetro (DIFFERENTIAL —,) piezómetro diferencial.

PIEZO OSCILLATOR, — ELECTRIC OSCILLATOR, (Elect.) oscilador piezoeléctrico.

PIEZO-RESONATOR, PIEZO-ELECTRIC RESONATOR (Elect.) resonador piezoeléctrico.

PIG (OF LEAD,) lingote de plomo, salmón (Mec.) v. BLOCK (Meta.) lingote, salmón (Gan.) cochino.

— BOILING (Meta.) (WET PUDDLING:) decarburación de la fundición por medio de hierro oxidado y escorias líquidas.

— IRON, RAW-IRON (Meta.) lupia, fundición cruda, goa.

— MOULD (Fund.) molde de lingote.

— NOSED (Herr.) de boca estrecha.

— STY, (Agric.) HOG-STY, chiquero, pocilga (Min.) (CHOCKS,) chiquero.

— TAIL TOBACCO (Com.) tabaco en hojas arrolladas y torcidas en forma de cuerda.

PIGEON, pichón, palomo, paloma.

— BREASTED (Sast.) de pecho relleno.

— or FOWLS'-DUNG (Hort.) palomina.

— HOLE (Mueb.) cajeta, cajoncillo.

— HOUSE, palomar.

PIGGIN, cuba ‖ balde.

PIGMENT, v. COLOUR, pigmento, materia colorante (Dor.) mordente.

PIKE, pica, lanza (Torn.) vástago (Agric.) horquilla (Pesc.) sollo.

PILASTER (Arq.) pilastra.

PILCH (Tal.) almohadilla de grupa de la silla.

PILE, pilote ‖ pilotaje ‖ macizo, fundación, cimiento (Fís.) pila (Ac.) reverso, cruz ‖ instrumento para grabar la moneda, cuño, sello (Tej.) pelillo ‖ peluche de terciopelo (Arm.) punta de flecha (Tec.) v. HEAP.

TO —, clavar estacas ‖ amontonar ‖ consolidar.

— DRIVER, DROP-HAMMER, martinete.

— SHOE, zueco.

— SIDE (Cuch.) plano.

— WARP (Tej.) cadena de pelo.

— WITHDRAWING ENGINE, máquina de arrancar los pilotes.

— WORK, PILING, pilotaje.

PILING, pilotaje, estacada (Meta.) correaje (del hierro) ‖ machaqueo, machada, (Colombia) (salinas) adición de sal húmeda a un montón de sal seca para curarla (Ten.) correaje (Tec.) empaque.

PILL (Farm.) píldora.

TO — or HACKLE (Agric.) desgargolar el cáñamo.

PILLAGE (Arq.) pilastra de apoyo.

PILLAR (Arq.) pilar (Mec.) columna pequeña (Min.) pilar, macizo ‖ contrafuerte, cuña, llave ‖ (— AND STALL, POST AND STALL or ROOM METHOD,) huecos y pilares, salones y pilares (Alf.) pilar de tierra en medio de un horno de cocer pipas.

TO —, sostener con pilares, apoyar con pilares.

— DRILLING MACHINE, perforadora de columna.

— FILE, carleta delgada.

— PLATE (Rel.) platina.

— or POLE SWITCH (Elect.) interruptor de poste.

PILLARED, en forma de pilar ‖ sostenido por pilares.

PILLION (Meta.) escorias de estaño (Tal.) cojincillo.

PILLOW, cojín (Mec.) cojinete ‖ gorrón (Cost.) almohada, cojín (Tej.) fustana.

PILOT (Mar.) piloto (Autom.) piloto. v. DRIVER (Aeron.) piloto, piloto aviador (Min.) primera excavación en un túnel.

TO —, pilotear, pilotar.

— BALLOON (Aeron.) globo piloto.

— CLOTH, paño de piloto.

— LAMP (Elect.) lámpara de comprobación o piloto.

PILOT LAMP RELAY, relevador de lámparas pilotos.
— WIRE, alambre piloto.
PILOTAXITIC (Petrogr.) pilotáxico.
PILOTIS (Mar.) pilotaje ‖ paleaje.
Piltdown MAN or RACE (Etnog.) Eoanthropus Dawson.
PIMIENTO, pimiento.
PIN, alfiler ‖ horquilla ‖ v. PEG (Tec.) aguja ‖ clavija ‖ clavo ‖ botón ‖ tope (Cerr.) pasador, chaveta ‖ cabeza hecha a un pasador (Mec.) v. CRANK, PIVOT STUD, tope ‖ clavija ‖ botón (Fc.) cuña (Meta.) mineral de hierro en riñones (Zap.) puntilla, saetín (Mar.) cornamusa, cabilla (Arm.) aguja.
TO —, prender con alfileres o ganchos (Hort.) despuntar (Carp., Eb.) enclavijar.
— A HOUSE (Const.) poner nueva solera a una casa.
— — ON THE LAST (Zap.) clavar en la horma.
— — UP (Alb.) rellenar las juntas.
— BIT, broca de aguja.
— BOX (Tel.) caja de llaves.
— COPS (Tej.) husos de canilla.
— CUSHION, alfiletero, acerillo.
— DRILL, broca de punzón.
— DRIVER (Vid.) utensilio para hacer salir las clavijas de los bastidores de madera.
— or GRINDER'S DUST, depósito que se forma en la artesilla de una muela de afilar.
— FACTORY, fábrica de alfileres, alfilerería.
— FILE (F. de alfileres:) lima de aguja.
— GIMLET (Rel.) taladro para pasadores, barrenita, pasador.
— HEAD, cabeza de alfiler.
— HINGE, bisagra de pasador.
— HOLE (Arm.) agujero del gatillo.
— JOINT (Elect.) unión de tornillos.
— MAKER, alfilerero.
— OF THE MOVABLE PUPPET (Torn.) contrapunta.
— STICKER, obrera que pone los alfileres en los papeles para su venta.
— OF THE SCISSORS (Cuch.) fiel.
— or SLIDING TONGS, tenallas de abrazadera.
— VICE (Rel.) tornillo de limar.
— WAY, END-GRAIN, END-WAY, madera serrada o trabajada perpendicularmente al hilo.
— WHEEL (Rel.) rueda de encuentro (Mec.) linterna, erizo, v. TUMBLER.
— WIRE, alambre para alfileres.
PINACHROME, pinacromo.
PINACOID (Crist.) pinacoide.
PINACOTHECA, pinacoteca.
PINACYANOL, SENSITOL RED (Foto.) pinacianol.

PINAVERDOL, SENSITOL GREEN (Foto.) pinaverdol.
PINCERS, v. TONGS, NIPPERS, tenazas, pinzas, tenacillas (Tip.) pinzas de corrección (Meta.) punceta ‖ utensilio para arreglar los crisoles en el horno (Herr.) espetón (Tec.) tenaza de cofrero.
PINCH, pulgarada (Fund.) reborde de campana.
TO —, coger con las pinzas ‖ arrancar con las pinzas o tenazas.
— — OUT (Min.) agotarse el mineral.
— BECK (Meta.) similor, tumbaga.
— COCK (Quím.) espita o llave de compresión.
PINCHED, s. CRAMPED.
PINCHERS, v. CALLIPERS, NIPPERS, tenazas, alicates (Zap.) sacabrocas (estirado:) pinzas (Tec.) cárcel para apretar.
PINCHINA, picote, tela de lana burda.
PINCHING-BAR (Const.) varilla, palanqueta.
— NUT, tuerca fija o solidaria.
— or SET SCREW, tornillo de presión.
PINCOFFIN, alizarina del comercio.
PINE (Bot.) pino (Min.) piña.
— APPLE (Bot.) piña, anana (Min.) piña.
— NUT, FIR-CONE, piñón.
— SOOT, BLACKING, hollín.
— STRAWBERRY, QUEENS (Bot.) fresón.
— TREE (Bot.) espineta.
— WOOD, conífera.
— WOOL, algodón de pino.
PINERY (Hort.) invernadero de piñas.
PINGUITE (Miner.) pinguita, silicato de hierro.
PINIC ACID, ALPHA-RESIN OF TURPENTINE (Quím.) ácido pínico.
PINION (Mec.) piñón (Herr.) esposas, grillos (Corr.) (POULTRY:) ala.
PINK (Bot.) clavel (Tec.) rosado.
TO — (SLASH CLOTH, ETC.,) cortar géneros.
— — THROUGH (Eb.) calar.
— COLOUR, muriato de estaño amoniacal.
— GILDING (Dor.) dorado rosado.
— PAPER (Pap.) papel rosado pálido.
— SALT (Quím.) percloruro de estaño amoniacal.
PINKING, recorte, recortado, picado.
PINNACLE (Arq.) cresta, cúspide ‖ v. TURRET.
PINNER, alfilerero (Tec.) barba ‖ barba de pluma.
PINT (Metr.) pinta, (cuarta de un litro).
PINULE, pínula ‖ alidada.
PINUS MARITIMA, pino marítimo.
— PICEA (Bot.) epicea, sabino rojo.
PIPE, tubo ‖ caño ‖ conducto (Mús.) churumbela ‖ tubo de órgano (Ton.) pipa, tonel (Fund.) tubo de colada (Pap.) canal para dar salida a las aguas (Min.) estrato horizontal alargado.

TO — (Hort.) acodar.

— BOARDS (Ton.) duelas de seis pies.

— BORING MACHINE, máquina de perforar tubos para fuentes.

— BOWL (Alf.) hornillo de pipa.

— BOX (Carr.) buje de rueda trasera.

— CATCH (Min.) arrancatubos.

— or PLASTIC CLAY, tierra de pipa, arcilla plástica.

— CLEANER, obrero que quita las rebabas de las pipas de tierra.

— CUTTER, cortatubos.

— FLANGE, brida o reborde de tubo.

— GLAZING, esmalte o barniz de tubos.

— HOOK, grapa para tubos.

— JOINT, enchufe.

— PASTE, (GRAPHITE), pasta para junturas de tubos, (grafito).

— JUICE, REFINED LICORICE, regaliz refinada.

— LAYER, instalador de tubos.

— LAYING, instalación de tubos (Elect., Gas.) canalización.

— LEE, residuos de pipa.

— LINES, oleoducto || canalización (tubo o cañería) para conducir gas; (algunos consignan:) gasoducto.

— MACHINE, máquina de hacer tubos para drenajes.

— RANGE, PIPING (Elect., Ing.) tubería.

— STAKE, BICKERN, bigorneta.

— STAVES (Ton.) duelas.

— STICK or TUBE, espita.

— STONE (Min.) piedra de pipa, silicato de alúmina, hierro y sosa || (— or BACK STONES,) piedras traseras, piedras de tobera.

— SUPPORT, portatubos.

— or PISTON VALVE, válvula del émbolo.

— VEIN. v. SEAM (Min.) masa, (México:) promontorio.

TO PIPECLAY, limpiar con tierra arcillosa.

PIPED, tubular || de tubos.

PIPETTE (Quím.) tubo para decantar líquidos || gotero.

PIPING, tubería || v. CORDING, acordonado (Tal.) recamado || galoncillo recamado o realzado.

PIPPIN, variedad de manzana || camuesa, esperiega.

PIPS (Jueg.) cartas blancas.

PIQUANT (Coc.) picante.

TO PIQUE (Aeron.) picar || picar, atacar clavándose.

PIRACY (Tip.) copia o reproducción ilícita.

PIRATE (Tip.) falsificador, copiador o reproductor fraudulento de una obra.

TO — (Tip.) copiar o reproducir ilícitamente una obra.

PIRN, v. BOBBIN, COP, QUILL (Tej.) ovillo || canilla || carrete.

PISCICULTOR, piscicultor.

PISCICULTURE, piscicultura.

PISCINE, piscina || vivero para criar peces.

PISE (Const.) construcción de tierra pisada.

PISIFORM, pisiforme.

PISSASPHALTE, pisasfalto.

PISSELACUM, CADE-OIL, aceite de alquitrán.

PISTACHIO, — NUT (Bot.) pistacho, pistache, alfóncigo.

PISTACITE, DELPHINITE, (Miner.) talita, pistachita.

PISTIL (Bot.) pistilo.

PISTOL (Arm.) pistola.

— KNIFE, cuchillo-pistola.

PISTON, émbolo (PLUNGER,) émbolo sólido o macizo.

— ENGINE, máquina de vapor de émbolo (ANNULAR:) anular.

— PUMP, bomba de émbolo (DOUBLE — —:) bomba de doble émbolo.

— RING, anillo del émbolo.

— RINGS, segmentos del émbolo.

— ROD, vástago de émbolo.

— — COLLAR, caja de estopas del émbolo.

— SPRING, resorte del émbolo.

— STROKE, carrera o golpe del émbolo.

— VALVE, válvula del émbolo.

PIT, fosa, hoyo || v. SHAFT (Teat.) parterre || patio (Tec.) cubo || pozo (Agric.) (RETTING —,) lugar donde se enría el lino o el cáñamo.

— CABLE, cable de pozo.

— CHARRING, carbonización en fosos.

— COAL, hulla (de mina) || hulla seca empleada en la cocción de la cal.

— EYE (Min.) boca del pozo.

— HEAD (Min.) horca, (México:) castillo (Chile:) marco.

— HEARTH (Fund.) molde con crisol.

— KILN, hornillo de cuba.

— MAN, v. SHAFT-MAN (Min.) pocero || vigilante de las bombas de extracción.

— SAND, DUG SAND, arena de mina o de foso.

— SAW, sierra de aserrar a lo largo.

— WORK (Min.) explotación de minas hulleras || máquina de extracción.

PITA, pita, materia textil sacada del agave.

PITCH, brea, alquitrán (Eb.) inclinación del hierro del martillo (Arq.) altura || arranque (Mec.) entreeje, paso de engranaje || distribución, endentadura (Herr.) paso de un tornillo (Alb.) corriente, inclinación de un techo (Tej.) distancia (Min.) compartimiento (Mús.) tono (Mar., Aeron.) paso (de la hélice).

TO —, embrear (Agric.) tirar con la horquilla.

PITCH BLENDE (Miner.) pecblenda, uranato natural de óxido de urano.

— BLOCK, soporte para fijar las piezas el cincelador.

— CHAIN, cadena de Vaucanson (Hid.) cadena sin fin.

— COAL (Miner.) azabache.

— FORK (Agric.) bieldo, horquilla.

— HOE (Agric.) raedera (para igualar la hierba).

— LADLE, cuchara de brea.

— LINE (Mec.) círculo primitivo de una rueda dentada.

— LINEN, tela embreada.

— ORE, b. — BLENDE.

— PINE (Carp.) madera de abeto rojo.

— OF A PROPELLER, STANDARD PITCH, (Aeron.) paso normal de la hélice.

— STONE (Miner.) menilita.

— THREAD (Zap.) hilo impregnado con pez, hilo embreado.

— TREE, pinabete, pino.

— WHEELS (Mec.) ruedas dentadas.

— OF WIRES (Elect.) distancia entre los conductores.

— VARIABLE — (Aeron.) paso variable.

PITCHED-HOOP, PITCH-RING, corona embreada.

— WOOD TANK, cuba de madera embreada.

PITCHER, cántaro, jarro (Agricultura) piqueta (Min.) buscón (Alf.) cemento de greda.

— ENGINE (Pap.) cuba de blanquear.

—, BASE-BALL, pitcher.

PITH (Bot.) meollo.

— BALL ELECTROSCOPE, electroscopio de meollo de saúco.

Pitot TUBE (Fís.) tubo de Pitot.

PITTICAL (Quím., Tint.) pittacal.

PITTIZITE (Quím.) quenocoprolita.

PITUITARY GLAND (Anat.) pituitaria, glándula pituitaria, hipófisis.

PITUITRIN (Bioq.) pituitrina.

PIVOT (Mec.) pivote, eje de rotación, gorrón, muñón.

— BARRIER, barrera pivotante.

— BROACH (Rel.) escariador para pivotes.

— DRILL (Rel.) taladro para pivotes.

— LATHE, torno de puntas.

— REST, (Mec.) tejuelo.

— SUSPENSION (Elect.) suspensión de pivote.

PIX (O. Ec.) viril de la custodia, copón (Ac.) caja de las monedas de plata y oro por ensayar.

PIXING (Ac.) ensaye de la nueva moneda.

PLACARD, BILL, cartel.

PLACE, lugar, sitio, espacio.

— TO —, colocar, situar (Carp.) (— — WRONG,) poner fuera de plomo.

PLACER (Min.) placer, (Perú y Chile:) lavadero || (Colombia:) (BENCH-DEPOSITS,) sabanas || aventaderos.

PLAGIONITE (Min.) plagionita.

PLAID, trenzado (Mod.) capa escocesa listada a cuadros.

— MUSLIN (Tej.) muselina a cuadros.

PLAIN, liso, llano || común (Tint.) teñido de un solo color.

— TO — DOWN (Tip.) tamborilear.

— BACK (Tej.) de fondo unido.

— CLOTH (Tej.) paño liso.

— LACE (Bord.) encaje lleno o de fondo unido.

— SCRAPER, raspa lisa.

— or OPEN SHED (gasas:) paso abierto.

— TILE (Const.) teja plana.

— WORK (Alb.) aparejo liso (Cost.) labor blanca, costura lisa.

PLAIT (Mv.) cajeta del empaquetado (Cost.) alforja, pliegue (Tec.) trenza.

— TO —, trenzar || plisar, plegar (Herr.) batir en frío.

PLAITER (Máq. de coser) plegador.

PLAITING-MACHINE, máquina de trenzar.

PLAN (Tec.) plan || plano.

— DRAWING (Dib.) dibujo de planos.

PLANCHET (Ac.) tejuelo.

— CUTTER (Ac.) cortatejuelos.

PLANE (Geom.) plano (Carp.) cepillo (Agric.) madera del bananero (pizarras:) instrumento de pizarrero (Aeron.) aeroplano || plano, superficie de sustentación.

— TO —, cepillar, acepillar (— — THE EDGES,) descantear, matar los vivos (Aeron.) planear, deslizarse. v. TO VOLPLANE || viajar en aeroplano.

— or LIFT OUT OF THE WATER (Náut.) planear, salirse del agua.

— OF SYMMETRY (Aeron.) plano de simetría.

PLANER, aplanador (Carp.) cepillo mecánico (Tip.) tamborilete, igualador de la forma, (trozo de madera).

PLANIMETER, planímetro.

PLANIMETRY, planimetría.

PLANING, v. SHAVING, cepilladura, desbaste, alisadura.

— BENCH, banco de acepillar.

— FILE, lima de igualar.

— MACHINE, cepillo, máquina de acepillar.

— RODS (Vid.) varillas de aplanar.

— TOOL, v. CUTTER, buril, útil (Ten.) pulidor.

TO PLANISH, alisar, repasar (Herr.) forjar en frío (Cald.) desabollonar (Alf.) hacer más compacta una pieza de alfarería.

PLANISHER, v. BUSNISHER (Enc.) alisador (Grab.) obrero que aplana y pule el metal para grabar en él (Hojal.) desabollador

(Joy.) planador (Meta., Ac.) martillo de machacar o aplanar.

PLANISHING-HAMMER (Ac.) martillo para golpear los tejuelos (Tec.) martillo de igualar o alisar.

— KNIFE (Ton.) garlopa de tonelero.

— MALLET (Grab.) martillo de aplanar.

— STAKE (Cald.) bigorneta de desabollar.

PLANISPHERE, (ELECTRIC) planisferio (eléctrico).

Plank's CONSTANT (After MAX —.) (Fís.) constante de Plank.

PLANK, v. DEAL, tablón (Tip.) tablón de prensa (Ac.) cospel (Carp.) madero, tablón.

TO —, aserrar una pieza de madera formando esquina o arista viva (Min.) encofrar (Tej.) unir, soldar.

— TIMBER, tablazón ‖ árbol para aserrarse.

— TUBBING (Min.) entibación circular.

PLANKER (Min.) ademador (Somb.) fieltrador, batán.

PLANO-CONCAVE, planocóncavo.

— CONVEXE, planoconvexo.

PLANOMETER, planómetro.

PLANOSOME (Biol.) planosome, planosoma.

PLANT, (FACTORY:) material ‖ planta (Bot.) planta.

—, v. POWER PLANT.

TO — (Agric.) plantar (Tec.) asentar una máquina o aparato.

— — BY THE MERIDIAN (Hort.) plantar dando la inclinación conveniente a un arbolillo trasplantado.

— CANES, caña de planta.

— TORN OUT (Hort.) planta desarraigada.

PLANTATION (Agric., Arb.) plantío de árboles jóvenes (Agric.) plantación (— OF ASPARAGUS,) esparraguera.

PLANTER (Agric.) cultivador, plantador ‖ roturador, que rotura una tierra inculta ‖ hacendado.

— TOOL (Hort.) almocafre.

PLANTING, v. CULTIVATION.

PLAQUAGE STYLE (Tint.) aplicación de un mordiente o un color sobre una de las caras de un tejido.

PLASH (Hort.) rama cortada en parte.

TO —, entrelazar (Alb.) mezclar el mortero.

PLASM (Biol.) plasma (GERM —) germenplasma.

PLASMAPHAERESIS, plasmaferesis.

PLASTER, GYPSUM, yeso ‖ enlucido de cal.

—, ADHESIVE —, tela adhesiva.

TO —, enyesar ‖ enlucir, dar torta.

— CAST, vaciado en yeso.

— COATING (Alb.) enlucido de yeso.

— FLOOR, suelo de hormigón.

PLASTER GAUGE (Alb.) cogida, pellada de yeso que se extiende a lo largo de una regla para fijarla en la pared a fin de que sirva de guía.

— KILN, horno para yeso.

— MORTAR, STUCCO, estuco.

— MOULD, molde o matriz de yeso.

— or GYPSUM QUARRY, yesera, cantera de yeso.

— WORK, enyesado.

PLASTERER (Alb.) revocador, enjalbegador ‖ estuquista, obrero que estuca.

—'S SHOVEL, pala de amasar yeso.

PLASTERING, v. PLASTER-WORK ‖ revoque, revocamiento ‖ enlucido, enjalbegadura, blanqueo (Agric.) operación de esparcir yeso en las tierras de cultivo.

PLASTIC ARTS, PLASTICS, artes plásticas ‖ (MOULDERY,) plástica.

— CLAY, arcilla plástica.

— CRYSTAL, vidrio plástico, cemento de cristal.

— INSULATING MATERIAL (Elect.) aislante plástico.

PLASTOSOME (Biol.) v. MITOCHONDRIA.

PLASTRON (Esg.) plastrón, peto (Tec.) concha inferior de la tortura.

PLAT, LODGE (Min.) cóncava, cóncavo, (Chile:) cancha (Tec.) trenza (Somb.) trenza de paja.

— BAND, LINTEL (Carp.) platabanda, arco adintelado ‖ lintel (Hort.) arriate.

PLATE, plancha u hoja de metal o vidrio (Tec.) vajilla, vajilla de plata (Tip.) clisé ‖ forma ‖ placa (Carp.) chapa (Cerr.) palastro (Tej.) platina (Herr.) chapa (Ac.) lámina que sirve de modelo para fabricar una pieza (Hojal.) hoja de hierro para hacer la hojalata (Vid.) baldosa de los hornos de cristal para colocar los destinados a la fabricación de espejos (Radio.) placa (Tec.) palastro (Elect.) placa.

TO —, enchapar, chapear ‖ ornar de placas ‖ doblar ‖ reducir a placas o planchas (Ac.) chapear una pieza de moneda.

— or PLATING BALL, composición para platear.

— BATTERY (Radio.) batería B, (de placa).

— BENDING MACHINE, máquina para doblar el palastro.

— BOILER (Joy.) perol para limpiar las piezas de metal.

— BOLSTER (Tej.) apoya platina.

— or LATTEN BRASS, latón.

— CIRCUIT (Radio.) circuito de placa.

— CLEANER (Elect.) limpiador de placas.

— CONDENSER (Elect.) condensador de placas.

PLATE OF COPPER OXIDE, plancha de óxido de cobre.
— **COUPLING FOR CONDUCTOR ROPE** (Tel.) acoplamiento de placas para cables de pararrayos.
— **COVER** (Arm.) plancha de plomo que cubre la batería de un cañón.
— **CURRENT** (Radio.) corriente de placa.
— **DRESSER,** enderezador de placas.
— **ELECTRIC MACHINE** (Electric.) máquina eléctrica de disco.
— **ELECTRODE** (Elect.) electrodo de placa.
— **FIRE, SHEET IRON FIRE** (Meta.) fuego de palastro.
— **FORMER** (Elect.) modelo de placas.
— **GLASS** (Vid.) vidrio cilindrado.
— — **MANUFACTURER,** espejero, cristalero.
— — **MANUFACTORY,** taller de fundición de vidrio.
— **HEATING FURNACE,** horno para palastro.
— **OF HIGHER POTENTIAL** (Elect.) placa de mayor potencial.
— **IRON** (Meta.) palastro.
— **LAYER** (Fc.) asentador de carriles o rieles.
— **WITH LEAD FRAME FORMING 4 DIVISIONS** (Elect.) placa de cuatro campos.
— **LIGHTNING ARRESTER,** pararrayos de placas.
— **OF LOWER POTENTIAL** (Elect.) placa de menor potencial.
— **LEATHER,** cuero roseta ‖ gamuza para limpiar vajillas.
— **MACHINE,** máquina eléctrica.
— **MAGNET** (Fís.) imán lamelar.
— **MOULDING,** moldeo sobre plancha.
— **OF OPPOSITE POLARITY** (Elect.) placa de polaridad contraria u opuesta.
— **PAPER** (Pap.) papel para grabado.
— **PEWTER,** peltre para vajillas.
— **POWDER,** polvos para limpiar vajillas.
— **RAIL** (Fc.) carril plano.
— **ROLLER, — ROLLING-MACHINE,** laminador.
— **SHAPED,** en forma de placa.
— **SHEARS,** tenazas de vidriero.
— **STAND,** salbadera, redondel de mesa para soperas, etc. ‖ aparador, armario para vajillas.
— **VICE** (Hojal.) bigorneta.
— **VOLTAGE** (Radio.) voltaje de placa.
— **WARMER** (Coc.) calientaplatos, escalfador.
— —, **ELECTRIC,** calientaplatos eléctrico.
— **WHEELS, DISK-WHEELS,** ruedas llenas de disco.
PLATEAU (Top.) altiplanicie.
PLATEN, PLATTEN, PLATINE (Tip.) platina.
PLATER, dorador, laminador, obrero que da plaqué a las obras de metal.

PLATFORM, v. SOLLAR, plataforma, ‖ estrada ‖ terraza (Fc.) plataforma ‖ terraplén ‖ andén (Hid.) zampeado (Min.) plataforma, camada (México:) tapestle, tarango (Perú:) tinquería (Pont.) piso de puente (Arq.) azotea.
PLATINA, PLATINUM (Quím.) v. PLATINUM.
TO PLATINATE, platinar.
PLATING, v. ARGENTATION ‖ v. GALVANISING ‖ plaqué, plaqueado.
— or GALVANISING PLANT, instalación galvánica.
PLATINIC ACID, DEUTOXYDE OF PLATINA (Quím.) ácido platínico.
PLATINUM, PLATINA (Quím.) platino.
— **CRUCIBLE,** crisol de platino.
— **ELECTRODE** (Elect.) electrodo de platino.
— **FUSE** (Elect.) cortacircuito de lámina de platino.
— **IRON,** amalgama de hierro y platino.
— — **TUBE,** tubo de hierro y platino.
— **LAMP,** lámpara de platino.
— **PLATING, — PLATED WORK,** platinado.
— **SPONGE,** platino esponjoso, esponja de platino.
— **STANDARD LIGHT** (Tec.) patrón de platino.
— **STEEL** (Meta.) acero platinado.
— **THERMOMETER** or **WIRE COIL** (Elect.) carrete de alambre de platino.
— **WIRE-GAUZE,** tela de alambre de platino.
PLATTER, trenzador (Carn., Coc.) soto, tajo, tajadero, tabla para cortar carne, etc. (salinas:) gamella.
PLATTING (IN BRICK-KILNS:) capa superior.
— **STICK** (cestería:) trenzador.
PLAY, juego (Mec.) juego ‖ libertad (Carp.) juego.
— **TO** — (Mús.) tocar.
PLAYING-CARDS, naipes, cartas, barajas.
— **PIN** (Grab.) punta somera.
PLEIAD, pléyade (Quím.) v. ISOTOPE, isótopos.
PLEISTOCENE (Etnogr.) pleistoceno, cuaternario antiguo.
PLEONASTE (Miner.) espinela negra, rubí negro, celanita, pleonasto.
PLETHYSMOGRAPH, pletismógrafo.
PLETHYSMOGRAPHY, pletismografía.
PLIABLE, flexible, fácil de encorvarse.
PLIERS, pinzas, tenazas, alicates.
PLINTH (Arq.) plinto, base ‖ plinto, zoco (Carp.) solera (Alb.) zócalo, cuerpo inferior sobre que se levantan los basamentos.
PLIOTRON (Elect., Radio., T. N.) pliotrón.
PLOMBAGINE, plombagina.
PLOT, lote (Agric.) lote, parcela (Min.) depósito del mineral en la fosa ‖ boca de pozo

de mina (Elect.) adoquín metálico hundido en la entrevía para recibir el motor de un coche eléctrico la energía de la fábrica (Tel.) pieza del conmutador telegráfico (Arq.) área o lote de construcción.

TO — (Geod.) delinear, trazar || transportar, reducir.

PLOTTING-SCALE (Agrim.) escala de reducción.

PLOUGH (Agric.) arado (Eb.) cepillo que hace a la vez varias ranuras.

TO — (Agric.) arar (Enc.) recortar.

— — SLIGHTLY (Agric.) rozar (Vit.) binar levemente un viñedo.

— — THE SECOND TIME (Agric.) binar.

— — THE THIRD TIME (Agric.) rebinar, terciar.

— — AND TONGUE TOGETHER (Carp.) empalmar, encastrar, ensamblar de ranura y lengüeta.

— — UP (Agric.) dar nueva labor a la tierra.

— — WITH THE WEEDER (Agric.) arar la tierra con el arado sin orejeras.

PLOUGHMAN (Agric.) labrador, arador.

PLUCK (Coc.) asadura, las grandes vísceras de un animal || bofes, coraza y pulmones (Fund.) obturador de las aberturas por las que el metal fundido pasa para los moldes (Agric.) horquilla de dos dientes.

TO —, arrancar (Hort.) coger frutas (Ten.) depilar, arrancar el pelo innecesario.

— VALVE, válvula de bomba y de esclusa que se abre y cierra alternativamente.

PLUG, taco, tapón, tarugo (Elect.) clavija || tapón, fusible (Tec.) obturador || tapa (Carp.) v. PIN, PEG (Mec.) taladro cilíndrico || nuez (Min.) v. DOOR (— AND FEATHERS:) aguja infernal.

TO —, obturar || entarugar, ataruga, v. TO PEG, TO PIN (Dent.) orificar || tapar, rellenar (Elect.) poner en contacto con los fusibles.

PLUM (Bot.) ciruela, ciruela pasa.

— COLOURED, moreno || de color de pasa.

— COT (PLUM-APRICOT,) (Hort.) c i r u e l a chavacano.

— PUDDING (Coc.) pudin de pasas de Corinto.

— SPIRITS (Lic.) aguardiente de ciruelas pasas.

— TREE (Bot.) ciruelo.

PLUMASSIER, plumajero.

PLUMB (Alb.) plomada (Tec.) a plomo, vertical || s. PLUMMET.

TO —, aplomar (Carp.) reconocer la vertical por medio de la plomada.

PLUMB BOB, plomada.

— LEVEL, nivel de plomada.

— or VERTICAL LINE, cuerda de plomada.

PLUMBAGINOUS, de plombagina.

PLUMBAGO, grafito, lápiz plomo (Perú:) chachal || plombagina, alquifol.

PLUMBER, plomero.

—'S BLOCK (Mec.) cojinete.

—'S PLANE (Carp., Org.) galera.

—'S SOLDER, soldadura de plomeros.

PLUMBERY, manufactura de plomo || plomería.

PLUMBIFEROUS (Min.) plombífero.

PLUMBING, emplomadura || plomada.

PLUMBO-RESINITE (Miner.) cromato de plomo en estalactitas.

PLUME, v. FEATHER, pluma.

— ALUM, v. AMIANTH.

PLUMETIS-LOOM (Tej.) telar de bordar en relieve imitando flores, etc.

PLUMMER, plomero.

— BLOCK (Mec.) v. BEARER.

PLUMMET, v. PLUMB, SOUNDING, plomada (Mar.) sonda.

PLUMMING (Min.) perforación, taladro.

— LINE, línea de plomada.

PLUNGE-BATTERY (Elect.) pila de inmersión.

PLUNGER, émbolo sólido (Ten.) pilón, batán de curtidor (Mar.) buzo.

— CASE (OF A PUMP:) cuerpo de bomba, cañón de corrida.

— FLOOR-CONTACT (Elect.) contacto de pedal.

— POLE, FEED-PUMP ROD, varilla del émbolo macizo.

PLURI, (en comp.) pluri.

PLURIGLANDULAR (Med.) pluriglandular.

PLUS (Com.) más, superexcelente.

PLUS CHARGE (Elect.) carga positiva.

PLUSH, SHAG, felpa, tripe.

Pluto (Astron.) Plutón.

PLUVIOMETER (Fís.) pluviómetro.

PLY (Tej.) tirada, porción de tejido que se hace sin mover los enjullos.

PLYER, v. NIPPER, DOG (Pont.) báscula de puente levadizo (Mar.) barloventeador.

PLYING (Com.) servicio regular de buques o de carruajes.

— IRON, rajadera.

PLYWOOD (Mader.) de dos capas, material de dos capas.

PNEOMETER, neómetro.

PNEUMATAPHORE, neumatóforo.

PNEUMATIC, PNEUM A T I C A L, neumático, (BALLOON,) balón.

— BREAK SWITCH (Elect.) interruptor neumático.

PNEUMATIC ENGINE or **MACHINE,** máquina neumática (Fís.) máquina neumática, aparato para hacer el vacío || aparato de compresión.

— LIQUID INTERRUPTER (Elect.) interruptor neumático de líquido.

— LOOM, telar neumático.

— TROUGH (Fís.) cuba neumática.

— WHEEL, Fabry — —, ventilador Fabry, rueda neumática.

PNEUMATICS, neumática.

TO POACH (Coc.) cocer ligeramente en agua (Pesc., Caz.) cazar furtivamente, pescar furtivamente.

POACHER (Pesc., Caz.) cazar o pescar furtivamente.

POAKE (FURR.) retazos de pieles.

POCK-WOOD, LIGNUM VITAE (Bot.) guayaco, palo santo.

POCKET (—S, BILLIARD-HOLES,) bolsas, sacos (Sast.) bolsillo (Min.) bolsa, bolsada, ensanchamiento (Perú:) bollo (Venezuela:) bomba (Colombia:) buche || (—S,) (Australia:) granos de oro, pepitas de oro (Aeron.) bolsa. v. AIR —.

TO — (Bill.) hacer billa.

— ACCUMULATOR (Electric.) acumulador de bolsillo.

— AMMETER, amperómetro de bolsillo.

— BOOK (Com.) portamonedas, cartera.

— COMPASS, brújula de bolsillo.

— COUNTER, taquímetro de bolsillo.

— GALVANOMETER, galvanómetro de bolsillo.

— GALVANOSCOPE, galvanoscopio de bolsillo.

— HOLE (Bill.) tronera.

— KNIFE, navaja de bolsillo.

— LAMP-TESTING SET (Elect.) aparato de bolsillo para probar lámparas.

— LID (Sast.) vivo de un bolsillo.

— PISTOL, pistola de bolsillo.

— SIZE (Tip.) forma portátil.

— VOLTMETER, voltímetro de bolsillo.

POCKETY, BUNCHY ORE (Min.) mineral de bolsadas.

POD (Seric.) ocal || capullo de gusano de seda.

PODDER (Min.) mina de cobre.

PODOMETER, podómetro.

POGUTELLE (Arq.) s. CROPE || penacho, superficie de la pechina de una bóveda.

POINT, punto || punta (— OF BREAK, — OF INTERSECTION, — OF CONTACT, etc.:) punto de interrupción, punto de intersección, punto de contacto, etc. (Tec.) punta, buril, punzón (Tej.) blonda, encaje, punta (Dib.) punto (Tip.) punto || puntura que sujeta la hoja en la prensa de imprimir (Torn.) puntas (Cerr.) martillo de punta (Cuch.) cuchillo, cuchilla (Fc.) aguja (Top.) punta, lengua de tierra (Tel.) punto || punta (Grab.) punta, v. ETCHING-TOOL (Fís.) punto || punta, puntas.

TO —, apuntar, marcar || apuntar, sacar punta || puntear, hacer puntos con el buril, etc. || apuntar, hacer punta a las agujas (Tip.) poner la puntuación || apuntar, marcar en el tímpano los pliegos que han de retirarse (Alb.) blanquear, dar una lechada de cal.

— DISCHARGE (Elect.) descarga de las puntas.

— HOLES (Tip.) punturas, agujeros de las punturas.

— OF HORSE (Min.) gangas.

— LACE (Tej.) punta, encaje.

— LIGHTNING ARRESTER, pararrayos de puntas.

— OPENING (Tip.) muesca, mortaja en las barras del bastidor para alojar los clavos de las punturas.

— or DESIGN PAPER (Tej.) papel de patrones.

— PLATE (Tip.) tijeras de las punturas (Fc.) plancha de carril de aguja.

— PUICE (Geom. sobre una superficie algebraica,) puntos angulosos.

— or JUNCTION RAIL (Fc.) carril central de un cruzamiento.

— TOOL (Torn.) grano de cebada.

ANTISOLAR —, punto antisolar.

DEAD — (Mec.) punto muerto.

POINTED, apuntado || puntiagudo.

— ARCHED (Arq.) ojival.

— BRUSH ELECTRODE (Elect.) electrodo de pincel.

— BOX (Min.) cajón de punta.

— CONDUCTOR (Elect.) conductor apuntado.

— FOX (Ten.) (RED FOX DYED TO IMITATE THE COLOR OF THE SILVER FOX,) zorro punteado, zorro rojo con pelos blancos insertados con aguja.

— PLIERS, tenazas de puntas.

— ROOF (Arq.) techo cónico.

— SCREW, tornillo de punta.

POINTER, puntero (F. de alfileres:) aguzador (Grab.) aguja de grabador, buril de grabador (Tec.) índice, aguja (Tip.) puntura.

— STOP, mecanismo de detención de la aguja.

— TELEGRAPH (Tel.) telégrafo de aguja.

POINTING (Alb.) mampostería (F. de agujas:) hacer la punta a un alfiler o aguja (Arq.) capa de cemento en el caballete de un tejado || aguilón.

POINTSMAN, cambiador de agujas (H. A.) guardaagujas.

POIRET-TWILL, poiret.

TO POISE, v. TO BALANCE || equilibrar.

POISING (Fís.) ponderación.

POISON, veneno.

POITREL (Tec.) buril, cincel de grabador, punta (Tal.) pretal (Arm.) antepecho.

TO POKE or **STOKE**, atizar el fuego.

POKER (Herr.) atizador (Mv.) atizador (Dor.) gancho (Meta.) v. RAKE || hurgonero, instrumento para remover el fuego en los hornos y mantener una temperatura uniforme || escocesa, espetón para hurgonear (F. Az.) hurgonero.

POKER, (Jueg.) poker, pócar.

POKING (Vid.) calentamiento del horno.

POLAR (Mat.) polar || coordenada polar (Fís.) polar.

— ANGLE, ángulo (que abraza la pieza) polar.

— ARC, arco de polo.

— AXIS, eje polar.

— DIAGRAM, diagrama polar.

— FRONT (Meteor.) frente polar.

— LIGHTS, la aurora boreal, o la aurora austral.

— REACTION, reacción del polo.

— STAR, estrella polar.

— SURFACE, (ACTIVE) superficie polar (activa).

— SURFACE OF THE MAGNET, superficie polar del imán.

POLARIMETER, polarímetro.

POLARISCOPE, polariscopio.

POLARITY, (Fís.) polaridad.

POLARIZATION, POLARISATION, polarización. v. ROTATORY —.

— CAPACITY, capacidad de polarización.

— CELL (Elect.) pila de polarización.

POLARIZED ALARM, timbre polarizado.

— — WITH ONE GONG, timbre polarizado con una campana.

— ARMATURE (Elect.) inducido polarizado.

— BELL WITH TWO GONGS, timbre polarizado con dos campanas.

— BOX RELAY (Elect.) relevador polarizado en caja.

— ELECTRO-MAGNET, electroimán polarizado.

— INK-WRITER, receptor de tinta polarizado.

— MAGNETIC FIELD, campo magnético polarizado.

— RAY, rayo polarizado.

— RECEIVER, receptor polarizado.

— RELAY, relevador polarizado.

— — WITH MOVABLE CORE, relevador polarizado con núcleos rotatorios.

— — — VANE ARMATURE, relevador polarizado con armadura de aletas.

— STEP-BY-STEP RELAY, relevador polarizado graduado.

POLE, estaca, jalón || poste (Ast.) polo (Carr.) lanza (Elect., Fís.) polo (Mec.) percas (Alb.) pérdiga para andamiaje (Mús.) barrado, cejilla (Ten.) pelambre, cal viva para pelar las pieles (Ton.) fleje (Fund.) berlinga (Tec.) v. PLUNGER.

TO — (Vid.) fritar, calcinar las primeras materias vitrificables (Hort.) v. TO PROP, arrodrigonar, rodrigonar, rodrigar.

POLEMOSCOPE (Fís.) polemoscopio.

POLENTA (Mol.) polenta.

POLER (Alb.) batidera.

POLICE DOG, perro policía.

— MAN, policía.

— WOMAN, mujer policía.

POLICY (Seguros.) póliza.

POLING (Meta.) berlingado, refino (Hid., Fc.) blindaje.

POLISH, pulimento, bruñido, bruñidura, barniz || barniz o esmalte para las uñas (Vid.) bruñido, brujido.

TO —, bruñir, pulimentar || frotar || lustrar, dar lustre, sacar lustre (Vid.) alisar el cristal con la moleta (— — WITH EMERY,) bruñir un cristal con esmeril (Ten.) lustrar por medio de un hueso (Eb.) encerar un piso o mueble (Carp.) pulir || pulir con una piel de perro.

POLISHED BUT UNCUT (Joy.) cabujón, rubí en bruto.

POLISHER, pulidor, bruñidor (Ten.) cuezo, cuba (Vid.) bruñidor || pulidor || moleta (F. de agujas:) amolador, afilador.

POLISHING, pulir, bruñir || pulimento, bruñido (Tec.) encerado de los muebles.

TO POLL (Hort.) despuntar las ramas de los árboles (Enc.) recortar.

POLLARD (Agric.) plantón desmochado que se reserva como mojón || desmochado, descopado (Mol.) moyuelo, el salvado más fino del trigo.

TO — (Agric.) desmochar o descopar árboles.

POLLED (Gan.) sin cuernos.

POLO (Dep.) polo.

POLONIUM (Quím.) polonio.

POLROZ (Min.) fosa debajo de una rueda hidráulica.

POLYCARBIDE (Quím.) policarburo.

POLYCHROMIC ACID (Quím.) ácido policrómico.

POLYCHROMY, policromía.

POLYGON (Geom.) polígono.

— CIRCUMSCRIBED, polígono circunscrito.

— INSCRIBED, polígono inscrito.

— MACHINE, máquina de hacer cabezas de tuercas.

POLYGONAL LENS (Opt.) lente de zonas múltiples.

POLYHEDRON (Geom.) poliedro.

POLYPHASE, polifásico.

— TRANSFORMER (Elect.) transformador polifásico.

POLYPHONIC PROSE (Liter.) prosa polifónica.

POLYSPASTOS, TACKLE (Mec.) polipastos, polispastos, aparejo.

POLYSTYLE (Arq.) polistilo (Bot.) polistilo.

POLYSULPHIDE (Quím.) polisulfuro.

POLYTECHNICAL SCHOOL, escuela politécnica.

POLYSCOPE, poliscopio.

POLYTECHNICAL, politécnico.

POLYTONALITY (Mús.) politonalidad.

POLYTONY (Mús.) politonía.

POMACEOUS (Bot.) pomáceas.

POMADE (Perf.) pomada.

POMATO (Hort.) injerto de papa y tomate.

POMERANIAN, POM, A DOG, pomerano.

POMMEL, perilla, bolilla (Tal.) pomo (Arm.) pomo || instrumento para asegurar el puño de una espada sobre la espiga de la hoja (Ten.) ramanadera, s. CRIMPING-BOARD.

POMMELION (Agric.) rulaza, parte del arado donde se uncen los tiros.

POMMELING (Ten.) granear.

POMOLOGY (Arb.) pomología.

POMPION, PUMKIN (Bot.) calabaza de gran tamaño.

POND, estanque, alberca || lagunilla.

PONDERABILITY (Fís.) ponderabilidad.

PONDERABLE (Fís.) ponderable.

PONDERANCE (Fís.) peso, pesadez, gravedad.

PONDERATION, POISING (Fís.) ponderación.

PONDEROUS SPAR (Miner.) sulfato de barita.

PONTOON (Marina.) pontón (Pont.) pontón (Aeron.) (FLOAT,) pontón, flotador.

— BRIDGE, puente de pontones.

POOL, v. POND (Agric.) bache || ciénaga (Bill.) pul, —, (Com., Fc.) acuerdo para prorratear pérdidas o ganancias (Der.) comunidad de propiedades y derechos.

— WORK (Pap.) molino de pilones (Meta.) gran depósito donde se lava el mineral.

POOLER (Ten.) batidor de casca.

POON-WOOD, madera de Singapore.

POONAH-PAINTING, pintura de impresión.

POOP, v. COUPLE (Mar.) popa.

POOR (Min.) pobre, estéril.

POORNESS (Min.) pobreza, esterilidad.

POP-CORN, maíz garapiñado.

Pope's EYE (Coc.) obispillo || rabadilla de ave.

—'S or TURK'S HEAD, escobillón para bóvedas.

POPINJAY, papagayo.

POPLAR, álamo.

— WOOD, (Populus) madera de álamo.

POPLIN (Tej.) popelina.

POPPET (Mar.) columna rebasada.

— HOLES (Min.) (PULLEY-FRAME,) horca, (México:) castillo (Chile:) marco.

POPPY (Bot.) adormidera.

— OIL, — SEED-OIL, aceite de adormidera.

POPULINE (Quím.) populina.

PORCELAIN, porcelana.

— CLAY, tierra de pipa.

— EARTH (Miner.) petunsé, caolín.

— JASPER, PORCELLANITE (Miner.) porcelanita, especie de jaspe.

PORCELAINIZED (Geol.) porcelanizado.

PORCH, pórtico || v. ANTEPORT || vestíbulo.

PORCUPINE (Tej.) carda circular.

PORES, poros.

PORETTE (Const.) aerocreto, porette.

PORK (Carn.) puerco, cerdo.

— BUTCHER (Coc.) salchichero.

— —'S MEAT, salchichería, choricería.

— CHOP (Carn.) costilla de puerco.

—'S LARD, v. AZUNGE.

PORKER, SWINE, lechoncito.

POROSITY, porosidad.

POROUS, poroso.

— CUP, vaso poroso.

PORPHYRITIC, de pórfido.

PORPHYRY, pórfido.

PORRINGER WITH A HANDLE (Alf.) vasija con tapa en forma de capucha.

PORT (Mar.) babor || porta (Geo.) puerto (Tec.) porta, entrada, orificio (Eq.) aire.

— CRAYON (Com.) lapicero.

— MOUTHED BIT (Tal.) freno a la inglesa.

PORTAGE (Com.) porte, acarreo (Mar.) pilotaje.

PORTAL (Arq.) portal.

PORTEE (Tej.) paso || unión de cuarenta hilos de la urdimbre unidos por el mismo atado.

PORTEMONNAIE (Com.) portamonedas.

PORTER (Com.) mozo de cordel, mandadero (Herr.) barra de forjar (Tej.) parte del peine que contiene veinte dientes || cabeza, principio de la urdimbre || cuenta de una tela, (cien hilos de su anchura,) (Meta.) (— BAR,) v. BLOOM.

PORTERAGE, porte.

PORTFOLIO, portfolio.

PORTICO (Arq.) pórtico.

PORTIERE, CURTAIN, cortina de puerta.

PORTION, porción, parte.

Portland CEMENT, cemento Portland.

PORTMANTEAU (Tal.) manga, portamanteo.

TO POSE (Cine., Foto.) posar.

POSING-APPARATUS (Fot.) aparato para posiciones.

POSITION, posición, situación || posición, actitud (Mil.) posición.

— FINDER (Elect.) micrómetro.

POSITIVE (Mat.) positivo (Elect.) positivo || positiva (Fot.) positiva (Mús.) teclado de acompañamiento de un órgano.

— POLE (Elect.) v. ANODE, polo positivo.

POSITRON (Fís.) positrón.

POST-, en comp., post.

POST, poste ‖ pillar ‖ pilar en un establo ‖ (en comp. POST-) (Mec.) árbol de la grúa (Carpint.) montante, poste, pie derecho ‖ crucero ‖ pie acanalado de un mueble (Const.) montante (Min.) (SHAFTS:) columna (México:) hembra, mono ‖ marga carbonífera (Agric., Agrim.) jalón (Com.) posta, correo (Mil.) puesto (Pap.) papel de cartas ‖ cierta cantidad de manos de papel.

TO — (Com.) echar al correo ‖ pasar los asientos ‖ anunciar, o fijar un cartel.

— ANAESTHESIA, postanestesia.

— CARD (Com.) tarjeta postal.

— GRADUATED, postgraduado.

— IMPRESSIONISM (Arte.) postimpresionismo.

— IMPRESSIONIST, postimpresionista.

— MAN, cartero.

— MASTER, administrador de correos.

— MILL, molino común.

— OAK, encina americana.

— OFFICE, correo, oficina de correos.

— BRIDGE (Elect.) puente (de medida) de estación telegráfica.

— ORDER (Com.) orden postal.

— OPERATIVE (Cir.) postoperatorio.

— PAID (Com.) franco.

— STAMP (Com.) estampilla o sello de correos.

— WAR, postguerra.

POSTAGE-STAMP, STAMP (Com.) sello, estampilla de correos.

POSTER, cartel ‖ acomodador, fijador ‖ tenedor de libros.

POSTIQUE (Arq.) postizo, añadido.

POSTMAN (Com.) cartero.

POT (Alf.) pote, marmita ‖ cazuela, olla.

TO —, preservar, poner en potes (Hort.) plantar en tiestos.

— HERBS, hortaliza (Coc.) verduras ‖ hierbas de hortaliza.

— HOLES (Min.) (Colombia:) olletas.

— ROASTING, v. LIME ROASTING.

POTAGE (Coc.) potaje.

POTANCE (Rel.) potenza.

POTASH, POTASSA, potasa (Vid.) pan de sal (Tec.) (INSTRUMENT FOR ESTIMATING —,) potasímetro.

— SOAP, jabón de potasa.

— WATER, lejía.

POTASSA, v. POTASH, (CAUSTIC POTASH:) potasa cáustica.

POTASSIUM, KALIUM (Quím.) potasio.

POTATO (Bot.) patata, (H. A.) papa.

— GRAIP or FORK (Agric.) horquilla para sacar patatas.

POTATO or **DRILL HARROW** (Agric.) grada para patatas.

— STARCH, almidón o fécula de patatas.

— WART, v. WART DISEASE.

POTENTIAL (Tec.) potencial.

— DIFFERENCE, diferencia de potencial.

— ENERGY, energía potencial.

— GALVANOMETER, galvanómetro diferencial.

— REGULATOR (Elect.) regulador de tensión.

POTENTIOMETER (Elect. y Radio.) potenciómetro.

POT-LID VALVE (Mec.) válvula en forma de hongo.

POSTONE (Miner.) piedra para obras de alfarería.

POTTED MEATS (Com.) carnes en latas o conservadas.

POTTER, alfarero.

POTTERY, alfarería ‖ v. FLINT-WARE ‖ cerámica.

POTTING (F. Az.) purgón.

— POT, pote para conservas.

POUCH, bolsa, faltriquera, bolsillo (Mil.) cartuchera.

POUCHONG, pouchong, té negro.

POUDRETTE, polvillo ‖ tierra santa.

POULTERER, recovero, el que vende pollos y gallinas, pollero.

POULTRY, volatería, nombre colectivo de las aves de corral ‖ ave de corral.

— YARD, corral.

POUNCE, sandaraca en polvo ‖ piedra pómez.

TO —, marcar las telas con tinta especial.

POUNCER, apomazador, persona que apomaza.

POUNCING, obra de bordado (Grab.) frotar con la piedra pómez.

POUND, libra (Com.) libra esterlina, moneda inglesa (Ing.) corral de consejo.

TO —, triturar ‖ separar el mineral de la roca.

POUNDER, pilón (Vid.) barra de hierro para remover el vidrio fundido (Com.) criada, pala de lavar la ropa (Tec.) golpeador ‖ majador.

POUNDING (Min.) bocarteado.

— HAMMER (Min.) martillo grueso para picar la roca.

— MACHINE (Min.) bocarte.

TO POUR, verter ‖ trasegar ‖ decantar.

POURER (Quím.) frasquito.

POURING-HOLE (Fund.) pila de tierra compacta que recibe el metal fundido.

POWAN, arenque de agua dulce.

POWDER, polvo (Pir.) pólvora (Com.) polvos para el tocador.

TO —, espolvorear ‖ empolvar (MEAT:) salar la carne (Ten.) salar los cueros con sal de mar (Min.) pulverizar el mineral para ensayarlo.

— OF Cassius, GOLD-PURPLE, púrpura de Casio.

— MILL, molino o fábrica de pólvora.

— PUFF, borla, mota para polvear la cara.

— SIEVE, criba para pólvora.

GIANT, GIANT — (T. M.) pólvora gigante.

POWDERED, en polvo.

POWDERING (Alf.) vidriado de espolvoración.

POWDERY, polvoriento, polvoroso || como el polvo.

POWER (Mec.) potencia || poder (EFFECT:) efecto, fuerza mecánica, producto (Quím.) v. STRENTH, acción, actividad, poder (Mat.) potencia.

— AMPLIFIER (Radio.) amplificador de potencia.

— BOAT, motonave || gasolinera || bote de vapor.

POWERFUL, poderoso (Min.) v. RICH.

POWER-LOADING (Aeron.) peso por caballo de fuerza.

— PLANT (Tec.) planta, planta (industrial) generadora de fuerza || planta de fuerza o generadora de fuerza, conjunto de partes que genera el poder motor de automóviles, aeroplanos, etc.

— TRANSFORMER (Radio.) transformador de poder.

— FLOATING — fuerza flotante.

POYNTELL (Arq.) pavimento romboidal de mosaico.

POZZUOLANA, PUZZOLAN (Alf.) puzolana, tierra volcánica de Pozzouli.

PRACTICAL, práctico (Teat.) practicable.

TO PRACTICE, practicar, hacer práctica || practicar (un camino, una operación, etc.).

PRAGMATISM (Filos.) pragmatismo.

PRAIRIE, pradera.

— WOLF, coyote.

PRASE (Min.) prasio, variedad verde de cuarzo, amatista verde.

PRASEODYMIUM (Quím.) praseodimio.

PRE (en comp.) pre.

TO PRE-CANCEL (Com., Correos,) precancelar, cancelar previamente.

PRECIOUS-METALS, metales preciosos.

— STONES, piedras preciosas.

PRECIPITABLE (Quím.) precipitable.

PRECIPITANT (Quím.) precipitante, agente que opera la precipitación, reactivo.

PRECIPITATE, MAGISTERY (Quím.) precipitado.

— TO — (Quím.) precipitar.

PRECIPITATION (Química) precipitación, s. SETTLEMENT (salinas:) evaporación del agua salada para la obtención de la sal.

— PROCESS (Quím.) método de precipitación.

PRECOCITY (Agric.) precocidad, tempranía.

PRECONSCIOUS, FORECONSCIOUS (Psicol.) preconsciente, v. CENSOR.

TO PRE-COOL, preenfriar, enfriar previamente.

PRE-COOLED, preenfriado, enfriado previamente.

PRE-DREADNOUGHT (Mar.) predreadnought, anterior al dreadnought || (HEAVIEST TYPE,) predreadnought, el tipo de dreadnought más pesado.

PREEN (paños:) punta de palmar, (instrumento de la cabeza de la cardencha).

PREFERENCE (Juegos.) preferencia.

PREFERENCE-SHARES (Com.) acciones preferentes.

PREMISES (Arq.) local, terreno || edificio y sus accesorios (BUSINESS) establecimiento o sucursal de una casa de comercio.

PREMIUM (Com.) prima, interés || premio.

PRE-NATAL, prenatal.

PREPAID (Com.) franco, franqueado || pagado de antemano.

PREPARATION (Tec.) preparación, obra preparatoria (Quím.) preparación, producto (Ten.) canina, agua de zumaque (Meta.) preparación || afinación.

TO PREPARE, preparar || v. TO DECARBURATE (Meta.) preparar || afinar || malaxar la arcilla o la pasta (Ten.) aprestar el cuero (Tint.) preparar el baño || cargar la cuba (Tec.) tender las pieles de las cardas (Grab.) preparar el cobre con el raspador.

PREPARING, preparación (Ten.) gamuzamiento, preparación de las pieles para agamuzarlas (Meta.) blanquición de la fundición gris.

PREPONDERANT (Mec.) preponderante.

PREPOTENCY, prepotencia.

PRESCHOOL (Pedag.) preescuela || institución para estudiar a los niños en edad preescuela.

TO PRESENT (Teat.) presentar(se), representar, desempeñar un papel.

PRESENTATION-COPIES (Tip.) ejemplares para regalo.

PRESERVATION, preservación.

PRESERVE (Conf.) compota, conserva (Com.) conserva alimenticia (Arb.) madera de reserva.

— TO —, conservar || hacer conservas || (IN SUGAR:) almibarar.

PRESS, prensa (Tip.) prensa (Carp.) armario (OIL:) artesa en que se coloca la hez de aceite para someterla a alta presión (Vit.) prensa de lagar (Mol.) aparato que regula y detiene la marcha de la máquina (Hid.) aljibe, represa (Enc.) prensa de estampar

(F. Az.) trapiche (Fund.) prensa || prensa de moldear (Com.) prensa para tabacos || prensa, copiador || armario, escaparate.

TO —. prensar, oprimir (Hort.) prensar || bordar una planta (paños:) dar lustre a una tela prensándola (Dor.) dorar, aplicar el oro en los filetes de una pieza que se dora || dorar (Pir.) comprimir la pasta (Pap.) prensar || prensar la pasta || satinar el cartón (Ten.) (— — OUT THE WATER FROM FLESH-SIDE:) exprimir el agua que contienen las pieles del lado de la carne || rascar o limpiar el cuero para pergaminos (Vit.) prensar la uva (Mader.) prensar la madera.

— BAR (paños:) astil de la tuerca del tornillo de la prensa de paños.

— BARRELS (Fc.) lastre en toneles.

— BEAM (paños:) plancha de la prensa (Vit.) viga de lagar (Tip.) cofre, somera.

— BENCH (Tip.) indica tablas || banco de prensa.

— BOARD (Pap.) plancha inferior de la prensa de papelero (Enc.) regla de enlomar || tablilla.

— CAKE (Fund.) lámina.

— CHEEKS (Tip.) cofre de la prensa.

— DRILL, máquina de taladrar.

— FILTER, filtroprensa.

— FRAME (Enc.) pie de la prensa de recortar.

— HOOP (Tip.) tira, lista || zuncho de la prensa.

— IRON (Carp.) barrilete (F. de medias:) pie de la prensa.

— JACK (Enc.) compaginación.

— LEVER, palanca o árbol de la prensa.

— MAN (Tip.) (PRINTER,) impresor || obrero que da tinta.

— MARK, marca de imprenta.

— PAPER, papel estampado.

— PLATE (Tip.) platina.

— PLUG (Enc.) clavija.

— POINT (Tej.) punto de ilusión (SINGLE — —,) punto de bobiné (DOUBLE — —,) tul inglés.

— PROOF or REVISE (Tip.) tercera, última prueba, prueba de prensa.

— or FORCING PUMP, bomba impelente.

— ROLL, rodillo o cilindro compresor.

— ROOM (Vit.) sitio para lagar (Tec.) salón de la prensa.

— SCREW, tornillo de prensa.

— STICK, llave, mango del juego de la prensa.

— STONE (Tip.) piedra de cimiento de la prensa (Cant.) cada una de las caras por las que se tocan las piedras talladas superpuestas en una construcción.

PRESS WORK, trabajo hecho en la prensa (Tip.) tiro, tirada || impresión.

— YEAST, levadura prensada.

PRESSEL (Elect.) contacto suspendido.

PRESSER (paños:) obrero que prensa y da lustre a los paños (Pap.) satinador, obrero que satina (Tej.) cilindro de compresión || compresor, dedo compresor (Máq. de Coser) pisacostura (Vit.) lagarero.

— FLYER (Tej.) volante del compresor de un banco de brocas (Máq. de coser) compresor volante.

— FLY-FRAME (Tej.) banco de brocas de bobinas comprimidas.

PRESSING (paños:) prensadura || operación por la cual se da lustre a un paño (Pap.) acción de someter a la prensa || satinadura || abrillantar el papel (plomería:) purga del metal.

— BOARD (Enc.) tablillas de prensar (Pap.) tabla donde se cuelgan los pliegos (Tip.) plancha superior de la prensa (Tej.) cartones (TO PUT IN — —,) encartonar.

— IRON (Sast.) plancha, hierro de planchar.

— KNIFE (Dor.) herramienta para aplicar el oro a los filetes con ayuda de algodón o trapo fino.

— or CHASING LATHE, torno de engastar.

— MILL, molino de prensar.

— or GLAZING ROLLERS (Pap.) satinador en liso.

— ROLLER, v. (Tej.) PRESSER.

— TOOL (Hojal.) apretador.

— WINE (Vit.) prensadura o compresión de las uvas.

PRESSURE, presión, v. PRESSION, TENSION, COMPRESSION || prensadura, v. PRESSING || presión, esfuerzo horizontal que ejercen las bóvedas contra los pilares.

— APPARATUS, tornillo de presión, tuerca de tensión.

— OF EARTH (Min.) presión o empuje de la tierra.

— ENGINE, máquina de columna de agua || máquina de presión.

— FILTER, filtro de presión.

— FOOT (M. C.) pisacostura.

— FORGING, forjador hidráulico.

— FRAME (Fot.) "chassis" o bastidor para imprimir.

— GAUGE, manómetro.

— INDICATOR, MANOMETER, manómetro.

— NOZZLE (Fís., Aeron.) tubo de presión (de Venturi, de Pitot, etc.).

— PIPE, tubo de cierre.

— TUBE (Quím. y Fís.) tubo de ensayo || tubo de presión. v. Coolidge, Crookes, etc.

PRESTANT (Org.) flauteado de un órgano de sonido igual y que sirve de norma para acordar los demás.

PREVALENCE, prevalencia (Biol.) prevalencia. v. DOMINANCE.

PREVENTER (Mar.) volante, contra, (cabo que se da en ayuda de otro).

— **PROP** (Min.) contrapuntal.

PREVENTORIUM, preventorio.

PREVOCATIONAL (Pedag.) prevocacional.

PRE-WAR, preguerra.

PRICE (Com.) precio.

PRICK (Caz.) huella, pista (Dib.) punto.

TO —, aguijonear, picar (Tip.) apuntar || puntear (Téc.) activar el fuego (Alb.) picar || allanar, alisar con yeso o mezcla.

— **POST** (Carp.) péndola.

— **PUNCH** (Joy.) punzón de engastar o embutir (Arm.) punzón.

PRICKER, v. AWL (Tal.) lesna (Tej.) alfilerillo (Mar.) bichero || lesna de velero.

PRICKING, picadura (Vin.) raspante, áspero.

— **UP** (Alb.) picado de la cubierta o techo.

— or **STITCH WHEEL** (Tal.) moleta de puntas.

PRICKLE-WOOD (Bot.) bonetero.

— **BLACK,** fusín.

PRILLION (Meta.) escorias de estaño.

PRILLS (Meta.) cobre triado o entresacado.

PRIMA (Tip.) primer folio || reclamo || primera prueba.

PRIMARY (Tec.) primario.

— **AMPERE-TURNS,** amperiovueltas primario.

— **BATTERY** (Elect.) pila primaria.

— **COLOURS,** colores primarios o fundamentales.

— **KERNEL,** b. KERNEL.

PRIME (Quím.) la relación más simple (Arm.) cebo (Min.) cebo, v. BLAST (Tec.) primera elección || tría, entresaca, selección || lana de vellón de segunda clase (—S,) plumas de primera calidad || nata, flor, flor y nata, v. BEST (Pesc.) cebo.

TO — (Min.) cebar la bomba (Pesc.) cebar (Hort.) quitar la fruta, quitar las ramas inútiles a un árbol (Pint.) encalar || imprimar, preparar el lienzo (Pir.) cebar (Ac.) desbarbar las piezas (F. de fósforos) operación de aplicar la parte fosfórica a las cerillas (Elect.) comunicar la descarga excitante de una máquina de inducción.

— **CONDUCTOR** (Elect.) conductor metálico || conductor de la máquina eléctrica.

— **GAP** (Min.) primer pozo.

PRIMER, (Arm.) cebo, punzón de cebar (Tec.) cebo de un aparato galvánico (Pap.) obrero que hace el fondo del papel que ha de pintarse (Tip.) cartilla, libro primario (GREAT or LONG —,) carácter de cuerpo 40.

PRIMING, v. STANFILE || color fundamental || tinte o tono duro (Pint.) aparejo, imprimación (Dor.) capa de impresión (Pir.) cebo || artificio de comunicación (Mv.) agua saturada || chorro de agua y vapor || proyección de agua y vapor (Arm.) cebadura (Tec.) aplicación de la parte fosfórica a las cerillas.

— **APPARATUS** (Pir.) cebador.

— **BOX** or **CASE** (Arm.) cebador.

— **COMPOSITION,** preparación fulminante.

— **HORN,** polvorín || polvorín, frasco.

— **IRON,** instrumento de forjador (Cerr.) instrumento para cortar metal.

— **VALVE** (Mec.) válvula de seguridad.

— **VARNISH** (Imp. sobre telas) primera capa de barniz.

PRIMIPARA (Obstet.) primípara, primeriza.

PRIMITIVE (Pint., Tec.) primitivo (Quím.) básico.

Prince-METAL, similor, crisócalo.

— **Rupert's DROPS** (Vid.) lágrimas de Batavia.

PRINCIPAL (Com.) principal (Tec.) principal, v. MAIN (Elect.) v. MAINS, MAIN (Carp.) compás de proporción || pieza maestra o principal (Arq.) (—S,) arquitrabes.

PRINCIPLE (Quím.) principio (BITTER —,) principio amargo (Tecnol.) principio.

PRINCIPLE OF EQUIVALENCE (Fís.) principio de equivalencia o de relatividad generalizada. v. Einstein.

— **OF VIS VIVA,** principio de las fuerzas vivas.

PRINT, IMPRESSION: impresión (ENGRAVING:) grabado, estampa || impreso (Tip.) fundición que lleva su blanco (Fund.) asiento del ánima o alma (Herr.) estampa, molde (Tej.) indiana, tela impresa (Pap.) (NEWSPRINT,) papel para periódicos diarios.

TO —, imprimir, publicar, poner en prensa || tirar, imprimir, hacer la impresión (Dor.) imprimir un cuero.

— **CUTTER,** grabador sobre madera.

— **SELLER,** mercader de estampas o grabados || (— BROKER,) comerciante en indiana.

— **WORKS,** fabricación de las indianas || indianas, (las indianas mismas).

PRINTER (Tip.) impresor, tipógrafo || grabador (LITOGRAPHIC —,) impresor litógrafo (— OF COPPER-PLATES,) grabador en dulce (— AND PUBLISHER,) librero impresor (Imp. sobre telas:) impresor de telas.

— **DEVIL** (Tip.) aprendiz de imprenta.

— **'S FLOWER** (Tip.) viñeta.

— **'S PEEL,** colgador, percha o pértiga para colgar los pliegos de imprenta.

— **'S WAGES** (Tip.) tirada.

PRINTING, v. TYPOGRAPHY, tipografía, arte de la imprenta || impresión (telas:) impresión sobre telas o en telas (— WITH METAL-PLATES,) grabado o impresión sobre metal.

— AXLE, árbol de levas.

— BLOCK, INDENTION (Imp. sobre telas) lugar donde deben encontrarse las partes de un dibujo que hay que transportar a la tela.

— BODY (Alf.) alfarería de impresión.

— CAM (Tel.) leva de impresión.

— CYLINDER RUBBER, rascador del cilindro grabador.

— FRAME (Fot.) bastidor de impresionar.

— INK, tinta para imprimir, tinta de imprenta.

— INSTRUMENT, STEP BY STEP — —, telégrafo impresor.

— MACHINE, máquina de imprimir || tipografía mecánica (telas:) estampadora.

—, COPPER-PLATE — —, prensa mecánica de grabado en dulce || (ROTARY-DUPLEX — —,) prensa gemela de movimiento giratorio.

— NEEDLE (Tel.) aguja impresora.

— OFFICE, imprenta, tipografía (LITHOGRAPHIC — —,) litografía.

— PAPER, papel de imprenta.

— PLATE, plancha.

— PRESS, prensa de imprimir.

— ROLLER, rodillo impresor.

— TABLE, mesa para estampar indianas.

— TELEGRAPH, TYPE-TELEGRAPH (Teleg.) telégrafo impresor.

— TYPE (Tip.) tipo, carácter, letra.

— WHEEL, máquina de numerar (Tel.) rodillo impresor o de dar tinta.

PRISM, prisma.

PRISMATIC, PRISMATICAL, prismático.

TO PRISMATIZE, prismatizar, disponer en forma de prismas.

PRITCHEL (Vet.) puntero.

PRIVATE (Com.) privado, particular (Arq.) v. BACK || escape, desahogo || privado, excusado.

PRIVY, v. CLOSET, excusado, letrina.

PRIZE (Mar.) presa (Com.) premio.

TO — (Const.) valuar, tasar (Mar.) alzaprimar.

— RING, ring.

PROBE (Cir.) tienta, sonda (ELECTRIC —,) sonda eléctrica.

PROBLEM, problema (Universidades), problema.

PROCAIN, v. NOVOCAINE.

PROCELLOS (Vid.) tijeras de extender.

PROCERS (Vid.) varilla para coger el cristal o vidrio fundido con que se da forma al cuello de las botellas.

PROCESS, v. MODE, METHOD, WAY, REDUCTION, TREATMENT, proceso, procedimiento, modo, camino, tratamiento, || trabajo (Meta., Min.) v. —, beneficio, tratamiento, proceso, método || marcha o trabajo de los hornos.

— OF CRYSTALLISATION, trabajo de cristalización.

PROCESSAL (Der.) gastos y costas en un proceso o juicio.

PROCESSION MAN (Teat.) comparsa.

TO PROD, agujerear.

PRODUCE, producto, rendimiento (Mec.) rendimiento, efecto útil (Com.) producto neto (Ap.) la materia que las abejas extraen de las flores para hacer la miel (Agric.) cosecha.

TO —, producir, causar || producir, rendir, fabricar, producir (Geom.) prolongar.

— DUG-IN (Agric.) cosecha de los frutos que están bajo tierra.

PRODUCT, v. PRODUCE.

PRODUCTIVE (Com., Agric.) productivo.

PROENZYME, proenzima, zimógeno.

PROFILAXIS, profilaxia.

PROFILE, perfil || contorno (Arq.) (— OF A BUILDING:) montea (— OF A CORNICE WITH AN ASTRAGAL,) astragálea.

TO —, perfilar || perfilar, proyectar en perfil.

PROFILING-MACHINE, perfilador || máquina de perfilar.

PROFIT (Com.) lucro, ganancia, utilidad.

— TAX, impuesto sobre utilidades.

PROFITABLE, HIGHLY — VEIN or MINE (Min.) bonanza, (Perú:) boya.

PRO-FLAVINE (Farm.) proflavina.

PROG, punta aguzada o viva.

PROGENE, progene.

PROGNOSTIC, pronóstico.

PROHIBITION, prohibición || prohibición, estado seco.

PROJECT, proyecto.

—, (Cartogr.) proyección (Educ.) proyecto, (método, prueba o problema).

TO —, v. TO BATTER (Arq.) solapar || hacer saledizo (Tec.) proyectar.

— (Cartogr.) proyectar.

— ABOVE (Mec.) desnivelar.

PROJECTILES, balística.

PROJECTILE-MOTION (Mec.) proyección.

PROJECTION, v. JUT (Arq.) proyección, resalto || saledizo, parte saliente (Mec.) extensión, prolongación (UPRIGHT —,) v. ORTHOGRAPHY (Psicoan.) proyección (a los objetos exteriores).

PROJECTOR (OF A CYLINDER) reborde.

PROLATE (Geom.) achatado por los polos.

PROLIFIC (Tec.) prolífico.

TO PROLONG, prolongar (Min.) prolongar una galería.

PROLONGATION, prolongación, d i l a t a c i ó n (Min.) prolongación.

PROMISCUOUS, promiscuo (Min.) mezclado, cruzado.

TO PROMPT (Teat.) apuntar.

PROMPTER (Teat.) apuntador.

—'S BOOK (Teat.) libro o libreto del apuntador.

—'S BOX (Teat.) concha del apuntador.

PROMPTUARY, prontuario.

PRONG, diente de tenedor ‖ horquilla ‖ rastrillo de tres dientes ‖ espiga de la hebilla.

— HOE (Hort.) almocafre.

PROOF, v. ASSAY, prueba, ensayo (Tip.) prueba (FIRST —,) primera, primera prueba (CLEAN —,) segunda prueba, s. REVISE (PRESS —,) tercera, tercera prueba, prueba de prensa (Grab.) prueba (Dest.) prueba.

— BALL, bala de calibre.

— COIN (Ac.) moneda de marco que sirve de modelo.

— IMPRESSION (Grab.) grabado según la letra (Tip.) impresión de ensayo.

— PAPER (Tip.) hoja de imposición o de prueba.

— PATCH (Tint.) muestra.

— PIECE or PLANE, disco de prueba.

— PRESS (Tip.) prensa de pruebas.

— PRINT (Grab.) primera prueba, muestra.

— SHEET (Tip.) pliego de prueba ‖ segunda.

— SPIRIT (Dest.) alcohol normal.

— STICK (F. Az.) sonda o varilla de prueba.

— WORKS, obra de ensayo.

PROOFING (Aeron., Mec.) aplicación para probar material, (No es DOPE.)

PROP, v. STAY, STRUT (Min.) apoyo ‖ puntal (México:) mono ‖ tornapunta (Arq.) arbotante, apoyo (Hort.) rodrigón (Teat.) (—S,) accesorios (Torn.) apoyo (Tip.) cuñas (Mar.) madrina, puntal, escora (Agric.) rodrigón, tentemozo (Tec.) v. ANTERIDES, (Carp.) v. SUPPORTER, STAY, SHORE, puntal, paral, tornapunta, apoyo (Mús.) alma de un violín (Carr.) tentemozo.

TO — (Hort.) rodrigar ‖ apuntalar con virotillos (Vit.) rodrigar (Carpint.) apuntalar (Min.) apear, apuntalar (Alb.) apuntalar (Alb., Arq.) sostener con arbotantes (Mec.) escorar ‖ calzar.

PROPAGANDA, propaganda.

TO PROPAGANDIZE (Com.) hacer propaganda ‖ propagar.

PROPAGATION (Fís.) propagación (Gan.) propagación.

PROPELLER, propulsor (Mar.) hélice (Av.) hélice.

PROPELLER RACE (Aeron.) carrera de la hélice.

— SHAFT (Mar., Aeron.) árbol de la hélice.

PROPELLING FORCE, fuerza de propulsión.

— SCREW, hélice propulsora.

— SHAFT, árbol de la hélice.

PROPERTIES (Quím.) función, propiedades.

PROPERTY (Quím., Fís.) propiedad, atributo, carácter (Com.) propiedad.

PROPLASTIC ART, arte plástica o de moldear, relativo a las obras de barro.

PROPOLIS (Ap.) propóleos, betún con que las abejas bañan las colmenas.

PROPORTION, v. SYMMETRY, proporción, simetría ‖ euritmia.

TO —, proporcionar ‖ dosificar (los fundentes, metales, etc.).

— RULE (Tip.) regleta de proporcionar.

PROPORCIONATE ARM (Elect.) resistencias proporcionadas del puente de Wheatstone.

PROPPING (Hort.) rodrigamiento (Construc.) apuntalamiento (Min.) encubado con puntales, ademe de cincha y estacada ‖ encubado lleno, ademe de anillo cerrado.

PROPULSION, propulsión.

PROPYLAEUM (Arq.) propíleo.

PROPYLENE, propileno.

TO PRORATE, prorratear.

PROSCENIUM (Teat.) proscenio.

PROSPECTING (Min.) cateo, reconocimiento.

PROSPECTOR (Min.) cateador (México:) buscón.

PROTAGON (Quím.) protagón.

PROTAGONIST (Teat., Liter.) protagonista.

PROTAMINES (Quím.) protaminas.

TO PROTECT, proteger ‖ preservar.

PROTECTIVE DECK (Mar.) cubierta protectora.

PROTECTIVE SYSTEM (Com.) sistema prohibitivo o proteccionista.

PROTECTOGRAPH (T. M.) (Com.) protectógrafo, protector de cheques.

PROTECTOR (Fís.) pararrayos.

PROTEIDS, proteidos.

PROTEINE (Quím.) proteína.

PROTHROMBIN, v. THROMBOGEN.

PROTO... (Quím.) proto...

PROTOACETATE (Quím.) protoacetato.

PROTOACTINIUM (Quím.) protoactinio.

PROTOALUMINATE (Quím.) protoaluminato.

PROTOCARBURET (Quím.) protocarburo.

PROTOCHLORIDE (Quím.) protocloruro.

PROTOCOL (Com.) protocolo, registro.

PROTOCYANIDE (Quím.) protocianuro.

PROTOGINE (Miner.) protogino.

PROTOIODINE, protoiodina.

PROTOIODURET (Quím.) protoioduro.

PROTON (Fís.) protón.

PROTOPLASM (Biol.) protoplasma.

PROTOSELENITE, protoseleniuro.

PROTOSULPHATE OF IRON (Tint.) v. COPPERAS, vitriolo verde, caparrosa verde.

PROTOSULPHIDE (Quím.) protosulfuro.

PROTOSULPHURET (Quím.) protosulfuro.

PROTOTYPE, prototipo.

PROTOXIDE (Quím.) protóxido.

PROTOZOA (Zool.) protozoos.

PROTRACTOR, transportador, transportador angular (Geod.) semicírculo graduado (Rel.) instrumento para tomar dimensiones y compararlas con otras || pinzas de las ruedas de encuentro.

PROTUBERANCE (Arq.) pandeo, comba, defecto de una bóveda.

TO PROVE, probar, experimentar (Arm.) terciar un cañón (Tec.) pasar por el fuego || arder (Pan.) fermentar bien.

Provence MARBLE, mármol negro veteado de amarillo.

— **STUFF**, tela de lana y cáñamo de Provenza.

PROVENDER (Agric.) forrajeo.

TO LAY IN — (Agric.) forrajear.

PROVER (Vid.) gancho de probar.

PROVINCE (Geo., Polít.) Provincia.

PROVINE (Vit.) mugrón, serpa, barbado.

TO — (Vit.) acodar, amugronar, ataquizar.

PROVING-PRESS, prensa para probar la resistencia del hierro.

— **PUMP**, bomba para probar las calderas.

PROVISIONS (Com.) víveres, provisiones.

PRUNE, ciruela.

TO — (Agric.) cortar, podar (Hort.) podar, escamondar, limpiar los árboles (Vit.) despimpollar una viña.

PRUNELLO, PRUNELLA, terciopelo de lana.

PRUNER (Hort.) podador.

PRUNING (Hort.) (—S,) ramas podadas (Arb.) poda, (acortar ramas agotadas para obtener renuevos vigorosos) (SECOND —,) repoda.

— **BILL** (Hort.) podadera.

— **CHISEL** (Hort.) podón, podadera con sierra.

— **KNIFE** (Hort.) podadera pequeña, corvillo, marcola.

— or **GRAFTING SAW**, sierra de jardinero, sierra de injertar.

— **SHEARS**, podadera.

— **OF TREES** (Agric.) castra.

Prussian or PRUSSIC BLUE, azul de Prusia, prusiato de hierro.

PRUSSIATE, HYDROCYANATE (Quím.) prusiato.

PRUSSIC or HYDROCYANIC ACID (Quím.) ácido prúsico.

PSEUDO..., pseudo.

PSEUDO-ADIABATIC (Meteor.) pseudoadiabático.

PSEUDODIPTEROS (Arq.) pseudodíptero.

PSYCHANALYSIS, same as PSYCHOANALYSIS; (see below,) psicoanálisis.

PSYCHOANALYSIS, psicoanálisis, psicanálisis. v. Freud.

TO PSYCHOANALYZE, or **LISE**, psicoanalizar, analizar.

PSYCHOANALYST, psicoanalista.

PSYCHOANALYZER, psicoanalizador.

PSYCHIATRY, psiquiatría.

PSYCHOGENESIS, psicogénesis.

PSYCHOLOGISM, psicologismo.

PSYCHOLOGY, psicología.

ABNORMAL —, psicología de los anormales, psicología anormal (Rec.)

PSYCHOMETRY, psicometría.

PSYCHONEUROSIS, psiconeurosis, neuropsicosis.

PSYCHONEUROTIC, psiconeurótico.

PSYCHOPATH, psicópata.

PSYCHOPHYSICS, psicofísica.

PSYCHOPHYSIOLOGY, PHYSIOLOGICAL PSYCHOLOGY, psicofisiología.

PSYCHO-SEXUAL (Psicoan.) psicosexual.

PSYCHO-SEXUALITY (Psicoan.) psicosexualidad.

PSYCHOSIS (Med.) psicosis.

PSYCHOTHERAPEUTICS, psicoterapia.

PSYCHOTIC (Med.) psicótico.

PSYCHROMETER (Fís.) psicrómetro.

PUBLIC SALE, almoneda pública, remate público (— OF ORES: (México:) rescate.

— **UTILITY** (Der.) utilidad pública (Com.) v. UTILITY.

— **WORKS**, obras públicas.

PUBLICITY (Com.) (ADVERTIZING,) publicidad || publicidad, información.

TO PUBLISH, publicar, editar || editarse, (cuando uno mismo paga los gastos).

PUBLISHER, editor.

PUBLISHING HOUSE, casa editorial.

PUCCINIA (Agric.) puccinia, género de hongos.

PUCKER (Cost.) pliegue defectuoso.

— TO — (Cost.) hacer pliegue.

PUCKING, CREEP (Min.) levantamiento.

PUDDING (Coc.) pudín (Fund.) fango, s. DIRT.

— **STONE, CONGLOMERATE** (Geol.) conglomerado, pudinga || almendrilla.

PUDDLE (Fund.) paleta ligera para refinar el hierro (Hid.) revestimiento (Const.) enlamar.

TO — (Meta.) pudelar, refinar el hierro fundido || aglomerarse el metal sin afinar en pastel.

— **ROLLING-MILL, BLOOMING-MILL**, laminador de lupias.

PUDDLED-BALL (Meta.) lupia.

PUDDLER (Meta.) obrero encargado de refinar la fundición.

—'S ROLLS (Meta.) cilindros desbastadores.

PUDDLING (Meta.) pudelaje || refinación o afino en reberveros, pudelado.

PUFF (Com.) reclamo, anuncio enfático, réclame (Coc.) rizado, bollo (Mv.) escape, fuga de vapor.

— PASTE (Coc.) hojaldre.

— — FOR PIES (Coc.) hojaldre, buñuelo.

— PIE (Coc.) "vol-au-vent", pastel hojaldrado relleno de carne o pescado.

— POWDER —, borla, mota para polvear la cara.

PUG (Alb.) embarrado (Tec.) locomotora pequeña.

TO — (Alb.) embarrar, dar torta || emplastar || hacer obra grosera de albañilería.

— MILL, s. **CRUSHER** (Alf.) cuba de malaxar || aparato para malaxar || triturador.

PUGGING (Alb.) obra grosera de albañilería || relleno de los vanos.

— MORTAR (Alb.) alcatifa, mortero con paja.

PULL, tiro (Cerv.) palanca de bomba de cerveza (Tip.) tiro de la prensa.

TO — THE BRISTLES (Somb.) separar el pelo cerdoso.

— — DOWN (Const.) demoler, derribar (Fc.) **(— — THE SIGNAL,)** quitar la señal.

— — OFF (Tip.) tirar una prueba.

— OFF Trolley-WIRE INSULATOR (Electric.) aislador del alambre del trole.

— or CORD SWITCH (Elect.) conmutador de cuerda.

PULLET (Corr.) polla, gallina joven **(FAT —,)** polla cebada || capona.

PULLEY (Mec.) polea (Min.) polea, roldana.

PULLING (A PROOF) (Tip.) tirada.

— DOWN (Alb.) demolición, derribo.

— OF MONKS (Tip.) fraile.

— TWEEZERS, pinzas de arrancar de las pieles el pelo cerdoso.

PULLMAN (Mueb.) pullman.

PULLMAN-CAR (Fc.) pullman, carro dormitorio.

PULMOTOR, pulmotor, para respiración artificial.

PULP (Agric.) pulpa (Pap.) pasta, pulpa (Min.) **(GOLD-MILL:)** harinas del bocarte (Perú:) masa (Centro-América:) pasta.

TO —, v. **TO DECORTICATE** (Pap.) reducir a pulpa.

— FROM UNFERMENTED RAGS (Pap.) pulpa verde.

— GRAFTING (Hort.) injerto en la médula.

— METER (Pap.) distribuidor de la pulpa.

— MILL or GRINDER, máquina de reducir a pulpa.

PULP STONE, muela para hacer pulpa || v. **MILL.**

— — TESTER (Odont.) pulpómetro.

— WOOD, v. **WOOD PULP.**

PULPING-MILL, v. **PULP-MILL.**

PULPIT, púlpito.

PULSATILE INSTRUMENT (Mús.: tambor,) instrumento de percusión.

PULSATILLA (Bot.) pulsatila.

PULSATION (Mv.) pulsación || golpe del émbolo.

PULSATORY-FIELD (Elect.) campo pulsativo.

— MOTOR (Elect.) motor polifásico.

PULVERIZATION (Quím., Min.) pulverización, trituración.

TO PULVERIZE, pulverizar.

PULVERIZING-MILL (Pir.) molino para pulverizar.

PUME, puma.

PUMICE, — STONE, piedra pómez.

TO —, frotar con piedra pómez.

— CLOTH, lienzo con piedra pómez.

— MACHINE, máquina de apomazar.

— SOAP, jabón de piedra pómez.

— STONE, v. **—.**

— PAPER, papel de piedra pómez.

PUMICIFORM, pumiciforme.

PUMICING-TABLE (Ten.) mesa de apomazar.

PUMP (Mec.) bomba (Zap.) zapato de baile, zapatilla (Mv.) extracción continua || bomba (Min.) bomba.

TO —, bombear.

— — OUT, extraer, agotar (Mar.) achicar.

— DRILL, bombillo, berbiquí de bomba.

— GAUGE, sonda de bomba.

— GEAR (Mec.) aparejo de bomba || guarniciones de bomba.

— KETTLE, cubo de bomba.

— MAKER, bombero, fabricante de bombas.

— NAIL, clavo principal de la bomba.

— RAM, émbolo macizo.

— SCRAPER, rascador para limpiar la parte inferior de las bombas.

— SHAFT (Min.) bomba de pozo profundo de mina (Hid.) pozos de la máquina hidráulica.

— SIEVE, colador de la bomba.

— SPEAR, asador de la bomba, sacanabo.

— SUCK, zapatilla de la bomba.

— SUCTOR, aparato divisor de la bomba.

PUMPER, bombeador.

PUMPING (Min.) agotamiento, extracción.

PUMPKIN (Bot.) calabaza.

PUNCH, punzón, sacabocados || punzón || punzón, hierro de estampar (Cuch.) instrumento para trabajar las piezas de vaina o espada (Enc.) punzón de ornamentar estampa (Joy.) punzón || estampa (Arm.) broca cuadrada ǁ punzón de perforar ǁ aguja de desatascar un arma de fuego (Ac.) matriz, estampa (Hort.) clavo o estaca para hacer agujeros en tierra (Min.) v. PROP ǁ taladro ǁ cincel (Cerr., Ferr.) punzón para obras de metal (Tec.) v. PUNCHEON, DIE, STAMP, FILLET.

TO —, agujerear con un punzón ǁ hacer sacabocados (Cerr.) ahondar con las orejas del martillo ǁ perforar, agujerear.

PUNCHEON, v. PUNCH, CHISEL, STAMP (Ac.) grafio, punzón con que se saca la gráfila (Tec.) martillo de embutir ǁ cincel ǁ cincel plano (Herr.) punzón de embutir (F. de alfileres:) buril para labrar y vaciar moldes de alfileres (Eb.) formón para esbozar el trabajo (Arq.) remate angular (Joy.) martillo para embutir.

PUNCHER, buril, punzón, cuño (Tel.) perforador.

PUNCHING, v. PIERCING, HOLING, estampadura, caladura ǁ sacabocado.

— BAG (Dep.) pera.

PUNCTUATION (Tip.) puntuación.

PUNT, PUNTY (Vid.) puntel.

Pupin SYSTEM (Radio.) sistema Pupin.

PUPPET (Torn.) muñeca, soporte (F. de juguetes:) muñeca.

PUPPETEER, titiritero, titerista, manipulador de títeres o marionetas.

PURBECK-MARBLE, greda granuliforme.

PURCHASE (Com.) compra (Mec.) v. POWER, PRODUCE, rendimiento ǁ fuerza mecánica (Carp.) corte de la sierra.

— PRICE, COST-PRICE, precio de compra.

PURE (Quím.) puro, absoluto (Com.) puro, sin adulteración.

— BRED (Biol.) de raza pura, de sangre pura.

— WAVES (Radio.) ondas puras.

PURFLE, orilla de bordado.

TO — (paños') alisar, poner lisos los orillos.

TO PURGE (T. S.) purgar (Tec.) purgar, expurgar, purificar.

PURIFICATION (Tec.) purificación, depuración.

PURIFIER, purificador ǁ depurador.

TO PURIFY (Meta., Tec.) purificar, afinar.

PURL (Cost.) orla, fleco ǁ franja de cadeneta ǁ puntilla con piquitos en un encaje ǁ puntilla, piquete de encaje.

TO —, poner puntilla a un encaje ǁ puntillar.

PURLER, obrera que hace piquetes en el punto de Alenzón.

PURPLE, púrpura.

TO —, purpurar, empurpurar.

PURPLED WOOD (Carp.) palisandro.

PURPLISH, purpúreo, purpurino.

PURPURATE (Quím.) purpurato.

PURPURIC ACID (Quím.) ácido purpúrico.

PURPURINA (Quím.) purpurina.

PURREE (Tint.) pigmento amarillo de las Indias.

PURSE, bolsa.

— NET (Pesc.) chinchorro, red de manga.

TO PURSUE A VEIN (Min.) seguir una vena o filón.

PUSH, empuje, choque, sacudida (Arq.) empuje.

TO —, empujar, impeler ǁ avanzar un trabajo.

— — THE BUTTON, tocar o llamar (empujando el botón).

— BALL (Dep.) push-ball.

— PULL (Radio.) montaje en circuito equilibrado, "push-pull".

PUSHER, palanca o varilla de presión (Aeron.) (— AIRPLANE,) propulsor.

TO PUT, poner, colocar.

— LOCK, — LOG (Carp.) mechinal de andamio.

PUSTULE, pústula.

PUTREFACTION, PUTRID FERMENTATION, fermentación pútrida.

PUTTER (Pap.) obrero que vacía las formas (Min.) acarreador, cargador de mineral.

PUTTING-IN (Tej.) entrada, colocación (Elect.) (— — THE CIRCUIT,) colocar en circuito.

— INTO THE OVEN (Pan.) enhornar.

— OUT OF CIRCUIT (Elect.) poner fuera de circuito.

PUTTY (Vid.) (GLAZIER'S —,) luten, betún para cerrar vasijas ǁ zulaque.

TO —, v. TO CEMENT ǁ almastigar ǁ zulacar.

— OF EMERY, polvos de esmeril para pulimentar.

PUTTYING, almastigado.

PUTZEN (Meta.) parte mal fundida del mineral que queda pegada a las paredes de los hornos.

PUZZLE (Jueg.) rompecabezas (Com.) sorpresa, caja cerrada con objetos cuya naturaleza se desconoce antes de abrirla (Cerr.) secreto, cerradura de secreto.

— LOCK (Cerr.) cerradura de combinación.

PUZZOLANA (Min.) puzzolana, pucelana.

PYCNITE (Miner.) picnita, variedad de topacio.

PYCNOSTYLE (Arq.) picnóstilo.

PYING (F. de agujas) temple de los alambres en haces.

PYLON, poste, mástil, pilón (Aeron.) poste de anclaje ǁ estructura que sostiene la hélice.

PYRACONITIC or ITACONIC ACID (Quím.) ácido piroconítico.

PYRAMID (Geom.) pirámide (Fund.) hogar de un horno.

SQUARE —, pirámide cuadrangular.

TRIANGULAR —, pirámide triangular.

PYRANOMETER, piranómetro, uranopirómetro.

PYRARGILLITE, pirargilita.

PYRARGYRITE (Miner.) pirargirita, rosicler oscuro.

PYRENE (Quím.) pireno.

PYRETHRINE, piretrina.

PYRGEOMETER, geopirómetro.

PYRHELIOMETER, pirheliómetro.

PYRHELION, pirhelión basado en el pirhelió-metro de Angström.

PYRIDINE (Quím.) piridina.

PYRITES, pirita.

— OF COBALT (Miner.) esmaltina, arseniuro natural de cobalto.

PYRITICAL, PYRITOUS, PYRITIC, piritoso.

PYROACETIC SPIRIT, ACETONE, acetona.

PYROACID (Quím.) ácido pirogenado.

PYROALIZARIC ACID, PHTHALIC ANHY-DRIDE (Quím.) ácido pироalizárico.

PYROCITRIC ACID (Quím.) ácido pirocítrico.

PYROELECTRIC, piroeléctrico.

PYROELECTRICITY, piroelectricidad.

PYROGALLIC ACID (Quím.) ácido pirogálico.

PYROGENE, pirógeno.

PYROGRAPHY, pirografía.

PYROGRAVURE, pirograbado.

PYROLIGNATE OF IRON (Quím., Tint.) ace-tato de peróxido de hierro.

PYROLIGNEOUS (Quím.) piroleñoso.

— ACID, WOOD VINEGAR (Quím.) ácido pi-roleñoso.

PYROLIGNITE, pirolignita.

PYROLOGY, pirología.

PYROLUSITE, BROWNSTONE ORE, pirolusi-ta, peróxido de manganeso.

PYROMALIC or PYROSORBIC ACID (Quím.) ácido piromálico.

PYROMECONIC or PYROCOMENIC ACID (Quím.) ácido piromecónico.

PYROMETER, pirómetro.

PYROMETRY, pirometría.

PYROMORPHITE, PHOSPHATE OF LEAD, piromorfita, fosfato nativo de plomo.

PYROMUCIC or PYROSACCHOLACTIC ACID (Quím.) ácido piromúcico.

PYRONINE (Tint.) pironina.

PYROPE (Miner.) piropo, pyrope, especie de granate.

PYROPHONE, pirófono.

PYROPHORIC, pirofórico.

— ALLOY (Meta.) aleaciones pirofónicas.

PYROPHOROUS (Fís.) piróforo.

PYROPHYLLITE, pirofilita, talco fibroso.

PYROSCOPE (Fís.) piroscopio.

PYROSORBIC ACID, v. PYROMALIC ACID.

PYROSTAT (Fís.) piróstato.

PYROTARTARIC ACID (Quím.) ácido pirotar-tárico.

PYROTARTRATE (Quím.) pirotartrato.

PYROTECHNICS, PYROTECHNY, pirotecnia.

PYROTELEGRAPH, pirotelégrafo.

PYROTIC, pirótico, cáustico.

PYROURIC ACID (Quím.) ácido piroúrico.

PYROXENE (Miner.) pirógeno, mineral de ori-gen volcánico || augita.

PYROXYLIC (Quím.) piroxílico.

— ACID, v. METHYLLIC ALCOHOL.

— or WOOD SPIRIT, WOOD ACID, PYRO-LIGNEOUS ETHER (Quím.) éter pirole-ñoso.

PYROXYLYNE, GUN-COTTON (Quím.) piroxi-lina, piróxilo, algodón pólvora.

Q

Q SIGNALS (Radio.) señales Q., (señales de Código convencional.)

QUADDED (Tel.) de cuatro conductores.

QUAD-METER (Elect.) secómetro, aparato para medir el coeficiente de autoinducción.

QUADRA (Arq.) filete cuadrado de una columna jónica || zócalo, basa.

QUADRANGLE, QUADRILATERAL, cuadrilátero, cuadrángulo (Ant.)

QUADRANGULAR, cuadrangular.

— BROACH (Cald.) escariador cuadrado.

QUADRANT (Tec.) cuarto de círculo (Elect.) cuadrante (Hiland.) balanza de contrastar (Min.) alzaprima en L.

— ELECTROMETER (Elect.) electrómetro de cuadrante (de Thompson).

— ELECTROSCOPE, electroscopio de cuadrante (de Henley).

— PIPE, tubo en arco de círculo.

— STEAM ENGINE, máquina de vapor tipo cuadrante.

Davis' —, BACK STAFF, cuadrante inglés.

LEGAL —, cuadrante legal o patrón.

QUADRAT (Tip.) cuadrado.

M — (Tip.) cuadratín.

N — (Tip.) cuadratín de un espacio.

QUADRATE (Ast.) cuadrado, cuadratura (Tec.) v. QUADRANGLE.

QUADRATURE, cuadratura || escuadreo (Elect.) diferencia de fase de un cuarto de ciclo.

QUADRINOMIAL (Alg.) cuadrinomio.

QUADRIPOLAR DYNAMO (Elect.) dinamo cuadripolar o de cuatro polos.

QUADRUPLANE (Aeron.) cuadruplano, multiplano, de cuatro planos.

QUADRUPLE (Tec.) cuádruplo.

— COIL WINDING, TWO-SLOT WINDING (Elect.) arrollamiento en cuatro hendiduras.

QUADRUPLEX (Tel.) cuádruplex, (sistema de transmisión telegráfica), cuadrúplice.

— TELEGRAPHY (Tel.) telegrafía cuádruplex o cuadrúplice.

QUAIL, codorniz (YOUNG —,) pollo de codorniz.

QUAIL NET, HALLIER (Agric.) red para codornices.

— TRAP (Agric.) trampa de zarzal o jaral, o lazo para coger codornices.

QUAKER-GREEN, verde oscuro.

QUALITATIVE (Tec., Quím.) cualitativo.

— ANALYSIS, análisis cualitativo.

QUALITY (Tec.) cualidad, calidad (Com.) calidad, clase, cualidad (FRUITS:) calidad (Min.) calidad, contenido del filón (Radio,) calidad.

QUANTITATIVE (Quím., Tec.) cuantitativo.

— ANALYSIS, análisis cuantitativo.

QUANTITY, cantidad.

— ARRANGEMENTS (Fís.) calorímetro.

— OF DYNAMIC ELECTRICITY, cantidad de electricidad dinámica.

— ELECTROMAGNET or MAGNET (Fís.) electroimán de cantidad.

— OF MOTION, MOMENTUM OF THE POWERS (Mec.) cantidad de movimiento, momento de las fuerzas.

QUANTUM, pl.: QUANTA (UNIT OF ENERGY,) (Fís.) quántum, pl. quanta.

— THEORY (Fís.) teoría de los Quanta.

QUAQUAVERSAL (Geol.) cuacuaversal.

QUARATINE, cuarentena || cuarentena, prohibición o restricción de transportar animales, plantas, etc. (Rec.).

TO —, poner en cuarentena || hacer cuarentena.

— FLAG, bandera de cuarentena.

— OFFICER (Mar.) cabo de sanidad.

— STATION, lazareto.

QUARR (Min.) piedra arenisca carbonífera.

QUARREL, diamante de vidriero.

QUARRY, cantera, pedrera || — FOR BALLAST, cantera, piedra de balastre || vidriera en losanje || — OF SANDSTONE, gredal.

TO —, explotar una cantera || desprender la roca.

— MAN, cantero || cantero que extrae el asperón.

— STONE, v. ASHLAR.

QUARRY STRATUM, THICKNESS OF THE BANKS, altura de un banco de piedra de la cantera.

PROPRIETOR OF A —, empresario cantero.

QUARRYING (Min.) (OPEN CUTTING,) cantería, labor a cielo abierto, labor a roza abierta, (México:) labor a tajo abierto.

QUARTATION (Quím., Meta., Acuñ.) cuartación.

QUARTER (Arq.) vano (Tec.) cuartel || distrito, barriada || tramo || cuarta parte || trimestre (Mil.) cuartel (Pap.) cuaderno (6 hojas); (Tal.) arzón trasero || cuartón (Zap.) cuarto || trozo de cuero cuadrado en el que puede cortarse un par de zapatos (Mar.) cuarta (de la brújula) || puesto, cuartón (Const.) descanso o rellano de escalera (Coc.) (STUFFED — OF A VEAL,) corderillo relleno de morcilla y asado (Vet.) cuartilla || pulpejo (Ast.) cuarto de la luna (Carp.) (— TIMBER,) viguetas de dos a seis pulgadas de espesor.

— PHASE, TWO-PHASE (Elect.) bifásico.

— PIECE (Carp.) cuartón (Zap.) v. —.

— RANGER (Arb.) montero de un distrito.

— ROUND (Arq.) v. ASTRAGAL; equipo, óvolo (REVERSED) —, cimacio toscano (UPRIGHT,) cuarto de círculo recto.

— STAFF (Arm.) bastón de estoque.

— SAILING (Mar.) vágara.

— STUFF (Carp.) tabla de un cuarto de pulgada de espesor.

— TIMBER, v. —.

— WATCH, guardia de cuarto.

QUARTERING (Carp.) cuartón, s. RAFTERS (Carn.) descuartizamiento (Mil.) acuartelamiento (Bl.) acuarteladura.

— BELT (Mec.) correa de movimiento transversal.

QUARTERN, cuarta parte de un cuartillo.

— LOAF, pan de 2 kilos.

QUARTO (Tip.) en cuarto.

QUARTZ (Miner.) cuarzo, (México:) guija.

— AGATE IN CYLINDRIC STALACTITES, ágata cuarzosa en estalactática cilíndrica.

— AMPHIBOLE (Miner.) anfibolita cuarzosa.

— HYALIN, aerohídrico, (cuarzo hialino).

— PLATE (Elect. y Radio) placa de cuarzo.

— ROCK (Miner.) cuarcita, gres de grano grueso.

— SANDSTONE, greda cuarzosa.

— SINTER, cuarzo hialino concrecionado.

QUARTZY (Miner.) cuarzoso.

QUASSIA (Bot.) casia.

QUATREFOILS, CROSS-QUARTER (Arq.) cuadrifolio || adorno en forma de cuatro lóbulos circulares.

QUAY (Mar.) muelle, malecón, s. WHARF.

TO —, proveer con muelles, guarnecer con muelles.

QUAYAGE (Com.) muellaje || derecho pagado a la aduana por depositar mercancías en un muelle.

QUEARS (Min.) grietas, hendeduras.

QUEBRACHO (A.), quebracho.

— BARK, corteza de quebracho.

— WOOD, palo quebracho.

EXTRACT OF —, extracto de quebracho.

QUEEN (Jueg.) reina, dama (naipes:) caballo (Tec.) tabla de pizarra de tres por dos pies (Hort.) (— APPLE, REINETTE,) variedad de manzana.

— BEE (Apic.) abeja reina.

—'S or KING'S BLUE, azul real.

—'S BLUE, INDIGO BLUE, azulejo, azul que usan las planchadoras.

—'S METAL, metal de la Reina, (9 estaño, 1 plomo, 1 antimonio, 1 bismuto).

— OLIVE (Com.) aceituna de la Reina.

— POST (Carp.) viga para sostén de techumbre.

— — ROOF, techumbre de dos vigas y dos aleros.

— — TRUSS (Carp.) armadura de techumbre de dos vigas.

— WOODS, maderas del Brasil.

QUENCHING (Meta.) formación de costras o escamas.

— TUB, EXTINGUISHER (Herr.) apagador.

QUERCITE, QUERCINE (Quím.) quercita quercina.

QUERCITE ACID, QUERCITIN (Quím.) quercitrina.

QUERCITRINE, DYER'S OAK (Tint.) quercitrina, (amarillo de la encina tintórea).

QUERCITRON-BARK (Tint.) quercitrina, encina tintórea.

QUERN-STONE, muela, piedra de molino.

QUESTIONARY, QUESTIONNAIRE (Tec., y Psicol.) cuestionario.

QUICK (Min.) rico.

— BEAM (Bot.) serbal || (— TREE, MOUNTAIN ASH,) serbal bravío.

— BREAK SWITCH (Elect.) interruptor rápido.

— LIME (Alb.) (UNSLACKED LIME,) cal viva (Ten.) cal preparada.

— MATCH (Ton.) mecha azufrada, astilla azufrada (Min.) mecha de comunicación (Pir espoleta || estopa azufrada || mecha.

— RETURN GEARING (Mec.) engranaje de retorno rápido.

— SAND (Mar.) sirte (Geol.) arenas acuíferas o movedizas, (Colombia:) revenidero.

— SET FENCE or HEDGE (Agric.) seto vivo, cerca viva.

— SILVER, MERCURY, mercurio, azogue, hidrargirio.

— — BATTERY (Elect.) batería de azogue.

QUICK-SILVER FURNACE, horno para azogue.

— — VALVE (Mec.) válvula de azogue.

— — WATER (Quím.) agua mercurial, solución mercurial.

— SOLDER, soldadura rápida.

— SWITCH, v. — BREAK || — BREAK THROW-OVER SWITCH (Elect.) conmutador instantáneo.

TO QUICKEN (Alb.) alegrar.

QUIECKENING, amalgama de oro y de mercurio.

QUICKING, amalgamación de un metal para galvanizar.

TO QUICKEST (Hort.) plantar una haya viva.

QUICKSILVER, v. QUICK.

QUID, tabaco de mascar.

QUILL (Tej.) canilla, broca (Tec.) pluma de ave (piano:) martinete, (PEN:) tubo, cañón.

TO —, (LINEN:) plegar, planchar de canutillo; (LIQUIDS:) trasegar, trasvasar (Cost.) encañonar, plegar, rizar un volante de tul, puntilla, etc. || adornar con volantes encañonados.

— BIT, GOUGE-BIT, gusanillo de gubia.

— BOY (Tej.) aprendiz de encanillador.

— TEST, prueba a la nieve.

—S IN THE ROUGH (Tec.) plumas brutas.

QUILLED, ALVEOLATED, alveolado, celular.

QUILLING, RUCHE (Cost.) volante de pliegues, cañón, vuelta encañonada.

QUILT, s. COVERLET, cobertor, manta acolchada, colcha || falda picada o labrada con puntadas muy seguidas (Tej.) acolchado.

TO —, acolchar (Cost.) picar || coser.

— — ON BOTH SIDES (Cost.) contrapuntear, pespuntear, coser a pespunte.

— MAKER, fabricante de cobertores.

QUILTED-CALVES, pantorrillas postizas.

— FROCK OF SLATE-CUTTERS, capote o chaquetón de los pizarreros.

QUILTER (M. C.) acolchador, basteador.

QUILTING, s. STITCHING (Cost.) picadura, labrado de pespunte; picado, cosido a la máquina.

— FRAME, bastidor de acolchar.

— NEEDLE (Tal.) aguja de picar o labrar.

— WORK, relleno, rehenchimiento (de crin, de pelote, etc.).

QUINA (Com.) quina.

QUINCE, membrillo (WILD —,) membrillo silvestre.

— TREE (Hort.) membrillo, membrillero.

QUINCUNCIA PATTERN (Tej.) disponer los dibujos o combinaciones de las telas en la simetría que ofrecen las intersecciones de un sistema de dos cuadrículas, cada una de las cuales está formada por rectas diagonales a la otra.

QUINCUNCIAL (Hort.) colocación semejante al tresbolillo.

QUINCUNX (Arq.) en tresbolillo (Hort.) tresbolillo, (plantación en cuadros cuyo centro está ocupado por otro).

QUINDECAGONON (Geom.) quidecágono.

QUINETINE (Quím.) quinetina.

QUININE (Quím.) quinina.

QUINIDINE (Quím.) quinidina.

QUINONOID (Quím.) quinonoide.

QUINONE, quinonas.

— AZINE, quinonaazina.

QUINTE (Esg.) quinta.

QUINTUPLE, FIVEFOLD, quíntuple.

QUIRE (Arq.) coro || galería, tribuna entre la nave y el coro de una iglesia (Pap.) mano.

CORDED —S (Pap.) manos quebradas.

QUIRK (Arq.) v. CAVETTO || arista o vivo entre cimacios (Cant.) avivador (Tec.) (PLANE:) arista (Alb.) relieve curvo o redondeado.

— FLOAT, ANGLE-FLOAT (Alb.) aplanador de esquinas.

QUIVER, carcax, aljaba.

QUIZZ, EYE-GLASS, MONOCLE, monocle, monóculo.

QUOIN, ángulo || mocheta, piedra angular (Tip.) cuña para ajustar las formas (Arq.) ángulo, rincón (Tec.) cuña || v. WEDGE (Mar.) almohada (Min.) cuña de madera.

TO — (Tip.) ajustar (Tec.) acuñar, apretar, ajustar.

— — THE FORM (Tip.) ajustar o acuñar la forma.

— POST (Hid.) poste de esclusa.

— STONE, v. ARCH-STONE.

— WITH WINCH, cuña con mira de tornillo.

QUOTATION (Tip.) cita (Com.) cotización (Dib.) acotación.

TO QUOTE (Com.) cotizar (Tip.) citar.

QUOTIENT (Arit.) cociente (Psicol.) v. INTELLIGENCE —.

R

— SMALL — (Mec.) cremallera pequeña.
— STEPPED — (Mec.) cremallera graduada.
RACKED WINE (Vin.) vino trasvasado o trasegado.
RACKET, raqueta (Zap.) suela de madera || zapatos para la nieve.
— BRACE RATCHET-BRACE ROCK-DRILL, taladro perforador.
— WHEEL (Mec.) rueda de trinquete.

R. R., v. RAIL-ROAD.

RAB (Alb.) batidera.

RABATMENT (Mar.) plantilla del alefriz.

RABBET (Eban.) (HALVING, REBATE,) ranura, ceja, rebajo, extremidad de duela cortada a bisel (Mar.) alefriz, escarba (Carp.) ranura, ceja, entabladura, rebajo (Tej.) devanadera para la seda.

— TO — (Mar.) alefrizar (Carp., Eban.) encajar, empalmar, ensamblar a ranura (Eban.) acepillar, alisar.

— JOINT (Carp.) junta a media madera.

— OF THE KEEL (Mar.) alefriz de quilla.

— LEDGE (Eban.) batiente.

— PLANE (Carp.) guillame, cepillo de ranurar.

— —, CURVED — — (Carp.) guillame combado.

— —, SCEW — — (Carp.) guillame inclinado.

— —, SIDE — — (Carp.) guillame o cepillo de molduras lateral.

— —, SQUARE — — (Carp.) guillame recto.

— —, STEEP — — (Carp.) guillame vertical.

— SAW, sierra de ranurar.

— WALL (Alb.) alféizar.

RABETTED LOCK (Cerr.) cerradura encajada.

RABETTING, SCARFING (Carp., Eban.) ensamblado a media madera, encastre, empalme, encaje (Mar.) empalme.

— MACHINE, máquina de ensamblar.

— PLOUGH, v. RABBET PLANE.

— OF A WINDOW SHUTTING (Carp.) rembalso.

RABBIT, conejo (Alb.) batidera (Mar.) v. RABBET.

—'S HAIR, CONEY-WOOL, conejuna, pelo de conejo.

— STEW (Culin.) fricasé de conejo.

— WIRE, alambre conejero.

RABBLE (Meta.) hurgón de punta curva.

— STONE (Alb.) cascajo, ripio.

RABBLER (Meta.) botador.

RABBLING, STIRRING (Meta.) removido; (México:) revoltura.

RABOT (Cant.) raspador de madera.

RACAHOUT (Farm.) racahout.

RACE (Biol.) raza, casta (Tej.) carrera de la lanzadera (Mol.) (LENT,) coz (Agric.) raza (Vin.) rancio del vino (Equit., deportes) carrera (Mar.) regata || pororoca, corriente de marea (Aeron.) (— OF A PROPELLER,) carrera de la hélice.

— TO — (Mar.) alinear la madera con una regla || regatear || esgarabotear (Equit.) correr.

— BOARD (Tej.) carrera de la lanzadera.

— OF A BOLT (Cerr.) carrera.

— COURSE (Mol.) caz (Equit.) hipódromo.

— GINGER, GINGER, jengibre.

— HORSE (Equit.) caballo de carrera.

— OF A PROPELLER (Aeron.) carrera de la hélice.

— SADDLE (Tal.) silla para caballos de carrera.

— SUICIDE, suicidio de la raza, suicidio racial.

— TRACK (Equit., deportes) pista.

— —, v. — COURSE.

ELECTORAL — (SHEEP) (Gan.) raza de merinos de Sajonia.

RACEMATE (Quím.) racemato.

RACEMIC ACID, LEURACEMIC ACID (Química) ácido racémico.

RACER (Equit.) caballo de carrera (Art.) carril en arco de esplanada (deportes) corredor.

RACHIDIAN, raquídeo.

RACHIOTHOME (Cir.) raquiotomo.

RACINESS (Vin.) fragancia del vino.

RACING (Mar.) regata, regateo (Tec., Elect.) carrera loca, galope, fuga.

— KNIFE (Mar.) riscador, punzón de marcar.

— OF A MOTOR (Elect.) fuga de un motor (como consecuencia de una descarga súbita).

RACK (Meta.) (NICKING-BUDDLE, SLEEP-ING TABLE,) bastidor o mesa fija (Rel.) disparador, cremallera del péndulo (Carn.) trozo de cuello de ternera o de carnero puesto a la venta en la carnicería (F. de medias) 240 mallas a lo largo (Arm.) (STAND OF ARMS,) astillero (Carp.) (PEG OF A PEG-LADDER,) escalón de escalera de cotorra (Coc.) morillos de asador ‖ espetera (Min.) mesa de lavado, v. s. en (Meta.); (Mar.) liebre, telera, cabillero (T. L.) rueca ‖ rama (Carr.) escalerilla; (establos) rastel para heno y paja.

TO — (Lic.) trasegar (Mar.) abarbetar ‖ estibar (Fort.) abarbetar (Tej. paños) estirar, alargar (Min.) lavar el mineral.

— FOR BAGGAGE (Fc.,) rejilla para equipajes.
— OF BELAYING PINS (Art.) rastrillo.
— BLOCK (Mar.) telera de motones.
— CALLIPERS, compás de cremallera ‖ compás de espesor de cremallera.
— COMPASSES (Dib.) compás de cuadrante con cremallera.
— DOOR, puerta con cremallera.
— DRILL, RATCHET-DRILL, LEVER-DRILL (Min.) taladro de palanca.
— GROOVE (Rel.) corredera del disparador.
— FOR HAMMOCKS (Mar.) barrotes para colgar los coys.
— HOOK (Rel.) rastrillo.
— JACK (Mec.) cric de cremallera.
— LADDER, PED-LADDER (Carp.) escalera de cotorra.
— FOR LANCES, etc., v. — (Arm.)
— LASHING (Pont.) amarras de las viguetas con los pontones.
— OF A MANGER (Equit.) rastrillo.
— AND PINION (Mec.) engranaje de cremallera.
— AND PINION JACK, TOOTH AND PINION JACK (Mec,.) cric compuesto.
— RAIL (Mec.) carril o riel dentado (Fc.) carril de cremallera.
— RENT (Agric.) renta del monto del provecho.
— SAW, sierra de dientes espaciados.
— OF A SCREW-JACK (Mec.) cremallera de gato.
— STICK, WOOLDING-STICK, tor t o r, garrote.
— TAIL (Rel.) palanca de la campana.
— OF A VELVET LOOM (Tej.) campanario.
— WHEEL, RATCHET-WHEEL (Mec.) rueda dentada (Rel.) s. COG-WHEEL.
— WORK (Mec.) dentadura, endentadura.

— BOARD — (Tip.) estante para la composición.
SMALL — (Mec.) cremallera pequeña.
STEPPED — (Mec.) cremallera graduada.
RACKED WINE (Vin.) vino trasvasado o trasegado.
RACKET, raqueta (Zap.) suela de madera ‖ zapatos para la nieve.
— BRACE, RATCHET-BRACE, ROCK-DRILL taladro perforador.
— WHEEL (Mec.) rueda de trinquete.
RACKING (Tej. paños) estirado, estiramiento (Min.) lavado del mineral (Lic.) trasiego.
— BALK (Pont.) trabante.
— BOARD (Mil.) soleras de pavimento de un puente militar.
— CAN (Herr.: estirado del alambre,) cubeta para limpiar el alambre.
— COCK or FAWCET (Lic.) espita para trasegar.
— DOWN (Pont.) guindaje.
— HOOP (Pont.) horquilla con cadenilla.
— HORNS (Mar.) vueltas de albañil.
— KNEE (Mar.) curva fuera de escuadra.
— LINE barbeta.
— PUMP (Lic.) bomba de trasegar.
RACOON (Ten.) racuna (piel de un pequeño mamífero americano, el mapache).
RACY (Lic.) aromático.
RAD (Elect.) unidad de las ondas de la luz.
RADDLE (Min.) óxido de hierro (Tej.) barra de clavijas (Mar.) filástica entrelazada para tomadores.
RADIAL, radial.
— ARMATURE (Elect.) armadura radial.
— BRUSH (Elect.) escobilla radial.
— DIAGRAM (Elect.) diagrama radial.
— DRILL, taladro radial.
— DRILLING MACHINE, — DRILL PRESS, perforadora radial, taladradora radial.
— ENGINE, motor o máquina radial ‖ motor en estrella.
— PISTON WATER WHEEL, turbina radial.
— PLANING MACHINE, cepilladora mecánica para cortar en bisel.
— POLES (Elect.) estrella de polos.
RADIANT, radiante ‖ punto radiante ‖ calentado por radiación.
— ENERGY (Fís., Quím.) energía radiante.
TO RADIATE (Fís.) radiar.
— SURFACE, superficie de irradiación.
RADIATING POWER (Fís.) fuerza de irradiación.
RADIATION (Fís.) radiación, irradiación.
— OF HEAT (Fís.) radiación del calor.
— THERMOMETER (Fís.) termómetro de radiación.
RADIATOR, radiador.

RADICAL, radical (Bot.) radioso (Quím.) radical, v. BASE (Polít. y Psicol.) radical.
— QUANTITY (Arit.) cantidad radical.
— SIGN (Arit.) signo radical.
RADICLE (Bot.) radícula.
RADIO, radio (Quím.) radio, v. RADIUM (Radio) radio, la radio || radiorreceptora || radiodifusora || radioemisora || radio, (un aparato) (Tel.) radio, (un aparato) || radiograma.
RADIO-ACTIVE (Física) radioactivo, radiactivo (Rec.)
RADIO-ACTIVITY (Fís.) radioactividad, radiactividad (Rec.).
RADIO-AMPLIFIER, v. AMPLIFIER.
RADIO-BEACON, radiofaro || transformadora faro.
RADIO-BROADCAST, v. BROADCAST, difusión, radiodifusión.
RADIO-CHEMISTRY, radioquímica.
RADIO-CHROMETER, (A Benoist PENETROMETER,) radiocromómetro de Benoist.
RADIO-DYNAMIC, radiodinámico.
RADIO FIELD INTENSITY or **STRENGTH** (Radio) intensidad del campo.
RADIO-FREQUENCY, radiofrecuencia.
RADIO-FREQUENCY-METER, radiofrecuencímetro.
RADIO-GONIOMETER, radio goniómetro.
RADIOGRAM, radiograma, mensaje transmitido por radio, radiotelegrama.
RADIOGRAPH (Opt.) radiógrafo.
RADIOGRAPHY, Röntgen-RAY PHOTOGRAPHY, radiografía, v. RADIOTELEGRAPHY.
RADIOLITE, SILICATE OF ALUMINA AND LIME (Miner.) radiolita.
RADIOLOGY (Med.) radiología.
RADIOLOGIST, radiólogo.
RADIO-LINE, radiolineación.
RADIO-METALLOGRAPHY, radiometalografía.
RADIOMETER (Fís.) radiómetro.
CHROMO —, cromorradiómetro.
X-RAY or ROENTGEN-RAY —, radiómetro para rayos X.
RADIO-MICROMETER, radiomicrómetro.
RADIO-PHARE (Mar.) radiofaro.
RADIOPHONE, radiófono (Radio.) (A SET.) radiófono.
RADIOPHONY (Fís.) radiofonía.
RADIO-PHOTOGRAPHY, radiofotografía.
RADIOSCOPE, radioscopio.
RADIOSCOPE BOX, caja radioscópica.
— CHAIR, silla radioscópica.
RADIOSCOPIC TABLE, mesa radioscópica.
RADIOSCOPY, radioscopia.

RADIO-TELEGRAPH APPARATUS, WIRELESS TELEGRAPHY APPARATUS (Tel. In.) aparato radiotelegráfico.
TO — — (Tel. In.) radiotelegrafiar.
— — CART or WAGON (Tel. In. Mil.) carro radiotelegráfico.
— — DIVISION or SECTION, división radiotelegráfica.
— — HIGH POWER or LONG DISTANCE STATION, estación de larga distancia radiotelegráfica.
— TELEGRAPHIC or SPARK TELEGRAPHY PLANT (Tel. In.) instalación radiotelegráfica.
RADIOTELEGRAPHING SPEED (Tel. In.) velocidad de transmisión radiotelegráfica.
RADIOTELEGRAPHY, Hertzian WAVE TELEGRAPHY, WIRELESS TELEGRAPHY BY ELECTRIC WAVES (Tel. In.) radiotelegrafía, telegrafía sin hilos o sin alambres, telegrafía inalámbrica o por ondas eléctricas o Hertzianas.
RADIOTELEPHONE, radioteléfono.
RADIOTELEPHONY, WIRELESS TELEPHONY (Telef.) radiotelefonía, telefonía inalámbrica o sin hilos.
RADIOTECHNICS, radiotécnica.
RADIOTECHNY, radiotecnia.
RADIOTHERAPY (Med.) radioterapia, radiumterapia.
RADIOTHORIUM, THORIUM 3 (Quím.) radiotorio.
RADIOTRICIAN, especialista en radio || perito en radios.
RADIOTRON (T. N.) radiotrón.
RADIO-TUBE, v. ELECTRON-TUBE, tubo de radio, tubo electrónico.
RADIO-VISION, radiovisión.
RADISH (Bot.) rábano.
— SEED, rabaniza.
RADIUM (Quím.) radio, v. RADIO y comp. (— A, B, C, D, E or F, G,) radio (A, B etc.).
— EMANATION, emanación de radio.
RADIUS, radio, semidiámetro.
— OF ACTION (Mar.) radio de acción.
— BLOCK (Mv.) soporte de la brida del paralelogramo.
— CRANK or ROD (Mec.) manubrio del paralelogramo.
— OF CURVATURE (Ing.) radio de curvatura.
— OF CURVATURE OF POINT or TONGUE (Fc.) radio de curvatura de la aguja.
— OF EXPLOSION, radio de explosión.
— OF GYRATION, radio del centro de gravedad.
— HEAD (Carp.) cabeza de sujeción.

RADIUS LINE (Carp.) cuerda de trazar.
— **PIN** (Mv.) turrión de la brida.
— **PISTON, COUNTER-BALANCE PISTON** (Mv.) émbolo de succión.
— **PLANER** (Carp.) cepilladora para superficies curvas.
— **OF PROTECTION (AGAINST SUBSIDENCES)** (Min.) radio de protección.
— **OF RUPTURE**, radio de ruptura.
— **SAW** (Carp.) sierra radial.
— **OF THE SWITCH CURVE** (Fc.) radio del cambio.
— **TOOL** or **SEGMENT**, utensilio en forma de media luna.
— **VECTOR**, vector, radio vector.
ECCENTRIC —, radio de excentricidad.
RADIX (Mat.) base de numeración.
RADON (Formerly Niton) (Quím.) radón.
RAFALE (Mil.) ráfaga, tiro de ráfaga.
TO RAFF OUT (Tip.) quitar los caracteres superfluos.
— **WHEEL** or **WHEEL ELEVATOR** (Min.) rueda de cajones.
RAFFAIN-ORES, s. LEAVINGS.
RAFFLE, rifa.
TO —, rifar.
RAFFLING NET, red barredera.
RAFT, FLOAT OF WOOD, armadía, balsa.
— **BRIDGE**, puente de balsas.
— **OF CASKS**, armadía de toneles.
— **OF COCK**, jangada.
— **DRIVER**, or **LEADER**, balsero.
LIFE —, balsa salvavidas.
TEMPORARY —, puente provisional o de circunstancia.
RAFTAIN-ORES, v. LEAVINGS.
RAFTER, constructor de armadías o balsas (Carp.) (QUARTERING,), cabrio, cabrial, cabriol, asna, contrapar, costaneras ‖ (BRIDGING-JOIST, STOP-PLANK,) alfarjía, tirantillo.
—**S**, cabriolaje.
TO —, **DAMP** (Carp.) encajar, armar en caballete.
— **FOOT, CHANTLATE OF A ROOF** (Carp.) ristrel de madera para sostener las tejas de los extremos.
— **NAIL, TEN PENNY NAIL**, clavo de diez pulgadas.
— **TIMBERING** (Min.) ajuste de cuchillo, ajuste de tejido.
RAFTERED (Carp.) cabriolado.
RAFTERING (Carp.) cabriolaje, colocación de los cabrioles ‖ cortar los cabrioles (Agric.) dejar surcos intermedios.
RAFTING (Mar.) balsaje.

RAG, girón de trapo (—S.) trapos, andrajos, trapos viejos (Mús.) "rag".
— **BLEACHERY** (Pap.) aparato para blanquear.
— **BOLT, SPRIG-BOLT, BARB-BOLT**, perno arponado o de uña.
— **CHOPPER** (Pap.) trapera que se encarga de poner aparte los viejos trapos utilizables.
— **CUTTING MACHINE**, — **CUTTER** (Pap.) desguinzador, máquina para cortar los trapos viejos.
— **DUSTER** (Pap.) tambor para quitar el polvo a los trapos.
— **ENGINE, ENGINE, CYLINDER** (Pap.) pila de cilindro.
— **GATHERER, ITINERANT RAGMAN**, trapero ‖ trapero, ropavejero.
— **KNIFE** (Pap.) esguince.
— **KNIVES** or **CUTTERS, KNIVES** (Pap.) hojas del cortador de trapos.
— **SORTER** (Pap.) apartador.
— **STONE**, muela de amolar esquistosa (Alb.) morillo.
— **STONE-WORK**, — **WORK** (Alb.) albañilería en piedra esquistosa.
— **TEARING ENGINE, DEVIL** (Pap.) diablo, deshilachadora.
— **TONE WORK** (Alb.) albañilería en piedra esquistosa, v. — STONE WORK.
— **TUB** or **BUCKET** or **TROUGH** (Pap.) cuba para hacer la primera inmersión de los trapos.
— **WHEEL, SPROCKET-WHEEL, SPROCKET** (Pap.) erizo.
— **WOOL**, borra de lana.
— **WORK** (Alb.) albañilería de piedras sin labrar, v. — STONE WORK.
RAGE (Gan.) rabia.
RAGMAN, trapero, v. RAG-GATHERER.
RAGGING (Meta., Min.) trituración del mineral; (piedras de amolar) (STRAGGLING,) desbastar.
— **HAMMER** (Min.) martillo de igualar el mineral.
RAGGULED (Bl.) mellado.
RAGOUT (Coc.) capirotada, ropavieja, guisado.
—, ragout, ragut, (Rec.).
— **OF ROASTED GAME** (Coc.) cochifrito, guisado de conejos, perdices, etc., que se han asado previamente.
— **OF MINCED MEAT COVERED WITH VEAL CUTLETS** (Coc.) jigote, picadillo de carne.
RAID (Mil.) incursión.
AIR —, incursión aérea, ataque aéreo, "raid" aéreo.
RAIL (Fc.) carril, (H. A.) riel (Carp.) CROSS-BEAM, CROSS-FRAMING, pieza de unión, traviesa ‖ virotillo ‖ pernazo (Mar.) cairel batayola, cintilla (Arq.) s. RAILING;

balaustrada, barandilla, antepecho, parapeto (Mec.) barra de apoyo ‖ corredera (Mod.) mantilla.

TO — IN, cerrar con una cerca ‖ balaustrar.

— — OFF, separar con una cerca.

— ON THE BANK (Tip.) viga, vigueta.

— BENDER, JIM CROW (Fc.) plegador de vía.

— — or BENDING MACHINE (Fc.) máquina de plegar o doblar rieles o carriles.

— BONDS (Fc.) conexiones eléctricas para rieles o carriles.

— CARD (Tej.) carda de carriles.

— CHAIR (Fc.) cojinete.

— CLAMP (Fc.) mordaza de zapata.

— DRILL (Fc.) taladro para rieles o carriles.

— DRILLING MACHINE (Fc.) máquina de taladrar rieles o carriles.

— ENDS, CAST WELDED — — (Fc.) extremidad de carril o riel soldada y fundida

— FENCE (Fc.) barrera de vía.

— FOOT (Fc.) zapata de riel o carril.

— FORK (Fc.) horquilla para llevar rieles o carriles.

— S IN THE GALLERY (Min.) carriles o vía sobre los que pasa el carro de conducción del mineral.

— GAUGE TEMPLATE, PLATELAYER'S GAUGE (Fc.) patrón de ancho de la vía.

— GUARD, SWEEPER (Fc.: loc.) quitapiedras.

— —, (México:) aventador.

— OF THE HEAD (Mar.) brazal.

— INSULATION FIBRE (Fc.) fibra, aislador de carril.

— IRON (Meta.) hierro para rieles o carriles, hierro trabajado para hacer rieles.

— or TRACK JACK (Fc.) caballete para alzar las vías, levantavía.

— JOINT (Fc.) cojinete de unión.

— JUNCTION (Fc.) riel o carril de unión.

— KEY (Fc.) chaveta de cojinete.

— LAYER (Fc.) asentador de rieles o carriles.

— LEADING TO THE PENT-HOUSE (Fc.) vía del depósito.

— LINE (Mar.) línea de la borda.

— LIFTER, TRACK-LIFTER (Fc.) levantarrieles, levantacarriles.

— MILL, — ROLLING-MILL (Fund.) laminador de rieles.

— MILLING MACHINE (Fc.) fresadora para rieles o carriles.

— PLANE (Fc.) cepillo para rieles o carriles.

— PRESS (Fc.) aparato de enderezar rieles o carriles.

— PRESS, — PRINTING-PRESS (Tip.) prensa tipográfica de rieles.

— RETURN (Fc.) retorno o vuelta por los carriles.

RAIL SAW, CIRCULAR SAW, sierra circular. para cortar rieles o carriles.

— SEAT ON THE SLEEPER (Fc.) mortaja o entalladura de la traviesa o durmiente.

— SHIFTER (Fc.) guardaagujas.

— SHOE (Fc.) zapata de riel o carril.

— STRAIGHTENER (Fc.) aparato para enderezar rieles o carriles.

— TIE or SLEEPER (Fc.) durmiente, traviesa.

— TONGS (Fc.) tenazas para rieles o carriles.

— S OF THE UPPER WORKS (Mar.) antepecho, barandilla.

— Vignoles, BROAD-FOOTED —, AMERICAN — (Fc.) riel americano, riel Vignoles.

— or TRACK WINCH (Fc.) gato para alzar las vías, gato levantavías.

TO RUN OF THE — S (Fc.) descarrilarse.

TO SET THE — S (Mar.) envagrar.

TO WELD THE ENDS OF THE — S (Fc.) soldar los extremos de los rieles o carriles (al blanco soldante).

RAILER (Min.) (CARTER, TRAMMER,) obrero u obrera que hace circular las vagonetas de mineral empujándolas.

RAILING, v. PARAPET, BARRIER, baranda, barandilla, enverjado, cancilla, reja ‖ pretil, antepecho (Fc.) carriles, rieles.

BRIDGE —, barandilla de puente.

FOOT — FOR BEDSTEAD (Mueb.) barandilla para camas.

HAND —, barandilla de seguridad.

RAILROAD, RAILWAY (Fc.) ferrocarril, camino de hierro, vía férrea (Tej.) corredera.

— ACCIDENT, accidente ferroviario, accidente de ferrocarril.

— AXLE, FIXED — — (Fc.) material rígido.

— BOARD, BOARD OF MANAGEMENT (Fc.) mesa directiva de un ferrocarril.

— BOND (Fc., Com.) bono de ferrocarril.

— BRAKE (Fc.) freno de ferrocarril.

— BRIDGE (Fc.) puente de ferrocarril.

— BUFFER (Fc.) tope de choque.

— CARRIAGE or CAR or WAGON (Fc.) carro o coche de ferrocarril.

— CARRIAGE SPRING (Fc.) resorte de carro.

— CARRIAGE WHEEL (Fc.) rueda de carro de ferrocarril.

— CHAIR, CHAIR (Fc.) cojinete.

— CLERK (Fc.) empleado (oficinista) de ferrocarril.

— COLLISION (Fc.) choque.

— COMMITTEE (Fc.) consejo de administración.

— COMPANY (Fc.) compañía de ferrocarriles.

— COMPANY, GENERAL MEETING OF A — — (Fc.) asamblea general de una compañía de ferrocarriles.

RAILROAD CONTRACTOR (Fc.) empresario de ferrocarril.
— CROSSING (Fc.) cruce, crucero, cruzamiento de vía.
— CUT-OFF SAW, sierra circular de movimiento de vaivén.
— FEEDER (Fc.) alimentador de ferrocarril.
— FEEDING POINT (Fc.) centro de alimentación para la línea.
— GATE (Fc.) barrera de paso a nivel.
— GENERATOR, — TRACTION DYNAMO (Fc.) dinamo o generador para ferrocarril o tranvía.
— GUARD (Fc.) conductor de convoy || guarda, velador.
— HOTEL (Fc.) hotel de la estación.
— IMPLEMENTS (Fc.) accesorios de la vía.
— INSPECTOIR (Fc.) inspector de ferrocarril
— JUNCTION, JUNCTION (Fc.) empalme.
— LAWS (BY-LAWS) AND REGULATIONS (Fc.) leyes y reglamentos de un ferrocarril || legislación de ferrocarriles.
— LINE (Fc.) línea de ferrocarril.
— LINE, WAY OF A — — (Fc.) línea de trayecto, vía férrea.
— LOAN (Fc.) empréstito de un ferrocarril.
— MAP or DIAGRAM (Fc.) mapa de ferrocarriles.
— PASS (Fc.) pase (de ferrocarril).
— PASSING (Fc.) crucero || apartadero.
— PLANT (Fc.) planta de un ferrocarril, material fijo.
— PLOW (Fc.) arado para ferrocarril.
— PLATFORM (Fc.) andén.
— PLOT or PLAN or DRAUGHT (Fc.) trazado o plan de un ferrocarril.
— POLICE, policía de los caminos de hierro.
— POST-OFFICE (Fc.) oficina de correos de la estación.
— POWER STATION, — POWERHOUSE (Fc.) matriz o central eléctrica de los ferrocarriles, central de fuerza.
— SERVICE CORPS (England: Royal Engineers:) (Mil.) cuerpo de empleados militares de ferrocarriles.
— SHARE (Com.) acción de un ferrocarril.
— SPIKES (Fc.) escarpias para ferrocarriles.
— STATION or TERMINUS or DEPOT (A) estación (México:) depósito || desembarcadero || estación de llegada || estación de salida.
— SWITCH GEAR (Fc., Elect.) instalación de distribución para ferrocarril o tranvía.
— SYSTEM, sistema de ferrocarriles.
— SYSTEM, NETWORK OF —S (Fc.) red de ferrocarriles.
— TARIFF (Fc.) tarifa de ferrocarriles.
— TELEGRAPH (Fc.) telégrafo del ferrocarril.

RAILROAD TICKET, billete de ferrocarril (H. A.) boleto.
— TRAFFIC (Fc.) servicio o tráfico de ferrocarriles.
— TRAIN (Fc.) tren.
— TURNTABLE (Fc.) mesa o tabla giratoria de ferrocarril.
— WORKING (Fc.) explotación de los ferrocarriles o de una vía férrea.
— WORKING POINT (Fc.) punto de maniobra.
ADHESION — (Fc.) ferrocarril de adherencia.
ALTERNATING CURRENT — (Fc.) ferrocarril de corriente alterna.
ATMOSPHERIC — (Fc.) ferrocarril neumático o de aire comprimido.
CIRCULAR or GIRDLE — (Fc.) ferrocarril de circunvalación o de cintura.
CITY or METROPOLITAN or URBAN —, ferrocarril metropolitano, vía urbana.
COAST — (Fc.) ferrocarril de litoral.
COMBINED ADHESION AND RACK — (Fc.) ferrocarril de sistema mixto (de cremallera y de adherencia).
DIRECT or CONTINUOUS CURRENT —, ferrocarril de corriente continua.
DISTRICT — (Fc.) ferrocarril regional.
FACTORY or WORKS — (Fc.) ferrocarril industrial.
HARBOUR — (Fc.) ferrocarril de puerto.
HIGH SPEED — (Fc.) vía para trenes rápidos.
HORSE —, ferrocarril de tracción animal.
INCLINED PLANE AND ROPE — (Fc.) ferrocarril funicular.
INTERURBAN — (Fc.) ferrocarril interurbano.
JOINT — (Fc.) línea perteneciente a varias administraciones || ferrocarriles unidos.
LEVEL or SURFACE — (Fc.) ferrocarril superficial o al nivel del suelo.
LOCAL — (Fc.) ferrocarril local.
LONG DISTANCE — (Fc.) gran línea, s. TRUNK LINE.
LOW LEVEL, v. SUBTERRANEAN —.
MILITARY — (Fc.) ferrocarril militar.
MOUNTAIN — (Fc.) vía de montaña.
RACK — (Fc.) ferrocarril de cremallera.
STRATEGIC — (Mil.) ferrocarril estratégico.
SUBSTERRANEAN —, ferrocarril subterráneo.
SUSPENDED — (Fc.) ferrocarril suspendido o de vía suspendida.
SUSPENDED ELECTRIC — (Fc.) ferrocarril eléctrico suspendido.
TECHNICAL STANDARDS IN — MATTERS (Fc.) unidad técnica de los ferrocarriles.

RAIN, lluvia.
TO —, llover.
— BOX pantalla contra la lluvia.
— BOW, arcoiris.

RAIN BOW COLOUR, irisado, color de iris.
— COVER or ROOF (Elect.: postes,) cubierta, cubierta del poste ‖ (FOR LAMPS,) paraguas para lámparas.
— ELECTROMETER (Elect.) electropluviómetro.
— GAUGE (Fís.) pluviómetro, udómetro, s. PLUVIOMETER, UDOMETER.
— PIPE (Alb.) canal para la lluvia.
— TANK (Agric.) aljibe.
— TIGHT, s. WATER-PROOF.
— WATER, agua de lluvia.
— WATER STOP, válvula de cisterna.
DRIZZLING — (Agric.) llovizna.
RAINY SEASON, estación de las lluvias.
RAIP (Agrim.) varilla de agrimensor.
RAISE, v. RISE (Min.) contracielo: (Chile:) chimenea (Colombia:) tambor.
TO —, alzar, levantar (Tip.) calzar (Gan.) criar (Tint.) realzar un color (Alb.) alzar, erigir ‖ levantar (Min.) (HEAVE UP,) subir, sacar (Tec., Joy., Pint.) realzar (Agric.) producir, cultivar (Ing.) erigir.
— — THE BRUSHES (Elect.) alzar las escobillas del colector.
— — THE COLOR (Tint.) avivar o subir un color.
— — THE COLOR BY HEATING (Ten.) dar color.
— — DUST (Vm., Carr.) levantar polvo.
— — FUNDS (Com.) levantar fondos o capital.
— — THE HOOD (Car., Vm.) levantar la capota.
— — THE HATCH, levantar las esclusas.
— — THE HIDES (Ten.) distender las pieles.
— — IN (Meta.) modelar a martillo.
— — THE LETTER-PRESS, UNDERLAY (Tipografía) realzar, calzar.
— — THE MOULDING BY COLOUR (Pint.) destacar por el contraste de los colores o marcando los contornos.
— — THE NAP (OF A CLOTH) (Tej.: paños,) carmenar.
— — THE PILE BY TEASELS, reparar una tela de lana.
— — TO A POWER (Arit.) elevar a una potencia.
— — THE PRICE (Com.) elevar o alzar el precio.
— — A PURCHASE (Mar.) armar un aparejo.
— — THE SAND ON A ROAD (Cam., pavimentación) descubrir con el pico la capa de arena de un arroyo antes de volverlo a empedrar.
— — A SHAFT (Min.) elevar un pozo de mina.
— — A SIEGE (Mil.) levantar un sitio.
— — THE STERN FRAME (Mar.) arbolar el codaste y peto de popa.

TO RAISE A TIMBER WORK or **A CARCASS** (Carp.) montar un techo.
— — THE VOLTAGE (Elect.) aumentar la tensión.
— — A WALL, levantar un muro ‖ realzar un muro.
— — THE WATER AND LET IT FALL ON THE WHEEL (Mol.) levantar las esclusas, dejar caer el agua sobre las ruedas.
— IRON (Tej.) raspador, arañador.
RAISED (Arq.) levantado.
— BATTERY (Art.) batería elevada.
— TABLE OF A CAPITAL (Arq.) ábaco.
— WORK, HAMMERED WORK, obra de realce, abollonada.
RAISER (Carp.) (RISER, IN STAIRSCASE:) viga que sirva de base al armazón de una escalera (Gan.) criador (Agric.) cultivador, productor.
RAISIN, pasa.
— PIE (Past.) pastel de pasas.
RAISING (Tej., paños:) s. DRESSING; cardadura del paño (Const.) edificación, erección, construcción (Tip.) (LEVYING,) realzado de la caja (Ten.) distendido, distender (Min.) elevación, levantado, labor a cielo.
— BUCKETS (Hid.) rueda de arcaduces.
— OF THE CASING AXIS (Vm.) alzado del eje del armazón.
— GIG, GIG-MILL (T. L.) máquina de tundir, tundidora.
— HAMMER, martillo de abollonar.
— HOOP (Ton.) cerco, arco.
— IN (Meta.) martillado, abollonado.
— KNIFE, cuchilla para duelas.
— OF THE LEVEL OF A ROAD (Fc.) elevación del nivel de un camino.
— or LOWERING THE AIRSHIP BY PROPULSION (Aviac.) equilibrio dinámico de elevación.
— OF THE MAST (Elect.) levantado o erección del poste.
— OF THE PARTITION-WALL (Alb.) elevación de una pared medianera cuyo espesor es la mitad del antiguo muro.
— PIECE (Carp.) solera.
— PIPE, sifón.
— PUNCH, realzador, punzón de realzar.
— OF THE TIMBER WORK (Carp.) enmaderamiento.
— OF A WALL, elevación de un muro.
— OF THE WING-RAIL WITH SIMULTANEOUS CUTTING DOWN THE NOSE OF CROSSING (Fc.) peralte de la pata de liebre con depresión simultánea de la punta del corazón.
AERODYNAMIC — or VERTICAL FORCE (Aviac.) poder ascensional aerodinámico.

ORE — (Min.) extracción del mineral.

RAKE (Agric.) rastro, rastrillo, mielga (Cerv.) pala de forma oval, revolvedor (Fund.) (FIRE-IRON, FIRE-HOOK, RIPER-BAR,) hurgón, barra de hierro para abrir los hornos de fundición, cerradera || (Id. y meta.) (HOOK,) gancho, corchete (Quím.) (STIRRER,) paleta para remover (Tint.) v. (Química,); (Vid.) ganzúa de hierro para introducir los cristales en el horno (Meta.) s. RAKER, STOPPER, STIRRER; removedor, rascador, v. — (Fund. y Meta.); (salinas); raspadera, rastrillo de salinero (Pap.) (FINING-MILL, FINING-ROLLER,) cilindro de madera para desleir la pasta de papel (Tej.) volante (Alb.) batidera (Gan.) dula (Tec.) raspador, raedor || batidera (Vm.) badil (Mar.) lanzamiento || rastra || inclinación de un palo.

TO — (Tec.) raer, raspar || revolver con la batidera (Mar.) inclinar a la perpendicular || barrer de proa a popa con la artillería (Agric.) rastrillar (Quím., Tint.) remover con la paleta de químico o tintorero (Fund.) atizar el fuego.

— — AFT (Mar.) arbolar en cangreja.

— — A HORSE (Vet.) arreglar el casco de un caballo para herrarlo.

— — A MAST (Mar.) arbolar con caída.

— — OUT THE FIRE (Herr.) quitar los tizones del fuego.

— — OUT THE JOINTS (Alb.) alegrar.

— — OATS (Agric.) rastrillar.

— — OFF, quitar con la rastra.

— — A SHIP (Mar.) enfilar un buque.

— — A SHIP FORE AND AFT (Mar.) barrer un buque de popa a proa.

— — UP (Agric.) recoger o hacinar con el rastrillo.

— — UP, DIG UP THE SOIL (Min.) excavar o registrar o reconocer el terreno.

— — UP INSWATHES (Agric.) recoger las manadas de trigo cortado para formar gavillas.

— FUL, rastrillada.

— FOR FURNACES or SALT-WORKS (Fund.) hogarizo (salinas) rastrillo de mango.

— FOR MIXING CONCRETE (Alb.) gancho de albañil.

— OF THE STERN PORT (Mar.) lanzamiento del codaste.

— VEIN (Min.) filón muy inclinado, veta oblicua o inclinada.

ASHPAN —, ASHPAN SCRAPER (Fc.) rascacenizas.

BALLAST — or GRAVEL (Fc.) rastrillo para extender la grava.

IRON — (Cerv.) agitador.

KIND OF WOODEN — (Jard.) rastro de madera.

LITTLE — (Vid.) gratón.

RAKED SHIP (Mar.) buque desarbolado por la artillería.

RAKER (Tec.) raspadera, raedor, rascador || batidera (Pan.) raedor, raspador (Alb.) rascador, raspador (Agric.) rastrillador (Fund.) rascador, raspador.

— INSULATOR (Elect.) aislador de oreja.

RAKING (Mar.) lanzado, oblicuo (Agric.) rastrillaje (Art.) enfilada.

— BOARD or SCRAPER (Fund.) rascamoldes.

— BATTERY (Art.) batería en enfilada.

— KNEES (Mar.) piezas para curvería (Vet.) estevado.

— MOULDING (Arq.) cornisa rampante.

— STERN (Mar.) roda con mucho lanzamiento.

— VAULT (Arq.) bajada.

RAKISH (Mar.) de palos inclinados.

TO RALLY (Mil.) replegarse o reunirse las tropas dispersas.

RAM (Mec.) s. BEETLE; ariete || martinete || pilón, señorita, pisón (Mar.) espolón || grapón, gafa || ariete (Ast.) Aries (Fc.) s. PLUNGER, BUFFER; fuste del tope, cámara del tope.

TO —, pisonear, apisonar (Meta.) comprimir (Arm.) atacar un arma (Mar.) embestir con el espolón.

— — THE BLAST HOLE (Min.) atacar un barreno.

— — THE EARTH, apisonar el terreno.

— — EARTH AROUND THE MOULD (Fund.) enterrar el molde.

— — THE FOUNDATION BOLT HOLE, hacer el foro de fundación con el escoplo.

— — A LAYER (Const.) apisonar una capa.

— — or BEAT DOWN THE PAVEMENT, apisonar el pavimento.

— BLOCK (Mec.) maza de martinete.

—'S EYE, s. HOLE.

— GUIDE, guías del pilón.

—'S HEAD, loba, zorra, madero que sostiene los montantes de la cabria (Mar.) cuadernal de paloma.

— IMPACT MACHINE, maza, martinete.

— LINE (Mar.) cordel.

— or POLING ENGINE (Fc.) locomotora que lanza los vagones por medio de un madero.

— SETTER, instalador de campanillas.

— SHIP (Mar.) ariete de vapor.

— STROKE, golpe de ariete en las cañerías de agua.

—'S TONGS (Cant.) castañuelas.

— VESSEL (Mar.) ariete.

— WITH LONG WOOL (Gan.) morueco o carnero padre de lana larga.

GELDED — (Gan.) oveja castrada.

HYDRAULIC —, ariete hidráulico.

HYDRAULIC — or PLUNGER (Meta.) émbolo macho.

SUCTION —, ariete-sifón, ariete aspirante, (bomba).

RAMBLE (Min.) techo falso.

RAMENTS, raeduras || virutas.

RAMER (Min.) instrumento en forma de clavo invertido.

RAMIFICATION, ramal, ramificación || bifurcación.

TO RAMIFY, ramificar || ramificarse.

RAMMER (Min.) s. MONKEY, TAMPING-BAR; atacador, atacadera || pisón, apisonador || (EARTH —,) pisón para tierra o pavimento (Ton.) apretador (Herr.) s. SLEDGE-HAMMER (Fund.) instrumento empleado en la fundición de la arena (Tec.) s. BAT, CLUB; pisón, apisonador, mazo || martinete || aplanador, aplanadera, mazo || rodillo para apisonar o atacar (Mar.) atacador || estiba.

— TO BEAT DOWN THE EARTH (Fort.) costal.

— FOR BLAST-HOLE (Min.) atascador.

— PISTON (Mec.) chupón.

— PLANE (Arm.) cepillo de encastrar.

DOUBLE ACTION —, (MOULDING MACHINE WITH — — —,) (Meta.) prensa de moldear doble.

PLUG — MACHINE, máquina de apisonar los fondos.

RAMMING, atacadura || apisonado, pisado (Fc.) (STAMPING,) apisonamiento.

— BAR (Min.) atacadera.

RAMMISHNESS (Carn.) berrenchín.

RAMOSE, CORAL-SHAPED, coraliforme.

RAMP (Arq.) (DESCENT, WEATHERING,) glacis, declive, rampa (Tec.) (SLOPE,) caleta o talud, declive de un puerto o de una orilla para descargar los buques (Fc.) instrumento empleado para poner o quitar los vagones sobre la línea férrea (Top.) rampa.

RAMPANT (B. A.) rampante.

— OGEE (Arq.) cimacio vuelto.

Ramsbottom's RINGS (Mv.) guarnición sueca.

—'S VALVE (Mv.) válvula de Ramsbottom.

RAN THREAD, bramante fino.

RANCE (Art.) caballete.

RANCID, rancio.

LIABLE TO GET —, susceptible de volverse rancio.

TO GROW —, arranciarse.

RAND (Tej.) (6 LEAS, 1,800 YARDS,) 1,645 metros (Zap.) (—S,) calzos.

— FORMING MACHINE, máquina de conformar herraduras.

RANDAN (Mol.) flor de salvado.

RANDOM (Min.) s. DRIFT-WAY, galería de cuele.

— PAVING (Ing.) adoquinado o empedrado irregular.

— SHOT (Art.) bala perdida || tiro por elevación.

— TOOLING, DROVING (Alb.) tallado a capricho.

RANG OF BALCONIES (Arq.) balconaje.

— — ROOMS (Mar.) crujía, cuartería.

RANGE (Art.) alcance (Elect.) (DISTANCE OF TRANSMISION,) alcance de transmisión (Arq.) hornillo, fogón (Carr.) lanza de coche (Tec.) fila, serie, orden || tamiz, cedazo (Carp.) peldaño de escalera de mano (Mar.) aduja de cable || hilada || cabillero || hilada de tablones.

TO —, alinear, poner en fila o en serie (Mar.) ir a lo largo de una costa (Tip.) alinear o arreglar las páginas (Vid.) dar las dimensiones.

— — ALONG (Mar.) prolongarse, rascar la costa.

— — ALONGSIDE (Mar.) barloarse con un buque enemigo.

— — AN ELECTRIC LINE (Elect.) establecer una corriente eléctrica en línea recta.

— BOARD (Art.) tablilla de alcances, etc.

— OF CABLE (Mar.) aduja de cable, bitadura.

— CLEATS (Mar.) escoteras, maniguetas.

— COCK, llave de agua caliente de una cocina.

— OF COMPENSATION (Fc.) poder compensador del aparato tensor.

— — EXPLOSION MIXTURE (Min., Vm.) alcance de la explosión.

— FINDER, telémetro.

— FINDER, POSITION-FINDER, micrómetro.

— OF GABIONS, cestonada.

— — GUNS (Mar.) batería, andanada.

— OF A GUN, alcance de un cañón.

— — LATH, v. DOVETAILING.

— — MOUNTAINS (Geo.) cordillera de montañas.

— — SPRING (Mec., Fc.) oscilación del muelle o resorte.

— — TEETH IN A CARD (Tej.) carrera de dientes.

— — VISION (Opt.) alcance de la vista.

KITCHEN —, cocina económica.

OPEN — BOILER PLANT (Meta.) instalación de calderas al aire libre.

OUT OF —, fuera de alcance.

RANGER (Mar.) cabillero.

—'S HOUSE (Arb.) casa forestal || casilla de guardabosque.

RANGING (Tip.) alineación.

— POLE, jalón.

RANK (Tec.) grado, rango, clase || fila, orden, línea || rancio (Carp.) recto (Maderería) (SHAKE, CHINK,) hendidura, rajadura.

TO —, alinear || clasificar, ordenar.

RAP, (COTTON:) s. LEA; cadejo, madejita.

— TO — IN THE SAND (Meta.) vaivén, movimiento dado al molde para desprender el modelo.

RAPE (Bot.) nabo || colza || (GRAPES:) raspa, escobajo de la uva (Agric.) rampojo.

— OF THE FOREST (Jur.) delito forestal, delito penado por las leyes de bosques.

— SEED (Bot.) nabina, semilla del nabo silvestre.

— — OIL, COLZA-OIL, — OIL, aceite de colza.

RAPHIDES (Bot.) gimnodermos.

RAPID, rápido || (—S OF A RIVER,) recial, rápidos, raudales.

— CHARGE (Elect.) carga rápida.

— GALVANOPLASTY (Galv.) galvanoplastía rápida.

RAPIDITY, rapidez, celeridad.

— OF SIGNALLING (Tel.) velocidad de transmisión; (— — — IN WIRELESS TELEGRAPHY:) velocidad de transmisión de las señales radiotelegráficas.

RAPIER (Esg.) florete.

RAPPER, llamador de puerta.

RARE (Fís.) rarificado (Culin.) poco cocido.

RAREE-SHOW (Teat.) mundo nuevo, totilimundi.

RAREFACTION (Fís.) rarefacción.

RAREFIABLE (Fís.) rarificable.

TO RAREFY (Fís.) rarificar.

RAREFYING (Fís.) rareficativo, rarefaciente.

RARITY, RARENESS (Fís.) rareza.

TO RASE (Vet.) cerrar un caballo.

RASH (Tej.) raso (T. S.) raso.

TO — (Carn.) cortar en lonjas.

CLOTH — (Tej.) sarga apañada.

RASHER (Coc.) magra, lonja de tocino.

THIN —S (Coc.) mecha, lonjita de tocino para mechar las carnes.

RASP, raspador, rascador (Carp.) (GRATER,) escofina, limatón, raspa (Esc.) escarpelo (Coc.) rallo.

TO —, raspar || (CHIP,) escofinar (Esc.) escarpar.

— — THE HOOF, limar los cascos.

— CHISEL, punzón de lima.

— or RASPING FILE, GRATER, escofina.

— USED FOR FILING, escofina para limar.

ANGULAR —, escofina con lima en los bordes.

BENT —, lima musa.

BREAD — (Coc.) rallo para pan.

CROOKED — (Carp.) serrucho.

CURVED — (Dor.) hierro de reparar.

FINE —, dulcidor.

FINE-CUT — (Acuñ.) raedor, (lima nueva en las fábricas de moneda).

SMALL — (F. de peines) raedor.

RASPATORY (Cir.) raspador.

RASPBERRIES; TO GIVE A TASTE OF — TO (Coc.) aromatizar o perfumar con jugo de frambuesa.

RASPBERRY (Bot.) frambuesa.

— BUSH or PLANT (Hort.) frambueso.

RASPING (Vit.) áspero (Pan.) (—S,) s. CHIPPINGS: pan rayado (Carp. y Tec.) raspadura, rayadura || raspadura, acción de raspar.

— FILE, GRATER, v. RASP FILE.

— MILL (Carp.) máquina de raspar la madera (Tint.) máquina de raspar los palos de tinte.

RASPINGS (Pan.) ralladura del pan, v. RASPING en (Pan., Carp. y Tec.).

RAT (Tip.) obrero que trabaja a un precio más bajo que otro.

— TRAP PEDAL (Vm.) pedal con dientes.

— TAIL, — — FILE, especie de lima redondeada, lima en cola de rata.

RATAFIA (Lic.) ratafía.

ORANGE — (Lic.) aguardiente de naranjas.

RATANY, ratania.

RATCH (Mec.) cremallera (Rel.) (RATCHET-WHEEL,) tambor (Tej.) distancia entre los cilindros.

— or RATCHET DETENT (Mec.) fiador.

— OF A DESK (Mueb.) cremallera de pupitre.

— IN SPINNING FRAMES (Tej.) distancia de un par de cilindros estiradores al otro.

LONG — FRAME (Tej.) máquina de hilar hilo largo.

SHORT — FRAME (Tej.) telar de agua caliente.

RATCHET (Mec.) s. CLICK. CAT-RAKE, RACKET, DETENT, CATCH; rueda dentada, rueda de engrane, rueda de escape, diente de engrane, roquete, carrete || retén (Rel.) disparador || retén (Mar.) freno del cabrestante.

— BRACE (Herr.) carraca, matraca (Carp.) berbiquí de engranaje || v. — DRILL.

— WITH CATCH (Mec.) trinquete.

— CLICK, chapeta de cerradura || mecanismo de detener y dejar andar una rueda.

— DRILL or BRACE, CAT-RACKET, carraca, chicharra (Carp.) berbiquí de trinquete.

— ENGINE, máquina de hacer dientes a las ruedas.

— JACK (Mec.) cric o gato de tornillo.

— LEVER (Cerr.) palanca del trinquete de taladro.

— AND PAWL (Mec.) disposición de detención.

— — — LOCK TO PREVENT RUNNING BACK (Carr., Vm.) disposición de detención por aprieto o presión.

— WASHER, LOCK-NUT (Arm.) nuez.

— WHEEL (Mec., Carp.) rueda de trinquete (Rel.) disparador.

RATCHET WRENCH, llave de trinquete.
  BRAKE — WHEEL (Fc.) rueda de trinquete del freno.
  FRICTION —, trinquete de fricción.
  SELF-ADJUSTING —, trinquete autorregulador.
RATE (Com.) curso, tipo, tasa (Mar.) porte ‖ clase de buque (Herr.) grueso de la rosca de un tornillo (Mec.) velocidad.
  TO — (Com.) valuar, tasar, apreciar.
  — — A CHRONOMETER, regular un cronómetro.
  — OF CLIMB (Aeron.) velocidad ascensional ‖ fuerza o poder ascensional.
  — OF COMBUSTION (Tec.) velocidad de la combustión.
  — — DISCOUNT (Com.) tipo de descuento.
  — — DOING WORK, potencia.
RATEEN (Tej.) ratina.
  CLOTH —, ratina apañada.
  FINE —, bayeta.
  FRIEZED — (Tej.) frisado, tela de lana frisada.
RATIFICATION (Com., Jur.) ratificación.
TO RATIFY (Com., Jur.) ratificar, confirmar.
RATING, v. RETTING (Mar.) grado.
RATIO (Mat.) razón, relación.
  — OF ADMISSION or CUT-OFF, relación de admisión.
  — ARMS (Elect.) resistencias de relación del puente de Wheatstone.
  — CYLINDER (Fc.) relación de los volúmenes de los cilindros.
  — OF DAMPING (Elect.) relación de amortiguamiento.
  — — REACTION, relación de reacción.
  — — TRANSFORMATION (Elect.) relación de transformación.
  — — USEFUL TO ABSOLUTE CAPACITY (Elect.) proporción de la utilización de la capacidad práctica a la absoluta.
  COMPOUND — (Alg.) razón compuesta.
  CORE — (Elect.) relación entre el diámetro del alma y el espesor del cable.
  GEAR — (Elect., Mec.) relación de transmisión.
  INVERSE — (Alg.) razón inversa.
  SHUNTS — (Tel.) relación de la derivación.
RATION, etapa (Mil., Mar.) ración.
  — BREAD, pan de munición.
RATIONAL FRACTION, fracción racional.
  — HORIZON, REAL —, horizonte real.
  — QUANTITY, cantidad racional.
TO RATIONALIZE (Psicol.) racionalizar.
RATLINGS (Mar.) rebenques.
  — LINE (Mar.) vaivén.
RATOON (F. de Az.) soca (Agric.) retoño.
RATSBAN, v. ARSENIC.

RATTAN (Bot.) junquillo.
  — SEAT, CANE SEAT (Fc.) asiento de rejilla.
  CHAIR —S, mimbres para sillas.
RATTEEN, v. RATEEN.
TO RATTEN (IN STRIKES:) substraer o destruir los útiles de los antihuelguistas.
RATTENET, RATTINET (T. L.) ratinilla.
RATTER (Min.) v. CRIBLE.
RATTLE, carraca (Herr.) carraca, chicharra (Arm.) rechinamiento de las armas (Vm.) (RATTLING,) ruido de la trepidación.
  TO —, rechinar o resonar las armas.
  — — DOWN THE SHROUD (Mar.) hacer la flechadura.
  — BOX (Carp.) matraca.
  — BARREL (Fund.) tonel de sacudir.
  — OF THE CHAIN (Vm.) tintineado de los eslabones de la cadena.
BATTLER (Cuch.) navaja muy delgada.
  HALF —S, navajas de afeitar poco largas y poco gruesas.
RATTLING, v. RATTLE en (Vm.); (Grab.) crujido ligero (Mec.) (CREAKING,) estridente.
RAUCHWACKE (Geognosia) cal carbonatada compacta.
RAVE-HOOK, BILL-HEAD, RIPPING-IRON, BENT-NECK GOUGE (Arm., Esc.) pico de cuervo.
RAVEL (Tej.) (SEPARATOR,) peine de separar ‖ peine de deshilachar.
  TO —, UNRAVEL, destejer, deshilachar.
  — — THE ENDS, desflecar.
  — — OUT, UNDO A PIECE OF SILK-STUFF, deshilachar, convertir en borra para borlas una tela de seda.
RAVELIN (Fort.) rebellín.
  — DITCH (Fort.) foso del rebellín.
RAVELLING-ROLLER, FEAZING-CYLINDER (Pap.) desguinzador.
RAVEN DOCK (Mar.) loneta, lona de Rusia, brin angosto.
RAW (Com.) en bruto (Mil.) bisoño (Tec.) (UNWROUGHT,) en bruto, crudo, no trabajado ‖ (UNMANUFACTURED,) no fabricado ‖ (—, CLOTH:) no teñido ‖ (—, HIDES,) áspero, rudo ‖ verde, sin madurar.
  — BALLS (Fund.) lupia cruda.
  — BODIES (Alf.) pasta cruda.
  — COFFEE (Com.) café verde.
  — GRAY PAPER (Pap.) papel de estraza.
  — HANDS, obreros ineptos o inhábiles o incapaces.
  — HEMP, cáñamo sin peinar.
  — HIDE (Ten.) cuero al pelo.
  — LEAD, WORKABLE LEAD, plomo argentífero.
  — MATERIALS (Tec.) materias primas.
  — ORE (Min.) mineral en bruto.

RAW RUBBER, caucho en bruto.

— SILK (Tej.) seda cruda.

— SUGAR (F. de Az.) azúcar sin purgar.

RAWNESS, CRUDENESS, (hablando de telas:) curado, crudo, no lavado.

RAY, BEAM, (Fís.) rayo, rayo luminoso (Ictiol.) dorman, pez torpedo.

—, v. HITTORF, X —S, etc.

— FUNGUS, actinomiceto.

— OF HEAT, rayo de calor.

— OF REFRACTION, BROKEN —, REFRACTED —, rayo refractado.

— WRITER (Fís.) actinógrafo.

Beckerel —, rayos de Beckerel.

CHARACTERISTIC —S, rayos característicos.

MEDULLARY —, DIVERGENT LAYER (Mader.) descortezadura hecha en el tronco de un árbol.

POLARISED —, rayo polarizado.

REFLECTED —, rayo reflejado.

SECONDARY X-S or RONTGEN —S, rayos secundarios.

X—S, Röntgen —S, v. X y Röntgen —S.

Raymond BLUE (Tint.) azul de Raymond.

RAYON, A FIBER LIKE SILK, (Tej.) rayón, seda artificial "rayón".

RAZOR, navaja de afeitar.

— BLADE, hoja para afeitar(se).

— CASE, estuche de navajas.

— CLOTH, SHAVING-CLOTH, navajero, aparato para limpiar las navajas.

— GRINDER, vaciador de navajas.

— PASTE, pasta de asentar navajas de afeitar.

— STONE, piedra de afilar navajas de afeitar.

— STROP, STROP, asentador, cuero de asentar o repasar navajas de afeitar.

SAFETY —, navaja de afeitar de seguridad.

Rd., abrev. Quím. de RADIUM.

TO REABSORB, reabsorber.

REACH (Tec.) alcance || facultad, poder (Hid.) (SUMMIT-LEVEL POND,) saetín culminante (Tej.) v. RATCH (Carr.) lanza (Mar.) tablazo, tabla de río.

TO —, alcanzar, llegar.

— OF THE EAR, EARSHOT (Arb.) distancia a la que puede oirse un hachazo en el bosque (250 metros).

— OVER LOCK, LOCKING DOG (Fc.) órgano de cierre saliente.

REACHERS, hierro de púas, rezón, etc., herramientas con garras.

TO REACT (Quím.) reaccionar.

REACTANCE, INDUCTANCE-RESISTANCE (Elect.) reactancia.

— COEFFICIENT (Elect.) coeficiente de reactancia.

— COIL, v. INDUCTOR.

— or IMPEDANCE COIL (Elect.) carrete de reacción de un arco. v. INDUCTOR.

REACTANCE VOLTAGE, tensión de reactancia, s. CHOKING VOLTAGE.

REACTION (Quím.) reacción (Tec., Fís., Mec.) reacción (Psicoan.) reacción.

— ARM, brazo o palanca de reacción.

— BRUSH-HOLDER (Elect.) portaescobillas de reacción.

— COIL (Elect.) carrete de reacción.

— ENGINE, máquina de reacción, torniquete de vapor.

— MIXTURE (Quím.) mezcla de reacción.

— MOTOR, motor de reacción.

— TURBINE, turbina de reacción.

— WHEEL, Barker's WHEEL, rueda hidráulica de Segner.

ACTION AND — (Quím.) acción y reacción.

ARMATURE — (Elect.) reacción del inducido.

REACTIVE, reactivo.

— COMPONENT, componente reactivo || corriente reactiva o inactiva.

RE-ACTOR (Elect.) v. INDUCTOR, reactor.

TO READ A DESIGN (Tej.) leer un dibujo.

— — THE CLEAN PROOF or REVISE (Tip.) corregir las segundas pruebas.

— — OFF A TELEGRAM DISPATCH or A MESSAGE FROM THE TAPE (Tel.) leer un telegrama en la cinta.

— — BY SOUND (Tel.) leer por el sonido.

— — THE TEXT ON THE FORMS (Tip.) leer en las planchas.

— AND UNREAD (Tej.) por tomas y vueltas.

READER (Tej.) persona que lee los dibujos que deben imitarse en la tela.

— IN A PRINTING-HOUSE, — FOR THE PRESS, PROTE,) corrector de pruebas, lector de las pruebas, regente de imprenta.

SECOND — (Tip.) subregente, regente segundado de una imprenta.

READERSHIP (Tip.) situación de corrector.

READING (Tip.) lectura (Tej.) lectura, análisis de un dibujo para tejido en el cartón.

— AN ANGLE (Elect., Ing.) lectura de un ángulo

— CARDS ON ROLLER (Tej.) lectura en los tambores.

— CLOSET (Tip.) gabinete del corrector.

— OF THE COPY (Tip.) prelectura, lectura manuscrita.

— AND CUTTING MACHINE, — AND STAMPING MACHINE, PUNCHING MACHINE (Tej.) máquina de picar, lector y agujereador mecánico.

— DESK, atril, facistol.

— DEVICE (Tel.) disposición de lectura.

— FRAME, PRELIMINARY — — (Tej.) empalme.

— GLASS, vidrio de aumento.

— LAMP (Tel.) lámpara de lectura.

READING OFF THE INTENSITY OF RA-DIATION (Elect.) lectura de la intensidad de radiación.

— OF PATTERNS (Tej.) lectura.

— — POINTER (Tel.) lectura de la indicación de la aguja.

— TELESCOPE (Elect.) telescopio para lecturas (Ast.) telescopio astronómico.

DIRECT — (Tel.) lectura directa.

FINISHED — (Tel.) fin de recepción ; (signo).

FIRST, SECOND —, etc. (Tip.) s. REVISE, PROOF; segunda prueba del autor, primera, segunda corrección.

MIRROR — (Tel.) lectura por el método del espejo.

ZERO — (Tel.) lectura de reducción a cero.

TO READJUST (Mec., Tec.) reajustar (Tip.) recorrer.

— — THE STEERING GEAR (Vm.) arreglar la dirección.

READJUSTING (Tec.) recomposición (Tip.) recorrida o recomposición de una página.

READY, preparado, listo (Mar.) listo, aparejado.

— ABOUT! (Mar.) ¡apareja a virar por avante!

— FOR BATTLE (Mar., Mil.) dispuesto a combate.

— MADE (Com., Coc.) listo, preparado, dispuesto para ser entregado o servido.

— MONEY (Com.) efectivo, dinero contante.

— PAYEMENT (Com.) paga inmediata.

— RECKONER (Arit.) libro de cuentas y tablas; (algunos dicen: baremo) || (WAGE-TABLE,) libro de cálculos hechos.

TO READZET THE RAIL SEAT (Fc.) rectificar o acabar las entalladuras.

TO REAFFOREST, reforestar.

REAGENT (Quím.) reactivo, agente químico; s. CHEMICAL AGENT.

— BOTTLE, frasco para reactivos.

Nessler's — (Meta.) reactivo de Nessler.

REACTIVE, reactivo-a.

— CURRENT, corriente reactiva.

REAL HORIZON, v. RATIONAL HORIZON.

— LOAD (Elect.) carga efectiva.

— NUMBER (Mat., Mec.) número real.

— PLATE SURFACE (Elect.: placas,) superficie activa de la placa.

— PROPERTY (Com., Jur.) inmuebles, bienes raíces.

— SIZE (B. A.) tamaño natural.

REALGAR, RED ARSENIC, NATIVE REAL-GAR (Quím.) realgar.

REALISM (B. A., Liter.) realismo.

REALIST (B. A., Liter.) realista.

REAM (Pap.) (REAM OF PAPER,) resma, resma de papel.

TO — (Mec.) ensanchar un agujero.

— IN-QUARTO (Pap.) resmilla, resma de papel de cartas.

TEN —S, FIVE BUNDLES (Com.) fardo de diez resmas de papel.

REAMER (Mec.) escariador || escuadrador (Herr.) aviador, alegrador.

REAMING BEETLE (Mar.) maceta de calafate.

— BIT (Min.) punzón de minero (Herr.) broca de alegrar.

— MALLET (Mar.) mallo.

IRON —, legra, alegrador.

TO REAP (Agric.) cosechar || segar.

REAPER, REAPING-MACHINE, HARVESTER (Agric.) segadora, máquina para segar.

COMBINED MOWER AND SELF-RAKING — (Agric.) segadora de rastras automáticas.

REAPING-HOOK (Agric.) binadera.

— MACHINE, HARVESTER, v. REAPER.

— SEASON or TIME (Agric.) siega.

REAPARITION (Ast.) reaparición.

REAR (Tec.) retaguardia || trasero || parte posterior (Arq.) culata || fondo (Culin.) medio asado.

TO — (Gan.) criar (Agric.) cultivar.

— — ON THE HIND FEET (Equit.) encabritarse.

— — or RAISE SILK-WORMS (Seric.) criar gusanos de seda.

— ADMIRAL (Mar.) contraalmirante.

— AXLE (Mec., Vm.) eje posterior o trasero.

— AXLE TUBE, FUNNEL SHAPED BACK AXLE CASING (Vm.) envoltura cónica del árbol diferencial.

— or BACK AXLE CASING (Vm.) articulación del eje trasero.

— or TRAILING BRUSH EDGE (Elect.) lado posterior de la escobilla.

— CARRIAGE or CAR (Vm.) tren trasero.

— CUT MOWER (Agric.) segadora de retroceso.

— FORK (Vm.) horquilla de la rueda trasera (Tal.) (HIND-FORK,) borren trasero.

— GUARD, retaguardia.

— PLATFORM (Fc.) plataforma posterior o trasera.

— REFLECTING MIRROR (Vm.) espejo retroscópico.

— SHIP (Mar.) buque de cola de línea.

— or BACK SPRING (Vm.) resorte trasero, ballesta trasera.

— SPRING BRACKET or CARRIER (Vm.) mano de ballesta trasera.

— STAND (Meta.) columna posterior.

— SURFACE (Aviac.) plano de popa.

— OF A TRENCH (Fort.) revés de una trinchera.

— WASHER (Carr.) volandera, roldana.

— WHEEL DRIVE, MOTORCYCLE WITH — — — (Vm.) electromóvil con accionamiento directo del eje trasero.

REAR WHEEL DRIVE, MOTORCYCLE WITH
— — — (Motoc.) motocicleta con transmisión del movimiento a la rueda trasera.
— WINDOW, BACKLIGHT (Vm.) luneta trasera.

REARER, criador (Gan.) ganadero (Eban.) (—S,) soleras.
— OF SILK-WORKS, persona que dirige una explotación de gusanos de seda.

REARING, crianza, s. BREEDING (Hort.) (TRAINING,) arboricultura.
— OF BEES, APICULTURE, apicultura.
— BIT (Equit.) bocado para amaestrar.
— OF OYSTERS, ostricultura.
— OF SILK-WORMS, SERICULTURE, sericultura.

REASSURANCE (Com.) reaseguro.

TO REASSURE (Com.) reasegurar.

REATA (de México:) reata.

Reaumur PORCELAINE, porcelana de Reaumur.
— THERMOMETER (Fís.) termómetro de Reaumur.

TO REBALLAST (Fc.) rebalastar.

REBATE, s. FILLET, s. RABBET (Arq.) filete, orla || unión de dos planchas metálicas por medio de un pliegue practicado en sus bordes (Com.) rebaja, descuento, deducción (Min.) asperón, piedra arenisca (Ing.) greda, piedra de empedrador (Carp.) ceja, encaje (Tec.) mano de mortero.
— TO —, v. TO RABBET (Eban.) ranurar, hacer ceja o ranura (Carp.) rebajar.
— JOINT, REBATED-JOINT (Eban.) junta a media madera || junta rebajada.
— PLANE, y comp. b. RABBET PLANE.

REBATED COLUMN or **SLENDER SHAFT,** columna embutida.
— JOINT, DICE-SCARF (Carp.) ayuste doble.

REBATING (Eban.) junta a media madera.

REBEL (Joy.) áspero, brusco.
— TO —, (CUTTING,) embotarse.

TO REBIND THE WHEEL (Carr., Vm.) colocar de nuevo el aro sobre las ruedas.

TO REBITE (Grab.) remorder.
— — A PLATE (Grab.) restaurar una placa gastada.
— — A GUN (Fund.) hacer nueva ánima a un cañón.

REBOUND, rebote, rechazo.
— TO —, rebotar || resaltar (Acúst.) repercutir.
— TO LET THE HAMMER — (Herr.) rebotar al martillo.

TO RE-BROADCAST (Radio.) retransmitir.

RE-BROADCASTING (Radio.) retransmisión.

REBUFF (Fc.) rechazo.
— TO —, rechazar.

TO REBUILD (Const.) reedificar (Alb.) reconstruir, echar puntos.

TO REBUILD THE FRONT-WALL (Meta.) rehacer el revestimiento o camisa de un horno.
— — THE FOUNDATION, ALTER THE GROUNDWORK (Const.) volver a construir los cimientos.
— — A GALLERY (Min.) reconstruir una galería.

TO REBURN, recocer || requemar.

REBURNING LIME, recocido de la cal.

REBUT, THROWN BACK VAT (Tint.) cuba de desechos o desperdicios.

RECALL (Caz.) llamada.

RECANVASSING (Pint.) cambio de tela.

TO RECAPITULATE (Mil.) recapitular.

RECAPTURE (Mar.) represa.
— TO — (Mar.) represar.

TO RECARBON (Elect.) proveer de carbones una lámpara de arco.

TO RECARBONIZE or **RECARBURET** (Meta.) recarbonizar, carburar de nuevo.

TO RECAST (Arit.) calcular de nuevo (Meta.) v. RECASTING (Acuñ.) v. RECASTING.

RECASTING (Meta.) (CONVERSION, RESMELTING,) refundición (Acuñ.) (RECOINAGE, RESTAMPING, RECAST,) reacuñar, acuñar de nuevo, resellar.

RECEIPT (Com.) recibo, resguardo || recibo, carta de pago (Farm.) receta.
— S (Com.) entradas.
— TO —, otorgar o dar recibo.
— BOOK (Com.) libro de recibos.
— IN FULL (Com.) recibo por saldo de cuenta.
— ACKNOWLEDGEMENT OF — (Com.) certificado de recepción || acuse de recibo.

RECEIPTED BILL (Com.) cuenta firmada.

RECEIVABLE (Com.) admisible || por recibir, no recibido aún.
— BILL — (Com.) vales a recibir.

TO RECEIVE (Com.) recibir || aceptar || percibir (Tel. y Radio) recibir || convertir las ondas en señales perceptibles.
— — ON ACCOUNT (Com.) recibir en cuenta.
— — AN ORDER (Com.) recibir un pedido.
— — A TELEGRAM BY SOUND (Tel.) recibir un telegrama al oído.

RECEIVED WITH THANKS (Corresp., Merc.) recibí, recibimos.

RECEIVER, recipiente de la máquina neumática (Quím.) recipiente (Maq.) receptor. (Jur.) síndico de una quiebra (Meta.) antecrisol || recipiente de aire (Fund.) (BLAST-GOVERNOR,) regulador del aire (Teléf.) receptor (Tel. y Radio) receptor || receptora, estación receptora || receptor, aparato receptor || operador de una estación receptora.
— ARRANGEMENTS (Elect.) sistema de recepción.

RECEIVER WITH EAR-PIECE AT THE SIDE, SPOON-SHAPED — (Telef.) receptor en forma de cuchara, abriéndose lateralmente.

AIR —, receptor de aire.

BOX — **WITH HANDLE** (Telef.) receptor en forma de cuchara con mango.

COUPLED —, receptor acoplado.

DISTILLATION — (Meta.) condensador de aparato de destilación.

DOUBLE HEAD — (Telef.) teléfono de cabeza con dos receptores.

ELECTROLYTIC — **WITH TELEPHONE** (Elect., Meta.) receptor electrolítico con receptor telefónico.

FLORENTINE or **ITALIAN** —, aparato de destilar aceites esenciales.

HEAD —, **HEAD TELEPHONE** (Telef.) teléfono o receptor de cabeza.

IRON — (Meta.) antecrisol.

Morse — or **RECORDER** (Tel.) telégrafo Morse.

POLARISED —, receptor polarizado.

PORTABLE —, receptor portátil.

PRECISION —, receptor de precisión.

Reiner's —, receptor Bell sistema Reiner.

SELENIUM —, receptor de selenio.

SINGLE-POLE — (Telef.) receptor unipolar.

SPOON-SHAPED —, v. — **WITH EARPIECE AT THE SIDE.**

TELEPHONIC —, receptor telefónico.

RECEIVING AERIAL or **WIRE** or **ANTENNA** (Tel. In.) antena de recepción o receptora.

— **ALARM CURRENT** (Tel.) corriente de llamada recibida.

— **BLOCK-FIELD** (Fc.) juego de block o de bloqueo receptor.

— or **SECONDARY CLOCK** (Tel.) reloj secundario.

— **DEVICE** or — **TRANSMISSION DEVICE WITH CONCENTRIC CYLINDERS** (Tel. In.) antena de transmisión con cilindros concéntricos.

— **INTENSITY OF THE COHERER** (Tel.) intensidad de recepción del cohesor.

— **NET** (Fc.) red receptora.

— **SHED** (Fc.) muelle de recepción o de llegada.

— **STATION** (Fc.) estación receptora o de destino (Tel. y Radio) estación receptora.

— **STATION FOR RADIO-TELEPHONY** (Telef.) estación receptora para telefonía inalámbrica.

— **SYSTEM FOR WIRELESS TELEPHONY** (Telef. In.) sistema de recepción para la telefonía sin alambres.

— **TRANSFORMER** (Elect.) transformador de recepción.

— **WIRE**, v. — **AERIAL.**

RECEIVING YARD (Fc.) patio de llegada, haz de las vías de llegada.

— **DOUBLE-MAST** — **WIRE** or **AERIAL** (Tel. In.) antena de dos palos, (receptor Popooff).

— **MULTIPLE** — **WIRE** (Tel. In.) antena de recepción múltiple.

RECEPTACLE (Quím.) v. **RECEIVER** (Hid.) receptáculo (Bot., flores:) (THALAMUS, TORUS,) receptáculo.

RECEPTION (Tel. y Radio) recepción.

— **OF THE ELECTRIC WAVES** (Tel. In.) recepción de las ondas eléctricas o hertzianas.

RECEPTOR (Anat.) receptor.

RECESS (Mar.) muesca, mediacaña de las coces de los masteleros (Arq.) s. **ALCOVE, CLOSET**; || caveto; (RETREATING PART OF A FRONT,) fondo de una fachada || (BACK PARTS OF BUILDINGS,) partes de un edificio que caen detrás de la vertical (Min.) s. **ENLARGEMENT**: encrucijada, crucero, punto de cruce || galería de escape, retiro (Com.) vacaciones || suspensión.

— **TO** — (Mec.) rebajar.

— **BEAD, CAVETTO** (Arq.) caveto, copada.

— **PLATE, BACK-PLATE** (Meta.) lámina de hierro fundido del fondo.

— **SMALL** — **BEHIND THE OVEN** (Pan.) apartadero, pequeño local detrás del horno de pan cocer.

RECESSED ARCH (Arq.) arco contraído o en retirada.

RECESSING-BIT, mecha para cabezas de tuercas.

RECHANGE, de repuesto, auxiliar (Mar.) de repuesto (Mec.) de repuesto o recambio.

— **TO** — (Com.) recambiar.

TO RECHARGE (Elect.) volver a cargar.

RECIPE (Farm.) receta.

RECIPIANGLE, angulómetro.

RECIPIENT (Quím.) s. **RECEIVER**, recipiente.

— **OF MOLTEN ORE** (Fund.) recipiente.

RECIPROCAL, recíproco, mutuo, v. **ALTERNATIVE.**

— **BOND** (Com.) garantía mutua.

— **POLAR**, polar recíproca.

RECIPROCATING, v. **ALTERNATING.**

— **MASSES** (Mec.) masas de movimiento alternativo.

— **MOTION** (Mec.) movimiento oscilante o de vaivén.

— or **SOLENOID MOTOR** (Elect.) motor con inducido oscilante.

RECIPROCITY (Tec.) reciprocidad (Jur.: Der. Intern.) reciprocidad.

TO RECKON (Com.) calcular, estimar (Mar.) estimar.

RECKONER (Com.) contador, calculador.

— **READY** — (Com.) libro de cuentas ajustadas.

RECKONING (Com.) cuenta, cómputo ‖ v. BILL (Mar.) estima.

TO RECLAIM LAND BY FLOOD (Jur.) ganar o conquistar los terrenos aluviales.

RECLINER CHAIR (Mueb.) silla de espaldar tendido.

— or RECLINING DIAL, cuadrante inclinado sobre el horizonte.

RECOGNITION SIGNAL (Mar.) señal de reconocimiento.

RECOIL (Mecánica y Relojería) retroceso (Herrería) (SPRING-BEAM, ELASTIC-BEAM, RABBIT,) tope o resorte de un martillo (Arm.) culatazo, coz, rechazo, rebufo de un arma de fuego.

TO — (Arm.) rechazar, recular, retroceder.

— CHECK (Art.) tope de rebote.

— ESCAPEMENT (Rel.) escape de retroceso o de rechazo.

— SPINDLE (Vm.) espiga de rebote.

— OF THE SPRING (Mec., Elect.) brusco retroceso del muelle ‖ rechazo del resorte o muelle.

RECOILING, retroceso, rechazo (Elect.) devanado hacia atrás.

TO RECOIN (Acuñ.) reacuñar, v. RECASTING.

RECOINAGE (Acuñ.) v. RECASTING, reacuñación, resello.

TO RECOMMENCE, recomenzar.

TO RECOMPOSE (Quím.) recomponer (Tip.) recomponer.

RECOMPOSITION (Tip.) recomposición.

TO RECONCENTRATE, reconcentrar.

TO RECONCILE (Mar.) labrar a plantilla.

RECONDENSATION, recondensación, nueva condensación.

TO RECONDITION (Mec. y Autom.) reacondicionar, reparar, restaurar.

RECONNAISSANCE (Tel.) reconocimiento (Milicia) reconocimiento ‖ (— OF GROUND,) batida.

RECONNOITRING (Min.) reconocimiento.

TO RECONSTRUCT (Const.) reconstruir, reedificar.

RECORD (Com.) nota, noticia, inscripción ‖ archivo, protocolo (Tel.) escritura del sifón gráfico; (deportes) "record".

TO — (Com.) registrar, tomar nota, asentar ‖ guardar en archivo.

— CURVE (Tel.) curva de registro.

— KEY (Tel.) llave de anotación.

— OF MEASUREMENT, mensura, medición.

SPEED — (Vm.) récord de velocidad.

UNDULATOR — (Tel.) escritura del ondulador.

TO BEAT THE — (deportes) batir el récord.

TO HOLD THE — (deportes) conservar el récord.

RECORDER (Mec.) registrador (Muebles,) registrador, archivero (Tec.) contador, indicador, registrador (Tel.) aparato registrador (Vm.) taxímetro registrador.

— MILEAGE (Vm.) contador kilométrico.

— WITH FLEXIBLE SHAFT DRIVE (Vm.) contador kilométrico accionado por árbol flexible.

Morse —, v. Morse RECEIVER.

SHORT-CIRCUIT — (Tel.) indicador registrador de circuito corto.

SPEED — WITH REGISTER (Vm.) taquígrafo o taxímetro registrador.

SYPHON —, sifón registrador.

WAVE-LINE — (Tel.) receptor de líneas onduladas.

RECORDING, v. RECORD y TO RECORD (Cine, Foto.) grabar (RE —,) regrabar.

RECORDING AMMETER (Elect.) amperómetro registrador.

— APPARATUS, v. RECORDER.

— BAROMETER, barómetro registrador.

— CARD (Elect.) cartón para registrar.

— DISC (Elect.) disco de registro.

— DRUM (Tel.) tambor registrador.

— ELECTROMETER (Elect.) electrómetro registrador.

— GALVANOMETER, galvanómetro registrador.

— INK (Tel.) tinta para registradores.

— INSTRUMENT (Elect.) instrumento de medida registrador.

— MAXIMUM CURRENT INDICATOR (Elect.) indicador registrador de corriente máxima.

— METER (Elect.) contador registrador.

— PERIOD (Elect.) período de registro.

— STRIP (Elect.) cinta para registrar.

— TACHOMETER or TACHOGRAPH, taquígrafo o taxímetro registrador.

— VOLTAMETER (Elect.) voltámetro registrador.

— WATT-HOUR METER (Elect.) contador vatímetro registrador.

— WATTMETER (Elect.) vatímetro registrador.

TO RECOUNT (Com., Tec.) recontar.

TO RECOUPLE, reenganchar, reacoplar.

TO RECOVER (Tec.) recuperar.

— — THE PROPERTIES OF METAL BY ANNEALING (Meta.) recuperar las propiedades de los metales por el temple.

RECOVERY (Tec.) recuperación.

— OF A LOSS (Com.) desquite.

RECREMENT, DROSS, SPUME (Meta.) espuma de metal.

— S OF GRAPES (Agric.) orujo.

RECREMENTITIAL, RECREMENTAL (Meta.) lleno de escorias.

RECRUIT (Mil.) recluta.

TO — (Mil.) reclutar.

RECTANGLE (Geom.) rectángulo.
RECTANGULAR, rectangular.
— BAROMETER, barómetro en escuadra.
— CELL SWITCH (Elect.) reductor de carro.
— CURVE, curva rectangular.
— WIRE, alambre rectangular.
RECTIFICATION (Quím.) s. CONCENTRA-TION, rectificación (Com.) rectificación.
RECTIFIED (Dest.) rectificado, destilado.
— CURRENTS, REDRESSED CURRENTS (Elect.) corrientes enderezadas.
RECTIFIER, v. DETECTOR (Radio.) rectifica-dor.
TO RECTIFY (Quím.) (TO COHOBATE,) rec-tificar (Elect.) (TO REDDRESS,) endere-zar.
— — AN ALTERNATING CURRENT (Elect.) enderezar la corriente alterna.
— — AN APPARATUS (Tec.) corregir un apa-rato o instrumento.
— — THE REGISTER (Tip.) bajar la pun-tura.
— — THE TURNED LETTERS, TURN BACK (Tip.) reemplazar las letras vueltas por las que deben reemplazar su lugar.
RECTIFYING, TURNING BACK (Tip.) correc-ción, acción de poner las letras debidas en lugar de las invertidas.
RECTILINEAR, rectilíneo.
RECTOMETER (Tint.) rectómetro.
RECTORY (Arq.) presbiterio.
RECUPERATOR (Meta.) regenerador.
—, recuperador (Rec.)
RECURRENT (Mec.) recurrente, retrógrado.
RECURRING DECIMAL (Arit.) fracción deci-mal periódica.
TO RECUT, volver a cortar.
— — ORNAMENTS (Arq.) recortar las par-tes superficiales para rehacerlas.
RED (Tint.) (— DYE, — PIGMENT,) rojo (Fí-sica) rojo (Polít.) rojo.
— ANTIMONY SULPHIDE (Quím.) sulfuro dorado de antimonio.
— ASH (Bot.) fresno rojo.
— COAL, carbón de ceniza roja.
— BEECH (Bot.) madera de haya.
— BRASS, tumbaga, bronce.
— CHALK, v. BLOOD-STONE.
— COPPER ORE, cobre oxidado rojo.
— CURRANT JELLY COLOUR (Tint.) grosella.
— DEAL (Carp.) madera de abeto rojo.
— FOX, zorro rojo.
— GILDING (Dor.) dorado rojo.
— HEAT, REDNESS (Herr.) calor rojo.
— HERRING, arenque humeado y poco asado || cangrejo que sirve de cebo cuando acaba de mudar la piel.
— HOT (Meta.) fuego al rojo.

RED HOT, SECOND DEGREE (Herr.) rojo cereza.
— LAND LIME-STONE, v. RAUCHWACKE.
— LEAD, MINIUM, RED-OXIDE (Quím., y Miner.) cinabrio de Saturno, minio de plomo.
— LEATHER, s. Russia-LEATHER.
— LIGHT DISTRICT (Ciudades, Planif.) zona de tolerancia.
— LIQUOR (Tint.) acetato de alúmina, mor-dente rojo.
— MARBLE (Miner.) mármol rojo.
— OCHRE (Pint.) almagre, almarrazón, ocre rojo.
— PINE, pino rojo o de Noruega.
— ROPE PAPER, papel rojo.
— SEAR, hierro quebradizo en caliente y ma-leable en frío.
— SHORT (Meta.) quebradizo al rojo.
— SHORT-IRON, HOT-BRITTLE IRON (Me-ta.) hierro quebradizo en caliente.
— SILVER (Min.) plata roja.
— TAPE (Tej.) balduque.
— VEINED (WOOD,) veteado.
— VIOLET (Tint.) color morado o de ajon-jolí.
DEEP or HIGH —, pinzó.
INDIAN —, tierra de Persia.
TOPICAL — (Tip.) rojo de aplicación.
TO BRING — INTO CARMINE (Tint.) avi-var el color de los tejidos teñidos con granza.
TO REDDEN (Tint.) enrojecer.
REDDLE, v. RED OCHRE.
REDDLING (Meta.) lavado a la criba.
REDDSMAN, constructor de caminos.
TO REDEEM (Com.) redimir.
— — A PLEDGE (Jur.) desempeñar.
REDEEMABLE (Com.) redimible.
TO REDEPOSIT, redepositar, depositar de nuevo.
TO REDISTIL (Quím.) redestilar, hacer la se-gunda destilación.
REDISTILLATION, DOUBLING (Quím.) se-gunda destilación, cohobación.
REDNESS, v. RED-HEAT.
— OF THE COPPER, color de cobre rojo.
REDOUBT (Fort.) reducto.
REDRAFT (Com.) recambio, resaca.
TO —, TO REDRAW (Com.) girar de nuevo.
TO REDRAW (Dib.) dibujar de nuevo (Com.) v. TO REDRAFT.
TO REDRESS, enderezar (Elect.) v. TO REC-TIFY (Aeron.) enderezarse, restaurar un aeroplano a su vuelo normal. v. TO FLAT-TEN OUT.
— — AN ALTERNATING CURRENT, v. TO RECTIFY AN ALTERNATING CURRENT.

REDRESSING, RECTIFYING, rectificación, enderezamiento, || v. RECTIFYING.

TO REDUCE, reducir (Quím.) reducir (Grab.) atenuar la presión de la mano al grabar.

— — ALKALI AND OIL INTO A PASTE (F. de jabones) hacer la pasta.

— — A DRAWING (Dib.) reducir un dibujo.

— — INTO A FLUID STATE (Fís.) fluidificar.

— — THE LITHARGE, restablecer el litargio al estado de plomo.

— — RAGS TO HALF or FIRST-STUFF (Pap.) desguinzar.

— — THE RESISTANCE (Elect.) reducir la resistencia.

— — TO A SMALL SCALE (Dib.) reducir o hacer la reducción de un plano (a una escala más pequeña).

— — THE SPEED, reducir la velocidad.

— — or LOWER THE VOLTAGE (Elect.) reducir o rebajar la tensión.

REDUCED DIAGRAM (Elect.) esquema reducido.

— LENGTH OF A CONDUCTOR (Elect.) longitud reducida de un conductor.

— PRICE (Com.) precio reducido o rebajado.

REDUCER (Carp.) empate en disminución (Elect., Radio) reductor.

— OF INSULATING MATERIAL (Elect.) enchufe de reducción de materia aislante.

STATIC — (Radio) reductor de estática.

REDUCIBLE (Quím.) reducible.

REDUCING BUSH (Elect.) enchufe de reducción.

— FURNACE, horno de reducción.

— or MULTIPLYING GEAR, "CENTRATOR" COUPLING (Elect.) acoplamiento con sistema de engranaje con relación variable de ruedas.

— RAGS TO FIRST-STUFF (Pap.) desguinzadura.

— RESISTANCE (Elect.) resistencia moderadora.

— SCALE (Dib.) escala de reducción.

— TRANSFORMER, (PRESSURE,) — —, STEP-DOWN TRANSFORMER (Elect.) transformador de reducción.

— VALVE (Mec.) válvula de reducción.

— VALUE (Elect.) reductor.

REDUCTION, CONVERSION, reducción (Química) reducción (Meta.) reducción. (Biol.) reducción.

— COMPASS, PROPORTIONAL COMPASSES, compás de reducción.

— OF A COMPOUND INTO TWO MINOR COMPUND (Quím.) reducción, desdoblamiento.

— ELBOW (Mec.) codo de dos luces.

— FACTOR (Elect.) factor de reducción.

— INTO A FLUID STATE (Fís.) fluidificación.

REDUCTION INTO GAS, gasificación.

— OF GRADIENT ON CURVES (Fc.) reducción de la pendiente en las curvas.

— OF IRON ORES (Meta.) reducción de los minerales de hierro.

— FLAME OF BLOW PIPE, INNER or REDUCING FLAME, fuego de reducción.

— OF THE LEAD-SCUM, revivificación de la espuma de plomo.

— — LITHARGE INTO LEAD, reducción del litargio en plomo.

— — LOAD (Elect.) reducción de carga.

— IN THE NUMBER OF POLES (Elect.) disminución del número de polos.

— OF A NUMBER OF SPARKS (Elect.) disminución del número de chispas.

— PIPE (Elect.) casquillo de reducción, tubo de paso.

— SOCKET, manguito de dos luces.

REDUIT (Const.) retrete.

REDUX, FLUX, REDUC (Quím., Meta.) fundente.

TO REDYE (Tint.) reteñir, pasar una segunda vez por el color.

REDYING (Tint.) segundo tinte que se da a una tela.

REED (Bot.) (CANE,) junco, caña, enea (Min.) s. FAULT; falla (Tej.) (SLAY, SLEY,) peine || urdimbre (Arm.) flecha, saeta (Arq.) junquillo, baqueta (Mús.) caramillo, tudel, caña || lengüeta.

TO —, enjuncar.

— OF A CLARION (Mús.) pipa, tudel.

— GRASS, COMMON — — (Bot.) carrizo.

— GROUND, carrizal, juncal.

— FOR HANGING FISHES (Pesc.) percha.

— HOOK (Tej.) instrumento para pasar los hilos de la cadena.

— OF A LOOM (Tej.) astilla.

— MACE (Bot.) enea.

— MAKER (Tej.) fabricante de peines || fabricante de montantes de telar de tejer.

— 'S FILES, lima de fabricante de montantes de telar de tejer.

— FOR MOTOR HORN (Vm.) lengüeta de bocina.

— AND PICK (Tej.) trama y urdimbre.

— PINCERS (T. S.) recura.

— PIPE, silbato de lengüeta || tubo de órgano que se emboca en otro.

— PLANE (Carp.) cepillo de contornear.

— PUNCHEON, GROOVING-PUNCHEON (Grab.) útil de grabador para acanalar.

— STOPS or WORK (Org.) juego de tubos.

FREE — (Org.) lengüeta, estrangul.

METAL —, SLEY (Tej.) peine metálico.

TO PUT —S ON (Mús.) poner estrangul o lengüeta en los instrumentos de viento.

REEDING (Arq.) conjunto de baquetas (Tej.) acción de coser a la máquina || cosido obtenido de coser a la máquina (Acuñ.) cordoncillo.

RAPID — (Tej.) picado acelerado.

REEF (Mar.) rizo (Geog.) arrecife.

—, (Min.) vena grande de cuarzo aurífero.

TO — (Mar.) rizar, arrizar.

— — THE PADDLES (Mar.) arrizar las paletas.

— BAND (Mar.) faja de rizos.

— CRINGLE (Mar.) anillo de vela.

— EARINGS (Mar.) empuñiduras de rizos.

— HANKS (Mar.) rizos de dos peinados.

— HOLES (Mar.) ollaos de las fajas de rizos.

— KNOT (Mar.) nudo de rizos, nudo llano de envergue.

— LINE (Mar.) cabo de tomar rizos.

— POINT (Mar.) cajeta de rizos.

— IN THE SAILS (Mar.) andana de rizos.

— TACKLE (Mar.) aparejuelos, palanquines de rizos.

REEFED (Mar.) arrizado.

REEFER, rizador.

REEFY (Mar.) lleno de arrecifes.

REEK, (FUME, EXHALATION,) exhalación, (substancias húmedas) (Agric.) montón de trigo o de heno.

REEL (Tec.) devanadera, carretel, argadillo, bobina, canilla, carrete || carda || carda para lana larga (Tej.) (YARN-WINDLE,) devanadera para disponer el hilo en madejas (Pesc.) bobina (cinematografía:) rollo, parte de una película cinematográfica (FULL —,) rollo completo o grande (SPLIT —) rollo partido o incompleto (Mar.) aspa, carretel (Elect.) carrete, bobina.

TO — (Mec.) bambolear, tambalear || girar (Tec.) (SPOOL OFF, UNSPOOL,) formar madejas por medio de la devanadera || devanar el hilo de los husos || enrollar.

— — OFF (Hil. de oro) devanar.

— — THE SILK, devanar la seda.

— — YARNS INTO SKEINS, aspar.

— BAND (Tej.) faja del carrete.

— CARRIAGE (Vm.) carro para bobinas (Fc.) (or — WAGON,) carro para tender el alambre de trabajo.

— OF COAL (Meta.) conjunto de carbón que se arroja a la vez en el horno.

— OF COTTON, carretel de hilo de algodón.

— FULL (Tej.) ovillada.

— STICK, portabobina.

— OF RAW SILK (T. S.) zarja, azarja.

CABLE — (Elect.) polea de cable.

FULL —, v. — (Cinema).

LONG — (2 YARDS,) (Tej.) carretel de dos yardas.

MIDDLE — (Tej.) devanadera de una yarda y media.

PAYING-OUT or SWIFT — (Elect.) polea de colocación.

SHORT —, carretel de una yarda.

SPLIT —, v. — (Cinema).

WINCH OF A —, manivela del borriquete.

REELAGE, ovillaje, encanilladura || arrollamiento.

REELING, bamboleo || giro (Tej.) (WINDING, SPOOLING,) devanadera, encanillad u r a (Elect.) v. WINDING.

— GIRL, WINDSTER, hilandera || (OF GOLD:) tiradora de oro.

REELMAN, devanador, persona que devana.

TO REEM, v. TO REAM (Mar.)

TO REEMBARK (Mar.) reembarcar.

REEMBARKATION (Mar.) reembarcación, reembarque.

TO REEMBODY (Quím.) reincorporar.

TO REENACT (Der. Pen.) reconstruir los hechos.

REENACTING (Der.) reconstrucción de hechos.

TO RE-ENTER (Grab.) repasar con el buril.

REENTERING, reentrante; (impresión sobre telas) lugar donde deben encontrarse las partes de un dibujo que hay que transportar a la tela || acción de aportar sucesivamente, por medio de planchas especiales, todas las tintas en la impresión de la tela.

— ANGLE (Arq.) esquina, ángulo saliente (Geom.) ángulo reentrante.

— COLOUR (impresión en telas) color para la impresión de la tela.

RE-ENGAGING KEY (Mec., Fc.) llave de embrague.

REEVAPORATION WASH or **LIQUOR** (F. de salitre) segunda evaporación.

TO REEVE (Mar.) laborar, laborear, guarnir.

REEVING (Mar.) laboreo.

RE-EXCHANGE (Com.) recambio.

TO REEXPORT (Com.) reexportar.

REEXPORTATION, reexportación.

REFECTORY (Arq.) refectorio.

TO REFER (Com.) referir.

REFEREE (Jur.) árbitro, arbitrador.

REFERENCE (Com.) (—S,) referencia, referencias (Tip.) (MARK OF REFERENCE,) referencia, llamada.

— Bible, etc., Biblia, etc., con concordancias o referencias.

— FRAME, v. FRAME OF REFERENCE.

TO REFILL, rellenar.

— — COLLARS WITH STRAW (Tal.) rellenar los collares de paja.

— — COMMISSURES (Alb.) rellenar con nuevo mortero las juntas de los sillares o de una obra de mampostería.

— FOR FUSES (Elect.) fusible de recambio.

REFILLING A SLIPPED EMBANKMENT (Fc.) reconstrucción de un talud hundido.

TO REFINE (Fund.) refinar la fundición (Química) (RECTIFY,) refinar (Meta. del cobre) (TOUGHEN,) refinar el cobre (Dest.) s. TO CLEAR, refinar, destilar de nuevo (Vid.) (HEAT WELL,) purificar, calentar a punto (Meta.) (FINE,) refinar, afinar, acendrar, copelar, acrisolar || dar a la fundición el primer refinado para decarburarla (F. de Az.) refinar (Acuñ.) licuar, hacer la licuación, purgar un metal de las materias extrañas que contiene.

— — BETTER (Meta.) refinar más.

— — THE COMPOSITION (Vid.) purificar la composición.

—— THE FORGE-PIG or CAST-IRON (Fund.) refinar la fundición.

— — IRON (Fund.) refinar el hierro, recocer el hierro forjado.

— — LEAD, reducir o refundir plomo.

— — SALPETRE, refinar el salitre.

— — SILVER (Meta.) afinar la plata.

— — STEEL (Meta.) afinar el acero.

— — TIN (Meta.) batir el estaño para afinarlo.

REFINED, afinado, refinado.

— COPPER (Meta.) roseta, cobre encarnado de la mejor calidad.

— COTTON-SEED OIL, aceite de algodón refinado.

— LOAF-SUGAR (F. Az.) azúcar refinada.

— OZOQUERITE, cera fósil u ozoquerita refinada.

NOT —, no refinado, sin refinar.

REFINEDNESS, refinación, en estado de refinación.

REFINER, refinador || fundidor.

—S FUME, LEAD-SMOKE, ASHES OF LEAD (Meta.) espuma de plomo.

—'S HAMMER, martillo de afinador.

REFINERY, refinería.

— FURNACE, RUN-OUT FURNACE, horno de afinación.

—'S SLAG, v. CINDERS, SLAG.

REFINING, afinación, refinación (F. de Az.) refinación del azúcar.

— BOILER (F. de salitre) caldera de refinación (F. de Az.) (or — COPPER,) caldera de cobre para la refinación.

— CINDERS, escorias de afinación.

— FIRE or HEARTH, FINING-FORGE, FINERY, fragua o fuego de afinación.

— FOAM (Meta.) grafito depositado antes de la solidificación.

— FORGE SLAG (Meta.) escoria de horno de refinar.

— FURNACE, CUPEL-FURNACE (Metalurgia) horno de copelación.

REFINING FURNACE FOR LEAD, boliche.

— HEARTH, hogar del horno de copelación || fragua en donde se trabaja el hierro para convertirlo en barras || v. — FURNACE.

— IN THE OPEN HEARTH (Meta.) afino al bajo hogar.

— WITH IRON ORE (Meta.) afino por medio del mineral de hierro.

— PROCESS (Meta.) proceso de refinación.

— VESSEL, CUPEL, receptáculo que recibe el metal fundido cuando sale del horno.

— WORKS, refinería || (— FOR SUGAR,) refinería de azúcar.

ELECTRIC — OF IRON (Meta.) refinación del hierro por procedimiento electrotérmico.

ELECTROLYTIC ZINC — (Elect., Meta.) refinación electrolítica del cinc.

SINGLE — (Meta.) afino al baño de escoria.

TO REFIT (Mar.) reparar averías, recorrer (Tec.) reparar, componer.

REFLECT (Fís.) reflejo (Quím.) reflexión.

TO — (Fís.) reflejar.

REFLECTED RAY, rayo reflejado.

REFLECTING, REFLECTIVE, reflector, reflectante.

— CIRCLE (Mar.) círculo de reflexión.

— DRAWING BOARD (Elect.) tablero de reflexión.

— GALVANOMETER (Elect.) galvanómetro de reflexión.

— LAMP, lámpara de reflexión.

— LEVEL (Agrim.) nivel de reflexión.

— MEMBRANE (Elect.) membrana de reflexión.

— MICROSCOPE, microscopio de reflexión.

— MIRROR, MOVING-COIL GALVANOMETER (Elect.) galvanómetro de cuadro móvil o índice luminoso.

— POWER (Fís.) poder de reflexión.

— TELESCOPE, telescopio de reflexión.

REFLECTION, reflexión.

REFLECTOR, reflector (Elect.) reflector (Vm.) reflector (Ast.) telescopio de reflexión.

— LAMP (Elect.) lámpara con reflector.

— FOR PRINTING, reflector para copiar.

— OF THE VOICE, tornavoz.

BURNING —, espejo ustorio.

CEILING — (Elect.) reflector de techo.

EMISSION — (Elect.) reflector de emisión.

ENAMELLED SHEET-METAL — (Elect.) reflector de planta esmaltada.

HEMISPHERICAL — (Elect.) reflector hemisférico.

INDIRECT — (Elect.) reflector indirecto.

INNER — (Elect.) reflector interior.

OPAL CLASS — (Elect.) reflector de vidrio opalino.

PARABOLIC —, reflector parabólico.

OUTER — (Elect.) reflector exterior.

PEAR SHAPED — (LAMP) (Elect.) (lámpara con) reflector en forma de pera.

SPHERICAL — (LAMP) (Elect.) (lámpara con) reflector esférico.

REFLECTOSCOPE, v. PROJECTOR (T. N.) reflectoscopio.

REFLEXIBILITY, REFLEXITY (Fís.) reflexibilidad.

REFLEX, reflejo (Radio) reflejo.

— ACTION (Fisiol.) acción refleja.

REFLEXION y comp. v. REFLECTION.

TO REFLOW, refluir.

REFLUX, reflujo.

— CATHERER (Cir.) algalia de doble corriente.

FLUX AND —, flujo y reflujo.

TO REFOOT STOCKINGS, remontar medias.

REFOOTING, NEW FRONTING (Zap.) remonte, acción de echar nuevos pies o suelas a las botas.

REFORMATORY (Arq.) casa de corrección (Der. Pedag.) reformatorio.

TO REFOUND, refundir.

TO REFRACT (Fís.) refractar || (— —, BE REFRACTED,) quebrarse, romperse.

REFRACTING (Fís.) s. ANACLASTIC; refractante.

— BODY (Fís.) refringente.

— MEDIUM (Fís.) medio refringente.

FLUID — TELESCOPE, telescopio aplanático.

REFRACTION (Fís.) refracción || refringencia.

— AXIS (Fís.) eje de refracción.

— CIRCLE, círculo de refracción.

— OF LIGHT (Fís.) refracción de la luz, s. REFRACTION.

— — THE LINES OF FORCE (Elect.) refracción de las líneas de fuerza.

— — SOLIDS (Fís.) refracción de los cuerpos sólidos.

DOUBLE —, refracción doble.

ELECTRICAL —, refracción eléctrica.

ELECTROSTATIC —, refracción electrostática.

REFRACTIVE (Fís.) refractivo.

REFRACTOMETER (Fís.) refractómetro.

REFRACTOR (Opt.) refractor.

REFRACTORY, (s. APYROUS, FIRE-PROOF,) (Miner.) apiro, mineral que no se funde al soplete (Quím.) refractario, incombustible || inalterable al fuego, || apiro (Meta.) (REBEL,) refractario, difícil de fundir; (HIGHLY —:) muy refractario (Min.) refractario.

— CLAY, arcilla refractaria.

TO REFRAME (Mec.) armar de nuevo (Carp.) poner marco nuevo.

REFRANGIBILITY (Fís.) refrangibilidad.

REFRANGIBLE, refrangible.

TO REFRESH (Pint.) vivificar, renovar.

— — A BATTERY (Elect.) alimentar una batería.

REFRESHMENT-ROOM, cantina, cafetín. punto donde se refresca.

— — KEEPER, cantinero, encargado de un cafetín o un puesto de aguas frescas.

TO REFRIGERATE (Quím.) refrigerar.

REFRIGERATING, refrigerante.

— DECANTER, garrafa refrigeradora.

— MACHINERY, maquinaria para refrigerar.

EFRIGERATION (Quím.) refrigeración.

REFRIGERATOR (Mueb.) refrigerador (Mv.) refrigerador.

— CAR, carro refrigerador.

REFRIGERATORY, refrigerador, enfriadera (Cerv.) refrigerador, aparato de condensación.

REFUGE (Marina.) asilo; (STREET-CROSSINGS:) acera o andén de protección construído en las calles muy concurridas; (WORKSHOPS:) cubierta.

REFUGEE, refugiado.

REFULGENCE, refulgencia.

REFUSAL (Jur.) negación, falta de admisión (Com.) preferencia, opción de comprar || negativa.

REFUSE, (WASTE MATTER,) desperdicios, desechos || escoria || basura (Meta.) s. SLAG, v. DROSS (Min.) zupia, escombrera.

TO — (Com., Jur.) rehusar, rechazar, negar, no admitir (Tec.) excluir, desechar.

— DESTINCTOR FURNACE (Meta.) hogar para basuras.

— OF HEMP, HARDS, rastrilladuras, lo que suelta el cáñamo al limpiarlo o rastrillarlo.

— or PARINGS OF TAWED HIDES (Ten.) raspaduras de las pieles.

— CHINA, porcelana de desecho.

— COAL, desechos de carbón.

— COFFEE (Com.) café mareado.

— GOODS (Com.) mercancías de pacotilla o de desecho.

— OF OLIVES, sipia.

— OF SHEARINGS (T. L.) brusco, desperdicios de la lana.

— — SILK (T. S.) bata.

— STONES FOR BORDERS (Ing., pavimentación) casquijo del adoquinado.

— WOOL, CLOTTED WOOL, lana de desecho.

REGAL (Org.) regala.

REGARD (Opt.) lente.

REGARDANT (Bl.) mirante.

REGATTA, (STUFF), tejido de cintas de colores (Mar.) regata.

REGEL, REGELATION (Meteor.) nueva helada (Fís.) nueva congelación.

TO REGENERATE (Quím.) regenerar.

— — A CURRENT (Elect.) generar una corriente.

REGENERATING FURNACE, horno de Siemens.

REGENERATION (Quím.) (RECUPERATION,) regeneración, revivificación (Radio) regeneración.
— VELOCITY OF THE IONS (Quím.) velocidad de regeneración de los iones.
REGENERATIVE (Quím., Elect. y Radio) regenerativo.
REGENERATIVE CELL (Elect.) pila regenerativa.
— LAMP FOR Röntgen-RAY TUBES, lámpara de regeneración para tubos Roentgen.
REGENERATOR, regenerador.
REGIMEN (Quím.) procedimiento (Tec.) régimen || procedimiento.
REGIMENT (Mil.) regimiento.
REGIMENTALS (Mil.) uniforme.
— BAND (Mil.) música de regimiento.
— COLOURS (Mil.) bandera del regimiento.
REGINA PURPLE, ANILINE VIOLET, violado de anilina.
REGISTER (Quím.) registro (Mús.) registro, pieza de madera (Tec.) registro, aparato que regula la introducción del vapor en la caja de distribución y en el cilindro (Tip.) registro (Tip.: fundición de tipos,) centro de una matriz (Mv.) registro (Com.) registro, archivo, protocolo (Fund.) plancha de horno (Tec.) aparato de registro o controlador.
TO — (Com.) registrar, inscribir || (— A LETTER,) certificar una carta (Mec.) indicar (Tip.) registrar, hacer el registro (Tel.) registrar (Cinema) (TO RECORD PHOTOGRAPHICALLY,) expresar, manifestar, "registrar".
— GRATE, rejilla de registro.
— PIN (Meta.) estaca de guía.
— POINT (Tip.) punturas.
— SHEET (Tip.) hoja o pliego de registro.
— STOVE (Quím.) hornillo con registro.
— THERMOMETER, MAXIMUM-AND-MINIMUM-THERMOMETER, termómetro de máxima y mínima.
— TONNAGE (Mar.) tonelaje de registro.
— OF WAGES (Com.) registro de los jornales o salarios.
DOUBLE — (Org.) registro doble.
IN GOOD — (Tip.) en registro.
Lloyd (s) — (Mar.) registro del Lloyd o de los Lloyds.
TO MAKE —, MAKE READY THE FORM (Tip.) hacer el registro, registrar.
REGISTERED LETTER (Com.) carta certificada.
— TELEGRAM (Tel.) telegrama registrado.
REGISTERING COMPASSES, compás graduado con indicador.
REGISTRAR (Tip.) puntero (Jur.) escribano, registrador.

REGISTRY (Com., Jur.) asiento || archivo, protocolo, registro.
MARITIME — (Mar.) inscripción marítima.
PORT OF —, (Mar.) inscripción del puerto de...
REGLET (Arq.) filete (Tip.) (SETTING-RULE) regleta (Pint.) regleta (Fund. de tipos:) espacio, interlínea || reglilla de acero para verificar la regularidad de los caracteres.
TO REGORGE (Hort.) rebosar.
TO REGRAFT (Hort.) volver a injertar.
TO REGRATE (Alb.) escodar.
TO REGRAVE (Grab.) retallar.
REGRESSION, regresión (Psicoan.) regresión.
TO REGRIND (Tec.) remoler, volver a amolar.
REGULAR (Tec.) regular || mediano || arreglado, exacto (Com.) regular, mediano, de mediana cualidad (Mil.) soldado de línea.
— BODY (Geom.) poliedro regular.
— TWEEL, BIASSED TWEEL (Tej.) asargado.
REGULARITY (Tec.) regularidad, uniformidad.
TO REGULATE, regular, arreglar, moderar.
— THE CARBURETOR (Vm.) regular el carburador: (FLEXIBLY:) fácilmente.
— DOWN WARD (Elect.) regular por disminución.
— THE MOVEMENT (Mec.) regular el movimiento.
— UP WARD (Elect.) regular por aumento.
REGULATING, regulación || regularización.
— APPARATUS, v. REGULATOR, (PUMP).
— BEAM (Mec.) corredera de molino.
— CELL (Elect.) elemento regulador || (END-CELL,) elemento adicional.
— CLOCK or ELECTRIC MASTER, reloj de péndola eléctrico.
— CONTACT (Elect.) contacto de regulación.
— FORCES (Elect.) fuerzas reguladoras.
— LEVER (Elect.) manivela de maniobra.
— MAGNET (Elect.) imán regulador.
— MOTOR (Elect.) motor de regulación.
— QUADRANT (Vm.) sector de reglaje.
— RESISTANCE, RHEOSTAT (Elect.) reostato.
— SCREW, ADJUSTING-SCREW, tornillo de regulación.
— SET (Elect.) grupo de regulación.
— SWITCHBOARD (Elect.) mesa (de distribución) de regulación.
— TRANSFORMER (Elect.) transformador regulador.
— VALVE (Mec.) válvula de regulación.
— VOLTAGE (Elect.) tensión de regulación.
— WHEEL, WARD, REGULATOR (Rel.) regulador, "remontoir".
REGULATION (Tec.) regulación || regularización || arreglo (Mil.) de ordenanza (Tec.) (—S,) (SERVICE INSTRUCTIONS,) instrucciones para el servicio.

REGULATION BOOTS (Mil.) botas de orde-
nanza.
— BORE (Arm.) calibre de ordenanza.
— OF DRAUGHT (Vm., Fund.) regulación del
tiro.
— BY FEW STEPS (Elect.) regulación brusca.
—S IN FORCE (Com., Jur.) disposiciones vi-
gentes.
— BY MEANS OF A NON-RETURN VALVE
(Vm.) regulación por válvula de retroceso.
AUTOMATIC —, regulación automática.
INDUCTION — (Elect.) regulación de la in-
ducción.
POLICE —, reglamento de policía.
REGULATOR (Rel.) regulador (Mec., Elect.)
regulador || GOVERNOR, GOVERNOR OF
Watt, CONICAL or CIRCULAR PENDU-
LUM, regulador de Watt, regulador || s.
GOVERNOR.
— OF BLAST, BLAST-GOVERNOR, RECEIV-
ER (Fund.) regulador del tiro.
— BRAKE (Mec., Elect.) regulador de freno.
— OF A CHIMNEY, registro de una chimenea.
— COCK or COVER (Fc.: loc.,) llave de dis-
tribución.
— HANDLE AND ROD, manubrio del regu-
lador.
— SCREW OF A SLIDE LATHE (Torn.) tor-
nillo regulador del carro.
— SLIDE (Mv.) corredera del regulador.
— SPRING (Rel.) espiral reguladora.
— FOR STAGE LIGHTING (Elect.) regulador
para el alumbrado de los escenarios.
ALTERNATING CURRENT — (Elect.) re-
gulador para corriente alterna.
AUTOMATIC — (Elect.) reostato automático.
BUTTERFLY —, regulador de mariposa.
CARD — (Tel.) linterna.
CENTRIFUGAL — (Elect.) regulador cen-
trífugo.
CURRENT — (Elect.) regulador de la co-
rriente.
LINEAR — (FOR CARDS) (Tej.) cuadri-
llado.
PARALLEL — (Elect.) regulador en paralelo.
PHASE — (Elect.) regulador de fase.
PRIMARY — (Elect.) regulador primario.
SECONDARY — (Elect.) regulador secun-
dario.
SHUNT — (Elect.) regulador de derivación.
STARTER AND — (Elect.) reostato regulador
de puesta en marcha.
Regulus (Ast.) Régulo.
REGULUS, s. ASSAY-GRAIN (Quím.) régulo.
— OF ANTIMONIUM (Quím.) régulo de anti-
monio o marcial.
REHEARSAL (Teat.) ensayo.
GENERAL or FINAL — (Teat.) ensayo ge-
neral.

TO REHEARSE (Teat.) ensayar.
TO REHEAT, recalentar.
REHEATING, recocido || recalentamiento ||
(WELDING, FORGING IRON IN BUN-
DLES,) operación de soldar un cierto nú-
mero de trozos de hierro para que formen
una sola masa.
— FURNACE, MILL-FURNACE (Meta.) hor-
no de recocer.
— HEARTH (Fund.) hogar de horno de recocer.
— OVEN (Meta.) calorífero.
— SLAG (Meta.) escoria de horno de enalbar
TO REHOIST, rearbolar.
TO REHOOP (Ton.) poner nuevos aros o arcos.
TO REHYPOTHECATE (Jur.) rehipotecar.
Reich, el Imperio Alemán || desde 1919, repúbli-
ca; Alemania, Reich.
Reichsmark, MONETARY UNIT OF GERMA-
NY, marco.
REIGNING (Mar.) reinante, dominante, predo-
minante.
TO REIMBURSE (Com.) reembolsar.
REIMBURSEMENT (Com.) reembolso.
TO REIMPOSE (Tip.) reimponer.
REIMPOSITION (Tip.) reimposición.
REIMPRESSION (Tip.) reimpresión.
REIN (Tal.) rienda || (CHECK, CURB,) freno
(Cerv.) (—S,) dirección de una cervecería
(Arq.) riñón (Arm.) (VEIN,) grieta.
TO — (Equit.) embridar || arrendar.
— — BACK (Equit.) recular, hacer retroceder
al caballo con la rienda.
— — IN (Equit.) contener con la rienda.
— — UP (Equit.) levantar con la rienda.
— BILLET (Tal.) portarriendas.
—S OF A VAULT (Arq.) riñones de una bóveda
— DEER, reno, rengífero.
BEARING — (Tal.) rienda, guía.
REINDEER, v. comb. REIN.
REINFORCE (Art.) refuerzo de cañón.
TO —, reforzar.
— — A LAW (Jur.) ejecutar o poner en vigor
una ley.
— RING (Art.) anillo de refuerzo.
REINFORCED CONCRETE, v. CONCRETE
STEEL.
— TYRE or TIRE, llanta reforzada.
REINFORCEMENT (Mec.) refuerzo.
TO REINJECT, reinyectar.
TO REINSURE (Com.) reasegurar.
REISSUE (Com.) nueva emisión.
TO — (Com.) hacer una segunda emisión,
emitir de nuevo.
REITER (B. A.) reitre.
REITERATION, RETIRATION, INNER or
SECOND FORM (Tip.) retiración, segunda
forma que se pone en la prensa para re-
tirar el pliego.
REJECTOR (Radio) reyector, "rejector".

TO REJOINT, MAKE BOND (Alb.) rellenar las juntas.

TO RELAND (Mar. y Aeron.) redesembarcar.

RELATIONS (Tec.) relación (Com.) relaciones, conexiones.

RELATIVE CALIBRATION (Elect.) contraste relativo.

— MOTION, movimiento relativo.

— VELOCITY OF MIGRATION, velocidad de transporte relativa.

— — OF THE WIND (Aviac., Vm.) velocidad relativa del viento.

— WIND (Aeron.) viento relativo.

RELATIVIST, BELIEVER IN RELATIVITY, relativista.

RELATIVITY, Einstein THEORY, relatividad .

TO RELAX, s. TO UNBEND; aflojar, relajar.

— — THE SPRING (Mec.) relajar el resorte, aflojar el resorte.

RELAY (Elect., Tel. Radio) relai, relé, relevavador (Tel.) relevador (Com.) posta, parada ‖ tiro de caballos apostados (Caz.) parada de perros de caza.

TO RELAY (Alb.) echar de nuevo (Tec.) desembragar, desconectar.

— — ANEW or COMPLETELY (Const.) remover o derribar todo.

— — A COVERING or A ROOFING, reparar un techo.

— ARMATURE (Elect.) armadura de relevador.

— BOX (Elect.) caja de relevador o relai.

— BROADCAST, v. REBROADCAST.

— CIRCUIT (Elect.) circuito de relevador.

— COMBINATION SWITCH (Telef.) relevador conmutador de conexión.

— MAGNET, imán del relevador.

— RACK, cuadro para el relevador.

— STATION (Radio) estación relé.

ALARM — (Tel.) relevador de llamada.

BLOCK — ((Fc.) relevador de enclavamiento.

BOX — (Elect.) relevador en caja.

BOX SOUNDING —, relevador fónico.

CLEANING — (Telef.) relevador de fin de conversación.

CUT-OFF —, relevador cortacircuito.

LIGHTNING ARRESTER —, relevador de pararrayos.

POLARISED —, relevador polarizado.

POLARISED — WITH MOVABLE CORE, relevador polarizado con núcleos rotatorios.

TELEPHONE —, relevador del teléfono.

TIME-LAG —, relevador de tiempo.

WIRE BREAK — (Elect.) relevador de ruptura de alambre.

RELAYING (Const.) reparación, compostura.

RELEASE, descargo (Com.) liberación ‖ finiquito, recibo final.

TO —, liberar, exonerar ‖ soltar (EXHIBITION, PUBLICATION, etc.) permitir ‖ pasar, exhibir ‖ ver la luz pública.

— — THE BRAKE (Fc., Elect., Vm.) soltar el freno.

— SIGNAL (Fc.) señal de desenganche.

AUTOMATIC —, escape automático.

BRAKE — SPRING (Vm.) resorte antagonista del freno.

NO-LOAD — (Elect.) escape en vacío.

NO-VOLTAGE — (Elect.) interruptor de puesta a cero ‖ escape de tensión cero.

OVERLOAD — (Elect.) escape de sobrecarga.

RELEASING CAM, pata de desenganche.

— DEVICE (Elect.) mecanismo de escape.

— LEVER, palanca de desunión.

— MAGNET (Elect.) imán de escape.

— MECHANISM, mecanismo de desunión o de disparo.

TO RE-LEATHER (THE CLUTCH, etc.) (Vm.) cambiar el cuero (del embrague, etc.)

TO RELET (Jur.) subarrendar.

RELICS CHAMBER (Arq., Ec.) relicario.

RELIEF (Tec.) (RELIEVO, EMBOSSMENT,) relieve, realce, obra en relieve (Esc.) relieve (Tip.) relieve (Plat.) niel.

— OPERATOR (Telef.) telefonista auxiliar.

— POLISHING (Meta.) pulimentar en relieve.

— VALVE (Mec.) válvula de escape.

IN — (Esc.) en relieve.

LOW or FLAT —, bajorrelieve.

TO RELIEVE (Tec.) relevar, dar relieve (Mil. y Mar.) relevar (Mar.) colocar simétricamente en ambos costados las hiladas del forro.

— — or SOFTEN A COLOUR (Tint.) atenuar el efecto de un color.

— — THE WATCH (Mar.) relevar, entrar de guardia.

— —, (WORKMAN,) relevo.

RELIEVING ROPE (Mar.) barloa.

— TACKLE (Mar.) trapa ‖ palanquines de retenida ‖ aparejos de la caña del timón ‖ plumas de chata de carena.

RELIEVO, HIGH —, ALTO —, altorrelieve.

— PLAN, plano en relieve.

RELUCTANCE (Elect.) reluctancia, resistencia magnética.

— OF AIR (Elect.) reluctancia del aire, resistencia magnética del aire.

— OF IRON (Elect.) resistencia magnética del hierro.

MAGNETIC —, v. —.

RELUCTIVITY (Elect.) resistencia específica.

REMAINDER OF ROUGH ORE, mineral grueso que queda en la criba.

REMAINDERS (Com.) rezagos, sobrantes.

REMANENCE, magnetismo remanente.

REMANENT, remanente.

TO REMANUFACTURE, reelaborar.

TO REMAST (Mar.) poner nuevos palos a un buque.

REMBLAI (Fort.) terraplén.

REMEDY (Ac.) tolerancia.

TO REMELT or **REFINE** (Meta.) refinar, refundir.

— — THE PIG-IRON (Meta.) refundir el hierro.

REMELTING FURNACE (Meta.) horno de segunda fusión.

— PROCESS (Meta.) método de refundición.

REMEMBRANCE, s. BRIDLE-MONEY.

REMIGES (Com.) plumas remesas.

REMISSION (Com.) remesa, remisión.

REMITTANCE (Com.) remesa, envío.

COUNTER —S (Com.) giros de retorno.

REMITTENT (Com.) remitente.

REMNANT (Sast.) (—S), retazos (Com.) retazo.

— OF LACE (Com.) retal, retazos de puntas o encajes.

— OF A PIECE (Tej.) retazos, pedazos sobrantes de una pieza de tela ya utilizada.

TO REMODEL, remodelar.

TO REMONETIZE, remonetizar.

REMONSTRANCE (Orn. Ec.) viril.

REMONTOIR (Rel.) remontoir.

— SCAPEMENT, escape de contrapeso.

REMORA (Cir.) rémora.

REMOTE CONTROL, control remoto.

— — SWITCH, telointerruptor.

TO REMOUNT (Mil.) remontar (Carr., Mv.) remontar (Rel.) dar cuerda (Arm.) poner nueva caja a un arma.

— — THE CHAIN (T. S.) remontar o volver a poner la cadena.

REMOVAL, remoción.

— FROM THE COPPER (blanquición); retiro de la ropa de la cuba para enjuagarla.

— OF THE REMAINDER OF THE EPIDERM FROM SKINS (Ten.) acción de remellar las pieles.

— OF GASES (Meta.) toma de los gases de los altos hornos.

— — GROUND (Const.) remoción.

— OF WORN-OUT PAVING STONE (Ing., pavimentación) reparación o renovación de un empedrado substituyendo los adoquines rotos o hundidos.

REMOVE (Coc.) s. COURSE, DISH: servicio, cubierto (Vet.) renovación de las herraduras.

TO — (Tec.) desaplicar, dejar de aplicar (Const.) remover, transladar (Coc.) alzar, retirar el servicio de la mesa.

— — THE AIR (Tripería;) desinflar.

— — — BOARDS FROM THE PALING (Hid.) desentablar.

— — THE BLOOD FROM FRESH HIDES

(Ten.) desangrar, quitar la sangre a las pieles recién desolladas.

— — THE BREAK OF TYPES (Tip.: fundición de caracteres,) rayar o inutilizar el excedente de metal en la fundición de caracteres de imprenta.

— — THE BURR or SEAM (Meta.) quitar las rebarbas de junta.

— — BURS (WOOL,) escardar.

— — THE CENTERING OF AN ARCH (Arq.) descintrar un arco.

— — THE CORE (Fund.) desmoldear, sacar o extraer el ánima o el macho.

— — AN EMBARGO (Jur.) desembargar ‖ remover o levantar un embargo.

— — ENGRAVINGS (Grab.) retallar, retocar el grabado con el buril.

— — FROTH (F. de Az.) espumar (Agric.) destruir o quitar los musgos perjudiciales.

— — FROM THE FURNACE, deshornar.

— — THE GRAIN BEFORE ITS TIME (Cerv.) retirar el grano que germina demasiado pronto.

— — GREASE COLD, desengrasar en frío.

— — GREASE HOT, desengrasar en caliente.

— — or EXTRACT THE HYDROGEN (Quím.) deshidrogenar.

— — THE OIL, desaceitar.

— — A PAVING ENTIRELY (Ing.: pavimentación,) cambiar o reemplazar enteramente el empedrado o pavimento.

— — FROM THE PIT (Ten.) retirar o sacar los cueros de la lechada de cal.

— — THE PROJECTING PART (Alb.) quitar a una piedra la parte que sobresale de la línea de construcción en que está colocada.

— — THE SAND, desarenar, desenarenar.

— — THORNS (Agric.) rozar, quitar las yerbas de un campo.

— — THE WATER (Quím.) deshidratar.

— — FELLED WOOD, limpiar la tala.

REMOVING THE DUST (Meta.) separación del polvo de los metales.

— — INSULATION (Elect.) levantado de la cubierta aislante.

— — PICKLING ACID (Meta.) batido del alambre.

— RUBBISH, vaciamiento de basuras.

— OF THE SCALE (Meta.) separación de las escamas.

TO REMUNERATE (Com.) remunerar.

Renault TANK, WHIPPET (Mil.) tanque Renault.

REND (Carp.) hendeduras, rajadura.

TO —, hendir, rajar.

TO RENDER (F. de jabón) clarificar por fundición (Alb.) dar torta ‖ (ROUGH-CAST. ROUGH-IN,) allanar, alisar con yeso o mezcla una obra de mampostería (Mar.) correr la maniobra (Tec.) hacer, producir.

— — ASTATIC (Fís.) astatizar, hacer astático.

— — CONDUCTING (Fís., Elect.) hacer conductor.

RENDERING (Mar.) laboreo franco o corriente clara (Alb.) (FIRST COATING, ROUGH-CAST,) allanadura || enjabelgadura y argamasadura (Com.) producto, rendimiento.

— APPARATUS, aparato extractor de manteca.

— PAN, caldera para extraer manteca.

RENDEZ-VOUS, cita (Mar.) punto de reunión.

TO — (Mar.) concurrir al punto de reunión.

TO GIVE A —, dar cita.

RENETTE (Vet.) pujavante || legra, legrón.

TO RENEW, (ADULTERATE GRAIN,) mezclar el trigo con otros cereales o humedecerle para que pese más (Mar.) recalar (Com.) renovar, prorrogar.

— — THE AIR (Min.) renovar el aire.

— — THE CELL LIQUID (Elect.) trasegar las pilas.

— — THE SOIL (Agric.) acollar, poner tierra nueva al pie de un árbol.

— — THE TIMBER (Min.) cambiar o renovar la armadura.

— — THE YEAST (Pan.) renovar la levadura.

RENEWAL, renovación.

— OF LEASE (Jur.) reconducción, renovación de un arrendamiento.

— — THE PLATES (Elect.) cambio de las placas.

— — YEAST (Pan.) renuevo de la levadura.

RENEWING OF THE BATH LIQUID (Quím., Elect.) revivificación del baño.

RENNET (Quím.) s. COAGULUM; cuajo, s. RUNNET || cuajo para cortar la leche.

RENOVATION, renovación.

RENT (Jur.) renta || renta cuyo arriendo se paga todo en metálico; (Normandía.) || (Cost.) (TEARING, SPLIT,) desgarradura, rasgón (Tec.) rajadura, desgarradura, rasgón (Min.) (—S,) serie de hendeduras o grietas (Meta.) (—S,) pequeñas rajas que en ciertas ocasiones se producen en el hierro al trabajarlo.

TO — (Jur.) arrendar (Tec.) rasgar, desgarrar

— IMITATING THE LODE (Min.) hendedura que imita la veta.

— IN A STRATUM (Min.) hendidura horizontal que divide la roca en dos lechos.

RENTERER, zurcidora.

TO REOPEN A GALLERY (Min.) volver a abrir una galería, escombrar o limpiar o practicar nuevamente una galería.

TO REORGANIZE, reorganizar.

TO REPACK (Com.) reenvasar, reempacar.

TO REPAINT, repintar.

REPAIR (Const.) (OVERHAULING OF THE WORK,) reconstrucción, refección, compostura (Tec.) reparación (Mar.) recorrida, embonada, carena.

TO — (Const.) reparar, reconstruir (Dor.) cubrir de oro molido (Tec.) reparar, restaurar (Mar.) carenar, embonar.

— — DAMAGES (Com., Jur.) resarcir los daños || pagar daños y perjuicios (Mar.) reparar averías, remediar.

— — A DRIFT (Min.) reparar o restablecer una galería.

— — A ROOF, retejar, reparar un tejado.

— — A WALL (Alb.) reedificar o reparar un muro.

— OF THE ARMATURE (Elect.) reparación del inducido.

— — A WALL (Arq.) reparo o recomposición de un muro.

— TIMBER (Min.) madera de relleno.

THOROUGH — (Mar.) carena mayor o de firme.

REPAIRER, CHASER, reparador.

REPAIRING, reparación s. MENDING (pavimentación) reparado, compuesto (Const.) (MENDING THE SUMMIT OF A ROOF,) retejo.

— SHOP, taller de reparaciones.

REPARATIONS, reparaciones (Com., Der. y Polít.) indemnizaciones, reparaciones.

REPARTITION (Tec., Jur.) repartición.

TO REPAVE, PAVE AGAIN, empedrar o adoquinar de nuevo || repavimentar.

TO REPAY (Com., Jur.) repagar.

TO REPEAT, STROKE (Rel.) repetir.

REPEAT OF PATTERNS (Tej.) repetición de dibujos.

REPEATER (Rel.) mecanismo de repetición || (REPEATING WATCH,) repetición, reloj de repetición.

— OF THE QUARTERS (Rel.) repetición de cuartos de hora.

REPEATING (Rel.) de repetición.

— CIRCLE (Agrim.) círculo repetidor.

— FIRE ARM (Arm.) arma de repetición.

— POINTS, contactos de repetición.

— SHIP (Mar.) repetidor.

— THEODOLITE (Ing.) teodolito repetidor.

— WATCH, v. —, REPEATER.

REPELLENCY, REPULSIVE POWER, fuerza de repulsión.

REPELLENT, REPULSIVE, repelente, repulsivo.

TO REPERCUSS, repercutir, reflejar.

REPERCUSSION, repercusión.

REPERCUSSIVE, repercusivo.

REPERTORY (Teat.) repertorio.

TO REPLACE THE FUSES (Elect.) reemplazar los fusibles.

— — THE SPRING DRUM (Elect.) ajustar el barrilete.

REPLACING FROGS (Fc.) ranas de ferrocarril para encarrilar.

— IN THE SOCKET, encasquillar o encajar de nuevo.

— SWITCH (Fc.) aguja de encarrilar.

TO REPLANT (Agric.) replantar.

REPLANTED (TREES,) lugar donde se ha hecho un replanteo de árboles.

TO REPLASTER (Alb.) dar nueva torta || poner.

TO REPLENISH (Mar.) hacer nueva aguada, víveres o pertrechos.

REPLENISHER (Elect.) restaurador de carga.

REPLICA, réplica (Fot., Cine y Grab.) réplica.

TO REPOINT, rehacer o enderezar una punta.

REPORT (Com.) informe, memoria || noticia || relación || (RETURN, DESPATCH,) parte (Art.) v. — OF A GUN.

— OF A GUN, cañonazo.

— OF MINES (Min.) informe de minas.

— — TEST (Tec.) informe de pruebas.

REPORTER, repórter, noticiero, redactor de noticias.

— OF ART'S EXHIBITION, literato, crítico de arte, periodista que hace la crítica de las exposiciones de arte en el salón.

TO REPOSE or REST (Alb.) descansar, soportar, llevar.

— ESCAPEMENT, DEAD-BEAT ESCAPEMENT (Rel.) escape de áncora.

REPOSITORY, s. BASIN.

— OF FANCY ARTICLES, almacén de novedades.

TO REPRESENT (Teat.) representar.

REPRESENTATION OF FORCES (Mec.) representación de las fuerzas.

TO REPRESS (Alf.) reprensar (Psicoan.) reprimir.

REPRESSED (Psicoan.) reprimido.

REPRESSING PRESS (Alf.) máquina de reprensar el ladrillo.

REPRESSION (Psicoan.) represión.

REPRINT, REPRINTING (Tip.) reimpresión || (REITERATION,) tirada en retiración.

— TO — (Tip.) (PRINT AGAIN,) reimprimir || hacer una simple reimpresión, ir línea por línea.

REPRISAL (Jur.) represalia.

REPRISE, REPRIZE (Mar., Jur.) represa.

— TO — (Mar) reapresar.

REPTS (Mueb.) tela de León.

TO REPUDIATE (Jur.) repudiar.

REPULSION, repulsión.

— ELECTRICAL —, repulsión eléctrica.

REPULSIVE or REPELLENT POWER (Fís.) fuerza de repulsión.

REPUTATION, s. OF CREDIT (Com.) crédito, reputación (comercial).

REPUTED (Com.) tolerancia de comercio, (en medidas).

REQUISITE (Com., Jur.) requisito.

REQUISITION (Jur.) requisición.

REQUITAL (Com.) compensación.

RERAILERS (Fc.) encarriladoras.

REREDOS (Arq.) placa de fondo de chimenea (Arq. Ec.) (s. ALTAR-PIECE,) reredós, retablo.

TO RESCIND (Jur.) rescindir.

RESCISSION (Jur) rescisión.

RESCUE; TO THE RESCUE! (Mar.) ¡ayuda! ¡socorro!

RESEARCH (Tecnol.) investigación (Albañil.) (MENDING,) recorrido, repaso, reparación parcial de un techo (Min.) (EXPLORA-TION,) exploración, examen (Jur.) investigación o indagación judicial, pesquisa judicial.

— TO — (Tec.) investigar, escudriñar (Min.) explorar, examinar, buscar (Jur.) investigar o inquirir jurídicamente, hacer una averiguación judicial.

— FOR MENDING (Arq.) repaso o reparación de un techo.

TO RESEAT, poner nuevo fondo.

RESECTION INSTRUMENTS (Cir.) instrumentos para osteotomía.

RESEDA (Bot.) resedá.

— LUTEOLA (Bot.) gualda.

TO RESELL (Com.) revender.

RESERVE (Mil.) reserva (Jur.) reserva (Tint.) (WAX, RESIST PASTE,) encerado (Tec.) reserva (Pint., Grab.) reserva.

— TO — (Tec.) reservar (Grab.) grabar o tallar ahorrando o con reservas.

— BANK, Banco de Reserva.

— CAPACITY (Elect.) reserva de capacidad.

— ENGINE (Fc., Elect.) máquina (de vapor) de reserva.

— FUND (Com.) fondo de reserva.

— LOCK (Hid.) esclusa provisional.

— STYLE, RESIST-STYLE (impresión sobre telas) impresión con reservas.

RESERVOIR, s. BASIN; s. FILTERING-STONE; (HOLDER,) depósito (Fís.) cubeta del barómetro (Hid.) depósito para alimentar los acueductos || tambor || alcubilla, alberca, arca de agua.

— OF BRINE, FIRST —, (salinas,) primer estanque de las salinas.

— — BRINE, depósito de una salina.

— — IRRIGATION (Agric.) cajero, depósito para la irrigación.

RESERVOIR FOR THE PRESERVATION AND FATTENING OF OYSTERS, ostrera, cebadero de ostras.

— FOR STAMPED ORE, escoria que contiene cierta cantidad de mineral.

— OF WATER, CISTERN, WELL, CONSERVER, depósito de agua, tanqué, cisterna.

— FOR WATER EXTRACTED FROM BOREHOLES (Min.) depósito de las aguas que saca la sonda.

— FOR THE WATER-RACE, cambija.

IRON — IN MALT-KILNS (Cerv.) cajón de hierro usado por el fabricante de cerveza.

LARGE —, (salinas,) depósito de agua salada.

STORAGE — (Fc., Elect.) depósito de agua.

SUBTERRANEOUS — FOR LYES (F. de jabón) aljibe, pozal de jaboneros.

TO RESET (Tip.) recomponer, componer de nuevo ‖ corregir (Joy.) volver a engastar.

TO RESHOE (Vet.) reherrar, errar de nuevo.

RESIDENCE (Quím.) (SEDIMENT,) residuo, depósito, sedimento (Jur.) residencia.

RESIDENT (Jur.) residente.

RESIDUAL ATMOSPHERE, atmósfera remanente.

— CAPACITY (Elect.) capacidad residual.

— CHARGE (Elect.) carga residual.

— EXCITATION (Elect.) excitación remanente.

— EXCITING CURRENT (Elect.) corriente de excitación remanente.

— INDUCTION (Elect.) inducción remanente.

— MAGNETISM, residuo magnético, magnetismo remanente.

RESIDUE, residuo, resto ‖ orujo, bagazo, hez, casca, cibera, alpechín, sedimento, pie; residuo de cualquier fruto exprimido para extraer el jugo (IF OF GRAPES:) orujo; (IF OF OLIVES:) burujo (Meta.) (BOTTOM,) parte metálica separada de las escorias que queda en el fondo del crisol una vez terminada la fusión ‖ residuos de un baño (Min.) residuo (Arit.) residuo, resta (Com.) rezagos, retazos.

— OF INCENSE, cenizas u hollín de incienso.

— IN RETORTS, grafito, plombagina.

— OF TALLOW (velería) borras, lo que queda de las películas que encerraban el sebo antes de ser derretido.

RESIDUUM, SETTLEMENT (Quím.) residuo (Meta.) (WASTE-MATTER,) desperdicios de fundición.

— OF DISTILLED AMBER, residuo del ámbar amarillo destilado en seco.

TO RESIGN, resignar, renunciar.

— — A COMMISSION (Com., Mar., Mil.) resignar o renunciar una comisión.

RESILIENCY, s. ELASTICITY.

RESILLE, entrelazamiento de varillas de plomo que sujeta los distintos fragmentos de una vidriera.

RESIN, resina ‖ pez, s. COLOPHANY.

— OF AMBER, succineína.

— GUMME, gomorresina.

— GUMMOUS, gomorresinoso.

— OF Hymenae Courbaril, curbaril, itaiba.

— MAKER, resinero.

— OIL, aceite esencial extraído de la resina de los pinos (Mar.) mezcla de pez y brea para calafatear las embarcaciones.

— ROD (Elect.) varilla de resina.

— TALLOW SOAP, jabón de resina.

— TORCH FOR SLATE QUARRYMEN, corteza seca que se embadurna de resina para hacer antorchas.

French —, resina de las Landas.

INSOLUBLE -S (Quím.) resinas insolubles en el éter frío.

LIKE —, resinoideo.

LIQUID —, resina líquida o flexible o viscosa.

PRODUCTION OF —, resinificación.

PYRETINE, PYROGENATED —, resinas pirógenas.

RUBBER —, resina de caucho.

SOLID —, resina dura.

WHITE —, jugo resinoso del pino marítimo inferior al galipodio ‖ galipodio.

YELLOWISH — OF Peru (Paleont.) berengelita.

TO BECOME —, resinificarse.

RESINO-ELECTRIC (Elect.) negativo.

RESINOUS, resinoso ‖ resinífero.

— BODY, RESIN IN GENERAL, resinoideo.

— WOOD, madera resinosa.

RESIST, v. RESERVE, RESERVE-STYLE.

TO — (Arq.) contrarrestar (Mec.) (SPRING,) rechazar (un resorte).

RESISTANCE (Mec.) (RESISTING FORCE, STRENGTH,) resistencia ‖ resistencia de las máquinas (Fís.) (BEARING STRENGTH,) resistencia, fuerza portante (Elect.) resistencia (Jur.) resistencia (Psicoan.) resistencia.

— OF THE ACID (Elect.) resistencia del ácido.

— ALLOY (Elect.) aleación para resistencias.

— TO AXIAL COMPRESSION (Vm., Carr.) resistencia a la compresión según el eje de la pieza.

— BATTERY (Elect.) resistencia de la batería.

— BODY (Elect.) cuerpo de resistencia.

— BOX, caja de resistencia.

— BRIDGE (Elect.) puente de resistencia.

— CAPACITY OF THE VESSEL (Elect.) capacidad de resistencia del recipiente.

— COEFFICIENT (Elect.) coeficiente de resistencia (Mat., Const.) coeficiente de resistencia de los materiales.

RESISTANCE COIL (Elect.) bobina de resistencia.

— DIAGRAM (Elect.) diagrama de resistencia.

— OF FIELD-COILS (Elect.) resistencia del arrollamiento de inductores.

— FRAME (Elect.) reostato ||| reostato de cuadro.

— OF INSTRUMENT (Elect.) resistencia interior de aparato.

— MATERIAL (Elect.) material para resistencias.

— IN OHMS PER KG. (Elect.) resistencia en ohmios por kg.

— — — PER KM. (Elect.) resistencia en ohmios por km.

— PER PHASE (Elect.) resistencia de fase.

— OF PLATES (Elect.) resistencia de las placas.

— TO RIPPING, resistencia al desgarramiento.

— WHEN RUNNING LIGHT (Fc.) resistencia en vacío.

— TO SHEAR (Meta., Tec.) resistencia a la cortadura.

— — SHOCK (Meta.) resistencia al choque.

— OF THE SPARK-GAP (Elect.) resistencia de la distancia explosiva.

— SPIRAL, espiral de resistencia.

— STEP (Fc.) grada de resistencia.

— TO TENSILE STRESS (Meta.) resistencia a la tracción.

— PER TON OF WEIGHT OF TRAIN (Fc.) resistencia por tonelada de peso del tren.

— UNIT (Tec.) resistencia óhmica, patrón en forma de cajita, caja de unidad de resistencia.

— VALUE (Elect.) valor de la resistencia.

— FOR VOLTAGE MEASUREMENT (Elect.) resistencia para medir la tensión.

— TO WEAR (Meta., Tec.) resistencia al desgaste.

— OF THE WINDING (Elect.) resistencia del arrollamiento.

— — A WIRE (Elect.) resistencia del alambre.

— WIRE (Elect.) resistencia del alambre.

ADDITIONAL — (Elect.) resistencia adicional.

ASYMMETRICAL — (Elect.) resistencia asimétrica.

AUXILIARY — (Elect.) resistencia auxiliar.

BRAKING — (Elect., Fc.) resistencia de freno.

BUILT-IN — (Elect.) resistencia embutida.

CALIBRATION — (Elect.) resistencia patrón o tipo.

CARBON — (Elect.) resistencia del carbón || (SWITCHES:) resistencia de carbón.

CHOCKING — (Elect.) resistencia de reacción.

ELECTRIC — OF THE VACUUM (Elect.) resistencia eléctrica del vacío.

FIXED — (Elect.) resistencia fija.

FRICTIONAL — (Meta., Tec.) resistencia al frotamiento.

FRICTIONAL — IN SUCTION PIPES, resistencia a la aspiración.

INDUCTIVE — (Elect.) resistencia inductiva.

INFINITE — (Elect.) resistencia infinita.

INSULATION — (Elect.) resistencia de aislamiento.

INTERMEDIATE — (Elect.) resistencia de paso.

INTERNAL (CELL) — (Elect.) resistencia interior.

LINE — (Elect.) resistencia de la conducción.

LINE OF — (Elect., Tec.) línea de resistencia.

LIQUID — (Elect.) resistencia líquida.

MANGANIN — (Elect.) resistencia de manganina.

MEASURING — (Elect.) reostato de medida.

METALLIC — (Elect.) resistencia metálica.

MOMENT OF — (Elect.) momento de resistencia.

NON-INDUCTIVE — (Elect.) resistencia no inductiva.

OHMIC — (Elect.) resistencia óhmica.

REAL — (Elect.) resistencia real de un metal.

REDUCING — (Elect.) resistencia moderadora.

REGULATING — (Elect.) reostato.

RELATIVE ELECTRIC — (Elect.) resistencia eléctrica relativa.

RESULTANT — (Elect.) resistencia resultante.

SAFETY — (Elect.) resistencia de seguridad.

SERIES — (Elect.) resistencia adicional.

SHORT-CIRCUIT — (Elect.) resistencia de circuito corto.

SHUNTS — (MACHINES,) (Elect.) resistencia del circuito derivado || (IN REGULATORS:) resistencia en derivación.

SKIN — (Vm.) resistencia al frotamiento.

SLIP — (Fc., Vm.) resistencia de deslizamiento.

SPARE — (Elect.) resistencia de reserva.

STANDARD — (Elect.) resistencia patrón.

STRAP — (Fc.) resistencia de cinta.

STREAM LINE — (OF THE HULL) (Vm.) resistencia de carena.

SUPLEMENTARY — (Elect.) resistencia suplementaria.

VARIABLE — (Elect.) resistencia variable.

WIRE — (Elect.) resistencia de alambre.

TO SWITCH IN — (Elect.) poner o intercalar la resistencia en circuito.

RESISTIVE (Elect.) resistivo.

RESISTIVITY (Elect.) fuerza de resistencia específica, resistividad.

RE-SOLING, NEW SOLING (Zap.) remonta, (acción y efecto de remontar suelas en el calzado).

RESOLUTION (Quím.) solución (Jur.) resolución.

— OF COMPOUNDS (Quím.) reducción.

— OF FORCES or MOTION (Mec.) descomposición de las fuerzas.

TO RESOLVE, s. TO ANALYSE.

RESOLVEND (Arit.) dividendo parcial.

RESONANCE, resonancia.

— BODY or BOX or CHAMBER (Mús.) caja de instrumento de cuerdas.

RESONATOR (Fís.) resonador ‖ (ELECTRIC —:) resonador eléctrico.

—, v. PIEZO-ELECTRIC —.

TO RESORB, s. TO ABSORB.

RESORTING THE TRAINS (Fc.) transformación de los trenes.

TO RESOUND (Min.) resonar, retumbar.

RESOURCES (Com.) fondos, medios pecuniarios.

TO RESOW (Agric.) resembrar.

RESPIRABLE, VITAL, respirable.

RESPIRATOR (Vm.) respiratorio (Cir.) aparato respiratorio.

ANTIMEPHYTIC —, respirador antimefítico.

RESPIROMETER (Cir.) respirómetro.

RESPITE (Com.) prórroga, moratoria.

RESPOND (Arq.) pilar embutido en parte en un muro.

RESPONDER, RESPOUND (Arq.) s. BOWTELL.

RESPONSE (Tip.) responsorio.

RESPONSIBLE, (Com., Jur.) responsable, fiador.

TO BE — FOR (Com.) responder, garantizar.

RESPONSIBILITY, responsabilidad.

INSURANCE AGAINST — (Com.) seguro contra la responsabilidad.

LAW OF — (Jur.) ley sobre la responsabilidad.

REST (Arit.) resta, residuo (Elect.) (STOP,) contacto de recepción (Arm.) cuja o ristre de lanza (Mec.) soporte, base (Rel.) reposo, v. CATCH (Mec.) v. SOCKET, COLLAR, PILLOW-BLOCK (Tip.) (RESIDUE,) residuo.

— OF A LATHE (Torn.) soporte de torno.

— — THE MOULD (Vel.) marco.

— — THE CUTTING PRESS (Tip.) pie de la prensa de recortar.

— FOR LOADING BASKETS, etc., trípode, banqueta que sirve para cargar el cuévano, etc.

— OF THE SADDLE, SEAT, asiento.

REST STICK, RESTING-STICK, MAULSTICK (Pint.) tiento de los pintores.

ANGLE OF — (OF VEHICLES) (Vm., Carr.) ángulo de resposo (de los vehículos).

ARM —, brazo de un asiento.

COMPOUND SLIDE — (Mec.) soporte de movimiento en cruz.

GRINDER — (Mec.) luneta de máquina de afilar.

TOOL — (Tec.) portaútil.

RESTAURANT CAR (Fc.) coche-restaurante. coche-comedor.

RESTING PLACE (Min.) piso de descanso (Arq.) meseta, descanso de escalera.

RESTORATION (Arq.) restauración.

— OF THE TIMBER (Min.) renovación o cambio de la madera.

TO RESTORE (Com.) restituir (Jur.) restaurar, restituir (Mol.) repicar.

RESUBLIMATION (Quím.) sublimación por segunda vez.

RESULTANT (Mat.) resultante ‖ b. comb. RESISTANCE.

— FORCE (Mat.) fuerza resultante.

— OF TWO VELOCITIES (Mec.) resultante de dos velocidades.

RESUMPTION (Min.) reasunción.

RESWARDING (Agric.) replantación o nueva plantación de césped.

TO RET, STEEP, (Tej.) enriar, embalsar, macerar las plantas textiles en una corriente de agua.

— FLAX, lino enriado.

RETAIL (Com.) menudeo, detalle, venta por menor.

TO — (Com.) revender ‖ vender al por menor.

— DEALER, RETAILER (Com.) vendedor al menudeo.

— GOODS (Com.) mercancías al por menor.

— MERCHANT (Com.) comerciante al por menor.

— PRICE (Com.) precio al por menor.

BY — (Com.) al menudeo, al por menor.

RETAILER (Com.) v. RETAIL DEALER.

RETAINING, s. STOWING.

— ARCH (Arq.) arco de descarga, cintro de aligeramiento.

— ROLLERS (Tej.) cilindros proveedores.

— VALVE (Mec.) válvula obturadora.

— WALL, BREAST-WALL (Arq.) muro de sostenimiento o de apoyo.

RETARDATION (Mec.) retardación, retardo.

— OF PHASE (Elect.) retardo de fase.

TO RETEMPER, retemplar.

RETENTIVE, sustentante, continente ‖ estanço.

RETENTIVITY (Tec.) fuerza coercitiva.

RETICULATED (Arq.) reticulado, reticular.
— BOND (Alb.) aparejo de tablero.
— WORK, D I A M O N D-WORK, NET-MA-SONRY (Alb.) albañilería o trabajo de mampostería mallado o en losange, opus reticulatum.
RETICULUM, retículo.
TO RETILE A ROOF, retejar un techo (de tejas).
RETILING (Alb.) retejo.
RETINACULUM (Tip.) s. CATCH; divisorio.
RETINITE, RETINASPHALT, retinasfalto, especie de resina fósil.
RETIRATION (Tip.) retiro, retiración.
RETIRED (Mil.) retirado.
— TO BE PLACED ON THE — LIST, dar el retiro, poner en retiro.
RETORT (Quím.) retorta.
— CARBON (Elect.) carbón de Bunsen, carbón de retorta.
— CLEARER, limpiador del zulaque o betún que tapan las vasijas de las operaciones químicas.
— GRAPHITE, grafito de retorta.
— FOR PURIFYING BRIMSTONE, retorta para purificar el azufre.
— STAND, portarretorta.
  ROTARY or REVOLVING —, retorta de fondo móvil.
  TUBULATED —, retorta tubulada.
RETOUCH (B. A.) retoque (Grab.) retoque.
  TO — (B. A.) retocar.
RETOUCHING (Pint., Fot.) retoque.
— FRAME (Fot.) bastidor de retocar.
RETRACTABLE LANDING GEAR (Aeron.) tren de aterrizaje recogible o replegable o plegadizo o "retractable".
RETRACTOR (Cir.) botador (Arm.) botador de cartuchos.
RETRANSFER INK, tinta autográfica.
— PAPER, papel autográfico.
RETRANSMISSION, v. REBROADCASTING, retransmisión (Tel.) reexpedición (Com.) reexpedición.
RETREAT (Mil.) retirada (Alb.) s. DIMINUTION; disminución progresiva (Aeron.) retroceso.
  TO — (Mil.) retirarse (Aeron.) retroceder.
RETREE, SPOTTY or **IMPERFECT PAPER** (Pap.) papel defectuoso o manchado.
TO RETRENCH (Mil.) atrincherar.
RETRENCHED BASTION (Fort.) baluarte cortado.
TO RETRIEVE A LOSS (Com.) desquitarse, recuperar.
RETROCHOIR (Arq. Ec.) trascoro.
RETROGRADATION, RETROGRESSION, retrogradación.

RETROGRADE MOTION, movimiento retrógrado o de retroceso.
RETROGRESSIVE, retrógrado.
— WAVE WINDING, MIXED WAVE AND LAP WINDING (Elect.) arrollamiento mixto ondulado y recubierto.
RETTING, RATING, STEEPING (Tej.) enriadura.
— PLACE, lugar donde se enría el lino o el cáñamo.
— TANK or POND or PIT, v. — PLACE.
  DEW —, enriamiento al rocío.
  MIXED —, enriamiento mixto.
  OVER —, enriamiento excesivo.
  WARM WATER —, enriamiento en agua estancada.
  WATER —, enriamiento en agua.
RETURFING (Agric.) v. RESWARDING.
RETURN (Arq.) vuelta, ángulo, esconce, rincón || vuelta de una moldura || ala de un edificio (Min. de carbón) aire de salida (Com.) tabaco claro suave || rendimiento, ganancia, utilidad || manifestación (Cerv.) (—S, MALT-RESIDUUM, MESH,) capa de malte, residuos de malte (Elect., Fc.) vuelta, retorno (Mil.) relación, inventario, lista (Juegos.) v. — GAME.
—S (Cerv.) v. —, (Cerv.) (Com.) v. RETURNS.
— BEND (Mv.) conexión arqueada.
— CARGO (Com.) cargo de vuelta.
— CURRENT (Elect.) corriente de vuelta o de retorno.
— FEEDER CABLE (Fc.) cable alimentador de retorno.
— FLAME (Vm., Fund.) llama de retorno.
— OF A GALLERY (Min.) recodo o revuelta de galería.
— GAME, — MATCH (Jueg., Dep.) revancha.
— INTO THE REST-POSITION OF THE RELAY, vuelta del relevador a la posición de reposo.
— LINE (Elect., Fc.) conductor de retorno.
— PREMIUM (Com.) retorno, devolución de prima.
— PULLEY (Mec.) polea de retorno.
— SHOCK (Elect.) choque de retorno.
— SMOKE, humo de retorno.
— STROKE, golpe de retorno.
— TICKET (Fc.) billete de ida y vuelta.
— TRACK (Fc.) vía de regreso o de retorno.
— VALVE SHORT, ESCAPE-VALVE (Mec.) válvula de scape.
— WIRE (Fc.) alambre de retorno, conductor de vuelta.
  BY — (MAIL or OF POST) (Com.: correos,) a vuelta de correo, por vuelta de correo.
RETURNS (Com.) remesas || rendimiento, ganancia || manifestaciones (Cerv.) v. RETURN.

REUTER'S NEWS AGENCY, agencia Reuter.

REVANCHE (Mil., Dep.) revancha.

TO REVARNISH, rebarnizar, volver a barnizar.

REVEAL (Alb.) derrame de tragaluz o claraboya (Arq.) mocheta.

REVEILLE (Mil.) toque de diana.

TO SOUND THE — (Mil.) tocar la diana.

TO REVERBERATE, reverberar.

REVERBERATORY (Quím.) fuego de reverbero.

— FURNACE (Meta.) horno de reverbero.

REVERSAL (Mv., Vm.) cambio de marcha.

— OF CURRENT (Elect.) inversión de corriente.

— OF MAGNETISM (Elect.) inversión de la imanación.

— BY MEANS OF DOUBLE CAMS (Vm.) cambio de marcha por doble leva.

— — — OF LINK MOTION (Vm.) cambio de marcha por corredera.

— OF POLARISATION (Elect.) cambio de polarización.

— OF STRESS ON THE PISTON AND CONNECTING ROD (Vm.) variación de los esfuerzos en los vástagos o en las bielas.

REVERSE (Tec.) revés (Fc., Vm.) marcha hacia atrás (Ac.) (TAIL, PILE,) reverso (Tip.) verso, página par.

—, reversa. (Rec.)

TO — (Tec.) invertir (Vm.) invertir la marcha (Fc.) invertir la corriente (Mv.) dar contravapor.

— — THE LEASE (Tej.) cambiar la mano.

— — THE SENSE OF A FORCE (Mec.) cambiar el sentido de una fuerza.

— BATTERY, batería de revés.

— CURRENT (Elect.) corriente inversa.

— CURVE (Fc.) contracurva.

— FRAME, contracuaderna, cuaderna revirada en ángulo.

— GALLERY, galería de contraescarpa.

— GEAR WHEEL (Vm.) piñón o engranaje de marcha hacia atrás.

— GRADIENT (Top., Fc.) contrapendiente.

— LOCK (Cerr.) cerradura de cierre por ambos lados.

— LOCK ON THE DRIVING SHAFT (Vm.) aparato para impedir el retroceso.

— PAGE, v. — (Tip.)

— SPEED, reversa.

— TURN, regresión.

— VALVE, AIR-VALVE, ATMOSPHERIC or VACUUM VALVE (Mec.) válvula atmosférica.

REVERSED CONE CLUTCH (Vm.) embrague por conos invertidos.

— OGEE (Arq.) cima reversa.

— POLARITY (Elect.) polaridad inversa.

REVERSER, CURRENT REVERSER (Elect.) aparato de conmutación.

REVERSIBILITY (Fís.) reversibilidad.

— OF POLES (Elect.) reversibilidad de los polos.

REVERSIBLE, revertible (Fís.) reversible (Jur.) reversible (Tej.: paños,) de dos caras.

— BATTERY BOOSTER (Fc.) dínamo elevador reversible para batería.

— CELL (Elect.) pila reversible.

— COAT (Sast.) levita de dos caras.

— CROSSING PIECE (Fc.) pieza de cruzamiento reversible.

— FILTER, filtro de volteo.

— LAMP (Elect.) lámpara reversible.

— LOCK (Cerr.) cerradura de cierre por ambos lados.

— MOTOR SUPPLY METER (Elect.) contador motor reversible.

— PLOUGH (Agric.) arado de ladera.

— PROPELLER (Av.) hélice reversible.

— SEAT, asiento reversible o de volteo.

— SLIDE VALVE (Fc.) distribuidor reversible de caja.

— SOLID CROSSING (Fc.) corazón reversible de un solo bloque.

— STREET CAR (Fc.) carro de dos cabezas (para tranvía).

— SWITCH (Elect.) interruptor reversible.

REVERSING (Fc.) inversión de la palanca de maniobra ‖ contravapor, v. REVERSE.

— BLOCK (Vm.) bloque reversible.

— CHARGING SWITCH (Elect.) conmutador de carga.

— DEVICE (Elect.) aparato de conmutación.

— GEAR (Vm., Mv.) mecanismo de cambio de marcha, s. — LEVER or HANDLE.

— KEY (Elect.) manipulador de conmutación.

— — WITH DISCHARGE CONTACT (Elect.) manipulador de conmutación con contacto de carga.

— or TERMINAL LOOP (Fc.) retorno.

— MILL, laminador de movimientos alternativos.

— MOTION (Fc., Vm.) cambio de marcha.

— ROD (Fc.: Loc.) barra de cambio de marcha.

— SHAFT or SPINDLE, árbol de cambio de marcha.

— SWITCH DRUM (Elect.) cilindro de inversión.

— SWITCH WITH PLATE CONTACTS (Elect.) conmutador de placa.

BEVIL WHEEL — GEAR (Vm.) cambio de marcha por engranajes.

DIFFERENTIAL — GEAR, cambio de marcha por diferencial.

ELECTROMAGNETIC — GEAR, cambio de marcha electromagnético.

FRICTIONAL — GEAR (Vm.) cambio de marcha por poleas de fricción.

PNEUMATIC — GEAR (Mec.) inversión de marcha por aire comprimido.

REVETMENT (Fort.) revestimiento.

— FASCINE, fagina de revestimiento.

— OF THE SLOPES, SOILING THE SLOPES (Fc.) revestimiento de los taludes.

— WALL, muro de revestimiento.

COUNTERARCHED —, revestimiento en descarga.

DEAD —, terraplén.

DETATCHED —, muro desprendido.

FULL —, revestimiento pleno.

HALF or DEMI —, semirrevestimiento.

RECTANGULAR —, revestimiento de paramento vertical.

SLOPED —, revestimiento en talud.

R. F. or r. f. abrev. de RADIO-FREQUENCY, R. F. o r. f., radiofrecuencia.

REVIEW (Tip.) revista.

— OF THE MARKET (Com.) revista del mercado.

REVISE, REVISION (Tip.) revisión, comprobación de pruebas.

TO — (Tip.) s. TO CORRECT || (READ OVER,) revisar, comprobar.

— — A PROOF (Tip.) revisar, releer una prueba, examinar de nuevo una prueba.

— PROOF (Tip.) segunda prueba.

REVISER, revisor, corrector.

REVIVAL (Teat.) repetición, nueva representación.

— STYLE, estilo del renacimiento.

TO — (Meta.) refrescar (Teat.) reproducir o representar de nuevo una pieza.

— — THE COLOURS (Pint.) desahumar.

— — COPPER (Meta.) separar el plomo.

— — THE DYER'S BATH (Tint.) reforzar el baño.

— — LITHARGE, revivificar el litargio.

— — MERCURY, revivificar el mercurio.

— — THE VAT (Tint.) avivar de nuevo un baño por la adición de tintura.

— — WRITING BY WASHING, abluir una escritura o un escrito.

REVIVED (Meta.) revivificado, avivado.

REVIVIFICATION, VIVIFICATION (Quím.) revivificación.

— OF CHARCOAL (F. Az.) revivificación del carbón.

TO REVIVIFY (Quím., F. Az.) revivificar.

REVIVING (F. de flores) avivamiento de los colores.

REVOLUTION (Mec.) revolución, giro, vuelta.

— COUNTER WITH MOVING NUMBERS (Elect.) contador de vueltas totalizador.

REVOLUTION INDICATOR (Mec.) contador de revoluciones.

—S PER MINUTE, r. p. m. (Mec.) número de vueltas o revoluciones por minuto.

—S PER SECOND, r. p. s., (Tec.) número de vueltas o revoluciones por segundo.

ARMATURE —S (Elect.) número de vueltas del inducido.

REVOLVENCY, movimiento de revolución.

REVOLVER, REVOLVING PISTOL (Arm.) revólver.

REVOLVING, rotatorio, giratorio.

— ARMATURE (Elect., Vm.) inducido giratorio.

— BASE PLATE (Meta.) mesa giratoria, placa giratoria.

— BEAM (Mec.) árbol o eje giratorio.

— BED PLATE (Meta.) disco giratorio.

— BOILER, caldera giratoria.

— BRIDGE, puente giratorio.

— CAR, carro giratorio.

— CHAIR (Mueb.) silla giratoria.

— CUTTER-HEAD, cabezal-revólver para taladrar.

— CYLINDER (Mec.) cilindro giratorio.

— DIAPHRAGM (Opt.) diafragma giratorio.

— DOOR (Carp.) puerta giratoria.

— DOUBLER (Elect.) duplicador rotativo.

— EMERY WHEEL, disco de esmeril giratorio.

— FIELD COILS (Elect.) inductores rotativos.

— FURNACE (Fund.) horno giratorio.

— GRATE (Fund., Mv.) parrilla giratoria.

— HARROW (Agric.) grada o rastra giratoria.

— LIGHT, fanal o luz giratorio.

— MASSES, masas rotatorias.

— MECHANISM OF — TOOL BOX, rueda de trinquete del soporte-revólver.

— PISTOL, v. REVOLVER.

— PRESS, prensa giratoria.

— ROLLERS, cilindros laminadores giratorios.

— SAW, sierra rotatoria o circular.

— SLIDE-REST (Torn.) soporte giratorio.

— TABLE (Tec., Mec.) mesa de sujeción giratoria.

— TOOL BOX SADDLE, soporte-revólver.

— OF THE TURRET, rotación de los útiles puestos en forma de estrella.

LATHE WITH — HEAD STOCK (Torn.) torno paralelo con cabezal principal giratorio.

REVS, abrev. (Mec.) revoluciones; (R. P. M., revoluciones por minuto).

REVUE, revista (Teat.) revista.

TO REWEIGH, repesar, volver a pesar.

RHEA, KANKHURA, Callooee HEMP (Bot.) rea, cáñamo de Callooee.

RHEADIC ACID (Quím.) ácido reádico o reádinico.

RHEADINE (Quím.) readina.

RHENISH WINE (Licorería) vino del Rhin ‖ (LIGHT RED — WINE,) vino rosado.

RHENIUM, Re (Quím.) renio.

RHEOCORD (Elect.) reocordio.

RHEOMETER (Elect.) reómetro, galvanómetro.

RHEOPHORE (Elect.) reóforo.

RHEOSCOPE (Elect.) reoscopio, galvanoscopio.

HREOSCOPIC (Elect.) reoscópico.

— FROG, rana galvanoscópica.

RHEOSTAT (Elect.) reostato.

RHEOTOME (Elect.) reótomo.

RHEOTROPE (Elect.) girótropo.

RHEUMAMETER (Fís.) reumámetro.

RHIGOLINE (Quím.) rigolina.

RHINOPLASTIC KNIFE (Cir.) instrumento para la rinoplastia.

— PINCERS (Cir.) pinzas rinoplásticas.

RHINOSCOPE (Cir.) rinoscopio.

RHIZAGRE (Dent.) rizagre.

RHODATE (Quím.) rodato.

RHODIC (Quím.) ródico.

RHODING (Mar.) dado.

RHODIUM (Quím.) rodio.

RHODIZIC ACID (Quím.) ácido rodícico.

RHODOCHROSITE (Miner.) carbonato de manganeso.

RHODONITE (Miner.) rodonita.

RHODOSE (Miner.) rodoso, cobalto arsenical.

RHOMB (Geom.) rombo (Bl.) losange.

— SPAR, DOLOMITE, NATIVE CARBONATE OF MAGNESIUM, PEARL-SPAR (Miner.) dolomia, carbonato de cal y de magnesia, cal carbonatada magnesífera.

RHOMBOHEDRAL, romboédrico.

RHOMBOID (Geom.) romboide.

RHOMBOIDAL, rombal.

RHUBARB (Bot.) ruibarbo.

RHUMB (Mar.) rumbo.

— LINE (Mar.) línea de rumbo.

RHUSMA (Ten.) depilatorio de cal viva y oropimente.

RHYNE (Com.) cáñamo ruso de superior clase.

RHYSIMETER (Mar.) anemómetro de Fletcher. Comp. RYSIMETER.

RIB, s. BACK-PIECE; s. BEAD; s. COUPLE (Carn.) costilla (Elect.) canal, estría (Cost.) vivo (Carp.) (KNEE, CURB,) codo ‖ cerchón, cabrial, solera (Min.) (CHAIN-WALL,) muro o pilar de seguridad (M. de C.) plancha de mantener la tela (Alb., Arq.) cimbra (Arq.) porciones salientes que dividen longitudinalmente la superficie interna de la bóveda o la externa de la cúpula ‖ relieve intermedio de una a otra de las estrías que adornan una columna ‖ nervura, nervatura (Mec.) tirante (Tec.: cestería:) mimbres que forman la base de un tejido de cesto (Mar.) costilla ‖ cuaderna, liebre,

ligazón (Fc.) reborde de riel o carril (Arm.) lámina de bayoneta (Const.) varenga de hierro (Aeron.) costilla, travesaño.

RHYTHM (Ac.) ritmo, (Música, Liter.) ritmo.

TO — (Sast.) vivear, acanillar.

— FOR CENTERING (Carp.) armadura.

— COOLING (Vm.) refrigeración por medio de aletas.

— CORBEL (Alb.) repisa de descanso.

— OF A CUPOLA (Arq.) costilla, v. — (Arq.)

—S OF A FAN, varillas de abanico ‖ (IF ELECTRIC FAN OR MECHANICAL OR METALLIC FAN, SCREW:) aletas.

— S OF THE FORE QUARTER (Carn.) aguja.

— OF THE HUB (Carp.) pestaña del cubo de la rueda.

— OF A PARREL (Mar.) liebre de recamento.

—S ON THE PLATE (Elect.) acanaladuras en la placa.

— OF THE RIM (Mec.) pestaña de refuerzo de la corona.

— SAW, sierra de motonero, sierra de punta.

— VAULTING, GROINED-VAULTING, FAN-VAULTING (Arq.) bóveda con nervaturas u ornada.

BEARING — (Fc.) reborde, nervio formando borde.

CHEEK WITH — or SHOULDER (Fc.) larguero con listones o nervios.

DIAGONAL — (Arq.) crucería, arco crucero.

INSERTED — (Meta.) nervio inserto (alto horno).

INTERMEDIATE — (Arq.) braguetón.

LONGITUDINAL — (Elect.) canal longitudinal (Arq.) nervatura a lo largo de una bóveda.

ROUND or CURVED — (Arq.) curva de asiento.

SKELETON — CENTRE (Fc.) arco o marco para gálibo.

STERN or AFTER — (Mar.) cuaderna de popa.

TRANSVERSAL —, CROSS SPRINGER (Arq.) arco toral o de encuentro ‖ nervatura transversal, arista de encuentro.

TRANSVERSE — (Electric.: placas,) canal transversal (Arq.) cincho, arco toral.

U SHAPED — (Mar.) cuaderna en forma de U.

V SHAPED —, (Mar.) cuaderna en forma de V.

WALL — (Arq.) formero.

RIBBAND (Mar.) vágara, vágara maestra (Mec.) cinta, precinta (Arq.) cinta.

— IRON, hierro en cintas.

— — POST, poste de hierro en celosía o en tirantes entrecruzados.

— LINE (Mar.) sección oblicua longitudinal.

RIBBAND NAILS (Mar.) clavos de encintar.

RIBBED (Tej.) acanillado (Fund.) carrujado, encarrujado.

— ADZE (Agric.) azadón.

— CAP (Arm.) fulminante rayado.

— CASTING (Fund.) fundición con aletas.

— EGG (Arq.) óvulo fileteado.

— HAMMER ADZE, azadón de martillo.

— HEATING UNIT (Elect.) elemento de caldeo con aletas.

— HOE, azadón.

— HOSE (F. de medias) medias de cordoncillo o acanilladas.

— INSULATOR (Elect.) aislador de aletas o acostillado.

— LIST (Tej.) ovillo acanillado.

— MOTOR, motor de aletas.

— PLATE (Elect.) placa acanalada.

— TANK (Elect.) recipiente acanalado.

RIBBING (Agric.) labor ligera (Alb.) cimbra.

— COULTERS (Agric.) de dos a cinco rejas para labores ligeras.

— OF A FAN, varillaje de un abanico.

RIBBON (Fund.) (STRIP, FLAT IRON,) alambre plano (Arq.) cinta (Ac.) (SLIP,) lámina de metal para monedas (Carr.) riendas (lencería) cinta.

TO —, encintar.

— AGATE, ágata de cinta o listada.

— BRAKE (Mec.) freno de banda.

— GUIDE (Elect.) cinta de guía.

— LOOM (Tej.) telar de cintas.

— MANUFACTORY, cintería, fábrica de cintas.

— MERCHANT, cintero.

— SAW, sierra continua o de cinta, s. ENDLESS-SAW, ANNULAR-SAW.

— SEWER, encintador.

— SPRING, TORSIONAL SPRING (Mecánica.) muelle de torsión.

— VULCANISED (Vm.) banda de caucho galvanizado.

— WEAVER, cintero.

— WEAVING, cintería.

— WHOSE DESIGNS ARE FORMED BY THE WARP, cinta elaborada cuyos dibujos son formados por la cadena y no por la trama.

— WITH LINEN-WARP AND SILK-WEFT, hiladillo, cinta de hilo y seda.

FIGURED or FANCY —, cinta elaborada o de capricho.

FRENCH —, cinta a la francesa.

GOFFERED —, cinta estampada.

NARROW — WITH MUCH LUSTRE, cinta estrecha de adorno.

WITH — ORNAMENTS (Arq.) listado.

PLAIN —, cinta lisa.

SILK — HALF AN INCH WIDE, media colonia.

SILK — ONE INCH WIDE, colonia.

TWILLED —, cinta cruzada.

TO BIND WITH —S (Cost.) ribetear.

TO MAKE — OF WAX, cortar la cera en cintas.

RICE, arroz.

— CRUST, FILLED — — (Coc.) cacerola, (nombre de diversos platos de arroz que se preparan en cacerola).

— FIELD (Agric.) arrozal.

— GLUE, almidón de arroz.

— HULLING MACHINE, PADDY-MILL, descascaradora de arroz.

— MILL, molino de arroz.

— PAPER, papel de arroz, (producido con la medula de la "Aralia papyrifera").

— PLANTER or SOWER (Agric.) sembradora de arroz.

— POWDERS, polvos de arroz.

— STRAW, paja de arroz.

RICH (Joy.) fino, rico || aterciopelado (Min.) (NOBLE, PRODUCTIVE, ABUNDANT,) noble, abundante, productivo, f e c u n d o (Agric.) fértil, feraz, fecundo (Coc.) sazonado || dulce || rico.

— MIXTURE (Vm.) mezcla rica en gases combustibles.

RICHNESS (Com.) riqueza (Tec.) savia || fuerza, gradación espiritosa del vino.

RICING ACID (Quím.) ácido ricínico.

RICINOLEINE (Quím.) ricinoleína.

RICINO-STEARIC ACID (Quím.) ácido ricinoesteárico.

RICK (Agric.) niara.

TO —, hacer niaras.

— — SHEAVES, hacinar.

— CLOTH (Agric.) tela para niaras.

— OF CORN (Agric.) fagina.

— STAND (Agric.) pedestal de muela.

— OF STRAW (Agric.) balaguero.

— YARD (Agric.) almiar.

RICKETY, (FURNITURE,) dislocado, desvencijado.

RICOCHET (Art.) rebote.

TO — (Art.) hacer fuegos de rebote.

— BATTERY (Art.) batería de rebote.

— FIRING (Art.) fuego de rebote.

RID, NEST OF EGGS, (Pesc.: salmón,) lecho o nido de huevas.

TO — (Min.) quitar la hulla esquistosa del mineral.

RIDAR (Min.) s. CRIBLE.

RIDDLE (Agric.) criba || garbillo, criba de esparto (Hid.) cañal.

TO — (Agric.) (WINNOW,) pasar por la criba, cribar el grano (Art.) acribillar, llenar de agujeros.

RIDDLING (Meta.) lavado en cedazos.

TO RIDE (Equit.) cabalgar, andar a caballo (Carr.) andar en coche o automóvil (Tip.) no estar alineados regularmente (hablándose de las líneas y finales de líneas cuando la forma está mal cerrada) (Dent.) cruzarse los dientes (Mar.) estar fondeado ‖ estar amarrado a la gira.

— — ACROSS (Mar.) citar atravesando.

— — AT ANCHOR (Mar.) fondear.

— — APEAK (Mar.) estar fondeado con las vergas embocadas.

— — ASHOT (Mar.) tener dos largos de cable fuera.

— — ATHWART (Mar.) estar aproado al viento trabajando por los dos cables.

— — IN AN AXIS (Mec.) girar sobre un eje.

— — BAREBACK (Eq.) montar en pelo, cabalgar en pelo.

— — BEHIND (Eq.) montar en la grupa.

— — BETWEEN WIND AND TIDE (Mar.) estar amarrado entre viento y marea.

— — EASY (Mar.) mantenerse bien el ancla.

— — AT FULL SPEED (Eq.) correr a rienda suelta.

— — HARD (Mar.) mantenerse mal al ancla.

— — HAWSE FULL (Mar.) estar fondeado con mar gruesa.

— — HEAD TO WIND (Mar.) hacer frente al viento.

— — LEEWARD TIDE (Mar.) estar fondeado aproando viento y marea.

— — OUT A STORM (Mar.) aguantar un temporal al ancla.

— — A PORTOISE (Mar.) estar fondeado con masteleros y vergas caladas.

— — SHORT (Mar.) estribar corto.

— — WIND ROAD (Mar.) estar amarrado a la giar aproando al viento.

— — WINDWARD TIDE (Mar.) estar fondeado aproando a la marea contraria al viento.

RIDEAU, RISING-GROUND (Top.) ondulación del terreno.

RIDER (Eq.) jinete, cabalgador, picador (Carp.) s. ANNEX; zanco (Carr.) solera (Arq.) arbotante (Min.) matriz ‖ quijo (Agric.) espaldera (Mar.) sobreplán, cochinata (Fís.) papel de señal o marca de un monocordio.

— BLOCK (Carr.) cabezal de juego delantero.

RIDGE (Agric.) caballón ‖ (BOUNDERY,) linde de un bosque ‖ surco (Arq.) techumbre, tejado ‖ caballete y viga maestra que sostiene un tejado ‖ costura, filete (Fund.) (RUNNER,) canal principal ‖ bebedero ‖ canal de colada (Hid.) unión de dos taludes de diques (Cuch.) borde, arista (salinas:) surco trazado por el salinero (Carp.) caballete, cumbrera (Mar.) arrecife, escollo ‖

cumbre de un toldo (Top.) cresta de montaña.

TO —, acanalar (Agric.) formar camellones (Cost.) fruncir, plegar.

— — OUT PLANTS (Hort.) trasplantar.

— — BALL (Arq.) bola de torre.

— — BAND (Tal.) s. CRUPPER; ataharre.

— — BAND or STRAP, tirante, correa.

— — CAP, cumbrera.

— — COVER (Arq.) cubierta de techo.

— — COVERING (Arq.) caballete de un tejado.

— — DRILL (Agric.) sembradera de línea.

— — OF A HORSE (Eq.) lomera.

— — A HORSE MOUTH (Eq.) asiento del bocado.

— — IRON (Elect.) soporte forma puente.

— — LEAD or PLATE (Arq.) caballete de plomo de un tejado de pizarra.

— — ORNAMENT, cubrejunta.

— — PIECE, solera ‖ v. — PURLIN.

— — OF A TRESTLE (Pont.) cargadera de puente militar.

— — PLATE, v. — LEAD.

— — PLOUGH (Agric.) aporcador, arado de dos vertederas (para acumular la tierra al pie de las plantas colocadas en hilera).

— — PURLIN or PIECE or TREE, caballete y solera que lo sostiene.

— — RIB (Arq.) nervadura de la cúspide.

— — OF A ROOF (Arq.) caballete.

— — — ROOF WITH THE RAFTER AND GIRDERS, armadura (de madera) de morrillo y cascote.

— — ROPES OF THE HEAD NETTING (Mar.) nervios de las redes de proa.

— — OF SHOALS (Mar.) cadena de arrecifes.

— — OF A SLATE-ROOF, línea de pizarras sobre un techo.

— — TACKLE (Mar.) perigallo de toldo.

— — TILE, CREST-TILE, HIP, teja de cobija de la techumbre.

— — TILE, HIP-TILE, cobija, teja del caballete.

— — TILES, PIN FOR FASTENING — —, clavos para tejas de cobija de caballete.

— — TREE (Arb.) árboles de lindero.

— — TURRET, BELL-GABLE, LOUVRE-TURRET (Arq.) campanario en caballete, tejado de dos vertientes.

RIDGED ROOF (Arq.) cubierta de dos aguas.

RIDGING (Agric.) arar dejando caballones ‖ labor alomada, dejando caballones (Arq.) caballete y solera que lo sostiene.

— PLOUGH (Agric.) arado para camellones grandes.

RIDING (Eq.) equitación (Tip.) posición de los caracteres desalineados (Mar.) fondeado.

— BEAST, caballería.

RIDING BED or **BOLSTER, RIDER** (Carr.) cabezal.

— **BITTS** (Mar.) columna de las bitas.

— **BOOTS** (Eq.) botas de montar.

— **BOOTS, JACK-BOOTS, TOP-BOOTS,** botas a la jineta.

— **BUCKLERS** (Mar.) tacos de escobén con canaletas.

— **CAP,** gorra de montar.

— **COAT,** redingote de viaje.

— **EASY** (Mar.) descansado al ancla.

— **HABIT,** traje de montar.

— **HABIT, LADIES'** — —, amazona, traje de montar para mujer.

— **HARD** (Mar.) tormentoso al ancla.

— **HORSE** (Eq.) caballo de silla.

— **MASTER** (Eq.) profesor de equitación.

— **SCHOOL** (Eq.) picadero, escuela de equitación.

— **TROUSERS** or **PANTALOONS,** pantalones de montar.

— **WHIP,** látigo de montar.

RIE, v. RYE.

TO RIFF THE BACK OF A BLADE, GROOVE (Cuch.) hacer una ranura sobre el recazo o lomo de una hoja.

RIFFLE (Meta.) máquina para lavar el mineral || (—S,) tendidos, escalones.

RIFFLER, RIFLER, v. RIFLER (Tec.) lima dentada de los tiradores de oro.

RIFLE (Arm.) rifle, carabina || rayado, estrías o rayas en el alma de un arma de fuego.

TO — or **GROOVE** (Arm.) rayar un arma.

— — **AGAIN** (Arm.) volver a rayar.

— — **GUN-BARRELS** (Arm.) rayar cañones de fusil.

— **BARREL, GROSSLY WORKED** — —, (Arm.) cañón de fusil antes de estar terminado.

— **EPROUVETTE,** probeta de cremallera.

— **FILE,** escofina.

— **LOCK** (Arm.) llave de carabina.

— **MAN** (Mil.) riflero.

— **PATCH, PATCH OF CLOTH, GREASED PATCH, PATCH OF LEATHER,** etc. (Arm.) trozo de piel o tela engrasada que se colocaba entre la pólvora y la bala en las carabinas de precisión.

— **PITS** (Mil.) pozos para rifleros.

— **SWORD** (Arm.) machete, sable corto para calar en el fusil.

— —, v. BAYONET.

RIFLED BARREL (Arm.) cañón rayado.

RIFLER, (BOW-LIME,) escofina, lima encorvada por la punta (Mil.) carabinero.

— **MACHINE** or **BENCH, RIFLING MACHINE** or **BENCH** (Arm.) máquina de rayar armas de fuego.

HAIR — (Arm.) buril de pelo.

RIFLING (Arm.) (GROOVE,) rayado, v. RIFLE.

—**S,** borra de pelo de cochino.

— **MACHINE** or **BENCH,** v. RIFLER-MACHINE.

— **PITCH** (Arm.) inclinación del rayado.

— **ROD** (Arm.) rayador, varilla para rayar.

RIFT, hendedura, rajadura.

TO —, s. TO CHIP, TO SPLIT, agrietarse, abrirse, resquebrajarse, cubrirse de hendeduras, || (IRON:) s. TO CRACK.

— — **OFF** (Mar.) descoser.

RIG (Mar.) aparejo.

TO — (Mar.) aparejar.

— —, v. ASSEMBLE, ADJUST (Aeron.) montar || ajustar || aparejar.

— — **THE CAPSTAN** (Mar.) armar o guarnecer el cabrestante.

— — or **SET UP A GIN** (Mar.) armar una cabria.

— — **OUT** (Mar.) sallar, botar fuera.

— — **OUT A BOOM** (Mar.) botar afuera un botalón.

— — **A PUMP** (Mar.) armar una bomba.

— — **A SHIP** (Mar.) enjarciar.

— — **THE YARDS** (Mar.) encapillar, vestir las vergas.

Bermuda's — (Mar.) aparejo cangrejo.

LATEEN — (Mar.) aparejo latino.

SCHOONER — (Mar.) aparejos de goleta.

Riga HEMP, cáñamo de Riga.

Rigel (Ast.) Rigel.

RIGGED; SQUARE RIGGED (Mar.) de aparejo de cruz.

RIGGER (Mar.) aparejador (Torn.) polea (Mec.) aparejo (Pint.) brocha gruesa o de marinero.

— (Aeron.) aparejador || armador.

RIGGING (Mar.) aparejo, caballería, cordelería, tablas de jarcia.

— **HOUSE** or **LOFT** (Mar.) obrador de recorrida.

— **MASTER** (Mar.) aparejador.

— **SCREW** (Mec.) tensor.

Righi EFFECT, efecto o fenómeno de Righi.

RIGHT (Jur.) derecho (Tec.) recto, derecho || exacto, justo, cabal.

TO — (Tec.) enderezar (Mar.) adrizar.

— — **THE HELM** (Mar.) levantar el timón, ponerlo a la vía.

— **ANGLE,** ángulo recto.

— — **FRICTION GEAR** (Mec., Vm.) transmisión por disco de fricción.

— — **LEVEL GEARING** (Mec.) engranaje cónico en ángulo recto.

— **ANGLED, RECTANGULAR, ORTHOGONE,** rectangular, rectángulo.

RIGHT OF CUTTING WOOD FOR FUEL
(Jur.: Dcho. forestal,) derecho de cortar leña del común o procomún o del monte comunal.
— HANDED (Tec.) paso a derechas.
— — SCREW, — HAND SCREW, tornillo con espira a derechas.
— HANDED, LEFT HANDED SIDE TOOLS (Torn.) útiles para la mano derecha, o izquierda.
— — THREAD, rosca a derechas.
— — WINDING (Elect.) arrollamiento a la derecha.
— HANDEDLY WOUND, CLOCK WISE WOUND (Elect.) arrollado a la derecha o dextrórsum o destrorso.
— THE HELM! (Mar.) ¡alza timón! ¡a la vía!
— KNOT (Mar.) nudo derecho.
— LINE PEN, tiralíneas.
— SIDE, GOOD SIDE, FACE (Tej.) el derecho, el lado mejor de una tela.
— OF WAY, derecho de paso o tránsito (de automóviles, etc.).
— WING (Mil.) ala derecha (Polít.) ala derecha.
— WINGER (Polít.) derechista, conservador, monarquista.
   ALL —! (Mar.) ¡listo! (Fc.) ¡la vía está libre!
   PATENT —S (Jur.) derechos de privilegio o de patente.
RIGID, rígido || fijo (Aeron.) rígido (tipo rígido).
RIGID AXLE (Mec.) eje fijo.
— BODY (Mec.) cuerpo rígido.
— BRAKE BLOCK (Mec.) collar rígido, mordaza rígida.
— COUPLING (Mec.) acoplamiento rígido.
— KNIFE, navaja de muelle de seguridad.
— PROPELLER or SCREW, propulsor rígido, hélice rígida.
— SPLIT SWITCHES (Fc.) cambiavías de agujas rígidas.
— SUPPORTING SURFACE or PLANE (Av.) plano sustentador rígido.
— TYPE (Av.) tipo rígido.
RIGIDITY OF CORDES, tiesura de las cuerdas.
— OF THE FRAME (Vm.) rigidez del bastidor.
— — THE SPRING, rigidez del resorte.
   MODULUS OF —, módulo de elasticidad para el esfuerzo cortante.
RIGLET, REGLET (Tip.) regleta.
RIM, borde, reborde, orilla (Mec.) (RING,) anillo de un volante || r e b o r d e (Ac.) (RING,) reborde (Tej.) ruedo, refuerzo (Cerr.) pieza metálica que cubre una cerradura (Meta.) (SIDE OF THE SIEVE,) borde de la criba (Carr.) llantas (Mar.) so-

lera de cofa || cercha (Cerr.) (EDGE OF THE KEY-BIT,) guardas de una llave (Autom.) llanta.
TO — (Carr., Vm.) poner llanta (Ton.) poner aros o cercos.
— BOLT STANDING OVER THE FLUSH (Vm.) perno de llanta saliente.
— BRAKE (Vm.) freno sobre la llanta.
—S OF A CAST SHEET OF LEAD, rebabas que se forman en los bordes de una plancha de plomo fundido.
— OF A DRUM, caja del tambor.
— FIRE (Mil.) fuego lateral.
— OF THE FLY-WHEEL (Mec.) llanta o corona del volante.
— JOINT (Mec.) junta de la corona.
— JOINT BOLT (Mec.) tornillo de la corona.
— LOCK, CASED LOCK (Cerr.) cerradura de palastro.
— OF PULLEY (Mec.) llanta de la polea.
RIMBASE (Art.) cerco, embase.
RIME, rima (Meteor.) s. HOAR-FROST, escarcha.
RIMER, barrena para agrandar agujeros; (OPENING-BIT, COUNTER-SINK,) escariador || birrete, borla doctoral || taladro de cubero, entre los raqueteros (Cerr.) s. COUNTER-SINK (Herr.) (RIMING-BIT,) fresa cónica (Arm.) alegrador (Carp.) avellanador (Ton.) taladros para bondones (Plat.) escuadrador (Eb.) pequeño formón.
— LATHE, torno de alisar el alma de un tubo.
— WITH PYRAMIDAL POINT (Min.) barrena piramidal en forma de mitra.
TO RIMMEL, COUNTERSINK (Mec.) fresar || ensanchar en forma de cono invertido un orificio.
RIND (Bot.) cáscara, corteza, piel, hollejo (IN FRUITS; PEEL:) cáscara.
TO —, descortezar, deshollejar, descascarar.
RINDER PEST (Gan.) epizootia.
RING, s. BELLS, || LINK, HOOP, || CAPUCHINE || COIL; aro, anillo, anilla, cerco (Cerr.) anillo de llave || brida (Vid.) (— OF A BOTTLE,) reborde de la parte superior del cuello de una botella (Joy.) anillo, sortija (Fund.) coyunda (Mar.) argáneo (Arm.) collarín de bayoneta (Herr.) estirado del alambre,) (COIL, BUNDLE OF WIRE,) paquete de alambre (Ac.) filete, cordoncillo (Bot.) (ANNUAL —,) anillo anual, capa anual (Carp.) anilla, anillo (Tec.) soporte anular || aro, cerco, virola, anillo, anilla, corona, argolla (Ac.) sonido que retiñe.
TO —, tocar, sonar || tirar de la campanilla || tocar un timbre eléctrico (Telef.) llamar (Gan.) poner narigón (Tec.) anillar, poner anillo, rodear o ceñir con un anillo.

TO RING FOR A NUMBER (Telef.) llamar a la central.

— — (Telefs. automáticos:) marcar en el disco.

— — OFF (Telef.) interrumpir la comunicación.

— — A PEAL, repicar, tañer.

— — UP, TO CALL UP (Telef.) llamar.

— — A SUBSCRIBER (Telef.) llamar a un abonado.

— AGATE, ágata cuarzosa con anillos concéntricos.

— ARMATURE (Elect.) inducido de anillo.

— ARMATURE CORE (Elect.) núcleo anular.

— IN THE BIT (Tal.) camba, alacrán.

— BOLT (Mec.) perno de armella o argolla.

— BOX, JEWEL-BOX, joyel, cofrecito o caja de guardar alhajas.

— BUSH (Mec.) anillo de guía.

— CHUCK (Torn.) mandril anular.

— OF THE CLAPPER, anilla de que cuelga un badajo.

— CORE OF A TRANSFORMER (Elect.) núcleo anular de un transformador.

— COURSE (Alb.) hilada exterior de una bóveda.

— DOVE (Corr.) paloma torcaz o zorita.

— EYE (Joy.) anilla de que cuelga un reloj de bolsillo.

— WITH AN EYEBOLT, armella.

— FENCE, cerca continua.

— FINGER, dedo anular.

— GAUGE (Art.) (SHOT-GAUGE,) pasabalas, vitola de calibrar (Joy.) medida para sortijas o anillos.

— GROOVE, garganta, canal, ranura anular.

— OF A HAMMER HELVE (Herr.) virola del macho de fragua.

— HEAD (T. L.) extensor.

— ON HEAD-STALLS (Tal.) dado del arnés del caballo de tiro.

— HOOK, escarpia con armella.

— IRON (peletería) adobador o pulidor de pieles.

— FOR KEYS, KEY-RING, llavero.

— LOCK (Cerr.) candado.

— MAINS (Elect.) canalización de anillos.

— MICROMETER, micrómetro anular.

— MICROPHONE, Pillet MICROPHONE, micrófono de bolas.

— NIPPLE (Elect.) racorde de suspensión para portalámparas.

— OFF INDICATOR (Telef.) indicador de fin de conversación.

— — SYSTEM (Telef.) sistema de aviso del fin de una conversación, (por medio de una campana eléctrica).

— ORNAMENTS (Arq.) anillo en una moldura.

— PADLOCK (Cerr.) candado de argollas.

— PIN (Cerr.) (LOCKING — —,) pieza metálica que se robla en la placa de una cerradura para limitar el escape del resorte (Tec.) presilla de hierro con apéndice para impedir que una rueda gire más allá del punto querido.

— ROD OF AN EARTH-BORER (Min.) vástago con anillo.

— ROPE (Mar.) barbeta ‖ bozas de cubierta.

— AND RUNNER (Tej.) v. — SPINDLE.

— SCREW, DOUBLE-SCREW (Cerr.) alcayata de tornillo giratoria.

— SEGMENT, segmento anular.

— IN THE SHAPE OF AN 8 (Min.) eslabón en forma de 8 (para unir los eslabones de una cadena rota).

— SHAPED, v. ANNULAR.

— SPINDLE, — AND RUNNER, — AND TRAVELLER THROSTLE (Tej.) argadillo de anillo.

— STAND (Joy.) anillero.

— STRAPS, TOW — — (Tal.) anillas de la albarda.

— STREAKED, anillado.

— TAIL (Mar.) candonga.

— — BOOM (Mar.) botalón de ala de cangreja.

— — SAIL (Mar.) ala de cangreja.

— TRANSFORMER (Electric.) transformador anular.

— — OF TWIGS, vilorta.

— TYPE TRANSFORMER (Elect.) transformador de anillo.

— VALVE (Mec.) válvula anular.

— WALL, HALF-MUFFLE (Meta.) paredes interiores.

— WARP (Tej.) cadeneta.

— OF THE WHIM (Min.) anillo del carro de extracción.

— WINDING, Gramme WINDING (Electric.) arrollamiento de anillo.

— ON THE WIRE-PLATE (Cerr.) gatillo.

TO REMOVE A — OF BARK (Hort.) hacer un corte anular en una rama.

TO SET —S (Mar.) engargolar.

RINGED (Arq.) canillado.

RINGER, alicate (Telef.) (CALLING MACHINE,) máquina de llamada.

RINGING BATTERY, batería de señal.

— KEY (Tel.) tecla de llamada.

— OFF SIGNAL (Telef.) emisión de la señal de fin de conversación.

— PILE DRIVER (Ing.) martinete de ramales.

TOOL FOR — FRUIT-TWIGS (Hort.) instrumento para practicar incisiones anulares a fin de detener el curso de la savia en los lugares del árbol donde se practican.

RINGLE, hebilla ‖ anilla.

TO — A MARE (Gan.) anillar una yegua.

RINGLET (Pel.) bucle, rizo.

— LACE, blonda o encaje de fondo claro.

FALSE —S, mechones postizos (que las mujeres se ponían a ambos lados de la cabeza).

MAKING —S, rizos.

RINK, SKATING RINK, salón de patinar.

Rinman's GREEN, COBALT GREEN, verde de cobalto.

TO RINSE, WASH (Tec.) descadillar, limpiar la lana, las telas, los cueros, etc. de materias extrañas.

— — LINEN, enjuagar, lavar, bañar en agua corriente.

RINSING, SCOURING, CLEANSING (Tint.) limpia, lavado.

— BASIN (Quím.) lavadero, cubeta para lavar.

— MACHINE (Tint.) máquina de lavar.

— ROOM (F. de jabón) especie de artesa grande donde se pone la lejía de sosa.

— TUB, barreño, lebrillo, vaso o vasija en que se enjuaga.

RIOLITE, SELENIDE OF ZINC (Miner.) riolita o rionita, mineral de selenio nativo.

RIP (Esc.) raedera (Alb.) raedera (Min.) (—!,) ¡tirad! ¡halad! s. PULL ON!

TO —, desgarrar || descoser (Mar.) desguazar.

— — OFF or UP (Mar.) desguazar, desempuntar.

— CORD (Aeron.) cuerda de desgarro, (para desinflar).

— RAP (Ing.) cimiento de piedras hacinadas.

— SAW, sierra de hilar.

RIPARIAN, RIPARIOUS (Mar.) ribereño.

RIPE (Agric.) maduro, sazonado.

— FRUIT, fruta madura.

DEAD — (Agric.) enteramente maduro.

TO RIPEN, s. TO MATURE (Agric.) madurar, sazonar.

— — IN August (Agric.) sazonar o madurar en agosto.

RIPENED BY THE HEAT OF August (Agric.) sazonado por el calor de agosto, agostado.

— ON THE TWIG (Hort.) sazonado en el árbol.

RIPENESS (Lic.) vino a punto de beber || aguapié (Agric.) (s. MATURITY,) sazón, madurez.

RIPPER, THIN WIRE DRAWER, obrero encargado de hacer pasar un hilo metálico por la hilera.

— BAR, POKER (Fund.) atizador, espetón para atizar el fuego en los hornos.

RIPPING, rasgadura || tira de desgarro || desguazadura.

— BED, máquina de cortar fajas de mármol.

— CHISEL (Ton.) trencha || cincel para limpiar las entalladuras.

— CORD (Aeron.) cuerda de desgarro, (para desinflar).

RIPPING IRON, BILL-HEAD, BENT NECK-GAUGE (Arm., Esc.) descalcador, maujo.

— LOCK BOLT (Vm.) pestillo de la tira de desgarro.

— PLANE, RIP (Alb.) raedera.

— SAW, sierra de hilar || sierra de corte a lo largo.

— SEAM, banda de desgarro (de una tela).

— SLIT, desgarro.

— TOGGLE (Av.) cazonete de desgarro.

LITTLE — SAW, sierra de punta.

RIPPLE (Mar.) escarceo, barbullida (Agric.) (FLAX-COMB,) peine para desgargolar el cáñamo, v. HACKLE.

TO — (Mar.) bullir el agua, cabrillear (Agric.) desgargolar el cáñamo, s. TO PILL, TO HACKLE.

RIPPLET (Mar.) pequeña cabrilla.

RISBAN (Art.) terraplén.

RISE (Arq.) ascensión, elevación, altura || (HEIGHT OF AN ARCH,) flecha de un arco (Com.) alza, subida de precio (Agrim.) (— IN A LEVEL-BOOK,) montante (Ast.) salida de un astro (Mar.) arrufo, creciente de la marea (Min.) s. RAISE; parte de la línea de inclinación que se levanta || (UPRAISE, JUMP-UP,) contracielo: (Chile:) chimenea; (Colombia:) tambor (Av.) ascenso.

TO —, s. TO FERMENT (Pan.) fermentar, inflarse (Fís.: barómetro,) subir (Meta.) subir (Com.) alzar, subir de precio (Av.) ascender, remontarse (Ast.) aparecer en el horizonte (Tip.) imponer las páginas (Cerv.) (TO SPARKLE, TO FROTH THE BEER,) fermentar, hacer espuma la cerveza en fermentación.

— — IN BUBBLES, ampollar.

— — AN FALL, TO SEND (Mar.) arfar.

— — THE TACKS (Mar.) largar las amuras.

— AND FALL (OF PRICES) (Com.) alza y baja.

— AND FALL OF THE TIDE, flujo y reflujo.

— OF FLOOR (Mar.: lanchas,) peralte o saliente del pantoque.

— OF PRICE (Com.) alza, subida de precios.

— OF SEAMS (Min.) elevación de las capas.

— — TEMPERATURE, (Fís.) elevación o aumento de temperatura.

ON — (Com.) en alza.

THE — OF MERCURY IN THE BAROMETER, la ascensión del mercurio en el barómetro.

RISER (Min.) falla (Arq.) montea (Carp.) (RAISING,) contrahuella || altura de cada uno de los peldaños de una escalera || pieza de madera correspondiente a cada peldaño.

RISERS (Tel.) hilos de bifurcación o ramal.

RISING (Arq.) altura (de una columna, de una bóveda, etc.) (Pont.) (HEIGHT OF A BRIDGE,) altura de un puente (Com.) subida de precios (Ast.) naciente, saliente, emergente (Mar.) racel ‖ astilla muerta de cuaderna (Carp.) v. RISER (Min.) labor a cielo (Top.) subida.
— ANVIL, SMALL BEAK-IRON, bigorneta, yunque de dos pies.
— BOARD (Carp.) contrahuella.
— BOX, DROP-BOX (Tej.) cajeta de lanzaderas superpuestas.
— FLOORS (Mar.) piques, varengas levantadas.
— GROUND, ASCENT, SLOPING TERRACE, rampa, camino en talud.
— HINGES (Cerr.) goznes montantes en espiral.
— LINE (Mar.) línea de raceles.
— MAIN, tubo de bomba.
— OF THE MERCURY, ascensión del mercurio.
— PIPE (Fund.) sifón.
— ROAD, ROAD WITH — GRADIENT, carretera en pendiente o rampa.
— ROAD, (Cornish ENGINE,) varilla de las válvulas.
— SEWING PLANK (Mar.) cucharro.
— SQUARE (Mar.) gálibo de raceles.
— TIDE (Mar.) aguaje.
— — OF A VAULT, CENTRY (Arq.) corte y elevación del arco de bóveda.
— VERTICALLY WITHOUT INTERRUPTION (Min.) extracción de fondo.
— OF WATER, crecida de las aguas.
— WOOD (Mar.) dormido.
— WORK (Plat.) niel..
THE TIDE IS — (Mar.) la marea asciende o sube.
RISING, (THE TIDE IS RISING).
RISSOLE (Coc.) albondiguillas fritas.
RITHER (Min.) filón estriado.
TO RIVE, rajar, hendir (Carp.) aserrar al hilo.
RIVER, río.
— BANK, orilla de un río.
— BED, álveo o lecho de un río.
— — DAMMED UP (Hid.) cauce artificial formado por diques paralelos.
— DELTA, delta de un río.
— — DAMMER UP (Hid.) cauce artificial formado por diques paralelos.
— DELTA, delta de un río.
— GOLD, GRAINS OF NATIVE GOLD FOUND IN RIVERS, pepita, pajita, grano, partículas o lentejuelas de oro que arrastran ciertos ríos.
— MOUTH, desembocadura de un río.
— MUD (Agric.) sedimentos que se dejan en un terreno estancando las aguas a fin de fertilizarlo.

RIVER NAVIGATION, navegación fluvial, servicio de navegación fluvial.
— SAND, guijarros de río.
— SIDE, orilla de un río.
— WALL (Hid.) ribero.
— WATER, agua de río.
DOWN THE —, río abajo.
SWELL OF A —, creciente de un río.
UP THE —, río arriba.
RIVET, remache, roblón, redoblón ‖ clavija o pasador que mantiene unidas las piezas en que se le coloca (Vet.) robladura, redoble de los clavos de la herradura (Carp.) clavo de tinglar (Cerr.) pasador que une las dos partes de una bisagra.
TO —, remachar, roblar ‖ remachar, machacar la punta de un clavo o la cabeza de un perno (Cerr., Rel.) aplanar un remache, s. TO JOG.
— — (COLD:) remachar en frío ‖ (HOT:) remachar en caliente.
— A NAIL, remachar un clavo.
— AUGER, barrena para remaches.
— BOLT or PIN, perno de remache.
— HEAD (Herr.) cabeza del roblón o remache.
— HEADING MACHINE (Herr.) máquina de encabezar roblones o remaches.
— HOLE, BANQUETTE (Tal.) parte del bocado en el freno de las caballerías.
— PIN, cabilla de empate ‖ v. — BOLT.
— PLATE, BURR, WASHER (Mec.) roseta, contrapasador, plancha de contrarremache.
— SHANK (Herr.) parte cilíndrica del remache o roblón.
— STAMP (Herr.) doile.
— STOCK (Rel.) banco de remachar.
— TONGS, cárcel para remachar.
— AND TRACK BOLT HEADERS (Fc.) encabezadores de roblones y pernos para vías férreas.
FLUSH or COUNTERSUNK — (Herr.) remache o roblón de cabeza embutida o de cabeza fresada.
RIVETED PLATE CROSSING (Fc.) cruce de vía de planchas remachadas.
RIVETER, remachador ‖ remachador, máquina para remachar (Hoj.) embutidera.
PNEUMATIC —, remachador neumático.
RIVETING, remache, robladura.
— BENCH or STOCK, banco de remachar.
— CLAMP, tenazas de remachar (Meta.) cárcel o prensa para remachar.
— IN GROUPS (Herr.) remachado convergente.
— HAMMER, martillo de peña.
— KNOB (Herr.) taco para remachar, sufridera de remachar.
— MACHINE, remachadora, máquina de remachar.

RIVETING THE PLANKS (Mar.: lanchas,) fijación de los tablones.

— PUNCH, punzón de remachar.

— SET (Cald.) embutidor.

— TONGS (Herr.) tenazas para remaches o roblones.

BOTON — MACHINE (Sast.) máquina de remachar botones.

CHAIN —, remachado paralelo o de cadena.

COUNTERSUNK —, remache embutido o de cabeza fresada.

DOUBLE COVER-PLATE —, remachado de doble cubrejunta.

LAP —, remachado o roblonado por superposición.

SINGLE —, remachado en costura sencilla.

TREBLE CHAIN —, remachado triple rectilíneo.

ZIG-ZAG —, remachado alternado o al tresbolillo.

RIVING, hendidura.

— KNIFE (Ton.) doladera.

ROACH LEECH (Mar.) alunamiento de caída de popa de vela de cuchillo.

TO — (Mar.) alunar.

ROACHING (Mar.) alunamiento.

ROAD, camino, vía, carretera, calzada (Fc.) (LINE, LINE TRACK, RAILWAY LINE, TRACKWAY,) camino, línea, vía férrea || ramal (Mar.) rada, fondeadero (Pont.) piso de puente.

— BED (Ing.) cimiento de un camino (Fc.) superconstrucción (Agric.) pajaza.

— BOOK, itinerario.

— BUILDER (Ing.) ingeniero de caminos y calzadas || constructor de puentes y caminos.

— BUILDING, construcción de caminos.

— DRAIN or DITCH, cuneta, fosa lateral de un camino.

— EMBANKMENT, terraplén de un camino.

— FENCE, cerca o barrera de camino.

— GRADER, grada de caminos.

— INSPECTORS, OFFICE OF — —, policía urbana, (parte de la administración que tiene por objeto la conservación, limpieza, etc., de las vías públicas).

— —, (Méx.) Comisión Nacional de Caminos.

— LEVEL (Cam.) cercha.

— MACHINE, máquina para hacer carreteras

— MAKER, constructor de caminos.

— MAKING, construcción de caminos.

— MAN, peón caminero (Fc.) obrero encargado de la vigilancia de un tramo (Min.) entibador, colocador de vías en las galerías.

— MASONRY, obras de arte para caminos.

— MEASURER, ODOMETER, odómetro.

— METAL, piedra picada para caminos.

ROAD CROSSING A RAILWAY OVER A BRIDGE, viaducto.

— WITH RISING GRADIENT, RISING ROAD, carretera en pendiente o rampa.

— ROLLER, STEAM ROLLER, apisonadora.

— SIDE, borde de un camino o carretera.

— SURVEYOR, inspector de caminos.

— TANDEM (Vm.) tándem de carreteras.

— TRAIN WITH INDIVIDUAL ELECTRIC DRIVE (Vm.) tren de carreteras con motor eléctrico en cada unidad.

— WAY, CARRIAGE WAY, calzada, camino, carretera.

— WAY, SURFACE OF A BRIDGE, v. — (Pont.)

— WHEEL, RUNNING WHEEL (Vm.) rueda portadora.

— WORKS, trabajos de caminos.

TO BREAK UP A —, destruir un camino.

TO GRAVEL A —, engravar un camino.

TO TAR A —, alquitranar un camino.

TO TRENCH A —, abrir el encajonamiento de un camino.

ROADSTEAD (Mar.) rada, surgidero.

OPEN — (Mar.) rada mal cerrada.

ROADSMAN (Fc.) colocador de la vía.

ROADSTER (Marina,) buque anclado (Vm., Motoc.) motocicleta o coche de turismo, "roadster".

ROAN (Eq.) rosillo, roano, sabino (Pel.) badana (Bot.) serbal, fresno silvestre.

— BINDING (Enc.) pasta de badana.

— COLOUR, roano.

— HORSE (Eq.) caballo rodado.

ROARER (Eq.) caballo de resuello corto.

ROARING (OF THE ARC) (Elect.: lámparas de arco,) silbido del arco voltaico.

— TRADE (Com.) comercio floreciente.

ROAST (Culin.) asado (Min.) tostado.

TO — (Coc.) asar || tostar (Meta.) calcinar, (Quím.) quemar, abrasar, tostar.

— — THE MAT (Meta.) calcinar el mate.

— — OFF, TO PARBOIL, soasar, asar a medias.

— MEAT (Coc.) asado, carne asada.

— SCREEN, utensilio doméstico para evitar que las brasas produzcan un incendio.

ROASTED COFFEE, café tostado.

— METAL, metal calcinado.

HALF — (Coc.) soasado.

ROASTER (Coc.) tostador || asador || parrilla.

ALMOND — (Conf.) tostador de almendras (garapiñadas).

COFFEE — (Coc.) tostador de café.

ROASTING, s. CALCINING, BURNING, calcinación, asación (Coc.) asado || asación (Quím.) calcinación || acción de secar al fuego una substancia húmeda (Tej.) fri-

sado (Min., Meta.) torrefacción || calefacción || tostación.
— APPARATUS, calcinador de parrilla.
— AREA, PLACE FOR — ORE (Meta.) área o superficie de calcinación.
— BED, AREA FOR —, lecho de calcinación.
— COFFEE, tostación del café.
— CORE (Meta.) núcleo de calcinación.
— FIRE (Meta.) fuego de calcinación.
— FURNACE, horno de calcinación.
— IN HEAPS, calcinación en pilas o montones.
— OF IRON ORES (Meta.) calcinación de los minerales de hierro.
— JACK, asador, máquina para dar vueltas al espetón.
— PROCESS (Meta.) método de calcinación.
— STOVE (Coc.) hornillo para asar.
— TEMPERATURE, temperatura de calcinación.
BLAST — (Meta.) v. LIME-ROASTING.
Cleveland — FURNACE (Meta.) horno de calcinación de Cleveland.
Fillafer's — FURNACE (Meta.) horno de calcinación de Fillafer.
Styrian — FURNACE (Meta.) horno de calcinación estirio.
WEAK —, calcinación ligera.
Westman's GAS FIRED — FURNACE (Meta.) horno de calcinación de gas de Westman.
Witkowitz — FURNACE (Meta.) horno de calcinación de Witkowitz.
ROB (Farm.) rob, arrope.
ROBBAND (Mar.) envergue.
ROBE (Mod.) túnica, vestido de mujer || traje talar, manto, toga.
—, bata || salida o bata de baño || "robe".
WARD — (Mueb.) armario, escaparate.
ROBBING or THINNING OF PILLARS (Min.) adelgazamiento, despilanamiento.
ROBING ROOM, vestuario.
ROBOT, autómata, androide, hombre mecánico (Aeron.) piloto mecánico.
— PILOT, —, (Aeron.) piloto mecánico.
ROBUROMETER, ROMEOMETER, roburómetro, romeómetro.
ROCELLIC ACID (Quím.) ácido rocélico.
ROCHE or ROCK ALUM, alumbre de roca, v. ROCK-ALUM.
Rochelle SALTS, sal de la Rochela, (tartrato de potasa y sosa).
ROCHET (O. Ec.) sobrepelliz.
ROCHING-CASK, cubeta de cristalizar el alumbre.
ROCK, roca || tierra (Arq.) almohadillado de roca (Tej.) rueca (Min.) roca || roca, ganga, materia mineral que contiene piedras preciosas || (—S,) mineral de cobre de más

de nueve centímetros || cobre de más de doce centímetros (Geol.) roca.
TO —, mecer (Jueg. de ajedrez) enrocar.
— ALUM, (ROCHE ALUM,) FACTITIOUS ALUM, alumbre de roca.
— BIND (Min.) marga carbonífera.
— BORING MACHINE, perforadora de rocas.
— BUTTER, manteca de montaña.
— CHERRY-TREE WOOD, ("Cerasus MAHABELEB") cerezo de Santa Lucía.
— IN COAL BEDS (Min.) roca que se encuentra en la explosión de una mina.
— CORK or LEATHER, VARIETY OF ASBESTOS, corcho fósil.
— CRUSHER (Min.) trituradora de roca.
— CRYSTAL, MOUNTAIN-CRYSTAL, cristal de roca natural, cuarzo hialino límpido.
— CUTTING MACHINE (Min.) máquina para operar la separación de la vena de la roca.
— DOVE, paloma de roca.
— DRILL, s. RATCHET-DRILL (Min.) perforadora, máquina de taladro.
— ELM (Bot.) olmo de montañas.
— FAT, HATCHETTINE (Quím.) hatchetina.
— FLINT, PETROSILEX TRAP (Miner.) basalto antiguo, especie de roca básica.
— MAPLE (Bot.) arce sacarino.
— MILK, agárico mineral, toba calcárea.
—S COMPOSED OF DIFFERENT MINERALS (Miner.) compuestas, (familia de rocas en cuya composición entran diferentes especies de minerales).
— MORTAR (Art.) fogata pedrera.
— MOSS (Bot.) orchilla, liquen (Tint.) (ARCHIL,) orchilla.
— OIL, PETROLEUM, MINERAL OIL, FOSSIL TAR, SENECA OIL, GAECLAENUM, petróleo.
— RESISTING STEEL-TOOLS (Min.) roca dura difícil de encetar.
— RUBBISH, desperdicios de rocas.
— RUBY (Miner.) rubí de roca.
— SALT, MINERAL-SALT, sal piedra, sal gema, sal de roca.
— SALPETRE, salitre en piedra.
— SHAFT (Mec.) árbol de báscula.
— SOAP, jabón de roca, tierra bolar.
— STAFF CHAIN OF THE BELLOWS (Herr.) palanca del fuelle de fragua.
— WOOD, LIGNEOUS ASBEST, asbesto ligniforme.
— WORK (Arq.) rocalla, guijarros, conchas que adornan una bóveda, etc.
— —, RUSTICO, RUSTIC-WORK, BOORISH-WORK (Arq.) almohadillado rústico.
AMYGDALOID —, roca amigdaloide.
ARENACEOUS —, roca arenisca.

BLASTING —, roca que no cede más que a la fuerza de la pólvora.

GRANULATED CLAY-IRON —, roca arcillo-ferruginosa granulada.

HARD or REBEL —, roca refractaria.

HARD AND DEAD —, roca dura y estéril.

HIDDEN — (Min.) ratón.

LURKING —, roca a flor de agua.

MANAGEABLE — (Min.) roca fácil de explotarse o extraerse.

MASSIVE HARD —, macizo de roca dura.

NEPTUNIAN —S (Geol.) terrenos neptúnicos.

PLUTONIAN —S (Geol.) rocas o terrenos plutónicos.

PRIMARY —, PRIMITIVE — or FORMATION, roca originaria o primitiva.

SECONDARY —S (Geol.) capas estatriformes o secundarias.

SUNKEN — (Mar.) roca anegada o ahogada.

SOLID or FAST —, SHELF, roca compacta.

SOLID —S (Min.) roca que no está sostenida por ninguna entibación.

STERILE —, roca estéril.

TERTIARY — (Geol.) roca terciaria.

TERTIARY —S, FLETZ-FORMATION (Geología) terciarios, terrenos de la serie sedimentaria.

UNCTUOUS or FAT —, roca untuosa o blanda.

TRAP —, roca trapeana || dolerita.

TRANSITION — (Geol.) roca de transición.

UNCTUOUS or FAT —, roca untuosa o blanda.

THE — IS OF A GOOD SPECIES, la roca es de una buena especie.

THE — INVADES THE LODE, la roca entra en los filones.

THE — RESOUNDS (Min.) la roca resuena.

THE — SHAKES (Min.) la roca se estremece, la roca amenaza desplomarse o hundirse.

TO BLAST A —, volar una roca, barrenar una roca.

TO SPLIT UPON A — (Mar.) encallar en una roca || estrellarse contra una roca.

ROCKER (Carr., Vm.) (BEARER,) brancal (Carr.) varas (Elect.) portaescobillas.

— or BASE BEAM (Vm.) travesaño inferior.

— CAM (Mec.) leva de vaivén.

— RING (Elect.) anillo de portaescobillas.

— SHAFT (Mec.) eje oscilante.

— BRUSH — (Elect.) collar de portaescobillas.

LONGITUDINAL — or BEAM (Vm.) travesaño longitudinal.

TRANSVERSE — or BEAM (Vm.) brancal transversal.

ROCKET (Pir.) cohete (O. Ec.) roquete.

— COMPOSITION, carga para cohetes, substancia fulminante.

ROCKET FRAME or STAND, trípode o afuste para tirar cohetes.

— GAUGE (Art.) calibre para cohetes.

— HEADING, HEADING, guarnición de un cohete.

— PAPER, — CASE PAPER, papel para cartuchos de cohetes.

— PLANE (Aeron.) avión-cohete.

— PRESS, prensacohetes.

— STICK, varilla de cohetes voladores.

— TUBE, tubo para cohetes.

ROCKING, balance, vibración (Mar.) (SLIDER, FALLING-BOARD,) trampa de báscula (Tej.) balancear.

— OF ALUM, cristalización del alumbre.

— BEAM (Mv.) balancín de vaivén.

— CHAIR (Mueb.) mecedora.

— DEVICE (Elect.) basculador.

— HEAD (Mec.) balancín.

— KEY (Elect.) llave de conmutación.

— LEVER (Mec.) palanca oscilante (Elect.) palanca del labio.

— MOVEMENT, movimiento de vaivén.

— SHAFT (Mec.) árbol o eje oscilante.

— TREE (Tej.) eje del varal del telar.

ROCKINGHAM (Cer.) loza vidriada inglesa oscura.

ROCKMOSS, s. ARCHIL (Tint.) v. ROCK-MOSS, ARCHIL.

ROCOCO (Arq.) churrigueresco (Tecnol.) (A WORD APPLIED TO ARTICLES OF TASTE, JEWELRY, ORNAMENTAL, FURNITURE, ETC., IN THE REIGN OF Louis XV) churrigueresco.

ROCOU, ARNOTTO, ANNOTTO (Tint.) urucú, pasta de achiote para teñir.

ROD, vara, varilla || barra (Pont.) (—S,) tornapuntas de hierro (Vid.) varilla metálica para coger el vidrio o cristal fundido con que se da forma al cuello de las botellas (Arm.) s. RIBBON, RIBAND (Tej.) vara pequeña, varilla (Eb.) (TRINGLE,) listel sobre la juntura de dos tablas (Mecánica.) (LEADING-PULLEY, GUIDE,) polea guía || biela || barra (Pesc.) caña (Carr.) pértiga (Carp.) cubrejunta, v. — (Eb.) (Agric.) mazorcador, trillo de mano (Quím.) varilla de cristal.

— OF THE BAG NET (Pesc.) pértiga, estaca sujeta en la red de pescar.

— FOR BEATING WOOL, vara de colchoneros y tapiceros.

— OF THE CLOTH BEAM (Tej.) varilla del enjullo.

— COLLAR, cuello de la barra del émbolo.

— COUPLING, acoplamiento de las bielas.

— DRILL, varilla de taladro.

— FULL, tarea de mechas o velas colgada en la varilla de los cereros.

ROD or FERRET FIXING ON THE RING OF BOTTLES, v. — (Vid.)
— GAUGE (Mar.) sondaleza de sentina.
— AND GUIDE CUPS, lubricadores para vástagos del émbolo y barra conductora.
— FOR HAMMERING THE PLATES ROUND UPON, tas para redondear el palastro o plancha delgada de hierro.
— HEAD (Mec.) extremidad de la varilla o el vástago.
— INSULATOR (Elect.) estabilizador.
— IRON, NAILS —S, hierro en barras pequeñas.
— IRON, varillas de hierro para sostener cortinajes.
— IRON, ROUND IRON, varillas de hierro cilíndricas.
— IRON, IRON BAR WITH MARKS OF HAMMERING, barritas de hierro estiradas al martillo.
— LIGHTNING CONDUCTOR (Fís.) pararrayos de barra.
— PROTECTOR, pararrayos de poste.
— MAGNET, imán cilíndrico.
— RING or PIPE, baquetero.
— FOR MAINTINING THE LEASE (Tej.) plegadera, varilla de madera.
— OF PUMPS, tirantes.
— SHAFT, ENGINE-PIT, SUMP-SHAFT (Minería) pozo de desagüe.
— FOR SPREADING THE NETS (Pesc.) calón.
— FOR STIRRING, CLAY-STICK (Ac., Meta.) agitador, mazo.
— STRAINER, tensor.
— STRAP, varilla de correa.
— FOR SUPPORTING JACQUARD CARDS (Tej.) varillas para sostener los cartones en los telares mecánicos.
— FOR SUPPORTING THE TAPESTRY (Tej.) cárcel, barra de madera para sostener los lizos en los telares.
—S OF THE THREADS WHICH FORM THE LITTLE DIAMONDS (Tej.) varillas de los hilos que forman los pequeños cuadros.
— OF THE WARP-BEAM (Tej.) vástago delgado con hilos de hierro que penetra en los agujeros practicados en el centro de las canillas sobre las cuales se enrollan los hilos.
— WELDED, encintado.
IRON — FOR TRYING THE SMELTED COPPER (Meta.) probeta que se sumerge en el plomo en fusión para ver si está bastante purificado.
LEADEN — (Vid.) varilla de plomo.
RODDEN TREE, QUICKBEAM, QUICK-TREE, MOUNTAIN-ASH (Bot.) serbal silvestre.

RODEO, (A MARKET PLACE,) rodeo; (AN ENTERTAINMENT,) rodeo.
ROE (Pesc.) huevas (Caz.) corzo.
ROENTGEN, y derivados, v. Röntgen.
ROGENTS, ROGENTIA, roedores.
ROESTONE, OOLITE, LENTICULAR STONE (Geol.) oolita, piedra lenticular.
ROLL, rodete, almohadilla en rosca || raspador || rasero (Arq.) voluta (Enc.) rodaja (Pap.) rollo (Fund.: laminadores,) cilindro (Mec.) (ROLLER, CYLINDER) cilindro, rodillo (Tej.) (—S,) lana cardada || zupia, desechos de la lana cardada, v. CARDING (tapicería) rollo (F. Az.) (—S,) cilindros para triturar; (tabaco:) (TWIST, CARROT,) hojas de tabaco arrolladas y torcidas en forma de cuerda (Pan.) bollo, mollete (Mar.) lista, rol, nómina (Mús.) redoble de tambores (Meta.) v. ROLLER.
TO —, rodar || enrollar || (FLOAT,) aplanar, arrasar, igualar || (LAMINATE,) laminar (Agric.) pasar el rodillo (Vid.) vetear, jaspear, almendrar (Meta.) enrollar || (— — THE BLOOMS INTO BARS BETWEEN ROLLERS,) estirar los trozos en el laminador (Tip.) dar tinta (Mar.) balancear (Pan., pastelería) trabajar la masa con el rodillo.
— — A CAR OFF THE TRUCK (Vm.) retirar un coche del vagón.
— — DOWN YOUNG OATS (Agric.) podar las avenas.
— — THE FORM (Tip.) entintar la forma.
— — HEAVILY (Mar.) balancear fuertemente.
— — THE MAST AWAY (Mar.) echar los palos por la banda en un balance.
— — OUT, TO UNCOIL (Elect.) devanar (Tej.) desenrollar || devanar.
— — OUT THE BARS (Fund.) estirar las barras bajo los cilindros.
— — A PASTE THIN (pastelería) extender la pasta con el rodillo para adelgazarla.
— — ROUND, enrollarse en espiral.
— — THE SAND (Fund.) moler o machacar la arena empleada en las fundiciones para darle más finura.
— — A SAIL (Mar.) adujar.
— — STEEL, laminar el acero.
— — UP THE BORDER OF CLOTH (Tej.) poner un listón, || v. — — UP THE LIST.
— — UP THE ENVELOPE (Av.) enrollar la tela del globo.
— — UP THE LIST (Tej., Tint.) cubrir el orillo de las telas para impedir que lo tiña el tinte.
— — UP THE TOW ROPE (Av.) arrollar la cuerda-freno.
— ARNOTTO (Tint.) urucú o pasta de achiote en rollos.

ROLL BOILING, cocción del paño enrollado.

— OF BRIMSTONE or SULPHUR, bastoncitos de azufre.

— CALIBRE or CALIBER (Elect., Fund.) calibre de alambre.

— OF CARDED WOOL, CARDING, v. —, rollo de lana cardada.

— CLAY (Alf.) bastón de luten.

— WITH A SIMPLE FILLET (Enc.) roleta o rodaja de filete simple.

— JOINT, —, lata o listón o filete de techumbre.

— MOULDING, moldura de roleo.

— or MOULD FOR MAKING PIPES (plomería) cilindro para redondear las cañerías de plomo o estaño.

— OF PASTE (Alf.) rodillo para la pasta.

— or NIP OF A SEAM, CONTRACTION, BALK, SQUEEZE OF A VEINE (Min.) estrechamiento.

— OF SILVER-FOIL (Arq.) hoja de plata en voluta o espiral.

— OF TIN, estaño en rollos.

— TOBACCO, tabaco enroll ado.

— OF TOBACCO, rollo de tabaco al que se ha dado forma cónica.

ROLLED, enrollado || (TOBACCO:) tabaco arrollado y torcido en forma de cuerda.

— BRASS, latón laminado.

— EYE (Vm.) rodillo.

— GIRDER (Meta.) vigueta, hierro perfilado.

— IRON, hierro laminado.

— LEAD, SHEET-LEAD, plomo laminado o en hojas.

— METAL or PLATE, placas laminadas.

— MILD STEEL TYRE (Vm.) llanta de acero laminado.

— PLATE SHELL (Elect.) caja de hierro dulce.

— SECTION STRUCTURAL IRON (Meta.) hierro perfilado.

ROLLER, cilindro de planchar el lienzo || (ROLL, CYLINDER,) cilindro, tambor, rodillo (Ing.) rodillo para calzadas (Fund.) cilindro laminador || laminador || v. ROLL (Agric.) rastra, grada (Tint.) rodillo para extender las telas (Vid.) rodillo, cilindro (Top.) garganta (Mec.) cilindro, árbol, rodillo (Meta.) cilindro con que se trabaja el hierro hecho maleable por el calor || (—S,) (ROLLS,) cilindros laminadores || cilindros || (—S,) laminador (Mol.) (TRIMMER,) pie de la tolva || especie de báscula para subir o bajar la meseta de la muela en marcha (Tal.) (—S,) cinchas de la silla de montar (Hil.) (DRAWING, —,) cilindro del laminador (Tej.) enjullo (Tip.) rodillo, ruló

(Cost.) rodete (Mar.) molinete || buque con mucho balanceo (Vid.) corredera, ruló (Mec.) (—S,) caja de rodillos (Com.) canario-flauta, (de la región de Hartz).

— BARROW, carretilla sobre rodillos.

— BEARING (Mec.) soporte de rodillos.

— BOILING, blanquimiento al vapor.

— BOWL, FLUTED — (Tej.) cilindro acanalado.

— FOR BREAKING CLODS, CLOD-BREAKER (Agric.) cilindro para romper terrones grandes de tierra.

— BUCKLE (Tal.) hebilla de cascabel.

— OF A CAPSTAN, v. DRAW-BEAM.

— CHAIN (Vm.) cadena de rodillos.

— CONTACT-PIECE (Elect.) rueda de contacto.

— CLOTH, asiento almohadillado de silla.

— DIE (Grab.) dado de cilindro.

— DOOR, puerta corrediza.

— FILE, lima de estriar.

— GIN, cilindro de desgranar.

— LIGHTNING ARRESTER, pararrayos de rodillos.

— FOR MAKING PLASTERS (Farm.) brusel.

— SKATES (deportes) patines de ruedas.

— SLEDGE, SALLY PORT-SLEDGE, trineo de rodillos.

— ON SPRING (Fc., Mec.) roldana de apoyo con muelle.

— SWITCH (Elect.) interruptor de rodillos.

— TABLES, GUARDS (Fund.) tableros de laminador.

— TEMPLE (Tej.) órgano del telar de regla articulada cilíndrica.

— TOWEL, toalla continua.

— OF A WINDLASS (Mec.) árbol de molinete.

— FOR WORKING DOUGH (Pan.) bregón.

ROLLEY (Min.) (TRAM,) plataforma de extracción del mineral.

— WAY, WAGON-ROAD, GATE-WAY (Min.) galería de rodaje.

— WAY-MAN (Min.) vigilante para reparar las vías.

ROLLING (Fund.) laminación (Ac.) laminación (Tec.) rodadura (Mar.) balance (Fc.) rodante.

— BAR OF THE BEAM (Tej.) barra que hace girar los rodillos (en los telares de liza alta).

— BARRIER or GATE (Fc.) barrera corredera sobre ruedas.

— THE BLOOMS (Fund.) estirado de las mazas de hierro en el laminador.

— BOARD (F. de la cera) rodillo, alisador.

— BRIDGE, puente corredizo de rodillos o ruedas.

— CIRCLE, disco rodante.

ROLLING DOOR, puerta corrediza.
— FRAME, FRAME OF ROLLERS (Tint.) marco de rodillos.
— FRICTION (Fc.) fricción de rodadura.
— GIN (Tej.) desmotador de rodillo.
— KITCHEN (Mil.) coche-cocina.
— LOAD (Fc.) carga móvil o de servicio.
— MACHINE, útil para alisar o planchar, o laminar ‖ v. — MILL or MACHINE.
— MARK (Meta.) marca del laminador.
— MILL, ROLLERS, LAMINATING-WORKS (Fund.) laminador, tren laminador.
— MILL or MACHINE, PLATE-ROLLERS, laminador de plancha.
— MOTION (Mar.) balanceo.
— PENDULUM (Fís.) péndulo de oscilación.
— PIN (Pan.) rodillo (Coc.) zurullo (Somb.) instrumento para enfurtir.
— PRESS (Tip.) prensa de imprenta en talla dulce (Pap.) satinador (Tej.) calandria.
— RESISTANCE (Fc., Vm.) resistencia al rodamiento.
— SHIP (Mar.) buque que balancea mucho.
— STICK, ROLLER (Alf.) rodillo de alfareros.
— STOCK (Fc.) (CARRIAGES,) material rodante (Vm.) (FLEET OF CARS,) parque de coches, flota de coches. (Rec.)
— STOCK DEPARTMENT (Fc.) servicio de tracción.
— STOCK FOREMAN (Fc.) jefe de maniobra de los vagones.
— STONE, PEBBLE STONE, BOULDER (Geología) canto rodado.
— TACKLE (Mar.) aparejo de balance.
BLOOM — MILL (Fund.) laminador para lupias.
CARRIAGE — STOCK (Fc.) parque para vagones.
EXCHANGE or TRANSFER OF — STOCK (Fc.) relevo del material móvil.
ROM BOWLINE (Mer.) jarcia condenada.
ROMAN BALANCE, STEELYARD, BENT-LEVER BALANCE, romana, balanza romana, balanza de palanca.
— CEMENT, cemento romano.
— CHEESE, queso romano.
— FIGURES (Arit.) números romanos, numeración romana.
— LETTER or CHARACTER, PICA, PRIMER (Tip.) letra o carácter romano, letra redonda, carácter redondo.
— LOW-FURNACE (Meta.) horno a la romana.
— OCHRE (Pint.) tierra italiana.
— ORDER (Arq.) orden romano o compuesto.
— OVOLO (Arq.) cuarto bocel inverso.
— PARCHMENT (Com.) pergamino común.
— SCREW-HEAD, tornillo a la romana.

ROMAN VITRIOL, vitriolo azul, (vitriolo de Chipre), sulfato de cobre.
ROMANESQUE (Arq.) romano.
TO ROMANIZE (Tip.) imprimir en caracteres romanos.
ROMEOMETER, v. ROBUROMETER.
ROND, APSE (Arq.) ábside.
RONDACHE (Arm.) rodela.
RONDE (Tip.) itálico, carácter itálico.
RONDEL (Fort.) torreón circular.
RONGALITE, (T. N.) rongalita, formaldehido-sulfoxilato sódico.
RONGEANT STYLE (Imp. sobre telas) procedimiento o método de producir colores sobre una pieza de tela teñida previamente, imprimiendo los dibujos; susceptible de descomponer el colorete de la pieza teñida.
Röntgen BOX, arquilla de Roentgen.
— PHOTO, SKIAGRAM, RADIOGRAM, imagen radioscópica.
— PHOTOMETRY, radiofotometría.
— or X RAYS (Fís.) rayos Roentgen, rayos X. v. SOFT, v. HARD.
— RAY DIAGNOSTICS, diagnóstico por los rayos X o Roentgen.
— — DIAPOSITIVE (Radiog.) diapositiva radiográfica.
— — INSTALLATION WITHOUT INTERRUPTER, aparato radioscópico sin interruptor.
— — LIGHT (Radiog.) luz de los rayos X o Roentgen.
— — NEGATIVE (Radiog.) negativa radiográfica.
— — OUTFIT, aparatos radioscópicos.
— — PHOTOGRAPHY, RADIOGRAPHY, radiografía.
— — POSITIVE (Radiog.) positiva radiográfica.
— — RADIOMETER, X-RAY RADIOMETER, radiómetro para rayos X o Roentgen.
— ROOM, sala radiológica.
— TUBE, tubo Roentgen.
— SELENIUM PHOTOMETER, fotómetro de selenio de Roentgen.
— or FOCUS or X-RAY TUBE, tubo de Roentgen, tubo Roentgen.
Röntgenography, roentgenografía, radiología.
Röntgenogram, roentgenograma, radiografía.
Röntgenology, radiología.
Röntgenograph, roentgenograma.
Röntgenologist, roentgenólogo.
ROOD (Arq.) crucero (O. Ec.) cruz.
— LOFT, JUBE, RODSCREEN (Arq.) galería o tribuna entre la nave y el coro de una iglesia.
— SCREEN (Arq. Ec.) gloria.

ROOD TOWER (Arq.) torre de crucero.
— **TREE** (B. A.) cruz.
ROOF (Arq.) cielo, techo, cubierta (Min.) (—
OF A LEVEL,) techo, cielo; (Perú:) alza ||
(HANGING — or WALL OF A DEPOSIT:)
alta; (México:) alto; respaldo alto, respaldo
superior, techo (Const.) techumbre, techo,
v. — (Arq.); (Carr., Vm.) imperial (Geod.)
horizonte (Cant.: pizarras;) techo o bóveda
de una cantera (Mv.) parte superior del
hogar en las máquinas de vapor.
— **TO** — (Alb.) techar.
— — **WITH SLATES** (Arq.) empizarrar.
— **OF A BEE HIVE**, barba.
— **COLUMN** (Arq.) columna para la cubierta
o techumbre.
— **END STANDARD** (Elect.) caballete de retención.
— **OF FURNACE** (Meta.) cubierta del horno.
— or **ARCH OF A FURNACE**, bóveda.
— **FRAMING** (Carp.) armadura de techo.
— **WITH HOLLOW TILES** (Arq.) techo de te-
ja hueca.
— **HOOK**, hijuela de izar.
— **LADDER** (Vm.) escalera del imperial.
— or **CEILING LAMP**, — **LIGHT** (Elect., Vm.)
lámpara de techo.
— **LATH**, tejamanil || lata de maroma.
— **WITH OPEN INTERVALS**, cubierta con cla-
raboyas.
— **OF AN OVEN**, copa de horno.
— **WITH OX EYES, BULLS-EYED** — (Arq.)
techo con lucetas u ojos de buey.
— **SLAB** or **FLAG, COVERING SLABS**, losa
de cubierta.
— **SLATE** (Const.) pizarra para techos (Miner.)
pizarra tegular, esquisto tegular.
— **STANDARD** (Elect.) caballete de tejado.
— **STAYS OF FIRE-BOX** (Loc.) armadura del
cielo o parte superior del hogar.
— **STORY**, buhardilla.
— **OF SUBWAY** (Fc.) techo del túnel.
— **SUPPORT** (Carr., Vm.) montante de pa-
bellón.
— **TILE**, teja.
— **TIMBER** (Carp.) maderamen para techos.
— **TREE** (Carp.) cumbrera.
— **TRUSS** (Carp.) armadura de techo.
— **WITH TWICE-BOWED RAFTERS, NEEDLE-
CUPOLO, IMPERIAL** — (Arq.) cúpula o
domo a la imperial.
— **OF THE WHIM**, torrecilla, linterna.
— **WOOD, MAT WOOD** (Bot.) zapote.
ROOFER, trastejador, pizarrero.
ROOFING, s. **COVERING** (Arq.) cubierta, te-
chado || materiales para techos.
— **PASTEBOARD**, carbón betunado.
— **PAINT**, pintura para tejados.

ROOFING OF THE POLES, desbaste del extre-
mo de los postes.
FIRE-PROOF —, techo a prueba de fuego,
(construída con material apiro o incombus-
tible).
FLAT-TILE —, cubierta de claraboya.
IRON —, cubierta o techo de hierro.
ROOFLET, tejadillo.
ROOK (J. de ajedrez) torre || enroque.
ROOKER (Pan.) botacenizas.
ROOM (Arq.) cuarto, cámara, aposento, alcoba
|| (SPACE, INTERSTICE,) luz, espacio, lu-
gar (Mar.) pañol, cámara (Min.) (STALL,)
hueco, salón.
— **AND SPACE**, claro de ligazones o cuadernas.
— **BORDER** or **MOULDING**, orilla de papel de
entapizar.
— **WITH A BY-DOOR** (Arq.) cuarto con una
puerta de escape.
— **IN AN ENTRESOL**, entresuelo.
— **CALL, ELECTRIC** — —, puesto de llamada
en los hoteles.
— **FOR COOLING**, refrigerador.
— **FOR FERMENTING MOLASSES** (F. Az.)
destilería de ron.
— **BETWEEN THE FLYERS OF OPEN NEW-
ELLED STAIRS** (Arq.) espacio o vacío en-
tre los pies que sostienen la rampa de una
escalera.
—**S ON THE SAME FLOOR**, cuartos del mismo
piso, cuartos al mismo nivel.
— **THAT MAY BE WARMED WITH A STOVE**,
cuarto con chimenea.
— **SHUT UP FOR STUDYING THE IN-
FLUENCE OF TEMPERATURE ON
WATCHES** (Rel.) gabinete cerrado en el
que se puede hacer variar la temperatura
para estudiar su influencia sobre la marcha de los relojes.
BATTERY or **ACCUMULATOR** — (Elect.)
sala de los acumuladores.
DYNAMO or **GENERATOR** — (Elect.) sala
de las dínamos.
LAMP —, lampistería.
METALLURGICAL — (Meta.) sala para ensayos metalográficos.
NARROW — (Min.) pequeña galería.
ROOMER, espacioso.
ROOMINESS, SPACIOUSNESS, capacidad, espacio.
ROOST (Corr.) perchado || pértiga de galli-
nero.
TO —, **TO PERCH** (Corr.) perchar, posarse
las gallinas u otras aves en los palos o travesaños.
— **LADDER** (Corr.) escala de percha, escala
provista de clavijas o travesaños para subir.

TO LEAVE THE — (Corr.) salir del gallinero las gallinas ‖ salir de la huronera o
del retiro las gallinas.

ROOT (Bot.) ‖ nabo (Ing.) cimiento (Mat.)
raíz.

TO — (Gan.) hozar (Agric.) arraigarse, echar
raíces.

— — OUT (Agric.) desarraigar, extirpar.

— — — THISTLES, TO CLEAR OF THISTLES

— BRUISER (F. Az., Tec.) cortarraíces.

— BRUISER or BREAKER (Agric., Gan.) cor-
(Agric.) escardar, limpiar de cardos.
tarraíces, instrumento para cortar raíces.

— CLOG (Font.) maraña, conducto.

— OF A COUNTERFORT, raíz a base de un
contrafuerte.

— CROP (Gan.) forraje de raíces (Agric.) cosecha de raíces.

— CUTTER (Agric.) cortarraíces (Hort.) especie de almocafre.

— DESSIGNS (Enc.) jaspeado, dibujo que imita raíces en la encuadernación de un libro.

— DIGGER (Hort.) arrancarraíces, instrumento de hortelano para arrancar raíces.

— FORCEPS (Cir.) forceps para raíces.

— GLASS (Vid.) vidrio de cebolletas.

— GRAFTING (Hort.) injerto de raíz.

— GRATER, cortador o extirpador de raíces.

— OF THE HAIR (Ten.) raíz del pelo.

— LINE or CIRCLE (Mec.) circunferencia de
raíz o de base.

— MEAN-SQUARE-VALUE (Tec.) valor cuadrado medio.

— MEAN-SQUARE-VALUE OF AN A. C., VIR-
TUAL A. C. (Elect.) intensidad media cua-
drática eficaz de la corriente alterna.

— MEAN-SQUARE-VOLTAGE (Elect.) valor
efectivo de la tensión.

— PULLER (Agric.) arrancador de raíces.

— PULPER (Agric.) majador de raíces.

— SHOOT or SUCKLE, RUNNER (Hort.) retoño, renuevo, hijuela, vástago de un árbol.

— SHOOT, TO REMOVE — —, or RUNNERS
(Hort., Arb.) arrancar los hijuelos.

— WITH THE SOIL ON (Agric.) acollado.

— WASHING MACHINE, — WASHER (Agric.)
aparato para lavar raíces.

East India — (FOR SCARLAT DYEING,)
(Tint.) esaia (Bot.) esaia.

SWEET — (Bot.) regaliz.

TO TAKE —, v. TO ROOT.

ROOTED, arraigado.

ROOTER (Agric.) arrancador de raíces.

— PLOW (Agric.) arado para arrancar raíces.

ROOTING UP THE WEED (Agric.) extirpación de las malas yerbas.

ROPE, s. CORD, LINE, STRING, CABLE,
BAND; cuerda, cordel, soga, cable ‖ (—S,)

jarcia, cabullería (Mar.) cabo, cuerda, jarcia, cordaje, cabulla (Agric.: cebollas, ajos,
etc.) ristra, horca de cebollas, etc. (Mol.)
cuerda de molino (Min.) cable (Nicaragua:)
malacate ‖ (SMALL CORD or ROPE,)
cuerda ‖ (MOVABLE — OF A CABLE-
WAY,) (Chile:) piola, guía o riel.

TO — A SAIL (Mar.) relingar.

— BAND (Mar.) enlargue o envergue.

— BEAR (Com.) felpudo, estera felpuda.

— BRIDGE, puente de cuerdas.

— CLAMP, boza.

— CLUTCH (Mec.) retén de cuerda.

— COUPLING, unión para cables.

— DRAG (Carr.) cuerda a enrayar.

— TO DRIVE THE CLAPPER or CLACKER
(Mol.) cuerda de la taravilla.

— DRIVEN MACHINE (Elect.) máquina con
transmisión por cables.

— DRUM (Av.) polea del cable de retenida.

— END (Mar.) chicote.

— TO HOLD ON (pizarrales) cuerda de seguridad.

— HOLE (Mar.) groera.

— HOUSE (Mar.) cordelería (Com.) cordelería.

— LADDER, FOOT —, escala de cuerda.

— FOR LIFTS (Alb.) cuerda o lía de albañil
para subir los morrillos y el mortero.

— MAKER, ROPER, cordelero.

— —'S END, rizo de un cabo o de una cuerda.

— —'S REEL, devanadera de cordelero.

— —S' WORK, trabajo de cordelero.

— MANUFACTURE or MAKING, cordelería.

— MAKING MACHINE, máquina de hacer
cuerdas.

— ON TO FIRST SECTION! (Av.) ¡primera
cuadrilla a las cuerdas!

— PULLEY, polea para cable.

— RAILWAY (Fc.) ferrocarril funicular.

— REIN (Av.) guía de globo.

— RING, corona.

— FOR SCAFFOLDING (Alb.) lía de albañil
para atar andamios.

— SELLER (Com.) cordelero, vendedor de
cuerdas.

— SHEAVE, polea de garganta, v. — PULLEY.

— STRAP (Mar.) gaza.

— SUSPENSION BRIDGE, puente de cuerdas
suspendido.

— S TAUT, cables en tensión.

— TO INLET FITTING (Av.) cuerda del apéndice.

— TOP, LAYING-TOP, remate o refuerzo de
cuerda.

— TRADE, cordelería.

— TWISTED TOO HARD, cuerda con mucha
torcedura.

— TWISTED THE WRONG WAY, cuerdas con
torceduras a la izquierda.

ROPE TWISTING MACHINE, máquina de torcer cuerdas.

— **WALK** or **YARD, ROPERIE,** soguería, cordelería.

— **WAY, CABLEWAY** (Min.) andarivel, vía de alambre suspendida, tranvía aéreo.

— **WORK,** trabajo de cordelería (Av.) (CARRIER —,) ceñidor de suspensión de la red.

— **YARN,** filástica.

—, **BRAID,** torzadillo, cuerda de hilos torcidos.

ROPER, cordelero.

ROPINESS, VISCIDITY, viscosidad o consistencia viscosa del vino.

— **OF BEER,** viscosidad de la cerveza.

ROPEWAY, ferrocarril funicular, v. ROPE-WAY.

ROPY, viscoso.

TO GROW — (THE WINE,) ahilarse.

ROSACE, ROSETTE (Arq.) rosetón.

ROSACEAE (Bot.) rosáceas.

ROSANILINE, rosanilina.

ROSARY, rosario (Hort.) terreno plantado de rosales.

ROSASIC ACID (Quím.) ácido rosásico.

ROSATE (Quím.) roseato.

ROSE (Bot.) rosa (Zap.) roseta, moño (Arq.) rosetón (Ton.) jabladera (Mar.) rosa náutica.

— **ACACIA, GUM-TREE,** acacia rosa o gomífera.

— **ANILINE** (Tint.) rosanilina, rojo de anilina.

— **BAY** (Bot.) adelfa.

— **BIT, COUNTERSINK, CHAMFERING-AUGER,** broca de fresar, barrena cónica.

— **BUSH,** rosal.

— **COLOUR,** rosado, de color de rosa.

— **COPPER** (Meta.) cobre roseta, roseta, cobre encarnado de la mejor calidad.

— **COPPER, PLATE OF REFINED COPPER,** roseta, lámina de cobre roseta.

— **DIAMOND,** diamante rosa.

— **ENGINE** (Torn.) torno de labrar adornos ondeados o en guilloquis.

— **ENGINE, SQUARE — —,** máquina de hacer guilloquis rectilíneos.

— **GALL** (Bot.) agalla de rosa.

— **GLASS** (Vid.) cristal de rosa.

— **HEAD,** v. HEXAGON HEAD; (Hort.) (— OF THE WATERING POT,) pera de regadera, (el extremo lleno de agujeritos por donde sale el agua).

— **HEADED,** de cabeza de diamante.

— **HONEY** (Farm.) rodomiel, miel rosada.

— **LAKE,** laca de carmín.

— **MALLOW,** malvarrosa.

— **NAIL,** clavo de cabeza de diamante.

— **PEAR, STONY —** (Bot.) pera fuerte cuyo aroma recuerda el de la rosa.

ROSE PINK (Pint.) laca carminada.

— **QUARTZ,** cuarzo hialino teñido artificialmente de rojo, cuarzo rosado.

— **RING,** narigón.

— **STEEL,** acero roseta (F. de instrumentos de música) instrumento para practicar el agujero de la clavija del clavicordio.

— **TREE** (Bot.) rosal.

— **WATER** (Farm.) agua de rosas.

— **WINDOW** (Arq.) rosetón, ventana circular de una iglesia gótica.

— **WOOD, PALISANDER, JACARANDA, LIGNUM Rhodi** (Carp.) palo de rosa.

— **WORK** or **WINDOW** (Arq.) rosetón, florón || en rosetón.

CONNECTING — (Elect.) rosetón.

ROSEATE, rosado.

ROSEINE, ANILINE (Quím.) roseína, compuesto de color rojo.

ROSEMARY (Bot.) romero.

Rosenberg DYNAMO (Elect.) dínamo de Rosenberg.

ROSET, rosicler (Dib.) tiza roja (Torn.) (— or MOVEMENT FOR TRACTING ROSE-ENGINE PATTERNS ON CYLINDRICAL SURFACES,) corona para trabajar en guillochis o adornos ondeados.

ROSETTE (Arq.) rosetón (Tal.) roseta (Mil.) roseta, insignia de ciertas órdenes de caballería (Rel.) cuadrante para adelantar o atrasar el reloj (Torn.) (MOVEMENT,) v. ROSET (Mod.) roseta (ornamentación) (WALL —,) roseta mural.

— **HOOK,** gancho de roseta.

— **CEILING —** (Elect.) florón para suspensiones.

ROSH (Fund.) etalaje.

ROSICRUCIAN, rosa cruz.

ROSIN, pez, pez rubia, perrubia, resina || (COLOPHANY, COMMON —,) colofonia, pez rubia, trementina (Mar.) brea.

TO —, untar o impregnar de resina.

— **GAS,** gas de resina.

— **TIN,** óxido de estaño lívido de lustre resinoso.

— **WHITE —, Burgundy PITCH,** pez blanca de Borgoña.

ROSING, DYEING-PINK (Tint.) operación de dar más vigor a los tejidos teñidos con granza.

ROSOLANE, violado de anilina.

ROSOLIC ACID (Quím.) ácido rosólico.

ROSS (Bot.) escamas de la corteza.

ROSSANE (Coc.) conejo abierto, mechado y cochifrito.

ROSSING-MACHINE, máquina de descortezar, descortizadora.

ROSSOLI (Lic.) rosoli.

ROSTLET, armiño de estío.

ROSTRAL COLUMN (Arq.) columna rostral.
— CROWN, corona rostral.

ROSTRUM (Arq.) rostro, adorno que representa la proa de un barco antiguo || rostra, tribuna de los oradores que arengaban a la plebe en Roma (Quím.) (TUBE,) pico de alambique.

ROSY PASTE (Joy.) pasta de rosa.

ROT, podredumbre, putrefacción, podredura || carie || corrupción || carcoma (Gan.) morriña.

TO —, TO GET ROTTEN, pudrirse, corromperse, putrificarse, descomponerse.

— — POSITIVE PLATES (Elect.) descomponer placas positivas.

— PROOF, PROPERTY OF BEING — —, incorruptibilidad || incorruptible.

— STEEP, colada en la lejía agotada.

DRY —, carcoma.

WET —, putrefacción húmeda.

ROTA, CLEANING-APPARATUS (Tej.) frotador, (Ant.)

ROTANG, RATTAN (Bot.) rota, género de palmeras.

ROTARIAN, A MEMBER OF ROTAY CLUB. rotario.

ROTARY, ROTATORY (Mec.) rotativo, rotatorio.

— APPARATUS (Fís.) molinete eléctrico.

— BEETLING-MILL (Mec.) calandria rotatoria.

— BRUSH, escobilla giratoria.

— CLUB, club de los rotarios.

— CONVERTER (Elect.) convertidor rotatorio.

— or ROTATING CURRENT, THREE-PHASE ALTENATING CURRENT (Elect.) corriente alterna trifásica.

— DRILL, taladro rotatorio.

— ENGINE, máquina rotatoria.

— LEVER, palanca de rotación.

— MAGNETISATION (Fís.) imanación rotatoria.

— MOTION, movimiento de rotación.

— PLANING MACHINE, cepillo mecánico rotatorio.

— PLOUGH (Agric.) arado giratorio.

— PUMP (Mec.) bomba giratoria.

— ROCK-DRILL, perforadora rotatoria.

— SHEARS, CIRCULAR-SHEARS, cizallas circulares.

— SQUEEZER (Fund.) forja (para lupias) giratoria.

— TRANSFORMER (Elect.) transformador giratorio.

— VALVE (Mec.) válvula giratoria.

TO ROTATE, girar.

— — TO THE LEFT (Tec., Fís.) girar a izquierdas; (contrario a agujas).

— — TO THE RIGHT, girar a derechas, (sentido de las agujas).

ROTATING, rotatorio.

— ARMATURE (Elect.) armadura giratoria.

— BRUSHES (Elect.) escobillas rotatorias.

— CARRIER (Elect.) armadura giratoria.

— CONTACT (Elect.) contacto giratorio.

— or Ferraris FIELD (Elect.) campo rotatorio o trifásico.

— FIELD CONVERTER (Elect.) transformador de campo rotatorio.

— HYSTERESIS (Elect.) histéresis rotatoria.

— MAGNET-WHEEL (Elect.) rueda magnética giratoria.

— SCRATCHING BRUSH (Elect.) rascador giratorio.

— SWITCH (Elect.) conmutador giratorio.

PULSATING —, FIELD (Elect.) campo rotatorio pulsatorio.

ROTATION, (ROTARY MOTION, REVOLUTION,) revolución, movimiento de rotación (Mec.) (TURN, REVOLUTION,) rotación, giro.

— APPARATUS (Elect., Meta.) aparato de rotación.

— AXIS, AXIS OF REVOLUTION, eje de rotación.

— OF CROPS (Agric.) sucesión metódica de cultivos en un campo; (según Serrano, D. U. de la L. C.,) turno o alternativa de cosechas en un campo: orden según el cual las cosechas o diferentes cultivos de una explotación agrícola se suceden sobre el mismo suelo.

— — OF THE PLANE OF POLARISATION OF LIGHT BY MAGNETISM, rotación del plano de polarización de la luz por imanación de la luz. Comp. ROTATORY POLARISATION.

— OF ROLLS (Meta.) rotación de los cilindros.

— HORIZONTAL — OF THE UPPER MILL-STONE (Mol.) marcha horizontal de la corredera (o muela que se mueve sobre la precedente).

ROTATORY, v. ROTARY, ROTATING, REVOLTING, giratorio (Mec.) rotatorio.

— POLARIZATION (Fís., Opt.) polarización rotatoria. s. OPTICAL ROTATION.

— TEMPLE (Tej.) encuentro (pieza del telar de coser libros) giratorio.

ROTCHET-ENGINE, WHEEL-CUTTING ENGINE, TEETH-CUTTING ENGINE, máquina de dentar ruedas, máquina de hacer dientes de engranajes a las ruedas.

ROTHER (Gan.) ganado de cuernos.

ROTISSERIE, rotisserie, rosticería.

ROTOGRAPH, rotografía.

ROTOGRAVURE, rotograbado.

ROTOR, s. ARMATURE (Elect.) rotor, inducido.
— CONSTANT (Elect.) constante del rotor.
— COPPER (Elect.) cobre del inducido o rotor.
— CORE (Elect.) núcleo del inducido.
— CURRENT (Elect.) corriente del rotor.
— FLUX (Elect.) flujo magnético del inducido.
— IRON (Elect.) hierro de rotor.
— IRON LOSS (Elect.) pérdida en el hierro del rotor.
— LINE OF FORCE (Elect.) línea de fuerza del inducido.
— PHASE (Elect.) fase de rotor.
— SHORT-CIRCUIT (Elect.) circuito corto del inducido.
— STARTER (Elect.) aparato de arranque de rotor.
— STRAY FLUX (Elect.) flujo de dispersión en el inducido.
— TOOTH (Elect.) diente del inducido.
— VOLTAGE (Elect.) tensión del inducido.
— WINDING (Elect.) arrollamiento del rotor.

ROTTEN, podrido, putrefacto, corrupto, corrompido, descompuesto ǁ cariado (Minería) (ARENACEOUS, FRIABLE,) friable, quebradizo.
— PART (Mader.) foco de corrupción de una pieza de madera.
— STONE, trípoli, tierra podrida.
— NOT —, no podrido.
— TO GET — (Alf.) hacer pudrir la pasta.

ROTTING (Pap.) (FERMENTATION, FERMENTING,) maceración del trapo.
— OF SALAD (Agric.) podredumbre que ataca a ciertas verduras.
— OF WOOD (Mader.) podredumbre o pudrición de la madera.
— VAT, s. FERMENTING-TROUGH (Pap.) pudridor, pila para poner los trapos en maceración.

ROTULA TUBE, BALL AND SOCKET PIPE (Mv.) tubo con articulación esférica.

ROTUNDA, ROTUNDO (Arq.) rotonda.
— FOR LOCOMOTIVES, CIRCULAR SHED (Fc.) rotonda.

ROUGE (Pint.) rojo (Perf.) colorete (Joy.) (JEWELLER'S RED, CROCUS,) rojo, rojo de Inglaterra o de pulir.

ROUGH, (COARSE, UNEVEN,) áspero, rudo, tosco (DIAMOND:) (RAW,) en bruto sin tallar (Fund.) (ASPERITIES,) rebarba, asperezas ǁ (SCARRED,) excoriáceo (Tip.: fundición de caracteres,) resalto, aspereza, rebarba: (WOOL:) (RUGGED,) cabruda, lana burda parecida a la de las cabras (Min.) (RUGGED,) de asperezas salientes ǁ (—S,) óxido de mineral de estaño ǁ (—S,) mineral de cobre de más de tres centímetros ǁ (—S,) cobre de más de cuatro centímetros (Lic.) áspero, raspante.
— TO — or GRIND (Vid.) desbruñir o deslustrar el vidrio (F. de espejos) pulir.
— — CAST, RENDER A WALL (Alb.) allanar o alisar con yeso o mexcla una obra de mampostería (Tec.) esquiciar, bosquejar.
— — CUT (Esc.) bosquejar una estatua.
— — DOWN, desbastar.
— — GRIND, machacar o romper el grano, s. TO BRUISE (Agric.) desgargolar el cáñamo (Vid.) desbruñir, deslustrar.
— — HEW, TO SQUARE TIMBER (Mader.) escuadrar la madera, desbastar.
— — OUT, bosquejar; (orfebrería:) (PREPARE,) trazar, indicar vagamente.
— — PLANE (Eb., Carp.) desbastar.
— — PLANE MARBRE (Cant.) pulir el mármol con arena arcillosa.
— — PLANE WOOD (Carp.) rebajar una tabla o listón con el cepillo.
— — SHOE A HORSE (Vet.) herrar una caballería con herraduras para el hielo.
— — TURN, desbastar ǁ bosquejar.
— — WORK (Tec.) tratar superficialmente una materia, obra, etc.
— BORER (Arm.) obrero que horada o taladra.
— CAST, RENDERING-SKIN (Alb.) allanadura, aplicación de la primera torta.
— CAST, COARSE PLASTER (Alb.) enjabelgadura, emplastado, capa de mexcla aplicada groseramente.
— CAST ON HOUSE-EAVES, paramento de goteras.
— CASTING (Fund.) fundición basta o tosca.
— CLOTH, paño sin abatanar.
— COAL (Min.) carbón bruto.
— COPY, borrador ǁ diseño (Grab.) v. — DRAUGHT.
— COMMUTATOR (Elect.) conmutador escabroso.
— CONTACT PATH (Elect.) superficie de contacto desigual.
— CUTTING, (OF DIAMONDS:) descostramiento, desbaste; operación practicada en el diamante en bruto para quitarle la primera costra terrosa que lo cubre (Herr.) talla gruesa de lima.
— DIAMOND, v. — (DIAMOND).
— DRAFT (Com.) borrador.
— DRAUGHT (Grab.) bosquejo, diseño hecho a la ligera, primer trabajo del buril.
— DRAWING (estirado del alambre:) adelgazado.
— DRESSING (Carp.) desbaste, enderezamiento, acción de desalabear una madera.
— EDGE (Cuch.) filbán.
— ESTIMATE (Com.) cálculo aproximativo.

ROUGH FAT, grasa de carnicería.
— **FILE** (Herr.) lima de picadura gruesa ‖ (— —S,) limas alemanas.
— **GRINDING, TO CLEAN** (lapidaria) bruñir, pulimentar, labrar.
— **GRINDING, FIRST GRINDING** (Joy.: diamantes,) bruñidura o bruñido.
— **GRINDING MILL** (Agric.) desgranadora, molino de desgranar.
— **HEWING, SQUARING** (Carp.) desbaste.
— **HEWN BOSSAGE** (Arq.) almohadillado en cuadro.
— **MASON** (Alb.) mamposteador.
— **METAL** (Meta.) metal en bruto.
— **PLANE,** cepillo para desbastar.
— **POLISHING WHEEL,** rueda de esmeril de grano grueso (para desoxidar).
— **RIDER** (Eq.) picador, domador.
— **ROLLED** (Meta.) hierro enderezado con el laminador.
— **SEA** (Mar.) mar alborotada.
— **SETTER,** v. — **MASON.**
— **SKETCH** (Dibujo, Ingen.) choquis, boceto, "sketch".
— **STEEL, GERMAN or FURNACE-STEEL** (Meta.) acero en bruto.
— **TIMBER** (Carp.) madera en bruto o sin desbastar.
— **TREE** (Mar.) percha.
— **WALLER, LOAM WALLER** (Alb.) obrero albañil, mamposteador.
— **WALLING** (Alb.) mampostería u obra de mampostería hecha con morrillos y argamasa.
—**S OF WHEAT** (Bot.) glumilla, gluma.
— **WINE** (Lic.) vino áspero.
— **WORK** (Meta.) adelgazamiento del fuego en la fragua (Rel.) movimiento de péndulo o muestra disminuído pero no terminado.
IN A — **STATE** (Tec.) en bruto.
TO ROUGHEN (Alb.) jabelgar, enjabelgar (Herr.) adelgazar el hierro en la fragua.
ROUGHING, ROUGHING DOWN, desbaste ‖ (FIRST POLISH,) desbaste, primera pulimentación (Vid.) pulimentar, desbastar (Meta.) (FIRST ROLLING,) adelgazamiento del hierro en la fragua (Joy.) (FIRST GRINDING,) desbaste ‖ descostramiento (Agric.) (RUFFING OF FLAX,) agramaje ligero (Alb.) enlucido.
— **CYLINDER** (Tej.) máquina preparatoria de agramar.
— **HOLE** (Meta.) agujero de escorias.
— **MILL, BLOOMING MILL** (Meta.) tren blooming.
— **ROLLS or TRAIN,** s. — **MILL** (Meta.) tren laminador de tochos.

ROUGHNESS, BRITTLENESS (Meta.) acritud, fragilidad.
ROULETTE (Grab.) moleta (Jueg.) ruleta.
ROUNCE, BAR, PRESS-STICK (Tip.) barra de la prensa, manubrio, cigüeña.
ROUND, (CIRCULAR, SPHERICAL, CYLINDRICAL:) redondo, cilíndrico, esférico, circular (Mec.) (STEP,) clavija de la escala de percha de una grúa (Arq.) baquetilla ‖ moldura redonda (Cerv.) tina o cuba redonda ‖ (—S,) toneles para clarificar (Min.) grada, escalón ‖ (— BUDDLE,) mesa redonda; v. — **BUDDLE** (Mar.) vuelta, peldaño de escala (Eq.) vuelta (Mil.) ronda ‖ tiro, cartucho de bala (Fc. y turismo,) (— TRIP,) viaje redondo.
TO —, redondear, hacer redondo (Mil.) rondar (Carp., Eb.) (WIDEN,) ensanchar, alegrar (Mar.) halar en redondo ‖ v. — (Carp., Eb.)
— — **THE BEAMS** (Mar.) dar vuelta a los baos.
— — **A CAPE** (Mar.) doblar un cabo.
— — **EDGES** (Carp.) matar los cantos.
— — **WITH A FILE** (Rel.) redondear con la lima.
— — **IN** (Mar.) halar por cabos horizontales ‖ forrar cables con cabos.
— — **OFF** (Carp.) (CHAMFER OFF,) descantear, quitar los cantos (Grab.) redondear (Mec.) redondear los dientes de una rueda pequeña (Plat.) redondear a martillo.
— — **OFF THE TEETH** (F. de peines) redondear las púas de un peine.
— — **RIDGE** (Agric.) canalizar circularmente.
— — **TO** (Mar.) meter de orza.
— — **UP** (Mar.) halar por cabos verticales.
— — **UP A TACKLE** (Mar.) cerrar un aparejo a besar.
— **ABOUT** (Mec.) tímpano de grúa.
— **OF BEEF** (Carn.) tajada.
— **BOBBIN** (Tej.) cordón redondo.
— **BOLT,** cabilla, perno redondo.
— **BRANCH BOX, — DISTRIBUTING BOX** (Elect.) caja de derivación.
— **BROACH** (Carp.) alegrador.
— **BRUSH** (Eq.) brusa circular.
— **BUDDLE** (Min.) mesa redonda (para preparar) (en la parte Sur de España:) gardinguera; (Almería y Cartagena, España:) rumbo; (Colombia:) collera.
— **CHEEK LOCK** (Cerr.) cerradura de palastro redonda.
— **CHISEL** (Esc.) cincel redondo.
— **COAL** (Min.) galleta de carbón, v. **LUMPS.**
— **DISC** (Fc.) disco (de señales) redondo.
— **DISTRIBUTING BOX,** v. — **BRANCH BOX.**
— **EDGE** (Cost.) guarnición.

ROUND EDGE JOINT FILE, JOINT-FILE, lima de charnela.

— FIREBOX CROWN-SHEET (Mv.) semicilíndrica de la caja de fuego.

— FULLER, BOTTOM FULLER (Herr.) copador inferior ‖ (TOP — —,) copador superior.

— GLASS, vidrio cóncavo.

— HAND, ENGROSSING CHARACTER, escritura redonda.

— HEAD (Arq.) de medio punto.

— HEADED, de cabeza redonda, de cabeza de gota de sebo (F. de alfileres) de cabeza redonda.

— — WOOD SCREW, tornillo de madera con cabeza redonda.

— HOLE (Mar.) boca de lobo o de tinaja.

— HOUSE, v. — LOCOMOTIVE SHED, v. ROTUNDA (Mar.) sobrecámara, toldilla.

— HOUSE AT THE HEAD (Mar.) jardines de popa.

— IRON (Mar.) vergajo (Fund.) v. ROD-IRON.

— JUNCTION BOX (Elect.) caja de empalme.

— LAC, laca de bola.

— LACE (Tal.) cordoncillo.

— LOCOMOTIVE SHED, s. ROTUNDA (Fc.) rotonda, cocherón circular o de forma poligonal para locomotoras.

— MALLET, WOODEN MALLET, mazo.

— MOULDING, astrágalo.

— NOSE PLANE IRON, hoja o lámina de garlopa.

— NOSED or — PLIERS, tenazas de pico redondo.

— NUMBER (Com.) número redondo.

— OFF, TO — OFF, TO SPLAY, ovalarse.

— OFF FILE, lima de redondear.

— PEPPER, pimienta en grano.

— PLANE, cepillo bocel.

— PLIERS, — NOSED PLIERS, tenazas de pico redondo.

— PUNCH (Eb.) berbiquí de corona cortante.

— ROBBIN (Carr.) guardafango del eje.

— SCULPER or SCOOPER, buril redondo.

— SEAR (Mar.) bigorrilla.

— SEIZING (Mar.) botón.

— SET HAMMER, degüello, martillo-formón.

— SHAVE, raedera en media luna.

— SHOT (Art.) bala rasa.

— STERN (Mar.) culo de mona, (popa redonda y cerrada).

— SWITCH BOX (Elect.) caja de interruptor.

— TABLE (casas de huéspedes:) mesa redonda.

— THREAD (SCREW), espira de tornillo redondeado.

— COAL (Min.) galleta de carbo.

— TIMBER or WOOD (Mader.) tronco entero con toda su corteza.

— TOOL (Torn.) pulicán.

ROUND TRIP, v. — (Fc., Turismo) viaje redondo.

— TURN (Mar.) suelto en los cabos.

— UP (Mar.) vuelta vertical en baos, etc.

— WOOD, v. — TIMBER.

ROUNDED, redondeado (ROUND,) redondo.

— INSIDE, unión entre relieves de un adorno de ebanistería.

— POINT (Bl.) farpa.

— TILE, teja que toca al caballete.

ROUNDEL (Arm.) rodela (Carp.) v. ASTRAGAL.

ROUNDER (Carp.) cepillo bocel (DEVIL,) hilera de madera.

BOOK BACK — (Enc.) máquina de enlomar.

ROUNDHEADS, clavos de cabezas redondas.

ROUNDING (Enc.) redondear el lomo de un libro (Herr.) (FILE:) acción de redondear (Eb.) (SWEEPING OF CABINET-WORK,) contorneamiento, perfil (Mar.) curvatura, arrufo, vuelta ‖ brusca.

— ADZE, azuela curva.

— OF THE FOOT (Mar.) cola de pato.

— GAUGE (Somb.) cortador circular para alas de sombreros.

— OF THE HEEL (Zap.) arcada.

— LAND (Agric.) superficie de tierra convexa.

— OFF, FINISHING, suavización ‖ contorneo ‖ curvatura.

— OFF THE CHANGE OF GRADIENT (Fc.) suavización del cambio de pendiente.

— OFF CURVE, VERTICAL EASEMENT CURVE (Fc.) arco de enlace.

— PEARL (Grab.) punzón de piedras finas.

— PLANE (Carp.) cepillo de varillas.

— TOOL (Meta., Herr.) estampa redonda.

— OF THE TRAIL (Art.) contera de gualdera.

TO ROUSE (Mar.) ronzar, halar.

— IN (Mar.) recobrar.

ROUSER (Cerv.) agitador del lúpulo.

ROUST (Mar.) pororoca.

ROUT (Mil.) derrota.

ROUTE, vía, ruta, camino, rumbo, dirección, itinerario (Ing.) trazado.

— INDICATING SIGNAL (Fc.) señal indicadora de dirección.

AERIAL —S (Av.) rutas o vías aéreas.

RAILWAY — (Fc.) vía o trazado de un ferrocarril.

TRAFFIC —S (Com.) vías de comunicación.

ROUTER-GAUGE (Carp.) gramil de molduras, bocel.

— PLANE, OLD WOMAN'S TOOTH (Eb.) guillame para pulir el fondo de los huecos.

ROUTINE, ROTE, WONT, rutina, costumbre.

ROVE (Tej.) madeja de lana tirada (Mar.) zapatilla de cuero para cabos.

TO — (Tej.) preparar el hilo (que no sea de algodón) para encanillarlo ‖ ensartar, enhebrar (Mec.) pasar una cuerda por una polea (Arq.) tirar a blanco perdido.

— HANGING, COUNTER-BATTER (Const.) desplomo ‖ contrarrelex.

ROVER (Tej.) torcedor ‖ máquina que da la última carda.

ROVING (Tej.) primera torsión ‖ (Hil.) primera carda.

— BILLY or MILL (Tej.) "beylier", torno para hilar lana.

— FRAME (Tej.) vaivén.

— FRAME, FINISHING FLY-FRAME (Tej.) máquina que da la última carda.

— FRAME, BOBBIN-FRAME, SPINDLE — — (Hil.) encanilladora reunidora para formar los carretes.

— FRAME, SECOND or DANDY — (Hil.) encanilladora en fino.

— HEAD, encanilladora número 7.

COARSE — (Hil.) mechón.

FINE — (Hil.) mecha, hijo flojo.

ROW, fila, hilera, tonga, tongada, ringlera, hilera, carrera (Hil.) rodillo.

TO —, remar, bogar.

— — BY DIVISIONS (Mar.) bogar a cuarteles.

— — FLAT (Mar.) bogar de llano.

— — GUARD (Mar.) rondar.

— — HARD (Mar.) hacer fuerza de remos.

— — HEAD or AGAINST THE WIND (Mar.) bogar contra el viento.

— — BY SPELLS (Mar.) bogar por cuarteladas.

— — A STRONG OAR (Mar.) bogar con brío.

— OF BOWERS, hilera, ringlera.

— OF BRICKS IN A STONE WALL (Alb.) verdugo ‖ v. — OF STONE.

— OF EACH SUCESSIVE LEVEL OF CASKS (F. del salitre) hilera de barreños o cubetas escalonados.

— OF FASCINES (Fort.) hilera de salchichones.

— FORK, anilla, portarremos, horquilla.

— GALLEY, galera.

— LOCK (Mar.) portañolas de los remos ‖ damas.

— LOCK CHOK (Mar.) clavija de chumacera.

— LOCK HOLE (Mar.) chillera.

— OF MULTIPLE JACKS (Telef.) tablilla portadora de los jacks múltiples.

— or RANK OF PILES (Hid.) hilera de pilotes.

— OF SHEETING PILES, LINE OF PALE-PLANKING (Hid.) carrera de tablones para formar dique.

— PORT (Mar.) portillón.

— OF STAYBOATS (Mv.) fila de virotillos.

ROW OF STONE or BRICKS, etc. (Alb.) hilada de piedras o ladrillos, etc.

— OF TEETH, dentellón, ‖ fila de dientes.

— OF TREES (Agric.) liño.

ROWAN-TREE, v. RODDEN TREE, MOUNTAIN ASH.

ROWEL, (Pan.) rodaja, ruleta (Vet.) sedal, moleta (Fís.) torniquete (Tal.) estrella o rodaja de la espuela.

— OF HAIR (Pel.) rodete.

ROWEN (Agric.) (AFTER-GRASS,) retoño, yerba que crece en un campo después de la siega ‖ segunda cosecha.

ROWER (Mar.) remero, bogador.

ROWING (Mar.) boga (Tej.) s. DRESSING ‖ cardadura del paño.

— STROKE (Mar.) bogada.

Rowley PIN, alfiler de seguridad, (alfiler Rowley).

TO ROWSE (Mar.) zallar ‖ halar a mano.

— — IN (Mar.) cobrar el seno de un cable.

ROYAL (Pap.) papel marquilla mayor (Mar.) real, sobrejuanete (Tej.) platilla (Caz.) mogote de ciervo (Art.) mortero pequeño.

— BLUE, azul real.

— CEMENT, cemento real de afinadores.

— IN-FOLIO (Imp.) infolio mayor.

— MAST (Mar.) mastelero de asta o de sobrepuente.

— — STAY (Mar.) estey de galope.

— YARD (Mar.) verga de sobrejuanete.

— WOOD, madera real.

ROYALTY (Com.) derechos de privilegio ‖ tanto por ciento otorgado al autor de una obra literaria o de cualquiera otra índole por cada uno de los ejemplares de su obra que sean vendidos (Min.) s. TAX, (SHAFT-RENT, TENTALE-RENT, DUE) canon, derecho, impuesto minero (Chile:) patente, derecho.

R. S. F. S. R., v. RUSSIAN SOCIALIST, etc.

RUB, (STACK, PLAY,) juego; (orfebrería) (GAUGE,) barrita de enderezar.

TO —, v. TO GRIND, TO POLISH, pulir, ludir, frotar (Dib.) borrar, raspar, raer (Tip.) untar tinta (Arm.) esmerilar.

— — THE BALLS (Tip.) distribuir la tinta.

— — THE COPPER PLATE WITH SPANISH WHITE (Grab.) desengrasar.

— — WITH CORK (peletería) frotar con corcho.

— — DOWN (HORSES), almohazar, limpiar una caballería con la almohaza.

— — THE GOLD DOWN (Dor.) aplicar el oro en hojas.

— — WITH WET HAIR-STRING (tripería) frotar las cuerdas de tripa con cuerdas de cerda.

TO RUB HIDES WITH BRAN (peletería) poner las pieles en la cuba de salvado para curtirlas.

— — HIDES WITH RUSHES (Ten.) frotar las pieles.

— — WITH A LOADSTONE (Fís.) imanar por frotamiento.

— OFF, frotar, raer.

— — OFF INK FROM (Tip.) descargar, vaciar.

— — OFF THE PASTE (Pint.) desengrudar.

— — PLATE-GLASS WITH EMERIL (Vid.) grujir, frotar los cristales con esmeril.

— — or POLISH WITH TRIPOLI, tripolizar, pulir con trípoli.

— — WITH WAX, encerar, frotar con cera.

— BALL (F. de cartones) alisador, frotador.

— STONE, piedra de amolar.

RUBBED OFF PARTS (Tec.) polvillo de un cuerpo separado por frotación.

RUBBER, piedra de amolar o de repasar (Herr.) lima de pulir (Cerr.) lima gruesa de cerrajero (Fís.) (CUSHION,) cojinete que ciñe el disco de una máquina electrostática (Enc.) alisador de encuadernador (F. de velas de navíos) utensilio para allanar las costuras de las velas; (F. de naipes:) fieltro jabonado para suavizar los naipes (Somb.) cepillo de terciopelo para dar lustre al sombrero (Mar.) escofina, v. — en: (F. de velas de navíos); (Zap.) callón ‖ (RUBBER-SHOES,) zapatos de goma (Tip.) (Ant.:) moleta de madera para dar tinta en las imprentas antiguas (Pir.) (GRINDER,) recogedor de polvorista (Com.) estropajo (Bot.) caucho, goma (S. A.) hule.

TO — STAMP, sellar ‖ firmar con un sello.

— BALL (Com.) pera de goma.

— BELTING (Mec.) correaje de goma.

— BUFFER (Mec.) amortiguador o tope de goma.

— CUSHION (Mec.) cojinete de goma.

— END-CAP, tapón de caucho para tubos.

— END-SLEEVE (Elect.) manguito terminal de caucho o goma.

— FINGER, dedil o dedal de goma.

— GASKET or WASHER (Mec.) arandela de goma.

— GLOVE, guante de goma.

— HEELS (Zap.) tacones de goma.

— HOSE, tubo o manguera de goma.

— INSULATED WIRE (Elect.) conductor aislado con caucho.

— — WIRE WITH WIRE COVERING (Elect.) conductor aislado con caucho recubierto de alambre metálico.

— INSULATING CAP (Elect.) aislamiento de caucho.

RUBBER INSULATION (Elect.) aislamiento de caucho.

— KNIFE (Mec.) cuchilla de fricción.

— MAT, esterilla de goma.

— NON SKID DEVICE (Vm.) antideslizante de caucho.

— PACKING (Elect.) empaquetadura de caucho (para contactos).

— RESIN, resina de caucho.

— SAW, sierra para el caucho.

— SHEATHE, (MOVING,) hoz de jardinero para cortar ramas muertas.

— SHOES (Zap.) zapatos de goma o de hule.

— STAMP, sello de goma.

— VALVE, válvula de goma.

— — BALLS (Mv.) bolas de goma para válvula.

— VARNISH, laca de caucho.

— WASHER, v. — GASKET.

— FELT — (Pap.) fieltro de alisar.

India —, goma, caucho, goma elástica.

IRON —, caucho de hierro.

Para —, goma Pará.

RAW —, caucho en bruto.

SHEET —, caucho en placas.

SOFT —, caucho blando.

STUMP — (Dib.) esfumino.

VULCANISED — CABLE (Elect.) cable con envoltura de caucho galvanizado.

RUBBING (Fís.) fricción, frotamiento (Min.) atrición, abrasión (Rel.) (CATCHING,) pasar una rueda dentada por el engranaje (F. de alfileres y agujas) (STRAIGHTENING,) enderezar.

— AGAINST THE GRAIN (Ten.) a rodapelo.

— BRUSH (Dor.) grata, escobilla de alambre de latón.

— CLOTH, rodilla, lienzo grosero.

— CONTACT (Elect.) contacto de frotamiento.

— THE PROJECTING PARTS OF GALVANISED METAL-PLATES, corte.

— OFF, abrasión, desgaste, frotamiento.

— PART (Fc.) v. JOURNAL.

— SURFACE, superficie de rozamiento.

— SURFACE OF PATH (Elect.) superficie de resbalamiento.

— STONE (Tip.) piedra de frotar.

— VARNISH, laca para apomazar.

— SNAP or — CONTACT (Elect.) contacto de lengüeta.

RUBBISH (Min.) s. ATTLE, WASTE (Alb.) MATERIALS OF A BUILDING DEMOLISHED,) escombros, material de demolición, derribos, (COAL:) (GARBLE,) carbón guijoso (Com.) WORTHLESS MERCHANDISE, TRASH,) mercancía basta y de escaso valor (Arq.) (REFUSE, BANK OF EARTH,) escombros, tierras echadizas o cavadizas (Const.) cascote ‖ (Méx.) cascajo.

RUBBISH OF BRICKS (Alb.) cascote de ladrillos. Ladrillos troceados.
— FOR BUILDING (Alb.) cascote.
— CART, TILTING-CART, volquete, chirrión.
— HUNTER, trapero.
— WITH MORTAR (Alb.) broma.
— OF PLASTER (Alb., Const.) cascote de yesones de una obra destruída, yesones.
— OF BROKEN STONES (Alb., Const.) casquijo.
  TO REMOVE —, escombrar.
RUBBLE v. BETON, PEBBLES, PEBBLE-STONE, cantos rodados || ripios, guijarros || china, chinita || canto pelado (Const.) concreto || cascote de yesones || granza del yeso (Dor., estirado del alambre) poro del alambre sacado de la hilera.
— CAUSEWAY, pavimento de hormigón.
— CONCRETE, concreto de pedrisco.
— FILLING WITH CONCRETE (Alb.) encostrar, vestir una pared.
— MASONRY (Alb.) albañilería en morrillos.
— MASONRY BUILT IN COURSES (Alb.) albañilería en morrillos picados.
— STONE (Alb.) (FILLING-IN STONE,) cascote o morrillo para rellenar los espacios vacíos || guijarro, callao, china || (UNHEWN STONE,) piedra basta, piedra bruta.
— WALL (Alb.) muro de mampostería.
— WORK, s. ASHLAR.
— WORK or STONE MASONRY (Alb.) mampostería con morrillos y argamasa, enripiado.
Rubelle-ENAMEL, esmalte de sombra de Rubelle.
RUBELLITE (Miner.) rubelita, variedad roja de turmalina.
RUBIC ACID (Quím.) ácido rúbico.
RUBICAN (Eq.) rubicano.
RUBIDIUM (Quím.) rubidio.
RUBINIC ACID (Quím.) ácido rubínico.
RUBRATION (Ac.) rubificación.
RUBRIC (Tip.) rúbrica, inicial roja.
— LAKE, laca encarnada.
RUBY, rubí, rojo con reflejo dorado (Miner.) (CORUNDUM,) rubí, corindón (Tip.) parisiense, carácter parisiense.
— BLENDE, — SILVER ORE, rosicler.
  FALSE —, rubí falso, falso rubí.
  MEAN —, rubí de cualidad inferior.
  PALE —, espinela.
  ROUGH —, cabujón.
RUCHE, QUILLING (Cost.) cañón, vuelta encañonada; volante de pliegues que adorna los vestidos.
RUCHE WITH A BORDER RESSEMBLING CHICORY LEAVES (Cost.) volante o ador-
no que recuerda a los recortes ensortijados de la escarola.
RUD, ocre encarnado.
RUDDER, timón, gobernalle || (OF A SUBMARINE,) aleta (Aeron.) timón.
— BAR (Aeron.) palanca del timón.
— CHAIN (Mar.) capa del timón.
— FISH (Mar.) pega.
— GUDGEON (Mar.) hembra del timón.
— HOLE (Mar.) limera.
— MOTOR (Elect.) motor de timón.
— NAILS (Mar.) clavos de las hembras del timón.
— PINTLES (Mar.) machos del timón.
— POST (Mar.) la madre del timón.
— TACKLE (Mar.) aparejo del varón.
RUDDLE, almagre, rúbrica fabril || creta roja.
— MAN, obrero que extrae el almagre.
RUDENTURE (Arq.) junquillo || (CABLING OF THE FLUTES,) enjunquillado, junquillo.
RUE (Bot.) ruda.
RUFF (Jueg.) fallo (Mod.) lechuguillo (Mec.) muesca anular.
— WHEEL (Meta.) bocarte pequeño.
RUFFER, v. HATCHEL, HECKLE, HEMP-COMB, rastrillo para el cáñamo.
  LONG —, rastrillo de 138 dientes.
RUFFING (Hil.) s. ROUGHING, agramaje. (Min.) desbaste.
RUFFLE (Cost.) farralá, vuelo.
  TO — (Cost.) rizar, poner vuelos.
  LOW WORKED — (Cost.) festoncillo de adorno, v. —.
RUFFLED SHIRT (Cost.) camisola.
RUFFLER (M. de C.) fruncidor, rizador.
RUFI-GALLIC or PARELLAGIG ACID (Quím.) ácido rufigálico.
RUFO-CATECHONIC ACID, v. RUBINIC ACID.
RUFTED HOOD (Caz.) capillo para halcón.
RUG, v. CARPET || (HEARTH-RUG,) tapiz de chimenea (T. L.) bernia, paño burdo.
— WORK, NEEDLE-WORK, tapicería, tapiz.
  LARGE —, alfombra de centro.
  SMALL —, alfombrilla para poner los pies.
RUGGED, RUSTICATED (Arq.) abollonado, combado.
RUGOSITIES, ROUGH SPOTS (Mol.) asperezas de una muela.
RUGOSITY (IN IRON:) arruga, relieve (que presentan a veces las barras o alambres de hierro).
Ruhmkorff COIL (Fís.) carrete de inducción de Ruhmkorff, carrete de Ruhmkorff.
RUILLE (Alb.) unido con argamasa o yeso || emboquilladura.
— EAVES, alero remangado o volado.

RUIN (Const.) ruina.

TO —, TO DAMAGE (Const.) desmoronarse, caer en ruinas, destruírse.

— STONE, Florence STONE or MARBLE, RUIN-MARBLE, mármol ruiniforme o de Florencia.

RUINIFORM (Geol.) ruiniforme.

RULE, s. SCALE, MODEL; RULER, regla, metro, medio-decímetro || norma, regla || escala (Tip.) corondel || (SPACE-RULE, RULER, LEAD, SPACE-LINE,) interlínea, regleta para espaciar las líneas (Arit.) regla (Rel.) (GUIDE-LINE,) línea para guiar, línea de fe o fiduciaria (Carp.) escuadra, cartabón, regla (Fund.) (RAKE,) hurgón (M. de C.) línea para coser, marcador.

TO —, rayar (Com.) permanecer (Jur.) reglamentar.

— FOR CALCULATING, Napier's RODS, aritmómetro, aritmógrafo.

— FOR CONNECTING UP THE ARMATURE (Elect.) regla para las conexiones del inducido.

— CUTTING (Enc.) cortador.

— FOR DEFLECTION (Ing.) regla de desviación.

— FOR DRAWING CURVES (Eb.) regla plegable.

— OF OPERATION, WORKING INSTRUCTIONS, reglamento, instrucción de servicio.

— PAPER, POINT-PAPER (Pap.) papel de cuadros, papel rayado.

— FOR THE RIDER, DIVIDED — — —, regla con jinete.

— OF THE ROAD, regla para gobernar.

— FOR SIZING FEATHERS (Tec.) regla para igualar las plumas de escribir (Ant.).

—S FOR TESTING (Quím., Meta.) reglamento de ensayo.

— FOR THE WHEELS, alidada.

RULED COLUMNS (Tip.) casillas.

RULER, regla, tiralíneas (Carp., Torn.) compás, v. LEVEL (Tec.) descantillón || zanco || v. RULE || (STRAIGHT EDGE,) bloque para enderezar.

— FOR ELEVATION OF RAILS (Fc.) escantillón para la elevación de la vía.

— OF A LEVEL, regla del nivel.

— FOLDING —, regla divisible o plegable.

— NARROW —, varilla o regla delgada.

— SMALL SQUARE —, cuadradillo, cuadrado, regla para rayar.

RULING, rayado.

— BOARD (F. de cartones, Enc.) indica tablas.

— MACHINE, ENGRAVING MACHINE, máquina de grabar.

— MACHINE, máquina de moleta || máquina para rayar.

RULING PAPER, rayado.

— PEN, tiralíneas.

— PRICE (Com.) precio predominante.

RUM (Lic.) ron.

— STILL (Lic.) destilería de ron.

RUMBLE (Carr.) asiento trasero de coche (Tec.) máquina de pulir y afilar || v. RUBBISH.

RUMBLING-DRAINS (Agric.) foso de desagüe o de drenaje.

RUMEN (Carn.) panza.

Rumford FURNACE, horno de Rumford.

RUMINANT (Zool.) rumiantes.

TO RUMMAGE THE HOLD (Mar.) cambiar la estiba.

— SALE, venta para liquidar.

RUMMER, vaso para ron.

RUMP (Carn.) anca || rabadilla (Eq.) grupa (Min.) s. RESERVOIR, arca o depósito de agua.

— CANAL (Min.) canal del depósito de agua.

— STEAK (Coc.) "rump-steak", especie de biftec.

RUMPLE (Tep.) arruga, pliegue.

TO — (LINEN:) estregar, sobar (Tej., paños) ajar.

RUN, marcha, corrida, curso, movimiento, carrera (Fc.) (TRIP,) viaje, excursión de ferrocarril (Construc.) medido con el metro (Mol.) rueda de molino (Min.) s. CAVE; (FALL, DOWN-FALL,) desmoronamiento, desplome (Mar.) singladura, delgado || pañol de los delgados || raseles de popa y proa || alas de cala (Jueg. billar,) serie, tanda, corrida (Aeron.) carrera, v. — TO START.

TO —, v. TO CAST (Tint.) pasar al baño (Min.) desmoronar, desplomar (Tec.) colar los líquidos || fluir, manar || hacer más flúido, correr (Mar.) laborar.

— — AGROUND (Mar.) zozobrar || varar, encallar.

— — AWAY (Mar.) tomar viento (Elect.) (TO RACE,) dispararse el motor.

— — AWAY AT NO-LOAD, dispararse al descargar (el motor).

— — BEFORE THE WIND (Mar.) navegar amollado.

— — BY THE LEAD (Mar.) navegar a la sonda.

— — CLOSE HAULED (Mar.) correr a bolina tendida.

— — CLOSE UPON THE WIND (Mar.) correr a la bolina o a la trinca.

— CORNICES or MOULDS (Arq.) correr cornisas.

— IN THE CRAMP HOLES (Alb.) empotrar, emplomar.

TO RUN A DITCH, dirigir un foso.

— — DOWN, TO OVER DISCHARGE (Elect.) agotar la carga, descargar con exceso.

— — DOWN LATITUDE (Mar.) correr hacia la equinoccial.

— — DOWN LONGITUDE, disminiur en longitud.

— — DOWN A VESSEL (Mar.) pasar por ojo a un buque.

— — FOUL (Mar.) irse encima.

— — AT FULL SPEED, correr a toda velocidad (un tren, vapor, motor, etc.).

— — A GUN IN, sacar de batería un cañón.

— — HOT (Tec., Mec., Elect.) calentarse.

— — IDLE or LIGHT (A), andar en vacío.

— — IN (OF A BEARING) (Mec.) adaptarse a sus cojinetes.

— — IN IRON WITH MELTED LEAD, colar el hierro en la piedra.

— — IN THE METAL FROM THE BOTTOM, colar a sifón.

— — IN TRENCHES (Min.) zanjear.

— — INTO (Mar.) colidir.

— — OFF, TO FLOW OFF (Fund.) correr.

— — OFF THE CINDER (Fund.) hacer correr la escoria.

— — OF THE RAILS (Fc.) descarrilarse.

— — OFF THE SCORIAE, quitar la escoria vitrificada.

— — OFF, MAKE THE WATER — —, hacer correr el agua.

— — ON FULL LOAD (Tec.) en marcha con plena carga.

— — OUT (Tip.) sacar al margen (Meta.) (TO FLOW OUT,) vaciarse.

— — OUT THE GUNS, poner los cañones en batería.

— — OUT OF TRUE, ovalarse, girar ovalado.

— — OUT A WARP (Mar.) tender una espía.

— — OVER (Tip.) recorrer.

— — OVER THE SEAMS (Mar.) recorrer las costuras.

— — IN PARALLEL (Elect.) estar montado en derivación o arcos acoplados.

— — TO START (Aeron.) correr (en tierra o agua) para despegar.

— — A TRAIN (Fc.) expedir un tren.

— — IN TRENCHES (Min.) correr por canalizos.

— — TRUE, girar circularmente.

— — UNDER (Mar.) navegar a la altura de un lugar.

— — THE WIRE, montar el hilo sobre los postes.

— BOARD, FOOT PLATE, tablero, pasadizo.

— HOLE (Fund.) orificio de colada.

— OF A MINE, v. ROUGH-COAL.

RUN OF A SHIP (Mar.) raseles.

— OUT FURNACE (Fund.) horno de afinación.

— TO START (Aeron.) carrera de despegue.

— WAY, canal de una corriente || v. RUNWAY.

RUNDLE, cilindro, rodillo, tambor (Cerr.) cerraja.

RUNDLET (Ton.) barrilito.

RUNG, (RUNDLE, ROUND, STEP or CROSS PIECE OF A LADDER,) peldaño (Mar.) varenga, plan (Mec., Mol.) linterna.

RUNNER (Mol.) (UPPER MILLSTONE,) muela, corredera, volandera (Mar.) amante, ostaga (Agric.) (—S.) renuevos, retoños (Fundición) canal de colada || bebedero (Cerr.) pasador corredizo (Hid.) s. CAP (pozos) arranca sondas (Mec.) anillo movible (Pir.) cilindro de madera para quebrantar el salitre (Meta.) muelas de triturador || cabeza de pieza de fundición (Elect.) cursor, pieza polar móvil (Maq.) (RUNNING HEAD,) embudo de entrada.

— OF A BALL (Art.) bebedero del molde de una bala.

— — A CROW FOOT (Mar.) perigallo de araña.

— PENDENT (Mar.) amante de aparejo real.

— PIN, GATE PIN (Meta.) modelo de agujero de colada.

— PIPE (Fund.) tubo del embudo de fundir o de salida.

— WITH SIDE CHANNELS (Fund.) canal de colada acodada.

— STICK (Fund.) mazarota.

— STONE (Mol.) v. —.

— TACKLE (Mar.) aparejo de tesar jarcias mayores || motón movible.

— OF A TACKLE (Mar.) amante de aparejo.

— AND TACKLE (Mar.) aparejo de amante y estrella.

— EDGE. —, molino de dos piedras o discos verticales.

RUNNET, cuajo, cuajaleche.

— SELLER, vendedor de cuajo.

RUNNING (Mar.) laboreo (Fort.) desagüe de agua corriente (Tec.) desviación del taladro (LIQUIDS,) corriente (Elect. y Mec.) corriendo, andando, en estado de movimiento (Fc.) corriendo, en servicio (Tip.) corriente.

— BACKWARDS, marcha hacia atrás, reculación.

— BILL (Com.) pagaré por vencer.

— BOARD or PLATE (Fc.) pasadizo, tablero.

— BOARD ANGLE (Fc.) hierro angular del tablero.

— — SUPPORT or BRACKET (Fc.,) soporte del tablero.

— BOWLINE KNOT (Mar.) ahorcaperro.

RUNNING BUDDLE (Plomería) cuba de lavar en ríos.

— DOWN OF CELL (Elect.) descarga espontánea (de la pila).

— FIGHT (Mar.) combate entre un buque que huye y otro que lo persigue.

— FORWARDS (Fc., Vm.) marcha hacia adelante.

— FOUL (Mar.) abordaje.

— or POURING GATE (Mec.) tubuladura de entrada.

— GEAR (Fc.) aparato de rodadura.

— or LOOSE GROUND (Min.) terreno movido, terreno suelto; (México:) chorreadero.

— HAND, letra manuscrita corriente.

— HEAD (Maq.) embudo de entrada.

— HOLE (Tint.) orificio de desagüe de una cubeta de índigo.

— IDLE (Tec.) marchar en vacío.

— IN (Tec.) empotramiento (Tej.) (GOING-IN,) entrada, colocación, inserción.

— IN TIME (Fc.) en tiempo, marchando a la hora exacta o en tiempo.

— KILN, calera de marcha contigua.

— KNOT, lazo escurridizo.

— LIGHT, v. TO RUN LIGHT.

— LOOP (Cerr.) pasador corredizo.

— LOSS (Elect.) pérdida durante el trabajo.

— OF A MACHINE, funcionamiento o marcha de una máquina.

— OFF (Meta.) mineral en fusión que avanza o se extiende.

— OFF OF A CABLE, desenvolvimiento del cable.

— OFF THE RAILS (Fc.) descarrilarse.

— OUT (Meta.) (METAL ESCAPING FROM THE MOULD) metal en fusión que se escapa del molde por entre las junturas de las piezas que lo componen.

— OUT OF THE DRILL, desviación de la broca.

— OUT FIRE, v. RUN-OUT FURNACE, FINERY.

— OUT OF TRUE OF WHEELS (Fc.) ovalamiento de las ruedas por desgaste.

— PAVEMENT, acera.

— PLATE, v. — BOARD.

— RIGGING (Mar.) cabos de labor, maniobras, caballería de labor.

— ROLL (Vid.) cilindro de estirar.

— ROPE (Mar.) cabo de labor.

— SHED (Fc.) taller de reparaciones.

— SHORT, v. BRANDY.

— SPEED OF THE CLOCKWORK (Tec.) velocidad de rotación del movimiento.

— STEP (Fc.) contacto de marcha.

— STITCH (Cost.) bastilla.

— TITLE (Tip.) título de página, título o epígrafe con que se encabezan todas las páginas de una parte de un libro o del libro entero.

— UP BOLT (Art.) bolón de artillería.

— or FLOWING WATER, agua corriente.

— WITH CUT, COURSE OF WORK, marcha del trabajo.

RUNWAY, INCLINED HAULING RUNWAY, plano inclinado para sacar los troncos de los árboles de los ríos.

Rupert's DROPS, Prince Rupert's DROPS (Vid.) lágrimas de Batavia.

RUPTURE, ruptura (Fc.) ruptura de los rieles (Elect.) ruptura.

— APPARATUS or BANDAGE (Cir.) braguero.

— OF THE ARC (Elect.) ruptura del arco.

— LINE (Const.) línea de ruptura.

— WORT (Bot.) herniaria.

RUPTURING DEVICE (Elect.) disposición de ruptura.

— FORCEPS (Cir.) forceps para fimosis.

RURAL, COUNTRY, rural, campestre.

— ECONOMY, economía rural, industria agrícola.

— MANSION, v. COUNTRY HOUSE.

RUSH (Bot.) enea, junco (F. de canastas o cestos) (ESPARTO, STIPA PENNATA,) esparto (Mar.) ímpetu.

— BOTTOMED CHAIRS, sillas de bejuco.

— BRIDGE, puente de bejucos.

— MAT, estera.

— NUT (Bot.) chufa, cotufa.

— ROPE (Vit.) aderra.

BUSK, galleta.

RUSKY, SEED-CORN RUSKY (Agric.) cesto para trigo de semilla.

RUSMA (Ten.) oropimente, polvo depilatorio.

RUSSET, rubia, granza, s. MADDER-BROWN || (RUSSETINA,) (Bot.) cermeña.

— LEATHER, cuero rojo.

Russia BINDING (Enc.) pasta de cuero de Rusia.

— DUCK, DUCK, — SHEETING, lona de Rusia.

— LEATHER, YUFS, JUFTEN, cuero de Rusia.

Russian BATH, baño ruso.

— DUTCH, v. Russia DUCK.

— SOCIALIST FEDERAL SOVIET REPUBLICS, R. S. F. S. R., Unión de Repúblicas Sovieticosocialistas, U. R. S. S.

RUST, herrumbre, moho, orín (Agric.) añublo, roya, s. BLIGHT (Fund.) cemento de fundición.

TO —, enmohecer, enmohecerse (Quím.) (MAKE RUSTY,) enmohecer, enrobinar, oxidar.

— BATH (Tint.) baño de orín.

— JOINT, unión con mastic o cemento de fundición.

RUST or SAND PAPER, papel de lija
— PROOF COATING, color antioxidante.
— — PAINT, pintura contra la herrumbre.
— YELLOW, IRON YELLOW (Tint.) amarillo de orín.
RUSTIC (B. A.) rústico.
— CHAIR, silla rústica.
— CHAMFERED (Arq.) almohadillado rústico.
— JOINT (Alb.) junta rústica.
— QUOIN, BOSSAGE (Arq.) dovela rústica.
— WORK (Arq.) almohadillado rústico.
— WORK VERMICULATED (Arq.) almohadillado vermicular.
TO RUSTICATE (Arq.) dar apariencia rústica.
RUSTICATED, v. RUGGED.
— ASHLAR (Arq.) sillar rústico || piedra rústica.
RUSTICATION (Arq.) v. RUSTIC WORK.
RUSTINESS, orín, herrumbre (Agric.) añublo, tizón.
TO RUSTLE (Tej.) crujir.
RUSTLING OF SILK, fro-fro, (onomatopeya del crujido de la seda).
RUSTY (Agric.) atizonado (Tec.) enmohecido.
— DIAPHRAGM (Elect.) membrana enmohecida.
RUT (Meta.) ludimiento (Mec.) efecto del rozamiento o ludimiento de dos piezas de máquina (Pavim.) (TRACE, WHEEL, RUT,) carril, surco, rodada, huella que dejan las ruedas en un camino (Carp.) caries (Caz.) brama (Mar.) golpe de mar.
— TO —, (Maq.) v. TO CUT (Tec.) adherirse fuertemente dos superficies || morder, agarrar (Caz.) bramar los venados.

RUTE (Min.) filón estrecho.
RUTHENIUM (Miner.) rutenio.
RUTHENHYPERIC ACID (Quím.) ácido ruténico.
Rutherford ATOM (Fís. y Quím.) átomo de Rutherford.
RUTIC, v. CAPRIC.
RUTILANT, rutilante.
RUTILE, NATIVE TITANIC ACID (Miner.) rutilo.
RUTILINE (Quím.) rutilina.
RUTINIC ACID, RUTIN, PHYTOMELIN, VEGETABLE YELLOW (Quím.) ácido rutínico.
RUTILITE, rutilita.
RUTTING PLACE (Caz.) bramadero.
— TIME (Caz.) brama.
RYE (Bot.) centeno.
— BREAD (Pan.) pan de centeno.
— FIELD (Agric.) centenal.
— FLOUR or MEAL, harina de centeno.
— GRASS (Bot.) avena descollada || avena descollada empleada como forraje.
— HOUSE (Agric.) granero.
— STRAW, (COARSE — — FOR ROOFING,) bálago, paja de centeno.
— TRIBE (Bot.) centeno, género de gramíneas.
RYMER (Mec.) escuadrador.
RYND (Tej.) contrapeso de la corredera (Mol.) (IRON-CROSS, RYNE,) llave de volandera de molino.
    STIFF — (Mol.) llave rígida.
RYSIMETER (Mar.) risímetro.

S

s., sec., Ab. de SECOND, s., sec., segundo.

S, Ab. de SOUTH: S., Sur (Com.) (Ab. de SHILLING,) chelín.

— A., Ab. de SOUTH AMERICA: América Meridional, Sud-América, América del Sur, Ab.: S. A. (Farm.) (Ab. de SECUNDUM ARTEM,) según el arte.

— BEND, SET-OFF (Mec.) codo para tubos en forma de S.

— CURVE, DOUBLE CURVE (Cam.) recodo, curva en S.

— — SIGNAL (Fc., Vm., Cam.) señal de curva en S, señal de recodo.

— E., Ab. de SOUTH EAST (Mar.) Sureste, Ab. S. E.

— E. BY E., Ab. de SOUTH EAST BY EAST (Mar.) Sueste cuarta al Este, Ab. S. E. ¼ E.

— BY E., Ab. de SOUTH BY EAST (Mar.) Sur cuarta al Sueste, Ab. S. ¼ S. E.

— JOINT, junta en S.

—. S. E, Ab. de SOUTH SOUTH EAST (Mar.) Sursudeste, Ab. S. S. E.

— S. W. Ab. de SOUTH SOUTH WEST (Mar.) Sursudoeste, Ab. S. S. O.

— SHACKLE, CLOSED SHACKLE (Mec.) placas gemelas en forma de S.

— SHAPED SPRING (Mec.) ballesta en S.

—. W. Ab. de SOUTH WEST (Mar.) Sudoeste, Ab. S. O.

—. W. BY S., Ab. de SOUTH WEST BY SOUTH (Mar.) Sudoeste cuarta al Sur, Ab. S. O. ¼ S.

—, W. BY W., Ab. de SOUTH WEST BY WEST (Mar.) Sudoeste cuarta al Oeste, Ab. S. O. ¼ O.

— BY W, Ab. de SOUTH BY WEST (Mar.) Sur cuarta al Sudoeste, Ab. S. ¼ S. O.

SABADILLA (Bot.) cebadilla, sebadilla.

SABINE (Carp.) sabina.

SABLE (Bl.) sable, (el color negro del escudo) (Pel.) marta cibelina, piel de marta cibelina (Fund.) arena, (composición para formar los moldes para fundir metales.)

— FORM or MOULD (Fund.) molde de arena.

— SKIN. v. —.

SABLIERE (Hid.) solera (Carp.) viga maestra.

TO PUT IN A NEW — (Carp.) cambiar una viga maestra.

SABOT, WOODEN SHOE, sueco (Hid.) casquete.

SABOTAGE, sabotaje.

TO — ejecutar o cometer actos de sabotaje.

SABOTIERE, almadreñero.

SABRE (Mil. Ant.) sable corto (Mil.) sable.

SABRETACHE (Mil.) portapliegos.

SABULITE, sabulita, (explosivo).

SACCADE (Equit.) sofrenada, sobardada.

SACCHARATE (Quím.) sacarato || (SUGARATE,) sacarato.

SACCHARIC ACID (Quím.) ácido sacárico.

SACCHARIFEROUS (Quím.) sacarífero.

SACCHARIFICATION (Quím.) sacarificación.

TO SACCHARIFY (Quím.) sacarificar.

SACCHARINE, sacarino.

— INGREDIENT (Quím.) sacarina, principio sacarino.

SACCHARITE (Min.) sacarita.

SACCHAROGENIC, sacarogénico.

SACCHAROID, sacaroide.

SACCHAROMETER, sacarímetro.

— FOR GRAPES, gleucómetro.

SACCHAROMETRICAL BEER-TEST, prueba de la cerveza por sacarimetría.

SACCHOLACTIC ACID (Quím.) ácido sacoláctico.

SACCHOLATE (Quím.) sacolactato.

SACCHULMIC ACID, SACCHULMINE (Quím.) ácido sacúlmico.

SACHEL, taleguilla (Caz.) zurrón, cacerina.

SACK, saco, bolsa, talega, costal (Cost.) saco (Vin.) vino de Canarias.

TO — (Seric.) empaquetar la seda (Com.) ensacar, entalegar (Mil.) saquear.

— — UP, ensacar.

— BARROW, carretilla para sacos.

— BEARER (Com.) transportador de sacos, mozo de cordel.

— BIN, cofre de sacos, harinero.

— BOUCLE (Com.) broche o hebilla para sacos.

— CLOTH, arpillera || sayal || (TARRED — —,) tela embreada.

SACK CONVEYOR (Com., Min.) transportador suspendido para sacos o de sacos.

— ELEVATING BARROW, carretilla para elevar sacos.

— FILLER, ensacador, rellenador de sacos.

— FULL OF NAILS (Herr.) saco de clavos, (Contenido de un saco).

— HOIST (Mol.) cabria para subir los sacos.

— HOLDER, apoya-sacos.

— LIFT or TACKLE (Mol.) montacargas para sacos.

— INCLUDED (Com.) arpillera incluída, saco incluso.

— MARKER (Com.) marcador de sacos.

— PUMP, bomba de odres.

— SHOOTER (Com., Mec.) corredera o mecanismo de corredera para sacos.

— TIE, cordel de sacos.

— TROLLEY or TRUCK, carretilla de ruedas para transportar sacos.

FOLDED — INTO WHICH THE INGOTS ARE CAST (Ac.) arpillera plegada en la cual se cuelan los lingotes de plata.

SACKBUT (Org.) registro de órgano cuyo timbre es semejante al del violoncelo siendo su diapasón el de la trompa || (BASS-TROMBONE:) trombón, sacabuche.

SACKER (Mil.) saqueador (Com.) ensacador.

SACKFUL, saco, (contenido de un saco).

SACKING, SACK-TICKEN, arpillera, enrejado de arpillera, cotín.

— APPARATUS, ensacador.

— BRACKET (Mec.) soporte para caballete.

— CHAIR, ROOF —, caballete para tejado.

BED —, terliz, lienzo para colchones.

SACRED VASES (O. Ec.) vasos consagrados.

SACRISTY (Arq.) sacristía.

SAD (BREAD:) mal fermentado.

— COLOURS, colores oscuros.

— IRON, plancha, hierro de repasar.

TO SADDEN (Tint.) oscurecer un color, sombrear un color, recargar un color.

SADDENING, IRISATED (Imp. sobre telas) irisado.

SADDLE (Geol.) silla (Torn.) bastidor, marco (Herr.) bastidor o marco de madera (Fc.) pieza de sostenimiento de larguero (CHAIR-PLATE,) placa-cojinete (Motoc.) silla (Mueblería) silla (Pont.) asiento de pontón || caballete de puente colgante (Mar.) galápago || penoles || tojinos de los penoles (— OF THE BOWSPRIT:) alas del bauprés (Mec.) silla || cojinete (Tal.) silla.

TO — (Equit.) ensillar, enalbardar, poner la albarda.

— APPARATUS FOR TRANSPORTING DUNG, ETC., serón.

— BAG, saco, talega || maleta, alforjas; (Méx.:) cojinillos.

SADDLE BARS (Tal.) barretas de cruzar.

— BEAM, s. SLEEPER (Carp.) cuartón, cabrial.

— BELT or GIRTH (Tal.) cincha, v. — GIRTH.

— BLANKET, BLANKET (Tal.) gualdrapa, cubresilla.

— BOW (Equit.) arzón, fuste de silla || (HIND — —,) trasera.

— BOW, SPAN ROOF (Arq.) techumbre en S.

— BOW, LOWER PART OF — —, mamella, (cada una de las partes en que termina el garrote del arzón de delante).

— — MAKER, fabricante de arzones, maestro sillero.

— — TOOL, TOOL FOR TAKING THE MEASURE OF — —, compás de sillero.

— BRACKET (Elect.) soporte de aislador en forma de silla.

— CLAMP (Motoc.) pieza de sujeción para la silla.

— CLOTH (Hueb.) funda de silla (Tal.) gualdrapa || mantilla.

— ENDS, extremos del arzón.

— FLANGE, brida móvil.

— FLAP (Tal.) fladón de silla de montar.

— FORMED OF CHANNEL BARS (Fc.) silla o cojinete de traviesa o durmiente.

— FRAME TUBE (Motoc., bicicletas:) tubo central.

— GALL (Vet.) matadura.

— OF GALVANISED IRON (Fc.) escarpia de hierro galvanizado.

— GIRTH or ROLLER (Tal.) cincha || MIDDLE — —, segunda cincha || UNDER — —, primera cincha.

— GRAFTING (Hort.) injerto de silleta, injerto lateral por incisión.

— GRATE (Min.) parrilla albardillada.

— GRINDER, EMERY-CANVASS (Hil.) lienzo-esmeril, lienzo esmerilado.

— AND HARNESS, conjunto de jaeces y arreos de las caballerías.

— HORSE, caballo de silla.

— MAKER, SADDLER (Tal.) sillero, guarnicionero.

— OF MUTTON (Carn.) lomo de carnero.

— NAIL, SADDLER'S TACK, tachuela de guarnicionero.

— PAD (Tal.) almohadilla de la silla.

— PIECE (Tal.) collera.

— PILLAR CLAMP BOLT (Motoc.) tornillo de fijación del soporte de la silla.

— PIN (Motoc.) soporte de la silla || tubo portasillas inclinado.

— PITCH, cojinete, cojín.

— ROOF, frontón || techo en albardilla.

— or HARNESS ROOM, guarnés, guadarnés.

— STRAINER, tendedor de cuero para sillas.

— SUCKET, (Motoc.) manguito acodado para silla.

SADDLE TREE (Tal.) arzón, fuste.
— FOR ONE TUBE (Mec.) abrazadera para un solo tubo.
TO PROVIDE A — WITH ITS STRAPS, equipar una silla.

SADDLER, b. SADDLE-MAKER.
—'S BENCH, banco de talabartero.
—'S TACK, v. SADDLE-NAIL.

SADISM (Psicol.) sadismo.

SAFE, salvo, seguro (Com.) seguro || salamandra || caja de hierro (Mar.) zafo, limpio (Coc.) guarda-comidas (Fund.) caja fuerte contra incendios.
— ALARM, alarma de caja fuerte.
— BRACES (Carr.) sopandas de seguridad.
— CONDUCT (Mil.) salvoconducto.
— EDGE, FLAT-FILE, POLISHING-FILE (Herrería) lima plana de mano (con un lado liso).
— ENDS, CHARCOAL IRON or STEEL — —, cantos para cajas de hierro al carbón vegetal o de acero.
— GUARD, (SWEEPER, RAIL-GUARD, LIFE-GUARD) (Fc.: Loc.,) quitapiedras, limpiavías (Sast.) sobretodo (Mil.) salvoconducto || pasaporte.
— LANTERN, v. SAFETY-LAMP.
— LOAD, PERMISSIBLE STRESS (Elect.) esfuerzo admisible, esfuerzo de trabajo.
— SIDE (Herr.) cara lisa de una lima.
ICE —, nevera.
SALAMANDER —, caja fuerte a prueba de incendio.

SAFETY, seguridad.
— APPARATUS FOR CAGES (Min.) paracaídas de cajones grandes de extracción.
— APPLIANCES FOR WORKMEN (Elect., Fc.) aparato protector para obreros.
— APPLIANCE FOR GUARDING AGAINST THE BREAKAGE OF WIRES (Elect., Fc.) aparato de seguridad contra ruptura de alambres.
— ARCH (Arq.) arco de descarga.
— BEACON, baliza salvavidas.
— BELT, v. — LINE; cinturón de seguridad || cinturón salvavidas.
— BEND (Arm.) muesca de seguridad del gatillo.
— BENT (Arm.) diente del seguro.
— BOILER (Mv.) caldera de seguridad.
— BOLT LOCK (Fc.) enclavamiento de seguridad.
— BRAKE (Fc., Vm.) freno de seguridad.
— CAN, lata o bidón inexplosible.
— CATCH (Min.) linterna, piñón de seguridad || (SELF-DETATCHING HOOK or CATCH,) llave de seguridad (Mec.) retón, fiador, seguro (Elect.) v. — CUT-OUT (Meta.) disposición de la parada de la plataforma.

SAFETY CHAIN (Fc., Vm., Joy.) cadena de seguridad.
— COCK (Fc.: Loc.,) llave de seguridad.
— COIL (Elect.) carrete de seguridad.
— — FOR A. C. ARC LAMPS (Elect.) carrete de seguridad para arcos de corriente alterna.
— CUT-OUT (Elect.) fusible de seguridad.
— DEVICE (Tec.) disposición o aparato de seguridad.
— DITCH, FIRE LINE (Fc.) zanja de seguridad.
— FUNNEL (Meta., Mv.) tubo de seguridad.
— FUSE (Elect.) v — CUT-OUT, fusible de seguridad (Pir., Art.) mecha de seguridad (Meta., Min.) mecha de seguridad, (Perú:) guía.
— GAP (Elect., Radio.) abertura de seguridad.
— GAUZE (IN THE OXYHYDROGEN TUBE,) tela metálica de seguridad para sopletes.
— GUARD (Carr.) plancha o placa de guarda.
— HANDLE OF SHOOTING GUNS (Arm.) empuñadura de seguridad, (que se adapta por debajo).
— HARNESS or PONY GEAR (Min.) aparejo de seguridad.
— HOIST, ascensor o elevador de seguridad.
— HOOK, gancho de seguridad, (Min.) v. — CATCH.
— ISLAND, banqueta de seguridad.
— or Breguet KEY (Rel.) llave de Breguet.
— LAMP, SAFE-LANTERN, Davy (Min.) davina, lámpara de seguridad de Davy (Elect.) lámpara de seguridad.
— LEVER (Mec.) palanca de seguridad.
— LINE or BELT, cinturón o línea de protección o de seguridad.
— LINK (Fc.) eslabón de seguridad.
— LOCK, BOLT-LOCK (Cerr.) cerradura de seguridad.
— NET (Meta.) red protectora.
— NUT, tuerca de seguridad.
— PAPER, papel de seguridad.
— PETROL STORE (Vm.) depósito de gasolina de seguridad.
— PILLAR (Min.) pilar o macizo de seguridad.
— PIN, alfiler de seguridad.
— PLUG (Elect.) tapón fusible.
— — WITH ARC EXTINGUISHER (Elect.) tapón fusible con extinción de arco.
— or RUNAWAY POINTS (Fc.) cambio de vía de salida.
— RAZOR (Com.) navaja de seguridad.
— REIN, rienda de seguridad.
— RESISTANCE (Elect.) resistencia de seguridad.
— RING, armella de seguridad.
— SELF-FEEDER, alimentador automático de seguridad.

SAFETY SPARK GAP (Elect., Vm.) distancia explosiva de seguridad o necesaria.
— STAKE, v. REGISTER PIN.
— STOP, retén.
— STRIPE (Fc.) riel o carril de seguridad.
— SUSPENSION DEVICE (Elect.) mecanismo de suspensión de seguridad.
— SWITCH (Elect.) interruptor de seguridad (Fc.) aguja de seguridad.
— TRACK (Fc.) vía de seguridad.
— OF TRAFFIC (Com., Fc.) seguridad de la explotación.
— TUBE (Quím.) tubo de seguridad.
— VALVE (Mec.) válvula de seguridad || (INTERNAL — —,) válvula atmosférica || (EXTERNAL — —,) válvula externa.
— VALVE BOX (Mec.) caja de la válvula de seguridad.
— — LEVER (Mec.) palanca de la válvula de seguridad.
— — PIPE (Mec.) tubo de válvula de seguridad.
— — WEIGHT (Mec.) contrapeso de válvula de seguridad.
— WIRE (Tel.) línea en lo alto de los postes.
— AUTOMATIC — SWITCH (Elect.) interruptor automático de protección.
DEADWEIGHT — VALVE (Mec.) válvula de seguridad por contrapeso.
FACTOR OF — (Tec.) coeficiente de seguridad.
SPRING LOADED — VALVE (Mec.) válvula de seguridad con resorte.
TRACK — APPLIANCES (Fc.) topes y tacos de parada.
SAFFLOWER (Farm.) cártamo, azafrán romí (Tint.) cártamo, alazor, azafrán rumí (Carthamus tinctorious).
SAFFRANINE, safranina.
SAFFRON (Bot.) azafrán.
— OF ANTIMONY (Quím., Ant.) oxisulfuro de antimonio.
— COLOURED or HUED (Tec.) azafranado, de color de azafrán.
— FLOWERS (Farm., Tint.) flores de cártamo.
— PLOT (Agric.) azafranar, tierra sembrada de azafrán.
— YELLOW (Quím.) crocina.
SAFRANINE, safranina.
SAG (Fc., Elect., Tel.) (DIP OF THE LINE-WIRE,) flecha, pandeo (Tec.) pandeo, bamboleo.
TO —, inclinarse o pandearse hacia la tierra (Const.) derrumbarse, desplomarse || combarse, pandearse (Carp.) combarse, alabearse (Mec.) ceder || bambolear (Elect., Fc. Tel.) pandearse el alambre (Mar.) seno.
— — TO LEEWARD Mar.) irse a la ronza.
— OF THE LINE, flecha.

THE WIRE —S, el alambre hace flecha.
SAGAPEN (Farm.) sagapeno.
SAGATHEE (T. L.) sagatí.
SAGE (Bot.) salvia.
SAGGAR (Tec.) cilindro hueco (Cer., Alf., Miner.) (SEGGAR,) estuche o molde de alfarero, molde para la cocción.
— CLAY (Porc.) tierra para moldes.
— FRAME (Alf.) marco de caja de moldear.
— FOR PLATES, DISHES, Etc., (Alf.) soporte de tierra cocida para obras de alfarería.
SAGGING (Elect., Fc., Tel.) pandeo del alambre (Tec.) (CAMBERING,) flexión, alabeo, combadura (Mar.) arrufo, seno.
Sagita (Ast.) la Flecha (Feom.) senoverso de un arco (Arq.) clave de arco.
SAGITATED (B. A.) en forma de saeta.
Sagittarius (Ast.) Sagitario.
SAGO (Bot.) sagu.
— POWDER, harina de sagú.
PEARL —, sagú perlado.
SAHLITE (Miner.) salita, malacolita.
SAIR (Mar.) saetía.
SAIL (Aeron.) vela (Mar.) vela || buque || (—S,) velamen, velaje || (—S, COURSES:) velas mayores; papahigos || (DRABLER,) vela barredera || (DRIVER,) maricangalla, maricangaya || (JIB,) foque || (SPANKER,) maricangalla, maricangaya || (STANDING JIB,) contra-foque (Mol.) (—S,) aspas de molino de viento.
TO — (Mar.) navegar a la vela || hacerse a la vela.
— — ABREAST (Mar.) navegar de frente.
— — ALONG THE COAST (Mar.) costear.
— — AROUND A CAPE (Mar.) escapular, doblar o montar un cabo.
— — BEFORE THE WIND (Mar.) navegar a dos puños, navegar viento en popa.
— — CLOSE (Mar.) arranchar la tierra.
— — CLOSE HAULED (Mar.) navegar ciñendo el viento.
— — CLOSE REEFED (Mar.) navegar arrizado.
— — CLOSE TO THE WIND (Mar.) bolinear.
— — IN COMPANY (Mar.) navegar en conserva.
— — IN CONVOY (Mar.) navegar en convoy.
— — FULL AND BY (Mar.) andar a buen viento.
— — IN LINE (Mar.) navegar en línea.
— — LARGE (Mar.) navegar con viento largo.
— — PAST (Mar.) rebasar.
— — WITH FAIR WIND AND WEATHER (Mar.) navegar con bonanza.
— — WITH FLOWING SHEETS (Mar.) navegar aventado.
— — WITH A LARGE WIND (Mar.) navegar de largo.

TO SAIL WITH THE WIND ON THE BEAM (Mar.) navegar con el viento a través o a la cuadra.

— AREA (Aeron.) área del plano, superficie de la vela.

— BLOWN FROM THE BOLT ROPE (Mar.) vela desrelingada.

— BLOWN OVER THE YARD (Mar.) vela encapillada.

— BOAT (Mar.) bote de vela.

— CLOTH, v. CANVASS, lona, trapo.

— CUT GORING (Mar.) vela de mucho alunamiento.

— HAULED UP IN THE BRAILS (Mar.) vela cargada sobre las candelizas.

— HOOK, gancho de velero.

— LOFT, almacén de velas.

— MAKER (Mar.) maestro velero.

— MAKING (Mar.) construcción de velas.

— NEEDLE (Mar.) aguja capotera.

— OUTFIT (Aeron.) velamen.

— PLANE (Aeron.) velero, planeador, aeroplano a vela.

— S ROOM (Mar.) pañol de las velas.

— TWINE, hilo para velas.

—— FOR NETS (Pesc.) hilo para redes de pescar.

— WHEEL OF Woltmann (Mar.) tachómetro de Woltmann.

— YARD (Mar.) verga.

BODY OF A — (Mar.) camisa.

BY — (Mar.) boneta (Com.) por buque de vela.

DROP OF A — (Mar.) caída de una vela.

GAFF — (Mar.) cangreja.

HEAD OF A — (Mar.) grátil.

MAIN — (Mar.) vela mayor.

MIZZEN — (Mar.) vela de mesana.

SET OF —S (Mar.) velamen, juego de velas.

UNDER — (Mar.) a la vela.

SAILER (Mar.) buque de vela.

SAILING (Mar.) navegación a la vela.

— DIRECTIONS (Mar.) derrotero.

— GUN (Mar.) cañonazo de leva.

— LINERS (Mar.) buques de vela con servicio regular.

— MASTER (Mar.) piloto.

— MATCH (Deportes) regata a la vela.

— ORDERS (Mar.) orden de salida.

— STEAMER (Mar.) buque de vapor y de vela.

— VESSEL, v. SAILER.

SAILOR (Mar.) marinero.

—'S CLOTH (Mar.) paño basto.

—'S KNOT (Mar.) nudo al derecho.

— PALM (Mar.) rempujo, dedal.

FRESH WATER —, marinero de agua dulce.

SAILPLANE, v. SAIL-PLANE.

SAL ALKALI, v. GLASS-GALL; SALT-WORT, SANDIVER (Vid.) anatrón, manteca o grasa o espuma de vidrio.

— AMMONIAC, AMMONIUM CHLORIDE (Quím.) sal amoníaco, clorhidrato de amoníaco.

— — BATTERY (Elect.) pila de amoníaco.

— — FOR SOLDERING (Quím.) sosa, barrilla.

— —, SOLUTION OF — — (Quím.) solución de sal amoníaco.

— PRUNELLA, salitre fundido.

SALABLE (Com.) vendible.

SALAD (Coc.) ensalada.

— BASKET, cesto para ensalada.

— DISH or BOWL (Coc.) ensaladera.

— DRESSING (Coc.) condimento de la ensalada.

— DRESSING, COLD SAUCE (Coc.) salsa hecha con mostaza, aceite, vinagre, escalonias y zumo de limón.

— INCORPORATOR, mezclador de ensaladas.

— OIL, aceite de comer.

— SPOON, cuchara para ensalada.

SALAMANDER (Coc.) hierro rojo para cocer o tostar.

—'S HAIR, FEATHER-ORE, antimonio sulfurado capilar.

— SAFE, v. SAFE (Com.).

SALARIAT, salariado, (el salariado).

SALARY (Com.) salario ‖ sueldo.

SALE (Com., Jur.) venta.

— BY AUCTION, AUCTION — (Com.) remate, venta en almoneda o pública subasta.

—S BOOK (Com.) libro de ventas.

— or SELLING PRICE (Com.) precio de venta.

—S MAN, v. SALESMAN.

— ON RETURN, venta con pacto de retroventa.

BILL OF — (Com., Jur.) documento de venta.

FOR — (Com.) de venta, se vende.

ON — (Com.) en comisión (para su venta).

PRO-FORMA — (Com., Jur.) venta simulada.

TRUST — (Com.) venta confidencial.

SALEABLE (Com.) vendible.

SALESMAN (Com.) vendedor.

DEAD —, negociante en carne al por mayor.

SALERATUS (Quím.) salerato.

SALICINE (Quím.) salicina, glucosa de la corteza del sauce.

SALICIONAL, SALICET (Org.) sección en que los cañones del órgano van estrechándose.

SALICITE (Min.) salicita.

SALICYLATE (Quím.) salicilato.

SALICYLIC ACID (Quím.) ácido salicílico.

SALIENT (Arq., Const.) saledizo ‖ saliente (Fort.) saliente (Mil.) saliente (de una trinchera o línea de defensa).

— ANGLE, ángulo saliente.

SALIENT POLE (Elect., Tel.) poste saliente.
  COUNTER — (Bl.) contraemergente.

SALIFEROUS (Quím.) salífero.

SALIFIABLE (Quím.) salificable.
— — FISH, marinar el pescado.

SALIFICATION, SALIFYING (Quím.) salificación, formación de una sal química.

TO SALIFY (Quím.) salificar.

SALIGENOUS, salígeno, s. EFFLORESCENT.

SALIMETER, pesasales, aréometro, v. SALT-GAUGE.

SALINE, SALINOUS (Quím.) salino || salobreño, impregnado de sal.
— ASHES, cenizas salinas.
— DEPOSIT (Mv., Fund.) sedimentos, incrustaciones, depósitos salinos.
— FLUX, v. SALTFLUX.
— MARBLE, mármol de Paros.
— NIXON, sulfato de soda.

SALINOUS, SALSUGINOUS, v. SALINE, salobreño.

SALLY PORT (Mar.) porta de salida de brulote (Fort.) surtida, poterna.

SALMAGUNDI, HOTCHPOTCH (Coc.) ropavieja || salpicón || mezcolanza, revoltillo.

SALMON (Pesc.) salmón.
— LADDER, cañal escalonado para salmones.
— PEEL, salmonete.
— TROUT, trucha asalmonada.

SALOMONIC COLUMN, columna salomónica.

SALOON, salón (Mar.) cámara (Com.) sala de comedor || salón-cantina (Teat.) salón, "foyer."
— CAR or WAGON (Fc.) coche-salón.
  TOILET —, LAVATORY, cuarto de aseo, lavabo.

SALSIFY, SALSAFY (Bot.) salsifí.
  COMMON — (Bot.) la escorzonera.

SALT, sal.
  TO —, salar || conservar el pescado en agua salada.
— — TIMBER, impregnar de agua salada la madera.
— WITH FOUR PARTS OF ACID (Quím.) cuadribásico.
— OF AMBER (Quím.) ácido succínico.
— BASE (Quím.) base salificante.
— BASKET, cajón de mimbre de los salineros.
— BEEF, carne de vaca en salmuera.
— BIN (Pan.) artesa para la sal.
— BOX, salero de cocina, caja en la que se conserva la sal || saladero, especie de cubeto donde se guarda la sal.
— CAKE, sulfato de soda.
— CASK MAKER, salinero.
— CAT (Min.) masa de sal.
— CELLAR, salero.
— COT, v. — HOUSE.

SALT COMBINED WITH SULPHIDE, sulfosal, combinación de dos sulfuros.
— OF CHALK, sal de greda.
— CRYSTAL, cristal de sal.
— CUP, BOWL OF A — CELLAR (Joy.) copa que se coloca en el hueco del salero para poner en él la sal.
— CUT, pan de sal.
— DRYING OVEN or STOVE, secadero, estufa para secar la sal.
— EFFLORESCENCE, FLOWERS OF —, eflorescencia salina.
— FILTERING STONE IN FURNACES, piedra de filtrar la sal en las hornillas de las salinas.
— FLUX, (Quím.) fundente salino.
— GAUGE (Quím.) pesa sales || (HYDROMETER,) pesasales, aréometro.
— GLAZE (Cer.) vidriado común || capa de sal para la cerámica de artículos sanitarios.
— GREEN (Pint.) verdemar.
— OF HARTSHORN (Quím.) sal amoníaco.
— HEAP, montón de sal.
— HOUSE or COT, saladero.
— OF HYDRATED POTASSA (Quím.) sal de potasa hidratada.
— IMPREGNATED CARBON-CORE (Elect.) carbón de mecha impregnado de disolución salina.
— ON AN INFERIOR QUALITY, sal de calidad inferior, (en las salinas).
— JUNK (Com.) carne de buey salada.
— LAKE or POND or MARSH, BRINE-POND, saladar, marisma, lago salífero.
— OF LEMON (Quím.) ácido cítrico (Farm.) sal de acederas.
— OF LIME (Quím.) sal calcárea.
— LICK (Agric.) salegar, lamedero.
— MEADOW (Agric.) prado salado.
— or PICKLED MEAT (Com.) salazón, carne salada.
— METER, alfoliero, medidor de sal.
— MINE, ROCK — — (Min.) mina de sal gema o de sal roca.
— OF OXALIC ACID (Quím.) sal de ácido oxálico.
— PAN, salero || caldera para saladar.
— PANS, TO REMOVE THE — — FROM THE OVEN, retirar los cazos del horno en las salinas para precipitar la sal.
— PERLATE (Quím.) fosfato de sosa.
— OF PEROXIDE OF IRON (Quím.) sal de peróxido de hierro.
— PESTLE, pilón para majar la sal.
— PIT, v. — MINE.
— PREPARATION, EXTRACTION or PREPARATION OF — (Quím.) halotecnia || halurgia.
— PORK (Carn.) tocino salado.

SALT PORK, FRESH — — (Carn.) saladillo, tocino recién salado.

— **OF PROTOXIDE OF IRON** (Quím.) sal de protóxido de hierro.

— **OF PRUNEL** (Quím.) mezcla de nitrato y sulfato de potasa.

— **OF Saturn** (Quím.) sal de Saturno, acetato de plomo.

— **SEDATIVE** (Quím.) ácido borácico.

— **OF SODA** (Quím.) carbonato de sosa.

— **OF SORREL** (Quím.) bioxalato de potasa.

— **SHOVEL**, especie de pala para poner la sal en las cestas.

— **SPRING**, fuente salífera, manantial de agua salina.

— **STOCK** (Geol.) riñón de sal gema.

— **STRIKE** or **STIRRER**, revolvedor, instrumento de salinero.

— **OF TARTAR, SUBCARBONATE OF POTASH** (Quím.) subcarbonato de potasa.

— **OF TITANIUM** (Quím.) sal de titanio.

— **UPON** —, sal refinada de Holanda.

—, **VEGETABLE** —, **TARTRATE OF POTASH** (Quím.) sal vegetal, tartrato de potasa.

— **AND VERDIGRIS** (Joy.) líquido para dar color al oro.

— **OF VITRIOL** (Quím.) sulfato de cinc.

— **WATER, BRINE**, agua salada.

— **WELL MACHINERY**, maquinaria para pozos de sal.

— **WORK, SALTERN**, salina, saladar || salina || parte de la salina donde propiamente se hace la sal.

— **WORK MAN**, salinero.

— **WORT** (Bot.) barrilla.

ACID — (Quím.) oxisal.

AMMOLIC — (Quím.) sal amólica.

AMPHID —**S** (Quím.) anfidas, sales anfidas.

BASIC —, **SUBSALT** (Quím.) sal básica.

BLACK —, sal en panes, pan de sal.

BLEACHING —, sal de blanquear.

COMMON — (Quím.) (Na. Cl.) sal común, sal marina, cloruro de sodio.

DOUBLE — (Quím.) sal doble, sal ácida resultante de un ácido bibásico.

FIXED — (Quím.) sal fija.

HALOID — (Quím.) sal haloide.

IGNIFEROUS — (Quím.) sal ignífera.

LIXIVIATED — (Quím.) álcali fijo.

MERCURIAL — (Quím.) sal de mercurio.

NARCOTIC — (Quím.) sal narcótica.

NEUTRAL — (Quím.) sal neutra.

PHTALIC — (Quím.) sal ftálica.

PREPARATION OF — (Quím.) halotecnia || halurgia.

TRIPLE — (Quím.) trisal.

VITREOUS — (Geol.) lava vitrificada.

VOLATILE or **SMELLING** —, **SESQUICARBONATE OF AMMONIA**, sal volátil de Inglaterra, sesquicarbonato de amoníaco.

YTTRIC — (Quím.) sal ítrica.

YTTRIC —**S** (Quím.) sales ítricas.

SALTANT (Bl.) saltante.

SALTER, salinero.

—**'S RAKE** (or **SHOVEL**) herramienta de salinero (para abrir el surco).

SALTERN, saladar, v. SALT-HOUSE y SALT-LAKE.

SALTIER CROSS (Arq.) cruz de San Andrés.

HALF — (Carp.) jabalcón.

SALTING, salazón || saladura.

— **PLACE**, saladero.

— **TUB**, v. SALT-BOX.

SLIGTH — **AND SMOKING OF HERRINGS**, maceración del arenque en salmuera.

SALTLY, con gusto o sabor de sal, salobre.

SALTPETRE, salitre, nitro, nitrato de potasa.

— **BED**, salitral.

— **BOILER, TUN FOR** — **OF FIRST BOILING**, colador, recipiente en que se coloca el salitre de primera cocción.

— **DEALER**, salitrero.

— **OF THE FIRST BOILING**, v. RAW —.

— **FLOWERS**, flores de nitro.

— **HOUSE** or **MANUFACTORY**, salitrería.

— **LEES**, agua gredosa.

— **LIE**, lejía de salitre.

— **MAKER** or **MAN**, salitrero, (obrero).

— **ON WALL, NITRE SWEEPINGS**, salitre.

COMBINATION OF — (Quím.) nitruro.

GROUGH —, nitrato del comercio, (que contiene 12% de materias extrañas).

RAW or **CRUDE** —, salitre en bruto, salitre de la primera cocción.

REFINED —, salitre refinado, salitre de dos aguas.

VOLATILE —, nitrato de amoníaco, nitro semivolátil.

SALTPETROUS, salitroso.

SALUBRIOUS, MAKING — (Agric.) saneamiento.

SALUTE (Mil.) saludo || salva.

TO — (Mil.) saludar.

— — **WITH THE COLOURS** (Mil.) batir banderas.

ANSWER TO A — (Mil.) contra-saludo || contra-salva.

SALVAGE (Mar.) salvamento || derechos de salvamento, (— MONEY).

SALVARSAN, "606" (Quím.) salvarsán, "606".

SALVER, salvija, compotera.

SALVE (Farm.) pomada, ungüento

TO — (Mar.) salvar.

EYE — (Farm.) colirio.

SALVO (Mil.) salva.

SALVOR (Mar.) salvador.

SAMARIUM (Quím.) samario.

SAMIAN or OIL-TAWING PROCESS, agamuzamiento, (proceso para hacer las pieles blandas).

SAMOVAR, samovar.

SAMPLE, v. PATTERN, SPECIMEN, muestra || modelo, prueba || patrón || talla, marca de mercados || descantillón, marco.

TO —, sacar muestras || cortar muestras || preparar muestras || contrastar con el marco || proveer o suministrar de muestras.

— PIECE, pieza de muestra.

AVERAGE —, muestra media.

BY — (Com.) según muestra.

TAKING —S (Tint.) ensayar el baño.

SAMPLER (Min., Prep. de minerales) sacamuestras, cogedor de muestras, (México:) mostrador.

SAMPLING (Meta.) toma de muestras (Min.) tría, acción de escoger el mineral (Tec.) toma de muestras, selección de muestras.

— WORKS (Min.) oficina de muestras.

SANAS, antigua tela de algodón importada de las Indias Orientales.

SAND, arena || arenilla (Geog.) (—S,) arenales (Meta.) (SANDS,) (de un medio a tres m. m.:) arenas gruesas; (menos de medio m. m.:) arenas finas.

TO —, enarenar (Tec.) frotar la piedra o greda.

— BAG (Fort.) saco de arena (Orfebrería:) saquillo de arena (para sostener los objetos que se trabajan).

— — REVETMENT, revestimiento de sacos de arena.

— BALLAST (Fc., Mar.) lastre de arena.

— BANK (Mar.) banco de arena (Hid.) (— — IN RIVERS,) arenal de aluvión.

— BATH or HEAT, BALNEUM ARENOSUM (Quím.) baño de arena.

— BATTERY (Elect.) pila de arena.

— BLAST (Fund.) máquina sopladora de arena.

— — APPARATUS (Meta.) soplador de chorro de arena.

— BORE (Mar.) médano.

— BOX (Fc.) caja de enarenar.

— BUCKET, cubo para arena.

— CARTRIDGE, hacha de arena.

— CASE (ABOVE THE FINE ARCH) (Vid.) cajón en que se pone la arena en los hornos.

— CAST PIG, v. CASTING.

— CASTING (Fund.) vaciar, echar el molde de arena al metal fundido || (— MOULDING,) colada en moldes de arena || (OPEN — MOULDING,) molde descubierto.

— CASTING BETWEEN FLASKS (Fund.) moldeaje en marcos.

— CLOTH, lienzo enarenado.

SAND COLLECTOR (Pap.) guarda-arenas.

— COLOURED, color de arena || de color de arena.

— CUPEL (Quím.) vaso o vasija plana para evaporaciones.

— CUSHION (Fc.) base de arena.

— DEFECT (Vid.) pajuela.

— DRAG, draga.

— DRAGGER, obrero que recoge arena del lecho de un río.

— DRIFT, arena movediza.

— EARTH, tierra de arcilla y arena || (CLAYED — —:) la que es más arcillosa.

— EDGE (Meta.) reborde para contener la arena en los moldes.

— FORM MAKER, MAKER OF — — (Fund.) obrero que hace moldes de arena.

— GLASS, CLEPSYDRA, reloj de arena, clepsidra.

— HEAT, v. — BATH.

— HOLE (Fund.) escarabajo.

— LADLE (Fund.) aplanador.

— LAYER or STRATUM (Geol.) capa de arena.

— MILL, molino de arena.

— MOULD (Fund.) molde de arena.

— MOULD, OPEN — —, enterraje.

— —, OPEN — — WITH IRON BARS, enterraje por travesaños o barrotes.

— MOULDING (Fund.) moldeo en arena.

— — BETWEEN FLASKS (Fund.) moldeo en cajas.

— MOULDING, v. — CASTING, OPEN — CASTING.

— PACKING, obturación con arena.

— PAPER, papel de dar mate || papel de lija o esmeril.

— PIT, arenal, arenalejo, cantera.

— PUMP, bomba de arena.

— RAKER (Fund.) plancha con que el fundidor reúne la arena del molde.

— SCOOP, zaque para arena.

— SCRAPER (Pesc.) rastra, endeño, (para coger mariscos).

— SCREENER, tamiz para arena.

— SIDING (Fc.) vía enarenada.

— SIEVE FOR MARBLE CUTTERS, piedra plana provista de un mango de hierro usada por el marmolista para esparcir arena.

— SKIN (Fund. Meta.) costra de arena.

— SOAP, jabón de arena.

— SPLIT, grieta, abertura, resquebrajadura.

— STONE, v. SANDSTONE.

— STRATUM, (Geol.) capa o asiento de arena.

— TANK (Fc.) depósito de arena.

— TROUGH (Alf.) cuezo lleno de arena para echar los moldes.

— WASHER, lavador de arenas.

ARENACEOUS QUARTZ or —, NON-ABSORBENT —, arena no absorbente.

AURIFEROUS — (Min.) arena aurífera.

BINDING — (Fund.) arena batida.

BURNT — (Meta.) arena incrustada en el mineral.

CLAYED — (Miner.) arena arcillosa.

COARSE —, GRAVEL, arena, guijo.

CONTAINING —, arenífero.

DRY — (Min.) arena de mina (Fund.) arena para moldear || arena secada a la estufa.

FAT — (Meta.) arena grasa.

FINE-SHARP —, arenilla, arena muy fina.

FOUNDERS' —, — FOR FOUNDERS, arena o arenilla para fundidor.

FRESH — (Meta.) arena nueva.

GREEN — (Meta.) arena verde (Geol.) grava o arena verde.

LOAMY —, arena grasa.

LOST — CORE (Meta.) macho perdido.

MAGNETIC — (Miner.) magnetita en polvo.

MOULDING — (Fund.) arenilla, arena fina de moldear.

MUDDY —, arena oruja.

OLD or USED — (Meta.) arena vieja.

OPEN — MOULD (Meta.) molde descubierto.

QUARTZOSE — (Miner.) arena cuarzosa.

SCOURING —, arenilla, v. SHARP SMALL —.

SHARP SMALL —, VERY FINE —, arena o arenilla de grano puntiagudo o aristas vivas.

SHIFTING —, arenas movedizas.

SINTERING — COAL (Min.) hulla seca arenosa.

STRONG — (Fund.: Moldeo,) arena arcillosa.

USED —, v. OLD —.

VIRGIN or UNUSED —, arena nueva.

VITREOUS — (Vid.) arena silícea, arena para hacer el vidrio.

SANDAL, sandalia (Bot.) sándalo, s. SANDERS, SAUNDERS, SANDÉR'S or SAUNDER'S WOOD s. BARWOOD.

— BRICK, ladrillo de desecho.

— WOOD, sándalo, madera de sándalo || RED — —, Erythrina CORALLODENDRON (Carpintería) coral, coralillo.

AROMATIC —, sándalo aromático.

BLACK — WOOD (Tint.) cayolocca, variedad de madera de sándalo.

SANDARAC (Farm.) sandaraca.

SANDERS, SAUNDERS (Carp.) (RED —,) sándalo rojo.

— BLUE, óxido de cobre.

— GREEN (Pint.) verdacho, verde montaña, verde de Hungría.

SANDEVIR, s. ANATRON (Vid.) axungia, anatrón.

SANDIVER (Meta.) espuma del vidrio || escoria de los metales en fusión.

SANDIX, minio.

SANDLESS, sin arena.

SANDLESS PIG IRON (Meta.) fundición exenta de arena.

SANDPAPER, v. SAND-PAPER.

TO —, lijar, limpiar con lija o papel esmeril.

SANDSTONE, arenisca, asperón, || greda, piedra arenisca.

|| v. ITACOLUMITE.

— IN BLOCKS, bloques de gres o piedra arenisca.

— FOR GRINDING MIRRORS, loza de pulir.

— GRIT, greda silícea.

— LIKE, gredoso, que es de la naturaleza del asperón o de la greda.

— MASONRY, alfarería de greda.

— QUARRY, cantera de asperón.

SANDVENT (Geol.) turba superficial o fibrosa.

— ON COPPER SLATES, turba superficial de las pizarras cuprosas.

SANDWICH (Culin.) emparedado, "sandwich".

SANDWICHED (Fc.) intercalado.

SANDY, v. ARENACEOUS (Pint.) rubro ardiente (Tec.) v. GRAVELLY || arenícola || arenoso, arenisco.

— IRON ORE (Min.) mineral de hierro arenoso.

ELININATION OF — INGREDIENTS (Min.: lavado del mineral,) eliminación de los elementos arenosos.

SANITATION, sanidad, higiene.

SANITARY, sanitario.

SANKWORK (Sast.) confección de uniformes.

SANS-FLEUR APPLE (Hort.) manzano que produce la manzanahigo.

— PEAU (Hort.) cermeño, peral de estío || pera del cermeño.

SANTALINE (Quím.) santalina.

SANTONINE (Bot.) santonina.

Santos-Dumont AIRSHIP (Aeron.) globo dirigible de Santos Dumont.

SAP (Bot.) savia (Mil.) zapa.

— BLUE, azul vegetal || azul de tornasol.

— BUCKET (F. Az.) cubeta para recoger el jugo.

— COLOUR (Tec.) color de savia.

— FAGOT (Fort.) fajo de zapa.

— FORK (Fort.) horquilla de zapa.

— GABION (Fort.) gabión de zapa.

— GREEN (Pint.) verde vejiga.

— WOOD, v. ALBURN, ALBURNUM (Bot.) albura.

Sapan WOOD, (caesalpinia Sapan) (Bot.) sapán, sibucao.

SAPODILLA (Bot.) zapote.

SAPONARIA (Bot.) saponaria.

SAPONARINE (Quím.) saponarina.

SAPONIFICATION, saponificación.

— BY LIME, saponificación calcárea.

SAPONINE (Quím.) saponina.

SAPONITE (Miner.) saponita.

SAPPHIRE (Miner.) zafiro, (telesia, variedad de corindón).

SAPPHIRINE, BLUE CHALCEDONY (Miner.) zafirina, variedad de calcedonia.

SAPPLING PINE (Bot.) pino resalvo.

SAPWOOD, v. ALBURN, ALBURNUM (Bot.) albura.

SARCENET, Florence TAFETTA, tafetán de Florencia.

SARCOCOLLIN (Quím.) sarcocolina.

SARCOPHAGE, sarcófago.

SARDAGATE (Miner.) ágata sardo, ágata sardónico.

SARDINE, sardina.

— NET (Pesc.) sardinal.

— OPENER, abridor de latas de sardinas.

— WORKS. sardinería.

BONELESS — (Com.) sardinas sin espinas.

SMALL —, sardina pequeña.

SARDONYX (Miner.) sardónica o sardónico, (variedad roja de calcedonia).

SARGUS (Pesc.) sargo.

SARSKIN (Carp.) tablazón de techo.

SARMENT, SARMENTUM (Agric.) sarmiento.

SARSEN STONE, SARSEN, piedra druídica.

SASH (Carp.) bastidor || (IN WINDOWS:) bastidor o marco (Modl.) faja, cinturón, cinto (Eb.) (FRAME-WORK, —ES,) marco o bastidor de vidriera de ventana (Tec.) ventanilla corrediza, s. — WINDOW ||marco de una sierra.

— BALANCES, pesas para ventanilla corrediza.

— BOLT or FASTENER, pestillo, pasador para cerrar, taravilla, falleba.

— CORDS, cuerdas para ventanilla corrediza.

— DOOR, puerta con bastidor || puerta corrediza.

— FASTENER, v. — BOLT, v. ESPAGNOLETTE.

— GATE, válvula de esclusa.

— GROOVE (Eb.) corredera.

— LIFTERS, alzadores de ventanas.

— LINE (WINDOWS:) cuerda de báscula para ventanas corredizas.

— LOCK (Cerr.) cerrojo para ventanilla.

— LOZANGE (Carp.) tablero de ventana en figura romboidal.

— PLANE (Carp.) cepillo para marcos.

— PROP, botón de ventana.

— PULLIES, rodajas de vidriera corrediza.

— or TENON SAW, sierra fina de espiga.

— SILL (Eb.) umbral de marco o bastidor.

— SLUICE (Hid.) compuerta de esclusa.

— SPRING, resorte de ventana.

— WEIGHT, contrapeso de vidriera.

— WINDOW, CASED —, ventana corredera || trampa.

DEAD —, marco o bastidor fijo.

FOLDING, —, marco o bastidor plegadizo.

SASHOONS, guarnición de botas.

SASSAFRAS WOOD, (Sassafras OFFICINALIS) (Bot.) madera de sasafrás.

SASSE, esclusa para botes.

SATEEN, satén, (tela de algodón y seda).

SATCHEL, mochila || bolsa|| saco de mano || bolsillo.

— FITTED TO THE FRAME (Motoc., bicicletas.) bolsillo para cuadro.

SATIN (T. S.) raso, satín, satén.

TO — (Tej.) arrasar.

— FACED (T. S.) arrasado.

— PAPER (Pap.) papel satinado.

— SPAR, FIBROUS CARBONATE OF LIME, espato lustroso, (cal carbonatada fibrosa).

— STITCH (Cost.) mosqueteado, costura en relieve imitando flores, etc.

— STUFF, Chinese —, satén de la China.

— TOP (Tej.) fustán arrasado.

— WEAVER (Tej.) obrero que fabrica satén.

— WOOD (Bot.) madera de águila.

SATINET, rasete.

SATINING (Pap.) satinación.

SATISFACTION (Com., Jur.) satisfacción (de una deuda); pago.

TO SATISFY (Com.) satisfacer, pagar.

SATURABLE (Quím.) saturable.

TO SATURATE (Quím., Fís.) saturar.

SATURATED, saturado.

— STEAM (Fís.) vapor saturado.

SATURATION (Quím., Fís.) saturación (Radio.) saturación.

— CURVE, (NO-LOAD CHARACTERISTIC) (Tec.) característica en vacío.

MAGNETIC — (Quím.) saturación magnética.

SATURATOR, saturador.

LIME —, saturador de cal.

Saturn (Ast.) Saturno (Quím.) plomo.

SATYR (B. A.) sátiro.

SAUCE (Coc.) salsa.

TO — (Coc.) sazonar, condimentar (TOBACCO:) remojar el tabaco en betún, (Cuba:) betunear.

— BOAT, salsera.

— COOK (Coc.) sausier, (oficial de la cocina de palacio encargado de preparar las salsas).

— PAN, cazo, cacerola || (IRON — —,) cacerola de hierro fundido.

— TUREEN, salsera, (vasija en la que se sacan las salsas a la mesa).

BROWN — (Coc.) salsa hecha con harina desleída en manteca caliente.

BUTTER — (Coc.) salsa blanca.

COLD —, SALAD-DRESSING (Coc.) mayonesa.

PUNGENT — (Coc.) salmorejo, (salsa picante).

RICH — (Coc.) salsa de buen gusto.

SHARP — (Coc.) salsa picante || v. PUNGENT —.

SMALL FAYENCE — (Coc.) cazuela de fondo cóncavo y brazo largo.

Tabasco —, salsa Tabasco.

WHITE — (Coc.) salsa de harina, manteca de vacas y leche, || salsa blanca.

SAUCER, salvilla, (especie de bandeja para servir vasos, botellas, etc.) || salsera || platillo de taza || platillo para poner los terrones de azúcar (Mec.) tejuelo sobre el que gira el pivote (Mar.) tejuelo del cabrestante.

— BOX, caja de costura.

— HEAD (Tec.) gota de sebo.

SAUCISSON (Pir.) salchichón, (cohete grueso de polvorista).

SAUNDERS, v. SANDERS.

SAUSAGE (Com.) salchicha || salchichón, butifarra (Aeron.) v. KITE-BALLOON.

— BALLOON, —, v. KITE-BALLOON.

— MACHINE, máquina de embutir salchichas.

— MINCING MACHINE, tajo para picar o desmenuzar carne de salchichas.

Bologna — (Com.) salchichón de Bolonia || v. Italian —.

COUNTRY — (Coc.) salchichas frescas.

Italian — (Com.) mortadela, (especie de salchichón de Bolonia).

SAUSSURITE, JADE (Miner.) jade.

SAUTE (Coc.) cochifrito, manjar salteado.

—, papas, etc., sauté.

SAUTERELLE (Mec.) pantómetro, saltareglas.

SAVE (Pesc.) presa.

TO — (Com.) economizar, ahorrar (Mar.) salvar.

— ALL, apuracabos (Mar.) vela rastrera.

— OIL or PAN or TROUGH (Mv.) grasera, artesa.

SAVELOY (Com.) salchichón de pan y carne ahumada.

Savelsberg PROCESS, (BLAST ROASTING,) (Meta.) procedimiento Savelsberg.

SAVIN (Bot.) sabina, especie de enebro.

SAVING-BANK, v. SAVINGS BANK.

SAVING OF FUEL, — OF WOOD, etc., economía del combustible, (de la madera, etc.)

SAVINGS (Com.) ahorros, economías.

— BANK (Com.) caja o banco de ahorros.

Savoy (Bot.) col rizada, col de Milán.

SAW, sierra || serrucho.

TO —, serrar, aserrar.

— — ACROSS THE GRAIN, trozar, aserrar contra el hilo.

— — BIND or THE BACK (Enc.) serrar el lomo.

— — A BLOCK IN TWO (Cant., Alb.) aserrar en dos partes iguales (hablando de una piedra).

TO SAW or **CUT LENGTHWAYS,** serrar lisa o llanamente || — — LONG-WAY, serrar a lo largo.

— — A MARBLE INTO LEAVES (Cant.) aserrar (el mármol) en toda su altura y en dirección paralela a la de sus venas.

— — OF, cortar o desprender con la sierra.

— — ROUND (Eb.) contornear.

— — SET, triscar los dientes de una sierra.

— — SLANTWISE (Carp.) aserrar a la berengena.

— — SQUARE (Carp.) aserrar escuadrando.

— — THROUGH, aserrar, aserrar por completo, desprender.

— — UP (Hort.) podar con la sierra (Cant.) cortar la piedra con sierra.

— — WOOD CROSSWAY OF THE GRAIN, cortar o serrar la madera a contra hilo.

— ARBOR, eje de sierra circular.

— BEAM, tirante de una sierra.

— BENCH, SEWING MACHINE, máquina de aserrar, aserradora mecánica.

— BLADE, hoja de sierra.

—, ENDLESS —, hoja de sierra continua o sin fin.

— — WITHOUT TEETH (Cerr.) hoja de sierra sin dientes para pulir.

— BLOCK (Carp., Mader.) caballete.

— BOW, montura o armazón de sierra en arco.

— CARF or CUT, corte de sierra, aserradura.

— CLAMP, cepo de sierra.

— CUT or NOTCH, corte de sierra.

— DUST or POWDER, serrín, aserrín, aserraduras, (especialmente de la madera).

— ENGINE, v. — BENCH.

— FILE, triscador, lima triangular para dientes de sierra.

— FISH (Pesc.) sierra, serrucho.

— FORMED BOAT (Mar.) bote en forma de gradas.

— FRAME, FRAME, marco o bastidor o armadura de sierra.

— GAUGE, vitola para sierras.

— GIN, molino aserrador.

— GRATE (Tec.) pieza que sirve de margen a una sierra, por su parte superior.

— GRINDING MACHINE, máquina de afilar sierras.

— GUIDE, guía del marco, guía sierra.

— HANDLE, mango de sierra.

— HANGING, cárcel de sierra mecánica.

— KNIFE (orfebrería:) cuchillo de sierra.

— LIKE (Tec.) dentado, con dientes semejantes a los de una sierra.

— LONG or BLOCK (Carp.) caballete para aserrar.

— MILL or MACHINE or YARD (Mader.) aserradero.

— MILL FILE, lima de sierra de aserradero.

— NOTCH, v. — CUT.

SAW PAD, cepo de hoja de sierra.
— PIT, aserradero, fosa para aserrar.
— — FRAME, v. JACK (Carp.)
— RING, anillo para ajustar cada uno de los extremos de la sierra de los chiquichaques.
— SET or WREST (Carp.) triscador.
— —, FORK — —, hierro de contornear ahorquillado.
— —, PIT — —, sierra de contornear para aserrar a lo largo.
—-SPINDLE, eje de sierra (circular).
— TABLE, banco de aserrar.
— TIMBER, SAWN TIMBER, madera aserrada para construcción.
— TEETH, diente de sierra.
— —, RESETTING OF — —, acción de: recortar los dientes usados de una sierra.
— TOOTH LIGHTNING ARRESTER, pararrayos de aristas.
— TOOTH FILE, lima de dientes.
— TOOTHING MACHINE, máquina de dentar sierras.
— FOR TWO MEN, sierra de cuatro manos.
— WEB, v. — BLADE.
— WORT (Bot.) serrátula.
SAWED, SAWN, aserrado.
SAWER (Carp.) serrador, aserrador, chiquichaque (Mader.) aserradero.
SAWING (Carp.) aserradura || corte o muesca de sierra.
— MACHINE, SAW-BENCH, aserradora mecánica, máquina de aserrar.
  COUNTER PART — (Eb.) trabajo de embutido.
SAWN, v. SAWED.
— WOOD (Carp.) madera aserrada.
SAWYER (Carp.) aserrador, chiquichaque.
—'S BLOCK or HORSE (Carp.) burro, caballete. borriquete.
—'S DOG, HOLDFAST (Carpintería.) barrilete || grapas.
—'S SCAFFOLD, caballete de aserrador de largo.
SAX, puñal, cuchillo.
SAXON ARCH (Arq.) arco angular o sajón.
— BLUE, azul de Sajonia.
SAY (Tej.) estameña || say.
SAYETTE-WEAVER (Tej.) obrero que trabaja en la fabricación de jerguillas y sayales.
SBIRRO, esbirro.
SCAB (Gan.) sarna.
— WORT (Bot.) escabiosa.
SCABBARD (Arm.) (s. SHEATH,) vaina de arma blanca (Tip.) regleta, filete, blancos (Carn.) carcaj o vaina de los jiferos.
— BAND (Arm.) abrazadera de vaina de sable.
— CASE (Arm.) funda de vaina.
— MAKER (Com.) vainero, (comerciante o fabricante de vainas).

SCABBLING KNIFE (Alb.) martillo de allanar.
SCABBY (Gan.) sarnoso.
SCAFFOLD (Alb., Const.) andamio (Carp.) tablado, plataforma (Meta.) interrupción del pasaje de los gases (Mec.) (SPARS,) vástagos de la bomba.
  TO —, poner andamios, andamiar.
— BRIDGE, puente de andamios.
SCAFFOLDING (Const.) (SCAFFOLD:) andamiaje (Arq.) (STAGE,) máquina arquitectónica || armazón de una obra (SLATE:) andamio de pizarrero (Meta.) obstrucción, interrupción del pasaje, atascamiento.
— OF THE CHARGE (Meta.) suspensión de las cargas, formación de bóvedas.
— WITH COUNTER-WEIGHT, andamio con báscula.
— HOLE (Alb.) mechinal.
— POLE (Alb.) percha de andamio.
— WITH POLES AND PUTLOGS (Alb.) andamio de zancos o puente.
— OF A RAMMER (Hid.) andamiaje para recibir el martinete de clavar estacas.
— OF THE ROASTING FURNACE (Meta.) obstrucción del horno de calcinación.
— OF A VAULT, s. CRADLING (Arq.) cimbra.
SCAGLIOLA, MISCHIA, escayola, estuco.
SCAGLIOLAIST, obrero en escayola o imitación de mármol.
SCALADE (Mil.) escalada.
SCALD, quemadura.
  TO —, escaldar, quemar (Tec.) escaldar, lavar con agua caliente (Coc.) escaldar.
SCALDING (Tint.) prueba del tinte por medio del cocido de una muestra de tela.
— HOT, abrasante.
— HOUSE (Carn.) v. ABBATOIR, parte del matadero donde los jiferos destazan las reses (Ten.) peladero || (Tej.: paños,) noque para escaldar y desbrozar las lanas (Tec.) escaldadera.
— TUB (Tej.) escaldadera, cuba para escaldar.
SCALE, escala, escuadra (Agric.) (SHELL, PEEL,) cáscara del trigo (Mec.) BALANCE, balanza || (BASIN OF A BALANCE,) platillo (Fís.: barómetros,) escala (Meta., Mv.) (s. SEDIMENT, FUR,) sedimentos, incrustaciones (Joy.) molde || calibre (Tip.) longitud, medida de una regleta, s. RULE (Tec.) escala (Fís., Dib.) escala, graduación (Meta.) (—S,) batiduras (Tec.) (PENKNIFE:) (—S,) escamas (Torn.) lámina delgada (Ast.) Libra (Min.) escala, escalón.
  TO —, escalar, poner escalas || pesar || medir por la escala (Meta.) descostrar || desoxidar (Mv.) quitar los sedimentos o incrustaciones (Fund.) (TO FLAKE,) exfoliar, des-

hojar (Art.) fogonear un arma (Com.) pagar una deuda en partes (Alb.) descintrar.
— — AND GUT A FISH, preparar un pescado.
— — OFF (Pan.) pesar la pasta en porciones iguales (Pint.) (— —,) deshojarse, desconcharse (Tec.) (— — STEEL:) descubrir, quitar la costra que cubre la superficie del acero (después del temple).
— BEAM (Mec.) brazo de la balanza.
— BOARD (Zap., Enc.) tablilla.
— BOARDS (Tip.) cuñas.
— OF CAPACITY (Mar.) escala estereográfica o de solidez.
— OF DEGREES, GRADATION (Fís., Dib., Ing.) escala, graduación.
— DIVIDED THROUGHOUT (Tec.) escala graduada de cero a la desviación completa.
— DIVISION, (Tec.) división de la escala.
— OF EARTH QUANTITIES (Ing.) escala de las masas.
— OF HARDNESS (Meta.) escala de dureza.
— MAKER, el que hace balanzas.
— OF THE MAP (Geo.) escala del mapa.
— PAN (Mv.) recogedor de sedimentos.
— OF PRESSION or PRESSURE, escala de la presión.
— RAIL-TESTER (Fc.) ensayador de rieles o carriles con escala.
— OF REDUCTION, PLOTTING —, escala de reducción.
— OF SLIPS (Elect.) escala de medida del resbalamiento.
— SUGAR, azúcar en polvo.
— TANG (IN EDGE-TOOLS:) espiga larga y plana.
BEVEL — WITH KNOB, regla graduada, doble decímetro.
DIAGONAL —, escala gráfica de transversales ‖ escala diagonal.
DIMINISHING —, REDUCING —, escala de reducción.
DOTTED —, cota de un dibujo.
DRUGGIST'S —, COMMON BALANCE, balanza Roberval.
FULL-RANGE —, v. — DIVIDED THROUGH-OUT.
Gunther's —, escala Gunther, escala de logaritmos.
ILLUMINATED — (Tec.) escala iluminada.
IRON —, HAMMERSLAG, — OF IRON (Meta.) batiduras, escamas de hierro.
MAGNETIC —, escala magnética.
METER —, escala métrica (plegable).
MILL —, MILL CINDER (Meta.) batiduras de los laminadores.
MIRROR — (Elect.) escala del espejo.
NATURAL — (Dib.) tamaño natural.
OHM — (Elect., Tec.) escala óhmica.
PLOTTING —, v. — OF REDUCTION.

PAIR OF —S, CHEMICAL BALANCE, BEAM BALANCE (Mec.) balanza de cuadrante.
REDUCED —, medida de escala de reducción.
ROLLING MILL —, v. IRON —.
SCENOGRAPHIC — (Dib.) escala de perspectiva.
SLIDING —, escala movible.
SURFACE — (Fc.) escala de las áreas.
TANGENT —, escala de las tangentes.
TRANSVERSE —, escala universal ‖ escala transversal.
SCALED (Tec.) escamoso, lamelar.
SCALENOUS, SCALENE (Geom.) escaleno, oblicuo.
SCALERS (Dent.) descarnador ‖ limpiador del tartrato.
SCALES (Mec.) balanzas, v. SCALE.
SCALING (Coc.) escamadura ‖ desbullaje (Hojalatería, Cald.) desoxidación (Alf., Porcel.) v. CLIPPING.
— OVEN, horno de desoxidar.
SCALLOPE (Tec.) escotadura, sisa, sesgo (Bl.) vanesa (Cost.) festón, recorte, punta de encaje (Arq.) lambrequín ‖ adorno que imita las escamas de un pescado.
TO — (Coc.) cocer en la concha (Arq.) festonear, endentar.
SCALLOPED (Tec.) dentado, escamado, sarpado, v. VANDYCKED (Coc.) cocido en la concha.
— STONE (Arq.) piedra dentada.
SCALLOPING MACHINE (FOR LEATHER:) máquina de filetear el cuero.
SCALPEL (Cir.) escalpelo.
SCALPER, CHISEL (Orfebrería:) cincel pequeño para desbastar y cortar.
SCALPING-IRON (Grab.) punzón, punta.
SCAMPING, falla o falta intencional de un obrero ‖ exceder su tarea un obrero, en detrimento de sus compañeros ‖ acto o práctica de atraerse un patrón, subrepticiamente, obreros de sus competidores.
SCALY (Meta.) (metal) que tiene pelo o paja.
SCANDIUM, Sc. (Quím.) escandio, Sc. (Peso atómico 44.1).
SCANTLING, escuadradura (Eb.) (THIN DEAL,) chilla, tabla de chilla muy delgada (Alb.) dimensión (Tec.) modelo ‖ escantillón (Mar.) barrotes ‖ alfardería de 5 pulgadas en cuadro ‖ grúas de tablas ‖ calzos de lancha ‖ cuartones ‖ grúas de tablas (Carp.) poste.
SCANTY (Min.) raro, escaso.
— OF SOLUTION, s. ANTISOLUBLE.
SCAPE (Arq.) moldura en forma de cuadrante ‖ apofijo ‖ fuste de una columna.
SCAPEMENT (Rel.) escape.
— WHEEL (Rel.) rueda de escape.

SCAPHANDER (Mar.) escafandro, traje de buzo.

SCAPIFORM SCHORL (Miner.) s. TOURMA-LINE.

SCAPOLITE (Miner.) bergmanita || wagnerita.

TO SCAPPLE, s. TO SQUARE A STONE (Alb.) escuadrar una piedra.

— or NOTT ROUGHLY (Mol.) picar las muelas dando golpes al azar.

— AXE, DOUBLE PICKER (Alb.) martillo o pico de picapedrero.

SCAR (Arb.) cicatriz (Min.) (— IN THE TRAV-ERSES OF A PIT:) muesca en las travie-sas del pozo de una mina.

SCARCE, PARE (Fís.) s. POROUS, poroso, dise-minado, raro.

SCARE-CROW (Agric.) monigote, espantajo, (maniquí que se coloca en los campos para ahuyentar a los pájaros).

SCARF (Carp.) v. JOINT, REBATE, HALFING, DOVETAILING; ensamble, ensambladura, empalme || solapa, ayuste, juntura, entalle (Carp., Eb.) inglete || uñeta (Arq.) inglete (Arm.) borde de la lámina del cañón de un fusil (Mar.) juntura, ayuste v. — (Carp.)

TO — (Eb.) v. TO ASSEMBLE (Carp.) (TO HALF,) ensamblar a media madera (Cerr.) adelgazar los bordes al martillo (Cost.) terciar.

— — BY THE SQUARE (Eb.) ensamblar a es-cuadra.

— — or TRIM TIMBER (Mader.) ayustar ma-deras.

— — or HALVING TOGETHER (Carp.) ma-chihembrar.

— BOLT (Mar.) perno de encoramiento.

— WITH INDENTS, (JOGGLING,) JOGGLE (Carp.) ensamblado en cremallera.

— JOINT, junta a medio hierro.

—S OF THE KEEL (Mar.) escarpes de quilla.

— KEY (Carp.) llave de empalme.

— SKIN (Joy.) venza.

— WELDING, LAP WELDING, soldadura a solapa.

BUTT or PLAIN — (Carp.) empalme a me-dia madera.

END — (Carp.) empalme de espiga falsa.

ENGAGING — or NOTCH (Mec.) muesca de engrane.

FLAT — (Carp.) empalme simple.

SKEW — (Carp.) empalme de pico de flauta.

SCARFED (Carp.) a media madera (Tec.) a medio hierro.

— END OF A RAIL (Fc.) extremidad solapada del riel o carril.

— JOINT (Fc.) junta a medio hierro o a re-cubrimiento.

SCARFING (Herr.) comenzar una labor (Carp.) ensambladura.

SCARFING CHISEL (Arm.) escamel, (instru-mento de espadero).

SCARIFIER (Cir.) escarificador (Agricultura,) (DRAINING —,) escarificador || especie de arado que sirve para dividir y pulverizar el subsuelo.

SCARLET, escarlata || color de escarlata (Enc.) rojo oscuro para colorar los cantos de un libro.

— BERRIES, GERMAN or POLISH — —, quer-mes del Norte, quermes de raíces.

— CLOTH, paño de grana.

— DYE (Tint.) baño de cochinilla.

— GRAIN, French — — (Tint.) quermes de Provenza.

— OAK (Bot.) matarubia, coscojo.

— RED WOOLLEN STUFF, escarlatín.

— SPIRITS, NITRATE OF TIN (Tint.) nitra-to de estaño.

DUTCH —, escarlata de los gobelinos o de Holanda.

Venice — (Tint.) escarlata de Venecia, es-carlata de grano.

SCARP, (Top.) escarpa, v. STEEP.

SCARVING (Carp.) (acción de:) practicar do-bles ranuras en los maderos donde encajan los postigos de una ventana o las hojas de una puerta.

SCATCH (Tal.) bocado del caballo en forma de cuello de paloma.

TO SCATTER (Fund.) cubrir de bórax las pie-zas metálicas que hay que soldar (Afric.) esparcir.

SCATTERING (docimasia) separación (— OF THE SILVER-GRAIN,) separación de los pequeños granos de plata.

TO SCAVENGE (Máquina de combustión inter-na,) expulsar los gases de los cilindros.

SCAVENGER, barrendero, limpiador (Mol.) obrero limpiador.

—'S CART, carro de limpieza, s. DUNG-CART.

SCAVENGING AIR (Vm.) aire para expulsar los gases quemados.

— DUCT, tubería de expulsión.

— STROKE (Vm.) carrera de escape.

SCENARIO (Cinema.) escenario, argumento.

TO SCENARIOIZE (Cinema.) hacer un esce-nario o argumento para el cine.

SCENARY (Pint.) paisaje || escenario (Teat.) decoraciones.

SCENE (Teat.) escena, teatro || (—S) lo que ocurre o se hace a espaldas del público || el teatro mismo (Cinema.) escena || escena, una acción sin parar la cámara.

— PAINTER, escenógrafo.

— SHIFTER (Teat.) tramoyista.

DROP — (Teat.) telón de entreacto.

THE — DROPS (Teat.) telón; cae el telón.

SCENOGRAPHY, escenografía.

SCENT-BOTTLE (Perf.) frasco de esencias o de perfume.
— BOX, caja de perfumes.
SCENTED WATER, agua de olor.
SCHEDULE (Tec.) cédula || inventario || documento anexo || lista de...
— OF PRICES (Tec.) lista de precios.
Scheele's GREEN, MINERAL GREEN (Pint.) verde de Scheele.
SCHEELITE (Miner.) esquelita, tungstato natural de cal.
SCHEELITINE (Min.) esquilitina, tungstato de plomo.
SCHEME (Tec.) esquema || plan || proyecto (Com.) especulación (Arq.) bombeado.
— ARCH (Arq.) arco bombeado.
— PART (Arq.) parte superior de un arco.
— OF WINDING (Elect.) esquema del arrollamiento.
  DETAILED — or PROPOSITION (A) (Com.) proyecto detallado.
  TO DROP A — (Com.) abandonar un proyecto.
Schick TEST (after Dr. Bela —) prueba de Schick.
SCHILLER-SPAR (Miner.) diálaga metaloide, espato cambiante.
SCHIST, esquisto || s. SLATE, esquisto, pizarra.
— MIXED WITH QUARTZ, esquisto verdoso mezclado de cuarzo.
— OIL, esencia de esquisto.
— IN THE FORM OF WOOD, esquisto marno-bituminoso.
  BITUMINOUS —, esquisto bituminoso.
  CALCAREOUS —, esquisto calcáreo; cal carbonatada lamelar.
  COPPERY —, esquisto cuproso (del condado de Mansfeld).
  MICACEOUS —, esquisto micáceo.
  MICACEOUS — WITH GARNETS, esquisto micáceo con granates.
  SILICIOUS —, esquisto silicoso || v. Lydian STONE, LYDITE.
SCHISTOUS, SHISTOUS, esquistoso.
SCHIZOPHRENIA (Med.) esquizofrenia.
Schneider GUN, cañón Schneider (cualquier cañón de dicho fabricante).
SCHOOL, escuela (Pint., B. A.) escuela.
  TO — A HORSE (Equit.) amaestrar un caballo.
— BOOK-CASE, armario.
— DESK, carpeta para escuela.
— GALVANOMETER, galvanómetro de escuela.
— OF INDUSTRY, escuela de artes y oficios, escuela industrial.
— — MINING, escuela de minas, escuela de minería.
— SHIP, buque escuela.

SCHOONER (Mar.) goleta.
— RIGGED (Mar.) con arboladura de goleta.
SCHORL (Miner.) chorlo.
Schweigger's MULTIPLIER, multiplicador de Schweigger.
Schweinfurt GREEN, EMERALD GREEN, verde de Schweinfurt.
SCIENTIFIC STONE, rubí o zafiro artificial, (de corundo).
SCINTILLOMETER (Fís.) especie de lente para comparar el centelleo de la luz de una estrella a un punto luminoso.
SCIOGRAPHY (Ast., Pint.) esciografía.
SCION (Bot.) v. BARK; vástago.
SCISSORS, tijeras (Vid.) tijeras.
— CASE, estuche de tijeras.
— GRINDER, amolador o afilador de tijeras.
SCLEROMETER (Alf., Fís.) esclerómetro.
SCLEROSIS (Med.) esclerosis.
SCOLLOP (Tej.) puntas (Joy.) escamador.
  TO —, cincelar o cortar en forma de escamas.
SCOLLOPED (Arq.) escamado, s. VANDYKED || imbricado, superpuesto como las tejas de un tejado (Tej.) (FESTOONED,) festoneado.
SCONCE (Fort.) baluarte (Lamp.) (ACOLYTE,) arandela del candelero || (GIRANDOLE,) brazo || candelero movible (para pianos).
SCONCHEON, rinconera (Arq.) (CORNER STONE OF A JAMB,) mocheta.
SCONE (Pan.) galleta triangular.
SCOOP (Mar.) vertedor, achicador, cubo, balde || zaque (Agric.) cazo-cuezo || (SHOVEL,) azada de labrador (Cerv.) jiste, la espuma de la cerveza (Vid.) cucharón, cuchara grande (Cir.) sonda (Carp.) escariador (Vm.) (CATCHER,) disposición de saca-aceite || cuchara de aceite.
  TO —, vaciar, achicar con baldes.
— — IN (Min.) sacar el agua de un pozo con cubos.
— — OUT, vaciar.
— — THE PAN (F. de la Sal) recoger o sacar el agua de las salinas para mezclarla con la de las arcas.
— — THE SLUDGER (Min.) frotar con el taladro.
— HANDLE (Mar.) zoquete de cuchara.
— NET (Pesc.) traíña, red de arrastre.
— PLOUGH (Agric.) arado de pala.
— TROWEL (Hort.) desplantador.
— WHEEL (Hid.) azuda || tímpano.
SCOOPER (Grab.) s. GRAVER, ENGRAVER, BURIN, CHISEL; buril de grabador (Tec.) vaciador, achicador.
—'S HOLE, desaguadero (Mar.) imbornal.
SCOOPING (Hid., Min.) vaciadura, extracción, agotamiento.

SCOOTER, v. GLIDER, en (Náut.) (Com.) (A
CHILD VEHICLE,) patín del Diablo. (México).

SCOPE OF CABLE (Mar.) bitadura.

— — VIEW (Opt.) campo de la visión, campo
de una lente.

SCOPOLAMINE (Quím. y Terap.) escopolamina.

SCORE (Arit.) veintena (Carp.) s. NOTCH, incisión, SCARF, encaje, muesca de la rueda
(Jueg.) puntos (Mec.) garganta de polea.

— TO — (Carp.) (s. TO MORTISE, TO NOTCH)
escoplear, entallar, hacer muescas (Jueg.)
hacer puntos (Com.) sentar en cuenta.

— OF A BLOCK (Mar.) garganta, canal hecha en la caja de una polea.

SCORER, marcador.

SCORIA, escoria (Vid.) axungia (Meta.) escoria que contiene cierta cantidad de mineral.

— AT THE BOTTOM, escorias que caen al
fondo del hogar.

— OF RAW MATT (Meta.) escorias de mate.

— — REFINED PURE COPPER (Meta.) escorias de cobre, (capas rojas).

—, REHEATING — (Meta.) escoria de recalentamiento.

— OF SULPHUR, escoria de azufre.

SCORIACEOUS (Tec.) escoriáceo.

— LAVA (Geol.) lava de escorias.

SCORIFICATION, escorificación.

SCORIFIER (Meta.) escorificador.

TO SCORIFY, escorificar.

SCORIFYING-VESSEL, ESSAY PORRINGER,
REFINING-PAN, escorificador, cazo para
escorificar.

SCORING, s. CUT.

— POINT or TOOTH (PLANE,) mecha.

SCORIOUS, escorificado, reducido a escorias.

TO SCORP (Joy., Dor.) burilar.

Scorpion (Ast.) Escorpión.

SCORZA (Min.) escorza.

Scotch, v. CUT (Fc.) calzo (Carr.) amarra, galga (Tec.) tope.

— TO —, encabillar, hacer muescas (Carr.) calzar una rueda.

— — WITH THE SWING STAFF (Tej.) espadillar.

— BOILER (Fund.) caldera escocesa.

— BLAST FURNACE (Meta.) alto horno escocés.

— CLEANER (Meta.) espátula de gancho.

— FIR (Bot.) aznacho, pino negral.

— PIG IRON (Fund.) fundición escocesa.

— TROWEL (Fund.) pala de alisar.

SCOTCHING (Mec.) roce.

SCOTIA (Arq.) escocia, media caña, especie de
moldura hueca || (UPPER —,) troquillo
superior.

SCOTOGRAPH, escotógrafo.

SCOTOSCOPE, escotoscopio.

Scott's TRANSFORMER (Elect.) transformador
de Scott.

SCOUR (Tec.) acción de descardillar, de limpiar
la lana, etc.

— TO —, desengrasar (Meta.) blanquir, apres-
tar de blanco (Tej. paños:) desgrasar el
paño || dar un hervor || escurar (Tint.) zum-
bar la cuba del tintorero, hacer un ruido
confuso, s. RATTLE (F. de agujas) sacudir o hacer saltar las agujas para limpiar-
las (Hil.) enjuagar.

— — IN THE FIRE (Hojal.) estañar.

— — THE IRON (Meta.) desoxidar, limpiar el
hierro sacándole la capa de óxido que lo
cubre.

— — METAL, PICKLE (Meta., Dor.) pulir, desbastar un metal.

— — THE PIN-WIRE (F. de alfileres:) guarnecer el hilo de latón.

— — IN THE RIVER (Ten.) limpiar en el río.

— — WITH SAND (Meta., Dor.) arenar, limpiar, pulir con arena fina.

— — WITH SANDSTONE (Herr. alambres:)
limpiar el alambre con el asperón.

— — THE SILK, desengomar la seda o tela
(Tint.) refrescar la seda.

— — WITH SALPETRE-LYE, afinar con salitre.

— — THE WOOL, lavar la lana, quitarle a la
lana la suarda y el churre.

SCOURER, tintorero desgrasador || desgrasador
|| quitamanchas.

SCOURING, blanquimiento, limpia || desoxida-
ción || desgrase (Ten.) limpia del cuero (Tej.
paños:) tundido del paño || lavado de la la-
na (Ac.) pulido, pulimiento (Tint.) curado
del hilo o la seda (Cerr., Hojal.) fregado,
limpia (F. de agujas:) pulido, pulimiento
(Seric.) acción de curar la seda, s. BOILING
(Meta.) desoxidación (Agric.) monda, lim-
pia || operación de extender sobre un pra-
do el lino al salir de la enriadura (Coc.)
fregado, limpia.

— BALL, jaboncillo.

— BARREL, BRAN-TUB (F. de agujas:) cuba
de pulimiento.

— BIT (Min.) trépano de cuchara.

— BRICK (Coc.) ladrillo para limpiar cuchillos.

— DROPS, agua de desgrasar.

— MACHINE, máquina de desengrasar.

— MACHINE, ROTARY —, desmugrador,
limpiador.

— MILL (F. de agujas:) máquina de pulimentar.

— PAPER, papel esmeril.

— POT (F. de alfileres:) depósito de cobre en
el que se pulen los trozos de alambre de
latón para hacer cabezas de alfileres.

— SILK, operación de blanqueo o tinte que se
da a la seda en madejas.

SCOURING STICK (Arm.) lavador de armas de fuego || baqueta de limpiar.

— **TUB**, lavadero para lavar la vajilla (F. de agujas:) caja para poner las agujas antes de pasarlas a la máquina de pulimentar.

SCOUT, (un "boy-scout",) explorador (Mil.) explorador (Mar.) buque explorador, v. — **CRUISER** (Aeron.) scout, avión explorador. || avión de reconocimiento.

TO —, explorar.

— **CRUISER** (Mar.) crucero explorador, crucero estafeta, "scout".

SCOUTING-PLANE, v. SCOUT, en (Aeron.)

SCOVAN LODE (Min.) filón libre de óxido de hierro.

SCOVEL (Pan.) s. MAULKIN, escobón para deshollinar.

SCRAMBLED EGGS (Coc.) huevos en revoltillo.

SCRAN (Cant.) residuos de una plancha.

SCRAP, retazos, desperdicios || (GUN-METAL, IRON AND STEEL:) pedacillos de hierro || recortes.

TO — THE BEARING (Mec.) rascar los cojinetes.

— BOOK, SKETCH-BOOK, álbum, s. ALBUM.

— DEALER (Com.) comerciante en fierros viejos.

— IRON, WASTE IRON (Meta.) hierro de desecho, (Vizcaya:) chatarra (Com.) hierro viejo, herrajes, restos.

— BOX (Meta.) molde o lingotera para metralla.

— SHEARING MACHINE (Fund.) cizalla para tochos, tijeras de cortar retazos de metal.

SCRAPE, readura, raspadura.

TO —, rear, raspar || rizar || recortar (orfebrería:) limpiar con la escobilla de cerdas (Dor.) desbarbar, s. TO CLEAN (Eb.) raspar, rasar (Ten.) descarnar.

— — THE EDGES (Enc.) raspar los cortes.

— — THE FLESHSIDE OF MOROCCO LEATHER (Ten.) descarnar con el escalplo las pieles destinadas al curtido.

— — HIDES WITH A SLATE (Ten.) raspar las pieles con el cuchillo de pizarra.

— — OFF (Min.) raspar, quitar rayendo la costra o capa.

— — OFF THE OXIDE, escamar el plomo.

— — OUT, limpiar, alisar (raspando).

— — THE PASTE (Pint.) desengrudar.

— — A ROPE (Mar.) peinar un chicote.

— — THE SUGAR OFF (F. azúcar:) mover, revolver.

SCRAPER (Min.) cuchara, sacabarro (SCRAPING SHOVEL,) azadón, s. SPADE || instrumento en forma de clavo invertido (Tec.) raspador, rascador, raedera, instrumento para rascar, etc., s. CHISEL, SCRATCHING-KNIFE, TRACER, SPOKE-HAVE.

— RAKE, GRATER (Tip.) instrumento para sacar las partes superfluas de los caracteres de imprenta (orfebrería:) sedera, escobilla de cerdas (Agric., Hort.) instrumento de madera de forma alargada que sirve para limpiar la tierra que se adhiere a los aperos de labranza (Meta.) lima gruesa para desbastar metales (Jard.) raedera (Ton.) barrena || banco de cercenar (Dor.) grata (Cuch.) raspador y bruñidor (Tripería:) desgrasador (Arm.) raspador y bruñidor de espadero (Ten.) descarnador || garatura, (palo redondo de gamucero para pelar las pieles) || ramanadera (Alf.) raedera de hierro (F. de tejas:) teja (pizarras:) raedera (Herr.) s. GRATER (F. de ladrillos:) raspadera, (para juntar la tierra) (Org.) alambre de latón terminado en gancho para limpiar las válvulas de las flautas de órgano (Cest.) felpudo (Dib.) punta de trazar (Alb.) raedera (Cerr.) instrumento para raspar las superficies huecas (Mv.) raspador, rascador (Fort.) draga de zapador.

— DISC or PLATE (Fund.) disco rascador.

— KNIFE, rasqueta, rascador.

SKY —, v. SKY.

SMALL —, readera, raspadera de deshollinador (Pan.) raspadera para raspar la artesa (F. de instrumentos de música:) utensilio.

THREE-SQUARE or TRIANGULAR —, rascador triangular.

SCRAPETTE (Min.) raspador || instrumento en forma de clavo invertido.

SCRAPING, raspar, rascar, raer || quitar rayendo || raspadura, raedura; || (pergaminos:) raspadura, lo que se quita del pergamino raspando (Tec.) raspadura, raedura, lo que se quita rayendo.

— BELT (Fund.) cinta de rascadores.

— BLOCK (Ten.) caballete.

— BOARD (Enc.) caballete.

— BURNISHER, raspador-bruñidor.

— CUTTER FOR KEY-WAYS (Map.) alisador para ranuras de chavetas.

— DEVICE (Fund.) aparato rascador.

— IRON (Fc.) rascador para juntas (Tec.) herramienta de almadreño, de gamucero, etc., s. SCRAPER (Hojal.) rascador, instrumento para rascar las piezas que hay que estañar, s. SCRAPER.

— KNIFE, SCRAPER (Enc.) raspador de encuadernador.

— OUT CUTTER (Mec.) alisador.

— OUT OF HOLES, alisar agujeros, ensanchamiento de diámetro de agujeros.

— OF THE SLAG ON THE CONVERTER NOSE (Fund.) arranque del lobo.

— PLANE, cepillo de raer o alisar.

SCRAPING TOOL (Min.) raedera (F. de juguetes:) pulidor.

TO SCRAPPLE or **SEEK A STONE**, relevar las talladuras.

SCRATCH, arañazo (Vid.) viento (Pap.) rasguño hecho al papel (Pint.) esgrafito, dibujo esgrafiado (Fund.) estría, hendidura, raya.

— TO —, pulir o desbastar el bórax (Calig.) testar ‖ borrar, raspar.

— — CLOTH (T. L.) carmenar.

— — THE GLAZING (Alf.) resquebrajar la capa de una porcelana.

— — OUT, testar, borrar.

— — WITH THE TOOTHING-PLANE (Eb.) rayar.

— BRUSH, brocha fuerte (Grab., Tec.) grata, escobilla de alambre de latón.

— BRUSH MAKER, fabricante de escobillas de cerdas.

— or SCHLEROMETRIC HARDNESS (Fund.) dureza esclerométrica.

— PAN (F. de la sal:) caldero.

— TEST (Meta.) ensayo de penetración por hendidura o rayado.

— WORK (Pint.) esgrafito, dibujo esgrafiado.

SCRATCHER, pulidor ‖ rascador (Grab.) s. SCRAPER (Dor.) grata.

SCRATCHING, gratar (Eb.) escodar (Cerr.) limpiar con la escobilla ‖ gratar.

— BRUSH-BENCH (Maq.) torno de rascar.

— — MACHINE (Elect.) máquina de rascar.

— IRON, rascador, raspador (Meta.) rascador.

SCRAY (Tint.) plataforma movible para secar.

SCREED (Const.) plantilla ‖ moldura.

SCREEN, cancel pantalla, mampara ‖ persiana ‖ criba, tamiz (Arq.) antemuro, s. OUTER-WALL ‖ mampara de chimenea (Fund.) pared provisional a la entrada del hogar de un horno dejando espacio para alimentar el fuego (Vid.) guardafuego, muro pequeño que se levanta delante de los hornos de vidrio (orfebrería:) abanico (Alb.) criba, tamiz de pasar la arena (Hort.) abrigo, pantalla de protección contra el viento ‖ albitana (Tel.) cámara de resonancia (Meta.) (GUARD-PLATE,) plancha protectora (Artillería,) pantalla, blindaje; (cinematografía:) pantalla, pantalla de proyección (Tec.) harnero, criba, tamiz (Mar.) cortina, v. SMOKE —, (Elect.) v. SHIELD.

— TO — (Arq.) abrigar, proteger (Alb.) cribar, tamizar.

— — (A PICTURE, etc.) proyectar sobre la pantalla.

— OF AN ALTAR (Orn. Ec.) retablo, reredós.

— BOARDS (OF THE WINDOW BLINDS) guarda persiana, filetes de las persianas.

SCREEN OF BARIUM PLATINOCYANIDE, pantalla de platino-cianuro de bario.

— WALL (Vid.) v. —.

SCREENING COALS, cribado o cribadura del carbón (Fund.) s. DRESSING, cribado, preparación del mineral (Min., Meta.) cribadura, (Chile:) harneado; s. SIEVING.

— DEVICE (Fund.) instalación de apartado.

SCREENINGS (Agric.) trigo candeal de calidad inferior.

SCREW, tornillo, rosca (Aeron.) hélice (Mar.) hélice (Curt.) (—S,) carnazas.

— TO —, atornillar, fijar por medio de tornillos.

— — THE BRAKES, apretar los frenos.

— — IN, atornillar.

— — OFF, desatornillar.

— — ON, afianzar con tornillos.

— — TOGETHER, unir con tornillos, fijar con tornillos.

— — A PIECE OF WORK INTO THE VICE, fijar una pieza en el tornillo de banco.

— — UP, apretar, atornillar.

— ALLEY (Mar., Vm.) callejón de la hélice.

— APERTURE or RACE (Aeron.) vano de la hélice.

— ARBOR, eje de rosca o tornillo (Torn.) husillo de rosca.

— AUGER, taladro en espiral, taladro de mecha espiralada ‖ (DOUBLE LIPPED —:) taladro de doble rosca.

— BAR, tornillo de prensa.

— BELL (Min.) campana de tuerca.

— BELT FASTENER (Mec.) tornillo para correa.

— BLADE (Aeron., Mar., Elect.) ala de la hélice.

— BLAST, — BLAST MACHINE (Mec.) cañardella, máquina soplante de Cagniard.

— BOLT, perno de tornillo.

— BOX, hilera ‖ terraja (Herr.) s. NUT, FEMALE SCREW, tuerca de tornillo.

— BRAKE (Fc.) freno de tornillo.

— BURNER, mechero de tuerca.

— CAP (Herr.) tapón de tornillo ‖ casquete de tornillo.

— CASTORS (Muebl.) rodajas de tornillo.

— CHASE, marco o cuadro de tornillo (Tip.) bastidor de tornillo.

— CHEEK (Carp.) tornillo de banco.

— CHUCK (Torn.) mandril de tornillo.

— CLAMP (Eb.) v. CRAMP.

— COLLAR or RING, arandela de tuerca, roldana.

— COMPASSES, compás de tornillo.

— CONVEYOR, tornillo de transporte.

— COUPLING, empate de tornillo.

— COUPLING BOX, manguito roscado.

SCREW CRANE, gato, máquina para levantar grandes pesos por medio de un tornillo y una tuerca.

— CUTTER (Herr.) terraja.

— CUTTING, SCREWING (Herr.) acción de abrir la hembra de los tornillos con la terraja.

— CUTTING ENGINE, máquina de vaciar en espiral, máquina de abrir hembra o rosca de tornillo, terraja mecánica.

— CUTTING LATHE (Herr.) torno paralelo con husillo de guía, torno de vaciar en espiral; (SELF-ACTING — —,) torno automático.

— DIE IN HALVES (Herr.) terraja de cojinete partido.

— DIES (Herr.) cojinetes de terraja.

— DOCK (Mar.) camello.

— DOLLY, torno de remache.

— DRAWING BENCH (Herr.) hilera de tornillo.

— or Archimedean DRILL, taladro de tornillo.

— DRIVE OF RAM (Maq.) movimiento del porta-útil para tornillo sin fin.

— DRIVER, destornillador, desatornillador, s. TURN —.

— — WITH REVERSIBLE ENDS, destornillador de dos bocas.

— EYES (Herr.) armellas.

— FACE PLATE (Torn.) mandril de torno.

— FASTENERS, fallebas de ventanas de tornillo.

— FERRULE, virola de tornillo.

— FLANGE-COUPLING, BOLTED FLANGES (tuberías:) unión a tornillo de las bridas.

— FORCEPS, pinzas de tornillo.

— FORMED, HELICAL (Tec.) helicoidal, en forma de hélice o tornillo.

— GAUGE, Palmer's — —, calibrador de roscas.

— GEAR (Mec.) engranaje de tornillo sin fin.

— HAND VICE, tuerca.

— HEAD, v. — CAP (Herr.) cabeza del tornillo.

— —, ROUND — —, cabeza de tornillo de gota de sebo.

— — FILE, HACK FILE (Cerr.) lima romboidal.

— — SAW, sierra de cortar cabillas o pernos.

— HEART (Herr.) núcleo del tornillo.

— HOOK, grapa con cola.

— HOOP, aro de tornillo.

— JACK, — LIFTING JACK (Mec.) gato ascensor de tornillo.

— — OPERATED BY BEVEL GEARING (Mecánica) gato o cric con engranaje cónico.

— — OPERATED BY RATCHET AND LEVER (Mec.) gato de carraca, cric de roquete.

— JOINT, v. COUPLING, acoplamiento roscado o de rosca.

SCREW KEY, v. — DRIVER ‖ (— VICE,) tenalla de tornillo.

— KNOB or HEAD (Herr.) cabeza del tornillo.

— LATHE (Torn.) torno con paso de tornillo.

— LEVER (Mec.) palanca de tornillo.

— LIFTING JACK, v. — JACK.

— LOCKING-DEVICE, aparato de seguridad del tornillo.

— LINES IN VASES (Alf.) defecto de ciertas piezas de alfarería surcadas de líneas o canales que se levantan en espiral.

— MANDREL LATHE (Torn.) torno con paso de tornillo.

— MANUFACTURE, fabricación de tornillos.

— MOULDINGS, retorcido ‖ retorceduras.

— NAIL (Herr.) clavo con rosca (Cerr.) — PIECE, pieza metálica que se atornilla.

— NECK (Herr.) cuello de tornillo.

— NUT, tuerca, s. FEMALE SCREW (Torn.) instrumento para la fabricación de tornillos.

— AND NUT STEERING GEAR (Mec., Vm.) dirección por tornillo y tuerca.

— PASSAGE, v. — ALLEY.

— PIECE, v. — NAIL, (Cerr.) (Min.) v. — PLUG.

— PILE, pilote de tornillo.

— PIN (Carp.) husillo, macho (Mar.) pezón de la hélice.

— PITCH GAUGE, juego de plantillas para rosca.

— PLATE (Herr.) terraja ‖ hilera.

— PLOUGH, PLOUGH (Eb.) cepillo que hace a la vez varias ranuras.

— PLUG, tapón roscado (Min.) (taladros:) (Kind's —,) naveta.

— POST (Mar.) contracodaste interior.

— POINT CHUCK (Torn.) mandril con espiga de tornillo.

— or FLYING PRESS, balancín de tornillo ‖ (WEDGE PRESS,) prensa de cojinete o tornillo.

— PROPELLER, propulsor de hélice.

— PISTON, pistón de tornillo.

— PUMP (Mec.) bomba de tornillo.

— PUNCH (Herr.) sacabocados de tornillo.

— RACE, v. — APERTURE.

— or HELICAL RACK (Mec.) cremallera helicoidal.

— RING, v. TURRET, armella.

— RIVETING MACHINE (Herr.) máquina de remachar de tornillo.

— ROD (Torn.) broca de tornillo.

— ROLLER or FERRULE, virola de tornillo.

— RUDDER (Mar.) timón de tornillo.

— SHAFT (Mec.) árbol (Aeron., Mar.) eje de la hélice.

— — PIPE, STERN TUBE (Mar.) tubo del eje de la hélice, tubo de codaste.

SCREW SHAPED, helicoidal, v. — FORMED.
— SPANNER, llave de tuercas.
— SPIKE, cabilla con rosca.
— SPINDLE (Mec.) husillo helicoidal.
— — OF SWIVEL PLATE (Torn.) husillo de la lira.
— SPUR, espolín.
— STARTER (IN REGULATORS:) (Elect.) aparato de arranque de tornillo sin fin.
— STAIRS, WINDING-STAIRS, escalera de caracol.
— STEAMER (Mar.) vapor de hélice.
— STOCK, DIE STOCK (Herr.) terraja de anillo (Torn.) virola.
— TAP, TAPER TAP (Herr.) terraja (Arm.) hilera de tornillo sencilla.
— THREAD (Herr.) paso, filete, rosca.
— —, LEFT HANDED — —, rosca a izquierdas.
— ROLLING MACHINE, máquina de roscar en frío a presión.
— WITH MANY THREADS, tornillo de varios filetes.
— TOOL (Torn.) peine.
— TRAVERSE (Torn.) husillo guiador.
— TRACER (Herr.) hilera.
— VALVE (Mec.) válvula de tornillo.
— VICE, tuerca || cárcel del tornillo.
— PINCHERS, pedazos de madera o de metal que se ponen en el tornillo para impedir que se deteriore la pieza que en él se trabaja.
— —, (TOOL FOR HOLDING STONES,) (lapidaria:) torno de lapidario para tallar piedras preciosas.
— WHEEL, WORM WHEEL (Mec.) rueda helicoidal, rueda de gusanillo.
— WIRE or PRICKER (Art.) aguja para limpiar el fogón.
— WORK, trabajo de tornillo.
— AND WHEEL (Mec.) engranaje de tornillo sin fin.
— WRENCH, UNIVERSAL — —, llave de tuercas universal.
SCREWED, atornillado.
— CAP, casquete roscado.
— — FOR FILLING HOLES, tapón roscado de relleno.
— CENTRE POINT, punta de introducción de la mecha.
— CONDUIT COUPLING (Elect.) roscado de tubos aisladores.
— FLANGE, brida roscada.
— NAIL (Mar.) clavo de tinglar.
— PIPE COUPLING, roscado de tubos.
— PLUG, tapón roscado.
— RIVET (Herr.) tornillo de remache.
— SOCKET (Elect.) manguito roscado.

SCREWED T-JOINT FOR COUPLING (Elect.) enchufe de T. para atornillar tubos aisladores.
SCREWING, atornillamiento, acción de atornillar || acción de abrir la hembra de los tornillos con la terraja.
— CHUCK (Herr.) bastidor de hilera.
— — WITH AUTOMATIC RELEASE (Herr.) bastidor de hilera automático.
— MACHINE (Zap.) máquina de coser con alambres espirales.
— TABLE (Cerr.) hilera mecánica.
— TACKLE (Herr.) aparatos que sirven para abrir la hembra de los tornillos con terraja.
— TOOLS (Torn.) peine.
TO SCRIBBLE (Tej.) cardar con la carda gruesa.
SCRIBBLER, SCRIBBLING-MACHINE (Tej.) carda gruesa con que se practica la primera cardadura.
SCRIBBLING (Tej., Hil.) primera operación de la cardura de la lana.
— MACHINE, v. SCRIBBLER.
SCRIBER (Grab.) buril, punzón de trazar.
SCRIBING, ensambladura (Tec.) calibrador de 100 a 130 grados || marcador.
— BLOCK, gramil de escuadra.
— COMPASSES, gramil para círculos, marcador para círculos.
— TOOLS (Tec.) útiles de marcar.
SCRIP (Com.) certificado provisional.
SCRIPT, un escrito a máquina (Cinema.) escenario, argumento, libreto.
— CLERK (Cinema.) registrador.
SCRIPT TYPE (Tip.) plumilla inglesa, caracteres caligráficos.
SCROLL, v. CURVE (Arq.) s. CORBEL, voluta, encaracolado (Cerr.) contorno de ornamento (Pap.) rollo de papel o pergamino (Com.) lista.
— CAPITALS (Tip.) mayúsculas ornamentadas.
— FIDDLE HEAD (Mar.) violón.
— GEAR (Mec.) engranaje espiral.
— HEAD (Mar.) proa de violón.
— SAW, FRET-SAW, sierra de marquetería.
— SPRINGS, resortes de forma de cuello de cisne.
SCRUB BRUSH, pincel para seda y terciopelo.
TO — (Mar.) limpiar los fondos con el aparato de escobas (Tec.) limpiar, restregar, fregar.
SCRUBBER (Elect.) purificador, "scrubber", (Mar.) escobón (Tec.) grata || rascador, raspador (Gas) condensador de coque.
SCRUBBING BRUSH (Mar.) aparato formado por una serie de escobas para limpiar los fondos de los barcos.
— MACHINE, barrendera mecánica.

SCRUBBING POT or **VAT, WASHING,** (Fund.) caldera de lavado.

SCUFFLE, mandil, delantal.

— HARROW (Agric.) grada con reja.

— HOE (Agric.) azadón de pala.

SCUFFLER (Agric.) arado preparador.

SCULL (Agric.) cesto hemisferoide (Pel.) casquete (Pesc.) cardume, armadijo (Mar.) remo de buque menor || espadilla de bote.

TO — (Mar.) cinglar o singlar, remar con la espadilla.

SCULLERY, fregadero, espetera.

SCULLION (Coc.) marmitón, pinche.

SCULPER, v. SCOOPER; buril, cincel.

SCULPTOR, escultor (Joy.) cincelador (Tec.) grabador.

—'S CHISEL, cincel de escultor.

—'S FILE or RASP, escofina, lima encorvada por la punta.

—'S PICK, raedera.

SCULPTURE, escultura || obra de cincel || arte del grabador (Joy.) talla, cinceladura (Tec.) manera de grabar || obra del grabador.

TO —, esculpir || entallar || cincelar || grabar.

SCULPTURING, STORIED FRIEZE (Arq.) escultura historiada con figuras humanas para edificios.

SCUM, espuma, s. SKIM, FOAM, FROTH, SANDIVER; escoria, hez, nata (Meta.) escoria de los metales en fusión (Vid.) anatrón || escoria.

TO —, espumar (Vid.) desescoriar el vidrio fundido.

— — OFF (Fund.) desescoriar || espumar, quitar la espuma.

— — THE SILK, desborrar la seda.

— BASKET (F. Az.) canasto para colar el guarapo.

— COCK (Fc.; Loc., Mv.) grifo para extracción continua.

— OF THE MUST IN FERMENTATION (Vit.) barraco.

— NAILS, clavos de plomo.

— PAN (salinas:) espumadera.

SCUMBER (Agric.) boñiga, fiemo.

TO SCUMBLE (Pint.) matizar, graduar.

SCUMMER, espumadera (F. Az.) espumadera para refinar el azúcar.

SCURF (Agric.) tiña de los árboles (Com.) (SLANG:) explotador.

— LABOURER, obrero de poco salario.

SCURFING (Maq.) descostrar.

TO SCUTCH (Agric.) agramar, espadillar.

SCUTCHEON (Bl.) escudo (Agric., Hort.) escudete (Cerr.) escudete, platina (Mar.) escudo (Arq.) escudo.

— BORDER, DOUBLE — — (Bl.) orla doble del escudo de armas.

SCUTCHEON GRAFTING (Hort.) injerto en escudete.

SCUTCHER (Tej.) instrumento para batir la hilaza || batidor, agramadera || batán en las hilaturas de algodón (Agric.) aventador.

SCUTCHING MACHINE, BLOWER (Hil.) máquina de agramar.

— ROOM, sala para batir.

— STAND, STAND (Hil.) terreno para agramar.

— STICK (Hil., Tej. paños:) espadilla.

— TOW, estopa de lino.

SCUTTLE (Mar.) escuta || boquerón, rumbo || portañola de luz || fogonadura de palos (Pan.) (SWABBER,) escobón para deshollinar (Cest.) canasto, cesto (Arq.) escotillón de techo (Mol.) conducto de salida de la harina de un molino, canaleja.

TO — (Mar.) barrenar, practicar aberturas.

— — A SHIP (Mar.) echar a pique un buque practicándole aberturas en el fondo.

SCYMITAR, CIMITER, cimitarra.

SCYTHE (Agric.) hoz, falce, dalle, guadaña.

— MAN, segador.

— —'S ANVIL, — ANVIL, yunque de pequeñas dimensiones.

— STONE, piedra de afilar guadañas.

— SWAB, mango de guadaña.

— FOR STRUBBLE, honcejo.

SCYTHING-TOOLS (Agric.) útiles de segador.

SEA, mar, océano || oleada, golpe de mar.

— ANCHOR, ancla de la marea.

— BATHING, baños del mar.

— BOARD, orilla del mar.

— ON THE BEAM (Mar.) mar de través.

— BISCUIT, SHIP — (Mar.) galleta (más pequeña que la ordinaria).

— —, TOOL FOR CROSSING — — (Pan.) instrumento con que se raya el bizcocho de mar o galleta por su superficie superior.

— BREAKING OVER THE SHIP (Mar.) golpe de mar.

— BREAM (Pesc.) besugo.

— CAP (Mar.) gorra marina.

— CARD (Mar.) rosa de los vientos.

— CAT, — WOLF, gato o lobo marino.

— CHART (Mar.) carta de marear, carta marina.

— COAST (Geo.) litoral, costa marítima.

— COCK (Mar.) llave o grifo de mar.

— COMPASS (Mar.) brújula, aguja de marear.

— CRUISE (Mar.) excursión por mar || crucero.

— CURRENT (Mar.) corriente del mar.

— DRIFT (Mar.) barreduras.

— DROME (Aeron.) aeródromo o aeropuerto flotante; aeropuerto marítimo.

— EEL (Zool.) anguila de mar.

— FIGHT (Mar.) combate naval.

— FREIGHT or SHIPMENT (Com.) flete.

SEA GOING (Mar.) barco para el mar.
— GREEN, verdeceledón, verde garzo.
— Island, algodón de hebra larga.
— LEVEL (Tec., Fís.) nivel del mar.
— MAN (Mar.) marino, marinero.
— — SHIP (Mar.) marinería, marinaje.
— MARK (Mar.) baliza, marca.
— MILE (Metr., Mar.) milla marina.
— NAVIGATION (Mar.) navegación marítima.
— PILOT (Mar.) piloto de altura.
— PLANE (Aeron.) hidroavión, hidroplano.
— — CARRIER (Aeron.) portaaviones, portahidroaviones.
— POOL (salinas) marisma.
— PORT, puerto de mar.
— POWER (Mar.) poder marítimo || fuerza del mar.
— RISKS (Com.) riesgos o peligros del mar.
— SALT (Com.) sal marina.
— SAND, arena del mar.
— SHORE, orilla del mar.
— SICKNESS, mareo.
— TERM, término marino.
— TIMBER, maderamen para buques.
— TURN (Mar.) virazón.
— TURTLE, tortuga de mar || carey.
— WALL, muralla de mar.
— WATER, SALT-WATER, agua de mar.
— WEED (Bot.) alga.
— — SHOAL (Mar.) entina.
— WHARF, muelle marítimo.
— WORTHINESS (Mar.) navegabilidad || navegabilidad de un barco en alta mar || seguridad marítima.
— WORTHY, en buen estado para navegar || en buen estado para tomar el mar.
— WRACK (Bot.) fucu.
SEAL, sello (Com.) sello de plomo de la aduana (Pesc.) foca, lobo marino.
— TO — WITH LEADS (Com. aduanas:) aduanar, marchamar.
— ENGRAVING, grabado en piedras finas.
— OIL, WHITISH —, aceite de focas blancuzco.
— SKIN, piel de foca.
— CUSTOM HOUSE — (Com.) sello, precinto o marchamo de la aduana.
— DOUBLE —, sobresello.
— UNDER HAND AND — (Com.) firmado y sellado.
SEALED CELL (Elect.) elemento cerrado.
— EARTH, tierra sigilaria.
— ORDERS (Mil.) pliegos cerrados.
— TEA (Com.) te prensado.
SEALINE, v. FRENCH SEAL.
SEALING, v. STAMPING (Pesas y Med.) contraste, arreglo de pesos y medidas (Com.) emplomaje (Pesc.) pesca de focas (Tec.) selladura, precintaje.

SEALING COMPOUND, cemento de unión, v. — MATERIAL.
— LIQUID (Fund.) líquido separador.
— MATERIAL, mastic para tapar.
— PLIERS, tenazas de precintar.
— WAX, lacre.
— WAX ROD, bastoncito de lacre.
SEAM, costura, sutura (Min.) s. BED, filón, yacimiento, vena, veta || capa || yacimiento de hulla (Mec.) juntura, junta (Meta.) rodete, almohadilla en rosca (Herr.) soldadura, nudo, costura, cierre (Fund.) rebaba (Mar.) costura, junta (Carn.) tocino || manteca de puerco (Vid.) medida de 54,42 kg. (Metr. de granos:) cuarterón (Const.) medida de madera de construcción (152 kg.) (Cost.) costura.
— TO —, hacer una costura.
— HAMMER, martillo de rebordes.
— LESS, sin costura.
— PIPE or TUBE, tubo sin soldadura.
— OF THE LINING (Sast.) hilván.
— PARER (Zap.) cuchilla de zapatero.
— PLATE, plancha para cubrejuntas.
— RENT (Cost.) descosido, (la parte descosida).
— ROLLER (Zap.) igualador de costuras.
— (OF A SAIL) (Mar.) palmeadura.
— SET (Cald.) mazo de golpear sobre el yunque.
— STITCH (Cost.) dobladillo, repulgo.
SEAMAN, v. SEA.
SEAMER, SEAMSTER (Sast.) sastre, costurero.
SEAMLESS, v. Comp. SEAM.
— PIPE or TUBE, tubo sin soldadura.
SEAMING (Meta.) v. TO CREASE.
— MACHINE (Tej.) máquina de unir telas (Hojal.) máquina de empatar.
— DOUBLE — MACHINE (Hojal.) torno de engatillar.
SEAMSTRESS, costurera.
SEAMY, con costuras.
— SIDE, costura, lado de la costura.
SEAR, quemado, marchito (Arm.) TUMBLER, STAPLE, muelle real.
— TO —, quemar, chamuscar (Agric.) secar, desecar.
— — WITH A WAX-CANDLE, encerar el corte de un tejido.
— SPRING (Arm.) gatillo del muelle real.
TO SEARCE, tamizar, cerner.
SEARCH (Min.) exploración, reconocimiento o busca de los yacimientos (Com.) pesquisa (Mil.) exploración, busca (Mar.) visita.
— TO — (Com.) averiguar, inquirir (Mar.) visitar (Tec.) (TO RAKE,) sondar, excavar.
— — A LODE (Min.) buscar un filón.
— LIGHT (Mar., Elect.) proyector eléctrico (Vm,) proyector, faro, s. HEAD LIGHT.

SEARCH LIGHT CAR (Vm.) coche-faro, coche con proyector.

— — **CARBON** (Elect.) carbón para reverberos.

— — **WITH LOWERING DEVICE** (Elect.) proyector de tronera.

— — **WAGON** (Fc.) carro de transporte de un proyector.

SEARCHER (Min.) s. PROSPECTOR or — **OF MINERALS**, cateador; (México:) buscón; (Perú:) busconero, (Guinea Fr.:) merodeador (Com.) registrador, visitador (Art.) gato de registro (Cerr.) cortafrío.

— **OF GOLD ON THE BANKS OF RIVERS** (Min.) lavador de oro, el que recoge partículas de oro por medio del lavado.

SEARGE (Min.) v. SCREEN, CRIBLE.

SEARING IRON (Vet.) hierro de cauterizar.

SEASON, estación || temporada (Coc.) gusto, sabor (salinas:) (— FOR PREPARING THE BRINE,) época de sacar la sal de las aguas del mar.

— TO —, templar (Coc.) sazonar, condimentar.

— — **WITH PEPPER AND SALT** (Coc.) salpimentar.

— — **WITH SULPHUR, TO CLEAN** (Ton.) azufrar.

— — **TIMBER** (Mader.) desecar la madera.

— — **WOOD ARTFICIALLY, TO STOVE THE WOOD** (Mader.) desecar la madera en estufas.

— **TICKET** (Fc.) abono de ferrocarril por estación o temporada.

SEASONED WOOD, madera seca.

SEASONING (Mader.) preparación o desecación de la madera (Coc.) sazón.

SEAT, asiento, silla || banco (Min.) fondo de la mina (Agric.) palo o travesaño, colocado en medio de la esteva del arado, y en el cual se apoya el labrador || pollada (Tej. camisas:) fondo (Mec.) asiento || asiento de válvula (Elect.) superficie de contacto (Fc.) asiento (Sast.) fondillo (Tej.) banco (Mar.) asiento de empalmes (Arq.) residencia (Comercio) a s i e n t o, residencia, (pizarras:) asiento de pizarrero.

— TO — (Sast.) poner fondillos a un pantalón (Muebl.) echar fondos a una silla.

— **ARM** (Muebl.) brazo de asiento.

— **BACK** (Muebl.) espaldar de asiento.

— **BOTTOM**, fondo de asiento.

— **BOX** (Carr.) caja del pescante (Vm.) caja.

— **BRACKET**, pedestal de asiento.

— **CUSHION**, cojín de asiento.

— **OF EASE** (Mar.) beque.

— **OF FISH-PLATE** or **SPLICE-BAR** (Fc.) asiento de la brida.

— **FRAME BENDING MACHINE** (Torn., Mueblería:) curvadora para bordes de asientos de sillas.

SEAT HOLE OF A CLOSET, luneta del excusado.

— **OVER LOCKER**, asiento basculante.

— **RAILS** (Carr.) barandilla del asiento.

— **ROLL**, cojín de asiento.

— **OF A SHOT** (Art.) alojamiento de un proyectil.

— **WITH STANCHION AND SOCKET** (Vm.) asiento de larguero.

— **OF A STOP-COCK** (Mec.) caja del grifo.

— **TRANSOM** (Mar.) yugo de ventana.

— **VALVE** (Mec.) válvula de asiento.

— —, **DOUBLE** — —, válvula de doble asiento.

SEATING, asiento, v. SEAT (Sast.) fondillo.

— **CAPACITY** (Vm., Fc., Teat.) número de asientos.

— **SPACE, WELL** (Aeron.) sitio para aviadores y pasajeros.

Seaward SLIDE (Vm.) corredera de Seaward.

SEAWORTHY, v. Comp. SEA.

SEBACEOUS, sebáceo.

SEBACIC ACID, PYROLEIC ACID (Quím.) ácido sebácico.

SEBATE (Quím.) sebato.

SEBILLA (F. de espejos, Vid.) gamella, artesa de madera.

— **STAND** (F. de espejos:) soporte del receptáculo donde se deposita el mercurio.

SECANT (Geom.) secante.

SECOND, s. SEC., segundo (Rel.) segundo (Tec.: graduación:) segundo.

— **BEST**, segunda calidad.

— **BLEACHING** (F. de la cera:) segunda blanquición.

— **BOILER** (F. Az.) clarificadora.

— **CASING** (Fund.) brasca.

— **CLASS CONDUCTOR** (Fís., Elect.) conductor de segunda clase.

— **STATION** (Fc.) estación de segunda clase.

— **COPPER** (F. Az.) segunda paila.

— **COURSE** (Herr.) segunda talla.

— **CUT, UPPER CUT**, picadura superior.

— — **FILE**, lima semifina.

— **DISTANCE** (B. A.) distancia media, segunda distancia, segundo término.

— **DECK** (Mar.) segunda batería.

— **DRAW** (Tej.) estirado suplementario.

— **DRAWING** (Hiland.) segundo estirado.

— **ERG** (Mtrol.) erg-segundo.

— **OF EXCHANGE** (Com. letras de cambio:) segunda de cambio.

— **FORM, REITERATION** (Tip.) retiración, segunda forma que se pone en la prensa para retirar el pliego.

—'**S GLASS** (Tec.) ampolleta de segundos.

— **GRINDING** (F. de espejos:) bruñir, pulimentar.

— **HAND** (Com.) de segunda mano.

—'**S HAND** (Rel.) secundero.

SECOND HOOP (Ton.) sotalugo.
— MATE (Mar.) segundo contramaestre.
— PARALLEL, segunda paralela.
—'S PENDULUM (Rel.) péndulo de segundos.
— QUALITY, de segunda calidad.
→ SPEED, THE "—" (Vm.) segunda velocidad, "la segunda".
— WHEEL (Rel.) rueda secundaria.
SECONDS (Com.) ladrillos de segunda calidad || harina de segunda calidad || hulla de segunda calidad (Pan.) pan del comercio, pan de casa.
SECONDADY (Tec.) accesorio, secundario || (Elect.) fórmanse Comp. agregando a "secundario" la traducción de: BATTERY, CURRENT, COIL, DYNAMO, FIELD, CIRCUIT, COIL, etc.
— COLOUR, color secundario.
→ FORMATIONS (Geol.) formaciones secundarias.
— ROCKS or STRATA (Geol.) rocas secundarias.
— SALTS (Quím.) sales neutras.
— SHAFT (Vm.) árbol de cambio o secundario.
SECPAR, v. PARSEC.
SECRET, secreto || privado, excusado (Arq.) excusado.
— DOVETAILING (Carp., Mec.) empalme cubierto.
— DRAWER (Muebl.) secreto.
SECRETARIAT (Com.) secretariado, cuerpo de empleados || secretaría.
SECRETARY GENERAL (Com.) secretario general.
SECRETARY HAND, letra bastarda.
SECTION, sección (Arq.) perfil, plan vertical interior (Agrim.) sección (Geom.) intersección de dos planos (Tip.) párrafo (Tip., libros:) sección (Mec.) sector (Fc.) sección (Min.) perfil o plano de una mina.
—, (Mil.) sección.
— BEAM (Tej.) enjullo.
— BLOCK (Fc.) block de sección.
— — MECHANISM, mecanismo de bloques intermedio.
— BLOCKING (Fc.) enclavamiento de sección.
— OF BOSHES (Fund.) toberas de los etalajes.
— EARTHWORKS (Fc.) perfil del movimiento de tierras.
— INSULATOR (Elect.) aislador interruptor.
— — SPAN (Elect.) amarra del aislador de sección.
— IRON FRAME (Vm.) bastidor de hierro perfilado.
— LIGHTNING ARRESTER (Fc.) pararrayos de sección.
— MAP (Vm.) mapa de carreteras.
— MARK (Fc.) indicador de secciones o distancias.

SECTION OF PASS (Fund.) perfil laminado.
— — SHEAR (Mec., Fund.) sección de corte.
— SHOWING AREAS (Fc.) perfil de las áreas.
— ON SIDE-LYING GROUND (Fc.) perfil con talud transversal.
— SWITCH (Elect.) interruptor de sección.
— OF TRACK PORTABLE (Fc.) cuadro de vía portátil.
SECTIONAL, seccional.
— AREA OF THE PASSAGE (IN VALVES) (Mec.) sección del paso.
— BOAT (Mar.) bote de compartimentos.
— PATTERN (Fund.) modelo de dos mitades.
— PRICE LIST, PROSPECTUS (Com.) prospecto.
— STRAIN INSULATOR (Elect.) aislador tensor de dos piezas.
SECTOR (Geom.) sector (Dib.) sector (Tec.) GRADUATED —, sector graduado (Mil.) sector.
— GEAR (Mec.) engranaje de arco.
— LOCK (Mec.) cierre de sector (dentado).
SPHERICAL — (Geom.) sector esférico.
SECTROID, superficie de un artesón de bóveda.
SECULAR, secular.
— EQUATION, ecuación secular.
— INEQUALITY (Ast.) desigualdad secular.
— MAGNETIC VARIATIONS, variaciones magnéticas seculares.
SECURE (Com.) libre de riesgo, seguro (Tec.) seguro || fijo, bien afianzado, firme.
TO —, asegurar, afianzar, afirmar (Min.) entibar (Mar.) aferrar.
— — AGAINST LATERAL DISPLACEMENT (Fc.) impedir el deslizamiento lateral.
— — THE BALLOON (Aeron.) anclaje o fijación del globo.
— — THE CAR BY WEDGES (Vm.) acuñar el automóvil.
— — BY MEANS OF STIRRUP (Mec.) unión o fijación por brida.
— — THE POINTER OF AN INSTRUMENT (Tec.) detener o parar un instrumento.
— — BY SCREWS, atornillar, fijar con tornillos.
— — THE TYRE BY MEANS OF STEEL WIRE (Vm.) fijación de la llanta por medio de alambre de acero.
— — THE TOP or THE SIDES OF A GALLERY (Min.) asegurar con puntales la parte superior o los lados de una galería.
— — A WALL (Alb.) asegurar o afianzar un muro.
SECURER (Cerr.) seguro, fiador || cerradura de pestillo de un solo resorte que sólo la llave puede mover.
SECURITY (Com.) seguridad || fianza.
SEDAN (Carr., Autom.) sedán.

SEDATIVE, sedativo.
— ACTION OF THE ELECTRIC WIND (Electroterapia:) acción sedativa del viento eléctrico.
SEDIMENT, sedimentos, incrustaciones || heces, sedimentos, asientos (Tint.) borras (P. de León).
SEDIMENTARY CLAY (Geol.) arcilla sedimentaria.
— DEPOSIT (Min.) criadero sedimentario, (yacimiento de hierro).
— ROCKS (Geol.) rocas sedimentarias.
SEDIMENTATION (Geol.) sedimentación.
Sedlitz WATER, agua de Sedlitz.
TO SEE ALL CLEAR (Mar.) zafar y disponer la maniobra.
— — SAW (Mec.) balancear.
— GEARING (Mec.) engranaje de vaivén.
— SAW GEARING, — — MOTION, movimiento de vaivén.
— — PAN (F. Az.) caldera de báscula.
— —, CRANK OF THE SAW-FRAME, báscula de sierra.
SEED (Agric.) semilla, simiente (Seric.) huevos de gusano de seda (Vid.) s. BUBBLES, burbujas.
— CORN, semilla.
— COTTON (Agric.) algodón de semilla.
— CRUSHER (Agric.) molino o triturador para semillas.
— HEMP, CARLE HEMP (Agric.) cáñamo macho.
— HORSE (Gan.) semental.
— LAC, laca seca.
— LIP or DRILL (Agric.) sembradora, máquina de sembrar.
— OIL, aceite de semillas o de granos.
— PLOT or PLAT, semillero.
SEEDLING (Agric.) planta de semillero.
— TO TAKE OUT A — (Hort.) levantar la almáciga para trasplantar.
SEEDY GLASS, BLEB (Vid.) lleno de burbujas.
SEEKER, buscador (Telef., Tel.) buscador (Ast.) buscador.
— COMBINATION (Tel.) combinación de buscadores.
TO SEETHE, hervir, hacer hervir.
SEETHING KETTLE (F. de jabón:) caldera de jabonero.
SEGGAR (Alf.) v. SAGGAR.
SEGMENT (Geom.) segmento (Elect.) (s. BAR,) delga, segmento.
— ARCH (Arq.) arco escarzano.
— FOR ADJUSTING IGNITION (Vm.) sector de muescas para la regulación del encendido.
— OF A CIRCLE (Geom.) segmento de círculo.
— OF CONTROLLER (Vm.) segmento de contacto del combinador.

SEGMENT OF PISTON (Mec.) segmento del émbolo.
— RACK (Mec.) cremallera en segmento.
— SAW, sierra de segmentos.
SEGMENTAL, segmental.
— CONDUCTORS (Elect.) conductores dispuestos en segmentos.
— POINTED ARCH (Arq.) ojiva truncada.
SEGMENTED, segmentado.
SEGREGATION (Tec.) segregación (Fund.) v. LIQUATION.
— or SEPARATION OF GRAPHITE (Meta.) depósito de grafito (en el hierro).
SEGREGATIONIST (Polít.) segregacionista.
SEIGNIORAGE (Ac.) v. MINTAGE, braceaje de la moneda.
SEINE, DRAG-NET (Pesc.) jábega, buitrón, red barredera.
SEISMOGRAPH (Fís.) sismógrafo; (ELECTRIC —,) sismógrafo eléctrico.
SEIZABLE (Jur.) embargable.
TO SEIZE (Jur.) embargar (Mar.) apresar || barbetar (Tec.) asir, coger, afianzar.
— — A BLOCK (Mar.) coser un motón.
— — THE MORDANT, tomar el mordente.
— — WITH THE TONGS (Mec.) coger con las tenazas.
SEIZING (Pap.) encolado (Mar.) barbeta || cosedura, ligadura.
— OF THE LOOSE PULLEY (Mec.) desgaste de la polea loca.
— TRUCK (Mar.) engañadura.
SEIZURE (Com., Jur.) embargo, secuestro (Mar.) presa.
SELECT (Com.) selecto.
— TO — (Min.) triar, escoger, entresacar el mejor mineral (Com.) escoger, seleccionar.
SELECTANCE, selectancia, medida de selectividad.
SELECTION, selección.
— OF MOTIVE POWER, elección de fuerza motriz.
— TEST PIECES (Meta., Com.) elección de muestras o pruebas.
— NATURAL —, selección natural.
SELECTIVE, selectivo (Radio.) selectivo.
SELECTIVE CALL-SIGNAL (Tel.) llamada ómnibus.
— MULTIPLEX TELEGRAPHY (Tel.) telegrafía múltiplex alternativa.
SELECTIVITY, selectividad (Radio.) selectividad.
SELENIATE (Quím.) seleniato.
SELENIC (Quím.) selénico, ácido de selenio.
SELENIDE (Quím.) seleniuro.
SELENITIC (Quím.) selenitoso, que contiene sulfato de calcio.
SELENIUM (Quím.) selenio.
— CELL (Elect.) pila de selenio.

SELENIUM COATING (Elect.) camisa o capa de selenio.
— EYE (Elect., Fís.) ojo de selenio.
— IGNITION DEVICE (Elect.) aparato de inflamación de selenio.
— RECEIVER (Tel., Inal.) receptor de selenio.
— WATER, agua selenitosa.
    CRYSTALLINE — (Quím.) selenio cristalino.
SELENOGRAPHIC MAP (Ast.) carta selenográfica.
SELENOGRAPHY (Ast.) selenografía.
SELF ACT TRAVEL OF SADDLE (Torn.) marcha automática del carro soporte.
    TO — (Biol.) (TO INBREED,) cruzar individuos de la misma raza || fertilizar con polen de la misma planta.
— ACTING (Tec.) automotor, automático.
— — BASCULE BARRIER (Fc.) barrera de cierre automático.
— — BORING or DRILLING MACHINE (Mec., Min.) taladradora automática.
— — DOUBLING MACHINE, dobladora automática.
— — RAG-ENGINE (Pap.) cilindro automático.
— — STRIPPER (Tej.) desborradora mecánica.
— — SWITCH or POINT (Fc.) aguja automática.
— — TEMPLE (Tej.) regla del telar articulada de acción automática.
— ACTION (Tec.) de acción espontánea, automático.
— ACTOR (Pap.) v. — ACTING RAG-ENGINE (Tej.) telar automático.
— — UNGEARING (Mec.) desenganche automático.
— ADJUSTING (Tec.) de ajuste automático.
— — RATCHET (Mec.) trinquete auto-regulador.
— ALIGNING BEARING (Mec.) soporte de cojinetes esféricos.
— BINDER (Agric.) atador automático.
— CENTERED (Tec.) de centración automática, centrado automático.
— CENTERING CHUCK (Torn.) plato de centrar.
— — JOINT (Elect.) empalme de enchufe con centrado automático.
— CLOSING (Mv.) autoclave (Tec.) de cierre automático.
— — VALVE (Mec.) válvula de seguridad.
— COMPENSATING LOOP WITH WEIGHT (Fc.) lazos o bucles con contrapeso para la tensión.
— CONNECTING PARTY-LINE SYSTEM (Telef.) sistema automático de estaciones agrupadas.
— CONTAINED COMPENSATOR (Fc. señales:) aparato tensor independiente.
— — FRET SAW MACHINE, sierra de calar de bastidor independiente.

SELF CONTAINED TURNTABLE (Fc.) mesa o placa giratoria de plato.
— — VERTICAL DRILLING MACHINE (Mec.) taladradora de columna independiente.
— COOLING (Tec.) refrigeración automática.
— DISCHARGE (Elect.) descarga expontánea.
— DISCHARGER WAGON (Meta., Fc.) vagón para descargar automáticamente.
— EXCITATION (Elect.) autoexcitación.
— EXCITED DYNAMO (Elect.) dínamo autoexcitado.
— FEEDER, alimentador automático.
— FEEDING FURNACE (Fund.) hogar de alimentación continua.
— FUSIBLE ORE (Fundñ) mineral de hierro fusible por sí mismo.
— HARDENING STEEL (Meta.) acero de temple automático.
— HETERODYNE, v. AUTODYNE.
— IGNITION, encendido automático.
— INDUCED FIELD (Elect.) campo de autoinducción.
— INDUCTANCE OF A CONDUCTOR (Elect.) autoinducción de un conductor.
— INDUCTION (Elect.) autoinducción.
— — OF ANTENNA (Tel. Inal.) autoinducción de la antena.
— — COIL (Elect.) carrete de autoinducción.
— — VOLTAGE (Elect.) tensión de autoinducción.
— INDUCTIVE (Elect.) autoinductivo.
— LOCKING (IRREVERSIBLE) STEERING GEAR (Mec., Vm.) dirección irreversible.
— LUBRICATING BEARING (Mec.) soporte de engrase automático con arillos.
— — UNIVERSAL JOINT (Vm.) cardan con lubricación automática.
— LUBRICATOR or OILER, lubricador automático.
— MOTION, v. — ACTING.
— OSCILLATION (Radio.) v. REGENERATION.
— RAKER (Agric.) agavilladora automática.
— RECORDING (Tec., Elect.) autorregistrador.
— REGULATING (Tec.) auto-regulador.
— — BELT BRAKE, freno (eléctrico) de correa auto-regulador.
— SERVICE (Restaurante.) automático || restaurante donde se sirve a sí mismo el cliente y paga al salir.
— STOPPING or CATCHING (SCREW:) cierre automático.
TO SELL (Com.) vender.
SELLER (Com.) vendedor.
— OF RUBBISH (Com.) vendedor de malas mercancías o de desechos.
— — WASTE WOOL (Com.) comerciante en lanas de desecho.
Sellers BEARING, SWIVEL BEARING (Mec.) soporte Sellers.

Sellers **COUPLING** (Carp.) acoplamiento
Sellers, (de doble cono).
— THREAD, filete Sellers.
SELLING (Com.) venta.
Seltzer WATER, agua de Seltzer.
SELVAGE (Tej.) orillo, lista (Cost.) rueda
(Mar.) estrobo || orillo de la lona.
— PINCERS (paños:) aparato para sujetar la
muselina que ha de apretarse.
SEMAPHORE (Tel.) semáforo.
—, (Fc., tráfico, etc.) semáforo.
— ARM (Tel.) aleta del semáforo.
— DISC (Tel.) disco semafórico.
— MESSAGE (Tel.) telegrama semafórico.
— SIGNAL (Fc.) señal semafórica.
— STATION (Tel., Fc.) estación semafórica.
— ELECTRO —, electrosemáforo.
SEMI (Tec.) semi...
— ACID, semiácido.
— ANNUAL, semestral, semi-anual.
— AUTOMATIC SWITCHBOARD (Elect.) con-
mutador semiautomático.
— BARREL VAULT (Arq.) bóveda semicilín-
drica.
— BITUMINOUS COAL (Min.) hulla semigrasa.
— CARBAZIN, — E, semicarbazida, semicar-
bacida.
— CARBAZONE, semicarbazonas.
— CIRCLE, grafómetro || semicírculo.
— CIRCULAR, semicircular.
— — ARCH (Arq.) arco de medio punto o de
cañón erguido.
— — ELECTRO-MAGNET, electroimán semi-
anular.
— COLON (Tip.) punto y coma (;).
— CONDUCTOR (Fís.) cuerpo medianamente
conductor.
— CYLINDRICAL, semi-cilíndrico.
— DIAMETER (Geom.) semi-diámetro.
— Diesel (Maq.) semi Diesel.
— DOME (Arq.) media cúpula.
— DIFFUSED (LIGHT), luz semidifusa.
— ENCLOSED DYNAMO (Elect.) dínamo semi-
abierto.
— — TYPE (Elect.) tipo (de construcción) se-
mi-abierto.
— — TYPE (Elect.) tipo (de construcción)
semi-cerrado.
— ELIPTICAL SPRING (Mec.) resorte semi-
elíptico.
— FINALIST (Dep.) semifinalista.
— FLUID BODIES (Fís.) cuerpos semi-flúidos.
— INCANDESCENT LAMP (Elect.) lámpara
semi-incandescente.
— LIQUID, semi-líquido.
— — INSULATING MATERIAL (Elect.) ais-
lante semi-líquido.
— MANUFACTURED, semi-manufacturado,
parcialmente manufacturado.

SEMI MANUFACTORED PRODUCTS (Meta.)
semi-productos, productos bastos.
— OVAL, semi-oval.
— ORDINATE (Mat.) semiordenada.
— PARTITION (Arq.) medio tabique.
— PASTY, semi-pastoso.
— PORTABLS Cornish BOILER (Meta.) cal-
dera semi-fija.
— — ENGINE (Mv.) máquina de vapor semi-
fija.
— PRO, — PROFESSIONAL, semiprofesional.
— REVOLUTION (Mec.) semi-revolución.
— RIGID TYPE (Aeron.) tipo semirígido.
— SEXTILE (Ast.) semisextil.
— SYMMETRICAL WINDING (Elect.) arrolla-
miento semi-simétrico.
— VAULT (Arq.) semibóveda.
SEMOULE, SEMOLINA (Mol.) sémola.
SEMPSTRES, costurera.
TO SEND, enviar, remitir (Tel.) emitir (Mar.)
cabecear, arfar (Radio.) transmitir || enviar
|| emitir.
— — C. O. D. (Com.) enviar (una mercancía)
a cobrar al ser entregada.
— — A HAND ALOFT (Mar.) enviar un hom-
bre arriba.
SENDER (Com.) remitente, expedidor (Tel.)
(KEY,) manipulador.
— FOR CONTINUOUS OSCILLATIONS (Tel.)
transmisor para oscilaciones continuas.
SENDING (Mar.) arfada.
— DEVICE, TRANSMITTER (Tel.) transmisor.
v. SENDER.
— TRANSFORMER (Tel.) transformador de
transmisión.
Seneca OIL, petróleo.
Senegal GUM (Com.) goma del Senegal.
SENIOR (Mil.) oficial más antiguo (Com.) so-
cio principal.
SENIORITY (Mil.) antigüedad.
SENSIBILITY (Fís., Elect., Tec.) sensibilidad.
— TO CURRENT (Elect.) sensibilidad para la
intensidad.
— — PRESSURE, sensibilidad para la tensión.
— DEGREE OF — (Tec.) grado de sensibilidad.
SENSITIVE (Tec.) sensible (Fot.) sensibilizado
|| sensitiva.
— SYNTONIC ARRANGEMENT, conexión sen-
sible de sintonización.
SENSITIVENESS (Tec.) v. SENSIBILITY.
SENSITIVITY (Radio.) sensitividad.
SENSITOL GREEN, v. PINAVERDOL.
SENSITOL RED, v. PINACYANOL.
SENSITOMETER, sensitómetro.
SENSORI-MOTOR, sensomotor.
SENTENCE (Jur.) sentencia.

TO SEPARATE (Meta.) s. TO SCREEN, separar, apartar (Mec.) desarmar (Tec.) s. TO ANALYSE.
— — THE ORE FROM THE DEADS (Min.) escarmenar.
— — THE SLAG FROM THE METAL (Min.) separar las escorias.
— — THREADS (Hiland.) separar los hilos de una madeja (que se han pegado por efecto de la humedad).
— DRIVING (Elect., Mec.) impulsión sencilla, gobierno individual de máquina.
— EXCITATION (Elect.) excitación independiente.
— INQUIRY STATION (Telec.) estación de llamada especial.
— LOSSES (Elect.) pérdidas individuales.
— PHASE WINDING (Elect.) arrollamiento de fases separadas.
— WIRE LOOPS (Fc., señales:) transmisión doble.
SEPARATING (Meta.) tría, escogimiento, entresaca, apartado.
— AND SHAKING APPARATUS (Meta.) separador con agitador.
— FUNNEL (Meta.) embudo separador.
— LINE (Tel.) signo de separación.
— PLANT (Meta.) instalación de apartado.
— POSITION (Tel.) posición de separación.
— RELAY (Tel., Telef.) relevador desconector.
— SIEVE (Meta.) criba de separación.
— SURFACE (Elect.) superficie de separación.
— WEIR (Pesc.) cañal de separación.
— WOOD CHIPS, APPARATUS FOR — — (Carp.) disposición de separar los residuos de la madera.
SEPARATION OF GOLD (Elect., Meta.) separación del oro.
— BY HAND (Meta.) separación a mano.
— OF IRON (Meta.) separación del hierro.
— — LOSSES (Elect.) separación de las pérdidas.
— — THE ORE DUST (Meta.) separación del polvo de mineral.
— WITH PERMANENT MAGNET (Meta.) separador con imán permanente.
— — PHOSPHOROUS (Meta.) desfosforación.
— PROCESS (Meta.) proceso de la separación.
— OF SILVER (Galv.) separación de la plata.
SEPARATOR (Tej.) peine de separar || falso, lizo (Meta., Elect., Meta., Min., gas,) separador.
SEPARATORY (Quím.) separador.
SEPIA, sepia.
SEQUENCE, secuencia (Cinema.) episodio.
SEQUESTRATION (Jur.) embargo, secuestro.
SERBO, — CROATIAN, serbo, serbocroata.
SEREIN (Meteor.) sereno.

SERGE (T. S.) sarga (T. L.) estameña.
— LIKE (Tej.) sargado, asargado.
SERIAL (Tip.) obra publicada en serie o por partes (cinematografía:) serie, de serie, de episodios.
SERICULTURE, sericultura.
SERIES, serie (Elect.) serie.
— ARC LAMP (Elect.) arco en serie.
— COIL (Elect.) carrete en serie.
— CONNECTED (Elect.) conectado o acoplado en serie.
— CONNECTION (Elect.) acoplamiento en serie.
— — OF TWO PHASES (Elect.) conexión en serie de dos fases.
— DRUM WINDING (Elect.) arrollamiento de tambor en serie.
— DYNAMO (Elect.) dínamo en serie.
— EXCITATION (Elect.) excitación en serie.
— GROUPING or WINDING (Elect.) arrollamiento en serie.
— METHOD OF COPPER REFINING (Elect., Meta.) sistema de serie de la refinación del cobre.
— MOTOR (Elect.) motor con excitación en serie.
— PARALLEL OF ARC LAMPS (Elect.) acoplamiento en serie paralelo de arcos.
— — WINDING (Elect.) arrollamiento en serie y paralelo.
— REGULATION (Elect.) regulación del circuito principal.
— REGULATOR (Elect.) regulador en serie.
— RESISTANCE (Elect.) resistencia adicional || resistencia reductora.
— — BOX (Elect.) caja de resistencia adicional.
— RESONANCE, resonancia en serie.
— RING WINDING (Elect.) arrollamiento de anillo en serie.
— SPARP GAP (Elect.) distancia explosiva en serie.
— STARTER (Elect.) reostato de arranque en serie.
— TRANSFORMER (Elect.) transformador en serie.
— or WAVE WINDING (Elect.) arrollamiento ondulado.
SERIMETRE (Seric.) sericímetro.
SEROLOGY (Med.) serología, suerología.
SERRATED, aserrado, dentado.
SERVANTS (Fc., hoteles, etc.) personal del servicio || sirvientes.
SERUM, suero.
— ALBUMIN, serum-albúmina, sueroalbúmina.
— GLOBULIN, serum-globulina, sueroglobulina.
— THERAPY (Med.) seroterapia, sueroterapia.
SERVICE, servicio (Mar.) servicio, forro de cables (Elect.) línea (Mec.) forro (Coc.) vaji-

lla (Arb.) serbal (Tec.) mantenimiento, sostenimiento (Mil.) servicio.

— COCK (Mv.) llave de distribución.

— or CONSUMER'S MAIN (Elect.) línea de consumo.

— or BRANCH PIPE, tubo de distribución.

— OFFICIAL (Fc.) empleado del servicio.

— ORDERS (Fc.) orden de servicio.

— PIPE (Meta.) tubo de descenso (Mecánica,) (BRANCH PIPE,) tubo de distribución.

— ROAD (Fc.) camino de servicio.

— TANK (Fc.) depósito auxiliar de agua.

— TIME TABLE (Fc.) horario del servicio de los trenes.

— TREE ("SORBUS DOMESTICA") (Bot.) serbal doméstico, aliso.

— WEIGHT (Fc., Vm.) peso en servicio.

WILD — TREE ("SORBUS TERMINALIS", "Pirus TERMINALIS") (Bot.) aliso terminal.

SERVING (Mar.) forro, guarnición (Elect.) revestimiento, forro.

SESAM-OIL, aceite de ajonjolí.

SESQUI... (Quím.) sesqui.

SESQUIALTER (Mat.) sesquiáltero.

SESQUIBASIC (Quím.) sesquibásico.

SESQUICARBONATE (Quím.) sesquicarbonato.

SESQUICYANIDE OF POTASSIUM, v. FERROPRUSSIATE OF POTASH, FERROCYANIDE OF POTASSIUM.

SESQUIOXIDE (Quím.) sesquióxido.

— OF MANGANESE, CHROME, etc., (Quím.) sesquióxido de manganeso, cromo, etc.

SESQUIPEROXIDE (Quím.) peróxido de hierro anhidro.

SESQUIQUADRAT (Ast.) sesquicuadrado.

SESS or **CESS POOL** (Min.) pozo perdido, sumidero (Méx.) céspul.

SESSION (Com.) sesión.

SET, fijo, asentado, inmóvil || colocado || engastado, montado || juego, colección || terno (Carp.) contorno (Herr.) (HOOK-WRENCH,) enderezador (Tec.) v. SUIT, GANG, EPERGNE, PLATEAU, NEST, SEDIMENT (Vid.) masa de vidrio en fusión (Cine.) escenario, decoración (Dep.) juego. (Min.) (— OF DRILLS,) juego de barrenas.

TO —, asentar, colocar, fijar || afilar (Hort.) plantar (Joy.) montar, engastar (Mar.) relevar, marcar (Tip.) componer (Alb.) enlucir || fraguar, hacer clavo (Mec.) montar, armar (Arm.) montar (Min.) aplicar el minador.

— ADRIFT (Mar.) echar a la ventura.

— AFLOAT (Mar.) poner a flote.

— AL GIORNO (Joy.) montar al aire.

— BACK (Const.) poner en retirada.

TO SET BILLS (Com.) fijar carteles.

— — A BOARD ON EDGE, poner de canto.

— — CARDS (Tej.) montar y terminar una carda.

— — THE CENTRES (Arq.) cintrar.

— — WITH DIAMONDS (Joy.) adornar con diamantes.

— — AN EDGE (Tec.) aguzar, afilar.

— — THE FASHIONS (Mod.) introducir o fijar la moda.

— — FIRE TO THE LOWER END OF THE TREES (Arb.) encender fuego al pie de los árboles con la intención de matarlos.

— — THE FURNACE (Fund.) encender el horno.

— — A GUN BARREL (Arm.) enderezar el cañón de un fusil.

— — HORIZONTAL THE FREESTONES, poner las piedras a nivel.

— — UP HORSES, desuncir, desenganchar.

— — IN, alojar, poner.

— — SHORE (Mar.) poner en tierra.

— — IRON, enderezar el hierro.

— — BY A LINE, tirar a cordel.

— — OFF (Jur.) compensar una deuda (Tip.) repetir (Esc.) relevar (Pir.) tirar un cohete (Dor.) (— — THE YELLOW SPOTS WITH CERUSE,) quitar las manchas de un fondo que quiere dorarse.

— — OFF BY GOLD or SILK, realzar de oro o de seda.

— — OFF THE SHAPE (Grab.) desprender los rasgos.

— — OUT THE LINE (Fc.) jalonear la línea.

— — WITH PEARLS, TO PEARL (Joy.) cubrir o adornar de perlas.

— — POLES (Hid.) clavar pilotes (Elect., Fc.) levantar postes.

— — THE POTS (Alf.) enhornar los potes o vasos.

— — THE RAILS (Mar.) envagrar.

— — A RAZOR, afilar una navaja de rasurar, asentar una navaja de rasurar.

— — RIGHT (Agrim.) orientar la planchuela (Rel.) justificar, arreglar.

— — TO RIGHT, corregir.

— — RINGS (Mar.) engargolar.

— — TO SALE (Com.) poner en venta.

— — THE SAILS (Mar.) desplegar las velas, hacer vela.

— — THE SAWS, triscar los dientes de las sierras.

— — THE SIGNAL (Fc.) maniobrar o poner la señal; (AT LINE CLEAR:) en vía libre (AT "STOP" or "DANGER":) en vía cerrada.

— — THE SPOKES (Carr.) enrayar.

— — SPOKES OFF AND ON (Carr.) empatar los rayos alternativamente.

TO SET STRAIGHT (Const.) reparar un defecto de construcción.

— — THE TOOLS (Min.) reforjar las herramientas (Tec.) poner mango a los instrumentos.

— — TYPES (Tip.) componer.

— — UP (Mar.) arbolar (Tec., Elect.) preparar.

— — — WITH STAYS (Mar.) afianzar.

— — UPRIGHT (Arq.) elevar, erigir (Mar.) arbolar.

— — A WALL (Const.) terminar de encalar un muro.

— — WATCH (Rel.) poner un reloj en la hora exacta.

— — TO WORK (Tec.) poner en marcha o movimiento ‖ poner en obra ‖ poner en actividad.

— OF BRICKS IN THE KILN, conjunto de ladrillos puestos en el horno para ser cocidos.

— OF BRUSHES (Elect.) juego de escobillas.

— — BUTTONS, botonadura.

— — CASTINGS (Fund.) juego de piezas de fundición.

— CLEAR (Joy.) montado al aire.

— — CRANKS (Fc.) grupo de escuadras de cambio de dirección.

— FORM, formulario.

— OF SOAKED HIDES, acción de poner en el noque las pieles para curtirlas.

— — HORSES AND THEIR HARNESS, tiro, tronco.

— — LETTERS (Fund. de caracteres de Imp.) fundición.

— — MACHINES, juego de máquinas.

— — OZONE TUBES (Elect., Meta.) sistema de tubos ozonizadores.

— — PIPES (Org.) juego de órgano.

— — PLATES (Elect.) bloque de placas.

— — PORCELAIN (Alf.) servicio de porcelana.

— OFF, s. BEND (Const.) disminución progresiva, retirada (Jur.) compensación (Tip.) repinte.

— PRICES (Com.) precios fijos.

— OF SAILS (Mar.) juego de velas.

— SCREW WITH NOTCHED HEAD, tornillo de cabeza ranurada.

— OF SIEVES (Meta.) serie de tamices.

— — SINGLE POINTS (Fc.) grupo sencillo de cambios de vía.

— — SPRINGS (Mec.) haz de muelles, juego de muelles.

— — TEETH (Dent.) dentadura (ARTIFICIAL —) dentadura postiza o artificial (Pav.) adoquinado.

— FOR TESTING LIGHTNING CONDUCT-ORS (Fís.) aparato para examinar los pararrayos.

SET OF TIMBER (Min.) bastidor.

— — TOOLS, v. IMPLEMENTS, juego de herramientas, implementos.

— — TWIN POINTS (Fc.) grupo de cambios de vía dobles.

— WITH U, SPRING WITH U (Mec.) hoja con nervio en U.

— UP (Meta. del plomo,) resubida (Linares, España).

— OF VALVES (Mec.) juego o sistema de válvulas.

— — WEIGHTS, juego de pesas.

— — WHEELS (FOR CHANGING DIRECTION OF WIRE (Fc.: señales,) juego de poleas de cambio de dirección.

— OF WINDOWS (Arq.) ventanaje.

— WORK (Joy.) obra montada.

SETON (Cir.) sedal.

SETTEE (Muebl.) canapé.

SETTER (Joy.) montador, engastador (Alb.) asentador (Alf.) hornero (Herr.) acotillo (Mec.) asentador o ajustador (Mar.) botavara.

SETTING, v. SET, v. HONING, GRINDING, afiladura (Const.) colocación, postura (acción de colocar o poner) ‖ fraguado (Dib.) fijado (Joy.) engaste, montadura ‖ embutido, engaste (Mec.) armadura, montaje (Tej.) s. COAMING (Meta.) solidificación, s. FREEZING (A), (Cine.) decoraciones, escenarios.

— A GIORNO (Joy.) montura al aire.

— UP APPARATUS (Ton.) molde para ensamblar toneles.

— OF THE BRUSHES (Elect.) ajuste de las escobillas.

— COAT (Alb.) enlucido.

— THE CRUCIBLE (Fund.) enhornamiento del crisol.

— DRILL SPINDLE (Maq.) centración del árbol o husillo de taladrar.

— IN, encastre ‖ colocación.

— JAW (Maq. de aserrar:) mordaza de triscar.

— MACHINE (Tej.) máquina de hacer cardas.

— OFF (Herr.) v. CENTRING, centraje, acción de determinar el centro.

— LINE (Pint.) filete.

— OUT ROD (Eb.) calibre.

— UP PIECE, calce.

— — THE PIECE OF WORK, sujeción de la pieza de labor.

— PUNCH (Tal.) punzón de remachar.

— RIGHT (Tec.) enderezamiento.

— RULE (Tip.) regleta.

— SCREW, tornillo de sujeción.

— STICK (Hort.) hocino, almocafre, apero para plantar o trasplantar (Tip.) componedor.

SETTING UP IN BUSINESS (Com.) estableci-
miento de una casa de comercio.
— VAT (Tint.) tina del añil.
— OF WEDGES (pizarras:) acción de meter
cuñas de hierro en los bloques de pizarra.
SETTLE, banco, asiento (Ton.) poino, codal.
TO — (Const.) asentarse ‖ hundirse, derrum-
barse, s. SINK (Quím.) depositar, v. SUB-
SIDE (Lic.) asentarse (Dest.) tomar asien-
to, posarse (Tel.) depositar (Mar.) hundirse
(Com.) fijar ‖ ajustar (Carp.) ensamblar
(Coc.) asentar ‖ dejar reposar.
SETTLED PRICE (Com.) precio establecido.
SETTLEMENT (Com.) pago ‖ ajuste, liquida-
ción, arreglo (Lic., Quím.) sedimento, poso.
— OF THE EMBANKMENT, SHRINKAGE (A)
(Fc.) hundimiento del terraplén.
— — THE GROUND (Ing.) asiento de un te-
rreno.
PLACE OF — (Com.) lugar del pago.
SETTLER, colono (Min.) asentador ‖ (—S,) la-
vaderas (Agric.) v. PLANTER.
SETTLING (Arq.) s. SINKING, hundimiento,
derrumbamiento.
— DOWN OF THE DEPOSIT (Quím., Meta.)
precipitación del depósito.
— TANK (depósito de agua,) decantador
(Quím.) vaso de decantación (Meta.) es-
tanque de clarificación ‖ balsa de clarifica-
ción o de depósito.
SETTS (Mar.) gallarda.
SEVEN ANGLED, v. HEPTAGONAL.
— FOLD, sóptuplo.
Seven Seas, Los Siete Mares.
SEVENTY FIVE, 75 (Art.) setenta y cinco. 75.
SEVERY, CIVARY (Arq.) v. CELL, tramo en-
tre las nervaturas de una bóveda.
Sevres PORCELAIN, porcelana de Sevres.
TO SEW (Cost.) coser (Mar.) varar.
— — AGAIN (Cost.) recorrer.
— — WITH THE HAND-LEATHER, coser con
el rempujo o aguja velera.
— — ON, pegar, unir cosiendo.
— — THE BOLT ROPE TO THE SAIL (Mar.)
empalmar.
— — UP, zurcir, remendar.
SEWAGE, aguas de albañal (Ing.) sistema de
cloacas.
—, v. SEWERAGE.
— REMOVAL, vaciamiento o desagüe de las
aguas de albañal.
SEWED MUSLIN, muselina bordada.
SEWER, cloaca, s. DRAIN (Cost.) costurero,
cosedor.
— PIPE (Alb.) aguabresa, cañón de letrina.
SEWERAGE, SEWAGE, canalización o drenado
de la vía pública.

SEWING (Cost.) costura ‖ zurcido, zurcidura
(paños:) zurcido, cosido sin verse.
— BIRD (Cost.) sujeta-costuras.
— A BOOK (Enc.) encuadernación en rústica.
— CLAMP (Tal.) cepo, aparador.
— FRAME or PRESS (Enc.) telar.
— MACHINE (Cost.) máquina de coser.
— — FOR DOUBLE CHAIN-STITCHES (Cos-
tura,) máquina de coser de doble punto de
cadeneta.
— —, SINGLE THREAD — —, máquina de co-
ser de un solo hilo.
— NEEDLE, aguja de coser.
— —, HAND — —, aguja de coser a mano.
— PRESS (F. de guantes:) (FRAME,) utensilio
para coser guantes (Enc.) v. — FRAME.
— RING (Sast.) dedal, dedal de sastre.
— SILK, seda para coser.
— THREAD MANUFACTORY, fábrica de hi-
lados.
— WORKSHOP, taller o establecimiento donde
se cose.
SEX-LIMITED (Biol.) limitado a un sexo, (re-
firiéndose al carácter).
SEX-LINKED (Biol.) eslabonado o conectado
con el sexo, (refiriéndose a un factor).
SEXANGULAR, sexángulo.
SEXTANT (Geom.) sextante (Ast.) sextante.
Hadley's —, sextante de reflexión.
SEXTILE (Ast.) sextil.
SEXTUPLE, séxtuplo ‖ número séxtuplo.
SHABRACK, SHABRACQUE (Tal., Mil.) cha-
brá, piel de carnero o de cabra.
SHACK (Min.) senos estériles.
SHACKLE, (CHAIN:) eslabón ‖ esposas, grillos,
grilletes (Herr.) gancho ‖ anillo o argolla
de hierro (Tel.) campana (Cerr.) parte en-
corvada del candado (Equit.) maneas, tra-
bas, (Carr.) zuncho de garfio.
TO — (PRISONERS:) esposar (Tec.) enca-
denar.
— A HORSE (Equit.) apear o manear un
caballo.
— A WIRE (Tel.) introducir un aislador.
— INSULATOR (Elect.) aislador de retención.
SHAD (Pesc.) sábalo, saboga.
— FISHING GROUND (Pesc.) almona.
— NET (Pesc.) sabalar, sabogal.
SHADE, sombra (Pint.) matiz, degradación de
las sombras ‖ sombra (Lamp., Elect.) pantalla, reflector de lámpara.
— CARRIER (Lamp., Elect.) soporte de pan-
talla.
— LINES (Grab.) rasgos fuertes.
SHADING (Pint.) degradación o gradación de
los colores ‖ sombreado ‖ (Grab.) ac-
ción y efecto de granear las sombras de
un grabado (Fot.) refuerzo, acción de au-

mentar la intensidad de los negros (Tip.)
relieve producido en la cara del papel opuesta a la que recibe la impresión (Dib., Pint.)
sombreado, (Tec.) v. TO TINT.

SHADOW (Elect.) sombra (Fís.) sombra.

— PHOTOMETER (Elect.) fotómetro de sombra, (de Rumford).

SHAFT, v. AXLE (Mec.) eje, árbol (Tec.) cañón
de pluma || tallo, espiga, (Cuch.) mango
(Carr.) vara, barra (Min.) pozo de la mina, (México:) tiro; (Colombia:) apique;
(Perú, Chile:) pique (Fund.) (FIREROOM
or FUNNEL OF A FURNACE:) cuba, vaso
(Art.) mástil de cureña (Arq.) cañón, fuste,
cuerpo de columna || canal || cañón de chimenea (Rel.) s. ARBOR (Meta.) manga,
horno de afinación (Tej.) lisos a l t o s
(Hiland.) rama (F. de alfileres:) cuerpo de
alfiler sin cabeza (Arm.) flecha, dardo, saeta (Maq.) árbol giratorio de la rueda (Vm.)
eje, árbol; v. Comp. CAM, CARDAN (Fc.)
v. Comp. BRAKE.

TO — TOGETHER (Cuch.) entablillar.

— BAR (Carr.) telera || balancín.

— BEARING (Mec.) cojinete, chumacera, soporte.

— BOLT, PEG (Tal.) clavija que sujeta los tirantes para enganchar una caballería.

— BOX (Mec.) caja de árbol de transmisión.

— DRAIN (Min.) galería de desagüe.

— FRAME (Min.) bastidor de madera para
pozo de mina.

— FURNACE (Fund.) horno de cubilote.

— HOOK (Art.) gancho de atalaje (Carr.) anillo de pértiga de un carro.

— HORSE, caballo de varas.

— OF A KEY (Cerr.) fija.

— LEATHER (Tal.) correaje.

— MAN, v. SHAFTMAN.

— PILLAR (Min.) macizo del pozo.

— or BEAM ROPE (Mec.) cuerda de tracción.

— ROPE, soga para el arranque de pizarras.

— STRAPS (Tal.) cargaderas, pieza de arnés
que sostiene el varal.

— TIMBER (Min.) maderamen para entibación de mina.

— TRACE, HIND-TRACE (Tal.) tirante de atalaje.

— TURNING LATHE (Mec., Torn.) torno para
ejes.

— WALL, pared de pozo.

— WOOD (Arm.) madera, montura de fusil.

SHAFTING (Mec.) transmisión de movimiento
por ejes.

SHAFTMAN, PITMAN (Min.) pocero.

SHAFTMENT, barba de flecha.

SHAG, peluza || pelo rudo o áspero || frisado
(Com.) tabaco picado (Tej.) pelo largo de
la frisa.

— TOBACCO, tabaco frisado.

— MACHINE, repasadora.

SHAGGED, SHAGGY, velludo, peludo || afelpado.

SHAGREEN (Ten.) chagrén, zapa.

TO — (Ten.) preparar una piel para que tome la apariencia granulosa del chagrén o
zapa.

SHAKE, sacudimiento, sacudida || vibración, estremecimiento (Ton.) (—S,) s. STAVES
(Carp.) hendidura, raja.

TO —, sacudir, agitar || temblar, estremecer
|| vibrar (Torn.) sacudir el torno con la
aplicación de una herramienta.

— — WELL (Agric.) menear, mover las plantas arraigadas en las tierras de labor.

SHAKEN (WOOD), madera hendida o rajada.

SHAKINESS (Arb.) enfermedad de los árboles
consistente en un desprendimiento total o
parcial de la parte leñosa.

SHAKING, sacudimiento, agitación (Mec.) sacudida del torno con la aplicación de una
herramienta (Meta.) tratamiento de los minerales para la fundición.

— APPARATUS, v. BOLTER || (THRASHER,)
máquina de sacudir.

— ARM, batidor, batidera.

— FRAME, bastidor de granear pólvora.

— GRATE (Meta.) hogar con emparrillado sacudidor (Tec.) emparrillado móvil.

— MACHINE (Pap.) máquina de sacudir.

— SIEVE, tamiz de trepidación.

— TABLE (Meta., Min.) artesilla.

SHALE (Geol.) arcilla esquistosa, esquisto.

SHALLOON (T. L.) chalón.

SHALLOW FLUTE, FLAGEOLET (Mús.) flajolé, octavín.

— DRAUGHT or DRAFT (Mar.) pequeño calado.

— WATER (Mar.) agua baja || bajo fondo.

— — CABE, SHORE-END (Tel. cables submarinos:) cable costero.

SHAM (Arq.) s. FALSE.

— or DEAD or BLANK DOOR (Arq.) puerta
simulada.

— DOORS (Min.) puertas reguladoras

— PAGE (Tip.) anteportada.

SHAMBLES, v. ABATTOIR.

SHAFT WITH — (Min.) pozo de mina poco
profundo.

SHAMOY (Ten.) gamuza.

SHAMPOO, "shampoo".

TO — THE DOUGH (Pan.) amasar, heñir
la masa con las manos.

SHANK (F. de alfileres:) cuerpo de alfiler sin cabeza (Tip.) cuerpo de la letra (Carp.) caña, espiga || zanco (Cerr.) cañón de la llave (F. de botones:) rabo (Meta.) caldera || vasija de fundición (Tec.) tubo || tallo, espiga || cola, rabo ,| mango, espiga || pie.
— OF THE ANCHOR, caña del ancla.
— OF HANDLE BAR (Motoc.) tubo de soporte de guía.
— — DRILL, mango de la broca.
— — PIN (Mec.) espiga de la rosca de tope.
— — A SHOE (Zap.) enfranque.
— — A TOOL, ástil, asta.
— — TOOL REST (Mec.) espiga de colocación.
— — A RIVET (Herr.) parte cilíndrica del roblón.
SHAPE, forma.
— TO —, v. TO FASHION, TO FORM (Vid.) grujir.
— — THE COURSE (Mar.) dar el rumbo.
— ABOVE WATER (Mar.) obra muerta de un buque.
— OF CURVE (Mat.) forma de la curva.
SHAPED COPPER (Meta.) cobre perfilado.
— CORE SPINDLE (Mec.) árbol de machos perfilado.
— IRON (Meta.) viguetas, hierro perfilado.
— or PROFILE WIRE, alambre perfilado.
SHAPER, v. FINISHER, (BOSS, DIE, MOULD:) estampa || (SHAPING MACHINE:) limadora, torno limador || cepillo limador.
SHAPING GROOVE (Meta.) canal desbastadora.
— KNIFE (Zap.) trancheta, trinchete.
— MACHINE, limadora || máquina de tallar.
— — FOR LONGITUDINAL, CROSS AND CIRCULAR —, limadora para cepillar longitudinal, tranversalmente y en redondo.
— PASS (Meta.) canales perfiladas.
SHARD, tiesto (Cant.) cascajo.
SHARE (Com., sociedades, Min.) acción || s. STOCK (Agric.) reja del arado (Min.) acción de mina.
— HOLDER, accionista.
— — IN A RAILWAY, accionista del ferrocarril.
— WARRANT TO BEARER (Com.) certificado de títulos negociables.
SHARK-SKIN, DOG-FISH SKIN, lija || piel de raya, de escualo, etc.
SHARP, cortante || agudo, aguzado, v. ACUTE (Mol.) (—S,) harina gruesa (F. de agujas:) (—S,) agujas Nos. 1-12 || agujas largas y finas (Ac.) agudo (Mús.) sostenido.
— BILGE (Mar.) pantoque apuntado.
— BIT (Tal.) bocado en escalera.
— CORNERED, de ángulos salientes.
— EDGED, SQUARE-EDGED, de ángulo agudo.

SHARP FILE (Cerr.) lima para limar el paletón de la llave.
— GRAVER (Grab.) buril de levantar.
— GRIT, asperón.
— POINTED TOOL (Esc.) cincel de martillito.
— WAVES (Radio.) ondas finas o agudas.
— WIND (Mar.) viento de bolina.
TO SHARPEN, afilar, aguzar || afilar una herramienta || limar los dientes de la sierra (Carp., Eb.) v. TO CHAMFER (Cuch.) afilar un cuchillo.
— — A SAW or THE TEETH OF A SAW, afilar los dientes de una sierra.
— — THE TEETH SQUARE ACCROSS (SAW:) afilar derecho los dientes.
SHARPENING, s. GRINDING, afiladura, amoladura.
— THE TEETH TO ALTERNATING ANGLES (SAW:) afilado inclinado arriba de los dientes.
— AND SETTING MACHINE, BEND SAW — — — —, aparato de afilar y triscar sierras de cinta.
SHAVE (Ton.) garlopa, s. DRAWING-KNIFE (cestería:) útil de cestero (BARBERS:) afeitada, rasurada.
TO —, afeitar (Ten.) pelambrar || fritar el cuero con la piedra para quitarle la basura.
— — OFF, escorzar la figura, degradarla.
— HOOK (Hoj.) rasqueta.
SHAVEN LATTEN, latón delgado.
SHAVER (Ten.) descarnador.
SHAVING BASIN or DISH, bacía.
— BRUSH, brocha de rasurar, escobilla de barba.
— AND HAIR DRESSING, barbería.
— KNIFE or TOOL (Ten.) v. SHAVER.
— RAZOR, navaja de afeitar.
— SOAP, jabón para afeitarse.
SHAVINGS, BORING, BORING CHIPS, virutas || rasuras (Alf.) fragmentos de pasta que se desprenden de las piezas de alfarería cuando se tornean.
— CONDUCTOR (Carp.) conductor de virutas.
— SEPARATOR (Carp.) recogedor y separador de virutas.
SHAWL, chal, manta.
SHAWS, SHIVES (Agric.) cañamiza, agramiza (F. de fósforos:) brizna de la paja del cáñamo.
SHE-ASS, burra.
— GOAT, cabra.
SHEAF (Agric.) manojo, haz, gavilla (Pap.) desperdicios de lino.
TO — (Agric.) agavillar.
— — BARLEY (Agric.) formar caballones de gavillas de avena.

SHEAF OF CORN, CORN — (Agric.) gavilla, haz de trigo.

—— STOREMAN (Agric.) gavillero.

CAP — (Agric.) gavilla de arriba.

SHEAR, v. SHEARING y SHEARS.

TO — (Gan.) esquilar.

—— LEGS, guía trípode de carga, cabria.

—— or REFINED STEEL (Meta.) acero afinado o cementado.

—— STRENGTH, resistencia al esfuerzo cortante.

—— VICE, SCISSOR-VICE (Cuch.) instrumento que el cuchillero aprieta en el tornillo para contener los ojos de las tijeras.

SHEARER, SHEAR-MAN, tundidor, esquilador.

SHEARING (Tej.) tundizna, v. C U T T I N G (Meta.) v. REFINING (Tec.) tundizno, borra que queda de la tundidura || tundidura.

—— MACHINE, — MOVED BY WATER, cizallas movidas por el agua.

——, CUTTING-MACHINE, esquiladora, máquina para esquilar.

—— — WITH ECCENTRIC DRIVING SHAFT, tijera de movimiento excéntrico.

—— MACHINE TABLE, mesa de la tijera.

——, OSCILLATING — —, tijera oscilatoria.

—— STRENGTH, v. SHEAR-STRENGTH.

—— TIME, esquileo.

SHEARS, cizallas (paños:) grandes tijeras para cortar el paño.

—— BLADE, quijada de cizallas.

—— GRINDER, amolador de tijeras.

—— MACHINE, v. SHEARING-MACHINE.

SHEATH, v. CASE || vaina || estuche.

TO —, v. TO CASE (Mar.) forrar un buque (Mec.) (— — A MACHINE,) forrar o poner camisa a una máquina.

—— KNIFE (Mar.) faca.

—— MAKER, vainero.

—— SCISSORS, tijeras de estuche.

—— WORKS, vainería, estuchería.

TO SHEATHE, v. TO CASE, forrar, aforrar || revestir, forrar, poner camisa a una máquina.

SHEATHING, forro (Const.) revestimiento de tablas que resguarda una obra de mampostería hidráulica (Tec.) revestimiento, refuerzo.

—— WIRE (Elect.) alambre de la armadura.

SHEATHLESS, sin estuche, sin vaina.

SHEAVE, rueda de polea, roldana || polea || rueda acanalada de una polea por la cual pasa la cuerda, garganta (Hiland.) pilón, tortero, retortera.

SHEAVER (Agric.) cargador de gavillas.

SHEAVING MACHINE (Agric.) agavilladora para trigo.

SHED, s. PENT-HOUSE, STALL, cobertizo, hangar, techado, tinglado, barraca (Tej.)

paso, encruce (Seric.) embojo (Agric.) cobertizo para carretas y útiles de labranza (Ap.) v. APIARY (Aeron.) hangar, cobertizo para aeroplanos (Vm.) garaje (Fc.) cobertizo || muelle || (—S,) construcciones accesorias.

SHELLING MACHINE, máquina de mondar, mondadora.

SHEEP (Gan.) carnero, oveja (Enc.) badana.

—— BELL (Agric.) cencerro, esquila.

—— COT or PEN (Agric.) redil, majada.

—— DUNG (Agric.) sirle.

—— FARM (Agric.) aprisco.

—— GONG cencerro, (ELECTRIC —,) cencerro eléctrico.

—— HOOK (Agric.) cayado.

—'S LEATHER, badana.

—— SHANK (Mar.) catabre.

—— SHEARER (Agric.) esquilador de carneros.

—— SKIN (Ten.) badana, zalea.

—— WALK, dehesa para carneros.

SHEER (Mar.) arrufo, abanico.

TO — (Mar.) arrufar.

SHEERS, cabria.

SHEET, sábana, sábana de cama || mantel (Geol.) derrame, corriente (Pap.) hoja, pliego (Meta.) (METAL PLATE,) hoja, plancha, lámina de metal (Mar.) escota, (Tec., Herr.) chapa, hoja, plancha.

TO —, guarnecer || blindar.

—— ANCHOR (Mar.) ancla de la esperanza.

—— BEND (Mar.) vuelta de escota (Tej.) nudo de la corredera.

—— BRASS, chapa de latón.

—— CABLE (Mar.) cable de la esperanza.

—— CARD (Tej.) (CARD —,) cardencha (Pap.) cartulina en hojas.

—— CHARCOAL-IRON, chapa de hierro reducido con carbón vegetal.

—— COPPER (Meta.) cobre en planchas.

—— FORGE (Meta.) taller de laminar.

—— GLASS (Vid.) vidrio laminado.

—— GUARD (Tip.) marco de la mantilla.

—— HOLE (Mar.) escotera.

—— INSULATION (Elect.) aislamiento de las chapas.

—— IRON (Meta.) hierro laminado o en planchas.

—— — BOX (Quím.) cubeta, recipiente.

—— — WORKS, fábrica de palastro.

—— LEAD, plomo en hojas || (ROLLED LEAD,) plomo estirado.

—— LIGHTNING (Meteor.) fusilazos, relámpagos.

—— OF MAGNATIUM (Aeron.) chapa de magnatium.

—— METAL, placa, chapa, plancha de metal, hoja de metal.

SHEET MICA, mica en hojas.
— RUBBER, caucho en placas.
— VENEER OF MAHOGANY, hoja de caoba.
— ZINC, cinc laminado, plancha de cinc.
SHEETING, tela para sábanas, lencería para sábanas (Enc.) alzada (Min.) encofrado (Ing.) blindaje.
— DEAL (Min.) plancheta.
— PIPE (Mol.) tablón de molino (Min.) tablón.
SHELF, v. TILL, v. STAND, v. COMPART-MENT, estante, anaquel (Min.) capa o lecho de tierra de la parte superior de una mina (Mar.) durmiente (Carp.) tabla de media pulgada de espesor (Vid.) banco || piso dispuesto en una fábrica de vidrio para depositar los tubos de cristal (Geol.) banco de arena (Meta.) estante para colocar los crisoles.
SHELL, s. CASE (Elect.) caja || estator (Agric.) cáscara, corteza (Arq.) s. CASE || esqueleto (F. de botones:) nombre de una lámina metálica que recubre algunos moldes (Mec.) cuerpo de polea (Carp.) armadura || maderamen (Zool.) concha (Alb.) hilada arqueada de ladrillos (Meta.) camisa, revestimiento || s. COUNTER (Art.) bomba (Arq.) albardilla, hilada de sillares combados (Tec.) caja || revestimiento.
TO — (Art.) bombardear (Agric.) pelar, descascarar (Pint.) desconcharse (Coc.) desbullar || desconchar.
— AUGER, barrena de media caña o de cuchara.
— BIT, v. GOUGE-BIT.
— OF BOSHES (Meta.) revestimiento de los etalajes.
— BUTTONS, botones de concha o de nácar.
— GOLD, oro de concha.
— FIRE, fuego de bomba o metralla.
— IRON (Elect.) hierro del estator.
— LIBESTONE (Const.) piedra de construcción que contiene gran cantidad de conchas.
— MARBLE, LUMACHELLA MARBLE (Mineralogía,) lumaquella.
— MARL (Geol.) conchillar || marga de conchas fósiles.
— MARL-PIT, marguera, depósito de marga fósil.
— PATTERN (Art.) modelo de proyectil hueco.
— SHOCK (Med., Mil.) SHELL SHOCK.
— TYPE TRANSFORMER (Elect.) transformador acorazado.
— WORK (Arq.) dibujo o relieve en forma de concha.
SHELLAC, SHELL-LAC, goma laca en hojas.
—, shelac (Rec.)
SHELLING, avena mondada (Agric.) desgranamiento.

SHELLING MACHINE (Agric.) desgranador, (que desgrana o desvaina).
SHELTER, v. SHED; cobertizo, cubierta, resguardo (Vm.) sala de garaje cubierta (Mar.) abrigo, abrigadero (Hort.) esterilla de paja larga para resguardar las plantas de las heladas || (— AGAINST THE SUN,) contrasol (Fc., tranvías:) cubierta contra la lluvia.
SHELTERED, TO BE — (Mar., Arq.) abrigado, estar al abrigo del mal tiempo.
SHELVING BED, cantero || caballón.
— RIDGE, CAPPING (Arq.) caballete.
SHEPHERD (Agric.) pastor.
SHEPHERDESS (Agric.) pastora.
TO SHERARDIZE (After Sherard Comper-Coles,) (Meta.) sherardizar, sherardisar, galvanizar por cementación.
SHERBET (Conf.) sorbete.
SHETH, montante del arado.
— STOPPING (Min.) pared de mampostería entre pilares.
SHETHING AND CURSING (Min.) ventilación por compartimientos.
SHID, leña de 4 pies de largo.
SHIELD (Fís.) escudo magnético (Autom.) parabrisa (Tec.) escudo || (— OF A SAFETY LAMP,) coraza (Electricidad y Radio.) (GROUNDED BARRIER,) coraza.
— GRAFTING, BUDDING (Hort.) injerto en escudete.
— SCISSORS, despabiladeras.
SHIELDING (Elect., Radio.) v. SHIELD.
SHIFT (Min.) s. RELIEF, CORE: relevo, (México:) cuarto, parada || tarea || (— BOSS,) v. FOREMAN || mina explotada por un minero durante su tarea diaria (Tec.) cambio, mudanza || desplazamiento (Com.) recurso, expediente (Mar.) cruzado de las juntas (Mod.) camisa de mujer; (obreros:) jornada, tanda.
TO — (WINE:) trasegar, v. TO DECANT (Tec.) cambiar || desplazar || virar.
— — THE CARGO, transbordar.
— — A KETTLE (Tint.) cambiar el color.
— — A HORSHOE (Equit.) levantar la herradura.
— — THE SAILS (Mar.) cambiar las velas.
— — THE SCENES (Teat.) mudar las escenas.
SHIFTER (Min.) obrero encargado de separar la vena de la roca en las rocas estériles o pobres.
SHIFTING, v. SHIFT (Tec.) desplazamiento || desbazadero, terreno movedizo, resbaladizo (Min.) pulimiento (Mar.) rolante || de quita y pon (Mec.) cambiable || desplazable.
— THE BELT INTO THE LOOSE PULLEY (Mec.) desembrague.

SHIFTING OF THE BRUSHES (Elect.) desplazamiento de las escobillas.
— CAM SHAFT (Mec.) árbol de levas desplazable.
— DEVICE (Meta.) disposición de cribadura (Tec.) disposición de desplazamiento || posición de cambio, aptitud de cambio.
— OF EARTH (Fc.) transporte de tierra.
— HEAD (Torn.) muñeca movible.
— OF LAYERS (Min.) disgregación de un yacimiento o filón.
— PEDESTAL (Mv.) carro del paralelogramo.
— PIECE (Pont.) gato de puente volante.
— SHAFT (Mec.) árbol movible.
— STAY (Mar.) estay volante.
SHIM (Agric.) arado de escardar.
SHIN, FISH-PLATE (Fc.) mordaza, eclisa, brida.
— BONE OF BEEF, caña de vaca.
— LEG, ladrillo que cierra los hornos de ladrillo.
SHINE (SHOEBLAKCS:) brillo, lustre.
TO —, lustrar.
— OF COPPER, brillo o resplandor de cobre.
SHINGLE, lata, tabla de ripia para construcciones (Alb.) cascajo (Mar.) zahorra (Min.) escombros, ruinas, s. RUBBLE (Geol.) guijarros (Meta.) (METAL —,) ripia de metal.
TO — (Meta.) cinglar (Const.) tejar con lata.
— NAIL, CLASP-NAIL, clavo de ala de mosca.
SHINGLER (Const.) tejador de ripias (Herr.) batidor.
SHINGLING, acción de forjar el hierro purificándolo (Meta.) cingladura.
— HAMMER (Meta.) martillo de forjar lupias.
— HATCHET (Carp.) hachuela para lata.
— MILL, — AND PLATE ROLLING-MILL (Meta.) laminador, cilindro laminador.
— ROLL, (SQUEEZER) (Meta.) forjador.
— TONGS (Meta.) tenazas grandes para coger el hierro enrojecido.
SHINING BLACKING, barniz.
— COAL, hulla brillante.
— ORE, pardo oscuro; STRIATED — —, plomo sulfurado argentífero estriado.
— SOOT, hollín cristalizado.
SHIP (Mar.) buque, embarcación, navío, bajel || vapor, || embarcación de tres palos (Aeronáutica,) avión, aeronave.
TO —, embarcar (Mar.) armar (Mec.) montar, s. TO KEY || enmangar.
— — THE SCREW (Mar.) montar la hélice.
— AND UNSHIP BEAMS (Mar.) baos levadizos.
— BISCUIT, v. SEA-BREAD, galleta.
— BROKER (Mar.) corredor marítimo.
— BUILDING, construcción de buques.
— — TIMBER, madera de construcción para buques.

SHIP CARPENTER or WRIGHT, carpintero de ribera || tripulante que se ocupa de todas las reparaciones de objetos de madera.
— CHANDLER (Mar.) proveedor de la marina.
—'S COMPANY (Mar.) tripulación.
— DESIGNER (Mar.) ingeniero constructor.
—'S DYNAMO (Elect.) dínamo para buques.
— GAUGER (Mar.) arqueador.
—'S GEAR or EQUIPMENT (Mar.) equipo, armamento, piezas de armamento.
— JOURNAL (Mar.) diario de navegación.
— LIFTING DEVICE, (ELECTRIC) (Mar.) ascensor eléctrico para buques.
—'S MANIFEWT (Mar.) sobordo.
— MATE (Mar.) camarada de bordo o de navío.
— or BOAT MILL (Mol.) molino de agua construído sobre una barca.
—'S PAPERS (Mar.) documentación de buque, papeles de abordo.
— PIERCER (Mar.) broma.
— PLANE, aeroplano de portaaviones, (que puede aterrizar en un buque).
— RIGGED (Mar.) con aparejo de fragata.
— SHAPE (Mar.) marineramente, bien arreglado, bien orientado.
— SHEATHING (Mar.) forro, (para el revestimiento de la quilla de un buque).
— WITH GREAT SHEER (Mar.) buque muy arrufado.
— SLICE, cincel de calafate.
— TIMBER, OLD — —, madera de una embarcación vieja, tablas desensambladas de una armadía vieja.
— WORM, v. — PIERCER.
— WRECK (Mar.) naufragio.
— WRIGHT or BUILDER, constructor de buques || v. — CARPENTER.
— YARD, astillero.
— or BUILDING YARD FOR BOATS (Mar.) taller de construcción de barcas.
SHIPMENT (Com.) embarque, envío, remesa (Mar.) embarque.
SHIPPER (Com.) cargador, embarcador.
TO SHIPWRECK (Mar.) naufragar.
SHIRT (Cost.) camisa (Mec.) camisa, revestimiento, forro.
— COLLAR (Cost.) cuello de camisa.
— FRONT (Cost.) pechera.
— LOOP (Cost.) tirilla de la camisa.
— MAKER or TAILOR, camisero.
— MANUFACTORY, camisería.
— SLEEVE (Cost.) manga de camisa.
— STUD, SUD (Joy.) botón de camisa.
— TAIL (Cost.) faldón de la camisa.
— or LINEN TRADE (Com.) camisería.
— WITHOUT SLEEVES (Cost.) árbol, camisa sin mangas.
SHIRTING, tela para camisas.

SHIVER, v. ASHLAR; pizarra en tablas (Carp., Eb.) astilla de madera (Fund.) quebradura.

SHOAD, SHODE (Min.) mineral en granos.

— STONES, FLOAT (Min.) rodados, sueltos. (Colombia:) riegos.

SHOAL (Pesc.) mancha, cardumen || conjunto de ballenas (Mar.) escollo, encalladero

— OF FISH (Mar.) bandada.

SHOCK, choque, golpe || (— OF A EARTH-QUAKE,) sacudimiento de temblor de tierra || colisión (Fís.) colisión || sacudimiento (Mec.) choque, golpe (Agric.) hacina || almiar || montón de diez gavillas (Mv.) golpe de aire en el interior de la caldera (Elect.) choque, golpe, sacudimiento.

— ABSORBER, amortiguador de choques, v. ABSORBER.

— BENDING TEST (Meta.) ensayo de flexión al choque.

— CRUSHING TEST (Meta.) prueba o ensayo de aplastar.

— PROOF (Tec.) resistente a los choques.

— REDUCER, v. ABSORBER, amortiguador.

— TROOPS, v. STORM TROOPS.

RETURN —, choque de retroceso.

TO SHODAR (Min.) cavar.

SHODDY, lana contrahecha (MIXED WOOL,) lana hecha de diferentes lanas mezcladas || lana de desecho || (ARTIFICIAL WOOL,) lana artificial (Tec.) v. DEVIL'S DUST.

— MILL, fábrica de tejido sin aderezo, fábrica de andrajos.

SHODEING (Min.) piedras minerales desprendidas.

SHODER (orfebrería:) segundo o último soldador en el batido de metales preciosos.

SHOE (Zap.) zapato || zueco, chanclo || calzado (Tec.) (— OF A PIPE,) desaguadero, salida, orificio de salida (Vet.) (HORSE —,) herradura (Agric.) calza del arado (Mar.) solera || calzo || (— OF RUDDER,) suela (Meta.) (— OF A STAMP-HEAD,) zapato (Arm.) contera, regatón (Carr.) galga || suela de trineo (Fund.) patín || zapata (Fc.) zapata || pieza de unión (Elect.) pieza polar (Mec., Autom.) zapata.

TO — (Tec.) calzar || herrar || herrar a un caballo || v. TO ADZE || armar o herrar la punta de los pilotes para clavarlos en tierra || clavar las herraduras en el casco de las caballerías con un martillo || (— A WHEEL, TO BIND A WHEEL,) enllantar o calzar una rueda.

— — A POLE (Elect., Fc.) recibir la punta de un poste en un soporte de madera.

— OF AN ANCHOR (Mar.) zapata del ancla.

— BILL (Zap.) estaquilla.

— BINDING, cintas y tibetes de zapatos.

SHOE BLACK, limpiabotas.

— BLACKING, betún para lustrar zapatos.

— BLOCK (Mec.) polea encontrada.

— BRAKE (Mec.) freno de zapata.

— BRUSH, cepillo para zapatos.

— BUCKLE, hebilla de zapato.

— BUTTS, cuero fuerte para suelas.

— CALKING (Vet.) ramplón de herradura.

— AND FALL BLOCK (Mar.) motón encontrado.

— HAMMER (Zap.) claveteador.

— HEEL TRIMMER, instrumento para cortar tacones.

— HORN, SHOEING-HORN, calzador de asta.

— IRON, hierro para herraduras.

— JACK (Zap.) portahormas.

— KNIFE (Zap.) trancheta, trinchete, cuchilla de zapatero.

— LAST (Zap.) horma.

— MARKET, zapatería.

— MAKER (Zap.) zapatero.

— NAIL (Zap.) clavo para zapatos (Vet.) clavo para herraduras.

— NIPPERS or PINCERS (Zap.) pinzas, pinzas de zapatero.

— PAN (Carr.) rastra.

— (OF A PIKE), regatón.

— SHAPES (Zap.) empeines, palas del zapato.

— STRING (Zap.) cordones para zapatos.

— TRADE, SHOEMAKING, zapatería.

— VALVE (Mec.) válvula del fondo.

— VAMPS, v. — SHAPES.

— VAMPER, zapatero remendón.

SHOEING (Carr.) enllante (Tec.) herraje (Vet.) herraje, acción de herrar una caballería.

— FORGE, herrería.

— HAMMER (Vet.) martillo de herrador.

— HOLE (Carr.) foso de carretero para calzar ruedas.

— HORN, v. SHOE-HORN.

— or FARRIER'S PINCERS (Vet.) tenazas de herrador.

— RASP (Vet.) escofina de herrador.

SHOER, mariscal, herrador de caballos.

SHOFFEROON, LOWER — (Arq.) apofijo.

SHOGGING (M. de C.) trepidante.

SHOLES (Const., Mar.) solera || cala.

SHOOT, descargadero, lugar de descarga (Fundición,) eminencia arborescente que se forma en la superficie de la plata en fusión (Tej.) hilo que la lanzadera conduce de una orilla a otra del paño || paso || (DOUBLE —,) paso doble (Hort.) esqueje, rama para injertar || vástago, renuevo, pimpollo || ramas secundarias || (SUBSEQUENT —,) fuera de razón || (SMALL or MEAN —,) ramas de tercer orden || (SUPERFLUOUS —,) rama que se lleva la savia sin dar fruto || (STUNTED —,) rama cargada de fruta, caída la flor (Vit.) rampollo (Agric.) renuevo, retoño || sarmiento de lúpulo (Min.) (COLUMN or PAY-CHIMNEY OF ORE,) clavo, columna rica, (México:) chimenea || lugar de descargar (Arq.) v. THRUST, empuje de arco o bóveda (Tec.) caída || embudo || canal o conducto de descarga (Arm.) disparo. (Cine) escena.

TO — (Hort.) doblarse (Carp.) ajustar (acepillando) (Eb.) alisar, pulir || acepillar (Arm.) disparar (Tec.) descargar || disparar, arrojar, lanzar (Min., Ing.) s. TO BLAST (Tip.) descargar la composición (Tej.) lanzar la trama (Mar.) pasar por... (Agric.) brotar.

— — BORE HOLES (Min.) tirar agujeros de mina || volar barrenos.

— — THE EDGES (Carp.) cantear.

— — INTO STRAW (Agric.) empezar un cereal a formar su tallo.

— — OUT (Agric.) ahijar.

— — WEAK WOOD (Agric., árboles:) echar brotes o vástagos muy delgados.

— BOLT (Cerr.) cerrojo de noche.

— COUNTER (Tej.) cuenta hilos.

— (OF A PLOUGH) (Agric.) vertedera.

— SILK (Tej.) seda acordonada.

— FOR SHAVINGS or CUTTINGS (Carp.) embudo para virutas.

SHOOTING (Agric.) v. SHOOT (Min.) s. BLASTING, voladura de un barreno (Arm.) disparo, tiro, descarga (Caz.) caza con escopeta.

— BOARD (Carp.) cárcel para acepillar o alisar || máquina de cortar a bisel.

— GUN (Arm.) escopeta de caza.

— IMP (Hort.) injerto de yema en escudete.

— IN (Tej.) tramar.

— POCKET, GAME-BAG (Caz.) morral, cacerina.

— STICK or BAR (Tip.) acuñador o desacuñador.

— or BLASTING TOOLS (Min.) útiles de petardear.

SHOP, tienda, almacén || taller || (BARBER —,) barbería.

TO — (Com.) comprar en las tiendas.

— BOARD, CUTTING OUT BOARD, banco, taller, mesa de artesano || tablero de talabartero || mesa de sastre.

— BOY, aprendiz joven || (— MATE,) mancebo de tienda.

— CHAIRMAN, delegado.

— COMMITTEE, comité, comisionados, delegados, representantes.

— DEPUTY, delegado.

— DRAWING, dibujo de taller.

— FOREMAN, jefe de los talleres.

SHOP FRONT-BUILDER, fabricante de aparadores o escaparates.

— GIRL, dependienta de tienda o almacén.

— KEEPER, tendero, mercader || guardaalmacén.

— KNIFE (F. de cestas:) despinzas, limpiador.

— STEWART, v. — DEPUTY.

— WINDOW LIGHTING (Elect.) alumbrado de aparadores.

SHORE, orilla, ribera, playa (de mar o de río) (Min.) (—S,) puntales, codales (Carp., Alb.) virotillo || puntal (Arq.) abrazadera pendente, v. BUTTRESS (Mar.) puntal, escora.

TO —, v. TO LAND (Mar.) escorar, apuntalar con escoras un buque (Arq.) apuntalar.

— DRIVER (Min.) martillo para extender cuños.

— END OF A CABLE, cable costero, extremidad de cable para tierra.

SHORL (Miner.) chorlo, turmalina || (RADIATED —,) actinota.

SHORT, corto || escaso || desprovisto || deficiente || bajo, inferior (Ac.) deficiente en peso (Meta.) quebradizo (Mol.) salvado (F. de agujas:) (— SHARPS,) agujas inglesas del 1 al 10 (ZINC:) (—S,) cortos.

TO —, poner en circuito corto.

— — RESISTANCE, poner la resistencia en circuito corto.

— CAKE (Coc.) bollo de harina, huevos y manteca de vacas.

— CIRCUIT (Elect.) circuito corto, corto-circuito.

— — BRAKE (Elect.) freno de corto-circuito.

— — BRAKING (Fc.) frenado de corto-circuito.

— — BRUSH (Elect.) escobilla de circuito corto.

— — OF A COIL (Elect.) circuito corto del carrete.

— — CONTACT-PIECE (Elect.) contacto de circuito corto.

— — CURRENT (Elect.) corriente de circuito corto.

— — DIAGRAM (Elect.) diagrama de circuito corto || diagrama de corto-circuito.

— — EXCITATION (Elect.) excitación de circuito corto.

— — FURNACE (Meta.) horno de circuito corto.

— — IMPEDANCE (Elect.) impedancia de circuito corto.

— — BETWEEN PLATES (Elect.) corto-circuito entre placas.

— — LOSSES (Elect.) pérdidas por circuito corto.

— — PLUG (Elect.) clavija de puesta en circuito corto.

— — RECORDER (Elect.) indicador-registrador de circuito corto.

SHORT CIRCUIT RESISTANCE, resistencia de circuito corto.

— — ROTOR (Electricidad,) inducido en circuito corto.

— — SPARK (Elect.) chispa de circuito corto.

— — TEST (Elect.) prueba de circuito corto.

— — VOLTAGE (Elect.) tensión en circuito corto.

— — WINDING (Elect.) arrollamiento en circuito corto.

— CIRCUITING DEVICE (Elect.) conmutador de puesta en circuito corto.

— — DISC (Elect.) disco de circuito corto.

— — RING (Elect.) anillo de circuito corto.

— COIL WINDING (Elect.) arrollamiento de carretes cortos.

— DATED (Com.) a corto plazo.

— DEAD END (Fc.) vía muerta o sin salida.

— DISTANCE TRAFFIC (Fc.) tráfico a corta distancia.

— DROVE BOLT (Cerr.) pasador corto de cabeza embutida.

— ELBOWED BOX SPANNER, llave tubular doble acodada.

— HAND, taquigrafía, estenografía.

— — WRITER, taquígrafo, estenógrafo.

— LINK CHAIN, cadena de eslabón corto.

— MARCH (Tej.) contrapaso corto.

— PITCH WINDING (Elect.) arrollamiento de cuerdas.

— RATCH MACHINE, HOT WATER FRAME, telar de descomposición de agua caliente.

— REEL (Tej.) devanadera de una yarda de circunferencia.

— SHUNT (Elect.) corta derivación.

— STANCHION, PIN BAR (Carr.) telera o estaca de carro.

— STAPLE, LONG —, algodón de hebra corta, (fabricado principalmente en Asia).

— WAVES (Fís., Radio.) ondas cortas.

— WOOL, CARDING-WOOL, CLOTHING WOOL, lana de carda.

SHORTAGE (Com.) carestía, escasez.

TO SHORTEN, recortar ‖ acortar (Cost.) fruncir una tela (Coc.) (— — PASTE,) untar con manteca (Mar.) acortar (Mod.) disminuir o suprimir las ballenas del cuerpo de un vestido ‖ acortar.

SHORTENING (Tej.) encogimiento (Tel.) acortamiento.

— OF THE ANTENA (Tel., Inal.) acortamiento de la antena.

— CONDENSER (Tel.) condensador de acortamiento.

SHOT (Art.) tiro, proyectil ‖ descarga ‖ munición (Min.) v. BLAST, barreno (Caz.) munición ‖ (SMALL —,) perdigones, mostacilla (Meta.) cobre en plumas (Tint.) tornasolado (Tej.) pasos ‖ trama.

TO — (Art.) cargar con bala o bomba.

— CASTING, fundición de municiones.

— COLOUR, tornasolado.

— or GLACE FABRIC, género tornasolado o de color cambiante.

— FIRER, ELECTRIC MINE-IGNITER (Min.) explosor eléctrico para minas.

— GAUGE (Tec.) esferómetro.

— GRATE, parrilla para bala roja.

— GUN, escopeta de caza.

— HOLE, agujero (abierto por la bala) — — STOPPER, tapabalazo.

— MOULD, molde para fundir balas.

— PLUG, tapabalazo, v. — HOLE STOPPER.

— SAMPLES (Meta.) pruebas para ensayo, (echando agua para granelar).

— TOWER, torre para fundir la mostacilla o los perdigones.

— VALVE (Mec.) válvula esférica.

SHOTTEN (Coc.) cuajado, coagulado (Pesc.) desovado, seco.

— or SPENT FISH, arenques secos de tercera calidad.

SHOULDER, espalda (Carr.) espaldón ‖ defensa ‖ roldana (Tip.) hombre (GATE, SHUTTER,) postigo ‖ ranura de la letra (Hort.) hendedura (Mec.) resalte ‖ arandela, collarín ‖ ampulosidad (Carp.) rasadura ‖ hombro de espiga ‖ can (Carn.) pernil, espaldilla (Cuch.) s. BOLSTER; virola ‖ reborde o cuello entre la espiga de una navaja, etc., y la hoja (Cerr., sillas,) contrafuerte, machón, apoyo de silla (Arm.) parte en que descansa el gatillo de una llave de escopeta cuando se descerraja ‖ asiento de arma de fuego (Alb.) enrase (Mar.) barbilla (Min.) espaldón (Fort.) contrafuerte ‖ espalda, respaldo (Mec.) roldana ‖ rodete ‖ apoyo ‖ sostén ‖ (— OF THE CLIP,) barbilla de la grapa.

— BAG, alforja.

— or CROSS BELT (Tal.) bandolera ‖ tahalí.

— BELTS, CROSS-BELTS (Mil.) correaje de soldado.

— BOLT (Mec.) perno de tope.

— CHECK-PIECE, HOUSING - B R A C K E T, ejión.

— ON CHEEK (Fc.) nervio o listón de larguero.

— COLLAR, disco de tope.

— GRAFTING (Hort.) injerto en púa.

— LINK (Carr.) argolla de atalaje.

— PART, pieza redonda de piel de animal en la parte baja del cuello.

— — OF SHEEPSKIN, porciones más delgadas de la piel que sirve para pergamino.

— PIECE (paños:) hombro, hombrillo (Mec.) espaldón (Arq.) esconce o salidizo de las jambas de una ventana || obra de yeso al lado de la lumbrera de una buhardilla.

— STRAP (Mil.) charretera || tirante || portafusil (Min.) cuerda para alzar pesos (Tec.) cinto, cinturón (Tal.) cincha (Mil.) espaldar (Com.) tirantes para pantalones.

— OF A TENNON (Carr.) espaldón de una espiga.

— TREE (Carp.) cuadral, esquinal || pieza de carpintería que sostiene una bóveda.

— OF A TRUNNION (Art.) contramuñonera.

— WASHER, BODY-WASHER, POLE-PLATE (Carr.) roldana del eje.

SHOULDERED BOLT, grapón de tornillo con barbilla.

— GAUGE, GRADUATING CLIP (Fc.) grapa con barbilla.

— SOLE PLATE or TIE PLATE (Fc.) placa o silla de asiento con gancho.

— TIE PLATE WITH SERRATED BASE (Fc.) silla o placa de asiento con gancho y base dentada.

TO SHOVE IN, empotrar, encastrar || enclavar.

— — OFF (Pont.) trazar a lo largo (Mar.) desatracarse.

SHOVEL, pala (Min.) pala, (Perú:) lampa || pala para transportar el mineral bocarteado (Agric.) pala para traspalar el trigo (Fund.) pala (salinas:) azada de salinero (Vit.) especie de escardillo o espiocha (Ing.) pala || pala para limpiar pantanos o canales (Tec.) pala de hornaguero (Pesc.) pala del pescador de mariscos (Fc.) (SIEVE —,) pala tamizadora.

—, (Teat.) exhibición, representación.

TO — (Agric.) secar, desaguar.

— BOARD (Jueg.) tejo.

— FUL, pala, paletada.

— HAT, sombrero de teja.

— MAN, palero.

WINNOWING — (Agric.) pala redonda para aechar.

SHOVELING (Agric.) apaleo, apaleamiento, remoción con la pala.

SHOW, vitrina || exposición || exhibición (Tec.) piroscopio.

— TO — NUMBERS (Mar.) largar la señal de la numeral.

— — RESISTANCE (Mec.) resistir.

— BILL, cartel.

— BOTTLE, botella de aparador (Farm.) tarro o frasco de muestra o de aparador.

— BOX, vitrina || sala de óptico (Joy.) caja de muestra.

— CASE FOR WATCHES (Rel.) relojera.

— END (paños:) cata, prueba, señal, muestra.

— PIECE (Teat.) comedia de magia.

SHOW ROOMS, salones de exposición o de exhibición.

— SHEET, PROOF-SHEET (Tip.) prueba del autor, copia de la capilla.

— or SHOP WINDOW, escaparate, aparador || parada, exposición de mercancías.

TO SHOWER (Jard.) regar.

— BATH, baño de ducha (FROM ABOVE:) ducha descendente; (FROM THE SIDE:) ducha lateral.

— OF GRENADES (Pir.) caja de granadas.

SHRAPNEL (Art.) granada de metralla.

SHRED (Sast.) mercancía de trapero.

TO —, cortar por bandas.

SHREDDING (Arq.) madera de revestimiento.

SHREW-DRILL (Torn.) torno de remachar.

SHRIMP-NET (Pesc.) granadera (para pescar camarones).

SHRINK, v. SETTLEMENT, SETTLING, SHRINKAGE.

TO — (Tec.) encogerse, crisparse || adherirse fuertemente dos superficies || reducirse, estrecharse (paños:) angostarse || arrugarse (Tej.) embeberse || encogerse (Tint.) contraerse.

SHRINKAGE, contracción || encogimiento || arruga.

—, (Com.) disminución o encogimiento del valor de una cosa.

SHRINKLESS (Tec.) que no puede ser encogido.

TO SHRIVER UP (Pap.) arrollarse, abarquillarse, encarrujarse.

SHROUD, sudario, mortaja (Mar.) obenque (Hid.) piso de una rueda hidráulica.

SHROUDED GEAR (Mec.) engranaje dentado.

SHRUB (Bot.) arbusto || leña menuda.

SHRUBBERY, plantación o plantío de arbustos.

SHRUFF (Meta.) metal viejo para refundir.

— COPPER, cobre viejo.

SHRUNK-ON (Meta.) aplicado en caliente.

SHUMACKING (Tint.) teñido al tanino para el algodón.

SHUNT (Fc.) desviación (Elect.) corriente derivada || shunt.

TO — (Elect.) "shuntar", poner en derivación, poner en el circuito derivado.

— ARC LAMP (Elect.) arco en derivación.

— BOX (Elect.) caja de resistencia shunt.

— CIRCUIT (Elect.) circuito derivado.

— COIL (Elect.) carrete en derivación.

— CURRENT (Elect.) corriente derivada o shunt.

— DYNAMO (Elect.) dínamo en derivación.

— ELECTRO-MAGNET (Elect.) electroimán en derivación.

— EXCITER, v. — DYNAMO.

— MAGNET, imán en derivación.

SHUNT METER (Elect.) shuntmetro para cables.
— METHOD FOR MEASUREMENT OF CURRENT (Elect.) método de derivación para medición de corriente.
— or WOUND MOTOR (Elect.) motor en derivación, electromotor shunt.
— REGULATOR (Elect.) regulador de derivación.
— TERMINAL (Elect.) borna de shunt.
— TRANSFORMER (Elect.) transformador en derivación.
— WINDING (Elect.) arrollamiento en derivación.
— WOUND DYNAMO (Elect.) dínamo en derivación.
— — MOTOR, v. — MOTOR.
SHUNTER (Fc.) mozo del servicio de maniobras.
SHUNTING (Fc.) maniobras de formación || desviadero, apartadero.
— CABLE RAILWAY (Fc.) vía funicular de maniobra.
— OF CARS (Fc.) formación de los vagones.
— CRANK (Fc.) manivela del transmisor de señales de maniobra.
— DEPOT (Fc.) estación de maniobra o de selección.
— DIAL (Fc.) indicador de maniobra.
— DRUM (Fc.) tambor del transmisor de señales de maniobra.
— ENGINE, SWITCHER (A) (Fc.) locomotora de maniobra.
— LOOP (Fc.) desviadero o apartadero de la vía, (Cuba:) chucho.
— MASTER (Fc.) jefe de los mozos.
— SIDING (Fc.) vía de maniobra.
— SIGNAL (Fc.) señal de maniobra.
— STATION, v. — DEPOT.
— SWITCH (Fc.) cambio de vía de maniobra.
— TOWER (Fc.) torre de maniobra.
— TRACK (Fc.) recorrido de maniobra.
— OF WAGONS, v. — OF CARS.
SHUT (Tec.) parada || cierre || cerradura, postigo (Herr.) soldadura (Arm.) mazarota de la bayoneta.
— TO —, cerrar || soldar (Vid.) (— — THE GLASS FURNACE,) tapar los agujeros del alfahar en que se han colocado los cristales de una fusión.
— — OFF, interceptar (el aire, el vapor, etc.) (Mol.) (— — — THE WATER,) encerrar, retener las aguas.
— — UP (Alb.) tapiar, condenar (Tec.) cerrar.
— — — IN A BOX, encerrar en una caja.
— DOWN (Tec.) fuera de servicio || cerrado || parada de un horno, de una máquina, etc.

SHUT OFF VALVE (Mec.) válvula de cierre o intercepción.
— UP (Alb.) condenado, tapiado.
SHUTE, v. SHOOT (Tej.)
SHUTTER, cerradura || persiana, celosía || hoja de ventana (Meta.) puerta de un horno de fundición (Vid.) aparato que tapa los agujeros del horno automáticamente.
— BARS, barrotes o barras de ventana.
— BOLT, pestillo, cerrojo.
— CONTACT OF WINDOW-BLIND (Elect.) contacto de celosía.
— HOOK, retén de persiana.
— LATCH, pasador || cerradura.
— RINGS (Joy.) anillo para ajustar o desajustar || utensilio usado en orfebrería.
— SCREW, tornillo de postigo.
SHUTTING (Cerr.) cierre.
— CLACK or FLAP (Mec.) válvula de bisagra de paro.
— OFF THE BLAST (Meta.) parada de la máquina soplante.
— PLATE OF THE GLASS-OVEN (Vid.) pieza que figura en la abertura del horno de los vidrieros.
— SILL (Hid.) s. CLAP-SILL, quicio de puerta de esclusa.
SHUTTLE, paradera || compuerta de esclusa || soporte || armadura (Tej.) lanzadera (FLY —,) lanzadera volante (Mol.) paradera, compuerta.
— ARMATURE, H or Siemens' ARMATURE (Elect.) inducido Siemens, armadura en I.
— BINDER or CHECK (Tej.) cárcel de la lanzadera.
— BOARD RACE (Tej.) tablilla sobre que se mueve la lanzadera del tejedor, corredera.
— BOX, BOX (Tej.) cajeta de la lanzadera.
— BRACKET (Mec., Elect.) soporte lateral.
— OF A COIL (Elect.) lado del arrollamiento.
— CUTTER, FACE AND — —, fresa con corte al frente.
— DRIVER (Tej.) instrumento usado en la fabricación del tul,
— FILE (Herr.) lima lateral.
— GROOVE (Herr., Carp.) ranura lateral.
— LEAKAGE (Elect.) dispersión lateral.
— MAKER, obrero que hace lanzaderas.
— MILLING CUTTER, RADIAL — —, fresa radial.
— PANEL (Elect.) panel lateral.
— RACE (Tej.) paso o corrida de la lanzadera.
— STROKE (Tej.) paso de lanzadera, de trama, de color en la fabricación de artículos lanzados.
— SWELL (Tej.) retén de la lanzadera.
— TRACK (Fc.) vía lateral, vía de conexión.
SIBERITE (Miner.) siberita, chorlo encarnado de Siberia.

SICCATIVE, secante, que seca pronto (DRYER,) secativo, secante.

SICK HERRINGS (Pesc.) arenques desovados.

SICKLE (Agric.) hoz || hocino || guadaña, instrumento para cortar las hierbas que crecen en los canales || honcejo, hoz para segar rastrojos.

— **KNIFE** (Agric.) podón.

SIDE, lado, cara, costado (Geom.) lado (Mar.) banda, costado, amura (Tej. paños:) lado (Ten.) (—S,) medios cueros (Carr.) varas (Alb.) s. **BREATH** (Mil.) lado, blanco, costado (Fund.) forro, revestimiento || (—S OF A BLAST FURNACE,) costados (Min.) (— OF A DEPOSIT,) hastial, testero; (— OF A LEVEL, SHAFT, ETC.,) hastial, costado, tabla (SHORT —S,) testeros.

TO — (Mar.) trabajar a la línea.

TO — SLIP (Aeron.) deslizarse lateralmente, resbalar, derrapar.

— **ADIT** (Min., Fc.) galería lateral.

— **AISLE, LOW-SIDE** (Arq.) nave lateral.

— **ARMS**, armas blancas.

— **BAND** (Radio.) banda lateral.

— **BAR** (Tal.) listones del fuste.

— **BASKET** (Vm.) cesta lateral.

— **BEAM** (Tip.) montantes de la prensa (Art.) correderas de las ruedas de cureña.

— **BEARING** (Mec.) cojinete o soporte lateral.

— **BENCHING** (Ing.) desmonte lateral, ataque a media ladera.

— **BOARD**, aparador, alacena || (DUMB WAITER,) alacena movible.

— **BOLSTER** (Carr.) cojinetes reclinatorios laterales.

— **BRIDLE** (Tal.) falsa rienda.

— **CALLIPERS**, compás de espesores.

— **CANT** (Carr.) curva longitudinal de la caja.

— **CAR or CARRIAGE or CHAIR** (Fc.) cochecito de remolque lateral.

— **CAR** (Motoc.) cochecito o carro lateral, side-car.

— **CHAINS** (Fc.) cadenas de seguridad.

— **CHAMBER** (Meta.) cámara lateral.

— **CHANNEL or GUTTER** (Ing., Hid.) cuneta o canaliza o atarjea lateral.

— **CONTROL** (Vm.) mando lateral del embrague.

— **CULVERT** (Ing.) acueducto o alcantarilla lateral.

— **CUTTING** (Ing.) tajo lateral || (ROADS:) zanja o excavación lateral.

— **CUTTING TOOL** (Torn.) grano de cebada lateral.

— **DISHES, ENTREMETS** (Coc.) entremeses.

— **DITCH** (Ing.) contrafoso (Fc.) cuneta del talud.

— **DRAIN** (Hid.) canal de derivación.

SIDE OF AN EMBROIDERING FRAME (Tej.) banzo.

— **ELEVATION, SHEER PLAN** (Mar.) elevación de la borda.

— **FACE**, perfil (Arq.) (— FRONTAGE,) fachada lateral.

— **FILLISTER** (Carp.) cepillo de planos.

— **FRAME, FRAMING** (Tec.) armazón, bastidor.

— **FREQUENCY** (Radio.) frecuencia lateral.

— **FRICTION or CHEEK BRAKE** (Vm.) freno de mordazas y collares.

— **GAUGE** (Carp.) gramil.

— **GEARING** (Mec.) engranaje lateral.

— **HAMMER** (Ton.) martillo recto.

— **HILL PLOUGH** (Agric.) arado de ladera.

— — **WORK** (Fc., Ing.) construcción apoyada sobre muro de contención.

— **INDEX**, índice lateral o marginal.

— **KEELSON** (Mar.) sobrequilla lateral.

— **LAMP or LIGHT** (Vm.) farol lateral, v. — LIGHT (Mar.)

— **LAP WELD (OF THE LINKS)** soldadura lateral de los eslabones.

— **LEG, BRANCH**, brazo o rama (de un tubo).

— **LEVER** (Mar.) balancín.

— **LIGHT** (Mar.) porta de luz || farol de situación de las bandas || v. — LAMP.

— **LINE** (Equit.) suelta.

— **LINING** (Hid.) estribo lateral de la esclusa.

— **LOADING PLATFORM** (Fc.) acera de carga de forma dentada.

— **LODE** (Min.) contravena, contrafilón (P. de León;) vena que se desprende del filón principal.

— **NAIL** (Arm.) tornillo de la platina; (FORE —,) tornillo delantero; (HIND —,) tornillo trasero.

— **NIPPER**, pinza lateral.

— or **MARGINAL NOTE** (Tip.) glosa, nota marginal.

— **OF NOZZLE**, cara de tobera.

— **PAVING**, declive del pavimento para facilitar el desagüe.

— **PIECE, UPRIGHT**, montante || brancal.

— **PLANE** (Carp.) cepillo lateral.

— **PLATE** (Arm.) contraplatina (Meta.) placa lateral.

— **PLATFORM** (Fc.) andén exterior.

— **POND** (Hid.) esclusa de depósito.

— **PORT** (Carp.) quicial.

— **S OF THE PORTS** (Mar.) batientes.

— **POST** (Ing.) puntal lateral.

— **PULL or DRAG** (Tec.) tracción lateral.

— **OF A QUILTING FRAME** (Tej.) banzo.

— **RABBET-PLANE, — REBATE-PLANE** (Carpintería,) guillame, cepillo de molduras lateral.

SIDE RAIL (Muebl.) reclinatorio, brazo de un asiento (Carp.) costado de cama (Ing.) parapeto, s. PARAPET, BALUSTRADE (Mar.) andarivel.

— ROD, varilla lateral (Mec.) brazo ‖ biela pendente ‖ varilla de tracción.

— — PIN (Mv.) clavija de la biela.

— ROLL, cilindro o rodillo lateral.

— ROOM, BY-ROOM (Arq.) pieza de desahogo de una casa.

— OF RUNNING, RUNNING — or EDGE (Fc.) lado de rueda.

— SADDLE (Equit.) sillico de mujer.

— SCENES (Teat.) bastidores ‖ escenas que pasan a espaldas del público.

— SHAFT (Min.) pozo lateral (Mec.) árbol lateral.

— OF A SHAFT, v. — (Min.)

— SHOOT (Hort.) renuevo lateral.

— SLIP (Ing.) deslizamiento lateral de un terraplén.

— SLIP, v. SKID, (Aeron.) deslizamiento lateral, resbalamiento.

— SLOPE, INNER SLOPE (Hid.) talud interior.

— SPACE (Fc.) andén ‖ acera.

— STICK, GUTTER STICK (Tip.) cuchillos, bisel lateral, fondo de la forma ‖ medianil.

— STITCH (Cost.) punto de costado.

— STONE (Meta.) costero.

— STRINGER (Mar.) vagra lateral de refuerzo.

— SUPPORT (Fc. señales:) fijación unilateral.

— TIPPER, — TIPPING WAGON or LORRY (Vm.) vagón basculante lateralmente.

— TOOL (Torn.) útil lateral.

— TOUCHING STOCK RAIL (Fc.) lado de contacto o aplicación.

— TRACK (Fc.) apartadero, desviadero; (Cuba:) chucho.

— TREES (Mar.) madres de palos.

— OF THE TWYER, TWYER-PLATE, plancha de hierro fundido o de piedra que cierra la tobera.

— or LONGITUDINAL or END VIEW, vista de lado, elevación longitudinal.

— OF THE WAIST (Mar.) amurador del combés.

— WALES (Carp.) cepos.

— WALL, muro lateral (Hid.) espolón de cuenco en las esclusas (Meta.) pared o testero lateral ‖ cada una de las grandes piedras situadas a ambos lados de los hornos de fundición ‖ costados (Min.) pie derecho, muro vertical.

— WALL OF TUNEL (Fc.) pared del túnel.

— WAYS, A LITTLE — — ABOVE (Tec.) arriba, en la parte elevada, alta, encima de, en nivel superior.

SIDE WEDGES OF A RAM (Alb.) cuñas para ajustar los dos lados de la loba.

— WHEEL, CORNER PULLEY (Fc.) polea de cambio de dirección.

— WIND (Mar., Aeron.) viento de costado.

— WING, RETURN, LATERAL WING (Arq.) ala lateral.

— OF WORK, BREAST (Min.) pared vertical del fondo de una galería.

SIDERAL LIGHT, v. Drummond's LIGHT, LIME-LIGHT.

SIDERITE (Miner.) siderita, variedad azul de cuarzo ‖ s. IRON-STONES; siderita, carbonato natural de hierro.

SIDEROGRAPHY, siderografía, grabador sobre acero, (Inus.)

SIDEROSCOPE (Fís.) sideroscopio.

SIDEROSCOPY, sideroscopia.

SIDING (Fc.) v. SHUNTING, SHUNT, apartadero, desviadero, (Cuba:) chucho (Carp.) costaneras (Mar.) grueso a las líneas de construcción.

— LINE (Fc.) apartadero.

— FOR LOADING TRUCKS (Fc.) vía de carga para mercancías confundibles.

— PLACE (Fc.) vía de carga y descarga.

— FOR SETTING BACK AN ENGINE or A TRUCK (Fc.) vía para hacer pasar la locomotora al otro extremo del tren.

— TRACK FOR BREAKING UP TRAINS (Fc.) vía de descomposición.

Siegerland PIG IRON (Meta.) fundición de Sieger, (de la localidad de Sieger).

— SHAFT FURNACE (Meta.) horno de cuba (Siegerland.)

SIEMENS (Metr.) siemens, unidad de conductancia.

Siemens' ARMATURE, v. SHUTTLE ARMATURE.

—' BUTTERFLY VALVE (Mec.) válvula de mariposa sistema Siemens.

— CAP (Elect.) casquillo Siemens.

—' ELECTRIC FURNACE (Fund.) horno eléctrico de Siemens.

— ELECTRODYNAMOMETER (Elect.) electrodinamómetro de Siemens.

—' ELECTROMAGNETIC APPARATUS (Metalurgia,) aparato electromagnético de Siemens.

— LAW (Elect.) ley de Siemens.

— Martin Steel (Meta.) acero Siemens-Martín.

— — — WORKS (Meta.) fábrica de acero Siemens-Martín.

— METER (Elect.) contador de Siemens.

— PRODUCER (Gas.) gasógeno Siemens.

— POLARISED RELAY (Telef.) relevador polarizado de Siemens.

— STEEL (Meta.) acero de Siemens.

Siemens UNIT, unidad Siemens, siemens.

SIENITE, AXINITE, CYANITE (Miner.) sienita.

Sienna EARTH, tierra de Siena.

SIEVE, criba, harnero, cedazo || (— OF A JIGGER,) tamiz; s. SCREEN (Min.) v. — || lavadero || clasificador (Pir.) criba, graneador.

TO —, cribar.

— FOR BLASTING-POWDER (Pir.) graneador.

— OF COLOUR (Pint., Pap.) bastidor.

— FOR CORN (Agric.) triguero.

— FOR GRAINS (Hort.) colador, criba.

— GRATE, emparrillado de criba.

— MAKER, cedacero.

— OF THE PAPER MILL (Pap.) teleta.

— FOR SORTING SUGAR-PLUMS (Conf.) criba de los confiteros.

— TOPPINGS (Fund. del plomo:) primera capa de plomo.

— WITH TWO BOTTOMS, criba de dos fondos.

SIEVIER, v. SIEVE-MAKER.

SIEVING, cribadura.

TO SIFT, s. TO SIEVE, tamizar, cribar (Mol.) cerner la harina (Min.) separar el mineral de hierro de sus impurezas (Agric.) aechar, abalear.

— — AGAIN, cerner de nuevo.

— — THE COAL (Min.) triar, entresacar.

— — THE SAND, pasar la arena, tamizar la arena.

— — THROUGH THE UPPER SEPARATING SHEET (F. de la pólvora:) cerner, cribar, pasar la pólvora.

SIFTER, s. CLEANER, depurador || cribador, cernidor || harnero, criba, v. SIEVE (minas de carbón:) persona que tamiza o tría (Mol.) criba mecánica (Min.) martillo de tría.

— AND SEPARATOR, cribadora, (criba o sistema de cribas para separar y limpiar).

SIFTING, cribadura (Mol.) cribadura, aechadura (Min.) lavado del mineral (Fund.) desescoriadura, privación de la escoria.

— CASK, tonel que contiene tierra cernida.

— MACHINE, criba mecánica.

SIGHT (Arm.) mira || visera de morrión (Tec.) luz de un instrumento (Com.) vista (Geod.) mira (Agrim.) dioptra, jalón.

— DRAFT (Com.) letra a la vista.

— FEED LUBRICATOR, lubricador de alimentación visible.

— — GLASS, mirilla del lubricador de alimentación visible.

— — OILERS, lubricadores de alimentación visible.

— — REGULATOR, regulador de las gotas.

— HOLE, PEEP-HOLE, mirilla.

SIGHT SEEING CAR (Vm.) coche para partidas de campo || coche de turismo en las poblaciones.

— VANE, v. ALHIDADE.

— — LEVEL, nivel de aire con pínolas.

SIGMOID, SHAPED LIKE SWAN'S NECK, en forma de S, en S, en forma de cuello de cisne.

SIGN, v. MARK (Min.) marca de reconocimiento (Mil.) insignia (Tec.) signo, señal (Com.) anuncio (Tip.) signo, (Escritura:) rúbrica, firma.

TO —, rubricar, firmar (Tip.) poner el Visto Bueno para tirarse.

— — OFF (Radio.) anunciar el fin de la transmisión.

— BOARD or POST (Com.) anuncio || escudo || muestra.

— (OF EXCLAMATION:) (Tip.) signo de admiración; (OF INTERROGATION,) signo de interrogación (OF QUOTATION,) v. INVERTED COMMAS; (OF REFERENCE:) envío, punto de referencia; (FOR SPACING:) signo para espaciar las letras.

— LIGHTING (Elect.) alumbrado para reclamo o de anuncio.

— PAINTER, pintor de anuncios o carteles.

SIGNAL, señal (Elect., Telegr., Telef.) señal, seña, || mensaje o efecto convenido.

TO —, señalar (Fc., Tel.) hacer una señal.

— FOR ACTION (Mil.) señal de combate.

— ALARM BELL, timbre de llamada o de aviso.

— ALL RIGHT, OPEN DISC (Fc.) disco de vía libre, (paralelo a la vía).

— AND SEMAPHORE LAMPS AND LANTERNS (Fc.) linternas y lámparas para discos de señales y para señales.

— APPARATUS (Tel.) aparato para señalar.

— BELL, campanilla || timbre.

— BOX or CABIN (Fc.) garita del señalador o del guarda.

— BRIDGE (Fc.) puente para señales.

— CABIN ZONE (Fc.) zona de acción de la estación de maniobra.

— CIRCUIT (Telef.) circuito de anunciador.

— CODE (Fc.) reglamento de señales.

— COLOR (Fc.) color de la señal.

— CONTROLLING THE CALL (Telef.) señal de comprobación de llamada.

— CRANK (Fc.) manivela de señal.

— — LOCK (Fc.) parada de la manivela de señal.

— AT DANGER, CLOSED DISC (Fc.) disco de parada o cerrado, (perpendicular a la vía).

— DISC (Fc.) disco de señales.

— WITH CRANK, — DRUM (Fc.) tambor de accionamiento de señal.

SIGNAL OF DISTRESS (Mar.) señal de avería, señal de pedir auxilio.

— —, v. S. O. S., v. C. Q. D.

— FIRE, hoguera o fuego de señalar.

— FIELD (Fc.) juego de señales.

— FLAG, bandera de señal.

— FOR FOG (Mar.) señal de bruma.

— FUSE, espoleta para señales.

— GLASS (Fc.) vidrio de señal.

— GONG, v. GONG.

— GUN (Mil.) cañonazo de señales.

— HORN (Fc.) corneta.

— HOUSE, caseta de señales.

— KEY (Fc.) llave de señales.

— LAMP (Fc.) farol de señales (Mar.) (— LIGHT or LANTERN,) linterna de señales (Telef.) lámpara de señal.

— — BOARD (Telef.) cuadro de las lámpara de señal.

— LIGHT, v — LAMP (Fc.) luz de la señal (Mar.) (BEACON. PHAROS.) fanal. faro || farol. linterna grande.

— LOCK (Fc.) cerradura para señales.

— LOCKER, cofre de las señales.

— MAN (Fc.) guardavía.

— MAST (Mar.) mástil de señales.

— OPERATING MECHANISM (Fc.) accionamiento y maniobra de la señal.

— PIPE (Fc.) tubo para señales.

— ON POST (Fc. semáforos:) señal montada sobre el poste.

— POINT or GROUND LAMP (Fc.) farol para cambio de vía.

— POSITION (Fc.) posición de una señal.

— POST, vigía (Fc.) poste del semáforo.

— RECEIVER (Fc.) receptor de señales.

— RELAY (Elect.) relay de señales. relevador de señales.

— ROCKET, cohete de señales.

— ROD (Fc.) varilla de accionamiento de señales.

— SET AT "STOP", v. — AT DANGER.

— TO TRANSMIT CALL (Telef.) invitación para transmitir.

— VOLTMETER (Elect.) voltímetro avisador.

— WIRE (Fc.) alambre para señales.

— — LINE (Fc.) transmisión por cable o funicular.

— WORD (Mil.) seña.

— WORKING or OPERATION (Fc.) maniobra de la señal.

— —, ELECTRO-PNEUMATIC — — (Fc.) señal con mando neumático y regulación eléctrica.

SIGNALLING, señalar, transmitir señales || (— AT A DISTANCE,) telesemia. transmisión de señales a lo lejos.

— APPARATUS (Tel.) aparato de señales.

SIGNALLING APPLIANCES, RAILWAY — —, aparatos para señales en los ferrocarriles.

— BALLOON · (Mil., Aeron.) globo de señales.

SIGNATURE, firma (Tip.) signatura, señal al pie de la primera página de cada pliego (Mús.) clave, llave.

TO SILENCE (Art.) apagar.

SILENCER, MUFFLER (A) (Vm.) silencioso, (México:) mofle, (Mec.) (CHAIN —,) sordina de cadena.

SILENT (Tel.) quieto, en reposo.

— APPARATUS (Elect.) reótomo.

— PARTNER (Com.) socio comanditario.

Silesia **LAWN** (Tej.) lino de Silesia.

SILEX (Miner.) sílice, pedernal.

— STONE FOR MILL-STONES (Miner.) molarita.

SILHOUETTE, silueta, perfil.

— INSTRUMENT, recortador de siluetas.

SILICA (Quím., Miner.) sílice || (CARBONATE OF ZINC,) v. CADMIA, CALAMINA.

SILICATE (Quím.) silicato.

SILICIC (Quím.) silíceo.

— ACID, — ANHYDRIDE (Quím.) ácido silícico.

SILICIDE (Quím.) siliciuro.

SILICIFICATION (Quím.) silicatización.

SILICIFIED, SILICATED (Quím.) silicatado.

TO SILICIFY (Quím.) silicatar o silicatizar.

SILICIUM, SILICON (Quím.) silicio, especie de metaloide || (HEPATIC —,) silicio hepático.

SILICIOUS (Miner.) silíceo.

SILICON, v. SILICIUM.

SILIGINOSITY (Bot.) siliginosidad.

SILK, seda || tejido de seda || de seda.

— BOBBIN or REEL, canilla o carrete de seda (LARGE — —,) carrete largo para devanar hilos de seda.

— BREEDER, persona que dirige una explotación de gusanos de seda.

— CAMLET, camelote de seda.

— CLEANER (Seric.) obrera que limpia la seda || devanadera que limpia la seda.

— COTTON, seda vegetal.

— CULTURE, sericultura.

— DAMASK WEAVER, tejedor de damasco.

— DOUBLING MACHINE (Seric.) argadillo doblador.

— DRESSER (T. S.) lustrador.

— DYER, tintorero en seda o sobre seda.

— EMBROIDERY (Bord.) bordado en seda.

— FERRET (T. S.) cinta de seda muy estrecha || cinta hecha con la borra de seda.

— FRAME (Bord.) bastidor.

— GLOSS, lustre de seda.

— GOODS, —S, sedería.

— GROWER, sericultor.

— HUSBANDRY, sericultura.

SILK INDUSTRY, industria setífera.
— LACE, blonda,
— LIST, BORDER-THREAD (Tej.) vendo, orilla de una tela de seda.
— MANUFACTORY or MILL, sedería, filatura.
— MERCER, sedero.
— MILL, v. — MANUFACTORY.
— MOTH, v. — WORM.
— MUSLIN, muselina de seda.
— NURSERY, cría de los gusanos de seda.
— — MAN, persona que hace producir granos o simiente de gusanos de seda.
— PAPER, papel de seda.
— PLUSH, frisado, felpilla.
— PRINTING, impresión sobre telas de seda.
— REEL, devanadera || aspa.
— REELER (T. S.) devanadora.
— RIBBON, cinta de seda.
— RIBBON LIGHTNING PROTECTOR (Electricidad,) pararrayos de cinta de seda.
— SHUTTLE (Tej.) lanzadera de bordador en seda.
— SIEVE, tamiz de seda.
— SPINNER or THROWER, hilador, hilandero.
— SPINNING, filatura de seda.
— — MILL, filatura.
— STICK (Tint.) vara de bracear.
— STOCKINGS SOAP, jabón para medias de seda.
— STUFF, tela de seda || (— —S,) sedería.
— TAPE LIGHTNING ARRESTER (Fís.) pararrayos con cinta de seda.
— TASSEL, madroño o borla de seda.
— THREAD, hilo de seda.
— — TO REPLACE THE BROKEN ONES (Tej.) alambre de cadena usado para recomponer los hilos que se rompen al fabricarla.
— THROWING or TWINING (Tej.) hiladura y torcedura de la seda en rama.
— TUFT, flocadura.
— TWIST, oro o plata hilado sobre seda.
— TWISTING, torcedura de la seda.
— — MACHINE, máquina para torcer la seda.
— WASTE, desperdicios de seda (FLOCK —,) borra de seda || cadarzo.
— WEAVER, tejedor de seda.
— — WHO WORKS INDOORS (en las sederías de Lyon, Francia:) canuto, (expresión familiar.)
— WEFT, seda de trama.
— WORM, gusano de seda.
— — HAVING TWO GENERATIONS PER ANNUM, bivoltino.
— — DISEASE, enfermedad de gusano de seda (GATTINE:) enfermedad que mata a los gusanos en la segunda muda.
— — NURSERY, criadero de gusanos de seda.

SILK YARN, SPUN, seda hilada.
SILL (Carp.) carrera, viga de carrera || solera || umbral (Arq.) tabla de apoyo || banqueta de ventana (Mar.) batiporte (Hid.) plataforma de empalizada (Const.) maderamen enrejado || umbral || (— OF A PILE ENGINE,) solera de martinete (Fc.) (STAY —,) calzo de apoyo del montante || (— OF WHARF WALL,) borde de una rampa.
SILO (Agric.) silo, foso subterráneo.
SILT, v. SCALE. INCRUSTATION.
SILUNDUM, (FOR ELECTRIC RESISTORS,) (T. N.) silúndum, silundo.
SILVER, plata || (SILVERY,) de plata.
TO —, platear (Vid.) azogar un espejo (Tec.) argentar.
— — LEAD, desargentar el plmo.
— — OVER, v. — —.
— ALLOY (Quím.) aleación de plata (Tec.) blanco, compuesto de plata.
— AMALGAM (Quím.) amalgama de plata
— BEATER, batihoja, batidor de plata.
— BROCADE, tisú de plata.
— BURNISHER, bruñidor de plata.
— COIN (Ac.) moneda de plata.
— COPPER, cobre gris argentífero de España.
— CYANIDE (Quím.) cianuro de plata.
— EDGE, orla de plata.
— ELECTRODE (Elect.) electrodo de plata.
— FABRICS, tejidos con fondo de plata.
— FILLINGS, limaduras de plata.
— FIR ("Pinus PICEA") (Bot.) abeto plateado o blanco o común.
— FOX (Ten.) zorro plateado.
— FOIL, plata en hojas, papel de plata.
— GILT, GILT, plata sobredorada.
— GLANCE (Min.) plata agria, sulfuro de plata, argentita.
— GRAIN (Carp.) radios medulares.
— GREY, gris de plata.
— HYDRARGYRUM (Quím.) hidrargiruro de plata.
— INGOT or BAR, plata en barras, barras de plata.
— INK, tinta argentada.
— LACE, blonda o encaje de plata || galón de plata.
— MAPLE (Bot.) arce blanco.
— MINE (Min.) mina de plata.
— MOUNTED (Joy.) engarzado o montado en plata.
— NITRATE (Quím.) nitrato de plata o argenteo, piedra infernal.
— ORE (Min.) mineral de plata.
— PAPER, (TISSUE-PAPER,) papel delgado y transparente, Joseph || papel plateado.
— PLATE, —, vajilla de plata.
— PLATING, chapeado de plata.

SILVER POPLAR, "POPULUS ALBA" álamo blanco.

— POWDER, plata musiva.

— SMITH, platero.

— SOAP, mezcla de jabón y de grasa.

— SOLDE, soldadura de plata.

— SPANGLES (Min.) pepitas o pajitas de plata.

— STEEL, acero con grano argentino.

— TEST, TOUCH, toque, prueba.

— THAW (Meteor.) niebla helada.

— THREAD, SPUN —, hilado sobre seda || hilo de plata.

— TISSUE, tejido de plata, || (— — PAPER,) v. — PAPER.

— TREE, Dianae ARBOR, árbol de Diana.

— WEAVER, tejedor de paños de oro.

— WEIGHING MACHINE, balanza argiro-metrica.

— WIRE, hilo de plata, alambre de plata.

SILVERER, plateador (Vid.) azogador.

SILVERING, plateadura, plateado (Vidriería,) (QUICKSILVERING,) alinde, azogado.

— BY CONTACT (Elect. Meta.) plateado por contacto.

SILVERY, GRAY — (Meta.) fundición de fractura glaseada, fundición gris siliciosa.

SIMILOR, (ALLOY OF COPPER AND ZINC) (Tec.) crisócalo.

SIMMERING (Quím., Coc.) hervidero.

SIMPLE, simple (Bot.) simple.

— ACCUMULATOR or BATTERY SWITCH (Elect.) reductor sencillo.

— ANTENNA (Tel., Inal.) antena sencilla.

— BODY or SUBSTANCE (Quím.) cuerpo simple.

— CIRCUIT (Elect.) circuito sencillo.

— COLOUR, color simple.

— CORDS (T. S.) cuerdas de los bramantes para levantar la urdimbre (Tal.) cuerdas de los aciones.

— HOOK (T. S.) gancho de los bramantes.

— JUNCTION PLATE (Fc.) brida de empalme o eclisa doble.

— LOOM (T. S.) banco de estirar o alzar la urdimbre (para tejidos de capricho).

— RECEIVER (Telef.) receptor sencillo.

— STRANDING MACHINE, máquina de trenzar de una sola bobina.

— TRANSMITTER (Radio.) transmisor sencillo.)

— TWISTING, torcido sencillo (Elect.) torcido o cableado sencillo.

— WINDING (Elect.) arrollamiento del inducido con circuito sencillo.

SIMULTANEOUS MAXIMUM DEMAND (Tec.) consumo máximo simultáneo.

SIMULTANEOUS MULTIPLEX TELEGRAPHY, telegrafía múltiple simultánea.

— TELEPHONY AND TELEGRAPHY, telegrafía y telefonía simultáneas.

SINE (Geom.) seno.

— CURVE, senoide, curva senoidal.

— DIE (Com.) "sine die", sin fijar el día.

TO SING (paños:) pasar a la llama del gas los hilos para que pierdan la pelusa (Tec.) chamuscar, pasar por el fuego.

SINGEING (paños:) repelo. paso por el fuego (Tec.) abrasamiento, chamusqueo (Coc.) acción de pasar una cosa por el fuego.

SINGLE, pelo || hilo unido || torzal de seda (Dep.) (—S), singles.

— ACTING (Tec., Mec.) de efecto simple.

— — CYLINDER (Mec.) cilindro de efecto simple.

— ARM ANVIL (Herr.) bigorneta.

— BREAK SWITCH (Elect.) interruptor simple.

— CURVE GEAR (Mec.) engranaje de evolventes.

— CUTTING or CHAMFERED (Tec.) de un solo corte.

— DECK AEROPLANE (Aeron.) monoplano.

— ENDED SPANNER or WRENCH, llave sencilla o simple.

— FLUE (Mv.) chimenea sencilla.

— GRIDIRON (Fc.) emparrillado simple.

— HEADED RAIL (Fc.) riel o carril en T, riel de una sola cabeza.

— LIP SCREW-AUGER, taladro de una sola espira.

— NEEDLE TELEGRAPH (Tel.) telégrafo de aguja sencilla.

— PLATE, HIP-LEAD, pieza de plomo cortada en ala o faldón.

— PLY GUMMED or RUBBERED (Aeron.) tela sencilla engomada.

— POLE RECEIVER (Telef.) receptor telefónico unipolar.

— PULL OFF (Elect.) soporte aislador de dos ramas.

— RAIL RAILWAY, MONORAIL RAILWAY, monorriel, ferrocarril de un solo riel.

— — SCOTCH (Fc.) palenque de un carril.

— ROD LIGHTNING PROTECTOR (Fís.) pararrayos sencillo de poste.

— SLAB (Elect.) cuadro de distribución único.

— STROKE (Mec., Mv.) de un solo choque o golpe.

— — BELL (Elect.) timbre de un solo toque.

— SURFACED (Aeron.) de una (sola) superficie trabajada.

— THROW CRANK SHAFT (Mec.) árbol cigüeñal de un codo.

— YARN, hilo simple.

SINGLY RE-ENTRANT WINDING (Elect.) arrollamiento entrante de nuevo sencillamente; (también se usa: reentrante).

SINISTRORSUM, sinistrorso, sinistrórsum.

SINK, v. GUTTER, DRAIN, SEWER.

— TO — (Arq.) s. TO SUBSIDE; asentarse ‖ desplomarse ‖ hundirse (Grab.) (DEEPEN,) vaciar (Herr.) avellanar (Carp.) engargolar (Cerr.) sumir un clavo (Min.) ahondar, ir o trabajar a pique o a pico (F. de jabón:) bajarse, precipitarse el jabón en la caldera (Pap.) calarse, resumirse (Poz.) cavar o ahondar un pozo.

— — IN (Alb.) embeber (Herr.) (— — A RIVET,) pasar el roblón.

— HOLE, desaguadero ‖ abertura practicada en un acueducto.

— STONE (Const.) canal alrededor de un edificio para recoger las aguas pluviales.

SINKER (Pesc.) plomada (Min.) pico de pocero de mina de hulla.

— BAR (Tej.) barra de platinas.

SINKING, v. BORING, DRIVING, SUBSIDING, ABSORBING (Min.) excava c i ó n, ahonde (Const.) asiento ‖ depresión (Com.) amortización (Carp.) ahuecamiento (Tec.) apisonamiento.

— FUND (Com.) fondo de amortización.

— SET (Min.) bomba suspendida.

SINO -, (en Comp.) chino.

SINOPLE, HYALINE QUARTZ (Miner.) sinople, cuarzo hialino.

SINTER, v. CRUST, INCRUSTATION (Geol.) depósito, concreción, incrustación (Min.) toba (Meta.) escorias ‖ aglutinación.

— or ROUGH SLAG (Meta.) escoria rica del horno de refinado.

SINTERING, v. SINTER (Meta.) aglutinación.

— COAL, CHERRY COAL (Min.) hulla seca de llama larga.

SINUOSITY, sinuosidad.

SINUSOIDAL, SINE-SHAPED (Mate.) senoidal.

— CURRENT, SINE CURRENT (Elect.) corriente senoidal.

— FARADISATION (Elect., Med.) faradización senoidal o sinusoidal.

— VIBRATION (Fís.) oscilación senoidal.

— VOLTAISATION (Galv.) galvanización sinusoidal.

SIPHON, sifón (Hid.) sifón (Dest.) sifón ‖ calador o probador de licores (Tec.) sifón, botella de agua de Seltz.

— BAROMETER (Fís.) barómetro de sifón.

— CUPS (Mv.) lubrificadores.

— PIPE, tubo de sifón para trasegar.

— PUMP, bomba de sifón.

— RECORDER (Tel.) sifón gráfico, receptor de sifón.

SIPHON TELEGRAPH (Tel.) telégrafo de sifón.

— TRAP, S para inodoros.

SIRE (Gan.) padre.

— TO — (Gan.) engendrar.

SIRENE (Fís.) sirena (Mar.) sirena.

Sirius (Ast.) Sirio.

— LAMP (Elect.) lámpara Sirius.

SIRLOIN (Carn.) solomillo, filete.

SIRUP, jarabe, almíbar.

SISAL HEMP (Com.) henequén, sisal.

SISMOMETER (Fís.) sismógrafo.

SISTER BLOCK (Mar.) telera de dos motones.

— KEELSON (Mar.) sobrequilla lateral.

—'S THREAD (Tej.) hilo para encajes (de Holanda).

TO SIT (Corr.) empollar.

SITE OF A BRIDGE (Pont.) emplazamiento de un puente.

SITOSTEROL, SITOSTERIN, sitosterol.

SITTING-ROOM, gabinete, gabinete de recibir, departamento ordinario de recibir o esperar.

SITUATION (Arq.) situación, posición (Tip.) empleo del regente de imprenta (Com.) empleo (Tec.) situación.

SIX, 606, salvarsán.

SIX-ANGLED (Geom.) hexagonal.

— CYLINDER MOTOR (Vm.) motor de seis cilindros.

— FOOT WAY (Fc.) entrevía.

— SEATED (Carr., Vm.) de seis asientos (— — PHAETON,) triple faetón.

— SQUARE BROACH, alegrador hexagonal.

SIXTEENS, IN — (Tip.) en dieciseisavo.

SIXTIES, FINE — (Agric.) rastrillo para el cáñamo de 1369 dientes.

SIZE, tamaño ‖ volumen ‖ magnitud (Dor.) sisa (Tej.) número (Joy.) calibre ‖ criba (Alb.) lechada (Pap.) agua de cola ‖ forma (Ac.) tejuelo (Tip.) forma (Tec.) cola de guantero (Arq.) anaglifos, antequino, esgucio (Zap.) punto, medida (Somb.) aparejo, aderezo.

— TO —, s. TO ADJUST, calibrar ‖ ajustar ‖ ajustar el peso (Ac.) ajustar los tejuelos (Min.) tamizar los granos de estaño ‖ clasificar por tamaños (Pap.) encolar (Tej.) engomar ‖ preparar con cola (Alb.) blanquear por la primera vez (Dor.) quitar las manchas de un fondo que quiere dorarse (Enc.) encolar (Somb.) aparejar, aderezar (Meta., Min.) triar, entresacar, clasificar por tamaños.

— OF BORE, calibre.

— — COAL GRADING (Min.) grueso del grano, tamaño del carbón.

— COLOUR, GLUE-WATER COLOUR, destemple, color al destemple.

— CROSS (Enc.) colgador.

SIZE OF GRAIN (Min.) tamaño del grano.

— KETTLE or COPPER (Enc.) mojador || cazo con cola.

— PRESS (Enc.) prensa de escurrir.

— STICK (Zap.) cartabón.

— WATER (Dor.) sisa.

SIZER (Arm.) calibrador, pasabalas (Somb.) aparejador (Tec.) encolador || engomador.

SIZING (Min., Meta.) clasificación por tamaños || determinación del grueso (Tec.) calibradura (Dor., Pint.) aparejo, mate (Tej.) aderezo, encoladura (Enc.) lavado (pergaminos:) encoladura (Ac.) ajuste de los tejuelos (Hiland.) numeración || indicación de la longitud o grueso de un hilo bajo un peso determinado.

— MACHINE (Tej.) máquina de aparejar || encoladora.

— ROOM (Pap.) salón de encolar (Tej.) taller donde se da cola a los hilos de las cadenas.

— BY SIFTING (Meta.) determinación del grueso por cribadura.

— TROUGH (Pap.) mojador.

— IN THE VAT (Pap.) encolado en la cuba.

SKADS, gran número o cantidad.

SKEIN (Tej.) madeja, cadejo || ovillo || v. HANK (Carr.) banda de refuerzo del eje.

— DIVIDER (Tej.) aparato para separar las madejas de seda antes de devanarlas.

— OF SILK, lizo.

SKELETON (Tec.) esqueleto, armazón, armadura, v. FRAME.

— BILLS or LETTERS (Com.) modelos en blanco.

— KEY, llave maestra.

— TREE (Tal.) esqueleto de silla de montar.

TO SKELETONIZE (Mil.) reducir a un esqueleto; aniquilar.

SKELP (Fund.) hierro en bandas para cañones (Meta.) banda de metal.

SKERRY (FOR TERRA COTTA) calcáreo impuro.

SKETCH, diseño, bosquejo, boceto, esbozo, trazo, esquicio.

— TO —, esbozar, bosquejar, esquiciar.

SKETCHED (Arq.) hojas esbozadas sin adorno.

SKETCHER, dibujante || trazador || marcadora.

SKEW, sesgado, al sesgo, oblicuo (Arq.) en arco de círculo (Carp.) despatillado.

— BACK (Arq.) resalto || albardilla.

— BEVEL WHEEL (Mec.) engranaje cónico helicoidal.

— CARVING CHISEL (Tec.) formón para esbozar.

— JOINT (Fc.) junta oblicua.

— PLAIT (Cost.) tira de tela cortada oblicuamente || pliegue sesgado.

SKEW PULLEY (Mec.) polea de garganta oblicua.

— SPANNER, llave acodada.

— or HYPERBOLICAL WHEEL (Mec.) rueda hiperbólica.

— WHIFF (Tec.) sesgado, arqueado, combado.

SKEWER (Coc.) lardero, brocheta, aguja de lardar (Art.) punzón de cebar (Tej.) broca || marco de estizola (Pesc.) instrumento para ensartar los bacalaos después de pescados.

SKEWING (Dor.) reparar el dorado || (—S,) mermas del oro.

SKI (Dep.) esquí; pl. esquís.

SKID (Mar.) calzo || postelero, baradero || carenote (Tec.) deslizamiento, resbalamiento (Aeron.) (A WOODEN OR METAL RUNNER,) patín || deslizamiento, resbalamiento, derrape.

— TO —, enrayar una rueda (Aeron.) deslizarse, resbalar.

— —, (TIRES,) derrapar, patinar.

— FIN (Aeron.) (ONE OF THE FORE-AND-AFT VERTICAL SURFACES,) aleta vertical, superficie vertical.

— NON —, ANTI — (Autom.) antideslizante, antiderrapante.

SKILLET, crisol para acero (Alf.) olla pequeña.

SKIM, escoria, espuma.

— TO — (MILK:) descremar la leche (Tec.) quitar la espuma (Quím.) despumar, purificar, espumar (Vid.) desescoriar el vidrio fundido (Coc.) (— — THE LARD,) desgrasar, desmantecar.

— COULTER (Agric.) reja delantera del arado.

— MILK, leche descremada.

SKIMMER (Vid.) recogedor de vidriero (Tec.) espumadera || despumación, descremación, (salinas:) canal para que se escurra la espuma (Fund.) rasadera.

SKIMMING, despumación, materia descremada, desnate (Min.) espumadura, (Chile:) boga || (—S,) recortes, (México:) desechos (Vid.) remoción de las impurezas de la superficie del vidrio en fusión.

— SIEVE (Pap.) criba de espumadura.

SKIN, piel, cuero, pellejo (Meta.) nata || costra en la superficie del metal en fusión (Dor.) piel (generalmente de búfalo) (Tip.) pergamino.

— BRAKE (Tec.) varilla de hierro para tundir las pieles.

— COAT (Tec.) contrabanco, piel que emplea el pergaminero.

— DYER (Tint.) tintorero de pieles.

— DRESSER (Tint.) curador, adobador de pieles, zurrador.

SKINNER, pellejero, curtidor, zurrador.

SKINNING, pellejería (Mar.) revestimiento.

SKIP, espuerta, cesta (Min.) s. BASKET || (HOISTING:) (México:) chalupa (Tec.) cuba, gamella.

SKIPPING OF THE NEEDLE (Tel.) salto de la aguja.

SKIRT (Modas,) falda || enaguas (Cost.) orla, ribete (Tal.) solapa || parte donde se apoyan los muslos del jinete.

SKIRTING BOARD (Tec.) listón hincado en el suelo.

SKITTLE-POT (Joy.) crisol.

SKIVE (lapidarios:) disco de acero para pulir el diamante.

   TO — (Ten.) descarnar con el escalpo las pieles.

— LEATHER, pergamino delgado.

SKIVER, SKIVING TOOL, cuchillo de adeigazar.

SKIVERS (Enc.) pieles agrietadas.

Skoda GUN (Mil.) ametralladora Skoda.

— PROCESS (Meta.) procedimiento Skoda.

SKYTTERUDITE, MODUMITE (Min. de Noruega:) arseniuro de cobalto.

SKY, azul celeste || (SLANG:) leche con agua.

— DRAIN (Arq.) drenado contra la humedad.

— LIGHT (Arq.) tragaluz, claraboya.

— MAN, un aeronauta.

— PILOT, piloto con licencia, piloto autorizado.

— SCRAPER (A) (Arq.) rascacielos, arañacielos.

SLAB, s. BLOOM; laja, losa, loseta (Arq.) parte de la chimenea del hogar al tubo comprendida entre las dos jambas || plancha de hierro para cubrir esa parte de la chimenea (Cer., Fund.) pasta nivelada o igualada en una superficie plana (Carp.) falla || costera || tabla (Tec.) capa de revestimiento (Meta. laminadores:) hierro para hacer planchas (Tej.) mecha.

— BLOOM (Fund.) paquete, empaquetado.

— IRON (Meta.) placa de palastro.

— MILLING MACHINE, fresadora acepilladora para superficies grandes.

SLABBING, última carda del hilo o la seda.

Slaby-Arco's MULTIPLYING ROD (Tel., Inal.) multiplicador de medición.

— —'S SYSTEM (Tel., Inal.) sistema Slaby-Arco.

SLACK (Com.) flojo, abatido (CABLE,) flojo (Mar.) seno de cable || en banda, al largo (Mec.) s. LOOSE, flojo.

— CULM, v. CULM, DROSS.

— LIME, CHALK-LIME (Ten.) pelambre, cal viva.

— OVEN, horno a fuego lento.

— SILK, seda cruda o floja.

TO SLACKEN (Mar.) abonanzar (Tec.) moderar || (— — THE FIRE:) moderar el fuego || apagar la cal (Mec.) destornillar, aflojarse.

SLADE (Agric.) timón del arado.

SLAG, escoria (Meta.) v. DROSS.

— BATH (Meta.) baño de escorias.

— BED or BOTTOM (Meta.) solera de escorias.

— CEMENT (IRON Portland CEMENT,) cemento de escoria de alto horno.

— CHAMBER (Meta.) depósito de escorias.

— COBS, granalla de escorias.

— CRUST, costra de escorias.

— DUCT (Meta.) canal de escorias.

— FREE IRON (Meta.) hierro sin escorias.

— FURNACE, horno de reducir escorias || horno de manga.

— LEAD (Meta.) plomo agrio.

— POCKET, v. — CHAMBER.

— PRESS (Meta.) prensa de escoria.

— PUDDLING, pudelaje caliente.

— SAND, arena de escoria.

— WASHING PROCESS, SINGLE REFINING (Meta.) afino al baño de escoria, (procedimiento de una sola fusión).

SLAGGING (Fund.) escorificación.

TO SLAKE (Alb.) apagar la cal.

SLAKING BASKET (F. de Az.) clarificadora de cesto.

SLANT, s. CURVE || oblicuidad, sesgo.

SLANTING (Eb.) al sesgo, en bisel.

— DOWNWARDS or UPWARDS (Aeron.) ascenso o descenso por variaciones de equilibrio estático.

SLAP-RIDDLE (Agric.) criba de mallas de 7 centímetros.

— STICK (Teat.) palmeta, (México:) matraca.

SLASH, v. CUT.

SLATE (Min.) pizarra || grafolito (Pint.) color de pizarra.

— BLACK, negro de esquisto.

— BLOCK, bloque de pizarra que se lleva a cuestas.

— CLAY, arcilla esquistosa.

— COAL, carbón esquistoso.

— CUTTER, pizarrero || (WEDGE:) cuño para hendir las pizarras.

— LAYER or BANK (Min.) lecho de pizarra.

— PIT or QUARRY, pizarral, cantera de pizarra.

— PLATES, THICK —, placa de esquisto pizarroso de dos o tres centímetros de espesor.

— ROOF (Arq.) techo o techumbre de pizarra.

— SAW, sierra de pizarrero.

— SLAB, placa de pizarra.

SLATE SPAR, ARGENTINE, carbonato de cal esquistoso.

SLATED ROOF (Arq.) techo de pizarra, techado con pizarra.

SLATER (Alb.) pizarrero.

— **'S HAMMER,** hacheta de pizarrero || desclavador.

— **NAIL, BRAD,** clavo de pizarrero.

— **'S WEDGE,** cuña de pizarrero.

SLAUGHTER-HOUSE, ABATTOIR, rastro, matadero.

SLAY (Tej.) peine, cárcel.

SLAYING (Tej.) v. CAAMING.

TO SLEAVE (Tej.) devanar.

SLEAVE-SILK, seda en ovillos.

SLED, rastra, narria.

SLEDGE, v. SLED, trineo, rastra, narria (Herr.) macho (Mar.) basada (Tec.) maderos para descargar toneles (Min.) carretilla || rastra || maza, (Perú:) combo (Chile:) aporreador, (México:) pico || (— HAMMER:) quebrador.

— **HAMMER,** macho acotillo (Min.) v. —.

— **MALLET** (Min.) gran martillo de mano.

SLEEK, POLUSHER (Fund.) pulidor, bruñidor, rascador.

SLEEKER (Fund.) (SLEAKER,) rascador, rascadera (Art.) alisador (Ten.) punzón. (Tec. y Meta.) v. CLEANER.

SLEEKING BOARD, v. SMOOTHING BOARD.

— **GLASS,** vidrio para pulimentar.

— **HAMMER,** martillo de pulir o repasar.

— **MACHINE,** alisadora, s. SMOOTHING-MACHINE.

— **STICK or TOOL** (Zap.) alisador de boj.

— **STONE,** alisadora, piedra de alisar o pulir, calandria.

— **TOOL** (Tej.) alisador || v. — STICK (Fund.) espátula.

SLEEPER (Fc.) (TIE,) traviesa || larguero || traviesa, durmiente (Mar.) carlinga (Carp.) travesaño, durmiente, vigueta (Tec.) (—S,) grano que germina con dificultad (Tej.) malla de arriba.

— **(OF A BRIDGE,)** durmiente de puente.

— **CHAIR** (Fc.) cojinete de traviesa.

— **DRILLING MACHINE** (Fc.) taladradora para traviesas.

— **FISH or JOINT PLATE** (Fc.) brida de larguero.

— **JOINT** (Fc.:) junta de larguero.

— **PLANE,** avión dormitorio, pullman aéreo.

— **RAIL** (Fc.) carril larguero.

— **SADDLE RACK RAIL** (Fc.) silla o cojinete de traviesa o durmiente.

SLEEPING-CAR (Fc.) carro dormitorio.

— **PARTNER** (Com.) socio comanditario.

SLEEPING SICKNESS, v. ENCEPHALITIS LETHARGICA.

SLEET, v. FROZEN, granizo menudo.

SLEEVE, manga (Mec.) manguito || dedal largo (Elect.) manguito, enchufe.

— **AXLE,** eje hueco.

— **BAND** (Sast.) vuelta de la manga.

— **BOARD** (Sast.) palo redondo para repasar las costuras de las mangas.

— **BRAISED ON** (Mec.) manguito soldado.

— **HOLE** (Sast.) bocamanga.

— **WITH WIND-CUFFS,** manga con cortavientos para automovilistas.

SLEWER, RAIL — (Fc.) aparato para desplazar carriles longitudinalmente.

SLEY (Tej.) peine.

— **BLADE** (Tej.) hoja del peine.

— **VERGE,** utensilio del fabricante de medias.

SLICE (Carn.) rebanada, tajada, lonja (Tec.) pala || rebanada (Tip.) rascador || palito para tinta (Cuch.) cuchillo para pescado (Mar.) desguazador || cuña de grada.

TO —, rebanar, tajar.

— **BAR** (Fund.) atizador, hurgón.

SLICING LATHE, torno de tronzar.

— **MACHINE** (Herr.) rebanador, cortador.

SLICK, SMALL ORE (Min.) eslique, mineral en grano.

— **OF WASTE METAL,** eslique de desechos.

SLICKENSIDE (Geol.) plano de resbalamiento, (México:) espejuelo (Colombia:) espejo.

SLIDE, corredera, resbaladera (Geol.) resbalón, (México:) vetilla (Colombia:) liso (Min.) v. DYKE || v. FAULT || resbaladero || plano inclinado (Mec.) corredera || anillo móvil (Fc.) corredera (Arq.) marco de chimenea (Carp.) muesca (Tej.) corredera de los soportes || pasador móvil por el que pasa una cadena (F. de paraguas:) anillo (Mueb.) corredera de cama (Arb.) camino por donde se hacen resbalar los árboles cortados (Rel.) resalte de la pieza de escape de un reloj.

TO —, deslizar || escurrir, correr (Cerr.) echar o empujar el cerrojo.

— **— IN A GROOVE** (Mec., Mueb.) correr por una ranura.

— **BAR,** barra transversal de un montarresortes (Mec.) (— GUIDE,) guía de la corredera.

— **BEVIL,** escuadra de plegar.

— **BOARD,** tablado de jabonero.

— **BOX** (Mv.) v. DISTRIBUTING-BOX || caja de las válvulas, de distribución.

— **BRIDGE** (Fís.) puente de Wheatstone.

— **CANDLESTICK,** candelero con portavelas móvil.

— **CHAIR or PLATE** (Fc.) cojinete de corredera.

SLIDE COCK, grifocompuerta.
— GAUGE (Tec.) cartabón corredizo.
— GUIDE, v. — BAR || corredera pequeña de guía.
— HEAD (Torn.) soporte corredizo.
— INDEX (Mec.) cursor.
— KNIFE, cuchillo de bomba o tambor.
— LATHE (Torn.) torno de carro.
— LEVER (Mec.) palanca de corredera.
— — GUDGEON (Mec.) eje, gorrón.
— LOOP, RUNNER; abrazadera del fusil.
— PLYERS, tenaza de anillos.
— REST (Torn.) carro, soporte de carro, corredera de torno, portaútil.
— — TOOL (Torn.) útil, s. CHISEL.
— RODS (Mv.) bielas de correderas.
— SHAFT, ECCENTRIC (Mec.) eje de corredera.
— OF SHAPER (Maq.) portaútil o carro de la limadora.
— SHOE FOR FREE END OF SPRINGS (Mec.) soporte de corredera para ballestas.
— UNDER-LOCK or LOCKING DOG (Fc.) órgano de cierre saliente.
— VALVE, válvula de corredera || válvula de distribución.
— — BALANCE-WEIGHT (Mec.) contrapeso de la corredera.
— — GEAR (Mec.) distribución de caja.
— — ROOT or SPINDLE (Mec.) vástago del distribuidor.
— VANE (Geod.) pínula de teodolito.
— VICE (Tec.) tenalla de boca grande o corrediza.
SLIDER (Tec.) v. FALLING-BOARD (Mec.) cursor (Hid.) piezas de madera por las que se deslizan las compuertas de un molino de agua (Min.) (—S,) puntales o apoyos de pozo (Tec.) nombre de un utensilio usado en orfebrería (Tal.) hebilla o anillo de las riendas (Cerr.) pestillo.
SLIDING (Tec.) corredizo || de correderas (Mecánica) deslizamiento, resbalamiento (Fc.) acción de la locomotora que patina.
— BAR (Cerr.) cerrojo.
— BEARING BUSH or SLEEVE (Mec.) caja de grasa.
— BOTTOM (Meta.) fondo de corredera.
— BOX (Fot.) "chasís".
— CALIPER or GAUGE (Tec.) pie de Rey.
— CAM (Vm.) leva desplazable.
— CLUTCH (Mec.) embrague.
— CONDENSER (Elect.) condensador con armaduras móviles.
— CARRIAGE (Mec.) carretilla.
— DIAPHRAGM FOR RADIOSCOPY (Elect., y Med.) diafragma de corredera para exámenes radioscópicos.

SLIDING DOOR, puerta corrediza o de correderas.
— FACE (Tec.) superficie de resbalamiento || plancha frotante.
— GAGE, VERNIER (Geom.) nonio, vernier.
— GRATE, emparrillado corredizo.
— LEVER, palanca de deslizamiento.
— LOOP or KNOT (Tal.) nudo corredizo.
— PIECES (OF A CAGE,) (Min.) abrazaderas, manos.
— PLUG, SLEDGE, carro de taladro mecánico.
— PUPPET (Torn.) muñeca movible.
— RAIL (Fc.:) riel o carril de cambio o desviadero.
— REST, v. SLIDE-REST.
— SCALE (Com.) escala móvil.
— SEAT (Vm.) asiento de corredera.
— SHUTTER (Eban.) corredera || lugar donde se colocan los anillos de una bisagra.
— SLUICE VALVE (Mec.) válvula de compuerta o de corredera.
— SOCKET or SLEEVE, tubo móvil.
— SPRING (Mec.) muelle móvil o flotante.
— STAFF, jalón de corredera.
— STOP-VALVE (Mec.) diafragma.
— THROTTLE VALVE (Mec.) corredera de estrangulación.
— TONGS, tenazas de anillos o argollas.
— VALVE (Hid.) v. SLIDER, válvula de corredera de compuerta (Mv.:) válvula de corredera || v. SLIDE-VALVE.
— — CHEST (Mec.) caja del distribuidor.
— — ENGINE (Vm.) máquina con distribuidor por cajas.
— VANE (Geod.) mira, placa móvil.
— WEIGHT, peso móvil (Mar.) (FOR ALTERING TRIM:) peso móvil de regulación.
— WINDOW, vidriera corrediza.
SLIGHT PITCH (Sierras:) inclinación de 100 a 110 grados.
SLIME (Meta.) (PULP,) fangos de bocarte || residuos de lejiviación (Min.) fango mineral || fango de carbón || lama, (Chile:) barro (Colombia:) bites (— PIT,) (México:) lamero || (ORE —,) lodo o fango de minerales (Tec.) limo de río usado como abono, s. OOZE.
SLING, filástica (Alb.) loba, zorra, s. DOG, RAM (Mec.) biela bifurcada o de dos ramas (Mar.) eslinga (Carp.) cárcel (Ing.) grapas, s. CRAMP-IRON.
SLIP, resbalamiento, deslizamiento (Enc.) cabo, rabiza (Alf.) pasta, cola ((Acuñ.) tejuelo (Vid.) espejos pequeños (Cer.) porcelana desleída, leche de arcilla (Tal.) argolla de rienda (Teat.) galería, gallinero || bastidor (Tip.) comienzo en partes eventuales || galerada, prueba en columnas (Tej.) seis

madejas || nudo corredizo (Eban.) cuña (Min.) falla (Carp.) listón || cuña (Alb.) mortero de arena y arcilla (Tec.) piedra de asentar (Geol.) desprendimiento espontáneo de terrenos blandos (Grab.) escapada, resbalón del buril (Aeron.) resbalamiento, deslizamiento.

— AND FAULTS (Min.) hendeduras y fallas.

— BOLT (Cerrajería) cerrojo sobre platina o plancha.

— CARRIAGE (Fc.) vagón que se debe desenganchar en el trayecto.

— CURVE (Tec.) curva de resbalamiento.

— FACE, superficie de resbalamiento.

— JOINT, junta movible.

— KILN (Alf.) evaporatorio.

— KNOT (Pesc,, Mar.) cable de amarre de las redes a un puente.

— LINK (Mec.) conexión móvil.

— METER (Elect.) indicador del "slip" para medir la frecuencia del resbalamiento.

— POINTS (Fc.) transversal de unión, (aparato inglés).

— RINGS (Elect.) anillos colectores.

— SLOP (Dest.) aguachirle.

— STREAM, RACE OF A PROPELLER (Aeronáutica) carrera de la hélice.

SLIPPERS (Zap.) pantuflas, babuchas, chinelas.

SLIPPING (Geol.) desprendimiento || desplome, desmoronamiento.

— AREA (Ing.) superficie de desprendimiento de un talud.

— OF THE BELT (Mec.) patinar de la correa.

— OF AN EMBANKMENT, LAND-SLIP, desplome, corrimiento de tierras.

— OF THE RAILS (Fc.) desplazamiento o deslizamiento de los rieles o carriles.

SLIT, v. CUT, NOTCH, ranura || corte || hendedura || muesca, escopleadura.

TO —, cortar, tajar || (IRON:) v. TO SPLIT (Carp.) s. TO CRACK (Tec.) (Tec.) hender

— or SPLIT CUTTER (Mec.) chabeta hendida.

— DEAL, tabla de una pulgada de largo cortada en dos hojas.

— GRAFTING (Hort.) injerto en escudete.

— or SLITTED IRON, cuadradillo.

— NOSE, AUGER-BIT, barreno de cuchara.

— PLUG (Elect.) tapón con hendidura.

SLITTER, hendedor, rajador || v. CUTTER || aparato para cortar metales || (— OF SLATES,) obrero que hiende la pizarra.

SLITTING APPARATUS, aparato de hender.

— FILE, FEATHER-EDGED FILE, lima romboidal.

— KNIFE HOLDER (Maq.) portacuchilla para hender.

SLITTING MILL, ROLLER, taller de cortar el hierro a máquina || aparato para cortar metales.

SLIVER, cadejo, madejita || cinta, tira || (FEEDING —,) madeja alimentadora.

— BOX (Tej.) máquina de estirar.

SLOAM (Min.) terreno en una capa de hulla.

SLOAT (Carr.) palanqueta para sujetar.

SLOBBERING or MASTICATOR CHAIN (Tal.) cadeneta de la barbada.

SLOE (Bot.) endrina.

SLOGGING HAMMER, FRONT HAMMER (M. de forjar:) martillo derecho.

SLOOP (Mar.) balandra || corbeta de guerra.

SLOP (Lic.) aguachirle || enjuagadura, vino muy bautizado con agua (Alf.) v. SLIP (Com.) pacotilla.

— MADE GOODS, mercancías de pacotilla.

SLOPE, v. DECLIVITY, CURVE, FALL, pendiente, inclinación, declive (Tec.) bisel, chaflán (Min.) buzamiento, v. —: pendiente suave || escotadura, sesgo (Fc.) talud (Calles y Cam.) ala de una calzada (Arq.) pendiente o inclinación de un techo (Tec.) (ASCENDING —,) contrapendientes, v. ACCLIVITY.

— S AND BATTERS (Dib.) trapecios y escuadras.

— OF FORMATION (Fc.) declive de la plataforma del terraplén.

— GAUGE, nivel de pendiente.

— STAKE (Agrim.) jalón para indicar el nivel.

— TILE (Pint.) vasija para desleir colores.

SLOPED, al sesgo || escarpado || v. CHAMFERED.

— or SLOPING EDGE (Tec.) bisel.

— COUNTERFORT, contrafuerte en talud.

SLOPING (Min.) con pendiente (Tec.) en declive, escarpado || puesto en talud || inclinación de un muro (Sast.) sisa, escotadura de las mangas (Hort.) cantero, tabla.

— CLAMP, tornillo de mordaza.

— GLASS EDGES (Vid.) molduras.

— OUTWARD FRAME (Marñ) cuaderna muy abierta o saliente.

— POST (Carp.) tornapunta.

— RULE, plancha para construir en talud.

— WALL, pared en talud || (ROUND A POND:) embarcadero.

SLOT, muesca, escopleadura, entalladura || ranura, hendidura (Mv.) corredera (Tip.) pastel (Telef.) (COIN —,) ranura para sacar la moneda (Elect.) ranura (Aviac.) ranura (de Handley Page).

— ARM (Fc.: semáforos,) portaimán.

— ATOMISER or SPRAYER (Tec.) pulverizador de hendiduras.

— BRIDGE (Elect.) puente de ranura.

SLOT CUTTER, fresa para ranuras.
— DRILLER or BORER, taladro de media caña.
— FIELD (Elect.) campo de ranura.
— INSULATION (Elect.) aislamiento de las ranuras.
— MACHINE, máquina con ranura (para introducir la moneda).
— MAGNET (Fc.) electroimán de acoplamiento.
— PITCH (Elect.) paso de las ranuras.
— RAIL (Fc.) riel o carril de ranura.
— STRAY-FIELD (Elect.) campo de dispersión de ranura.
— WAY (Mv.) clavera (Tec.) señal (en piezas que hay que acoplar).
— WEDGE, chaveta de ranura.
— WINDING, arrollamiento de ranuras.
SLOTTING MACHINE, taladro para muescas, máquina de ranurar.
SLOVAN (Min.) pozo de ventilación.
SLOW, lento, tardío (Rel.) lento, atrasado (Tec.) (— HARRY,) v. ATHANOR.
TO —, retardar, amainar (— — DOWN,) moderar (el calor, etc.).
— BREAK SWITCH (Elect.) interruptor de ruptura lenta.
— COMBUSTION (Quím.) combustión lenta.
— COOLING (Tec.) refrigeración lenta.
— DISCHARGE (Elect.) descarga lenta.
— SPARKS (Elect., Fís.) chispas lentas.
— SPEED, corta velocidad || velocidad pequeña.
SLOWNESS, STOP (Rel.) retraso, retardo.
SLUB (Tej.) mechón.
TO — (Tej.) torcer el hilo.
SLUBBER (Tej.) ovillador de lana || canillero.
SLUBBING (Tej.) torcedura.
— DRUM (Tej.) tambor de las cintas.
— FRAME, COARSE — —, banco de brocas para gruesos.
— MACHINE, máquina de torcer hilo || continua.
SLUDE, vidrio de Moscovia.
SLUDGE (Agric.) v. ACTIVATED (Minería) (SLIME,) barro del barreno (Tint.) sedimento de cuba de caparrosa.
SLUDGER (Min.) válvula de campana || (BALL-VALVE —,) campana de válvula || taladro hueco.
SLUG, GEEPOUND, 32. 1912 libras (Ing.) guilibra, geelibra.
SLUICE, esclusa, compuerta, represa || paradera (Min.) canal, esclusa (Colombia:) canalón (Chile:) canaleta, lonto.
TO —, represar || dejar salir el agua por una esclusa.
— — OUT, v. TO DRAIN.
— BEAM, barra gruesa para abrir compuertas || viga grande para formar las compuertas.

SLUICE BOARD, paradera.
— CHAMBER, cámara de esclusa.
— GATE, compuerta de esclusa, s. FLOOD-GATE.
— KEEPER or MASTER, esclusero.
— MOVER, motor de la compuerta.
CHAMBER OF A —, cámara de esclusa.
SLUM, un cocido de carne, papas y cebollas.
SLUMGUM, residuos impuros, (después de extraer la cera del panal).
SLUMP (Const.) revenimiento.
SLUR (Tip.) remosqueo, (letras que salen borrosas).
TO — (Tip.) emborronar.
SLUSH, unto metálico que se forma en los ejes de las ruedas (Mec.) composición contra la herrumbre hecha de cal y albayalde.
— HOLE (Fc.: loc.,) agujero de limpieza.
S. M. MASTER OF SCIENCE, Maestro en Ciencias.
SMACK (Coc.) dejo o sabor a vinagre (Mar.) zumaca.
SMALL, pequeño, corto, menudo (Min.) (—S, FINES:) mineral menudo || carbón menudo, (Perú:) llampo || tierras, mineral menudo, (Perú:) llampo || mineral de cobre de la menor especie || cobre menudo (Com., y Conf.) golosinas.
— ANVIL (Herr.) bigorneta.
— ARMS (Arm.) armas blancas || armas portátiles.
— or AUXILIARY BALLOON (Aviac.) globo compensador.
— CALORIE (G. Cal.) (Tec. y Fís.) caloría pequeña.
— COAL (Min.) v. —.
— CRAFT (Mar.) embarcación menor.
— END OF A POLE (Elect., Fc.) cogolla, punta.
— FARMER (Agric.) mediero, aparcero.
— FORCEPS (Hojal.) tenazas de soldador.
— IRON FITTINGS (Fc.) pequeño material.
— STONE, CHIPPINGS, grava menuda.
— WARE LOOM (Tec.) bastidor.
— — WEAVER, pasamanero.
SMALT, esmalte || safre, óxido azul de cobalto.
SMALTINE (Miner.) esmaltina, arseniuro natural de cobalto.
SMARAGDITE (Miner.) esmeraldita.
SMASHING MACHINE (Enc.) prensa.
SMEAR (Alf.) semicubierto.
TO — (Enc.) frotar los libros con clara de huevo batida.
SMEARING (Alf.) barniz sin vidriado.
SMEDDUM (Min.) mineral menudo tamizado.
SMELL, olor (Elect.) (ELECTRIC —,) olor eléctrico (Alf.) (PUTRID —,) olor pútrido.
SMELLING-BOTTLE, frasco de sales.

SMELT, fusión.

TO —, fundir ‖ poner en estado de fusión.

SMELTER, fundidor ‖ fundente ‖ crisol (Tec.) esmaltador.

—'S ASSISTANT (Meta.) ayudante del fundidor.

SMELTING, fundición, fusión.

— AREA, HEARTH, solera.

— FURNACE, horno de fusión ‖ horno de forja.

— or HEATING HEARTH (Fund.) solera u hogar de fusión.

— HOUSE, fundición, casa de fundición.

— MIXTURE (WITHOUT FUEL) lecho de fusión, parva, (Perú:) colpa.

— POT, receptáculo de colada.

— PROCESS (Min.) beneficio por fuego, sistema por vía seca.

— OF SCRAP IRON (Fund.) fusión de granalla de hierro.

— SHIFT (Meta.) carga.

— WORKS (H. A.) hacienda de fundición.

SMIDDUM, mina de plomo de primera clase.

— TAIL, SLIMY-PORTION, segunda especie de plomo lavado.

SMITH, forjador (Min.) forjador de mina.

—'S HAMMER HELVE, pieza del mango de un martillo de forjador.

—'S HEARTH, forja, fragua.

—'S SHOP, taller de herrería.

—'S TONGS, tenazas de forja.

—'S TOOLS, herramientas de fragua.

SMITHAM (Min.) v. RUBBISH.

SMITHERY, herrería, fragua.

SMITHING, arte del forjador.

— BLADES, forjar hojas o láminas.

— CHISEL, cortafrío.

SMITHSONITE, DRY BONE, esmithsonita.

SMITHUM, galena.

SMITHY, fragua, herrería.

— ASHES, escorias de fragua.

— COAL, COALS, carbón de fragua, hulla grasa.

— COKE, coque, cok.

SMOKE, humo.

TO —, humear, emitir humo (Coc.) curar al humo (Ton.) azufrar (Agric.) ahumar.

— — THE MOULDS, ennegrecer los moldes, humearlos.

— BLACK, LAMP-BLACK, negro de humo.

— BOMB (Mil. y Aeron.) bomba (de colores) de señales ‖ fumógeno.

— BOX (Loc.,) caja de humo.

— — COVER, porta de la caja de humo.

— BURNING, acción de consumir el humo.

— CHEST, caja de humo.

— COMBUSTION (Tec.) combustión del humo.

— CONSUMING, fumívoro.

— DEFLECTOR, techo o cubierta de farol.

— DISPERSER or PREVENTER, fumífugo.

SMOKE GALLERY (Meta.) galería de humo.

— HELMET, v. MASK, GAS MASK, máscara contra gases o antigás.

— HOUSE (Ten.) cuba de fermentación.

— JACK, asador movido por el humo.

— PIPE, v. CHIMNEY.

— PLATE (Gas.) fumívoro.

— PREVENTER (Herr.) aparato fumívoro.

— PROOF (Grab.) prueba en negro de un grabado.

— SCREEN (Mar.) cortina de humo.

— STACK (Loc., Mv.) chimenea.

— or FIRE TUBE BOILER, caldera de tubos de humo.

— YELLOW (Tint.) amarillo de humo.

SMOKED GLASS SPECTACLES, anteojos de cristales ahumados.

SMOKELESS, sin humo ‖ (SELF-CONSUMER,) hogar fumívoro.

SMOKING, ahumadura, ahumado ‖ ennegrecimiento, ahumadura (NO —,) se prohibe fumar (Pesc.) cura, curación, acción de curar al humo los arenques, etc.

— CARRIAGE or WAGON (Fc.) carro de fumar.

— FIRE, ahumadura.

— PLACE, lugar donde se curan las sardinas al humo.

— ROOM, fumadero, salón de fumar.

SMOOTH, liso, blando, pulido, terso (Curt.) tierno.

TO —, allanar, aplanar, igualar, alisar, planear ‖ poner lisos los orillos (Grab.) fundir los tonos (Vid.) jabonar (Ton.) magullar, suvizar (Com.) allanar (Cuch.) afilar.

— — ANGLES, descantear.

— — OFF (Carp.) cepillar, planear.

— — (WITH SHAVE GRASS) pulir la madera con asperilla.

— AND UNPOLISHED (Vid.) pulimentado ‖ antes del pulimentado.

— ARMATURE (Elect.:) inducido liso.

— BORE (Arm.) ánima lisa.

— CORE WINDING (Elect.) arrollamiento liso.

— CUT, talla fina de lima.

— DOWEL (Fc.: rieles,) clavija lisa.

— FILE (Cerr.) lima dulce (Rel.) lima de pulir.

— GRAINED, de grano liso.

— or FINISHED SURFACE (Tec.) (con referencia a la operación:) superficie alisada; (sin referencia a la operación:) superficie lisa.

SMOOTHING, alisadura, pulimentación, igualación, bruñido (Joy.) acción de adornar de nuevo (Alb.) raedura, raspadura.

— AXE (Carp.) hachuela, destral.

— BLOCK, zoquete de alisar.

SMOOTHING or **SLEEKING BOARD** (Tej.) maderita para introducir en el rizador del telar de rizar telas.

— CHISEL (Torn.) tijeras finas.

— or **PLANISHING HAMMER** (Herr.) martillo pilón.

— IRON, (FLAT-IRON,) plancha, hierro de planchar (Rel.) punzón.

— MACHINE FOR BENT ROUND RODS, máquina de pulir palos redondos y curvos.

— MILL (Pap.) molino de alisar o satinar.

— PAPER, papel de pulir.

— PLANE (Carp.) cepillo de alisar ‖ trozo de madera terminada en círculo rebajado.

— PLANER (Carp.) máquina de planear.

— or **FINISHING PLANING MACHINE**, máquina de planear, garlopa mecánica.

— PRESS (Pap., Tej.) prensa de satinar.

— STICK (F. de guantes:) Juana, instrumento para abrir los dedos de los guantes.

— STONE (Enc.) piedra de batir (Curt.) cuchillo de piedra de curtidor.

— TOOL (Ten.) bloque rectagular de madera para enlucir los cueros (Tej.) plana.

— WHEEL, disco alisador.

SMUDGE, raspas de pintura y barniz.

SMUT (Agric.) tizón, añublo, s. BLIGHT.

TO — (Agric.) atizonar, añublar ‖ cariar.

— MACHINE (Agric.) desmotadora ‖ máquina de limpiar granos.

SNAFLE, BRIDON (Tal.) brida, filete, bridón.

TO —, refrenar, enfrenar.

— BIT (Tal.) bocado del bridón.

SNAG, espolón (Hort.) nudo, excrecencia en el tronco.

SNAIL (Mec.) caracol, espiral (Rel.) rueda del disparador (Arq.) (SPIRAL VAULT,) bóveda en espiral.

TO —, repujar, embutir.

SNAKE (Mar.) culebra.

— WOOD, LETTER WOOD, **SPECKLED WOOD**, LEOPARD WOOD, ("Piratinera guianensis", Brosimum Aublett,) (Bot.) Brosimum de la Guayana.

SNAP (Joy.) punzón para horadar piedras finas ‖ corchete (Herr.) doile; estampa para roblones (Grab.) v. — (Joy.) (Com.) corchete, broche (Arm.) s. CLICK.

TO —, quebrar, romper ‖ soltar el resorte de una cerradura.

— OFF, quebrar, desprendiendo súbitamente).

— CONTACT (Elect.) contacto de lengüeta.

— DRAGON (Lic.) aguardiente o ron quemado con azúcar.

— FLASK, caja de charnela (Fund.) molde de bisagra.

SNAP GAUGE, (A), CALIPER — —, calibre de compás.

— HAMMER, martillo-estampa.

— HEAD (Herr.) doile.

— DIE, — SET (Herr.) boterola, estampa para cerrar el remache.

— HOOK, gancho de resorte.

— — AND EYE, gancho de mosquetón.

— LINK, conexión de resorte.

— LOCK, cerradura de resorte.

— REEL, devanadera de golpe.

— SHOT (Fot.) instantánea.

— SWITCH (Elect.) interruptor rápido.

— TOOL, v. — (Herr.)

SNAPPER, castañuelas ‖ tarreñas (Tec.) garras de la sonda.

— BELLOWS, fuelles de cámara.

SNAPPING OUT (Tec., Mec.) disparo de un resorte.

— TOOL, CRESS-PUNCH (Herr.) v. SNAP.

SNAPPISH, s. BRITTLE, frágil, agrio.

SNARE, (DRUM:) tirante de templar (Caz.) armadijo ‖ alar.

SNARL (Meta.) (TO —:) embutir.

TO SNATCH AWAY or **OFF**, arrancar (con rapidez.).

— CLEAT (Mar.) maniguetón, cornamusa escotera.

SNATH (Agric.) mango de una hoz.

SNEEZE GAS (Quím. y Mil.) gas estornutatorio.

Snider GUN, fusil Snider, (fusil que se carga por la culata).

SNIFTING VALVE (Mv.) válvula aspirante de la caldera de vapor.

TO SNIGGLE (Pesc.) pescar anguilas con represa.

SNIP (Sast.) tijeretada (Tec.) recorte, pedazo ‖ (—S, HAND SHEARS,) tijeras de mano ‖ (TIMER'S —,) tijeras de plancha.

SNIPE (Caz.) gallineta, agachadiza (Cant.) cincel ‖ tijeras.

—'S BILL PLANE (Carp.) cepillo para molduras.

SNIPER-SCOPE (Mil.) periscopio ametralladora.

SNOFF (Min.) mecha.

SNORE HOLE (Mec.) respiradero, orificio de aspiración de una bomba ‖ alcachofa, boca de regadera, solvadera, (México:) chupador.

SNORTING (HORSE:) resoplido ‖ (PUMPS:) ronquido, rumor, silbido (Mús.: órganos,) rumor en los tubos del órgano cuando queda entreabierta la válvula.

SNOTHER or **SNOTTER** (Mar.) estrobo.

SNOUT (PIGS:) jeta, hocico de puerco (Tec.) embocadura ‖ pico ‖ tobera.

— RING, narigón para puercos.

SNOW-BRICK, bloque paranieves.
— DRIFT ON THE CUTTING (Fc.) acumulación de nieves.
— FENCE or SCREEN (Fc.) paranieves, valla paranieves.
— GALLERY, v. — SHED.
— HURDLE (Fc.) bardal paranieves.
— PLOUGH, arado rompehielo (Fc.) rompehielo.
— PROTECTING MAT (Fc.) malla paranieves.
— RAKE, rastra para el hielo.
— SHED or SHELTER (Fc.) guardaaludes, paranieves.
— SHOES, zuecos || abarcas.
— SHOVEL, pala para nieve.
— SLIP, alud, avalancha de nieves.
— SWEEPER, limpianieves, rompehielo.
— WALL (Fc.) muro paranieves.
SNUBBER (Autom.) amortiguador (TO AVOID RAPID RECOIL).
SNUFF (Com.) rapé, tabaco en polvo, polvo de tabaco (SIFTED —,) polvo de tabaco, de gran finura.
SNUFFERS, despabiladeras, (tijeras).
SNUG (Mar.) abrigado || bien dispuesto (Mec.) reborde (Herr.) resalto del yunque.
SMUGGING, FINISHING, aparejar.
TO SOAK, empapar, embeber (Coc.) macerar (Ten.) estar encubado || mojar, calar (Ton.) mojar, empapar los toneles para apretar las duelas; (tripería:) macerar (Tint. de índigo:) ablandar (Min.) moldear los esliques (Pap.) calarse (Cerv.|) bracear (Tec.) v. TO MACERATE, TO EBONISE, TO MASH.
— — UP, v. TO ABSORB.
SOAKAGE, v. STEEPING, MACERATION, remojo, maceración (Tec.) cianización de la madera (Elect.) electricidad residual (Pap.) infiltración (Com.) merma.
SOAKING, remojo, maceración || lavado (Ten.) bañar las pieles para preparar su curtido (Curt.) pasada, conjunto de pieles que el curtidor sumerge en la cuba para adobarlas.
— HEAT (Vid.) calor medio continuo.
— PIT (Ten.) foso para bañar las pieles que hay que curtir (Fund.) horno de recalentamiento.
— — CRANE (Fund.) guía para los hornos de recalentamiento.
— VAT, — THROUGH, TAN-PIT (Ten.) noque.
— TUB (tripería:) cuba de remojar las tripas (en forma de tonel partido).
SOAP, jabón || (THE OUTSIDE OF —,) parte exterior de un pan de jabón.
TO —, enjabonar (Quim.) saponificar.
— ASHES, barrilla, cenizas de jabonero.
— BALL, WASH-BALL, jaboncillo, pastilla de jabón de olor.

SOAP BOILER or **MAKER** or **MANUFACTURER,** jabonero.
— CRUTCHING MACHINE, máquina de malaxar el jabón.
— CUTTER, cortador de jabón, cortadora, (máquina).
— EARTH (Min.) tierra de jaboneros.
— HOUSE or WORKS, jabonería.
— LEES, CLEAR PART OF — LYE, cernada, lejía de ceniza y cal viva reunidas.
— MAKER LYE-JAR, artesa para poner la lejía de sosa.
— PASTE, pasta de jabón.
— POWDERS, WASHING —, jabón en polvo, polvos de jabón.
— STONE, SEATITE, jabón de montaña, saponita, (México:) jaboncillo.
— —, CHINESE — — (Miner.) agalmatolita
— STUFF, grasa fundida.
— SUDS, jabonaduras.
— TEST (Tint.) ensayo al jabón.
— TRADE, jabonería.
— OF WAX, jabón de encáustica.
PULVERISED — STONE, TALC, talco.
SOAPER, jabonero.
SOAPING, jabonadura, jabonado.
— TUB, tonel, barrilete.
TO SOAR (Aeron.) deslizarse, planear, volar sin motor ni pérdida de altura.
SOARING (Bl.) azorado (Aviac.) (— FLIGHT,) vuelo a la vela o dinámico || planeo, deslizamiento.
— MACHINE (Aeron.) deslizador, planador, planeador, aeroplano sin motor.
SOCIABLE (Mueb.) confidente.
SOCIAL SERVICE, beneficencia pública, servicio social, (obras o actos de beneficencia pública).
SOCIETY (Com.) sociedad, compañía.
— MAN, obrero afiliado a una asociación.
SOCK, (SHORT STOCKING,) calcetín || escarpín (Agric.) reja del arado.
— BLADE (Agric.) reja.
— CLUTCH, cubo de la reja.
— DOLAGER (Pesc.) anzuelo con resorte.
— HOLDER (Agric.) esteva del arado.
SOCKET, v. BUSH || v. BURNER; cubo, encaje, casquillo || encaje, juntura (Mec.) encastre, rangua, tejuelo || soporte, v. PIN, SPINDLE (Min.) pozo subterráneo (Cerr.) armella (Herr.) barra de fundición por la que pasa el extremo del mango de un martillo de báscula (Art.) muñonera, armella (Mar.) concha, dado, planchuela || cubo de polea de adorno (Arm.) contera, regatón (Torn.) asiento || muñeca (Tec.) pico de aguamanil || zócalo || zapatilla, alza, espe-

cie de cojinete || (DAB,) chapitel, cono hueco en la caja de la brújula.
— OF BEARING (Mec.) zócalo de soporte.
— CHISEL, cincel de mango hueco (Eban.) gubia triangular.
— GUDGEON, muñón encastrado.
— OF THE JACK (Elect.) anillo del jack.
— JOINT, articulación de encastre (Elect.) junta por enchufe.
— or BOX KEY, llave para cubos.
— OF THE PADDLE WHEEL (Mv.) cubos de la rueda de paletas.
— PIPE, tubo de enchufe.
— POLE (Mar.) bichero herrado.
— REST (Torn.) soporte de cubo.
— ROD (Agric.) cepa del arado.
— SPANNER, llave para tubos.
— AND SPIGOT, cubo y espiga.
— WASHER, cubo hueco de perno.
— WRENCH, SCREW KEY (Fund.: laminadores,) llave para girar el husillo.
SOCLE (Arq.) zócalo, base.
SOD, TURF, césped, turba || mota, ribazo.
TO — or TURF (Agric.) encespedar.
— CORN (A), trigo de terreno virgen.
— CUTTER (Agric.) rocera, rozón.
— LIME KILN, calera en pilas de carbón.
SODA, PROTOXIDE OF SODIUM, soda, sosa.
— AMMONIUM PHOSPHATE (Quím.) fosfato sódico y de amoníaco hidratado.
— ASH (Tint.) sosa cáustica.
— FURNACE, horno de sosa.
— LIME (Quím.) cal sódica.
— MAKER, fabricante de sosa.
— SOAP, jabón a base de soda.
— VAT, cuba de sosa.
— WATER, agua de soda.
— — ENGINE-MAKER, fabricante de gasógenos.
SODAIC, que contiene sosa.
SODDEN (Pan.) pan pastoso por falta de cocción.
SODDING (Agric.) encespedamiento.
SODIUM (Quím.) sodio.
— ARSENITE (Quím.) arsenito sódico.
— BICARBONATE, bicarbonato de sosa.
— BISULPHATE (Quím.) sulfito ácido de sosa.
— BISULPHITE (Quím.) bisulfito sódico.
— BORATE, BORAX (Quím.) bórax, borato sódico.
— CARBONATE, SODA (Quím.) carbonato sódico.
— CHLORATE, clorato sódico.
— CHLORIDE, SALT, COMMON SALT (Quím.) cloruro de sodio, sal común.
— HYDRATE, s. CAUSTIC SODA.
— HYPOCHLORITE, hipoclorito sódico.
— HYPHOSULPHITE, hiposulfito sódico.

SODIUM MONOSULPHIDE (Quím.) sulfito neutro de sosa.
— NITRATE, Chili SALPETRE (Quím.) nitrato de sosa.
— PHOSPHATE (Quím.) fosfato de sosa.
— PRESS (Meta.) prensa para sodio.
— PYROPHOSPHATE (Quím.) pirofosfato de sosa.
— SILICATE, v. WATER GLASS.
— SULPHATE, Glauber's SALTS, SULPHATE OF SODA (Quím.) sulfato de sosa, sal de Glauber.
SOFA, sofá || canapé.
SOFFIT (Arq.) sofita, (parte del resalto de la corona de la cornisa) (Teat.) (— CURTAIN) friso de escena.
SOFT, blando, tierno, suave (Min.) desagregado, desunido || maleable, dúctil (Coc.) (TOO —,) fofo, muy blando (Elect.) suave, blando (Rayos X) blandos, con poco poder de penetración.
—, (Radio) tubo electrónico, de vacío relativamente inferior.
TO — SOLDER, TO SWEAT, soldar con soldadura de estaño.
— BED (Min.) capa blanda.
— BROWN COAL, LIGNITE (Min.) lignito.
— FILE (Herr.) lima dulce, s. SMOOTH FILE.
— IRON, hierro dulce.
— CORE (Meta.) núcleo o ánima de hierro dulce.
— FILINGS (Herr.) limaduras de hierro dulce.
— LEAD, plomo refinado.
— PART OF A STONE (Cant.) veta blanda.
— RUBBER, caucho blando.
— SOLDER, soldadura de estaño.
— SPRING (Mec.) resorte sin temple o no templado.
— PAN, lamparilla de lamparero para fundir los tubos que...
— STEEL, acero recocido.
— STONE, marga gredosa.
— WATER, agua dulce o potable.
TO SOFTEN (Tec.) endulzar, dulcificar (Ten.) adobar una piel pasándola por el pulidor (— — WAX:) cascamajar (Pint.) amortiguar los colores.
SOFTENING (Meta.) dulcificación || descarbonización (Tec.) ablandamiento de las pieles.
— BOARD (Ten.) paratusa.
— IRON (Ten.) hierro de ablandar.
SOFTNESS, s. DUCTIBILITY, ductilidad || blandura.
SOIL, tierra, terreno, suelo, s. GROUND || (SUB —,) subsuelo.
— PIPE, tubo de letrina, aguabresa.
SOILING (Gan.) pacentaje, echar a potrero.
SOISETTE, A MERCERIZED COTTON FABRIC, soisette.

SOL (Quím.) sol; (generalmente en comp.: de alcohol, alcohosol, de hidrol, hidrosol, etc.) (Biol.) sol.
SOLANDER, — BOX, solánder.
SOLAR, granero (Ast.) solar (Arq.) desván.
— BOILER, caldera solar.
— CALORIC ENGINE, máquina movida por el calor del sol.
— CHAMBER (Fot.) cámara solar.
— SPECTRUM (Fís.) espectro solar.
— SYSTEM (Ast.) sistema solar.
— TELEGRAPH, telégrafo solar.
SOLDER, soldadura; (BLACK —,) soldadura negra (BRAZING or HARD —,) s. de latón.
TO —, soldar.
— — PIPES TOGETHER, poner un ramal de tubería.
— — TOGETHER, juntar o unir por soldadura.
SOLDERED JOINT, punto de soldadura, junta soldada.
SOLDERER, soldador || (CABLE —,) (Elect.) soldador de cables.
SOLDERING, soldadura, s. WELDING || (BRAZING —,) soldadura con cobre (tubería:) rama, ramificación.
— ACID, ácido para soldar.
— BOARD (Vid.) tabla de vidriero para soldar (Tec.) estañadera.
— BOX, BORAX-BOX, caja de borraj (que usan los soldadores.)
— COPPER, COPPER BIT, soldador.
— FLUID or WATER, agua para soldar.
— HAMMER or IRON, COPPER-BOLT, v. COPPER.
— IRON, v. — HAMMER, — COPPER || soldador.
— LAMP, lámpara de soldar.
— PAN, lamparilla de lamparero para calentar los tubos que hay que soldar.
— PIPE, soplete.
— POT, marmita.
— SEAM, costura, soldadura.
— STONE (Hojal.) piedra.
— WIRE, alambre de hierro para soldar.
AUTOGENOUS —, soldadura autógena.
SOLDIER, soldado.
SOLE (Cerr.) tejuelo || armella (Fund.) crisol de horno || (— OF THE CRUCIBLE,) reposadero (Min.) solera || suelo, tablado de una mina de carbón || sostén (Zap.) suela (Pesc.) lenguado (Mol.) suela (Mec.) quicio, tejuelo, dado (Carp.) jácena || viga maestra que sostiene otras || jabalcón del voladizo || solera (Mar.) zapata, calzo.
— BEATING MACHINE, máquina de batir la suela.
— CHANNELING, acanalar o estriar las suelas.

SOLE CUTTING MACHINE, máquina de cortar la suela.
— (OF A DOOR,) umbral, solera.
— FINISHING TOOL (Zap.) costa.
— LEATHER, CROP-HIDE, correjel, suela.
— PIECE (Min.) solera.
— PLATE, plancha de fundición (Mec.) fundación, cimiento || placa de fundación.
— TREE (Min.) solera de molinete.
SOLENOIDE (Fís.) solenoide.
SOLFATARA (Geol.) solfatara, azufral.
SOLICITOR (Com.) agente, apoderado, procurador, mandatario || abogado.
—'S FEES, honorarios de abogado o procurador.
SOLID, sólido, compacto, macizo (Geom.) sólido (Min.) (CRIB:) encubado lleno, ademe de anillo cerrado || (— OF A MINE:) macizo (Const.) macizo.
— WOOD-CRIBBING (Min.) apeo o entibación por vigas en el pozo de una mina.
SOLIDARISM, solidarismo.
SOLIDARIST, solidarista.
SOLIDARITY, (AS SOCIAL ORGANIZATION,) solidaridad (Der.) solidaridad, mancomunidad.
TO SOLIDIFY, solidificar, consolidar.
SOLIDITY, solidez.
SOLIN (Arq.) bovedilla (Alb.) enjabelgadura de la ceja.
SOLITAIRE (lapidarios:) solitario.
SOLIVE (Carp.) viga.
SOLLAR (Min.) plataforma, camada (México:) tapestle, tarango (Perú:) tinquería || (— OF A LADDER WAY:) (México:) descanso, tapestle (Arq.) desván, buhardilla.
SOLO (Aeron.) solo (— FLIGHT,) vuelo solo.
SOLOIST (Mús.) solista.
SOLUBILITY, solubilidad.
SOLUTION (Tec.) solución de continuidad (Quím.) solución, disolución (Mat.) solución, resolución (Tint.) (— OF TIN,) solución de estaño (Ten.) canina, solución de excremento de perro || (— OF TAN,) baño de casca.
— OF KOURI, solución de dammar.
— — MERCURY, solución de mercurio.
— VAT (Meta.) cuba de disolución.
SCANTY OF —, insoluble.
SOLVATE (Fís. y Quím.) solvato.
SOLVATION, formación de un solvato.
SOLVENCY (Com., Jur.) solvencia.
SOLVENT (Com., Jur.) solvente (Quím.) solvente.
SONOMETER (Fís.) sonómetro.
SONOROUSNESS (Tec.) sonoridad de la madera.
SOOP, COE (Min.) huta, cabaña.
SOOT, hollín, tizne (Tint.) hollín de chimenea

SOOT CHAMBER, depósito de hollín.

TO SOPHISTICATE, v. TO ADULTERATE, TO DRUG, adulterar, sofisticar.

SOPHISTICATION, v. ADULTERATION (Química) desnaturalización.

SORB (Bot.) serbal (Com.) (— WOOD, SERVICE-WOOD,) madera del serbal.

SORBATE (Quím.) sorbato.

SORBIC ACID (Quím.) ácido sórbico.

SORDINE (Mús.) sordina.

Sörensen, — SCALE (Fís. y Quím.) sorensen, escala de Sörensen, ph.

SORGHO (Bot.) sorgo, zahina.

SORGHUM RED (Tint.) rojo de sorgo.

— MILL, molino de caña de azúcar.

SORREL (Bot.) acedera (WOOD,) agracejo, berberis (Equit.) color alazán.

— GRAY (Equit.) azúcar y canela.

— SALT (Quím.) sal de acederas.

SORT (Tec.) clase, género || WOOL:) elección de lana (Tip.) (—S,) letras distribuídas || OUT OF —S, agotado || TO RUN UPON —S, consumir los tipos especiales.

TO — (Arq.) casar (Min.) triar, escoger las muestras de mineral (para ensayarlas).

— — THE CARDS (Tej.) colocar los patrones.

— — AND PACK FISH, embarrilar.

— — THE RAGS (Pap.) escoger.

— — THE TOBACCO LEAVES, desmarear, escoger las hojas del tabaco.

— — WOOL, escarmenar, carmenar.

SORTER (Meta.) escogedor (Pap.) obrero u obrera que juntan hojas para la encuadernación || escogedor, entresacador (Min.) (PICKER,) apartador, (México:) pepenador, estriador, (Perú:) pallador (Arb.) guarda jurado.

SORTING, entresacar, triar || separación, selección (Fund.) formación de muestras || tamizado (Pap.) desalisamiento (WOOL:) limpia de la lana una vez batida (TOBACCO LEAVES:) desmareamiento, escogimiento (Hiland.) carmenadura de la lana antes de cardarla (Min.) (PICKING, INCLUDING COBBING:) apartado, (México:) pepena, (Perú:) pallaco, (Chile:) pallaque, (Chile y Perú:) chanca (INCLUDES SPALLING) (Tip.) (— AND DISTRIBUTION OF PIE:) desempastelar, distribuir los caracteres empastelados.

— BOARD, tabla, tablilla para escoger cosas menudas || mesa de triar.

— CHEST (Pap.) cajas o compartimientos en donde las entresacadoras ponen las diferentes clases de trapos.

S. O. S., INTERNATIONAL SIGNAL FOR DISTRESS, S. O. S. v. C. Q. D.

SOUFFLE EGGS (Coc.) clara de huevo batida, pastelillo blando y hueco, huevos "soufflé".

— FRITTERS (Coc.) buñuelo de viento.

SOUGH (Min.) v. ADIT.

SOUL (Tec.) alma, ánima (Fáb. de medias) (NEEDLE-HOLDER,) porta a g u j a (Tej.) husillo, varilla que atraviesa la lanzadera del telar.

SOUND (Mar.) rada, surgidero || paso, canal || sonda, placer de sonda (Tec.) sonda (Fís.) sonido.

TO — (Mar.) sondar (Min.) hacer penetrar la sonda || reconocer con un cuchillo la entibación de un pozo (Mús.) (TO BLOW AN INSTRUMENT,) tocar.

— BOARD (Mús.) caja de un instrumento de cuerdas || (órganos:) secreto, cajón que recibe y distribuye el viento || cuerpo.

— CATCH, CATCH (Min.) pinzas, tenazas, tirabuzón, (para arrancar las sondas rotas en la roca).

— HOLE (Mús.) oído, abertura de la caja.

— MICROSCOPE, microscopio del sonido.

— PICTURE, fonofilm, película sonora.

— —S, cinefonía.

— POST (Mús.) alma del violín.

— READING (Tel.) lectura al oído, por el sonido.

— REFLECTOR (Arq.) tabla de plomo o pizarra en los campanarios para hacer bajar a la población el sonido de las campanas.

— TELEGRAPHY, telegrafía acústica.

— TRACK (Fotof.) guía sonora.

— WAVE (Fís. y Radio) onda sonora.

SOUNDER (Mar.) sondeador (Tel.) receptor acústico, resonador.

SOUNDING, sonda, sondeo (Min.) introducción de la sonda || sondeo.

— BALLOON (Aeron. y Meteor.) globos sonda.

— BOARD, v. SOUND-BOARD (Arq.) tornavoz (Tec.) caja de resonancia.

— BOW, reborde de una campana.

— LEAD (Elect.,) placa de resonancia.

— MACHINE, BORING-MACHINE (Min.) barreno o sonda mecánico.

— PITS (Min.) cata, calicata.

SOUP (Coc.) sopa || caldo (WEAKENED WITH WATER,) caldo aguado || potaje, menestra, sopa de legumbres secas || (WEAK —,) potaje, sopa de poca substancia || (— WITH SPRING HERBS,) potaje de verduras || (JULIENNE,) sopa juliana, menestra de legumbres || (PEA —,) puré de guisantes.

— POT, hornilla en que se hace el potaje o la olla.

— PLATE, plato hondo o sopero.

— STOCK (Com.) pastilla de caldo.

SOUPLE (Agric.) varal del trillador.

SOUR, agrio, acre, ácido (Tec.) ácido para limpiar metales.

TO —, acidificar, acidular.

— MILK, alcoel, leche agria.

— WATER (Tec.) agua de zumaque para curtir pieles finas.

TO TURN —, agriarse, acedarse.

SOURCE, v. SPRING, fuente, manantial, ojo de agua (Tec.) fuente.

— OF ENERGY (Tec.) fuente de energía.

SOURDINE, DAMPER (Rel.) amortiguador, sordina.

SOURING (Tec.) paso por un baño de vitriolo.

SOURISH, agrillo; (WINE,) asperillo, algo verde o áspero.

SPURKROUT, SALTED CABBAGE agria, berza en salmuera.

SOURNESS, v. ACIDITY.

TO SOUSE (Coc.) adobar ‖ escabechar ‖ marinar.

SOUTERRAIN (Arq.) subterráneo.

SOUTH y compuestos, v. S.

SOUTHWESTER (Mar.) lebeche, vendaval (Somb.) cubrenuca, tela en la parte posterior de una gorra o sombrero.

SOVIET, soviet.

SOVIETISM, sovietismo, bolchevismo, comunismo.

SOVIETIST, soviet, sovietista, bolchevique.

SOW (Agric.) marrana, hembra del cerdo ‖ jabalina (Meta.) molde para recibir la goa ‖ goa ‖ canalizo de la goa.

TO —, sembrar (CORN.) sembrar de trigo ‖ (BY HAND,) sembrar al vuelo o con la mano.

— — AGAIN (Agric.) resembrar.

— CHANNEL (Meta.) canalizo de la goa.

SOWER (Agric.) sembrador ‖ sembradora, máquina para sembrar.

SOWING, siembra, sembradura, sementera.

— APRON, costal ‖ sembradera.

— MACHINE, sembradora.

SOY (Coc.) salsa picante japonesa.

SPACE, espacio, capacidad (Arq.) intercolumnio (Mecánica） espacio recorrido o descrito ‖ (SAWS:) distancia entre los dientes (Tip.) (—S,) espacios ‖ fundición que lleva su margen (Rel.) día, espacio (Agric.) surco entre los caballones (Enc.) entrenervio (Ing.) espacio sin adoquinar de una calle (Carp.) (— BETWEEN RAFTERS,) relleno (Fc.) (BETWEEN THE RAILS,) entrevía (Fís.) espacio (Tec.) juego de una pieza (Const.) v. AREA ‖ hueco, vano, intervalo, claro, luz.

TO — (Tip.) espaciar las palabras (Tel.) espaciar el alfabeto Morse.

— — OUT (Tip.) espaciar las letras.

TO SPACE TOO TIGHTLY (Tip.) pasar la justificación.

— — WELL (Tip.) espaciar bien.

— BETWEEN FLUTINGS (Arq.) entrecanal.

— — MODILLIONS (Arq.) entremodillón.

— — TWO LINES (Tip.) rayado.

— LINE (Tip.) (BLANK,) margen, blanco ‖ entrerrenglón ‖ (LEAD,) interlínea.

— RUNNER (Tip.) moleta.

— TIME, TIME-SPACE (Mate.) espacio-tiempo.

SPACING (Tip.) interlinear, regletar.

— OUT (Tip.) espaciar las letras.

SPACIOUSNESS, amplitud.

SPAD (Min.) clavos de dos pulgadas para estaciones o señales subterráneas.

SPADE (Agric.) azada, laya ‖ azada para trabajar las tierras ligeras (Fund.) especie de atizador (Gan.) animal castrado (Ten.) espátula, revolvedor, llana.

— FUL, azadonada.

SPADER, SPADING-MACHINE, DIGGING-MACHINE (Agric.) cavadora.

SPAGHETTI, Spaghetti, espagueti (Elect.) spaghetti, tubos aislantes usados en radio, etc.

TO SPAIRGE, TO SPARGE (Alb.) dar torta, enjabelgar.

TO SPAL (Min.) terraplenar ‖ rellenar.

SPALE, lata, chilla.

SPALL (Cant.) astillón de piedra.

TO — (Min.) triturar el mineral de cobre.

SPALLER (Min.) (Colombia:) machador, (Chile y Perú:) chancador.

SPALLET, v. ESPALIER, espaldera.

SPALLING (Min.) machaqueo, (Colombia:) machada.

SPALT (Meta.) espalto, piedra micácea para fundir metales.

SPAN (Arq.) claro, vano, abertura ‖ distancia entre pilares ‖ tramo (Tec.) brazada (Min.) (— BEAM OF A HORSE-WHIM,) viga, palanca, (México:) espeque (Metr.) palmo, mano (Carr., Gan.) tronco ‖ yunta (Const.) alcance, proyección ‖ tirante (Fc.) (— OF RAILS,) entrevía (Carr.) entre eje (Mar.) eslinga (Aeron.) (SPREAD,) envergadura, cruzamen ‖ distancia o tamaño de alas, etc. (Autom.) entre eje.

— SAW, sierra de través con bastidor, sierra grande montada.

SPANDREL (Arq.) arranque.

SPANGLES, lentejuelas.

SPANISH, cinabrio, bermellón.

— BINDING (Enc.) pasta española.

— BLADES (Arm.) hojas de Toledo y Bilbao.

— PEA (Com.) garbanzo.

— PEPPER (Com.) pimentón.

— RED, v. —.

SPANISH SHOES (Zap.) zapatos de Cordobán.

SPANKER (Mar.) bergantina.

— **BOOM** (Mar.) botavara de buque de tres palos.

— **BRAIL** (Mar.) chafaldete.

— **SHEET** (Mar.) candeletón.

SPANNER, llave de tuercas.

SPAR (Miner.) espato (Pont.) ligazón || larguero (Carp.) cabrio, cabriol, cabrial, costaneras, parecillos de techo o armadura (Mar.) botalón, berlinga.

SPARABLES, clavos para zapatos.

SPARE (Tec.) de reserva || de respeto || de repuesto o cambio.

— **TO** —, reservar un espacio || ahorrar.

— **GEAR** (Mec.) aparatos de cambio o de reserva.

— **WHEEL**, rueda de repuesto o de cambio.

SPARGES (Cerv.) mojadura, riego, rociado.

SPARING, ahorrar, economizar.

SPARK (Fís.) chispa || (ELECTRIC —,) chispa eléctrica || (EMITTING —S,) pirómaco, que emite chispas al chocar con el eslabón (Tec.) chisporroteo del fuego (Joy.) chispa (Autom.) (— —, PLUG) bujía.

— **ARRESTER** or **CATCHER** (Loc.) parachispas, tela metálica que corona la chimenea de una fábrica, locomotora, etc. (Elect.) parachispas.

— **COIL** (Elect.) bobina de inducción para producir chispas.

— **CONDENSER** (Elect.) condensador de chispas.

— **FUSE** (Elect.) cebo de chispa.

— **GAP** (Fís.) distancia explosiva.

— **MICROMETER** (Fís.) excitador micrométrico.

— **SPECTRA** (Fís.) espectro de chispa, (entre dos electrodos metálicos).

SPARKER (Elect. y Tel.) parachispas.

SPARKING DISTANCE (Fís.) distancia explosiva.

— **MAGNETO**, motor electromagnético de chispas.

— **POINTS FOR GAS-ENGINE**, puntas de chispas para máquinas de gas.

SPARKLESS (Fís., Elect.) sin chispas.

SPARKLING (WINE:) espumoso.

SPARRY, espático.

SPARTO (Mar.) cuerda de esparto || (— MANUFACTURE,) espartería.

SPATH (Miner.) espato.

— **FLUOR** (Miner.) fluor espato.

TO SPATTER (Fund.) salirse las materias en fusión por las junturas de las piezas del molde.

SPATTLE, espátula.

SPATULA, espátula || paleta (Tenería) estira, cuchilla de zurrador (Conf.) cuchara para preparar helados y sorbetes (Tec.) espátula de madera para remover la cera, el cebo, etc. || paleta, instrumento para cortar la tierra de ladrillo (Pint.) espátula.

S. P. BOAT (Mar.) SHORT FOR SUBMARINE PATROL BOAT.

SPAWN (Pesc.) huevas, freza.

— **TO** — (Pesc.) desovar.

SPAWNING-TIME, desove, época en que tiene lugar.

SPEAKER (Radio, etc.) bocina.

SPEAKING-FRONT (Org.) aparador de órgano.

— **TRUMPET**, bocina, portavoz || trompetilla acústica.

SPEAR (Min.) s. ROD, varilla o vástago de sondeo || tirante de bomba (Agric.) tallo, paja de trigo.

SPECIAL-PARTNER (Com.) socio comanditario.

SPECIALITY (Com.) especialidad.

SPECIE (Com.) efectivo, dinero en efectivo || (—S,) especie, género, clase.

SPECIFIC (Tec.) específico.

— **CONDUCTIVITY**, conductibilidad específica.

— **DENSITY** or **WEIGHT** (Fís.) densidad específica, peso específico.

— **HEAT** (Fís.) calor específico.

— **RESISTANCE** (Elect.) resistencia específica.

SPECIFICATION, especificación de gastos, etc. || especificación de una patente (Const.) presupuesto.

SPECIMEN (Tec.) ejemplar, espécimen, muestra (Meta.) pieza de ensayo (Tip.) muestra o prueba de caracteres || página de ensayo o prueba.

— **BOOK** (Tip.) libro de modelos del fundidor.

SPECK, v. CURL y compuestos.

SPECTACLE-CASE, estuche o caja de espejuelos.

— **FRAME**, montura.

— **FURNACE** (Meta.) horno gemelo (de dos recipientes de recepción).

— **GAUGE** (Opt.) cartabón.

— **GLASS-CUTTER**, anteojero.

— **MAKER**, anteojero.

— **PULLEYS** (Mec.) poleas dobles.

— **WIRE**, alambres para espejuelos.

SPECTRAL ANALYSIS (Tec.) análisis espectral.

— **LINES** (Fís.) líneas o rayas del espectro.

SPECTRO-, A COMBINED FORM FOR SPECTRUM, espectro.

SPECTRO-CHEMISTRY, espectroquímica.

SPECTROCOLORIMETRY, espectrocolorimetría.

SPECTROELECTRIC, espectroeléctrico.

SPECTROGRAM, espectrograma, espectrofoto-grama.

SPECTROGRAPH, espectrógrafo.

SPECTROHELIOGRAM, espectroheliograma.

SPECTROHELIOGRAPH, espectroheliógrafo.

SPECTROLOGY, espectrología.

SPECTROMETER (Fís.) espectrómetro.

SPECTROMETRY (Fís.) espectrometría.

SPECTROPHONE, espectrófono.

SPECTROPHOTOELECTRIC, espectrofotoeléc-trico.

SPECTROPHOTOMETER, espectrofotómetro.

SPECTROPHOTOMETRY, espectrofotometría.

SPECTROPOLARIMETER, espectropolarizador.

SPECTROSCOPE (Fís.) espectroscopio.

SPECTROTELEGRAPHY, espectrotelegrafía.

SPECTRUM (Fís.) espectro (SOLAR —,) es-pectro solar ‖ v. BAND —. (Meta.) espectro.

— ANALYSIS, análisis espectral.

— SCALE (Tec.) escala espectral.

SPECULAR (Miner.) especulario.

TO SPECULATE (Com.) especular.

SPECULUM (Opt.) espejo (Cir.) espéculo.

SPEECH, STOCK (Carr.) cubo de rueda.

SPEED, velocidad (Vm.) velocidad.

— GAUGE (Fís.) celerímetro.

— INDICATOR (Mec.) taquímetro, espidómetro.

— PULLEY (Mec.) polea diferencial.

— CRUISING —, velocidad de travesía.

SPEISS (Fund.) mineral de níquel que ha su-frido la primera manipulación.

—, speiss (Rec.).

SPELL (Tec.) manipulador, manubrio.

SPELT (Agric.) espelta, álaga.

SPELTER or **BRASS SOLDER,** soldadura de latón.

SPENCER (Mar.) cangreja.

TO SPEND (Min.) explotar.

SPENT, agotado, consumido, gastado.

SPERM, esperma.

SPARMECETI, CETIN, cetina ‖ espermaceti.

— CANDLE, bujía diáfana.

SPERMATOGENESIS (Biol.) espermatogénesis.

SPESSHER (Fc.) guardabarro, guardal o d o, guardafango.

SPETCHES, desechos de pieles.

SPHAERULITE (Miner.) esferolito.

SPHENE (Miner.) esfeno, silicotitanato natural de cal.

SPHERE, esfera, globo (Opt.) (BRUISER,) es-fera para dar forma a los cristales cónca-vos (Tec.) esfera, espacio, medio en que la influencia de una cosa produce sus efectos ‖ v. STRATO —, CHROMO, etc.

— OF ACTION (Tec., Mag.) esfera de acción.

BAT —, batisfera.

SPHERIC, esférico.

SPHEROLITE (Miner.) esferolito.

SPHEROMETER, esferómetro.

SPHEROSIDERITE (Miner.) carbonato de hie-rro esferoidal.

SPHINGO-MYELIN (Fisioq.) esfingomielina.

SPHINGO-SINE, esfingosina.

SPICE (Com.) especia, especería (Coc.) sazón, condimento.

SPICER (Com.) especiero.

SPICERY (Com.) especiería.

SPIDER (Coc.) trébedes, utensilio de cocina con tres pies (Mec.) rayo de rueda ‖ prensaes-topas exterior (Elect.) sistema de brazos o radios.

— ARMATURE (Elect.) inducido radial.

— LEGS (Dor.) pequeñas rajas o agrietaduras.

— LINE (Microsc.) tela de arena.

— TABLE, trípode, mesa de tres pies.

SPIEGELEISEN, SPECULAR IRON (Min.) hie-rro especular.

SPIGOT (Ton.) tapón de espita.

SPIKE, clavo grande, escarpia, v. BURNISHER, (Fc.) escarpia de riel o carril (Agric.) es-piga (Cerr.) s. TONGUE, vástago (Herr.) cola, espiga, espigón (Zap.) puntillas.

TO — (Cuch.) despuntar, hacer romo (Tec.) clavar con escarpias.

— DRAWING WINCH (Tec.) tornillo para sa-car escarpias.

— DRIVER, martillo para clavar escarpias.

— or BARBED NAIL (Herr.) clavo arponado o de cuatro puntas.

— OIL, aceite de espliego.

— ROLLER (Agric.) erizo, rodillo dentado.

— TONGS, tenazas para escarpias.

SPIKING-CRIB (Min.) encadenado o zampea-do de brocal de pozo.

SPILL, SPILE (Carp.) espiga (Min. —S,) pun-tillas (Mar.) espiche.

SPILLING (Min.) (PILING,) apeo por esta-cas, labor de franqueo, labor en avance.

— LINES (Mar.) apagavelas, trapas.

SPIN, velocidad de rotación (Aeron.) barrena (TAIL —,) barrena de cola (FLAT —,) ba-rrena plana. (NOSE —,) barrena de cabeza o de nariz.

TO SPIN, v. TO BURNISH (Lic.) hacer hebra (Tej.) hilar (Tec.) hilar (Quím.) deslizarse como el aceite.

SPINDLE, v. SHAFT, AXIS, SPOOL, cojinete ‖ (Carp.) alma, madre, mecha de un palo (Mec.) v. AXLE, aguja, carrete ‖ árbol, eje ‖ v. PIVOT ‖ v. ARBOR (Tej.) huso (Mar.) peón del cabrestante ‖ eje del timón (Carr.) pezón (Jueg.) trompo (Mol.) apoyo del mo-lino (Fís.) vástago del pararrayos ‖ hidró-metro (Tec.) rueca ‖ varilla ‖ encanilladora, máquina que devana hilo en canillas ‖ eje del martillo.

SPINDLE ALARM (Tel.) timbre de una sola rueda.
— BEARER (Mec.) chumacera, cojinete.
— BEARING, cojinete.
— BOX (Mar.) rangua.
— CASE (Tej.) cajetín, caja para poner el hilo y evitar que se deshilache.
— WITH COLLAR (Mec.) espiga con anillos.
— FEEDER (Hilanderías) obrero que carga de nuevo los carretes.
— OF THE GOVERNOR (Mec.) árbol del regulador.
— LATHE (Torn.) torno de husillo.
— LIGHTNING PROTECTOR (Fís.) pararrayos de husillo.
— MOULDER FOR DOVETAILING (M. de ensamblar:) máquina de fresar empalmes.
— NOSE, cabeza de husillo de taladrar.
— PINION (Mec.) engranaje cónico helicoidal.
— RING (Mec.) corona.
— ROVING-FRAME (Tej.) banco de brocas.
— SHAPED (Tec.) fusiforme || ahusado.
— SHOCK ABSORBER (Vm.) amortiguador de tornillo.
— SLEEVE, DRIVING SLEEVE, casquillo de arrastre o motor.
— STAIRS, escalera de núcleo sólido.
— STOP (Mec.) árbol de tope.
— TREE (Bot.) bonetero || fusín, carbón para hacer bosquejos || fusín, el bosquejo mismo.
— VALVE, FLAP-VALVE, válvula de guía o huso.

SPINELLE, RUBICELLE (Miner.) espinela, rubí anaranjado.

SPINET (Mús.) espineta.

SPINNER, hilandero || máquina de hilar || tirador de oro (— OF GOLD THREADS.)

SPINNING, hila, hilado || hilado, trabajo y jornal del hilandero || filatura.
— FRAME or MILL, telar.
— JENNY, máquina de hilar algodón.
— MILL, filatura.
— ROOM, cuarto de hilar.
— WHEEL, torno de hilar.
— WOMAN, hilandera.

SPINTHEROMETER (Física.) espinterómetro, (para medir la longitud de las chispas eléctricas).

SPIRAL, espiral, helicoidal, s. HELICAL (Rel.) resorte del reloj (Aeron.) espiral, en espiral.
— AUGER, barrena en espiral.
— BLOWER (Meta.) ventilador helicoidal.
— CANDLE LAMP (Elect.) lámpara en forma de bujía espiralada.
— CONNECTOR (Elect.) alambre de conexión encorvado.
— DOWEL (Elect.) taco helicoidal.

SPIRAL DRIVING SPRING, resorte espiral de transmisión.
— END (VIOLIN,) cabeza.
— GEAR (Mec.) engranaje helicoidal.
— MILLING CUTTER, fresa con ranuras espirales.
— NIPPLE (Elect.) racorde en espiral.
— PUNCH, sacabocados en espiral.
— REVOLUTION, CIRCUMVOLUTION, circunvolución.
— SCREW, tornillo en espiral.
— or WORM SPRING, resorte helicoidal o espiralado.
— TUBE, tubo en espiral.
— WAVE WINDING (Elect.) arrollamiento circunferencial.
— WINDING (Elect.) arrollamiento espiral.

SPIRE, aguja, flecha (Arq.) espira, vuelta de una moldura.

SPIRIT (Quím.) gas, espíritu, principio gaseoso, vapor || v. ALCOHOL (Tint.) (—S,) mordientes a base de estaño (Lic.) (—S,) licores alcohólicos o espirituosos.
— COLOUR (Tint.) color de sal de estaño.
— GAUGE, pesaespíritus, areómetro para determinar la densidad de los líquidos espirituosos.
— LAMP, lámpara de alcohol.
— or AIR LEVEL, nivel de burbuja de aire.
— METER, pesaespíritus || alcoholómetro.
— ORANGE (Tint.) color anaranjado de sal de estaño.
— PRINTING, impresión a base de estaño.
— THERMOMETER (Fís.) termómetro de alcohol.
— OF TURPENTINE, aguarrás, esencia de trementina.
— VARNISH, barniz de alcohol.

SPIROCHETE (Bacter.) espiroqueta (Treponema pallidum,) espiroqueta pálida.

SPIT, espita, espetón (Carr.) codo del eje (Mec.) manivela de la prensa (Tej.) aguja de hierro que tiene la canilla en la lanzadera del telar (Coc.) asador (Agric.) azadonada.
  TO —, enfilar una aguja, ensartar una aguja.
— REST (Coc.) morillo grande para poner al fuego los asadores.
— STICKER, buril de vientre convexo.

SPLASH-BOARD (Carr.) guardalodo, salvabarro, botafango (Meta.) lámina para preservarse de las salpicaduras.
— LEATHER (Cuch.) trozo de cuero (o fieltro) que recoge el agua que despide la piedra de afilar.
— LUBRICATION (Mec.) lubricación por inmersión.

SPLASHER, guardarruedas, guarda c a n t ó n (Carp.) botaaguas.

SPLAY (Arq.) alfeizar, alfeizamiento, inclinación.

TO — OFF (Arq.) alfeizar, ensanchar el alféizar.

— (OF THE WHEEL) (Carr., Vm.) inclinación del rayo sobre la llanta.

SPLAYED (Arq.) alfeizado.

— JOINT, SKEW-JOINT (Fc.) junta oblicua.

SPLICE (OF A ROPE:) empate; (OF A VEGETABLE ROPE:) costura || ayuste, empalme, costura || ayuste de los chicotes de dos cabos || empate de tubos.

TO — (ROPES:) empatar, ayustar (Hort.) injertar en escudete (Eban., Carp.) ensamblar a inglete.

— BAR RAIL, FISH-PLATE (Fc.) placa, brida, v. FISH-PLATE.

— — TO PREVENT CREEP (Fc.) brida de detención.

— BOX (Elect.) caja de conexión o empalme para cables.

SPLICING, v. SPLICE.

— EAR (Fc.) ojo de unión.

— PLATE (Fc.) placa de unión.

— SLEEVE (Fc.) manguito de empalme.

— — FOR SOLDERING, manguito de empalme soldado.

SPLINE (Mec.) nervadura.

SPLINT, v. PEG, KEY, chabeta (Alb.) astillón (Carp.) astilla, v. CHIP, haz de madera para fósforos, etc.

— BOLT, perno de cabeza falsa.

— BUNDLING APPARATUS, aparato de formar bastoncitos con haces de madera.

— CHOPPING MACHINE, máquina de cortar a dimensión los palitos de los fósforos.

— CLEANING MACHINE, máquina de limpiar los palitos de madera para fósforos.

— COAL, carbón sin llama.

— DRYING APPARATUS, aparato de secar bastoncitos de madera.

SPLINTER, v. SPLINT (Min., Eban.) esquirla (Hort.) garrancho, punta que queda en la rama que no se ha cortado bien (Carr.) cabilla, pasador (Carp.) astilla, viruta.

SPLIT, v. SPLINTER (Tej.) dientes (Tec.) raja, hendedura (Pan.) hendedura o raja a lo largo de un pan || v. AJAR (Cine.) v. REEL.

TO —, henderse, rajarse, agrietarse (Min.) arrancar por láminas u hojas (Tec.) desdoblar || separar o dividir en dos (Alb.) cuartearse, rajarse, agrietarse (Vid.) estallar.

— BALL SOCKET (Mec.) muñón esférico de dos piezas.

— BEARING (Mec.) soporte partido.

SPLIT BRANCH-BOX (Elect.) caja de derivación con compartimientos.

— CONTINUOUS-CURRENT WINDING (Electricidad) arrollamiento de corriente continua interrumpido.

— CUTTER, chabeta hendida.

— DRAFT (Fund.) tiro dividido.

— GRID, semirrejilla.

— HEAD (Tal.) testera de brida.

— NUT, tuerca en dos piezas.

— PLUG (Elect.) clavija elástica de contacto.

— PULLEY (Mec.) polea partida en dos mitades.

— REEL (Cine.) rollo incompleto, rollo "chico".

— RING, anillo para llaves.

— SOCKET CHUCK (Torn.) mandril partido en cruz.

— WOOD, extremos de tablas de menos de 20 pulgadas.

SPLITTER (Ton.) rajadera (Agric.) (GRAFTING-KNIFE,) abridor, cuchilla de injertador (Vid.) cortador (Carp.) leñador, cortador.

SPLITTING (Quím.) desdoblamiento (Ten.) desdoble, separación (Tej.) desgarradura (Mader.) hender la madera según el hilo || agrietamiento de la madera.

— BOARD (Min.) tabique de ventilación

— DURING DRYING, agrietamiento en seco de la madera.

— MACHINE, máquina de rajar o partir leña.

— —, DOUBLE WOOD — —, máquina de partir leña (doble).

— MILL (Ton.) máquina de cortar duelas (Meta.) lugar donde se corta el hierro a máquina.

— or STRADDLING OF POINTS (Fc.) paso por una aguja despegada del riel o carril.

— TOOL, rajadera.

— UP OF IONS (Quím.) desdoblamiento de los iones.

— — — TRAINS (Fc.) descomposición de los trenes.

— WEDGE (Mader.) cuña de partir.

SPODIUM (Quím.) tutia, tocia, óxido de cinc.

TO SPOIL, v. TO DAMAGE, TO ADULTERATE

— BANK (Fc.) depósito de tierra (Min.) vaciadero, desechadero, terrera.

SPOKE (Carr.) rayo (Carp.) escalón de escalera de mano (Elect.) radio (Mar.) cabilla (Tec.) mango.

TO — A WHEEL, enrayar una rueda.

— ARMATURE, DOUBLE — — (Elect.) inducido de dobles radios.

— BEVEL (Carr.) alidada.

— BOUND (Carr.) mal enrayada.

— BUFFING or POLISHING MACHINE, máquina de pulir rayos de ruedas.

SPOKE CRAMP (Carr.) cepo para rayos.
— **GAUGE** (Carr.) medidor o verificador de rayos.
— **KEY** (Carr., Vm.) llave de aprieto de los manguitos.
— **LATHE**, torno para hacer rayos de ruedas.
—**S LET INTO THE BOSS OF THE WHEEL**, rayos encajados en las bridas del cubo.
— **NIPPLE**, manguito de rayo.
— **SETTER**, enrayador, aparato para empatar los rayos.
— **SHAVE** (Carp.) rebajador (Carr.) bastrén, cornamusa.
— **TENON**, espigas de los rayos.
— **TENONING MACHINE**, máquina de sacar espigas a los rayos.

SPONDYLOTHERAPY (Med.) espondiloterapia.

SPONGE, esponja (Vet.) esponja para caballos (Pan.) levadura, fermento (Meta.) trapo mojado para limpiar los hierros que hay que soldar (Art.) lanada, escobillón.
TO —, esponjar || chupar (paños:) desaprestar, quitar el apresto, (la goma o lustre dado a la tela de lana por el fabricante) (Herr.) limpiar (Art.) escobillonar.
— **CAKE** (Tec.) torta fundente.
— **CLOTH** (Mec.) trapo, trapo para limpiar.
— **FILTER**, filtro de esponja.

SPONGING-BATH, baño de esponja.

SPONGY IRON (Min.) hierro poroso o esponjioso.
— **LEAD** (Min.) plomo esponjioso.
— **PLATINUM** (Min.) negro de platino.

SPOOL, v. BOBBIN || (— OF THE SHUTTLE,) huso que gira en la lanzadera.
TO —, bobinar (Hil.) ovillar, encanillar.
— **OFF, TO WIND OFF**, desbobinar.
— **GROOVE** (Hil.) encastre del ovillo.
— **RING** (Hil.) anillo que recibe el hilo en la rueca.
— **ROD** (Hil.) árbol vertical sobre el que se mueven las ruedas del urdidor.
— **WHEEL**, máquina de enrollar la seda en las bobinas.

SPOOLER, espolinador, obrero que prepara las lanzaderas.

SPOOLING-FRAME, devanadera (Elect.) bobinadera, devanadera.
— **WHEEL**, máquina que devana hilo en canillas.

SPOON, cuchara (F. de Az.) espumadera (Conf.) cuchara para preparar helados.
— **BIT**, barreno de media caña.
— **BOAT** (Mar.) bote o barco en forma de cuchara.
— **BRAKE** (Vm.) freno sobre el neumático.
— **DRILL, CENTER-BIT** (Min.) broza, barrena de media caña.

SPOON MAKER, cucharero.
— **MEAT** (Coc.) carne picada.
— **TOOL, BUTTON SLEEKER** (Meta.) espátula de cuchara para pulir.

SPOONING (Mar.) remar en la superficie.

SPORE (Biol., Bot., Zool.) espora.

SPORT, SPORTS, "sport", deporte, juegos (Mod.) (—S) (Adj.) sport, propio para deportes (Como —HAT, — SKIRT, etc.)

SPOT, mancha (lapidarios:) paja, jardín, pelo, mancha (Grab.) borrón (Ten.) maca, mancha o defecto que queda en la piel después de zurrada (Min.) (STAIN OF ORE,) mancha || ojo.
— **LIGHT** (Teat.) reflector que afoca (Autom.) reflector o faro movible o ajustable.
— **TO — —, TO ILLUMINATE A SINGLE PERSON** (Teat.) dar foco a...

SPOTTY, manchado, picado, con maca (Lapid.) piedra preciosa con paja, jardín, pelo o paja (STONES:) veteado.

SPOUT, llave, espita, canal o conducto (Mol.) conducto de salida de la harina (Arq.) canalón || tubo de desagüe (Min.) abertura de ventilación (Tec.) canaleja || canal maestra || gollete de vasija | tubo de descarga.

SPOUTER, GUSHER (petróleo:) pozo brotante.

SPOUTING (Fund.) hervor, ebullición (Tec.) borbotón.
— **MASK** (Arq.) mascarón de boca de fuente.

SPRAY (Fund.) colada, rama del canal principal.
— **DIFFUSER** (Tec.) pulverizador de líquidos.

SPRAYER, s. ATOMISER; pulverizador, rociador, regador.
— or **ATOMISER, (STEAM JET —,)** pulverizador de chorro de vapor.

SPRAYING, regadera, riego || irrigador.

SPREAD (Aeron.) v. SPAN, envergadura (Com.) diferencia entre dos precios || jalea, mantequilla, etc., para untar el pan (Periód. y Anuncios) v. DOUBLE PAGE —.

TO SPREAD, extender || empujar || extender con el bruñidor el oro y la plata (Alb.) rellenar un mortero (Ten.) — **THE GOLD-VARNISH**, barnizar la piel para hacer que tome el color de oro (Agric.) abrir el lino para curarlo.

SPREADER (Fc.) barra de conexión o de tracción (Hil.) batán || revendedor que vende desplegando su mercancía (BLOWER AND —,) batán desmotador y extender (Radio) barra o varilla para separar los alambres de una antena.

SPREADING (Agric.) acción de orear (Vid.) extensión.
— **MACHINE** (Hil.) v. SPREADER.

SPREADING OVEN (Vid.) horno de extender.
— PLATE, FLATTING-STONE (Vid.) placa de vidrio para extender las demás que se fabrican.
SPRIG, (— OF WOOD,) v. BRANCH, SLIP (Bord.) rama, ramo (Joy.) garzota (Herr.) puntilla, clavo remachado.
TO — (Bord.) bordar ramazones.
SPRING, s. WELL, FOUNTAIN, fuente, manantial, ojo de agua (Tec.) resorte ‖ elasticidad ‖ muelle (F. de medias:) atesador del telar (Rel.) v. MOVEMENT (Agric.) Primavera, ‖ renuevo, retoño.
TO —, saltar, brotar (Agric.) brotar, nacer (Mar.) romperse un palo (Arq.) arrancar ‖ abovedar un arco (Alf.) torcerse, combarse (Carp.) alabearse la madera (Hid.) brotar o manar el agua de los manantiales (Mec., Aeron., Autom.) unir con resortes ‖ equipar con resortes o muelles.
— ACTION DUE TO RUBBER BLOCKS (Fc.) flexión elástica por medio de macizos de caucho.
— or MARINE AMMETER (Elect.) amperómetro de resorte.
— ANNEALING FURNACE (Fund.) horno para recocer muelles (para ferrocarriles).
— ATTACHMENT (Elect., Tec.) mecanismo tensor a resorte.
— BALANCE (Mec.) balanza de resorte.
— BAR (Carr.) barra de las muelles.
— BARREL (Rel.) barrilete.
— BEARING (Mv.) brida de ballesta formando soporte.
— BEAM (Mec.) viga de rebote (Herr.) rebote del martillo.
— BLOWER (Mec.) templador de espirales.
— BOARD, trampolín de muelle.
— BOLT, perno de resorte.
— WITH — AND SPLIT PIN, clavija con resorte y pasador.
— BOX (Rel.) barrilete.
— BRACKET (Fc.) soporte de la mano de ballesta.
— BUFFER (Fc.) amortiguador o tope de resorte.
— BUSH (Elect.) caja de resorte.
— CALLIPERS, compás de espesores de resorte.
— CARRYING BLOCK (Mec.) tajo para resortes.
— CHAIR (Muebl., Fc., Vm.) asiento con muelle o resorte.
— CHAPE (Herr.) bigorneta montarresortes.
— CLASP (Cuch.) espiga de la extremidad inferior de un cuchillo articulado.
— COTTER AND KEY, chaveta y cuña de resorte.

SPRING COUPLING-PLATE, conexión de resorte, brida de resorte.
— OF CURVE (Arq., Tec.) punto de origen o arranque de una curva o de arco (Fc.) (POINT OF BRANCHING OFF,) punto de bifurcación.
— FOR DISEGANGING THE COUPLING IN CASE OF FORCING OPEN THE POINTS (Fc.) resorte o muelle de forzamiento.
— DOOR, puerta de resorte.
— DRAW-GEAR (Fc.) aparato de enganche de resorte.
— DRUM, tambor de resorte.
— DYNAMOMETER, dinamómetro de resorte.
— EYE BOLT, perno de resorte.
— FILE, lima de resortes.
— FINGER (Hil.) dedo compresor.
— FORGE or SMITHY (Fund.) forja para muelles.
— GALVANOMETER, galvanómetro de resorte.
— HAMMER, martillo o martinete de resortes.
— HANGER or CRADLE (Fc.) brida de resorte, nervio sobre el que oscila el tensor del resorte.
— HOOK (Cerr.) aldaba de resorte (Fc.) gancho de resorte.
— JACK (Telef.) clavijero, jack.
— KEY (Mec.) chaveta de resorte.
— KNIFE, cuchillo o navaja de resorte o muelle.
— LATCH (Cerr.) picaporte de resorte.
— LID (Rel.) tapa.
— LINE (Art.) estringe.
— LINKED TO ..., resorte articulado con...
— LOCK (Cerr.) cerradura de golpe.
— OF A LOCK (Cerr.) gacheta.
— LUBRICATOR (Vm.) lubricador de resorte.
— MATTRESS, jergón elástico, armazón de madera con muelles elásticos sobre el que se coloca el colchón.
— MOUNTING (Mec.) montaje sobre muelles.
— NIPPERS, TWEEZERS, pinzas.
— PAD or RING (Mec.) anillo elástico de caucho.
— PASSER (Cuch.) taladro para escudos.
— PAWL (Mec.) fiador de resorte.
— PILLAR (Mec.,) columna de peso.
— PIN (Fc.) pasador o varilla de resorte.
— PLATE (Cerr.) palastro de un resorte.
— POCKET or SOCKET (Mec.) abrazadera de tope.
— POINT or TONGUE (Fc.) aguja elástica.
— PROVING PRESS (Mec,) prensa para probar resortes.
— POLE WORKING (Min.) balancín.
— TO PULL OFF, resorte antagonista.

SPRING RAIL FROG, CROSSING WITH MOVABLE WING-RAIL (Fc.) corazón con pata de liebre móvil.

— **RELAY** (Telef.) relevador de resorte.

— **RIGGING** or **SUSPENSION GEAR** (Fc.) suspensión del muelle.

— **RING, v.** — **PAD** || cerco, grapa de sujeción.

— **SADDLE** (Fc|) silla o cojinete elástico.

— **SAFETY VALVE** (Mec.) válvula de resorte.

— **SHAFT** (Tej.) vara, palanca que hace mover los lizos de un telar.

— **SHELL** (Arm.) guarda de resorte.

— **OF THE SPEAKING KEY** (Telef.) resorte de la tecla de conversación.

— **SPLIT SWITCH** (Fc.) cambiavía de resorte.

— **STAMP**, sello de resorte.

— **STEEL**, acero para muelles o resortes.

— — **PLATES**, acero en hojas.

— **SUSPENSION** (Rel.) suspensión de resorte (Fc.) (OF BODY:) muelles de suspensión de la caja.

— **TEST**, blemómetro.

— **TONGS**, tenazas de resorte.

— **TONGUE SWITCH** (Fc.) cambio de vía por agujas elásticas.

— **TOOL** (Rel.) montarresortes.

— **TREE** (Carr.) bolea, balancín.

— or **MARINE VOLTMETER** (Elect.) voltímetro de desorte.

— **VICE**, tornillo montarresorte.

— **WAD, ELASTIC DUST SHIELD**, obturador elástico.

— or **LANTERN WHEEL** (Mec.) linterna, mecanismo motor || piñón.

— **WING-RAIL** (Fc.) contracarril de resorte.

— **TO WIRE BREAKAGE LOCK** (Fc.) enclavamiento por resorte.

Springer's PUDDLING FURNACE (Meta.) horno de pudelar sistema Springer.

SPRINGER (Arq.) sotabanco, resalte de la cornisa || piedra de arranque del arco || sillar de arranque.

SPRINGING (Arq.) arranque de arco o bóveda || recaída || imposta, cojinete (Tec.) flexión elástica.

SPRINGY, v. ELASTIC.

SPRINKLE, rociador, regadera.

TO —, rociar ligeramente.

— — **PAINT** (Pint.) salpicar de manchas una pintura que imite el mármol.

SPRINKLING, rociadura || riego ligero || (Fund.) rociadura || lluvia de agua para dar el temple.

— **APPARATUS** (Meta.) aparato de rociar.

— **MACHINE**, regadera.

SPRIT (Mar.) botavara.

— **SAIL** (Mar.) abanico, vela de botavara.

SPROCKET, CHAIN WHEEL, rueda para cadena.

— **GEAR** (Mec.) engranaje de rueda y cadena.

— **WHEEL** (Mec.) erizo.

— — **BEARING**, soporte del piñón de cadena.

SPRUCE (Bot.) abeto (COMMON —, "Pinus Abies, Pinus excelsa",) abeto de Noruega | (Douglas —, RED FIR,) abeto de California.

— **LEATHER**, cuero danés o de Berlín.

— **OCHRE**, ocre refinado.

— **YARN**, hilo crudo.

SPUD (Agric.) escardillo || escardadora, escardadera.

SPUN (Tej.) hilado.

— **EVENLY**, unido.

— **GLASS**, vidrio hilado.

— **GOLD**, hilo de oro plano empleado en el hilado sobre seda.

— **GOODS**, hilados.

— **MUSIC-STRINGS**, bordones.

— **WORK** (Tec.) repujado.

— **YARN WINCH** (Mar.) muleta.

TO SPUNGE (Ten.) esponjarse (Tej.) deslustrarse.

SPUR (Arq.) estribo, contrafuerte, v. ABUTMENT (Carp.) riostra (Agric.) tizón, roña (Tip.) puntura.

— **GEAR SYSTEM** (Mec.) engranaje cilíndrico.

— — **WHEEL**, — **GEAR** (A) (Mec.) rueda cilíndrica, rueda recta.

— **WHEEL** (Mec|) rueda de engranaje derecho o recto.

— — **REVERSING GEAR** (Mec.) mecanismo de inversión por engranajes derechos.

SPURNS (Min.) pequeños prismas de carbón.

TO SPUTTER (Meta.) producir cintas metálicas (de vidrio, cuarzo, etc.).

SPY-HOLE (Alf.) agujero para vigilar la cocción.

SQUAB (Muebl.) canapé, sofá.

SQUABLE (Tip.) pastel (TO —,) empastelar.

SQUAD (Mil.) pelotón, escuadra (Aviac.) (BALLOON —,) aerosteros.

SQUADRON (Mil.) escuadrón (Mar.) escuadra (FLYING —,) escuadra volante (Aeron.) escuadra.

—, **A DIVISION OF AN AIR FLEET**, flotilla.

SQUALL (Mar.) chubasco, ráfaga.

SQUARE, cuadrado || cuadrático (Tec.) escuadra, regla, cartabón (Alg.) cuadrado, segunda potencia (Arq.) abaco (Mil.) cuadro (Vid.) cristal (para ventanas) (Jueg.) casilla del tablero (Carp.) escuadra || ensambladura de una pieza de madera vertical con otra inclinada (Const.) (PAVING-TILE,) baldosa, ladrillo (Fund.) regla.

TO —, cuadrar || escuadrar || tallar en escuadra (Dib.) cuadricular (Mar.) bracear en cuadro (Carp., Pap., Sast.) escuadrar, cortar en escuadra (Com.) arreglar una cuenta (Const.) (— — AN ASHLAR,) acodar, labrar a escuadra un sillar, cuadrar.

— — WITH THE PICK, cuadrar, labrar a escuadra.

— BAR-SPIRAL SPRING, muelle de sección rectangular.

— BIT or TAPER (Min.) taladro de corona.

— BOTTOMED RACK TOOTH (Mec.,) diente achaflanado por abajo.

— CHISEL, cincel cuadrado.

— CLAMP or JOINT (Carp.) empalme a escuadra.

— CLIPS FOR FIXING OF RAILS (Fc.) estribos cuadrados para sujeción de rieles o carriles.

— COMPASSES (Tec.) compás de cuatro brazos.

— CORNER SMOOTHER (Meta.) alisador a escuadra.

— COUNTERSINK, taladro de tarugo.

— EDGE, arista viva.

— ELBOW (PIPES:) codo en ángulo recto.

— FILE, carleta, lima fina y plana.

— FLAT LIME, lima bastarda.

— FRAME-SAW, sierar de taller de carpintería.

— GRAVER, buril cuadrado.

— GROOVING AND TONGUING (Carp.) machihembrado a ángulo recto.

— HEAD (Arq.) arco en plataﾗanda (Tec.) de cabeza cuadrada.

— HEADED ARCH (Arq.) arco en platabanda, arco dintel.

— HOLE (Fund.) boca de lobo.

— IRON, hierro en escuadra, cuadradillo o cuadrejón || (OBLONG-IRON,) hierro rectangular plano.

— KENTLEDGE, lastre de hierro cúbico.

— KEY, chaveta cuadrada.

— ORDER OF PILING (Elect.) disposición en cuadrado de los conductores.

— PUNCH (Arm.) punzón cuadrado.

— ROOT (Arit.) raíz cuadrada.

— SAIL (Mar.) treo || —S, velas cuadradas.

— SET HAMMER, PLANE-SET-HAMMER (Herr.) destajador.

— SETTING (Min.) método de encastillado, relleno con madera.

— SETTING, DOOR-STEAD (Fc.) marco de entibación.

— SHAFT (Mec.) árbol o eje cuadrado.

— THREAD (Herr.) filete de tornillo cuadrado.

— TILE, baldosa cuadrada.

— TILES, MOULDED — — (Alf.) formas.

SQUARE TIMBER (Carp.) madera escuadrada.

— TOED (Zap.) de punta cuadrada.

— WASHER (Hid.) paleta cuadrada de rueda.

—or CLUB WHEAT, trigo de espiga cuadrada.

— WIRE (Elect.) alambre de sección cuadrado.

— WORK, STALL-AND ROOM-WORK (Min.) explotación por compartimentos.

SQUARER, escuadrador.

SQUARING, escuadreo || escuadría || (SAW FOR — LOGS,) sierra circular para escuadrar troncos (Dib.) cuadriculación.

— THE LOG BY SIDE LOG FRAME, quitar la albura y la corteza por una sierra alternativa de recortar.

— TOOL, escuadrador, instrumento de cerero.

— UP MACHINE, acepilladora transversal.

SQUASH (Cerería) mazo para cascamajar la cera.

TO —, desbastar.

SQUAT (Min.) s. BONNEY, residuos de mineral.

SQUEAK, TO —, rechinar.

SQUEALING, v. HOWLING.

SQUEEGEE, v. REFRIGERATOR, COOLER.

SQUEEZE, compresión, apretadura, acción de apretar o estrujar (Min.) (NIP OF A VEIN,) estrechamiento.

TO —, prensar, oprimir, exprimir.

— — OFF, separar prensando.

SQUEEZER, apretador, exprimidor, compresor (Fund.) (ALLIGATOR, A,) cinglador de palanca.

—'S SHINGLING ROLLS (Meta.) máquina de cinglar.

SQUEEZING, estrujón, compresión, apretón.

— BOX (Alf.) cilindro compresor.

Squier SYSTEM (Radio) sistema Squier.

SQUIRREL-CAGE (Tej.) tambor del batán desmotador.

— ROTOR, SHORT-CIRCUIT ROTOR (Elect.) inducido en circuito corto.

— — WINDING (Elect.) arrollamiento en forma de jaula.

— SKINS, grises, pieles de ardillas de Siberia.

SQUIRT, jeringa, || chorro || GREASE — or GUN (A) (Mec.) engrasador por compresión.

STAB (Tip.) compositor experto, cajista concienzudo (Zap.) vira.

STABBER (Mar.) lezna o punzón de velero.

STABBING-MACHINE (Enc.) máquina de picar o perforar.

STABILITY (Mec.) estabilidad (Aviac.) estabilidad.

— PLANES (Aviac.) planos estabilizadores.

STABILIZATOR (Aeron.) estabilizador.

TO STABILIZE (Aeron.) estabilizar || mantener el equilibrio por superficies fijas u otros dispositivos no manejados por el piloto (Com.) estabilizar, impedir fluctuaciones.

STABILIZER, v. TAIL PLANE.

STABLE (Tec.) estable (Agric.) establo || caballeriza, cuadra (Milicia) pienso, hora del pienso.

STACCADO (Carp.) empalizada.

STACCATO (Hort.) espaldera.

STACK (Agric.) barbera, tresnal, montón de gavillas (Arq.) cañón de chimenea || (CHIMNEY OF A BLAST FURNACE,) chimenea || (TOWER or CHIMNEY OF A BLAST FURNACE), torre.

TO —, colocar en el suelo (Agric.) hacer almiares con heno o paja || apilar, hacinar.

— BOSS (FOR CORN,) caballete colocado en el interior de las pilas o montones.

— STAND (Agric.) caballete o pedestal de niara.

STACKER (Agric.) obrero que agavilla || que sirve para agavillar.

STACKING (Agric.) hacinamiento.

STADDLE (Arb.) resalvo.

STADDLING (Arb.) resalvia, elección de los resalvos en las cortas.

STAFF (Mil.) plana o estado mayor (Com.) personal, cuerpo de empleados (Fc.) empleados ferrocarrileros || bastón (Telef.) empleados telefónicos (Mar.) asta (Agric.) báculo, mira, v a r a (Mús.) pentagrama (Arm.)asta (Meta.) barra de hierro (Arq.) junquillo (O. Ec.) báculo pastoral.

TO —, proveer o abastecer de personal.

— ANGLE (Alb.) guardaarista.

— BEND, varilla angular.

— CATCHER (Fc.) aparato receptor del bastón.

— DELIVERER (Fc.) aparato transmisor del bastón.

— HOLDER (Geod.) portamira.

— LATH (Const.) tapial, pie derecho que entra en la armazón de una tapia.

— OFFICER (Mil.) oficial de estado mayor.

— SIDE (Carr.) adrales || barandas que sostienen el toldo.

— SWITCH LOCK (Fc.) cerrojo de la aguja para el sistema del bastón.

— or CASK WOOD (Ton.) madera para duelas.

— WORK (H. de seda) trabajo de la seda por un bastón.

STAFFAGE, los accesorios de una película cinematográfica o de una composición literaria.

STAG-BOLT, anclote de cimentación.

— FOOT GRAVER or SCULPER, buril oval.

— HEADED (TREE:) maduro en la parte superior.

— HORN (Caz.) cuerno.

STAGE (Teat.) escena, escenario, tablas, foro (Const.) andamio || piso, s. FLOOR (Tip.) mármol, plancha para batir la tinta || mármol para colocar las formas (Fc.) andén (Tec.) grado || etapa || estado (Min.) (STOP, RESTING-PLACE,) descanso || andamio, plataforma (Cinema) plató, estudio, escenario (Radio.) paso, grado.

— DIMMER (Elect.) regulador para el alumbrado escénico en los teatros.

— LIGHTING, alumbrado de escenarios.

— APPARATUS (Elect.) aparato para el alumbrado de escena.

— MANAGER (Teat.) director del servicio interior, director de escena.

— MICROMETER (Mic.) micrómetro del portaobjetos.

— FOR THE SLIDE (Mic.) portaobjetos.

— MULTIPLE — BOILER (Meta.) caldera en forma o con los hervidores sobrepuestos.

STAGGER, vacilación || alternación (Aeron.) incidencia.

TO STAGGER, vacilar (Mec., Carr.) enrayar alternativamente una rueda.

— —,(Aeron.) incidir || escalonar || ajustar las alas || (Com.) alternar, escalonar, graduar, incidir (la salida de empleados, etc.) || alternar.

— — THE HOLES (Mec., Carr.) disponer los agujeros en zig-zag o diagonalmente alrededor del eje.

— WIRES, INCIDENCE WIRES (Aeron.) tirantes o alambres de incidencia.

STAGGERED POLES (Elect.) polos alternados.

— WHEEL, rueda de rayos alternados.

STAGGERING OF THE BRUSHES (Elect.) gradación de escobillas.

STAIN, mancha (Alf.) mancha dejada en la porcelana por el humo o por los dedos sucios de los obreros (Mader.) cáustico para teñir la madera (Joy.) mancha en el diamante.

TO —, manchar (Vid.) pintar cristales (Pint.) chafarrinar (Mader.) oscurecer o teñir la madera.

— PAN or TANK, recipiente para el cáustico para teñir la madera.

STAINER, tintorero || pintor || teñidor.

STAINING, tintura || teñidura (Vid.) pintura sobre el vidrio.

— MACHINE, máquina para dar cáustico a la madera.

— MOULD, greda negra.

STAIR, escalón, peldaño || (—S,) escalera.

— CARPET, VENETIAN-CARPET, alf o m b r a para escalera.

— FOOT (Arq.) primera grada, escalera de arranque.

STAIR HEAD (Arq.) escalón final de arriba.

STAIRCASE, escalera || caja de escalera.

STAITH (Fc.) embarcadero de carbón, (prolongación de la vía).

STAKE, piquete, jalón, poste, estaca (Agric.) rodrigón (Herr.) bigorneta (Carp.) montante || v. STUD (Mader.) estacada volante en un río para recoger las maderas flotantes (Agrim.) jalón, piquete, estaca (Fc.) telero (Mar.) traca.

TO —, estacar, jalonar || atravesar con una estaca (Ten.) adobar una piel pasándola por el pulidor (Jueg.) jugar.

— CHAIN, STANCHION CHAIN (Fc.) cadena de telero.

— CONNECTING ROD, barra para unir los teleros.

— OF GAS-PIPE, poste de tubo de gas.

— HEAD (ROPE:) corcha || caballete de colchar.

— POCKET or STRAP, estribo del telero

— — BOLT (Fc.) pasador de sujeción del telero.

STAKING OUT, PEGGING OUT (A LINE) (Fc., Tel., Elect.) alinear o jalonear la vía.

STALACTITE, estalactita || concreción estalactítica.

STALAGMITE (Geol.) estalagmita.

STALE (Vin.) picado (Coc.) rancio.

STALK (Bot.) tallo, tronco (Fund.) hurgón || chimenea alta.

— PAPER, papel para tallos de flores artificiales.

STALKER (Ton.) poino, codal.

STALKING-CHISEL, cincel grueso para carpintería.

STALL, establo || compartimiento de cuadra (Com.) tienda, puesto, estanco (Teat.) luneta || butaca (O. Ec.) sitial de coro (Fc.) compartimiento para caballos en los vagones de transportar caballerías (Min.) hueco, salón || v. BOARD (Aeron.) desplome || pérdida del control || pérdida de velocidad.

TO —, poner en el establo o en la cuadra (Aeron.) desplomarse || perder el control, perder la velocidad necesaria para sustentarse en el aire.

— FOOD, forraje de establo.

— AND ROOM-WORK (Min. de carbón) explotación por pilares y compartimientos.

STALLAGE (Com.) derechos o contribuciones sobre puestos o barracas.

STALLION (Gan.) caballo padre || garañón.

STAMIN, estameña, estambrilla.

STAMMEL, color de oro oscuro || color de oro viejo brillante.

STAMP, sello, estampa || hierro de estampar || punzón de estampar (Com.) estampilla o

sello de correo || hoja timbrada o con sello (Tec.) grabado, estampa (Herr.) doile || estampador (Min.) pilón, almadaneta, (Colombia:) pisón (Enc.) hierro de estampar || pequeñas herramientas (Meta.) pilón de bocartear (Cerr.) remachador, botador (F. de alfileres:) dado (Pint.) marca de contraste (Acuñ.) marca, sello, cuño.

TO —, imprimir, estampar || timbrar, sellar, poner sello (Orfebrería:) contrastar || señalar los objetos de plata u oro con el punzón (Meta.) triturar el metal con el bocarte (Relojería.) igualar una pieza con otra (GRAPES:) pisar la uva en el tonel antes de pasarla a la cuba.

— HEAD, pilón del bocarte (INCLUDING HEAD AND SHOE,) calzadura.

— MILL, bocarte || molino de estampar (Pap.) batería.

— MUCILAGE (Com.) goma.

— OFFICE, oficina del timbre || registro, oficina de registro.

— RING (Pesc.) plomada.

STAMPER, martinete de fragua || estampador || bocarte (Agric.) pisón, pilón (Pap.) majador (Somb.) batán (Min.) bocarte || minero que tritura el mineral (OLIVES:) triturador, majador, molino de majar aceitunas (Alf.) cuño (Gan.) instrumento para reducir a pedazos ciertas plantas o semillas destinadas a la alimentación del ganado.

STAMPING, v. STAMP, TO STAMP, impresión || bocarteo, trituración || apisonamiento || acuñación || contraste || punzonado.

— APPARATUS, (DRY) (Meta.) aparato de bocartear en seco.

— BAR (Min.) atacador.

— HAMMER (Meta.) martillo de encarrujar el hierro.

— MACHINE, sacabocados mecánico (Fc.) (— — FOR TICKETS,) aparato para timbrar billetes.

— MILL, bocarte || taller de estampar.

— OUT SAW TEETH, MACHINE FOR — — —, punzonadora para dentar hojas de sierra.

— OUT OF THE TOOTH GULLET, punzonado del fondo de los dientes de las sierras.

— PRESS (FORGING PRESSES:) prensa de estampar.

— TRENCH (Meta.) artesón.

— WORK, FLY PRESS FORGING MACHINES:) prensa de balancín o de husillo.

STANCHEON, celosía de hierro.

STANCHION, v. STAKE, ARC-BOUTANT, puntal (Minería) montante de bastidor (PUMP:) candelero de bomba (Const.) puntal, viga para apuntalar (Mar.) puntal, candelero (Vm., Carr.) telero.

STAND, soporte, sostén || trípode, tripié || placa o plancha o mesa de soporte || pie, pedestal || tribuna || zócalo (Com.) puesto en el mercado || mostrador (Coc.) salvilla, especie de bandeja para servir platos, etc. || encella (Quím.) ladrillo que sostiene el crisol (Tip.) caballete (Ton.) poino, codal (Pap.) (DROPPING-BOARD, ASS,) tendedera, escurridera (Muebl.) velador, soporte (Bot.) resalvo (Fc., Mec.) alto, parada, detención (Arm.) armero (Carr., Vm.) (— FOR CARRIAGES,) lugar para coches de sitio (Argentina:) playa para coches (Elect.) pie, peana para acumuladores.

TO —, mantenerse, sostenerse (Mar.) dirigirse, llevar rumbo.

— — BY (Radio) estar lista para enviar señales || permanecer sintonizada (una estación receptora.)

— — STILL, descansar, estar parado.

— BY! (Mar.) ¡listos!

— — BOILER or SPARE BOILER, caldera de reserva.

— — ENGINE (Fc.) locomotora de reserva.

— FOR MAGNIFIERS (Tec.) pie a cuyo largo se deslizan brazos provistos de lentes || portalentes.

— PIPE (Mv.) tubo alimentador de toma de agua.

— — WITH FELLING HOSE, tubo vertical con tubo flexible de relleno.

— STILL, parada, detención.

— IN TIERS (Elect.) soporte (de acumuladores) de escalera.

STANDAGE, colador, recipiente donde se coloca el salitre de primera cocción.

STANDARD (Tec.) tipo, patrón, modelo || talón || soporte móvil || descantillón, marco (Fund.) guía (Carp.) paral (Carr.) enrayador || cabezal (Min.) contenido, cualidad || (SILVER or GOLD,) plata u oro de ley || (— OF A CABLE-WAY,) caballete, (Bilbao, España:) burro || (—S OF A PULLEY-FRAME,) montantes (Joy.) ley, título (Acuñación.) arquetipo || defecto de ley || patrón (Mar.) curva (Mil.) estandarte (Mec.) marco, bastidor || pedestal, candelero.

— AMPERE (Tec.) amperio patrón.

— AXLE (Mec.) eje normal.

— BEARER (Mil.) portaestandarte.

— CANDLE (Tec.) bujía normal.

— — HOUR (Elect.) bujía-hora normal.

— CELL (Elect.) pila patrón o tipo.

— CLEARANCE GAUGE, gálibo de perfil normal.

— CONDENSER (Elect.) condensador patrón.

— COPPER (OF 100% CONDUCTIVITY), cobre normal.

STANDARD COUPLER, — CLAW or JAW COUPLING (Fc.) enganche de garras.

—S OF THE Electrical Congress of the Russian Empire (Tec.) reglas normales del congreso electrotécnico del Imperio Ruso (República Rusa).

— ELECTRODE (Elect.) electrodo normal.

— ELECTROMETER (Elect.) electrómetro normal.

—S OF THE French Chamber FOR ELECTRICAL INDUSTRIES (Tec.) reglas normales de la Cámara Sindical de las Industrias Eléctricas de Francia.

— GAUGE (Fc.) vía normal (Argentina:) trocha normal.

— GOLD, oro de ley.

— Hefner LAMP (Tec.) bujía normal de Hefner.

—S OF THE Institution of Electrical Engineers. I. E. E. —S, reglas normales de la "Institution of Electrical Engineers".

— INSTRUMENT (Elect., Tec.) instrumento de contraste o calibración.

— KEY (Vm.) chaveta normal.

— LAMP (Elect.) lámpara normal.

—S OF LIGHT (Tec.) unidades de luz.

— MAGNET (Elect.) imán normal.

— MEASURE (Metr.) patrón, tipo.

— MILLIVOLTMETER, milivoltímetro normal o patrón.

— OHM (Elect.) ohmio normal.

— OHMMETER, ohmetro de precisión.

— PILE (Hid.) pilote de nivelar.

— PITCH (Aeron.) paso normal.

— PLOUGH (Arm.) cilindro calibrador.

— POINTS or SWITCH (Fc.) cambio normal.

— QUADRANT (Tec.) cuadrante normal.

— RAIL LENGTH (Fc.) riel o carril de longitud normal.

— RHEOSTAT, reosato de precisión.

— SAND (Const.) arena normal.

— SCREW COUPLING (Fc.) enganche normal con tornillo.

— SHUNT RHEOSTAT, reostato shunt de precisión.

— THERMOMETER, termómetro tipo.

— TESTING METER (Elect.) contador tipo o de verificación.

— TYPE, modelo patrón.

— WIRE (Fund., Elect.) alambre normal.

— — GAUGE S. W. G. (Elect.) tabla de los calibres normales de los alambres.

TO STANDARISE, TO GAUGE (Tec.) contrastar, graduar, reducir a patrón o tipo.

STANDING, barraca de feria (Arb.) en pie, árboles que quedan después de la tala (COLOURS:) firme (Com.) posición, condición, situación.

STANDING BORING, soporte de la perforadora.
— BOTTOM (Tej.) alma.
— OSCILLATIONS, oscilaciones estacionarias.
— VICE, tornillo fijo de banco.
— WALL, FOOT-WALL (Min.) baja, (México:) bajo.
— WAVES (Fís., Acúst.) ondas estacionarias.

STANFILE, baño que el fabricante de naipes da a las cartas.

Stanford-Binet TEST (Psicol.) prueba Stanford-Binet. v. MENTAL AGE.

Stanhope LENS, lente Stanhope.
— PRESS (Tip.) prensa de Stanhope.

STANNATE (Quím.) estanato, sal de ácido estánnico.

STANNIC ACID, — OXYDE (Quím.) ácido estánico.
— CHLORIDE (Quím.) bicloruro de estaño.
— LIME (Quím.) potea.
— OXYDE (Quím.) dióxido de estaño.

STANNIFEROUS, estannífero.

STANOUS CHLORIDE, TIN DICHLORIDE (Quím.) protocloruro de estaño.
— SALT (Quím.) sal estanosa.

STAPLE (Cerr.) grapa, chapa, picolete, hembra de cerrojo || armella de pestillo o cerradura, v. CLASP, v. CRAMP || mano de hierro (Hil.) filamento, hebra (Min.) aro de sujeción de la bomba || s. WINZE, BLIND-SHAFT, clavada, (México:) pozo, (Colombia:) apique.
— PIT (Min.) pozos medianeros, (entre dos partes de una misma capa).
— PLATE (Cerr.) chapa de hierro que sostiene la charnela.

STAR, estrella (Pir.) estrella (Herr.) reborde saliente (Tip.) asterisco (Fort.) estrella (Carr.) estrella del cubo de la rueda (B. A., Dep., Cine y Teat.) estrella.
— CONNECTION (Elect.) comunicación en estrella.
— CONTACT (Elect.) contacto de estrella giratorio.
— DELTA-CONNECTION (Elect.) conmutador en estrella-triángulo.
— DRILL, taladro con corte en estrella.
— or NEUTRAL POINT (Elect.) punto neutro (en las conexiones en estrella).
— SHAPED CARBON CELL (Elect.) pila de carbón en forma de estrella.
— SWITCH (Elect.) estrella de interrupción.
— VOLTAGE (Elect.) tensión en estrella.

STARBOARD (Mar.) estribor.
— THE HELM! (Mar.) ¡caña a estribor!

STARCH, v. AMYLUM, almidón || engrudo.
— TO —, almidonar.
— COMPOUNDS (Quím.) amílidos.

STARCH FLOUR, fécula.
— PAPER (Pap.) papel de fécula.
— SUGAR, azúcar de almidón.

Stark EFFECT (After J. —.) (Fís.) fenómeno de Stark. Comp. Zeeman EFFECT.

STARCHING, almidonado.

STARCHING, almidonado.

STARRED (Min.) estrellado.

START (Fc., Vm. y Mec.) arranque, marcha, salida, puesta en movimiento (Aviac.) descenso || despegue.
— TO —, arrancar || poner o ponerse en movimiento o marcha (Ton.) desfondar (Herr.) botar (Tec.) v. TO ENGAGE (Cerv.) circular o correr de una cuba a otra.
— AN ARC (Elect.) producir un arco.
— A BATTERY (Elect.) poner en servicio una batería.
— IN FULL GEAR (Fc.) arrancar con el cambio de marcha en posición extrema.
— THE FIRE, — — THE BOILER, encender el fuego, poner la caldera en marcha.
— LIGHT or WITHOUT LOAD, poner en marcha sin carga.
— UNDER HEAVY LOAD, arrancar con carga grande.

STARTER (Mec.) palanca de marcha (Vm.) starter, aparato de arranque, marcha (Caz.) levantador (Elect.) aparato de arranque.
— AND REGULATOR (Fc.) aparato de arranque y de regulación.
— AUTOMATIC — arranque o marcha automáticos.

STARTING (Mec., Elect., Fc y Vm.) arrancada, marcha, salida, puesta en movimiento (Minería) (—S,) aberturas de una hullera.
— BACK (Cerv.) cuba de cerveza fermentada.
— BOLT (Carp.) botador, perno.
— COCK (Mec.) grifo de arranque.
— CONNECTION, acoplamiento de arranque.
— CRADLE or CARRIAGE (Aviac.) bastidor de arranque.
— DRUM (Elect.) cilindro de puesta en marcha.
— FIELD (Fc.) juego de block inicial.
— ON A FLOAT (Aviac.) arranque por flotador.
— HANDLE ATTACHED TO ENGINE CASE (Vm.) manivela de arranque en la caja del motor.
— — BEARING, soporte de la manivela de arranque.
— PERIOD, periodo de arranque.
— PROCESS (Tec.) procedimiento de arranque.
— THE PULSOMETER (Fc.) arranque del pulsómetro.
— RESISTANCE (Elect., Vm.) arrancador, reostato de arranque.

STARTING AND REGULATING RESISTANCE (Fc.) reostato regulador y de puesta en marcha.

— REVERSING SWITCH (Elect.) aparato de arranque inversor.

— RUN or COURSE (Aviac.) pista de arranque.

— SHAFT (Mec.) árbol de arranque o puesta en marcha.

— SIGNAL (Fc.) señal de arranque.

— SLIDE VALVE, válvula de arranque.

— SWITCH, STARTER, aparato de arranque o de puesta en marcha.

— — FOR ORGANS (Elect.) reostato de arranque de órgano.

— TRANSFORMER (Elect.) transformador de puesta en marcha.

— UNDER LOAD, arranque en carga.

— VOLTAGE (Elect.) tensión de arranque.

— WINDING (Elect.) arrollamiento de arranque.

TO STARVE (Vid.) exponer al aire.

STASIS, QUIESCENCE, STAGNATION (Fís.) éxtasis, quiescencia.

Stassano's ELECTRIC BLAST FURNACE, — SHAFT FURNACE (Meta.) alto horno de Stassano.

STAT-, prefijo para denotar una unidad electrostática C. G. S. v. STATIC.

STATE (Geo.) Estado.

STATE (Fís.) estado.

— OF INSULATION (Elect.) estado de aislamiento.

— — OSCILLATION (Tel. In.) estado de oscilación o vibración.

— RAILWAY (Fc.) ferrocarril del Estado o nacional.

— OF REST (Tec.) estado de reposo, en reposo.

— ROOM (Mar.) camarote || cámara principal.

STATEMENT (Com.) exposición, informe, resumen de cuentas.

STATHEL FOR STACKS, RICK-STAND (Agric.) plataforma de niara.

STATIC, estático (Radio) v. ATMOSPHERICS, estática.

— DISCHARGE (Elect.) descarga estática.

— ELECTRICITY (Elect.) electricidad estática.

— FRICTION, FRICTION OF REST (Mec.) rozamiento de adherencia.

— INDUCTION (Elect.) inducción estática.

— REDUCER (Radio) reductor de estática.

— STABILITY (Mar.) estabilidad estática de un buque.

— TRANSFORMER (Elect.) transformador estático.

STATICS (Mec.) estática.

STATION (Fc.) estación, s. DEPOT (A) (Telef.) estación telefónica (Tel.) estación telegráfica (Agrim.) estación, punto de marca

(Min.) s. PLAT; POCKET, cóncava, cóncavo, (Chile:) cancha (Radio) estación, estación de radio; (radiorreceptora, radioemisora, radiodifusora) (Mar.) apostadero.

— ARRANGED IN THE ANGLE BETWEEN CONVERGING LINES (Fc.) estación en cuña para dos líneas.

— BLOCK INSTRUMENT (Fc.) puesto central de enclavamiento.

— or PLATFORM CLOCK (Fc.) reloj de andén.

— ENCLOSING THE LINES (Fc.) estación cerrada.

— HALL (Fc.) patio, cobertizo de la estación.

— WITH LINES AT DIFFERENT LEVEL (Fc.) nave con vías de diferente nivel.

— LOOP, LOOP — (Fc.) estación de lazo.

— MASTER (Fc.) jefe de estación.

— OFFICE (Fc.) oficinas de la estación.

— PLACE (Fc.) plaza de la estación, (enfrente de ella).

— FOR RADIO-TELEPHONY (Telef. In.) estación radiotelefónica.

— SELECTOR (Radio) selector de estaciones.

— WITH SEVERAL BAYS (Fc.) cobertizo de varias naves.

— WITH SORTING SIDDING GRIDIRON, — FOR SORTING TRAINS (Fc.) estación de depósito.

— STAFF (Agrim.) jalón, jalón de marca.

— TESTER (Tel. In.) probador de estación.

— FOR TRUCKS LOADS (Fc.) estación para carga de productos brutos o por vagones completos.

— VOLTAGE (Elect., Telef.) tensión de la central.

STATIONARY (Mec.) fijo (Tec.) fijo, estacionario.

— BEVEL (Carp.) escuadra de inglete en ángulo de 45 grados.

— ENGINE, máquina fija.

— POINT (Geom.) punto de revolución o inflexión de una curva que vuelve sobre sí misma.

— — SHAFT (Mec.) eje fijo.

— STATES (Fís., teoría de Bohr) estados estacionarios.

STATIONER (Com.) papelero || cartonero.

STATIONERY (Com.) papelería || efectos de papelería.

STATISM (Polít.) estatismo, socialismo del Estado.

STATISTICS, estadística.

STATOR (Elect.) estator.

— PHASE, fase de estator.

— STRAY FIELD, campo de dispersión del estator.

STATUARY, estatuaria.

STATUE-FOUNDER, fundidor de estatuas.

STATUETTE, estatuilla.

STAUROTIDE, STAULOLITE, CRUCIFORM SCHORL (Miner.) estaurótida, variedad de silicato natural de alúmina.

STAVE (Ton.) duela (FANS:) (—S,) varillaje de abanico (Mús.) pentagrama (Agric.) rastrillador de establo.

— BOARD FOR VATS (Ton.) duela, chilla o tabla preparada para hacer cubas.

— BENDING AND DRYING MACHINE; máquina de curvar y secar duelas para barriles.

— CROSS CUT SAW; sierra circular (doble) para cortar duelas (a dimensión).

— JOINTING MACHINE, máquina de hacer juntas de duelas para barriles.

— JOINTING SAW, sierra circular para hacer juntas de duelas.

STAY, (s. ANTERIDES:) contrafuerte, machón || brida || v. CATCH (Cost.) cotilla || corsé (Hort.) tutor, rodrigón, estaca que sostiene una planta (Min.) detención del tubo aplicado debajo de la bomba || (STRUTS,) puntales pequeños, apoyos || (SINGLE-PROPS,) puntal, (México:) mono || (INCLINED —,) tornapunta (Mec., Tec.) soporte, fiador, cojinete || viento || seguro || v. CLICK (Com.) estadía (Arq.) puntal, apoyo (Mar.) estay, grátil, nervio || escala, fondeadero.

TO — ,v. TO FASTEN (Mv. y Mec.) sostener por tirantes (Min.) apear, apuntalar, encubar con puntales, ademar de cincha y estacada, s. CRIB-TIMBERING (Mar.) adrizar || virar por avante.

— BAR, montante de vidriera.

— BODY or SHANK, cuerpo de virotillo.

— BOLT, cabilla de unión.

— — SLEEVE, manguito para cabilla de unión.

— — THREADER, máquina para hacer rosca en cabillas de unión.

— BUSH (Torn.) luneta.

— CRAMP (Carp.) corchete.

— HOLE (Rel.) agujero de pivote (Mar.) ollaos del grátil.

— PITCH, paso de los virotillos.

— PLANK (Min.) plancha de refuerzo de los puntales.

— POLE, poste de retención.

— ROD, enganche, trabante (Elect., Tec.: postes,) enganche del viento.

— SAIL (Mar.) vela de estay.

— SILL, pieza o calzo de apoyo de un montante.

— TACKLES (Mar.) candalizas.

— TRANSOM, riostra, travesaño.

— TUBE, tubo tirante || tubo de unión.

— TURNING LATHE, torno para pernos.

STAY WIRE (Elect.: poste,) viento.

— WIRE (Aeron.) viento || alambre de empalme o de tensión.

— WORK, TRUSSING (Mec.) soporte armado.

STAYING (Const.) apuntalamiento.

STAYMAKER, corsetera.

STAYSMAKER, obrero que da la última mano.

STEADY, estable || constante || sujeto, fijo.

TO — (Mar.) aguantar (Tec.) sujetar un objeto que vacila.

STEADYING (Mec.) detención || detenedor, sujetador.

STEAK (Coc.) tajada para asar.

STEAM, vapor || (—S,) telas de algodón de colores.

TO —, emitir o dar vapor || llenar de vapor (Mader.) exponer la madera al vapor (Mar.) navegar al vapor (Tint.) someter al vapor (Tej.) someter al vapor para dar apresto a telas o hilos.

— APPARATUS, aparato generador de vapor (Imp. sobre telas:) aparato de vaporización para fijar los tejidos.

— ATOMISER, pulverizador de vapor.

— BATH, baño ruso (Quím.) baño de vapor.

— BOILER, caldera de vapor.

— BOILING, blanqueo al vapor.

— CHAMBER or DOME, cámara del vapor.

— CASE, CYLINDER-JACKET, camisa.

— CHANNEL, orificio de vapor.

— CHEST, v. DISTRIBUTING-BOX.

— COCK, llave de vapor.

— COLOURS (Tint.) color al vapor.

— CRANE, grúa de vapor.

— CUT OFF, cortador del vapor.

— CYLINDER (Mv.) cilindro de vapor.

— DISTILLATION, destilación con vapor de agua.

— DISTRIBUTION, distribución del vapor.

— DISTRIBUTOR, distribuidor del vapor.

— DOME, domo de toma de vapor.

— DRAWING MACHINE, máquina de extracción de vapor.

— DRYING STAND (Quím.) estufa de vapor.

— DYNAMO (Elect.) dinamo de vapor.

— ENGINE, máquina de vapor.

— ENTRANCE, orificio de entrada de vapor.

— EXHAUST-PORT, orificio de escape del vapor.

— FIRE COCK, PLUG, llave de vapor para incendios.

— GAUGE, manómetro.

— — WITH COMPRESSED AIR, manómetro de aire comprimido.

— — WHISTLE, manómetro de seguridad o alarma.

— GENERATOR, v. — BOILER.

— GOVERNOR (Mv.) regulador.

STEAM HAMMER, STAMP-HAMMER (Meta.) martillo pilón.
— HEATED OVEN, estufa de vapor.
— HEATER, calorífero de vapor.
— HEATING, calefacción por vapor.
— HOLE, orificio o porta de vapor.
— INDICATOR, manómetro de émbolo.
— INLET, orificio de admisión del vapor.
— JACKET, v. JACKET.
— JET, chorro de vapor.
— — SAND BLAST, arenero de vapor.
— JOINT CEMENT, cemento para junturas de vapor.
— LAUNDRY, lavandería al vapor.
— NAVIGATION, navegación por vapor.
— PASSAGE (Mv.) paso del vapor.
— PIPE, tubo de toma o de descarga del vapor.
— PISTON (Mv.) émbolo.
— POWER, fuerza de vapor.
— PRESS, prensa mecánica o de vapor.
— PRESSURE, presión del vapor.
— PUMP, bomba de vapor.
— RAM, v. — HAMMER.
— REGULATOR (Mv.) regulador.
— ROLLER, aplanadora de vapor.
— SHEARING MACHINE, cizallas movidas por vapor.
— SHIP, STEAMER, buque de vapor.
— TIGHT, impermeable al vapor.
— TURBINE, turbina de vapor.
— VALVE, válvula de vapor.
— WAY, v. — PASSAGE.
— WHEEL, ROTARY STEAM-ENGINE, máquina de vapor rotatoria.
— WHISTLE, silbato de vapor.
— WINCH, cabria de vapor.
— WORK, trabajo hecho al vapor.
STEAMER, v. STEAM-SHIP.
STEAMING, al vapor, bajo la acción del vapor (paños:) deslustre al vapor (Tint.) apresto al vapor de hilos y telas || fijación de los colores al vapor (Mader.) curado de la madera al vapor.
STEARATE (Quím.) estearato.
STEARIC ACID (Quím.) ácido esteárico o margárico.
STEARINE, estearina.
STEATITE (Mineral,) esteatita, v. SOAP-STONE.
STEEL, acero (Vid.) hoja de estaño (Cuch.) afiladero.
TO —, v. TO ACIERATE, acerar, enacerar.
— ALLOY, aleación de acero.
— BRONZE (Meta.) bronce acero de Uchatius.
— COLOUR, acerado, color de acero.
— CONVERTING FURNACE (Meta.) horno de cementación.
— ENGRAVER (Grab.) grabador en acero.

STEEL ENGRAVING (Grab.) grabado en acero.
— FINERY, FORGE HEARTH, refinería de acero.
— FORGINGS, forjaduras de acero.
— FURNACE (Meta.) horno de aceración.
— GOODS, v. HARDWARE.
— GREEN, gris de acero.
— GREY (Tec.) calibeado.
— JEWELRY, joyería de acero.
— KNIFE-EDGE, cuchillo de hoja de acero.
— NEEDLE, aguja de acero.
— ORE, SPARRY, mineral de acero: hierro espático.
— PIG (Meta.) fundición acerosa.
— PLATE, plancha o placa de acero (Grab.) grabado en acero.
— PLATED or COATED, blindado de acero.
— POLISHER, SLEEKING —, bruñidor de acero.
— POWDERS or FILINGS, limaduras de acero.
— PUDDLING FURNACE, horno de pudelar el acero.
— SAMPLE, escantillón de acero.
— SHELL, envoltura de palastro.
— SHINGLING MACHINE, máquina de cinglar el acero.
— SPANGLE, pajuelas de acero.
— TOPPED, acerado.
— WASTE, pedacitos de acero (que no sirven sino para fundirse).
— WORKS or MANUFACTORY, fábrica de acero.
— YARD, ROMAN BALANCE, romana || romana de puente de báscula.
STEELED (Meta.) acerado.
STEELIFYING (Meta.) aceración.
STEELINESS (Meta.) dureza del acero.
STEELING, aceración, conversión en acero (Herrería) acerar.
STEELY, semejante al acero, acerado.
STEEP, escarpa.
TO — (BLEACHING:) macerar (Cerv.) remojar la cebada (Agric.) enriar el cáñamo || macerar, embalsar (Ten.) encalar || poner a remojar las pieles en un río || curtir las pieles manteniéndolas en los baños prescritos || poner las pieles en canina, enmerdar || adobar con la casca (Tint.) (TO TAN) teñir, dar a la tela una preparación de agallas (Tec.) remojar || poner en infusión || macerar.
— — IN ALUM (Tint.) aluminar.
— — AND FULL (Ten.) dar fondo.
— — IN LYE (Tej.) enjebar.
— — IN LIME WATER (Ten.) apelambrar.
— GRADIENT (Top.) rampa pronunciada.
— WATER (Cerv.) agua de fermentación o maceración.

STEEPER, STEEPING-VAT (Tint.) cuba o tina de maceración o remojo.

STEEPING (BLEACHING:) maceración, remojo (Cerv.) remojo (Mader.) impregnación (Agric.) enriamiento (Tint.) (WOAD-DYE,) acción de teñir con gualda ‖ inmersión ‖ (BRANNING, — WORSTED YARN IN BRAN-LIQUOR,) desbroce de las lanas por sumersión en agua de salvado.

STEEPLE (Arq.) campanario.

TO STEER (Mar.) timonear, navegar.

STEERAGE (Mar.) gobierno ‖ proa.

— PASSAGE (Mar.) pasaje de proa.

STEERING COMPASS (Mar.) aguja de marear.

— MACHINE, ELECTRIC — —, máquina eléctrica de timón.

STEINING (Ing.) muro de letrina.

STELA, CIPPUS (Arq.) estela, columna.

STEM (Carp.) espiga (Cerr.) tubo a cañón de cerradura (Mec.) vástago, aguja, clavija ‖ muñón, botón, cabilla (Min.) jornada ‖ (— OF A STAMP,) cola (México:) mango (Colombia:) cabo (Mar.) roda, tajamar ‖ caña ‖ estilo de la brújula (TREE:) cepa, parte del tronco que está bajo tierra (WOOD:) s. HEAD, cabeza ‖ copa.

— END ROT, v. MELANOSE.

— MOTHER, v. FUNDATRIX.

— RUST, tizón del trigo.

STEMMER, TAMPING-BAR (Min.) atacadera (Colombia:) taqueador.

STEMPLE (Min.) STULL-PIECE, estemple, (Perú.) tinca.

STENCH-TRAP, obturador o válvula de ventilación o de salida.

STENCIL, s. PATTERN, patrón, modelo ‖ esténcil.

TO —, recortar sobre un patrón ‖ trazar según un patrón.

STENOGRAPHER, estenógrafo, taquígrafo.

STENOGRAPHY, estenografía.

STENOLYSIS, ELECTRO —, electroestenolisis

STENT (Min. de carbón) trabajo por pie (Min.) v. DEADS.

STEP (Arq.) escalón ‖ grada ‖ gradería (Mec.) marcha ‖ rangua, quicio de eje vertical (Mar.) carlinga ‖ tojino de escala (Alb.) diente (Carr.) estribo (Rel.) paso (Carp.) escalón de escalera ‖ grada (Minería.) (STEMPLE-NOTCH or —,) huída ‖ escalón ‖ grada (Tec.) grado ‖ paso (Radio) v. STAGE, un tubo electrónico.

TO — DOWN (Elect.) transformar la tensión d'sminuyéndola.

— — UP (Elect.) transformar la tensión aumentándola.

— BACK RELAY (Telef.) relevador de llamamiento.

STEP BEARING (Mec.) collarín inferior del eje.

— BLOCK (Fc.) escantillón de curvas.

— BRASS, v. COLLAR (Mec.) collarín.

— OF COIL or HELIX, PITCH, paso de hélice.

— DOWN TRANSFORMER, v. REDUCING TRANSFORMER.

— GRATE, emparrillado en escalones.

— LADDER, escalera estrecha y alta.

— PULLEY, CONE PULLEY (Mec.) polea múltiple.

— BY STEP, v. BY —.

— STONE, THRESHOLD, umbral, escalón.

— STONES (Arq.) gradas, escalones, peldaños.

— SUPPORT or BRACKET (Carr., Vm.) apoyo o herraje del estribo.

— SWITCH (Elect.) interruptor de contactos escalonados.

— UP TRANSFORMER (Elect.) transformador elevador.

— WORK (Min.) explotación por gradas al revés o por testeros.

BY —S, — BY —, gradualmente, paso a paso.

STEPPED BED (Ing.) fondo escalonado de curso de agua.

— CONE (Mec.) polea escalonada.

— GRATE PRODUCER, gasógeno con parrillas en escalones.

— RESISTANCE (Elect.) resistencia graduada.

STEPPING THE FACE OF THE SLOPE (Ing. Fc.) recorte de banquetas, escalonado del paramento del talud.

STERCORATION (Agric.) estercoladura, abono con estiércol.

STERE (Tip.) estéreo.

STEREO (Tip.) placa estereotípica.

STEREOBATE (Arq.) estereobato, (saliente de la base de una columna).

STEREOCHEMISTRY, estereoquímica.

STEREOCHROMY, estereocromía.

STEREOGRAPHY, estereografía.

STEREOMETER, estereómetro.

STEREOMETRY, estereometría.

STEREORAMA, estereorama, mapa topográfico en relieve.

STEREOSCOPE, estereoscopio.

— CAMERA (Fot.) cámara estereoscópica.

— PICTURE (Fot.) prueba estereoscópica.

STEREOSTATICS, estereostática.

STEREOTELEMETER, estereotelémetro.

STEREOSTELESCOPE, estereostelescopio.

STEREOTOMY (Const.) estereotomía.

STEREOTYPE, estereotipo ‖ estereotípico.

— TO — (Tip.) estereotipar.

— FOUNDING, v. STEREOTYPOGRAPHY.

— PLATE (Tip.) clisado ‖ clisé.

STEREOTYPER (Tip.) estereotipador ‖ clisador.

STEREOTYPOGRAPHY, v. STEREOTYPING. estereotipia.

STEREOTYPING, estereotipia ‖ estereotipado, clisado.

STERIC, estérico, estéreo.

TO STERIFY, TO ESTERY, esterificar.

STERIL (Min.) medio estéril o sin metal (Gan.) estéril ‖ horra.

STERILIZATION, esterilización (Med.) esterilización (Mil.) esterilización.

TO STERILIZE, esterilizar (Mil.) esterilizar, hacer una región improductiva de poder militar (Med.) esterilizar.

STERLING (Tec.) puro, de buena ley ‖ ("—" VARNISH,) barniz sterling.

STERN (Mar.) popa.

STEROL (Quím.) esterol, v. CHOLESTEROL.

Sterro METAL,, metal Sterro, (liga de cobre, cinc, hierro y estaño).

STHENOMETER (Fís.) estenómetro.

STETHOMETER (Cir.) estetómetro.

STETHOSCOPE (Cir.) estetoscopio.

STEW (Coc.) guisado, estofado (Pisc.) vivero, estanque de peces.

— TO — (Coc.) estofar, guisar.

— PAN, olla para hacer el estofado.

STEWARD (Mar.) mayordomo.

STEWING, STEW (Coc.) estofado.

STIBIUM, STIBIAL y compuestos, v. ANTIMONY y compuestos.

STICK, estaca, ramita, varita ‖ barrita, barra, bastón (Conf.) barra, barrita (Tip.) componedor ‖ cuchillos de guarnición ‖ medianil (Hort.) v. PROP,, rodrigón (Pir.) varilla de dirección (Vid.) limpiador, varilla con fieltro para limpiar cristales (Carp.) bastón (Arb.) támaro (Mús.) arco (Esc.) estique (— FOR DOGS:) varilla o varillas para que los animales no traspasen los setos (Com.) caña, bastón.

— TO —, pegar, adherir, encolar, engomar ‖ poner en engrane (Coc.) mechar ‖ s. TO ADHERE (Mar.) templar con cordaje (Tec.) pinchar ‖ guarnecer con puntas o varillas ‖ cruzar los hilos de una tela urdida ‖ tejer con mimbres.

— TO THE TONGUE, adherencia a la lengua, (facultad de ciertas substancias).

— CEMENT, cemento de unión en barras.

— CONTROL, v. CONTROL STICK.

— FERRULE, regatón.

— LAC, laca en barras.

— OF SEALING-WAX, bastón de lacre.

— SPACE (Tip.) cuadrado.

STICKER (Herr.) cuchara de moldear.

BILL —, fijador, cartelero.

STICKING (Min.) filones estrechos (Fund.) v. SCAFFOLDING (F. de Inst. de música,) (— PLACE,) detención de las clavijas (Hil.) operación para dar consistencia a los hilos preparándolos para la fabricación de telas (Fís.) adherencia del imán después de la interrupción de la corriente.

— OF THE ARMATURE (Elect.) parada del inducido.

STIFF (Mar.) de aguante (Ten.) duro, tieso (Tec.) rígido, inflexible.

TO STIFFEN (Mar.) embonar (Tec.) hacer inflexible ‖ poner tieso o tirante ‖ espesar los líquidos ‖ — — THE PASTE, heñir, amasar la pasta.

STIFFENER (Zap.) pedazo de cuero de refuerzo en la parte posterior del tacón ‖ tira de cuero que forma parte del tacón.

—, tensor, reforzador, v. BOW, NOSE.

STIFFENING, refuerzo, atirantamiento ‖ encolar.

— MACHINE, máquina de encolar o engomar.

— RIB, nervio de refuerzo.

STIFFNESS, rigidez, tiesura.

STIL DE GRAIN, DUTCH-PINK (Pint.) stil-de-grain, rosado holandés.

STILBITE (Miner.) estilbita.

STILE, estilo, gnomon, varilla de hierro del reloj de sol (Arq.) montante ‖ pie derecho (Carp.) poste de bastidor formado por jambas y el dintel ‖ batiente de puerta o ventana (Agric.) tranquera.

STILETTO (Bord.) punzón, puntero para marcar (Arm.) estilete.

STILL, alambique ‖ destilería (Quím.) cucúrbita (Dest.) oficina para la destilación del aguardiente (Cinema) fotografía fija (de escenas para propaganda, etc.).

TO —, destilar.

— BORN (Gan.) abortado.

— BOTTOM, hez.

— HEAD, cucúrbita.

— HOUSE, destilería.

— LIFE (Pint.) cuadro de interior.

— WATCHER, indicador.

STILLAGE (Tec.) caballete de blanquear.

STILLATOR, caldera de destilar aguardiente.

STILLING (Dest.) (FINE —,) destilación de licores finos (Ton.) poíno.

STILLION (Ton.) poíno (Cerv.) caja de depuración (Coc.) morillo circular.

STILPNOSIDERITE (Miner.) estilpnosiderita.

STILT, zanca, zancos (Cerr.) cuña (Gas.) chorro (Agric.) esteva del arado.

STINGO (Cerv.) cerveza picante.

STINK CUPBOARD (laboratorios:) tubo de ventilación.

TO —, apestar, heder.

STINK STONE, piedra fétida.
— WOOD, madera fétida de Mauricio.
STINKING-COAL (Min.) hulla sulfhidratada.
TO STINT (Min. de carbón) trabajar por metro.
TO STIPPLE (Dib.) puntear (Pint., Grab.) puntear, hacer puntas con el pincel o el buril (Grab.) granear.
STIPPLED (Grab.) punteado.
STIPPLING, puntear, granear, retocar (Pint. y Grab.) punteado (Grab.) granear.
TO STIPULATE (Com., Jur.) estipular.
TO STIR. remover, menear (Fund.) atizar el fuego || hurgonear (Vid.) menear la frita || choclear, menear el vidrio en el crisol para hacerlo homogéneo (Tint.) barrear, mover con una barra de madera.
— — VERTICALLY (Fund.) agujerear.
STIRRER, v. AGITATOR (Fund.) hurgón, botador || atizador (F. de Az.) espátula redonda para remover el azúcar || instrumento para remover la tierra destinada a cubrir los panes (Meta.) cuchara, paleta (Quím. y Tint.) paleta para remover (Quím.) espátula (Pan.) espátula de pastelero.
STIRRING (Agric.) bina, binazón (Meta.) RABBLING, removido, (México:) revoltura (Vid.) remover el vidrio con una barra de hierro (Tec.) v. STIRRER (F. de Az.) acción de mover el azúcar en el molde.
— BAR (Fund.) agitador, instrumento formado por una barra de hierro provista de un mango.
— POLE, v. STIRRER (Pap.) cilindro de madera para desleir la pasta (Ten.) batidera, batidor (Pesc.) pértiga con una pelota de cuero en la punta para menear el agua echando los peces hacia la red.
— ROD, PRICKER (Fund.) varilla de agujerear.
STIRRUP (Tal.) estribo (Zap.) tirapié, correa de zapatero (Min.) TEMPER-SCREW; cabeza de la sonda, estribo.
— BAR (Tal.) anillo de hierro a cada lado de la silla de montar.
— LEATHERS (Tal.) estriberas.
— STOCKINGS, medias para trabillas.
STITCH (Cost.) punto, puntada, punto de costura (KNITTING:) malla (Zap.) puntada.
— TO —, coser (Enc.) encuadernar en rústica, coser.
— — LOOSELY (Cost.) bastear.
— — SLIGHTLY, apuntar.
— — UP (Cost.) remendar (Cir.) dar puntos o puntadas.
— BOOK (Enc.) encuadernación en rústica.
— RIPPER, descosedor.
— IN TWO PIECES OF LEATHER, costura de guarnicionero.

STITCH WHEEL (Tal.) roleta, rodaja.
STITCHER (Enc.) encuadernador a la rústica (Bord.) bordador || máquina de bordar.
STITCHING (Enc.) encuadernación en rústica (Cost.) punto atrás || pespunte (Tal.) costura con agujetas o tiretas (Tej.) picadura, labrado de pespunte.
STITHY, v. ANVIL || forja.
— CROOK, POKER (Herr.) atizador.
STIVE (Mol.) harija.
STOCK, leño, tronco (F. de medias:) media (Agric.) cepa || ramo injertado (Mar.) astillero, grada de construcción (Carr.) cubo de rueda (Mol.) arca de agua (Com.) fondo surtido || acciones || capital social || fondo público (Zap.) horma para ensanchar el calzado (Gan.) ganado, s. LIVE —, (Cost.) tira del cuello (Carp.) zoquete, leño || berbiquí, mango, cubo (Arm.) caja de fusil (Herr.) soporte del yunque, cepo (Fc.) material (Teat.) — PIECE,) pieza de repertorio (Selv.) — TREE, resalvo (Tip.) conjunto de útiles necesarios para el mecanismo de una prensa || materiales precisos para impresión de una obra (Arb.) v. STANDING || cepa|| cepa arrancada con todo y raíces || pie || resalvo.
— TO — (Com.) proveer || surtir (Mar.) encepar (Gan.) poblar de ganado (Arm.) encepar, encajar (Pisc.) alevinar.
— BOARD, mesa de moldeo.
— BRICK, el ladrillo más duro.
— AND DIES, terrajas de cojinete.
— EXCHANGE (Com.) bolsa de valores.
— GRAFTING (Hort.) escudete, injerto en escudete.
— HOLDER (Com.) accionista.
— INDICATOR, v. — TICKER.
— LOCK (Cerr.) cerradura embutida en madera, para frente de puerta.
— ROLL, WINDER (Herr.: estirado,) árbol de la hilera.
— SHEARS, BENCH-SHEARS, c i z a l l a s de banco.
— STONE (Ten.) palo, instrumento de hierro para extender las pieles.
— TICKER (Tel.) telégrafo impresor de bolsa.
— TREE, v. —.
— WORK, BELLY (Min.) cúmulo, masa entrelazada || ORE — —, ORE BODY, criadero en masa de hierro.
STOCKADE (Hid.) estacada, empalizada.
STOCKING, media.
— FRAME or LOOM, telar de medias.
— NET or WEB, punto de media.
— STRETCHERS, horma o forma de media.
— WEAVER, HOSIERY-WEAVER, c a l c e t e r o, tejedor de medias.

Stockman PROCESS (Meta.) procedimiento de Stockman.

TO STOKE THE FIRE, atizar el fuego.

— HOLE, v. DOOR, cámara de los hornos || abertura, vano || rejilla de horno de fundición.

STOKER (Min.) (FIREMAN,) fogonero, (Linares, España:) lumbrero (Mv.) fogonero.

—'S ROD (Fund.) instrumento para abrir los hornos.

Stokes BOMB (Mil.) bomba Stokes.

— GUN, mortero Stokes.

— (TRENCH) MORTAR mortero (de trinchera) Stokes.

STOKING, v. FIRING.

STONE, piedra (Fund.) (DAM,) dama (Tip.) piedra de imponer (Gan.) testículo.

TO — (Alb.) empedrar, guarnecer con piedra (Agric.) quitar los huesos o pepitas a las frutas.

— ALUM, alumbre de piedra, piedra alumbre.

— BAND (Min.) banda, faja, zona de roca.

— BATTER (Const.) tajea o atarjea hecha de piedras.

— BED, banco de rocas intercalado en una cantera de pizarra.

— BLOCK (Fund.) piedra grande a cada uno de los lados del horno.

— BLUE (Quím.) vitriolo o sulfato de cobre.

— BOTTLE, tarro.

— CAP (Fund.) camisa.

— CASE (Mol.) marco de muela.

— CHINA, v. WEDGWOOD.

— CHIP, astilla de piedra.

— CHISEL (Cant.) cincel.

— COAL, carbón de piedra.

— COPPER (Meta.) granalla de cobre.

— COVERING (Ing.) empedrado de camino.

— CRUSHER, triturador (Min.) (— BREAKER) quebrantadora.

— CUTTER (Lapid.) lapidario (Cant.) cantero.

—'S CHISEL, garfio.

— DRILLING MACHINE (Cant.) perforadora de piedras.

— ENGRAVER, obrero que labra inscripciones en la piedra.

— FENCE (Alb.) cerca de piedra.

— FOUNDATION (Const.) fundaciones de piedra.

— FRAMEWORK, marco de sillería.

— FRUIT, (LITTLE — —,) drupa pequeña || (BEARING —,) drupífero.

— HAMMER, maceta para hacer grava || mazo de cantero.

— HEAD, piedra inferior del lecho de aluvión.

— HEARTH (Herr.) solera.

— HORSE (Gan.) garañón.

— MASON, asentador, cantero.

STONE PACKING, rehincho de piedra || muro o revestimiento de piedra.

— PINCERS, RAM'S TONGS, loba, zorra.

— PIT (Cant.) cantera.

— PLANING MACHINE, máquina de acepillar piedras.

— PLASTER, eitógena.

— POLISHING MACHINE, máquina de pulimentar piedras.

— RUBBISH, casquijo.

— SAW, sierra de canteros.

— SCREENINGS (Const.) arena artificial.

— SEPARATOR, separadora de piedras.

— SLAB, fregadero de cocina.

— SQUARER, cantero.

— STUD, guardacantón, pilastra angular.

— WARE, CROCKERY-WARE, loza vidriada, objetos de barro o arcilla.

— TANK, recipiente de arcilla.

STONER (Agric.) separador de piedras || despepitador.

STONY INSULATING MATERIAL (Elect.) material aislante pétreo.

STOOK (Agric.) doce gavillas.

STOOL (Carp.) taburete, banquillo.

STOOP AND ROOM METHOD (Min.) huecos y pilares, salones y pilares.

STOP (Fc.) s. SIGNAL, parada || retención (—!,) alto (Mec.) v. CAM, leva, tope || v. CATCH (Cerr.) fiador, retén, seguro (Rel.) fiador (Tip.) punto final (Mús.) traste, barrita metálica del mástil de una guitarra || pieza que sirve para subir o bajar el tono en algunos instrumentos de viento (Tec.) parada || retén || fiador.

TO —, detener, parar || v. TO CATCH || detener o parar un movimiento || cerrar la llave o el grifo (Min.) estancar || obstruir (LIQUIDS:) estancar (Carr.) engalgar (Mar.) calafatear, cerrar con estopa (Tel.) (— — THE WIRE,) aislar el alambre.

— — A LEAK (Mar.) cegar una vía de agua.

— — UP, obstruir || cegar || condenar || tapiar.

— ANGLE (Fc.) escuadra de parada o de retención.

— BAR (Tel.) placa de contacto de reposo.

— BLOCK (Fc.) bloque de parada.

— BUFFER, BUFFER — (Fc.) contratope.

— CHAIN, cadena de retenida.

— COCK, grifo de cierre.

— FOR GAS, grifo de cierre para gas.

— FINGER (Tej.) alambre del abatidor.

— GATE (Agric.) tranquera || barrera || estacada.

— LATCH (Cerr.) picaporte con seguro.

— LOCK (Mol.) paradera.

— MOTION (Mec.) movimiento de detención.

STOP PALLET, LOCKING TOOTH, diente de parada.
— **PIECE**, tope, retén.
— **PIN** (Elect.) gorrón de parada.
— **PLANK**, parte del hilo de pesca entre el anzuelo y el plomo.
— **STRING** (Rel.) resorte de detención (Org.) resorte de lengüeta (Cuch,.) seguro.
— **VALVE** (Mv.) válvula de cierre || diafragma.
— **WHEEL** (Elect.) rueda de comprobación.
— **WORK** (Mec.) trinquete (Tel.) v. **INTERRUPTER**.
STOPE (Min.) (SINGLE:) grada (Vizcaya, España:) altar (Colombia:) corte (OVERHAND,) grada al revés, testero (UNDERHAND,) grada derecha, banco.
STOPING (Min.) (OVERHAND,) labor de testeros || (UNDERHAND,) rebajo, labor de banco (PILLAR, SUPPORT IN —,) llave, (Colombia:) contrafuerte, cuña.
STOPPAGE (Fc.) tiempo de detención o de parada (Tec.) suspensión del trabajo, descanso || falta de trabajo para los obreros (Mol.) estado de un molino parado.
STOPPED (Meta.) sin fuego (Org.) juego de tubos cerrado o tapado || — **FLUTE**, juego de flautas tapado.
STOPPER (Fund.) obturador de las aberturas por donde el metal fundido pasa a los moldes (Pan.) puerta o tapa del horno (Ton.) tarugo || tapón || cuchilla del tonelero para introducir la estopa entre las duelas (Min.) puerta (Org.) embocadura de los caños del órgano (Pir.) espoleta (Vid.) tapón (Mv.) freno, retén (Tec.) v. **PLUG, STOPPLE**, tarugo || tapón || taco (Mar.) boza, taco (Meta.) (— OF A TAPHOLE,) atacador de madera.
STOPPERING, (QUARRY:) tapar los agujeros.
STOPPING (Carr.) engalgadura (Mec.) parada, detención; (LIQUIDS:) estancamiento (Fc.) con parada en las estaciones || enclavamiento (Min.) (—S,) macizos artificiales (Tec.) obturación, atascamiento || relleno de huecos en un enlucido.
— **CONDENSER, BLOCKING CONDENSER**, condensador de bloqueo.
— **LEVER** (Fc.) palanca de enclavamiento.
— **TRAIN** (Fc.) tren de escala o con parada en las estaciones intermedias.
STOPPLE, v. PIN, v. PLUG, v. STOPPER (Ton.) v. FAUCET (Org.) lengüeta.
STORAGE (Com.) almacenaje, depósito (Elect.) acumulación.
— **BATTERY**, v. ACCUMULATOR.
— — or ACCUMULATOR CAR, coche con acumuladores.
— — — BOX, caja del acumulador.

STORAGE BATTERY or **ACCUMULATOR GRID**, rejilla del acumulador.
STORAGE BATTERY or **ACCUMULATOR PLANT**, planta o instalación de acumuladores.
— — — — SWITCH, conmutador de acumuladores.
— — — — SYSTEM (Elect.) sistema de acumuladores.
— — — — TESTER, ensayador de acumuladores.
— — — — VOLTAGE, tensión del acumulador.
— **RESERVOIR**, depósito de agua.
STORAX, LIQUIDAMBAR, liquidámbar, estoraque líquido.
STORE, almacén, depósito, establecimiento || provisión, acopio.
— **TO — SALT**, alfoliar, poner la sal en el alfolí.
— — **TIMBER**, amontonar madera.
— **FARMER**, ganadero.
— **HOUSE**, v. — || v. SHEDS || almacén, bodega.
— **KEEPER**, almacenista, guardaalmacén.
— **PIGS** (Agric.) puercos puestos en engorda.
— **POND** (Pisc.) vivero.
— **ROOM**, v. — HOUSE.
STORIERS (Pisc.) pez de cría (Agric.) cerdos de cría.
STORING, almacenar.
— **IN SILOS** (Agric.) ensilaje.
STORM-GLASS (Fís.) barómetro químico.
— **PROOF FIXING OF THE ROD** (Fís.) montaje de pararrayos a prueba de tempestades.
— **SIGNAL**, señal de tempestal.
— **TROOPS** (Mil.) tropas de asalto.
Popoff's — **INDICATOR** (Tel. In.) indicador de tempestad de Popoff.
STORMY PETREL, procelaria.
STORY (Arq.) piso.
STOUT (Cerv.) cerveza fuerte.
STOVE, estufa, hornillo, brasero, calentador (Hort.) invernadero, estufa (Tec.) v. FURNACE || recuperador, calentador.
— **TO —**, caldear (Tec.) fijar los colores por el color || estufar, poner a secar en la estufa (Mader.) v. TO SEASON.
STOVED, blanqueado al azufre.
STOVER, obrero en las forjas || (A) forraje.
TO STOW (Mar.) fondear un buque contra la marea || arrumar, estibar || abozar.
STOWING, retención del agua || rezumo del vino en la cuba || acto de bajar el vino a la bodega.
STRADDLE-PIPE (Gas.) conducto entre la retorta y la cañería maestra.
— **TO —**, tornear piezas de alfarería.

STRADDLING, v. SPLITTING ‖ (WHEEL.) colocación alternativa de los rayos en una rueda.

STRAIGHT ARM COMPENSATOR (Fc.) palanca compensadora recta (de dos brazos).

— BATTERY SWITCH (Elect.) reductor directo.

— BETWEEN TWO CURVES (Fc.) alineación intermedia o de enlace.

— BORE, CYLINDER-BORE, mandrilado cilíndrico.

— EAR (FOR SOLDERING) ojo rectilíneo.

— EDGE, canto en línea recta (Tec.) calibre, escuadra.

— FISH-PLATE (Fc.) mordaza plana.

— LINE FREQUENCY CONDENSER, condensador directo, un condensador variable.

— PIERCING-TOOL, taladro recto.

— RESONATOR (Tel. In.) resonador rectilíneo.

— SIDE (Autom.) derecho, con lado derecho, a la derecha, (refiriéndose al neumático).

— TELEPHONE, Bell RECEIVER (Telef.) receptor recto.

TO STRAIGHTEN, enderezar (Mader.) desalabear o desencorvar la madera.

STRAIGHTENING, enderezamiento (Carp.) desalabeo.

— BAR (Fc.) enderezador.

— OF BENDS (Fc.) ajuste de las curvas.

— BOARD, enderezador, atesador.

— PLATE (Fund.) placa de hierro para enderezar.

— ROD, raspador ‖ hierro de enderezar.

— TONGS, tenazas para enderezar.

— WOOD BLOCK, pisón.

STRAIN (Seric.) provisión de gusanos de seda (Mec.) esfuerzo ‖ esfuerzo que experimentan las partes de una máquina, v. STRESS (Acústica.) tonada (Tec.) tensión, carga (Const.) exceso de peso.

— TO —, filtrar ‖ v. TO CLARIFY (Mec.) fatigar.

— FIGURES (Fund.) cara o figura de fusión.

— OF TORSION, fuerza de torsión.

STRAINER (Quím.) colador, filtro (Min.) filtro ‖ (SNORE-PIECE OF A PUMP:) alcachofa, boca de regadera, (México:) chupador ‖ colador para mineral bocarteado ‖ criba (Coc.) colador (orfebrería:) parte del molino del tirador de oro que sirve para prensar el hilo (Pap.) (COLANDER,) filtro empleado en la fabricación del papel.

STRAINING, filtración ‖ depuración.

— BAG, manga, filtro de bayeta.

— CHAMBER (Meta.) cámara de filtración o depuración.

STRAINING CLOTH, filtro para jarabes, etc.

— DISH, tamiz de cubeta.

— SCREEN, cestita para secar dejando escurrir.

— STRAP, UNIVERSAL — — (Elect.) brida (de sujeción) universal.

— WINCH, bobina, carrete.

STRAKE (Meta.) caja alemana.

STRAKER (Mar.) embono.

STRAND, cordón, ramal de cable o cuerda ‖ (WIRE —,) cordón de alambre (Arb.) parte de una cuerda de madera (Aeron.) Strand, alambre enrollado alrededor de otro que le sirve de alma.

STRANDED WIRE, alambre torcido o trenzado.

STRANDING-MACHINE, CABLE — —, máquina para trenzar cables ‖ (SIMPLE,) máquina de trenzar de una bobina ‖ (TANDEM — —,) máquina de trenzar de dos bobinas ‖ (WIRE — —,) máquina de trenzar alambres.

STRANGLES (Vet.) estrangol, inflamación de la lengua de los caballos.

STRAP, cinta ‖ correa ‖ tirante ‖ faja, banda (Mec.) v. DRIVING-BELT (Mar.) gaza, cepo ‖ (ROPES:) mecha torcida para envolver el alma de un cable (Zap.) tirante (Min.) (HEAD-BOARD,) galápago, zapata, bantrote (AT THE FOOT OF A STEMPLE:) marranillo (Tec.) estribo de máquina (Pel.) cuero de afilar (Sast.) trabilla de pantalón (Tal.) brida.

— TO —, atar con una correa (Mar.) engazar (Com.) precintar.

— DEAD EYES (Mar.) envigotar.

— BRAKE (Fc.) freno de cinta.

— DISC (M. de C.) volante.

— GUIDE (Torn.) guía de la correa para el embrague y desembrague.

— HINGE or LOOP, pernio largo.

— RIGGER (Mec.) polea motriz.

— RYNE (Mol.) labija embridada.

— SAW, BELT-SAW, sierra de cinta.

— SIDE (Tal.) contrafuerte, (para asegurar las cinchas de la silla).

— or BELT SPEEDER, acelerador de las correas.

— SUPPORT (Tej.) correa de apoyo.

STRASS, estrás, composición que imita al diamante y a otras piedras preciosas.

STRATA, v. STRATUM.

STRATIFICATION (Min., Geol.) estratificación.

— OF LIGHT (Elect.) estratificación de la luz eléctrica.

STRATOSPHERE, ISOTHERMAL REGION (Ast.) estratósfera, región isoterma.

STRATOSTAT (Aeron.) estratóstato, globo estratosférico.

STRATUM, v. LAYER, estrato, camada (Min.) capa de mineral, lecho, tonga.
— OF AIR (Fís.) capa de aire.
STRAW (Min.) mecha (Agric.) paja.
— ASHES (Quím.) potasa mala o inferior.
— BAND, pleita de paja, trenza o cinta de paja.
— LIGHTNING CONDUCTOR (Fís.) pararrayos vegetal.
— BARN (Agric.) pajar.
— BERRY (Bot.) fresa.
— BINDER (Agric.) agavillador.
— BOARD, cartón de paja.
— BOSS, ASSISTANT FOREMAN, segundo o asistente de un capataz, contramaestre, jefe de taller, etc.
— BOTTOMED, con asiento o fondo de rejilla.
— BRUISER, prensador de paja.
— CHOPPER (Agric.) tajadera o cuchilla mecánica para cortar paja.
— CUTTER (Agric.) picador de paja.
— ELECTROMETER (Elect.) electrómetro de pajas.
— HAT (Somb.) sombrero de paja.
— KNIFE, CHOPPING — (Agric.) hoja de picar paja.
— MAT or MATTING (Agric.) estera, esterilla.
— MATTRESS, colchón de pajas.
— PAPER, papel de paja.
— PLAITING, esterar o trenzar la paja.
— ROPE, trenza de paja.
— — SPINNING MACHINE, máquina de trenzar paja.
— SHAKER, sacudidor de paja.
— TIE (Hort.) atadero.
— YARD, DUNG-YARD, pajar, pajera.
— YELLOW (color.) amarillo de paja.
STRAY, ganado extraviado (Elect.) dispersión.
TO — (Elect.) dispersar.
— CURRENT (Elect.) corriente vagabunda o de dispersión.
— FIELD (Elect.) campo de dispersión.
— FLUX, LEAKAGE FLUX (Elect.) flujo de dispersión.
— INDUCTION (Elect.) inducción por dispersión.
— or LEAKAGE LINES (Elect.) líneas de dispersión.
— VOLTAGE (Elect.) tensión de dispersión.
STRAYLESS (Elect.) sin dispersión.
STREAK (Min.) filón, vena (Vid.) ondas.
STREAM, corriente (Fís.) vena, hilo, chorro.
TO — (Meta.) lavar los aluviones metalíferos.
— — LINE, dar forma aerodinámica o currentilínea.
— LINE, paso de un flúido || forma aerodinámica o currentilínea.
— RESISTANCE, resistencia de carena.
— TIN, ALLUVIAL TIN-ORE, estaño de aluvión o de acarreo o de arroyo o de placeres.

STREAM WHEEL, rueda hidráulica inferior, rueda fluvial.
— WORKS (Min.) lavado de los minerales de estaño de aluvión.
STREET, calle.
— BOX (Tel.) caja de unión al nivel del suelo.
— CAR, tranvía.
— CLEANING MACHINE (Vm.) coche para limpieza de las calles.
— DOOR (Arq.) puerta de entrada o de la calle.
— LAMP, v. — STANDARD LAMP.
— MAIN, v. MAIN-S.
— PHOTOMETER, fotómetro de calle.
— RAILWAY SNOW SCRAPER, limpianieves para tranvías.
— ROLLER, aplanadora, cilindro de aplanar las calles.
— STANDARD LAMP (Elect.) lámpara de columna o de poste.
— SWEEPING MACHINE, máquina para barrer las calles.
— TRANSFORMER (Elect.) transformador de calle.
— WASHER, boca de riego (grifo de tubo de incendio).
— WATERING MACHINE (Vm.) regadera automóvil.
STRENGTH, resistencia de los materiales.
TO STRENGTHEN, reforzar || v. TO BIND or TRUSS, armar, afirmar || asegurar, v. TO FASTEN (Coc.) dar fuerza a una salsa, etc. (Min., Const.) afirmar (Tint.) dar mayor fuerza a la cuba (Vit.) remontar el vino.
STRENGTHENING, reforzadura, refuerzo (Vit.) remontadura.
STRESS, v. STRAIN.
STRETCH, tracción, tiro (Mar.) bordada.
TO —, aplanar || distender || ensanchar (Ten.) estirar las pieles después de un baño previo || ablandar y hacer flexibles las pieles para el curtido (F. de guantes:) estirar y abrir las pieles de guantes con el palo de hierro || afinar, adelgazar las pieles || extender los bordes de una piel para guantes (paños:) (— UPON TENTERS.) arrollar el paño para estirarlo.
— BED, cama ortopédica.
STRETCHER, extensor, atesador, ensanchador || tendedor, tendedero (paños:) obrero que tiende las telas (Carn.) travesaño, varilla (F. de guantes:) instrumento para agrandar los guantes nuevos, horma de guantero (Zap.) horma de zapatero (Carp.) tirante (F. de paraguas:) varilla (Ten.) palo, instrumento de hierro para extender las pieles || cuchilla de gamucero para sobar las pieles || cuchillo de curtidor para desbastar las

pieles (Tej.) palo del telar de coser libros || batán extensor (Mar.) codaste || guardajarcias, pedestal (Min.) (SOLE-PIECE, ON TIMBERING:) solera || (— BAR OF A ROCK-DRILL,) soporte || codal (Somb.) ensanchador de sombreros (Arm.) empulguera (Arq.) puntal, media cruz de San Antonio.

STRETCHING, estirado.

— COURSE (Alb.) hilada de perpiaños.

— FRAME (Tej.) batán extensor (Ten.) marco de extender las pieles.

— INSULATOR (Elect.) aislador tensor.

— MACHINE (Mec.) máquina de cilindros laminadores (paños:) rama, máquina para secar y estricar.

— STICK, ensanchador de guantes.

— TREE (Ten.) caballete o bastidor para trabajar las pieles.

STRIAE (Geol.) estría (Vid.) defecto de un espejo.

STRIATED (Arq., Min.) estriado.

STRIATURE (Arq.) disposición de las estrías (Tec.) estría, canaladura.

STRICK, puñado de lino.

STRICKLE, rasador, rasero (Agric.) piedra de afilar guadañas (Tec.) rasqueta.

TO — TRE CORE (Fund.) terminar el macho.

— BENCH BOARD (Fund.) placa de rasquete.

STRIFE (Quím.) incompatibilidad.

STRIGAES (Arq.) estrías.

STRIKE, rascador, rasqueta (Fund.) pinza para elevar el metal (Moldeo:) regla, rasero (Comercio:) huelga (Geol.) buzamiento, rumbo (Alb.) rasero, rasador (Agric.) puñado.

TO —, sonar || golpear (Com.) ponerse en huelga (Rel.) sonar, dar la hora (Mil.) plegar (Tint.) morder || tomar un mordente (Acuñ.) acuñar (Meta.) batir || forjar (Tip.) imprimir (Alb.) enrasar (Mar.) tocar fondo (Min.) picar un filón o hilo (Elect.) formar un arco || producir una descarga eléctrica.

— — OFF (Tip.) tirar o imprimir ejemplares.

— BLOCK (Ton.) garlopa de tonelero.

— BREAKER (Com.) obrero antihuelguista.

ON THE — (Min.) a hilo de veta.

STRIKER (Com.) huelguista, obrero huelguista (Herr.) forjador.

STRIKING-KNIFE, cincel.

— REED (Org.) estrangul batiente.

— WATCH, REPEATER (Rel.) reloj de repetición.

— WHEEL (Rel.) rueda de la campana.

STRING (Mús.) cuerda (Mec.) cuerda tendida (Tej.) bramante, cordón (Min.) venita, vetilla (Colombia:) aguja || v. FILLET (MEATS:) fibrilla larga en la carne coriácea.

TO — (Mús.) poner cuerdas a un instrumento (HORSES:) reatar caballos (SILK:) lustrar (TOBACCO:) encordelar o atar el tabaco.

— BOARD (Carp.) pie que sostiene una escalera.

— COURSE (Arq.) cordón.

— HOLDER (Mús.) cordel, pieza de madera para sujetar los extremos de las cuerdas.

— INSTRUMENT (Música) instrumento de cuerda.

— PIECE (Hid.) larguero || maderamen de enrejado || armazón que cubre la fila de estacas de un puente.

— REEL, devanador de cordel.

— WALL (Arq.) perpiaño saliente.

STRINGER, v. STRING-BOARD || v. STRING (Min.).

STRINGY, fibroso || lleno de estrías.

STRIP, tira (Tec.) lingote para el argentado eléctrico (Carp.) jamba pequeña (Meta.) lavadero inclinado (Tec.) listón, faja, tira.

TO — (Agric.) descortezar || quitar el césped || desbarbar (Tec.) desbarbar plumas || despallillar, desvenar el tabaco (Herr.) terminar con la lima (Arm.) rayar (Mar.) desmantelar (Fund.) (— — THE INGOTS,) echar fuera los lingotes (— — THE MOULD,) estropear el molde (Ten.) apelambrar, pelambrar.

STRIPE (paños:) rayado (Tej.) hilito (Pap.) puntizón, raya que deja el puntizón o varilla de metal en el papel (Mil.) banda, cinta, raya (Agric.) una enfermedad de la cebada por hongos que manchan las hojas.

TO —, limpiar los dientes de las cardas.

STRIPED, de rayas, a rayas (Tej.) rayado a bandas.

STRIPPED, s. UNBARKED.

— LEAVES, hojas de tabaco despalilladas o desvenadas.

STRIPPER, agramador || obrero que quita la borra de la carda || máquina de quitar la borra || desbarbador.

STRIPPING, despalillado del tabaco || quitar la borra de los dientes de las cardas || degalvanización || desbarbadura.

— CRANE, INGOT — — (Fund.) grúa para sacar los lingotes de los moldes.

— PLATE MOULDING MACHINE (Fund.) máquina de moldear de peine pasando el moldeo de uno a otro lado.

STRIX (Arq.) acanaladura de columna.

STROBOSCOPIC METHOD (Opt.) método estroboscópico.

STROCAL (Vid.) vasija.

STROKE, golpe, choque, movimiento del émbolo, carrera del émbolo (Mec.) longitud o amplitud de carrera || vuelo (Grab.) trazo, rasgo (Meta.) agujero de colada (billar:) tacazo (Tec.) embolada || golpe || carrera.

— ENGRAVING, COPPER-PLATE ENGRAVING, grabado al buril.

— VOLUME or CAPACITY (Mec.) volumen de la embolada.

STRONG, fuerte (Lic.) espirituoso, fuerte.

— POINT (Mil.) punto fuerte, centro de resistencia.

— WALL, muro refractario.

STRONTIA (Quím.) estronciana, óxido de estroncio.

STRONTIANITE (Miner.) estroncianita, carbonato natural de estronciana.

STRONTIUM (Quím.) estroncio.

SULPHURET OF — monosulfuro de estroncio.

STROP, cuero de repasar (Mar.) estrovo.

TO —, repasar en el cuero, asentar.

Strowger (AUTOMATIC TELEPHONE) SYSTEM, sistema Strowger.

Strub's FLATBOTTOMED RACK-RAIL (Fc.) cremallera de Strub, carril cremallera.

STRUCTURAL CASTING, piezas de fundición para construcciones.

— or HEAD RESISTANCE (Aeron.) v. DRAG resistencia parásita o estructural.

STRUCTURE, estructura (Mar.) (—S,) piezas de enlace del casco (Tec.) cuerpo, estructura (Min.) estructura (Mader.) estructura de la madera (Arq.) v. ARQUITECTURE, STYLE.

STRUT, jabalcón, riostra || contrapuntas, puntal (Min.) v. STAY, PROP (Carp.) larguero de puerta o ventana || jamba de refuerzo o de fuerza || puntal oblicuo || pieza que sostiene una bóveda.

STRUTTING, apuntalamiento.

STRUVITE (Miner.) estruvita.

STRYCNINE (Quím.) estricnina.

STUB, tachuela (Agric.) tronco, cepa.

— MORTISE (Eban.) escopleadura para ensamblar.

STUBBING, v. TOOTHING (Agric.) roza.

STUBBLE (Agric.) rastrojo (— FIELD,) rastrojera.

STUBBORN (Meta.) refractario, rebelde, duro.

STUCCO, estuco.

TO — estucar.

STUCK (Mar.) cosido.

— SPAR (Miner.) espato fibroso.

STUD, muñón || botón || clavija || cepo || pasador || botón de camisa (Carr.) muñón fijo (Arm.) pivote (Mv.) v. BOLT (Carp.) puntal, paral (Herr.) refuerzo de eslabón de cadena (Gan.) yeguada.

TO —, clavetear.

— HORSE (Gan.) caballo padre o garañón.

STUD STAVE, clavija de carromato.

— WORK (Carp.) entramado.

STUDDLE (Min.) s. POST (SHAFTS:) columna, (México:) hembra, mono.

STUDDLES (Tej.) útiles o instrumentos de tejedores.

STUDIO (B. A.) estudio, taller.

STUFF, materia, substancia (Pap.) pasta (Pan.) alumbre mezclado al pan (Alb.) argamasa, mortero (Tej.) tela (Mar.) betún, espalmo || madera delgada (Cost.) relleno (Carp.) madera de sierra (Min.) s. BROOD, LODE, ganga que encierra un mineral (Tec.) tela de cerda para hacer sacos y cedazos (Agric.) v. FEED —, forraje.

TO —, rellenar, emborrar, rehinchar (Corr.) cebar, engordar por fuerza aves de corral (Coc.) rellenar || — — WITH TRUFFLES, trufar || embuchar (Mar.) empaquetar (Tal.) emborrar.

— PRINTER, v. CLOTH PRINTER, impresor sobre telas o en tela.

STUFFER, rellenador, máquina de emborrar.

STUFFING (Mec.) estopa (Mueb.) borra, cerda (Tal.) borra, pelote || emborrado, rehincho (Coc.) relleno, picadillo de carne para rellenar.

— BOX (Mec.) caja de estopas || (STEAM —,) caja de estopas a presión de vapor.

— — BOLT (Mec.) tornillo del prensaestopas.

— — COLT (Mec.) grifo con prensaestopas.

— — FRICTION (Mec.) fricción de la empaquetadura.

STULM (Min.) pozo de mina.

(STEMPLE, — PIECE:) estemple, (Perú:) tinca || (VERTICAL —,) peón (INCLINED —,) tornapunta.

— WORK (Min.) trabajos de perforación.

DRAIN IN A —, canal en una galería.

INSPECTION OF A — (Min.) inspección o visita a una galería.

STUM, vino de lágrima, vino de Champaña nuevo, yema del vino || vino azufrado.

TO — (Vit.) azufrar, zahumar.

STUMP, troncho, corazón de fruta o legumbre (Cerr.) tope (Dib.) esfumino (Tec.) tocón, tronco que estalla al cortar el árbol || cepa, cepo, tronco || (RUBBER,) difumino (Min.) muro ligero de carbón.

STUMPY CARBON CELL, Fleischer CELL (Elect.) pila de Fleischer.

STUNDING (Mar.) ala.

STUNT-END (Min.) callejón sin salida.

STURDY (Min.) coherente, duro, compacto.

STYLE (B. A.) estilo (Tel.) (STYLUS,) estilo, estilete, pluma (Tec.) gnomon, estilo (Rel.) aguja (Arq.) madero grueso que sostiene un tirante, pie derecho.

STYLOBATE, STEREOBATE (Arq.) estiloba-
to, pedestal de una línea de columnas.
STYRAX BENZOIN (Bot., Farm.) badamiero,
benjuí.
STYTHE, CHOKE-DAMP (Min.) mofeta, (Pe-
rú:) humpe, (México:) bochorno.
Styrian PIG IRON, fundición de Estiria.
— ROASTING FURNACE (Meta.) horno de
calcinación estirio.
SUB (Tec.) sucedáneo || SUB-, (en comp.) sub
(Mar.) (SUBMARINE,) submarino.
— ATOMIC, subatómico.
— BASE (Org.) último pedal.
SUB-CHASER (Mar.) cazasubmarinos.
SUBCONTRACT (Jur.) subcontrato, contrato
resultante de otro anterior.
SUBCONTRACTOR, tratante de segunda ma-
no.
SUB-CUTANEOUS, v. HYPODERMIC.
SUBDEBUTANT (Soc.) subdebutante.
SUBER (Bot.) súber.
SUBERATE (Quím.) suberato.
SUBERIC ACID (Quím.) ácido subérico.
SUBERINE (Quím.) suberina.
SUB-HEAD (Tip.) subtítulo.
SUBJECT (Bibliotec.) materia.
— HEADINGS (Bibliotec.) encabezados de ma-
terias.
— INDEX, índice de materias.
SUBLAYER OF PEAT (Agric.) capa turbosa
bajo la tierra grasa.
TO SUBLET, subarrendar.
SUBLIMABLE (Quím.) sublimable.
SUBLIMATE (Quím.) sublimado || CORROSIVE
—, sublimado corrosivo, bicloruro de mer-
curio.
TO — (Quím.) sublimar.
SUBLIMATION (Quím.) sublimación (Psico-
análisis) sublimación.
— GLASS, SUBLIMER (Quím.) sublimatorio.
SUB-LINE SWITCH (Telef.) selector secun-
dario.
SUB-MACHINE GUN, Thompson — —, ame-
tralladora Thompson, pistola ametralladora.
SUBMANAGER (Fc.) jefe de servicio.
SUBMARINE, submarino (Tel.) submarino
(Mar.) (SUB,) submarino.
TO — (Mil.) atacar con submarinos || torpe-
dear con submarinos.
— CHASER (Mar.) cazasubmarinos.
— LINE (Tel.) línea submarina.
— PATROL BOAT, submarino costero.
FLEET —, submarino de escuadra.
TO SUBMIT, v. TO YIELD (Jur.) someter a...
SUBNORMAL (Geom.) subnormal.
SUBOXIDE (Quím.) subóxido.
SUBPAVEMENT (Ing.) encajonado.

SUBPRODUCTS (Quím.) productos secundarios.
subproductos (Rec.).
SUBSCRIPTION, subscripción, abono || firma.
TO SUBSIDE (Arq.) asentarse (Geol.) hun-
dirse.
SUBSIDENCE, (SURFACE MOVEMENT:) re-
venimiento (Geol.) hundimiento, descenso.
— VAT (Tint.) cuba de sedimentos, cuba de
asentar.
SUBSIDING, v. FALL.
SUBSOIL (Agric.) subsuelo.
— PLOUGH, SUBSOILER (Agric.) arado de
subsuelo.
SUBSTANCE (Quím.) substancia (Fís.) mate-
ria (Min.) anchura o profundidad de una
veta.
— FREE FROM NITROGEN (Quím.) principio
no azoado.
SUBSITUTE, sustituto, sucedáneo.
SUBSTITUTION, substitución (Psicoan.) sus-
titución, transferencia parcial.
SUBSTRACTION, substracción.
SUBSURFACE, subterrestre, subterráneo.
SUBTERRANEAN, s. UNDERGROUND, subte-
rráneo.
SUBTERRANEOUS, subterráneo.
— ANTENNA (Radio.) antena subterránea.
TO SUBTILIZE, TO VOLATILIZE (Quím.) vo-
latilizar.
SUBTITLE (Tip.) subtítulo || falsa portada
(Cinema) subtítulo.
SUBURBAN RAILWAY (Fc.) ferrocarril sub-
urbano.
SUBWAY, vía subterránea || paso subterráneo
debajo de las calles o calzadas || túnel o
paso de acceso a los andenes.
SUCCINATE (Quím.) succinato.
SUCCINUM, ámbar, succino.
SUCCULATION (Hort.) talla.
SUCCULENT (Coc.) suculento.
SUCK-BACK, aspiración de retorno.
TO —, aspirar || chupar.
SUCKER, chupón, chupadera (Mec.) émbolo,
(México:) pistón (Hort.) retoño.
TO — (Hort.) retoñar.
SUCKING, aspirante || (SUCTION,) inspira-
ción, aspiración.
— BOTTLE, mamadera, biberón.
— LAMB, cordero de leche.
— MAGNET, imán aspirante.
— PIG, FARROW, lechón, cochinillo de leche.
— PUMP, bomba aspirante.
— VALVE (Mec.) válvula de aspiración o de
succión.
SUCTION AIR-CHAMBER (Mv.) recipiente de
aire de aspiración.
— APPARATUS, aspirador.

SUCTION CLACK or FLAP (Mec.) válvula de bisagra aspirante.
— HOSE, manguera de alimentación.
— MAIN, NEGATIVE BOOSTING MAIN, alimentador de retorno para tranvías.
— PIPE, tubo de aspiración.
— TRANSFORMER (Fc., Elect.) transformador colector.
— VALVE (Mec.) válvula de aspiración.
— VENTILATOR (Mol.) ventilador aspirante.
TO SUE (Der.) formar una causa || iniciar un pleito.
SUDS, jabonaduras (Tec.) aguas de lavado en las salitrerías.
SUGAR, azúcar.
— BASIN, azucarero.
— CANDY, azúcar candi.
— CANE, Saccharum OFFICINARUM, cañamiel, caña dulce, caña de azúcar.
— MILL (F. de Az.) trapiche
— CLARIFIER, clarificadora.
— HOUSE, refinería.
— ICE (Conf.) espuma batida (FINE — —,) Sultana a la Chantilly.
— OF LEAD, azúcar de plomo o de Saturno, acetato de potasa.
— LOAF, LOAF, pan de azúcar.
— MAPLE (Bot.) arce sacarino.
— METER, glucómetro.
— MILL, trapiche.
— MIXING MACHINE (F. de chocolate) mezclador, mezcladora.
— MOULD (F. de Az.) horma.
— NIPPERS, tenacillas para el azúcar.
— PAN (F. de Az.) evaporadora.
— PLUM, COMFIT (Conf.) grajea, confite.
— POUNDING VAT (F. de Az.) pisa.
— RASP (F. de Az.) raspadura.
— REFINER, refinador de azúcar.
— REFINERY, refinería de azúcar.
— SIFTER, espolvoreador de azúcar.
— STARCH, almidón sacarificado.
— TOUCH, prueba del azúcar.
— VAT, cuba de glucosa.
— WORKS, azucarería.
— WORKMAN, azucarero.
SUIT (Sast.) vestido completo (Jur.) pleito, litigio.
SUITE, apartamento de cuartos corridos, serie de cuartos.
SUITCASE, valija (rectangular) para trajes.
SULFO, v. SULPHO.
SULLAGE (Fund.) escoria.
SULPHACETIC or GLYCOLYL SULPHUROUS ACID (Quím.) ácido sulfacético.
SULPHATE (Quím.) sulfato.
TO —, sulfatar.

SULPHATE OF AMMONIUM (Quím.) sulfato amónico.
— BARYTE (Quím.) sulfato de barita, blanco de barita.
— — COPPER (Quím.) sulfato de cobre, vitriolo azul.
— — INDIGO (Quím.) cerúleo sulfato, sulfoindigótico.
— — IRON, GREEN VITRIOL (Miner.) melanterita.
— — —, VITRIOL, sulfato de hierro para esmaltes.
— — LEAD, LEAD VITRIOL, sulfato de plomo, albayalde de Mulhouse.
— — MAGNESIUM, v. EPSOM SALTS, sulfato de magnesia, sal de higuera (en el Com.) sal de Epsom.
— — MERCURY, sulfato de mercurio || precipitado amarillo.
— — ZINC, WHITE VITRIOL (Quím.) sulfato de cinc, caparrosa blanca || (FEATHERED — — —,) sulfato de cinc, alumbre en pluma || (GRAY — — —,) chumbe.
— PULP, v. KRAFT PULP.
SULPHATING, acción de sulfatar o vitriolar.
SULPHATISING CALCINATION or ROASTING (Meta.) calcinación para sulfatar.
SULPHIDES (Quím.) sulfuros.
SULPHINDIGOTIC ACID (Quím.) ácido sulfoindigótico.
SULPHITE (Quím.) sulfito.
SULPHO-, SULFO- (Quím.) sulfo.
SULPHO-ACID (Quím.) sulfácido.
— AMYLIC ACID (Quím.) ácido sulfoamílico.
— BASIS (Quím.) sulfobase.
— CARBONATE (Quím.) sulfocarbonato.
SULPHOCYANIC ACID (Quím.) ácido sulfociánico.
SULPHO-CYANIDE (Quím.) sulfocianuro.
— OF AMMONIUM (Quím.) sulfocianuro amónico.
SULPHOHYDROMETRY (Quím.) sulfhidrometría.
SULPHOINDIGOTATE (Quím.) sulfoindigotato.
SULPHONAL (Farm.) sulfonal.
SULPHONAMIDE, sulfonamida.
SULPHONAPHTALIC ACID (Quím.) ácido sulfonaftálico.
SULPHONIC ACID (Quím.) ácido sulfónico.
SULPHOPHENIC ACID, PHENYLSULPHURIC ACID (Quím.) ácido sulfofénico.
SULPHOVINIC or ETHYLSULPHURIC ACID (Quím.) ácido sulfovínico.
SULPHOVINOUS ACID (Quím.) ácido sulfovinoso.
SULPHOXYLATES (Química.) sulfoxilatos. v. FORMALDEHYDE.

SULPHOXYLIC, sulfoxílico.

SULPHUR, BRIMSTONE, azufre.

TO —, contener la fermentación del mosto.

— BALL ELECTRIC MACHINE (Elect.) máquina eléctrica de bola de azufre.

— DIOXIDE (Quím.) ácido sulfuroso.

— PIT, v. SOLFATARA.

— SALTS (Quím.) sales de azufre.

TO SULPHURATE (F. de fósforos) azufrar (Quím.) convertir en sulfuro.

SULPHUREOUS, sulfuroso.

SULPHURET (Quím.) sulfuro.

SULPHURING, azufrado (F. de flores:) azufrar (Vit.) acción de impedir la fermentación alcohólica en los mostos || sulfuración, sulfurización.

SULPHURIZATION, sulfurización, vulcanización.

SULPHUROUS, sulfuroso.

SUMACH-TREE (Bot.) zumaque.

SUMMABILITY, sumabilidad, adicionalidad.

SUMMARY (Tip.) sumario.

SUMMATION CURVE (Mat.) curva de adición.

— DIAGRAM, diagrama de adición.

SUMMER, verano (Arq.) lintel de ventana (Carpint.) viga colocada debajo de la maestra (Mol. (—S,) piezas de sostén de la caja de un molino de viento || pieza de madera que recibe el pivote de un molino.

— TREE (Carp.) pieza para afirmar el entarimado, sostener extremos de vigas, etc. || puntal.

SUMMING BOOK (Arit.) cuaderno de aritmética.

— UP APPARATUS (Arit.) sumador, adicionador.

SUMMIT, cima, cresta (Hort.) cima (Top.) cumbre, cima de una montaña (Bot.) copa de un árbol v. (Hort.); (Carp.) cima, copa, cumbrera (Hid.) coronamiento, cima.

— LEVEL (Hid.) punto de división.

SUM (Agric.) cisterna || compuerta || pantano (Min.) caja de agua (Perú:) tintero (Almadén, España:) torno (Fund.) s. BOTTOM OF FURNACE || vasija para recibir el metal fundido (salinas:) recipiente o depósito de las aguas salinas (Máq. de combustión interna) el depósito más bajo de aceite.

— FUSE, mecha para trabajos submarinos.

— MEN (Min.) asistentes del maquinista.

— PLANK (Min.) tablones de revestimiento o de refuerzo.

— SHAFT (Min.) pozo de extracción.

SUMPNER'S CONNECTION, v. DIFFERENTIAL CONNECTION.

SUMPTER, bestia de carga.

— SADDLE, baste, albarda.

SUN, sol || (—, SUNHEMP,) cáñamo de las Indias Orientales.

— ATMOSPHERE (Astron.) fotósfera.

— AND PLANET WHEEL or EPICYCLIC GEAR (Mec.) mando por engranaje satélite.

— CUP, amapola de California (México:) viudas.

— DIAL, cuadrante solar.

— — COMPASS, brújula de cuadrante.

— FLOWER, helianto, tornasol, girasol.

— ROSE (Bot.) heliantemo.

— SHADE, persiana, marquesina.

— STONE, heliolito, venturina amarilla.

— VALVE (Mec.) válvula de sol.

— VISOR (Autom.) visera (contra el sol.).

SUNK, vaciado, rebajado (Esc.) vaciado, cavado (Carp.) embutido (Herr.) perdido, hundido.

— CONNECTING TRACK (Fc.) vía de unión rebajada.

— KEY, chaveta encastrada.

— VALVE (Mec.) válvula de sol.

— TRAVERSER (Fc.) transbordador de foso.

— TURNTABLE (Fc,.) mesa o placa giratoria hundida.

— WALL SWITCH (Elect.) interruptor para empotrarse en la pared.

— WELL (Fundición de Norton:) pozo de hundimiento.

SUPER- (A PREFIX,) super.

SUPERCHARGE (Maq.) sobrecarga.

SUPERCHARGED, sobrecargado (Máq., comb. int.) (— — ENGINE,) recalentado.

SUPER-CHARGER, superalimentador. supercargador.

SUPER-CONDUCTIVITY, superconductividad.

SUPER-DIRIGIBLE (Aeron.) superdirigible.

SUPER-DREADNOUGHT (Mar.) superdrednaugt.

SUPERELEVATION, sobreelevación (Fc.) peralte.

— OF CENTRAL SUPPORT (Fc.) peralte del soporte central (de la placa giratoria).

— GAUGE or TEMPLATE (Fc.) patrón de peralte.

SUPERFICIAL CURRENT (Elect.) corriente superficial.

— EDDY CURENTS (Elect.) corrientes parásitas superficiales.

— FERMENT (Cerv.) fermento, levadura de cerveza.

— MEASURE (Metr.) medida superficial o de superficie.

SUPERFICIE (Geom.) superficie (Arq.) v. FACE (Metr.) v. AREA.

SUPERFINE, superfino, extrafino.

— FILE (Herr.) lima superfina.

— ROVING-FLYER, banco de brocas superfino.

SUPERFUSIBLE (Fís., y Quím.) superfusible.
SUPERFUSIBILITY (Fís., y Quím.) superfusibilidad.
SUPERHEATER, recalentador.
SUPERHEATING, recalentamiento.
— OF STEAM, recalentamiento del vapor.
SUPER-HET, SHORT FOR SUPER-HETERODYNE.
SUPER-HETERODYNE (Radio) superheterodino || superheterodino (N).
SUPERINTENDENCE, intendencia || casa del tendente (Mil.) intendencia.
SUPERIOR, superior, de cualidad superior.
— LETTERS (Tip.) letra de gran cuerpo || mayúsculas grandes para diccionarios.
SUPERIORITY COMPLEX (Psicoan.) complejo de superioridad.
TO SUPERPOSE, sobreponer (Aeron.) sobreponer (las superficies principales de sustentación).
SUPER-MAN, OVERMAN, superhombre.
SUPERPOSED, sobrepuesto.
— FIELD (Elect.) campo sobrepuesto.
SUPERPOSITION (Geol.) estratificación, superposición.
SUPER-POWER (Tec., Elect.|) superpotencia (Polit.) superpoder.
SUPER-REGENERATION (Radio) supergeneración.
SUPER-REGENERATIVE (Elect., Radio) superregenerativo.
SUPERSALT (Quím.) sal que contiene exceso de ácido.
TO SUPERSATURATE (Quím.) sobresaturar.
SUPERSATURATION (Quím.) sobresaturación.
SUPERSTRUCTURE, superestructura || sobreelevación (Mar.) superestructura.
SUPER-SENSITIVE (Foto.) supersensitiva.
SUPER-SUBMARINE (Mar.) supersubmarino, submarino crucero.
SUPER-TAX, impuesto adicional || impuesto especial después de cierta suma.
SUPER-THYROIDISM, supertiroidismo.
TO SUPERVISE, inspeccionar (Tip.) revisar.
SUPERVISORY LAMP (Telef.) lámpara de registro.
— RELAY (Telef.) relevador de comprobación.
SUPER-ZEPPELIN, — Zeppelín, superzeppelín.
SUPPLE, flexible, plegable.
SUPPLY, provisión, abastecimiento.
— ASSOCIATION, sociedad de consumo.
— MAIN (Elect.) línea principal.
— METER (Elect.) contador de consumo.
— PRESSURE, PRESSURE OF MAINS (Elect.) tensión de consumo.
— STATION (Elect.) estación primaria.
— VOLTAGE (Elect.) tensión de consumo.

SUPPORT, v. ARC-BOUTANT || ANTERIDES, soporte || descanso, apoyo || brazo || reclinatorio (Pont.) travesaño de puente de madera.
SUPPORTERS (Arq.) cariátides.
SUPPORTING-BEAM (A r q.) solera maestra (Min.) sostenimiento (Perú:) releje.
— BRACKET INSULATOR (Elect.) aislador intermedio.
— CLIP, collar de soporte.
— FORCE (Tec., Ing.) resistencia normal.
— INSULATOR (Elect.) aislador de soporte.
— SURFACE (Aeron.) superficie de sustentación.
SUPRA, supra.
SUPRA-NUCLEAR CATARACT (Oftal.) catarata, supranuclear.
SUPRARENAL (Med.) suprarrenal.
SUPREME COURT (Der.) Suprema Corte.
SUPPRESSION, supresión (Psicoan.) (CONTRASTED WITH REPPRESSION,) exclusión consciente de un impulso inaceptable || represión.
SURBASED (Arq.) de cornisa || rebajado.
SURCHARGE (Com.) recargo (Elect.) sobrecarga (Art.) sobrecarga.
— TO — (Mv.) recalentar.
SURCHARGED, OVERHEATED (Mv.) desaturado, recalentado.
SURFACE, superficie (Min.) superficie, suelo (Aeron.) superficie, superficie de sustentación.
— COLOURS (Imp. sobre telas) colores de aplicación.
— LATHE (Torn.) torno de platillo.
— MAGNETISATION,, imanación de superficie, magnetismo libre.
— PRINTING (Tej.) estampado.
— — MACHINE (Tip.) máquina de imprimir en relieve.
— RIB, nervadura decorativa.
SURFACING (A l b.) revestimiento, enlucido (Torn.) s. FACING.
SURGING (Tec.) oscilamiento, oscilación.
— AMPLITUDE, amplitud de oscilamiento.
SURMARKS (Mar.) puntos de referencia.
SURMOUNTING (Arq.) realce || mayor elevación dada a un muro.
SURPLUS, demasía, exceso (Min.) (— GROUND or GORE,) demasía.
— CAPACITY (Téc.) exceso de capacidad.
TO SURPRINT, sobreimprimir.
SURREPTITIOUS EDITION, edición o copia fraudulenta.
TO SURROGATE (Der.) subrogar.
TO SURROUND (Arq.) rodear, cercar || formar el contorno.

SURVEY, estudios, trabajos prepara t o r i o s (LAND-MEASURING, GEODESIA,) agrimensura || apeo, deslinde.

TO —, levantar un plan || apear, deslindar || medir un terreno.

SURVEYING, SURVEY, levantamiento de planos || agrimensura (Fc.) nivelación.

— ROD, STAKE, POLE (Agrim.) jalón piquete.

— SHIP (Mar.) buque hidrográfico.

SURVEYOR, agrimensor, v. EXPERT || ingeniero geógrafo || (LEVELLER,) nivelador.

SUSCEPTANCE (Elect.) susceptancia.

SUSCEPTIBILITY (Magnet.) susceptibilidad, aptitud, (coeficiente de imanación).

— OF MAGNETISATION, aptitud para la imanación.

SUSPENDED DIAPHRAGM (Radiosc.) diafragma de suspensión.

— JUNCTION (Elect.) toma de corriente de techo.

— MICROPHONE, micrófono suspendido.

SUSPENSE, IN — (Quím.) en suspenso.

SUSPENSION, suspensión.

— BOX (Elect.) toma de corriente de suspensión.

— BRIDGE, puente colgante o suspendido.

— CHAINS, cadenas de suspensión.

— CLIP (Elect.) estribo de suspensión.

— FIBRE (Elect.) hilo de suspensión.

— HOOK, IRON — WIT A NET (Tint.) círculo de hierro o cuadro compuesto de un núcleo central con seis u ocho ramas de ganchos metálicos, empleado para sumergir las telas en las cubas de índigo.

— JOIST (Mec.) parte de la grúa que mantiene en suspensión una polea.

— LOOP (Elect.) estribo de suspensión.

— PUSH (Elect.: timbres,) pulsador.

— ROD, barra de suspensión.

— ROPE BRIDGE (Chile:) puente de cimbria.

— SPRING (Tel.) resorte de suspensión.

— WIRE (Elect.) alambre de suspensión.

KNIFE-EDGE — (Elect.) suspensión a cuchillo.

UNIFILAR — (Elect.) suspensión unifilar

SUSPENSOID, SUSPENSION COLLOID (Química) suspensoide.

SWABBER (Pan.) escobón de panadero.

SWAGE (Herr.) macho, estampa.

TO — (Herr.) estampar.

— HEAD, DIE-HEAD (Herr.) cabeza estampa.

SWAGING MACHINE, máquina de hacer el reborde.

SWALLET (Min.) agua de una mina.

SWALLOW (Min.) s. DRUSE, drusa (Colombia:) gongora (Perú:) laque (México) soyote.

— TAIL, v. DOVETAIL.

SWAN'S DOWN, paño de lana de vicuña.

— SKIN, lanilla, bayeta fina.

SWARD, s. SOD, césped.

— CUTTER Agric.) rocera, rozón, azada para rozar || hoz para césped.

SWARF, limaduras de hierro.

SWARM (Ap.) enjambre.

SWARTHY, DARK-BROWN, atezado, moreno oscuro.

SWASH-BANK, coronamiento de dique de mar

SWASH-PLATE, placa motriz.

SWATH (Agric.) tranco.

SWAY-BEAM, balancín de máquina de efecto simple.

SWEATING, resudación, rezumo || expulsión del exceso de agua de una pasta plástica (Meta.) (— or ROASTING STAGE,) (Linares, España:) blandeo.

Swedish BLOOMERY FIRE (Fund.) bajo horno, forja de afino sueco.

— PIG IRON (Fund.) fundición de Suecia.

SWEEP, escobazo || báscula (Meta.) horno de copela (Pan., Herr.) escobón, deshollinador (Mol.) aspa de molino (Pont.) báscula (M. para incendios:) tubo flexible (Min.) (— OF A HORSE-WHIM,) palanca, viga (México:) espeque || guimbalete de b o m b a (Mar.) gálibo || brusca || curvatura || alambre o cuerda entre dos buques.

TO —, barrer || deshollinar (Fund.) (— THE MOULD, TO STRICKLE,) terrajar el molde.

— NET, v. DRAG || trasmallo, red barredera || red de pescar que se tiende a través de los ríos cerrando la pesca || garlita, especie de nasa de buitrón.

— RODS, (PUMP:) (Min.) tirante de prolongación.

— SAW, TURNING-SAW, sierra de contornear.

— TEMPLET, STRICKLE BOARD (Fund.) terraja de brazo.

— WASHER (Meta.) lavadores.

SWEEPER, barrendero || deshollinador || encargado de la vigilancia de un pañol (Mar.) barreminas.

SWEEPING, barredura || deshollinadura (Carp.) escotadura (Eban.) v. ROUNDING || corte figurado (Meta., Ac.) s. DROSS.

SWEET COAL, hulla sin azufre.

— MEAT SHELL, cartucho de grajeas.

SWEETS, confites, grajeas, dulces.

TO SWEETEN (Quím.) dulcificar, edulcorar.

SWELL (Mar.) leva, oleada || mar de fondo (Tec.) anca || parte redondeada de una vasija u otro objeto (Org.) pedal de expresión (Tej.) cárcel de la lanzadera.

TO —, inflar, hinchar (Quím.) inflarse o hincharse (Pan.) formarse ampollas en la corteza del pan (CHALK:) aumentar en volumen (Ten.) hinchar la piel (Hort.) (— — UNEVENLY,) engordar desigualmente un fruto.

SWELLING, trabajo del yeso || hinchazón (Química) hinchazón (Arq.) hinchazón, éntasis (Alb.) barriga o comba de una pared || aumento de la cal (Tec.) amontonamiento de cenizas en la copela (Enc.) arruga que deja el encuadernador por descuido.

SWIFT (H. S.) aspas ligeras de madera || carrete || marco giratorio (Carr.) pezonera.

TO SWILL, lavar el metal desoxidado.

SWIMMING-TUB (Tint.) cuba de colores o para desleír las pastas.

SWIMMING POOL, estanque de natación.

SWINESTONE, v. STINKSTONE.

SWING... en báscula || columpio || balance, oscilación, vaivén.

TO —, columpiar || oscilar, balancear.

SWINGING, vaivén, oscilación, balance (Pont.) cuarto de conversión (T e c.) espadillaje (Rel.) vaivén, oscilación (Radio) desvanecimiento, fading || fluctuación.

— or SHAKING SIEVE (Fund.) criba o tamiz de vaivén.

SWINGLE, agramadera.

TO — FLAX or **HEMP,** agramar, espadar el cáñamo, majar el cáñamo.

SWINGLER, espadador, espadillador.

SWINGLING-MACHINE, máquina de agramar o espadillar.

SWIPE (Pont.) báscula, flecha de puente levadizo (Tej.) báscula (Mec.) mango de bomba (Herr.) balancín, palo al que van sujetas las cadenas con que se da movimiento al fuelle.

SWITCH (Hort.) vencejo || rama fructífera arqueada (Fc.) aguja, cambiavía, (Cuba:) chucho (México:) cambio (Elect.) conmutador.

—, — LINE (Mil.) trincheras comunicantes.

TO — (Elect., Tel.) conmutar (Fc.) desviar, apartar, cambiar.

— — OF, desconectar.

— — IN RESISTANCE (Elect.) intercalar o poner la resistencia en circuito.

— — ON, conectar, intercalar en circuito.

— BOARD, v. SWITCHBOARD.

— BOX (Fc.) garita del guardaagujas.

— CUPBOARD, armario de distribución.

— GEAR or PLANT (Elect.) instalación de distribución.

— LEVER (Fc.) palanca de aguja o cambio de vía.

— MAN (Fc.) guardaaguja.

— RHEOSTAT, reostato de manivela.

SWITCH ROD (Fc.) varilla de conexión de cambio de una vía.

— SIGNAL (Fc.) señal de cambio de vía.

SWITCHBOARD (Elect.) cuadro de distribución (Telef.) conmutador telefónico.

SWIVEL (Arm.) portafusil (Min.) (BORING:) anillo libre (Mec.) torniquete.

—, (Tej.) guía para hacer figuras en el tejido.

— BOLT, perno giratorio.

— or TURNING BRIDGE, puente giratorio.

— DAMPER, registro giratorio.

— PEN (FOR ENGINEERING DRAWING:) tiralíneas curvo.

— SCREW, tornillo loco.

— TABLE, mesa articulada.

— WHEEL (Mec.) roldana oscilante.

SWORD, espada, sable (Tej.) montante, hoja || montante del bastidor || barra superior horizontal de la que pende el varal de un telar.

— BLADE, hoja de espada.

— STICK or CANE, bastón de estoque.

SYCOMORE (Bot.) sicomoro, especie de arce.

SYENITE (Miner.) sienita.

SYKES' BLOCK INSTRUMENT (Fc.) aparato de block sistema Sykes.

SYLVAN, v. TELLURIUM.

SYMBIOSIS (Biol.) simbiosis.

SYMBOL, símbolo.

— PRINTING (Tel.) impresión por signos telegráficos.

SYMBOLOGY, simbología.

SYMMETALLISM (Econ. Polít.) simetalismo.

SYMMETRICAL ELECTROMETER, electrómetro simétrico.

— WINDING (Elect.) arrollamiento simétrico.

SYMMETRY, simetría.

PLANE OF —, plano de simetría.

SYMPATHETIC INK, tinta simpática.

SYMPHONIC POEM (Mús.) poema sinfónico.

SYMPHONY (Mús.) sinfonía.

SYMPIEZOMETER (Fís.) simpiezómetro.

SYNAERESIS, SYNERESIS (Fís., Quím.) cinéresis.

SYNAPSIS (Biol.) sinapsis.

TO SYNCHRONISE (Elect.) sincronizar.

SYNCHRONISER, indicador de sincronismo.

SYNCHRONISING VOLTMETER, voltím e t r o indicador del sincronismo.

SYNCHRONISM (Tel., Radio.) sincronismo.

SYNCHRONOSCOPE, sincronoscopio.

TO SYNDICALIZE, sindicalizar.

SYNDICAT, sindicato, v. SYNDICATE.

SYNDICATE, sindicato; (Alemania,) una clase de cartel|| sindicato, casa comercial que vende a la prensa artículos, etc. para su publicación prácticamente simultánea en varios periódicos.

TO SYNDICATE, (Periódicos,) contratar la publicación por medio de un sindicato o agencia ‖ v. TO SYNDICALIZE.

SYNDICAL, sindical.

SYNDICALISM, sindicalismo.

SYNDICALIST, sindicalista.

SYNDROME (Med.) sindroma, síndrome.

SYNERESIS, v. SYNAERESIS.

SYNTHESIS, síntesis (Quím.) síntesis.

SYNTHETIC, (PRODUCED BY SYNTHESIS,) (Quím.) sintético, producto sintético.

SYNTHETIC AMMONIA PROCESS (Haber or Haber-Bosch PROCESS,) procedimiento del amoníaco sintético; procedimiento Haber o Haber-Bosch, v. NITROGEN FIXATION.

SYNTONIC TELEGRAPHY (Tel.) telegrafía múltiple de diapasón.

— WIRELESS TELEGRAPHY, radiotelegrafía sintónica.

TO SYNTONIZE, sintonizar.

SYNTONIZER COIL, carrete de sintonización.

SYPHER-JOINT, junta solapada.

SYPHILIS (Med.) sífilis.

SYPHILITIC, ANTI —, antisifilítico.

SYPHON, v. SIPHON.

SYREN (Mar.) sirena.

SYRINGE, jeringa (Hort.) irrigador.

SYRINGOTOME (Cir.) siringotomo.

SYRUP, v. SIRUP.

— METER, pesajarabes, areómetro para pesar jarabes.

SYSTEM, v. MODE, METHOD, PROCESS, sistema, método (Geol.) formación.

SYSTYLE (Arq.) sistilo, cierto orden de intercolumnio ‖ edificio sistilo.

T

T (Tip.) transpóngase (Tec.) (—, t,) símbolo para indicar el "tiempo", abreviación de "time" (Elect.) símbolo de intensidad de magnetización.
— BEVIL, saltarregla doble.
— BOLT, perno en T.
— IRON, hierro en T, (DOUBLE — —, H-IRON,) hierro en doble T.
— JUNCTION BOX (Fc.) enchufe de bifurcación.
— LINTEL, percha, colgadero.
— P. M. (Elect.) abreviación de "turns per minute", revoluciones por minuto.
— PIECE FOR CONDUITS (Elect.) codo en T para tubos aisladores.
— PIPE, tubo en T.
— RAIL (Fc.) carril o riel de hongo (DOUBLE — —,) carril doble T.
— SHAPED ANTENNA (Tel. In.) antena en T.
— SQUARE, doble escuadra.
— SLEEPER or TIE (Fc.) traviesa o durmiente en T.

TAB, correa de zapato.
Tabasco SAUCE, salsa Tabasco.
TABBINET (Tej.) popelina.
TABBY (Alb.) mezcla de mortero y ripios (Tej.) tabí, especie de muaré de seda.
TO —, ondear, hacer aguas como el muaré.
TABBYING (Tec.) aguas, viso, efecto producido por el muaré.
TABERNACLE (Arq.) nicho ornamentado (O. Ec.) tabernáculo.
TABERNACULAR (Arq.) de celosía.
TABLE, mesa, tabla (Tip.) índice (Joy.) tabla de un brillante (manufactura del tabaco:) matriz (Mec.) mesa, banco.
TO — (Carp.) empalmar, ensamblar.
— BICK IRON, bigorneta de platero.
— CLOCK, reloj de mesa.
— CLOTH, CLOTH, cubremesa, tapete de mesa || mantel.
— CONNECTION (Elect.) contacto de mesa.
— OF CONTENTS (Tip.) índice.
— — DECLINATION, tabla de declinación.

TABLE DIAMOND (Joy.) diamante tabla.
— DIAPHRAGM (Elect.) diafragma de mesa.
— FASTENERS, correderas de mesa.
— FORM OF SWITCHBOARD (Telef.) cuadro de conmutador de mesa.
— GLASS (Vid.) vidrio en planchas.
— KNIFE, cuchillo de mesa.
— LAMP (Elect.) lámpara de mesa.
— LAND (Top.) altiplanicie, mesa, meseta.
— LEVER MACHINE (Fc.) aparato de enclavamiento con palancas verticales.
— PUSH (Elect.) contacto de mesa.
— OF RESISTANCES (Elect.) tabla de resistencias.
— — SAGS (Elect.) tabla de flechas.
— SAW, sierra de cuchilla.
— STEEL, BUTCHER'S STEEL, afilón, afiladera, chaira.
— VICE, tornillo de banco.
— WIDTH (Tej.) longitud de tela que va de un extremo a otro de la mesa.
— WOOD, madera en hojas.
TABULAR, LAMELLAR, lameliforme, tabular, en forma de tabla.
TABULATED (Joy.) tallado en tabla.
TACE (Arq.) tau, cruz de San Antonio, cruz egipcia.
TACHE (F. Az.) tacho, paila.
TACHOGRAPH, RECORDING TACHOMETER, tacómetro, registrador taquígrafo.
TUNING-FORK —, taquígrafo o tacómetro de diapasón.
TACHOMETER (Mec.) taquímetro.
TACHYGRAPHER, taquígrafo, v. STENOGRAPHER.
TACHYGRAPHY, SHORT-HAND STENOGRAPHY, taquigrafía, estenografía.
TACK, tachuela (Zap.) puntilla, sacha (Mar.) amura, bordada.
TO —, coser ligeramente (Cost.) apuntar, hilvanar (Mar.) bordear (Zap.) clavar, clavetear (Meta.) soldar provisionalmente.
TACKING (Mar.) virada (Cost.) hilván (Meta.) (— RIVET,) soldadura provisional.

TACKLE (Mar.) aparejo || maniobras || cuadernal (Mec.) aparejo, juego de poleas, cuerdas y motones (BLOCK AND FALL:) polipastos (Tej.) conjunto de las piezas de un telar (Tec.) polea.

TACTILE, PALPABLE, táctil, palpable.

TAFFETAS (T. S.) tafetán.

TAG, v. TAB, herrete, agujeta || talón (Min.) estaquilla de hierro o madera.

— TO —, poner herretes || clavetear.

— DAY, día de colecta.

— MACHINE, máquina de hacer herretes || máquina de poner herretes.

— SORE, ROT (Vet.) morriña.

TAGGER, herretero || agujetero.

TAGGING (Tej.) (— OF THE SHUTTLE,) armadura de la lanzadera (Mec.) encaje.

TAIL, cola, rabo (Cuch.) mango (Carr.) trasera, zaga (Cost.) falda de vestido (Mús.) mástil de instrumento (Alf.) extremo inferior de teja (Ac.) v. REVERSE (Tip.) birlí (Arm.) v. ARM (Min.) v. TAILING (Aeron.) cola.

— TO —, empatar a cola de milano (Mol.) sumergir.

— — IN, encastrar en el muro.

— BAY, v. AFT (Hid.) compuerta inferior de esclusa (Alb.) bovedilla contigua al muro.

— BEARING (Mec.) cojinete exterior || cojinete cónico graduable.

—S BEST, la tercera y mejor capa de plomo tamizado.

— BOARD (Mús.) tabla armónica (Carr.) v.

— CORD (Tej.) cuerda de guía.

— CUPS (Aeron.) ancla.

— CUTTER (Agric.) ablator.

— GATE, compuerta superior de esclusa.

— HEAVY (Aeron.) pesado de cola.

— GROUP, — UNIT, EMPENNAGE (Aeron.) empenaje.

— KNIFE (Tenería,) instrumento para cortar la cola de las pieles cuando se preparan para el curtido.

— LEATHER (Tal.) correa que rodea la cola del caballo.

— LEVER (Fc.: semáforos,) brazo de la palanca unida al alambre.

— LIGHT (Fc.) farol trasero (Autom.) (or — LAMP,) faro o luz posterior o trasero (Méx.) calavera.

— MOTION, v. ROCKING MOTION.

— PIECE (Mús.) v. —. (Tip.) v. FLOURISH (Tec.) cola de buey empleada para mosquear || parte de los cueros inmediata a la cola || mango de un instrumento o herramienta.

TAIL PIPE, tubuladura de aspiración.

— PLANE, STABILIZER (Aeron.) estabilizador, plano de cola.

— RACE (Mol.) abismo.

— ROD GUIDE, caja de corredera posterior.

— ROPE (Fc.) cuerda de remolque.

— SKID (Aeron.) patín de cola.

— SLIDE (Aeron.) resbalamiento de cola.

— SPIN, SPIN (Aeron.) barrena, barrena de cola.

— STICK (Tej.) varilla de rama.

— STOCK WITH PROJECTING SCREW SPINDLE (Torn.) contrapunta con husillo exterior.

— VALVE (Mec.) válvula roncadera.

— VICE, tornillo de mano.

— WATER, BACK-WATER (Hid.) agua perdida.

TAILING (Alb.) cola (Tel.) signo telegráfico mutilado a consecuencia del retardo de la corriente (Min.) colas, deslaves (México:) desechos, jales.

TAILOR, sastre.

— MADE, estilo sastre.

TAILORING, sastrería || obra de sastrería.

— MACHINE, máquina de coser para sastres.

TAKE (Tip.) tomada (Pesc.) redada, cogida.

— TO —, tomar (Carp.) afirmar (Mar.) tomar, apresar (Mil.) tomar.

— — OFF (Aeron.) despegar, tomar el vuelo || desprenderse (un avión o hidroavión) de tierra o agua.

— — OFF THE BURR, desbarbar.

— — DOWN, derribar || abatir un muro.

— — ON LEASE, tomar en arrendamiento.

— — OUT FROM THE OVEN, deshornar.

TAKE-ALL (Agric.) enfermedad del trigo y otros cereales por el hongo "ophiobolus graminis, O. cariceti".

— OFF (Aeron.) despegue, despegamiento || vuelo de avión o hidroavión.

— UP ROLLER, cilindro descargador.

TAKER-IN, factor, regente || tambor de una máquina de reunir (Vid.) galopin, s. BOY.

— OFF (Tip.) sacapliegos.

TAKING, toma (Const.) derribo (Tip.) tomada, cantidad de copia tomada a la vez (Tej.) retorcedura, retorcimiento.

— IN SHEAVES (Agric.) engavilladura.

— OUT FROM THE OVEN (Pan.) deshornamiento.

— UP, v. COPPING (Tip.) tomada de distribución (Seric.) germinación (Hort.) escamonda.

— — OF THE BACK LASH (Mec.) rectificación de la marcha muerta.

Talbot PROCESS (Meta.) procedimiento Talbot.

TALC, ISINGLASS STONE, talco, esteatita.

TALCKY, tálcico, compuesto de talco.

TALKING BOOK (FOR BLINDS,) libro sonoro o parlante.

TALKING (MOTION) PICTURE, película hablada, película sonora.

TALKING-WIRE (Tel.) línea de servicio de un ferrocarril.

TALLOW, sebo.

TO — (Agric.) cebar, engrasar (Ten.) dar sebo al cuero.

— SIEVE (Carn.) cazo para la depuración del sebo.

— SOAP, jabón de sebo, jabón de grasa.

TALLOWISH, sebáceo.

TALLY (Com.) tarja (Min.) madera de corte.

TALMY-GOLD, Abyssinian GOLD, aleación de cobre y cinc ligeramente chapeada de oro.

TALUS (Arq.) talud, pendiente.

TAMBOUR (Arq.) pila, pilar || cancel || tambor (Mec.) tambor (Min.) ventilador (Bord.) bastidor de bordar.

TO — (Bord.) bordar a tambor || bordar en relieve imitando flores, etc.

— STITCH (Bord.) punto de cadeneta.

TO TAME, domesticar.

TAMKIN, carga de un barreno (Tip., Grab.) tapón, pelota de trapo.

TAMPER, pisón.

TO TAMP, tapar, cerrar || cargar un agujero de mina.

Tampico HEMP, v. MEXICAN FIBRE, henequén.

TAMPING (Min.) atacadura, ataque.

— BAR (Min.) atacadera (Colombia:) taqueador.

— ROD, mazo derecho para batear.

TAN (Ten.) casca.

TO —, curtir, adobar, preparar los cueros con la casca || sumergir las pieles en el curtiente.

— PIT, noque.

— WASTE, SPENT BARK, casca vieja sacada del noque donde se han sumergido las pieles.

— WOOD, madera de casca.

— YARD, tenería.

TANDEM, tándem, tánder (Autom., Fc., Aeron.) tándem.

— COMPOUND ENGINE (Elect.) máquina tándem.

— CYLINDER ENGINE, motor tándem.

— PISTONS (Mec.) émbolos gemelos.

— STRANDING MACHINE, máquina de trenzar de dos bobinas.

TANG, v. TAIL (Cuch.) espiga.

TANGENT, tangente

— GALVANOMETER, galvanómetro tangencial.

— PHASEMETER, fasómetro tangencial.

TANGENT SPOKE (Carr.) rayo tangencial.

— THROUGH THE POINT OF INFLECTION, tangente de inflexión.

TANGENTIAL FORCE, fuerza centrífuga.

— KEY (Mec.) chaveta tangencial.

— PRESSURE, presión tangencial.

TANGO (Baile) tango || varias formas derivadas del tango.

TO —, bailar el tango.

TANK, v. CISTERN, tanque, depósito || v. RESERVOIR (Mil.) tanque, v. ARMOURED TANK (ANTI —,) antitanque.

— ENGINE (Fc.) locomotora alijo.

— LEVELLING or UNION PIPE (Fc.) tubo de comunicación entre las cajas de agua.

— LIGHTNING ARRESTER, pararrayos con recipiente.

— MUD DRUM (Fc.) depósito de fangos.

— FOR PLATING BATHS (Galv.) cuba para baños galvánicos.

— PUMP (Fc.) bomba del alijo.

— SHIP, v. TANKER.

— or BOILER TRUCK (Fc.) vagón-cisterna, vagón-tanque.

— WATER CRANE (Fc.) grúa-depósito de alimentación.

TANKER, TANK SHIP, TANK STEAMER (Mar.) tanque.

TANNATE (Quím.) tanato.

TANNER, curtidor, zurrador.

—'S BENCH, caballete de curtidor.

TANNERY, tenería, curtiduría.

TANNIC ACID (Quím.) ácido tánico, tanino.

TANNIN, TANNIC ACID (Quím.) tanino.

— PROCESS (Tint.) procedimiento al tanino.

TANNING, curtido de las pieles con casca.

— LIQUORS, baño de casca.

ELECTRIC —, curtido electrolítico.

TANTALATE (Quím.) tantalato.

TANTALITE (Miner.) tantalita.

TANTALUM, tántalo.

— LAMP, lámpara de tántalo.

Tantalus' CUP (Fís.) vaso de Tántalo.

TAP (Carr.) clavija (Herr.) macho de terraja (Zap.) remiendo (Tonel.) espita, canilla (Elect.) clavija.

TO —, taladrar, perforar (Zap.) remontar (Elect.) (— — THE BATTERY,) derivar conductores (Meta.) (— — THE EARTH,) vaciar el crisol || recibir la fundición || (— — OFF THE SLAG,) sangrar la escoria.

— HOLE (Fund.) orificio de colada (Min., Meta.) sangradura, piquera (México:) piqueta.

— — STOPPING MACHINE, máquina para tapar la piquera.

— RIMER, alegrador.

TAP WRENCH, terraja || volvedor || instrumento para encorvar en sentido contrario los dientes de una sierra.

TAPE (Tej.) melindre, bocadillo || cinta || v. CORD (Agrim.) (MEASURING-TAPE,) cinta (Colombia:) guasca.

— FUSE, mecha en banda o cinta.

— LAYER (Elect.) guarnición interior de lienzo.

— TELEPHONOGRAPH (Tel.) telefonógrafo de cinta.

INSULATING — (Elect.) cinta aisladora.

TAPER (Tec.) terminado en punta (Min.) trépano, aguja, sonda (CHURCH-CANDLE,) cirio (Carp.) v. CHAMFER.

TO —, terminar en punta || hacer terminar en punta (Carp., Eb.) chaflanar.

— AUGER (Min.) taladro cónico, barrena para bondones.

— BIT, fresa, alisador cónico.

— BORE, mandrilado cónico.

— CORE, (Elect.) núcleo cónico.

— COTTER FILE, lima plana puntiaguda.

— FILE, lima que termina en punta.

— LIFTER (Herr.) tabla de elevación cónica.

— WASHER (Fc.) placa de inclinación.

TAPERED SHANK OF MILLING ARBOR (Torn.) espiga o mango de la fresa.

TAPERING (perspectiva) disminución progresiva, fugaz.

TAPESTRY, tapicería, tapiz.

TAPING (Elect.) envuelta con cinta.

— MACHINE, máquina para hacer cinta.

— WIRE (Elect.) alambre de atar.

TAPIOCA, tapioca.

TAPIT, v. BRACKET.

TAPPED OFF, BRANCHED OFF, bifurcado.

TAPPER, taladro (Tel., Elect.) descohesor.

— CASING, envuelta del descohesor.

— COIL, carrete del descohesor.

— MAGNET, imán del descohesor.

TAPPET (Mec.) s. CAM, leva || v. CATCH (Tej.) paso (Min.) leva del bocarte, aspa.

— or CAM DRUM, disco de levas.

— GEAR (Vm.) mando de levas.

— HAMMER, martillo-pilón de levas.

— LOCKING (Fc.: semáforos,) enclavamiento por tacos.

— ROD or SHAFT (Mec.) árbol de levas.

— STEM (Vm.) varilla de levantamiento.

— WHEEL (Tej.) árbol de levas.

TAPPING (Fund.) colada || escorias (Lic.) decentación, apertura de un tonel (Tec.) taladro (Min.) sangría (Cartagena, España:) suelta.

— BAR, espetón, botador de fundición.

— OF BLAST FURNACE (Meta.) sangría, colada.

TAPPING COCK, canilla, espita.

— INTERVAL (Meta.) parada de la colada, intervalo entre dos coladas.

— IRON (Meta.) espetón de hierro.

— PIPE (Fund.) tubo de colada.

— SHOVEL (Meta.) pala de defensa.

— or POURING SIDE (Meta.) espalda.

TAR, brea, alquitrán.

TO —, embrear, alquitranar.

— BOARD, cartón alquitranado.

— BRUSH (Mar.) escopero de embrear.

— CLEARING TUBE (Gas.) cilindro o tambor hidráulico.

— FELT, fieltro para tejados.

— FURNACE (Meta.) hogar para alquitrán.

— GAS, gas de alquitrán.

— OIL, MINERAL — —, esencia de alquitrán.

— PIT, pozo de alquitrán.

— TAPE (Elect.) cinta alquitranada.

— WATER, agua de brea.

— WORKS, fábrica de alquitrán.

TARE, merma (Com.) tara (Farm.) orobio.

TARGET, blanco (Fís.) blanco, (superficie de platino o tungsteno para afocar corriente de rayos catódicos).

TARIFF, tarifa.

TO —, tarifar.

— RATE, precio de tarifa.

BULK —, tarifa a tanto alzado.

TARLATAN (Tej.) tarlatana.

TO TARNISH (Grab., Dor.) hacer mate.

TARNISHER (Dor., Grab.) mateador.

TARNISHING (Dor., Grab.) acción de dar o hacer mate (Vid.) amolar el cristal para quitarle la transparencia.

— FILE, lima de deslustrar.

TARPAULIN, lienzo alquitranado.

TARRING, embreado, alquitranado, acción de alquitranar.

TART (Coc.) tarta, pastel de fruta (Quím.) acre, acerbo.

TARTAN (Tej.) tartán.

TARTAR (Quím.) tártaro.

— EMETIC (Quím.) tartrado de potasa y de antimonio.

TARTAROUS (Quím.) tártrico.

TARTARIC (Quím.) tártrico, (ácido).

TARTISH (Vin.) s. SOURISH, apuntado || resabio.

TARTNESS, v. ACIDITY || acritud (Vin.) acidez, aspereza del vino.

TARTRATE (Quím.) tartrato.

TARTRITE (Quím.) tartrito.

TASK, labor, tarea, faena.

— MASTER, destajista, destajero, obrero que trabaja a destajo.

— SETTER, distribuidor de tareas || fijador o tomador de tiempo || obrero modelo.

TASK WORK, trabajo a destajo.

TASSEL (Enc.) marcador de libro (Arq.) pared de ladrillos que sirve de apoyo || campanillas del manto de la chimenea (Carp.) falso tirante.

— FORM (F. de medias) pera.

TASTE, sabor, gusto || ELECTRIC —, gusto eléctrico.

TO — (Coc.) gustar || probar.

TASTER, catador.

ALE —, catador de cerveza.

Taube, pl. Tauben (Aeron.) Taube.

TAURINE (Quím.) taurina.

TAUROCOLLE, cola hecha con desperdicios de buey.

TAUT WIRE, alambre tendido o tirante.

TAUTOCHRONE (Mec.) curva tautócrona o isócrona.

TO TAW, adobar, zurrar, curtir || adobar en blanco pieles finas.

TAWER, curtidor, peletero, zurrador de pieles finas.

—'S HORSE, bastidor en el que se ponen a secar las pieles mojadas.

—'S PARING KNIFE, escalplo, cuchillo de descarnar, descarnador.

—'S SOFTENING IRON, cuchilla de gamucero para sobar las pieles.

TAWING, tenería.

TAWNY, s. DARK-BROWN, atezado || amarillo oscuro.

TAX, impuesto, contribución (Min.) canon, derecho, impuesto minero (Chile:) (ANNUAL —,) patente.

— PAYER, contribuyente || que paga o debe pagar el impuesto.

INCOME —, impuesto sobre la renta o ganancia.

TAXI-CAB (Vm.) automóvil de punto, automóvil de alquiler, taxi.

TO — (Autom.) viajar en un automóvil de alquiler (Aeron.) caminar en tierra o agua; (no es correr para hacer vuelo).

TAXIS (Arq.) disposición.

TEA (Bot.) té.

— KETTLE, tetera.

— WAGON, carrito para té.

TEACHE (F. Az.) batería, clarificadora.

TEACHER, maestro, profesor (Tip.) maestro de obreros aprendices.

TEAM, yunta || tiro, tronco (Jueg.) partido.

— SHOVEL, rastra de tracción animal.

TEAMING OUT (Mec.) descarga.

TEAR (Vid.) lágrima.

TO —, — — OFF, arrancar (desgarrando).

— — AND SCRATCH, deshilachar la lana (Pap.) deshilar, deshacer los hilos || deshilachar.

TEAR BOMB or **SHELL,** bomba o proyectil lacrimeante o lacrimógeno.

TO TEASE, carduzar, cardar || rastrillar el lino || cardar la lana.

TEASEL, cardencha.

TEASELER (Tej.) pelaire || percha, máquina para cardar.

TEASER (Agric.) caballo padre, garañón (Elect.) arrollamiento en derivación de una dínamo compound.

TEASING, v. DRESSING.

TEATROPHONE, teatrófono.

TEAZER, STOKER (Vid.) fogonero, atizador.

TECHNICAL, técnico.

TECHNOCRACY, tecnocracia.

TECHNOLOGICAL, TECHNOLOGIC, tecnológico.

TECHNOLOGIST, tecnólogo.

TECHNOLOGY, tecnología.

TECTONIC, arquitectónico.

TO TED (Agric.) abrir el heno.

TEDDER (Agric.) trabas || (TEDDING MACHINE,) máquina secadora de heno.

TEDGE (Fund.) bebedero de molde.

Tee, la letra T.

— PIPE, tubo en cruz.

— PIECE, GAS — — (Gas.) tubo repartidor de gas.

TEEST (Cerr., Joy., Herr.) tas, bigorneta portátil.

TEETH (Mec.) diente (SAW:) diente de sierra (Tec.) dientes de la escoda.

TEINOSCOPE (Opt.) teinoscopio.

TELAMONE, atlante.

TELAUTOGRAM, telautograma.

TELAUTOGRAPH, telautógrafo, teleautógrafo.

TELAUTOGRAPHIC APPARATUS, teleautógrafo.

TELAUTOGRAPHY, telautografía.

TELAUTOMATICS, telautomática, control a distancia, compar. RADIOCONTROL.

TELEGRAM, telegrama.

TELEGRAPH, telégrafo.

TO —, telegrafiar.

— ALPHABET, alfabeto telegráfico.

— BATTERY, batería telegráfica.

— CABLE, cable telegráfico.

— CODE, código telegráfico.

— CLERK, telegrafista.

— DIAL, cuadrante de telégrafo.

— KEY, conmutador.

— LINE, línea telegráfica.

— POLE or POST, poste de telégrafo.

— REEL, banda o cinta de papel telegráfico.

— REGISTER, registro telegráfico.

— REPEATER (Tel.) aparato de transmisión.

— SERVICE, servicio telegráfico.

— SIGNAL, señal telegráfica.

TELEGRAPH SOUNDER, resonador telegráfico || telégrafo acústico.

— WIRE, alambre telegráfico.

TELEGRAPHER, telegrafista.

TELEGRAPHIC, telegráfico.

TELEGRAPHONE, telegráfono.

TELEGRAPHY, telegrafía.

TELEMECHANICS, telemecánica.

TELEMETER (Opt.) telémetro.

TELEPATHY (Psicol.) telepatía.

TELEPHEME, telefonema, mensaje telefónico.

TELEPHONE, teléfono.

— BOOTH, gabinete telefónico, locutorio telefónico.

— BRIDGE, puente para teléfono.

— CABLE, cable para corriente de pequeña intensidad.

— CALL-BOX, locutorio telefónico.

— — STATION, estación telefónica.

— CASE, caja del aparato telefónico.

— EXCHANGE, estación telefónica intermedia.

— HARP, arpa telefónica.

— HOOK or FORK, gancho de suspensión.

— — SWITCH, conmutador de gancho.

— INSULATOR, aislador telefónico.

— LINE, línea telefónica.

— MESSAGE, TELEPHEME, telefonema, mensaje telefónico.

— NETWORK, red telefónica.

— RECEIVER, receptor telefónico.

— SENDER, transmisor.

— SERVICE, servicio telefónico.

— TRANSMITTER, transmisor telefónico || un micrófono.

— TRUNK-LINE, línea de comunicación telefónica.

TELEPHONIST, telefonista.

TELEPHONOGRAPH, telefonógrafo.

TELEPHONY, telefonía. v. WIRELESS.

TELEPHORE (Entom.) teléforo.

TELEPHOTE, telefoto || telelectroscopio || telefotográfico.

TELEPHOTOGRAPHY, telefotografía.

TELERGY (Psicol.) telergia.

TELERGICAL, telérgico.

TELESCOPE, telescopio.

TO —, enchufar (tubos).

READING —, telescopio para lecturas.

TELESCOPIC SCREW (Mec.) husillo telescópico.

TELESIS (Sociol.) télesis, télica.

TELESTEREOGRAPH, teleoestereógrafo.

TELETHERMOGRAPH, teletermógrafo.

TELETHERMOMETER, teletermómetro.

TELETYPE (Elect. y Mar. Mil.) teletipo.

TELEVISION, televisión.

TELEWRITER, pantelégrafo.

TELETICALLY, por el telégrafo.

TELL-TALE, v. COUNTER.

TELLER (Com.) contador, pagador (Mec.) contador.

TELLURATE (Quím.) telurato.

— ACID (Quím.) ácido telúrico.

— MAGNETIC FORCE, fuerza magnética terrestre.

TELLURIDE (Quím.) telururo.

TELLURIUM (Quím.) telurio.

TELOKINESIS, teleocinesis.

TELOPHASE (Biol.) telefase, telofase, fase final de la cariocinesis.

TELOSYNAPSIS (Biol.) teleosinapsis.

TELOTYPE, telegrama impreso.

TELPHERAGE (Elect.) telferage, transmisión a distancia de vehículos eléctricos suspendidos de cables aéreos.

TEMPER, punto, temple (Poz.) suspensión.

TO —, templar || recocer.

— SCREW, v. STIRRUP (Min.) cabeza de la sonda, estribo.

TEMPERA-PAINTING, s. DISTEMPER-PAINTING, temple, pintura hecha al temple.

TEMPERANCE, temperancia.

TEMPERATURE, temperatura.

— COEFFICIENT, coeficiente de temperatura.

— OF FUSION, temperatura de fusión.

— — INCANDESCENCE, temperatura de incandescencia.

TEMPERED GLASS (Vid.) vidrio templado.

TEMPERING, amasadura, amasamiento de yeso (Meta.) acción de bruñir los metales || temple (Alf.) acción de preparar la tierra pisándola fuertemente.

— COLOURS, color de recocido.

— FLAME FURNACE (Meta.) horno de reverbero para templar.

— FORGE (Meta.) fragua de templar.

— FURNACE, horno para templar.

— HARDNESS, temple de recocido.

— ROOM (Alf.) taller o era para preparar las tierras.

— WATER, agua de temple.

TEM-PLATE, gabarí, escantillón.

TEMPLE (Arq.) templo (Tej.) palo del telar de coser libros || palo del telar consistente en una regla articulada || encuentro.

— SPECTACLES, espejuelos de resorte.

TEMPLET, medida, calibre, escantillón || v. PATTERN, MODEL (Arq.) cercha, arco carpanel (Alf.) alifiador.

TEMPORARY, v. AUXILIARY, provisional, auxiliar, temporal.

TEMSE (Mol.) tamiz.

TEN-ANGLED, v. DECAGONAL.

— PIN, boliche.

— STRIKE, chuza.

TENDENCY (Fís.) tendencia, propensión.

TENDENZ (Liter.) tendencioso, con tendencia o propósito.

TENDER (Com.) presupuesto ‖ oferta ‖ moneda corriente (Vm.) bojía ‖ automóvil (Fc.) ténder, alijo (Mar.) escampavía ‖ bote auxiliar remolcado.

— BOGIE or TRUCK (Fc.) bojía de ténder.

— PORCELAIN, SOFT-PORCELAIN, porcelana tierna.

TENDRILS, tejereta, filamento de la vid en flor (Hort.) rama madre.

TENNIS (Dep.) tennis, raqueta.

TENON (Carp.) espiga (Mec.) espiga (Carr.) espiga de rayo de rueda.

TO — (Carp.) espigar.

— CUTTING MACHINE, máquina de hacer espigas.

— SAW, sierra de cedacero.

— WHEEL, rueda de espigas.

TENOR VIOLIN, v. VIOLA.

TENSILE FORCE, fuerza de tracción, tracción.

— STRAIN (Fís.) fuerza de tracción.

— STRENGHT, resistencia a la tracción. inducción ideal en los dientes.

— STRESS, esfuerzo de tracción.

TENSIOMETER (Mec.) tensiómetro.

TENSION, tensión.

— REGULATOR, regulador de tensión.

— ROD (Const.) tirante, barra de tensión.

— ROLLER (Mec.) rodillo atesador.

— SCREW, estribo tensor.

— SHACKLE, tensor.

— SPRING, resorte de tensión.

— WEIGHT, contrapeso de tensión.

TENSOR, tensor (Mate.) tensor.

TENT, tienda de campaña (Joy.) hoja de cobre brillante usada en la fabricación de joyas falsas.

TENTER (Tint.) bastidor para extender las telas (Tej.) tendedero (Tec.) punzón.

TO —, alisar los paños ‖ estirar el paño colocándolo en la rama.

— FRAME (Tej.) tendedero ‖ rama, máquina para secar y estricar ‖ parte del telar de pasamentero.

— HOOK, escarpia.

TENTERING (Tej.) alisado ‖ estirado del paño en la rama ‖ ramaje.

TENTOE (T. S.) afesador.

TENUITY, tenuidad.

TEREBRATION, terebración, perforación con el trépano.

TERM (Com.) plazo, término (Arq.) término, remate (Agrim.) hito, mojonera (Mat.) término.

TERMINAL (Arq.) (CHIMNEY-TOP,) caperuza de chimenea (Elect.) borna ‖ (—S,) electrodos de una pila de Volta ‖ (—S,) polos de una pila de Volta (Fc.) (— STATION,) estación terminal.

—, —S (Elect.) (México:) terminal, terminales.

— BAR (Elect.) barra de borna.

— BOARD (Elect.) cuadro de bornas.

— BOLT (Elect.) zócalo de bornas.

— BRUSH, casquillo de presión.

— CLAMP, mordaza de aprieto.

— INSULATION (Elect.) aislamiento de las bornas.

— PLUG FOR CONDUITS, tapón de cierre para tubos aisladores.

— SCREW, tornillo de sujeción.

— SPAN, amarra de extremidad.

— TELEGRAPHIC STATION (Tel.) estación terminal.

— VOLTAGE (Elect.) tensión en las bornas.

— ZINC (Elect.) último cinc de una pila.

TERMINATION (Min.) galerías de explotación.

TERMOPHONE (Elect., Telef.) termófono.

TERNARY (Quím.) ternario.

TERPENE (Quím.) terpeno.

TERRA-COTTA, terracota.

— JAPONICA, CASHOO, catecú, cachú, cachunde, tierra del Japón.

— LEMNIA, tierra lemnia o de Lemnos.

— MERITA, TURMERIC, CURCUMA, cúrcuma.

— UMBRIA, esquisto gráfico, tierra de sombra.

TERRACE, terrado ‖ terraza ‖ balcón.

TERREEN, lebrillo, barreño ‖ tartera.

TERREOUS, terroso.

TERRESTRIAL INTENSITY (Magn.) intensidad del magnetismo terrestre.

— MAGNETISM, magnetismo terrestre.

TERRIER (Eb.) taladro ‖ vaciador (Min.) sonda.

TERROR (Polít.) terror.

TERRY or **CUT PILE CARPET**, moqueta inglesa.

— VELVET, terciopelo acanillado.

TERTIARY AGE (Geol.) Edad Terciaria.

Tesla CURRENTS (Elect.) corrientes de Tesla.

TO TESSELATE, taracear, hacer mosaicos.

TEST, v. CUPEL, ASSAY, TRIAL, ensayo, prueba (Quím.) ensayo ‖ vasija de tierra utilizada en la operación de la copelación ‖ (— OF A CUPELLING-FURNACE,) copela, gaveta (México:) cendrada (Tec.) prueba ‖ verificación ‖ensayo (Psicol., Educ.) prueba, ensayo, "test".

TO —, ensayar, probar (Meta.) copelar.

— ASHES (Ac.) cendrada.

— BALLOON, globo de ensayo o prueba.

— BED or STAND (Meta.) compartimento de ensayo.

— BOILER (F. Az.) tacho de melar.

— CIRCUIT (Elect.) línea de medida.

TEST COCK, llave de ensayo.
- FOR FAULT (Telef.) determinación de una falta en un conductor.
- GLASS (Quím.) probeta.
- LIQUOR (Quím., Meta.) reactivo (Dest.) alcoholómetro.
- NOZZLE, tubuladura de prueba.
- PLUG (Elect.) tapón de prueba (Meta.) cierre de ensayo.
- PAPER (Quím.) papel de ensayo, (papel de tornasol, etc.).
- ROD (Quím.) probeta, varilla de ensayo.
- TUBE, CHLOROMETER, clorómetro.
- VALVE or GAUGE, válvula de ensayo.

TESTER, v. CANOPY (Mueb.) dosel de cama (Carr.) pabellón (Elect.) verificador || HYSTERESIS —, histeresímetro.

TESTING, v. ASSAY.
- APPARATUS, probeta || aparato de ensayo.
- BATTERY (Tel.) pila de verificación.
- INSULATOR, aislador de verificación.
- MACHINE, máquina para verificar la resistencia de una materia.
- —, TENSILE, máquina para probar la resistencia a la tensión.
- STATION, estación de verificación.

TESTOOP, v. CANOPY, dosel.

TETHELIN, tetelina, lipoide de la glándula pituitaria.

TETHER (Tal.) correa, atadura.

TETRA, en comp., tetra.

TETRACHLORO - (en Comp. Quím.) tetracloro.

TETRACHLORETHANE, TETRACHLORO-ETHANE (Quím.) tetracloroetano.

TETRADYMITE, TELLURIC BISMUTH, BORNITE (Miner.) bornina.

TETRADYNAMIA (Bot.) tetradinamia.

TETRAGON (Geom.) tetrágono.

TETRAHEDRON (Geom.) tetraedro.

TETRANDRIA (Bot.) tetrandria.

TETRAPLOID (Biol.) tetraploide.

TETRASTYLE (Arq.) tetrástilo.

TETRAVECTOR, tetravector.

TETRODE, tetrodo.

TETRODE-WORKING (Tel.) telegrafía cuádruple Delany.

TO TEW, espadar, espadillar el lino (Alb.) amasar la cal.

TEWEL, tobera, busa de fundición.

TEWING-BEETLE or **SWORD** (Agric.) espadilla.

TEXT (Tip.) texto.

TEXTILE, textil || filamentoso.
- INDUSTRY, industrias textiles.

TEXTRINE ART, oficio de tejedor.

TEXTURE, textura, estructura || textura, tejido (Min.) v. STRATUM, LAYER (Pap.) **firmeza.**

THALAMUS (Bot.) tálamo.

THALLITE (Miner.) talita.

THALLIUM (Quím.) talio.

THARM, tripa torcida.

THATCH, cubierta de paja || paja para techos.

THATCHER (Agric.) campesino que corta el rastrojo.

THAUMATROPE, taumatropio.

THAW, deshielo.

THE-DANSANT, te danzante.
- FIVE YEAR PLAN, v. FIVE.

THEATRE, teatro || teatro, teatral, material o método propio para un éxito teatral.

THEAVE, corderito.

THEINE (Quím.) teína.

Thenard-BLUE, COBALT-BLUE, azul de cobalto.

THEODOLITE, teodolito.

THEORBE (Mús.) tiorba.

THEORETICAL, teórico || ideal.
- TOOTH INDUCTION (Elect.) inducción ideal en los dientes.

THEORY, teoría.
- OF VALENCE (Quím.) teoría de la valencia.

THERMAL, termal.
- AMMETER, amperómetro térmico o calórico.
- EFFICIENCY, rendimiento térmico.
- UNIT (Tec.) unidad de calor.

THERMIC, térmico.

THERMION (Elect.) termión.

THERMIONIC (Elect.) termiónico.

THERMIONICS (Fís.) termiónica.

THERMIT-IRON, hierro-térmite.
TITANIUM —, titanio térmite.

THERMITE, termita.

THERMO-AMMETER, amperómetro térmico.

THERMODIFFUSION, termodifusión.

THERMO E. M. F. (ELECTRO-MOTIVE FORCE,) voltaje térmico.
- NEGATIVE METAL, metal termonegativo.
- POSITIVE METAL, metal termopositivo.

THERMOBAROMETER, termobarómetro.

THERMOCAUTHERY, termocauterio.

THERMOCHEMISTRY, termoquímica.

THERMOCOUPLE, v. THERMOELECTRIC PYROMETER.

THERMOELECTRIC GALVANOMETER, termogalvanómetro.
- PYROMETER (Le Chatelier), THERMOCOUPLE, pirómetro eléctrico de Le Chatelier.
- SERIES, serie de tensión termoeléctrica.

THERMOELECTRICITY, termoelectricidad.

THERMOLAMP (Fís.) termolámpara.

THERMOMETER, termómetro.
- GAUGE (Fís.) termomanómetro.

THERMO-MULTIPLIER, termomultiplicador.

THERMOPILE (Elect.) termopila, pila termoeléctrica.

THERMOS BOTTLE or **FLASK,** termo, termos, botella o frasco termos.

THERMOSCOPE (Fís.) termoscopio.

THERMOSTAT, termostato.

THERMOTYPY, termotipía.

Thibet, camelote ‖ tejidos del Tibet.

THICK, grosero, basto ‖ espeso.

TO THICKEN, espesar (Vin.) formar un depósito fibroso (salinas:) hacer espesar las aguas madres.

THICKENER (Meta.) (CYANIDE PROCESS:) espesador.

THICKENING, espesamiento (Coc.) trabazón, ingredientes para espesar una salsa (Quím.) v. COAGULATION.

THICKNESS, espesor (Min.) anchura, espesura ‖ (— OF A VEIN,) potencia de una veta (Tej.) cabo ‖ cuerpo.

THILL (Min.) lecho de capa (Carr.) lanza, vara.

THIMBLE, dedal (Mar.) vaina ‖ guardacabo.

THIN, tenue, delgado, fino ‖ claro, poco consistente, enrarecido.
  TO — (Carp.) adelgazar (Hort.) podar un árbol (Alb.) refrescar el mortero (Enc.) (— — AND EQUALIZE SKINS,) adelgazar las pieles dándoles igual espesor (Tec.) diluir, dilatar ‖ atenuar ‖ enrarecer (Agric.) aclarar, despejar ‖ privar a una flor de sus órganos masculinos ‖ podar ciertas ramas para apresurar la madurez (F. de peines:) (— — HORN,) allanar un pedazo de cuerno para hacer un peine.

THINNING OF THE NAVE (Carr.) garganta del cubo.

— **OUT** (Min.) adelgazamiento (de un depósito) ‖ (— or ROBBING OF PILLARS,) adelgazamiento, despilanamiento.

THIO-(en Comp. Quím.) tio.

THIRD-BOILER (F. Az.) meladora.

— **OF EXCHANGE** (Com.) tercera de cambio.

— **DRAWING** (Hil.) tercer estirado.

— **PARTY** (Com.) tercero.

— **RAIL** (Fc.) tercer riel, riel electrificado.

— **SERVICE,** v. AIR-SERVICE.

— **SPEED, HIGH SPEED,** tercera velocidad.

— **WHEEL** (Rel.) tercera rueda.

THIRDS, harina gruesa (Pan.) pan de tercera calidad (Mol.) cabezuela, tercera harina que se saca del afrecho.

THIRL, v. ADIT (Min.) (— or THURLING, CUT-THROUGH, BOLT-HOLE,) pasillo.

THIRLING, v. THIRL (Min.) cantera ‖ tajo de explotación, s. BOARD, WALL-FACE.

THIRTEENTH SOUND, Carrillo's THEORY (Mús.) sonido trece.

THISTLE (Bot.) cardo.

— **PLANTS** (Bot.) acantáceas.

THOLE (Arq.) cúpula ‖ tambor (Mar.) gavilán.

THOLOBATE (Arq.) tambor de cúpula.

Thomassin EXTRACTOR, sacabalas de Thomassin.

Thompson EFFECT (Elect.) efecto Thompson.

THONG, cuerda, látigo (Tal.) cincha ‖ latiguillo.

THORINE (Quím.) torina.

THRORIUM (Quím.) torio (A. B. C.) D.) torio A. B. C. D.

— **E, — LEAD,** torio plomo.

— **EMANATION,** emanación de torio.

— **3,** v. RADIOTHORIUM.

— **X,** torio X.

THORN (Bot.) espina ‖ espino.

— **APPLE** (Bot.) estramonio.

— **HOUSE** (salinas:) salina de graduar.

— **LOCK** (Cerr.) cerradura de caña taladrada.

THORNY (Bot.) acantácea.

THOROUGH (Hid.) abertura de compuerta en los canales de riego.

— **CUT** (Ing.) tajo abierto.

— **FARE** (Arq.) paso, pasaje.

— **LIGHT,** luz de través.

— **PILLAR, PASSING POST,** pilar pasante.

THOUSANDS (Orfeb.) milésimas.

— **GAUGE,** gramil de milésimas.

TO THRASH (Agric.) trillar.

THRASHER (Agric.) trilladora.

THRASHING (Agric.) trilladura.

— **CYLINDER** (Agric.) rastra.

— **MACHINE** (Agric.) trillo ‖ mayal ‖ trilladora.

THREAD, hilo, filamento ‖ cuerda ‖ hebra ‖ fibra (Min.) s. BRANCH, ramal (Vet.) fibrillas de la carne coriácea (Herr.) filete, rosca de tornillo.
  TO —, enhebrar, ensartar (Herr.) hacer rosca a un tornillo, aterrajar (Zap.) (— — THE BRISTLE,) ensedar, poner la seda al cabo el zapatero.

— **BARE** (Tej.) raído.

— **BOARD** (Tej.) portarramas.

— **CASE** or **HOUSEWIFE,** retículo, bolsa manual que usan las señoras.

— **CONTACT** (Elect.) contacto de hilo.

— **COUNTER** (Tej.) cuentahilos.

— **CUTTING MACHINE** (Herr.) máquina de hacer rosca a los tornillos.

— **DIVIDER** (Tej.) enjullo pequeño usado en la fabricación del hilo de coser.

— **DRESSER,** aderezador para hilos.

— **DRESSING MACHINE,** máquina de alisar hilos.

THREAD DYNAMOMETER (Mec.) rompehilos, dinamómetro para hilos.
— **GAUGE** (Herr.) calibre para roscas.
— **GUIDE** (Hiland.) guíahilos.
— **LACE,** encaje de hilo.
— **POLISHING MACHINE,** máquina de lustrar hilos.
— **TIGHTENER,** atesador.
— **WINDING GUIDE,** guía del hilo al ovillarse.
— — **MACHINE,** máquina de devanar hilo.
— **OF WOOD WOOL,** hilo de lana de madera.
AIR —, v. GOSSAMER, tela de araña, hilo finísimo.
THREADER (T. S.) obrera sedera que cambia la disposición del telar (Herr.) terraja
THREADY, v. FIBROUS.
THREE-AMMETER METHOD, método de los tres amperómetros.
— **BRANCHED SPARK-GAP,** distancia explosiva en tres partes del excitador.
— **CLEFT,** trífido.
— **COAT-WORK, — SKIN-WORK** (Constr.) obra de tres tortas.
— **COLOURED, OF — COLOURS,** tricolor.
— **CORD,** de tres hilos ‖ de tres cordones.
— — **SYSTEM** (Elect.) sistema de cordones de tres conductores.
— **CORNERED,** triangular.
— **EDGED,** de tres filos.
— **ELECTRODE ELECTRON TUBE,** tubo electrónico de tres electrodos.
— **FLOWERED** (Bot.) trifloro.
— **FOILED** (Arq.) trilobulado.
— **MOTORED,** trimotor, con tres motores (Aeron.) trimotor.
— **PART STARTER** (Elect.) aparato de arranque triple.
— **PHASE** (Elect.) trifásico.
— — **ALTERNATING CURRENT** (Elect.) corriente alterna trifásica.
— — **ASYNCHRONOUS MOTOR** (Elect.) motor asincrónico trifásico.
— — **CABLE** (Elect.) cable para corriente trifásica.
— — **CURRENT ARC LAMP** (Elect.) lámpara de arco para corriente trifásica.
— — **DISTRIBUTING FUSE** (Elect.) cortacircuito para corriente trifásica.
— — **FIELD** (Elect.) campo trifásico.
— — **GENERATOR, THRIPHASER** (Elect.) dínamo de corriente trifásica.
— — **MOTOR** (Elect.) motor trifásico.
— — **REVERSING STARTER** (Elect.) aparato de arranque invertidor de corriente trifásica.
— — **SIX WIRE SYSTEM** (Elect.) sistema trifásico de seis conductores.

THREE PHASE STARTER (Elect.) aparato de arranque de corriente trifásica.
— — **SUPPLY METER** (Elect.) contador trifásico.
— — **SWITCH** (Elect.) interruptor trifásico.
— — **SWITCHBOARD** (Elect.) cuadro de distribución para corriente trifásica.
— — **VOLTAGE** (Elect.) tensión de corriente trifásica.
— — **WATTMETER FOR UNBALANCED PHASES** (Elect.) vatímetro para fases desigualmente cargadas.
— — **WINDING** (Elect.) arrollamiento trifásico.
— **PIN PLUG** (Elect.) clavija de contacto triple.
— **TWIN WINDOW,** ventana trigeminada.
— **VALVED,** trivalvo, que tiene tres valvas.
— **VOLTMETER METHOD** (Elect.) método de los tres voltímetros.
— **WAY,** de tres pasos.
— **COCK,** llave de tres pasos.
— **SWITCH** (Tel.) conmutador de tres direcciones.
— **WHEELED,** de tres ruedas.
— **DUMP WAGON,** carro de volteo de tres ruedas.
— **WIRE SYSTEM** (Tel.) sistema de tres conductores.
THRESHOLD (Arq.) umbral, quicio.
—'S **BED** (Hid.) zampeado.
—'S **HEAD** (Hid.) cabeza de una esclusa.
—'S **POST** (Hid.) puntal de esclusa.
THRILL (Cardiología), tril (onomatopéyico).
THRILLING-TOOL (Torn.) portamoleta.
TO THRIVE (Hort.) fecundarse ‖ fructificar.
THROAT (Arq.) garganta, caveto, cimacio (Mar.) bragada, boca de cangrejo ‖ quijada, cuello de curva ‖ diamante de ancla (Meta.) (— OF A FURNACE,) tragante (Alb.) cintura de chimenea.
— **PLATFORM** or **CHARGING GALLERY** (Meta.) plataforma del tragante.
— **STOPPER** (Meta.) cierre del tragante.
THROE, FROW, hendedor (Vet.) (—S,) retortijones, torozones, cólicos.
THROMBIN (Quím.) trombina, plasmosa.
THROMBOGEN (Fisiol.) trombógeno.
THROMBOKINASE, tromboquinasas.
THROMBOPLASTINE, v. THROMBOKINASE.
THROSTLE-FRAME (Tej.) telar continuo.
— **TWIST,** cadena hilada.
THROTTLE, gollete.
TO —, estrangular.
— **VALVE,** válvula de admisión o de paso.
— — **REGISTER,** mariposa.
THROTTLING, estrangulación.
— **GOVERNOR** (Elect.) regulador de capacidad

THROUGH, pasante.
— ACCUMULATOR (Elect.) acumulador de cangilones.
— or ALTOGETHER COAL (Min.) todouno.
— CARVED, calado.
— LINE (Fc.) vía principal, vía de paso.
— PLATE (Elect.) placa de cangilones.
— STONE, perpiaño, piedra pasante.
— STREET (Tráfico) calle de paso, con derecho de tránsito sobre las transversales.
THROW, tiro, acción de hacer correr la materia en fusión en el molde || tiro, surtidor || paletada (Min.) salto (HORIZONTAL — or SHEAVE,) rechazo (Const.) zanja (Alf.) torno de alfarero.
TO — INTO CIRCUIT (Elect.) conectar, intercalar, poner en el circuito.
— — GEAR (Mec.) enganchar, engranar.
— — OVER, conmutar.
— — OUT OF GEAR, desengranar, desenganchar.
— — WOOD ON THE GRATE (salinas:) poner leña sobre la parrilla para una salazón.
— OFF WEDGE (Fc.) cuña para quitar la zapata.
— ROD (Fc.) tirante de aguja.
— OVER SWITCH, conmutador.
— — WITHOUT BREAK (Elect.) conmutador sin interrupción.
THROWBACK, vuelta a atrás, salto a atrás (Cinema.) intercalación de una escena del pasado || escena pasada que interrumpe la acción del presente.
THROWER, torcedor o torcedora de seda (Alf.) torneador, formador.
THROWING, embrague || tiro (Tej.) retorcedura, torsión (T. S.) último apresto.
— IN THE COUNTERSHAFT, embrague de la contramarcha.
— THE SHEARS OUT OF MOTION, paro del movimiento de la hoja de tijera.
— OUT OF GEAR, desembrague.
THROWN SINGLES, seda de tejer.
THROWSTER, torcedor de seda.
THRUM, cadillo (Tej.) cabeza, principio de la urdimbre.
THRUST (Arq.) s. SHOOT, empuje de arco o bóveda (Min.) merma (Ing.) empuje.
— BEARING (Mec.) cojinete de empuje.
— BLOCK, BAIL BRACE (Fc.) brida de apoyo.
— — WITH BALL BEARINGS, soporte de cojinete de empuje de bolas.
— LINE (Const.) línea de presión o de empuje.
— RING, arandela de presión.
— WASHER, anillo de tope.
THUMB, dedo pulgar (Mec.) pivote.
— IRON, dedil de metal para defender el pulgar.

THUMB LATCH, picaporte.
— LOCK (Cerr.) cerradura de resorte.
— PRINT (Dactil.) impresión del dedo pulgar.
THUNDER-ROD, pararrayos.
— STONE (Cuch.) marcasita para bruñir.
THURL (Min.) pasillo entre dos galerías.
THWART (Min.) crucero (Mar.) de través.
TICK, v. TICKEN, cutí, terliz || funda.
— MAKER, fabricante de terlices y cutíes.
TICKEN, enrejado de aspillera || v. TICK.
TICKER, INTERRUPTER (Tel., Radio.) contacto intermitente || interruptor, detector, ticker o tikker (Tej.) v. TICK (Elect., Radio.) crítico, bobina crítica.
TICKET (Fc.) billete, boleto, (Teat.) billete, entrada.
— COLLECTOR (Teat., Fc.) recogedor de billetes.
— EXAMINER (Fc.) revisor de billetes.
— OFFICE, oficina o despacho de billetes.
— —, taquilla.
— STAMP, sello para contrasellar billetes.
TICKLER, agenda (Mueb.) papelera (Ton.) sacatarugos.
— COIL, v. FEED BACK COIL.
TIDAL INSTITUTE, instituto oceanográfico.
TIE (Fc.) (A) v. SLEEPER (Hort.) atadero (Av.) barra de empalme (Carp.) cepo || tirante, ligazón (Arq.) amarra (Zap.) lazo, orejetas (Cerr.) grapa.
TO —, anudar || sujetar || amarrar || encepar.
— BAND, estribo, grapa (Const.) tirante.
— BEAM, tirante || solera de puente (Carp.) amarra, codal || tirante.
— LATH (Carp.) virotillo.
— PIECE, ligazón (Carr.) telera.
— ROD, tirante.
— WALL, muro transversal de un arco.
TIER (Org.) juego de órgano (Mar.) pozo de cables.
TIERCE-POINT, curvatura terciaria, punto de intersección de dos arcos que forman la ojiva.
TIERCERON (Arq.) cerchón, braguetón.
TIGE (Arq.) fuste.
TIGER (F. azúcar) caldera neumática (Min.) (NIPPING-FORK,) llave de retención o de retén.
TIGHT, impermeable, hermético (Mar.) a prueba de agua (Sast.) ajustado, (principalmente hablándose del pantalón).
— COUPLING, CLOSE COUPLING (Elect.) acoplamiento rígido.
TO TIGHTEN (Ton.) tapar las duelas de un tonel (Carp.) atiesar.
TIGHTENER, atesador.
TIGHTENING DEVICE (Elect.) tensor.
— SCREW, tornillo de tensión.

TIGHTNESS, tirantez, tensión (Mar.) estancamiento.

TIKKER, v. TICKER.

TILE, teja (Meta.) tapa de crisol (Arq.) v. ABACUS, moldura superior del capitel.

TO —, tejar.

— COLOUR, color de ladrillo.

— COVERING, revestimiento de baldosas.

— DIES, matrices para moldear tejas.

— DITCHING MACHINERY, máquina de abrir zanjas para desagüe de tejas.

— GLASS, vidrio para tejas.

— HEARTH, hogar de tejas.

— KILN IRON, hierro para tejar.

— MILL, molino para material de tejas.

— MOULDING MACHINE, máquina de hacer tejas.

— PIN, clavillo para tejas.

— PRESS, prensa para tejas.

— ROOF, tejado.

— YARD SUPPLIES, habilitaciones para fábrica de tejas.

TILER (Alb.) tejador.

TILL (Com.) gabeta o cajón de mostrador (Tip.) gabeta de la prensa || calzo.

TO — (Agric.) cultivar, labrar || v. TO DRESS.

TILLABLE (Agric.) arable, laborable.

TILLAGE, v. AGRICULTURE, v. DRESSING.

TILLER (Mar.) barra de dirección, caña del timón (Agric.) v. AGRICULTOR || caballo de labranza || yema, botón || vástago, retoño, renuevo (Min.) (BORING:) llave de maniobra (Arb.) tallo joven que se deja en un árbol.

— STEERING, dirección por palanca de mano.

TILLING (Agric.) labrar la tierra || (SECOND —,) arado con el binador || (THIRD —,) acción de binar por segunda vez.

TILT (Carr.) toldo (Meta.) martinete de fragua (Mil.) tienda de campaña (Const.) tendal, tienda pequeña.

— FRAME, armazón del martinete.

— GAUGE, regla de inclinación.

— HAMMER, v. TAIL-HAMMER, martinete de báscula.

— HOOP (Carr., Vm.) cerquillo.

— or CANT OF THE RAIL (Fc.) inclinación del carril hacia el interior de la vía.

TILTED IRON, hierro forjado.

TILTER (Meta.) volcador (Herr.) martillador, sonador, forjador, herrero encargado del macho.

TILTH (Agric.) labor, laboreo.

TILTING, estirar al martillo || inclinación, volteo (Vin.) (—S,) resto del vino de un tonel que se está vaciando, ya junto a las heces.

— OVER OF THE RAIL (Fc.) acción de derribar el carril, (de echarlo hacia afuera).

— TABLE, mesa de taladrar con movimiento de báscula.

— or TIPPING WAGON, volcador de vagones.

TIMBER, tronco de árbol || maderaje, maderamen, madera (Min.) madera (— PIECE:) adema (México:) palo || ademe (Mar.) cuaderna, miembro || armazón.

TO —, guarnecer de madera (Agric.) plantar árboles (Mec.) enramar.

— BRICK, madero empotrado.

— DOG, barrilete para tosas.

— FELLING, WOOD-CUTTING (Arb.) corta, tumba.

— FOREST, oquedal, bosque de grandes árboles.

— GAUGE, descantillón para maderos.

— MAN, BINDER (Min.) entibador, apuntalador, ademador, palero.

— MERCHAND (Com.) maderero.

— TREE, FOREST-TREE, árboles grandes para construcciones.

— PLATFORM (Hid.) emparrillado.

— TRUCK or "Jim", carro para transportar madera.

— WOOD, madera de construcción.

— WORK, obra en madera || carpintería, obra de carpintería (Carp.) cabrio, costaneras || conjunto de las vigas o tirantes de una habitación || armazón de madera || entabladura, entablado.

— YARD, depósito o corral de maderas.

TIMBERING (Min.) entibación, ademación, encofrado || apeo, entibación, s. LINING.

TIMBREL (Mús.) pandereta.

TIME, tiempo.

TO — (Rel.) regular, poner el reloj en la hora (Mús.) marcar el compás.

— OF ARRIVAL (Fc.) hora de llegada.

— BALL, indicador u horario eléctrico.

— OF CHARGE, tiempo de carga.

— CHEEK, registro de tiempo para operarios.

— OF DEPARTURE, hora de salida.

— DETECTOR (Elect.) indicador, contador.

— DIAGRAM (Tec.) diagrama de los tiempos.

— KEEPER, v. CHRONOMETER.

— INTERVAL (Tec.) sucesión de los intervalos de tiempo.

— LAG RELAY, relevador de tiempo.

— LIMIT SWITCH (Elect.) interruptor retardado.

— LOCK, cerradura de reloj (Fc.) enclavamiento temporal.

— METER (Elect.) contador de tiempo.

TIME PRINTING MACHINE, máquina de fechar.
— RISE (Elect.) aumento de potencial.
— SPACE, SPACE TIME (Mate.) espacio-tiempo.
— SWITCH (Elect.) interruptor-horario.
— TABLE, itinerario.
TIMER (Rel.) reloj de segundos.
TIMING, marcar las horas de salida || controlar los recorridos (Rel.) poner el reloj en la hora.
— LEVER SECTOR or QUADRANT (Vm.) sector de reglaje, (cuadrante colocado en el volante).
— SHAFT (Vm.) árbol de regulación del encendido.
TIN (Com.) hojalata (Quím.) (STANNUM,) estaño.
— TO —, estañar.
— BODIES (Quím.) casitéridos, cuerpos parecidos al estaño.
— BUTTER, manteca de estaño.
— CASE OPENER, abrelatas.
— CUP (M. C.) portacarretel.
— DICHLORIDE (Quím.) protocloruro de estaño.
— FLOOR (Min.) vena de estaño || terreno estanífero.
— FOIL, hoja de estaño, alinde.
— GLASS, MARKASITE, v. BISMUTH (Alf.) estaño blanco.
— MAN, WHITE-SMITH, hojalatero.
— LINED, estañado.
— MORDANT (Quím.) mordiente a base de estaño.
— ORE, — STONE, metal de estaño.
— PLATE (TINNED SHEET IRON) hoja de lata, lata.
— PLATE, placa de estaño (Joy.) (FOIL,) pallón, estaño afinado en hojas (o gotas).
— — WORKER, hojalatero.
— SALT (Tint.) sal de estaño.
— SAW, sierra de ladrilleros.
— SHOP, hojalatería.
— SOLDER, soldadura blanda o de estaño.
— SOUNDER, resonador de estaño.
— WARES, hojalatería, mercancías del hojalatero.
TINCAL, atincar.
TINCTORIAL, tintóreo.
TINCTURE, tintura || tinte.
TINDER-BOX, yesquero.
— MANUFACTURER, el que hace yesca.
TINE, diente de tenedor (Meta.) trompa.
TINGE, tinte.
— TO —, teñir, colorear.
TINKER, calderero (Hojal.) desabollador.
TINNER, estañador (Min.) obrero de mina de estaño.

TINNING, estañadura.
TINSEL, oropel || lentejuela; (estirado:) lámina.
— BOBBIN, carrete de láminas.
— CORD, cordón de canutillo.
TINT, tinte, matiz.
— TO —, teñir || matizar (Dib.) — — BY DUBBING, esfumar, dar con el esfumino.
TIP, extremidad, punta || casquillo (Zap.) bigoteras (Dor.) dorador (Tec.) v. ANTHERS (Min.) s. DUMP.
— TO — (Min.) vaciar (Tec.) guarnecer el extremo de... (Av.) volverse, volcarse.
— BARROW, volquete.
— CHUTE, canal para verter.
TIPPER (Mec.) trinquete || v. STOP, CATCH (Cerr.) nariz de picaporte (Meta.) (ROTATORY —,) volcador giratorio (SIDE —,) vagón basculante de descarga lateral.
TIPPING APPLIANCE, basculador.
— BRIDGE, puente de báscula.
— CART or WAGON, volquete, carro de volteo.
— DEVICES, volcadores.
— GRATE, parrilla de charnela.
— JETTY (Meta.) andamio para verter, vertedero.
— PLANT, aparato de verter.
— STAGE, plataforma basculante.
TIRE (Fc., Vm., Carr.) llanta (Ton.) cincho.
— TO — A WHEEL, enllantar, poner llanta a una rueda.
— DOG, diablo.
— NAIL, perno de llanta.
— PIECE, ligazón.
— SMITH, herrero.
TISAR (Vid.) solera de carquesa.
TISSIEROGRAPHY, tisierografía.
TISSUE, tejido, tisú (Pap.) tejido (Mader.) tejido (CELLULAR —,) tejido celular.
TITANATE, titanato.
TITANIC ACID (Quím.) ácido titánico.
— ANHYDRIDE (Quím.) anhidrido titánico.
TITANITE (Miner.) titanita.
TITANIUM (Quím.) titanio.
TITLE (Tip.) título || epígrafe (Jur.) título, documento (Cinema.) título || subtítulo.
TO TITRATE (Quím.) determinar el grado de concentración de una solución.
TITRATION, dosificación || determinación de la fuerza de ciertas materias en un compuesto.
— SOLUTION (Quím.) líquido para el análisis volumétrico.
TITRIMETRY (Quím.) medición o análisis por dosificación.
T. N. T. abrev. de TRINITROTOLUENE.
TOAD FLAX (Bot.) linaria.

TOAST (Coc.) tostada.

TO —, tostar.

— RACK, tostadera, tostador.

TOASTER (Quím.) vasija escorificadora (Coc.) tostador ‖ parrillas.

TOAT, mango de cepillo de banco.

TOB-NAIL, clavo con talón.

TOBACCO, tabaco.

— CANISTER, sereta de tabaco.

— FOR CHEWING, CHEWING —, tabaco de mascar.

— CUTTING MACHINE, máquina de hacer picadura.

— DRYING MACHINE, máquina de secar el tabaco.

— FERTILIZER, abono para tabaco.

— GRANULATOR, máquina de granular tabaco.

— HOEING MACHINE, azadón mecánico para cultivar tabaco.

— PACKING MACHINE, máquina de envasar tabaco.

— POUCH, bolsa para tabaco.

— SPINNING MACHINE, máquina de cortar el tabaco en hebras.

— STEMMING MACHINE, — STRIPPING MACHINE, máquina de despalillar.

— TWISTING MACHINE, máquina de torcer tabaco.

TOBOGGAN, tobogán.

TODT-STONE, piedras volcánicas.

TOE (Cerr.) barba, uña (Herr.) talón de herradura (Fc.) (— OF SLOPE,) base del talud (Zap.) (— PIECE,) capillo.

— BEARING (Mec.) soporte.

— CAP CORDING MACHINE, máquina de acordonar puntas de calzado.

— PIN (Torn.) mandril, espiga, portaútil.

— PRINT (Dactil.) impresión o huella del dedo grueso del pie o del ortejo.

— PUNCHING MACHINE, máquina de perforar puntas de calzado.

TOEING-KNIFE (Vet.) pujavante.

TOGEY (Mar.) rebenque.

TOGGLE (Marina) buriel (Min.) (— OF A CRUSHER,) (México:) palanca.

— JOINT, palanca acodada.

— — RELIEVING GEAR (Fc.) sujeción por palancas acodadas.

— SPINDLE (Vm.) muñón de la leva de apriete.

— SWITCH (Elect.) interruptor de presión.

TOILET, tocador ‖ v. LAVATORY.

TOKEN (Tip.) pliegue que hace el impresor en el papel cuando lo moja ‖ línea o marca para cortar ‖ (— SHEET,) última hoja de una toma de papel ‖ media resma de papel.

TOLDO (SP. WORD,) toldo.

TOLL-CORN (Mol.) maquila.

TO —, pagar peaje.

TOMB-STONE, lápida sepulcral, losa sepulcral.

TOMBAC, TAMBAC, tumbaga.

TOMPION (Org.) tapacubierta.

TON, tonelada.

— KILOMETER or MILE. (T. Km.) tonelada-kilómetro.

TONE (Pint.) tono (Org.) tono, diapasón.

— POEM, poema tonal.

— WHEEL, rueda tonal, interruptor o conmutador para recepción de ondas continuas.

TONGS, tenazas, tenallas (Dent.) botador (Ing.) arrancasondas (Orfeb.) moleta (Ac.) tenaza de monedero (Herr.) tenazas de herrero (Tec.) mordazas, pinzas, alicates.

TONGUE, lengua, lengüeta (Mec.) aguja de una balanza (Cuchillería) lengua de carpa (Herr.) cola, espiga de herramienta ‖ v. FANG (Carp., Eb.) lengüeta, espiga (Fc.) aguja ‖ punta del corazón (Carr.) mufla (Mús.) lengüeta (Arm.) espiga de la hoja de un sable.

TO —, poner lengüetas (Carp.) engargolar (Mús.) poner lengüetas metálicas a los cañones del órgano.

— ATTACHMENT (Fc.) pata de unión de la aguja.

— BIT, mecha de lengua de carpa.

— FILE, TONGUE, lengua de carpa.

— GRAFTING (Hort.) injerto de lengüeta, injerto a la inglesa.

— HOLDER (Herr.) cruceta de hebilla.

— PLANE (Carp.) guillame macho.

— RAIL (Fc.) riel o carril de aguja.

TONGUING (Mús.: instrumentos de viento,) boquilla, embocadura.

TONGUING AND GROOVING MACHINE WITH REVOLVING CUTTER BLOCK, máquina de machihembrar de cilindros.

— IRON (Carp.) cuchilla de machihembrar.

TONING (Fot.) viraje.

TONOSCOPE, tonoscopio.

TONSILECTOMY (Cir.) tonsilectomía.

TOOL, útil, herramienta, utensilio.

TO — (Enc.) relevar.

— BOX or CHEST, caja de herramientas o útiles.

— CARRIER, portaútil, portaburil, portaacero.

— EXTRACTOR (Min.) arrancasondas.

— HOLDER, v. — CARRIER.

— SMITH, fabricante de herramientas o instrumentos.

— SOCKET or COUPLING SLEEVE, casquillo de la herramienta.

TOOTH, (limas, sierras y cardas:) diente (Mec.) v. COG ‖ diente de engranaje ‖ turrón, cama, aleta (laminadores:) diente del árbol

(PLANE:) puntero, punzón trazador o de marcar (Cerr.) guarda de la cerradura y de la llave que con ella encaja (Herr.) diente (Alb.) diente, adaraja (Enc.) bruñidor, pulidor.

TO — (Mec.) endentar, engranar (Alb.) granear una piedra || picar una piedra (Zap.) escodar.

— ANVIL, yunque de frenero.
— BLOCK (Mec.) modelo de hueco de dientes.
— BRUSH (Com.) cepillo de dientes.
— CORN (Bot.) maíz.
— LETTED, dentellado.
— ORNAMENT (Arq.) diente de sierra.
— AND PINION (Mec.) juego de diente-piñón.
— PLANE-IRON, cepillo dentado de granear o picar.
— POWDER (Com.) polvo para los dientes.
— OF A RAKE, diente de rastrillo.
— SAW (Dent.) sierra dental (F. de peines:) sierra de peinetero.
— SPACE, hueco entre los dientes (de una sierra, rueda, etc.).
— WORK, s. JAGGING, endentamiento, engrane.

TOOTHED, s. COGGED, dentado, endentado || dentellado.
— COUPLING (Mec.) embrague o acoplamiento dentado.
— FEED WHEEL (Mec.) rueda o engranaje de avance.
— GEAR DRIVE (Mec.) movimiento motor por engranaje (derecho).
— GEARING, engranajes.
— LOCKING RING (Mec.) pasador dentado.
— RACK, cremallera.
— WHEEL, erizo, rueda dentada.
— — SHAPING MACHINE, fresadora para hacer (PATTERN: patrones) de dientes de engranajes.

TOOTHING (Arq.) piedra o pie de arranque, s. STUBBING || adaraja, dentellón (Mec.) endentamiento, engrane.
— IRON, escoda, hierro de agujerear.
— STONE (Alb.) adaraja.

TOP, s. CAP. SKIMMING (Arq.) s. CAPITAL (Carp.) s. CAP (carbonería:) revestimiento de un molde de carbonización (Hid.) arista o cresta de un dique (Meta.) domo de un horno de fusión (Fc.) coronamiento, cresta (Mv.) cielo de caldera (Tip.) capitel de la prensa (Mar.) cofa, tope, cabeza (Herr.) tapa, cubierta (Mueb.) dosel de cama.

TO — (Hort.) escamondar || desmochar la copa a un árbol (Arq.) albardillar, poner cobertizo a un muro.
— AWNING, v. TILT.
— BALLAST (Fc.) balastaje, (segunda capa).

TOP BEAM, cumbrera || parte superior del armazón de un puente.
— CASTING (Fund.) colar de pie.
— COURSE, COPPING (Alb.) albardilla.
— DRAINING (Agric.) drenado de la superficie.
— DRESSING (Agric.) abono superficial.
— FLASK or MOULD (Fund.) medio molde superior.
— GALLANT SAIL (Mar.) juanete.
— GRAFTING (Hort.) injerto de copa o rama.
— LOCKET, boca de metal de vaina de cuero.
— MAST (Mar.) mastelero de gavia.
— OF RAIL (Fc.) cara superior del carril o riel.
— REST or SLIDE (Torn.) soporte superior.
— ROLLERS, cilindros de presión.
— SAIL (Mar.) gavia.
— SERGEANT, sargento primero (de una compañía, etc.).
— SHAFT FRAME, — FRAME (Min.) marco de oreja.
— SPINDLE MOULDER, fresadora con husillo de trabajo en el brazo superior.
— STAMP (Herr.) macho, punzón de estampar.
— SWAGE (Cerr.) hueco semilunar en la plancha de cerraduras o cerrojos.
— TIMBER (Mar.) terceras ligazones y reveses (Arq.) madera de tejas para sostener la parte superior de un tejado (Pont.) montantes de la solera.
— OF TIMBER (Carp.) cogollo.
— TUMBLER (Hid.) tambor superior.
— VALVE, válvula superior.
— OF A WALL (Arq.) albardilla, barda.
— — WELL, CURBSTONE, boca, brocal de un pozo.

TOPAZ, topacio.

TOPH (Miner.) toba, tufo.

TOPICAL, tópico.

TOPOGRAPHY, topografía.

TOPPER (peinetería:) escofina triangular.

TOPPING, igualar los dientes de las sierras.

TORBERITE, v. CHALCOLITE (Miner.) calcolito.

TORMENTOR (Agric.) desterronador.

TORPEDO (Art.) torpedo (Autom.) torpedo (Máq. de escribir,) torpedo.
— BOAT DESTROYER (Mar.) cazatorpedero.
— BODY (Autom.) carrocería torpedo.
— FIXED TUBE (Mar.) tubo lanzatorpedo fijo.
— GUN BOAT (Mar.) cañonero torpedero.
— NET DEFENSE (Mar.) red de defensa contra torpedos.
— PLANE, avión torpedero.
— SUBMERGED TUBE (Mar.) tubo lanzatorpedo submarino o sumergido.

TORPEDO TRAINING TUBE (Mar.) tubo lanzatorpedo dirigible.

— **TUBE** (Mar.) tubo lanzatorpedo.

TORQUE (Elect.) fuerza de torsión.

TORREFACTION (Quím.) torrefacción.

TO TORREFY, tostar, torrar.

Torricellian TUBE (Fís.) tubo de Torricelli.

— **VACUUM** (Fís.) vacío de Torricelli.

TORSION, torsión.

— **BALANCE**, balanza de torsión.

— **BEAM**, viga que soporta el esfuerzo de torsión.

— **DYNAMOMETER**, dinamómetro de torsión.

— **ELECTROMETER**, electrómetro de torsión.

— **GALVANOMETER**, galvanómetro de torsión.

— **HEAD** (Tec.) cabeza de torsión de la balanza de torsión.

— **INSTRUMENT** (Tec.) aparato para medir la tensión.

— **SPRING**, muelle de torsión.

— **SUSPENSION**, suspensión de torsión.

— **TEST**, ensayo de torsión.

TORSO (Esc.) torso.

TORTOISE, tortuga.

— **SHELL**, carey.

— — **COMB**, peine de carey.

TORUS (Arq.) toro, bocel, moldura circular en la base de una columna.

TOSSING (Meta.) lavado en la cuba.

TOTAL EARTH (Elect.) contacto terrestre completo.

— **LOAD**, carga bruta.

— **LOSS**, pérdida total.

— **WEIGHT**, peso total.

— **WORKING EXPENSES**, gastos totales de explotación.

TOUCH, tacto || toque || ensayo de la plata por el toque (Meta., Orfeb.) toque, ensaye, toque a la piedra (Mar.) codillo de gambota (piano) tecla || teclado (F. Az.) prueba al dedo (Carn.) protuberancia grasienta en una res bovina por la cual se reconoce su gordura.

— TO — (Orfeb.) tocar (Meta.) ensayar con la piedra (Herr.: limas,) morder.

— — UP, retocar.

— **NEEDLE**, aguja de ensayar.

— **STONE**, **Lydian**, piedra de toque.

— **WOOD** (Bot.) boleto yesquero.

TOUGH-CAKE, galápago de cobre.

— **PITCH COPPER**, rosete, cobre roseta.

TO TOUGHEN COPPER (Meta.) refinar el cobre.

TOURING, turismo (Autom.) (— CAR,) turismo, coche de turismo || cupé o sedán que pueden hacerse abiertos, Sedán turismo.

—, cupé o sedán convertible o transformable (Rec.)

TOURMALINE (Miner.) turmalina.

TOW, s. HARDS, filástica, hilaza || cable de remolque || (—S,) remolcadores de vapor.

TO —, remolcar.

— **BOAT**, remolcador, s. TUG.

— **BOW**, tojino de remolque.

— **BREAKER**, carda para estopa.

— **CLOTH** (Com.) arpillera.

— **CORD**, mecha torcida para envolver el alma de un cable.

— **LINE**, remolque, cabo de remolque, sirga.

— **LINEN**, tela de estopa.

— **PATH**, **TRACK-WAY**, andén, camino de sirga.

— **ROPE**, v. — LINE, (Mar., Aeron.) cable de remolque || cuerdafreno.

TOWAGE, remolque || derechos de remolque.

TOWEL, toalla.

TOWELLING, género para toallas.

TOWER, torre (Min.) (SHEAR-LEGS, DERRICK,) caballete (— OF A BLAST FURNACE,) torre (Pont.) pilar de puente suspendido.

— **CAR**, carro para reparar alambres de trole || carro para montaje y reparaciones.

TOWING, remolque.

TOWN-GATE, puerta de ciudad.

— **HALL** or **HOUSE**, casa consistorial o de ayuntamiento.

— **MAINS** (Elect.) línea urbana.

TOXIC SMOKE, **GAS** —, (Mil.) gas tóxico; humo o niebla tóxicos.

TOY, juguete.

— **WORKS**, fabricación de juguetes y chucherías domésticas.

TRACE (Tal.) tiro || tirante (Herr.) (— OF THE HAMMER,) martillo.

TO — (Dib.) (COUNTER-DRAW,) calcar (Mar.) galibar (Arq.) planear un edificio (Fc.) trazar (Carp.) marcar (Geom.) trazar (una línea o figura) (Carp., Eb.) señalar una alineación con piquetes.

TRACER, tiralíneas (Dib.) calcador (Tec.) herramienta de almadreño (Mús.) instrumento de fabricante de órganos o de pianos (Carp.) cartabón || gubia (Vet.) pujavante (Mil., Aeron.) (— BULLET, etc.) cohete o cartucho de señales.

TRACERY (Arq.) recortaduras, arabescos.

TRACING-CLOTH, tela de calcar.

— **CORD**, cuerda de alinear o trazar.

— **PAPER**, papel de calca.

— **POINT**, gramil, punzón.

TRACK (Fc.) línea, vía (Torn.) vía de deslizamiento de la mesa (Mar.) derribo, estela (Arq.) v. INDENTATION (Carr.) canjilón, rodada (Tej.) hilos corrientes, trazado corriente (Ast.) ruta de un astro (Dep.) basa,

|| escalón. v. **TREAD** || conjunto de ejercicios.

TO —, sirgar, remolcar.

— ABOVE (Fc.) vía elevada.

— ANCHORING (Fc.) anclado de la vía.

— BATTERY (Fc.) batería de la vía.

— BELOW (Fc.) vía a nivel.

— BOLT (Fc.) tornillo o pasador de brida | perno para la vía.

— — HEADING MACHINE (Fc.) máquina para encabezar pernos para vía.

— CHART (Mar.) carta de derrota.

— CIRCUIT (Fc.) circuito de la vía.

— CROSSING (Fc.) cruzamiento de una vía.

— DRILL AND JACK (Fc.) taladro y gato para la vía.

— LAYING (Fc.) trazado de la vía.

— LAYING MACHINERY (Fc.) maquinaria para colocar rieles o carriles.

— LESS, v. TRACKLESS.

— LEVER (Fc.) palanca de recorrido.

— LOCKING (Fc.) enclavamiento de recorrido.

— LOCKS (Fc.) tacos de parada.

— MEASURING DEVICE (Fc.) aparato universal para medir las dimensiones de la vía.

— MEN (Fc.) asentador.

— RELAY (Fc.) relai (del circuito) de la vía.

— SAFETY APPLIANCES (Fc.) topes y tacos de parada.

— SLIDE BAR (Fc.) cerrojo de enclavamiento de recorrido.

TRACKLESS TROLLEY SYSTEM (Fc.) hilovía, sistema con trole y sin carriles.

TRACKING, sirga, remolque.

TRACTILE, dúctil, maleable.

TRACTION, v. DRAUGHT, tracción.

— ACCUMULATOR (Elect.) acumulador de tracción.

— BATTERY (Elect.) batería de tracción.

— COEFFICIENT (Tec.) coeficiente de tracción.

— DYNAMOMETER, dinamómetro de tracción.

— ROPE, cable de tracción.

— STATION (Fc.) central o estación de tranvías.

TRACTOR, tractor, instrumento o máquina de tracción (Vm.) tractor (Aeron.) tractor.

TRADE, v. CORPORATION (Min.) v. ATTLE (Com.) v. PROFESSION || comercio, oficio, estado, profesión.

— ACCEPTANCE (Com.) aceptación comercial.

— CORPORATION, gremio || comunidad || corporación.

— MARK, marca de fábrica.

— ROUTE (Mar.) líneas de navegación, derrotas comerciales.

— UNION, b. UNION.

— WINDS, vientos alisios.

TRADESMAN, mercader, industrial.

TRAFFIC, v. TRADE, circulación (Fc.) tráfico, circulación de trenes (Com.) tráfico || tránsito.

TO —, traficar.

— LOAD (Fc.) carga móvil o de servicio.

— ROUTES, vías de comunicación.

TRAIL, v. HIGH-WAY.

TRAIL or **FLYING BRIDGE**, puente de andarivel.

TRAILABLE POINT LEVER (Fc.) palanca de la aguja de apertura forzada.

— — LOCK (Fc.) cierre de la punta de aguja que permite la apertura forzada.

TRAILER (Vm.) remolque.

TRAILING EDGE (Aeron.) borde de salida.

TRAILING ROPE (Aeron.) cuerdafreno || cuerda de lastre.

TRAIN (Fc.) tren (Mar.) marcha, curso (Rel.) movimiento (Mec.) cadena de comunicación (Tec., Const., etc.) tren (Fís., Tel., Radio.) tren.

— CONNECTION (Fc.) enlace de trenes.

— CROSSING (Fc.) cruce de trenes.

— DISPATCH (Fc.) expedición del tren.

— DISPATCHER (Fc.) jefe del movimiento de trenes, despachador de los trenes.

— INDICATOR (Fc.) indicador (de la dirección) de los trenes.

— KILOMETER (Fc.) tren-kilómetro.

— OIL, aceite de pescado.

— STAFF (Fc.) bastón-piloto.

— — TICKET (Fc.) billete de bastón-piloto.

TRAINER (Hort.) tutor, rodrigón.

TRAINING (Mil.) instrucción (Mil. y Dep.) entrenamiento (Hort.) plantel, almáciga.

TRAJECT, trayecto.

TRAJECTORY, trayectoria.

TRAM (Fc.) tranvía (Min.) s. WAGGON (Tej.) trama (Dib.) elipsógrafo.

— PLATE, carril plano.

— RAIL, carril de tranvía.

— WAY, tranvía.

— — SYSTEM, red de tranvías.

TRAMBLING (Min.) lavado de los minerales de estaño.

TRAMMEL (Pesc.) trasmallo (Eq.) traba (Mol.) v. HOPPER.

— or SLOSH WHEEL, rueda de dos ranuras en ángulo recto.

TRAMMER (Min.) carretero (México y Perú) carrero (México y Colombia:) cochero.

TRAMPOLIN,-E, trampolín.

TRANSATLANTIC, trasatlántico.

TRANSELEMENTATION (Quím.) transsubstanciación, conversión de una substancia en otra.

TRANSEPT (Arq.) crucero, nave transversal.

TRANSFER (Com.) traspaso (Dib.) traslado (Fc.) (— TICKET,) billete de tránsito.

TO — FROM ONE SHIP TO ANOTHER (Mar.) transbordar.
— BOARD (Elect.) conmutador de tránsito.
— STATION or DEPOT (Fc.) estación de tránsito.
TRANSFEREE, promovido, removido de un grado o posición a otro.
TRANSFERENCE (Psicoan.) transferencia.
TO TRANSFORM UP (Elect.) transformar a mayor tensión, elevar la tensión.
TRANSFORMATION, transformación.
TRANSFORMER (Elect.) transformador.
— COIL (Elect.) carrete de transformador.
— PIT (Elect.) pozo para transformadores.
— SHELL, coraza de transformador.
— TANK, recipiente de transformador.
— YOKE (Elect.) culata del transformador.
TO TRANSFUSE, v. TO DECANT (Quím.) transfundir (Cerv.) pasar el agua de una vasija a otra.
TRANSFUSION OF BLOOD, transfusión de la sangre.
TRANSHIPPING LINE, vía de transbordo
TRANSHUMANCE (SEASONAL MOVING OF LIVE STOCK,) trashumancia.
TRANSIENT CURRENT (Elect.) corriente instantánea.
TRANSIT, pasaje, tránsito (Ast.) paso, tránsito (Com.) tránsito, tráfico.
TRANSITION (Geol.) transición.
— RAIL (Fc.) carril de paso.
— STYLE (Arq.) estilo semirromanesco.
TRANSLATION, traducción (Mec.) translación.
TRANSLATOR, traductor (Tel.) repetidor (Fc.) aparato de cierre de la vía.
TRANSLUCENT, CYMOPHANUS, transparente.
TRANSLUCID, TRANSLUCENT, traslúcido.
TRANSMISSION, v. CONDUCTION (Física) transmisión (Elect., Tel., Radio.) transmisión || transmisión, paso de las ondas entre dos estaciones.
— or RECEIVING DEVICE (Tel. In.) antena de transmisión.
— DYNAMOMETER, dinamómetro de transmisión.
— EFFICIENCY (Elect.) efecto útil de la transmisión.
— GEAR (Mec.) mecanismo de transmisión.
— or INTERMEDIATE GEAR (Mec.) contramarcha.
— BY MEANS OF A Cardan SHAFT WITH ONE UNIVERSAL JOINT (Vm.) transmisión por árbol de una sola Cardan.
— OF MOTION, transmisión del movimiento.
— BY PINION AND DRIVE (Mv.) transmisión por engranaje.
— — SHAFT WITH UNIVERSAL JOINT (Vm.) transmisión articulada.

TRANSMISSION OF TELEGRAMS, transmisión de los telegramas.
— UNDERGROUND (Tel.) transmisión subterránea.
— UNIT (T. U., TU) (Elect.) unidad de transmisión.
— WAVE, onda de transmisión.
TO TRANSMIT (Fís.) transmitir (Tel.) telegrafiar (Radio.) transmitir || enviar una señal.
TRANSMITTER (Radio.) transmisor, transmisora || radioemisora, una estación transmisora o emisora || equipo de una estación emisora || transmisor, (operador de una estación transmisora).
TRANSMITTER (Tel.) transmisor.
— FREQUENCY (Tel.) frecuencia del transmisor.
TRANSMITTING ANTENNAE, antena transmisora.
TRANSMITTING SET (Radio.) (equipo de) estación transmisora.
— STATION, estación transmisora.
TRANSMUTATION (Química) transmutación, cambio de estado físico.
TRANSOM, v. BEAM, v. ALHIDATE (Carp.) dintel de puerta || travesaño (Carr.) telera.
TRANSPARENCY, transparencia (pieles:) transparencia.
TRANSPARENT, transparente || v. TRANSLUCENT.
TO TRANSPLANT (Hort.) transplantar.
TRANSPLANTER (Hort.) transplantador.
TRANSPOLAR, transpolar, traspolar.
TRANSPORT (Comercio) transporte (Min.) (HAULAGE or CONVEYANCE.) transporte, acarreo, arrastre (Mar.) buque-transporte.
TO —, v. TO CONVEY, transportar (Min.) acarrear el mineral (Tip., Tej.) transladar.
— or SHIPPING INSURANCE, seguro de transporte.
TRANSPORTER (Geom.) transportador.
TO TRANSPOSE (Enc.) transponer (las hojas).
TRANSPOSED (Tip.) transpuesto.
TRANSPOSING, cruzamiento de los hilos telefónicos.
TRANSPOSITION, transposición.
— SYSTEM (Telef.) sistema de transposición.
TRANSVERSE CARRIER (Fc.) sombrerete transversal.
— DIHEDRAL. v. DIHEDRAL.
— WORKING (Min.) (CROSS-CUT METHOD,) labor a través o atravesada.
TRAP (Geol.) (ROCK-FLINT, PETROSILEX.) roca básica, basalto antiguo (Carr.) carraca (Com.) (—S,) artículos de viaje (Hid., Min., etc.) trampa, trampilla.
— SIDING (Fc.) vía de seguridad.

TRAPEZING, acción o acrobacia en el trapecio.

TRAPEZIST, trapecista.

TRAPEZIUM (Geom.) trapecio.

TRAPEZOID (Geom.) trapezoide.

TRASH (Com., Agric.) desperdicios (Hort.) escamonda.

TRASS (Geol.) trass, toba volcánica.

TRAVEL, viaje (Mec.) desplazamiento || curso, carrera.

TRAVELLER, viajero (Mv., Mec.) grúa locomóvil (Mar.) arraca, raca (Hiland.) guía de la devanadera.

— CHECK, cheques para viajeros.

TRAVELLING BAG, saco de noche.

— CASE (Com.) neceser de viaje.

— CRANE, OVERHEAD TRAVELLER, grúa de puente.

— PLATFORM, v. TRAVERSER (Fc.) transbordador, carro transbordador

— SHAFT (Min.) galería descendente.

— SPEED, velocidad de marcha.

— TABLE (Hiland.) mesa de alimentación.

TRAVERS (Tej.) urdidora, urdidera.

TRAVERSE (Carp.) traviesa, travesaño (Arq.) galería || galería entre la nave y el coro de una iglesia.

— BEAM (Carp.) traviesa || jabalcón.

TRAVERSER (Fc.) transbordador, carro transbordador.

— PIT or TRENCH, foso de traslación.

— TRUCK (Fc.) carro transbordador.

TRAVERSING COLUMN or STANDARD (Mec.) bastidor o columna móvil en sentido horizontal.

— ROPE RAILWAY (Fc.) vía de maniobra por cable.

— TABLE (Fc.) tabla transversal.

TRAVERTINE (Geol.) travertino.

TRAWL (Pesc.) alvareque.

TRAY, v. BOSS (Pan.) amasadera (Coc.) dornajo || azafate, bandeja (Grab.) pileta.

— MAN (Alb.) peón de albañil.

TREACLE (F. Az.) melado.

TREAD, escalón (Vit.) pisa (Carr.) cara de rueda (Fc.) cara de riel o carril (Vm.) (— BAND,) llanta || distancia entre ejes.

—, distancia entre los puntos de contacto con el suelo de un par de ruedas.

TO — (Ten.) sobar, suavizar el cuero (Vit.) pisar la uva (Tej.) andar, avanzar.

— LOOM (Tej.) telar de escalones.

— MILL-DRUM, SQUIRREL-DRUM (Ten.) ardilla.

— PRESS (Enc.) prensa de tímpano.

— OF RAIL (Fc.) superficie de rodamiento.

— WHEEL, rueda de pies o escaleras.

TREADING-VAT (Vit.) cuba de lagar.

TREADLE, pedal || marcha de pedal (Corr.) galladura (Tej.) cárcola.

— BAR (Fc.) pedal de enclavamiento.

— BENCH (Tej.) banco de las cárcolas.

— BOX, caja de las cárcolas.

— DRIVE, movimiento a pedal.

— HAMMER, martillo a pedal.

TO TREAT (Quím.) tratar.

TREATMENT, v. PROCESS (Quím.) tratamiento.

TREATY (Der. Inter.) tratado.

— PORT, puerto bajo tratado.

TREBLE (Mús.) prima.

TO — (Tej.) triplicar el hilo.

TREBLET (Herr.) punzón, mandril.

TREE (Bot.) árbol (Mec.) árbol (Meta.) cuerpo de bomba (Carr.) lanza.

— FOR MARKING THE BORDER OF CUTTING (Selv.) mojones, árboles de confín o linde.

—S MAKING A BOUNDARY (Selv.) plantones desmochados reservados como mojones.

— PLANT (Selv.) plantón que se mete en tierra para que arraigue.

— OF THE AGE OF TWO CUTTINGS (Arb.) resalvo, vástago que tiene la edad de dos cortas.

— FELLER, máquina de desmontar, máquina de derribar árboles.

— MOSS (Bot.) brión.

— SCRAPER (Arb.) raspa.

— WART, RIND GALL, nudo vicioso.

TREFOIL (CLOVER,) trébol (Arq.) trilóbulo || trébol lanceolado.

— ARCH (Arq.) arco trilobulado.

TRELLIS (Carp.) celosía, enrejado.

TREMBLER (Elect.) vibrador || rompedor de contactos.

TREMBLING BELL (Tel.) timbre de vibración o temblor.

— POPLAR, ASPEN-TREE (Bot.) temblón, pobo.

TREMIE (Ing. Const.) alcancía.

TREMOLITE, tremolita.

TREMOR (Mús.) trémolo || temblor, trepidación.

TRENAIL, TREENAIL, TRENNEL, s. DOWEL (Carp.) clavija.

TO —, enclavijar, acuñar.

TRENCH, v. DITCH (Hid.) rigola (Ing.) zanja, foso || rigola de pavimento (Min.) (CUTTING,) zanja, brecha (Colombia:) (OPEN-CUTTING TO THE MOUTH OF AN ADIT,) brecha || v. DRAIN, CULVERT || cuneta (Hort.) fosa, zanja (Mil.) trinchera.

TO — (Hort.) podar (Ing.) hacer zanjas o cunetas (Mil.) atrincherar (Zap.) cortar.

TRENCH DISEASE (Med.) fiebre de las trincheras, fiebre de cinco días || nefritis de las trincheras.
— FEVER, fiebre de las trincheras.
— GUN or MORTAR (Mil.) mortero de trinchera.
— NEPHRITIS, nefritis de las trincheras.
— SICKNESS, v. — DISEASE.
— WARFARE (Mil.) guerra de trincheras.
TRENCHER (Coc.) tajadera (Mueb.) mesa de comedor.
TRENCHING MACHINERY, maquinaria para hacer zanjas.
TRENDLE (Mol.) linterna (Cerv.) cuba de añadir al mosto en infusión el lúpulo y luego la levadura para hacer fermentar y perfumar la cerveza.
TRENT (Mar.) garganta del ancla.
TRENTINE, trentino.
TREPAN (Mec.) trépano (Min.) trépano (Pap.) puntizón, varilla que atraviesa los moldes.
TREPIDATION, trepidación, vibración.
TREPONEMA (Bacter.) treponema.
— PALLIDUM (Bacter.) espiroqueta pálida.
TRESS, v. PLAIT, trenza.
— WORK, v. HURDLE-WORK, cañizo || encella || funda de paja o de mimbre.
TRESSEL (Arq.) caballete.
TRESTLE, caballete, armazón || caja de molino (Carp.) bastidor, caballete || (—S,) caballete o escalas de pintor, escalas dobles || borriquete, burro (Pap.) cajón de la cuba del fabricante de papel.
— BRIDGE, puente de caballete.
TREVAT, cuchilla de despinzar terciopelo.
TREVET, TRIVET, trípode.
TRIACONTAHEDRAL (Crist.) triacontaedro.
TRIAD (Mús.) triada, acorde.
TRIAL, v. ASSAY, PROOF, TEST.
ON — (Com.) a prueba.
TRIALISM, trialismo.
TRIANGLE, triángulo (Mús.) triángulo (Psicol.) (THREE PERSONS WHOSE MUTUAL INTEREST ARE COMPLICATED, SPEC. BY SEXUAL RELATIONSHIP,) triángulo.
— or LEVEL SQUARE, nivel de escuadra.
TRIANGULAR, triangular.
— ARCH (Arq.) arco triangular.
— or ANGULAR THREAD (Herr.: tornillos,) filete triangular.
TRIANGULATION (Agrim.) triangulación.
TRIANNUAL, TRIENNIAL, trianual.
TRIBLET (Herr.) v. TREBLET, MANDREL (Orfeb.) cilindro de madera para redondear obras de orfebrería.
TRIBOMETER (Fís.) tribómetro.
TRIBUTE (Min.) destajo (Der.) tributo.

TO — (Min.) explotar a destajo.
— PITCH (Min.) campo, (México).
TRIBUTER (Min.) destajero, campista (Chile) pirquinero.
TRICHORD (Mús.) tricordio.
TRICHROISM (Fís.) tricroísmo.
TRICKER (Rel.) resorte de la repetición (Arm.) gatillo.
TO TRICKLE colar || escurrirse, destilar gota a gota.
TRICOLETTE, tricolette, tela de algodón o seda artificial o fibra.
TRICYCLE, triciclo.
TRIDENT (Pesc.) arpón, fitoga, fisga de tres dientes.
TO TRIFALLOW (Agric.) dar la última labor a una tierra antes de sembrarla.
TRIFLES (Com.) bagatelas.
TRIFOLIUM (Bot.) trébol silvestre.
TRIFORIUM (Arq.) arco trigémino, arco tercelete.
TRIG, calzo.
TO — (Mec.) enrayar || detener.
TRIGGER (Carr.) tirante para sujetar la rueda al carruaje || horquilla de resorte (Mec.) tirante de rueda (Arm.) gatillo (Rel.) gatillo del reloj de campana (Cerr.) gatillo.
TRIGLYPH (Arq.) triglifo.
TRIGONOMETRY, trigonometría.
TRIHYDROL (Quím.) trihidrol.
TRILATERAL, trilateral.
TRIM, guarnición, adorno (Mar.) asiento, disposición, orientación de las velas || enjunque.
TO — (Mar.) disponer, orientar las velas (Tec.) v. TO PRUNE (Hort.) mondar, atusar || recortar los árboles (Cost.) orillar, guarnecer, franjear (Enc.) desbarbar (Tej.) acabar, perfeccionar (Ac.) (— — FOR JUSTIFICATION,) recortar la parte superior de un cuño de moneda (Carp.) (— — IN,) empotrar || enclavar (Arq.) (— — IN,) ajustar (pasamanería:) hacer borlas o borlitas.
— SAW, GREAT SAW, sierra de carpintero para trozar.
TRIMMER, barra de hierro que sostiene la campana de una chimenea (Carp.) puntal de fuerza || v. TRANSOM || armazón que cubre la fila de estacas de un puente (Cost.) ribeteador (Tec.) (FINISHER,) acabador, perfeccionador (Min.) (COAL —,) paleador, cargador de hulla || aparato para emparejar o formar conos, etc.
TRIMMING, acabamiento, perfeccionamiento, última mano || pasamanería, arte o industria o comercio del pasamanero (Tec.) v.

FINISHING ‖ recorte ‖ guarnición (Sast.) adorno (Coc.) aderezo.

— FRAME, telar de pasamanero.

— JOIST, tejuela.

— LEATHER (Zap.) cuero para guarniciones.

— MACHINE or HEAD DRESSING, máquina de planear suelos.

TRINGLE (Arq.) listel ‖ ranura de canalón (Carp.) listel sobre el canto.

TRINITRO- (en Comp. Quím.) trinitro.

TRINITOCRESILOL, trinitocresilol.

TRINITROCRESOL (Quím.) trinitrocresol.

TRINITROPHENOL, trinitrofenol.

TRINITROTOLUENE, T. N. T. or T N T, (Química) trinitrotolueno.

TRINITRO-XYLENE, — XILOL (Quím.) trinitroxilol.

TRIODE, AN ELECTRON TUBE (Elect.) triodo.

TRIP, trayecto ‖ viaje (Tec.) rojo de Inglaterra, rojo oscuro.

— GEAR, TRIGGER, mecanismo fiador.

— HAMMER, martillo puesto en juego por árbol de levas.

— VALVE GEAR (Mec.) distribución por válvula.

TRIPARTITE, tripartito.

TRIPE, cuajar, callos.

— STONE, COMPACT ANHYDRITE, anhidrita compacta.

TRIPEDTIDE, tripéptidos.

TRIPLE, triple.

— CORE, núcleo triangular.

— FUSE (Elect.) circuito triple.

— JACK (Telef.) jack triple.

— THREAD (SCREW) (Herr.) de tres pasos.

TRIPLEX, triple, tríplex (Crist.) triplex, cristal irrompible (Másc.) oculares Tríplex.

— PROCESS, procedimiento tríplex.

— TELEPHONY (Telef.) telefonía triple.

TRIPLOID (Biol.) triploide.

TRIPOLI (Miner.) trípoli.

TRIPLY (Mader. y Eban.) de tres capas, material de tres capas.

TRIPPING-VALVE (Mec.) válvula de contacto.

TRISECTION, TRICHOTOMY, trisección.

TRISMEGIST (Tip.) (TWO LINES DOUBLE PICA:) trismegista, tres veces grande.

TRISULPHIDE (Quím.) trisulfuro.

TRITOXIDE (Quím.) tritóxido.

TRITURABLE (Quím.) triturable.

TO TRITURATE (Quím.) triturar, pulverizar.

TRITYL, v. TRINITROTOLUENE.

TRIUMPHAL ARCH (Arq.) arco triunfal o de triunfo.

TRIVET (Coc.) trébedes.

TROCHIL, TROCHILUS (Arquitect.) troquillo (SCOTIA, CAVETTO,) escocia, media caña, especie de moldura hueca.

TROCHOMETER, taquímetro.

TROLLEY (Fc.) trole.

— LINE, alambre o hilo de trabajo.

— FOR RAILS (Fc.) vagoneta para carriles.

TROMBONE (Mús.) trombón.

TROMMEL (Min.) criba giratoria, tambor, trómel.

TROMPE (Meta.) trompa, roncadera (Arq.) trompa.

TRON, romana (Min.) pozo de ventilación de madera.

TRONA, URAO (Miner.) urao, hidratado natural de sosa.

TROOP, tropa.

TROPISM (Biol.) tropismo.

TROPISTIC (Biol.) tropístico.

TROPOSPHERE (Meteor.) troposfera, tropósfera.

TROTOL, v. TRINITROTOLUENE.

TROUGH (Tec.) crisol de cementación (Mol.) buzo, canal (Pan., Pesc.) artesa (Min.) rigola, canal ‖ s. BUBBLE ‖ cuba, barrica grande (Min. y Geol.) cuenca, hoya, hondonada (Pap.) artesa o pila (Tej.) pila de batán (Alb.) cuezo (Mv.) grasera.

— BATTERY (Elect.) batería de artesa.

— BEAM (Pap.) árbol de las cubas.

— FOR CLEANING TYPE (Tip.) buzador.

— GIRDER, viga de doble alma.

— PLATE PASS (Meta.) canales para hierros.

— ROLLER (Meta.) rodillo para encorvar la cinta.

TROUSERS, calzones.

TROUSERING, género para pantalones.

TROUSSEAU, trusó, —

TROUT-COLOURED HORSE, caballo pío.

TROWEL (Agricrult.) v. HOOK, desplantado (Alb.) plana, llana ‖ lengua de vaca ‖ palustrillo.

— BOARD, FLOAT (Alb.) esparavel, tablilla cuadrada para extender el yeso en los techos y paredes.

TRUCE (Mil.) tregua.

TRUCK, carro, carretón (Vm.) truck, tractor (Min.) volquete, chirrión, v. DOG (Fc.) camión ‖ carro de terraplenar ‖ plataforma ‖ truck ‖ camino para mover la carga (Agric.) carretilla para el transporte de troncos o árboles.

— BALANCE, báscula para vagones.

— CARRIAGE, camión (Fund.) trinquival.

TRUCKLE-BED, TRUNDLE-BED, carriola, cama de ruedas.

Trudgen STROKE, v. DOUBLE-OVER-ARM, braceo de Trudgen.

TRUE (Tec.) verdadero, exacto (Mec.) aplomo, a nivel ‖ ajustado.

TO —, igualar (Torn.) desbastar (Mec.) nivelar || ajustar.

— WATT (Elect.) vatio eficaz.

TRUFFLE (Bot.) trufa.

— FINDER, persona que busca trufas.

— GROUND, trufera.

TRUG (Alb.) v. TROUGH, cuezo (pasamanería) torno para hacer cordoncillo grueso.

TRULLIZATION (Alb.) estucado.

TRUMPET, trompeta.

— STOP or REGISTER (Org.) juego de trompetas.

— WASTE, embudo de descarga.

TRUNDLE (Mec.) linterna, rueda motriz (— HEAD) (Mol.) piñón de la caja de un molino atravesado por el eje principal.

TRUNK, v. BOX, cofre, baúl (Carp. Cerr., Herr.) v. CLIPPINGS (Arb.) v. STEMS || tronco de árbol (Hid.) arca de agua (Min.) tubo de ventilación (Elect., Tel.) v. MAIN.

— TO — (Meta.) limpiar o lavar los minerales.

— BUDDLE (Meta.) caja alemana.

— COMMUNICATION (Telef.) comunicación telefónica.

— LIGHT, SKY-LIGHT, claraboya.

— LINE, v. MAIN-LINE (Fc.) línea principal.

— LOCK, cerradura de baúl (SPRING —,) cerradura de golpe de baúl.

— MAKER, cofrero, baulero, maletero.

— SHAFT, BODY (Arq.) fuste de columna.

— WOOD, STOCK-WOOD (Arb.) en pie, árboles que quedan después de la tala.

TRUNNION, muñón || espiga, espigón.

— HOLE (Herr.) hueco para recibir el eje vertical || crapodina.

TRUSS (Carp.) par, cuadral || armazón, armadura (Arq.) canecillo (Mar.) armadura troza, andorina (Arq., Tec.) idea de una obra || bosquejo.

TO — (Carp.) poner una armadura || apuntalar, armar || colocar los tablones que sostienen la techumbre (Coc.) preparar un ave recogiéndole las patas y los alones para meterla en el azador (Com.) liar, enfardar (Mar.) trozar || izar.

TRUSSEL (Const.) zanca que sostiene un andamio.

TRUSSING (Mar.) forro diagonal (Coc.) v. DRESSING, v. TO TRUSS.

— HOOP (Ton.) aro metálico que sujeta las duelas de un tonel.

TRUST (Com.) trust.

TRUSTEE (Com.) síndico || depositario || fideicomisario. v. BOARD.

TO TRUSTIFY (Com.) hacer un trust.

TRUVET (Tej.) instrumento para cortar el pelo del terciopelo.

TRY, v. ASSAY, EXPERIMENT, prueba, ensayo.

TO —, v. TO TEST, TO ASSAY.

— OUT (Dep.) prueba (Com.) prueba, ensayo.

TRYING (Mar.) a la capa.

T. S. abrev. de TEST SOLUTION || TRANSPORT AND SUPPLY.

T. U. (NO PERIOD, T U) (Radio) v. TRANSMISSION UNIT.

TUB, tina || tina de baño || cuba para transportar la vendimia (Vid.) pilón (Tint.) s. VAT, (Min.) cajón grande para extraer el mineral o los obreros, carro, vagón (Tec.) cubo, cubeta || noque || artesa (Pesc.) tonel desfondado para sardinas.

TO — (Min.) (TO TIMBER,) entibar, revestir con vigas un pozo de mina (Hort.) encajonar (BLEACHING:) limpiar por medio de la lejía, blanquear (Eban.) agramilar la madera.

— SAW (Ton.) sierra para duelas.

— FOR TREATING STUBBORN COPPER, tina para templar las piezas de cobre duras y rebeldes.

TUBBER, tonelero, cubero (Min.) pico.

TUBBING (Min.) encubado, entubación, cubelaje, v. COFFERING || madera de cubelaje.

— BEAM (Min.) solera de entibación.

— FRAME (Min.) marco de entibación.

TUBE, v. PIPE, CONDUIT, tubo, caño, conducto, pipa || sifón (Fís.) tubo (Radio) bulbo.

TO —, entubar, proveer de tubos || entubar un pozo.

— BOILER, caldera tubular.

— CAP, cabeza de tubos.

— CUTTER (Plomería) instrumento de forma circular para cortar tubos.

— DRAWING MACHINE (laminadores) hilera para hacer tubos.

— FLUS, humero || flus.

— MILL, molino de tubo.

— PLATE (Mv.) placa tubular, pared anterior.

— RAILWAY (Fc.) ferrocarril subterráneo tubular, vía subterránea.

— SCRAPER, rascatubos.

— TUNNEL (Fc.) túnel tubular.

— WRENCH (Gas.) llave para arrancar tubos.

TUBING (Min.) v. TUBBING (Quím.) tubulatura.

TUBULAR CONDENSER, condensador de tubos.

— FUSE (Elect.) cortacircuito de tubos.

— GLOW-LAMP (Elect.) lámpara de incandescencia tubular.

— POLE, poste tubular.

— RADIATOR, radiador tubular.

— SPIRIT LEVER, nivel tubular de agua.

— SWITCH (Elect.) interruptor de tubos.

TUBULATED, tubulado (Quím.) tubulado.

TUBULURE (Quím) abertura de frascos y vasijas para recibir un tubo.

TUCK (Cost.) alforza.

— TO —, — — UP (Cost.) alforzar, remangar.

— NET (Pesc.) red de descarga.

TUCKER, camisolín (M. C.) plegador, alforzador.

Tudor or FOUR-CENTERED ARCH (Arq.) arco Tudor.

TUE-IRON, NOSE-PIPE (Fund.) tobera, busa.

TUF (Miner.) toba, tufo (CALCAREOUS —,) toba caliza.

TUFT, borla, fleco || penacho.

TUG (T. S.) (WIRE-END,) varilla para la cadeneta (Mar.) remolcador.

— BOAT (Mar.) remolcador.

— HOOK (Tal.) gancho de atalaje.

— IRON, gancho de tracción o de tiro.

TULAREMIA, tuleremia.

TULIP-WOOD, madera de rosas, palo de rosa legítimo.

TULLE (Tej.) tul.

TUMBLER (Vid.) cubilete, vasija de cubilete (Cuch.) seguro (Fund.) tambor de lavar la fundición || v. DRUM (Cerr.) seguro, fiador (Arm.) nuez.

— SWITCH (Elect.) llave de concha.

TUMBLING-SHAFT (Mec.) árbol con levas.

TUMBREL (Min.) chirrión, volquete || carro, vagón.

TUMMALS (Min.) concreción, macizo, conglomerado.

TUN, cuba, barrica, tonel grande (Ton.) cuba, tonel grande (Pesc.:) tonel vivero de pescados || barrilete de arenques.

TUNE (Mús.) tonada, v. DIAPASON.

— TO —, templar, acordar || sintonizar (Máq.) (— — UP,) ajustar perfectamente.

— — IN (Radio.) sintonizar.

TUNER (Mús.) afinador || instrumento para regular la tensión de las cuerdas del piano (Radio) sintonizador.

TUNGSTATE (Quím.) tungstato.

TUNGSTEN, WOLFRAMIUM, Scheelin (Quím.) tungsteno, tungstenio, wolframio.

— STEEL, acero al tungsteno.

TUNGSTIC ACID (Quím.) ácido túngstico.

— STEEL, Wolfram STEEL, acero tungstenado o al Wolfram.

TUNING (Mús.) afinación (Tel.) sintonización.

— APPARATUS (Mús.) afinador.

— COIL, carrete de sintonización, v. TUNER.

— FORK, CHROMAMETER (Mús.) dispasón.

— HAMMER or KEY (Mús.) templador, llave de afinador.

TUNING METHOD, procedimiento de sintonización.

— PIN (Mús.) clavija.

— PLATES (Org.) lengüetas de cañón de órgano.

— WIRE (Mús.) alambre para regular la longitud de la lengüeta de un cañón de órgano || alambre de flauta de órgano || alambre de tono.

TUNNEL (Ing.) túnel (Mar.) callejón de la hélice (Min.) v. SHAFT, túnel (Mec.) embudo.

— TO —, construir un túnel (Mec.) dar forma de embudo.

— ABUTMENT (Ing.) pie derecho de túnel.

— FACE, frente o boca del túnel.

— OF A FURNACE, cuba, vaso.

— KILN, horno de ladrillo al carbón.

— LINING (Ing.) mampostería del túnel.

— NET, red abocinada.

— RING (Ing.) anillo del túnel.

— SHAFT (Fc., Ing., Min.) pozo de acceso del túnel (Min.) v. — OF A FURNACE.

— SIGNAL (Fc.) señal de túnel.

— STATION (Fc.) estación subterránea.

TUNNELING, perforación de un túnel || túneles, sistema de túneles || construcción de túneles.

— SHIELD (Fc.) disco de avance.

TUNNY-NET (Pesc.) buche, red para pescar atún, atunera.

TURBID, turbio.

TURBINE (Hid.) turbina, rueda hidráulica horizontal (Min.) turbina (Tec.) (STEAM —,) turbina de vapor.

TURBO-ALTERNATOR (Elect.) turbo-alternador.

— BLOWER, máquina soplante de turbina.

— DYNAMO or GENERATOR (Elect.) turbo-dinamo.

— ELECTRIC, turboeléctrico.

TURBOT (Pesc.) rodaballo.

TUREEN, sopera.

TURF (Min.) turba (Agric.) mantillo || césped.

— CUTTER or KNIFE (Hort.) instrumento para segar y despuntar el césped.

— LINING, SOD-WORK, revestimiento de tepes o céspedes.

— MOOR, PEAT-BOG, turbera.

— SPADE (Agric.) rocera, rozón.

TURFING, SODDING, encespedamiento.

TURKEY (Corr.) pavo, (México:) guajolote.

— BLUE (Tint.) turquí, azul turquí.

— HEN, pava.

— RED, rojo de Andrinópolis o de Turquía.

— TROT (Baile.) turkey trot.

TURKISH-BATH, baño turco.

— or CALEFACIO GLOVES, guantes de fricción.

TURKISH SWORD (Arm.) cimitarra.

TURKOIS, CALAITE, TURQUOISE, turquesa.

TURMALINE, TOURMALINE (Miner.) turmalina.

TURMERIC, CURCUMA, cúrcuma.

TURN, giro, turno || inclinación o peso de la balanza || dirección (Cam.) vuelta, curva (Min.) pozo de galería (Rel.) revolución (Dib.) contorno, forma (Mar.) brisa || vuelta, coca de jarcia (Cerr.) vuelta (Arm.) inclinación del rayado (Mec.) vuelta, revolución (Herr.) filete || espira (Aeron.) viraje, vuelta.

— TO — (Torn.) tornear || contornear (Mv.) cerrar una llave (Agric.) remover el heno, extender el heno.

— — DOWN AND TACK (Cost.) hilvanar.

— — IN (Cost.) alforzar, hacer alforzas.

— — OFF (Hid.) derivar (Mv.) (— — THE COCK,) cerrar la llave.

— ON (Mv.) abrir la llave (Gas.) abrir la llave del gas (Elect.) dar vuelta al botón || encender la luz.

— — THE PIN-HEADS, abollonar.

— — UP (Agric.:) remover la tierra (Tip.) invertir la forma.

— ASTERN! BACK HER! (Mar., Mv.) ¡atrás!

— BENCH (Rel.) torno de relojero (Tec.) torno de estañero || s. CENTRE-LATHE.

— BRIDGE, puente giratorio.

— BROACH (Coc.) asador.

— BUCKLE (Cerr.) picolete.

— CAP, capillo móvil (de chimenea).

— FILE (F. de peines) lima de talla simple.

— INDICATOR (Aeron.) indicador de viraje.

— METER (Aeron.) medidor de viraje (mostrando grado de desviación en términos de velocidad angular).

TURN-OVER (Com.) ciclo de compra o venta || el valor de las mercancías en un ciclo o período || movimiento de capital (Mús.) instrumento para volver hojas de música (Min.) (LABOR — —,) "turnover", personal de reemplazo.

— PIN, obturador, tapón.

— PLATE (Fc.) v. TURNTABLE.

— SCREW, SCREW-DRIVER, destornillador, desatornillador.

— STITCH (Cost.) punto atrás.

— TABLE (Fc.) placa o mesa giratoria || tornavía.

— — ATTENDANT (Fc.) guarda de la mesa o placa giratoria.

— — WITH CAST-IN WHEEL GROOVES, mesa o placa giratoria con vías fundidas.

— — EXTENSION (Fc.) prolongación de la placa o mesa giratoria.

TURN-TABLE ROAD (Fc.) batería de placas o mesas giratorias.

— TREE, cabria vertical.

— UP COMPASSES, compases de puntas giratorias.

Turnbull's BLUE, FERROUS FERRICYANIDE, azul de Turnbull.

TURNED, torneado || concluído en el torno (Tip.) vuelto.

TURNER, torneador, tornero (Min.) (— OF THE DRILL,) borneador.

TURNERY, tornería, arte del tornero || obras de torno.

TURNING, trabajo hecho al torno || torneado, acción de tornear (Mec.) rotación (Carp., Torn.) (—S,) torneaduras, virutas (Tip.) colocación de letra vuelta (hecha por el cajista) (Agric.) parte del campo que hay que labrar a mano por no poder dar vueltas el arado.

— ARBOR (Torn.) árbol.

— BEVEL, saltarregla de correderas.

— BOARD (Pint. en porcelana:) plato giratorio para colocar vasijas que hay que pintarse.

— or SWIVEL BRIDGE, puente giratorio.

— CHISEL, gubia, formón.

— or BALANCE DOOR, puerta giratoria.

— GAUGE, cartabón giratorio.

— GEAR (Mec.) disposición de rotación.

— GOUGE, gubia de cañón.

— GRAVER, buril de tornero.

— HANDLE or SPIKE (Fc.) palanca de maniobra.

— LATHE (Alf., Torn.) torno.

— MOMENT (Tec.) momento de torsión.

— NEEDLE (F. de medias) punzón.

— SAW, sierra de contornear o de voltear.

— STAFF (Alf.) paleta de dar vueltas al torno o la rueda.

— TOOL, formón de tornero.

TURNIP (Bot.) nabo.

— CABBAGE (Bot.) colinabo.

TURNOUT, v. STRIKE, huelga.

TURNOVER, v. TURN-OVER.

TURNPIKE (Fc.) barrera de peatones || molinete || barrera.

— STAIRS, escalera de caracol.

TURNSOL (Bot.) heliotropo (Tint.) tornasol.

TURPENTINE, trementina.

— ALCOHOL (Quím.) alcohol de trementina.

— TREE (Bot.) pinabete del Canadá || terebinto.

TURQUOIS, v. TURKOIS, turquesa.

TURRET, torrecilla.

— CLOCK, reloj de torre.

— MACHINE, máquina de torrecilla para labrar metales.

TURTLE (Pesc.) tortuga (Corr.) tórtola (Tip.) forma.
— BACK ELECTRO, aparato galvanoplástico en forma de tortuga.
— SHELL (Com.) carey.
TUSCAN (Arq.) toscano || v. ASTRAGAL.
Tuscany RED, rojo de Toscana.
TUSK (Carp., Eban.) muesca (Com.) (—S,) colmillos de elefante, marfil.
TUT-WORK, JOB-WORK, trabajo dado por pieza.
TUTENAG (Quím.) tumbaga.
TUTY, TUTTY (Quím.) tutia, tocia, óxido de cinc.
TUYERE (Fund.) tobera, busa (Perú:) tromba || v. BLAST-PIPE.
TWEEL (Tej.) cruzado.
TWEEZERS, pinzas, tenacillas (Acuñ.) tenacillas (Tec.) tenacillas de esmaltador (Tej.) v. NIPPERS, despinzaderas || pinzas de desmotar.
TWELFTH (Mús.) nasardo, uno de los registros del órgano.
TWELVES (Tej.) carda de 599 dientes.
TWENTY-FOURS, IN — — (Tip.) en 24o.
TWIBILL (Arqeol.) bipenna (Carp.) hachuela de dos filos (Agric.) azadón doble.
TWICE LAID ROPE, cabo hechizo.
TWIFALLOW (Agric.) bina, binazón.
TO — (Agric.) binar.
— PLOUGH (Agric.) binador, arado pequeño para binar.
TWIG, ramita (Hort.) ramas endebles || utensilio para injertar por aproximación (Cestería:) trenza, soguilla de cesta.
TWILIGHT STATE (Med.) estado crepuscular.
TO TWILL (Tej.) cruzar.
TWILLED (Tej.) asargado.
— COTTON (Tej.) bombasí.
— SWANDOWN, paño de vicuña diagonal.
TWILLERY (Hiland.) diablo.
TWIN, gemelo.
— ARCHS (Arq.) arcos gemelos.
— COMPRESSOR, compresor dúplex.
— IGNITION, doble encendido.
— RAIL (Fc.) riel o carril gemelo o doble.
— SCREW (Mar.) hélice doble, hélices gemelas.
— TUNNEL (Fc.) túnel doble.
— VALVE (Mec.) válvula doble.
TWINE, v. THREAD (Arq.) artesonado de greca (ROPE:) bramante, guita (Mar.) hilo de vela.
TO — (Hiland.) retorcer.
— HEALD (Hiland.) lizo.
— HOLDER (Tej.) portahilos.
TWINER, máquina de colchar || telar de retorcer.

TWINING (Hiland.) v. DOUBLING (Arq.) círculos enlazados.
— BOARD (Tej.) dobladera.
— JENNY or MULE or MACHINE (Tej.) retorcedora.
— SAW, sierra de peineteros.
— THROSTLE (Tej.) continua para retorcer.
TWINLINGS (Gan.) corderos gemelos.
TWINNER (Gan.) madre de mellizos.
TWIRLING-STICK, molinillo (Conf.) molinillo (Tint.) instrumento para mover el añil en la tina.
TWIST, torzal, reunión de varias hebras torcidas juntas || cordón (Tej.) torsión, torcedura (Pel.) trenza (Pan.) galleta o bizcocho duros (Arm.) inclinación del rayado (Arq.) nervura || entorchado (Mec.) torcido (Agric.) fibra de árbol oblicua (Tel.) torcedura.
TO —, v. TO TWINE (Mar.:) colchar (Pel.) trenzar (Arm.) listar (Hiland., Tej.) torcer, retorcer (Enc.) retorcer (Cerr.) (— A KEY,) falsear una llave (Cestería:) trenzar la paja || esterar; (T. S.) torcer la seda con el óvalo || aparejar, torcer la seda || cruzar (TOBACCO:) torcer, hilar, arrollar el tabaco (Tec.) torcer (Cías. de seguros) "twist", matar una póliza en vigor.
— — THE TWIGS (Cestería) guarnecer con soguillas de mimbre una cesta u otra obra de cestería.
— — THE TESTICLES (Vet.) capar por el procedimiento de torsión, (torciendo el cordón testicular).
— IRON, pinzas para retorcer.
— JOINT, empalme por torsión.
— LACE, encaje torzal.
— LOOM, telar de hacer cordones.
— MILL, taller donde se retuerce el hilo o cordón.
— WHEEL, piñón de torsión.
TWISTED (Arm.:) rayado (Hiland.) torcido (tabaco:) especie de tabaco superior (Bot.) torcido.
— JOINT, empalme por torsión.
— CABLE, cable retorcido.
— TREBLE CABLE, cable triple de conductores retorcidos.
TWISTER (Tej.) torcedor, torcedera (pasamanería:) garfio, instrumento para hacer franjas.
TWISTING (Tej.) torsión, retorcedura (Mar.) colcha, reviro (Cías. de seguros) "twisting", v. TO TWIST.
— MACHINE, máquina de colchar, s. DOUBLING-MACHINE, || rueda con que se tuercen los cabestreros o tejedores || máquina de cordonar.

TWISTING MILL, torcedero.
— TOOL, v. TWISTER.
TWITCH (Min.) estrechamiento de una vena (Gan.) acial, (caballo).
TWO-BOX LOOM (Tej.) telar de dos lanzaderas.
— BRICK WALL, muro de 40 cms. de espesor.
— CORD or FOLD or THREADS, de doble hilo.
— CUT (Carp.) lata o chilla de dos y medio centímetros.
— EDGED, de dos filos.
— HANDED, de a dos manos.
— — FRAME SAW, serrucho.
— LINE LETTER (Tip.) s. CAPITAL, de cuerpo doble.
— — ENGLISH (Tip.) canon pequeño.
— MASTED (Mar.) de dos palos.
— PLY (ROPE:) de dos cordones.
— PRONGS, de dos dientes.
— THREAD, v. — CORD.
— SPEED PULLEY (Mec.) polea diferencial.
— STEP (Baile) two-step.
— WAY-COCK (Mv.) llave de dos pasos.
TWYER (Fund., Meta.) tobera, (Perú:) tromba.
— ARCH (Fund.) repisa de los sopletes.
— HOLE (Fund.) boca de la tobera.
— PLATE (Meta:) varma ‖ (— —S OF A CATALAN FORGE:) forjas.
TY (Meta.) v. STRAKE.
TYE (Min.) veta o filón de cruzamiento ‖ tubo de bomba superior.
TYING (Min.) lavado de los minerales (Agric.) atadura de las gavillas (Hil.) reunión de los hilos de algodón ‖ v. CORDING.
TYMBAL (Mús.) timbal.
TYMP (Meta.) timpa.
— ARCH, FAULD (Meta.) repisa de la timpa.
— HOLE (Meta.) orificio de la timpa.
— PLATE or STONE (Meta.) templillo, falsa timpa.
TYMPAN (Mec.) tímpano (Arq.) tímpano (Tip.) tímpano (Carp.) cuarterón, tablero de una puerta.
— or WASTE SHEET (Tip.) hoja de prueba.
TYMPANUM (Mec.) tímpano.
Tyndall BEAM or CONE (After J. —) (Fís. y Quím.) cono de Tyndall.
— METER, aparato para medir el brillo del cono de Tyndall.

TYPE (Tip.) tipo, letra, carácter.
TO — (Med.) confrontar o comparar sangres para la transfusión (Com.) mecanografiar, escribir a o en máquina.
— BAR (Tip.) línea de tipos.
— CASTER or FOUNDER (Tip.) fundidor de tipos.
— CORRECTOR (Tip.) el que corrige directa y escrupulosamente las pruebas de un impreso, según las indicaciones del corrector de pruebas o del mismo autor.
— DISTRIBUTING MACHINE (Tip.) distribuidora mecánica de tipos.
— DRESSING MACHINE (Tip.) máquina de pulir tipos.
— FOUNDRY or FOUNDING, fundición de tipos.
— MEASURE (Tip.) tipómetro.
— METAL (Tip.) metal de imprenta, (plomo y antimonio).
— MOULD (Tip.) matriz, punzón.
— PRINTING APPARATUS, telégrafo impresor.
— PUNCH CUTTER, fabricante de matrices de tipos.
— SETTER (Tip.) cajista.
— SETTING AND DISTRIBUTING MACHINE (Tip.) máquina de componer y distribuir tipos.
— WHEEL (Tip.) rueda tipográfica.
TO TYPEWRITER, escribir en máquina.
TYPEWRITER, máquina de escribir.
TYPHLOLOGY, tiflología.
TYPHO-MALARIA (Med.) tifo-malaria.
TYPHOON, HURRICANE, tifón, huracán.
TYPHOTOXINE, tifotoxina.
TYPIST (Com.) mecanógrafo, dactilógrafo, tipista, escribiente en o a máquina.
TYPHUS (Med.) tifo.
TYPO (Tip.) cajista ‖ obrero de imprenta.
— SCRIPT, — WRITING, mecanograma, escrito a o en máquina.
TYPOCHROMIA (Tip.) tipocromía.
TYPOGRAPHER, tipógrafo.
TYPOGRAPHICAL-POINT, punto tipográfico.
TYPOMETER (Tip.) tipómetro.
TYPOSCRIPT, b. en TYPO.
TYRALINE (Tint.) rojo de anilina.
TYRE, TIRE, llanta, v. TIRE.
Tyrian PURPLE, múrice, púrpura de Tiro.
TYROSINE, tirosina.
TYROSINASE, tirosinasa, tiroquinasa.

U

U-BOAT (Mar.) submarino.
U-BOLT, cabilla en U.
— CAP, codo de unión en U.
— IRON, — or C SHAPED BAR IRON, CHANNEL-IRON, hierro en U o en C.
— SECTION, perfil o corte en U.
— SHAPED FRAME or RIB (Mar.) cuaderna en U.
— RAIL (Fc.) riel o carril en forma de U.
DOUBLE — LEATHER PACKING (Maq.) empaque doble de cuero embutido.
SPRING WITH — or CHANNEL SET (Vm.) hoja con nervio en U.
UBERMENSCH, SUPERMAN (Psicol.) superhombre.
Uchatius GUN (Art.) cañón de Uchatius.
— STEEL (Meta.) acero de Bronce de Uchatius.
UDDER (Gan.) ubre, teta.
— PARTS (Ten.) tetillas.
WINE — (Vin.) odre, pellejo, cuero.
UDION (Elect.) udión.
UDOMETER, RAIN-METER (Fís.) udómetro.
UKELELE (Mús.) ukelele, ukulele.
ULLAGE, merma de un tonel.
ULMANITE (Min.) ulmanita.
ULMATE (Quím.) ulmato.
ULMIC ACID (Quím.) ácido úlmico.
ULMIN, GEINE, HUMINE, ULMINE, HUMUS (Quím.) ulmina.
ULTIMATUM (Mil. y Polít.) ultimátum.
ULTIMATE, ultimado.
ULTRA-MICROSCOPIC, ultra-microscópico.
— SHORT WAVES (Fís., Radio) ondas ultra-cortas.
— VIOLET RAYS (Fís.) rayos ultra violeta.
— UDION (Elect.) ultra udión.
ULTRAMARINE (Pint.) ultramar, azul de ultramar.
— ASHES, v. —.
COBALT —, cobalto de ultramar.
UMBAREL, Bombay-HEMP, cáñamo de Bombay.

UMBEL (Bot.) umbela.
UMBER (Pint.) sombra, tierra de sombra.
TO — (Dib.) sombrear.
— BURNT or CALCINED (Pint.) sombra calcinada, tierra de Siena quemada.
— NATURAL or RAW (Pint.) sombra cruda, sombra de Italia.
Cologne — (Pint.) sombra de Colonia.
Turkish — (Pint.) sombra, tierra de sombra.
UMBILICAL BANDAGE, braguero umbilical.
UMBLES (Caz.) entrañas de ciervo.
UMBRA (Ast.) sombra (Pint.) tierra oscura de Colonia, tierra de sombra.
TO UMBRATE (Dib.) sombrear.
UMBRELLA, paraguas || sombrilla || quitasol.
— ANTENNA, — SHAPED ANTENNA (Tel. In.) antena montada en forma de paraguas.
— or STICK or SWORD BASKET or HOLDER (Vm.) cesta portaparaguas.
— CASE, forro de paraguas.
— DIAPHRAGM (Elect., Ter.) diafragma pantalla.
— STAND, portaparaguas, v. — BASKET.
— STICK, mango de palo de paraguas.
— WALKING-STICK, paraguas bastón.
UMPIRE (Com., Jur.) árbitro, arbitrador, tercero, compromisario.
TO — (Com.) arbitrar.
UNABRIDGED, sin abreviar, completo.
UNACCEPTED (Com., Jur.) no aceptado.
TO RETURN A BILL — (Com., Jur.) devolver una letra por falta de aceptación.
UNADHESIVE, inadherente.
UNAGREEABLE (Com.) incompatible.
UNALLOYED (Quím.) sin liga, sin aleación, puro.
UNALTERABLE, inalterable.
UNANGULAR, sin ángulos.
UNANIMITY, unanimidad.
UNANIMOUS, unánime.
UNANNEALED (Meta.) no recocido.
UNANSWERED (Com.) incontestada.
UNAPPLIED, inaplicado.

UNAPPROPRIATED (Com., Jur.) sin dueño, sin aplicar.

— **LAND** (Jur.) terreno baldío.

UNAPT, inepto.

UNARMED, desarmado.

UNATTACHED, desligado, desprendido.

UNATTAINABLE, inaccessible.

UNATTRACTED, no sometido a la atracción.

UNAVAILABLE, UNAVAILING, ineficaz, inútil.

UNAVOIDABLE, inevitable.

UNBACKED (Equit.) cerril.

UNBAKED (Pan.) no cocido.

— **BRICK** (Alf.) adobe.

UNBALANCED (Mec.) desequilibrado (Com.) no balanceado.

— **MULTIPHASE or POLIPHASE SYSTEM** (Elect.) sistema polifásico no compensado.

— **PHASES** (Elect.) fases desigualmente cargadas.

— **VOLTAGE** (Elect.) tensión no equilibrada.

TO UNBALLAST (Mar.) deslastrar.

UMBALLASTING (Mar.) deslastre.

TO UNBAR, desatrancar o desbarretar una puerta.

TO UNBARK (Arb.) descortezar.

TO UNBARREL, desembarrilar.

TO UNBAST (Cost.) quitar los hilvanes.

TO UNBATE A FOIL (Esg.) desbotonar un florete.

TO UNBATTERY (Elect.) desprender o sacar de la batería.

UNBEARABLE, intolerable.

UNBEARING (Agric.) infecundo, estéril.

UNBEATING, no batido.

UNBECOMING, impropio.

TO UNBED (Seric.) mudar de cama a los gusanos.

UNBEDDING (Seric.) cambio de cama de los gusanos.

TO UNBELAY (Mar.) desmarrar.

TO UNBEND (Carp.) desayustar (Mar.) zafar, desatar, desamarrar, desentalingar. (Tec.) (RELAX, DISMOUNT,) distender, desmontar || aflojar, relajar.

UNBENDING, inflexible.

TO UNBIND, desatar (Enc.) desencuadernar, descuadernar.

— — **FROM THE CABLE** (Tec.) desembrazar.

— — **WHEELS, s. TO UNSHOE.**

TO UNBIT (Mar.) desabitar (Equit.) desembridar.

UNBLEACHED (Pap.) crudo, sin blanquear (Tint.) sin blanquear.

UNBLENDED (Com.) puro, sin mezcla.

TO UNBLOCK (Fc.) desenclavar.

UNBLOCKING CURRENT (Fc.) corriente de desenclavamiento.

UNBOILED, no cocido.

TO UNBOLT (Cerr.) descerrajar una puerta, quitar el cerrojo (Carp.) desbarretar.

TO UNBOTTOM or BREAK (Ton.) desfondar un barril o tonel.

UNBOTTOMED, desfondado, sin fondo.

UNBOUGHT (Com.) no comprado.

UNBOUND (Tec., Mec.,) desatado, suelto, libre (Enc.) a la rústica, sin encuadernar.

TO UNBRACE, (DRUM,) quitar los aros a un tambor (Tec.) desatirantar.

TO UNBRAID, destrenzar, destejer.

UNBRAKED AXLE (Fc.) eje no frenado.

UNBRANNING MACHINE (Mol.) máquina de separar el salvado.

UNBREAKABLE, irrompible.

TO UNBRIDLE (Equit.) desenfrenar, desembridar.

UNBROKE, UNBROKEN (Equit.) cerril, indómito.

TO UNBUCKLE, quitar las hebillas.

UNBUILDING OF A DYNAMO (Elect.) pérdida del magnetismo de un campo de dinamo.

TO UNBURDEN, descargar, exonerar.

UNBURNT, no cocido, crudo (TILE,) crudo.

— **BRICK, UNBAKED-BRICK** (Alf.) adobe.

TO UNBUTTON, desabotonar, desabrochar.

UNCALCINABLE, no calcinable.

UNCALCINATED (Quím.) no calcinado.

UNCALENDERED, no satinado, no calandrado.

UNCANCELLED (Com.) en vigor, no cancelado, no rescindido.

TO UNCASE, sacar de una caja, desencajonar || desgonzar || desenvainar.

UNCEASING, incesante, continuo.

TO UNCHAIN, desencadenar.

UNCERTAIN, incierto.

UNCHARRED, no carbonizado.

UNCHECKED, desenfrenado, no controlado (Com.) no comprobado, no verificado.

UNCIAL-LETTERS, letras unciales o eclesiásticas.

UNCLARIFIED, turbio.

TO UNCLASP, desenganchar, desanudar.

UNCLEAN, sucio.

UNCLEANLINESS, suciedad || impureza.

TO UNCLICK (Mec.) quitar el fiador.

UNCLIPPED (Pap.) sin recortar.

TO UNCLOSE, descercar.

UNCOAGULABLE, incoagulable.

TO UNCOCK (Arm.) desmontar un arma.

UNCOCKED (Arm.) en el seguro.

TO UNCOG, (Rel.) desengranar.

TO UNCOIL, desarrollar, desenrollar, devanar.

UNCOLOURED, incoloro || decolorado.

UNCOMBED WOOL (Tej.) lana en rama.

UNCOMBINABLE (Quím.) incombinable, sin poder ser combinado.

UNCOMFORTABLE, incómodo, "inconfortable".

UNCOMMON, raro, no común.

UNCOMPACT, poco compacto, no compacto, incompacto.

UNCONDENSABILITY (Quím.) incondensabilidad.

UNCONDENSABLE, incondensable.

UNCONDENSED, no condensado.

UCONDITIONAL, incondicional.

— SURRENDER (Mil.) rendición incondicional, rendición a discreción.

UNCONGEALABLE, incongelable.

UNCONNECTED (Mec.) inconexo ‖ desconectado.

— HORN-CHEEKS or BLOCKS (Fc.) placa de guarda sin traviesa superior.

UNCONSCIOUS (Psicol.) inconsciente (Psicoan.) inconsciente, latente ‖ subconsciente, inconsciente, reprimido.

UNCONSUMED, no consumido, inconsumido.

UNCONTROLLABLE, fuera de control, inmanejable, irrefrenable, incontrolable.

TO UNCORK (Arb.) descorchar (Lic.) (TAKE THE CORK OUT,) destapar, sacar el corcho.

UNCORKER, descorchador.

UNCOUNTABLE, innumerable, incontable.

TO UNCOUPLE (Mec.) (DISCONNECT,) desconectar, desembragar, desengranar (Fc.) desenganchar (los carros).

— HOUNDS (Caz.) desatraillar.

— WHEELS (Mec.) desengranar.

UNCOUPLED or **FREE WHEEL** (Fc.) rueda portante.

UNCOUPLING CHAIN (Fc.) cadena de desconectar.

— LEVER (Fc.) palanca de desenganchar.

AUTOMATIC — (Fc.) desenganche automático.

AUTOMATIC — DEVICE, mecanismo de desenganche automático.

UNCOURSED (Alb., Const.) fuera de hilada.

TO UNCOVER, descubrir, destapar.

— — LAYERS (Min.) descubrir minas.

— — THE LODE (Min.) poner el filón a la vista.

UNCOVERED (Com.) en descubierto.

UNCROPPED (Agric.) no segado, no cortado.

UNCROSSED COILS (Elect.) carretes no cruzados.

UNCRYSTALLIZABLE (Quím.) no cristalizable, incristalizable.

UNCTION, unción ‖ untura, ungüento.

UNCTUOSITY, untuosidad.

UNCULLED, no escogido.

UNCULTIVABLE, UNFIT FOR CULTIVATION (Agric.) incultivable.

UNCULTIVATED, UNTILLED, WASTE (Agric.) inculto ‖ erial.

TO UNCURL, desenrizar, desencrespar.

UNCUT (Cant.) en bruto (Joy.) en bruto, sin tallar o cortar (Enc.) no cortado.

TO UNDAM (Hid.) quitar los diques.

UNDAMAGED (Com.) ileso, libre de averías.

UNDAMPED OSCILLATION, oscila ci ón no amortiguada.

— WAVES, v. CONTINUOUS WAVES, ondas sin amortiguamiento.

UNDECAGON (Geom.) endecágono.

UNDECIPHERABLE, indescrifrable.

UNDEFENDED (Mil.) descubierto, indefenso.

UNDENIABLE, innegable.

UNDER, bajo, debajo.

TO — BEAR (Sast.) forrar.

— — BUY (Com.) comprar a menos del precio.

— — CUT, socavar.

— — DITCH or DRAIN (Ing.) cavar pozos subterráneos.

— — FACE A MOULD (Meta.) empolvar los moldes.

— — GO, sufrir, soportar.

— — LAY, apuntalar, apoyar (Tip.) realzar, calzar (Min.) s. TO DIP.

— — LET (Jur.) subarrendar.

— — LIE, estar debajo.

— — LINE, (Cal., Tip.) subrayar.

— — MINE (Ing.) zapar, minar, socavar.

— — PIN (Arq.) apuntalar o socalzar los cimientos, apuntalar por la base.

— — PRICE (Com.) menospreciar, desestimar.

— — PROP (Ing.) apuntalar por debajo.

— — RUN (Mar.) manejar ‖ recorrer ‖ resacar ‖ visitar.

— — THE CABLES (Mar.) recorrer los cables.

— — A TACKLE (Mar.) aclarar los guarnes de un aparejo.

— — SCORE, subrayar.

— — SELL, SELL OFF AT UNDERPRICE (Com.) mal vender, vender a precio más bajo que otro.

— — SIGN (Com.) subscribir.

— — TAKE (Com.) emprender ‖ encargarse.

— — — THE WORKING OF A MINE (Min.) encargarse de la explotación de una mina.

— — VALUE, v. — PRICE.

— — WORK (Com.) trabajar a precio vil.

— — WRITE, subscribir ‖ asegurar.

— ACTION, acción secundaria, acción accesoria.

— AGE (Jur.) menor de edad.

— AGENT (Com.) subagente.

— ARMS, debajo de las armas, bajo las armas.

— BACK (Cerv.) cuba de mosto.

— BARE POLES (Mar.) a palos secos.

— BEVELLING (Mar.) escantillón agudo.

— BRIDGE (Fc.) viaducto debajo de la vía, paso inferior o por debajo.

UNDER BRUSH, maleza.
— CARRIAGE (Aeron.) v. LANDING-GEAR.
— CLOTHING, vestidos o ropas interiores.
— COMMUTATION (Elect.) subconmutación, conmutación insuficiente.
— COVER (Com.) bajo cubierta || al abrigo.
— CROFT, (CHURCH,) s. CRYPT.
— CURRENT (Mar.) corriente submarina.
— CUTTING (Cant.) socavadura (Min.) regadura, socava, trabajo a cuello torcido.
— DRAIN, acueducto o foso subterráneo, reguera, desaguadero.
— DRAINING, desaguadero subterráneo.
— DRAWERS, calzoncillos.
— EXCITATION (Elect.) de una excitación inferior.
— FILLING (Arq.) cimientos de un edificio.
— FIRE (Mil.) bajo el fuego.
— — FLOORING (Mar.) soler, solera.
— FOOT (Mar.) debajo del pantoque.
— FRAME (Vm.) bastidor, chassis completo.
— GIRTH (Tal.) barriguera.
— GROUND, subterráneo (Min.) fondo || mina.
— — COMBUSTION or FIRE (Min.) incendio subterráneo.
— — CONDUCTOR (Elect.) conductor subterráneo.
— — HAULING, CONVEYANCE — — (Min.) transporte o acarreo subterráneo.
— — LINES (Fc.) líneas subterráneas.
— — MAIN or CABLE (Elect.) cable o línea subterránea.
— — SUBWAY, pasaje de túnel.
— — WIRE (Tel.) hilo de las líneas subterráneas.
— GROWTH (Arb.) achaparrado.
— HAND AND SEAL (Com., Jur.) bajo firma y sello.
— HAULING, v. — GROUND HAULING.
— JAW, quijada inferior.
— LABIUM, — LIP (Org.) contrabisel, labio inferior.
— LABORER, peón.
— LAY (Tip.) calzo, realce (Min.) buzamiento.
— — SHAFT (Min.) pozo inclinado o en pendiente.
— LEASE (Jur.) subarriendo.
— THE LEE (Mar.) a sotavento.
— LYING (Geol.) subyacente.
— MASTED (Mar.) de poca arboladura.
— MILL-STONE (Mol.) solera.
— MINED (Const.) s. BARED.
— MINING (Min.) explotación subterránea (Arq.) (WASHING AWAY, BARING OF THE FOUNDATION OF A BUILDING) descalce, socavadura.
— MOST, de más abajo, inferior.
— OIL (Maq. Elect.) con cierre de aceite.

UNDER PINNING, apuntalamiento por la base.
— PRESSURE (Fís.) depresión.
— PROOF (Dest.) de graduación inferior.
— RAFTER (Carp.) falso cabrio.
— REPAIR (Mar.) en recorrida.
— ROOF, s. KING-PIECE (Carp.) pendolón.
— SAIL (Mar.) a la vela.
— SEA (Adj.) submarino || (—, —S,) (Adv.) submarinamente.
— SHAFT, v. — LAY-SHAFT.
— SHOT (Hid.) de paletas.
— — WATER-WHEEL, — — WHEEL, rueda de paletas.
— SIGNED (Com., Jur.) infrascrito.
— SKIRT, enagua.
— SLUNG, (THE FRAME OF CHASSIS BELOW THE AXLES) (Vm.) con bajo centro de gravedad.
— SOIL (Geol.) subsuelo.
— STEAM (Mar.) sobre vapor.
— STRATUM (Geol.) substratum.
— SYNCHRONOUS, HYPOSYNCHRONOUS (Elect.) subexcitado en retraso.
— TAKER, v. CONTRACTOR || empresario de pompas fúnebres.
— —, v. FUNERAL DIRECTOR.
— TAKING, empresa.
— TENANT (Jur.) subarrendador.
— TOW (Mar.) resaca.
— VALUATION (Com.) menosprecio, desestimación, estimación baja.
— VALVE (Mec.) válvula de cierre inferior.
— VIEWER (Min.) subinspector.
— WATER, agua subterránea.
— WAY (Mar.) en marcha.
— WEIGHT, de peso escaso, de peso ligero.
— WOOD (Arb.) monte bajo.
— WORKINGS (Min.) excavaciones subterráneas, obras en el filón.
— WORKMAN, obrero bajo tierra.
— WRITER (Com.) asegurador.
— WRITTEN (Com., Jur.) infrascrito.
Underwood TYPEWRITER MACHINE, máquina de escribir Underwood.
UNDIAPHANOUS, opaco, sin diafanidad.
UNDILUTED, no diluído.
UNDIRECTED (Com.) sin dirección.
UNDISCHARGED (Com.) no pagado (Elect.) cargado.
UNDISPUTED (Jur.) incontestado.
UNDISSOLVABLE (Quím.) insoluble.
UNDIVIDED, indiviso (Tec.) indiviso, no graduado.
TO UNDO (Mec.) desmontar (Tej.) (— A STUFF,) destejar s. UNWEAVE || destrenzar, descolchar, destorcer (Pap.) (CUT, REDUCE RAGS,) deshacer, deshilachar.
— A CABLE, descordar un cable.

TO **UNDOCK**, sacar del dique.

UNDRAWN, no extraído (Com.) no girado.

UNDRESS (Mil.) traje de cuartel o de fatiga.
TO —, desnudar.

UNDRESSED, v. CRUDE, en bruto, en rama, natural.

— SHEEPSKINS (Ten.) zaleas.

UNDRIVEN (Const.) no construído.

UNDUE (Com.) indebido, por vencer (Jur.) injusto, indebido.

TO **UNDULATE**, ondular, ondear.

UNDULATING (Fc.) con pendientes y rampas.

UNDULATION (Fís.) ondulación, s. WAVING, OSCILLATORY.

— OF GROUND, s. RIDEAU.

UNDULATOR (Elect.) ondulador.

UNDULATORY, ondulatorio, onduloso, ondeante.

— CURRENTS (Tel.) corrientes ondulantes.

UNDULY (Com.) indebidamente.

UNDYED (Somb., Tej.) en blanco.

TO **UNEARTH**, desenterrar.

UNEASY (Mar.) trabajoso, tormentoso.

— SHIP (Mar.) buque que trabaja mucho.

UNEMBODIED (Quím.) no incorporado.

UNEMPLOYED (Com.) sin empleo, cesante (Mil.) supernumerario, de reemplazo.

UNEMPLOYMENT, sin trabajo, sin empleo (generalmente:) los sintrabajo.

UNENCUMBERED (Com., Jur.) libre de gravamen.

UNEQUAL, UNEVEN, desigual.

UNEQUALLED (Com.) sin rival.

UNEVEN, UNEQUAL, desigual (Tip.) s. ODD PAGE.

— GROUND (Top.) altibajos.

— NUMBER (Arit.) non, número non.

— PAPER, papel desigual.

UNEXHAUSTED, inexhausto, inagotable.

UNEXPECTED, inesperado.

UNEXPLORED, inexplorado.

UNFADING (Tint.) fijo, durable.

UNFAILING (Com.) infalible.

UNFAIR (Com.) injusto.

UNFALTERING, firme, seguro.

TO **UNFASTEN**, desatar, desligar, soltar.

UNFELTING, BREAKING, desfieltraje.

UNFENCED, sin cercar.

UNFERTILE (Agric.) estéril, infecundo.

TO **UNFETTER HORSES**, quitar los grillos, desmanear.

UNFINISHED (Tec.) no acabado.

TO **UNFISH THE RAIL** (Fc.) desmontar las bridas.

UNFISHED JOINT (Fc.) junta descubierta.

UNFIT, impropio ‖ inservible ‖ incapaz, inhábil.
TO —, inhabilitar.

TO **UNFIX**, soltar, quitar, aflojar.

TO **UNFLAKE (HOSE,)** desenrollar.

TO **UNFOLD**, desplegar, desdoblar, desenrollar.

UNFORESEEN, imprevisto.

UNFORTIFIED (Fort.) abierto, sin fortificar.

UNFRUITFUL (Agric.) infecundo, estéril, infructífero.

UNFULFILLED (Com.) no cumplido, no ejecutado.

TO **UNFURL** (Mar.) largar, desplegar.

UNFURLED (Mar.) largo.

UNFURNISHED, (ROOM or HOUSE,) desamueblado (Mec., Tec.) desprovisto.

UNGARNISHED, desguarnecido.

TO **UNGEAR** (Equit.) desenjaezar (Mec.) (DISENGAGE, PUT OUT OF GEAR, UNCOUPLE, DISCONNECT,) desembragar, desconectar, desengranar.

TO **UNGILD**, desdorar.

UNGILDING, desdorado.

UNGILT, no dorado.

TO **UNGLAZE**, deslustrar.

UNGLAZED (Vid.) no vidriado (Tej.) no lustrado o satinado.

TO **UNGLUE**, desencolar.

UNGOT COAL (Min.) vena virgen de carbón.

TO **UNGRAIN, GRAZE UPON** (Ten.) quitar el grano.

TO **UNGREASE** (Tint.) dar el baño, desgrasar (Mec.) desengrasar.

UNGROUNDED, infundado.

UNGULA (Geom.) úngula.

TO **UNGUM**, desengomar.

TO **UNHAFT**, desenmangar.

TO **UNHAIR**, depilar.

— — THE HIDE, SCRAPE OFF THE HAIR (Ten.) apelambrar, depilar la piel.

UNHAIRING (Ten.) apelambradora ‖ depilación, repelo.

— MACHINE (Ten.) máquina de apelambrar.

TO **UNHALTER**, descabestrar.

TO **UNHANDLE**, desmangar.

UNHANDY (Com.) incómodo.

TO **UNHANG THE RUDDER** (Mar.) desarmar o desmontar el timón.

UNHARDENED (Meta.) no templado (Cer.) tierno.

TO **UNHARNESS**, desenjaezar, desaparejar.

TO **UNHASP**, desenganchar.

UNHEALTHY, insalubre.

UNHEEDED (Com.) desatendido.

UNHEWN (WOOD,) en bruto.

TO **UNHINGE** (Cerr.) desgonzar.

TO **UNHOOK**, desabrochar.

TO **UNHOOP** (Ton.) quitar los aros o los arcos.

TO **UNHORN** (Gan.) descornar, desmochar los cuernos.

TO **UNHORSE** (Equit.) desmontar, desarzonar.

UNHURT, ileso.

TO UNHUSK, descascarar.

UNICOIL WINDING (Elect.) arrollamiento de una sola hendidura.

UNICORN (B. A.) unicornio (Zool.) rinoceronte.

UNICYCLE, velocípedo de una rueda.

UNIDIRECTED DISCHARGE (Fís.) descarga dirigida en el mismo sentido.

UNIDIRECTION OF THE MOLECULES, dirección de las moléculas en el mismo sentido.

UNIDIRECTIONAL (Tec.) que tiene una dirección determinada o fija o estable.

UNIFILAR, unifilar.

— **ELECTRODYNAMOMETER** (Elect.) electrodinamómetro unifilar.

— **MAGNETOMETER** (Elect.) magnetómetro unifilar.

— **SUSPENSION** (Elect., Tel.) suspensión unifilar.

UNIFORM (Tec.) (EQUABLE.) uniforme (Mec.) s. CONSTANT, uniforme, constante (Meta.) (STEADY TEMPERING OF STEEL,) temple igual del acero.

— (Mil.) uniforme, v. adelante FULL-DRESS.

— **FIELD** (Fís.) campo uniforme.

— **MAGNETIC FIELD,** campo magnético uniforme u homogéneo.

— **MOTION** (Mec.) movimiento uniforme.

— **TWIST** (Art.) rayado uniforme.

FULL-DRESS — (Mil.) uniforme o traje de gala.

UNDRESS —, v. UNDRESS.

UNIFORMITY, uniformidad.

TO UNIFY,, unificar.

UNILATERAL, unilateral.

UNIMPROVED (Agric.) sin cultivar.

UNINFLAMMABLE, INCOMBUSTIBLE (Química) no inflamable.

UNION OF SOCIALIST SOVIET REPUBLICS, U. S. S. R. Unión de Repúblicas Soviético Socialistas, U. R. S. S.

UNION (Mec.) junta, unión, trabazón, conexión (Alb.) cubrejuntas (Com.) sindicato, unión || asociación, unión (Tej.) s. COTTON-WARP CLOTH, tela de unión.

— **BANK** (Com.) sociedad bancaria.

— **FLAG** (Mar.) yak, bandera nacional británica.

— **JOINT,** manguito de empate para tubos.

— **MAN** (Com.) obrero de la unión o asociación.

— **PIPE** (Mús.) flauta doble de la gaita, v. PIPE —.

— **PRINTING MACHINE** (impresión sobre telas:) prensa de cilindros de madera y cobre.

— **SCREW or JOINT,** cubo roscado de empate.

HOSE —, unión de tubos flexibles.

PIPE —, unión roscada, unión de rosca.

RAILWAY — (Com., Fc.) sindicato de varias líneas férreas.

TRADE — (Com.) gremio, unión, asociación de obreros.

UNIQUE, único.

UNIPOLAR (Fís.) unipolar.

— **ARMATURE** (Elect.) armadura de una dinamo unipolar.

— **CONDUCTIVITY** (Fís.) conductibilidad unipolar.

— **DYNAMO** (Elect.) dinamo unipolar.

— **INDUCTION, — CURRENT INDUCTION** (Elect.) inducción unipolar.

— **MAGNET** (Fís.) imán unipolar.

— **TRANSFORMER** (Elect.) transformador unipolar.

UNIPOLARITY (Fís.) unipolaridad.

UNIRRIGATED LAND (Agric.) terreno secano.

UNISONANCE, unisonancia.

UNIT (Arit.) unidad (Tec.) unidad || unidad, conjunto, juego completo de piezas, aparatos, etc.

— **OF CURRENT** (Elect.) unidad (de intensidad) de corriente.

— — **ELECTRIC CALORIC,** v. JOULE.

— — **CAPACITY,** v. FARAD.

— — **ENERGY,** v. WATT.

— — **INTENSITY,** v. AMPERE, A.

— — **QUANTITY,** v. C, COULOMB.

— — **RESISTANCE,** v. OHM.

— **ELECTROMOTORIC FORCE,** v. VOLT. V.

— **FORCE,** unidad de fuerza.

— **HEAT** (Fís.) caloría, unidad de calor.

— **ILLUMINATION** (Elect.) unidad de alumbrado.

— **JAR** (Tec.) botella electrométrica.

— **OF LENGTH,** unidad de longitud.

— **LIGHT,** unidad de luz.

— **MAGNETIC POLE** (Elect.) unidad de polo.

— **PRICE** (Elect.) precio unitario o por unidad.

— **OF VOLTAGE** (Elect.) unidad de tensión.

— **WORK** (Tec.) unidad de trabajo.

ABSOLUTE — (Tec.) unidad absoluta.

ABSOLUTE — OF SELF-INDUCTION (Electricidad) unidad absoluta de autoinducción.

B. A. — (Tec.) unidad de la Asociación Británica.

C. G. S. — (Tec.) unidad C. G. S. (centímetro-gramo-segundo); unidad del sistema cegesimal

C. G. S. —S (SYSTEM,) (Tec.) unidades centímetro-gramo-segundo; sistema cegesimal.

DERIVED — (Tec.) unidad derivada.

DYNAMICAL —, unidad dinámica.

ELECTRODYNAMIC — (Elect.) unidad electrodinámica.

ELECTROLYTICAL —, unidad electrolítica.

FUNDAMENTAL —, unidad fundamental.

MEASURING — OF SURFACE, unidad de superficie.

PRACTICAL — (Tec.) unidad práctica.

Siemens — (Elect.) unidad de resistencia eléctrica, unidad Siemens.

SIEMENS, v. siemens.

STANDARD ELECTRICAL — (Elect.) unidad eléctrica de tipo.

THERMAL —, unidad de calor o térmica.

Violle's PLATINUM — (Fotometría) unidad de Violle.

UNIVALVE (Bot.) univalvo.

UNIVERSAL BALL JOINT (Vm.) Cardan de esfera (con muescas o ranuras en cruz).

— CHUCK (Torn.) mandril universal, v. — FACE PLATE.

— CLAMP, borna universal.

— COMPASS (Dib.) compás universal.

— COUPLING (Mec.) articulación universal.

— CULTIVATOR (Agric.) cultivador universal.

— FACE PLATE (Torn.) plato universal de torno.

— FORCEPS (Dent.) pinza universal.

— FUSING ELEMENT (Elect.) elemento fusible universal.

— GALVANOMETER (Fís.) galvanómetro universal.

— JOINT (Mec.) conexión universal.

— LATHE (Torn.) torno universal.

— RATCHET, trinquete universal.

— SCREW WRENCH, destornillador o desarmador universal.

— SQUARE, escuadra universal.

UNIVERSITY, universidad.

— EXTENSION, extensión universitaria.

— CAMPS, campos, posesiones de la universidad.

TO UNJOIN, desunir.

UNJUST (Jur.) injusto.

TO UNKNIT, destejer.

TO UNKNOT, desanudar, desatar, desamarrar.

UNKNOWN, desconocido, ignoto, incógnito.

TO UNLACE, desenlazar (Mar.) descoser velas, quitar las bonetas.

— — A SAIL (Mar.) desenvergar una vela.

— — STUDDING-SAIL (Mar.) quitar una barredera.

TO UNLADE (A SHIP, etc.) descargar.

UNLADING, descarga.

— OF WOOD, desembarque de la madera.

TO UNLASH (Mar.) descoser || desamarrar.

TO UNLATCH (Cerr.) quitar el picaporte.

TO UNLATH (Carp.) deslatar.

UNLAWFUL (Jur.) ilegal, ilícito.

TO UNLAY (Mar.) descolchar, destorcer una jarcia.

TO UNLEAD, MAKE SOLID (Tip.) quitar las interlíneas.

UNLEAVENED BREAD (Pan.) pan ázimo o sin levadura.

TO UNLEVEL, desnivelar.

UNLEVELLED, desnivelado.

UNLIKE (Tec.) desigual, contrario, desemejante, disímil (Com.) inverosímil, improbable.

— POLES (Fís.) polos contrarios.

TO UNLIMBER (Art.) quitar el avantrén.

UNLIMITED (Tec.) ilimitado.

— COMPANY, PARTNERSHIP (Jur.) sociedad regular colectiva o en nombre colectivo, compañía de responsabilidad ilimitada.

TO UNLINK, deslabonar, deshacer los anillos de una cadena || desatar.

UNLIQUIDATED (Com.) ilíquido.

TO UNLOAD, descargar.

UNLOADER, LIGHTERMAN, descargador.

HAY —, descargador de heno.

UNLOADING, descarga.

— POINT, punto de descarga.

— SIDING (Fc.) vía de descarga.

— OF WOOD, desembarque de la madera.

TO UNLOCK (Cerr.) abrir una cerradura (Tip.) (UNTIE THE FORM,) abrir las formas (Carr.) (UNSKID A WHEEL,) desenrayar una rueda.

— A WHEEL (Mec.) descalzar una rueda.

TO UNLUTE (Fund.) desbrascar.

TO UNMAGNETIZE (Fís.) desimanar.

UNMALLEABILITY (Fís.) inmaleabilidad.

UNMANAGEABLE, ingobernable (Mec.) incómodo.

UNMANURED (Agric.) sin abonar.

UNMARKED (Com.) sin marca.

UNMARKETABLE (Com.) invendible.

TO UNMAST A SHIP (Mar.) desarbolar un buque.

TO UNMATCH, desemparejar, desaparear.

UNMEASURED, ilimitado, sin medida, inmenso.

UNMELLOWED (FRUIT,) inmaduro.

UNMELTABLE (Quím. y Fund.) infusible.

UNMERCHANTABLE, v. UNMARKETABLE.

TO UNMESH, (KNITTING,) desmallar, desatar las mallas o las cazonetas.

UNMETALLIC, no metálico.

UNMILKED (Gan.) no ordeñado.

UNMILLED (Mol.) no molido.

UNMIXED, sin mezcla.

TO UNMOULD (Tec.) desamoldar.

TO UNMOOR (Mar.) desamarrar || quedar sobre un ancla.

UNMORTGAGED (Jur.) libre de gravamen.

UNMOUNTED (Joy.) desmontado.

TO UNMUFFLE, desembozar.

TO UNMUZZLE (Gan.) desbozalar, quitar el bozal.

TO UNNAIL, desclavar.

UNNAVIGABLE, innavegable.

TO UNNERVE, WEAKEN (Meta.) enervar.

UNOCCUPIED, vacante, desocupado, libre.

UNO RAIL, riel central.

UNOWNED (Jur.) mostrenco.

UNOXYDATED (Quím.) no oxidado.

UNOXYGENATED (Quím.) no oxigenado.

TO UNPACK, desembalar, desempacar, desenfardar.

UNPAID (Com., Jur.) no pagado.

   FIRST AND SECOND BEING — (Com.) no habiéndolo hecho por la primera o segunda.

   FIRST AND THIRD BEING — (Com.) no habiéndolo hecho por la primera o tercera.

   SECOND AND THIRD BEING — (Com.) no habiéndolo hecho por la segunda o tercera.

   TO RETURN A BILL — (Com.) devolver una letra por falta de pago.

UNPAIRED, desapareado, desemparejado.

TO UNPAVE, TAKE UP THE PAVEMENT, desenlosar, desempedrar, desadoquinar.

TO UNPEG, UNPIN (Carp.) desclavar, desenclavijar.

TO UNPEN (Gan.) sacar el ganado del redil.

TO UNPIN (Carp.) v. TO UNPEG (Mod.) quitar los alfileres.

TO UNPLAIT, TAKE OFF PLAITS (Tej.) destrenzar, quitar los plisados.

UNPLANTED (Bot.) espontáneo.

UNPLIABLE, no plegable.

UNPLOUGHED LAND (Agric.) erial, tierra sin cultivar

TO UNPLUG (F. de Az.) destapar.

UNPLUGGED (Elect.) sin clavija, sin tapón de conmutación.

UNPOISED (Mec.) desequilibrado, v. UNBALANCED.

UNPOLARIZED (Fís.) no polarizado.

UNPOLISHED (mármol, Joy.) mate, sin pulir.

TO UNPRIME, descebar un barreno.

UNPRINTED (Tej.) liso (Tip.) en manuscrito.

UNPRODUCTIVE (Com.) improductivo, no lucrativo.

— CAPITAL (Com.) capital muerto o improductivo o inactivo.

— LODE (Min.) matacho.

UNPROFITABLE (Com.) improductivo, no lucrativo (Agric.) infecundo.

UNPROLIFIC (Gan.) estéril.

UNPLUBISHED (Tip.) inédito.

UNQUALIFIED, sin restricción.

UNQUESTIONABLE (Com., Jur.) indisputable, incontestable.

UNRACKED (Vin.) no trasegado.

TO UNRAVEL, DRAW OUT THE THREADS, RAVEL OUT, UNWEAVE (Cost.) desembrollar, desenmarañar (Mar.) desengarzar.

UNREDEEMED (Jur.) no redimido, no desempeñado, gravado.

TO UNREEVE (Mar.) despasar la maniobra.

UNREFINED, sin refinar.

UNREGULATED, irregulado (Rel.) (UNSET,) no regulado.

TO UNREIN, quitar la brida.

UNREPEALED (Jur.) en vigor, no revocado, no derogado.

UNRESERVED (Com.) sin restricción.

UNRESOLVABLE (Jur.) insoluble.

UNRETURNED (Com.) no devuelto.

UNREVETED WORK (Fort.) obra sin revestimiento.

UNREVOKED (Com., Jur.) no revocado.

TO UNRIB, (TOBACCO,) desvenar.

TO UNRIG (Mar.) desaparejar.

TO UNRING, quitar los anillos.

TO UNRIP, descoser.

UNRIPE (Agric.) verde, sin madurar.

UNRIVALLED (Com.) sin rival, sin competencia.

TO UNRIVET, TO UNCLINCH (Cerr.) quitar los remaches.

UNROASTED (Meta.) no calcinado (Com.: café, etc.) no tostado.

TO UNROLL, desarrollar, desenrollar.

TO UNROOF (Const.) destechar.

TO UNROOT (Hort.) desarraigar.

UNRULED (Pap.) sin rayar (Com.) no regulado.

UNRULY (Equit.) indócil.

TO UNRUST, GET UP THE RUST or OXIDE (Quím.) desenmohecer, desoxidar.

TO UNSADDLE, TAKE OFF THE SADDLE (Equit.) desensillar.

UNSAFE (Com.) inseguro.

UNSALEABLE (Com.) invendible.

TO UNSALT, desalar.

TO UNSCALE, descamar.

UNSCANNED, no medido.

TO UNSCOTCH, descalzar (Carr.) (UNSKID A WHEEL,) desenrayar.

UNSCOURED, (UNBOILED, RAW) (Seric.) crudo, sin lavar.

TO UNSCRAMBLE (Com.) separar, desunir, desfusionar.

UNSCREENED, no cernido, no cribado (Agric.) descubierto.

TO UNSCREW, SCREW OFF, destornillar, desatornillar || desarmar.

TO UNSEAL (Com., Jur.) quitar o romper el sello.

TO UNSEAM, descoser.

TO UNSEAT (Equit.) desarzonar (Mec.) quitar de su asiento (Mueb.) quitar el asiento.

UNSEAWORTHY (Mar.) en mal estado || sin condiciones marineras.

UNSECURE (Com.) inseguro.

UNSEPARABLE, inseparable, fijo.

TO UNSERVE THE CABLES (Mar.) desaforrar los cables.

UNSET (Joy.) desmontado (TOOLS,) no afilado (TOOLS, UNVARNISHED,) no barnizado.

TO UNSET, desmontar (Joy.) (REMOVE FROM THE MOUNTING,) desmontar.

TO UNSETTLE, agitar, perturbar (Mar.) descomponer.

UNSETTLED (Com.) por pagar, pendiente, en deuda (Tec.) desarreglado, descompuesto (Mil.) variable (Lic.) turbio.

TO UNSEW, UNSTITCH, descoser.

UNSHADED (Pint.) no sombreado.

UNSHAKEN (Com.) firme, inmutable.

TO UNSHAPE, deformar.

TO UNHEATH (Mar.) desaforrar, desenvainar.

UNSHELTERED (Const.) desabrigado, sin techo.

TO UNSHIP, desembarcar || desarmar, desmontar.

— — THE OARS (Mar.) desarmar los remos.

— — — PADDLES (Mv.) quitar las ruedas.

— — — SCREW (Mar.) desmontar la hélice.

UNSHIPPING, desembarco (Mec.) s. UNWEDGING.

UNSHOD, descalzo || desherrado.

TO UNSHOE (Carr.) (UNBIND WHEELS,) quitar las llantas (Vet.) (TAKE OFF THE SHOES,) desherrar.

UNSHORN (Gan.) sin esquilar.

UNSIFTED, no tamizado, no cribado.

TO UNSILVER, SCRAPE THE SILVER OFF desargentar, quitar la plata.

UNSINKABILITY, INSUBMERSIBILITY, insumergibilidad.

UNSINKING, insumergible.

UNSIZED (Pint.) no blanqueado (Pap.) sin cola || desencolado.

TO UNSKID (Carr.) desenrayar una rueda.

UNSKILFUL (Com.) inhábil, torpe.

UNSLAKED (LIME,) cal sin apagar.

TO UNSLING (Mar.) deslingar.

TO UNSLUICE (Hid.) quitar las esclusas.

UNSMOOTH (Mader.) nudoso.

TO UNSOCKET, s. TO DISJOINT.

TO UNSOD, BURNBAIT (Agric.) quemar las tierras, desterronar.

UNSOLD (Com.) invendido.

TO UNSOLDER, TAKE OFF THE SOLDER, desoldar, quitar la soldadura.

TO UNSOLE (Vet.) despalmar (Zap.) quitar las suelas.

UNSOLVABLE (Arit.) insoluble.

UNSOLVED (Com., Jur.) insoluto, pendiente de resolución.

UNSOPHISTICATED (Tec.) sin adulteración.

UNSORTED (Com.) por clasificar o separar.

TO UNSOUR (Quím.) desacidificar.

UNSPACED (Tip.) sin interlinear, no separado por interlíneas.

UNSPENT, no gastado.

TO UNSPIKE A GUN, desclavar un cañón.

— — — RAIL (Fc.) desclavar un riel o carril.

UNSPIKING, desclavamiento.

UNSPLIT, no hendido, no dividido, no partido.

TO UNSPOOL, HATCHEL OUT (Tej.) desencanillar.

UNSPRUNG (Aeron.) sin resortes o muelles, v. TO SPRING.

UNSQUARED TIMBER (Mader.) madera no escuadrada.

UNSTABLE (Mec.) inestable.

— EQUIPOISE or BALANCE (Mec.) equilibrio inestable.

TO UNSTAIN, quitar una mancha.

UNSTAMPED (Tec.) no marcado, no sellado (Com.: correos,) (UNPAID or — LETTER,) carta sin franquear (Plat.) no contrastado.

TO UNSTARCH (Tint.) quitar el almidón.

UNSTEADY, TO BE —, SHAKE LOOSE (Mec.) tener mucho juego, inestable.

TO UNSTEEL (Meta.) desacerar.

UNSTEEPED, no remojado.

TO UNSTITCH, UNTACK (Tej., Cost.) descoser, desapuntar.

TO UNSTOPPER (Mar.) desabuzar.

TO UNSTRAND, descolchar.

UNSTRATIFIED (Geol., Min.) no estratificado.

TO UNSTRING (Tej.) desengazar, desensartar.

UNSUPPORTED, sin apoyo.

INSURE, incierto.

UNSYMMETRICAL, asimétrico.

TO UNTACK, v. TO UNSTITCH.

UNTAMED (Gan.) cerril.

UNTAPED, desnudo, sin forro.

UNTARNISHED, sin empañar.

UNTARRED CORD or ROPE (Mar.) cabo blanco.

UNTARRING (CASKS,) remoción del alquitrán.

UNTEMPERED (Meta.) sin templar.

UNTEMPERING, BURNING, (STEEL,) (Meta.) destemple.

UNTENANTED, (HOUSE,) desocupado, desalquilado.

TO UNTHREAD, desensartar.

TO UNTIE, desatar, desanudar (Mar.) desamarrar.

— — A FORM, UNLOCK (Tip.) aflojar la forma.

— — — KNOT (Mar.) zafar, deshacer un nudo.

TO UNTILE (Const.) destechar, destejar.

TO UNTILT, desentoldar.

UNTIMBERED, sin entibación.

TO UNTIN, desestañar.

UNTOUCHED, VIRGIN (Min.) virgen, intacto.

UNTRAVELLED (Geo.) inexplorado, virgen.

UNTRIED, no probado o ensayado.

TO UNTRIG, desenrayar.

UNTRIMMED, no cortado, no desbastado, no pulido.

UNTRUE, TO MAKE — (Cerr.) mezclar una cerradura.

TO UNTWINE, destorcer (Mar.) descolchar.

TO UNTWIST, s. UNBRAID, UNTWINE (Tej.) v. UNRAVEL.

— — A ROPE (Tec.) tesdar.

UNTYING, desanudadura.

TO UNVARNISH, desbarnizar.

UNVARYING, invariable.

UNVITRIFIED, no vitrificado.

UNVITRIFIABLE, no vitrificable.

TO UNWALL, desmantelar.

UNWALLED, WITHOUT WALLS, desmantelado, sin muros (Fort.) abierto.

UNWARNED (Com., Jur.) desprevenido, sin previo aviso.

TO UNWARP (Carp.) desalabear.

UNWARRANTED (Com. y Jur.) sin garantía || injustificable.

UNWASHED, UNBLEACHED, BROWN (Tej.) crudo.

TO UNWATER (Min.) sangrar.

UNWATERED (Agric.) sin regar.

UNWEANED (Gan.) mamón.

TO UNWEAVE: (DISPLAIT,) destrenzar || (UNDO, PICK,) deshacer un tejido, destejer || deshilachar.

— — CLOTH, desurdir.

TO UNWEDGE, TAKE OFF THE WEDGE (Mec.) descalzar, desacuñar.

UNWEDGING, UNSHIPPING, TAKING OUT WEDGES (Mec.) descalce, desacuñe.

UNWEEDED (Agric.) no desyerbado.

UNWEIGHTED, no pesado.

TO UNWHIP (Mar.) desfalcacear.

UNWIELDY (respecto de instrumentos o de máquinas:) inmanejable, difícil de manejar.

TO UNWIND, s. UNBRAID, UNTWIST, UNTWINE || (TAKE OFF THE BOBBINES FROM THE TWINER,) quitar los carretes del molinete.

UNWOODED (Top.) sin árboles.

UNWOVEN (Tej.) no tejido.

TO UNWRAP, desenvolver.

TO UNWRINKLE, desarrugar.

UNWRITTEN (Com.) en blanco, no escrito.

UNWROUGHT, en bruto, no trabajado, no manufacturado (Agric.) inculto, no cultivado.

TO UNYOKE (OXEN,) (Gan.) desuncir, desenyugar.

TO UP-EDGE, poner de canto.

— AND DOWN, de arriba a abajo.

— — — MAN, saltimbanqui, equilibrista (Min.) s. COAL-WHIPPER, cargador y descargador de carbón.

UP AND DOWN MOTION (Mec.) movimiento de vaivén, movimiento de abajo a arriba y de arriba a abajo.

— — — WORKING (AS DISTINGUISHED FROM BATCH WORKING,) (Tel.) correspondencia directa entre las estaciones de partida y las de llegada o emisoras y receptoras.

— CROP (Min.) elevándose según la inclinación.

— CURRENTS (Aviac.) corrientes ascendientes (que inciden en la superficie trasera).

— GO BOARDS (Min.) ventilador.

— GRADE, ascenso, subida.

— HILL, cuesta arriba.

— TO SAMPLE, TO BE — — (Com.) corresponder con la muestra.

— SETTING, v. JUMPING.

— SHAFT (Min.) pozo de subida.

— STREAM, río abajo.

— STROKE (Mv.) golpe de ascenso.

— WITH IT! (Mar.) ¡alto! ¡iza!

— WITH THE HELM! (Mar.) ¡la barra al viento!

UPBROW, INCLINED GALLERY (Min.) encapillado, vía ascendente.

UPCAST (Min.) tubo por el cual sale el aire.

UPCOILED, enrollado.

TO UPFILL, colmar, llenar hasta los bordes.

UPHEAVAL (Geol.) levantamiento.

UPHOLDER, empresario de pompas fúnebres.

TO UPHOLSTER, tapizar, almohadillar.

UPHOLSTERER, tapicero, mueblero.

—'S CANVASS (Tej.) angeo.

UPHOLSTERY, tapicería.

   LEATHER —, tapicería o almohadillado de cuero.

   SEWN or BUTTONED —, tapicería de divisiones, almohadillado picado.

   SMOOTH —, tapicería lisa, almohadillado de superficie unida.

UPKEEP, s. MAINTENANCE (Tec.) mantenimiento.

UPLAND, s. TABLELAND, PETIT GULF, altiplanicie, meseta.

UPPER, más alto (Zap.) v. —S, — LEATHERS, palas. v. VAMP.

— BERTH (Fc.) litera de arriba.

— BOX (PUMP,) zapata del sifón de la bomba.

— CASE (Tip.) caja alta, (de las mayúsculas).

— VAT (Min.) cuba a flor de mina.

— CHALK, yeso blanco.

— CONGE (Arq.) apofijo.

— COUNTER (Mar.) contrabovedilla.

— DECK (Mar.) puente, combés.

UPPER END OF A BORE (Min.) extremidad superior de una sonda.
— FROG (Cerr.) feminela de gozne.
— HEIGHT OF BREATH (Mar.) línea del fuerte alto.
— LEATHERS, —S (Zap.) palas. v. VAMP.
— SHED (Tej.) paso de arriba.
— SLOPE (Arq.) (WEATHERING,) cord ó n (Hid.) (FLOOD-SIDE,) talud exterior.
— STARLING, BREAK-WATER (Arq.) ante-espolón.
— STRATUM (Min.) capa superior.
— SURFACE (Fc.) superficie de rodamiento de un riel o carril.
— AND UNDER SOIL, suelo y subsuelo.
— WATER LEVEL, nivel superior de las aguas.
— WORK (Mar.) acastillaje, obra muerta.
— WORLD (Fís.) atmósfera.
UPPERS (Zap.) palas. v. VAMP.
UPRIGHT, elevación, perfil, ‖ —S s. BEARERS (Tec.) perpendicular, erecto, vertical (Carp.) (WOODEN JAMB,) montante, pie derecho (Mar.) adrizado, en candela, derecho (Arq.) elevación.
— CONE, cono vertical.
— DRILL PRESS (A), perforadora de columna.
— or VERTICAL INCANDESCENT MANTLE, manguito vertical incandescente.
— OF A LADDER, montantes, largueros.
— LEVER (Mec.) palanca vertical.
— LOOM, HIGH-WARP (Tej.) lizo alto.
— MINE (Art.) mina elevada.
— OVEN, horno vertical.
— PENDULUM (Fc.) péndulo inverso.
— PIANO (F. de pianos) piano vertical.
— PROJECTION (Dib.) proyección vertical.
— PULLEY or SHEAVE (Fc.) polea de garganta vertical (para vía recta).
— RACK, cremallera vertical.
— OF A RAM, montante de un ariete.
—S OF A WAGON (Art.) teleras de unión de los brancales.
— WINDLASS, s. CAPSTAN.
TO UPROOT, desarraigar.
TO UPSET, volcar (Mar.) volcarse, zozobrar, voltearse (Carr.) s. OVER-TURN (Meta.) aplastar, contraer.
— PRICE (Com.) primera oferta.
UPSETTING (Carr., Mar.) vuelco (Meta.) (JUMPING, THICKENING, SHORT E N-ING,) contracción, aplastamiento.
— MACHINE, máquina de encabezar roblones y cabillas.
— PRESS (Carr.) prensa de acortar llantas.
— TEST (Meta.) prueba de aplastar.
UPTAKE (Mv.) flus de reunión (Meta.) canal o conducto ascendente de gases calientes, con-

ducto vertical de gas (Tec.) canal o conducto de una corriente de llamas.
UPSTANDERS (Mec.) patas de una cabria.
UPWARD FILTER, filtro ascendente.
— CURRENTS (Elect.) corrientes ascendentes.
UPWARDS, ascendente, hacia arriba (Min.) (TOWARDS THE SURFACE,) hacia la superficie, hacia arriba.
URAN MICA, PITCH-BLENDE, PITCH-ORE, urano oxidulado.
— OCHRE, ocre de urano; (COMPACT:) ocre de u. endurecido ‖ (FRIABLE:) frágil o quebradizo; ‖ (PULVERULENT:) urano oxidado terroso.
URANGLIMMER, CHALCOLITE (Miner.) urano micáceo, chalcolita.
URANIC ACID (Quím.) ácido uránico.
URANINE (Quím.) uranina.
URANITE (Miner.) uranita ‖ (CRYSTALLIZ-ED:) urano oxidado.
URANIUM (Quím.) uranio.
—X2, Ux2 (Quím.) uranio-II, uranio X2.
URANOGRAPHY (Ast.) uranografía.
URANOLOGY (Ast.) uranología.
URANOMETRY, uranometría.
URANOSCOPE, uranoscopio.
URANOSO-URANIC OXIDE (Quím.) óxido oxidulado de uranio.
Uranus (Ast.) Urano.
URASE, v. UREASE.
URATE (Quím.) urato.
URBAN, urbano.
— RAILWAY (Fc.) ferrocarril urbano.
URCHIN, CARDING-ROLLER, SQUIRREL (Tej.) erizo.
UREA (Quím.) urea.
UREASE (Quím.) ureasa.
UREO-CARBONIC ACID (Quím.) ácido úreo-carbónico o alofánico.
URETHRA SYRINGE (Cir.) jeringa uretral.
URETHRAMETER (Cir.) uretrámetro.
URETHRATOME (Cir.) uretratomo.
TO URGE (Mec.) esforzar, empujar ‖ activar (Com.) urgir, exhortar, excitar.
— — A FIRE, atizar o activar el fuego.
— THE FIRE! (Meta., Mv.) atiza, aviva el fuego.
URGENT (Com.) urgente.
URIC ACID (Quím.) ácido úrico.
URINAL, orinal ‖ mingitorio, columna mingitoria.
URINARIUM, URINARY (Agric.) orinadero.
URINOMETER (Cir.) urinómetro.
URN, urna.
— COCK, llave para urna.
— GAUGE, indicador para urna.
— BAR —, urna para mostrador de licorería.
— CINERARY —, urna cineraria.

COFFEE —, urna para café.
STEAM —, urna de vapor.
STOVE —, urna de estufa.
TEA —, urna para te.

UROERYTHRIN (Quím., Fisiol.) uroeritrina.

UROMELANIN (Quím., Fisiol.) uromelanina.

UROTROPINE (Farm.) urotropina.

Ursa Major (Ast.) Osa Mayor.

— Minor (Ast.) Osa Menor.

USANCE (Com.) uso, usanza, costumbre.

AT — (Com.) al uso.

USAGE (Agric., Jur.) uso.

USE, uso, empleo ‖ desgaste, uso, deterioro.

TO —, usar ‖ consumir, deteriorar, desgastar, gastar.

— — ROUGHLY WITH THE HAND (HORSE,) atormentar.

USEFUL, útil ‖ útil, disponible, efectivo.

— CAPACITY (Tec.) capacidad disponible o útil.

— EFFECT or WORK (Tec.) rendimiento, efecto útil, cantidad de trabajo.

— LIFTING POWER, fuerza ascensional útil.

— LOAD (Aeron.) carga útil.

— OUTPUT or POWER, v. — EFFECT; efecto útil.

— or EFFECTIVE TORSIONAL MOMENT or TORQUE, momento de rotación útil.

— VOLTAGE (Elect.) tensión disponible o útil.

USELESS, inútil.

USH (Arq.) salida, puerta.

USHER (Teat.) aposentador (México:) acomodador.

USTION (Quím.) s. COMBUSTION; ustión, combustión.

USTULATION (Quím.) ustulación.

USUAL (Com.) usual, habitual.

USUFRUCT (Jur.) usufructo.

USUFRUCTUARY (Jur.) usufructuario.

USURER (Com.) usurero.

USURIOUS INTEREST (Com.) intereses usurarios.

USURY (Com.) usura.

UTENSIL, utensilio ‖ (IRON —S,) utensilios y herramientas, instrumentos.

HOOK —, herramientas de gancho, accesorios para el gancho.

KITCHEN —S, batería, utensilios de cocina.

WRITING —S, (Com.) útiles para escribir.

UTERINE DILATOR (Cir.) dilatador del útero.

— DUCHE, ducha uterina.

— ELEVATOR (Cir.) elevador del útero.

— REDRESSOR (Cir.) enderezador del útero.

— SPECULUM (Cir.) espéculo uterino.

— SUPPORTER, pesario.

— SYRINGE, jeringa uterina.

UTEROTOMUS (Cir.) uterótomo.

UTERUS, útero.

UTERSCEPS (Cir.) uteroceps.

UTILITY (Com.) utilidad, lucro, beneficio ‖ (PUBLIC —,) utilidad pública; organización o empresa comercial que abastece al público de electricidad o agua o teléfonos, etc.

UTILIZATION, utilización, aprovechamiento.

— OF HEAT, aprovechamiento del calor.

— — SLAG (Meta.) aprovechamiento de la escoria.

UVULA (Mec.) válvula de cuello.

— FORCEPS (Cir.) pinzas uvulares.

UVULATOME (Cir.) uvulatomo.

UYEZD, v. SOVIET.

V

V (Elect.) ab. de VOLT; voltio, unidad práctica de fuerza electromotriz; (Volt, es el nombre del voltio en la nomenclatura internacional) v. VOLT.
— A. (Elect.) ab. de VOLT-AMPERE: v. VOLT.
— BELT (Vm.) correa de sección de cuña.
— ENGINE, — TYPE ENGINE, máquina en V.
— GROOVE BRAKE (Vm.) freno de ranura y cuña.
— MOTOR (Vm.) motor en V.
— RAIL (Fund.) riel en V (Fc.) riel o carril en V.
— THREAD, filete puntiagudo o angular o en V (de tornillo).
VACANCY (Com.) vacancia.
VACANT, (HOUSE,) desocupado, vacío, vacante.
TO VACATE (Com.) vaciar, desocupar (Jur.) anular, rescindir.
VACATION (Com.) vacación.
VACCINATOR (Cir.) vacunador.
VACCINE (Gan.) vacuno.
— LANCET (Cir.) vacunador, lanceta de vacunar.
VACUITY (Fís.) vacío || vacuidad.
VACUOUS (Fís.) vacío.
VACUUM (Fís.) vacío.
— BOTTLE or FLASK, v. THERMOS.
— BRAKE, freno de aire comprimido.
— CLEANER, limpiador al vacío, limpiador de succión.
— CLEANING PLANT, instalación de aspiración de polvo.
— DESSICATOR, desecador al vacío.
— DISTILLATION, destilación en el vacío.
— DRYING OVEN, horno para secar en vacío.
— — PAN or STOVE, estufa para secar en vacío || v. — PAN.
— FILLER, (plumas fuente, etc.) de llenado al vacío.
— FILTER, filtro al vacío.
— GAUGE (Fís.) manómetro del condensador, indicador del vacío.
— IMPREGNATION, procedimiento de impregnación por el vacío.

VACUUM INDICATOR, indicador de vacío.
— LIGHTNING-ARRESTER, pararrayos de vacío.
— MANOMETER (Fís.) vacuómetro.
— OIL, aceite purificado al vacío.
— PAN, caldera de evaporar en el vacío || aparato de cocer en el vacío (F. de Az.) tacho al vacío.
— PIPE (Mv.) tubo atmosférico.
— PUMP (Mv.) bomba atmosférica para calderas de vapor.
— SYSTEM (Elect.) sistema de alumbrado al vacío || alumbrado eléctrico en un espacio vacío del aire.
— TUBE, tubo de Geissler, tubo de vacío. v. ELECTRON TUBE, tubo al vacío.
— VALVE (Mec.) válvula atmosférica de seguridad (Radio) v. ELECTRON TUBE.
— VAT (F. de Az.) tacho al vacío.
   ABSOLUTE — (Fís.) vacío absoluto.
   PARTIAL — (Fís.) vacío parcial.
   Torricellian — (Fís.: barómetro,) vacío de Torricelli.
   TO PRODUCE or TO FORM A — (Fís.) hacer el vacío.
VADE-MECUM, manual, vademécum.
VAGABOND CURRENT (Elect.) corriente vagabunda o de dispersión.
VAGINAL SPECULUM (Cir.) espéculo vaginal.
— SYRINGE (Cir.) irrigador vaginal.
VAIL (Com.) propina, gratificación.
VAIMURE (Fort.) antemuro.
VAIR (Bl.) vero, piel de armiño.
VAIRY (Bl.) verado.
VALANCE (Arq.) cenefa, doselera, gotera (Fort.) pendiente, descenso.
VALE (Mar.) dala || reguera.
VALENCE (OF BED or WINDOWS,) cantonera (Quím. y Tec.) valencia (THEORY OF —,) teoría de la valencia.
Valencia PENDENTIVE, pechina de Valencia.
Valenciennes COMPOSITION (Art.) piedra de fuego.
— LACE, puntas de Valenciennes, v. LACE.

VALENDER CLAY (Cer.) arcilla plástica de Nassau.

Valentin's KNIFE (Mic.) cuchillo para preparaciones microscópicas.

VALENTINE (Com.) aleluya.

VALERIAN (Bot.) valeriana.

VALERIANATE (Com.) valerianato.

VALERIC ACID (Quím.) ácido valeriánico.

VALEROLE (Quím.) esencia de valeriana.

VALET (Mar.) bichero ‖ palo herrado y puntiagudo.

VALETA PATIN (Cir.) forceps para ligaduras.

VALID (Com., Jur.) válido, valedero.

— **IN LAW** (Jur.) válido, procedente.

VALIDITY (Com., Jur.) validez.

VALINCH (Lic.) espita.

VALINCHE (Ton.) sifón.

VALISE, CLOAKBAG, KNAPSACK, maleta, saco de viaje (Mil.) maletín de grupa.

VALLATION (Fort.) circunvalación.

VALLEY (Arq.) gotera, tenaza (Top.) valle.

— **CHANNEL** (Alb‖) canal maestra.

— **CROSSING** (Fc.) paso a cruce de un valle.

— **RAFTER** (Carp.) cabrio de tenaza.

VALONIA, ACORN-CUPS OF THE QUERCUS AEGILOPS Levant, avellaneda de Levante, casca de Oriente.

VALOREM, "AD VALOREM" DUTY (Com.: aduanas,) derechos "ad valorem".

TO VALORIZE (Com.) valorizar, valuar ‖ dar o tratar de dar valor, hacer subir el precio.

VALUABLE (Com.) valioso, precioso.

VALUABLES (Com.) objetos de valor.

VALUATION (Com., Jur.) valuación, apreciación, estimación, tasación.

VALUE (Com.) valor, precio.

— **TO** — (Com.) valuar, avaluar, justipreciar, estimar, apreciar (Jur.) valuar, avaluar (TO **ESTIMATE,**) estimar, apreciar.

— — (DRAW) UPON (SOMEONE) (Com.) librar o girar a cargo de (alguien).

— **ON ACCOUNT** (Com.) valor en cuenta.

— **TODAY** (Com.) valor en el día de hoy.

— **30 DAYS** (Com.) valor a treinta días.

— **30th. September, 19...** (Com) valor el 30 de septiembre de 19...

INTRINSIC — (Com.) valor intrínseco.

NOMINAL — (Com.) valor nominal.

PRICELESS — (Com., Jur.) de valor inestimable.

REAL — (Com.) valor efectivo.

STANDARD OF — (Com.) valor regulador o legal.

VALUED POLICY (Com.: seguros,) póliza de valor declarado.

VALUER, tasador.

VALUTA (Com.) valioso, con valor (esp. monedas).

VALVE (Mec.) válvula (Hid.) puerta de esclusa (Fund.) alma de fuelle (Radio) bulbo. v. ELECTRON TUBE.

— **BEARER** (Mec.) porta-válvula.

— **BODY** (Mec.) cuerpo de la válvula.

— **BOX,** aparato de válvulas ‖ caja de válvulas.

— **BUCKET** (Mec.) chupón de bomba.

— **BUCKLE, BRIDLE OF A SLIDE** (Fc.: loc.,) guía del tirador.

— **CASING** (Mec.) empaquetadura de la válvula.

— **CHAMBER** (Mec.) caja de las válvulas.

— **CHEST** (Mec.) caja de distribución o de válvulas.

— **COCK** (Mec.) grifo o llave con válvula.

— **COUPLING** (Mec.) empate de válvulas.

— **CROSS-HEAD** (Mec.) cruceta de cabeza de la válvula.

— **DISK,** disco de la válvula.

— **FACE** (Mv.) cara de la válvula, banda plana de los tiradores.

— **FILE,** lima para válvulas.

— **FITTINGS** (Mec.) accesorios de válvula.

— **GEAR or MOTION** (Mec.) aparato o juego de piezas para el cambio de marcha.

— **GEARING** (Mec.) articulación de válvula.

— **HINGE** (Mec.) gozne de válvula.

— **GUARD** (Mec.) tope de válvula.

— **JACKET** (Mec.) camisa o revestimiento o cubierta de válvula.

— **LESS,** sin válvula.

— **LEVER, SAFETY** — — (Mec.) palanca de válvula de seguridad.

— **LIFTER** (Mec.) elevador de la válvula (Mv.) palanca de la corredera.

— **LINING** (Mec.) forro interior para válvula.

— **MILLING MACHINE** (Mec.) máquina de cerillar válvulas.

— **MOTOR** (Mv.) tirador del regulador.

— **PISTON** (Mec.) émbolo de válvula.

— **ROD, ECCENTRIC SHAFT, WEIGHT SHAFT** (Mv.) árbol o eje de la corredera.

— **SEAT** (Mec.) asiento de válvula.

— — **PLANING MACHINE** (Mec.) cepillo mecánico para ajustar el asiento de la válvula.

— **SPINDLE** (Mec.) husillo de válvula.

— **STEM** (Mec.) varilla o tallo de válvula.

— **TRUMPET** (Mús.) trompeta de pistón.

— **AND WIND BOX** (Org.) caja de viento.

— **YOKE** (Mec.) muletilla de válvula.

— **WORK** (Mec.) armadura de las válvulas.

ADJUSTABLE —, aguja de válvula regulable.

AIR or ATMOSPHERIC or VACUUM — (Mec.) válvula de aire, válvula atmosférica o de vacío.

AIR DISCHARGE —, válvula de descarga de aire.

ALARM CHECK — (Mec.) válvula obturadora de alarma.

ANNULAR DELIVERY — (Mv.) válvula anular de descarga.

AUTOMATIC or SELF ACTING — (Mec.) válvula automática.

AUTOMATIC STEAM PIPE ISOLATION —, válvula de seguridad contra la rotura de tubos.

BACK-PRESSURE — (Mec.) válvula de contrapresión.

BALANCE FEED —, válvula de alimentación de contrapeso.

BALANCE MAIN — (Mec.) válvula principal de compensación.

BALANCE SLIDE —, válvula de corredera de contrapeso.

BALANCED — (Mec.) válvula equilibrada.

BALL or SPHERICAL — (Mec.) válvula esférica.

BELL-SHAPED — (Mv.) válvula de corona.

BELLOWS CLACK — (Meta.) válvula de aspiración del fuelle.

BICYCLE —, válvula de aire para bicicleta.

BLOW —, válvula de charnela.

BLOW THROUGH —, válvula de purga.

Boeker's —, grifo esférico de Boeker.

BOTTOM —, válvula de fondo, válvula inferior.

BRIDLE or STIRRUP OF — (Aviac.) brida de la válvula.

BUTTERFLY —, (Mec.) válvula de mariposa.

BUTTON —, válvula de huso.

Burger's ROTARY —, válvula giratoria Burger.

CAM BALL — (Font.) válvula con flotador de leva.

CHECK — (Mec.) válvula de retención o de resguardo.

CLACK —, válvula de chapaleta o de charnela.

CLAPET —, válvula de arandela o de chapaleta o de charnela.

CLEARANCE — (Mv.) llave de purga.

CONIC or CONICAL or CONE —, válvula cónica.

CORE —, válvula de tarugo.

Corliss — GEAR (Mec.) distribución (de) Corliss.

CORNER —, válvula de esquina.

Cornish or EQUILIBRIUM or DOUBLE BEAT —, válvula de doble golpe o de equilibrio.

CUP —, válvula de copa.

CUT OFF —, válvula del cortavapor.

CUT OFF SLIDE — (Mv.) corredera del cortavapor.

CYLINDRICAL —, válvula cilíndrica.

D —, válvula en D.

D SLIDE —, válvula de corredera en D.

DELIVERY —, válvula de descarga.

DISCHARGE —, válvula de descarga, v. AIR DISCHARGE —.

DISK — (Mec.) válvula de disco.

DISTRIBUTION —, válvula de distribución.

DOUBLE BEAT —, válvula de doble golpe, v. Cornish —.

DOUBLE SEAT —, válvula de doble asiento.

DRIP —, válvula de cuentagotas.

EDUCTION —, válvula de emisión o de salida.

EQUILIBRIUM or BALANCE or EQUIPOISED or EQUILIBRATED —, válvula de equilibrio o contrapeso.

EXHAUSTING —, SUCTION —, BOTTOM-CLACK, válvula de aspiración.

EXPANSION —, STEAM —, CUT-OFF —, válvula de expansión.

EXPANSION — GEAR (Mec.) distribución de expansión.

EXTERNAL SAFETY —, válvula exterior.

FEED —, válvula de alimentación o toma de agua.

FIXED —, válvula fija.

FLAP —, chapaleta || válvula de guía.

FLAT STEAM —, chapaleta.

FLOAT —, válvula flotante.

FOLDING — OF A CYLINDER FULLING MACHINE, válvula plegadiza.

FOOT — (Mv.) válvula del condensador, válvula de pie || (SUCTION —,) válvula de aspiración de la bomba de aire.

GAS —, válvula para gas.

GOVERNOR —, válvula del regulador.

GRIDIRON —, válvula de linterna o de parrilla.

HANGING or FLAP or CLACK —, chapaleta, chapaleta de bomba.

HEAD —, UPPER —, DELIVERY, válvula superior, válvula de descarga o de cabeza.

HORN-BLOWER'S —, v. EQUILIBRIUM —.

HOT BLAST —, válvula de aire caliente.

HYDRAULIC —, válvula hidráulica.

INDIA RUBBER —, válvula de caucho.

INLET —, válvula de admisión || válvula de aspiración.

INTERNAL —, válvula interior.

INVERTED VERTICAL —, DROP —, válvula invertida, válvula que se abre de arriba a abajo.

KEY — (Mús.) válvula de llaves.

Kingston's —, válvula de mar o de Kingston.

LEATHER —, válvula de cuero.

LEATHER — CUP, chapaleta de cuero para válvula.

LEVER or LIFTING —, válvula de palanca.

LEVER SAFETY —, válvula de seguridad con palanca.

LOCK UP — (Mv.) válvula de seguridad encerrada.

LONG SLIDE —, válvula hueca.

LONGITUDINAL —, válvula longitudinal.

LOW WATER —, válvula de falta de agua.

MAIN CHECK —, válvula interceptora principal.

MUD —, compuerta contra el cieno.

MUSHROOM or ANNULAR —, válvula anular.

OSCILLATING —, válvula de pivote, válvula oscilante.

OVERFLOW —, RETURN —, válvula de derrame.

PADDLE —, chapaleta de esclusa.

PISTON — (Mec.) válvula de émbolo.

PISTON HEAD —, válvula de cabeza de émbolo.

PLUG —, válvula de tapón.

PNEUMATIC —, válvula neumática.

POP SAFETY —, válvula de seguridad de chasquido.

POT LID —, válvula de sombrerete o en forma de hongo (Fís.) válvula de máquina neumática.

PRIMING or PRESERVE —, válvula esférica del cilindro.

PRESSURE REGULATING — (Mv.) válvula de regulación de la presión.

PRESSURE REDUCING — (Mv.) válvula para reducir la presión.

QUICK-OPENING —, válvula de abertura instantánea.

QUICKSILVER —, válvula de mercurio.

REDUCING — (blanquición, cerv., impresión sobre telas, sombr.) válvula para regular la entrada del vapor, según las necesidades de la fabricación.

REDUCTION —, válvula de reducción.

REGRINDING —, válvula reajustable.

RELIEF — (Mv.) válvula de escape (Fís.) válvula para impedir la condensación.

RETURN —, v. OVERFLOW —.

REVERSE — FOR BOILER, v. AIR —, ATMOSPHERIC —, VACUUM —, válvula atmosférica invertida.

ROTARY —, válvula giratoria.

RUBBER —, válvula de goma.

SAFETY —, válvula de seguridad.

Schmidt's SPECTACLE —, válvula luneta (sistema) Schmidt.

SCREW —, válvula de tornillo.

SEGMENTAL —, válvula de segmento.

SELF-ACTING —, v. AUTOMATIC —.

SERVICE —, válvula para tubos de distribución.

SET OF —S (Mec.) juego de válvulas.

SHOE —, válvula de inodoro.

SHUT-OFF —, válvula de interrupción del vapor.

SLIDE —, válvula de distribución o de corredera.

SLIDE — GEAR (Mec.) distribución de caja.

SLIDING — (Mv.) válvula de corredera, Bramah.

SNIFTING —, v. BLOW or BLOW THROUGH —, válvula roncadora.

SPINDLE —, válvula de huso, v. FLAP —.

SPRING — (Mec.) válvula de resorte.

SPRING BALANCE — (Mv.) válvula de resorte y palanca.

STARTING —, válvula de marcha.

STEAM-ENGINE —, válvula para máquina de vapor.

STEAM-HEATER —, válvula para calentador de vapor.

STEAM REGULATOR —, válvula regulada de vapor.

STOP —, válvula de cierre.

STRAIGHT —, válvula recta.

STRAIGHT-WAY —, válvula de paso recto.

SUCTION —, válvula de aspiración || (UP-STROKE —, TOP-CLACK,) válvula de ascensión.

SUN —, válvula de sol.

SYRINGE —, válvula de jeringa.

THREE WAY —, válvula de tres pasos.

THROTTLE —, válvula de mariposa || (ADMISSION —,) válvula de acceso o de admisión || válvula de garganta, registro de vapor, llave moderadora o reguladora.

TIDE —, válvula de marea.

TOP —, válvula alta o de cabeza.

TUBE — válvula de tubo.

TUBULAR WELL —, válvula para pozo tubular.

TWIN —, válvula doble.

UPPER —, PORT or ORIFICE, orificio superior, chapaleta de cabeza.

UPPER ESCAPE —, válvula superior de escape.

VACUUM —, v. AIR, ATMOSPHERIC —.

VENTILATOR —, VENT, válvula de ventilador.

WASTE WATER —, válvula de desagüe.

WATER —, válvula de seguridad del cilindro.

WATER CHECK —, válvula de retención de agua.

WATER CLOSET —, válvula de inodoro.

WATER RELIEF —, válvula para reducir la presión hidráulica.

WIND — (Arq.) ventilador de chimenea.

VALVED, con válvulas.

VALVET, VALVULET, valvulilla.

VAMP, UPPERS (Zap.) capellada, palas, empeine (Cinema) vampiresa.

TO — (Zap.) remendar, plantillar || remontar.

— — WITH A LINEN SOLE (Zap.) soletar.

— (OF A STOCKING) (Tej.) plantilla (de media).

VAMPER (Zap.) remendón.

VAMPIRE (Cinema) vampiresa.

VAMPLATE (Arm.) guantelete.

VAN (Agric.) aventador || harnero (Carr.) (CAR,) carromato, furgón (Mil.) vanguardia (Min.) limpieza del mineral.

TO — (Agric.) bieldar.

— FOSS (Fort.) antesfoso.

— GUARD (Mil.) vanguardia.

— MURE (Fort.) antemuro.

CORN —(Agric.) abaleador, harnero mecánico.

VANADIATE (Quím.) vanadiato.

VANADIC ACID (Quím.) ácido vanádico.

VANADIUM (Quím.) vanadio.

VANCOURIER (Mil.) explorador.

Vandyke **BROWN** (Pint.) tierra de Cassel.

— STITCH (Tej.) punto a la Van Dyke.

Vandyked **BORDERS**, orla a la Van Dyke.

VANE, s. FANE, WEATHER COCK, WEATHER FLAG; veleta, cataviento, grímpola || álabe, paleta, pínula, aspa de molino (Mv.) (DAMPER, DOOR,) registro.

— DOOR (Mv.) s. DAMPER, registro de chimenea.

— OF A QUADRANT (Mar.) pínula del cuadrante.

— SHANK, — STOCK, armazón de veleta (Mar.) espigón de cataviento y de tope.

— SPINDLE, huso de veleta.

— TRUCK, bellota de grímpola.

— WHEEL, WINDMILL WHEEL, rueda de viento.

AIR —, AIR WING (Mec. Elect.) molinete regulador.

SIGHT —, pínula, alidade.

SLIDE —, pínula de teodolito.

SLIDING — (Agrim.) mira topográfica || mira con corredera.

VANGS (Mar.) burro, osta.

— PENDENT (Mar.) corona de osta.

VANGUARD (Mil.) vanguardia.

VANILLA (Bot.) vainilla.

TO VANISH, desvanecer(se), disipar(se).

VANISHING FRACTION (Mat.) fracción indeterminada.

— CREAM, crema evanescente.

— LINE (Grab.) línea fugaz.

— PLANE (Perspectiva) plano evanescente.

— POINT (Perspectiva) punto de fuga, fuga.

VANNER (Min.) lavador de oro || separador de mineral.

VANNING (Min.) docimasia del estaño.

VANTAGE (Tip.) composición fácil.

VAPID (Lic.) picado, acedo.

VAPORATION (Fís., Quím.) evaporación.

VAPORIMETER (Fís.) vaporímetro.

TO VAPORIZE, evaporarse (Fís.) (EVAPORATE,) evaporar || vaporizar.

VAPORIZATION, vaporización, evaporación.

VAPOROUS, vaporoso.

VAPOUR, vapor.

— BATH, estufa o baño de vapor (Quím.) baño de vapor.

— BURNER, quemador para hidrocarburos.

— CHANNEL (Meta.) canal evaporadora.

— GALVANIZING (Meta.) sherardización.

— HOOD (Galv.) campana de humos.

— INHALER. inhalador de vapores.

— LIKE, semejante al vapor.

— SOLUTION, VOLATILIZATION, volatilización, solución vaporosa.

MERCURIAL —, vapor mercurial.

MOIST —, vapor húmedo.

SUBTERRANEOUS METALLIC — (Min.) vapores metálicos subterráneos.

VAREC, WRACK, SEA-WRACK, varechs.

VARIABLE (Mec.) variable.

— CONDENSER (Elect.) condensador variable.

— CURRENT DENSITY (Elect.) densidad variable de la corriente.

— EXCITATION (Elect.) excitación variable.

— FORCE (Mec.) fuerza variable.

— GAUGE (Fc.) vía variable.

— INDUCTOR (Elect.) inductor variable.

— MOTION (Mec.) movimiento variable.

— RESISTANCE (Elect.) resistencia variable.

— SPEED PULLEY (Mec.) polea de movimiento diferencial.

— VOLTAGE or PRESSURE (Elect.) tensión variable.

— WORKING or OPERATING EXPENSES (Com.) gastos variables de explotación.

VARIABLENESS (Tec.) variabilidad.

— or UNSTEADINESS OF QUICKSILVER, movilidad del mercurio.

VARIATION (Tec.) variación, alteración (Magn.) variación, declinación, inclinación, desviación.

— OF THE BAROMETER (Fís.) variación del barómetro.

— COMPASS (Fís.) aguja de declinación.

— OF FREQUENCY (Elect.) variación de frecuencia.

— OCCIDENTAL, inclinación de la aguja del lado del Noroeste.

— ORIENTAL, inclinación de la aguja del lado del Nordeste.

— IN PRICE (Com.) variación u oscilación o fluctuación en el precio.

LOAD — (Elect.) variación o fluctuación de carga.

THE — OF THE NEEDLE IS...: la inclinación de la aguja es de...

VARICOSE BANDAGE (Cir.) bandaje para várices.

— STOCKING, media para várices.

— VIBRATOR (Elect.) vibrador para várices.

TO VARIEGATE, s. TO TINT (Pint.) pintarrajar || vetear, jaspear.

VARIEGATED (Pint.) matizado, variado, policromo.

— COPPER ORE, cobre matizado.

VARIETY, variedad (Teat.) variedad, "varieté".

VARIO-COUPLER (Elect.) variocúpler, "variocoupler".

VARIOLITE (Min.) variolita.

VARIOMETER (Fís. y Elect.) variómetro.

BIFILAR —, variómetro bifilar.

DEFLECTION —, variómetro de desviación.

FOUR BAR —, variómetro de cuatro barras.

VARIORUM (Tip.) variorum.

VARIOUS, vario.

VARNISH, barniz.

TO — (Eban.) barnizar (Vid.) vidriar (Pint.) barnizar, pasar barniz sobre un cuadro.

— COAT (Eban.) capa o mano de barniz.

— COLOUR, pintura al barniz.

— FOR GILDING (Dor.) barniz sobre el cual se aplica el dorado.

— OF PITCH, empega || empegadura.

— PRESERVATIVE, preservativo para barniz.

— REMOVER, removedor de barniz.

— FOR TRANSFERRING ENGRAVINGS ON WOOD, barniz mordente.

ACID-PROOF —, barniz antiácido o a prueba de ácidos.

AMBER —, barniz a la esencia.

BLACK —, alquitrán mineral.

CABINET — (Eban.) barniz de muñeca.

CAR, (or MOTOR CAR—,) barniz para carruajes (o para automóviles).

COPAL —, barniz copal.

COPYING — (Lit.) barniz mordente o de calcar.

"ELECTRA" —, barniz electra.

ETCHING — (Grab.) barniz de grabadores.

EARTHENWARE — (Alf.) mogate.

FIXED OIL —, barniz graso.

FLANDERS —, barniz de almáciga.

GOLD — FOR SILVER, corladura.

INSULATING —, barniz aislante o aislador.

IRON —, barniz para hierro.

LAC —, barniz de laca.

PARAFFIN —, barniz de parafina.

PRIMING —, barniz de aparejo.

RUBBER —, barniz a la goma.

SICCATIVE —, barniz secante o desecante.

SPIRIT or ALCOHOLIC — barniz de alcohol.

"STERLING" —, barniz "sterling".

THICK — (Tip.) barniz espeso.

VOLATIL OIL —, barniz esencial.

VARNISHER, barnizador (Alf.) madera para barnizar los bordes de las ánforas o jarras.

VARNISHING, charolado, barnizado.

TO VARY, variar, cambiar (Magn.) variar, desviar, declinar.

— — IN PRICE (Com.) fluctuar o variar u oscilar en precio.

VASE (Cer.) vaso (Arq.) s. BELL (orfebrería) centro de un candelabro.

PARIAN — (Cer.) vaso de Paros.

SACRED — (O. Ec.) vasos consagrados.

VASELIN,—E, vaselina.

— CAMPHORATED (Quím.) vaselina alcanforada.

— MENTHOLATED (Quím.) vaselina mentolada.

PERMUFED —, vaselina perfumada.

VASO-REFLEX (Fisiol.) vaso reflejo.

VASTE (Min.) torta.

VAT (Ton.) tina, cuba, noque, pozuelo (Ten.) cuba de tanino (Pap.) (TROUGH, HOLE, MORTAR,) cuba de fabricación (Tint.) cuba

— CLEARER, espumadera.

—FUL, cubetada.

— PRESS (Pap.) prensa de cubetas.

— READY FOR FERMENTATION (Tint.) cuba en obra.

— ROOM (Pap.) sala de cubetas.

VACUUM — (F. de Az.) tacho al vacío.

Vaucanson's CHAIN, cadena de Vaucansón.

VAUDEVILLE (Teat.) vodevil, vaudeville.

VAUDEVILLIAN, artista de variedad.

VAULT, v. APSIS, v. ARCH (Arq.) bóveda || (TUNNEL,) subterráneo, bóveda (Fund.) copa del horno (Vid.) bóveda, corona (Top.) caverna (Equit.) salto (Tec.) v. comp. ARCH.

TO —, s. TO ARCH (Arq.) abovedar, hacer bóvedas, cubrir con bóvedas.

— COVER, tapa de bóveda || cubierta de boca de sótano.

— HEAD (Arq.) bóveda de revestimiento.

— OF AN OVEN, copa de horno.

VAULTAGE, subterráneo abovedado.

VAULTED, s. ARCHED (Arq.) abovedado (Vet.) (HOLLOWED PART OF A HORSE SHOE,) hueco de una herradura.

— HEAD (Arq.) dintel abovedado.

— ROOF (Arq.) techo abovedado.

— SPACE OVER THE ANNEALING KILN (Meta.) globo.

VAULTING (Arq.) construcción de bóvedas.

— CELL (Arq.) ojiva.

— SHAFT (Arq.) pie derecho de bóveda.

FAN —, FAN-TRACERY —, v. RIB —.

MAIN — (Arq.) bóveda maestra.

NICHE — (Arq.) bóveda en hemiciclo.

RIB —(Arq.) bóveda de compartimiento.

STRAIGHT — (Arq.) bóveda en platabanda.

VAUQUELINITE (Miner.) cromato de plomo y cóbre.

VEAL (Carn.) ternera.

— **TEA** (Coc.) caldo de ternera.

VECTIS (Cir.) palanca para obstetricia.

VECTOR (Tec.) vector (Aeron.) vector.

— **DIAGRAM**, diagrama vector.

— **POTENTIAL**, potencial vector.

RADIUS —, radio vector.

VEDETTE (Mil.) escucha o centinela de caballería.

TO VEER (Mar.) llamarse, cambiar, rondar el viento || arriar, largar, arribar || escuadrar.

— — AFT (Mar.) abrir el viento.

— — AWAY (Mar.) arriar por redondo.

— — — THE CABLE (Mar.) soltar el cable.

— — AND HAUL (Mar.) halar por tirón.

— — ROUND (Mar.) virar por redondo.

— NO MORE! (Mar.) ¡no arribar!

SEE ALL CLEAR TO —! (Mar.) ¡apareja a virar por redondo!

THE WIND —S AND HAULS (Mar.) el viento se da, cede y rehúsa.

VEERING ABOUT (Mar.) virada.

Vega (Ast.) Vega.

VEGETABLE, vegetal.

—S, CULINARY —S (Coc.) legumbres || vegetales.

— BRIMSTONE, licopodio.

— COLOUR,, color vegetal.

— CUTTER (Coc.) picador de vegetales o legumbres.

— EARTH, tierra vegetal.

— FLANNEL (Tej.) tejido de lana de pino.

— FUEL (Tec.) combustible vegetal.

— GARDEN (Hort.) huerta.

— GLUE, cola vegetal.

— IVORY, marfil vegetal.

— KINGDOM (Tec.) reino vegetal.

— MARROW, grasa vegetal.

— MATTER (Tec.) principio vegetal.

— MOULD (Agric.) humus.

— PARCHMENT, papel apergaminado.

— SOUP (Coc.) sopa Juliana o Julienne.

— WAX, cera vegetal.

VEGETAL, vegetal, v. VEGETABLE (Biol.) vegetativo.

VEGETALINE, vegetalina.

VEGETARIAN, vegetariano.

VEGETARIANISM, vegetarianismo.

VEGETATIVE, vegetativo.

VEGETOMETER, vegetómetro.

VEHICLE (Tec.) vehículo, medio (Fc.) vagón o carro (Carr., Mv.) carro, vehículo (Farm.) vehículo, excipiente líquido.

VEIN (Min.) s. LODE: vena, filón, veta || capa, manto || hendidura, grieta (Cant.) (CLOUD) hilo de mármol (Arm.) grieta.

TO — (Pint.) vetear.

— OF CONSTANT BEARING (Min.) filón que sostiene su dirección principal.

—S CROSSING EACH OTHER AT ACUTE ANGLES (Min.) filones que se cruzan en ángulo agudo.

— MATTER, ganga.

— OF METALLIC CLAY (Min.) veta de arcilla metálica.

— OF PUREST GOLD (Min.) bolsón.

— EXTENDING THROUGH THE ROCK (Minería) veta que se extiende a lo largo en la roca.

— STUFF (Min.) ganga estéril.

— OF WATER, chorro de agua.

CONTRACTED STREAM, CONTRACTA, CONTRACTED — (Min.) veta contraída.

CROSS or CROSSING — (Min.) filón de cruce.

EXHAUSTED — (Min.) filón agotado.

FLAT — (Min.) veta acostada o plana.

FLAT — OF LEAD (Min.) vena delgada de plomo.

FORKED — (Min.) veta en forma de horquilla.

GOOD or RICH — (Min.) yacimiento rico.

HORIZONTAL — (Min.) filón horizontal.

LEVEL FREE — (Min.) veta a cielo raso.

METALLIC —(Min.) veta metálica.

METALLIC — (Min.) veta metálica.

ORE — (Min.) filón metálico, vena metálica.

RICH or NOBLE — (Min.) veta rica o noble.

SMALL — (Min.) hilo.

STANDING — (Min.) filón vertical.

SWELLED — (Min.) bolsón.

THE — CONTINUES (Min.) el filón continúa.

THE — EXTENDS HORIZONTALLY (Min.) el filón se extiende horizontalmente.

THE — GETS POOR (Min.) el filón se empobrece.

THE — GOES DOWNWARD (Min.) el filón se precipita o hunde.

THE — GOES DOWN VERTICALLY (Min.) el filón se hunde verticalmente.

THE — GROWS RICH (Min.) el filón se enriquece.

THE —S INTERMINGLE (Min.) los filones se cruzan y se mezclan o confunden.

VEINED, STREAKED, VEINY, veteado, venoso.

VEINING, veteadura.

VELLS, panza de ternera salada.

VELINCHE, VALINCHE, SAMPLER (Ton.) sifón.

VELLUM, vitela.

— BINDING (Enc.) pasta de pergamino.

— CLOTH, papel tela, tela de calcar.

— LACE, guipure.

VELLUM PAPER, WOVE PAPER, — POST, papel Vellum o avitelado.

VELOCIMETER, SPEED-MEASURER, velocímetro || taquímetro.

VELOCIPEDE, velocípedo.

VELOCITY, SPEED, velocidad, aceleración, rapidez, celeridad: b. comp. ACCELERATION.

— DIAGRAM, diagrama de velocidad.

— OF FORMATION OF IONS (Quím.) velocida de formación de los iones.

— RATIO (Elect.) relación de velocidad.

ACCELERATED —, velocidad acelerada.

ANGULAR or CIRCULAR —, velocidad angular.

MEAN —, velocidad media.

PRIMITIVE or INITIAL —, SPEED, velocidad inicial.

RETARDED —, velocidad retardada.

TERMINAL or FINAL —, velocidad final o de caída.

UNIFORM —, isocronismo, velocidad uniforme.

VARIABLE —, velocidad variable.

VIRTUAL —, velocidad virtual.

VELOURS, "velours", terciopelo.

VELOUTINE, velutina.

VELVERET (T. S.) pana.

VELVET, terciopelo || (FUSTIAN, VELVERET, VELVETEEN, CORDUROY,) terciopelo de algodón.

— BLACK, negro aterciopelado.

— BRUSH, escobilla de terciopelo.

— CARPET, alfombra de terciopelo.

— CORK, corcho de primera calidad.

— CUTTER, rabo, igualador de terciopelo.

— DOWN, felpa.

— FRAME (Tej.) estizola.

— LACE, felpilla.

— LIKE, aterciopelado.

— PAPER, FLOCK-PAPER (Pap.) papel afelpado.

— PIN (Tej.) varilla del enjullo.

— PROTECTORS, BEAM-RODS OF THE — LOOM (Tej.) guarda del enjullo.

— RIBBON, cinta de terciopelo.

CUT — (Tej.) terciopelo cortado (Cost.) rizo.

CUT —, v. YUZEN.

DOUBLE-BACKED —, terciopelo con revés de pana.

FIGURED —, terciopelo estampado, terciopelo con flores o ramazones.

IMITATION —, tripe, moqueta, pana.

PLAIN BACK, PLEIN —, TABBY BACK, terciopelo unido, terciopelo tela.

RIBBED —, terciopelo acanillado.

SHORT or NAP —, RIBBED —, terciopelo arrasado.

SHOT —, terciopelo pulimentado.

THREE-CORD —, THREE-PILE —, terciopelo de tres hilos.

TWILLED —, terciopelo diagonal.

Uthrecht —, terciopelo de Utrecht, terciopelo de lana para muebles.

WOOLEN —, FEATHER-SHAG, WORSTED LONG-PILE, terciopelo de lana de hilos largos.

WORSTED —, terciopelo de lana.

VELVETED, VELVET, aterciopelado, de terciopelo.

VELVETEEN, VELVETDOWN, felpa.

VELVETY, v. VELVETED.

VENARY (Caz.) venatorio.

VENATION (Caz.) caza, montería.

VEND (Com.) venta (Min. de carbón,) rendimiento.

TO —, vender.

VENDEE, comprador.

VENDER, vendedor.

VENDUE, venta en subasta.

VENEER, placa, chapa, enchapado, chapeado || || taracea, ataracea || hoja para chapear.

TO — (Eban., Carp.) chapear, enchapar.

— CLAMP (Carp.) cárcel.

— CUTTING MACHINE, máquina de cortar chapas.

— CUTTING SAW, sierra para chapas.

— MILL, — CUTTING MILL, sierra mecánica para chapas.

— PLANING MACHINE, cepillo mecánico para chapas.

— PRESS (Eban.) prensa de chapear.

IVORY —, chapa de marfil.

METALLIC —, chapa metálica.

PEARL —, chapa de nácar.

TORTOISE-SHELL —, chapa de carey.

WOOD —, chapa de madera.

VENEERING (Carp., Eban.) chapeado, enchapado.

— CRAMP (Carp.) cárcel o prensa de enchapar.

— HAMMER (Carp.) maceta de enchapar.

— STICK, garrotíllo para enchapar.

— WEB, VENEER-SAW, sierra de chapear o enchapar.

VENETIAN, veneciana || v. — STUFF.

— BLIND (Carp.) celosía || persiana.

— CARPET, alfombra veneciana.

— CHALK, talco gráfico o sólido.

— CLAY, talco de Venecia.

— GLASS (Vid.) vidrio de Venecia.

— POINT (Tej.) encaje o punto de Venecia.

— RED (Pint.) rojo de Venecia.

— STUFF, damasquillo || veneciana.

— WASH, Terrazzo (Const.) pavimento o suelo a la veneciana.

— WEIGHT, pisapapel de vidrio afiligranado.

VENETIAN WINDOW, ventana trigeminada.

V-ENGINE, máquina en V.

VENEY (Esg.) pase.

Venice SCARLET (Pint.) escarlata de Venecia.

— **WHITE,** blanco de Venecia, albayalde mezclado con sulfato de barita.

VENISON (Carn.) venado.

VENT, s. AIR-VALVE, VALVE, pasaje, orificio de chapaleta, abertura, salida (Arm.) fogón, oído (Fund.) bravera o brabera (Arq.) ventosa, respiradero (Org.) agujero.

TO —, dar salida (Art.) poner el grano a una pieza.

— **APRON** (Art.) guardafuego, capitel.

— **ASTRAGAL,** astrágalo del campo de luz.

— **BIT** (Art.) aguja para limpiar el fogón.

— **BUSH** (Art.) grano del fogón.

— **OF A CHIMNEY** (Fund.) campana de chimenea.

— **COCK or FAUCET** (Mec.) llave de escape del aire || espita para botellas.

— **COUNTERSINK** (Art.) barrena para abrir el fogón en el grano.

— **OF A GUN,** fogón, oído.

— **FIELD** (Art.) campo del fogón.

— **HOLE** (Ton.) venteo (Arq.) ventosa, s. — DRAUGHT, LISTENING-HOLE (Fund.) s. REGULATOR, HOLE: (— PIPE,) aspirador de tromba (Arm.) fogón, oído (Font.) atabe.

— **OF AN OVEN,** bufarda.

— **PEG,** espita.

— **PLUG** (Art.) clavellina para fogón.

— **PUNCH** (Art.) punzón para abrir fogones.

— **SHELL** (Art.) cazoleta del mortero.

— **SPRING SPIKE** (Art.) clavo de resorte para cañón.

— **STOPPLE** (Mar.) clavellina.

VENTIDUCT (Arq.) respiradero, conducto de aire, || s. VENT-HOLE (Arq.)

TO VENTILATE; (RENEW THE AIR,) ventilar, renovar el aire, aerear (Arq.) ventilar (Agric.) aechar.

— — **MINES** (Min.) ventilar una mina.

VENTILATED FIELD COIL (Elect.) carrete de campo ventilado.

ENCLOSED — MOTOR (Vm.) motor ventilado.

VENTILATING BRICK, ladrillo celular hueco.

— **FURNACE** (Min.) hornillo de ventilación.

— **HEATER,** estufa de ventilación.

— **PARTITION** (Min.) tabique de ventilación.

— **SHAFT** (Min.) tiro ventilador.

— **WATER WHEEL,** turbina de ventilación.

VENTILATION, s. AIRING, ventilación, aereación (Min.) aereación o ventilación de las minas.

— **DISC,** disco de ventilación.

VENTILATION PIPE, tubo de ventilación.

VENTILATOR, ventilador (FAN,) ventilador de aletas (Min.) aereóforo, máquina de aerear (Mec.) secador de vapor (Mar.) manguera de ventilación (Tec.) abanico, soplador, ventilador || aspirador.

— **DEFLECTOR,** abajador del ventilador.

— **PIPE** (Const.) tubo de aereación o ventilación.

— **VALVE or VENT,** chapaleta del tubo de aspiración.

AUTOMATIC —, ventilador automático.

CENTRIFUGAL —, FAN, FANNER, ventilador centrífugo, ventilador de fuerza centrífuga.

HIT or MISS —, ventilador de roseta.

HYDRAULIC —, ventilador hidráulico.

GAS-JET —, ventilador para quemador de gas.

MECHANICAL —, ventilador mecánico.

SUCTION —, ventilador de succión o aspirante.

THERMOMETRICAL —, ventilador termométrico.

WINDOW —, ventilador de ventana.

VENTING CHANNEL (Fund.) canal de agujerear.

— **MACHINE** (Art.) máquina de poner grano a un cañón.

— **WIRE, WIRE-RIDDLE OF MOULDERS IN SAND** (Fund.) aguja para abrir respiraderos a los moldes.

VENTOSE (Med.) ventosa.

VENTRIL (Mol.) ventril.

VENTURE (Com.) ventura, aventura.

TO — (Com.) aventurar.

Venturi TUBE (After G. B. —) (Fís.) tubo de Venturi.

VENUE (Esg.) pase.

Venus (Ast.) Venus.

VERANDA (Arq.) veranda.

VERATRATE (Quím.) veratrato.

VERATRIA, VERATRINA (Quím.) veratrina.

VERATRIC ACID (Quím.) ácido verátrico.

VERBAL ORDER (Com.) pedido verbal.

VERBATIM (Com.) al pie de la letra.

VERBERATION, s. PERCUSSION.

VERBOTEN (Liter.) prohibido.

VERD-ANTIQUE, s. MARBLE, GREEN SPOTTY MARBLE, verde antiguo, mármol antiguo.

VERDANCY (Agric.) verdor.

VERDIGRIS, NEUTRAL CETATE OF COPPER (Quím.) verdegrís, cardenillo, acetato de cobre neutro.

BURNT —, vitriolo quemado.

VERDIGRISED, s. ERUGINOUS.

VERDITER, BLUE —, BLUE ASHES (Pint.) nitrato de cobre.

VERGE, varilla, vástago, junco, vara (Hort.) (BOX-EDGING,) borde, margen, orla (Rel.) varilla del péndulo.

— BOARD, s. BARGE BOARD (Const.) guarda cabrío.

— COUPLE, s. BARGE-COUPLE (Carp.) cabrío, viga travesera.

— COURSE (Alf.) cordón, moldura (Alb.) arista de tejas en el caballete || boquillas.

— ESCAPEMENT (Rel.) escape de corona y catalina.

— FILE (Rel.) lima fina con uno de los lados liso.

VERGETTE (Bl.) vergeteado.

VERIFICATION (Tec.) verificación, comprobación.

— OF AN APPARATUS (Tel.) verificación de un aparato telegráfico.

— BOX (Tel.) caja de verificación.

BASE OF — (Agrim.) base de comprobación.

TO VERIFY (Com., Tec.) verificar, comprobar.

— — or AUDIT THE BOOKS (Com.) verificar o hacer revisión de los libros.

— — THE CATCHWORD (Tip.) verificar el réclame.

— — THE WEIGHT, verificar el peso.

VERIFYING TOOL (Min.) verificador.

VERJUICE (Vin.) agraz.

VERMEIL (Dor.) plata sobredorada.

VERMICELLI (Com.) fideos.

VERMICULAR, VERMICULATED, vermicular.

TO VERMICULATE (Arq.) vermicular.

VERMICULATED, vermiculado.

VERMICULATION (Tec.) movimiento vermicular.

VERMICULITE (Min.) vermiculita.

VERMIFUGE (Farm.) vermífugo.

TO VERMILION, s. TO MINIATE.

VERMILION, s. CINNABAR, bermellón, cinabrio.

CHINESE —, cinabrio de China.

VERMIN, gusano || animales dañinos.

VERMOUTH (Lic.) vermut.

VERNAL EQUINOX, equinoccio de primavera.

— POINT (Ast.) punto vernal.

VERNIER (Fís.) vernier, nonius, nonio (Radio) vernier, (principalmente como condensador variable).

— CALLIPERS, compás con vernier.

— COMPASS, brújula con vernier.

— TRANSIT (Agrim.) teodolito con vernier.

— SCALE SIGHT (Arm.) mira con vernier.

SLIDING WEIGHT WITH A — (Metr.) peso móvil con regla de precisión.

Verona GREEN, GREEN EARTH, verde de Verona.

— SERGE (T. S.) sarga de Verona.

VERONAL (Farm.) veronal.

VERREL, virola.

VERRIL, FERRULE, FERRIL (Torn.) garrucha de tornillos.

VERSED (Mat.) verso.

— SHADOW, sombra reversa.

— SINE (Mat.) seno-verso.

VERSLIBRIST (Liter.) versolibrista.

VERSO (Tip.) verso, vuelta, página par.

VERT (Bl.) sinople, verde.

VERTICAL ANGLES (Geom.) ángulos opuestos al vértice.

— AXIS, eje vertical (Aeron.) eje vertical o normal.

— BOILER, caldera vertical.

— CIRCLE, azimut, círculo vertical.

— CURVATURE (Min.) redondeado del cambio de pendiente.

— DIAL, cuadrante solar vertical.

— DIAL INSTRUMENT, instrumento vertical.

— ENGINE, máquina vertical.

— ESCAPEMENT, escape vertical.

— FIRE (Art.) fuego vertical.

— JOINT, junta vertical.

— LINE, línea vertical, perpendicular, a plomo.

— MILL (Min.) bocarte vertical.

— MOTION, movimiento vertical.

— PLANE (Dib.) plano vertical.

— POINT, cenit.

— SHAFT (Mec.) árbol o eje vertical.

— (ELECTRIC) WAVE (Tel. In.) onda eléctrica vertical.

PRIME —, vertical primero.

VERTICALLY, verticalmente.

VERTICALNESS, perpendicularidad.

VERTICITY (Fís.) verticidad.

— OF A COMPASS, verticidad de un compás.

VERTIMETER (Fís. y Aeron.) vertímetro.

VERVAINE (Bot.) verbena.

VERVEL (Herr.) virola de manga.

VERZINO (Pint.) laca del Brasil.

VESOU, miel de caña.

Vesper (Ast.) Véspero, Venus.

VESSEL (Tec.) baso, vasija (Mar.) (SHIP, BOAT,) buque, barco, nave, navío, embarcación; (salinas,) tonelería (Pap.) cuartilla en octavo (Fís.) cubeta del barómetro.

— FOR MEASURING CONDUCTIVITY, recipiente para la medida de la conductancia.

— OF WAR (Mar.) buque de guerra.

TO CLEAR A — (AT THE CUSTOM HOUSE) (Com.: aduanas, Mar.) despachar un barco.

TO LAUNCH A — (Mar.) botar un buque.

VESSIGON, VESSICON (Vet.) alifafe, tumor en los corvejones.

VEST (Sast.) chaleco || chaqueta de niño.

— LIFE — (Mar.) chaleco salvavidas.

MAGNETIC —, chaleco magnético.

VESTA, WAX-MATCH (F. de fósforos) cerilla de larga duración, fósforo en cera.

VESTEE (Mod.) pechera.

VESTIARY (Arq.) vestuario.

VESTIBULE, ENTRANCE-HALL (Arq.) vestíbulo.

— DIAPHRAGM (Fc.) diafragma para vestíbulo de vagón.

— TRAP DOOR, puerta falsa de resorte para vestíbulo.

VESTING (Tej.) filoseda.

VESTRY (Arq. Ec.) sacristía.

VESUVIAN (Com.) fósforo sin llama.

— SALT (Miner.(sulfato de potasa.

VETCH (Bot.) arbeja.

— AND LENTILS (Agric.) arenal o cantera para extraer guijo.

MIXTURE OF —ES AND OATS SOWN TOGETHER (Agric.) sementera mezclada de avena y arveja.

VETCHLING (Agric.) arveja pequeña.

VETERINARY SURGEON, HORSE-DOCTOR, veterinario.

Vetterly RIFLE (Arm.) rifle de Vetterly.

VIA (Com.) vía, por vía.

— LACTEA (Ast.) Vía Láctea.

VIADUCT (Fc.) viaducto.

— STATION (Fc.) estación elevada.

PIER OF A — (Min.) pilar de un viaducto.

VIAL, redoma, ampolla, frasco.

VIAMETER, VIATOMETER, odómetro.

VIATECTURE (Ing.) construcción de puentes y caminos.

VIBRATABILITY, sensibilidad vibratoria.

TO VIBRATE, vibrar, oscilar || hacer vibrar, hacer oscilar (Arm.) blandir.

VIBRATILE, vibrátil, vibratorio.

VIBRATING, vibrante, oscilatorio.

— ARMATURE (Tel.) armadura de vibración automática.

— BELL, campana de timbre vibratorio.

— CYLINDER (Mv.) cilindro oscilante.

— DRILL (Min.) barreno o trépano vibratorio.

— FRAME (Tej.) marco oscilante (Pir.) marco oscilante.

— PISTON (Mv.) émbolo oscilante.

— PROPELLER, propulsor oscilante.

— ROLLER (Tip.) cilindro oscilante.

— STEAM ENGINE (Mv.) máquina de vapor oscilante.

VIBRATION, vibración, oscilación.

— OF THE BEAM (Mv.) desviación de la extremidad del balancín.

— DEVICE (Tel.) vibrador, mecanismo de vibración.

— or OSCILLATION GALVANOMETER, galvanómetro de oscilaciones.

VIBRATION NODE, NODAL POINT OF — (Tel.) nudo de vibración u oscilación.

— —, nodo.

— PERIOD (Tel.) período de oscilación (de las ondas).

— ROD (Rel.) varilla del péndulo.

ISOCHRONAL — (Mec.) vibración isócrona.

SINUSOIDAL — (Fís.) oscilación senoidal.

VIBRATIUNCLE, SLIGHT VIBRATION, pequeña vibración.

VIBRATORY, vibratorio.

VIBRIO (Bacter.) vibrión.

VIBRION, vibrión.

VICE (Herr.) (VISE,) torno, tornillo || tenalla, entenalla (Vid.) hilera de plomo (Cerr., Eban.) torno, tornillo (Arq.) escalera de caracol (Tec.) barrilete, burro.

— ADMIRAL (Mar.) vicealmirante.

— BENCH, banco de torno.

— CHOP, quijada de tornillo.

— CLAMP (Cerr.) madera para evitar que se deteriore la pieza de trabajo en el tornillo.

— CONSUL (Com.) vicecónsul.

— CONSULATE, viceconsulado.

— FILE-HOLDER, prensa de banco para limar sierras.

— JAWS, quijadas de tornillo de banco.

— PIN (Carp.) prensa, cárcel.

— PRESIDENT, vicepresidente.

— VERSA, viceversa.

BALANCE — (Rel.) tornillo de cola.

BARBER'S — (Dent.) gatillo.

BENCH — (Carp.) prensa de cabeza de banco.

DRAW —, tenacillas holandesas.

FARMER'S —, tornillo de banco para agricultor.

FILING —, tornillo de limar.

HORSESHOE —, tornillo de banco para herrador.

JAW —, tornillo de banco.

JEWELLER'S — (Joy.) tornillo de banco para joyero.

MILLING MACHINE —, torno para máquina de cerrillar.

OFFSET JAW —, tornillo de banco de quijada sesgada.

PLATE — (Ton.) bigorneta.

SAW —, tornillo para sierras.

SCREW —, cárcel de tornillo.

SELF-ADJUSTING —, tornillo de banco de quijadas de adaptación automática.

SHEAR —, afinacizalla.

SLIDE —, tenalla corrediza.

SMALL HAND — (Herr.) entenallas.

STANDING — (Carp.) tornillo de banco fijo.

SWIVEL —, tornillo de banco giratorio.

TAIL —, tornillo de mano.

TAPER —, tornillo cónico de banco.

VICEMAN, v. FILER.

Vickers STEEL (Meta.) acero de Vickers.

VICIOUS HORSE (Elect.) caballo resabioso.

Victor's KEY (Tel.) llave de Víctor.

VICTORIA (Carr.) victoria (Autom.) victoria.

VICTORIATUS (Numis.) victoriato.

VICTUAL, VICTUALS, bitualla-s, vianda-s, víveres.

TO —, abastecer, proveer (Mil.) avituallar.

BROKEN —, desperdicios, migajas, mendrugos.

VICTUALLED, avituallado.

VICTUALLAR, proveedor, abastecedor.

Vienna CHAIR (Mueb.) silla de mimbres.

— GREEN (Pint.) verde de Viena.

— LAKE (Pint.) laca de Viena.

VIEW, vista, perspectiva, visión.

TO — AND REGISTER A MACHINE, timbrar una máquina o caldera de... atmósras.

GEOMETRICAL —, elevación, ortografía externa.

ISOMETRICAL —, perspectiva isométrica.

VIEWED FROM THE FRONT (Dib.) visto de frente.

VIEWER (Min.) inspector.

—'S PUNCH (Art.) marca.

VIGNETTE (Tip.) (PRINTER'S FLOWER, TAIL-PIECE,) viñeta (Fot.) viñeta.

TO — (Pint.) degradar, disminuir el tamaño y viveza de las figuras de un cuadro.

— IN THE TITLE (Tip.) frontispicio, título de un libro adornado con viñetas.

VIGNOLES RAIL (Fc.) riel o carril americano.

—, (México) riel o carril Vignoles.

VIGONE, WOOL OF THE VICUNA SHEEP, vicuña, lana de vicuña.

VILLA, COUNTRY-HOUSE, villa, casa de campo.

COTTAGE —, quinta.

VILLAKIN, casita de campo.

VILLOUS, afelpado.

VINACEOUS, vinoso, vináceo.

VINCULUM (Alg.) vínculo.

VIN DE PAILLES, (WINE ON THE PREPARATION OF WHICH THE GRAPES ARE DRIED ON STRAW,) (Alsacia:) vino de color de ojo de gallo.

— DE PELLE, (Lorena:) vino de pala.

VINE, viña, sarmiento, vid.

— ARBOUR or STALK (Vit.) emparrado, parral.

— BENT DOWN (Agric.) sarmiento encorvado.

— BLACK (Pint.) cartón de sarmiento.

— BOWER (Bot.) clemátide.

— BRANCH (Agric.) cepo, vara de vid || v. — LEAVES.

— BUD (Agric.) yema, botón.

VINE BUD, HIGH-GROWN — — (Vit.) botón auxiliar de la vid.

— CULTURE, viticultura.

— CUT SHORT (Vit.) vid podada muy baja.

— DRESSER or GROWER, viñador, viñero.

— 'S DORSER (Vit.) cesto, cuévano de vendimiador.

— EARTH, AMPELITE, CANDLE-COAL, PHARMACITIS (Miner.) ampelita, (arcilla antracítica para lápices de carpintero.

— FRETTER or QUIB, rosquilla, pulgón de una viña.

— KNIFE, podadera.

— LEAVES, — BRANCH (Agric.) pámpano, sarmiento con hojas.

— MILDEW, oidio.

— NEWLY PLANTED (Agric.) majuelo.

— PLOT (Agric.) viñedo.

— PROP (Agric.) rodrigón.

— PROPS, TO PUT — —, (Agric.) rodrigar.

— —, TO REMOVE THE — — (Agric.) desespaldar.

— RAKE (Agric.) azada para enredaderas.

— REAPER (Afric.) vendimiador.

— SHOOT (Agric.) mugrón, acodo, sarmiento largo que se entierra para obtener otro || rama de vid.

— SHOOT, NEW — —, (Vit.) sarmientos nuevos que brotan después de la poda.

— STOCK (Vit.) cepa, pie, tronco de vid.

— WHICH NEVER RIPENS (Agric.) agracera.

— YARD, viñedo, viña.

TO INJURE — (Agric.) escarcharse, helarse los frutos, hojas y ramas de la vid.

VINEGAR, vinagre.

— CRUET, vinagrera.

— FIELD, cubas de fermentación.

— MAKER, vinagrero.

— OF WINE, vinagre de vino.

— OF WOOD, WOOD —, PYROLIGNEOUS ACID (Quím.) ácido piroleñoso.

ANHYDROUS —, vinagre anhidro.

AROMATIC — (Perf.) vinagre aromático.

LEAD —, vinagre de Saturno.

RADICAL —, SPIRITS OF VERDIGRIS, vinagre radical, ácido acético puro.

ROSE — (Perf.) vinagrillo.

STRONG —, vinagre muy fuerte.

VINERY (Agric.) emparrado para viñas.

VINIC ACID (Quím.) ácido vínico.

VINICOLE, vinícola.

VINIFICATION, vinificación.

VINIFICATOR, vinificador.

VINOMETER, vinómetro.

VINOSALORIMETER, vinosalorímetro.

VINOUS, WINY, vinoso.

— SPIRIT, alcohol.

TO VINT (Agric.) vendimiar.

VINTAGE, VINDEMIATION, vendimia.

VINTAGER, vendimiador.

VIOLA (Mús.) (TENOR VIOLIN,) viola (Mar.) virador.

VIOLACEOUS, violáceo, lívido.

VIOLET (Bot.) violeta (Pint.) violado, color de violeta.

— BLUE OF ANILINE (Pint.) harmalina, violeta de anilina.

— COLOUR, — BLUE, — COLOURED, violeta, color de violeta.

— RAYS, rayos violeta o violados. Comp. ULTRA VIOLET RAYS.

— STEEL COLOUR, rojo alambrado.

— WOOD, PALISANDER WOOD, BLUE EBONITE, palisandro.

VIOLIN (Mús.) violín.

— BOW, FIDDLE-STICK (Mús.) arco de violín.

— CASE, FIDDLE-CASE, caja de violín.

— STRING, cuerda de violín.

VIOLONCELLO (Mús.) violoncelo.

VIOLONE, VIOLONO (Mús.) contrabajo.

Virgin (Ast.) Virgo.

VIRGIN (Min., Meta., Geo.) etc.) virgen.

— CORK, corcho virgen.

— EARTH, tierra virgen.

— FOREST, selva virgen.

— HONEY, miel virgen.

— LAND (Agric.) noval.

— METAL, metal virgen.

— OIL, PURE OIL, aceite puro.

— SOIL (Agric.) suelo todavía no cultivado.

— VEIN (Min.) veta virgen.

— WAX, cera virgen.

VIRGINAL, espineta.

— MILK (Perf.) leche virginal.

Virgo (Ast.) Virgo.

VIRGULA (Tip.) coma.

VIRIDINE (Quím.) viridina.

VIRTUAL (Tec., Fís.) virtual.

— A. C. (Elect.) intensidad eficaz de una corriente alterna.

— FOCUS (Opt.) foco virtual.

— LENGTH, longitud virtual.

— PITCH (Aeron.) paso virtual.

— POWER, fuerza virtual.

— RESISTANCE, resistencia virtual.

— VALUE OF THE ELECTROMOTIVE FORCE (Elect.) valor eficaz de la fuerza electromotriz.

— VALUE OF THE STRENGTH OF CURRENT (Elect.) intensidad de corriente eléctrica efectiva.

— VELOCITY, velocidad virtual.

VIRTUOSO (Esp.en Mús.) virtuoso.

VIRUS (Med.) virus (ANTI —,) antivirus.

VIS (Mec.) fuerza.

— INERTIAE, INERTIA (Mec.) fuerza de inercia.

— INSITA, fuerza innata o congénita.

— MOTRIX, fuerza motriz.

— VIVA (Fís.) fuerza viva.

— A VIS (Carr.) vis a vis.

VISCIDITY, ROPINESS, consistencia viscosa o aceitamiento de un vino, v. VISCOSITY.

VISCOSITY, VISCOUSNESS, TENACITY, VISCIDITY, viscosidad.

ELECTRIC —, viscosidad eléctrica.

GETTING A VITREOUS —, tomar en el fuego una viscosidad vítrea.

VISCINE (Quím.) viscina.

VISCOUS, VISCID, viscoso, glutinoso.

— HYSTERESIS (Elect.) histéresis viscosa.

VISCUM (Caz.) liga, pega.

VISE, v. VICE.

VISIBLE (Máq. de escribir, contadoras, etc.,) visible.

VISIBLE HORIZON, horizonte visible.

VISION, visión (Cinema) visión, "vision".

VISIT (Mar.) visita.

TO — (Mar.) visitar.

VISITING CARD, tarjeta de visita.

— PORTMANTEAU (Mueb.) percha.

VISIVE CONE (Opt.) cono visual.

VISOR (Arm.) visera.

—, SUN —, (Autom.) viseras contra el sol.

VISORETTES (Autom., etc.) viseras contra el sol.

VISORIUM (Tip.) s. CATCH, RETINACULUM, divisorio, soporte para tipógrafos || mordente.

TO PUT ON THE — (Tip.) colocar sobre el divisorio.

VISTA, s. AVENUE, vista || punto de vista limitado por colinas, etc.

VISUAL ANGLE, ángulo visual.

— LINE, línea visual.

— POINT, punto de mira o de vista.

— RAY, rayo visual.

— SIGNALLING, telegrafía de señales.

VITAL, vital, s. RESPIRABLE.

— AIR, aire vital o respirable.

— GRAVITY, gravedad activa o vital.

VITAMIN-E (Fisiol. y Quím.) vitaminas.

— A, B, C, etc. vitamina A, B, C, etc.

VITAPHONE (Fotof.) vitáfono.

VITREOUS, vítreo (Elect.) (POSITIVE,) electropositivo.

— or POSITIVE CHARGE (Elect.) carga positiva.

— ELECTRICITY (Elect.) electricidad positiva.

— SALT (Vid.) escoria del vidrio fundido.

VITREOUSNESS, de naturaleza vítrea || vitriosidad.

VITRESCENCE, vitrificación || de naturaleza vitrificable.

VITRIFIABLE, VITRESCIBLE, vitrificable.

— PIGMENTS (Vid.) colores vitrificables.

VITRIFICATION, vitrificación || substancia vitrificada.

— FURNACE, GLAZING-FURNACE, horno de vitrificación.

TO VITRIFY, vitrificar || vitrificarse || envasar.

VITRIFYING, vitrificador.

VITRIO-ELECTRIC, vítreoeléctrico.

VITRIOL (Quím.) vitriolo, ácido sulfúrico.

— OF COPPER, SULPHATE OF COPPER, BLUE — (Quím.) sulfato de cobre, vitriolo azul.

— ETHER (Quím.) éter sulfúrico.

— OCHRE (Miner.) hierro subsulfatado terroso.

— WORKS, fábrica de vitriolo.

VITRIOLIC, VITRIOLIZED, sulfatado.

— ACID (Quím.) ácido sulfúrico.

— WATER, DEW, agua vitriolada.

VITRIOLIZATION, vitriolización.

VITRIOLIZED, sulfato || vitriolizado, v. VITRIOLIC.

VITRITE, vitrita.

VITRO DI TRINO, ornamento de vidrio veneciano.

VITRUVIAN SCROLL (Arq.) meandro.

VITRY, tela cruda de Cork.

VIVARIUM, AQUARIUM, acuario || vivero.

VIVIANITE, PHOSPHATE OF IRON (Miner.) vivianita.

VIVIPAROUS, vivíparo.

VIVISECTION (Med.) vivisección.

VIZ (Com.) a saber.

VIZARD (Arm.) visera.

VOCABULARY (Tip.) vocabulario.

VOE (Mar.) caleta.

VOGESIC ACID (Quím.) ácido vogésico.

VOICE, voz || voto, sufragio.

— PIPE, tubo acústico.

VOID (Arq.) vacío, ahuecado (Com.) nulo.

TO —, vaciar (Com.) anular.

VOIDER, cesto de lavado.

VOLANT (Bl.) volante.

VOLARY, aviario, jaula grande.

VOLATILE, volátil.

— ALCALI (Quím.) álcali volátil, amoníaco.

— OIL (Pint.) aceite volátil.

— SALT (Quím.) sal volátil, acetato de amoníaco.

— SUBSTANCE (Quím.) principio volátil.

VOLATILITY, VOLATILENESS, volatilidad.

VOLATILIZABLE, votalilizable.

VOLATILIZATION, VAPOUR SOLUTION, volatilización.

TO VOLATILIZE, votatilizar || volatilizarse.

VOLCANIC ENGINE, máquina de Evans.

— GLASS (Miner.) obsidiana.

VOLCANIST (Geol.) plutonista, volcanista.

VOLCANO, volcán.

VOLE, MEADOW-MOUSE, MUS ARVALIS, campañol, ratón de los campos.

VOLLEY, descarga de cañones || tramo.

VOLLEY-BALL (Dep.) bolley-ball, volibol.

VOLPLANE (Aeron.) planeo, vuelo planeado.

TO — (Aeron.) planear.

VOLT, UNIT OF ELECTROMOTORIC FORCE (Elect.) voltio, unidad práctica de fuerza electromotriz; (volt. es el nombre del voltio en la nomenclatura internacional. R. A. E.) (Esg.) vuelta (Equit.) vuelta, giro.

— AMMETER, COMBINED — —, voltímetro y amperómetro combinados.

— AMPERE (Elect.) voltamperio.

— COULOMB, v. JOULE.

— METER, voltímetro (s. BELOW VOLTMETER).

CONGRESS or LEGAL —, voltio legal.

LOST —S, pérdida en voltios.

Volta's LAW, ley de Volta.

VOLTA A PADIGLIONE (Arq.) bóveda de segmentos abovedados que se cortan entre sí.

VOLTAGE (Elect.) tensión, voltaje, s. PRESSURE.

— AMPLIFICATION (Elect., Radio) amplificación de voltaje.

— COMPENSATION (Elect.) compensación o equilibrio de tensión.

— COMPONENT (Elect.) componente de tensión.

— DIVIDER (Elect.) divisor de voltaje.

— DROP (Elect.) caída de tensión.

— EQUATION (Elect.) ecuación de tensión.

— SWITCHBOARD (Elect.) cuadro de distribución de tensión.

ARMATURE — (Elect.) tensión de inducido.

AVERAGE — (Elect.) tensión media.

INSTANTANEOUS — valor instantáneo de la tensión.

PRIMARY — (Elect.) tensión primaria.

PULSATING — (Elect.) tensión pulsatoria.

SHORT-CIRCUIT — (Elect.) tensión de circuito corto.

TESTING — (Elect.) tensión de ensayo.

VOLTAIC (Elect.) voltaico.

— ARC (Elect.) arco eléctrico o voltaico.

— ACCUMULATOR (Elect.) acumulador voltaico.

— ARMADILLO (Cir.) armadillo voltaico.

— CELL or ELEMENT (Elect.) pila voltaica.

— or GALVANIC CIRCUIT, circuito galvánico.

— CURRENT, corriente voltaica.

— EFFECT (Elect.) contacto por presión.

— ELECTRICITY, galvanismo.

VOLTAIC ELEMENT, v. — CELL.
— WIRE, CONDUCTING WIRE, conductor.
VOLTAISATION, galvanización.
SINUSOIDAL —, galvanización sinusoidal.
VOLTAMETER (Fís.) voltámetro.
Bunsen —, voltámetro de Bunsen.
COPPER —, voltámetro de cobre.
ELECTROLYTIC —, voltámetro electrolítico.
GAS —, voltámetro de gas.
SILVER —, voltámetro de plata.
VOLUME —, voltámetro de volumen.
WEIGHT —, voltámetro de peso.
VOLTAMETRIC, voltamétrico.
— CONTROL APPARATUS, aparato voltamétrico de comprobación.
VOLTAPLAST, batería galvanoplástica.
VOLTATYPE, electrotipo.
VOLTITE (Quím.) voltita.
VOLTMETER (Elect.) voltímetro.
— WITH CENTRAL ZERO (Elect.) voltímetro con desviación a los dos lados.
— WITH MULTIPLIERS (Elect.) voltímetro con reostatos adicionales.
— SWITCH (Elect.) conmutador de voltímetro.
CONTACT — (Elect.) voltímetro de contacto.
DEAD-BEAT or APERIODIC — (Elect.) voltímetro aperiódico.
ELECTROSTATIC — (Elect.) voltímetro estático.
Ferraris — (Elect.) voltímetro de Ferraris.
HOT-WIRE — (Elect.) voltímetro calórico.
MAIN — (Elect.) voltímetro principal.
RECORDING — (Elect.) voltímetro registrador.
VOLUBILE, VOLUBILATE (Bot.) voluble.
VOLUBILITY, volubilidad.
VOLUME, (SIZE, MASS, BULK,) volumen, bulto, masa (Enc.) (BOOK,) volumen (Fís.) volumen (Radio) volumen.
— CONTROL, (AUTOMATIC,) (Radio) control automático de volumen.
— ENERGY, energía volumétrica.
— NOMETER, volumenómetro.
— NOMETRY (Fís.) volumenometría.
— OF WATER (Hid.) presa de relleno || fuerza o alcance del agua || buey de agua.
ATOMIC — (Quím.) volumen atómico.
ODD —, volumen no igualado.
MOLECULAR —, volumen molecular.
VOLUMETER, volúmetro || una forma de hidrómetro.
GAS —, volúmetro para gas.
VOLUMETRIC DETERMINATION (Quím.) análisis volumétrico.
— SOLUTION, V. S. solución volumétrica.

VOLUNTARY (Jur., Mil.) voluntario.
VOLUTE (SPIRAL, SCROLL,) voluta, enrollado en espiral (Arq.) voluta, adorno en forma espiral del capitel jónico.
— COMPASS, compás en espirales.
— SPRING (Mec.) resorte o muelle con espiral.
— WHEEL, rueda soplante de espiral.
VOLUTION, enrollado en espiral (Arq.) (SPIRAL IN STAIRCASE.) espiral.
VOMIC NUT (Bot., Farm.) nuez vómica.
VOMITING GAS, v. CHLOROPICRIN.
-VOROUS, en comp.: voro (como:) hervívoro, etc.
VORTEX WHEEL, turbina.
VORTICISM (Arte) vorticismo.
VOTE, voto, sufragio.
TO —, votar.
— RECORDER, cuenta votos.
VOTER, votante.
VOTING, votación.
VOTIVE MEDAL, medalla.
VOUCHER (Com.) comprobante, documento || garante.
TO —, comprobar || certificar.
VOUSSOIR (Arq.) dovela, clave, s. ARCH-STONE.
— NEXT TO THE KEYSTONE (Arq.) contra-clave.
INDENTED —S (Arq.) dovelas engranadas.
VOX-ANGELICA (Org.) voz angélica.
— HUMANA (Org.) voz humana.
VOYAGE, viaje, travesía.
TO —, viajar.
— CHARTER (Mar.) fletamiento por viaje.
— OUT AND HOME, viaje redondo.
— POLICY (Com., Mar.) póliza de viaje.
VOYAGER, viajero.
VOYAL, VOYOL (Mar.) varador || virador de cubierta.
— BLOCK (Mar.) motón de virador.
VRILLE (Aeron.) barrena. v. SPIN.
TO — (Aeron.) embarrenar, entrar en barrena.
V. S. v. VOLUMETRIC SOLUTION.
VUG, DRUSE, SWALLOW (Min.) drusa (Colombia:) gongora (Perú) laque; (México:) soyote.
VULCANIC (Geol.) volcánico.
VULCANISATION, vulcanización.
TO VULCANISE, vulcanizar.
VULCANISED FIBRE, fibra vulcanizada.
— GLASS, vidrio vulcanizado.
— RUBBER, caucho vulcanizado.
VULCANISER, vulcanizador.
VULCANISING FLASK, aparato para vulcanizar.

VULCANISING OF INDIA RUBBER, SULPHURATION OF CAOUTCHOUC, vulcanización del caucho.

— OF WOOD, vulcanización de la madera.

VULCANITE, vulcanita, ebonita.

VULCANIZE y derivados, b. VULCANISE y derivados.

VULCOASBESTOS, asbesto vulcanizado, amianto endurecido o vulcanizado.

VULGAR FRACTIONS (Arit.) fracciones comunes.

VULNERARY (Bot.) vulneraria.

VULPINITE, mármol de Bérgamo.

VYCE, barrena tirafondo con anilla.

VULCANISING OF INDIA RUBBER, SUL-
FURATION OF CAOUTCHOUC, vulcanización del caucho.

— OF WOOD, vulcanización de la madera.

VULCANITE, vulcanita, ebonita.

VULCANIZE y derivados, b. VULCANISE y derivados.

VULCOASBESTOS, asbesto vulcanizado, amianto endurecido o vulcanizado.

VULGAR FRACTIONS (Arit.) fracciones comunes.

VULNERARY (Bot.) vulneraria.

VULPINITE, mármol de Bérgamo.

VYCE, barrena tirafondo con anilla.

W

W (Mar.) (ABB. OF WEST,) Oeste, O (Tec.)
(SYMBOL FOR WATT,) vatio || (ABB. OF
WATT-HOUR, W-H,) vatio hora || (SYM-
BOL FOR WORK:) trabajo (SYMBOL FOR
WEIGHT,) peso.

W. C. WATER CLOSET, retrete.

— BY N. WEST BY NORTH (Mar.) oeste cuarto al noroeste, O.¼ N. O.

— BY S. WEST BY SOUTH, oeste cuarto al
sudoeste, O.¼ S. O.

— S. W. WEST SOUTH WEST (Mar.) Oessud-
oeste, O. S. O.

WABBLER, portahojas elíptico.

WACKLE (Geol.) wake, cierta sustancia arcillosa (GREY —,) cuarzo mezclado de esquisto y mica.

WAD, algodón en rama o borra de seda o lana
(Arm.) taco (Alf.) aro (Mueb.) pelote, borra.

— HOOK (Arm.) sacaestopas (Min.) tirabuzón.

WADD, plombagina || mineral de manganeso.

WADDING, v. WAD (Tej.) relleno de la cadena
(Muebl.) huata (Cost.) entretela.

— RULE (M. C.) guía del acolchador.

WAFER (repostería:) barquillo, pasta cocida en-
tre dos hierros || oblea || (PASTRY:) bar-
quillo, cartucho, pasta arrollada en forma
de trompetilla (IN CHURCHES:) hostia.

— BOX (O. Ec.) hostiario.

— CAKE, buñuelo arrollado.

— IRON or TONGS, barquillero.

— MOULD, barquillero, molde para hacer bar-
quillos.

— STAMP, prensa de sellar.

WAFLE (Repostería:) barquillo, v. WAFER.

WAGES, SALARY, sueldo, salario.

Wagner's HAMMER, martillo de Wagner.

**WAGNERITE, FLUOPHOSPHATE OF MAG-
NESIA,** wagnerita, fosfato de magnesia.

WAGON, carro, carretón (Fc.) (WAGGON, VA-
GON,) vagón, carro, coche (Min.) (TUB,
TRAM,) carro, vagón.

 TO —, acarrear.

— BOILER, caldera de tumba.

WAGON CEILING, techo cilíndrico.

— HOIST, grúa para levantar vagones o transportar carros.

— LIFT, ascensor para vagones.

— LOADER, cargadora de carros.

— MASTER (Fc.) jefe de carga.

— MOVING DEVICE, aparato para empujar
vagones.

— ROAD, TRAM-ROAD (Min.) galería o vía
de acarreo.

— TIPPER, báscula de volteo de carro.

— TIPPING DEVICE, basculador de curva.

— TRAIN (Fc.) tren.

— TURNTABLE (Fc.) placa o mesa giratoria
para vagones.

— or BARREL VAULT (Arq.) bóveda cilíndrica.

— WEIGHING MACHINE, báscula para vagones.

WAGONAGE, carretaje.

WAGONER, carretero.

WAGONETTE, carruaje con banquetas para ex-
cursiones || carro de mudanzas || carricoche
|| birlocho.

WAGONING, acarreo, transporte.

WAGONMAN, TRAMMER (Min.) c a r r e t e r o
(México y Perú:) carrero, (México y Colombia:) cochero.

WAINSCOT, enmaderado, entablonado.

 TO —, revestir, aplicar un revestimiento de
madera.

WAINSCOTING ON THE CEILING, artesonado
o formación de un cielo raso.

WAIST (Mar.) aforro, combés, boca del combés
(Cost.) corpiño, jubón (Mec,.) garganta.

— COAT (Sast.) chaleco.

WAISCOATING, tela para chalecos.

WAISTED TOOTH (Mec.) diente entallado por
la raíz.

WAITER, mozo de fonda || criado de mesa ||
(TRAY,) azafate, bandeja.

WAITING-MAID, camarera.

— ROOM (Fc.) sala de espera.

WAKE (Mar.) estela (Mec.) inclinación.

WAKER (Rel.) despertador, s. ALARM.

WALE (Mar.) cinta (GUN —,) regala (Carp.) (SIDE —S,) cepos (Tej.) relieve (Pont.) faja de pontón.

WALK, v. AVENUE, paso || avenida || (LINE:) especialidad.

— AWAY (Dep.) calle, avenida, paseo, fácil.

WALKING (Agric.) trashumar, pasar el ganado de la dehesa a la montaña y al contrario.

— CANE, — STICK, bastón.

WALL (Alb.) muro, pared, tapia (Mar.) amura (Min.) muro, pared || (SIDES OF A VEIN,) respaldos || tajo de explotación || v. THIRL, THIRLING (Arq.) (—S,) muros de recinto (Meta.) (FRONT — OF A SHAFT-FURNACE,) pecho (LOWER BACK —,) espaldar.

TO — amurallar.

— — IN or UP, cerrar o rodear con muros.

— — THE BRICKS, apilar los ladrillos para secarlos.

— — UP (Alb.) condenar una puerta || murar, tapiar || incrustar en el muro, || v. — IN or UP.

— ARCH or RIB (Arq.) arco formero.

— BLOCK (Elect.) roseta aislante.

— BOX (Mec.) marco de soporte empotrado o fijado en el muro.

— BRACKET (Mec.) soporte de muro.

— CLIP (Elect.) abrazadera de pared.

— DOWEL (Elect.) taco de madera para paredes.

— DRILLING MACHINE, perforadora mural.

— EYE (Elect.) ojete de pared.

— FACE (Min.) testero de tajo de explotación.

— FRUIT (Hort.) fruta de espaldera.

— INSULATOR (Elect.) aislador mural.

— JUNCTION (Elect.) toma de corriente mural.

— LAMP (Elect.) lámpara de pared.

— PAPER, papel de entapizar.

— PIECE (Const.) antemural, espaldón (Min.) galápago, zapata || bantrote || marranillo.

— PILLAR (Arq.) columna embebida.

— PLATES (Carp.) solera (Min.) (SILLS OF A SHAFT FRAME,) largueros.

— RIB, nervadura de arco formero.

— RIM (Const.) corona de mampostería.

— SADDLE (Elect., Mec.) silla de muro.

— OF SLOT, pared de ranura.

— SOCKET (Elect.) (caja de) contacto mural, toma de corriente

— STEAM PUMP, bomba mural de vapor.

— SWITCH (Elect.) interruptor mural.

— TELEPHONE (Telef.) aparato mural.

— THICKNESS OF THE CASTING (Meta.) espesor de fundición.

— TREE, — FRUIT TREE (Hort.) árbol de espaldera.

WALLER, paradero, albañil de campo || (—S,) planchas murales.

WALLING (Alb.) aparejo || mampostería para muros || materiales para muros || (F. de tejas:) hileras de ladrillos (Min.) mampostería de mina || entibamiento.

— STAGE, CRADLE (Min.) andamio, colgante o volante (México:) balsa, descanso móvil.

— TIMBER (Min.) tablón (Hid.) tablón para formar dique.

WALLOWER (Mec.) linterna || CAM-SHAFT, árbol con levas.

WALNUT (Bot.) nuez, s. NUT || nogal.

— HUSK or PEEL (Tint.) aguardiente de nueces.

WANE (OF THE MOON,) menguante.

WANGUS (Com.) junco del Japón.

WANIGAN or WANGAN, receptáculo para alimentos || lugar para pagar en un aserradero.

WANTED... (Com.) se solicita...

WAR, guerra.

— BABY, hijo de la guerra.

— CROSS (Mil.) cruz de guerra.

— PLANE (Aeron.) aeroplano de combate o de guerra.

WARD, dirección de una línea recta (Cerr.) guarda (Esg.) guarda.

— or HOUSE KEY (Fc.) llave de guardas.

— OF A LOCK (Cerr.) guarda redonda de la cerradura.

— PIPE (Cerr.) boquilla de cerradura.

— ROOM (Mar.) cuarto de los oficiales.

— ROPE (Muebl.) ropero, guardarropas, armario.

WARE, WARES, mercancías, efectos, mercaderías || quincallería || (IRON —,) productos de siderurgia.

WAREHOUSE, DEPOT, almacén, depósito.

— CRANE, grúa giratoria.

— TRUCK, carretilla para almacén.

WAREHOUSING, STORING, poner en depósito.

WARM-WATER CISTERN (Mv.) cubeta del condensador.

WARMING, calefacción.

— BOTTLE or FLASK, botella de agua caliente para calentar la cama || fraile.

— PAN (en las lagunas saladas:) estanque dividido en departamentos (Com.) calentador (F. de naipes:) caja para secar las cartulinas que luego deben pegarse.

WARNING, aviso, señal || prevención, amonestación (Rel.) timbre en que suena el toque dado por ciertos relojes antes de dar la hora o el cuarto.

— BOARD, tabla de aviso.

— LIGHT, faro, fanal.

WARNING PIECE (Rel.) clavija para impedir la oscilación del volante.

— **WHEEL** (Rel.) rueda de señal.

WARP (Tej.) urdimbre ‖ portada (Mar.) entalingado, calabrote ‖ alabeo (Agric.) depósito (Aeron.) alabeo.

TO —, curvarse la madera (Meta.) combarse (Tej.) montar la cadena (Aeron.) alabearse, cambiar la forma del ala, torciéndose ligeramente.

— **UP**, remolcar.

— **AND WOOF**, trama y urdimbre.

— **BEAM** (Tej.) enjullo posterior.

WARPED, combado, alabeado.

WARPER, urdidor.

WARPING (Carp.) combadura, alabeo (Tej.) montar la cadena ‖ urdidura ‖ urdimbre. estambre (Alf.) combadura, alabeo (Agric.) irrigación.

WARPLANE, b. WAR.

WARRANT, orden de prisión ‖ v. WRIT ‖ auto de ejecución ‖ garantía ‖ libramiento o libranza, v. SHARE ‖ resguardo.

— **OF EXECUTION** (Jur.) auto de ejecución o de secuestro.

— **OFFICER**, oficial certificado.

WASH, lejía ‖ lavatorio, lavado (Quím.) loción (Pint.) lavado (Mar.) pala de remo (Geol.) lavado (Cerv.) mosto (Lic.) licor de destilar (Meta.) hoja, lámina, placa (Aeron.) perturbación en el aire por el paso de un plano.

WASHER, empaquetadura de bomba ‖ roldana ‖ arandela ‖ vilorta ‖ v. BURR (Pap.) máquina de lavar (Carr.) pieza de fundición entre el espaldón y la rueda del carruaje y en la cual flota ésta.

— **MACHINE**, máquina de fabricar arandelas.

— **WOMAN**, lavandera.

WASHING, blanquición ‖ lavado ‖ depuración de la hulla ‖ decantación de las materias cerámicas (Quím.) v. ABLUTION ‖ lavado (Pint.) aguada (Alb.) deslavadura (orfebrería:) lavadura (—S,) fragmentos, raeduras (Min.) lavadura (Tec.) lavado, acción de lavar o pasar por una cuba o de blanquear.

WASP (Apic.) avispa.

Wassermann TEST (After A. von —,) prueba (de examen de la sangre) de Wassermann.

WASTE, v. RESIDUE, BOTCH, GOAF, DEADS, ATTLE (Min.) desecho (México:) atierre (Perú:) bazofia (Chile:) broza (Mec.) estopa ‖ usado, que juega mucho (Const.) terreno inútil o superfluo (Meta.) v. SLAG (Hil.) borra, desechos, broza (Agric.) baldío, no cultivado (Tip.) pliegos de aumento para reemplazar a los que resulten maculados (Com.) pérdida.

TO —, gastarse, deteriorarse ‖ echar a perder ‖ desperdiciar.

— **GATE**, v. FLOOD-GATE.

— **HEAP ORE** (Meta.) mineral de vaciado.

— **HEAT**, llama perdida, calor perdido.

— **HEAT FLUE**, conducto de escape de los gases calientes.

— **PALLET** (Org.) válvula de descarga.

— **PAPER**, v — (Tip.)

— **PIPE** (Alb.) tubo o canal de descarga (Tec.) tubos de tierra cocida.

— **PIT** (Mec, Fc.) foso para trapos de limpieza.

— **ROCKS**, v. — (Min.) v. DEADS, ATTLE, etc.

— **SILK**, borra de seda.

— **STEAM**, vapor perdido.

— — **PIPE**, tubo de desahogar el vapor.

— **TIMBER** (Mader.) recortes.

— **WATER**, agua perdida (Mec.) agua de condensación.

— **WEIR** (Hid.) desagüe de represa.

— **WOOL**, borra de lana.

WASTEMEN (Min.) guardianes de galerías antiguas.

WASTER (Fund.) bebedero de molde.

WATCH (Rel.) reloj de bolsillo ‖ — WITH ANCHOR ESCAPEMENT, reloj de escape de áncora (Mar.) guardia.

TO —, velar, tener o montar guardia.

— **ALARM**, despertador de reloj.

— **ARBOR** (Rel.) árbol del tambor.

— **BELOW** (Mar.) guardia franca.

— **BOX**, garita de guardia o de vigilancia.

— **BROACH** (Rel.) escuadrador.

— **CAP** (Rel.) casquete.

— **CASE** (Rel.) relojera, caja de reloj.

— **CHAIN** (Rel.) cadena de reloj.

— **DOG**, perro de guardia o vigía.

— **ON DECK** (Mar.) guardia de servicio.

— **FILE** (Rel.) lima de relojero.

— **GLASS** (Rel.) vidrio de reloj ‖ cristal plano que antes había tenido una forma curvada.

— **GUARD** (Joy.) cadena de oro de malla muy fina que va sujeta al cuello.

— **HAND** (Rel.) aguja.

— **KEY** (Rel.) llave de reloj.

— **MAKER**, relojero.

— **MECHANISM** (Rel.) mecanismo de un reloj.

— **SPRING** (Rel.) muelle del reloj.

— **STAND**, portarreloj.

— **TRINKET** (orfebrería) dije.

— **WHEEL** (Rel.) moleta.

WATCHMAN (Min.) vigilante (México:) velador (Fc.) guardavía ‖ (México:) velador.

—**'S CLOCK**, reloj de vigilante.

WATER, agua (Perf.) agua, esencia (Joy.) agua (Tej. paños,) viso.

TO —, regar, rociar (Enc.) mojar (Agric.) abrevar, dar de beber a los animales (Alf.)

destemplar, humedecer la arcilla (Tej.) figurar ondas, dar visos de onda.

— BACK, cuba de agua ‖ depósito de agua.

— BALANCE, balanza de agua.

— BATTERY (Elect.) pila de agua.

— BATH (Quím.) baño de María.

— — FIRE (Quím.) fuego del baño de María.

— BEARING ROCK (Geol.) roca acuífera.

— BED, álveo, cauce.

— BELLOWS (Herr.) fuelle hidráulico.

— BOOTS (Zap.) botas impermeables.

— BRIDGE (Meta.) altar.

— CALENDER, calandria de agua.

— or HYDRAULIC CEMENT, cemento hidráulico.

— CHANNEL (Mol.) caz, rigola ‖ v. DRIP.

— CISTERN, cisterna ‖ aljibe ‖ depósito de agua ‖ depósito de agua que forma parte de un aparato de fuelles hidráulicos.

— CLOCK, clepsidra.

— CLOSET, W. C., inodoro, retrete.

— COLLECTOR (Hid.) zanja de recolección.

— COCK or VALVE (Mv.) llave del cilindro.

— COLOUR, DISTEMPER (Pint.) a g u a d a, acuarela ‖ color a la aguada o al destemple

— COLUMN (Fc.) torre de agua.

— CONDUCT (Mol.) caz.

— CONDUIT (Min.) atarjea.

— COOLED, enfriado por agua.

— COOLING, enfriamiento por agua.

— COURSE (Hid.) caída de agua (Fc.) (UPPER — —,) punto culminante.

— CRANE, grúa hidráulica.

— CRESS (Bot.) berro.

— DISTILLING APPARATUS ,aparato para destilación de agua salada.

— ENGINE, máquina hidráulica.

— FALL, salto o caída de agua.

— FEEDER (Min.) fuente de agua, alimentador de agua.

— FRAME, telar hidráulico.

— FURROW (Agric.) rigola.

— GAGE (Fís.) v. AREOMETER (Mec.) manómetro de agua ‖ flotador.

— GANG, canal o caz de molino.

— GAS, gas de agua.

— GATE, MILL-DAM (Mol.) compuerta del caz.

— GATE or LEVEL (Min.) galería de fondo.

— GAUGE, manómetro de agua.

— GILDING, dorado al destemple ‖ dorado por la vía húmeda.

— GLASS, SOLUBLE GLAS (Quím.) vidrio soluble, silicato de sosa.

— or SHELL GOLD (Pint.) oro molido o en hojas.

— GROOVED PISTON (Mec.) émbolo con ranuras de ajuste.

WATER HAMMER, martillo de agua (Min.) (— RAM or "KNOCK",) choque de ariete.

— HOOK (Tal.) gancho del ronzal.

— HOUSE, alberca, depósito de agua, cisterna cubierta.

— JACKET, camisa o chaqueta o caja de agua.

— LEG, tubo vertical de agua.

— LEVEL, nivel de agua (Min.) galería de desagüe.

— — (FOR LAKES,) limnímetro.

— — DRIFT (Min.) vía del fondo.

— — DRIFTS (Min.) niveles de pozos profundos de mina.

— LOGGED (Mar.) anegado (Agric.) puesto la mitad dentro del agua.

— MARK (Pap.) marca de agua, filigrana (Mec.) v. — GAUGE (Tec.) estiaje (de un río).

— MILL, molino de agua ‖ molino con caída de agua.

— or HYDRAULIC MORTAR, mortero hidráulico.

— MOVED SHEARING M A C H I N E, cizallas movidas por agua.

— PACKING, empaquetadura hidráulica.

— PLANE (Mar.) plano de flotación.

— POCKET, depósito de agua.

— POISE, v. AREOMETER.

— POST, pilar con boca de riego.

— POWER, potencia hidráulica.

— or HYDROSTATIC PRESSURE, presión del agua.

— PRESSURE ENGINE, máquina de columna de agua.

— — GAUGE, indicador de la presión del agua.

— PROOF, impermeable, v. — TIGHT.

— — CLOTH, tela impermeable.

— — TAPE, cinta impermeable.

— PUMP, bomba hidroneumática.

— PURIFIER, filtro.

— RAM, — HAMMER, ariete hidráulico.

— REGULATOR, regulador de agua.

— RESERVOIR, toma de agua ‖ cisterna, alberca.

— RETTING, v. RETTING, v. STEEPING.

— RIDGE (F. de Az.) señal que deja el agua en un pilón de azúcar.

— RIGHT (Der.) derecho de agua, (de usar el agua) ‖ derecho a usar del agua los ribereños.

— ROOM, aparato destilador de agua de mar en los buques.

— SAPPHIRE, oolita, cordierita.

— SCOOPING MACHINE, máquina de baldear o vaciar con baldes.

— SCREW, tornillo de Arquímedes ‖ tornillo a a la holandesa.

— SHED (Hid.) pendiente, cima.

WATER SHOOT (Arq.) botaaguas || canalón.
— SNAIL, rueda de Arquímedes, tornillo.
— SPANIEL, perrito de aguas.
— SPINNING FRAME (Hil.) continua.
— SPOT (Enc.) secadura.
— SPOUT, tromba || (JET,) surtidor.
— STATION, v. — RESERVOIR.
— STONE, piedra de repasar.
— STRAINER (Pan.) máquina de saturar o refrescar (Tec.) regador || rociador.
— STRATUM, capa de agua.
— SUPPLY, abastecimiento de agua.
— PIPE, tubo de alimentación de agua.
— PUMP (Mv.) bomba de alimentación.
— TABLE (Mec. y Agrim.) nivel perfectamente unido (Agric.) capa subterránea de aguas fluviales.
— TANK, v. — RESERVOIR, — STATION, CISTERN.
— TEST (F. de Az.) ensayo o prueba al agua.
— TIGHT, impermeable, v. — PROOF (Const.) estanco.
— BULKHEAD, mamparo estanco.
— CEMENT, cemento impermeable.
— COMPARTMENT, compartimiento estanco.
— FLANGE SLEEVE, unión por bridas a prueba de agua.
— LAYER (Elect.) capa impermeable.
— SHAFT TIMBERING (Min.) revestimiento impermeable de un pozo.
— TUBE, tubo de agua.
— BOILER, caldera tubular de agua.
— TURBINE, turbina hidráulica.
— or HYDRAULIC TURBO-GENERATOR (Elect.) turbogenerador con motor hidráulico.
— TWIST (Tej.) hilado continuo.
— TWYER (Fund.) tobera hidráulica.
— TYMP, timpa de agua.
— VALVE, válvula de agua.
— VOLTAMETER (Elect.) voltámetro de agua.
— WAY (Mec.) paso de grifo (Mar.) canalón.
— WHEEL, rueda hidráulica.
— WILLOW, OSIER, junco de agua.
— WINGS (Arq.) muros hidráulicos.
— WORK, construcción u obra hidráulica.
— WORKS, juegos de agua.
WATERING, riego, irrigación || rociado || distribución de aguas || v. SPRINKLING (Tej.) ondear, hacer ondas (Meta.) (STEEL,) damasquinar (Tec.) prensado del moaré || aguas, viso, efecto producido por el moaré.
— BIT or BRIDLE (Tal.) cabezón, bridón.
— CART, carro de regar.
— CHANNEL, zanja de irrigación.
— ENGINE, máquina irrigadora.
— PLACE, abrevadero.

WATERING POT, regadera usada por el jardinero para regar las plantas.
— STATION, estación de aguada || v. TANK-HOUSE.
Waterloo BLUE, azul Waterloo.
WATERMAN, vigilante de coches en las paradas.
WATT, vatio.
— BALANCE, vatímetro de balanza.
— CONSUMPTION (Elect.) consumo en vatios.
— CURRENT (Elect.) corriente vatiada o energética.
— HOUR, W.-H. (Elect.) vatio hora.
— LOSS (Elect.) pérdida de vatios.
— LESS (Elect.) devatiado, devatioado, desvatiado.
— METER, vatímetro.
— CURRENT COIL (Elect.) carrete en serie del vatímetro.
— SECOND (Elect.) vatio segundo.
APPARENT — (Elect.) vatio aparente.
WATTLING, mimbrera.
— TOOL (Cestería) pico de pato.
WAVE, onda, ola (Fís., Elect., Tel.) onda (Tej.) moaré, viso, tela que hace aguas (Radio) onda (Peinados) onda, ondulado, v. Marcel. TO — ondear, ondular.
— LENGTH (Fís.) longitud de (la) onda.
— MEASUREMENT (Fís., Tel.) medición de las ondas.
— METER, ondímetro; ondámetro.
— TRAIN (Fís., Radio) tren de ondas, sucesión de ondas.
— TRAP (Radio) (circuito) eliminador de interferencias y para umentar la selectividad.
— WINDING (Elect.) arrollamiento ondulado. COSMIC —S, ondas cósmicas.
WAVING (Pein.) ondulado (PERMANENT —,) ondulado permanente.
WAVY, onduloso.
WAX, cera (Com.) lacre (Zap.) pez. TO —, encerar.
— BEE, abeja cerera.
— CAKE, pan de cera.
— MATRIX, matriz de cera.
— MODEL, modelo de cera.
— PAINTING, encáustica.
— ROLLER, rodillo.
— WALLING, CLAYDABBING (Min.) enlodamiento, enfangamiento.
— WIRE, alambre encerado.
— WORK, trabajo en cera.
— WORKS, fundición de cera.
WAXED, encerado.
— LEATHER, cuero cocido.
WAXING, encaramiento (Imp. sobre telas:) capa parcial de cera.

WAXY, ceroso.

WAY, camino, vía (Mec.) camino, trayectoria || marcha (Quím.) vía, v. PROCESS. (Fís.) acción de abrir la corriente galvánica.
— BILL, guía.
— GATE (Mol.) canal de descarga.
— IN A MINE (Min.) camino de explotación.
— SHAFT (Mec.) árbol del paralelogramo.
— WISER, telémetro.

WEAK, (líquidos) débil (IN STOCK EXCHANGE,) débil || flojo.
— AND PALE (Tec.) deslavazado.

TO WEAKEN, debilitar, menguar (Tint.) rebajar el tono de un color.

WEAR, gasto, deterioro, uso || gasto por el uso (Pesc.) represa (Hid.) v. DAM.
TO —, — OUT, gastar, deteriorar || deteriorarse (Acuñ.) gastar por el roce, mermar una moneda.
— AND TEAR, usura || uso y accidentes de todas clases.
— RESISTING, a prueba de uso.

WEARING, desgaste.
— APPAREL, ropa de uso || prendas de vestir.

WEATHER, tiempo (Mol.) lado del aire.
TO —, orear, exponer al viento (Const.) abrigar, proteger.
— BUREAU, dirección meteorológica.
— CONTACT (Tel.) contacto de los hilos por el mal tiempo.
— COCK, gallo de campanario || veleta, giraldilla.
— FORECAST, previsión del tiempo.
— GAUGE, v. BAROMETER.
— PROOF, a prueba del mal tiempo o la intemperie.
— REPORT, boletín meteorológico.
— STRIPS, burletes.

WEATHERING (Alb.) derrame || pendiente o declive para las aguas.

WEATHERLY SHIP (Mar.) buque bolinero.

TO WEAVE, tejer.

WEAVER, tejedor.

WEAVING, tejido, arte de tejer || tejería || tejido.

WEB (Herr.) nervio, tira de unión (Tej.) tela (Pap.) rollo de papel mecánico (SAWS:) lámina de sierra (Mec.) brazo de una manivela (Tec.) sierra de mano (Fc.) cuello del riel o carril (Cestería) tejido (Agric.) (— OF A COULTER) cuchilla.
— TIE ROD (Fc.) riostra de separación fijada en el cuello del carril o riel.

WEBBING (Tal.) cincho.

Weber's GLASS, vidrio de Weber.
—'S LAW, ley de Weber.

WEBER, A UNIT, weber.

WEDDING-CAKE (Repostería:) pastel de boda.
— RING (Joy.) anillo nupcial.

WEDGE, s. GAD, cuña (Carp.) cuña, chabeta || v. COTTER, v. KEY (pizarrales:) v. PROP (Tip.) cuña, calzo (Elect.) v. PLUG.
TO —, calzar, acuñar.
— IN (Arq.) empotrar.
— BLADE (Min.) lámina o filón intercalado.
— BOLT, tornillo de chabeta.
— DRIVER, taco de acuñar.
— GRAFTING (Hort.) injerto en cuña.
— HAMMER, martillo para cuñas o chabetas.
— HEADED RAIL (Fc.) carril de cabeza cuneiforme.
— INLET, bebedero de forma cónica.
— IRON, hierro en bisel.
— PICK (Min.) piqueta.
— PIECE, dovela.
— RACK PULLEY (Mec.) polea de cuña dentada.
— RING (Min.) virola de cuña de minero.
— SHAPED, cuneiforme.
— TERRIER (Min.) cuña aguzada o en forma de aguja.
— WRITING or CHARACTERS, escritura cuneiforme.

WEDGING, acuñamiento (Alf.) batir la pasta con las manos (Tec.) acción de picotear.

Wedgwood WARE, porcelana de Wedgwood.

WEED (CIGAR,) tabaco (Mar.) barbas, algas (Agric.) hierbas.
TO — (Hort.) escardar (Agric.) arrancar el cáñamo macho.
— CUTTER (Agric.) escardador, cortayerbas.

WEEDER, v. EXTIRPATOR || v. WEED CUTTER.

WEEDING (Agric.) escardadura.
— HOOK (Agric.) escardillo.

WEEDLESS (Mar.) contra algas o yerbas (hélice).

WEEL (Pesc.) nasa.

WEEPING WILLOW (Agric.) sauce llorón.

WEEVIL (Agric.) gorgojo. v. ATTACKED.

WEFT (Tej.) trama || hilo de trama (Pel.) trenza.
— MARK, marca de la trama.
— WINDING MACHINE, devanadora mecánica de la trama.

WEIGH, peso. v. WEIGHT.
TO —, pesar.
— BALK, arco de balanza.
— BOARD (Min.) filón de arcilla.
— or WEIGHING BRIDGE, puente de báscula.
— EMPTY (Aeron.) peso en vacío.

WEIGHING APPLIANCES, básculas.
— BOAT, navecilla o cápsula para pesadas.
— BOTTLE, frasco para pesar.
— MACHINE, máquina (portable) para pesar.

WEIGHING PIPETTE, pipeta de pesadas.
— TUBE, tubo para pesadas.
WEIGHT (Fís.) peso, gravedad, pesantez.
— CASE, recipiente de carga.
— EMPTY (Aeron.) peso en vacío.
— RING, anillo de carga.
WEIR, v. WEAR, DAM.
WELD, soldadura (Tint.) gualdo.
TO —, soldar.
— IRON, FAGOTED IRON (Meta.) soldadura de trozos de hierro para formar una sola masa.
WELDABLE (Meta.) soldable.
WELDER, soldador.
WELDING, soldadura ‖ v. AUTOGENOUS, (Meta.) soldadura de trozos de hierro para formar una sola masa ‖ soldante.
— CAST-STEEL (Meta.) acero fundido soldable.
— COMPOUND, composición para soldar.
— FIRE (Meta.) forja de soldar.
— FURNACE (Meta., Herr.) horno de recocer.
— HEAT (Herr.) calor de soldar.
— LIQUOR, licor de soldar.
— PROCESS (Meta.) procedimiento de soldadura.
— SAND, arena de soldar.
— WHITE, calda sudante ‖ calor soldante.
WELL, pozo (Mar.) sentina (Pesc.) v i v a r (Meta.) solera (Arq.) caja de escalera (Mv.) depósito, tanque (Min.) pozo.
— AUGER, barreno para pozo.
— BASKET, capacho.
— BORER or SINKER (Min.) pocero.
— CEMENT, cemento de fontaneros.
— CHAMBER, cámara de pozo.
— CLEANSER, pocero.
— DRAIN (Agric.) pozo de drenado.
— DRILLING MACHINERY, maquinaria para abrir pozos.
— OF A FISHING BOAT (Mar.) vivar.
— FORCE-PUMP, bomba impelente para pozo.
— GEAR, aparejo de pozo.
— HOLE, pozo de escalera ‖ boca de un pozo.
— OF MERCURY MINE (Min.) torno.
— PUMP, bomba para pozos.
— OF THE SCREW (Mar.) pozo de la hélice.
— SHAFT, toma de agua de manantial.
— SINKER, v. — BORER, pocero.
— SINKING MACHINE, máquina de a b r i r pozos.
— SPRING, manantial.
— SUPPLIES, enseres para pozos.
— TOOL JAR, vasija de cargar herramientas para pozo de mina.
— TUBE, tubo de pozo tubular.
— WATER, agua de pozo.
ARTESIAN —, pozo artesiano.

TO BORE —S, abrir pozos.
WELSH WARE, loza de Gales.
WELT (Vet.) reborde de herradura (Zap.) refuerzo, vira ‖ capillo, pedazo de tela o badana para reforzar el interior del zapato (Cost.) franja (tapicería) orla.
TO — (Cost.) ribetear (Grab.) s. TO EDGE, poner reborde a la plancha.
— GUIDE (M. de C.) guía de ribeteador.
— KNIFE (Zap.) cuchillo de remontar.
WERNERITE, wernerita.
WEST, v. W.
— Indies, Indias Occidentales.
— — FLAX (Com.) abacá, v. ABACA.
WESTERN DECLINATION (Fís.) declinación occidental.
WESTINGHOUSE AIR BRAKE (Fc.) freno neumático de Westinghouse.
— HIGH SPEED BRAKE (Fc.) freno Westinghouse para trenes rápidos.
Westman's GAS FIRED ROASTING FURNACE (Meta.) horno de calcinación de gas de Westman.
WET, húmedo (Der.) (OP. TO DRY,) húmedo.
TO —, mojar, humedecer, empapar.
— BOARD (Zap.) plancha de cortar (Eb.) (— —S,) puertas de corredera.
— CELL, HYDROELECTRICAL CELL (Elect.) pila hidroeléctrica.
— COMPRESS, compresa.
— DRAWING, estirado del alambre en húmedo.
— GILDING (Dor.) dorado al temple.
— LAW (Der.) ley seca.
— LIME PURIFIER, depurador de cal.
— METER, metro húmedo.
— PLATE (Fot.) plancha húmeda.
— PRESS (Pap.) prensa de enjugar.
— PROCESS (Quím.) vía húmeda.
— PUDDLING (Meta.) v. PIG-BOILING, decarburación de la fundición por escorias líquidas.
— ROT, putrefacción húmeda.
— SPINNING, hilado en húmedo.
WETHER (Gan.) carnero castrado (Herr.) brochón.
Wetherill's ORE SEPARATOR (Meta.) separador de minerales Wetherill.
WETTER (Tip.) remojador (Fund.) escobilla de remojar.
WETTING, v. DAMPING, MOISTING, remojadura, remojo, humedecimiento.
WEYMOUTH-BIT (Tal.) bocado enterizo.
WHALE-FIN or BONE, barbas de ballena.
— MAN, ballenero.
— OIL, grasa de ballena.
WHALER (Mar.) buque ballenero.
WHANG, cuero fuerte.

WHARF (Mar.) s. QUAY, muelle.

WHARFAGE (Com.) muellaje.

WHARFINGER (Com.) fiel del muelle.

WHATNOT (Mueb.) anaquel, juguetero.

WHEAL, HUEL, mina.

WHEAT, trigo.

— FLOOR, harina de trigo.

— LIKE (Bot.) fromentáceo || fromentáceas.

WHEATEN, de trigo.

— FLOOR, harina de trigo.

— GRIT, sémola de trigo.

Wheatstone BRIDGE (Elect., Radio.) puente Wheatstone.

WHEEL, rueda (Tej.) carrete (Mar.) rueda del timón (Alf.) torno o rueda de alfarero (Mol.) muela (Cuch.) molinos de amolar o aguzar (Agric.) rodillo (Tec.) paleta || disco rodete || rodaja.

TO —, rodar sobre ruedas || acarrear.

— AND AXLE, cabria.

— ARMATURE (Elect.) inducido de rueda.

— AUGER, taladro.

— BAROMETER (Fís.) barómetro de cuadrante.

— BARROW, carretilla de mano (H. A.) carreta.

— BARROWING (Min.) acarreo.

— BLADE, paleta de rueda.

— BORING MACHINE, máquina de barrenar ruedas.

— BOX (Mec.) caja de rueda.

— CASE (Mec.) cubre engranaje.

— CATCHER (Fc.) disposición para recibir las ruedas.

— CLICK (Rel.) trinquete.

— CONTROL, v. YOKE.

— COULTER (Agric.) cuchilla del arado (en forma de rueda).

— COURSE (Mol.) paso o carrera de las ruedas.

— CRANE (Mec.) grúa de tímpano.

— CUSHION (Cuch.) almohadilla, cojín.

— CUTTER, dentador de ruedas.

— CUTTING ENGINE, maquina de dentar ruedas.

— DRAG, calzo || tirante.

— DRAUGHT, tracción anular.

— FRAME, armazón de la rueda || v. — CASE || cámara o caja de la rueda.

— FUSEE (Mec.) piñón.

— GREASE, CART-GREASE, cebo en rama para lubrificar.

— HOOK (Carr.) gancho de enrayar.

— HOOP (Carr.) bocina.

— HORSE, WHEELER, caballo de tronco || caballo de varas.

— HOUSE (Mv.) tambor, caja.

WHEEL HUB BOX (Carr.) buje.

— LATHE, torno de manigueta.

— ORE, BOURNONITE (Miner.) burnonita.

— PIT, cárcamo.

— PLOUGH (Agric.) arado de rueda.

— RACE (Hid., Mol.) anchura del cajón en que gira la rueda hidráulica de un molino.

— RACK (Hid.) saetín.

— RAIL (Pont.) guardarruedas de puente.

— ROLLING MILL (Meta.) laminador para ruedas.

— SHAFT or SPINDLE, ARBOR (Mec.) árbol, eje.

— SHAPED, en forma de rueda.

— STONE, muela de afilar.

— TIRE or TYRE, llanta.

— TURNER (Cuch.) volteador.

— WINDOW (Arq.) rosetón.

— WORK, rodaje, (Rel.) rodaje del volante.

— — WITH GEARING, engranaje.

— WRIGHT, WHEELER, carpintero de carretas.

— —'S MACHINE, máquina de hacer y barrenar ruedas y llantas.

WHEELED, con ruedas.

WHEELER, v. WHEEL-WRIGHT || caballo de varas.

WHEELING, acarreo sobre ruedas.

FREE — (Mec., Autom.) rueda libre.

WHEELING, FREE, v. UNCOUPLED WHEEL.

WHERRYMAN (Mar.) batelero.

TO WHET, afilar, aguzar.

WHET-SLATE (Miner.) piedra de aceite para aguzar, novaculita.

WHETSTONE, GRINDSTONE, muela, piedra de afilar o amolar (Zap.) callón.

WHEEZING (Vet.) huélfago, huérfago.

WHEY, THRUST, suero.

WHIM (Mec.) cabria, cabrestante (Min.) cabria || malacate.

— SHAFT (Min.) pozo de extracción.

WHIMBLE (Min.) pocero || taladro.

WHIMSEY (Vid.) soporte (Min.) baritel, malacate.

WHIN (Min.) roca dura (Bot.) hiniesta.

WHIP, látigo (Mol.) aspa (Cost.) repulgo (Tel.) cortacircuito vibratorio (Min.) malacate de caballos (Mar.) amante.

TO —, azotar (Cost.) repulgar (Coc.) batir (Agric.) hacer suero (Tec.) estampar, bordar sobre vitela.

— STITCH SEAM (Cost.) costura de repulgo.

WHIPPED (Cost.) repulgado (Coc.) batido.

WHIPPET, Renault TANK (Mil.) tanque Renault.

WHIPPLE-TREES (Carr.) bolea.

WHIRL, giro || vuelta en espiral || remolino (Tej.) moleta || moleta de la crucilla || esmerejón, hierro de soguero.
— **CARRIER** (Tej.) crucilla.
— **POOL** (Mar.) regolfo.
WHIRLING-NEEDLE, aguja loca.
— **TABLE** (Cer.) plataforma giratoria.
WHISK, escobilla (Ton.) cepillo (Cost.) esclavina de mujer (Hil.) devanador (Mar.) borrasca || grano (Coc.) batidor para huevos.
WHISKET, cesto.
WHISKEY, WHISKY (Lic.) whiskey.
WHISPERING DOME or GALLERY, bóveda acústica.
WHISTLE, silbato.
White-hall, el Gobierno Inglés, Inglaterra.
— **HOUSE**, la Casa Blanca, Estados Unidos de Norteamérica.
WHITE, blanco (Tip.) vacío, espacio || hoja en blanco (Tec.) (— OF EGGS,) clara de huevo (Polít.) monarquista, reaccionario, contrarrevolucionario (OPPOSITE TO RED,) blanco.
TO —, blanquear.
— **WASH, WHITEN** (Alb.) blanquear, enjalbegar.
— **BEECH** (Bot.) (madera de) carpe.
— **BOOK** (Polít.) libro blanco.
— **BRONZE**, bronce blanco.
— **COPPER, BUSHEL-MAKER**, fabricante de cubos, etc.
— **DEAL**, tabla de pino blanco o abeto.
— **FLAG** (Mil.) bandera blanca.
— **FLUX** (Quím.) castina blanca.
— **GOLD** (Miner.) oro blanco.
— —, varias ligas blancuzcas de oro con plata, cinc, paladio, hierro, etc.
— **GRINDING** (Cuch.) vaciadura.
— **HEARTS**, hulla fina.
— **HORSES** (Mar.) cabrillas.
— **IRON STONE** (Miner.) pedernal blanco.
— **LEAD, CARBONATE OF LEAD**, cerusa, blanco de plomo.
— **LEATHER** (Ten.) gamuza || cuero pasado en el alumbre.
— **LINE** (Tip.) línea de blanco || margen.
— **METAL, ANTIFRICTION METAL**, Babbit METAL, metal blanco.
— **OAK** (Bot.) roble blanco.
— **PAPER** (Polít.) papel blanco.
— **PINE BLISTER RUST**, enfermedad de algunos pinos por el hongo "Cronartium ribicola".
— **PLAGUE** (Med.) tuberculosis.
— **ROPE**, v. HEMP.
— **ROT** (Hort.) podredura blanca.
— **SAUCE** (Coc.) salsa blanca.
— **SLAVERY**, trata a tráfico de blancas.

WHITE VITRIOL, v. ZINC SULPHATE.
— **WASH** (Alb.) lechada (Tec.) agua de blanquear (Fam.:) aguardiente que se vierte en la taza de café después de haberla vaciado
— **WASHER** (Alb.) enjalbegador || encalador.
— — **BRUSH** (Alb.) brochón.
— **WASHING** (Alb.) enjalbegadura.
TO WHITEN (Alb.) blanquear (Orfeb.) blanquear, v. SCOUR (Ten.) descarnar con el escalpo las pieles destinadas al curtido.
WHITENING, albificación || blanqueo || lavado de la lana o de la seda (Alb.) enjalbegadura.
WHITING (Alb.) greda, yeso || blanco de cal.
WHITISH, blancuzco.
WHITTER, máquina de lavar de presión elástica.
WHITTLE (Eb.) cuchillo convexo (Cuch.) navaja de resorte.
Whitwell STONE (Meta.) calentador del aire, recuperador de Whitwell.
WHOLES (Min.) terrenos no excavados.
WHOLESALE (Com.) por mayor.
— **DEALER or MERCHANT**, comerciante al por mayor, (S. A.) mayoristas.
— **MANUFACTURE**, fabricación al por mayor.
— **PRICE** (Com.) precio al por mayor.
WHORLE (Hil.) contrapeso de la rueca.
WHORLER (Alf.) torno.
WHORTLE-BERRY, BILBERRY (Bot.) arándano.
WICK, mecha.
WICKER (Bot.) mimbre.
— **BASKET**, cesta de mimbres.
— **BOTTLE**, botella forrada de mimbre.
— **FLASK**, cantimplora.
— **STAND**, porta-platos.
— **WORK**, cestería.
WICKET, postigo || barrera.
WIDE, ancho.
— **AWAKE** (Somb.) fieltro.
TO WIDEN, ensanchar (Tip.) espaciar (Tec.) escuadrar (Herr.) alegrar.
WIDENER (Herr.) alegrador (Min.) obrero empleado en las galerías.
WIDENING (Min.) (— OF A VEIN,) ensanche.
WIDOW'S CAP (Mod.) gorra de viuda.
WIDTH, v. THICKNESS, anchura || abertura de una puerta || s. BREATH (Min.) (— OF A GALLERY,) anchura (Tej.) paño, ancho de la tela entre los orillos (Tec.) claro || anchura || cuerpo, fondo.
— **IN THE CLEAR**, ancho de dentro a dentro.
WIENERWURST, salchicha de Viena.
WIG, peluca, casquete.
— **CAUL**, red de la peluca.
— **MAKER or WEAVER**, peluquero.
WIGMAG (Rel.) frotador.

WILDERNESS, páramo, desierto (Hort.) parque.

WILDLING (Agric.) arbolillo que crece naturalmente y que no ha sido injertado.

WILLEMITE, willemita, silicato de cinc anhidro.

WILLEY (Tej.) diablo.

WILLOW, SALLOW (Bot.) sauce (Tejería,) (DEVIL.) diablo.

— GREEN, verde de caña.

— SHEETS or SQUARES, tejido de corteza de sauce.

— or OSIER TWIG, varilla de mimbre.

WILLOWING MACHINE, v. (Tej.) WILLOW.

WIMBLE, AUGER (Min.) cuchara, trépano de cuchara (Rel.) taladro (Ton.) taladro para bondones (Tec.) v. CENTRE-BIT, berbiquí, fresa de gusanillo.

WINCE (Tint.) devanadera de tintorero.

WINCH (Mec.) cabria, || cigüeñal, || manivela (Tint.) s. REEL (Tec.) v. WINDLASS (Mar.) carretel de meollar (Aeron.) (CRAB,) torno, v. FIXED HAND —.

WIND, viento (Mar.) rumbo, punto cardinal (Min.) corriente de aire, tiro del aire.

TO —, (SPOOL, BOBBIN,) enrollar, devanar || bobinar || marchar en espiral.

— — OFF, v. UNSPOOL || v. LOOSEN || v. SLACKEN, devanar || desenrollar || desbobinar.

— — UP (Rel.) montar un reloj (Mec.) virar el cabrestante || v. TO HOIST, guindar, elevar.

— ARM, WHIP (Mol.) aspa de molino de viento.

— BAND (Mús.) orquesta de instrumentos de viento.

— BEAM (Carp.) jabalcón (Mec.) v. CRAB-BAR, árbol del molinete.

— BORE, tubo de aspiración || tubo aspirador de una bomba.

— CANAL (Org.) porta-viento.

— COUPLER (Org.) aberturas provistas de válvulas por las cuales penetra el aire exterior para almacenarse en los tubos del órgano.

— CUTTER (Org.) embocadura de los caños del órgano.

— ENGINE, motor de viento.

— FALL (Arb.) árbol derribado por el viento.

— FURNACE (Meta.) horno de aspiración (Quím.) horno de reverbero.

— GATE (Min.) vía de aereación.

— GAUGE, ANEMOMETER, anemómetro.

— GUN, escopeta de viento.

— HATCH (Min.) pozo de extracción.

— HOLE (Min.) respiradero, sopladero.

WIND INSTRUMENT (Mús.) instrumento de viento.

— MILL, molino de viento (Hid.) (FOR DRAINING LANDS) molino de viento para agotar las aguas de un lugar (Aeron.) pequeña turbina de aire.

— MOTOR (Fís.) anemotropo || motor de viento.

— PIPE (Org.) porta-viento (Vet.) tráquea.

— SAIL (Mol.) v. VANE, ala (Min.) manga.

— SCREEN, v. TAMBOUR, mampara.

— SHAFT, árbol (Mol.) árbol del volante de un molino de viento.

— SHIELD (Autom.) parabrisa.

— SHOCK, v. — FALL.

— TIGHT, v. AIR-TIGHT, impermeable al viento.

— TUNNEL (Aeron.) túnel aerodinámico.

— VALVE (Arq.) báscula de chimenea.

— WAY (Min.) galería de ventilación o aereación.

— WHEEL, rueda de viento.

— — BELLOWS, ventilador de ruedas.

WINDAGE (Elect.) entrehierro (Arm.) viento.

WINDER, devandera, argadillo (Carp.) escalón de abanico (Tej.) (—S,) bobinadores (T. S.) doblador, devanador para doblar las sedas antes de tejerlas.

WINDING (Min.) v. HOISTING, extracción (Tej.) devanado, devanadura, arrollamiento (Carp.) alabeo (Elect.) arrollamiento (Arq.) espiral.

— BARREL, tambor de enrollar.

— BELT (Elect.) zona de arrollamiento.

— BENCH (Elect.) banco de bobinar.

— DRUM (Elect.) tambor o polea de arrollamiento.

— ENGINE (Min.) baritel, máquina de extracción.

— FRAME or MACHINE (Hil.) máquina que devana hilos en cadillas.

— MACHINE (Min.) v. WHIM, máquina de extracción (Tej.) encanilladora mecánica || bobinadera, devanadora || enrollador extensor (Mec.) cabria.

— MOTOR, motor de extracción.

— OFF (Tej.) movimiento positivo para desenrollar la cadena || devanadura.

— ROPE, beta.

— SPOOL, canilla de devanar.

— SUPPORT (Elect.) soporte de arrollamiento.

— TABLE (Elect.) cuadro de arrollamiento.

— UP (Rel.) dar cuerda (Tej.) acción y efecto de devanar (Com.) liquidación.

— — CONTROL, registro de la cuerda.

WINDLASS, s. CRAB || torno de aspas || grúa || molinete de cabria || v. WINCH, HOIST, torno, burro || malacate de mina.

WINDLASS JOIST, solera de malacate.
— TREE, árbol de malacate.
WINDOW, ventana, vidriera.
TO —, poner ventanas.
— ATTIC, ATHENIAN —, aticurgo.
— BAR, barra de ventana.
— BLIND, cortina o celosía.
— BUTTON (Cerr.) retén de ventana.
— CASE, bastidor de ventana.
— DRIP, WEATHER-RAIL, tingladillo de madera para impedir que el agua entre por las junturas o cierres.
— ENVELOPE (Com.) sobre con ventana, sobre de ventana.
— FRAME, marco de ventana || cuadro de madera que rodea el jambaje de la ventana, v. — SASH.
— GLASS, vidrio de ventana.
— GRATE, reja o enrejado de ventana.
— HEAD, dintel de ventana.
— LEDGE, reclinatorio o pollo de ventana.
— PANE, tablero de ventana.
— PIER, entrepaño, espacio entre dos vanos (GREAT — —,) entreventana.
— REST, barandilla de ventana.
— RIGHT (Jur.) derecho de tener ventana en el muro del vecino.
— SASH, bastidor de ventana.
— SHUTTER, persiana.
— SILL, perpiaño de apoyo || umbral de ventana.
— STRAP (Carr.) correa para alzar los cristales de un coche.
— TREE, bastidor (formado por las jambas y el dintel).
WINDROW (Agric.) manojo, puñado de cereales cortados y depositados en el surco || haz || manojo || fagote.
TO — (Agric.) dar llave, formar hacecillos de cereales || desecación de una planta al aire libre.
Windsor, House of — (The Royal Family of Great Britain,) Casa de Windsor.
WINDSOR-BEAN (Bot.) judía.
— CHAIR, silla de madera.
WINSTER, v. WINDER (Sericultura,) (SILK-THROWSTER,) hilador de capullos.
WINE, vino.
— GROWER, viticultor.
— LEES, heces de vino.
— LICENCE (Com.) licencia para vender vinos.
— PRESS, prensa de lagar.
— STRAINER, instrumento para hacer pasar un líquido a través de otro más pesado sin mezclarse.
— TASTER, catador || sifón.
— TEST, prueba del vino.
— THREE YEARS OLD, vino trasañejo.

WING, ala || ala de un edificio || v. AISLE (Agric.) aleta del arado (Min.) ala (Geol.) falda, pierna (Teat.) ala, bastidor (Rel.) paleta (Mar.) arras || cinta (Mil., Mar.) ala (Mol.) aspa, ala, álabe (Aeron.) ala (Polít.) ala.
TO — (Fort.) poner alas (Mol.) poner aspas a un molino de viento.
— LOADING (Aeron.) carga por metro cuadrado.
— OVER (Aeron.) vuelta sobre el ala.
— RESISTANCE, v. DRAG (Aeron.) resistencia al avance.
WINGLET, aleta.
WINKERS, GOGGLES (Tal.) visera, anteojera.
WINNING (Min.) arranque (México:) tumbe || labores de beneficio.
— HEAD-WAY (Min.) tajo de explotación.
—S — — (Min.) galerías paralelas.
TO WINNOW (Agric.) aventar || despajar || tamizar el grano.
WINNOWER (Agric.) aechador, (persona) || aechadora, (máquina).
WINNOWING (Agric.) aechadura || abaleadura.
— CLOTH (Mol.) tamiz.
— MACHINE (Agric.) aechadora || abaleadora.
— SIEVE (Agric.) harnero, criba para el trigo.
WINTER, invierno (Tip.) (PRESS-BEAM,) cofre, montante.
TO — (Agric.) invernar.
— BARLEY (Agric.) alcalcel.
— FALLOWING (Agric.) barbecho de invierno.
— HAIR, pelaje de invierno.
— SEASON, invernada, invierno.
— STOCK (Agric.) forraje para invierno.
WINZE (Min.) clavada (México:) pozo (Colombia:) apique.
TO WIPE (F. de agujas:) desengrasar (Tip.) limpiar el mármol.
WIPING-CLOUT (Grab.) desengrasador.
— PAD (Ten.) estropajo de lana para secar los cueros de correas.
WIRE, alambre || hilo de metal (Tel.) alambre telegráfico (Telef.) alambre telefónico (Papelería: papel veteado,) corondeles o alambres de latón para poner en la forma.
TO —, atar o liar con alambre (GOLD or SILVER,) tirar el oro o la plata (Tel.) telegrafiar.
— — DRAW, tirar o estirar el hilo de hierro, plata, etc.
— ADJUSTING SCREW (Elect.) mango para tensión de alambre.
— BELTING, correaje de alambre.
— BENCH, hilera de desgrosar o desbastar.
— BINDING (Elect.) ligadura.

WIRE BREAK RELAY (Elect.) relai o relé de rotura de alambre.

— BRUSH, escobilla de alambre || brocha metálica || escofina, grata.

— CABLE or ROPE, cuerda de hilos metálicos.

— CAP (FOR CHIMNEYS:) chispero de alambre.

— CLAMP (Elect.) borna o pinza para alambre.

— CLOTH, tela metálica, revestimiento de tela metálica || alambrado.

— COIL (Elect.) rollo, rollo de alambre.

— — LIGHTNING ARRESTER (Elect.) pararrayos de carrete.

— CONDENSER (Elect.) condensador de alambre.

— CUTTER, corta-alambres.

— DRAWER, estirador a la hilera.

— DRAWING MACHINE, banco de estirar alambre.

— DRESSER (F. de agujas) pulidor.

— DRILL, taladro de hilera.

— DRUM (Elect.) bobina de hilera.

— EDGE (Cost.) filbán (Cuch.) partículas de acero adheridas al filo de una hoja acabada de afilar.

— FENCE (Agric.) cerca de alambre.

— FINDER (Elect.) comprobador de aislamiento || detector.

— FUSE (Elect.) alambre fusible.

— GAUGE, — — PLATE (Herr.) calibrador de alambre.

— GAUZE, gasa metálica.

— GRATE or GUARD, guardafuego, enrejado de alambre (Elect.) protector de alambre para lámparas.

— GUIDE or GAUGE, guía del alambre en la hilera.

— HEEL (Vet.) hendidura en el casco del caballo.

— HOOK, gancho de alambre.

— INSULATION (Elect.) aislamiento de los conductores.

— IRON, hierro de alambre forjado.

— LATTICE, enrejado.

— LESS, v. WIRELESS.

— LOOP, lazo de alambre.

— MARK (Pap.) corondel.

— MILL, fábrica de alambre.

— MOULDS (Pap.) corondeles.

— NET (Elect.) red de alambre.

— PEGGER (Zap.) máquina de clavar puntillas.

— PINCERS, tenacillas de alambre.

— PIPE, canal tubular.

— PLATE, hilera.

— PLIERS, alicates, pinzas.

— RESISTANCE (Elect.) resistencia de alambre.

WIRE RIBBON, cinta de metal.

— ROD, hilo para estirar.

— ROLLER, laminador.

— ROLLING, estirado del alambre.

— ROPE, cuerda metálica.

— — COUPLINGS, conexiones p a r a cuerda metálica.

— — RAILWAY, ferrocarril funicular.

— SHAPED, filiforme.

— SIEVE, tamiz de alambre.

— SPRING, resorte de alambre.

— STRAND, cordón de alambre.

— STRANDING MACHINE, máquina de trenzar alambre.

— STRETCHER or STRAINER, perrillo tensor de alambre.

— TERMINAL SCREW (Elect.) tornillo de presión para el alambre.

— TESTER (Elect.) comprobador de alambres.

— TRIGGER (Arm.) pelo.

— WAVE COMMUNICATION, v. LINE RADIO, SQUIER SYSTEM, comunicación alámbrica.

— WINCH, cabria para alambre.

— WORK or TRELLIS, enrejado, alambrado.

— WOUND ARMATURE (Elect.) inducido devanado con alambre.

— WOVED PAPER (Pap.) papel vitela. BARBED — (Const., Mil.) alambre de púas. RECEIVING —, MULTIPLE — —. antena múltiple.

WIRED RADIO, v. WIRE WAVE.

WIRELESS, inalámbrico || inalámbrica, (estación).

TO —, radiotelegrafiar || radiotelegrafiar, enviar un mensaje por inalámbrica.

— GAFF (Mar.) pico.

— MESSAGE, radiograma, radiot e l e g r a m a, mensaje inalámbrico.

WIRELESS TELEGRAPHY, telegrafía inalámbrica.

— TELEPHONY, radiotelefonía, telefonía inalámbrica.

WIREMAN (Elect., Tel.) instalador.

WIRING (Elect.) instalación.

— ACCESORIES (Elect.) accesorios para instalaciones.

— DIAGRAM (Elect.) esquema de conexiones.

WIRY, de alambre.

WISP (Agric.) gavilla de hierba (Com.) escoba || tapón de paja (pizarrerías:) cojinete.

TO WITHRAW (Com.) retirar (Ac.) retirar de la circulación (Tel.) retirar.

WITHROWING, arrancadura.

WITHER-STRAP (Tal.) correa que va del collerón a la silla.

WITHERITE, barita carbonatada.

WITHY, de mimbre.

WITNESS (Jur.) testigo (Agrim.) hito.

WITTS (Min.) mineral de estaño bocarteado.

WOAD, (Tint.) pastel, gualdo.
TO —, teñir con gualda.

WOLF (Fund.) boquilla para las rebabas o el excedente de la colada.
— FOOT (Bot.) licopodio.

WOLFRAM (Quím.) Wolframio, wolfram, wolfrán, tungstato de hierro, ácido túngstico natural (Meta.)-STEEL, v. TUNGSTIC.

WOLLASTONITE (Miner.) wollastonita, espato sulfatado lamelar.

Wood's METAL, v. FUSIBLE ALLOY, aleación de Wood.

WOOD, bosque, monte || leña, madera, v. TIMBER.
— ACID (Quím.) ácido piroleñoso.
— ARSENIATE, arseniato de cobre fibroso.
— BENDING MACHINE, máquina de curvar madera.
— BLACK (Tint.) negro de madera.
— BLOCK, trozo de madera, taco || tajo || cuña.
— CENTER (Alb.) cimbra de madera.
— CHOPPER, leñador || picador de madera (Arb.) merlín, hacha de tumba.
— CRAFT, v. WOODCRAFT.
— CORE (Elect.) armazón de madera.
— CUT or ENGRAVING, XYLOGRAPHIC IMPRESSION, grabado en madera.
— CUT (Tip.) altura de las letras.
— CUTTER or MAN (Arb.) leñador.
— CUTTING, xilografía.
— DUST, polvo de aserrín.
— ENGRAVER, grabador de madera, xilógrafo.
— FELLER, v. — CUTTER.
— FRAME WITH DOG HOOK LEVER, palanca mecánica para levantar troncos.
— FURNACE, horno de leña.
— GAS, gas de madera.
— GEAR (Mec.) engranaje de madera.
— GRINDER, raspa || majador para maderas.
— HANGING, tapicería de madera.
— HOUSE, leñera.
— HURDLE, enrejado o emparrillado de madera.
— KNIFE, cuchillo de caza.
— LAYER (Arb.) chaparro plantado en un seto.
— OF LIFE (Bot.) guayacán, palo santo.
— MEASURE, cuerda.
— MEN OF THE WORLD, Leñadores del Mundo.
— MERCHANT, maderero.
— MOULDING AND DOVETAILING MACHINE, máquina de moldurar y machihembrar.
— — — SHAPING MACHINE, máquina de moldurar y tallar.

WOOD NAPHTHA, nafta de madera.
— OIL, aceite de palo.
— OPAL (Miner.) ópalo veteado.
— PAPER (Pap.) papel de madera.
— PARTITION (Carp.) tabique.
— PASTE, pasta de madera.
— PILE, pila de leña.
— PLANING MACHINE, máquina de cepillar.
— POLISHING MACHINE, máquina de pulimentar.
— PRESERVATIVE, preservativo para madera.
— PRESERVING PAINT, pintura para preservar la madera.
— PULP, fibra o pulpa de madera.
— — PAPER, papel de fibra de madera.
— RASP (Carp.) raspa, escofina.
— REEVE (Arb.) inspector.
— SAW, sierra para madera.
— SCREW, tornillo de madera.
— SHAVINGS, virutas de madera.
— SOOT, hollín de madera.
— SPIRIT, METHYLIC ALCOHOL, PYROLIGNEOUS SPIRIT, éter piroleñoso, alcohol metílico.
— SPLIT PULLEY, polea de madera seccionada.
— SPLITTING MACHINE, máquina de hender madera.
— TANK or VAT, tanque o cuba de madera.
— TAR, alquitrán de madera.
— TRIMMER, máquina para recortar madera.
— TROUGH, CHUTE LANDER, rigola, laberinto de madera.
— TUBING, tubos de madera.
— TURNING MACHINE, máquina de tornear madera.
— VARNISH, barniz para madera.
— WOOL, lana de madera.
— — SPONGE, esponja de lana de madera.
— WARD (Arb.) guarda forestal.
— WORK, obra en madera || obra de carpintería, v. TIMBERING.
— or TIMBER YARD, depósito de maderas.

WOODCRAFT, selvicultura, ciencia en el cultivo de los bosques.

WOODED GROUND, arboleda.

WOODEN, de madera.
— BOX MAKING MACHINE, máquina para la fabricación de cajas de madera.
— GAUGE (Elect.) calibre de madera para cables.
— RAIL JOINT (Fc.) brida de madera.
— WARE, artículos de madera (elaborados o de fantasía).

WOODRUFF (Tint.) aspérula de tintoreros.

WOOF, v. WEFT.

WOOL, lana.
— BALL, fardo de lana (Vet.) egagrópila.

WOOL BASKET, cesta para lavar lana.
— **BAT** (T. L.) arco.
— **BEATER** (Tej.) arqueador.
— **BREAKING,** tría de la lana.
— **CARDS** (Tej.) cardas para lana.
— **CARDER** (Tej.) cardador de lana.
— **COMBER,** v. — **CARDER.**
— **DRESSER,** pelaire.
— **DRYER,** secador de lana.
— **DYED,** teñido de lana.
— **FELL,** lana cubierta de su pelo.
— **GROWER** (Gan.) ganadero (de ganado lanar).
— **HUSBANDRY,** industria lanera.
— **MALLET** (paños:) batán.
— **MILL** (Tej.) v. DEVIL, diablo.
— **PACKER,** máquina de embalar lana ‖ (— WINDER,) empacador de lana.
— **SACK,** paca de lana.
— **SHEARS,** tijeras de esquilar.
— **STAPLE** or **MARKET,** mercado de lana.
— **STAPLER** or **DEALER,** vendedor de lana.
— **STUFF,** género de lana.
— **TWISTER,** torcedor de lana.
— **WASHING MACHINE,** máquina de limpiar lana.
— **WHEEL** (Tej.) mesa de hilar lana.
— **WINDER,** v. — **PACKER.**
WOOLDER, espeque ‖ v. PACKING-STICK.
Woolf's ENGINE, máquina de dos cilindros de Woolf.
WOOLLEN, de lana, lanudo.
WOOLLY, lanudo, de lana.
Wootz, INDIAN STEEL, acero indio damasquinado.
WORD-RATE (Tel.) tarifa por palabra.
WORDLE, cama de la carretilla del taladro o alegrador.
WORK, trabajo (Rel.) movimiento (Tec.) obra ‖ trabajo ‖ actividad (Mec.) rendimiento, trabajo útil ‖ engranaje (Arq.) obra, cuerpo de un edificio (Meta.) fábrica (Min.) labor, trabajo, método de explotación.
TO —, trabajar ‖ poner en obra ‖ funcionar ‖ hacer funcionar ‖ explotar ‖ poner en explotación (Mec.) funcionar ‖ andar (Fc.) explotar (Tip.) tirar, hacer el tiro (Cost.) bordar ‖ coser (Tec.) v. TO DRIVE ‖ v. TO FERMENT (Joy.) tallar, trabajar una piedra (Carp.) asolar (Min.) explotar ‖ trabajar.
— — **OFF THE FORM** (Tip.) acabar de imprimir.
— — **OVER** (Grab.) retocar.
— — **UP** (Mar.) bordear (Meta.) poner en obra (Alb.) apagar la cal.
— — **UPWARDS** (Min.) explotar con galerías ascendentes.

WORK BAG, saco de labor.
— **BEAM** or **ROLLER** (Tej.) rodillo.
— **BENCH,** banco de taller.
— **BLOCK,** tajo.
— **BOX,** caja de labor.
— **TABLE.** mesa de labor (Tel.) mesa del aparato.
WORKABLE, explotable, laborable ‖ fácil de manejar.
WORKING, explotación ‖ trabajo ‖ servicio (Mec.) juego, m a n d o (Fc.) explotación (Meta.) poner en obra ‖ marchar un alto horno (Tip.) función (Min.) labor, trabajo (METHOD.) labor, método, trabajo ‖ v. MINING.
— **BARREL,** cuerpo de bomba. cañón de corrida.
— **BEAM** (Mv.) balancín.
— **BEE** (Apic.) abeja obrera.
— **FROM BELOW** (Min.) explotación ascendente.
— **BENCH,** banco de taller.
— **BOILER,** caldera de servicio.
— **BY CHESS-BOARDS** (Min.) explotación por tableros.
— **CONDITION** (Fc.) estado de la explotación.
— **CURRENT** (Elect.) corriente de régimen.
— **CUT** or **PLACE** (Min.) tajo, trabajo de arranque.
— **DAY,** día de trabajo.
— **DOOR** (Mec.) puerta de carga.
— **DRAWING** (Arq.) plan de un edificio.
— **HOLES** (Vid.) orificios laterales del horno (Meta.) puerta o boca de trabajo de un horno.
— **HOME** or **CUT-BYE** (Min.) explotación en retirada.
— **HOURS** (Com.) horas de trabajo.
— **LEVER** (Fc.) palanca de maniobra.
— **LOOSE** (Mec.) flojo ‖ jugando.
— **OUT** or **IN-BYE** (Min.) explotación directa.
— **OVER.** retoque.
— **OX** (Agric.) buey de labranza.
— **PARTS** (Mec.) piezas vivas.
— **PIT, WINDING-SHAFT** (Min.) pozo de extracción.
— **PLACE** or **ROOM** (Min.) campo de explotación.
— **POINT** (Mec.) punto vivo (Min.) (— SPOT,) fondo de galería o tiro.
— **PRESSURE,** presión normal de trabajo.
— **SHIFT** (Fund.) campaña.
— **SILL** (Meta.) marco del agujero de trabajo.
— **STOCK** or **PLANT.** material de explotación.
— **STOCK** (salinas:) conjunto de enseres en una fábrica de sal.
— **TABLE** (Cestería) silleta (Tec.) mesa de trabajo.

WORKING TUN (Cerv.) cuba de bracear (— SQUARE.) cuba o tina a la que se añade el mosto en infusión, el lúpulo y después la levadura.

— **VOLTAGE** (Elect.) voltaje o tensión de régimen.

WORKMANLIKE, bien ejecutado.

WORKMASTER, maestro de obras.

WORKMEN, obreros.

WORKSHOP, WORK-ROOM, taller.

WORLD'S EYE, hidrofana, especie de cuarzo.

WORLD LINE (Mate.) línea universal.

WORLD WAR, GREAT WAR, la guerra mundial, la gran guerra.

WORM (Quím.) gusanillo, rosca ‖ serpentín (Dest.) serpentín (Herr.) tornillo sin fin (Agric.) gusano, v. ATTACKED.

TO — (Cost.) embutir (Mar.) rellenar un cabo (Cerr.) taladrar (Herr.) filetear un tornillo.

— **AUGER** (Min.) trépano de cinta.

— **BIT**, mecha de gusanillo.

— **EATEN**, bromado, abromado, roído, comido de los gusanos.

— **GEAR** (Mec.) engranaje de rosca.

— **HOLE**, picadura.

— **ORNAMENT** (Arq.) vermicultura trazada en un almohadillado.

— **SAFE** (Dest.) probeta de la gravedad específica.

— **SCREW**, tornillo sin fin.

— **SPRINGS** (Mec.) resortes helicoidales.

— **TUB** (Dest.) tubo refrigerador.

— **WHEEL**, rueda de tornillo sin fin ‖ rueda de engranaje ‖ rueda de dientes helicoidales.

— **AND WHEEL, SCREW AND WHEEL**, engranaje de tornillo sin fin.

WORMED (Arm.) rayado en espiral.

— **CABLE**, cable relleno.

WORMWOOD (Bot.) ajenjo.

WORN, usado, gastado (Acuñ.) frusta.

— **OUT**, s. ATTRITE, gastado, raído.

WORSTED (Tej.) estambre, lana de tejer.

— **MANUFACTURE**, manufactura de estambre.

— **NEEDLE** (Cost.) aguja para remendar (Tej.) aguja para estambre.

— **SHAG**, tripe felpudo.

— **VELVET**, terciopelo de lana.

— **YARN**, hilos de estambre ‖ estambre.

WORT (Agric.) yerba, repollo (Cerv.) mosto, zumo de la uva antes de hacerse vino.

— **COOLER**, -REFRIGERATOR, refrigerador para mosto.

— **FILTER** (Cerv.) filtro para el mosto.

— **METER** (Cerv.) enómetro.

— **PUMP** (Cerv.) bomba para el mosto.

— **VAT** (Cerv.) noque.

Worthington PUMP, bomba Worthington.

Woulfe's APPARATUS (Dest.) aparato de destilación de Woulfe.

WOUND (Tint.) paquete de seda hilada sin teñir.

WOVE CARDS, naipes de una sola pasta.

— **MOULD** (Pap.) molde para papel vitela.

— **PAPER**, v. VELLUM-PAPER.

WOVEN LACE (Tej.) encaje hecho a máquina.

— **PAD**, placa de fibra.

— **WIRE FENCE**, alambre tejido para cercas.

W. O. W. v. WOODMEN OF THE WORLD.

WRACH-GRASS, SEA —, alga marina.

WRAITH, peine de latón.

TO WRAP, arrollar (THE CIGARS:) vestir los cigarros, envolverlos con una hoja exterior (Enc.) envolver con seda u otra tela rica un libro.

WRAPPER, v. PACK-CLOTH (Enc.) envoltura ‖ cubierta (Com.) vestido o envoltura de hoja o papel de un cigarro, capa (Tec.) bata ‖ forro ‖ papel en que se envuelve ‖ cobertura.

— **MAKER**, obrera que viste o envuelve los cigarros.

WRAPPING-PAPER (Com.) papel de envolver.

WREATH, guirnalda ‖ festón (Vid.) (VEIN, STREAK,) defecto en un espejo.

WRECK (Meta.) tercer lavadero.

WRECKAGE (Mar.) despojos de un naufragio.

WRECKING-CAR (Fc.) carro de auxilio.

— **CRANE**, grúa de auxilio.

— **FROG** (Fc.) cambiavía o rana para accidentes.

— **LIGHT** (Fc.) luz de auxilio.

— **PUMP**, bomba para achicar buques sumergidos.

— **ROPES**, cables de auxilio.

WRENCH, arranque ‖ destornillador o desatornillador, llave inglesa.

TO —, arrancar con violencia ‖ arrancar torciendo.

— **HAMMER**, martillo con llave inglesa, martillo de peña.

NUT —, llave de tuercas.

WREST (Torn.) gubia.

WRIGGLE (Mec.) trepidación, estremecimiento.

TO WRING (Ten.) agarrotar, retorcer una piel (Carp.) alabearse (Tint.) retorcer la seda teñida para escurrirla.

WRINGER, torcedor.

WRINGING, s. SQUEEZING ‖ presión, torsión ‖ acción de exprimir.

— **MACHINE**, máquina de exprimir o torcer ‖ desengrasador de lana.

— **POLE** (Ten.) garrote ‖ torcedor.

— **STICK**, desengrasador de lana (T. S.) bastón de urdidores para manejar la seda.

WRINKLE, pliegue, arruga.

WRIST (Mec.) diente de rueda.

— BAND (Cost.) puño.

— WATCH, reloj pulsera, reloj de pulsera.

WRISTLET (Cost.) tira para puños.

WRIT OF EXECUTION (Der.) auto de ejecución.

WRITING-CASE (Mueb.) papelera, pupitre, escritorio.

— CLOTH, tela de calcar.

— DIAMOND (Vid.) diamante de vidriero.

— MATERIALS, útiles de escritorio.

— PAD, carpeta, cartapacio para escribir y guardar papeles.

— PAPER (Com.) papel de escribir.

— TABLE, DESK, mesa de escribir.

— TELEGRAPH, INK-WRITER, telégrafo impresor.

WRITTEN LAW, ley escrita, derecho escrito.

WRONG-BED (Cant.) contralecho.

— SIDE (paños:) revés, envés (Cost.) al revés.

WROUGHT (Herr.) forjado (Joy.) labrado, trabajado.

— IRON, hierro forjado.

— — BRACKET (Elect.) consola de hierro forjado.

WROUGHT IRON CASTINGS (Fund.) fundiciones de hierro forjado.

— — FORGINGS, forjaduras de hierro batido.

— — HOISTING BLOCKS, motones de izar de hierro forjado.

— — PIPE, tubo de hierro forjado.

— — RING, argolla forjada: anillo forjado.

— — ROOF (Arq.) techo de hierro forjado.

— — STAPLE, grapa de hierro batido.

— — TACKLE BLOCKS (Mar.) motones de aparejo de hierro forjado.

— — WORK, obra de metal forjado.

— STONE WORK (Alb.) obra de piedra labrada o esculpida.

WURGLE (Orfeb.) trefilería, hilera, máquina para tirar alambres.

WURTZILLITE (Min.) wurtzilita.

WYE (Y) (Carp.) puntal de horquilla (Font.) tubo de dos bocas.

—, (Fc.) (— FOR REVERSING,) Y (griega) para cambio de marcha.

WYNN, carreta o truck para troncos de madera.

WYOMINGITE (Petrog.) lava de Wyoming, una clase de asfalto.

X

WRINKLE, pliegue, arruga.
WRIST (Mec.) diente de rueda.
— BAND (Cost.) puño.
— WATCH, reloj pulsera, reloj de pulsera.
WRISTLET (Cost.) tira para puños.
WRIT OF EXECUTION (Der.) auto de ejecución.
WRITING-CASE (Mueb.) papelera, pupitre, escritorio.
— CLOTH, tela de calcar.
— DIAMOND (Vid.) diamante de vidriero.
— MATERIALS, útiles de escritorio.
— PAD, carpeta, carpetacio para escribir y guardar papeles.
— TABLE DESK.
— TELEGRAPH, presor.
WRITTEN CASE.
WRONG-BED (Cant.) contralecho.
— SIDE (paños.) revés, envés (Cost.) al revés.
WROUGHT, hecho, labrado, construido, trabajado.
— BRACKET (Elect.) consola.

X, x (Elect.) símbolo de REACTANCE.

X or X' CHROMOSOME (Biol.) cromosoma X.

X', X" (Mat.) X' (X prima,) X" (X biprima).

X-RAYS, Röntgen RAYS, rayos X, rayos Roentgen.

— RAY TUBE, Röntgen TUBE, tubo de Roentgen.

— or Röntgen RAY RADIOMETER, radiómetro para rayos X.

XX (Cerv.) cerveza XX, cerveza fuerte.

XANTAMYLIC ACID (Quím.) ácido xantamílico.

XANTHATE (Quím.) xantato.

XANTHEIN, XANTHEINE (Quím.) xanteína.

XANTHIC, xántico.

— ACID (Quím.) ácido xántico.

XANTHINE (Quím.) xantina.

XANTHITE, xantita.

XANTHO-PROTEIC ACID (Quím.) ácido nitroxántico.

XANTHOCONE, xantacono.

XANTHOGEN (Quím.) xantógeno, sulfuro de carbono.

XANTHOPHYL (Bot.) xantofila.

XANTHOPICRINE (Quím.) xantopicrina.

XANTHOXIDE (Quím.) xantina.

X or X'-CHROMOSOME (Biol.) cromosoma X.

XEBEC (Mar.:) jabeque.

SMALL — (Mar.) jábeca, jábega.

XENON (Quím.) xenón.

XENOTIME (Miner.) xenotima.

XYLANTRAX (Geol.) lignito ‖ s. b. WOOD COAL, en CHARCOAL.

XYLIDINE (Quím.) xilidina.

XYLITA (Quím.) xilita.

XYLOBALSAMUM (Farm.) bálsamo de Judea, xilobálsamo.

XYLOGEN (Quím.) xilógeno.

XYLOGLIDINE, xiloglidina.

XYLOGRAM, WOOD-CUT, xilograma, grabado en madera.

XYLOGRAPHER, XYLOGRAPH, xilógrafo, grabador en madera.

XILOGRAPHY, WOOD-CUTTING, xilografía, arte de grabar madera ‖ xilografía, impresión por medio de caracteres de madera.

XYLOID, xiloideo, parecido a la madera, xiloide.

XYLOIDINE (Quím.) xiloidina.

XYLOL (Quím.) xilol, xileno.

XYLOLITE (Paleont.) xilolita.

XYLOLOGY, xilología.

XYLONITE, xilonita.

XYLOPHONE (Mús.) xilófono ‖ xilórgano.

XYLOPHONIC, xilofónico.

XYLOPLAST, escultor de madera.

XYLOPYROGRAPHY, xilopirografía.

XYLOSE (Quím.) xilosa.

XYLOTOMY, xilotomía.

XYRIS, xiris.

XYST (Arq.) galería cubierta, terrado, paso de jardín cubierto ‖ (Ant. Grecia:) xisto.

XYSTUS (Arq.) pórtico.

Y

Y (Carp.) puntal de horquilla (Font.) tubo de dos bocas bifurcado.
—, v. YOUNG MEN, etc.
— BRANCH, tubo bifurcado o en forma de Y.
— DRAIN (Ing.) tubo de drenaje en Y.
— GUN, Y-GUN (Mil.) cañón (antisubmarino) en Y.
— JUNCTION BOX (Elect.) caja de contacto bifurcada.
— LEVEL, nivel de agrimensor con soporte de telescopio en Y.
— PIPE, injerto oblicuo, embranque en ángulo agudo.
— FOR REVERSING (Fc.) Y para cambio de marcha.
— SYSTEM (Elect.) conexión trifásica de tres conductores.
— VALVE, válvula en forma de Y.
YACHT (Mar.) yate.
— WITH AUXILIARY MOTOR (Mar.) yate de gran velocidad.
YAM (Bot.) ñame.
YANKEE GANG, sierra múltiple para tozas.
YANOLITE, AXINITE, VITREOUS OBSIDIAN (Miner.) axinita, obsidiana.
YARD (Metr.) yarda (Mar.) verga (Fc.) (STORE or DEPOT,) depósito (Gan.) corral (Ast.) Cinto de Orión (Arq.) (COURT-YARD, COURT,) patio.
 TO — (Com.) medir por yardas (Gan.) (— THE CATTLE,) apriscar el ganado en el corral.
— ARMS (Mar.) penoles.
— ARM AND YARD ARM (Mar.) verga a verga.
— ARM TACKLE, —, (Mar.) aparejo de penol.
— HORSES (Mar.) guardamancebos.
— HYDRANT, boca de riego para patio.
— LINE VALVE (Fc.) válvula de salida.
— STICK, INCH-ROD (Com.) vara inglesa para medir.
— TACKLE (Mar.) aparejo de penol.
— WARD, medida de una yarda.
 BY THE — (Com.) medir por yardas.

YARE! (Mar.) ¡pronto! ¡vivo! ¡cuidado!
YARN, hilo || hilaza torcida || filástica, meollar (T. L.) medida para hilos de dos y media yardas.
— BEAM or ROLLER (Tej.) enjullo, plegador.
— BEAMING MACHINE (Tej.) arrollado mecánico para hilaza.
— BLEACHED LINEN (Tej.) tela de hilo lavado o del color de crema.
— CARPET, alfombra de hilaza.
— CLEARER (Tej.) horquilla para despinzar el hilo.
— COVERED WIRE (Elect.) alambre con revestimiento o envuelta de hilo torcido.
— COVERING (Elect.) revestimiento o envuelta con hilo torcido.
— DEALER (Com.) traficante en hilo.
— DRESSER (Tej.) aderezador para el hilo.
— DRESSING MACHINE (Tej.) máquina de aderezar hilaza.
— DRYING MACHINE (Tej.) máquina de secar hilaza.
— FLOCKING MACHINE (Tep.) máquina de emborrar hilaza.
— METER (Tej.) medida para el hilo.
— POLISHER (Tej.) máquina de pulir hilaza.
— PRESS (Tej.) prensa para hilaza.
— PRINTER (Tep.) estampador de hilos.
— PRINTER (Tej.) estampador de hilos.
— REELING MACHINE (Tej.) máquina de devanar hilaza.
— SCALES (Tej.) balanzas de pesar hilaza.
— SPOOLING MACHINE (Tej.) máquina de encanillar hilaza.
— TESTER (Tej.) comprobador de hilos (Elect.) dinamómetro para hilo.
— TESTING MACHINE (Tej.) máquina de probar hilaza.
— TWISTER (Tej.) máquina de torcer hilaza.
— WASHING MACHINE (Tej.) máquina de lavar hilaza.
— WASHING ROLLERS (Tej.) rodillos de lavar la hilaza.
— WINDER (Tej.) banco de canillas.

YARN WINDING MACHINE (Tej.) máquina de devanar hilaza.

— **WINDLE, REEL, HASP** (Tej.) devanadera de rueda.

YATAGAN (Arm.) yatagán.

YAW (Mar.) guiñada (Aeron.) guiñada || desviación angular.

TO — (Mar.) guiñar (F. A.) espumar (Aeron.) guiñar.

— **METER** (Aeron.) medidor de guiñada.

YAWING (Mar. y Aeron.) guiñada.

YAWL (Mar.) canoa, serení, yola.

TO YEAN, TO LAMB, TO EWE (Gan.) parir la oveja.

YEAR, año.

— **BOOK** (Com., Tip.) anuario.

YEARLING (Gan.) potro de menos de un año.

— **HEIFER** (Gan.) ternera de un año.

—S, (HOPS,) (Bot.) lúpulo de un año.

YEARLY, anual, anualmente.

— **ENERGY DEMAND** (Elect.) pedido anual de energía.

— **HOURS OF BURNING** (Elect.) duración anual del alumbrado.

— **MEAN EFFICIENCY** (Tec.) rendimiento anual.

YEAST (Pan.) levadura (Cerv.) (BARN.) levadura de cerveza.

— **BITTER** (Cerv.) amargo de la levadura || amargo de la cerveza.

— **CAKE** (Pan.) levadura prensada.

— **DEPOSITED AT THE BOTTOM OF THE CASK,** hez, poso.

— **FORCED OUT AT THE BUNG-HOLE,** levadura de tapón.

— **POWDER** (Pan.) levadura en polvo.

COMPRESSED —, levadura comprimida.

DRY-HOP — (Cerv.) levadura seca de lúpulo.

THE — IS RIPENING (Cerv.) el fermento está en madurez.

YELK, yema de huevo.

YELLOW, amarillo || amarillo de tintorero (Pap.) muy poco azulado.

TO —, (PINS,) tratar al baño acidulado (Tec.) amarillar.

— **AMBER,** ámbar amarillo.

— **SULPHURET OF ARSENIC, ORPIMENT** (Quím.) sulfuro amarillo de arsénico.

— **BASILICON** (Vet.) ungüento amarillo.

— **BERRIES** (Tint.) semillas de cambrón.

— **BIRCH** (Bot.) abedul amarillo.

— **BLIGHT,** tizón o añublo de la patata o papa.

— **BRASS** (Meta.) latón.

— **BUFF,** color de gamuza.

— **CHROME, CHROME** — (Pint.) amarillo de cromo, cromato de plomo.

— **COLOURING MATTER,** substancia amarilla colorante.

YELLOW COPPER, latón.

— **CROSS LIQUID,** v. MUSTARD GAS.

— **DYES** (Tint.) tinturas amarillas.

— **EARTH,** — **IRON OCHRE,** ocre amarillo.

— **FEVER** (Med.) fiebre amarilla.

— **FLAG** (Mar.) bandera de cuarentena.

— **GAMBOAGE,** gutagamba.

— **GREEN,** mercuroso-mercúrico.

— **LAKE or LAC,** laca amarilla.

— **LEAD,** albayalde calcinado.

— **METAL** (Min.) metal amarillo, metal ligado de cinc y cobre || latón.

— — **CASTINGS** (Fund.) fundiciones o piezas fundidas de metal amarillo.

— — **NAILS,** clavos de metal amarillo.

— — **PLATES,** planchas de metal amarillo.

— — **SHEATHING** (Mar.) forro de metal amarillo para buques.

— **OAK WOOD** (Tint.) madera de encina tintórea.

— **OAT GRASS** (Bot.) avena florescente.

— **PEWTER,** peltre amarillo o del comercio.

— **PINE,** pino amarillo.

— **PRUSSIATE** (Quím.) ferrocianuro de potasio.

— **ROOT** (Bot.) zantorriza.

— **SANDERS** (Bot.) sándalo cetrino.

— **SILVER,** — **SILVER ORE** (Min.) mina de plata amarilla.

— **WARES** (Alf.) loza vidriada.

— **WATER** (Farm.) agua fagedénica.

— **WAX,** cera amarilla.

— **WILLOW** (Bot.) sauce amarillo.

— **WOOD** (Tint.) fustete.

YELLOWISH, amarillento.

— **BROWN, SORREL, FEUILLEMORT** (Tint.) color de hoja seca, parecido al amarillo pálido.

— **RED,** rojo amarillento, amarillo leonado.

— **RED FIELD** (Fís.) sección del espectro rojo amarillenta.

YENITE, ILVAITE, LIEVRITE (Miner.) liebrita.

YEOMAN (Mar.) contramaestre || pañolero || cabo de cañón.

— **OF SIGNALS** (Mar.) guardabandera.

BOATSWAIN'S — (Mar.) guardián de la bodega || pañolero de proa.

GUNNER'S — (Mar.) guardián de la santabárbara.

YERGA, COARSE WOOLEN MATERIAL FOR HORSE BLANKETS, jerga.

YERK (Gan.) coz.

TO — (Gan.) cocear.

YEW (Bot.) tejo, iva.

— **WOOD** ("TAXUS") madera de tejo.

Y GUN, Y-GUN (Mil.) cañón (antisubmarino) en Y.

YIELD, rédito, cosecha (Tec.) rendimiento, producción (Com.) rendimiento financiero.

TO — (Tip., cant.) marchar, funcionar, rendir (Mec.) ceder (Mil.) rendirse (Com., Tec.) rendir, producir ‖ ceder ‖ (TO EXPAND, LEATHER:) extenderse (Meta.) contenido.

— — MUST (Vit.) mostear.

— — PLENTY, (CORN,) abundar, producir en abundancia.

— — THE SEED (Agric.) bagar.

— — WATER, trasegar por medio de sifón.

— — WELL (Agric.) agavillar.

— OF ORES, FERRUGINOUS PARTS (Meta.) contenido de hierro.

— POINT (OF DRAWING) (Herr.) límite de estirado.

— OF STRAW (Agric.) empajamiento.

YIELDING (Tec.) rendimiento ‖ (EXPANDIBLE,) extensible (Mil.) rendición.

LATERAL — (Fc.) desviación lateral.

Y-NEEDLE, aguja en Y.

YOGA, yoga.

YOGURT, A PREPARATION FROM FERMENTED MILK, yogurt.

YOKE (Agric.) yugo ‖ yunta (Min.) duración del servicio activo de un minero (Fc.) marco del distribuidor ‖ traviesa o culata (Elect.) culata (Tel.) yugo de las ramas de un electroimán (Aeron.) CONTROL COLUMN, palanca de mando, (para controlar esp. el movimiento descendente y rotatorio de un aeroplano;) (algunos le llaman:) yugo.

TO —, s. TO COUPLE.

— — OXEN (Agric.) uncir.

— AMPERE-TURNS (Elect.) amperios-vueltas de la culata.

— BOW (Agric.) arco del yugo.

— CLIP or NECK (Agric.) abrazadera de yugo de collera.

— CONNECTION (Elect.) junta de la culata.

— ELM (Bot.) hojaranzo, carpe.

— ELM, HORN-BEAM WOOD ("Carpinus betulus") madera de hojaranzo.

— OF LAND, yugada.

— OF THE MAGNET, culata del imán.

— OF MULES (Agric.) horcajo.

YOKE OF OXEN (Agric.) yunta de bueyes.

— RING (Elect.) anillo de la culata.

— STRAY FIELD (Elect.) campo de dispersión de la culata.

— SUSPENSION (Fc.) suspensión por la culata.

— TIP NECK (Agric.) casquillo de yugo de collera.

— TREE (Bot.) dentejón.

YOKELET, cortijo pequeño.

YOKINGS, SOLE TREE (Min.) solera de la máquina de extracción.

YOLK, YELK, yema de huevo (Tej.) (GREASE) churre, sebo.

CANDIED —S (Conf.) yemas azucaradas.

YORK-PITCH, PITCH, (PLANE-IRON,) inclinación de 50 grados.

Young's MODULUS, módulo de Young, módulo de elasticidad.

YOUNG, joven ‖ reciente.

— EBB (Ast.) repunte, principio de la menguante.

— FLOOD (Mar.) marea baja.

— ICE, hielo recién formado.

— MEN CHRISTIAN ASSOCIATION, Y. M. C. A., Asociación Cristiana de Jóvenes.

— WOMEN CHRISTIAN ASSOCIATION, Y. W. C. A. Asociación Cristiana de Mujeres.

YOUNGLING (Gan.) animal joven.

YOUNKER (Mar.) grumete.

YPERITE, v. MUSTARD GAS, hiperita, yperita.

YTTERBIUM, Yb. (Quím.) iterbio, Yb.

YTTRIA (Miner.) itria, óxido natural de itrio.

YTTRIC SALTS, sales ítricas.

YTTRIUM (Quím.) itrio.

YTTROTANTALITE (Min.) itriotantalita.

YUAN, unidad monetaria de China.

YUCCA (Bot.) yuca.

— GRATER, rollo para yuca.

YUFTS, cuero de Rusia.

YUGOSLAV, JUGOSLAV, yugoeslavo.

YUGOSLAVIA, Yugoeslavia, Yugoslavia.

YUGOSLAVIAN, yugoeslavo.

YUTE, YUTE-HEMP, yute, v. JUTE.

Yuzen BIRODO, (terciopelo o "birodo" velludo) terciopelo Yuzen, terciopelo japonés cortado.

Yuzen PROCESS (Tint.) procedimiento Yuzen.

Z

Z-BAR, DOUBLE-ANGLE FISH-PLATE or **SPLICE-BAR** (Fc.) brida de doble escuadra o en escuadra doble.

— IRON, hierro en Z.

— MOUTHED CHISEL or DRILL (Min.) barrena con corte en Z.

ZACINTH, ZACYINTH (Joy.) jacinto.

ZAFFER, ZAFFAR, ZAFFIR, ZAFFRE (Quím.) safre, óxido de cobalto || safra, color azul de cobalto con el cual se hace el esmalte.

— BLUE WORKS, fábrica de safre.

— CLEAR or FINE —, safre claro.

ZAGAYE (Arm.) azagaya.

Zamboni DRY PILE (Elect.) pila seca (de) Zamboni.

ZAMPOGNA (Mús.) zampoña.

ZAPATERA (OLIVE,) aceituna zapatera.

ZAULOPICRITE (Quím.) zaulopicrita.

ZARNICH (Min.) sulfuro nativo de arsénico.

ZAWN (Min.) caverna.

ZAX, martillo de tejador.

ZABRA-WOOD, PIGEON-WOOD, Coromandel WOOD, madera veteada de Coromandel.

ZEBRASS, híbrido de zebra y burro.

Zeeman EFFECT (Fís.) efecto o fenómeno de Zeeman.

ZEINE (Quím.) zeine, gluten del maíz.

ZENITH, MERIDIAN, VERTEX (Ast.) zenit, cenit.

— DISTANCE, distancia zenital.

— SECTOR, sector zenital.

ZEOLITE (Min.) zeolita (Miner.) estilita.

— CRYSTALLIZED —, zeolita cristalizada.

— CUBIC —, analcino, silicato de sodio y cal.

— DIATOMOUS —, laumorita.

— DODECAHEDRAL —, CHESSY COPPER, LAZERLITE, LAZULITE, BLUESPAR (Min.) lazulita.

— FEATHER —, MESOTYPE, NATROLITE (Miner.) natrolita, mesotipo.

— FOLIATED or HEMIPRISMATIC — (Miner.) estilita lamelar.

— NEEDLE — (Miner.) escolecita.

— PARATONOUS —, HARMOTOME (Miner.) armótomo.

— PRISMATIC —, v. FEATHER —.

— PRISMATOIDAL or RADIATED —, estilbito.

— PYRAMIDAL —, APOPHYLLITE (Miner.) apofilita.

— RHOMBOHEDRAL — (Miner.) chabasca.

— TRAPEZOIDAL —, ANPHIGEN, anfigeno, granate blanco.

ZEOLITIC (Geol.) zeolítico.

ZEP or **ZEPP**, Zeppelín.

ZEPPELIN (Aeron.) Zeppelín, zeppelín.

— TO — (Mil.) bombardear desde un zeppelín.

— Graf —, Graf Zeppelín.

Zerener (ELECTRIC WELDING PROCESS,) procedimiento Zerener.

ZERO, cero (Mil.) (—, — HOUR,) hora en que debe iniciarse un movimiento previamente combinado.

ZERO ADJUSTING LEVER, DETENT (Tel.) palanca de llamada al blanco (en el telégrafo impresor) || (Tecnol.) nivel de graduación a cero.

— BEAT (Radio) v. HETERODYNE.

— CUT-OUT, NO-LOAD CUT-OUT (Elect.) interruptor de cero.

— ERROR (Tec.) desviación del cero.

— TO THE LEFT (Tec.) cero a la izquierda (Arit.) cero a la izquierda.

— LIFT ANGLE (Aeron.) ángulo de ascensión nulo.

— LINE (Mat., Tec.) línea de cero.

— MARK (Tip.) nulidad.

— or NULL METHOD (Tec., Elect., Fís.) método de reducción a cero.

— METHOD or SYSTEM (Elect.) método de cero.

— POINT, —, (Tec.) cero.

— POSITION, posición del cero.

— POTENTIAL (Elect.) potencial de cero.

— READING (Fís., Magn.) lectura de reducción a cero.

ZERO VALUE OF THE ELECTROMOTIVE FORCE (E. M. F.) valor nulo o cero de la fuerza electromotriz.
— — — STRENGTH OF CURRENT (Elect., Fís.) intensidad de corriente eléctrica nula.
— VOLTAGE (Elect.) potencial cero.
ABOVE — (Fís.) sobre cero.
ABSOLUTE — (Fís.) cero absoluto.
BELOW — (Fís.) bajo cero.
TO BE AT —, TO BE DOWN AT — (Fís.: barómetro,) en cero, estar en cero.

ZEST (Coc.) sabor, sainete (Lic.) luquete.

ZETETICS (Alg.) cetético.

Zickler APPARATUS (Tel. In.) aparato Zickler
— SYSTEM (Tel. In.) sistema Zickler.
QUARTZ LENS FOR — APPARATUS, lente de cuarzo para aparatos Zickler.

ZIGUELINE, ciguelina, óxido rojo de cobre.

ZIG-ZAG, zig-zag (Arq.) (CHEVRON,) cabrio, cabrial || zig-zag.
TO —, s. TO CRANKLE, trazar en zig-zag.
— LINE (Cam.) línea sinuosa, zig-zag.
— LIGHTNING, relámpago en zig-zag.
— SPANNING (Fc., Elect.) montaje en zig-zag.
— STITCH, puntos de China (Tej.) punto en zig-zag (Bord.) zig-zags.

ZIG-ZAGATED ARCH (Arq.) arco en zig-zag.

ZIGZAGGING, dirección en zig-zag (Fc., Elect.) montaje en zig-zag.

ZIMOME, ZYMOME (Quím.) cimomo.

ZINC (Quím.) cinc (Com.) (SPELTER,) cinc del comercio.
TO —, TO LAY WITH —, galvanizar.
— ACCUMULATOR or STORAGE BATTERY (Elect.) acumulador de cinc.
— BATH, baño de galvanización.
— BINDING, ribetes de cinc.
— BLANK (Elect.) bloque de cinc.
— BLENDE, FALSE GALENA (Min.) blenda.
— BLOOM, — FLOWER, LANA PHILOSOPHICA (Quím.) flores de cinc.
— BUTTON, botón de cinc.
— CEMENT, cemento de cinc.
— CYANIDE (Quím.) cianuro de cinc.
— CYLINDER, cilindro de cinc.
— DEPOSIT (Meta.) cadmia, depósitos de óxido de cinc.
— DISK (Elect.: pilas) disco de cinc.
— ELECTRODE, electrodo de cinc.
— ETCHING (Grab.) grabado de agua fuerte en cinc.
— FLOWER, flores de cinc. v. — BLOOM.
— FURNACE (Meta.) horno de preparar cinc.
— GRAY, gris de cinc.
— IRON CELL, Hawkins CELL, pila de cinc y hierro, pila de Hawkins.
— NAIL, clavo de cinc.

ZINC ORE, MANGANESIFEROUS — —, mineral de cinc manganesífero.
— —, SILICEOUS — —, SILICEOUS CALAMINE, hidrosilicato de cinc.
— PAINT, pintura de cinc.
— PLATE (Elect.: pilas,) plancha de cinc.
— POLE, NEGATIVE POLE, polo cinc, polo negativo.
— POWDER, polvo de cinc.
— ROD, varilla de cinc.
— SCUM (Meta.) espuma de cinc.
— SOLDERING, soldadura de cinc.
— SILICATE, silicato de cinc.
— SULPHATE, WHITE VITRIOL (Quím.) sulfato de cinc.
— — CRYSTALS, cristales de sulfato de cinc.
— SULPHIDE (Quím.) sulfuro de cinc.
— TUBING, tubería de cinc.
— VOLTAMETER, voltámetro de cinc.
— WHITE, OXIDE OF —, blanco de cinc, óxido de cinc.
— WORK, ORNAMENTAL, obras de adorno de cinc.
AURIFEROUS SULPHURATED —, cinc aurífero.
BATTERY — (Elect.) cinc en tiras para pilas eléctricas.
CHLORIDE OF —, BUTTER OF —, cloruro de cinc.
CHROMATE OF — (Quím.) cromato de cinc.
FIGURED —, cinc estampado.
GRAINED — (Lit.) cinc preparado (para litografía).
GRANULATED —, cinc granulado.
NATIVE —, cinc nativo.
RUBY OF —, BLACK JACK, MOCK ORE, sulfuro de cinc.
YELLOW OXIDATED —, cinc oxidado amarillo.
YELLOW SULPHURATED —, cinc sulfurado amarillo.

ZINCIFEROUS (Min.) cincífero.

ZINCITE, óxido rojo de cinc.

ZINCKY, de cinc.

ZINCODE (Elect.) polo positivo de una pila galvánica.

ZINCOGRAPHY (Tip.) zincografía.

ZINCOGRAPHER, zincógrafo.

ZINCOID, cincoide.

ZINKING, plaqueado de cinc || galvanizadura del hierro.
— IRON, galvanización.
— OF STEEL, plaqueado de cinc en el acero.
GALVANIC — OF STEEL, galvanismo o electrogalvanismo del acero.

ZINCUM FLOWERS, s. LANA PHILOSOPHICA.

ZIRCOM (Miner.) circón.
ZIRCONIA. circonio.
— **LIGHT,** luz de circonio.
ZIRCONIC (Quím.) circónico.
ZIRCONIUM (Miner.) circonio.
ZISIUM (T. N.) zisium, aleación de aluminio, cinc, estaño y cobre.
ZISKOM (T. N.) aleación de aluminio y cinc.
ZITHER (Mús.) cítara.
ZIZANIA (Agric.) cizaña.
ZLOTY, unidad monetaria de oro de Polonia.
ZOCLE, ZOCCOLO (Arq.) zócalo.
Zodiac (Ast.) Zodíaco.
ZODIACAL LIGHT, luz zodiacal.
ZOETROPE (Opt.) zoetropio.
ZOISITE, ACANTICONE, EPIDOTE (Min.) epídoto.
Zolverein (Com.) Zolverín, unión aduanera.
ZONE (Geo.) zona (Meta.) zona, s. **BELT.** (B. A.) cinturón (Tec.) banda circular (Telef.) zona (planificación de ciudades) (A SECTION,) zona (Correos) (AREA,) zona, zona postal (Educ.) zona, zona escolar (Gob.) zona, zona fiscal.
— **TO** —, zonificar, repartir o dividir en zonas.
— **OF ACTION,** zona de acción.
— **OF CONTACT, CONTACT** — (Mv., Elect.) zona de contacto.
— **TARIFF FOR TELEPHONY** (Telef.) tarifa por zonas.
— **FRIGID** — (Geo.) zona glacial.
ISOTHERMAL —S (Geo.) zonas isotérmicas.
SIGNAL CABIN — (Fc.) radio de acción de la estación de maniobra.
TEMPERATE — (Geo.) zona templada.
TORRID — (Geo.) zona tórrida.
ZOOGYROSCOPE (Opt.) zoogiroscopio.
ZOOLITE (Geol.) zoolito.
ZOOLITIFEROUS (Geol.) zoolitífero.
ZOOLOGICAL GARDEN, jardín zoológico.
ZOOLOGIST, zoólogo.
ZOOLOGY, zoología.
ZOOM (Aeron.) zum; (onomatopéyico, imitativo).

ZOONIC ACID (Quím.) ácido zoónico.
ZOOPHILIA, ZOOPHILISM, zoofilia (Psicoan.) zoofilia, como una fijación erótica o regresión.
ZOOPHORIC (Arq.) zoofórico.
ZOOPHOROUS, zoóforo.
ZOOPHYTE TROUGH (Mic.) portazoófitos.
ZOOSPERM, zoospermos.
ZOOTECHNICS, zootecnia.
ZOOTIC (Geol.) zoótico.
— **ACID,, Prussic ACID, CYANHYDRIC ACID, HYDROCYANIC ACID** (Quím.) ácido prúsico.
ZOOTOXIN, zootoxina.
ZOPRISA, TAR (Mar.) brea.
ZUCOMETER, zucómetro.
ZUMIC (Quím.) zúmico.
ZUMOSIMETER, s. **ZYMOMETER, ZYMOSIMETER.**
ZYGOSPORE (Bot.) zigospora.
ZYGOTE (Biol.) zigote.
ZYLONITE, zilonita.
— **FRAME GLASSES,** anteojos con montura de zilonita.
— **GOODS,** artefactos de zilonita.
ZYMASE (Quím.) zimasa.
ZYMIC (Quím.) címico.
ZYMO-, ZYM- (Comp. o relación con:) fermento o fermentación.
ZYMOGEN, zimógeno, proenzima.
ZYMOLOGY, ZUMOLOGY, cimología, zimología.
ZYMOLYSIS, zimólisis.
ZYMOMA, s. **FERMENT.**
ZYMOMETER, ZYMOSIMETER, ZUMOSIMETER, cimómetro, zimosímetro.
ZYMOSCOPE, zimoscopio.
ZYMOSIS (Med., y Quím.) zimosis, fermentación.
ZYMOTIC (Quím.) zimótico.
ZYMOTOXIC (Med.) v. **ZYMOTIC,** zimotóxico, zimótico.
ZYMURGY (Quím.) zimurgia.

ERRATAS ADVERTIDAS

Pág. 37, línea 8, dice: Angstrom. Debe decir: angström.

Pág. 81, línea 54, dice: nucleous. Debe decir: nucleus.

Pág. 141, línea 14, dice: rayas. Debe decir: rayos.

Pág. 203, línea 1, dice: sounter. Debe decir: counter.

Pág. 203, línea 14, dice: sing. Debe decir: sink.

Pág. 232, línea 21, dice: oscure. Debe decir: oscuro.

Pág. 236, líneas 16 y 19, dice: despolari... Debe decir: depolar...

Pág. 290, línea 9, dice: agnesia. Debe decir: magnesia.

Pág. 292, línea 14, dice: stery. Debe decir: estery.

Pág. 383, línea 53, dice: cabon. Debe decir: carbon.

ERRATAS ADVERTIDAS

Pág. 37, línea 5, dice: Angstrom. Debe decir: angström.

Pág. 81, línea 54, dice: nucleous. Debe decir: nucleus.

Pág. 141, línea 14, dice: razas. Debe decir: razas-yos.

Pág. 203, línea 1, dice: sounter. Debe decir: counter.

Pág. 203, línea 14, dice: sing. Debe decir: sink.

Pág. 232, línea 21, dice: oscure. Debe decir: oscuro.

Pág. 238, líneas 16 y 19, dice: despolar... Debe decir: depolar...

Pág. 290, línea 9, dice: agreasis. Debe decir: magnesia.

Pág. 292, línea 14, dice: stery. Debe decir: estery.

Pág. 293, línea 53, dice: cabon. Debe decir: carbon.

ACABOSE DE IMPRIMIR ESTE
LIBRO EN LOS TALLERES LINO-
TIPOGRAFICOS DE EXCELSIOR
EL DIA 7 DE NOVBRE. DE 1934

GERENTE:

GILBERTO FIGUEROA.

LINOTIPISTAS:

ENRIQUE NENCLARES;

ADOLFO BRAVO R.;

SALVADOR LOREDO;

PRIMO RODRIGUEZ.

FORMADOR:

EVERARDO MARIN R.

PRENSISTA:

ANGEL ALVAREZ.

ENCUADERNADOR:

ALFONSO TOVAR.

ACABOSE DE IMPRIMIR ESTE
LIBRO EN LOS TALLERES LINO-
TIPOGRAFICOS DE EXCELSIOR
EL DIA 7 DE NOVBRE. DE 1934

GERENTE:
GILBERTO FIGUEROA.

LINOTIPISTAS:
ENRIQUE NENCLARES;
ADOLFO BRAVO R.;
SALVADOR LOREDO;
PRIMO RODRIGUEZ.

FORMADOR:
EVERARDO MARIN R.

PRENSISTA:
ANGEL ALVAREZ.
ENCUADERNADOR:
ALFONSO TOVAR.

5399